国家卫生健康委员会

“十四五”规划新形态教材

全国高等学校教材

供临床、预防、口腔、护理、检验、影像专业高等学历继续教育等使用

内科学

第 5 版

主　　编　杨　涛　张秀峰

副 主 编　杨长青　闫金松　欧　俊

人民卫生出版社

·北　京·

图书在版编目（CIP）数据

内科学 / 杨涛，张秀峰主编．-- 5 版．-- 北京：人民卫生出版社，2025. 4. --（全国高等学历继续教育“十四五”规划教材）. -- ISBN 978-7-117-37557-3

I. R5

中国国家版本馆 CIP 数据核字第 2025L0D443 号

内科学
Neikexue
第 5 版

主　　编　杨　涛　张秀峰
出版发行　人民卫生出版社（中继线 010-59780011）
地　　址　北京市朝阳区潘家园南里 19 号
邮　　编　100021
E - mail　pmph @ pmph.com
购书热线　010-59787592　010-59787584　010-65264830
印　　刷　三河市潮河印业有限公司
经　　销　新华书店
开　　本　787×1092　1/16　　印张：67
字　　数　1576 千字
版　　次　2001 年 8 月第 1 版　　2025 年 4 月第 5 版
印　　次　2025 年 5 月第 1 次印刷
标准书号　ISBN 978-7-117-37557-3
定　　价　129.00 元

打击盗版举报电话　010-59787491　E-mail　WQ @ pmph.com
质量问题联系电话　010-59787234　E-mail　zhiliang @ pmph.com
数字融合服务电话　4001118166　E-mail　zengzhi @ pmph.com

编者名单

数字负责人　张秀峰

编　　委（以姓氏笔画为序）

马立元（上海交通大学医学院附属第九人民医院）
王　菲（中山大学附属第七医院）
王启之（蚌埠医科大学第一附属医院）
王洪涛（中国医科大学附属盛京医院）
王梅芳（湖北医药学院附属十堰市太和医院）
白　玲（西安交通大学第一附属医院）
刚晓坤（吉林大学第一医院）
刘绍坤（中南大学湘雅二医院）
闫金松（大连医科大学附属第二医院）
扶　琼（上海交通大学医学院附属仁济医院）
杜建玲（大连医科大学附属第一医院）
杜晓刚（重庆医科大学附属第一医院）
李　鹏（首都医科大学附属北京友谊医院）
李　静（中国医科大学附属第一医院）
李长贵（青岛大学附属医院）
李建民（湖南省人民医院）
李懿莎（中南大学湘雅医院）
杨　舟（海南医科大学附属海南医院）
杨　兵（同济大学附属东方医院）
杨　涛（南京医科大学第一附属医院）
杨长青（同济大学附属同济医院）
杨淑敏（重庆医科大学附属第一医院）
张秀峰（海南医科大学附属海南医院）
陈　哲（南华大学附属第二医院）
陈志营（吉林大学中日联谊医院）
陈源文（复旦大学附属华东医院）
林　勇（海军军医大学第二附属医院）
欧　俊（桂林医学院附属医院）
罗　壮（昆明医科大学第一附属医院）
周　蕾（南京医科大学第一附属医院）
郑　超（浙江大学医学院附属第二医院）
赵　成（南京大学医学院附属鼓楼医院）
施小凤（南京医科大学第二附属医院）
聂绍平（首都医科大学附属北京安贞医院）
候静波（哈尔滨医科大学附属第二医院）
徐积兄（南昌大学第一附属医院）
徐通达（徐州医科大学附属医院）
徐德宇（苏州大学附属第一医院）
梅　恒（华中科技大学同济医学院附属协和医院）
彭永德（上海交通大学医学院附属第一人民医院）
童嘉毅（东南大学附属中大医院）
谢　迪（南方医科大学南方医院）

编写秘书

王苑菲（海南医科大学第二附属医院）
施　云（南京医科大学第一附属医院）

出版说明

为了深入贯彻党的二十大和二十届三中全会精神，实施科教兴国战略、人才强国战略、创新驱动发展战略，落实《教育部办公厅关于加强高等学历继续教育教材建设与管理的通知》《教育部关于推进新时代普通高等学校学历继续教育改革的实施意见》等相关文件精神，充分发挥教育、科技、人才在推进中国式现代化中的基础性、战略性支撑作用，加强系列化、多样化和立体化教材建设，在对上版教材深入调研和充分论证的基础上，人民卫生出版社组织全国相关领域专家对“全国高等学历继续教育规划教材”进行第五轮修订，包含临床医学专业和护理学专业（专科起点升本科）。

本套教材自1999年出版以来，为促进高等教育大众化、普及化和教育公平，推动经济社会发展和学习型社会建设作出了重要贡献。根据国家教材委员会发布的《关于首届全国教材建设奖奖励的决定》，教材在第四轮修订中有12种获得“职业教育与继续教育类”教材建设奖（1种荣获“全国优秀教材特等奖”，3种荣获“全国优秀教材一等奖”，8种荣获“全国优秀教材二等奖”），从众多参评教材中脱颖而出，得到了专家的广泛认可。

本轮修订和编写的特点如下：

1. 坚持国家级规划教材顶层设计、全程规划、全程质控和“三基、五性、三特定”的编写原则。

2. 教材体现了高等学历继续教育的专业培养目标和专业特点。坚持了高等学历继续教育的非零起点性、学历需求性、职业需求性、模式多样性的特点，贴近了高等学历继续教育的教学实际，适应了高等学历继续教育的社会需要，满足了高等学历继续教育的岗位胜任力需求，达到了教师好教、学生好学、实践好用的“三好”教材目标。

3. 贯彻落实教育部提出的以“课程思政”为目标的课堂教学改革号召，结合各学科专业的特色和优势，生动有效地融入相应思政元素，把思想政治教育贯穿人才培养体系。

4. 将“学习目标”分类细化，学习重点更加明确；章末新增“选择题”，与本章重点难点高度契合，引导读者与时俱进，不断提升个人技能，助力通过结业考试。

5. 服务教育强国建设，贯彻教育数字化的精神，落实教育部新形态教材建设的要求，配备在线课程等数字内容。以实用性、应用型课程为主，支持自学自测、随学随练，满足交互式学习需求，服务多种教学模式。同时，为提高移动阅读体验，特赠阅电子教材。

本轮修订是在构建服务全民终身学习教育体系、培养和建设一支满足人民群众健康需求和适应新时代医疗要求的医护队伍的背景下组织编写的，力求把握新发展阶段，贯彻新发展理念，服务构建新发展格局，为党育人，为国育才，落实立德树人根本任务，遵循医学继续教育规律，适应在职学习特点，推动高等学历医学继续教育规范、有序、健康发展，为促进经济社会发展和人的全面发展提供有力支撑。

新形态教材简介

本套教材是利用现代信息技术及二维码，将纸书内容与数字资源进行深度融合的新形态教材，每本教材均配有数字资源和电子教材，读者可以扫描书中二维码获取。

1. 数字资源包含但不限于PPT课件、在线课程、自测题等。

2. 电子教材是纸质教材的电子阅读版本，其内容及排版与纸质教材保持一致，支持多终端浏览，具有目录导航、全文检索功能，方便与纸质教材配合使用，可实现随时随地阅读。

获取数字资源与电子教材的步骤

❶ 扫描封底**红标**二维码，获取图书“使用说明”。

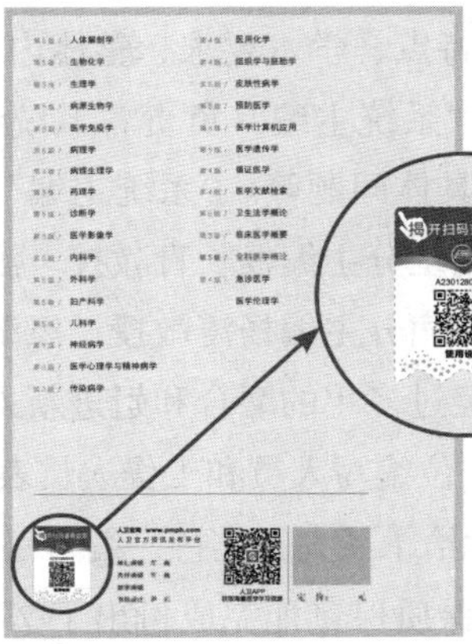

❷ 揭开红标，扫描**绿标**激活码，注册/登录人卫账号获取数字资源与电子教材。

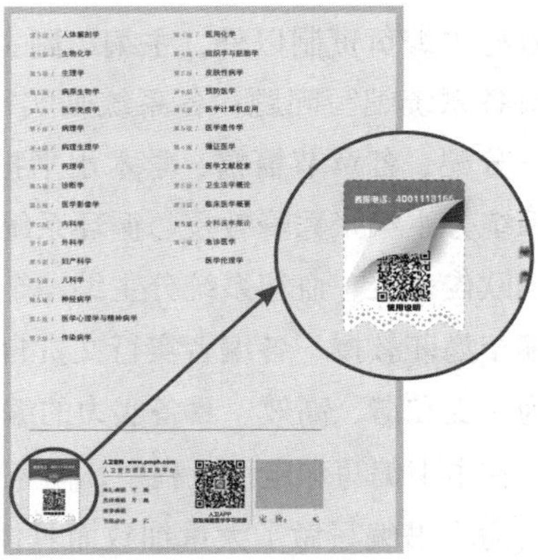

❸ 扫描书内二维码或封底绿标激活码随时查看数字资源和电子教材。

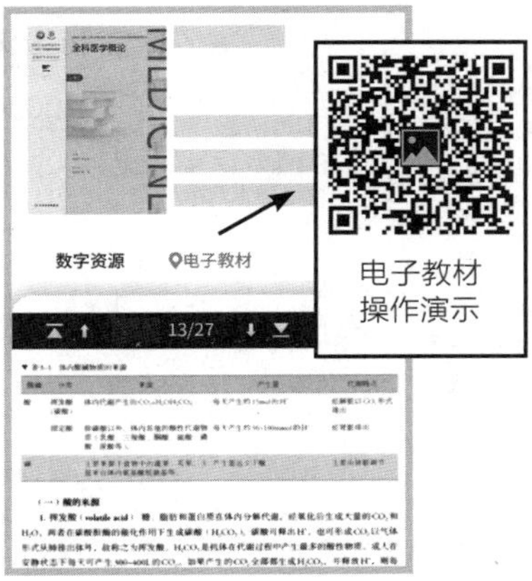

❹ 登录 zengzhi.ipmph.com 或下载应用体验更多功能和服务。

扫描下载应用

客户服务热线 400-111-8166

前 言

随着学科进展和新理论新方法的不断涌现，为满足医学理论、医学知识的更新需求，贯彻落实医学教育综合改革方案，2023年我们正式启动了《内科学》(第5版)的修订工作。

本书的编委均是从全国各高等医学院校遴选出的各专业中有造诣的、充满热情的中青年专家。他们有丰富的临床和教学经验、有高度责任感和敬业精神，力求体现高等学历继续教育的特点，即非零起点性、学历需求性、职业需求性、模式多样性；实现高等学历继续教育的目标，即巩固、提高、完善、突破。

在内容上，考虑到该教材的使用对象主要为具有专科医学知识且有一定临床经验的学生，故本教材突出临床实用性。为了启发学生阅读和提高思维分析能力，本教材延续了第4版“理论与实践”和“相关链接”模块，同时配有课件、自测题及在线课程等内容，扫描二维码即可查看。本教材还增加了国内外最新进展的内容，体现先进性及科学性。在教材编写的组织管理上，在实行教材主编负责制以外，主编、副主编负责该教材的目标、特点、学术要求、整体内容的审定，解决各系统编写问题；各系统则实行“系统主编”负责制，“系统主编”负责各系统编写内容、任务分配、各章节篇幅、学术水平把握、解决编写过程中的具体问题等。“系统主编”分别为呼吸系统分主编张秀峰教授、循环系统分主编周蕾教授、消化系统分主编杨长青教授、泌尿系统分主编欧俊教授、血液系统分主编闫金松教授、内分泌及代谢疾病分主编杨涛教授、风湿免疫病分主编李懿莎教授。各编者实行文责自负。本教材编写团队，经过多年的磨合和引进新人，已经成长为一支和谐、高效、具备实力的编写团队，在此我们向每一位编写人员和工作人员表示敬意！

在本书编写和定稿过程中，南京医科大学、海南医科大学给予了大力支持，编写秘书王苑菲、施云为本书编写做了大量细致而具体的工作，为本教材如期保质保量地完成付出了辛勤的劳动，在此表示衷心的感谢。

尽管我们在编写过程中认真严谨，但限于专业水平和编写时间仓促，如有不妥之处，敬请读者不吝赐教。

杨　涛　张秀峰

2024年11月

目　录

第一篇 绪论

第二篇 呼吸系统疾病

第四篇 消化系统疾病

第五篇 泌尿系统疾病

第六篇 血液系统疾病

第七篇 内分泌及代谢疾病

第八篇 风湿性疾病

第一篇 绪论

一、内科学范围

内科学是临床医学的基本与核心学科。传统上，临床医学分为内科学、外科学、妇产科学、儿科学、眼科学、耳鼻咽喉头颈外科学、皮肤病学等。既往内科学因以“非直视手术方法治疗疾病”而与外科学相区别，其范围随着时代变化而不停变化。内科学属二级学科，涵盖呼吸内科学、心血管内科学、消化内科学、血液内科学、内分泌代谢内科学、肾脏内科学、风湿免疫学等三级学科。本书除覆盖以上几个方面的内容外，还将临床流行病学、临床免疫学、分子生物学等学科的内容融合进来，使读者能对疾病有系统而全面的了解。内科学涉及面广、整体性强，研究人体各系统器官疾病的病因、诊断与防治，是临床医学的基础。

二、内科学进展

近年来，随着社会的发展，人们所处的社会环境、每个人的生活习惯和行为方式都在发生变化，临床的疾病谱也相应发生了明显的改变。社会的变化推动着医学的进步。同时，基础医学如生物学（尤其是细胞分子生物学）、生物化学、生物物理学、免疫学、病理生理学等学科的发展，提升了人们对疾病病因、发病机制等方面的认识，并在一定程度上辅助疾病的诊断和治疗。分子生物学方法、生物化学方法、免疫学方法在医学领域的应用，尤其是近年影像学的飞速发展，大大改善了临床诊疗水平和治疗效果。下面就内科学发展的几个重要方面简单介绍。

（一）医学模式的演变

医学模式，即医学观，是医学的基本观念、基本思维和基本方法，是指用何种思想方法来看待、研究和处理健康与疾病问题，是对人类健康、疾病、死亡等重要医学问题的总体观。从古至今，医学模式经历了从古代神灵主义医学模式、自然哲学医学模式，演变到机械唯物论的医学模式，近现代的生物医学模式，直至现代的生物-心理-社会医学模式。医学模式逐步从唯心主义向唯物主义迈进，标志着医学在科学性上的巨大进步。现代的生物-心理-社会医学模式认为，生物机体、心理和社会是一个整体，社会环境会影响人的思想，思想会影响人体脏器，因此需要从人与环境的整体来分析病因。

成功实现医学模式转变的关键在于医生人文素养的提高。崇高的人文素养是成为优秀医生的必备条件。只有当医生兼具较高的科技和人文素养时，才能在疾病防治中既对患者的生物学因素进行干预，同时又考虑其心理状态和相关社会因素并着力帮助改善，从而取得更好的防治效果。

（二）现代医学发展的科技模式

从科技进步的脚步看，医学发展经历了经验医学、实验医学和现代系统医学发展阶段。在现代系统医学发展时期，循证医学、转化医学和精准医学成为最富有时代特征的医学科技模式。

1. 循证医学（evidence-based medicine） 又称为求证医学，是指充分应用当前所能获得的高质量临床研究证据，结合医生和专家的临床经验与技能、患者的实际状况和意愿，制定出适宜的医疗方案。Sackett将循证医学定义为把最新最好的证据小心谨慎地应用于为患者作出有关医疗决策的过程中。就证据的可信度而言，在治疗方面，前瞻性、多中心、大样本、随机、双盲、安慰剂对照的设计获取结果最可信，故认为是“金指标”（gold standard）。在疾病的自然病史及预后判断方面，前瞻性队列研究和分析型调查结果亦可作为证据，在诊断实验精确性方面有说服力的证据来自对疾病的横断面研究，如果多个研究者得出同样结果则增加其可信度。个人经验一般不作为社会群体医疗决策的依据。由此可见，循证医学更趋科学化，改变了临床医学是经验医学的传统观念。其认为如果不应用最新最好的证据，就有可能将患者置于不必要的危险之中。循证医学的结果与现有理论及治疗方法违背时，必须服从循证医学的结果。必须强调的是，这些证据是否适合具体的患者，还需要医生进行判断，绝不能千人一面，会给患者带来更大的危险。而且，绝大部分医疗行为目前尚缺乏这种“金指标”，多中心、大样本、随机、双盲、安慰剂对照设计也有其本身的缺陷，其仅能解决特殊人群（研究人群）的共性问题，不可能在设计中对某一种疾病的所有临床问题面面俱到，而临床工作中常常遇到的是既有共性，又有其个性的患者，因此在应用过程中仍应具体问题具体对待。

2. 转化医学（translational medicine） 是医学研究的一种现代观念和行为模式，其特点是由传统的相对单独领域、学科的研究模式向强调多领域、多学科互动交融，协同发展，着眼于并力求为解决实际防治问题提供“全套解决方案”和方法的医学研究模式转型。转化医学的宗旨或目标，即所谓“本”，是真正地解决疾病防治中的实际问题，改善防治实践，而不是仅满足于获取“科学认识”，究其“科学规律”；转化医学的方法与路径，即所谓“道”，是通过促进基础医学、临床医学、预防医学、药学、生物医学工程学等学科之间的积极沟通、协同交融、紧密衔接，共同为疾病防治寻求、提供全套解决方案，提高疾病防治的实际能力与水平。

3. 精准医学（precision medicine） 是以个体化医疗为基础，随着基因组测序技术快速进步、生物信息与大数据科学的交叉应用而发展起来的新型医学概念与医疗模式。精准医学是指以基因组、蛋白质组、表型组和其他前沿技术为基础，对大样本人群与特定疾病进行生物标志物的分析、验证与应用，确定疾病原因和治疗靶点，对疾病的不同状态和过程进行精确亚分类，最终实现对特定患者的个体化精准医疗。精准医学是因人因病因疗法而异的、更加精确的个体化医疗。精准医学的理念和实践是医学重要的发展趋势，代表了临床防治实践发展的方向。精准医学的核心目的是使疗效最大化、损害最小化、资源最优化。

三、内科学的学习方法

内科学是临床医学的基本学科，与其他临床学科联系密切。内科学是临床医学的基础。内科学是一门理论性和实践性都很强的学科，临床上许多难题的解决有赖于科学技术的发展和进步，各种新的诊断技术及新的治疗措施无一不是建立在科学的基础上的。因此内科学的学习应联系基础学科知识，注意复习和追踪、更新基础医学知识及理论，只有学好基础医学，才能对于临床问题“知其然”并“知其所以然”。但仅仅熟悉内科学内容和理论还不能做一名好的临床医生，每一个临床医生必须重视临床技能的训练，要进行理论与临床实践相结合，从复杂的症状、体征、辅助检查中抓住主要矛盾和矛盾的主要方面，作出相应的分析判断和归纳综合。只有通过“理论—实践—再理论—再实践”，才能不断深化对内科学知识体系的整体把握。医学发展的过程中还形成了较为系统的临床应用技术体系，包括诊断学、放射医学、核医学、临床病理学、检验医学、临床药学、介入治疗医学、生物医学工程学等。这些技术体系是临床诊疗的有力支撑，医者应结合各系统疾病，关注学习，努力掌握；同时还应该培养“临床思维”，掌握医学科学思维方法。“临床思维”是科学与经验相结合的产物，需要在临床实践中通过不断累积得来。

四、内科学治疗原则和治疗方法

许多治疗措施都具有利和不利两个方面，每一项治疗要尽可能发挥其有利的一面，克服其不利的一面。延长患者寿命、减轻痛苦、提高生活质量和治愈疾病是一切治疗的最终目的。因而治疗要有明确的针对性，在给患者治疗前必须了解所给治疗的必要性、目的、适应证和治疗方法的优缺点及禁忌证。对因治疗是最好的治疗方法，但有些疾病病因不明，或尽管已知病因，但目前尚无有效治疗手段，如遗传性疾病等。因此，针对发病机制的治疗是许多疾病治疗的靶点，如支气管哮喘的糖皮质激素治疗；还有一些疾病病因及发病机制均不清楚，只能对症治疗。在治疗过程中尚需个体化，每一个人的机体状态和心理状态不一样，对治疗的反应也不一样。重视患者的心理、精神状态，争取患者对治疗的配合是实施治疗的基础，是治疗前必须做到的，同时注意家庭及社会因素，讲究治疗实效，尽量做到少花钱，治好病。

内科学治疗方法有许多，归纳起来有以下几点：① 药物治疗是内科治疗的主要方法，必须熟悉药物的药效学、药代学及毒副作用特点，尤其是毒副作用较大的药物更应熟练掌握。② 随着医学和科学的进步，许多物理学方法已引入内科治疗，其中最为成功的是介入治疗。除单纯的物理学方式（如狭窄血管、瓣膜的球囊扩张、射频消融、异常通道及血管的栓堵等）以外，物理学方法多与药物治疗结合应用，如通过血管局部注入化疗药及其他药物，介入治疗已成为近年来崛起的有效方法。③ 康复治疗，包括理疗、锻炼、协助功能恢复等方法。④ 随着医学模型由生物医学模型向社会–心理–生物医学模型的转化，心身疾病越来越多，患者的心理状态明显影响患者治疗效果及预后，如伴精神紧张及焦虑症的冠心病患者预后明显较无精神紧张及焦虑患者差。因此，注意心理治疗是当前医学的特色之一。

五、学习教材目的和要求

本教材是高等学历继续教育教材，对象是具备专科学历的人群，因此，必须符合学历教育的特点，希望学生通过本教材的学习达到本科水平。要达到这一目标，教材创新性表现在通过“理论与实践”和“相关链接”这种形式，对某先进理论或临床问题有系统介绍。要求教师及学员紧紧抓住本教材内容，掌握基本概念、基本理论。鉴于读者已完成临床医学阶段学习，故教材中与专科内容重复部分叙述相对简单；但考虑到教材学术的系统性又必须要重复这部分内容，其内容难度予以了提高，要求教师在抓住基本概念、基本理论的同时，根据学生的实际情况讲授。这部分内容学生自己也可以选择阅读和参考。

六、如何成为一名优秀的医务工作者

崇高的人文素养是成为优秀医务工作者的必要条件。提高医生的人文素养，是实现医学模式转型和实现对患者全方位照护的关键。临床医学不仅仅是一项纯粹的自然科学，而是涉及自然科学、社会科学、艺术、宗教的一门综合的学问和技能。除科学原理和内容外，医学还包含着大量人类伦理、社会道德、生命观念、人道主义及法律、职业准则等内容。要想处理好当前复杂的医院关系，必须具备崇高的人文素养。

患者既不是疾病，也不是病例，而是患有疾病的人。他们焦虑、恐惧、多疑、轻信等心态同时存在，他们有权利获得最先进有效的治疗方法。患者有权利自由选择治疗方法，医疗过程中医务人员应对深受病痛折磨的患者予以同情和悲悯之心，向患者提供一切有效的救治方法。此外，医生的责任重大，常常需要牺牲自己的休息和娱乐时间救治每一位需要救治的患者，因此需要无私的奉献精神。人的健康和生命是最宝贵的，医生为患者的健康而工作，有责任改善患者的病情、帮助患者康复、建立恢复健康的信心、告知预防疾病的知识。相互信任、相互了解、相互尊重是良好医患关系的表现，只有与患者建立了良好的医患关系，才能有效地实施诊治方案。

融洽、有效的医患沟通是一种能力也是一门艺术。掌握和运用好这种能力和艺术，是医务工作者需要长期学习和实践的课题。总而言之，“指引患者渡过疾病关是医生的职责”，所有的医患关系是围绕这一中心点展开的。

医生与医生之间必须相互尊重，相互维护，这既应是一种行业规范，也更应意识到这是代表医患双方的共同利益、促进医学方法和卫生事业兴旺的基本职业操守。我们常看到一些医生面对患者或患者家属时“评论”或指责某医生，来显示自己的“高明”。其实，病情是复杂多变的，临床工作难于尽善，医学是缺乏“绝对真理”的。这样的行为不仅不能抬高自己，还给患者带来了心理负担，损伤了医生的整体形象。“医赞医，医学兴”，医生的内心必须有强烈尊重、维护同道的意识，遇到不同的意见时，可以相互交流和讨论，但绝对不可以在患者面前否定乃至诋毁同道。医学界同道之间真诚地相互尊重和维护才能使患者获益，社会和谐。

（杨涛　张秀峰）

第二篇
呼吸系统疾病

第一章　总论

02篇01章

学习目标

熟悉　呼吸系统疾病的实验室检查。
了解　呼吸系统疾病的特点、常见病因。

呼吸系统疾病是严重危害公众健康的常见病、多发病，已经构成影响公共健康的重大问题。2015年全国居民死因调查显示，呼吸系统疾病（不包括肺癌、慢性肺源性心脏病和肺结核）在农村（12.06%）和城市（11.8%）均位居第4位，粗死亡率分别为79.96/10万和73.36/10万。由于生态环境恶化和大气污染加重、吸烟等不良生活习惯的滋长、社会老龄化等多种因素导致呼吸系统疾病的流行病学和疾病谱分布正在发生变化。支气管哮喘的患病率明显增高，肺癌发病的年递增率居各类恶性肿瘤之首，慢性阻塞性肺疾病（慢阻肺）的患病率在全球逐年上升，肺结核在我国仍属于高发传染病，严重急性呼吸综合征（SARS）、人感染高致病性禽流感、新型甲型H1N1流感、H7N9禽流感等新发呼吸系统传染性疾病的出现，艾滋病和糖皮质激素/免疫抑制剂使用的增加导致肺部机会性感染相应增多。尽管各类新抗菌药物不断问世，但由于病原体的变化和免疫功能受损的宿主增加，肺部感染的发病率和死亡率仍有增无减。呼吸系统疾病不仅发病率高，许多疾病起病隐匿，肺功能逐渐损害，致残率高，给社会和国民经济带来沉重负担。上述现状使临床医护人员在呼吸系统疾病的诊治中面临新的挑战。

第一节　呼吸系统的解剖和功能特点

呼吸系统与体外环境相通，成人静息状态下每日约有10 000L气体进出呼吸道。在呼吸过程中，外界空气中的有机或无机粉尘，包括各种微生物、变应原、尘埃及有害气体等，均可被吸入呼吸道和肺部引起各种疾病，因而呼吸系统的防御功能至关重要。

呼吸系统的防御功能包括物理防御功能（鼻部加温湿化和滤过、喷嚏、咳嗽、支气管收缩、黏液纤毛运输）、化学防御功能（溶菌酶、乳铁蛋白、蛋白酶抑制剂、谷胱甘肽、超氧化物歧化酶等）、细胞吞噬（肺泡巨噬细胞、多形核粒细胞）和免疫防御功能（B淋巴细胞分泌IgA和IgM等、T淋巴细胞介导的迟发型变态反应和细胞毒作用等）等。当损伤因素超过肺的防御功能，则引起相应病变。此外，肺还具有一定的内分泌功能和代谢功能，可参与某些生理活性物质、脂质、蛋白质和活性氧的代谢等；起源于肺组织内某些具有特殊功能细胞的良、恶性肿瘤常表现为“异位”神经–内分泌功能，引起肥大性骨关节病、皮质醇增多症等。

肺由双重循环系统供应血液。肺循环接收全身各器官回心的静脉血，在肺内进行气体交换；体循环的支气管动静脉是气道和脏胸膜的营养血管。肺循环的血管分支细、管壁厚、弹性差，具有极大的扩展性，因而肺循环的血流动力学具有低压、低阻、高流量的特点。肺动脉平均压约为体动脉压的1/10；肺血管总阻力为体循环血管阻力的1/10~1/5；肺泡毛细血管丰富，肺血管床总面积大，故肺血流量高，正常肺血约占全身血量的1/10。肺接受全部右心输出血量，并与全身各器官通过淋巴系统相通，故菌栓、血栓、癌栓等均可转移或播散至肺，形成血源性肺脓肿、肺梗死或转移性肺癌；肺的病变也可经淋巴道和/或血液循环而在肺内或肺外播散，如肺癌、肺结核、肺炎播散至脑、骨、肝、淋巴结等器官。肺与心脏间的血流动力学既密切相关、又相互影响，如二尖瓣狭窄引起肺循环压力升高，导致肺淤血、肺水肿；慢性阻塞性肺疾病可引起肺动脉高压，加重右心室后负荷，导致右心室肥厚、扩张，以致形成肺源性心脏病。

第二节 呼吸系统疾病的诊断

呼吸系统疾病临床表现复杂且缺乏特异性，详细的病史询问和体格检查，结合有关辅助检查，全面综合分析才能作出正确的诊断。

一、病史采集

周密详细了解病史是呼吸系统疾病诊断的基础，如有无吸烟史及吸烟指数（每天吸烟的支数×吸烟年数）；工作或家庭环境中是否接触有害气体、无机或有机粉尘，新居、新装修的房子、新家具、空调、地毯等情况；有无长期制动及长途旅游史；有无生食溪蟹、蝲蛄；有无饮水呛咳、反流性食管炎病史；胸痛前有无大笑、剧烈咳嗽、提重物等；有无传染性疾病患者接触史等；既往用药史等；家族遗传病史。

二、常见症状

呼吸系统疾病的常见症状为咳嗽、咳痰、咯血、呼吸困难、胸痛等，在不同的肺部疾病中各有其相应的特点。

（一）咳嗽

发作性刺激性干咳伴咽痛、声嘶常见于急性上呼吸道感染；急性发作的咳嗽、发热、伴胸痛，可能是肺炎；长期慢性咳嗽伴咳痰，多在寒冷季节加重，常见于慢性支气管炎；体位改变时咳嗽加剧，并咳大量脓痰，伴全身中毒症状，常见于肺脓肿；童年有麻疹、百日咳病史之后，反复呼吸道感染，经常咳嗽、大量脓痰、咯血，提示支气管扩张；长期无痰型咳嗽，伴有呼吸困难明显，需要警惕间质性肺病；中老年吸烟患者，刺激性咳嗽，伴胸痛、痰中带血是支气管肺癌的常见症状；夜间发作性咳嗽常见于左心衰竭或支气管哮喘，特别是咳嗽变异性哮喘常见。

（二）咳痰

痰的性质、量和气味有助于病因诊断。痰由白色泡沫或黏液状转为脓性多为细菌感染；大量脓臭痰，静置后分层，提示支气管扩张或肺脓肿；铁锈色痰见于肺炎链球菌肺炎；棕红色胶冻样黏液痰见于肺炎克雷伯菌肺炎；粉红色泡沫痰见于急性肺水肿；咖啡色痰见于肺阿米巴病；果酱色痰见于肺吸虫病。痰量的增减反映感染的加剧或炎症的缓解；若痰量突然减少，且出现体温升高，可能与支气管引流不畅有关。

（三）咯血

间断痰中带血是肺结核、肺癌的常见症状；鲜红色血多见于支气管扩张，也可见于肺结核、肺炎、肺脓肿、急性支气管炎和肺血栓栓塞症；暗红色血痰多由肺梗死、二尖瓣狭窄并肺淤血引起。

（四）呼吸困难

呼吸困难可表现为呼吸频率、深度及节律改变等。按其发作快慢分为急性、慢性和反复发作性。突发胸痛伴呼吸困难应考虑气胸，若还合并咯血则需要警惕肺梗死；夜间发作性端坐呼吸提示左心衰竭或支气管哮喘发作；数日或数周内出现的渐进性呼吸困难，可能为大量胸腔积液；慢性进行性呼吸困难多见于慢性阻塞性肺疾病和肺纤维化；反复发作性呼吸困难且伴有哮鸣音见于支气管哮喘。按呼吸困难的时相可分为吸气性呼吸困难、呼气性呼吸困难和混合性呼吸困难。吸气性呼吸困难因大气道梗阻及狭窄所致，常见于喉头水肿、喉痉挛、气管异物、气管肿瘤、气管受压等；呼气性呼吸困难因小气道的痉挛及狭窄所致，常见于支气管哮喘、慢性阻塞性肺疾病等；大量气胸、大量胸腔积液及胸廓限制性疾病则表现为混合性呼吸困难。

（五）胸痛

胸膜炎、肺部感染、肿瘤和肺梗死是呼吸系统疾病引起胸痛的常见原因。自发性气胸由于胸膜粘连处撕裂产生突发性胸痛。肋间神经痛、肋软骨炎、带状疱疹感染引起的胸痛常表现为胸壁浅表部位的疼痛。此外，应注意与非呼吸系统疾病引起的胸痛鉴别，如心绞痛、急性心肌梗死、心肌病、急性心包炎、主动脉夹层、纵隔及食管的炎症和肿瘤、食管裂孔疝、膈下脓肿、肝脓肿、胆石症和急性胰腺炎等。

三、体征

（一）肺部体征

支气管疾病以干、湿啰音为主；肺部炎症可有呼吸音性质、音调和强度的改变，大面积炎症可呈实变体征；间质性肺病时可听到特征性Velcro啰音。胸膜炎时可有胸膜摩擦感和摩擦音；当出现气胸、胸腔积液和肺不张时，可出现气管移位和患侧呼吸音消失。

（二）肺外表现

呼吸系统疾病可有肺外表现，如颈部尤其是锁骨上淋巴结肿大、质硬、无触痛可提示肺癌转移；杵状指/趾可见于支气管肺癌、慢性肺脓肿、支气管扩张和慢性肺源性心脏病等；此外，某些支气管肺癌还常出现骨关节肥大和"异位"内分泌表现，如库欣综合征、抗利尿激素分泌失调综合征、男性乳房发育等。

四、实验室和辅助检查

（一）血液检查

感染时白细胞及中性粒细胞可增加（可伴中毒颗粒）；变态反应性疾病如过敏、曲霉菌或寄生虫感染时，嗜酸性粒细胞增加；其他血清学（病原学抗原、抗体等）检测，如荧光抗体、免疫电泳、酶联免疫吸附测定、血清凝集试验等对于病原学诊断有一定价值。

（二）抗原皮肤试验

哮喘的变应原皮肤试验阳性有助于变应原的确定和相应抗原的脱敏治疗；结核和真菌的皮肤试验阳性仅提示已受感染，但不能肯定患病。

（三）痰液检查

痰涂片在每个低倍镜视野里，上皮细胞<10个，白细胞>25个或白细胞/上皮细胞>2.5个为合格的痰标本。定量培养≥10^7CFU/ml可判定为致病菌。经环甲膜穿刺气管吸引或经纤维支气管镜防污染样本毛刷采样获得的痰标本，其结果可信度更高。痰涂片大量嗜酸性粒细胞见于支气管哮喘、过敏性支气管炎；痰中找到寄生虫或虫卵提示肺内寄生虫病；痰涂片中找到抗酸杆菌对诊断肺结核价值很高；痰标本中培养出结核分枝杆菌是确诊肺结核最可靠的依据；痰脱落细胞学检查对肺癌有诊断价值。细菌培养及药物敏感试验为病原学诊断及临床用药选择提供参考。

（四）胸腔积液检查和胸膜活检

胸腔积液的细胞学、生化学、病原学检查可为疾病诊断提供重要的依据。感染性疾病胸腔积液以中性粒细胞和淋巴细胞为主，过敏性疾病以嗜酸性粒细胞为主。脓胸患者细菌学检查可查找病原菌。腺苷脱氨酶、癌胚抗原及染色体分析等，可鉴别结核性胸腔积液和癌性胸腔积液。脱落细胞和胸膜活检对明确肿瘤和结核有诊断价值。

（五）影像学检查

胸部X线和CT检查对于明确肺部病灶部位、性质以及与气道的关系有重要价值。增强CT对淋巴结肿大、肺内占位性病变有重要的诊断和鉴别诊断价值；CT增强及肺动脉三维重建对肺栓塞有重要的诊断和鉴别诊断价值。磁共振成像（magnetic resonance imaging，MRI）对纵隔疾病和肺血栓栓塞症有较大帮助。肺血管造影术对血管病变有较好的诊断价值，支气管动脉造影及栓塞术有助于对咯血发生部位的诊断及处置。胸部超声检查可用于胸腔积液的诊断和穿刺定位以及紧贴胸膜病变的穿刺引导。

（六）支气管镜和胸腔镜

可弯曲支气管镜（软镜）可直接窥见气管及支气管管腔内病变，并可进行黏膜刷检和活检、经支气管镜肺活检、经软镜对纵隔肿块穿刺针吸活检、经软镜支气管肺泡灌洗等。对取得的组织和回收的支气管肺泡灌洗液（bronchoalveolar lavage fluid，BALF）行相应检查，有助于明确病因及病理诊断。此外，结合经支气管镜腔内超声（endobronchial ultrasonography，EBUS）完成对纵隔肿块的穿刺针吸活检，可提高检查的成功率并减少风险。同时，利用软镜可进行局部治疗，如通过软镜取出异物、止血，用高频电刀、氩气刀、激光及药物治疗良、恶性肿瘤。借助软镜的引导还可以行气管插管。硬质支气管镜（硬镜）用于气管内肿瘤或异物的消融及摘除手术。胸腔镜已广泛用于胸膜和肺活检。

（七）BALF检查

健康非吸烟者BALF细胞总数为（5~10）$\times 10^6$/ml，其中肺泡巨噬细胞占85%以上，淋巴细胞低于12%。特发性肺纤维化主要表现为中性粒细胞增高；过敏性肺炎、结节病则为淋巴细胞增高，在增高的T淋巴细胞中，前者主要是CD_8^+，后者以CD_4^+增高为主。如BALF呈牛乳样，富含过碘酸希夫（PAS）染色阳性的蛋白类物质，是肺泡蛋白沉积症的证据。找到癌细胞、抗酸杆菌或卡氏肺孢菌即可作出相应诊断。

（八）肺活组织检查

肺活组织检查是确诊疾病的重要方法。获取活组织标本的方法主要包括：① 经支气管镜、胸腔镜或纵隔镜等内镜的方法，适用于病变位于肺深部或纵隔者；② 在X线、CT引导下进行经皮肺活检，适用于非邻近心血管的肺内病变；③ 在超声引导下进行经皮肺活检，适用于贴近胸膜的病变；④ 开胸肺活检适用于其他方法检查未能确诊又有很强指征者。

（九）放射性核素扫描

应用放射性核素进行肺通气/灌注显像检查，对肺栓塞、肺血管疾病有较高诊断价值，对肺部肿瘤及其骨转移、弥漫性肺部病变的诊断有较高参考价值。正电子发射体层成像（positron emission tomography，PET）对呼吸系统疾病的诊断有一定辅助价值，可较准确地对肺癌及其有无淋巴结及远处转移进行鉴别诊断。

（十）呼吸功能测定

通过肺功能测定可了解肺功能损害的性质和程度，对某些肺部疾病的诊断有重要价值。如慢性阻塞性肺疾病表现为阻塞性通气功能障碍，而肺纤维化、胸廓畸形、胸腔积液、胸膜增厚或肺切除术后均显示限制性通气功能障碍。两种通气障碍的特点见表2-1-1。弥散功能测定有助于明确换气功能损害的情况，如特发性肺纤维化的弥散功能损害尤为突出。

（十一）动脉血气分析

对诊断呼吸衰竭、评估呼吸衰竭程度、酸碱平衡的判断有重要价值，可作为治疗选择、病情变化观察和疗效判定的指标。

▼ 表2-1-1　阻塞性和限制性通气功能障碍的肺容量和通气功能的特征性变化

检测指标	阻塞性	限制性
VC	减低或正常	减低
RV	增加	减低
TLC	正常或增加	减低
RV/TLC	明显增加	正常或略增加
FEV_1	减低	正常或减低
FEV_1/FVC	减低	正常或增加
MMFR	减低	正常或减低

注：VC为肺活量，RV为残气量，TLC为肺总量，FEV_1为第1秒用力呼气容积，FVC为用力肺活量，MMFR为最大呼气中期流速。

第三节　呼吸系统疾病现状与展望

一、重视烟草危害和环境污染

慢性阻塞性肺疾病、肺癌及职业性肺病是与吸烟、空气污染密切相关的疾病，控烟、减少大气污染是预防这些疾病发生发展的关键。

二、加强细胞分子生物学研究

从蛋白质水平对哮喘、间质性肺疾病、急性呼吸窘迫综合征等炎症机制的研究加深了对疾病的认识，在探讨药物治疗方面给予了重大启示。从基因水平对α_1-抗胰蛋白酶缺乏、肺囊性纤维化、肺癌等机制的研究取得了重要进展。肺癌驱动基因的靶向治疗、抗血管治疗、免疫治疗等已广泛应用于临床。

三、呼吸与危重症医学科（pulmonary and critical care medicine，PCCM）建设

呼吸病学与危重症医学的捆绑式（交融式）发展模式已成为现代呼吸病学发展的必然趋势和基本方略。呼吸重症监护病房（RICU）组织及管理系统的建立和完善，特别是有创机械通气、体外膜氧合（ECOMO）等呼吸支持技术的不断进步，极大地丰富了重症患者呼吸衰竭抢救的理论与实践，降低呼吸系统疾病的病死率。

四、推广呼吸疾病介入治疗技术

介入呼吸病学（interventional pulmonology）是一门新兴的医学科学，涉及呼吸疾病的侵入性

诊断和治疗，涵盖了可弯曲支气管镜、硬质支气管镜、超声支气管镜、半硬质胸腔镜、硬质胸腔镜、血管介入等操作。近年支气管镜导航技术、机器人支气管镜（robotic bronchoscopy）技术、冷冻活检技术、光学相干断层扫描（optical coherence tomography，OCT）技术、肺癌介入消融治疗、支气管支架植入、热蒸汽消融治疗术、支气管活瓣植入、肺血管疾病介入治疗等日渐成熟。随着生物工程技术、材料科学、影像技术的发展，呼吸疾病的介入治疗前景广阔。

五、建立呼吸康复体系

推进“以治病为中心”向“以人民健康为中心”转变，落实预防为主的工作方针，让更多老百姓认识肺癌、慢性阻塞性肺疾病、过敏性疾病、睡眠呼吸等疾病，推进呼吸疾病的“早筛早诊早治”。呼吸康复能够减轻患者呼吸困难、改善健康状况、提高运动耐量，是最具成本效益的综合性干预措施。但目前仍未得到充分应用，需要提升对呼吸康复的知晓和认知程度，增加可及性，从而促进应用和完成，逐步建立适合我国的呼吸康复模式并予推广。

（张秀峰）

学习小结

呼吸系统疾病是严重危害公众健康的常见病、多发病；常见症状为咳嗽、咳痰、咯血、呼吸困难、胸痛等；常见体征以干、湿啰音为主；常用的实验室检查包括血液检查、抗原皮肤试验、痰液检查、胸腔积液检查等。

复习思考题

1. 呼吸系统疾病的常见症状和体征有哪些？
2. 呼吸系统疾病的常见实验室检查有哪些？

第二章

急性上呼吸道感染及急性气管-支气管炎

02篇02章

学习目标

掌握　急性上呼吸道感染、急性气管-支气管炎的临床表现、诊断和治疗。

熟悉　急性上呼吸道感染的病因、类型。

第一节　急性上呼吸道感染

急性上呼吸道感染（acute upper respiratory tract infection）是鼻腔、咽或喉部急性炎症的总称，是呼吸道最常见的一种感染性疾病。常见病因为病毒，少数由细菌引起。

一、流行病学

本病全年均可发病，但冬春季节好发。主要通过含有病毒的飞沫传播，也可通过被污染的手和用具传染。多为散发，也有局部或大范围流行。由于病毒表面抗原易发生变异，产生新的亚型，不同亚型之间无交叉免疫，因此同一个人可以多次患本病。年老体弱者和儿童易患本病。学龄前儿童平均每年发生6~8次，成年人平均每年2~4次。

二、病因与发病机制

急性上呼吸道感染70%~80%由病毒引起，主要有流行性感冒病毒、副流感病毒、呼吸道合胞病毒、腺病毒、鼻病毒、埃可病毒、柯萨奇病毒等。细菌感染可直接或继发于病毒感染之后，以溶血性链球菌为多见，其次为流感嗜血杆菌、肺炎链球菌和葡萄球菌等。偶见革兰氏阴性杆菌。当有受凉、淋雨、过度疲劳等诱发因素，全身或呼吸道局部防御功能降低，原已存在于上呼吸道或从外界侵入的病毒或细菌可迅速繁殖，引起本病。

三、病理

鼻腔及咽部黏膜充血、水肿、上皮细胞破坏，少量单核细胞浸润，浆液性及黏液性炎性渗出。继发细菌感染后，中性粒细胞浸润，脓性分泌物渗出。

四、临床表现

根据病因不同，临床表现可有不同类型。

（一）普通感冒

普通感冒（common cold）又称急性鼻炎，起病较急，以鼻咽部卡他症状为主要表现，有咽部不适或咽痛，可有打喷嚏、鼻塞、流清水样涕等。严重者有发热、轻度畏寒和头痛等。检查可见鼻腔黏膜充血、水肿、有分泌物，咽部充血。如无并发症，一般5~7日痊愈。

（二）以咽炎为主要表现的上呼吸道感染

1. 病毒性咽炎和喉炎　病毒性咽炎由鼻病毒、腺病毒、流行性感冒病毒、副流感病毒以及肠病毒、呼吸道合胞病毒等引起。临床特征为咽部瘙痒和灼热感，咽部疼痛不明显，咳嗽少见。急性喉炎多为流行性感冒病毒、副流感病毒及腺病毒等引起，临床特征为声嘶、说话困难、咳嗽伴咽痛及发热。体检可见喉部充血、水肿，局部淋巴结肿大和触痛，有时可闻及喘鸣音。

2. 急性疱疹性咽峡炎　主要由柯萨奇病毒引起。夏季好发，儿童多见，偶见于成人，表现为咽痛、发热，检查可见咽部充血，软腭、悬雍垂、咽及扁桃体表面有灰白色疱疹和浅表溃疡，周围有红晕。

3. 急性咽结膜炎　夏季多发，可由游泳传播，多见于儿童。主要由腺病毒、柯萨奇病毒引起。表现为发热、咽痛、畏光、流泪、咽及结膜明显充血。病程4~6日。

4. 急性咽扁桃体炎　多由溶血性链球菌引起，其次为流感嗜血杆菌、肺炎链球菌、葡萄球菌等引起。急性起病，咽痛、畏寒、发热，体检可见咽部充血，扁桃体充血、肿大，表面有脓性分泌物，颌下淋巴结肿大、压痛，肺部无异常体征。

五、实验室检查

（一）血液常规检查

病毒性感染时白细胞计数多为正常或偏低，淋巴细胞比例升高。细菌性感染时常有白细胞计数和中性粒细胞增多及核左移现象。

（二）病原学检查

因病毒类型多，且明确类型对治疗无明显帮助，一般不需要病原学检查。视需要进行鼻拭子、咽拭子或鼻咽拭子免疫荧光法、酶联免疫吸附法、血清学诊断或病毒分离鉴定等方法，以判断病毒的类型。细菌培养和药物敏感试验有助于细菌感染的诊断和治疗。

六、诊断与鉴别诊断

根据病史、流行情况、鼻咽部的症状和体征，结合血常规和胸部X线检查可作出临床诊断。一般不需要病因诊断，特殊情况下可进行细菌培养和病毒分离，或病毒血清学检查等确定病原体。

本病需要与下列疾病鉴别。

（一）流行性感冒

可有上呼吸道感染表现，但具有下列特点：① 常发生在流行性感冒流行期；② 传染性强，病毒发生变异时可大规模暴发；③ 起病急骤，以全身中毒症状为主，呼吸道症状较轻；④ 致病原为流行性感冒病毒，检测呼吸道标本流行性感冒病毒核酸可明确诊断。

相关链接 | **流行性感冒诊断与治疗指南**

流行性感冒（简称流感）是由流行性感冒病毒引起的急性呼吸道传染病，是人类面临的主要公共健康问题之一。为了进一步促进社会、政府和患者对流感的关注，增进临床医生对流感的正确认识，避免因治疗不当给患者带来的危害，进一步提高我国流感的临床诊治水平，我国于2002年制定了《流行性感冒临床诊断和治疗指南（草案）》，2009—2010年分别制定4版《甲型H1N1流感诊疗方案》，2013年制定了《人感染H7N9禽流感诊疗方案（2013年第2版）》。为了对流感的临床防治有更进一步的认识和更充分的准备，2011年在我国已有的各类流感诊治指南的基础上，由卫生部组织我国在流感防治研究领域，包括病原学、流行病学、实验室诊断、临床医疗、中医诊治、疾病控制与预防方面的专家，参考国内外最新研究成果及我国流感诊疗经验，制定了适合我国广大临床医生使用的《流行性感冒诊断与治疗指南（2011年版）》。指南主要内容涵盖了流感的病原学、流行病学、发病机制、病理变化、实验室及辅助检查、临床表现、诊断与鉴别诊断、治疗与预防等最新的综合性信息，以提高对流感的诊断和防治水平，减少其给人类健康和社会造成的巨大危害。

（二）过敏性鼻炎

临床症状与本病相似，易于混淆。过敏性鼻炎起病急骤、鼻腔发痒、频繁喷嚏、流清水样鼻涕，发作与环境、气温突变、异常气味有关，常在数分钟或数小时内缓解。体检可见鼻黏膜苍白、水肿，鼻分泌物涂片可见嗜酸性粒细胞增多。

（三）急性传染病前驱症状

如麻疹、脊髓灰质炎、脑炎、肝炎和心肌炎等患者初期有上呼吸道感染症状，注意流行季节及相应的症状、体征和实验室检查可供鉴别。

（四）急性气管－支气管炎

表现为咳嗽、咳痰，可有血白细胞计数升高，鼻部症状较轻，胸部X线常见肺纹理增粗。

七、并发症

少数患者可并发急性鼻窦炎、中耳炎、气管－支气管炎。部分患者可继发风湿病、肾小球肾炎、心肌炎等。有基础疾病的患者如慢性阻塞性肺疾病、哮喘和支气管扩张等，可诱发急性加重。心功能不全可出现心力衰竭加重。

八、治疗

（一）对症治疗

休息、多饮水，保持室内空气流通。可选用含有解热镇痛及减少鼻咽充血和分泌物的抗感冒复合剂或中成药。小儿感冒禁用阿司匹林，以防瑞氏（Reye）综合征。有哮喘病史忌用阿司匹林。

（二）病因治疗

1. 抗病毒治疗　对于无发热、免疫功能正常、发病不超过2日的患者不需要应用，对免疫缺陷患者，应及早使用。奥司他韦具有较广的抗病毒谱，对流感病毒、副流感病毒和呼吸道合胞病毒等有较强的抑制作用，可缩短病程。

2. 抗细菌治疗　如有细菌感染的证据，可酌情选用抗菌药物。常用抗菌药物有青霉素类、头孢菌素类、大环内酯类或氟喹诺酮类。18岁以下禁用喹诺酮类抗生素。对单纯病毒感染者不应用抗菌药物。

九、预后和预防

多数上呼吸道感染患者预后良好，少数年老体弱、有严重并发症患者预后不良。增强机体抵抗力是预防本病的主要方法，要避免发病诱因，包括避免与感冒患者接触、避免受凉、避免过度疲劳等。坚持体育活动，增强体质，劳逸结合。

第二节　急性气管－支气管炎

急性气管－支气管炎（acute tracheobronchitis）是由感染、物理、化学刺激或过敏等因素引起的气管－支气管黏膜的急性炎症。临床主要症状有咳嗽和咳痰。常见于寒冷季节或气候突变时节，也可由急性上呼吸道感染迁延而来。

一、病因与发病机制

（一）微生物

病毒感染是急性气管－支气管炎的常见病因，包括腺病毒、鼻病毒、流感病毒、呼吸道合胞病毒、副流感病毒等。少部分患者分离出细菌，常为流感嗜血杆菌、肺炎链球菌、卡他莫拉菌等。可以由病毒、细菌直接感染，也可因急性上呼吸道感染的病毒或细菌蔓延引起本病，也可在病毒感染的基础上继发细菌感染。

（二）物理、化学因素

过冷空气、粉尘、刺激性气体或烟雾的吸入，均可刺激气管－支气管黏膜引起急性损伤和炎症反应。

（三）过敏反应

多种变应原均可引起气管－支气管的过敏性反应。常见者包括花粉、有机粉尘、真菌孢子等吸入，寄生虫（钩虫、蛔虫等）幼虫在肺内移行及对细菌蛋白质引起机体过敏等。

二、病理

气管、支气管黏膜充血、水肿，有淋巴细胞和中性粒细胞浸润；纤毛上皮细胞损伤、脱落；黏液腺体增生、肥大，分泌物增加。合并细菌感染时，分泌物呈黏液脓性。炎症消退后，气道黏膜的结构和功能可恢复正常。

三、临床表现

起病较急，常先有急性上呼吸道感染症状。

（一）症状

全身症状一般较轻，可有发热（38℃左右），咳嗽、咳痰，先为干咳或少量黏液性痰，随后可转为黏液脓性或脓性痰，痰量增多，咳嗽加剧，偶有痰中带血。如支气管发生痉挛，可出现不同程度的胸闷、气促。全身症状3~5日多消失，咳嗽、咳痰可延续2~3周，如迁延不愈，可演变成慢性支气管炎。

（二）体征

可以在两肺听到散在的干、湿啰音。啰音部位不固定，咳嗽后可减少或消失。支气管痉挛时可闻及哮鸣音。部分患者亦无明显体征。

四、实验室和辅助检查

周围血中白细胞计数和分类多正常。细菌感染较重时，白细胞总数和中性粒细胞增高。痰培养可发现致病菌。胸部X线大多有肺部纹理增粗，少数无异常发现。

五、诊断与鉴别诊断

根据病史、症状及体征，结合血常规和胸部X线检查，可作出临床诊断，进行病毒检查和细菌检查，可确定病因诊断。急性气管-支气管炎需要与下列疾病相鉴别。

（一）流行性感冒

起病急骤，多为高热，全身酸痛、头痛、乏力等明显，但呼吸道症状较轻。常有流行病史，并依据病毒分离和血清学检查，可供鉴别。

（二）急性上呼吸道感染

鼻咽部症状明显，一般无咳嗽、咳痰，肺部无异常体征。胸部X线正常。

（三）其他疾病

支气管肺炎、肺结核、肺癌、支气管哮喘、肺脓肿、麻疹、百日咳等多种肺部疾病，均可出现类似急性气管-支气管炎的症状，应根据这些疾病的临床特点逐一加以鉴别。

六、治疗

（一）一般治疗

适当休息，多饮水，给予足够的热量。

（二）对症治疗

可选用复方氯化铵合剂、溴己新（必嗽平）、氨溴索等镇咳、祛痰，也可雾化帮助祛痰及选用止咳祛痰药的中成药。有气喘症状，可用平喘药，如茶碱类、β_2受体激动剂、抗胆碱能药物等。发热可用解热镇痛剂。

（三）抗菌药物治疗

仅在有细菌感染证据时使用。一般咳嗽10日以上，细菌、支原体、肺炎衣原体、鲍特菌等感染的概率较大。可以选用青霉素类、头孢菌素类、大环内酯类、氟喹诺酮类抗菌药物。多数患者口服抗菌药物即可，症状较重者可用肌内注射或静脉注射。

七、预后和预防

多数患者预后良好，少数体质弱者可迁延不愈，应引起重视。增强体质，防止感冒。改善劳动卫生环境，防止空气污染，净化环境，可预防本病的发生。

（李建民）

学习小结

急性上呼吸道感染是鼻腔、咽或喉部急性炎症的概称，常见病因为病毒，少数由细菌引起。根据病史、流行情况、鼻咽部发生的症状和体征，结合外周血常规和胸部X线检查可作出临床诊断，治疗以对症和中医治疗为主。急性气管－支气管炎是由感染、物理、化学刺激或过敏等因素引起的气管－支气管黏膜的急性炎症。临床主要症状有咳嗽和咳痰。病毒感染是急性气管－支气管炎的主要原因，如有细菌感染的依据，注意合理使用抗菌药物。

复习思考题

1. 上、下呼吸道感染如何鉴别？
2. 普通感冒和流行性感冒临床表现有何异同？

第三章　慢性阻塞性肺疾病

02篇03章

学习目标

掌握　慢性支气管炎和慢性阻塞性肺疾病的定义、临床表现、诊断、鉴别诊断和治疗；慢性阻塞性肺疾病评估方法。

熟悉　慢性阻塞性肺疾病的病因、发病机制、病理生理及预防。

了解　慢性支气管炎和慢性阻塞性肺疾病的病理。

第一节　慢性支气管炎

慢性支气管炎（chronic bronchitis）简称慢支，是指气管、支气管黏膜及其周围组织的慢性非特异性炎症。临床上以咳嗽、咳痰或伴有喘息及反复发作的慢性过程为特征。病情若缓慢进展，常并发阻塞性肺气肿，甚至肺动脉高压、肺源性心脏病。它是一种严重危害人民健康的常见病，尤以老年人多见。

一、病因

慢性支气管炎的病因较复杂，与慢性阻塞性肺疾病相同，详见本章第二节。

二、病理

病变开始于较大支气管，以后逐渐延伸至较小支气管、细支气管。镜下，病变主要表现为气道上皮细胞的纤毛粘连、倒伏、脱失，上皮细胞空泡变性、坏死、增生、鳞状上皮化生；杯状细胞和黏液腺肥大和增生、分泌旺盛，大量黏液潴留；黏膜和黏膜下充血，浆细胞、淋巴细胞浸润。病情继续发展，炎症由支气管壁向周围扩散，黏膜下层平滑肌束断裂、萎缩。病变发展至晚期，黏膜有萎缩性改变，气管周围纤维组织增生，造成管腔的僵硬或塌陷。病变蔓延至细支气管和肺泡壁，导致肺组织结构破坏或纤维组织增生，进而发生阻塞性肺气肿和肺间质纤维化。这些变化在并发肺气肿和肺源性心脏病患者尤为显著。

三、病理生理

早期可无异常，但有些患者小气道（直径小于2mm的气道）的功能已发生异常，如有小气道阻塞时，最大呼气中期流速异常。随着病情加重，气道狭窄，阻力增加，常规通气功能检查可有不同程度的异常，如第1秒用力呼气容积（FEV_1）、最大通气量下降，最大呼气中期流速减低。缓解期大多恢复正常。若疾病进一步发展，出现不可逆性气流受限，即可诊断为慢性阻塞性肺疾病。

四、临床表现

（一）症状

缓慢起病，病程长，反复急性发作而病情加重。主要症状为咳嗽、咳痰或伴有喘息。

1. 咳嗽　长期、反复、逐渐加重的咳嗽是慢性支气管炎的一个主要特点。开始时仅在气候变化剧烈时或接触有害气体后发病，病情发展后可表现为四季均有症状。一般以晨起咳嗽为主，晚间睡前有阵咳或排痰，咳嗽严重程度视病情而不同。

2. 咳痰　痰液一般为白色黏液或浆液泡沫性，偶可痰中带血。急性发作伴有细菌感染时，则变为黏液脓性，咳嗽和痰量亦随之增加。清晨排痰较多，起床后或体位变动引起刺激排痰。

3. 喘息或气促　部分患者由于支气管痉挛而出现喘息，常伴有哮鸣音。若伴慢性阻塞性肺疾病时，可表现为程度不等的呼吸困难。

（二）体征

早期可无任何异常体征。急性发作期可有散在的干、湿啰音，啰音的多寡或部位不定，多在背部及肺底部，咳嗽后可减少或消失。喘息型者可闻及哮鸣音及呼气相延长。并发肺气肿、慢性肺源性心脏病时，可出现相应体征。

（三）临床分型和分期

目前国内仍根据1979年全国支气管炎临床专业会议制定的标准对慢性支气管炎分型和分期。

1. 分型　分为单纯型和喘息型。单纯型主要表现为咳嗽、咳痰；喘息型除有咳嗽、咳痰外，尚有喘息和哮鸣音。

2. 分期　按病情进展分为3期。

（1）急性发作期：指在1周内出现脓性或黏液脓性痰，痰量明显增加，或伴有发热、白细胞计数增高等感染表现，或1周内咳嗽、咳痰、喘息中任何一项明显加剧。

（2）慢性迁延期：指有不同程度的咳嗽、咳痰或喘息症状迁延1个月以上者。

（3）临床缓解期：经治疗或自然缓解，症状基本消失，或偶有轻微咳嗽和少量咳痰，维持2个月以上者。

五、辅助检查

（一）X线检查

早期可无异常。长期反复发作者，可见肺纹理增粗、紊乱，呈网状或条索状、斑点状阴影，以双肺下野明显。

（二）呼吸功能检查

早期无异常。如有小气道阻塞时，最大呼气流速－容量曲线在75%和50%肺容量时流量明显降低。发展到有阻塞性通气功能障碍时，第1秒用力呼气容积占用力肺活量的比值（FEV_1/FVC）减少（<70%），最大通气量减少（<预计值的80%），流速-容量曲线减低更为明显。

（三）血液检查

细菌感染时可出现白细胞总数和中性粒细胞增高。喘息型者嗜酸性粒细胞可增高。缓解期白细胞多无明显变化。

（四）痰液检查

可培养出致病菌。涂片可发现革兰氏阳性菌或革兰氏阴性菌，或大量中性粒细胞，喘息型者痰中可见较多的嗜酸性粒细胞。

六、诊断与鉴别诊断

（一）诊断

根据咳嗽、咳痰或伴喘息，每年发病持续3个月，连续2年或2年以上，并排除其他心、肺疾患（如肺结核、肺尘埃沉着病、支气管哮喘、支气管扩张症、肺癌、心功能不全等）时，可作出诊断。如每年发病持续不足3个月，而有明确的客观检查依据（如胸部X线、呼吸功能等）亦可诊断。

（二）鉴别诊断

慢性支气管炎的诊断属排他性诊断，作出诊断前必须排除其他可以引起慢性咳嗽、咳痰或喘息的疾病，常需要与下列疾病鉴别。

1. 支气管哮喘　以发作性喘息为特征，发作时两肺满布哮鸣音，缓解后可无症状，常有家族或个人过敏性疾病史。单纯型慢性支气管炎与支气管哮喘的鉴别比较容易。喘息型慢性支气管炎与支气管哮喘鉴别有时有一定困难，有人认为喘息型慢性支气管炎是慢性支气管炎与哮喘并存于同一患者，因此不需要对两者进行鉴别，两者在治疗上有很多相同之处。慢性支气管炎需要与咳嗽变异性哮喘鉴别，咳嗽变异性哮喘多表现为阵发性干咳、夜间症状较重，胸部影像无异常改变，支气管激发试验阳性。

2. 支气管扩张症　有咳嗽、咳痰反复发作的特点，常有反复咯血，合并感染时有多量脓性痰。胸部X线检查可见肺纹理粗乱或呈卷发样，HRCT检查可用于确诊。

3. 肺结核　有发热、乏力、盗汗及消瘦等结核中毒症状和慢性咳嗽、咳痰等病史，痰液检查及胸部X线检查可助鉴别。

4. 间质性肺疾病　临床表现为进行性加重的呼吸困难，多伴有咳嗽、咳痰，典型体征为双下肺Velcro啰音。肺功能检查为限制性通气功能障碍和弥散功能下降，胸部HRCT检查有助于鉴别。

5. 肺癌　多数有数年吸烟史，刺激性咳嗽，常有反复发生或持续时间较长的痰中带血，或者慢性咳嗽性质发生改变，胸部X线检查和痰脱落细胞学检查及支气管镜检查加以鉴别。

七、治疗

针对慢性支气管炎的病因、病期和反复发作的特点，采取防治结合的综合措施。治疗目的在于减轻或消除症状，防止肺功能受损，促进康复。

（一）急性发作期的治疗

1. 控制感染 初始治疗一般根据临床经验和本地区病原菌的耐药性流行病学监测结果选用抗菌药物，同时进行痰细菌学培养及药敏试验；对病原菌诊断明确者应依据药物敏感试验选用抗生素。病情轻者可口服，感染较重者，可静脉滴注抗菌药物。常用药物有青霉素类、头孢菌素类、大环内酯类、氟喹诺酮类等。

2. 止咳、祛痰 保持体液平衡可以使痰液变稀薄，有利于黏痰的排出，是最有效的祛痰措施。祛痰药可以使黏痰稀化，易于咳出，常用药物有：溴己新、乙酰半胱氨酸、盐酸氨溴索等。对老年体弱无力咳痰或痰量较多者，以祛痰为主。不主张用强镇咳药物，以防痰液不能排出而加重病情。

3. 解痉、平喘 对喘息型慢性支气管炎患者，常选用支气管扩张剂，如β_2受体激动剂如沙丁胺醇，抗胆碱能药物如异丙托溴铵，茶碱类如氨茶碱等，根据患者对药物的反应选择使用。

（二）缓解期治疗

加强体质锻炼，提高自身抗病能力。积极防治上呼吸道感染和消除对呼吸道的刺激因素。

1. 戒烟 吸烟是引起慢性支气管炎的重要原因，戒烟是治疗慢性支气管炎反复发作的主要环节。

2. 加强个人卫生，增强体质，预防感冒。

八、预后

慢性支气管炎如无并发症，预后良好；如病因持续存在，尤其是不能戒烟者，症状可迁延不愈或反复发作，使病情持续发展，易并发阻塞性肺气肿、慢性阻塞性肺疾病，甚至肺源性心脏病，预后不良。

九、预防

主要措施包括戒烟，增强体质，加强耐寒锻炼，预防感冒，消除和避免各种刺激因素对呼吸道的影响等。

第二节 慢性阻塞性肺疾病

慢性阻塞性肺疾病（chronic obstructive pulmonary disease，COPD），简称慢阻肺，是一种常见的、可以预防和治疗的疾病，以持续存在的呼吸道症状和气流受限为特征，通常是由于明显暴露于有毒颗粒或气体引起的气道和/或肺泡异常所致。肺功能检查对确定气流受限有重要意义，是确诊慢阻肺的必备条件。在吸入支气管扩张剂后，第1秒用力呼气容积（FEV_1）占用力肺活量（FVC）之比值（FEV_1/FVC）降低（<70%）可确定患者持续存在气流受限。

慢阻肺是一种严重危害人类健康的常见病，严重影响患者的生活质量，社会经济负担严重。2018年，“中国成人肺部健康研究”调查结果显示，我国20岁及以上成人慢阻肺患病率为8.6%，40岁以上人群患病率则高达13.7%。世界卫生组织（WHO）关于病死率和死因的最新预测数字显示，慢阻肺的患病率在未来40年将继续上升，预测至2060年死于慢阻肺及其相关疾病者将超过每年540万人。

慢阻肺与慢性支气管炎和肺气肿有密切关系。如本章第一节所述，慢性支气管炎是指支气管的慢性非特异性炎症，临床上以慢性咳嗽、咳痰或伴有喘息为特征。肺气肿（emphysema）是指肺终末细支气管远端气腔出现异常持久的扩张，并伴有肺泡壁和细支气管正常结构的破坏，而无明显的肺组织纤维化。在慢性支气管炎和/或肺气肿的早期，大多数患者虽有慢性咳嗽、咳痰症状，但肺功能检查尚无气流受限，此时不能诊断为慢阻肺；当患者病情逐步进展，肺功能检查出现气流受限并且不完全可逆时，即应诊断为慢阻肺。

支气管哮喘（哮喘）同样也是慢性气道炎症性疾病，但其发病机制、临床表现及对治疗的反应与慢阻肺有明显的差异。大多数哮喘患者的气流受限具有明显的可逆性，是其不同于慢阻肺的一个关键特征。但有部分哮喘患者随着病程的延长，气道重构明显，导致气流受限的可逆性明显减小，临床上很难与慢阻肺相鉴别。哮喘和慢阻肺在部分患者是可以同时存在的。2014年慢性阻塞性肺疾病全球倡议（GOLD）和全球哮喘防治倡议（GINA）共同提出“哮喘-慢阻肺重叠综合征”（ACOS）的名称，GOLD 2017更新版提出ACOS是两种慢性气流受限的常见疾病的重叠，而不是一种独特的综合征。此外，一些已知病因或具有特征性病理表现的气流受限性疾病，如支气管扩张症、肺囊性纤维化、弥漫性泛细支气管炎以及闭塞性细支气管炎等均不属于慢阻肺。

一、病因

慢阻肺的确切病因尚不清楚，目前认为是环境因素与个体易患因素共同作用的结果。

（一）环境因素

1. 吸烟 是目前公认的慢阻肺最重要的已知危险因素。吸烟可以从多个环节上促进慢阻肺的发生，如能使支气管上皮纤毛变短，排列不规则，使纤毛运动发生障碍，降低气道局部的防御能力；削弱肺泡吞噬细胞的吞噬功能；还可以引起支气管痉挛，增加气道阻力。与不吸烟者相比，吸烟者出现呼吸道症状和肺功能异常的比例更高，每年FEV_1下降的速度更快，慢阻肺相关的死亡率更高。被动吸烟也会导致呼吸道症状和慢阻肺发生。孕期吸烟，可能会影响宫内胎儿肺脏生长发育及免疫系统的形成，进而使胎儿面临日后患病的风险。

2. 职业粉尘和化学物质 职业性暴露是一个被低估的慢阻肺危险因素，这些暴露包括有机与无机烟尘、化学物质、烟雾。横断面观察性研究显示，不论男性还是女性，由患者报告的工作间粉尘和烟雾暴露，不仅与气流受限和呼吸道症状增加相关，而且CT上也显示更多的肺气肿和气道陷闭。

3. 空气污染 空气污染物中的颗粒物质（PM）和有害气体（二氧化硫、二氧化氮、臭氧和一氧化碳等）对支气管黏膜有刺激和细胞毒性作用。长期生活在空气受到污染的区域可能是导致慢阻肺发病的一个重要因素。严重的城市空气污染可以使慢阻肺患者病情加重，室内空气污染与慢阻肺易患性之间也存在一定联系。有证据表明空气污染对肺成熟和发育有重要影响。

4. 燃料 柴草、煤炭等燃料产生的烟雾中含有大量有害成分，如碳氧化物、氮氧化物、硫氧化物和未燃烧完全的碳氢化合物颗粒与多环有机化合物等。燃料燃烧时产生的大量烟雾可能是不吸烟女性发生慢阻肺的重要原因。燃料所产生的室内空气污染与吸烟具有协同作用。

5. 呼吸道感染 是导致慢阻肺急性发作的一个重要因素，可以加剧病情进展。研究表明，幼年时有严重的呼吸道感染史与成年时肺功能下降和呼吸道症状增加有关，对感染的易感性在慢阻肺急性加重期有重要作用，但对疾病发展的作用尚不清楚。

6. 社会经济地位 慢阻肺的发病与社会经济地位之间具有密切关系，已有证据表明，发生慢阻肺的风险与社会经济状态呈负相关。上述关联是否反映了较低的社会经济状态与暴露于室内和室外空气污染、居室拥挤、营养状态、感染或其他因素相关，尚不明确。

（二）个体因素

1. 遗传因素 流行病学研究结果提示慢阻肺易患性与基因有关，慢阻肺易患性涉及多个基因。国际慢阻肺遗传学联盟的研究发现82个与慢阻肺有关的基因位点，不同的基因与慢阻肺的不同病理或临床特征关联，从遗传基因的角度支持慢阻肺存在异质性。

2. 哮喘和气道高反应 研究结果表明，成年哮喘患者发生慢阻肺的风险显著高于无哮喘者，气道高反应是仅次于吸烟的重要的慢阻肺危险因素。

3. 肺发育、生长不良 在妊娠期、新生儿期、婴儿期或儿童期由各种原因导致肺发育或生长不良的个体在成人后容易患有慢阻肺。

4. 低体重指数 也与慢阻肺的发病有关，体重指数越低，慢阻肺的患病率越高。吸烟和体重指数对慢阻肺存在交互作用。

二、发病机制

慢阻肺的发病机制复杂，尚未完全阐明。

1. 炎症机制 气道、肺实质和肺血管的慢性炎症是慢阻肺特征性改变。中性粒细胞、肺泡巨噬细胞、淋巴细胞等参与了慢阻肺发病过程。其中中性粒细胞的活化和聚集是慢阻肺炎症过程的一个重要环节，通过释放中性粒细胞弹性蛋白酶等多种生物活性物质，引起慢性黏液高分泌状态并破坏肺实质。

2. 蛋白酶和抗蛋白酶失衡机制 吸入有害气体和有害物质可以导致蛋白酶产生增多或活性增强，抗蛋白酶产生减少或灭活增快。蛋白酶增多或抗蛋白酶不足均可导致组织结构破坏，产生肺气肿。

3. 氧化应激 慢阻肺患者氧化应激增加，超氧阴离子、一氧化氮等氧化物可直接破坏蛋白质、脂质、核酸等大分子，导致细胞功能障碍或死亡。还可以破坏细胞外基质，引起蛋白酶和抗蛋白酶失衡，促进炎症反应。

4. 其他机制 遗传危险因素、肺发育相关因素、自主神经功能失调、营养不良、气温变化等都可能参与慢阻肺的发生发展。

上述机制共同作用，最终产生2种重要病变：① 小气道病变，包括小气道炎症、小气道纤维组织形成、小气道管腔黏液栓等，导致气道阻力增大；② 肺气肿病变，导致肺泡对小气道的牵拉力减小，并导致肺泡弹性回缩力减低，小气道在呼气期容易发生闭合，进一步导致气道阻力上升。慢阻肺这种小气道病变与肺气肿病变共同作用，造成慢阻肺持续气流受限。

三、病理

慢阻肺的病理改变主要表现为慢性支气管炎和肺气肿。慢性支气管炎的病理改变见本章第一节。肺气肿的病理改变可见肺过度膨胀，弹性减退，外观灰白或苍白，表面可见大小不一的大疱。显微镜下见肺泡扩张，间隔变薄、断裂，邻近肺泡相互融合可形成囊腔。肺泡间隔毛细血管减少，间质内小动脉内膜增厚。小支气管和细支气管可有慢性炎症表现。

四、病理生理

气道阻塞和气流受限是慢阻肺最重要的病理生理改变，引起阻塞性通气功能障碍。患者还有肺总量、残气容积和功能残气量增多等肺气肿的病理生理改变。多种因素导致慢阻肺患者发生通气和换气功能障碍，引起缺氧和二氧化碳潴留，发生不同程度的低氧血症和高碳酸血症，最终导致呼吸衰竭的发生，继发慢性肺源性心脏病。

慢阻肺主要累及肺脏，也可引起全身的不良效应（或称肺外效应），主要包括全身炎症和骨骼肌功能不良。慢阻肺的全身不良效应诱发或加重共患疾病的发生，如缺血性心脏病、心力衰竭、骨质疏松、正常细胞性贫血、糖尿病和代谢性疾病，显著影响其预后。

五、临床表现

（一）症状

起病缓慢，病程较长，早期可以没有明显的症状。随病情进展可出现以下症状。

1. 慢性咳嗽　通常是慢阻肺的第一症状，最初的咳嗽可以是间歇性的且表现为干咳，逐渐进展为持续性咳嗽，但也有少数病例虽有明显气流受限，但无咳嗽症状。

2. 咳痰　通常在咳嗽时产生少量痰液，咳痰可加重与缓解交替。痰液常为白色黏液或浆液泡沫性，常于早晨起床时咳痰较多，急性加重时痰量增多，可有脓性痰。

3. 呼吸困难　慢阻肺的“标志性症状”，也是活动受限和焦虑的主要原因，最初仅在劳动、上楼、爬坡时有气短，休息后可以缓解。随病情发展，在平地活动时即可出现气促，晚期在日常活动时，甚至在静息时出现气促。

4. 胸闷和喘息　重度患者或急性加重时可有胸闷或喘息。

5. 晚期患者出现体重下降、食欲减退、营养不良等。

（二）体征

早期可无异常体征，随着疾病进展，胸部体检可见以下体征。

1. 视诊　胸廓前后径增大，肋间隙增宽，胸骨下角增宽，称为桶状胸。可有呼吸浅快，呼气相延长。

2. 触诊　双侧语音震颤减弱。

3. 叩诊　双肺叩诊过清音，心浊音界缩小，肺下界及肝浊音界下降。

4. 听诊　双肺呼吸音减弱，呼气相延长，可闻及干啰音和/或湿啰音。

六、辅助检查

（一）肺功能检查

肺功能检查是判断气道阻塞和气流受限的主要客观指标，对慢阻肺诊断、严重程度评价、疾病进展状况、预后及治疗反应判断等有重要意义。气流受限是以FEV_1/FVC的降低来确定。FEV_1/FVC是慢阻肺的一项敏感指标，可检出轻度气流受限。吸入支气管扩张剂后$FEV_1/FVC<70\%$者，可确定为不能完全可逆的气道阻塞和气流受限。在明确慢阻肺诊断的前提下，以FEV_1占预计值的百分比（%）来评价气流受限的严重程度。采用固定FEV_1/FVC比值定义气流受限，对于老年人，会导致过度诊断，对年龄<45岁的人群，尤其是轻度慢阻肺患者，则会导致漏诊。当气流受限进一步加重，导致肺过度充气，使肺总量（TLC）、残气容积（RV）、功能残气量（FRC）、残气容积与肺总量比值（RV/TLC）增高，肺活量（VC）减低。肺泡间隔破坏及肺毛细血管床丧失可使弥散功能受损，肺一氧化碳弥散量（DLCO）降低。

（二）胸部X线检查

慢阻肺早期胸部X线可无异常变化。随后可出现慢性支气管炎和肺气肿的影像学改变。X线检查对慢阻肺诊断特异度不高，但作为确定肺部并发症及与其他肺部疾病进行鉴别的一项重要检查，应常规使用。CT检查对慢阻肺的鉴别诊断有较高价值，对预计行外科或支气管镜下肺减容术者，CT检查很有必要。

（三）血气分析

对确定发生低氧血症、高碳酸血症、酸碱平衡失调以及判断呼吸衰竭的类型有重要价值。

（四）其他检查

慢阻肺合并感染时，外周血白细胞计数、中性粒细胞百分比增高。部分患者由于长期低氧血症，其外周血血红蛋白、红细胞计数和血细胞比容可明显增高，部分患者可表现为贫血。痰培养可能检出致病菌。

七、诊断

对有慢性咳嗽或咳痰、呼吸困难、反复下呼吸道感染史和/或有慢阻肺危险因素暴露史的患者都应考虑到慢阻肺诊断的可能。肺功能检查是诊断慢阻肺的必备条件，如吸入支气管扩张剂后$FEV_1/FVC<70\%$，可确定存在持续气流受限，若患者有相应的症状和明显的危险因素接触，则可诊断慢阻肺。

八、评估和分期

（一）慢阻肺的评估

评估的目的在于确定患者气流受限的严重程度、患者健康状况以及未来发生不良事件的风险，以最终指导治疗。为达到上述目标，慢阻肺的评估需要分别考虑：① 肺功能异常及其严重程度；② 患者当前症状的性质和程度；③ 急性加重史和未来风险；④ 存在的共患疾病。

1. 肺功能评估 肺功能评估按照气流受限严重程度进行分级，即以FEV_1占预计值的百分比为分级标准，共分为4级（表2-3-1）。

▼ 表2-3-1 慢性阻塞性肺疾病患者气流受限严重程度的肺功能分级

分级	严重程度	肺功能（基于使用支气管扩张剂后FEV_1）
GOLD 1级	轻度	FEV_1占预计值的百分比≥80%
GOLD 2级	中度	50%≤FEV_1占预计值的百分比<80%
GOLD 3级	重度	30%≤FEV_1占预计值的百分比<50%
GOLD 4级	极重度	FEV_1占预计值的百分比<30%

2. 症状评估 采用慢阻肺评估测试（COPD assessment test，CAT）或改良版英国医学研究委员会（modified British medical research council，mMRC）呼吸困难问卷综合评估（表2-3-2，表2-3-3）。

▼ 表2-3-2 慢性阻塞性肺疾病患者自我评估测试（CAT）

症状	评分项						症状
我从不咳嗽	0	1	2	3	4	5	我总是咳嗽
我肺里一点痰都没有	0	1	2	3	4	5	我有很多痰
我一点也没有胸闷的感觉	0	1	2	3	4	5	我有很严重的胸闷感觉
当我在上坡或爬一层楼梯时没有喘不过气的感觉	0	1	2	3	4	5	当我上坡或爬一层楼时，会感觉严重喘不上气
我在家里的任何活动都不受到慢阻肺的影响	0	1	2	3	4	5	我在家里的任何活动都很受慢阻肺的影响
尽管有肺病我仍有信心外出	0	1	2	3	4	5	因为我有肺病，我没有信心外出
我睡得好	0	1	2	3	4	5	因为有肺病我睡得不好
我精力旺盛	0	1	2	3	4	5	我一点精力都没有

注：得分0~10分为“轻度影响”，得分11~20分为“中等影响”，得分21~30分为“严重影响”，得分31~40分为“非常严重影响”。

▼ 表2-3-3　改良版英国医学研究委员会（mMRC）呼吸困难问卷

呼吸困难评价等级	呼吸困难严重程度
0级	只有在剧烈活动时才感到呼吸困难
1级	在平地快步行走或步行爬小坡时出现呼吸困难
2级	由于呼吸困难，平地行走时比同龄人慢或需要停下来休息
3级	在平地行走100m左右或数分钟后需要停下来喘气
4级	因严重呼吸困难以至于不能离开家，或在穿脱衣服时出现呼吸困难

3. 急性加重风险评估　依据前一年的急性加重次数，若上一年发生2次及以上中/重度急性加重，或者1次及以上因急性加重住院，评估为急性加重的高风险人群。研究表明，血嗜酸性粒细胞对于有急性加重风险的患者而言，是一项急性加重的生物标志物。

4. 合并症评估　慢阻肺患者常有合并症，如心血管疾病、骨骼肌功能障碍、骨质疏松症、焦虑/抑郁、睡眠呼吸暂停综合征、恶性肿瘤、代谢综合征、糖尿病、胃食管反流等，治疗时应予以兼顾。

5. 慢阻肺的综合评估　2023版GOLD对慢阻肺评估系统进行了更改，将“ABCD”综合评估更改为“ABE”综合评估（图2-3-1）。

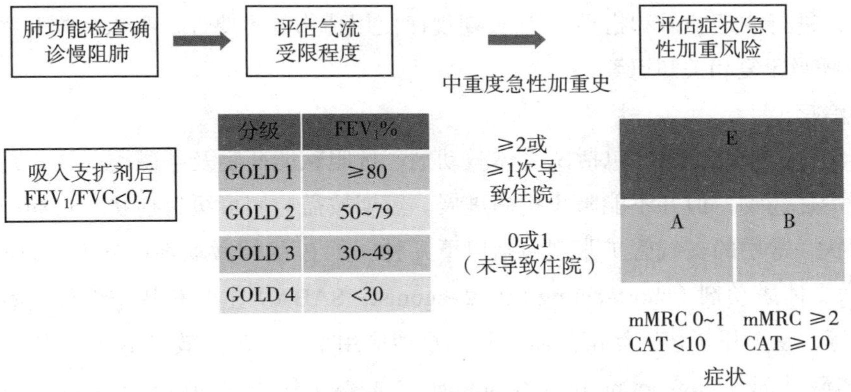

▲ 图2-3-1　慢阻肺综合评估

（二）慢阻肺的分期

依据患者症状和体征的变化对慢阻肺病程进行分期。① 急性加重期：是指患者呼吸道症状急性恶化，导致需要额外的治疗；② 稳定期：指患者咳嗽、咳痰、气短等呼吸道症状稳定或症状轻微。

九、鉴别诊断

除需要与支气管哮喘、支气管扩张、肺结核、间质性肺疾病等相鉴别外（见本章第一节），还需要与其他能够引起劳力性呼吸困难的疾病鉴别，如冠心病、心脏瓣膜病等。此外，老年性肺气肿、代偿性肺气肿也可表现为肺气肿体征，甚至有劳力性呼吸困难，需要结合病史等临床资料予以鉴别。

十、并发症

1. 慢性呼吸衰竭　常在慢阻肺急性加重时发生，其症状明显加重，发生低氧血症和/或高碳酸血症，出现缺氧和二氧化碳潴留的临床表现。

2. 自发性气胸　常表现为突然加重的呼吸困难，患侧肺部叩诊为鼓音，听诊呼吸音减弱或消失，通过X线检查可以确诊。

3. 慢性肺源性心脏病　由于慢阻肺引起肺血管床减少，缺氧致肺动脉收缩和血管重构，导致肺动脉高压，右心室肥厚扩大，最终发生右心功能不全。

十一、治疗

（一）稳定期的治疗

稳定期治疗目标包括缓解患者的呼吸道症状、改善运动耐量和健康状况，降低未来风险，包括防止疾病进展、防止急性加重及减少病死率。

1. 健康教育与管理　内容包括：① 戒烟宣教，戒烟是所有吸烟慢阻肺患者的关键干预措施，应该强烈鼓励和支持所有吸烟者戒烟。医务人员应掌握控烟知识、方法和技巧，将戒烟与日常临床工作结合，进行戒烟劝诫和指导。② 长期规律使用药物的重要性，吸入药物和吸入装置的正确使用。③ 呼吸康复相关知识等。

2. 药物治疗

（1）支气管扩张剂：主要包括β_2受体激动剂、抗胆碱能药物及茶碱类药物，是控制慢阻肺症状的主要治疗药物，但并不能阻止疾病进展。短期按需应用可缓解症状，长期规律应用可预防和减轻症状。常用的支气管扩张剂包括以下几种。① β_2受体激动剂：分为短效和长效2种类型。短效β_2受体激动剂（short-acting beta 2-agonist，SABA）主要有特布他林、沙丁胺醇及左旋沙丁胺醇等，主要用于按需缓解症状，长期规律应用维持治疗的效果不如长效支气管扩张剂。长效β_2受体激动剂（long-acting beta 2-agonist，LABA）作用时间持续12小时以上，较SABA更好地持续扩张小气道，改善肺功能和呼吸困难症状，可作为有明显气流受限患者的长期维持治疗药物。LABA的代表药物有沙美特罗（salmeterol）和福莫特罗（formoterol）。近年来新型LABA起效更快、作用时间更长，包括茚达特罗（indacaterol）、奥达特罗（olodaterol）和维兰特罗（vilanterol）等。β_2受体激动剂的主要不良反应有心动过速、肌肉震颤。

② 抗胆碱能药物：通过阻断M_1和M_3胆碱受体，舒张气道平滑肌，改善气流受限，分为短效和长效2种。短效抗胆碱能药物（short-acting antimuscarinic antagonist，SAMA）主要有异丙托溴铵。异丙托溴铵气雾剂定量吸入，作用持续6~8小时，每次40~80μg，每日3~4次。长效抗胆碱能药物（long-acting antimuscarinic antagonist，LAMA）包括噻托溴铵、格隆溴铵、乌美溴铵和阿

地溴铵等。LAMA在减少急性加重及住院频率方面优于LABA，长期使用可以改善患者症状及健康状态，也可减少急性加重及住院频率。不良反应有口干、尿潴留等。

③ 茶碱类：除舒张支气管外，还有强心、利尿、增强膈肌功能等多方面作用，有利于减轻患者症状，提高生活质量，常用制剂如茶碱缓释或控释片。注意使用剂量，必要时需要监测茶碱的血药浓度，以免引起严重不良反应。

④ 支气管扩张剂的联合应用：联合应用不同药理机制和不同作用时间的支气管扩张剂（如LABA+LAMA）可以增加支气管舒张的程度，并可以减少药物不良反应。

（2）糖皮质激素：① 吸入性糖皮质激素（ICS）：慢阻肺稳定期长期单一应用ICS治疗并不能阻止FEV_1的下降趋势，对病死率亦无明显改善，因此不推荐对稳定期慢阻肺患者使用单一ICS治疗，在使用1种或2种长效支气管扩张剂的基础上可以考虑联合ICS治疗。慢阻肺对ICS复合制剂长期吸入治疗的反应存在异质性，对于稳定期患者在使用支气管扩张剂基础上是否加用ICS，要根据症状和临床特征、急性加重风险、外周血嗜酸性粒细胞数值和合并症及并发症等综合考虑。一般有下列情况之一者可以加用ICS：每年有慢阻肺急性加重住院史和/或≥2次/年中度急性加重；外周血嗜酸性粒细胞计数≥0.3×10^9/L；合并支气管哮喘或具备哮喘特征。ICS的主要不良反应有口咽部念珠菌感染、增加肺炎发病率。② 口服糖皮质激素：由于全身性不良反应多，在慢阻肺稳定期治疗中不推荐使用。

（3）磷酸二酯酶4（PDE-4）抑制剂：其主要作用是通过抑制细胞内环腺苷酸降解来减轻炎症，目前应用临床的选择性PDE-4抑制剂罗氟司特（roflumilast）可降低慢阻肺中重度急性加重发生率。不良反应主要有恶心、食欲下降、体重减轻等，低体重者避免使用，不应与茶碱同时应用。

（4）祛痰药：对痰液黏稠不易咳出者可应用，如盐酸氨溴索、N-乙酰半胱氨酸、羧甲司坦等。

（5）初始治疗方案：GOLD 2023版推荐稳定期慢阻肺患者初始治疗方案如下。A组：1种支气管扩张剂（短效或长效）；B组：LAMA+LABA联合治疗；E组：LAMA+LABA，对于血嗜酸性粒细胞计数≥0.3×10^9/L推荐LAMA+LABA+ICS。随后根据治疗效果的评估指导药物治疗的升级或降级。

3. 非药物治疗 是稳定期慢阻肺治疗的重要组成部分，与药物治疗起到协同作用，包括以下方面。

（1）康复治疗：呼吸康复可减轻患者呼吸困难症状、提高运动耐力、改善生活质量、减轻焦虑和抑郁症状、减少急性加重再住院风险。

可采取以下措施。① 呼吸肌训练：可通过腹式呼吸、缩唇呼吸和呼吸肌耐力训练，加强呼吸肌的活动，增加膈肌的收缩能力。② 全身运动：如步行、踏车、广播操、呼吸操、太极拳等，锻炼呼吸循环功能。③ 营养疗法：慢阻肺患者多有营养不良，营养疗法有利于增强呼吸肌力及改善免疫功能，提高机体抗病能力。要求达到理想的体重，应按具体情况给予合理营养，同时避免过高碳水化合物和过高热量摄入，以免产生过多二氧化碳而增加呼吸负荷。④ 心理干预：可改善慢阻肺患者焦虑抑郁症状，增加患者治疗依从性。

（2）氧疗：长期家庭氧疗（long-term oxygen therapy，LTOT）对慢阻肺并发慢性呼吸衰竭者可提高生活质量，可以提高静息状态下严重低氧血症患者的生存率，对血流动力学、血液学特征、运动能力、肺生理和精神状态都会产生有益的影响。LTOT一般用鼻导管吸氧，氧流量1~2L/min，吸氧时间>15h/d。接受LTOT的指征：$PaO_2 \leqslant 55mmHg$或$SaO_2 \leqslant 88\%$，有或没有高碳酸血症；PaO_2 55~60mmHg，或$SaO_2<89\%$，并有肺动脉高压、右心衰竭或红细胞增多症（血细胞比容>0.55）。

（3）家庭无创通气：近期研究证实，对于合并慢性高碳酸血症的重度和极重度慢阻肺患者，家庭无创正压通气（hNIPPV）可以改善症状、降低再住院率和病死率，尤其适合于合并阻塞型睡眠呼吸暂停综合征的患者。

（4）疫苗接种：是预防相应病原体感染的有效治疗手段。GOLD 2023版推荐用于稳定期慢阻肺的疫苗包括：流感疫苗、肺炎链球菌疫苗、百日咳疫苗和带状疱疹疫苗。

（5）内科介入治疗：慢阻肺的内科介入治疗是指经支气管镜肺减容术（bronchoscopic lung volume reduction，BLVR），目前批准临床应用的是支气管内活瓣（endobronchial valve，EBV）植入肺减容术。

（6）外科治疗：① 外科肺减容术（lung volume reduction surgery，LVRS），是指通过手术切除部分气肿的肺组织来治疗慢阻肺的手段，改善患者氧合及呼吸困难症状，提高生活质量。LVRS手术的适应证包括：年龄<75岁，戒烟超过6个月，经过最佳的内科药物治疗和康复治疗后仍有严重的呼吸困难，肺功能检查提示有明显的阻塞性通气功能障碍（FEV_1占预计值的百分比<45%），肺弥散功能DLCO>20%，肺容量检查有气体潴留的证据（包括RV占预计值的百分比>150%，TLC占预计值的百分比>120%，RV/TLC>60%），胸部CT提示存在过度通气的区域和相对正常的肺组织，经过康复锻炼后6分钟步行距离>140m。② 肺移植：慢阻肺患者经过积极充分的内科治疗无法阻止疾病进展，不适合肺减容术或肺减容术后疾病进展时，可考虑行肺移植手术。肺移植手术为终末期慢阻肺患者提供了一种新的治疗选择。

（二）急性加重期治疗

慢阻肺急性加重治疗的目标：减轻目前急性加重症状和预防以后急性加重的发生。第一，确定导致病情急性加重的原因；第二，根据患者病情严重程度和/或伴随疾病严重程度的不同决定门诊或住院治疗。当患者急诊就诊时，要首先监测血氧饱和度或动脉血气分析，观察对氧疗的反应，并判断是否为危及生命的急性加重。

1. 控制性氧疗　氧疗是慢阻肺急性加重伴呼吸衰竭患者的基础治疗，给氧途径包括鼻导管或文丘里（Venturi）面罩。一般吸入氧浓度为28%~30%，吸入氧浓度过高时引起二氧化碳潴留的风险加大，氧疗30分钟后应复查动脉血气以确认氧合是否满意而未引起二氧化碳潴留和/或呼吸性酸中毒。

2. 抗生素　由于多数慢阻肺急性加重由细菌感染诱发，故抗感染治疗在慢阻肺急性加重的治疗中具有重要地位。抗菌药物的应用指征：① 在慢阻肺急性加重时，当具有3个症状即呼吸困难、痰量增加和脓性痰时推荐使用；② 如果仅有2个症状，其中1个是脓性痰时也推荐使用；

③ 在病情危重需要机械通气的患者也推荐使用。抗菌药物应根据当地细菌耐药情况选择，并及时根据病原学检查结果及抗生素敏感试验调整药物，推荐治疗疗程为5~7日。

3. 支气管扩张剂 单一吸入SABA或联合吸入SABA+SAMA，常为急性加重时优先选择的支气管扩张剂。雾化吸入更适合于较重的患者，但不推荐长时间的、连续雾化吸入治疗。长效支气管扩张剂联合/不联合ICS在急性加重时的效果不确定，但是在急性加重期间推荐继续应用这些药物，或者出院后立即开始应用这些药物。茶碱类药物不推荐作为一线的支气管扩张剂，但在$β_2$受体激动剂、抗胆碱能药物治疗12~24小时后，病情改善不佳时可考虑联合应用，但需要监测和避免不良反应。

4. 糖皮质激素 慢阻肺急性加重时全身应用糖皮质激素可以缩短恢复时间，并改善肺功能及降低早期复发的风险。推荐使用甲泼尼龙40mg/d，应用5日，口服与静脉应用效果相当。在某些急性加重的患者中，单独雾化吸入布地奈德可以替代口服糖皮质激素。近来研究提示，慢阻肺急性加重患者如果血嗜酸性粒细胞水平较低，糖皮质激素疗效可能较差。

5. 呼吸支持 ① 经鼻高流量湿化氧疗（high-flow nasal cannula oxygen therapy，HFNC）：是一种通过鼻塞持续提供相对恒定吸氧浓度、温度和湿度的高流量吸入气体的治疗方式。主要应用于合并轻度呼吸衰竭的患者，舒适性及耐受性优于常规的无创通气。② 无创机械通气（NIPPV）：是目前慢阻肺急性加重合并Ⅱ型呼吸衰竭患者首选的呼吸支持方式，可改善患者呼吸性酸中毒，降低呼吸频率和呼吸困难程度，缩短住院时间，减少病死率和气管插管率等。③ 有创机械通气：在积极的药物和无创通气治疗后，若患者的呼吸衰竭仍进行性恶化，出现危及生命的酸碱失衡和/或意识改变时，宜开始有创机械通气治疗。

6. 其他治疗措施 注意补充营养，保证热量、蛋白质、维生素等营养素的摄入，合理补充液体和电解质，积极促进排痰，处理伴随疾病及并发症。

十二、预后

慢阻肺是慢性进行性疾病，晚期常继发慢性肺源性心脏病，目前尚无法使其病变逆转，但积极采取综合性治疗措施可以延缓病变进展。

十三、预防

同慢性支气管炎，参见本章第一节。

理论与实践 **慢性阻塞性肺疾病全球策略（GOLD报告）**

慢性阻塞性肺疾病（慢阻肺，COPD）由于患者数量多、死亡率高、社会经济负担重，已成为一个重要的公共卫生问题。1998年4月，来自全球呼吸病学、流行病学、社会经济学、公共健康及健康教育等不同领域的杰出专家组成慢性阻塞性肺疾病全球倡议（Global Initiative for Chronic Obstructive Lung Disease，GOLD）执行小组，制订了“慢性阻塞性肺疾病全球策略”，旨在促进社会、政府和患者对慢阻肺的关注，提高慢阻肺的诊治水平，降低慢阻肺的患病率和病死率，其主要内容包括慢阻肺的定义和严重度分级、慢阻肺治疗等组成部分。2001年4月美国国家心肺血液研究所和WHO共同发表了《慢性阻塞性肺疾病全球策略》，慢阻肺全球策略的发表对各国慢阻肺的防治工作发挥了很大促进作用。我国于1997年制定了《慢性阻塞性肺疾病（COPD）诊治规范（草案）》，并于2002年制定了《慢性阻塞性肺疾病诊治指南》，其后多次对此指南重新修订，它们的制定使有关卫生组织和政府部门关注慢阻肺防治，提高医务人员对慢阻肺的诊治水平，促进慢阻肺的研究，从而降低慢阻肺在我国的患病率与病死率，起到很好的作用。慢阻肺全球策略自发表以来一直在不断更新和修订。发布GOLD 2001报告后，成立了科学委员会，通过回顾已发表的研究，评估这些研究对GOLD推荐建议的影响，并且在GOLD网站上公布这些文件的年度更新。GOLD 2011于2011年12月发布，增加了急性加重和并发症两个章节。在2011年修订版中，强调了慢阻肺治疗的目标是既要关注慢阻肺患者的短期疗效，也要注意慢阻肺患者的长期疗效；同时修订版中，首次将急性加重风险和合并症写入定义中，其次是评估体系发生很大变化，不仅限于肺功能评估，而是从四个方面进行评估，即症状评估、肺功能评价气流受限的程度、急性加重风险评估和合并症评估，ABCD分类表被创建，突出了针对症状的治疗和急性加重这两个重要特征。这种新的评估策略能更多地反映患者个体化改变的因素，结合与之相对应的治疗策略，初步实现了慢阻肺的个体化治疗。GOLD 2014更新版提出了“哮喘-慢阻肺重叠综合征”（asthma-COPD overlap syndrome，ACOS）的基本理论。GOLD 2015更新版增加了一节附录“ACOS”，ACOS相关资料由GOLD和GINA科学委员会联合起草。GOLD 2017报告未将ACOS相关内容纳入正文，但ACOS全文保留在GOLD网站中。GOLD 2017报告提出了一种精确的ABCD分级系统，将肺功能等级从2011版的四象限分类中分出，药物治疗建议完全基于症状和急性加重史，并首次提出动态流程（升级或降级）来指导临床医生根据患者个体化的需要制定药物治疗方案。至GOLD 2023版，较为显著的更新是慢阻肺病情的评估部分，新版GOLD将高风险的CD组合并为急性加重E组，不再区分症状多少。这种由ABCD分组改为ABE分组，最核心的环节仍是如何诊断和评估急性加重。新的病情评估分组需要在临床实践中进一步验证。

（陈志营）

学习小结

慢性阻塞性肺疾病（慢阻肺）与慢性支气管炎密切相关。慢阻肺是以持续呼吸道症状和气流受限为特征，肺功能检查是确诊慢阻肺的必备条件，即吸入支气管扩张剂后第1秒用力呼气容积占用力肺活量百分比（FEV_1/FVC）<70%。慢阻肺是个体易患因素、环境因素经过复杂的相互作用导致的结果，吸烟是慢阻肺主要的环境危险因素，戒烟是影响慢阻肺自然病程最有力的干预措施。慢阻肺稳定期患者的综合治疗措施包括以戒烟宣教为重点的教育和管理、药物治疗和非药物

治疗。慢阻肺急性加重期患者的治疗目标是使本次急性加重的影响最小化，并预防再次急性加重的发生，主要措施包括短效支气管扩张剂的初始治疗、静脉或口服糖皮质激素、出院前尽早开始应用长效支气管扩张剂维持治疗；当有应用抗生素指征时，可应用抗生素治疗；当慢阻肺患者出现急性呼吸衰竭时，如无绝对禁忌，无创机械通气（NIPPV）应为首选通气模式；急性加重后应开始预防急性加重的相应措施。

复习思考题

1. 慢性支气管炎、支气管哮喘、慢阻肺之间关系如何？
2. 慢阻肺的临床表现有哪些？
3. 临床上如何诊断慢阻肺？如何对慢阻肺进行评估与治疗？

第四章 支气管哮喘

02篇04章

学习目标

掌握　支气管哮喘临床表现、诊断标准、疾病分期、严重程度及控制水平分级；急性发作期及重度哮喘的处理、慢性持续期治疗原则。

熟悉　支气管哮喘的病因、发病机制、教育与管理。

支气管哮喘（bronchial asthma）简称哮喘，是由多种细胞（如嗜酸性粒细胞、肥大细胞、T淋巴细胞、中性粒细胞、平滑肌细胞、气道上皮细胞等）和细胞组分参与的气道慢性炎症性疾病。主要特征为气道慢性炎症、气道高反应性、广泛多变的可逆性气流受限和气道不可逆性结构改变（即气道重构）。临床表现为反复发作的喘息、气急、胸闷或咳嗽等症状，常在夜间和/或清晨发作、加剧，多数患者可自行缓解或经治疗缓解。

全球约有3亿哮喘患者，预计2025年将超过4亿。我国20岁及以上人群哮喘患病率为4.2%，患者数约达到4 570万，且呈逐年上升趋势。发达国家患病率高于发展中国家，城市高于农村。

一、病因

哮喘的病因有许多因素参与，主要影响因素为遗传因素和环境因素。

（一）遗传因素

哮喘是一种多基因遗传病，其发病具有家族聚集倾向，亲缘关系越近，患病率越高。哮喘患者存在气道高反应性、IgE调节和特应性反应相关的基因。

（二）环境因素

包括多种变应原因素，如室内变应原（尘螨、动物毛屑、蟑螂）、室外变应原（花粉、草粉）、职业变应原（油漆、饲料、染料）、食物（鱼、虾、蟹、蛋类、牛奶）、药物（阿司匹林、抗生素）和非变应原因素，如运动、大气污染、吸烟、肥胖等。

二、发病机制

哮喘的发病机制尚未完全阐明，目前可概括为气道免疫–炎症机制、神经调节机制及其相互作用等。

（一）气道免疫–炎症机制

1. 气道炎症形成机制　气道慢性炎症反应是由多种炎症细胞、炎症介质和细胞因子共同参与、相互作用的结果。

（1）当外源性变应原通过吸入、食入或接触等途径进入机体后，经抗原提呈细胞（如树突状细胞、巨噬细胞、嗜酸粒性细胞）内吞并激活T细胞，活化的辅助性T细胞（主要是Th2细胞）产生IL-4、IL-5和IL-13等进一步激活B淋巴细胞，后者合成特异性IgE，并结合于肥大细胞和嗜碱性粒细胞等表面的IgE受体。若变应原再次进入体内，可与结合在细胞表面的IgE交联，使该细胞合成并释放多种活性介质导致平滑肌收缩、黏液分泌增加、血管通透性增高和炎症细胞浸润等，产生哮喘的临床症状，这是一个典型的变态反应过程。

根据变应原吸入后哮喘发生的时间，可分为速发型哮喘反应（IAR）、迟发型哮喘反应（LAR）和双相型哮喘反应（OAR）。IAR几乎在吸入变应原的同时发生，15~30分钟达高峰，2小时后逐渐恢复正常。LAR 6小时左右发病，持续时间长，可达数日，临床症状重，肺功能损害严重而持久。约半数以上患者出现LAR。

（2）活化的Th（主要是Th2）细胞分泌的细胞因子，可以直接激活肥大细胞、嗜酸性粒细胞及肺泡巨噬细胞等多种炎症细胞，使之在气道浸润和聚集。这些细胞相互作用可分泌多种炎症介质和细胞因子，并与炎症细胞相互作用，使气道收缩，黏液分泌增加，血管渗出增多。根据介质产生的先后可分为快速释放性介质，如组胺；继发产生性介质，如前列腺素（PG）、白三烯（LT）、嗜酸性粒细胞阳离子蛋白（ECP）、血小板活化因子（PAF）等。

2. 气道高反应性（airway hyperresponsiveness，AHR） 表现为气道对各种刺激因子出现过强或过早的收缩反应，是哮喘的基本特征。气道炎症是导致AHR的重要机制之一，当气道受到变应原或其他刺激后，由于多种炎症细胞、炎症介质和细胞因子的参与，气道上皮的损害和上皮下神经末梢的裸露等导致AHR。长期吸烟、接触臭氧、病毒性上呼吸道感染、慢性阻塞性肺疾病等也可出现AHR。

（二）神经调节机制

神经因素也被认为是哮喘发病的重要环节。支气管受复杂的自主神经支配。除胆碱能神经、肾上腺素能神经外，还有非肾上腺素能非胆碱能（NANC）神经系统。支气管哮喘与β肾上腺素受体功能低下和迷走神经张力亢进有关，并可能存在α肾上腺素能神经的反应性增加。NANC能释放舒张支气管平滑肌的神经介质如血管活性肠肽、一氧化氮及收缩支气管平滑肌的介质如P物质、神经激肽，两者平衡失调，可引起支气管平滑肌收缩。

哮喘发病机制见图2-4-1。

三、病理

气道慢性炎症作为哮喘的基本特征，表现为气道上皮下肥大细胞、嗜酸性粒细胞、巨噬细胞、淋巴细胞及中性粒细胞等的浸润，以及气道黏膜下组织水肿、微血管通透性增加、支气管平滑肌痉挛、纤毛上皮细胞脱落、杯状细胞增生及气道分泌物增加等病理改变。若哮喘长期反复发作，可见支气管平滑肌肥大/增生、气道上皮细胞黏液化生、上皮下胶原沉积和纤维化、血管增生以及基底膜增厚等气道重构的表现。

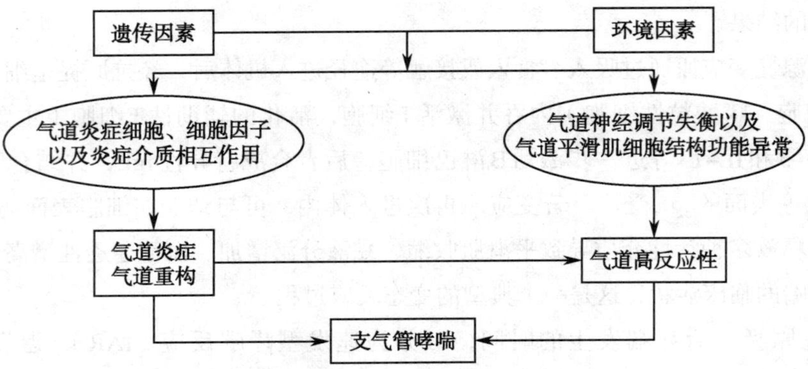

▲ 图2-4-1 哮喘发病机制示意图

四、临床表现

（一）症状

为发作性伴有哮鸣音的呼气性呼吸困难或伴有咳嗽，常在夜间和/或凌晨发作和加重。严重者呈端坐呼吸，干咳或咳白色泡沫痰，有时咳嗽或胸闷可为唯一症状。哮喘症状可在数分钟内发作，经数小时至数日，用支气管舒张药或自行缓解。某些患者在缓解数小时后可再次发作。

（二）体征

发作时胸部呈过度充气状态，有广泛的哮鸣音，呼气音延长。但在轻度或危重度哮喘急性发作时，哮鸣音可不出现。心率增快、奇脉、胸腹反常运动和发绀常出现在严重哮喘患者中。非发作期体检可无异常。故未闻及哮鸣音，不能排除哮喘。

五、实验室检查

（一）血液检查

过敏性哮喘患者可有血嗜酸性粒细胞增高。

（二）痰液检查

痰液检查可见较多嗜酸性粒细胞。通过诱导痰液中细胞因子和炎性介质含量的测定，有助于哮喘的诊断和病情严重程度的判断。

（三）呼吸功能检查

1. 通气功能检测　在哮喘发作时呈阻塞性通气功能改变，呼气流速指标均显著下降，第1秒用力呼气容积（FEV_1）、第1秒用力呼气容积占用力肺活量比值（FEV_1/FVC）以及呼气流量峰值（PEF）均减少。肺容量指标可见用力肺活量减少、残气量增加、残气量占肺总量百分比增高。缓解期上述通气功能指标可全部或部分恢复。病变迁延、反复发作者，其通气功能逐渐下降。

2. 支气管激发试验（bronchial provocation test，BPT）　用以测定气道反应性。常用吸入激发剂醋甲胆碱和组胺，其他激发剂包括变应原、单磷酸腺苷、甘露醇、高渗盐水等，也有用物理激发因素如运动、冷空气等作为激发剂。吸入激发剂后其通气功能下降、气道阻力增加。如吸入激发剂后FEV_1占预计值百分比下降≥20%，可诊断为激发试验阳性。通过剂量反应曲线计算使FEV_1占预计值百分比下降20%的吸入药物累积剂量（PD20-FEV_1）或累积浓度（PC_{20}-FEV_1），可对气道反应性增高的程度作出定量判断。支气管激发试验适用于非哮喘发作期、FEV_1占预计值百分比在正常预计值70%以上的患者。

3. 支气管舒张试验（bronchial dilation test，BDT） 用以测定气道可逆性。常用的吸入支气管舒张剂有沙丁胺醇、特布他林。FEV_1占预计值百分比较用药前增加>12%，且其绝对值增加>200ml为舒张试验阳性。

4. 呼气流量峰值（peak expiratory flow，PEF）及其变异率测定 可反映气道通气功能的变化。哮喘发作时PEF下降。由于哮喘有通气功能时间节律变化的特点，监测PEF日间、周间变异率有助于哮喘的诊断和病情评估。平均每日昼夜变异率（连续7日，每日PEF昼夜变异率之和/7）>10%，或PEF周变异率{（2周内最高PEF值-最低PEF值）/[（2周内最高PEF值+最低PEF值）×1/2]×100%}>20%，提示存在可逆性的气道改变。

（四）动脉血气分析

严重发作时可有缺氧，PaO_2降低，由于过度通气可使$PaCO_2$下降，pH上升，表现为呼吸性碱中毒。病情进一步发展，气道阻塞严重，可有缺氧及CO_2滞留，表现呼吸性酸中毒。若缺氧严重，可合并代谢性酸中毒。当$PaCO_2$较前升高，即使在正常范围内也要警惕严重气道阻塞的发生。

（五）胸部X线/CT检查

哮喘发作时胸部X线可见两肺透亮度增加，呈过度通气状态；胸部CT在部分患者可见支气管壁增厚、黏液阻塞。注意肺不张、气胸或纵隔气肿等并发症的存在。

（六）特异性变应原检测

测定变应原并结合病史，有助于患者的病因诊断和脱离致敏因素的接触。

1. 体外检测 外周血变应原特异性IgE增高，结合病史有助于病因诊断；血清总IgE测定对哮喘诊断价值不大，但其增高的程度可作为重度哮喘使用抗IgE抗体治疗及调整剂量的依据。

2. 体内试验 皮肤变应原测试用于指导避免变应原接触和脱敏治疗，临床较为常用。体内试验一般不在哮喘急性发作时进行。

（七）呼出气一氧化氮（FeNO）检测

FeNO测定可以作为评估气道炎症和哮喘控制水平的指标，也可以用于判断吸入激素治疗的反应。

六、诊断

（一）诊断标准

1. 典型哮喘的临床症状和体征

（1）反复发作喘息、气急，伴或不伴胸闷或咳嗽，夜间及晨间多发，常与接触变应原、冷空气、物理、化学性刺激以及上呼吸道感染、运动等有关。

（2）发作时双肺可闻及散在或弥漫性哮鸣音，呼气相延长。

（3）上述症状和体征可经治疗缓解或自行缓解。

2. 可变气流受限的客观检查

（1）支气管舒张试验阳性。

（2）支气管激发试验阳性。

（3）呼气流量峰值（PEF）平均每日昼夜变异率 >10%，或PEF周变异率 >20%。

符合上述症状和体征，同时具备气流受限客观检查中的任一条，并除外其他疾病所引起的喘息、气急、胸闷和咳嗽，可以诊断为哮喘。

理论与实践 **不典型哮喘的诊断**

临床还存在无喘息症状及哮鸣音的不典型哮喘，患者仅表现为反复咳嗽、胸闷或其他呼吸道症状。

1. 咳嗽变异性哮喘　咳嗽作为唯一或主要症状，无喘息、气急等典型哮喘的症状和体征，同时具备可变气流受限客观检查中的任一条，除外其他疾病所引起的咳嗽，按哮喘治疗有效。

2. 胸闷变异性哮喘　胸闷作为唯一或主要症状，无喘息、气急等典型哮喘的症状和体征，同时具备可变气流受限客观检查中的任一条，除外其他疾病所引起的胸闷。

3. 隐匿性哮喘　指无反复发作喘息、气急、胸闷或咳嗽的表现，但长期存在气道反应性增高者。随访发现有14%~58%的无症状气道反应性增高者可发展为有症状的哮喘。

（二）哮喘的分期及控制水平分级

根据临床表现哮喘分为急性发作期、慢性持续期和临床控制期。

1. 急性发作期　喘息、气急、咳嗽、胸闷等症状突然发生，或原有症状加重，并以呼气流量降低为特征，常因接触变应原、刺激物或呼吸道感染诱发。急性发作期哮喘严重程度分级见表2-4-1。

▼ 表2-4-1　急性发作期哮喘严重程度分级

临床特点	轻度	中度	重度	危重
气短	步行、上楼时	稍事活动	休息时	休息时，明显
体位	可平卧	喜坐位	端坐呼吸	端坐呼吸或平卧
讲话方式	连续成句	单句	单词	不能讲话
精神状态	可有焦虑，尚安静	有时焦虑或烦躁	常有焦虑、烦躁	嗜睡或意识模糊
出汗	无	有	大汗淋漓	大汗淋漓
呼吸频率	轻度增加	增加	常 >30次/min	常 >30次/min
辅助呼吸肌活动及三凹征	常无	可有	常有	胸腹矛盾呼吸

续表

临床特点	轻度	中度	重度	危重
哮鸣音	散在，呼气末期	响亮、弥漫	响亮、弥漫	减弱或无
脉率	<100次/min	100~120次/min	>120次/min	脉率变慢或不规则
奇脉（深吸气时收缩压下降）	无，<10mmHg	可有，10~25mmHg	常有，10~25mmHg（成人）	无，提示呼吸肌疲劳
最初使用支气管舒张剂治疗后PEF占预计值的百分比或个人最佳值百分比	>80%	60%~80%	<60或100L/min或作用时间<2h	无法完成检测
PaO_2（吸空气）	正常	≥60mmHg	<60mmHg	<60mmHg
$PaCO_2$	<45mmHg	≤45mmHg	>45mmHg	>45mmHg
SaO_2（吸空气）	>95%	91%~95%	≤90%	≤90%
pH	正常	正常	正常或降低	降低

注：只要符合某一严重程度的指标≥4项，即可提示为该级别的急性发作；1mmHg=0.133kPa。

2. 慢性持续期 是指每周均不同频度和/或不同程度地出现喘息、气急、咳嗽、胸闷等症状。可将慢性持续期的哮喘病情严重程度分为间歇状态、轻度持续、中度持续和重度持续4级（表2-4-2）。长期评估哮喘的控制水平对调整治疗的指导意义更大。哮喘控制水平分为良好控制、部分控制和未控制3个等级（表2-4-3）。

▼ 表2-4-2 慢性持续期哮喘严重程度分级

分级	临床特点
间歇状态（第1级）	症状<每周1次 短暂出现 夜间哮喘症状≤每月2次 FEV_1占预计值的百分比≥80%或PEF≥80%个人最佳值，PEF变异率<20%
轻度持续（第2级）	症状≥每周1次，但<每日1次 可能影响活动和睡眠 夜间哮喘症状>每月2次，但<每周1次 FEV_1占预计值的百分比≥80%或PEF≥80%个人最佳值，PEF变异率20%~30%
中度持续（第3级）	每日有症状 影响活动和睡眠 夜间哮喘症状≥每周1次 FEV_1占预计值的百分比为60%~79%或PEF为60%~79%个人最佳值，PEF变异率>30%

续表

分级	临床特点
重度持续（第4级）	每日有症状 频繁出现 经常出现夜间哮喘症状 体力活动受限 FEV_1占预计值的百分比<60%或PEF<60%个人最佳值，PEF变异率>30%

注：FEV_1为第1秒用力呼气容积；PEF为呼气流量峰值。

▼ 表2-4-3　慢性持续期哮喘控制水平分级

哮喘症状控制	哮喘症状控制水平		
	良好控制	部分控制	未控制
过去4周，患者存在（是/否） 日间哮喘症状>2次/周 夜间因哮喘憋醒 使用缓解药SABA次数>2次/周 哮喘引起的活动受限	无	存在1~2项	存在3~4项

3. 临床控制期　是指患者无喘息、气促、胸闷、咳嗽等症状4周以上，1年内无急性发作，肺功能正常。

七、鉴别诊断

应除外其他可能引起喘息或呼吸困难的疾病，方可作出支气管哮喘的诊断（表2-4-4）。

▼ 表2-4-4　其他可能引起喘息的疾病

常见病	少见病	
急性支气管炎（感染因素、化学因素）	肿块阻塞气道	外压：中央型胸内肿瘤、上腔静脉压迫综合征、胸腺瘤 气道内：原发性肺癌、气管肿瘤、转移性乳腺癌
异物吸入		
支气管狭窄	类癌综合征	
慢性支气管炎	肺栓塞	
心力衰竭	囊性纤维化	
变态反应性支气管肺曲菌病	全身血管炎（结节性多动脉炎）	

（一）左心衰竭引起的呼吸困难

曾称为心源性哮喘，发作时的症状与哮喘相似。患者多有高血压、冠心病、风湿性心脏病和二尖瓣狭窄等病史和体征。突发气急，端坐呼吸，阵发性咳嗽，常咳粉红色泡沫痰，两肺可闻及广泛的湿啰音和哮鸣音，心界向左下扩大，心率增快，心尖部可闻及奔马律。胸部X线检查可见心脏增大、肺淤血征。未明确诊断时忌用肾上腺素或吗啡。

（二）慢性阻塞性肺疾病

多见于中老年人，有慢性咳嗽、气喘史，多有长期吸烟或接触有害气体的病史。可有肺气肿体征，两肺或可闻及湿啰音。肺功能检查有助鉴别。慢性阻塞性肺疾病也可与哮喘合并存在。

（三）上气道阻塞

中央型支气管肺癌、气管支气管结核、复发性多软骨炎等气道疾病或异物气管吸入，导致支气管狭窄或伴发感染时，可出现喘鸣或类似哮喘样呼吸困难，肺部可闻及哮鸣音。但根据临床病史，特别是出现吸气性呼吸困难，痰液细胞学或细菌学检查，胸部影像或支气管镜检查，常可明确诊断。

（四）变态反应性支气管肺曲菌病（ABPA）

常以反复哮喘发作为特征，可咳出棕褐色黏稠痰块或咳出树枝状支气管管型。痰嗜酸性粒细胞数增加，痰镜检或培养可查及曲菌。胸部X线可见游走性或固定性浸润病灶，CT可显示近端支气管呈囊状或柱状扩张。曲菌抗原皮肤试验呈双相反应，曲菌抗原特异性沉淀抗体（IgG）测定阳性，血清总IgE显著升高。

八、并发症

严重发作时可并发气胸、纵隔气肿、肺不张；长期反复发作可并发感染、慢阻肺、支气管扩张和肺源性心脏病。

九、治疗

哮喘是一种慢性疾病，需要长期维持治疗，目标在于达到哮喘症状的良好控制，维持日常活动，同时尽可能减少急性发作、肺功能不可逆损害和药物相关副作用的风险，即达到所谓的“整体控制”。

（一）去除诱因

查找引起哮喘发作的变应原或其他非特异刺激因素，去除诱因是防治哮喘最有效的方法。

（二）药物治疗

1. 药物分类和作用特点　哮喘治疗药物分为控制药物、缓解药物以及重度哮喘的附加治疗药物。控制药物是指需要每日使用并长期维持的药物，主要通过抗炎作用使哮喘维持临床控制，其中包括ICS、全身性激素、白三烯受体拮抗剂（LTRA）、LABA、缓释茶碱、甲磺司特、色苷酸钠等。缓解药物又称急救药物，是指按需使用的药物，通过迅速解除支气管痉挛而缓解哮喘症状，包括速效吸入和短效口服β_2受体激动剂、全身性激素、吸入性抗胆碱能药物、短效茶碱等。

重度哮喘的附加治疗药物主要为生物靶向药物，如抗IgE单克隆抗体、抗IL-5单克隆抗体、抗IL-5受体单克隆抗体和抗IL-4受体单克隆抗体等，还有大环内酯类药物等。

（1）糖皮质激素：是最有效的控制哮喘气道炎症的药物。可分为吸入、口服和静脉用药。

吸入用药：是目前哮喘长期治疗的首选药物。常用ICS有倍氯米松、布地奈德、丙酸氟替卡松、环索奈德、莫米松等。通常需要规律吸入1~2周（或以上）方能生效。吸入治疗药物全身性不良反应少，少数患者可引起口咽念珠菌感染、声音嘶哑或呼吸道不适，吸药后用清水漱口可减轻局部反应和胃肠吸收。长期使用较大剂量（>1 000μg/d）者应注意预防全身性不良反应，如肾上腺皮质功能抑制、骨质疏松等。为减少吸入大剂量糖皮质激素的不良反应，可采用低、中剂量ICS与LABA、白三烯受体拮抗剂LTRA或缓释茶碱联合使用。常用ICS的每日给药剂量及互换关系见表2-4-5。

▼ 表2-4-5　成人及青少年（12岁以上）临床常用的ICS每日低、中、高剂量　　单位：μg

常用激素	低剂量	中剂量	高剂量
二丙酸倍氯米松（pMDI，标准颗粒，HFA）	200~500	500~1 000	>1 000
二丙酸倍氯米松（pMDI，超细颗粒，HFA）	100~200	200~400	>400
布地奈德（DPI）	200~400	400~800	>800
环索奈德（pMDI，超细颗粒，HFA）	80~160	160~320	>320
丙酸氟替卡松（DPI）	100~250	250~500	>500
丙酸氟替卡松（pMDI，标准颗粒，HFA）	100~250	250~500	>500
糠酸莫米松（DPI）	200		400
糠酸莫米松（pMDI，标准颗粒，HFA）	200~400		>400
糠酸氟替米松（DPI）	100		200

注：pMDI为定量气雾吸入剂；HFA为氢氟烷烃抛射剂；DPI为干粉吸入剂。

口服用药：对于大剂量ICS联合LABA仍不能控制的持续性哮喘和激素依赖性哮喘，可以叠加小剂量口服激素维持治疗。一般使用半衰期较短的激素（如泼尼松、泼尼松龙或甲泼尼龙等），推荐采用每日或隔日清晨顿服给药的方式，以减少外源性激素对下丘脑-垂体-肾上腺轴的抑制作用。起始30~60mg/d，症状缓解后逐渐减量至≤10mg/d。然后逐渐停用或改用吸入剂。

静脉用药：重度或严重哮喘发作时应及早应用琥珀酸氢化可的松，常用量100~400mg/d，或甲泼尼龙（80~160mg/d）。地塞米松因在体内半衰期较长、不良反应较多，宜慎用。无激素依赖倾向者，可在短期（3~5日）内停药；有激素依赖倾向者，应适当延长给药时间，症状缓解后逐渐减量，然后改口服和吸入制剂维持。

（2）β_2受体激动剂：主要通过激动呼吸道的β_2受体，从而松弛支气管平滑肌，控制哮喘急性发作。根据药物作用维持时间长短可分为长效（LABA，维持10~12小时）和短效（SABA，维持

4~6小时)。根据药物平喘作用起效的快慢又可分为速效起效(数分钟起效)和缓慢起效(≥半小时起效)(表2–4–6)。

▼ 表2–4–6 β_2受体激动剂的分类

起效时间	作用维持时间	
	短效	长效
速效	沙丁胺醇吸入剂 特布他林吸入剂 非诺特罗吸入剂	福莫特罗吸入剂
慢效	沙丁胺醇口服剂 特布他林口服剂	沙美特罗吸入剂

1)SABA:常用的药物如沙丁胺醇(salbutamol)和特布他林(terbutaline)等,应按需间歇使用,不能单一、长期应用SABA治疗哮喘。① 吸入:吸入SABA通常在数分钟内起效,疗效可维持数小时,是缓解轻度至中度急性哮喘症状的首选药物,也可用于运动性哮喘。有定量气雾剂(MDI)、干粉吸入剂和雾化溶液三种剂型。② 口服:如沙丁胺醇、特布他林、丙卡特罗(procaterol)片等,通常在服药后15~30分钟起效,疗效维持4~8小时。使用虽较方便,但心悸、骨骼肌震颤等不良反应比吸入给药时明显。缓释剂型和控释剂型的平喘作用维持时间可达8~12小时,适用于夜间哮喘患者的预防和治疗。③ 注射:平喘作用迅速,但心悸等全身不良反应的发生率高,不推荐常规使用。

2)LABA:与ICS联合是目前最常用的哮喘控制性药物。常用LABA有沙美特罗和福莫特罗。福莫特罗起效最快,也可作为缓解药物按需使用。长期应用可引起β_2受体功能下调、气道反应性增高,增加哮喘死亡风险,故不推荐长期单独使用LABA。

3)ICS/LABA复合制剂:两者具有协同抗炎和平喘作用,适用于中度至重度持续哮喘患者的长期治疗。常用的ICS/LABA联合制剂有氟替卡松/沙美特罗吸入干粉剂、布地奈德/福莫特罗吸入干粉剂、倍氯米松/福莫特罗气雾剂和糠酸氟替卡松/维兰特罗干粉剂等。

(3)白三烯调节剂:包括白三烯受体拮抗剂(LTRA)和5–脂氧合酶抑制剂,是目前除ICS外唯一可单独应用的哮喘控制药物,可作为轻度哮喘的一线治疗药物,联合应用可以减少中度至重度哮喘患者ICS的剂量,尤其适用于过敏性鼻炎哮喘、阿司匹林哮喘、运动性哮喘的治疗。常用药物如扎鲁司特(zafirlukast)和孟鲁司特(montelukast)。不良反应较轻微,主要是胃肠道症状,少数有皮疹、血管性水肿、转氨酶升高,停药后可恢复正常。但最近美国食品药品监督管理局(FDA)发出警示,使用LTRA时要警惕精神症状的不良反应。

(4)茶碱:具有舒张支气管平滑肌及强心、利尿、兴奋呼吸中枢和呼吸肌等作用,低浓度茶碱具有一定的抗炎作用。口服用于轻至中度哮喘急性发作和哮喘的维持治疗,包括氨茶碱和控（缓）释茶碱，后者昼夜血药浓度平稳，尤适用于控制夜间哮喘，一般剂量每日6~10mg/kg。静脉给药时，氨茶碱首次剂量为4~6mg/kg，注射速度不宜超过0.25mg/（kg·min），维持量为0.6~0.8mg/（kg·h）。每日注射量一般不超过1.0g。静脉给药主要应用于重度哮喘。茶碱的主要副作用为恶心、呕吐、心律失常、血压下降及多尿等，偶可兴奋呼吸中枢，严重者可引起抽搐乃至死亡。由于茶碱的有效血药浓度与中毒血药浓度接近，且血药浓度受多种因素的影响，用药中应监测其血浆浓度，安全浓度为6~15mg/L。发热、妊娠、小儿或老年，患有肝、心、肾功能障碍及甲状腺功能亢进者尤其需要慎用。合用西咪替丁（甲氰咪胍）、喹诺酮类、大环内酯类药物等可影响茶碱代谢而使其排泄减慢，应减少用药量。

（5）抗胆碱能药：具有一定的支气管舒张作用，较β_2受体激动剂弱，两者联合吸入有协同作用，雾化吸入SAMA异丙托溴铵与SABA沙丁胺醇复合制剂是治疗哮喘急性发作的常用药物，尤其适用于夜间哮喘及多痰的患者，但对妊娠早期妇女、青光眼、前列腺肥大的患者慎用。抗胆碱能药分为短效（SAMA，维持4~6小时）和长效（LAMA，维持24小时）。常用的SAMA如异丙托溴铵（ipratropium bromide）可用MDI，不良反应少，少数患者有口苦或口干感。常用的LAMA如噻托溴铵（tiotropium bromide），是选择性M_1、M_3受体拮抗剂，作用更强、持续时间更久、不良反应更少，有干粉剂和软雾剂，主要用于哮喘合并慢阻肺以及慢阻肺患者的长期治疗。

（6）甲磺司特：是一种选择性辅助性T细胞2（helper T cell 2，Th2 cell）细胞因子抑制剂，可抑制IL-4、IL-5的产生和IgE的合成，减少嗜酸性粒细胞浸润，减轻气道高反应性。该药为口服制剂，安全性好，适用于过敏性哮喘患者的治疗。

（7）抗IgE治疗：抗IgE单克隆抗体适用于需要5级治疗且血清IgE水平增高的重度过敏性哮喘患者。使用方法为每2~4周皮下注射1次，持续至少3~6个月。远期疗效与安全性有待进一步观察。

（8）变应原特异性免疫疗法（allergen specific immuneotherapy，AIT）：通过皮下注射或舌下含服常见吸入变应原提取液（如尘螨、猫毛、豚草等），可减轻哮喘症状和降低气道高反应性，适用于变应原明确，且在严格的环境控制和药物治疗后仍控制不良的哮喘患者。其远期疗效和安全性有待于进一步评价。

（9）其他药物：口服第二代抗组胺药物（H_1受体拮抗剂）如氯雷他定、阿司咪唑、特非那定等，其他口服抗变态反应药物如曲尼司特（tranilast）、瑞吡司特（repirinast）等，在哮喘治疗中作用较弱，可用于伴有变应性鼻炎的哮喘患者。不建议长期使用抗组胺药物治疗。

（10）新的治疗方法

1）生物制剂：① 抗IL-5治疗，抗IL-5单抗（美泊利单抗，mepolizumab）可以减少哮喘患者体内嗜酸性粒细胞浸润，减少哮喘急性加重和改善患者生活质量，对于高嗜酸性粒细胞血症的哮喘患者效果好；② IL-4R_α亚基治疗，度普利尤单抗（dupilumab）是一种全人源化单克隆抗体，可减少中-重度持续性哮喘的发作。

2）支气管热成形术（bronchial thermoplasty，BT）：可减少哮喘患者的支气管平滑肌数量，降低支气管收缩能力和减轻气道高反应性。支气管热成形术的近期疗效较好，远期疗效尚待更大样本量的临床研究。

2. 急性发作期的治疗 治疗目的是尽快缓解症状，解除气流受限和改善低氧血症，同时还需要制订长期治疗方案以预防再次急性发作。

具有哮喘相关死亡高危因素的患者应尽早到医疗机构就诊。高危患者包括：① 曾经有过气管插管和机械通气的濒于致死性哮喘的病史；② 在过去一年中因哮喘而住院或看急诊；③ 正在使用或最近刚刚停用口服激素；④ 目前未使用吸入激素；⑤ 过分依赖SABA，特别是每月使用沙丁胺醇（或等效药物）超过1支的患者；⑥ 有心理疾病或社会心理问题，包括使用镇静剂；⑦ 有对治疗计划不依从的历史；⑧ 有食物过敏史。

（1）轻度：经MDI吸入SABA，在第1小时内每20分钟吸入1~2喷。随后可调整为每3~4小时吸入1~2喷。效果不佳时可加用茶碱控释片（200mg/d），或加用SAMA气雾剂吸入。

（2）中度：吸入SABA（常用雾化吸入），第1小时内可持续雾化吸入。联合应用雾化吸入SAMA、激素混悬液。也可联合静脉注射茶碱类。如果治疗效果欠佳，尤其是在控制性药物治疗的基础上发生的急性发作，应尽早口服激素，同时吸氧。

（3）重度至危重度：持续雾化吸入SABA，联合雾化吸入SAMA、激素混悬液以及静脉滴注茶碱类药物。吸氧。尽早静脉应用激素，待病情得到控制和缓解后（一般3~5日），改为口服给药。注意维持水、电解质平衡，纠正酸碱失衡，当pH<7.20，且合并代谢性酸中毒时，可适当补碱。如病情恶化缺氧不能纠正时，应及时予机械通气治疗，其指征主要包括：呼吸肌疲劳、$PaCO_2 \geqslant 45mmHg$、意识改变（需要进行有创机械通气）。如存在呼吸道和肺部感染的证据应酌情选用抗生素。

3. 慢性持续期的治疗 哮喘的治疗应以患者病情严重程度为基础，根据其控制水平选择适当的治疗方案。要为每个初诊患者制订哮喘防治计划，定期随访、监测，改善患者的依从性，并根据患者病情变化及时修订治疗方案。哮喘患者长期治疗方案分为5级（表2-4-7）。

▼ 表2-4-7　哮喘长期治疗方案

药物	第1级	第2级	第3级	第4级	第5级
推荐选择控制药物	按需ICS-福莫特罗	低剂量ICS或按需ICS+福莫特罗	低剂量ICS+LABA	中剂量ICS+LABA	参考临床表型加抗IgE单克隆抗体，或加抗IL-5或加抗IL-5R或加IL-4R单克隆抗体
其他选择控制药物	按需使用SABA及联合低剂量ICS	白三烯受体拮抗剂（LTRA）、低剂量茶碱	中剂量ICS或低剂量ICS加LTRA或加茶碱	高剂量ICS加LAMA或加LTRA或加茶碱	高剂量ICS+LABA+其他治疗，如加LAMA，或加茶碱或加低剂量口服激素（注意不良反应）
首选缓解药物	按需使用低剂量ICS+福莫特罗，处方维持和缓解治疗的患者按需使用低剂量ICS+福莫特罗				
其他可选缓解药物	按需使用SABA				

注：ICS为吸入性糖皮质激素；LABA为长效β_2受体激动剂；SABA为短效β_2受体激动剂；LAMA为长效抗胆碱能药物。

对以往未经规范治疗的初诊患者一般可选择第2级治疗方案；症状明显者，可直接选择第3级治疗方案。从第2级到第5级的治疗方案中都有不同的控制药物可供选择，而在每一级中都应按需使用缓解药物，以迅速缓解症状。

哮喘症状控制且肺功能稳定至少3个月，可考虑降级治疗。推荐的药物减量方案通常是首先减少激素用量（口服或吸入），再减少使用次数（由每日2次减至每日1次），然后再减去与激素合用的控制药物，以最低剂量ICS维持治疗直到最终停止治疗。

一般情况下，初诊患者2~4周回访，以后1~3个月随访1次，每3~6个月对病情进行一次评估，然后再根据病情进行调整治疗方案，或升级或降级治疗。出现哮喘发作时应随时就诊，发作后2周~1个月进行回访。

重度哮喘是指在过去的一年中，需要使用《全球哮喘防治创议》（Global Initiative for Asthma，GINA）建议的第4或5级哮喘药物治疗，才能维持控制或即使在上述治疗下仍表现为“未控制”哮喘。治疗包括：① 首先排除患者治疗依从性不佳，并排除诱发加重或使哮喘难以控制的因素；② 原治疗基础上给予高剂量ICS联合/不联合口服激素、抗胆碱能药物、白三烯受体拮抗剂LTRA、抗IgE抗体联合治疗；③ 其他可选择的治疗包括免疫抑制剂、支气管热成形术等。

相关链接 | **全球哮喘防治创议（GINA）**

1993年，在世界卫生组织指导下，美国国家心肺血液研究所起草了全球哮喘管理和预防策略的报告，同时推行GINA。其目标为：提高哮喘作为一个全球性的公共卫生问题的认识；提供诊断和治疗哮喘的关键性建议；为不同健康需求、不同的健康服务机构和卫生资源提供相应的策略；为全社会指明具有特殊意义的研究领域。

GINA发展的重要事件回顾如下。

1993年GINA专家组成立。

1995年发表GINA系列丛书。

1998年修订，对哮喘根据严重程度进行分类。

2002年后每年内容更新。

2006年提出了以临床控制为目标的防治哮喘新策略，强调了通过对支气管哮喘患者病情的评估、治疗方案的选择和维持控制水平的监测等三个重要环节的循环往复，以便达到对支气管哮喘最大程度地临床控制。

2017年提出肺功能评估应在诊断或治疗开始时进行；控制治疗后的3~6个月后，评估个人最佳FEV_1；并且此后定期（至少每1~2年）测量肺功能。

2019年首次推荐缓解药物首选低剂量ICS-福莫特罗。

2021年主要为轻度/重度哮喘定义的更新以及治疗方案的更新。

2023年首次提出抗炎缓解药物，强调区分按需使用ICS-福莫特罗与维持和缓解治疗（MART）的概念，新增了哮喘管理循环的注解，更新了重度哮喘的管理指南。

十、教育与管理

哮喘患者的教育与管理是促进疗效、减少复发、提高患者生活质量的重要措施。

（一）教育

应为每个初诊哮喘患者制定防治计划，使患者了解或掌握以下内容：① 通过长期规范治疗能够有效控制哮喘；② 避免触发、诱发因素的方法；③ 哮喘的本质、发病机制；④ 哮喘长期治疗方法；⑤ 药物吸入装置及使用方法；⑥ 自我监测，如哮喘日记、症状评分、PEF、哮喘控制测试（asthma control test，ACT）；⑦ 哮喘先兆、发作征象和自我处理方法、如何与何时就医；⑧ 哮喘防治药物知识。

（二）评估和监测

哮喘治疗的目标是达到并维持哮喘控制。治疗调整是以哮喘患者的控制水平为依据。ACT是近年来哮喘控制评估的常用工具（表2-4-8），25分为控制，20~24分为部分控制，19分及以下为未控制。

▼ 表2-4-8　哮喘控制测试（ACT）

问题1	在过去4周内，在工作、学习或家中，有多少时候哮喘妨碍您进行日常活动？				
	所有时间 1	大多数时间 2	有些时候 3	很少时候 4	没有 5
问题2	在过去4周内，您有多少次呼吸困难？				
	每日不止1次 1	每日1次 2	每周3~6次 3	每周1~2次 4	完全没有 5
问题3	在过去4周内，因为哮喘症状（喘息、咳嗽、呼吸困难、胸闷及疼痛），您有多少次在夜间醒来或早上比平时早醒？				
	每周4晚或更多 1	每周2~3晚 2	每周1次 3	1~2次 4	没有 5
问题4	在过去4周内，您有多少次使用急救药物治疗（如沙丁胺醇）？				
	每日3次以上 1	每日1~2次 2	每周2~3次 3	每周1次或更少 4	没有 5
问题5	您如何评价过去4周内，您的哮喘控制情况？				
	没有控制 1	控制很差 2	有所控制 3	控制很好 4	完全控制 5

相关链接　|　**峰流速仪的临床应用**

峰流速仪是一种能快速反映PEF的仪器，因其具有构造简单、便于携带、测定方法简单、重复性良好的优点，特别适合哮喘患者自我监测病情变化，并作为制订、调整治疗方案的客观指标。PEF的预计值与身高、性别、人种和年龄有关，推荐用于评价治疗的PEF值应以哮喘患者个人最佳值为基准。个人最佳值是指患者的哮喘得到控制时的PEF测定值。理想的PEF测量应每日2次，早晨起床和10~12小时后。除测定PEF值以外，还要重视PEF的每日变异率和周变异率，一般说来，大多数哮喘患者PEF存在明显昼夜波动，清晨PEF最低，下午最高。以PEF为客观指标，世界卫生组织和美国国家心肺血液研究所推荐了一种哮喘患者自我监测分区管理方案，并仿照交通管理信号系统，分别设立了绿区、黄区和红区，每个患者可以根据自己的病情，结合PEF测定结果，找出自己目前对应区域以及应当采取的措施。

1. 绿区　哮喘控制满意，很少出现症状，活动和睡眠不受影响，PEF≥80%个人最佳值，PEF变异率<20%。患者持续在绿区至少3个月，应考虑慎重地降级治疗。

2. 黄区　警告区，有哮喘症状（如夜间症状、活动减少、咳嗽、喘息、活动或休息时胸闷）和/或PEF为60%~80%个人最佳值，PEF变异率20%~30%，处于此区患者应小心，可能提示：① 哮喘急性发作，需要短暂增加药物治疗，尤其是吸入SABA和口服激素；② 哮喘加重，PEF逐渐下降或症状加重，疗效不佳，提示药量不足或药物耐受，需要加量或改换药物种类。

3. 红区　休息时也有哮喘症状，活动受限，PEF<60%个人最佳值，PEF变异率>30%，应该立即吸入SABA，如果用支气管扩张剂后，PEF仍保持在60%以下，应及早就医。

十一、预防和预后

（一）预防

哮喘的预防分为3级。一级预防：旨在通过避免周围环境中的各种致喘因子，达到预防哮喘的目的；二级预防：在哮喘患者无临床症状时给予早期诊断和治疗，防止病情发展；三级预防：积极控制哮喘症状，防止病情恶化，减少并发症，改善哮喘患者的预后。

（二）预后

哮喘的转归和预后因人而异，与正确的治疗方案关系密切。通过合理使用现有的哮喘防治药物，可以控制哮喘症状，避免急性发作。年轻、症状轻、血IgE较低且治疗正确及时的哮喘患者可达到临床治愈。相反，未经合理治疗的哮喘患者，反复发作，病情逐渐加重，可并发肺气肿、肺源性心脏病，预后较差。

（李建民）

学习小结

哮喘是由多种细胞和细胞组分参与的气道慢性炎症性疾病，临床表现为反复发作的喘息、气急、胸闷或咳嗽等症状，发作时双肺可闻及散在或弥漫性哮鸣音，呼气相延长，多数患者可自行缓解或经治疗缓解。诊断需要符合上述症状和体征，同时具备气流受限客观检查中的任一条，并除外其他疾病。去除诱因是防治哮喘最有效的方法。药物治疗分为控制药物、缓解药物以及重度哮喘的附加治疗药物。治疗目标在于达到“整体控制”。

复习思考题

1. 简述哮喘的诊断标准。
2. 简述哮喘患者长期（阶梯式）治疗方案。
3. 简述哮喘急性发作的治疗原则。

第五章

支气管扩张症

学习目标

掌握　支气管扩张症的临床表现、诊断要点和鉴别诊断、治疗。

熟悉　支气管扩张症的病因、发病机制和病理改变。

支气管扩张症（bronchiectasis）是指由支气管及其周围肺组织慢性炎症所导致的支气管壁结构破坏，管腔形成不可逆性扩张、变形，临床表现主要为慢性咳嗽，咳大量脓痰和/或反复咯血。本病多数为获得性，此类患者多有童年麻疹、百日咳或支气管肺炎等病史。

一、病因与发病机制

有多种原因可以导致气道永久性和病理性的扩张和损伤。据报道，50%~70%支气管扩张患者病因尚不明确，称为特发性支气管扩张。在已知病因中，支气管–肺感染与支气管扩张的发生关系最为密切。α_1–抗胰蛋白酶缺乏、纤毛缺陷、低免疫球蛋白血症、先天性气道结构异常如Mounier–Kuhn综合征（由于大气道弹性萎缩造成先天性气管支气管扩大，导致巨大气管–支气管症）、Williams–Campbell综合征（支气管段和亚段软骨环缺失）等也可引起支气管扩张。此外，吸入性和阻塞性疾病、特发性炎性疾病也是诱发支气管扩张的原因（表2–5–1）。

▼ 表2–5–1　支气管扩张症诱发因素

项目	诱发因素及特征
感染	儿童时期下呼吸道感染、肉芽肿性感染、成人的坏死性肺炎、其他呼吸道感染
免疫功能缺陷	原发性免疫功能缺陷，如低免疫球蛋白血症；继发性免疫功能缺陷，如长期服用免疫抑制药物
遗传因素	α_1–抗胰蛋白酶缺乏；纤毛缺陷包括原发性纤毛运动障碍（primary ciliary dyskinesia，PCD）和卡塔格纳（Kartagener）综合征；囊性纤维化
先天性结构缺陷	巨大气管–支气管症、肺隔离症、黄甲综合征、淋巴结病
吸入性和阻塞性	胃食管反流/吸入、有毒物质吸入/热损伤、异物、肿瘤、气道外压迫、变应性支气管肺曲霉菌病
特发性炎性疾病	结节病、类风湿关节炎、强直性脊柱炎、系统性红斑狼疮、干燥综合征、炎症性肠病、复发性多软骨炎

尽管各种原因导致的支气管扩张具有异质性，但都具有气道永久性和病理性扩张及损伤的共同特征。上述疾病通过损害气道清除功能，导致气道分泌物潴留，因此呼吸道更容易发生病原体反复感染及定植，感染所致的持续性慢性炎症，导致气道结构破坏、管壁重塑，进一步恶化气道清除功能，形成恶性循环，最终使支气管发生病理性扩张。

二、病理与病理生理

继发于支气管–肺组织感染性病变的支气管扩张多见于下叶，左下叶较右下叶多见。左下叶支气管细长，与主气管的夹角大，且受心脏压迫，引流不畅，易发生感染。左舌叶支气管开口接近下叶背段支气管，易受下叶感染累及，故左下叶与舌叶支气管常同时发生扩张。支气管扩张依其形状改变可分为柱状扩张和囊状扩张2种，亦常混合存在。显微镜下常可见中性粒细胞浸润、鳞状上皮化生、黏液腺增生、支气管炎症和纤维化以及支气管壁溃疡。支气管扩张部位易出现反复感染，相邻肺实质也可有纤维化、肺气肿、支气管肺炎和肺萎陷。常伴毛细血管扩张，或支气管动脉和肺动脉的终末分支扩张，形成血管瘤，可出现反复大量咯血。支气管扩张的早期病变局限，呼吸功能测定可在正常范围。病变范围较大时，表现为轻度阻塞性通气障碍。当病变严重而广泛，则表现为以阻塞性为主的混合性通气功能障碍，吸入气体分布不均匀，而血流很少受限，使通气/血流（V/Q）比值降低，形成肺内动静脉样分流，以及肺泡弥散功能障碍导致低氧血症。当病变进一步发展，肺泡毛细血管广泛破坏，肺循环阻力增加，以及低氧血症引起肺小动脉痉挛，出现肺动脉高压，右心负荷进一步加重，并发肺源性心脏病。

三、临床表现

病程多呈慢性经过。多数患者在童年有麻疹、百日咳或支气管肺炎迁延不愈病史，以后常有反复发作的下呼吸道感染。

（一）症状

典型的症状为慢性咳嗽、大量脓痰和反复咯血。

1. 慢性咳嗽、大量脓痰　痰量与体位改变有关，常在晨起或夜间卧床转动体位时咳嗽、咳痰量增多。感染急性发作时，脓痰明显增多，每日可达数百毫升，如痰有臭味，提示合并有厌氧菌感染。收集痰液于玻璃瓶中可为四层：上层为泡沫，中层为浑浊黏液，下层为脓性黏液，底层为坏死组织沉淀物。

2. 反复咯血　是支气管扩张的另一典型症状，咯血程度不等，咯血量与病情严重程度、病变范围有时不一致。部分患者以反复咯血为唯一表现，平时无咳嗽、咳脓痰等症状，临床上称为“干性支气管扩张”，其支气管扩张多位于引流良好的部位。

3. 反复肺部感染　其特点是同一部位反复发生肺炎并迁延不愈。常由上呼吸道感染向下蔓延，支气管感染加重、引流不畅，炎症扩展至病变支气管周围的肺组织所致。感染重时，出现发热、咳嗽加剧、痰量增多、胸闷、胸痛等症状。

4. 慢性感染中毒症状　反复继发感染可有全身中毒症状，如发热、乏力、食欲减退、消瘦、贫血等，严重者可出现气促。

（二）体征

早期或干性支气管扩张可无明显体征，病情严重或继发感染时患侧下胸部、背部常可闻及固定持久的湿啰音，有时可闻及哮鸣音，若合并有肺炎实变时，则可有叩诊浊音和异常支气管呼吸音等体征。随着并发症如支气管肺炎、肺纤维化、胸膜肥厚与肺气肿等的发生，可出现相应体征。病程较长的患者可有发绀、杵状指/趾等体征。

四、辅助检查

所有患者都要进行主要检查，当患者存在可能导致支气管扩张的特殊病因时应进一步检查（表2-5-2）。

▼ 表2-5-2　支气管扩张症的辅助检查

项目	影像学检查	实验室检查	其他检查
主要检查	胸部X线检查或胸部高分辨率CT扫描	血炎性标志物、免疫球蛋白（IgG、IgA、IgM）和蛋白电泳、微生物学检查、血气分析	肺功能检查
次要检查	鼻窦CT检查	血IgE、烟曲霉皮试、烟曲霉沉淀素、类风湿因子、抗核抗体、抗中性粒细胞胞质抗体、二线免疫功能检查、囊性纤维化相关检查、纤毛功能检查	支气管镜检查

（一）影像学检查

由于支气管扩张的本质特征是不可逆的解剖学改变，故影像学检查对于诊断具有决定性作用。① 前后位胸部X线：诊断的特异性好，但灵敏度不高。早期轻症患者一侧或双侧下肺纹理局部增多及增粗，典型的X线表现为粗乱肺纹理中有多个不规则的蜂窝状透亮影或沿支气管走行的卷发状阴影，感染时阴影内出现液平面。② 胸部高分辨率CT（high resolution computed tomography，HRCT）检查：对于支气管扩张具有确诊价值，可明确支气管扩张累及的部位、范围和病变性质。支气管扩张在HRCT的主要表现为支气管呈柱状/囊状改变（图2-5-1、图2-5-2）、气道壁增厚（支气管内径 <80%外径）、黏液阻塞、树芽征等；当CT扫描层面与支气管平行时，扩张的支气管呈“双轨征”或“串珠”状改变；当扫描层面与支气管垂直时，扩张的支气管与伴行的肺动脉形成“印戒征”，当多个囊状扩张的支气管彼此相邻时，则表现为“蜂窝”状改变。支气管碘油造影是既往确诊支气管扩张的重要手段，但现在由于CT技术的不断发展，其成像时间短，能够薄层扫描，具有很高的空间分辨率和密度分辨率，对支气管扩张的诊断准确率很高，没有支气管造影的不良反应，因此目前HRCT已取代支气管造影检查。

（二）实验室检查

1. 血液分析及炎性标志物　白细胞总数和分类一般在正常范围，急性感染时白细胞、中性粒细胞、C反应蛋白及白介素-6可增高。

2. 微生物检查　痰涂片革兰氏染色、细菌培养及药物敏感试验有助于病原菌诊断及指导治疗。

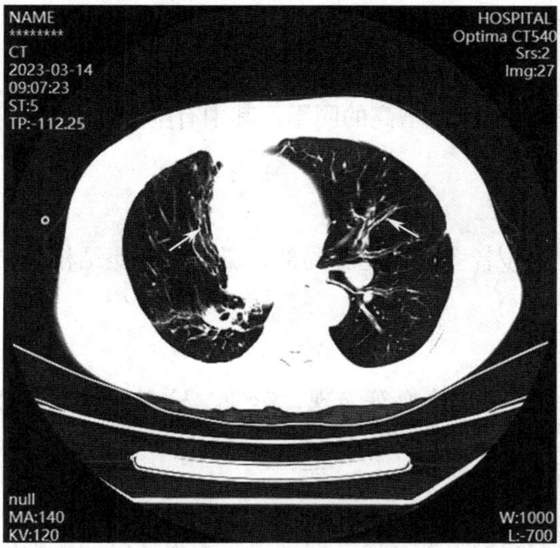

▲ 图2-5-1　支气管柱状扩张CT表现

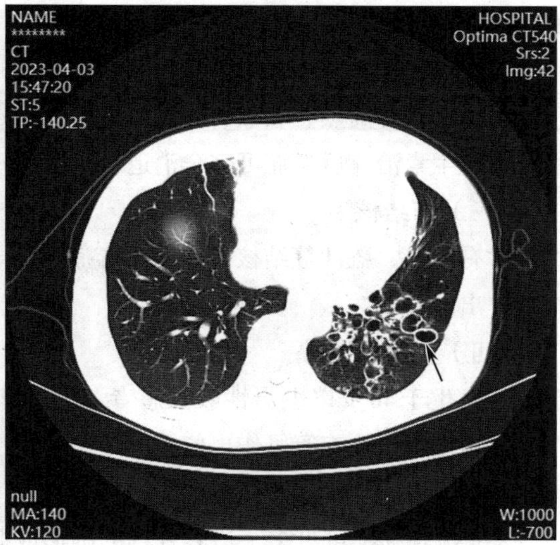

▲ 图2-5-2　支气管囊状扩张CT表现

3. 动脉血气分析　对明确低氧血症、高碳酸血症、判断呼吸衰竭类型及评估酸碱失衡具有重要价值。

4. 其他　对怀疑由少见病因引起支气管扩张者应进行相应检查，如怀疑有免疫功能缺陷者应对体液免疫与细胞免疫功能进行检查；怀疑有纤毛功能障碍者，应取呼吸道黏膜活检标本进行电镜检查；怀疑囊性纤维化者应测定汗液中的钠浓度，并可进行基因检测。

（三）其他

1. 可弯曲支气管镜检查　可明确出血、扩张或阻塞部位。还可进行局部灌洗做涂片、细菌学、细胞学检查，同时发挥气道清理的治疗作用。

2. 肺功能检查　支气管扩张的肺功能改变与病变的范围和性质有密切关系。病变局限者，肺功能一般无明显变化。病变严重者肺功能的损害表现为阻塞性通气功能障碍。随着病情进展，出现通气与血流比例失调及弥散功能障碍等，可导致动脉血氧分压降低和动脉血氧饱和度下降。

五、诊断

根据典型的临床症状和体征，结合既往诱发支气管扩张的呼吸道感染病史，胸部HRCT提示支气管扩张异常影像学表现，即可明确诊断。对已确诊支气管扩张症的患者应进一步仔细询问病史，同时根据患者具体情况完善相关检查以明确原发病因。

六、鉴别诊断

支气管扩张症应与下列疾病鉴别。

（一）慢性支气管炎

多发生于中老年吸烟患者，多为白色黏液痰，很少或仅在急性发作时才出现脓性痰，反复咯血少见，两肺底有部位不固定的啰音。

（二）肺脓肿

起病急，有高热、咳嗽、大量脓臭痰，X线检查可见密度增高的阴影，其中有空腔伴液平面。经有效抗生素治疗后炎症可完全消退。

（三）肺结核

常有低热、盗汗等结核性全身中毒症状，干、湿啰音多位于上肺局部，影像学和痰结核菌检查可作出诊断。

（四）支气管肺癌

多发生于40岁以上男性吸烟患者，可有咳嗽、咳痰、咯血等表现，影像学检查、支气管镜检查、痰细胞学检查等可作出鉴别。

（五）先天性支气管囊肿

X线检查肺部可见多个边界纤细的圆形或椭圆形阴影，壁较薄，周围组织无炎症浸润，胸部CT检查和支气管造影可助诊断。

七、治疗

支气管扩张症的治疗目的包括：确定并治疗潜在的病因以延缓疾病进展、维持或改善肺功能、减少急性加重进而改善生活质量及预后。内科治疗主要是控制感染和促进痰液引流；必要时考虑外科手术治疗。

（一）内科治疗

1. 一般治疗　根据病情轻重，合理安排休息。应避免受凉，劝导戒烟，预防呼吸道感染。

2. 控制感染　是支气管扩张症急性加重期的关键治疗措施。开始行抗菌治疗前应送检痰培养及药物敏感试验，若条件允许可完善支气管镜下灌洗及刷检送微生物培养。等待培养结果的同时应开始经验性抗菌治疗。经验性抗菌药物的使用可参照患者既往微生物培养结果。对既往无培养结果的支气管扩张患者，根据患者是否为铜绿假单胞菌感染高危人群，针对性选择抗菌药物。如存在以下4条中的2条即为铜绿假单胞菌感染高危患者：① 近期因急性加重感染住院；② 每年4次以上或近3个月以内应用抗生素；③ 最近2周每日使用激素；④ 重度气流阻塞（FEV_1<30%预计值）。具体用药可参照下表（表2-5-3）。

▼ 表2-5-3　支气管扩张症急性加重初始治疗推荐使用的抗菌药物

因素种类	初始经验性治疗的抗菌药物选择
无假单胞菌感染高危因素	阿莫西林/克拉维酸 第二代头孢菌素 第三代头孢菌素 莫西沙星、左氧氟沙星
存在假单胞菌感染高危因素	β-内酰胺类抗生素（如头孢他啶、头孢哌酮/舒巴坦、哌拉西林/他唑巴坦）、喹诺酮类（如环丙沙星）、碳青霉烯类（如美罗培南、亚胺培南）、氨基糖苷类（如阿米卡星），可单独应用或联合使用

3. 祛除痰液包括体位引流和稀释脓性痰

（1）体位引流：根据病变的部位采取不同的体位，原则上应使患肺处于高位，引流支气管开口朝下，以利于痰液流入大支气管和气管排出。指南推荐每日2~4次，每次10~30分钟，在晨起或者饭前，频率和时间可根据患者具体情况作出调整；体位引流时，间歇做深呼吸后用力咳痰，轻拍患部；痰液黏稠不易引流者，可先雾化吸入稀释痰液，易于引流；对痰量较多的患者，要防止痰量过多涌出而发生窒息。

（2）稀释脓性痰，以利痰液排出。① 祛痰剂：如乙酰半胱氨酸泡腾片600mg，每日2次，或福多司坦片0.4g，每日3次，或溴己新8~16mg，每日3次；② 生理盐水超声雾化吸入可稀释痰液；③ 出现支气管痉挛，影响痰液排出时，在不咯血情况下，可应用支气管舒张药，如口服氨茶碱0.1g，每日3~4次或其他缓释茶碱制剂。

若经体位引流及药物祛痰治疗后，患者仍排痰困难，若条件允许，可考虑于支气管镜下行灌洗治疗。

4. 咯血的处理 如咯血量少（24小时咯血小于100ml），可以止血对症治疗，如口服云南白药等。若中等量咯血（24小时咯血100~500ml），可静脉给予垂体后叶素或α受体拮抗剂（如酚妥拉明），常可联合使用卡络磺钠、蝮蛇凝血酶等药物。需要注意的是，由于垂体后叶素可引起或加重内脏缺血，因此冠心病、心力衰竭、孕妇及高血压患者慎用，使用垂体后叶素需要警惕发生低钠血症。若为大咯血（一次性咯血超过100ml或者24小时咯血超过500ml），经内科治疗无效时，可考虑手术治疗。

（二）手术治疗

若出血来自异常支气管动脉，经充分保守治疗后仍有反复咯血，可采用支气管动脉介入栓塞术。反复感染或大咯血患者，其病变范围比较局限，在一叶或一侧肺组织，经治疗不易控制，且全身情况良好，可根据病变范围行肺段或肺叶切除术。

八、预防与预后

（一）预防

防治麻疹、百日咳、支气管肺炎及肺结核等急慢性呼吸道感染，对预防支气管扩张症具有重要意义。对于已确诊支气管扩张症的患者，医生应协助患者加强自我管理，严格戒烟、适量运动以及体位引流；若支气管扩张病因明确，应积极治疗原发病；同时，可考虑接种流感疫苗和肺炎链球菌疫苗或使用免疫调节剂，以预防或减少病情急性加重，改善患者生活质量以及预后。

（二）预后

支气管扩张症预后与患者的病情严重度密切相关，目前用于评价支气管扩张病情严重度的评分有支气管扩张严重程度指数（BSI）评分、支气管扩张严重程度分级（FACED）评分及改良后E–FACED评分。支气管扩张累及范围局限者，经积极治疗可减少病情反复加重、延缓病情进展，改善生活质量及预后。支气管扩张累及肺叶广泛者肺功能易受到损害，最终可发展至呼吸衰竭而导致死亡。慢性阻塞性肺疾病、支气管哮喘患者合并支气管扩张症后更易出现急性加重，预后更差。

相关链接 | **中国成人支气管扩张症诊断与治疗专家共识**

支气管扩张症是一种常见的慢性呼吸道疾病，病程长，病变不可逆转，由于反复感染，特别是广泛性支气管扩张可严重损害患者肺组织和功能，严重影响患者的生活质量，造成沉重的社会经济负担。然而，多年来对支气管扩张症的诊治停留在感染时应用抗菌药物，咯血时应用止血药物的对症治疗，对其病因、病程进展、预后认识不足，对其关注远不如支气管哮喘或慢性阻塞性肺疾病等疾病。继2012年《成人支气管扩张症诊治专家共识》制定之后，历经整整9年时间，2021年我国呼吸界同仁在借鉴外国文献的基础上，结合我国国情，制订了《中国成人支气管扩张症诊断与治疗专家共识》(以下简称《共识》)。《共识》从支气管扩张症的流行病学、发病机制、病因、临床评估与检查、诊断与鉴别诊断、治疗目的与治疗方法、管理及患者教育等多方面进行了阐述，目的在于提高临床医生对支气管扩张症的认识和重视，规范支气管扩张症的诊疗工作，促进支气管扩张症的临床及基础研究。

《共识》对中国支气管扩张症的现状进行了概括，明确支气管扩张症是一个常见的慢性疾病。对支气管扩张症的诊断和治疗提出了更为详尽的建议。在诊断方面，不能仅仅关注HRCT提供的影像学结果，还应该识别发生支气管扩张症的高危人群、高危险因素等，根据患者特点，完善相关检查以达到病因学诊断，病情严重度评估等目的。在治疗方面，着重强调了支气管扩张症不同时期的治疗，尤其是对稳定期的治疗，更加明确了祛痰治疗、舒张气道、康复治疗等长期治疗的重要性，规范了初始经验性抗菌药物治疗选择。强调提高对该类患者气道定植菌及耐药状况监测意识，积极采取预防细菌耐药的策略。经过九年的努力，支气管扩张症渐渐受到了学者们的关注，但是国内相关研究仍然有限，部分内容缺乏充分的循证医学证据，需要以此为基础进行大规模研究，了解我国支气管扩张症患者的病因分布、临床特征，并针对各种治疗手段开展循证医学研究，进一步规范支气管扩张症的诊治工作。

（王梅芳）

学习小结

支气管扩张症主要是指反复的气道感染与炎症所导致的支气管与细支气管不可逆的扩张，以慢性咳嗽、咳大量脓痰和/或反复咯血为主要表现。胸部高分辨率CT（HRCT）可清楚地显示支气管扩张症的各种征象，明确病变累及的部位、范围和性质，是确诊支气管扩张症的金标准。治疗的关键是控制感染，促进痰液引流，降低气道微生物负荷和反复感染或急性加重的风险。

第六章 肺炎

02篇06章

学习目标

掌握 社区获得性肺炎的诊断及抗感染药物的选择；医院获得性肺炎的危险因素和防治方法。

熟悉 肺炎链球菌肺炎、葡萄球菌肺炎、肺炎克雷伯菌肺炎、支原体肺炎、病毒性肺炎的临床特点和治疗要点。

了解 真菌性肺炎的临床诊治要点。

肺炎（pneumonia）是指包括终末气道、肺泡及肺间质等在内的肺实质炎症，可由病原微生物、理化因素、免疫损伤、过敏因素及药物等引起。病原微生物为最常见的致病因素，细菌性肺炎是最常见的肺炎，也是最常见的感染性疾病。值得注意的是病毒性肺炎的发病率近年来有增高的趋势，已引起了人们高度重视。肺炎可按解剖、病因或患病环境分类。由于病原学检查阳性率较低，培养结果滞后，病因分类在临床上应用有一定的困难；还由于肺炎感染途径或感染获得方式的不同、不同宿主的肺炎在病原学、危险因素和治疗上均存在很大的不同，临床上常依照肺炎的获得环境分为社区获得性肺炎（CAP）和医院获得性肺炎（HAP），也可细分为CAP、HAP、呼吸机相关性肺炎（VAP）等，以利于指导临床经验治疗。

第一节 社区获得性肺炎

社区获得性肺炎（community acquired pneumonia，CAP）是指在医院外罹患的感染性肺实质（含肺泡壁，即广义上的肺实质）炎症，包括具有明确潜伏期的病原体感染而在入院后于潜伏期内发病的肺炎。CAP流行病学在不同国家、不同地区之间存在着明显差异。由于社会人口的老龄化、HIV和非HIV免疫损害宿主增加、病原体变迁和抗生素耐药率上升等原因，使CAP的诊治成为临床上重要的医学问题。戒烟、避免酗酒有助于预防肺炎的发生。预防接种肺炎链球菌疫苗和/或流感疫苗可减少某些特定人群罹患肺炎的机会。

一、病原学

据流行病学调查结果，肺炎支原体和肺炎链球菌是我国CAP的主要致病原，其他常见病原体包括流感嗜血杆菌、肺炎衣原体、肺炎克雷伯菌及金黄色葡萄球菌。对于高龄或存在基础疾病的特殊人群，肺炎克雷伯菌及大肠埃希菌等革兰氏阴性菌则更加常见。尽管进行了培养、血清学及尿抗原的检查，仍有30%~60%CAP病原学未明，CAP的病原学诊断依然是目前诊断的难题。

二、诊断与病原学检查

（一）诊断

CAP临床诊断标准：① 社区发病。② 肺炎相关临床表现：新近出现的咳嗽、咳痰或原有呼吸道疾病症状加重，伴或不伴脓痰、呼吸困难、胸痛、咯血；发热；肺实变体征和/或闻及湿性啰音；WBC>10×10^9/L或<4×10^9/L，伴或不伴中性粒细胞核左移。③ 胸部影像学检查显示新出现斑片状浸润影、叶或段实变影、磨玻璃影或间质性改变，伴或不伴胸腔积液。符合①、②及③中任何一项，并除外肺结核、肺部肿瘤、非感染性肺间质性疾病、肺水肿、肺不张、肺栓塞、肺嗜酸性粒细胞浸润症及肺血管炎等，可建立临床诊断。

（二）重症肺炎的诊断

CAP患者符合表2-6-1中1项主要标准或≥3项次要标准者可诊断为重症肺炎。

▼ 表2-6-1　重症CAP的诊断标准

主要标准	次要标准
需要气管插管行机械通气	呼吸频率≥30次/min
脓毒症休克积极液体复苏后仍需要血管活性药物治疗	氧合指数≤250mmHg
	多肺叶受累
	意识障碍和/或定向障碍
	血尿素氮≥7.14mmol/L
	收缩压<90mmHg，需要积极的液体复苏

（三）病原学检查

除群聚性发病或初始经验性治疗无效外，门诊CAP不需要常规进行病原学检查，但住院患者应争取获取病原学诊断。

1. 痰病原学检查　自然咳痰法是收集呼吸道标本最简单实用的方法，应尽量在抗生素治疗前采集标本。由于痰易被口咽部细菌污染，送痰病原学检查前应确定痰标本是否合格，合格的痰标本可送病原学检查，否则应重新留取标本。

（1）采集：咳痰前应嘱患者用3%过氧化氢溶液（双氧水）或无菌生理盐水漱口，指导或辅助其深咳嗽，用力咳出气管支气管深部痰液置于无菌容器中立即送检。无痰患者可用高渗盐水雾化吸入诱导咳痰。

（2）送检：应尽快送检，痰标本存放不得超过2小时。延迟送检或待处理标本应置于4℃保存（疑为肺炎链球菌感染不在此列），保存的标本应在24小时内处理。

（3）实验室处理：痰标本需要进行初步筛选以了解是否为合格的痰标本，挑取脓性部分涂片做革兰氏染色。以合格标本接种于血琼脂平板和巧克力平板两种培养基上，必要时加用选择性培养基或其他培养基。用标准4区划线法接种做半定量培养。

（4）判断：已确认来自下呼吸道标本时，可通过观察细菌形态、染色特征作出初步病原学诊断。如涂片油镜检查见到典型形态肺炎链球菌或流感嗜血杆菌有诊断价值。抗酸染色是检查分枝杆菌最简单而又有价值的检查。军团菌属染色有80%~90%的灵敏度和100%的特异度，应引起微生物学人员的注意。

合格痰标本培养优势菌中度以上生长（≥+++）；或合格痰标本细菌少量生长，但与涂片镜检结果一致（肺炎链球菌、流感嗜血杆菌、卡他莫拉菌）；或3日内多次培养到相同细菌则对CAP病原学诊断有较大的参考意义。

若痰培养有上呼吸道正常菌群的细菌（如溶血性链球菌、表皮葡萄球菌、非致病奈瑟菌、类白喉杆菌等）或痰培养为多种病原菌少量（<+++）生长均提示无临床意义。

2. 血、尿及胸腔积液病原学检查

（1）血和胸腔积液培养：少数CAP患者在未用药前血培养是阳性，其中2/3是肺炎链球菌。不同时间、不同部位获取的血或胸腔积液标本培养出同一病原体，以及胸腔积液和血培养出相同的病原体对CAP的病原学诊断有确诊价值。呼吸道标本培养出肺炎支原体、肺炎衣原体、嗜肺军团菌均有较大的病原学诊断价值。

（2）血清学：采集间隔2~4周急性期及恢复期的双份血清标本，检测非典型病原体或呼吸道病毒特异性抗体的滴度有助于相对应的病原学诊断。抗体滴度增加呈4倍或以上改变时提示近期感染。

（3）尿：嗜肺军团菌Ⅰ型尿抗原检测（酶联免疫测定法）阳性及肺炎链球菌尿抗原检测（免疫层析法）阳性（儿童除外）对CAP的病原学诊断有较大的参考价值。

3. 支气管镜检或经皮肺穿刺肺活检　经气管插管或气管切开者可经人工气道采集下呼吸道标本。必要时可经支气管镜采集下呼吸道分泌物，防污染样本。毛刷经纤维支气管镜采样是获得下呼吸道标本比较好的方法。有指征时也可采用经皮肺穿刺活检技术以明确病原学或病因诊断。下列情况是采取这些诊断技术适应证：① 经验性治疗无效或病情仍然进展者，特别是已经更换抗菌药物1次以上仍无效时；② 怀疑特殊病原体感染，而采用常规方法获得的呼吸道标本无法明确致病原时；③ 免疫抑制宿主罹患CAP经抗菌药物治疗无效时；④ 需要与非感染性肺部浸润性病变鉴别诊断者。

经支气管镜或人工气道吸引的标本培养的病原菌浓度≥10^5CFU/ml（半定量培养++），BALF标本≥10^4CFU/ml（+~++），防污染样本毛刷或防污染BALF标本≥10^3CFU/ml（+）对CAP的病原学诊断有较高的特异度和灵敏度。

4. 二代测序（next-generation sequencing，NGS）　通过分析临床标本中微生物的DNA或RNA含量与丰度判断致病菌，可能在应用于临床疑难杂症、免疫抑制患者或病原体的耐药基因检测时有更大意义。但检测结果需要结合流行病学和临床特征综合评估是否为致病菌，特别是呼吸道本身为非无菌状态，大量定植菌核酸的存在给临床结果的判读带来了挑战。

（四）辅助检查

1. 实验室检查　CAP患者基本的实验室检查包括血常规、肝肾功能、血清电解质、血糖和动脉血气分析等。这些非特异性检查有助于判断肺炎的严重程度和监测肺外组织器官的功能紊乱情况。白细胞计数或分类、C反应蛋白（CRP）、降钙素原（PCT）等有助于感染性疾病的判断和对治疗反应的监测。血清丙氨酸转氨酶、天冬氨酸转氨酶、肌酸激酶、乳酸脱氢酶等酶学显著异常提示可能存在严重的免疫异常或为感染因子导致的全身免疫反应；结缔组织疾病相关检查如类风湿因子、抗核抗体、抗双链DNA抗体以及抗中性粒细胞抗体或肿瘤标志物等在必要时可考虑进行相关检查，肺浸润影合并肾或皮肤等其他脏器损害或疑为系统性疾病时是送检上述检查的强烈指征；动脉血气分析或脉冲血氧测定可了解是否需要吸氧以及判别患者是否有呼吸衰竭。

2. CAP影像学评估　对疑似CAP的患者胸部X线是最基本的检查，常规的放射学检查对于明确肺部浸润影的病因学诊断价值有限，但有助于发现新出现的肺部病灶和监测治疗反应。若临床症状持续或病情恶化，应及时进行胸部X线复查。若病情改善明显，一般不建议短期内多次复查胸部X线检查。当病情进展或肺部浸润影吸收不理想或需要排除其他疾病时应考虑胸部CT检查。

三、CAP的抗感染药物治疗

抗感染治疗是肺炎治疗的关键，首剂抗生素治疗争取在诊断后4小时内使用，用药72小时后应进行临床评价，如无效应认真分析原因，并采取适当的处理方法；有效则可维持原治疗方案，并完成相应的疗程。对于重症肺炎，建议早期采用广谱强效的抗菌药物治疗，待病情稳定后可根据病原学进行针对性治疗，或降阶梯治疗。

（一）初始经验治疗

对于诊断为肺炎的患者，在未获知细菌培养结果前，或无法获取培养标本时，可根据患者的年龄、基础疾病、发病场所、既往抗菌药物用药史及其治疗反应等推测可能的病原体，并结合当地细菌耐药性监测数据，先给予抗菌药物经验治疗（表2-6-2）。

（二）初始经验性治疗疗效评价

初始治疗后72小时，应对病情进行评价。评价应包括以下5个方面。① 临床表现：包括呼吸道及全身症状和体征；② 生命体征；③ 一般实验室检查：血常规、血生化、血气分析、C反应蛋白、降钙素原等指标；④ 微生物检查；⑤ 胸部影像学：临床症状明显改善的患者不推荐常规复查胸部影像；症状或体征持续存在或恶化时，应复查胸部X线或胸部CT确定肺部病灶变化。

经治疗后达到临床稳定，可以认定为初始治疗有效。临床稳定标准需要符合下列所有5项指标：① 体温≤37.8℃；② 心率≤100次/min；③ 呼吸频率≤24次/min；④ 收缩压≥90mmHg；⑤ 氧饱和度≥90%或动脉氧分压≥60mmHg（吸入空气条件下）。

▼ 表2-6-2 CAP初始经验性抗感染治疗方案

人群	常见病原体	初始经验性抗感染治疗方案
门诊治疗（推荐口服给药）		
青壮年、无基础疾病	肺炎链球菌、非典型病原体和流感嗜血杆菌	1. 青霉素类、青霉素类/酶抑制剂复合物 2. 第一代或第二代头孢菌素 3. 多西环素或米诺环素 4. 大环内酯类 5. 呼吸喹诺酮类（如左氧氟沙星、莫西沙星）
有基础疾病或老年人	肺炎链球菌、流感嗜血杆菌、肺炎克雷伯菌	1. 青霉素类/酶抑制剂复合物 2. 第二代或第三代头孢菌素 3. 呼吸喹诺酮类 4. 青霉素类/酶抑制剂复合物、第二代或第三代头孢菌素联合多西环素、米诺环素或大环内酯类
需要住院（非重症病房），可静脉或口服给药		
无基础疾病、青壮年	肺炎链球菌、流感嗜血杆菌、卡他莫拉菌、金黄色葡萄球菌和非典型病原体	1. 青霉素G、氨基青霉素、青霉素类/酶抑制剂复合物 2. 第二代或第三代头孢菌素、头孢霉素类、氧头孢烯类 3. 或上述药物联合多西环素、米诺环素或大环内酯类 4. 呼吸喹诺酮类 5. 大环内酯类
有基础疾病或老年人	肺炎链球菌、流感嗜血杆菌、肺炎克雷伯菌等肠杆菌科菌	1. 青霉素类/酶抑制剂复合物、第三代头孢菌素或其酶抑制剂复合物、头孢霉素类、氧头孢烯类 2. 或上述药物联合大环内酯类 3. 呼吸喹诺酮类
需要入住ICU（推荐静脉给药）		
无基础疾病、青少年	肺炎链球菌、金黄色葡萄球菌、流感病毒、腺病毒、军团菌	1. 青霉素类/酶抑制剂复合物、第三代头孢菌素、头孢霉素类、氧头孢烯类、厄他培南联合大环内酯类 2. 呼吸喹诺酮类
有基础疾病或老年人	肺炎链球菌、军团菌、肺炎克雷伯菌、金黄色葡萄球菌	1. 青霉素类/酶抑制剂复合物、第三代头孢菌素或其酶抑制剂复合物、厄他培南等碳氢酶烯类联合大环内酯类 2. 青霉素类/酶抑制剂复合物、第三代头孢菌素或其酶抑制剂复合物、厄他培南等碳氢酶烯类联合呼吸喹诺酮类
有铜绿假单胞菌感染高危因素	铜绿假单胞菌、肺炎链球菌、军团菌、肺炎克雷伯菌	1. 抗假单胞菌活性的β-内酰胺类 2. 有抗假单胞菌活性的喹诺酮类 3. 具有抗假单胞菌活性的β-内酰胺类联合有抗假单胞菌活性的喹诺酮类或氨基糖苷类 4. 具有抗假单胞菌活性的β-内酰胺类、氨基糖苷类、喹诺酮类三药联合

（三）初始治疗失败的应对策略

1. 概念 初始治疗后患者症状无改善，需要更换抗感染药物，或初始治疗一度改善又恶化，病情进展，认为初始治疗失败。治疗失败的肺炎有2种情况。① 无反应性肺炎：对CAP经验治疗72小时，患者不能达到临床稳定标准；② 进展性肺炎：在入院后病情进展为急性呼吸衰竭需要机械通气支持或脓毒症休克需要血管活性药物治疗。

2. CAP初始治疗失败原因　① 宿主因素；② 病原体因素；③ 非感染因素。

（1）宿主因素：高龄和基础疾病是影响CAP疗效非常重要的原因。高龄患者可能由于无效咳嗽增加，肺弹性下降，膈肌低平，功能残气量增加，纤毛清除功能降低，以及IL–1、IL–2、IgM水平下降影响肺炎吸收。老年人肺炎球菌感染有很高的死亡率；基础疾病（如心力衰竭、糖尿病、慢性阻塞性肺疾病、肾衰竭、脑血管疾病、肝脏疾病、急慢性酒精中毒、接受皮质醇激素治疗、免疫受损者、恶性疾病等）与CAP的死亡率密切相关。其他如吸烟、反复感染等均使纤毛清除功能降低而影响肺炎吸收，导致CAP治疗无效。

（2）病原体因素：细菌耐药、不常见病原体感染和混合感染是CAP治疗无效和病原体相关的主要因素。是否存在细菌耐药的重要依据取决于病原学流行病学资料和细菌培养结果。不常见的病原体可能有结核分枝杆菌、新型隐球菌、组织胞浆菌、放线菌、肺孢子菌等。通常在治疗无效后往往会考虑到是否有不常见的病原体感染。对于HIV或非HIV免疫受损宿主，当初始治疗无效时更应考虑是否有不常见病原体感染。

（3）非感染性因素：诊断错误是CAP治疗失败的另一原因。某些累及肺实质与CAP相似的疾病因伴有发热、咳嗽而被误诊为CAP，如肿瘤、肺出血、肺栓塞、隐源性机化性肺炎（COP）、坏死性肉芽肿性血管炎（Wegener肉芽肿）、过敏性肺泡炎、急性白血病、急性或慢性嗜酸性粒细胞性肺炎、狼疮性肺炎、急性间质性肺炎、药物引起的肺浸润、职业因素引起的肺疾病（吸入有机或无机粉尘）等。

抗生素剂量不足，吸收不良以及药物间的相互作用也常是CAP治疗失败的原因。

3. 应对策略

（1）治疗基础疾病：肺部感染性疾病的发生往往与机体抵抗力降低有着密切的关系，积极治疗基础疾病有助于提高机体抗感染的效能，如积极治疗心功能不全，改善慢性阻塞性肺疾病患者的肺功能，减少免疫抑制剂或激素的使用等均有助于改善肺部感染患者的预后。适当的使用免疫增强药物是否能有效改善CAP患者的预后，尚有待更多循证医学的证据。

（2）明确病因：对于中重度CAP患者，尤其是重度CAP患者、老年CAP患者或有基础疾病的CAP患者，在起始抗感染治疗前应进行痰和血的病原学检测，强调多学科（如临床、放射、微生物检验、病理等科室）协作，争取早期获得较为明确的病原学诊断，以利于获得适当的有针对性的药物治疗。

除注意感染性疾病的诊断外，还应注意与某些非感染性疾病的鉴别。临床上若无非感染性疾病的依据，常规抗感染无效，应注意是否为特异性的肺部感染，如结核、真菌、诺卡菌、肺孢子菌等的感染。当常规检查未能获得病因学诊断时，可考虑有选择性地采取侵袭性的检查，如纤维支气管镜检查，经皮肺穿刺检查，或开胸肺活检等取材送检以明确肺部浸润影的诊断（图2–6–1）。

（3）调整抗感染药物：当CAP初始治疗无效时，可依据患者的临床特征，选择起始治疗对某些病原菌未能覆盖的药物，如初始治疗选择头孢菌素或青霉素类药物，更换药物时应选择能兼顾治疗非典型病原体感染的药物（如氟喹诺酮或大环内酯类药物）。避免在同一类药物中更换，如用头孢克洛无效，换用头孢呋辛等。

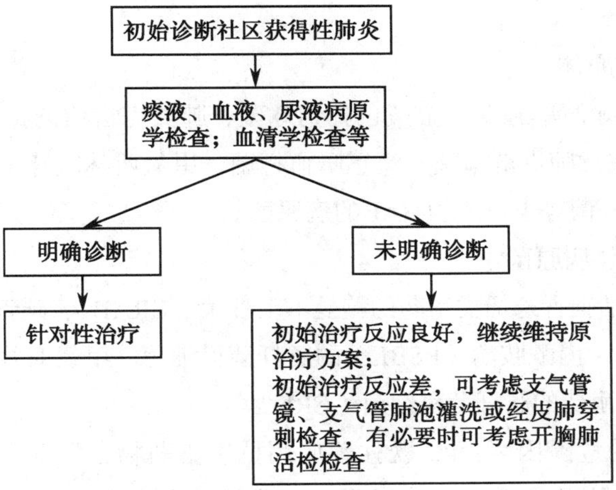

▲ 图2-6-1　CAP诊疗流程

若有病原学诊断结果，还应结合其结果选择适当的药物。另外，还应评价所选择药物的用法、用量、给药间隔时间等是否合理，所选择的药物是否有较为理想的局部浓度，是否存在引流不通畅等影响抗感染治疗效果的因素。

总之，CAP疗效不理想时，应及时重新评价诊断和治疗等相关问题，及时处理，争取准确选择适当的抗感染药物，以提高CAP的诊治水平。

（四）抗感染治疗疗程

抗感染治疗一般可于热退2~3日且主要呼吸道症状明显改善后停药，但疗程应视病情严重程度、缓解速度、并发症以及不同病原体而异，不必以肺部阴影吸收程度作为停用抗菌药物的指征。通常轻、中度CAP患者疗程5~7日，重症以及伴有肺外并发症患者可适当延长抗感染疗程。非典型病原体治疗反应较慢者疗程可延长至10~14日。金黄色葡萄球菌、铜绿假单胞菌、克雷伯菌属或厌氧菌等容易导致肺组织坏死，抗菌药物疗程可延长至14~21日。

第二节　医院获得性肺炎

医院获得性肺炎（hospital acquired pneumonia，HAP）指的是入院时不存在、也不处于感染潜伏期，而于入院48小时后在医院内发生的肺炎。HAP的病死率为30%~70%。菌血症（尤其是由铜绿假单胞菌或不动杆菌属细菌引起的菌血症）、合并其他内科疾病、不适当的抗菌药物治疗以及多重耐药（multidrug resistant，MDR）病原菌感染等因素均与HAP病死率有关。HAP与CAP的病原谱有非常大的差异，口咽部细菌定植和含菌分泌物的吸入是引起HAP的主要发病机制，因此，HAP的病原谱与患者口咽微生物病原谱密切相关。

一、病原微生物学

（一）HAP常见病原体

鲍曼不动杆菌、铜绿假单胞菌、金黄色葡萄球菌、肺炎克雷伯菌是HAP的常见病原体。当无MDR危险因子时应注意肺炎链球菌、流感嗜血杆菌、甲氧西林敏感金黄色葡萄球菌、抗生素敏感的肠道革兰氏阴性杆菌等也可成为HAP的病原菌。

（二）HAP的MDR病原菌

常见的耐药细菌包括碳青霉烯类耐药的鲍曼不动杆菌（CRAB）、碳青霉烯类耐药的铜绿假单胞菌（CRPA）、超广谱β-内酰胺酶（ESBL）的肠杆菌科细菌、甲氧西林耐药的金黄色葡萄球菌（MRSA）及碳青霉烯类耐药的肠杆菌科细菌（CRE）等。

引起MDR病原菌的危险因素：① 既往曾应用抗感染药物，如发病前90日内应用抗生素；② 迟发的呼吸机相关性肺炎（VAP）；③ 入住ICU或长期住院（如住院大于5日）；④ 所在社区或病房高频率地出现耐药菌；⑤ 免疫抑制患者或应用免疫抑制剂等。尤其是这些MDR病原菌在亚洲地区具有较高的发病率，应引起亚洲地区医务人员的高度重视。

军团菌、真菌（如曲霉菌、念珠菌）和病毒（如单纯疱疹病毒、巨细胞病毒）感染也有可能成为HAP重要的医疗问题。

二、危险因素

（一）HAP的危险因素

引起HAP的危险因素有患者自身因素和医疗环境因素。

患者自身因素包括：高龄；误吸；基础疾病（慢性肺部疾病、糖尿病、恶性肿瘤、心功能不全等）；免疫功能受损；意识障碍、精神状态失常；颅脑等严重创伤；电解质紊乱、贫血、营养不良或低蛋白血症；长期卧床、肥胖、吸烟、酗酒等。

医疗环境因素包括：ICU滞留时间、有创机械通气时间；侵袭性操作，特别是呼吸道侵袭性操作；应用提高胃液pH的药物（H_2受体拮抗剂、质子泵抑制剂）；应用镇静剂、麻醉药物；头颈部、胸部或上腹部手术；留置胃管；平卧位；交叉感染（医疗器械及手污染）。

（二）减少HAP危险因素的措施

1. 一般措施　① 加强医务人员院内感染防控的教育，强调手卫生，避免交叉感染；② 半卧位与勤翻身；③ 优先肠内营养以减少中心静脉导管相关的并发症，预防小肠黏膜绒毛萎缩，减少细菌定植转移；④ 尽量减少镇静剂等药物的使用，加速脱机等均有助于减少HAP的发生。

2. 插管与机械通气　① 应尽可能避免插管及反复插管，必须机械通气时，尽量选择无创通气治疗；② 经口插管优于经鼻插管，以避免鼻窦感染分泌物的吸入；③ 气管内插管的水囊压力应保持在20cmH_2O以上或采用声门下分泌物持续吸引技术，以防止水囊周围的病原菌漏入下呼吸道；④ 及时清除呼吸机循环中污染的冷凝水。

3. 选择性消化道去污染　① 加强口腔护理，采用口咽消毒脱污技术（如用氯已定）调节细菌定植；② 口服胃肠不能吸收的抗菌药物（如多黏菌素、妥布霉素、两性霉素、制霉菌素）以进行肠道脱污，能减少ICU患者HAP的发生，帮助抑制MDR病原菌的爆发，但不推荐常规使用，尤其是有MDR病原菌定植者。

三、诊断

（一）临床诊断标准

HAP/VAP的临床表现及病情严重程度不同，从单一的典型肺炎到快速进展的重症肺炎伴脓毒症、感染性休克均可发生，目前尚无临床诊断的“金标准”。

胸部X线或CT显示新出现或进展性的浸润影、实变影或磨玻璃影，加上下列3种临床症状中的2种或以上，可建立临床诊断：① 发热，体温 >38℃；② 脓性气道分泌物；③ 外周血白细胞计数 $>10\times10^9$/L或 $<4\times10^9$/L。

HAP患者若符合下列任一项标准，考虑存在高死亡风险，视为危重症患者：① 需要气管插管机械通气治疗；② 感染性休克经积极液体复苏后仍需要血管活性药物治疗。

一般VAP应视为危重症患者，但有些患者因原发疾病不能有效控制，需要长期有创机械通气，若发生VAP（有时是反复发生）并非均为危重症。

（二）病原学诊断标准

在临床诊断的基础上，若同时满足以下任一项，可作为确定致病菌的依据。

1. 合格的下呼吸道分泌物、经纤维支气管镜防污染样本毛刷（protected specimen brush，PSB）、支气管肺泡灌洗液（bronchoalveolar lavage fluid，BALF）、肺组织或无菌体液培养出病原菌，且与临床表现相符。

2. 肺组织标本病理学、细胞病理学或直接镜检见到真菌并有组织损害的相关证据。

3. 非典型病原体或病毒的血清IgM抗体由阴转阳或急性期和恢复期双份血清特异性IgG抗体滴度呈4倍或4倍以上变化。呼吸道病毒流行期间且有流行病学接触史，呼吸道分泌物相应病毒抗原、核酸检测或病毒培养阳性。

四、抗感染药物治疗

由于HAP病情严重，初始抗病原微生物的药物选择对患者的预后影响极大。早期、适当、广谱和足量地使用抗感染药物是改善HAP预后的关键环节。初始药物选择适当，有助于改善患者的预后；初选药物不正确，即使以后根据药敏结果选用敏感的药物也不一定能改善患者的预后。有无引起MDR的危险因子以及HAP病原学和耐药谱等流行病学资料是选择抗感染药物的基础。

（一）非危重患者

MDR菌感染低风险患者，建议单药治疗。可选用：① 抗铜绿假单胞菌青霉素类（哌拉西林等）；② β-内酰胺酶抑制剂合剂（阿莫西林/克拉维酸、哌拉西林/他唑巴坦、头孢哌酮/舒巴坦等）；③ 第三代头孢菌素（头孢噻肟、头孢曲松、头孢他啶等）；④ 第四代头孢菌素（头孢吡肟、头孢噻利等）；⑤ 氧头孢烯类（拉氧头孢、氟氧头孢等）；⑥ 喹诺酮类（环丙沙星、左氧氟沙星、莫西沙星等)。

MDR菌感染高风险患者，可单药或联合治疗。可选用：① 抗铜绿假单胞菌β-内酰胺酶抑制剂合剂(哌拉西林/他唑巴坦、头孢哌酮/舒巴坦等)；② 或抗铜绿假单胞菌头孢菌素类(头孢他啶、头孢吡肟、头孢噻利等)；③ 抗铜绿假单胞菌碳青霉烯类(亚胺培南、美罗培南、比阿培南等)；④ 以上药物联合下列中的一种：抗铜绿假单胞菌喹诺酮类(环丙沙星、左氧氟沙星等)或氨基糖苷类(阿米卡星、异帕米星等)；⑤ 有MRSA感染风险时可联合糖肽类(万古霉素、去甲万古霉素、替考拉宁等)或利奈唑胺。

(二)危重患者

1. 建议联合治疗 建议以抗铜绿假单胞菌β-内酰胺酶抑制剂合剂(哌拉西林/他唑巴坦、头孢哌酮/舒巴坦等)或抗铜绿假单胞菌碳青霉烯类(亚胺培南、美罗培南、比阿培南等)为基础联合用药。① 联合一种抗铜绿假单胞菌喹诺酮类(环丙沙星、左氧氟沙星)或氨基糖苷类(阿米卡星、异帕米星等)；② 有广泛耐药(XDR)革兰氏阴性菌感染风险时可联合多黏菌素(多黏菌素B、多黏菌素E)或替加环素；③ 有MRSA感染风险时可联合糖肽类(如万古霉素、去甲万古霉素、替考拉宁等)或利奈唑胺。

2. 药物剂量 成年人在肝肾功能正常的情况下，应使用适当的剂量以能达到最佳治疗效果。如头孢吡肟，1~2g，每8~12小时1次；亚胺培南，0.5g，每6小时1次或1g，每8小时1次；美罗培南，1g，每8小时1次；哌拉西林钠/他唑巴坦，4.5g，每6小时1次等。

3. 降阶梯治疗 对初始治疗有良好的疗效反应和病原学诊断结果是进行降阶梯治疗的基础。在此基础上可将广谱抗病原微生物药物换成窄谱药物，效果非常显著者还可将静脉用药改成口服用药。

4. 疗程 抗感染治疗的疗程应取决于病原体、病情严重程度、原有基础疾病和治疗反应等因素。对初始治疗反应良好，无肺气肿、囊性纤维化、空洞、坏死性肺炎和肺脓肿且免疫功能正常者，疗程为7~8 天。对于初始抗感染治疗无效、病情危重、耐药菌感染、肺脓肿或坏死性肺炎者，应酌情延长疗程。

第三节 常见病原微生物肺炎

一、肺炎链球菌肺炎

肺炎链球菌肺炎(pneumococcal pneumonia)或称肺炎球菌肺炎，是由肺炎链球菌(肺炎球菌)引起的肺实质的急性炎症。肺炎链球菌是CAP重要的病原微生物，为上呼吸道正常寄居菌群，只有当免疫力降低时才能侵入机体。由于肺炎链球菌不产生毒素，故不会导致原发性组织坏死形成空洞。依据肺炎链球菌荚膜多糖体的特异抗原特性，将该菌分为86个亚型，成人致病菌多属1~9、12型，其中第3型毒力最强，儿童以6、14、19及23型多见。本病好发于冬、春两季。青壮年、老年人和婴幼儿患病率较高，男性发病率约为女性2倍。

（一）临床表现

1. 症状　有些患者有受凉、疲劳、醉酒或病毒感染史，半数有上呼吸道感染的先驱症状。常起病急骤，多数伴寒战、高热，体温可达39~40℃，呈稽留热，可有全身肌肉酸痛不适、头痛、食欲缺乏等。发病后数小时内出现咳嗽、咳痰、胸痛、呼吸困难。部分患者为血痰或“铁锈色”痰，少数呈黏液脓性。胸部刺痛多局限于病变部位，是炎症累及胸膜所致，深呼吸或咳嗽时明显，有时可引起上腹部疼痛，或放射到肩部，有时因伴恶心、呕吐、腹痛或腹泻，易被误诊为急腹症。

2. 体征　体检可见急性病容，口角和鼻周可出现单纯疱疹，呼吸浅快，发绀，脉搏增快、脉压增大，心率快，有时心律不齐。早期肺部无明显异常体征，仅有胸廓运动幅度减小，叩诊稍浊，听诊有呼吸音减低和胸膜摩擦音。实变期则可出现典型的肺实变体征，消散期可闻及湿啰音。

3. 其他　重症可伴肠胀气。并发心肌炎时心动过速，也可出现心律失常，如期前收缩、阵发性心动过速或心房颤动。并发胸膜炎时，可有胸膜摩擦音或胸腔积液体征。有败血症时可出现皮肤黏膜出血点，巩膜黄染，肝脾大；严重感染可伴发休克、弥散性血管内凝血、急性呼吸窘迫综合征（ARDS）和神经精神症状，需要严密观察，积极救治。

（二）实验室及影像学检查

1. 血常规　白细胞计数多数在（10~30）$\times 10^9$/L，中性粒细胞多在80%以上，年老体弱、免疫低下者白细胞计数常不增高，但中性粒细胞百分比仍高。

2. 病原学检测　血培养20%可呈阳性。部分患者痰涂片有大量中性粒细胞和革兰氏阳性成对或短链状球菌，在细胞内者有助于病原学诊断。应用聚合酶链反应技术或荧光标记抗体检测有助于提高病原学诊断阳性率。

3. X线检查　早期肺纹理增粗或模糊。实变期可见大片均匀致密阴影，典型的呈段、叶分布，可见支气管气道征。消散期阴影密度逐渐减低，多数在起病3~4周后才完全消散，少数可演变为机化性肺炎，X线征象为外形不整齐，内容不均匀的致密阴影。部分患者可伴有胸腔积液的征象。

（三）诊断和鉴别诊断

1. 诊断　依据诱因、典型症状、体征，再经胸部X线检查，可获得初步诊断，确诊需要获得病原学依据。

2. 鉴别诊断　老年患者，或继发于其他疾病者，或呈灶性肺炎改变者，其临床表现往往不典型，应与下列疾病进行鉴别：如干酪性肺炎、其他病原体引起的肺炎、急性肺脓肿、肺癌、肺梗死或渗出性胸膜炎等疾病，有腹部症状时应与膈下脓肿、胆囊炎、胰腺炎等进行鉴别。

（四）治疗

1. 抗菌药物治疗　一经诊断应尽快进行抗感染治疗。对青霉素敏感的菌株，首选青霉素G或阿莫西林，亦可用第一代或第二代头孢菌素。对青霉素过敏者可用林可霉素、大环内酯或氟喹诺酮类抗感染药物。注意头孢菌素有时与青霉素有交叉过敏。肺炎链球菌对青霉素耐药株若为中介水平［最低抑菌浓度（MIC）0.1~1.0mg/L］，仍可选择青霉素，但需要提高剂量，如青霉素G 240万U静脉滴注，每4~6小时1次。高耐药株或存在耐药高危险因素时应选择头孢曲松、头孢噻肟、厄他培南、呼吸喹诺酮类或万古霉素。由于我国肺炎链球菌对大环内酯类耐药率普遍在60%以上，且多呈高水平耐药，因此，疑为肺炎链球菌所致CAP时不宜单独应用大环内酯类，尤其是有基础疾病者因肺炎链球菌对大环内酯类耐药有可能导致侵袭性肺炎链球菌感染。

抗菌药物疗程一般为5~7日，或在退热后3日停药或由静脉用药改为口服，维持数日。

2. 支持疗法 患者应卧床休息，摄入充足的蛋白质、热量和维生素等，胸痛明显时可给少量止痛剂，如可待因15mg。不用阿司匹林或其他退热剂，以免患者大量出汗、脱水，且干扰热型。鼓励多饮水，确有失水者可输液。若PaO_2<60mmHg或有发绀时应吸氧；气道不畅或病情进行性加重时可考虑气管插管、气管切开及机械通气。腹胀可用热敷或肛管排气。烦躁、失眠者可用地西泮或水合氯醛，禁用含有呼吸抑制作用的镇静药物。

3. 并发症的处理 经及时、有效的抗感染治疗，高热一般可在24小时内消退或呈逐渐下降。若体温不降或降低后再升，应考虑肺外感染，如脓胸、心包炎、关节炎或存在混合感染的可能。10%~20%的肺炎链球菌肺炎伴发胸腔积液，不做胸部X线检查易被忽略，应抽出胸腔积液做常规检查以明确其性质。并发脓胸者，应积极穿刺引流。

4. 感染性休克的治疗 严重的肺部感染患者有时可出现感染性休克，治疗时应注意以下几个方面。

（1）补充血容量：一般先输给低分子右旋糖酐或平衡盐以维持有效血容量，降低血液黏稠度，防止弥散性血管内凝血（DIC）的发生。酸中毒明显时，可适当加用碳酸氢钠。出现下列情况表明血容量已补足：神志清楚，口唇红润，肢端温暖，尿量>20ml/h，收缩压>90mmHg，脉压>30mmHg，脉率<100次/min，血红蛋白和血细胞比容恢复正常。

（2）应用血管活性药物：血容量得到适当补充后，血管活性药物的作用才能有效地发挥。适量加入血管活性药物如去甲肾上腺素、多巴胺等，使收缩压维持在90~100mmHg，然后根据病情逐渐减量。出现肾衰竭、少尿时，可用利尿剂；心力衰竭时可酌情用强心剂。

（3）加强抗感染：加大抗生素用量，如青霉素G 800万~1 600万U/d静脉滴注；也可用广谱头孢菌素（如头孢哌酮钠/舒巴坦等），或联用2~3种广谱抗生素，如联合应用氨基糖苷类抗生素等，待药敏结果回报后再酌情调整。

（4）糖皮质激素的应用：对病情严重、中毒症状明显，经上述治疗病情仍不能控制时，可短期应用糖皮质激素，如静脉滴注氢化可的松100~200mg。

（5）纠正水、电解质和酸碱紊乱：随时监测和纠正钾、钠和氯紊乱以及酸、碱失衡。注意输液速度不能过快，否则容易导致心力衰竭及肺水肿的发生，若血容量已补足而24小时尿量仍<400ml，比重<1.018时，应考虑合并急性肾衰竭。

二、葡萄球菌肺炎

葡萄球菌主要有凝固酶阳性葡萄球菌和凝固酶阴性葡萄球菌。凝固酶阳性葡萄球菌以金黄色葡萄球菌最为常见，是引起肺化脓性感染的主要病原体。凝固酶阴性葡萄球菌如表皮葡萄球菌和腐生葡萄球菌，是医院获得性肺炎的重要病原体。葡萄球菌可产生溶血毒素、杀白细胞毒素、肠毒素。葡萄球菌的致病力可用血浆凝固酶测定，阳性者致病力强，如金黄色葡萄球菌，是化脓性感染的主要原因。临床上常依据对甲氧西林是否耐药区分为耐甲氧西林葡萄球菌（MRS）或甲氧西林敏感葡萄球菌（MSS），如耐甲氧西林金黄色葡萄球菌（MRSA）或甲氧西林敏感金黄色葡萄球菌（MSSA）等，由于MRS具有多重耐药的特点，构成了临床治疗的难题。

葡萄球菌肺炎可有吸入和血源感染2种类型，吸入者常呈大叶性分布或广泛融合性的支气管肺炎，可形成肺气囊肿或脓胸。血源感染常因皮肤疖痈、毛囊炎、骨髓炎和伤口等感染灶的葡萄球菌经血液循环到达肺部所引起的肺化脓性感染，常表现为两肺多发性肺脓肿。

（一）临床表现

1. 基础疾病或诱因　发病前常有急性上呼吸道感染或基础疾病、不适当应用抗生素、创伤性诊疗操作等病史。血源性葡萄球菌感染常有皮肤感染，中心静脉导管植入或静脉吸毒史。

2. 临床特征　起病急，进展迅速，常有寒战、高热，呈稽留热；咳嗽、咳黄色黏稠痰，随后转为脓性或脓血性痰；胸痛、呼吸困难、发绀、全身中毒症状或并发循环衰竭。两肺可闻及散在湿啰音，病变融合出现肺实变体征；脓胸或脓气胸可出现相应的体征。血源性者应注意肺外病灶，静脉吸毒者应注意有无心瓣膜赘生物。

（二）实验室及其他检查

1. 血液常规　血白细胞计数增高，常大于15×10^9/L，中性粒细胞百分比增加，核左移并有中毒颗粒。

2. X线检查　胸部X线常可表现为小片状肺浸润，广泛融合的支气管肺炎或大叶性肺炎改变，并伴有空腔性改变或肺气囊肿的形成。肺部X线阴影的易变性是金黄色葡萄球菌肺炎的重要特征，即在短期内（数小时或数日）不同部位的病灶可发生显著的变化，表现为一处炎性浸润消失而在另一处出现新的病灶，或很小的单一病灶发展为大片状阴影。因此，短期胸部X线检查对本病的诊断有重要价值。血源性肺脓肿早期在两肺周边出现大小不等的斑片或团块状阴影，边缘清楚，直径1~3cm，病灶周围出现肺气囊肿，并可发展为肺脓肿。

3. 病原学检查　痰涂片可见大量脓细胞、革兰氏阳性球菌。胸腔积液、下呼吸道深部取痰、肺穿刺标本和血培养分离到葡萄球菌有助于病原学诊断。

（三）诊断

根据上述症状、体征及血象检查，X线显示片状阴影伴有空洞和液平可初步诊断，确诊有赖于细菌培养。

（四）治疗

在引流、清除原发病灶的同时选用敏感抗菌药物进行治疗。

1. MSSA　首选耐酶青霉素如苯唑西林或氟氯西林或萘夫西林等。第一代头孢菌素、氨苄西林/舒巴坦、克林霉素、万古霉素、替考拉宁则可作为次选药物。

2. MRSA　静脉滴注糖肽类抗生素如万古霉素或去甲万古霉素治疗或每日2次口服/静脉滴

注利奈唑胺600mg，均是可以考虑的选择。糖肽类存在潜在的耳肾毒性，疗程中应定期复查肾功能并注意平衡功能和听力监测。2011美国耐甲氧西林金黄色葡萄球菌感染治疗指南建议，对于MRSA引起的严重感染，如菌血症、感染性心内膜炎、骨髓炎、脑膜炎、肺炎以及严重的皮肤和软组织感染（例如坏死性筋膜炎），万古霉素的最低血药浓度需要为15~20mg/L。其他可选择的药物有奎奴普丁/达福普汀、达托霉素等。

三、肺炎克雷伯菌肺炎

肺炎克雷伯菌肺炎（klebsiella pneumoniae pneumonia）是由肺炎克雷伯菌引起的肺部急性炎症。肺炎克雷伯菌常存在于人体上呼吸道和肠道，系革兰氏阴性杆菌。当机体抵抗力降低时，便经呼吸道进入肺内而引起大叶或小叶融合性实变，病变以上叶较为多见。病变部位渗出液黏稠而重，致使肺间隙下坠。并可引起组织坏死、液化，形成单个或多发性脓肿。是HAP重要的病原菌。

（一）临床表现

本病多见于中老年人，男性多于女性，起病急，有寒战、高热、咳嗽、咳痰，痰量较多，呈黏稠脓性，有时带血，典型的灰绿色或砖红色胶冻状痰液并不多见。患者可有胸痛、发绀、心悸，并可出现休克。

胸部X线检查呈多样性改变，以右肺上叶、两肺下叶多见，可出现肺叶或小叶实变，叶间隙下坠，可形成蜂窝状肺脓肿。

（二）诊断

若中老年患者有急性肺部感染、中毒性症状明显，痰为血性胶冻状者需要考虑本病，确诊有待于细菌学检查，并应与其他革兰氏阴性细菌肺炎、金黄色葡萄球菌肺炎等进行鉴别。

（三）治疗

选择敏感的抗生素是治愈肺炎克雷伯菌肺炎的关键，第二、第三代头孢菌素联合氨基糖苷类抗生素是较为常用的方案，头孢菌素如头孢孟多（cefamandole）、头孢西丁（cefoxitin）、头孢噻肟（cefotaxime）等，氨基糖苷类抗生素如奈替米星、阿米卡星、卡那霉素、妥布霉素、庆大霉素等。部分病例使用氯霉素、磺胺甲噁唑-甲氧苄啶（SMZ-TMP）亦有效果，必要时可联合应用有关药物。对超广谱β-内酰胺酶（extended spectrum β lactamase，ESBL）的细菌株，可选择碳青霉烯类、头孢哌酮/舒巴坦、哌拉西林/他唑巴坦等药物。碳青霉烯类耐药肺炎克雷伯菌（carbapenem-resistant Klebsiella pneumoniae，CRKP）是近年来备受关注的耐药菌株，CRKP对碳青霉烯类、青霉素类、广谱头孢菌素及单环类等抗生素的耐药性，构成了极为严峻的临床问题，应引起足够重视。

四、军团菌肺炎

军团菌肺炎（legionnaires pneumonia）是由军团菌引起的急性肺部炎症。临床起病急骤，以肺炎为主要表现，常伴多系统损害。军团菌存在于水和土壤中，在含有L-半胱氨酸亚铁盐酵母浸膏及活性酵母浸液琼脂培养基上才能生长，其菌株分有42个种、64个血清型，军团菌属中与人类疾病关系最密切的为嗜肺军团菌。污染的水和土壤以气溶胶形式被人体吸入可能是感染的主要途径，直接吸入或饮入被污染的水也可能为感染途径。流行病学调查发现军团病暴发与冷却塔、热水系统、温泉浴等水装置或花盆肥料有关。

（一）临床表现

易感人群为年老体弱、患有慢性疾病者，如糖尿病、血液病、恶性肿瘤、艾滋病或接受免疫抑制剂治疗者。军团菌肺炎的典型患者常为急性起病，全身乏困无力、肌肉疼痛、发热等。部分患者有2~10日的潜伏期，此后起病急骤，寒战、高热、胸痛、咳嗽，痰中带少量血丝或血痰。患者可伴有消化道症状，如腹痛、腹泻与呕吐，水样便，一般无脓血便。可有心动过缓或头痛。少数患者也可表现为：① 浅表淋巴结普遍肿大伴肝、脾肿大；② 皮疹、关节肿痛、球蛋白升高及类风湿因子阳性；③ 哮喘持续状态；④ 焦虑不安或反应迟钝或步态异常、共济失调、口齿不清及精神错乱等神经精神症状。病情严重者可发生呼吸衰竭。个别患者可同时患有大肠埃希菌、铜绿假单胞菌、念珠菌等混合感染，形成“难治性肺炎”。

（二）实验室及胸部X线检查

患者白细胞总数和中性粒细胞增高。实验室检查还可见：① 血尿；② 低钠血症、低磷血症；③ 肝功能异常；④ 血清乳酸脱氢酶升高。

多变性、多形性、多发性是军团菌肺炎的X线特征。病变部位多见于下叶，单侧或双侧，可表现为大片状实变影、斑片状模糊阴影、纱网状阴影、边界清楚的小结节样增殖影、条索状阴影、肺纹理增多、紊乱、模糊等。在肺炎基础上可伴发胸腔积液、胸膜增厚及肺脓肿。肺部阴影多变的情况下伴有胸腔积液形成应高度怀疑军团菌感染的可能。胸腔积液均较一般的结核性胸膜炎吸收迅速，胸膜增厚亦能恢复正常。少数患者有空洞形成，空洞具有形成快、闭合慢的特点。

（三）诊断

痰液或胸腔积液涂片行吉姆萨染色（Giemsa stain）可见细胞内的军团菌。军团菌培养阳性率甚低，应用聚合酶链反应（PCR）技术扩增该菌基因片段，能快速诊断。间接免疫荧光抗体检测、血清试管沉集试验及血清微量凝集试验时，前后两次抗体滴度呈4倍增长，分别达1∶128、1∶160或更高者，均有诊断意义。尿液酶联免疫吸附试验（ELISA）法检测嗜肺军团菌Ⅰ型尿抗原阳性亦具有较强特异性。应用核酸探针方法检测与鉴定军团菌，具有简洁、特异等优点，并可克服军团菌生长缓慢以及抗原多态性等问题。

（四）治疗

首选大环内酯类（红霉素、阿奇霉素）或氟喹诺酮类药物（左氧氟沙星、莫西沙星、吉米沙星），还可以选择四环素类（多西环素、米诺环素）、磺胺类（磺胺甲噁唑-甲氧苄啶）。氨基糖苷类及青霉素、头孢菌素类抗生素对本病无效。

（五）预防

应加强医院、工地、矿区的环境及水源的监控，对上述区域肺部感染的老年患者、免疫力低下的患者等易感人群，应注意本病发生的可能，及时进行有关检查。

五、肺炎支原体肺炎

肺炎支原体肺炎（*Mycoplasmal pneumoniae* pneumonia）是由肺炎支原体引起的急性肺部感染，可同时伴有咽炎、支气管炎。秋、冬季节发病较多，其发病率近年有所增加。肺炎支原体是CAP重要的病原微生物之一，主要通过呼吸道传播，可引起散发呼吸道感染或小流行。肺炎支原体肺炎以儿童及青年人居多，发病前2~3日直至病愈数周，皆可在呼吸道分泌物中发现肺炎支原体。

（一）临床表现

本病潜伏期2~3周，起病缓慢，可有乏力、发热、咽痛、咳嗽、食欲缺乏、肌肉疼痛等表现。发热可持续2~3周。咳嗽多为阵发性刺激性呛咳，少量黏液痰。一般无呼吸困难。

在呼吸道症状出现10日后，可出现胃肠炎、溶血性贫血、关节炎和周围神经炎、脑膜炎等肺外表现。儿童偶可并发中耳炎。

体格检查咽部充血，颈淋巴结肿大，结节红斑、多形红斑等。胸部体格检查与肺部病变程度不相称，可无明显体征，或少量干、湿啰音，少有实变体征。

（二）实验室检查和其他检查

白细胞总数通常正常，少数增高。约2/3的患者起病2周后冷凝集试验阳性，效价>1：32，特别是滴度逐步升高更有助于诊断。血清肺炎支原体抗体滴度呈4倍或4倍以上变化，同时肺炎支原体抗体滴度（补体结合试验）≥1：64，对确诊有重要的价值。培养分离出肺炎支原体对诊断有决定性意义，但其检出率较低，技术条件要求高，所需时间长。

X线检查多样化，无特异度。早期呈间质性肺炎改变，纹理增多及网格阴影。也可见多种形态的浸润影，呈节段性分布，以两肺下野为多见。3~4周后病变可自行消散。早期治疗可减轻症状及缩短病程。

（三）诊断

综合临床表现、X线特征及血清学检查结果作出初步诊断。应与病毒性肺炎、军团菌肺炎、嗜酸性粒细胞性肺炎等进行鉴别。

（四）治疗

首选大环内酯类抗生素，如红霉素、罗红霉素、阿奇霉素。喹诺酮类药物如左氧氟沙星、莫西沙星对支原体也有效。四环素类也可用于肺炎支原体肺炎的治疗。因肺炎支原体无细胞壁，克林霉素和β-内酰胺酶类药物无效。

六、病毒性肺炎

病毒性肺炎（viral pneumonia）是由上呼吸道病毒感染，向下蔓延引起肺组织炎症。本病多发生于冬春季节，可暴发或散发流行。引起成人病毒性肺炎常见的病毒有甲、乙型流感病毒、新型冠状病毒、腺病毒、副流感病毒、呼吸道合胞病毒、严重急性呼吸综合征（SARS）冠状病毒及高致病性禽流感病毒等。病毒性肺炎可发生在免疫功能正常或受抑制的儿童和成人，但骨髓移植或器官移植受者易患疱疹病毒和巨细胞病毒肺炎。

（一）流行病学

过去认为病毒性肺炎约占住院CAP的8%，近年来的流行病学调查显示病毒性肺炎的发病有增高的趋势，占CAP的13%~50%，其中8%~27%为病毒细菌混合感染。流感病毒是引起成人病毒性CAP最主要的病原体，甲型H1N1和甲型H3N2流感亚型是目前人间传播的重要流感病毒，每年有300万~500万严重病例，25万~50万死亡病例。流感病毒可引起世界性大流行，加强国家级别的流感防控是应对流感大流行的重要策略。

（二）临床表现及实验室检查

1. 临床表现 病毒性肺炎好发于流行季节，往往急性起病，发热、头痛、全身酸痛、肌痛和乏力的症状一般比较突出，可伴有呼吸道症状和/或消化道症状，老年人和儿童容易发生重症病毒性肺炎，甚至出现急性呼吸衰竭和多器官功能衰竭。

2. 实验室检查 白细胞总数正常，或稍高或减少，常有淋巴细胞减少。部分病例可有血小板减少。病毒感染常伴有血清酶学异常，如人感染高致病性禽流感常伴有明显的酶学异常，如肌酸激酶（CK）、乳酸脱氢酶（LDH）、天冬氨酸转氨酶（AST）、丙氨酸转氨酶（ALT）等均明显增高。

3. 胸部X线检查 病毒性肺炎的胸部X线检查可见片状间质性和/或肺泡性浸润影，可累及双侧肺野或多叶；其他的表现可有支气管周围增厚、肺实变、胸腔积液等。

4. 病原学检测 尽管病毒培养是病原学诊断的金标准，但获取结果时间较长，对快速诊断的价值有限；利用免疫荧光或酶联免疫方法检测呼吸道分泌物中的病毒抗原因灵敏度和特异性均较低，限制了该检测方法的广泛应用；核酸扩增技术具有快速、高灵敏度和高特异性的特点，逐渐成为呼吸道病毒检测的标准方法，但易受到污染则是该检测方法的不足；血清学检查急性期和缓解期病毒的特异性抗体呈4倍或以上的增高对病因诊断有重要的意义，但其意义仅在于回顾性诊断。因此，如何快速、准确获取病原学依据还需要进一步研究。

（三）治疗

1. 对症支持治疗 密切监护、休息、退热、氧疗、营养支持是病毒性肺炎的基础治疗。氧疗和机械通气是生命支持的重要手段，需要机械通气者应按照急性呼吸窘迫综合征（ARDS）的治疗原则，可采取低潮气量（6ml/kg）、压力限制并加用适当呼气末正压（PEEP）的肺保护性通气策略。同时加强呼吸道管理，防止机械通气的相关合并症。

2. 抗病毒治疗 各型病毒性肺炎的病因治疗价值非常有限，即使是使用有效的针对性治疗药物也因难以获得早期诊断而失去最佳治疗时间。在流感流行季节，对高龄、肥胖、有基础疾病或妊娠等高危人群，在有发热等流感样症状时即可给予磷酸奥司他韦治疗而不需要等待病原学诊断结果，对减少重症病例的发生可能有一定的益处。

3. 抗菌治疗 理论上病毒性肺炎不需要给予抗生素治疗，但病毒性肺炎常常合并有细菌感染且病毒性肺炎与细菌性肺炎难以鉴别，故可参考CAP指南选择抗感染药物。

[附1] 新型冠状病毒感染

新型冠状病毒感染是由新型冠状病毒（以下简称新冠病毒，SARS-CoV-2）引起的一种具有明显传染性、可累及多个器官系统的感染性疾病。

（一）病原体

新冠病毒为β属冠状病毒，基因组为单股正链RNA，全长约29.9kb。新冠病毒在人群中流行和传播过程中基因频繁发生突变，当新冠病毒不同的亚型或子代分支同时感染人体时，还会发生重组，产生重组病毒株。截至2022年底，世界卫生组织（WHO）提出的“关切的变异株”有5个，分别为阿尔法、贝塔、伽马、德尔塔和奥密克戎。

新冠病毒对紫外线、有机溶剂（乙醚、75%酒精、过氧乙酸和氯仿等）以及含氯消毒剂敏感，75%酒精以及含氯消毒剂较常用于临床及实验室新冠病毒的灭活，氯己定不能有效灭活病毒。

（二）流行病学特点

1. 传染源　新冠病毒感染者是主要的传染源，在潜伏期即有传染性，发病后3日内传染性最强。

2. 传播途径　① 经呼吸道飞沫和密切接触传播是主要的传播途径；② 在相对封闭的环境中可经气溶胶传播；③ 接触被病毒污染的物品后也可造成感染。

3. 易感人群　人群普遍易感。感染后或接种新冠病毒疫苗后可获得一定的免疫力。老年人及伴有严重基础疾病患者感染后重症率、病死率高于一般人群，接种疫苗后可降低重症及死亡风险。

（三）临床特点

1. 临床表现　潜伏期多为2~4日。主要表现为咽干、咽痛、咳嗽、发热等，发热多为中低热，部分患者可伴有肌肉酸痛、嗅觉味觉减退或丧失、鼻塞、流涕、腹泻、结膜炎等。重症患者多在发病5~7日后出现呼吸困难和/或低氧血症。严重者可快速进展为急性呼吸窘迫综合征、脓毒症休克、难以纠正的代谢性酸中毒、出凝血功能障碍及多器官功能衰竭等。极少数患者还可有中枢神经系统受累等表现。

大多数患者预后良好，病情危重者多见于老年人、有慢性基础疾病者、晚期妊娠和围生期女性、肥胖人群等。

2. 实验室检查

（1）一般检查：发病早期外周血白细胞总数正常或减少，可见淋巴细胞计数减少，部分患者可出现转氨酶、乳酸脱氢酶、肌酶、肌红蛋白、肌钙蛋白和铁蛋白增高。部分患者C反应蛋白（CRP）和红细胞沉降率（又称血沉）升高，降钙素原（PCT）正常。重型、危重型病例可见D-二聚体升高、外周血淋巴细胞进行性减少，炎症因子升高。

（2）病原学及血清学检查。① 核酸检测：可采用核酸扩增检测方法检测呼吸道标本（鼻咽拭子、咽拭子、痰、气管抽取物）或其他标本中的新冠病毒核酸。荧光定量PCR是目前最常用的新冠病毒核酸检测方法。② 抗原检测：采用胶体金法和免疫荧光法检测呼吸道标本中的病毒抗原，检测速度快，其敏感性与感染者病毒载量呈正相关，病毒抗原检测阳性支持诊断，但阴性不能排除。③ 病毒培养分离：从呼吸道标本、粪便标本等可分离、培养获得新冠病毒。④ 血清学检测：新冠病毒特异性IgM抗体、IgG抗体阳性，发病1周内阳性率均较低。恢复期IgG抗体水平为急性期4倍或以上升高有回顾性诊断意义。

3. 胸部影像学 合并肺炎者早期呈现多发小斑片影及间质改变，以肺外带明显，进而发展为双肺多发磨玻璃影、浸润影，严重者可出现肺实变，胸腔积液少见。

（四）诊断

根据流行病学史、临床表现、实验室检查等综合分析，作出诊断。新冠病毒核酸检测阳性为确诊的首要标准。

1. 诊断标准

（1）具有新冠病毒感染的相关临床表现。

（2）具有以下一种或以上病原学、血清学检查结果：① 新冠病毒核酸检测阳性；② 新冠病毒抗原检测阳性；③ 新冠病毒分离、培养阳性；④ 恢复期新冠病毒特异性IgG抗体水平为急性期4倍或以上升高。

2. 临床分型

（1）轻型：以上呼吸道感染为主要表现，如咽干、咽痛、咳嗽、发热等。

（2）中型：持续高热>3日和/或咳嗽、气促等，但呼吸频率（RR）<30次/min、静息状态下吸空气时指氧饱和度>93%。影像学可见特征性新冠病毒感染肺炎表现。

（3）重型：成人符合下列任何一条且不能以新冠病毒感染以外其他原因解释。① 出现气促，呼吸频率≥30次/min；② 静息状态下，吸空气时指氧饱和度≤93%；③ 动脉血氧分压（PaO_2）/吸氧浓度（FiO_2）≤300mmHg（1mmHg=0.133kPa），高海拔（海拔超过1 000m）地区应根据以下公式对PaO_2/FiO_2进行校正：PaO_2/FiO_2×［760/大气压（mmHg）］；④ 临床症状进行性加重，肺部影像学显示24~48小时内病灶明显进展>50%。

（4）危重型：符合以下情况之一者：① 出现呼吸衰竭，且需要机械通气；② 出现休克；③ 合并其他器官功能衰竭需要ICU监护治疗。

（五）鉴别诊断

1. 新冠病毒感染需要与其他病毒引起的上呼吸道感染相鉴别。

2. 新冠病毒感染主要与流感病毒、腺病毒、呼吸道合胞病毒等其他已知病毒性肺炎及肺炎支原体感染鉴别。

3. 要与非感染性疾病，如血管炎、皮肌炎和机化性肺炎等鉴别。

4. 儿童病例出现皮疹、黏膜损害时，需要与川崎病鉴别。

（六）治疗

1. 一般治疗 请参阅本章节病毒性肺炎。

2. 抗病毒治疗 ① 奈玛特韦片/利托那韦片：适用人群为发病5日以内的轻、中型且伴有进展为重症高风险因素的成年患者；② 阿兹夫定片：用于治疗中型新冠病毒感染的成年患者；③ 莫诺拉韦胶囊：适用人群为发病5日以内的轻、中型且伴有进展为重症高风险因素的成年患者；④ 单克隆抗体：安巴韦单抗/罗米司韦单抗用于治疗轻、中型且伴有进展为重症高风险因素的成人和青少年（12~17岁，体重≥40kg）患者；⑤ 静脉滴注COVID-19人免疫球蛋白：可在病程早期用于有重症高风险因素、病毒载量较高、病情进展较快的患者；⑥ 康复者恢复期血浆：可在病程早期用于有重症高风险因素、病毒载量较高、病情进展较快的患者。

3. 免疫治疗　① 糖皮质激素：对于氧合指标进行性恶化、影像学进展迅速、机体炎症反应过度激活状态的重型和危重型病例，酌情短期内（不超过10日）使用糖皮质激素，建议地塞米松5mg/d或甲泼尼龙40mg/d，避免长时间、大剂量使用糖皮质激素，以减少副作用。② 白介素-6（IL-6）抑制剂：托珠单抗。对于重型、危重型且实验室检测IL-6水平明显升高者可试用。

4. 抗凝治疗　用于具有重症高风险因素、病情进展较快的中型病例，以及重型和危重型病例，无禁忌证情况下可给予治疗剂量的低分子量肝素或普通肝素。发生血栓栓塞事件时，按照相应指南进行治疗。

5. 俯卧位治疗　具有重症高风险因素、病情进展较快的中型、重型和危重型病例，应当给予规范的俯卧位治疗，建议每日不少于12小时。

6. 重型、危重型支持治疗　在上述治疗的基础上，积极防治并发症，治疗基础疾病，预防继发感染，及时进行器官功能支持及呼吸支持。

七、真菌性肺炎

真菌性肺炎是由地方流行或机会性真菌所致的肺部感染性疾病。荚膜组织胞浆菌、粗球孢子菌、皮炎芽生菌、巴西副球孢子菌等具有地方流行特点的真菌性肺炎既可发生于免疫功能正常宿主，也发生于免疫受损宿主。机会性真菌病原体如念珠菌、曲霉菌、毛霉菌、新型隐球菌及肺孢子菌等主要发生于免疫受损宿主，也见于先天性免疫功能不全的患者。目前侵袭性肺真菌病（invasive pulmonary fungal disease，IPFD）的发病率明显上升，IPFD日益成为导致器官移植受者、恶性血液病和恶性肿瘤患者以及其他危重病患者的死亡原因之一。基础疾病的严重程度和结局，以及免疫受损状况是否能逆转是影响真菌性肺炎重要的预后因子。

（一）临床表现

1. 念珠菌　可有畏寒、发热、咳嗽、咳痰、胸痛及咯血等呼吸道症状，其临床表现与支气管炎、肺炎或肺结核相似，并无特异性。胶冻状痰，痰液有酵母样臭味可能是考虑念珠菌感染的线索。严重时也可引起机体各系统念珠菌感染（如肝、脾、肾、肌肉、眼念珠菌病等）。

2. 曲霉菌　可引起变应性支气管肺曲霉病（ABPA）、曲霉肿、侵袭性肺曲霉病等临床类型。ABPA常由烟曲霉所致，低热、呼吸困难、喘鸣和咳嗽是常见症状，可咳出褐色黏痰。曲霉肿常在肺内已形成的空洞里增殖，主要症状是咯血，甚至是危及生命的咯血。侵袭性肺曲霉病常见于免疫受损宿主或中性粒细胞减少者，死亡率高，常见发热、咳嗽、胸痛、呼吸困难和缺氧，也可引起中枢神经系统感染或鼻窦炎的临床表现。

3. 其他　新型隐球菌除可引起肺部感染外，也可同时伴发真菌性脑膜炎的改变；毛霉菌也可引起真菌性脑脓肿、鼻道或鼻窦的病变。

（二）胸部影像学检查

可见斑片状或结节样阴影、实变、空洞、胸腔积液、粟粒状浸润影等多种X线改变，其表现尽管有一定的特征，但诊断价值有限。若出现典型的下述动态变化则有助于侵袭性肺曲霉病的诊断，早期出现胸膜下密度增高的结节实变影，数日后病灶周围可出现晕轮征，10~15日后肺实变区液化、坏死，出现空腔阴影或新月征。肺孢子菌肺炎多表现为两肺毛玻璃样肺间质病变，常伴有低氧血症。

（三）病原学检查

1. 真菌培养 合格的呼吸道分泌物标本的微生物学检查应该是临床诊断真菌性肺炎的重要依据之一。但临床最常用的痰液真菌培养阳性并不能区分真菌污染、定植和感染，所以不能作为确诊的依据，但多次培养阳性结合临床资料也有一定的参考价值。合格痰液或BALF直接镜检，或培养新生隐球菌阳性，或发现肺孢子菌包囊、滋养体及囊内小体则有临床意义，因为在气道内很少有隐球菌和肺孢子菌的定植。正常无菌腔液（如血液、胸腔积液、肺穿刺抽吸液等）真菌培养阳性则是确诊IPFD的重要依据。

2. 组织学检查 肺组织活检的病理学检查，有真菌侵袭和相应炎症反应与肺损害的证据（如HE、PAS、嗜银染色等）也是确诊IPFD的重要依据。

3. 其他 与真菌病原学检测相关的其他检查有真菌抗原检测和DNA检测，为间接真菌检测。真菌抗原检测如半乳甘露聚糖（GM试验）、（1，3）-β-D-葡聚糖抗原（G试验）和隐球菌抗原检测。血清GM试验和G试验已公认为肺真菌感染的血清学依据，尤其是GM试验对血液恶性肿瘤和造血干细胞移植患者的肺曲霉病的诊断价值非常大，但对非粒细胞缺乏患者的诊断价值有限，尚需要获得更多的循证医学证据，当检测结果阴性时并不能作为排除诊断的标准。G试验的特点是具有筛查真菌感染的价值，其阳性提示除隐球菌和结合菌之外所有真菌感染皆有可能；血液或是脑脊液中的隐球菌抗原对隐球菌感染均有非常好的诊断特异性。应用PCR方法检测各种真菌特异性DNA，具有较高的灵敏度和特异度，但易污染，且缺乏标准化，其临床诊断价值还有待进一步研究。

（四）诊断

真菌性肺炎的诊断有相当大的难度，微生物学检查或组织病理学检查对真菌性肺炎的诊断有确诊意义，诊断时应结合宿主免疫状况和临床特点综合判断。应注意排除引起肺浸润影的其他疾病，还应注意真菌和其他病原体所致的肺炎同时存在。

（五）治疗

白念珠菌感染可应用氟康唑，亦可选择伊曲康唑、两性霉素B（或含脂制剂）。非白念珠菌属感染则依据培养结果可选择两性霉素B、伏立康唑、伊曲康唑、卡泊芬净等。IPFD可选用伊曲康唑、两性霉素B、伏立康唑或卡泊芬净，必要时可联合2种不同类型的抗真菌药物治疗。肺隐球菌病可用两性霉素B或氟康唑，播散型肺隐球菌病或病变虽然局限但宿主存在免疫损害时，推荐两性霉素B联合氟胞嘧啶或氟康唑治疗。肺毛霉病可用两性霉素B联合氟胞嘧啶治疗，艾沙康唑也获批用于侵袭性毛霉病的治疗。

（陈哲）

学习小结

肺炎是指包括终末气道、肺泡及肺间质等在内的肺实质炎症，细菌性肺炎是最常见的肺炎。临床上常依照肺炎的获得环境分为社区获得性肺炎（CAP）和医院获得性肺炎（HAP），导致CAP与HAP的常见病原体不同。依据病史、症状、体征、血液检查及影像学检查等明确肺炎诊断；早期识别重症肺炎十分重要。抗感染是治疗肺炎的关键，在未获取病原学资料前，可以通过临床特点、胸部影像学特征，以及流行病学等初步推断可能的病原体并选择相对应的抗感染药物；其后根据获得的病原体检查结果调整抗菌药物。

复习思考题

1. 简述CAP的诊断标准和初始治疗原则。
2. 减少HAP危险因素有哪些措施？
3. 导致MDR病原菌产生的危险因素有哪些？
4. HAP应怎样选择抗菌药物？
5. 肺炎链球菌肺炎、金黄色葡萄球菌肺炎、肺炎克雷伯菌肺炎、病毒性肺炎的临床特点和诊治要点分别是什么？

第七章　肺脓肿

学习目标

掌握　肺脓肿的分类、临床表现、诊断和治疗。
熟悉　肺脓肿的病因及鉴别诊断。
了解　肺脓肿的病理和肺脓肿外科治疗的适应证。

肺脓肿（lung abscess）是由多种病原体所引起的肺组织化脓性病变，早期为化脓性肺炎，继而坏死、液化，脓肿形成。临床特征为高热、咳嗽、咳大量脓臭痰。胸部X线或CT显示肺实质内厚壁空洞或伴液平。多发生于壮年，男性多于女性。自广泛使用抗生素以来，发病率已明显降低。

一、病因

引起肺脓肿的病原体多为口咽部、上呼吸道的定植菌，包括需氧、厌氧和兼性厌氧菌。其中厌氧菌感染达90%，其他如金黄色葡萄球菌、化脓性链球菌、肺炎克雷伯菌和铜绿假单胞菌等感染也较为常见。也可见奴卡菌、军团菌、曲霉菌和隐球菌等感染。

二、分类

根据感染途径，肺脓肿可分为以下3种类型。

（一）吸入性肺脓肿

病原体经口、鼻、咽腔吸入致病。也可因吸入鼻窦炎、牙槽脓肿等脓性分泌物致病。致病菌多为厌氧菌。脓肿常为单发，好发部位与支气管解剖和体位有关。右主支气管陡直、粗短，故吸入物易进入右肺。仰卧位时好发于右肺上叶后段或下叶背段；坐位时好发于下叶后基底段；右侧卧位时好发于右上叶前段或后段（图2-7-1）。

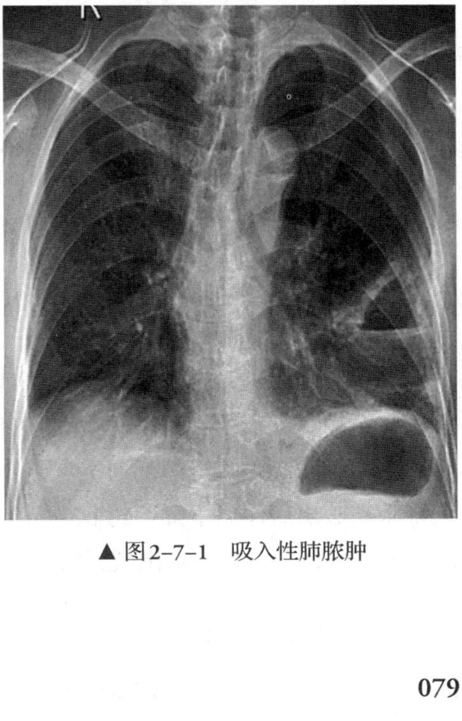

▲ 图2-7-1　吸入性肺脓肿

（二）继发性肺脓肿

肺部病变如金黄色葡萄球菌、肺炎克雷伯菌和铜绿假单胞菌等细菌性肺炎、支气管扩张、支气管囊肿、支气管肺癌、肺结核空洞等继发感染可导致继发性肺脓肿；邻近器官的化脓性病灶如肝脓肿、膈下脓肿、肾周脓肿、脊柱脓肿等波及肺部可引起肺脓肿；支气管异物阻塞也可导致肺脓肿，特别是小儿肺脓肿。

（三）血源性肺脓肿

因皮肤感染、疖、痈、骨髓炎等所致的脓毒血症，菌栓经血行播散到肺，引起小血管栓塞、炎症、坏死而形成肺脓肿。致病菌以金黄色葡萄球菌、表皮葡萄球菌及链球菌多见。病变常为两肺外带的多发性脓肿（图2–7–2）。

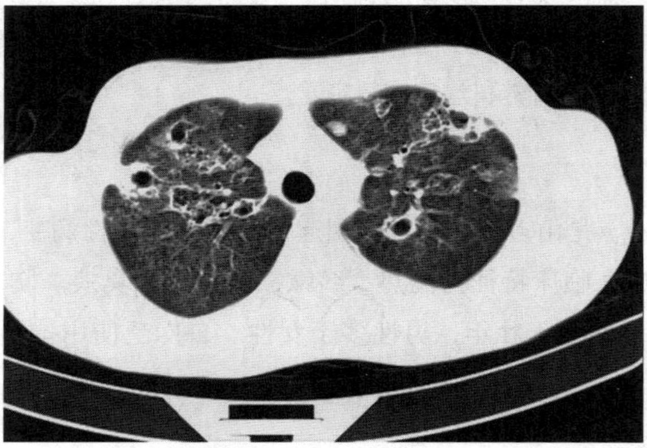

▲ 图2–7–2　血源性肺脓肿

三、病理

感染物阻塞细支气管、小血管导致炎性栓塞，肺组织化脓性炎症、坏死、形成脓肿，继而坏死组织液化破溃到支气管，部分坏死组织被咳出，形成有液平面的脓腔。如脓肿靠近胸膜，可发生局限性纤维蛋白性胸膜炎、胸膜粘连；如为张力性脓肿，破溃到胸腔可形成脓胸、脓气胸、支气管胸膜瘘。

急性肺脓肿经积极抗感染治疗，脓腔逐渐消失而痊愈。若急性期治疗不彻底或支气管引流不畅，坏死组织残留脓腔，使肉芽组织增生、脓腔壁增厚，经久不愈达3个月以上的肺脓肿称为慢性肺脓肿。

四、临床表现

（一）吸入性肺脓肿

多有口腔及鼻咽部化脓性病灶，或有手术、醉酒、受凉、昏迷、全身麻醉及异物吸入等病史。急性起病，寒战、高热、咳嗽、咳痰。初起痰量不多，如感染不能及时控制，10~14日可突然咳出大量脓臭痰。静置后可分3层，上为泡沫、中为浑浊黏液、底层为脓性坏死组织沉淀物。大量脓痰咳出后体温下降。约1/3的患者有咯血。炎症累及胸膜可有胸痛。病变范围小且位置深时不易发现体征。病变范围较大时，胸部叩诊呈浊音，语音震颤增强，呼吸音减弱，可闻及支气管呼吸音或湿啰音，病变累及胸膜可闻及胸膜摩擦音或出现胸腔积液体征。

（二）血源性肺脓肿

有皮肤感染、疖、痈、骨髓炎、细菌性心内膜炎等病史。多先有畏寒、高热等全身脓毒症的表现，后出现咳嗽、咳痰等，痰量不多，极少咯血。肺部大多无阳性体征，脓肿破溃到支气管时可闻及湿啰音。

（三）慢性肺脓肿

常有咳嗽、咳脓痰、反复发热、咯血、贫血及消瘦等表现。肺部多无异常体征，常有杵状指/趾。

五、实验室和辅助检查

（一）血常规检查

急性肺脓肿血白细胞总数达（20~30）$\times 10^9$/L，中性粒细胞百分比显著升高，可出现核左移及中毒颗粒。慢性肺脓肿白细胞可稍升高或正常，红细胞及血红蛋白降低。

（二）细菌培养

痰、血及胸腔积液进行需氧、厌氧菌培养和药物敏感试验，明确致病菌并指导用药。

（三）X线检查

早期X线呈大片浓密模糊、边界不清的浸润阴影；脓液经支气管排出后，圆形透亮的脓腔及液平形成，周围环绕着浓密的浸润阴影。经脓液引流和抗生素治疗后，脓腔周围炎症吸收，脓腔逐渐缩小以至消失，最后仅残留纤维条索阴影。慢性肺脓肿腔壁增厚且内壁不规则，有时可呈多房性，周围有纤维组织增生及胸膜增厚，纵隔可向患侧移位。脓肿破溃到胸腔可形成脓胸、脓气胸。血源性肺脓肿病灶分布在一侧或两侧肺，呈散在的边缘整齐的类圆形病灶，中央有脓腔或伴液平，炎症吸收后，可有局限性纤维化或小气囊影。

胸部CT能更准确地定位及区别肺脓肿和有气液平的局限性脓胸，发现体积较小的脓肿和葡萄球菌肺炎引起的肺气囊。

（四）支气管镜检查

可发现并明确病因，有利于病原学诊断，可行异物取出和活组织检查，进行鉴别诊断，可通过支气管镜吸引脓液、冲洗支气管及注入抗生素，以提高疗效、缩短疗程。

六、诊断和鉴别诊断

（一）诊断

对有口腔手术、昏迷呕吐或异物吸入后，突发寒战、高热、咳嗽和咳大量脓臭痰、咯血等症状者，白细胞总数及中性粒细胞显著增高，胸部X线或CT示浓密的炎性阴影中有空腔、液平面，即可作出急性肺脓肿的诊断。对于有皮肤创伤感染、疖、痈等化脓性感染病灶患者，或静脉吸毒者患心内膜炎，出现畏寒、高热、咳嗽和咳痰等症状，胸部X线或CT示两肺多发性脓肿者，可诊断为血源性肺脓肿。痰和血的细菌培养及药敏试验对病因诊断及选用抗菌药物有重要意义。

（二）鉴别诊断

1. 细菌性肺炎　早期两者临床表现及胸部X线表现很相似，但肺炎链球菌肺炎多伴有口唇疱疹、痰呈铁锈色而无大量脓臭痰，胸部X线或CT示肺实变或片状淡薄炎症病变，边缘模糊不清，没有空洞形成。

2. 空洞性肺结核继发感染　肺结核起病缓慢，病程长。有午后低热、盗汗、乏力、食欲减退等结核中毒症状；咳嗽、咳痰、无臭味。痰找结核分枝杆菌阳性。胸部X线或CT所见空洞多无液平，空洞周围炎性病变较少，常有增殖、渗出病变并存。

3. 支气管肺癌　阻塞支气管可引起肺化脓性感染，但其病程相对较长，中毒症状多不明显，脓痰量也较少。抗生素不易控制。鳞状细胞癌中心部位也可发生坏死形成空洞，但洞壁较厚，多呈偏心空洞，内壁凹凸不平，空洞周围多无炎性浸润，局部淋巴结可肿大。经支气管镜活检或痰中找癌细胞可确诊。

4. 肺囊肿继发感染　炎症相对较轻，多无明显中毒症状，脓痰较少，炎症吸收后可见光洁整齐的囊肿壁。

七、治疗

（一）抗感染治疗

吸入性肺脓肿多为厌氧菌感染，对青霉素敏感。疗效不佳可用林可霉素、克林霉素或甲硝唑等静脉滴注。血源性肺脓肿多为球菌感染，可选耐β-内酰胺酶的青霉素或头孢菌素。耐甲氧西林金黄色葡萄球菌感染者应选用万古霉素或替考拉宁或利奈唑胺。如为革兰氏阴性杆菌感染可选用第二代或第三代头孢菌素、氟喹诺酮类，可联用氨基糖苷类抗生素。抗生素治疗疗程6~8周，或直至胸部X线上空洞和炎症消失，或仅有少量稳定的纤维化。

相关链接　|　**厌氧菌感染的诊断与治疗**

厌氧菌是一种在低氧环境下才能生长的微生物，广泛存在于人体皮肤和腔道（如口腔、肠道、外生殖器、尿道和阴道等）的深部黏膜表面。包括有芽孢和无芽孢两类，无芽孢厌氧菌临床价值更大。与厌氧菌感染有关的呼吸系统疾病主要有吸入性肺炎、肺脓肿和脓胸等，与口咽部内容物吸入有关，多见于因神志改变及局部防御功能减弱致分泌物或脓液吸入而引起，也可由远处感染灶或脓毒性血栓脱落播散而来。感染大多为混合性，包括需氧菌和兼性菌，厌氧菌中以产黑色素P杆菌、核梭杆菌、梭杆菌和消化链球菌为多见，其次为脆弱类杆菌。

厌氧菌接触空气后很快死亡，故标本采集后不要接触空气，最好在床旁立即接种。培养基于接种前必须处于无氧状态，采用厌氧菌培养袋运送。除常规鉴定厌氧菌的方法之外，气相色谱通过分析厌氧菌代谢产物、荧光抗体技术、PCR技术能快速识别各种厌氧菌。

厌氧菌中的消化球菌、产气荚膜杆菌、梭杆菌、放线菌等对青霉素和头孢菌素类常敏感，而脆弱类杆菌因存在β-内酰胺酶，对青霉素不敏感，应选择耐β-内酰胺酶的青霉素或头孢菌素治疗。治疗厌氧菌感染的药物还有甲硝唑、克林霉素、莫西沙星等。甲硝唑为杀菌剂，被还原的中间产物对氧十分敏感，在有氧环境下易失活，故只对厌氧菌发挥作用，对微需氧菌的作用不稳定，对兼性菌和需氧菌无效。克林霉素是林可霉素的半合成衍生物，其抗菌作用优于林可霉素，对大多数厌氧菌都有良好抗菌活性。其对大肠埃希菌和兼性革兰氏阴性菌很少有活性，故在治疗混合感染时应加用氨基糖苷类抗生素。氟喹诺酮类抗生素对厌氧菌有一定的作用。故针对呼吸系统厌氧菌感染应首选克林霉素，次选甲硝唑或莫西沙星，均宜与氨基糖苷类抗生素联合。

（二）脓液引流

痰液黏稠者可用祛痰药或雾化吸入，以利痰液引流。身体状况较好者可采用体位引流排痰。选择的体位应使脓肿位于最高位，每日2~3次，每次10~15分钟。有明显痰液阻塞征象，经支气管镜冲洗及吸痰也是有效的引流方法。

（三）外科治疗

病程超过3个月，不能闭合的慢性肺脓肿；反复大咯血内科治疗难以控制者；伴有支气管胸膜瘘或脓胸经抽脓、冲洗等治疗效果不佳者；有异物或癌肿阻塞支气管引流不畅者，可考虑手术治疗。对病情严重不能耐受手术者，可经胸壁插入导管到脓腔进行引流。

八、预防

避免诱发因素，普及口腔卫生保健知识，及时治疗口腔、上呼吸道感染等慢性感染病灶，增强机体的抗病能力，有助于预防肺脓肿的发生。

（陈哲）

学习小结

肺脓肿是肺部化脓性感染发生坏死、液化形成的脓腔。分为吸入性肺脓肿、血源性肺脓肿和慢性肺脓肿，各有其病因及临床特点。掌握不同类型肺脓肿的特点，熟悉肺脓肿的诊断和鉴别诊断，及时抗感染治疗及脓液引流，可显著改善肺脓肿的预后。

复习思考题

1. 肺脓肿分哪几种类型？各型有什么特点？
2. 肺脓肿应与哪些疾病进行鉴别？
3. 肺脓肿外科治疗的适应证是什么？

第八章　肺结核

学习目标

掌握　肺结核的临床表现、实验室检查、诊断及治疗方案；各种结核化学治疗药物的特点、常见副作用。

熟悉　肺结核不同的分型及其特点。

了解　肺结核的病因和发病机制、病理学特点。

结核病是由结核分枝杆菌（以下简称结核菌）引起的、可累及全身各个脏器的慢性传染性疾病，其中肺结核（pulmonary tuberculosis）是指发生在肺组织、气管、支气管和胸膜的结核病变，是最常见的结核病，占各器官结核病总数的80%~90%。

世界卫生组织（WHO）2022年全球结核病报告显示，全世界每年新发结核病近1 000万，病死率约14%，3.3%新发和18%复治结核为耐多药结核病（multidrug-resistant tuberculosis，MDR-TB）。中华人民共和国成立以来，在大力开展防治工作的情况下，我国结核病的流行趋势有所下降，但目前全国每年新发结核病80万~100万，仍是全球结核病流行严重的国家之一。当前，结核病仍是一个十分突出的公共卫生问题，是全国十大死亡原因之一，因此结核病的控制工作还面临严峻的挑战。

一、病因与发病机制

（一）结核菌

结核菌属于分枝杆菌，生长缓慢，在改良的罗氏培养基上需要培养4~6周，才能繁殖成明显的菌落。镜下呈细长稍弯的杆菌，涂片染色具有抗酸性。此菌为需氧菌，对外界抵抗力较强，干燥痰内可存活6~8个月。但75%乙醇作用5~30分钟，62~63℃液体中加热30分钟，日光直接照射2~7小时，均可被杀死。

结核菌菌体含有如下物质。① 类脂质：可引起单核细胞、上皮样细胞和淋巴细胞浸润而形成结核结节；② 蛋白质：可引起过敏反应及中性粒细胞和大单核细胞浸润；③ 多糖类：能引起某些免疫反应（如凝集反应）。

结核病灶中的结核菌依其生长速度的不同分为以下四种。A群，生长代谢旺盛、不断繁殖的结核菌，其特点为致病力强、传染性大，是引起结核病传染的重要菌群。采用抗结核的杀菌剂可杀灭此类细菌。异烟肼效果最佳，其次为链霉素、利福平。B群，在巨噬细胞内的酸性环境中能够生存，但生长缓慢，吡嗪酰胺的杀菌效果较好。C群，存在于干酪样坏死灶内，偶尔繁殖的细菌，利福平最为有效，常为日后复发的根源。D群，处于休眠状态的细菌，一般可逐渐被巨噬细胞吞噬杀死或自然死亡，很少引起疾病的复发。

结核病治疗中的关键问题是结核菌的耐药情况。结核菌可分为天然耐药菌和继发性耐药菌2种。在结核菌的繁殖过程中其染色体上的基因突变，出现极少数的天然耐药菌，此种耐药也称为原始耐药。继发性耐药是指由于结核菌与抗结核药物接触后，某些结核菌发生诱导变异，逐渐适应在有药环境中继续生存、繁殖，多因长期不合理用药，经淘汰或诱导机制出现的耐药。近年来继发性耐药菌逐渐增多，给结核病的治疗和预防带来了很大的困难。因此，加强对初治患者的管理，避免单一用药、剂量不足、用药不规则、疗程不够等因素，坚持诱导化疗，尽量减少耐药结核菌的出现，结核病的化疗才会取得满意的效果。

结核菌侵入人体后是否患病，取决于入侵结核菌的数量、毒力与人体免疫、变态反应的高低，并决定感染后结核病的发生、发展与转归。

（二）感染途径

结核菌主要通过呼吸道传播，排菌的肺结核患者（尤其是痰涂片阳性，未经治疗者）是重要的传染源。当排菌的肺结核患者咳嗽、打喷嚏时形成含有结核菌的微滴或吐痰将细菌排出，细菌可在大气中存活一定时间，健康人吸入后可造成感染。经皮肤和消化道等其他传播途径已很罕见。感染结核菌后，如果细菌多、毒力强、机体营养不良、免疫力低下则易患肺结核；反之，菌量少、毒力弱、机体抵抗力强，结核菌可被人体免疫防御系统监视并杀灭，而不易患病。

（三）人体的反应性

1. 免疫力　结核病的免疫主要是细胞免疫，当入侵的结核菌被吞噬细胞吞噬后，随之将信息传递给淋巴细胞，使之致敏。当结核菌再次与致敏的T淋巴细胞相遇时，T淋巴细胞释放一系列淋巴因子，如巨噬细胞移动抑制因子、趋化因子、巨噬细胞激活因子等，使巨噬细胞聚集在细菌周围，吞噬并杀灭细菌形成类上皮细胞及朗汉斯巨细胞，最终形成结核结节，使病变局限，并趋于好转、治愈。因此，结核病的细胞免疫表现为淋巴细胞的致敏和吞噬细胞作用的加强。

结核病的免疫对防止结核病的保护作用是相对的。由于受免疫力的影响，对免疫力强的人，感染后不易发展为结核病；而对于老年人、糖尿病、艾滋病、长期使用免疫抑制剂或严重营养不良等引起免疫状态低下的患者，易患肺结核。所以，并非所有传染源接触者都可能被感染，被感染者也并不一定都发病。

2. 变态反应　结核菌侵入人体后4~8周，机体对结核菌及其代谢产物所发生的敏感反应称为变态反应，属于Ⅳ型（迟发型）变态反应。变态反应以另一亚群T淋巴细胞介导、以巨噬细胞为效应细胞，释放炎性介质、皮肤反应因子及淋巴细胞毒素等，使局部组织出现渗出性炎症甚至干酪样坏死，病理表现为病灶恶化、浸润、进展，空洞形成。临床表现为发热、乏力及食欲减退等全身症状，还可发生多发性关节炎、皮肤结节性红斑及疱疹性结膜炎等结核病变态反应的表现。

3. 初感染与再感染　将同等量的结核菌接种给两组豚鼠，一组在接种前6周已接种过少量的结核菌，另一组从未接触过结核菌。结果前一组豚鼠迅速出现局部炎性反应，红肿、溃烂及坏死，局部淋巴结受累，但坏死灶迅速愈合，病灶无全身播散，这说明豚鼠对结核菌具有免疫力；而后一组局部反应于2周后才出现，逐渐形成溃疡，经久不愈，同时结核菌大量繁殖，经淋巴和血液循环播散到全身，易于死亡，这说明豚鼠对结核菌无免疫力。这种机体对结核菌再感染与初感染不同反应的现象称为科赫（Koch）现象。

二、病理

（一）结核病的基本病理变化

1. 渗出性病变 发生在结核病的早期、机体免疫力低下、菌量多、毒力强或变态反应较强时，为浆液性和浆液纤维素性炎症，表现为组织的充血、水肿和白细胞浸润，但很快被巨噬细胞所取代，在巨噬细胞和渗出液内易查见结核菌。病情好转时，渗出性病变可以完全消散吸收，不留痕迹或转为以增生为主或以坏死为主的病变。

2. 增生性病变 增生为主的病变发生在菌量较少，毒力较低或人体免疫反应较强时，形成类上皮细胞（为大单核细胞吞噬结核菌后，形态变为大而扁平的细胞）聚集成团，中央可有多核巨细胞（朗汉斯巨细胞，朗格汉斯细胞），外周有淋巴细胞聚集的典型结核结节特征。当有较强的变态反应时，结核结节中便可出现干酪样坏死。

3. 干酪样坏死 常发生在渗出或增生性病变的基础上。当人体免疫力降低或菌量过多，变态反应过于强烈时，上述渗出性病变、结核结节及原组织结构均坏死，即凝固性坏死。大体标本的坏死区呈灰白略带黄色，质松而脆，状似干酪，故名干酪样坏死。干酪样坏死灶中大多含有一定量的结核菌。有时坏死灶可发生软化和液化，随着液化，结核菌大量繁殖，进一步促进液化的发生。液化虽有利于干酪样坏死物的排出，但更严重的是造成结核菌在体内蔓延扩散，是结核病恶化进展的原因。

上述3种病变可同时存在于一个病灶中，但往往以一种病变为主，而且可以相互转变。

（二）结核病的转归

结核菌侵入人体后，在机体免疫力、变态反应及细菌的致病力几种因素的较量中，人体免疫力处于优势，结核病变部位可吸收、缩小、纤维化、钙化等。反之，病灶则扩散、增多、溶解、干酪样坏死及空洞形成，造成全身播散。播散的途径有以下几种。① 支气管播散：肺内结核菌经支气管播散到其他肺叶；② 经淋巴管播散：细菌被细胞吞噬进入淋巴道，引起淋巴结结核；③ 血行播散：肺内、外干酪性结核病灶液化破溃到血管，引起血行播散；④ 直接播散：肺结核病灶向邻近肺组织或胸膜直接蔓延。

三、分类

中华人民共和国卫生行会标准（WS 196—2017）把结核病分为3大类。

1. 结核菌潜伏感染者 机体内感染了结核菌，但没有发生临床结核病，没有临床细菌学或者影像学方面活动结核的证据。

2. 活动性结核病 具有结核病相关的临床症状和体征，结核菌病原学、病理学、影像学等检查有活动性结核的证据。活动性结核病按病变部位分为肺结核和肺外结核。其中活动性肺结核是重点监测对象。活动性肺结核分为5种类型。① 原发性肺结核：包括原发综合征和胸内淋巴结结核（儿童尚包括干酪性肺炎和气管、支气管结核）；② 血行播散性肺结核：包括急性、亚急性和慢性血行播散性肺结核；③ 继发性肺结核：包括浸润性肺结核、结核球、干酪性肺炎、慢性纤维空洞性肺结核和毁损肺等；④ 气管、支气管结核：包括气管、支气管黏膜及黏膜下层的结核病；⑤ 结核性胸膜炎：包括干性、渗出性胸膜炎和结核性脓胸。肺外结核指结核病变发生在肺以外的器官和部位，如淋巴结（除外胸内淋巴结）、骨、关节、泌尿生殖系统、消化道系统、中枢神经系统等部位。肺外结核按照病变器官及部位命名。

3. 非活动性结核病　分为非活动性肺结核病和非活动性肺外结核病。

四、临床表现

肺结核的症状和体征与疾病的分型、病期有一定的关系，所以临床表现多样化，典型表现常呈慢性经过，长期咳嗽、咳痰，有时咯血，伴有低热、盗汗、消瘦等全身中毒症状。有时患者无症状，仅于健康体检或就诊其他疾病时偶然发现。少数因突然咯血而就诊被确诊为肺结核。重者则可出现高热，甚至发展为败血症或呼吸衰竭。

（一）症状

1. 全身症状　可出现午后低热、乏力、食欲减退、体重减轻、盗汗等结核中毒症状，女性可出现月经失调或闭经，少数患者可出现结节性红斑。当肺部病变急剧进展或播散时，常起病突然，持续高热、大汗、衰弱。

2. 呼吸系统症状

（1）咳嗽和咳痰：一般呈慢性咳嗽、咳痰，多为干咳或咳少量白色黏液痰。当继发感染时痰呈黏液性或黏液脓性，合并慢性支气管炎时，白色黏液痰量可增加。

（2）咯血：1/3~1/2的患者有不同程度的咯血。咯血量从痰中带血到大咯血不等，甚至危及生命。结核炎性病灶中的毛细血管扩张常引起痰中带血；小血管损伤或来自空洞的血管瘤破裂多引起中等量以上的咯血；有时硬结钙化的结核病灶可因机械性损伤血管或合并支气管扩张而发生大咯血。咯血的症状与咯血的量有关，但更重要的是与气道的通畅有关。对于大咯血的患者，要高度警惕血凝块阻塞大气道引起的窒息。

（3）胸痛：当肺结核炎性病灶累及壁胸膜时，相应部位的胸壁有针刺样疼痛。随深呼吸和咳嗽其胸痛加剧。

（4）胸闷、气短：结核病引起严重毒血症及高热可出现呼吸频率加快。慢性重症肺结核时，呼吸功能减退，可出现进行性呼吸困难，甚至呼吸衰竭。并发气胸或大量胸腔积液时，则有急性出现的呼吸困难，其呼吸困难的程度与胸腔积液、气胸出现的速度、气液量的多少有关。

（二）体征

肺结核患者多呈无力型，营养不良；重症者可出现呼吸困难，多为混合型呼吸困难，可伴有发绀；高热者呈热病容。大部分患者呈扁平胸，当病灶小或位于肺组织深部，多无异常体征。若病变范围较大，患侧胸部呼吸运动减弱，叩诊呈浊音，听诊有时呼吸音减低，或为支气管肺泡呼吸音。因肺结核好发生在上叶的尖后段和下叶背段，故锁骨上下、肩胛间区叩诊略浊，咳嗽后闻及湿啰音，对诊断有参考意义。当肺部病变发生广泛纤维化或胸膜增厚粘连时，则患侧胸廓下陷，肋间隙变窄，气管移向患侧，叩诊浊音，而对侧可有代偿性肺气肿征。

五、辅助检查

（一）结核菌检查

痰中找到结核菌是确诊肺结核的依据其检查方法如下。① 直接涂片法：适用于痰含菌量多时（>10万/ml）。此方法快速简便易行，抗酸染色较易掌握。② 集菌法：收集12~24小时痰，检出率较高，每毫升含1 000个结核菌便可获阳性结果。③ 培养法：较上述2种方法更为精确。当每毫升痰含100个结核菌可获阳性结果，但需要时间较长。因为结核菌的生长缓慢，使用改良的罗氏培养基，通常需要2~8周才能获得结果，虽然培养较费时，但精确可靠，特异性强，并且可对培养菌株做药物敏感性测定。近期采用的液体培养基和测定细菌代谢产物的BACTEC-TB 960法阳性报告时间较普通培养缩短10日左右，在培养阳性后4~6日即可完成。④ 分子生物学检测：将痰标本在体外用聚合酶链反应（PCR）方法使所含微量结核菌DNA得到扩增，用电泳法检出。40个结核菌就可有阳性结果，而且快速、简便，还可做菌型鉴定，但时有假阳性或假阴性。

（二）影像学检查

1. 胸部X线检查 是早期发现肺结核，并对病灶部位、性质、范围以及治疗效果进行判断的重要检查方法。目前，在临床上有相当一部分肺结核是依据胸部X线来诊断的，因此，在诊断肺结核的同时，一定要排除其他肺部疾病，特别是注意与肺部肿瘤的鉴别，避免和减少误诊。常见的X线检查方法有透视、胸片、断层、特殊体位摄片（如前弓位有利于肺尖的暴露）。肺结核的常见X线表现如下。① 纤维钙化的硬结病灶：斑点、条索、结节状，密度较高、边缘清晰；② 浸润性病灶：呈云雾状、密度较淡，边缘模糊等；③ 干酪性病灶：病灶密度较高，浓度不一；④ 空洞：为环形透亮区，有薄壁、厚壁等空洞。

肺结核的好发部位多见于双肺上叶、锁骨上下，其次为下叶背段、下叶后段，且有多种不同性质的病灶混合存在肺内的迹象。渗出性、增殖并渗出性、干酪性病灶、空洞，或动态观察好转和恶化均属于活动性病灶；而斑块、条索、硬结钙化、结节性病灶，经动态观察稳定不变的属于非活动性病灶。

2. 胸部CT检查 对于发现微小或隐蔽病灶，如纵隔病变、肺脏被心脏掩盖的部分等，了解病变范围、组成及诊断均有帮助。

（1）原发综合征：典型的病变表现为哑铃状双极现象，一端为肺内原发灶，另一端为同侧肺门和纵隔肿大的淋巴结，中间为引流淋巴管炎。肺部原发结核病灶一般为单个，开始时呈现软性、均匀一致、边界比较明确的浸润改变，如果病变再行扩大，则可累及整个肺叶。淋巴管炎为一条或数条自病灶向肺门延伸的条索状阴影。同侧肺门和纵隔肿大的淋巴结，边缘光整或呈分叶状。肿大淋巴结压迫支气管使之狭窄阻塞时，则在肺门附近呈基底向肺门、尖端向肺边缘的三角形阴影。这种肺段或肺叶不张多见于右肺中叶，有时在右上叶前段发生（图2-8-1）。

（2）血行播散性肺结核：表现为两肺广泛均匀分布的密度和大小相近的粟粒状阴影，即所谓“三均匀”X线征。亚急性和慢性血行播散性肺结核的粟粒状阴影则分布不均匀，新旧不等，密度和大小不一（图2-8-2）。

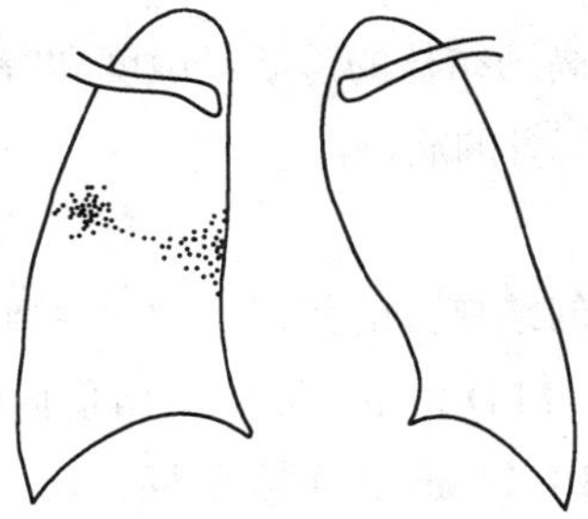

▲ 图2-8-1　原发综合征胸部CT示意图

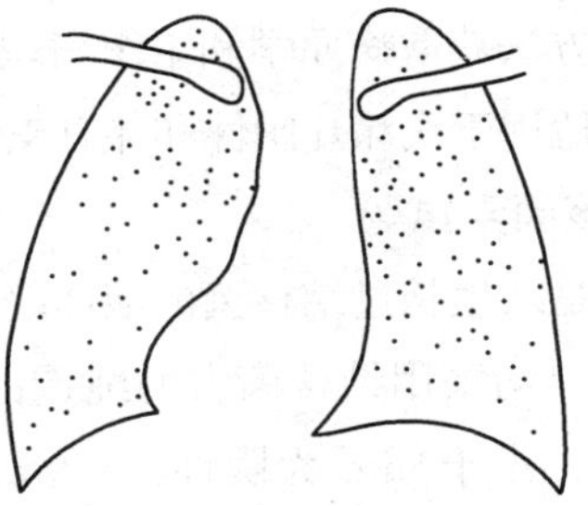

▲ 图2-8-2　血行播散性肺结核胸部CT示意图

（3）继发性肺结核：病灶多发生在肺上叶尖后段、肺下叶背段，病变可局限，可多肺段侵犯，X线影像可呈多形态表现（即同时呈现渗出、增殖、纤维和干酪性病变），也可伴有钙化。可伴有支气管播散灶和胸腔积液、胸膜增厚与粘连（图2-8-3）。继发性肺结核易合并空洞，典型的结核空洞表现为薄壁空腔影，内壁光整，有时有液平面，可见引流支气管；不典型的结核空洞可分无壁、张力、干酪厚壁或椭圆形，其周围可以没有或有多少不等的周围炎和纤维性变。干酪性肺炎病变往往限于一个肺段或一个肺叶。初期病变呈毛玻璃样、弥漫性的炎性阴影，其密度较一般肺炎的单纯渗出性阴影更高。在大块炎性阴影中隐约可见密度高的干酪性病灶。病变溶解后，可在浓密的炎性阴影中出现形态不一、大小不等的透明区。小叶性干酪性肺炎的溶解则不明显。呈球形病灶时（结核球）直径多在3cm以内，周围可有卫星病灶，内侧端可有引流支气管征，病变吸收慢（1个月以内变化较小）。晚期肺结核可见蜂窝肺、毁损肺，常表现为两肺或一侧肺的广泛纤维性变、厚壁纤维空洞和沿支气管播散灶，可发生由大量纤维组织和肺气肿所致的胸廓畸形、纵隔移位、膈肌下降、垂位心、垂柳状肺纹和胸膜增厚等种种不同影像。

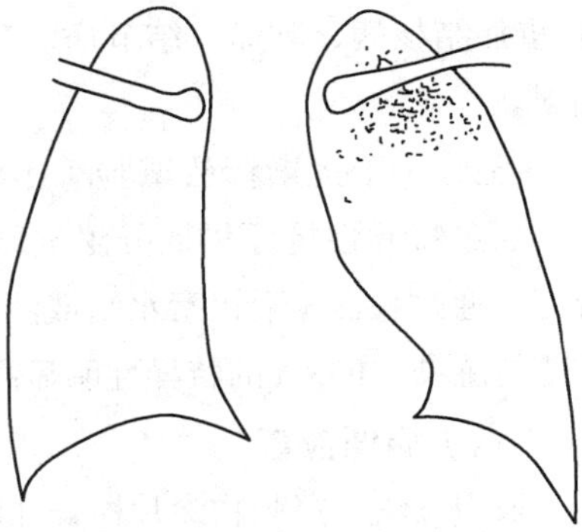

▲ 图2-8-3　继发性肺结核胸部CT示意图

（4）气管、支气管结核：气道管壁不规则增厚，内壁粗糙、不光滑或伴有叶、段支气管狭窄及闭塞提示支气管结核为活动性病变。

（5）结核性胸膜炎：胸腔积液可为游离性胸腔积液（单侧多见）、包裹性积液、叶间积液、肺底积液（假性膈肌抬高，右侧多见）。胸膜增厚，晚期可伴粘连、钙化，甚至局部胸廓塌陷。

3. 胸部MRI扫描　对肺结核的诊断价值不如胸部CT，但可作为X线和胸部CT扫描的补充。

（三）支气管镜检查

常用方法包括以下几种。

1. 支气管镜直视下观察病变部位。

2. 直视下病变或可疑病变部位的活检和刷检。

3. 支气管镜介导下可疑病变区域行支气管肺泡灌洗术。

通过这些方法获取病原学和组织病理学依据，从而提高肺结核的诊断灵敏度和特异性。支气管镜检查尤其适用于痰涂片阴性和伴有支气管结核堵塞支气管的病例。

（四）结核菌素试验

结核菌素是从生长过结核菌的液体培养基中提炼出来的结核菌的代谢产物，主要含有结核蛋白。目前临床上均采用结核菌素的纯蛋白衍化物（PPD）。PPD 0.1ml（5IU）做皮内注射，72小时后观察硬结，小于5mm为阴性，5~9mm为一般阳性，10~14mm为中度阳性，15mm及以上或局部发生水疱与坏死者为强阳性反应。

结核菌素试验阳性反应仅表示结核感染。① 一般情况下，在没有卡介苗接种和非结核菌干扰时，PPD反应硬结≥5mm应视为已受结核菌感染；② 在卡介苗接种地区和/或非结核菌感染流行地区，以PPD反应≥10mm为结核感染标准；③ 在卡介苗接种地区和/或非结核菌流行地区，对HIV阳性、接受免疫抑制剂>1个月，PPD反应≥5mm为结核感染；④ 与涂片阳性肺结核有密切接触的5岁以下儿童，PPD反应≥5mm为结核感染；⑤ PPD反应≥15mm及以上或存在水疱、坏死、淋巴管炎等为结核感染强反应。

结核菌素试验阴性反应除提示没有结核菌感染外，还见于：① 结核菌感染后4~8周内变态反应未充分建立时；② 急性传染病，如百日咳、麻疹、白喉等，可使原有反应暂时受到抑制；③ 重症结核病、肿瘤、结节病、艾滋病等免疫功能低下患者；④ 结核菌素试剂失效或试验方法错误。

（五）γ干扰素释放试验（interferon-gamma release assay，IGRA）

通过特异性抗原早期分泌抗原6（ESAT-6）和培养滤液蛋白10（CFP-10）与全血细胞共同孵育、通过检测γ干扰素水平或测量计数分泌γ干扰素的特异性T淋巴细胞，来判断是否存在结核菌的感染。IGRA的特异性明显高于PPD试验。

（六）病理检查

采用方法有穿刺物涂片检查和活检组织病理学诊断。

1. 穿刺物涂片检查　利用细针穿刺，吸取病变部位的少量体液及细胞标本，通过对穿刺物涂片行抗酸染色法染色、镜检查找抗酸阳性杆菌，方法简便易行，结果较为可靠，广泛应用于临床。

2. 活检组织病理学诊断　病理学改变表现为上皮细胞样肉芽肿性炎，光学显微镜下可见大小不等和数量不同的坏死性和非坏死性的肉芽肿。肉芽肿是由上皮样细胞结节融合而成。典型的结核病变由融合的上皮样细胞结节组成，中心为干酪样坏死，周边可见朗汉斯多核巨细胞，外层为淋巴细胞浸润和增生的纤维结缔组织。

典型结核（结核结节）的病理诊断较容易，而不具备典型结核病理变化的病例则常需要借助抗酸染色找到结核菌从而明确诊断。少数病例可能因组织取材以及处理不当等因素不能明确诊断，还需要参考临床表现、结核菌素试验、影像学及诊断性治疗等才能明确诊断。

（七）其他检查

血常规检查可无异常。但长期严重病例可有继发性贫血，合并感染时白细胞升高。红细胞沉降率在活动性肺结核时常加快，但无特异性。还可用ELISA法检测血清、痰标本或支气管灌洗液中人结核菌抗体（TB–IgG），为结核病的诊断提供更多的依据。

六、诊断

肺结核的诊断是以病原学（包括细菌学、分子生物学）检查为主，结合流行病史、临床表现、胸部影像、相关的辅助检查及鉴别诊断等，进行综合分析作出诊断。以病原学、病理学结果作为确诊依据。

在临床诊断工作中，诊断包括4个部分，即肺结核分型、病变部位及范围、痰菌检查及治疗史。

1. 肺结核分型　同前。

2. 病变部位及范围　肺结核病变部位按左、右侧、双侧，范围按上、中、下记录。

3. 痰菌检查　阳性以（+）表示，阴性以（–）表示。需要注明痰检方法，如涂片（涂）、培养（培）等，以涂（+）、涂（–）、培（+）、培（–）表示。当患者无痰或未查痰时，则注明（无痰）或（未查）。

4. 化疗史　分为初治与复治。① 初治：既往未用过抗结核药物治疗或用药时间少于1个月的新发病例；② 复治：既往应用抗结核药物1个月以上的新发病例、复发病例、初治治疗失败病例等。

5. 记录格式　按肺结核类型、病变部位、细菌学检查结果、抗结核药物敏感性试验结果、治疗史等顺序书写。

如：急性血行播散性肺结核，双肺，涂（–），培（未做），初治；继发性肺结核，左上肺，涂（+），培（+），耐多药（耐异烟肼、利福平、链霉素等），复治。

七、鉴别诊断

肺结核的临床表现和胸部X线表现可类似任何肺部疾病，容易误诊。因此，必须详细搜集临床、实验室和辅助检查资料，进行综合分析，并根据需要可采取侵袭性诊断措施，必要时允许进行有限期的动态观察，以资鉴别。

（一）肺癌

肺癌多发生在40岁以上男性，有长期吸烟史，可出现刺激性咳嗽，持续和间断性痰中带血，明显胸痛和进行性消瘦。其X线特点为肺门附近肿块阴影，边界常不规则，有分叶、毛刺。周围型肺癌多呈球形病灶或分叶状块影，有切迹或毛刺，如发生癌性空洞，其特点为壁较厚，内壁凹凸不平，呈偏心性，行支气管镜检查、痰结核菌检查等可资鉴别。

（二）肺炎

常见于身体健康的中青年，起病急骤，呈稽留热，可有口唇疱疹，咳铁锈色痰，痰培养肺炎球菌等病原菌阳性，痰中无结核菌，在有效抗生素治疗下，一般在3周左右肺部炎症完全消失。

（三）肺脓肿

起病急，患者有高热，在病程的10~14日剧咳后出现大量脓臭痰是其特征，胸部X线病变多见于下叶背段及后段，可见周围环绕着浓密渗出性病灶的向心性空洞，内壁光滑，病灶周围边界不清，抗生素治疗有效。

（四）慢性阻塞性肺疾病

多发生于老年男性，多有长期吸烟史，慢性咳嗽、咳痰、气短，咯血少见。肺功能检查及胸部X线可协助明确诊断。

（五）支气管扩张

多表现为慢性咳嗽、大量脓痰和反复咯血，支气管扩张胸部X线平片多无异常发现或仅见双肺下野肺纹理增粗或典型的蜂窝状、卷发状阴影，痰结核菌阴性，胸部HRCT可以确诊。

（六）其他

发热性疾病如伤寒、败血症、白血病、纵隔淋巴瘤等应与结核病相鉴别。特别是在急性血行播散性肺结核的早期，肺部的粟粒样病灶小而密度淡薄，胸透不易发现，易于混淆，应高度重视。如伤寒早期时应注意和血行播散性肺结核鉴别，其特点为稽留高热，相对缓脉，玫瑰疹，血清伤寒凝集试验阳性，血、粪伤寒杆菌培养阳性；纵隔淋巴瘤和结节病应注意与肺门淋巴结结核鉴别。淋巴瘤患者可有发热，常有浅表淋巴结肿大，有时肝脾大，活组织检查可确诊；结节病肺门淋巴结肿大多为双侧对称性，不发热，结核菌素试验弱阳性，血管紧张素转换酶活性测定阳性，活组织检查有助确诊。

八、治疗

结核病治疗中的关键问题在于化学药物的应用。抗结核治疗适用于所有的活动性肺结核患者。其目的是在最短的时间内提供最安全和最有效的方法。治疗的目标包括：① 杀菌以达到控制疾病，临床细菌学转阴；② 防止耐药以保证药效；③ 灭菌以杜绝和防止复发。目前认为化疗不仅是治疗肺结核病的手段，而且还是消灭传染源、控制结核病流行的重要措施。同时根据患者的病情，必要时亦可选用手术，并给予对症支持治疗以提高患者的抗病能力。

（一）化学治疗

1. 抗结核药物　对于结核病的治疗，理想的抗结核药物应在血液中能达到有效的血药浓度，渗入吞噬细胞内、浆膜腔和脑脊液中，具有高效的杀菌、抑菌作用，毒副作用小，使用方便，价格便宜。目前临床常用的抗结核药物有十余种，其种类、剂量与主要毒副作用详见表2-8-1。

▼ 表2-8-1 常用抗结核药物成人剂量和主要不良反应

药名	缩写	每日剂量/g	间歇疗法一日量/g	制菌作用机制	主要不良反应
异烟肼	H，INH	0.3	0.3~0.6	DNA合成	周围神经炎、偶有肝功能损害
利福平	R，RFP	0.45~0.6*	0.6~0.9	mRNA合成	肝功能损害、过敏反应
链霉素	S，SM	0.75~1.0	0.75~1.0	蛋白合成	听力障碍、眩晕、肾功能损害
吡嗪酰胺	Z，PZA	1.5~2.0	2~3	吡嗪酸抑菌	胃肠道不适、肝功能损害、高尿酸血症、关节痛
乙胺丁醇	E，EMB	0.75~1.0**	1.5~2.0	RNA合成	视神经炎
对氨基水杨酸钠	P，PAS	8~12***	10~12	中间代谢	胃肠道不适、过敏反应、肝功能损害
丙硫异烟胺	1321Th	0.5~0.75	0.5~1.0	蛋白合成	胃肠道不适、肝功能损害
卡那霉素	K，KM	0.75~1.0	0.75~1.0	蛋白合成	听力障碍、眩晕、肾功能损害
卷曲霉素	Cp，CPM	0.75~1.0	0.75~1.0	蛋白合成	听力障碍、眩晕、肾功能损害

注：*体重<50kg用0.45g，≥50kg用0.6g；S、Z、Th用量亦按体重调整；S老年人每次用量为0.75g；**前2个月25mg/kg；其后减至15mg/kg；***每日分2次服用（其他药均为每日1次）。

（1）异烟肼（isoniazid，H）：是应用最广泛的抗结核药，它具有杀菌、相对低毒、易吸收和价廉等特点。通过抑制结核菌脱氧核糖核酸（DNA）的合成，阻碍细胞壁的合成而达到杀菌的作用，并具有较好的组织渗透性，易通过血脑屏障，可渗透到全身体液和腔隙中，其药物浓度与血液中浓度近似，是一种杀菌力强的抗结核药物。剂量：成人300mg/d（或每日4~8mg/kg），1次口服；小儿每日5~10mg/kg（每日不超过300mg）。对于急性血行播散性肺结核、结核性脑膜炎可适当加大剂量，但应严密观察其毒副作用的出现。异烟肼在常规剂量很少发生不良反应，肝功能损害是其主要的毒性反应，偶见末梢神经炎、中枢神经系统中毒（抑制和兴奋）。

（2）利福平（rifampin，R）：是一种广谱抗生素，为利福霉素的半合成衍生物。通过抑制结核菌的RNA聚合酶，阻碍mRNA合成，对细胞内外的A、B、C群结核菌均有作用。常与异烟肼联合应用，成人450~600mg/d，1次口服。利福霉素最常见的副作用是胃肠道不适，其他反应包括皮疹、肝功能损害，偶尔有血小板减少症或胆汁淤积性黄疸，一般这些反应发生率较低。长效利福霉素衍生物如利福喷丁（rifapentine，DL473）在体内半衰期长，每周口服1~2次，疗效与每日口服利福平相仿。

（3）吡嗪酰胺（pyrazinamide，Z）：该药在酸性环境中对结核菌有杀菌作用。药物在巨噬细胞中具有抗菌活性。成人用药为每日15~30mg/kg，每日最高2g；间歇用药方案为隔日1次或每周3次，每次50~70mg/kg，最高每次3g。副作用主要是肝损害、高尿酸血症、关节痛，胃肠道不适偶见。因本品毒性较大，儿童不宜使用。

（4）链霉素（streptomycin，S）：该药在碱性环境中具有较强的杀菌作用，对细胞内的结核菌作用较小。杀菌机制是通过干扰结核菌酶的活性，阻碍蛋白合成。剂量：成人1g/d，肌内注射，对于老年人或有肾功能减退者可用0.5~0.75g/d；间歇疗法为每周2次，每次肌内注射1g，孕妇慎用。其主要副作用为耳毒性，表现为眩晕、耳鸣、耳聋；还有肾毒性，肾功能不全者慎用或不宜使用。耳毒性和肾毒性的危险性与蓄积剂量和高峰血药浓度两种因素有关。其他过敏反应有皮疹、剥脱性皮炎、药物热等。

（5）乙胺丁醇（ethambutol，E）：该药对结核菌有抑菌作用，与其他抗结核药物联用时，可延缓细菌对其他药物产生耐药性。剂量：25mg/kg，每日1次口服，8周后改为15mg/kg。剂量大时可引起球后视神经炎、视力减退、视野缩小、中心盲点等，一旦停药多能恢复。

由于抗结核药的作用不同，分为以下几种。

1）杀菌药物，又可分为如下几种。① 杀菌剂：对代谢活跃、生长繁殖旺盛的结核菌群（如A菌群）具有杀灭作用，如异烟肼（INH）、利福平（RFP）、链霉素（SM）、吡嗪酰胺（PZA）等。既能杀灭细胞内又能杀灭细胞外结核菌的药物，称全价杀菌剂，如INH、RFP。若只能杀灭细胞外，碱性环境的抗结核菌剂（如SM），或只能杀灭细胞内，酸性环境的抗结核菌药（如PZA），均称为半价杀菌剂。② 灭菌剂：对代谢低下，生长繁殖迟缓的顽固菌群（如B、C菌群）具有杀菌作用，如RFP、PZA等。RFP是全价杀菌剂，又是灭菌剂，短程化疗必须包含RFP。

2）抑菌药物：包括对氨基水杨酸钠（PAS）、乙胺丁醇（EMB）、乙硫异烟胺等。

2. 化疗方法 化疗的原则早期、联合、规律、适量、全程。合理化疗是缩短传染期、降低死亡率、感染率及患病率的一个根本性的措施。整个治疗方案分为强化和巩固2个阶段。目前采用的短程化疗通常为6~9个月。

（1）间歇疗法：结核菌短时间（12~24小时）接触抗结核药物可使细胞生长延缓，繁殖抑制。因此，有规律地每周3次用药，能达到每日用药的效果。在前1~3个月强化阶段每日用药，其后巩固阶段采用间歇给药。

（2）督导化疗：抗结核治疗的重要环节是患者应将药物服用，促进和检测按方案用药对治疗获得成功至关重要。由于用药时间长，患者往往不能坚持，所以应加强宣传，使患者理解坚持治疗的重要性，取得患者的合作。应常规地询问所有患者坚持服药的情况，抽检血液及数药片均可监测患者用药情况。这些都是化疗中应随时掌握的情况，以保证化疗的实施。

3. 化疗方案

（1）初治：初治患者指符合下列情况之一。① 从未因结核病应用过抗结核药物治疗的患者；② 正进行标准化疗方案规则用药而未满疗程的患者；③ 不规则化疗未满1个月的患者。

国内常用的初治化疗方案有：① 强化阶段用异烟肼、利福平、吡嗪酰胺及乙胺丁醇，每日用药，共2个月。② 巩固阶段4个月口服异烟肼、利福平。即2HRZE/4HR。也可选用间歇用药方案，隔日1次或每周3次，即$2H_3R_3Z_3E_3/4H_3R_3$。

（2）复治：凡有下列情况之一者均应复治。① 因结核病不合理或不规则用抗结核药物治疗≥1个月的患者；② 初治失败和复发患者。复治涂阳肺结核患者强烈推荐进行药物敏感性试验，敏感患者按下列方案治疗，耐药者纳入耐药方案治疗。

复治涂阳敏感用药方案，① 强化期：异烟肼、利福平、吡嗪酰胺、链霉素和乙胺丁醇，每日1次，2个月。② 巩固期：异烟肼、利福平和乙胺丁醇，每日1次，6~10个月。巩固期治疗4个月时，痰菌未转阴，可继续延长治疗期6~10个月。简写为：2HRZSE/6~10HRE。也可选用间歇用药方案，隔日1次或每周3次，即$2H_3R_3Z_3S_3E_3/6\sim10H_3R_3E_3$。

上述间歇方案为我国结核病规划所采用，但必须采用全程督导化疗管理，以保证患者不间断地规律用药。

（二）对症治疗

1. 结核中毒症状 在强有力的化疗后，结核中毒症状均可较迅速控制，急性血行播散性肺结核（又称急性粟粒型肺结核）及结核性渗出性胸膜炎患者，如结核中毒症状较重，在有效的化疗控制下，可用泼尼松（强的松）或泼尼松龙（强的松龙）20mg/d，顿服，1~2周，以后每周递减5mg，用药时间为4~8周。

2. 咯血 咯血患者应卧床休息，取患侧卧位，患侧可置冰袋，患者要安静，情绪紧张者可给予安定剂。剧咳者可给予喷托维林等，必要时可用可待因。严密监护，防止大咯血而窒息。

咯血治疗详见本篇第五章的咯血治疗。

（三）外科治疗

随化疗的进展，极少病灶采用外科手术治疗。经合理化疗后无效、多重耐药的厚壁空洞、大块干酪灶、结核性脓胸、支气管胸膜瘘、大咯血保守治疗无效以及与肺癌难以鉴别时，可考虑手术治疗。

九、预防

（一）控制和消灭传染源

控制和消灭传染源是肺结核预防的中心环节。排菌的肺结核患者是主要传染源，治疗和管理这些患者是肺结核预防成功的关键。

1. 早期发现，彻底治疗患者 应在人群中，特别是在易感人群中进行定期健康体检，通过胸部X线检查，早期发现患者，使控制及消灭传染源成为可能。对因症状就诊的可疑肺结核患者应及时进行痰结核菌涂片、胸部X线检查，一经诊断，就应给予正规合理治疗，定期随访，使疾病彻底治愈，有助于消灭传染源，切断传播途径。

2. 化学药物预防 开放性肺结核患者家庭中结核菌素试验阳性且与患者密切接触的成员，结核菌素试验新近转为阳性的儿童，以及患非活动性结核病而正在接受长期大剂量皮质激素或免疫抑制剂者，可服用异烟肼（每日5mg/kg）半年至1年，以预防发生结核病。为了早期发现药物引起的肝功能损害，在服药期间宜定期复查肝功能。

3. 管理患者，切断传染途径 建立和健全各级防结核组织是防治结核病工作的关键环节。抓紧对结核病的流行情况、防治规划、宣传教育工作，使人民群众对结核病的传染途径、临床表现等有一定认识，提高全民的预防意识。组织专业人员对肺结核患者进行登记，掌握病情，加强管理。定期随访，动态观察病情变化，监督化疗方案的切实执行，加强消毒隔离，卫生教育，防止传染他人。正如世界卫生组织指出的那样，“结核病控制工作是一项最符合成本效益原则的公共卫生干预活动”，只要正确实施以“短程督导化疗”为主的一系列结核病控制措施，就能有效地控制其流行。

（二）卡介苗接种

卡介苗（BCG）是活的无毒力牛型结核菌疫苗。接种卡介苗可使人体产生对结核菌的获得性免疫力，提高其对结核病的抗病能力。

卡介苗并不能预防感染，但能减轻感染后的发病和病情。新生儿和婴幼儿接种卡介苗后，比没有接种过的同龄人群结核病发病率减少80%左右，其保护力可维持5~10年。故隔数年后对结核菌素反应阴性者还需要复种。复种对象为城市中7岁，农村中7岁及12岁的儿童。

（陈哲）

学习小结

肺结核是由结核菌引起的、累及肺部的慢性传染性疾病，结核菌主要的感染途径是呼吸道传播，侵入人体后是否患病，取决于入侵结核菌的数量、毒力与人体免疫、变态反应的高低，并决定感染后结核病的发生、发展与转归。肺结核的患者表现为低热、盗汗、食欲缺乏、乏力等结核中毒症状以及呼吸系统症状，体征因病变性质、范围而不同。肺结核的诊断依据临床表现、影像学检查、痰检等实验室检查，其中病原学、病理学结果是确诊肺结核的依据，也是观察疗效、确定传染性、随访病情的重要指标。治疗包括针对结核菌的化疗、对症治疗，必要时可采取外科手术治疗，目前常用的抗结核药物有异烟肼、利福平、吡嗪酰胺、乙胺丁醇等，疗程为6~9个月。

复习思考题

1. 肺结核的病因和发病机制、病理学特点是什么？
2. 肺结核分类及各类肺结核的特点是什么？
3. 肺结核的临床表现有哪些？
4. 结核性胸膜炎的影像学表现是什么？
5. 肺结核如何诊断及治疗？
6. 抗结核药物的特点及常见副作用有哪些？
7. 原发性肺结核的X线表现为什么呈哑铃状改变？
8. 小儿PPD试验阳性的意义是什么？

案例2-8-1 患者，男，26岁，因“发热、咳嗽2周”就诊。2周前受凉后发热，午后及夜间为主，体温37.5~38.5℃，无寒战，无皮疹及关节疼痛，晨起体温可自行降至正常。伴咳嗽，为阵发性刺激性咳嗽，咳少量白色泡沫样痰。查体：右上肺呼吸音稍粗，余正常。胸部X线示右上肺点片状渗出影。

思考问题

（1）初步诊断是什么？

（2）还需要进行哪些检查？

（3）需与哪些疾病相鉴别，鉴别要点是什么？

（4）最可能给予何种治疗方案？

（5）出院后需要注意什么？何时复查？复查时需要何种检查？

第九章 肺血栓栓塞症

学习目标

掌握　肺血栓栓塞症的临床表现、诊断与鉴别诊断。
熟悉　肺血栓栓塞症的相关概念、危险因素和肺栓塞的治疗。
了解　肺栓塞的病理生理。

肺栓塞（pulmonary embolism，PE）是指各种栓子阻塞肺动脉或其分支而造成的一组疾病或临床综合征的总称，包括肺血栓栓塞症（pulmonary thromboembolism，PTE）、脂肪栓塞综合征、羊水栓塞、空气栓塞和肿瘤栓塞等。PTE为肺栓塞的最常见类型。

PTE是来自静脉系统或右心的血栓阻塞肺动脉或其分支所致的疾病，以肺循环和呼吸功能障碍为主要临床和病理生理特征。引起PTE的血栓主要来源于深静脉血栓（deep venous thrombosis，DVT）形成。PTE与DVT具有相同的危险因素，是同一种疾病过程中两个不同阶段、不同部位的表现，两者统称为静脉血栓栓塞症（venous thromboembolism，VTE）。

PTE和DVT的发病率及病死率较高，已成为世界性的重要医疗保健问题。近年来随着对该病认识的提高及诊断技术的进步，国内外PTE的诊断率明显提高。但是由于PTE的症状缺乏特异性，确诊需要特殊的检查技术，临床实践中仍存在较严重的误诊、漏诊或诊断不及时现象。

一、危险因素

VTE的危险因素包括任何可以导致静脉血液淤滞、静脉系统内皮损伤和血液高凝状态（Virchow三要素）的因素，包括遗传性和获得性因素。遗传性危险因素包括抗凝血酶缺乏、蛋白C缺乏、蛋白S缺乏、凝血因子Ⅻ缺乏、异常纤维蛋白原血症等，常引起患者反复动、静脉血栓形成和栓塞。获得性危险因素是后天获得的易发生DVT和PTE的多种因素，多是暂时性或可逆性的。上述危险因素可以单独存在，也可以同时存在、协同作用。常见的危险因素见表2-9-1。

▼ 表2-9-1　静脉血栓栓塞症的危险因素

强危险因素（*OR*>10）	中等危险因素（*OR* 2~9）	弱危险因素（*OR*<2）
下肢骨折	膝关节镜手术	卧床>3d
3个月内因心力衰竭住院	自身免疫疾病	糖尿病
3个月内因心房颤动住院	输血	高血压

续表

强危险因素（*OR*>10）	中等危险因素（*OR* 2~9）	弱危险因素（*OR*<2）
3个月内因心房扑动住院	中心静脉置管	久坐不动
3月内发生过心肌梗死	化疗	年龄增长
严重创伤	慢性心力衰竭或呼吸衰竭	腹腔镜手术
既往VTE	应用促红细胞生成因子	肥胖
脊髓损伤	激素替代治疗	妊娠
髋关节或膝关节置换术	体外受精	静脉曲张
	呼吸、泌尿系或HIV感染	
	炎症性肠道疾病	
	肿瘤	
	口服避孕药	
	脑卒中瘫痪	
	产后	
	浅静脉血栓	
	遗传性血栓形成倾向	

注：*OR*为odds ratio，相对危险度；VTE为静脉血栓栓塞症。

相关链接 | **恶性肿瘤与PTE**

近年来，肿瘤和PTE间的关系逐渐受到重视，癌症患者血液凝固异常，特别易并发血栓栓塞症，尤其是肺癌，也见于前列腺癌、肾癌、脑瘤、结肠癌、乳腺癌、肉瘤、白血病等。其发生的机制主要包括：① 肿瘤细胞直接激活凝血系统产生凝血酶或间接通过刺激单个核细胞合成或表达各种促凝物质（如组织因子、第X因子激活素等），激活凝血酶，形成潜在的高凝状态，尤其是黏液分泌性腺癌，其唾液酸部分能引起第X因子非酶性激活，故肺腺癌、胰腺癌、胃肠道癌、卵巢癌等常合并有血栓形成；② 肿瘤组织本身因化疗药物（尤其是博来霉素、长春新碱、卡莫司汀、表柔比星等）可导致血管内皮细胞损伤，进一步激活凝血过程的链式反应，下调其负调节机制；③ 某些肿瘤患者凝血过程激活的标志物如纤维蛋白肽A（FPA）、凝血酶原碎片1+2（F1+2）、血浆凝血酶-抗凝血酶复合体（TAT）和D-二聚体水平增高，提示处于高凝状态。

二、病理生理

肺栓塞发生后，肺血管被完全或部分阻塞，通向远端肺组织的血流可全部阻断或减少，引起明显的呼吸生理和血流动力学改变。病情的严重程度与血管阻塞的部位、面积、肺循环原有的储备能力、肺血管痉挛的程度以及患者栓塞前的心肺功能状态有关，而且与伴随的神经体液调节因素有关。

肺栓塞对呼吸生理的影响包括肺泡无效腔增大；V/Q比例失调；肺泡表面活性物质减少；肺泡萎陷、呼吸面积减少；肺顺应性下降等，导致呼吸功能不全，出现低氧血症和代偿性过度通气或相对性肺泡低通气。血流动力学改变表现为肺血管床减少，肺毛细血管血流阻力增加，肺动脉高压，急性右心衰竭。此外，可因回流左心血液减少，左心排血量突然减少，血压下降，冠状动脉供血不足等影响左心功能。肺栓塞后若其支配区的肺组织因血流中断或受阻而发生坏死，称为肺梗死（pulmonary infarction）。急性肺栓塞后肺动脉内血栓未完全溶解，或PTE反复发生，出现血栓机化、肺血管管腔狭窄甚至闭塞，则导致慢性血栓栓塞性肺动脉高压（chronic thromboembolic pulmonary hypertension，CTEPH）。

三、临床表现

（一）症状

PTE的临床症状多样且缺乏特异性，可以从无症状到血流动力学不稳定，甚或发生猝死。常见的症状包括：① 呼吸困难及气促，尤以活动后明显，为PTE最常见的症状；② 胸痛，可为胸膜炎样胸痛或心绞痛样胸痛；③ 晕厥，可为PTE的唯一或首发症状；④ 烦躁不安、惊恐和濒死感；⑤ 咯血，常为小量，大咯血甚少见；⑥ 咳嗽，多为干咳或伴有少量白痰，也可伴有喘息；⑦ 心悸，多于栓塞后即刻出现。临床上出现所谓“肺梗死三联征”（呼吸困难、胸痛、咯血）者仅见于20%的患者。

（二）体征

1. 呼吸系统体征　呼吸频率增快最常见，可有发绀、肺部哮鸣音和/或细湿啰音、胸膜摩擦音，或胸腔积液的相应体征。

2. 循环系统体征　包括心动过速和血压变化，严重时可出现血压下降甚至休克。可有颈静脉怒张或搏动，肺动脉瓣区第二心音亢进（$P_2>A_2$）或分裂，三尖瓣区收缩期杂音。右心衰竭时，可有体循环淤血表现。

3. 其他体征　发热，多为低热，少数患者可有中度以上的发热。

（三）DVT的症状和体征

患肢肿胀、周径增粗、疼痛或压痛、浅静脉扩张、皮肤色素沉着，行走后患肢易疲劳或肿胀加重。

下肢周径测量方法：髌骨上缘以上15cm处和髌骨下缘以下10cm处测量大小腿周径，两侧相差>1cm即有临床意义。

四、辅助检查

（一）血气分析

常表现为低氧血症和低碳酸血症，肺泡－动脉血氧分压差增大，部分患者血气分析结果可以正常。

（二）血浆D－二聚体

D－二聚体（D-dimer）是交联纤维蛋白在纤溶系统作用下产生的可溶性降解产物，是纤溶过程的特异性标志物。D－二聚体对急性PTE的诊断敏感度在92%~100%，若其含量低于500μg/L，可基本除外急性PTE。其特异性较低，恶性肿瘤、炎症、出血、创伤、手术和坏死等情况也可引起血浆D－二聚体水平升高，故D－二聚体增高不能用于确诊PTE。

（三）血浆心肌肌钙蛋白

包括心肌肌钙蛋白I（cTnI）及心肌肌钙蛋白T（cTnT），是评价心肌损伤的指标。急性PTE并发右心功能障碍（RVD）可引起心肌肌钙蛋白升高，水平越高，提示心肌损伤程度越严重。目前认为心肌肌钙蛋白升高提示急性PTE患者预后不良。

（四）脑钠肽（BNP）和N－末端脑钠肽前体（NT-proBNP）

BNP和NT-proBNP是心室肌细胞在心室扩张或压力负荷增加时合成和分泌的心源性激素。急性PTE患者右心室后负荷增加，室壁张力增高，血BNP和NT-proBNP水平升高，升高水平可反映RVD及血流动力学紊乱严重程度，无明确心脏基础疾病者如果BNP或NT-proBNP增高，需要考虑PTE可能；同时该指标也可用于评估急性PTE的预后。

（五）心电图

PTE的心电图可表现为电轴右偏、顺钟向转位、完全或不完全右束支传导阻滞、$S_{I}Q_{III}T_{III}$波形（Ⅰ导联S波加深，Ⅲ导联出现Q/q波和T波倒置）、V_1~V_4的T波倒置和ST段异常、肺型P波等。需要动态观察，注意与急性冠脉综合征相鉴别。

（六）胸部X线

PTE的胸部X线表现多样，包括以下几种。① 肺动脉阻塞征：区域性肺纹理变细、稀疏或消失，肺野透亮度增加；② 肺动脉高压及右心扩大征：右下肺动脉干增宽或伴截断征、肺动脉段膨隆及右心室扩大；③ 肺组织继发改变：肺野局部浸润性阴影，尖端指向肺门的楔形阴影，肺不张或膨胀不全，肺不张侧横膈抬高，可有少至中量胸腔积液征。

（七）超声心动图

对提示PTE诊断和除外其他心血管疾病及进行急性PTE危险度分层有重要价值。若在右心房或右心室发现血栓，或偶在肺动脉近端发现血栓，患者有PTE的临床表现，即可作出诊断。对于严重的PTE病例，超声心动图检查可以发现右心室功能障碍的表现：① 右心室扩张；② 右心室壁运动幅度降低；③ 下腔静脉扩张，吸气时不萎陷；④ 三尖瓣反流压差 >30mmHg。右心室壁增厚（>5mm）对提示CTEPH有重要意义。

（八）下肢深静脉超声检查

下肢为DVT最常见的部位，超声检查为发现DVT最简单的方法，若DVT阳性，对PTE有重要提示意义。

（九）CT肺动脉造影

CT肺动脉造影（CTPA）可直观地显示段以上肺动脉内血栓形态、部位及血管堵塞程度，对PTE诊断的灵敏度和特异度均较高，且无创、便捷，目前已成为确诊PTE的首选检查方法。直接征象：肺动脉内低密度充盈缺损，部分或完全包围在不透光的血流之间（轨道征）或呈完全充盈缺损，远端血管不显影。间接征象：楔形肺实质致密影、盘状肺不张、中心肺动脉扩张和远端血管分支减少或消失等。

（十）放射性核素肺通气/灌注（V/Q）显像

V/Q显像是PTE的重要诊断方法之一。典型征象是呈肺段分布的肺灌注缺损，并与通气显像不匹配。一般可将显像结果分为3类。① 高度可能：至少2个或更多肺段的局部灌注缺损而该部位通气良好或胸部X线无异常；② 正常或接近正常；③ 非诊断性异常：介于高度可能与正常之间。V/Q显像对于远端PTE诊断价值更高，且可用于肾衰竭和对碘造影剂过敏患者。

（十一）磁共振成像和磁共振肺动脉造影

磁共振成像和磁共振肺动脉造影（magnetic resonance imaging/pulmonary angiography，MRI/MRPA）可直接显示动脉内的栓子及PTE所致的低灌注区，对段以上肺动脉内栓子诊断的灵敏度和特异性均较高，但对段以下水平的PTE诊断价值有限。可用于肾功能严重受损、对碘造影剂过敏或妊娠患者。

（十二）肺动脉造影

肺动脉造影为PTE诊断的金标准。直接征象是肺动脉内造影剂充盈缺损，伴或不伴轨道征的血流阻断。间接征象是肺动脉造影剂流动缓慢，局部低灌注，静脉回流延迟或消失等。肺动脉造影是一种有创检查，发生致命性或严重并发症的可能性为0.1%和1.5%，需要严格掌握适应证。

五、诊断与鉴别诊断

（一）诊断

存在PTE易患因素者，如出现不明原因、与肺部体征不相称的呼吸困难、胸痛、晕厥和休克，或伴有单侧或双侧不对称性下肢肿胀，对诊断具有重要的提示意义。结合血气分析、心电图和X线检查的结果可以初步疑诊PTE或排除其他诊断。常规行D-二聚体检测、超声心动图检查，作出可能的排除诊断。对疑诊病例行CTPA、V/Q显像、MRI/MRPA或肺动脉造影可以确诊PTE。

（二）鉴别诊断

1. 肺炎 当急性PTE患者出现咳嗽、胸痛、咯血、呼吸困难，胸部X线提示肺部阴影时，尤其同时出现发热者，易误诊为肺炎。肺炎有全身感染中毒表现，寒战、高热、咳铁锈色或脓性痰，白细胞总数及中性粒细胞百分比增高，抗生素治疗有效。

2. 冠状动脉粥样硬化性心脏病（冠心病） 部分PTE患者因血流动力学变化，致冠状动脉供血不足，心肌缺氧，出现胸闷、心绞痛样胸痛，心电图有心肌缺血样改变，易误诊为冠心病所致的心绞痛或心肌梗死。急性心肌梗死患者常有心绞痛病史，可出现急性心肌梗死的心电图及相应的心肌酶学演变，心律失常的发生率较高，冠状动脉造影可资鉴别。而PTE出现胸膜炎性胸痛、咳嗽、呼吸困难、发绀的比率较高。需要注意，PTE与冠心病可合并存在。

3. 主动脉夹层 急性PTE患者剧烈胸痛，需要与主动脉夹层相鉴别。后者多有高血压病史，疼痛较剧烈，肢体脉搏改变，发绀不明显，胸部X线常提示上纵隔影增宽，超声心动图或CT造影检查可见主动脉夹层征象。

4. 其他原因所致的胸腔积液 PTE患者可出现胸膜炎样胸痛、胸腔积液，需要与结核、肺炎、肿瘤、心力衰竭等其他原因所致的胸腔积液鉴别。并发胸腔积液的PTE患者积液多为血性，量少，吸收较快（1~2周内自然吸收）。

5. 其他原因所致的晕厥 PTE有晕厥时，需要与迷走反射性、脑血管性晕厥及心律失常等其他原因所致的晕厥鉴别。

6. 其他原因所致的休克 PTE所致的休克，需要与心源性、低血容量性、血容量重新分布性休克等相鉴别。

7. 特发性肺动脉高压 CTEPH有肺动脉高压、右心肥厚与右心衰竭，需要与特发性肺动脉高压相鉴别。

六、临床分型

（一）急性PTE

1. 高危PTE 临床上以休克和低血压为主要表现，即体循环动脉收缩压<90mmHg，或较基础值下降幅度≥40mmHg，持续15分钟以上。除外新发生的心律失常、低血容量或感染中毒症所致的血压下降。患者病情变化快，预后差，临床病死率>15%，需要积极抢救或治疗。

2. 中危PTE 血流动力学稳定，但存在右心功能不全的影像学证据和/或心脏生物学标志物升高为中危组。根据病情严重程度，可将中危PTE再分层。中高危：RVD和心脏生物学标志物升高同时存在；中低危：单纯存在RVD或心脏生物学标志物升高。

RVD的诊断标准：影像学证据包括超声心动图或CT提示RVD。超声检查符合下述表现：① 右心室扩张（右心室舒张末期内径/左心室舒张末期内径>1.0或0.9）；② 右心室游离壁运动幅度减低；③ 三尖瓣反流速度增快；④ 三尖瓣环收缩期位移减低（<17mm）。CTPA检查符合以下条件：四腔心层面发现的右心室扩张（右心室舒张末期内径/左心室舒张末期内径>1.0或0.9）。

心脏生物学标志物包括BNP、NT-proBNP、心肌肌钙蛋白。其升高与PTE短期预后显著相关。

3. 低危PTE 血流动力学稳定，无右心功能不全和心肌损伤。

（二）慢性血栓栓塞性肺动脉高压（CTEPH）

CTEPH常表现为呼吸困难、乏力、运动耐量下降。多可追溯到慢性、进行性发展的肺动脉高压相关临床表现，如进行性呼吸困难、反复晕厥、胸痛、低氧血症、发绀、双下肢水肿等。影像学检查证实多部位、较广泛的肺动脉阻塞，并可见慢性肺动脉血栓栓塞的征象，如肺动脉内环形或偏心分布、有钙化倾向的团块状物，贴近血管壁。右心导管检查示静息肺动脉平均压

>25mmHg。超声心动图提示右心室壁增厚，符合慢性肺源性心脏病诊断标准。常可发现DVT的存在。

七、治疗

（一）一般治疗

对高度疑诊或确诊的PTE患者，应严密监测呼吸、心率、血压、心电图及血气分析的变化。卧床休息，保持大便通畅，避免用力，以防深静脉血栓脱落。予以鼻导管或面罩吸氧，可适当镇静、镇痛、镇咳等对症治疗。对于出现右心功能不全并血压下降者，可选用多巴胺、多巴酚丁胺、去甲肾上腺素等血管活性药物。

（二）抗凝治疗

抗凝治疗为PTE和DVT的基本治疗方法。抗凝治疗的目的是防止血栓再形成和复发。疑诊PTE而又无强烈禁忌证者即可开始抗凝治疗。常用的抗凝药物有普通肝素、低分子量肝素、磺达肝癸钠、阿加曲班、比伐芦定、华法林和新型的直接口服抗凝药。抗血小板药物的抗凝作用不能满足PTE或DVT的抗凝要求。

1. 普通肝素　先予以负荷量2 000~5 000IU或80IU/kg静脉注射，继之以18IU/（kg·h）持续静脉滴注，测定活化部分凝血活酶时间（APTT），根据APTT调整剂量，目标是APTT达到并维持在正常值的1.5~2.5倍。肝素也可皮下注射，一般先予以负荷量2 000~5 000IU静脉注射，然后按250IU/kg剂量皮下注射，1次/12h，根据APTT调节剂量，使注射后6~8小时的APTT达到治疗水平。

肝素应用期间应注意监测血小板，以防出现肝素诱导的血小板减少症（HIT）。如出现血小板计数迅速或持续下降>50%，和/或出现动、静脉血栓的征象，应停用肝素，并改用非肝素类抗凝药。

2. 低分子量肝素　与血浆蛋白结合很少，皮下注射生物利用率高，半衰期长，治疗非高危肺栓塞时，其疗效和安全性均不亚于普通肝素。用法为根据体重给药，皮下注射，每日1~2次。用药时不需要监测APTT，但对过度肥胖或孕妇宜监测血浆抗Xa因子活性，并据此调整剂量。

3. 磺达肝癸钠　是一种小分子的合成戊糖，通过与抗凝血酶特异结合，介导对Xa因子的抑制作用，不导致HIT，可用于VTE的初始治疗。用法为5mg（体重<50kg）、7.5mg（体重50~100kg）、10mg（体重>100kg），皮下注射，1次/d。

4. 阿加曲班　为精氨酸衍生的小分子肽，与凝血酶活性部位结合发挥抗凝作用，可应用于HIT的患者。用法：2μg/（kg·min）静脉泵入，监测APTT维持在1.5~3.0倍基线值（≤100秒），酌情调整用量［≤10μg/（kg·min）］。

5. 比伐卢定　有效抗凝成分为水蛭素衍生物片段，通过直接并特异性抑制凝血酶活性而发挥抗凝作用，半衰期25~30分钟，可应用于HIT或怀疑HIT的患者。用法：肌酐清除率>60ml/min，起始剂量为0.15~0.2mg/（kg·h），肌酐清除率在30~60ml/min与<30ml/min时，起始剂量分别为0.1mg/（kg·h）与0.05mg/（kg·h），监测APTT维持在1.5~2.5倍基线值。

6. 华法林　适用于抗凝治疗的维持阶段。在肝素开始应用后的第1日即可加用华法林，初始剂量3~5mg/d。由于华法林需要数日才能充分发挥抗凝作用，因此必须与肝素或低分子量肝素重叠应用，使国际标准化比值（international normalized ratio，INR）达到2.0~3.0，持续至少24小时，方可停用肝素，单用华法林抗凝治疗，根据INR调整华法林用量。华法林能透过胎盘，故妊娠期间需要抗凝时应使用肝素或低分子量肝素，产前6周内也不宜使用华法林，产后和哺乳期妇女可用华法林。华法林的半衰期约42小时，停药2日后凝血功能可恢复。华法林的主要并发症是出血，华法林所致出血可以用维生素K拮抗。

7. 直接口服抗凝药（DOAC）　主要包括直接Xa因子抑制剂（利伐沙班、阿哌沙班和依度沙班）与直接凝血酶抑制剂（达比加群酯）。如果选用利伐沙班或阿哌沙班，在使用初期需要给予负荷剂量（利伐沙班15mg，2次/d，3周；阿哌沙班10mg，2次/d，1周），如果选择达比加群酯或者依度沙班，应先给予胃肠外抗凝药物5~14日。

抗凝治疗的疗程需要根据危险因素情况决定。如果导致血栓的危险因素是暂时性的，短期内可以消除，抗凝3个月即可；如果初次发病，而且找不到明确的血栓危险因素，则治疗6个月以上；危险因素不能去除的病例，则应当更长期甚至终身抗凝；放置下腔静脉滤器者应终身抗凝。

抗凝治疗的主要禁忌证为活动性出血、凝血机制障碍、严重的未控制的高血压以及近期手术史等。当确诊PTE时，上述情况大多属于相对禁忌证。抗凝治疗的主要并发症有出血、肝素导致的血小板减少、皮肤坏死和骨质疏松。

（三）溶栓治疗

主要适用于高危PTE。对于部分中危PTE，若无禁忌证也可考虑溶栓。对于血压和右室运动均正常的低危病例，不推荐溶栓。溶栓的时间窗一般定为14日以内，但若近期有新发PTE征象可适当延长。溶栓应尽可能在PTE确诊的前提下慎重进行。对有溶栓指征的病例宜尽早开始溶栓。

用于PTE溶栓治疗的主要药物有尿激酶、链激酶和重组组织型纤溶酶原激活物，常用方案如下。

1. 尿激酶（UK）　①负荷量4 400IU/kg，静脉注射10分钟，随后2 200IU/（kg·h）持续静脉滴注12小时；②快速给药方案：2万IU/kg持续静脉滴注2小时。

2. 链激酶（SK）　①负荷量25万IU，静脉注射30分钟，随后以10万IU/h持续静脉滴注12~24小时；②快速给药方案：150万IU持续静脉滴注2小时。SK有抗原性，用药后6个月内不能重复使用。

3. 重组组织型纤溶酶原激活物（rt-PA）　无抗原性，与UK和SK相比更具有对血栓的纤维蛋白特异性。50mg持续静脉滴注2小时，同时应用肝素治疗。

溶栓治疗结束后，应每2~4小时测定1次APTT，当其水平 < 正常值的2倍，即应重新开始规范的抗凝治疗。考虑到溶栓相关的出血风险，溶栓治疗结束后，可先应用普通肝素（UFH）抗凝，然后再切换到低分子量肝素（LMWH）、磺达肝癸钠或利伐沙班等，更为安全。

溶栓治疗的绝对禁忌证：结构性颅内疾病；出血性脑卒中病史；3个月内缺血性脑卒中；活动性出血；近期脑或脊髓手术；近期头部骨折性外伤或头部损伤；出血倾向（自发性出血）。相对禁忌证：收缩压＞180mmHg；舒张压＞110mmHg；近期非颅内出血；近期侵入性操作；近期手术；3个月以上缺血性脑卒中；口服抗凝治疗（如华法林）；创伤性心肺复苏；心包炎或心包积液；糖尿病视网膜病变；妊娠；年龄＞75岁。

对于致命性大面积PTE，上述绝对禁忌证亦应被视为相对禁忌证。

溶栓治疗的主要并发症是出血，最常见的是血管穿刺部位的出血。最严重的并发症是颅内出血，发生率1%~2%，发生者近半数死亡。用药前应充分评估出血的危险性，必要时应配血，做好输血准备。

（四）介入治疗

1. 放置腔静脉滤器　对于有抗凝禁忌的急性PTE患者，为防止下肢深静脉大块血栓再次脱落阻塞肺动脉，可考虑放置下腔静脉滤器。对于上肢DVT患者，还可以应用上腔静脉滤器。植入滤器后如出血风险去除，建议常规抗凝治疗。

2. 肺动脉导管碎解和抽吸血栓　适用于肺动脉主干或主要分支高危PTE，并存在以下情况者：溶栓治疗禁忌；经溶栓或积极的内科治疗无效；在溶栓起效前很可能会发生致死性休克。一般局部小剂量溶栓和机械碎栓联合应用。

（五）肺动脉血栓摘除术

主要用于高危PTE并伴有严重休克或低氧血症经内科或介入治疗不改善，抗凝或溶栓治疗有禁忌证者。由于该手术风险大、死亡率高，故应作为有溶栓治疗绝对禁忌证或患者情况不允许进行溶栓治疗时的最后选择。

（六）CTEPH的治疗

基础治疗主要包括长期抗凝治疗（通常选择华法林）、家庭氧疗、间断应用利尿剂和康复治疗等。若阻塞部位处于手术可及的肺动脉近端，可考虑行肺动脉血栓内膜剥脱术（PEA），部分无法行PEA的CTEPH患者，可试行球囊肺动脉成形术（BPA）治疗。靶向药物可以改善CTEPH患者的活动耐力或血流动力学，可用于不能行PEA、PEA后持续或再发的CTEPH患者。目前研究证据比较充分的药物主要是可溶性鸟苷酸环化酶（sGC）激活剂，如利奥西呱等。

八、预防

1. 基本预防　加强健康教育；注意活动；长期卧床患者应经常翻身、活动肢体，以助静脉回流通畅；避免脱水。

2. 药物预防　对于VTE风险高而出血风险低的患者，应考虑进行药物预防，目前可选择的预防药物包括低分子量肝素、普通肝素、磺达肝癸钠、直接口服抗凝药等。对长期接受药物预防的患者，应动态评估预防的效果和潜在的出血风险。

3. 机械预防　对于VTE风险高，但是存在活动性出血或有出血风险的患者可给予机械预防，包括间歇充气加压泵、分级加压弹力袜和足底静脉泵等。

（陈志营）

学习小结

肺栓塞易患因素多，而临床表现缺乏特异性，容易被漏诊或误诊，死亡率高。D-二聚体是初步排除肺栓塞的基本检查，CTPA是目前肺栓塞的首选确诊手段。抗凝治疗是肺栓塞的基本治疗，对于高危肺栓塞必要时需要溶栓治疗，对于内科治疗效果不好或有潜在休克风险的高危大面积肺栓塞亦可选择介入或手术治疗。熟悉肺栓塞的易患因素，掌握肺栓塞的临床特点，熟悉肺栓塞相应的辅助检查手段，及时作出诊断及治疗，对降低肺栓塞死亡率，改善预后至关重要。

复习思考题

1. 肺栓塞常见的获得性易患因素有哪些？
2. 肺栓塞如何诊断？
3. 肺栓塞需要与哪些常见疾病进行鉴别？
4. 肺栓塞抗凝与溶栓治疗的适应证与禁忌证有哪些？

案例2-9-1 患者，男，70岁，因“右膝关节扭伤1周，右胸痛伴气短2日”就诊。1周前右膝关节扭伤，因疼痛卧床休息。近2日，自觉右侧胸痛，深呼吸时明显，并逐渐出现气短，无发热、咳嗽及咳痰，无咯血。既往糖尿病病史8年。查体：脉搏100次/min，呼吸20次/min，血压130/85mmHg。双肺叩诊清音，未闻及干、湿啰音，心率100次/min，节律规整。右下肢凹陷性水肿。

思考问题

（1）根据上述病情，初步诊断是什么？

（2）可选择哪些检查方法确定诊断？

（3）如何选择治疗方法，为什么？

第十章

肺动脉高压与肺源性心脏病

02篇10章

学习目标

掌握　慢性肺源性心脏病的病因、临床表现、诊断；慢性肺源性心脏病急性加重期的处理原则；慢性肺源性心脏病急性加重期利尿剂的选择、应用原则、副作用及用药期间动态监测电解质及血气变化；慢性肺源性心脏病急性加重期正性肌力药的应用指征、原则、药物选择。

熟悉　慢性肺源性心脏病的发病机制、并发症。

了解　肺动脉高压的分类；特发性肺动脉高压的发病机制、临床表现和治疗。

肺动脉高压（pulmonary hypertension，PH）是由多种已知或未知原因引起的肺动脉压异常升高的一种病理生理状态。血流动力学诊断标准：在海平面、静息状态下，右心导管测量肺动脉平均压（mean pulmonary artery pressure，mPAP）≥25mmHg。

第一节　肺动脉高压的分类

1975年第一次世界卫生组织（WHO）肺动脉高压会议将肺动脉高压分为“原发性”和“继发性”两类，1998年根据病理学和血流动力学特点将肺动脉高压分为五大类，到2003年肺动脉高压现代五分类框架基本确立。2018年中华医学会心血管病学分会肺血管病学组等发布的《中国肺高血压诊断和治疗指南2018》，以及2021年中华医学会呼吸病学分会肺栓塞与肺血管病学组等发布的《中国肺动脉高压诊断与治疗指南（2021版）》也再次发表了肺动脉高压的分类，见表2-10-1。与前相比，作为工具的肺动脉高压新分类方法更全面，操作更容易，更有利于临床医生评估病情及制订规范化治疗和预防措施，也更便于推广。

▼ 表2-10-1　肺动脉高压的分类（2021版）

分类	亚类
1. 动脉性肺动脉高压（PAH）	1.1　特发性肺动脉高压（IPAH）
	1.2　遗传性肺动脉高压（HPAH）
	1.3　药物和毒物相关肺动脉高压
	1.4　疾病相关的肺动脉高压
	1.4.1　结缔组织病
	1.4.2　HIV感染
	1.4.3　门静脉高压
	1.4.4　先天性心脏病
	1.4.5　血吸虫病
	1.5　对钙通道阻滞剂长期有效的肺动脉高压
	1.6　具有明显肺静脉/肺毛细血管受累（肺静脉闭塞病/肺毛细血管瘤病）的肺动脉高压
	1.7　新生儿持续性肺动脉高压（PPHN）
2. 左心疾病所致肺动脉高压	2.1　射血分数保留的心力衰竭
	2.2　射血分数降低的心力衰竭
	2.3　心脏瓣膜病
	2.4　导致毛细血管后肺动脉高压的先天性/获得性心血管病
3. 肺部疾病和/或低氧所致肺动脉高压	3.1　阻塞性肺疾病
	3.2　限制性肺疾病
	3.3　其他阻塞性和限制性并存的肺疾病
	3.4　非肺部疾病导致的低氧血症
	3.5　肺发育障碍性疾病
4. 慢性血栓栓塞性肺动脉高压和/或其他肺动脉阻塞性病变所致肺动脉高压	4.1　慢性血栓栓塞性肺动脉高压（CTEPH）
	4.2　其他肺动脉阻塞性疾病：肺动脉肉瘤或血管肉瘤等恶性肿瘤、肺血管炎、先天性肺动脉狭窄、寄生虫病（棘球蚴病）
5. 未明和/或多因素所致肺动脉高压	5.1　血液系统疾病（如慢性溶血性贫血、骨髓增殖性疾病）
	5.2　系统性和代谢性疾病（如结节病、戈谢病、糖原贮积症）
	5.3　复杂性先天性心脏病
	5.4　其他（如纤维性纵隔炎）

第二节　特发性肺动脉高压

特发性肺动脉高压（idiopathic pulmonary arterial hypertension，IPAH），是一种不明原因的肺动脉高压。既往称为原发性肺动脉高压（primary pulmonary hypertension，PPH）。在病理上主要表现为“致丛性肺动脉病”（plexogenic pulmonary arteriopathy），即由动脉中层肥厚、向心或偏心性内膜增生及丛状损害和坏死性动脉炎等构成的疾病。

欧洲资料显示成年人肺动脉高压的患病率为15/100万人，IPAH的患病率最低估计为5.9/100万人。1981年美国国家卫生研究院第一次注册研究数据显示，IPAH的平均患病年龄为36岁，女性为主。目前我国尚无发病率的确切统计资料。

一、病因与发病机制

IPAH迄今病因不明，目前认为其发病与遗传因素、自身免疫及肺血管内皮、平滑肌功能障碍等因素有关。

1. 遗传因素　11%~40%的散发IPAH存在骨形成蛋白受体2（*BMPR2*）基因变异。有些病例存在激活素受体样激酶1（*ALK1*）基因、*endoglin*、*SMAD*变异。家族性IPAH至少占所有IPAH的6%，家系研究表明其遗传类型为常染色体显性遗传。

2. 免疫与炎症反应　免疫调节作用可能参与IPAH的病理过程。有29%的IPAH患者抗核抗体水平明显升高，但缺乏结缔组织疾病的特异性抗体。IPAH患者丛状病变内可见巨噬细胞、T淋巴细胞和B淋巴细胞浸润，提示炎症细胞参与了IPAH的发生与发展。

3. 肺血管内皮功能障碍　肺血管收缩和舒张由肺血管内皮分泌的收缩和舒张因子共同调控，前者主要为血栓素A_2（TXA_2）和内皮素-1（ET-1），后者主要是前列环素和一氧化氮（NO）。由于上述因子表达的不平衡，导致肺血管处于收缩状态，从而引起肺动脉高压。

4. 血管壁平滑肌细胞钾通道缺陷　可见血管平滑肌增生肥大，电压依赖性钾离子（K^+）通道（Kv）功能缺陷，K^+外流减少，细胞膜处于除极状态，使Ca^{2+}进入细胞内，从而导致血管收缩。

二、临床表现

（一）症状

IPAH的症状缺乏特异性，早期通常无症状，仅在剧烈活动时感到不适；随着肺动脉压力的升高，可逐渐出现全身症状。

1. 呼吸困难　最常见的症状，多为首发症状，与心排血量减少、肺通气/血流比例失调等因素有关。主要表现为活动后呼吸困难，进行性加重，以至在静息状态下也感呼吸困难。

2. 胸痛　由于右心后负荷增加、耗氧量增多及冠状动脉供血减少等引起心肌缺血所致，常于活动或情绪激动时发生。

3. 头晕或晕厥　由心排血量减少，脑组织供血突然减少所致。常在活动时出现，有时休息时也可以发生。

4. 咯血　通常为小量咯血，有时也可因大咯血而死亡。

5. 其他症状　包括疲乏、无力，往往容易被忽视。增粗的肺动脉压迫喉返神经可引起声音嘶哑（Ortner综合征）。10%的患者可出现雷诺现象。

（二）体征

IPAH的体征与肺动脉高压和右心室负荷增加有关（请参阅本章第三节）。

三、实验室和其他检查

1. 血液检查　长期缺氧可导致血红蛋白增高；脑钠肽可有不同程度升高，与疾病严重程度及患者预后具有一定相关性。

2. 心电图　不能直接反映肺动脉压升高，只能提示右心室增大或肥厚（参阅本章第三节）。

3. 胸部X线检查　提示肺动脉高压的X线征象，见本章第三节。

4. 超声心动图和多普勒超声检查　是筛查肺动脉高压最重要的无创检查方法，多普勒超声心动图估测三尖瓣峰值流速＞3.4m/s或肺动脉收缩压＞50mmHg将被诊断为肺动脉高压。

5. 肺功能测定　可有轻度到中度限制性通气障碍与弥散功能减低。肺功能检查可以发现潜在的气道或肺实质疾病。

6. 血气分析　早期血氧分压可以正常。随着病程延长，由于V/Q比例失衡，多数患者出现轻、中度低氧血症。重度低氧血症可能与心排血量下降、合并肺动脉血栓或卵圆孔开放有关。

7. 放射性核素肺通气/灌注显像　是排除慢性血栓栓塞性肺动脉高压的重要手段。IPAH患者可呈弥漫性稀疏或基本正常。

8. 右心导管检查和急性肺血管反应试验　右心漂浮导管检查是确定肺动脉高压的金标准检查，可直接测量肺动脉压力，并测定心排血量，计算肺血管阻力，确定有无左向右分流等，有助于制订治疗策略。

急性血管反应试验（acute vasoreactivity test）是评价肺血管对短效血管扩张剂的反应性，其目的是筛选出对口服钙通道阻滞剂可能有效的患者。用于该试验的药物有吸入用伊洛前列素、静脉用腺苷和吸入NO。急性血管反应试验阳性标准为mPAP下降≥10mmHg，且mPAP下降到≤40mmHg，同时心排血量增加或保持不变。一般而言，仅有10%~15%的IPAH患者可达到此标准。

四、诊断与鉴别诊断

多普勒超声心动图估测肺动脉收缩压＞50mmHg，结合临床可以诊断肺动脉高压。肺动脉高压的确诊标准是右心导管检查测定mPAP≥25mmHg。而IPAH属于排除性诊断，必须在除外引起肺动脉高压的各种病因后方可作出诊断。

五、治疗

因IPAH的病因不明，治疗主要针对血管收缩、内膜损伤、血栓形成及心功能不全等方面进行。

（一）一般措施

建议育龄期女性患者避孕；及时接种流感疫苗及肺炎链球菌疫苗；给予患者社会心理支持；体力下降患者在药物治疗的基础上进行必要的康复训练；如需要进行手术，首选硬膜外麻醉而非全麻。

（二）基础治疗

1. 口服抗凝药物　尸检显示IPAH患者的血管内原位血栓形成的患病率高，凝血及纤溶途径异常也有报道，静脉血栓栓塞症的非特异高危因素包括心力衰竭、制动，以上都是口服抗凝药物的理论基础。

2. 利尿剂　当失代偿性右心衰竭导致液体潴留、中心静脉压升高、肝脏淤血、腹水和外周水肿时，可使用利尿剂以改善症状。

3. 氧疗　低氧刺激可引起肺血管收缩、红细胞增多，而血液黏稠、肺小动脉重构加速IPAH的进展。伴有低氧血症的IPAH患者应给予氧疗以保持其动脉血氧饱和度持续>90%。

4. 地高辛　能迅速改善IPAH的心排血量，并可用于降低IPAH患者发生房性快速性心律失常的心室率。

5. 贫血和铁状态　铁缺乏与运动能力下降有关，也可能与高死亡率相关，应对患者进行常规的铁状态监测，如有铁缺乏应继续寻找原因，并补充铁制剂。

（三）特异性治疗

血管扩张剂，常用药物如下。

1. 钙通道阻滞剂（CCB）　急性血管反应试验结果阳性是应用CCB治疗的指征。CCB仅对10%~15%的IPAH患者有效，主要包括硝苯地平、地尔硫䓬、氨氯地平，心动过缓者倾向于硝苯地平，心动过速者倾向于地尔硫䓬。需要在治疗3~4个月后重新评估其适用性。

2. 前列环素　能扩张血管降低肺动脉压，长期应用尚可逆转肺血管重构。常用的前列环素类似物有依前列醇（epoprostenol）、贝前列素（beraprost）、伊洛前列素（iloprost）。

3. 一氧化氮（NO）　NO吸入是一种仅选择性地扩张肺动脉的治疗方法。但是由于NO的作用时间短，以及外源性NO的毒性问题，从而限制了其在临床上的使用。

4. 内皮素受体拮抗剂（endothelin receptor antagonist，ERA）　多项临床试验结果都证实了该药可改善肺动脉高压患者的临床症状和血流动力学指标，提高运动耐量，改善生活质量和存活率。常用的ERA有波生坦、安立生坦（ambrisentan）、马昔腾坦（macitentan）。

5. 磷酸二酯酶-5（PDE-5）抑制剂　包括西地那非（sildenafil）、他达拉非（tadalafil）、伐地那非（vardenafil）。

6. 可溶性鸟苷酸环化酶（sGC）激动剂　利奥西呱（riociguat），可单独或与NO协同提高血浆中的环磷酸鸟苷（cGMP）水平，引起血管舒张和抗重塑作用。利奥西呱不推荐与PDE-5抑制剂联合应用。

（四）肺或心肺移植

经积极内科治疗临床效果不佳的患者可以行肺移植治疗。患者如同时伴有心脏结构或功能出现不可逆损害，可考虑行心肺联合移植。

（五）健康指导

对IPAH患者进行生活指导，加强相关卫生知识的宣传教育，增强患者战胜疾病的信心，预防肺部感染。

第三节　慢性肺源性心脏病

肺源性心脏病（cor pulmonale）简称肺心病，是由支气管–肺组织、肺血管或胸廓的病变引起肺血管阻力增加，导致肺动脉高压，继而右心室结构和/或功能改变的疾病。根据起病急缓和病程长短，分为急性和慢性肺心病两种。本节重点讲述慢性肺心病。

在我国慢性肺心病是呼吸系统的一种常见病，多继发于慢性阻塞性肺疾病（简称慢阻肺）、间质性肺疾病等。1992年在北京、湖北、辽宁农村调查了102 230例居民的慢性肺心病患病率为4.4‰，其中≥15岁人群的患病率为6.7‰。慢性肺心病的患病率存在地区差异，北方地区高于南方地区，农村高于城市，并随年龄增加而增高。吸烟者比不吸烟者患病率明显增多，男女无明显差异。

一、病因

（一）支气管、肺疾病

以慢阻肺最为多见，占80%~90%，其次为支气管哮喘、支气管扩张症、重症肺结核、间质性肺疾病等。

（二）胸廓运动障碍性疾病

较少见，严重的胸廓、脊柱畸形，如脊椎后凸、侧凸，脊椎结核、类风湿关节炎、胸膜广泛粘连、胸廓成形术后以及神经肌肉疾病如脊髓灰质炎等，引起胸廓活动受限、肺组织受压、支气管扭曲或变形，导致肺功能受损，继发肺动脉压力升高，产生肺心病。

（三）肺血管疾病

特发性肺动脉高压、慢性血栓栓塞性肺动脉高压、肺小动脉炎均可引起肺血管阻力增加、肺动脉压力升高和右心负荷加重，发展成慢性肺心病。

（四）其他

原发性肺泡通气不足及先天性口咽畸形、睡眠呼吸暂停综合征等均可导致低氧血症，引起肺血管收缩、肺动脉压力升高，逐步发展为慢性肺心病。

二、病理

（一）肺部基础疾病病变

尽管导致慢性肺心病的病因多种多样，但我国慢性肺心病的基础疾病绝大多数为慢阻肺，其主要病理变化详见本篇第三章第二节。

（二）肺血管病变

慢性肺心病时，常可观察到：① 肺血管构型重构，由慢性缺氧引起，是发生慢性缺氧性肺动脉高压最重要的原因。主要可见肺动脉内膜增厚，内膜弹性纤维增多，内膜下出现纵行肌束，弹性纤维和胶原纤维性基质增多；中膜平滑肌细胞增生、肥大，导致中膜肥厚；无肌层肺小动脉出现明显肌层。② 肺小动脉炎症，长期反复发作的慢阻肺慢性气道炎症，可累及邻近肺小动脉，引起血管炎，管壁增厚、管腔狭窄，甚至完全闭塞。③ 慢性支气管炎并发肺气肿，肺泡过度膨胀，肺泡内压力增高，肺毛细血管受压，血管床减少。④ 肺泡壁的破裂造成毛细血管网的毁损。⑤ 部分慢性肺心病急性发作期，患者存在多发性肺微小动脉原位血栓形成。

（三）心脏病变

表现为心脏重量增加，右心肥大，右心室肌肉增厚，心室腔扩大，肺动脉圆锥膨隆，心尖圆钝。光镜下观察，常见心肌纤维不同程度的肥大性变化。心肌纤维出现灶性肌浆溶解，灶性心肌纤维坏死或纤维化，心肌间质水肿，炎性细胞浸润。电镜下可见，心肌细胞线粒体肿胀、内质网扩张、肌节溶解或长短不一，糖原减少或消失等。

三、发病机制

多种原因可以导致肺心病，虽发病机制不完全相同，但这些疾病均可造成肺结构和功能的不可逆性改变，发生反复的气道感染和低氧血症，导致一系列体液因子和肺血管的变化，使肺血管阻力增加，肺动脉血管构型重建，产生肺动脉高压。肺动脉高压使得右心室负荷加重，引起右心室扩大、肥厚，最终发生右心衰竭。

（一）肺动脉高压的形成

1. 肺血管阻力增加的功能性因素 肺血管收缩在低氧性肺动脉高压的发生中起着关键作用。缺氧、高碳酸血症和呼吸性酸中毒使肺血管收缩、痉挛，其中缺氧是肺动脉高压形成最重要的因素。缺氧时收缩血管的物质增多，如白三烯、5-羟色胺（5-HT）、血管紧张素Ⅱ、血小板活化因子（PAF）等使肺血管收缩，血管阻力增加。内皮源性舒张因子（EDRF）和内皮源性收缩因子（EDCF）的平衡失调，在缺氧性肺血管收缩中也起一定作用。缺氧使平滑肌细胞膜对Ca^{2+}通透性增加，细胞内Ca^{2+}的含量增高，肌肉兴奋-收缩偶联效应增强，使肺血管平滑肌收缩。高碳酸血症时，由于H^+产生过多，使血管对缺氧的收缩敏感性增强，致肺动脉压增高。

2. 肺血管阻力增加的解剖学因素 解剖因素是指肺血管解剖结构的变化，形成肺循环血流动力学障碍，主要原因如下。

（1）长期反复发作的慢阻肺及支气管周围炎，可累及邻近肺小动脉，引起血管炎，管壁增厚、管腔狭窄或纤维化，甚至完全闭塞，使肺血管阻力增加，产生肺动脉高压。

（2）肺气肿导致肺泡内压增高，压迫肺泡毛细血管网，造成毛细血管管腔狭窄或闭塞。肺泡壁破裂造成毛细血管网的毁损，肺泡毛细血管床减损超过70%时肺循环阻力增大。

（3）肺血管重构：慢性缺氧使肺血管收缩，管壁张力增高，同时缺氧时肺内产生多种生长因子，如多肽生长因子，可直接刺激管壁平滑肌细胞、内膜弹力纤维及胶原纤维增生。

（4）血栓形成：尸检发现，部分慢性肺心病急性发作期患者存在多发性肺微小动脉原位血栓形成，引起肺血管阻力增加，加重肺动脉高压。

慢性肺心病肺动脉高压的形成中肺血管阻力增加的功能性因素较解剖学因素更为重要。因此在急性加重期经过治疗，缺氧和高碳酸血症得到纠正后，肺动脉压可明显降低。

3. 血容量增多和血液黏稠度增加 慢性缺氧产生继发性红细胞增多，血液黏稠度增加。血细胞比容超过0.60，血液黏稠度就明显增加，血流阻力随之增高。缺氧可使醛固酮增加，使水钠潴留；同时使肾小动脉收缩，肾血流量减少也加重水钠潴留，血容量增多。血容量增多和血液黏稠度增加，可导致肺动脉压力增高。

（二）心脏病变和心力衰竭

1. 肺循环阻力增加时，右心发挥其代偿功能，以克服肺动脉压升高的阻力而发生右心室肥厚。肺动脉高压早期，右心室尚能代偿，随着病情的进展，肺动脉压持续升高，超过右心室的代偿能力，右心失代偿，右心排血量下降，舒张末压增高，促使右心室扩大和右心室功能衰竭。

2. 心肌缺氧、反复肺部感染、细菌毒素对心肌的毒性作用，以及酸碱平衡失调、电解质紊乱等所致的心律失常等均可影响心肌功能，促进心力衰竭。

3. 少数慢性肺心病患者由于缺氧、高碳酸血症、酸中毒、相对血流量增多等因素，使左心负荷加重。如持续性进展，则可发生左心室肥厚，甚至导致左心衰竭。

（三）其他重要器官的损害

缺氧和高碳酸血症除对心脏有影响外，也会引起其他重要器官如脑、肝、肾、胃肠道及内分泌系统、血液系统等发生病理改变，引起多脏器的功能损害。

四、临床表现

发病缓慢，临床上除原有支气管、肺和胸廓等疾病的症状和体征外，主要是逐步出现的肺、心功能障碍以及其他脏器功能损害的征象。按肺、心功能代偿期和失代偿期进行分述。

（一）肺、心功能代偿期

1. 症状 慢性咳嗽、咳痰、气促，活动后可感心悸、呼吸困难、乏力和劳动耐力下降。

2. 体征 可有不同程度的发绀，原有支气管、肺疾病体征，如肺气肿体征，干、湿啰音。肺动脉瓣区第二心音亢进（$P_2>A_2$），提示有肺动脉高压存在，三尖瓣区出现收缩期杂音或剑突下心脏搏动增强，提示有右心室肥厚。部分患者可有颈静脉充盈甚至怒张，肺气肿使横膈下降致肝界下移。

（二）肺、心功能失代偿期

1. 呼吸衰竭

（1）症状：呼吸困难加重，夜间为甚，常有头痛、失眠、食欲下降，白日嗜睡，甚至出现表情淡漠、神志恍惚、谵妄等肺性脑病的表现。

（2）体征：发绀明显，球结膜充血、水肿，严重时可有视网膜血管扩张、视盘水肿等颅内压升高的表现。腱反射减弱或消失，出现病理反射。高碳酸血症可出现周围血管扩张的表现，如皮肤潮红、多汗。

2. 右心衰竭

（1）症状：明显气促、心悸、食欲缺乏、腹胀、恶心等。

（2）体征：主要为体循环淤血的体征，可表现为颈静脉怒张、肝大伴压痛、肝颈静脉回流征阳性、腹水及下肢水肿。心率增快，可出现各种心律失常，剑突下可闻及收缩期杂音，甚至出现舒张期杂音。少数患者可出现肺水肿及全心衰竭的体征。

五、辅助检查

（一）X线检查

除肺、胸基础疾病及急性肺部感染的特征外，尚可有肺动脉高压征象，如：右下肺动脉干扩张，其横径≥15mm，或其横径与气管横径之比值≥1.07；肺动脉段明显突出或其高度≥3mm；肺动脉圆锥部显著凸出（右前斜位45°）或锥高≥7mm；中心肺动脉扩张和外周分支纤细，形成“残根”征；右心室增大征。

（二）心电图检查

心电图对慢性肺心病的诊断阳性率为60.1%~88.2%。主要表现右心室肥大的改变，如电轴右偏，额面平均电轴≥+90°；V_1 R/S≥1；重度顺钟向转位；$R_{V1}+S_{V5}$≥1.05mV；aVR R/S或R/Q≥1；V_1~V_3呈QS、Qr或qr；肺型P波。具有一条即可诊断。

（三）超声心动图检查

超声心动图诊断肺心病的阳性率为60.6%~87.0%。慢性肺心病超声心动图诊断标准：右心室流出道内径≥30mm；右心室内径≥20mm；右心室前壁的厚度≥5mm或前壁搏动幅度增强；左右心室内径比值<2；右肺动脉内径≥18mm或肺动脉干≥20mm；右室流出道/左房内径>1.4；肺动脉瓣曲线出现肺动脉高压征象。

（四）血气分析

用以判断有无缺氧、二氧化碳潴留和酸碱平衡紊乱及严重程度，对慢性肺心病急性加重期的治疗具有重要意义。

（五）血液检查

红细胞及血红蛋白可升高。全血黏度及血浆黏度可增加。合并感染时，白细胞总数增高，中性粒细胞增加。部分患者血清学检查可有肾功能或肝功能改变，以及钾、钠、氯、钙等电解质异常。

（六）其他

肺功能检查对早期或缓解期慢性肺心病患者有意义。痰细菌学检查对急性加重期肺心病可以指导抗菌药物的选用。

六、诊断

患者有慢阻肺或慢性支气管炎、肺气肿病史，或其他胸肺疾病病史，并出现肺动脉压增高、右心室增大或右心功能不全的征象，结合心电图、X线、超声心动图等辅助检查，同时排除其他心脏病，可以作出诊断。

七、鉴别诊断

本病需要与下列疾病相鉴别。

（一）冠状动脉粥样硬化性心脏病（冠心病）

冠心病患者可发生全心衰竭，并出现肝大、下肢水肿和发绀，这些表现均与肺心病相似，且肺心病患者心电图 V_1~V_3 可呈QS型，酷似心肌梗死的心电图改变，两者易于混淆。但冠心病患者多有心绞痛或心肌梗死的病史，心脏增大主要为左心室大，常有左心衰竭的发作史、原发性高血压、高脂血症、糖尿病等病史，无慢性呼吸道疾病病史。体格检查、X线及心电图检查呈左心室肥大为主的征象。鉴别有困难时，应详细询问病史，体格检查和有关的心、肺功能检查有助鉴别。

（二）原发性心肌病

右心衰竭时肝大、肝颈静脉回流征阳性、下肢水肿和腹水，与肺心病相似，尤其是伴有呼吸道感染时，容易误诊为肺心病。但原发性心肌病多见于中青年，无明显慢性呼吸道疾病史、肺气肿体征，无突出的肺动脉高压，心电图无明显顺钟向转位及电轴右偏，而以心肌广泛损害多见。心脏大多呈全心增大。超声心动图检查有助于鉴别。

（三）风湿性心脏病

多见于青少年，有风湿活动史，X线表现以左心房扩大为主。无慢性呼吸道疾病史及肺气肿体征，结合X线、心电图、超声心动图有助于鉴别。

（四）发绀型先天性心脏病

发绀型先天性心脏病患者常有右心增大、肺动脉高压及发绀等表现，有时与肺心病混淆。患者多于儿童和青年时发病，体检无肺气肿体征，心脏听诊可闻及特征性杂音。超声心动图有助于鉴别。

八、并发症

（一）肺性脑病

肺性脑病是由于呼吸功能衰竭所致缺氧、二氧化碳潴留而引起的神经精神障碍综合征。但必须除外脑血管疾病、严重电解质紊乱、代谢性碱中毒、感染中毒性脑病等。肺性脑病是肺心病死亡的首要原因。

（二）酸碱失衡及电解质紊乱

肺心病出现呼吸衰竭时，因缺氧和二氧化碳潴留，可发生各种不同类型的酸碱失衡及电解质紊乱，使其病情更为恶化。

（三）心律失常

多表现为房性期前收缩及阵发性室上性心动过速，以紊乱性房性心动过速最具特征性，也可有心房扑动及心房颤动。少数病例由于急性严重心肌缺氧，可出现心室颤动以至心搏骤停。应注意与洋地黄中毒等引起的心律失常鉴别。

（四）休克

休克是肺心病死因之一。发生原因包括：① 感染中毒性休克；② 失血性休克，多由上消化道出血引起；③ 心源性休克，严重心力衰竭或心律失常所致。

（五）消化道出血

慢性肺心病由于感染、呼吸衰竭所致缺氧和二氧化碳潴留，心力衰竭致胃肠道淤血，以及应用糖皮质激素等，可并发消化道出血。

（六）弥散性血管内凝血

详见第六篇第十三章。

（七）深静脉血栓形成

慢性肺心病患者存在多种深静脉血栓形成的危险因素，如由于缺氧、不恰当的利尿治疗导致的血液黏滞度增加，右心功能不全及活动量减少导致的静脉血液淤滞等。

九、治疗

（一）肺、心功能失代偿期

治疗原则：积极控制感染，通畅呼吸道，改善呼吸功能，纠正缺氧和二氧化碳潴留，控制呼吸衰竭和心力衰竭，防治并发症。

1. 控制感染　呼吸系统感染是引起慢性肺心病急性加重致肺、心功能失代偿的常见原因，需要积极控制感染。抗菌药物的选择参考痰细菌培养及药物敏感试验结果。在没有得到培养结果前，根据感染的环境及痰涂片革兰氏染色选用抗菌药物。院外感染以革兰氏阳性菌占多数，院内感染则以革兰氏阴性菌为主，或选用两者兼顾的抗菌药物。常用的有青霉素类、氟喹诺酮类及头孢菌素类等抗菌药物。

2. 呼吸衰竭的治疗　给予扩张支气管、祛痰等治疗，通畅呼吸道，改善通气功能。合理氧疗纠正缺氧，需要时给予无创正压通气或气管插管有创正压通气治疗。

3. 右心衰竭的治疗　慢性肺心病心力衰竭的治疗与其他心脏病心力衰竭治疗的不同之处在于：慢性肺心病患者一般在积极控制感染、改善呼吸功能后，心力衰竭便能得到改善。但对治疗后无效或较重患者可适当选用利尿剂、正性肌力药或血管扩张药。

（1）利尿剂：有减少水钠潴留、减轻右心前负荷的作用。原则上宜选择作用缓和的药物，小剂量、排钾与保钾利尿剂联合应用，疗程不宜长。如氢氯噻嗪25mg，1~3次/d，联用螺内酯20~40mg，1~3次/d。重度且急需利尿的患者可用呋塞米20mg肌内注射或口服。应用利尿剂后应注意预防低钾低氯性碱中毒、痰液黏稠不易排痰和血液浓缩。

（2）正性肌力药：慢性肺心病患者由于慢性缺氧及感染，对洋地黄类药物耐受性降低，容易发生中毒，导致心律失常。如使用洋地黄类药物，应选用作用快、排泄快的制剂，剂量宜小，一般约为常规剂量的1/2或2/3，如毒毛花苷K 0.125~0.25mg或毛花苷C 0.2~0.4mg加于10%葡萄糖液内静脉缓慢推注。

洋地黄类药物应用指征：① 感染已控制，呼吸功能已改善，利尿剂治疗后右心功能不能改善者；② 以右心衰竭为主要表现而无明显感染的患者；③ 出现急性左心衰竭者；④ 合并室上性快速性心律失常，如室上性心动过速、心房颤动（心室率＞100次/min）者。用药前应注意纠正缺氧，防治低钾血症，以免发生药物毒性反应。低氧血症和感染等均可使心率增快，故不宜以心率快慢作为衡量洋地黄类药物应用和疗效评价指征。

（3）血管扩张剂的应用：血管扩张剂可以改善右心室功能与右心室血流灌注，降低右心室后负荷及肺动脉压，对部分心力衰竭有一定效果，但并不像治疗其他心脏病那样效果明显。血管扩张剂在扩张肺动脉的同时也扩张体动脉，往往造成体循环血压下降，反射性产生心率增快、氧分压下降、二氧化碳分压上升等不良反应，因而限制了血管扩张剂在慢性肺心病的临床应用。常用的药物有酚妥拉明、硝普钠、硝苯地平、川芎嗪、一氧化氮（NO）等。

4. 并发症的治疗 慢性肺心病除肺和心功能严重损伤外，全身其他器官均可累及，出现多种并发症，需要及时发现并积极治疗，方可降低病死率。

5. 加强护理工作 严密观察病情变化，加强心肺功能的监护。翻身、拍背等方法排出呼吸道分泌物，改善通气功能。

（二）肺、心功能代偿期

采用中西医结合的综合措施，延缓基础支气管肺疾病的进展，增强患者的免疫功能，预防感染，减少或避免急性加重。加强营养和康复训练，长期家庭氧疗或家庭无创呼吸机治疗，以改善患者的生活质量。继发于慢阻肺者具体方法可参阅本篇第三章。

十、预后

肺心病常反复急性发作，病情逐渐加重，多数预后不良，病死率在10%~15%，但经积极治疗可以提高患者生活质量，延长寿命。

十一、预防

主要是防治引起本病的支气管、肺和肺血管等疾病。积极提倡戒烟，加强卫生宣教，增强抗病能力。防治原发病的诱因，如呼吸道感染、各种变应原、有害气体的吸入、粉尘作业等的防护工作等。

（陈志营）

学习小结

慢性肺源性心脏病，简称慢性肺心病，是呼吸系统的一种常见病，多发病。慢性肺心病的患病率存在地区差异，北方地区高于南方地区，农村高于城市，并随年龄增加而增高。吸烟者比不吸烟者患病率明显增多。慢性肺心病的主要病因是慢阻肺、支气管哮喘、支气管扩张症、间质性肺疾病等，临床上也需要注意慢性血栓栓塞性肺动脉高压、严重胸廓运动障碍性疾病等导致的慢性肺心病。呼吸系统疾病导致慢性肺心病的核心和关键环节是肺动脉高压的形成。导致肺动脉高压的主要原因是肺泡内低氧，低氧性肺动脉高压的发生机制主要包括低氧性肺血管收缩和肺血管重构。慢性肺心病的治疗主要在于原发病的治疗，继发于慢阻肺的肺心病，其失代偿期治疗的重点在于控制慢阻肺急性加重和呼吸衰竭。

复习思考题

1. 临床上引起慢性肺心病的常见病因有哪些？
2. 慢性肺心病有哪些临床表现？
3. 慢性肺心病治疗中利尿剂的使用原则是什么？
4. 慢性肺心病治疗中应用正性肌力药的指征和原则是什么？

案例2-10-1 患者，男，69岁，因“反复咳嗽、咳痰20年，伴呼吸困难5年，加重伴下肢水肿1周”就诊。患者于20年前开始常反复出现咳嗽、咳痰，为白色泡沫样痰，晨起时明显。5年前出现进行性加重的呼吸困难，上3层楼即出现气短，天气变化及秋冬季明显，着凉感冒可诱发或加重。近3年多次住院，诊断为慢阻肺，给予抗感染、解痉、平喘、止咳、化痰等治疗，症状可缓解。1周前无明显诱因再次出现咳嗽，咳中等量黄白色黏痰，且出现喘憋症状加重及足踝部水肿，使用沙丁胺醇雾化后无明显缓解，来院就诊。查体：神志清楚，颈静脉充盈。口唇及甲床轻度发绀，桶状胸，双下肺可闻及干、湿啰音。心率96次/min，节律规整。肝肋下约2cm，轻度压痛。双下肢凹陷性水肿。

思考问题

（1）如何考虑患者的诊断？

（2）哪些检查对患者的诊断有帮助？

（3）如何治疗该患者？

第十一章　间质性肺疾病

学习目标

掌握　间质性肺疾病的定义、分类、诊断要点与治疗原则。
熟悉　特发性肺纤维化的临床表现、影像学特征、诊断标准和治疗要点。
了解　结节病及其他主要间质性肺疾病的主要临床诊治要点。

第一节　概述

间质性肺疾病（interstitial lung disease，ILD）是一组肺泡炎症和肺间质纤维化为基本病变的非肿瘤、非感染性疾病群。ILD不是一种独立疾病，而是包括200多个病种的一组异质性疾病，病变可波及细支气管和肺泡实质，亦称为弥漫性实质性肺疾病（diffuse parenchymal lung disease，DPLD）。基本病理改变是肺泡损伤、炎症和间质纤维化。所谓间质是指肺泡上皮细胞和毛细血管内皮细胞基底膜之间的微小间隙，主要包括微血管、淋巴管组织以及细支气管周围组织。由细胞成分和细胞外基质成分组成。前者包括成纤维细胞、白细胞和吞噬细胞等，后者有弹力纤维、胶原纤维和基质等。ILD临床上以活动性呼吸困难、影像学呈两肺弥漫性分布的阴影、肺功能以限制性通气障碍、弥散功能降低和低氧血症为特征。可呈急性、亚急性及慢性病程。急性期以损伤或炎症病变为主，慢性期以纤维化病变为主。

一、发病机制

ILD的发病机制尚未完全清楚，但不同病种的肺间质纤维化改变都是从肺泡损伤和/或肺泡炎症开始。

肺泡炎症、免疫细胞分泌介质、成纤维细胞增生并分泌大量胶原蛋白，在肺间质纤维化的发生发展中起着重要作用。如肺泡巨噬细胞释放的中性粒细胞趋化因子、各种蛋白酶、肺泡巨噬细胞源性生长因子、黏附因子及IL-1、IL-8、IL-10、IL-13等，中性粒细胞分泌胶原酶、弹性蛋白酶及引起肺组织损伤的氧自由基，T淋巴细胞分泌单核细胞趋化因子、巨噬细胞移行抑制因子、IL-2等。肺实质细胞在某些致病因素的直接作用或/和通过氧化损伤、炎症及免疫细胞的间接作用而发生肺泡炎，早期去除有关致病因素病变可以得到逆转或控制；病程进入慢性期，间质内胶原合成与分解代谢紊乱，刺激导致成纤维细胞增生，形成不可逆的广泛纤维化，肺泡及部分细支气管结构完全损害。

二、分类

自从1935年Hamman和Rich首次报道弥漫性肺间质纤维化病例以来，至今已有200多个病种归于ILD，如何进行合理分类一直是临床医生与疾病研究者面临的挑战。2002年以来，美国胸科协会（ATS）和欧洲呼吸学会（ERS）将ILD/DPLD分为4大类。① 已知原因的DPLD：如药物、结缔组织病相关和环境相关的ILD等；② 肉芽肿性DPLD：如结节病、外源过敏性肺泡炎即过敏性肺炎等；③ 罕见的但具有临床病理特征的DPLD：如淋巴管平滑肌瘤病即LAM、朗格汉斯细胞组织细胞增生症即LCH、肺泡蛋白沉着症即PAP等；④ 特发性间质性肺炎（idiopathic interstitial pneumonia，IIP）。IIP再进一步分为2组（7种）：普通型间质性肺炎/特发性肺纤维化即UIP/IPF和非UIP/IPF 2组。后者又分为脱屑性间质性肺炎（DIP）、呼吸性细支气管炎性间质性肺病（RB-ILD）、急性间质性肺炎（AIP）、隐源性机化性肺炎（COP）、淋巴细胞性间质性肺炎（LIP）和非特异性间质性肺炎（NSIP）6种（图2-11-1）。

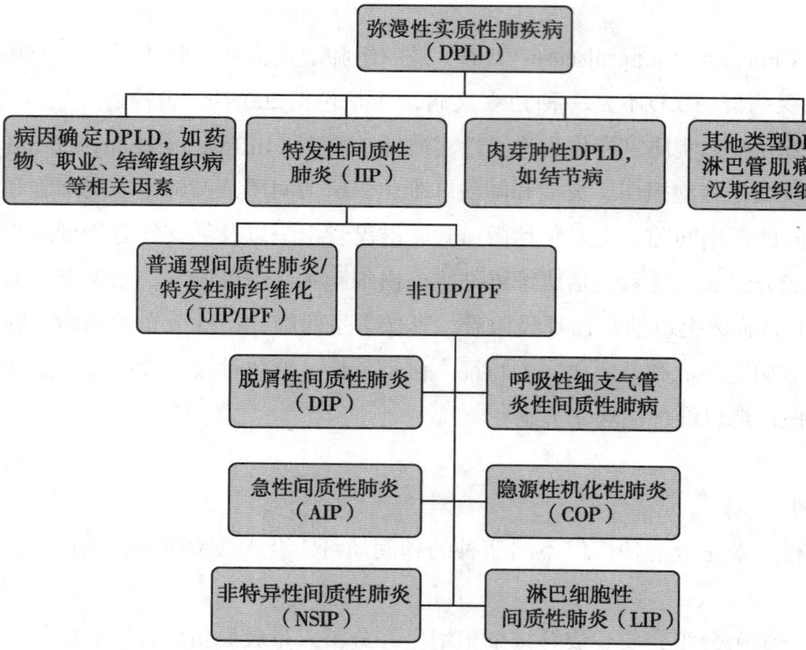

▲ 图2-11-1　弥漫性实质性肺疾病（DPLD）的分类

ATS和ERS于2013年发布了IIP的国际多学科分类（表2-11-1）。

（1）主要的IIP。① 慢性纤维化性间质性肺炎：包括特发性肺纤维化（IPF）和特发性非特异性间质性肺炎（iNSIP）；② 吸烟相关性间质性肺炎：包括呼吸性细支气管炎性间质性肺病（RB-ILD）和脱屑性间质性肺炎（DIP）；③ 急性/亚急性间质性肺炎：包括急性间质性肺炎（AIP）和隐源性机化性肺炎（COP）。

（2）罕见IIP：包括特发性淋巴细胞性间质性肺炎（iLIP）和特发性胸膜肺实质弹力纤维增生症（iPPFE）。

（3）不能分类的IIP。

▼ 表2-11-1　美国胸科协会/欧洲呼吸学会特发性间质性肺炎（IIP）国际多学科分类（2013）

分类		临床-影像-病理诊断	影像和/或组织病理形态学类型
主要的IIP	慢性纤维化性间质性肺炎	特发性肺纤维化（IPF）	普通型间质性肺炎（UIP）
		特发性非特异性间质性肺炎（iNSIP）	非特异性间质性肺炎（NSIP）
	吸烟相关性间质性肺炎	呼吸性细支气管炎性间质性肺病（RB-ILD）	呼吸性细支气管炎（RB）
		脱屑性间质性肺炎（DIP）	脱屑性间质性肺炎（DIP）
	急性/亚急性间质性肺炎	隐源性机化性肺炎（COP）	机化性肺炎（OP）
		急性间质性肺炎（AIP）	弥漫性肺泡损伤（DAD）
罕见的IIP		特发性淋巴细胞性间质性肺炎（iLIP）	淋巴细胞性间质性肺炎（LIP）
		特发性胸膜肺实质弹力纤维增生症（iPPFE）	胸膜肺实质弹力纤维增生症（PPFE）
未分类的IIP			

三、诊断

（一）病史

临床症状、病史、职业接触史、用药史及诊疗经过等资料，都是ILD/DPLD诊断的重要线索。

（二）胸部影像学检查

胸部X线检查典型的表现为弥漫性细小结节状、网格状或网格结节状改变。早期可呈弥漫性磨砂玻璃状改变，后期可见区域性囊性改变或蜂窝肺的形成。胸部X线难以区分某种特定的ILD。HRCT检查是目前诊断ILD最主要的成像方法。ILD在HRCT上可分为以下表现：① 不规则线状和网状影；② 弥漫性小结节样致密影；③ 肺密度增加，如磨玻璃影；④ 广泛分布的斑片状实变影；⑤ 多发性肺内钙化影；⑥ 牵引性支气管或细支气管扩张；⑦ 肺密度减低伴蜂窝肺形成等。

（三）肺功能

肺功能检查主要表现为限制性通气功能障碍和弥散功能降低。典型的改变有第1秒钟用力呼气容积（FEV_1）和用力肺活量（FVC）等比例下降，FEV_1/FVC正常或增加；肺总量（TLC）减少；肺一氧化碳弥散量（DLCO）下降。

（四）支气管肺泡灌洗检查

通过可弯曲支气管镜用生理盐水对右肺中叶或左肺舌叶进行支气管肺泡灌洗（bronchoalveolar lavage，BAL），获取支气管肺泡灌洗液（BALF）进行细胞学与非细胞学成分检测分析，BALF在诊断ILD中有两方面的意义：一是可以排除某些病因明确的ILD/DPLD，如细支气管肺泡癌、肺部感染性疾病（如细菌、病毒、寄生虫、真菌）等；二是可以找到某些特异性物质及成分，如淋巴细胞亚群，可以确诊或提示病因类别。如根据灌洗液中炎性效应细胞的比例，可将ILD分为：① 淋巴细胞增多型（如结节病、过敏性肺泡炎、铍尘肺、药物性肺病等）；② 中性粒细胞增多型（如特发性肺纤维化、石棉沉着病和ARDS等）。如呈白色乳状、PAS染色阳性，提示肺泡蛋白沉积症；肺泡巨噬细胞吞噬红细胞，提示肺含铁血黄素沉着症；石棉小体计数 >1个/ml，提示石棉沉着病等。

（五）肺活检

经综合分析仍不能对ILD/DPLD作出临床诊断时，在患者情况容许条件下，应进行肺活体组织检查，肺活检方法包括经支气管肺活检（transbronchial lung biopsy，TBLB）、经支气管冷冻肺活检（transbronchial cryobiopsy，TBCB）、电视辅助胸腔镜手术（video-assisted thoracoscopic surgery，VATS）、肺活检和开胸肺活检（open lung biopsy，OLB）等。TBCB在活检标本大小及间质性肺炎分型诊断效能明显优于常规TBLB，相对于外科肺活检而言，创伤小，并发症少，诊断率不逊色于外科肺活检，有望取代外科肺活检。间质性肺炎急性加重时，不建议外科肺活检。

（六）自身抗体等实验室检测

根据病情需要完善可提取性核抗原（ENA）多肽谱、抗核抗体（ANA）、黑色素瘤分化相关基因抗体5（MDA5）、类风湿因子（RF）、抗环瓜氨酸肽抗体（ACCP）等自身抗体检测有利于寻找ILD病因和分类。完善血气分析可协助评估肺功能和病情严重程度。血液分析、气道分泌物病原学及呼吸道肿瘤标志物等检查也有利于协助诊断ILD急性加重及病因。

（七）诊断思路

主要通过询问病史、体格检查、胸部影像学检查、肺功能（包括动脉血气分析）、BALF、自身抗体等检查确定。

1. 确定ILD 进行性加重的呼吸困难是ILD的主要症状，干咳与乏力也较多见。多数ILD患者体格检查可闻及双侧肺底部velcro啰音。低氧严重者可见发绀，伴有胸部影像学特征，尤其是胸部HRCT的影像学特征及限制性通气功能障碍和弥散功能降低的肺功能改变。符合上述临床特点者应考虑ILD。

2. 明确ILD分类 在确定ILD之后，需要根据环境接触史、职业史、疾病及用药史、家族史，结合必要的自身抗体等实验室检查、BALF分析、影像学典型特点、必要时TBLB等明确分类。

3. 追踪随访进展情况 除IPF外，结缔组织疾病相关的纤维化ILD、iNSIP等一些已知或未知原因的ILD也可出现类似IPF的进展，若患者在过去1年内满足以下标准中至少2个，且没有其他解释者，定义为进展性肺纤维化（PPF）：① 呼吸系统症状加重；② 1年内FVC绝对值下降5%，或DLCO绝对值下降10%；③ 存在疾病进展影像学证据，如牵拉性支气管扩张和细支气管扩张的严重程度加重、新增磨玻璃影伴有牵拉性支气管扩张、新增网格影扩大、网状异常的范围扩大或粗糙度增加、新发或增多的蜂窝样改变、肺容积进一步缩小。追踪和随访的目的是帮助临床尽早发现短时期内有肺功能下降或者胸部影像学改变的患者，以尽早诊断和抗纤维化干预前移。

四、治疗

弥漫性ILD病因不同、病变特征不一，治疗方法各异。有明确病因的ILD/DPLD需要以病因治疗为主，辅以对症治疗。一旦诊断IPF和PPF，应启动抗纤维化治疗。

理论与实践　　**支气管肺泡灌洗液（BALF）检测技术规范**

BAL操作方法如下。

1. 术前准备　同可弯曲支气管镜术前准备。局部麻醉剂为2%利多卡因。

2. 操作技术

（1）部位选择：弥漫性ILD选择右肺中叶或左肺舌段，局限性肺病变则在相应肺段进行BAL。

（2）操作步骤：① 在灌洗肺段行局部麻醉。② 将可弯曲支气管镜顶端紧密楔入段或亚段支气管开口处，再经活检孔快速注入37℃灭菌生理盐水。每次25~50ml，总量100~250ml。③ 立即用50~100mmHg负压吸引回收灌洗液，回收率为40%~60%。④ 回收液立即用双层无菌纱布过滤除去黏液，并记录总量。⑤ 装入容器并置于含有冰块的保温瓶中，立即送往实验室检查。

BALF实验室检查包括以下几种。

1. 细胞总数和分类计数　细胞悬液在改良的Neubauer计数台上计数BALF中细胞总数，一般以1×10^9/L表示；细胞分类计数：采用Wright或HE染色，在40倍光学显微镜下计数200个细胞，进行细胞分类计数。

2. T淋巴细胞亚群的检测　采用间接免疫荧光法，在荧光显微镜下计数200个淋巴细胞并计算出标有荧光细胞CD3、CD4、CD8的阳性率。

3. 上清（原液或10倍浓缩）-70℃储存，用作可溶性成分的检测。

第二节　特发性肺纤维化

特发性肺纤维化（idiopathic pulmonary fibrosis，IPF）是一种病因不明确，慢性、进行性、纤维化性间质性肺疾病，病变局限在肺脏，好发于中老年人群。其肺组织学和/或胸部HRCT特征性表现为普通型间质性肺炎（usual interstitial pneumonia，UIP），为IIP中最常见的一种疾病，占IIP的50%~70%。患病率随着年龄增加而增加，近年IPF发病率呈上升趋势，美国2005年的资料显示为14/10万~42/10万，欧洲国家为6.5/10万~24/10万，英国1991—2003年的总体年发病率4.3/10万，但以每年11%的幅度增长，引起高度关注。亚洲国家尚无报道。男性多于女性，男女比例为1.4∶1。平均存活时间为2.8~3.6年。

一、病因和发病机制

IPF的病因及发病机制尚不清楚，由于部分患者出现自身抗体，肺泡毛细血管壁上有免疫复合物的沉积，故有人认为可能是自身免疫性疾病。目前认为肺泡上皮损伤修复障碍可能是IPF的主要发病机制。

二、病理

IPF的病理变化以肺泡壁细胞浸润、增厚、间质纤维化为特点。大体病理改变：肺容积缩小，质地变韧硬，脏胸膜可见局限性瘢痕，纤维化区与相对正常肺结构相间存在，严重之处可见蜂窝肺。

三、临床表现

本病好发年龄为50岁以后，年龄大于60岁的患者占2/3。男性稍多于女性，以隐袭性进行性呼吸困难为其突出症状，活动后呼吸困难更为常见。可有干咳、少量白色黏痰，继发感染时痰量增多并呈黄色脓痰，偶有血痰。部分患者还可伴有胸痛、食欲减退、体重减轻、无力等症状。疾病早期可无肺部异常体征，随病情进展，查体可见患者呼吸浅快，90%的患者在双肺底可闻及吸气相Velcro啰音，40%~80%的患者有杵状指/趾，疾病晚期可出现发绀，易出现自发性气胸。部分患者可发展为肺动脉高压，肺心病。

本病病程多为慢性，部分IPF患者在短期内可出现新的弥漫性肺泡损伤导致急性呼吸功能恶化，称之为特发性肺纤维化急性加重（acute exacerbation of IPF，AE-IPF），是IPF患者死亡的重要原因。

四、实验室和其他检查

（一）胸部X线（高千伏摄片）

常表现为网状或网状结节影伴肺容积减小。随着病情进展，可出现多发性囊状透光影（蜂窝肺），囊状区的直径为3~15mm，平均10mm，有边缘清楚的厚1~3mm的壁。病变分布多为双侧弥漫性，相对对称，单侧分布少见。多分布于基底部，周边部或胸膜下区。少数患者出现症状时，胸部X线可无异常改变。

（二）HRCT是诊断IPF的重要依据

1. 典型UIP型符合以下4个条件　① 病变主要位于胸膜下和肺基底部；② 异常的网织状阴

影；③ 蜂窝样改变，伴或不伴牵张性支气管扩张；④ 无不符合UIP型的任何一项。

2. 可能UIP型符合以下3项条件 ① 病变主要位于胸膜下和肺基底部；② 异常的网织状阴影；③ 无不符合UIP型的任何一项。

3. 不符合UIP型的表现（只要符合其中任何1项） ① 病变主要分布于中、上肺野；② 病变主要沿着支气管血管束分布；③ 广泛磨玻璃影；④ 大量微结节影（两侧，上肺叶为主）；⑤ 散在囊状病变（多发、双侧、远离蜂窝肺区）；⑥ 弥漫性马赛克征/气体闭陷（双侧、多肺叶）；⑦ 支气管肺段、肺叶实变阴影。

（三）肺功能检查

肺功能改变为限制性通气功能障碍，表现为肺总量（TLC）、功能残气量（FRC）和残气量（RV）下降。第1秒钟用力呼气容积/用力肺活量（FEV_1/FVC）正常或增加。单次呼吸法肺一氧化碳弥散量（DLCO）降低，即在通气功能和肺容积正常时，DLCO也可降低。

（四）可弯曲支气管镜检查

通过可弯曲支气管镜行TBLB和BAL检查的意义在于缩小间质性肺疾病诊断范围，即排除其他肺疾病（如肿瘤、感染、嗜酸性粒细胞性肺炎、外源性过敏性肺泡炎、结节病和肺泡蛋白沉积症等），但对诊断IPF价值有限。IPF患者的BALF中，中性粒细胞（PMN）数增加，占细胞总数5%以上，晚期部分患者同时出现嗜酸性粒细胞增加。BALF中胶原基质成分、炎性介质、细胞因子及一些酶活性成分的检测可能有助于探索IPF发病机制、辅助诊断疾病活动性。

（五）自身抗体等实验室检查

IPF的血液检查结果缺乏特异性。部分可见红细胞沉降率增快，丙种球蛋白、乳酸脱氢酶（LDH）水平升高。可出现某些自身抗体阳性或滴度增高，如抗核抗体（ANA）和类风湿因子（RF）等可呈弱阳性反应。血气分析PaO_2下降，肺泡-动脉血氧分压差［$P_{(A-a)}O_2$］增大，提示V/Q比例失调。

（六）组织病理学改变

肺活检的组织病理学呈UIP改变，对于HRCT非典型UIP型患者的确诊有重要意义。也可以排除其他已知原因的间质性肺疾病和其他类型的IIP。但由于外科肺活检系创伤性检查，因此，对于年老体弱、呼吸功能很差不适合或拒绝检查者，以及HRCT呈典型UIP型表现者不推荐开胸/胸腔镜肺活检。对于HRCT不典型UIP型表现者，综合临床情况可耐受，可考虑经支气管冷冻肺活检（TBCB）协助诊断。

五、诊断

IPF的诊断标准：① 除外已知病因所致的间质性肺疾病，如职业接触、室内外环境暴露、结缔组织病和药物性肺损害等；② 未行外科肺活检的患者，胸部HRCT表现为UIP型；③ 行肺活检的患者，结合HRCT和肺活检符合UIP型。

六、自然病程与急性加重

（一）自然病程

IPF是一类慢性进行性加重的疾病，肺功能逐渐恶化，因呼吸衰竭或合并症而死亡。IPF患者的自然病程呈现异质性，大多数患者表现为数年内缓慢渐进性病程。其中部分患者数年内病情可保持稳定，部分患者病情进展较为迅速。还有部分患者经历一次或几次急性加重，进展为呼吸衰竭。合并肺气肿和肺动脉高压可能影响IPF疾病病程。

（二）IPF急性加重（AE-IPF）

AE-IPF是指在IPF患者在短时间内出现显著的急性呼吸功能恶化，主要特征为胸部HRCT在原来UIP背景上新出现双肺弥漫磨玻璃影（GGO）和/或实变影。AE-IPF的诊断标准：① 既往或者当前诊断IPF；② 通常在1个月内发生的呼吸困难急性恶化或进展；③ 胸部HRCT表现为在原来网状阴影或蜂窝肺等UIP型表现背景上新出现双肺弥漫GGO和/或实变影；④ 排除心力衰竭或液体负荷过重。AE-IPF组织病理学通常表现为UIP和弥漫性肺泡损伤（DAD）同时存在，可以出现机化性肺炎和显著的成纤维细胞灶。急性加重能够使IPF患者的肺功能加剧恶化，缩短生存时间，增加病死率。前瞻性临床试验及回顾性队列研究报道AE-IPF年患病率在13%~20%。到目前为止，我国尚无AE-IPF年发病率的流行病学数据报道。

七、治疗

迄今，除吸氧和肺移植之外，对IPF尚无一种令人满意的治疗方法。

（一）非药物治疗

1. 戒烟　大多数IPF患者是吸烟者，吸烟与疾病的发生具有一定的相关性。必须劝导和帮助患者戒烟。

2. 氧疗　可以改善患者的缺氧情况。静息状态低氧血症（$PaO_2 \leqslant 55$mmHg或$SaO_2 \leqslant 88\%$）的IPF患者应该接受长程氧疗，氧疗每日 >15小时。

3. 机械通气　可能是极少数IPF患者与肺移植之间的过渡方式。无创正压通气可能改善部分IPF患者的缺氧，延长生存时间。对于预后不良的终末期肺纤维化患者，一般不主张气管插管机械通气治疗。

4. 肺康复　是针对有症状及日常活动能力下降的慢性肺病患者的一项全面干预治疗手段，旨在减轻症状，改善机体功能，稳定或延缓疾病发展，从而降低医疗费用。肺康复的内容包括呼吸生理治疗、肌肉训练（全身性运动和呼吸肌锻炼）、营养支持、精神治疗和教育。

5. 预防静脉血栓栓塞症（venous thromboembolism，VTE）　住院患者，尤其是AE-IPF患者，发生静脉血栓的风险增加，建议常规采取预防VTE的物理措施，如弹力袜、间断性使用双下肢气压泵等。

6. 肺移植　不断发展的肺移植技术已经成为各种终末期肺疾病的主要治疗手段，也是目前IPF最有效的治疗方法。IPF患者接受肺移植可以提高生存率，改善生活质量，5年生存率达50%~56%。IPF接受肺移植的时机，以及单肺或双肺移植对IPF患者预后的影响，需要进一步研究。

（二）药物治疗

1. 酌情使用的药物　IPF尚无肯定有效的治疗药物。根据近年来的随机对照临床试验的结果，结合我国临床实际情况，可以酌情使用下列药物。

（1）吡非尼酮：是一种多效性的吡啶化合物，具有抗感染、抗纤维化和抗氧化特性。推荐轻到中度肺功能受损的IPF患者应用吡非尼酮治疗。鉴于药物的有限疗效、副作用和药品价格昂贵，医生应该与患者商量是否接受治疗。

（2）尼达尼布：是一种多靶点酪氨酸激酶抑制剂，能够抑制血小板衍生生长因子受体（PDGFR）、血管内皮生长因子受体（VEGFR）以及成纤维细胞生长因子受体（FGFR）。研究表明尼达尼布一定程度上降低病死率和急性加重频率，副作用较低，无严重不良事件发生。推荐轻到中度肺功能受损的IPF患者应用尼达尼布治疗。但总体上疗效有限，药品价格也昂贵。

（3）抗酸药物：IPF合并高发的胃食管反流病，包括临床无症状的酸反流。胃食管反流是慢性微吸入的危险因素，可能继发肺脏炎症，引起或加重IPF。应用抗酸治疗包括质子泵抑制剂（PPI），或H_2受体拮抗剂，可能降低微吸入相关性肺损伤的风险。鉴于胃食管反流和慢性微吸入可能的肺损伤作用，推荐IPF患者应用抗酸治疗。

（4）N-乙酰半胱氨酸：能够打破黏蛋白的二硫键，降低黏液的黏稠度；高剂量（1 800mg/d）时，N-乙酰半胱氨酸在IPF患者体内可以转化为谷胱甘肽前体，间接提高肺脏上皮细胞衬液中谷胱甘肽水平，起到抗氧化进而抗纤维化的作用。N-乙酰半胱氨酸单药治疗可以改善IPF患者的咳痰症状，长期服用安全性高。部分IPF患者可以考虑使用。

2. 不推荐使用的药物

（1）泼尼松、硫唑嘌呤和N-乙酰半胱氨酸联合治疗：糖皮质激素（以下简称激素）联合硫唑嘌呤和N-乙酰半胱氨酸曾经被认为是IPF的“标准治疗”。IPF以纤维化改变为主，激素联合免疫抑制剂治疗缺乏理论依据。

（2）抗凝药物：肺纤维化形成中伴随着血管内皮的损伤，凝血系统激活、纤维蛋白沉积和纤溶异常。对于没有合并静脉血栓栓塞症或心房颤动的IPF患者，不推荐应用抗凝药物治疗。

（3）西地那非：是一种磷酸二酯酶-5抑制剂，能够改善IPF患者的生活质量，但是不能延缓IPF疾病进展，也不能降低AE-IPF频率或病死率，可能带来副作用和高昂的医疗花费。

（4）波生坦和马西替坦：是双重内皮素-A、内皮素-B拮抗剂，用于肺动脉高压的治疗，均不能延缓IPF疾病进展或降低病死率。

（5）伊马替尼：是一种酪氨酸激酶抑制剂，口服伊马替尼不能延缓IPF疾病进展或降低病死率，可能带来副作用和高昂的医疗花费。不推荐IPF患者应用伊马替尼治疗。

（三）AE-IPF的治疗

由于AE-IPF病情严重，病死率高，虽然缺乏随机对照研究，临床上仍然推荐酌情使用激素治疗。激素的剂量、使用途径和疗程尚没有形成一致的意见，可从口服泼尼松［0.5mg/（kg·d）］到静脉滴注甲泼尼龙（500~1 000mg/d）。越来越多的证据表明，病毒或者细菌感染可能与AE-IPF发病有关，因此，抗感染治疗也是AE-IPF很重要的一方面。此外，也推荐抗纤维化、抑酸治疗和必要的药物预防VTE。激素、氧疗、机械通气、抗纤维化和抗感染对症治疗是AE-IPF患者的主要治疗手段。

（四）姑息治疗

姑息治疗的目的是减轻患者的症状和减轻心理的焦虑和痛苦，给患者和家属精神上的支持。根据不同患者的情况和需要，进行个性化的治疗。对于终末期IPF患者，应给予临终关怀。针对IPF目前尚无特效治疗药物现状和缺乏中医药治疗循证医学依据，可以酌情考虑以辨证施治的原则，减轻IPF患者症状。

相关链接 | 特发性肺纤维化急性加重诊断和治疗中国专家共识（2019）

特发性肺纤维化（IPF）的定义为原因不明的慢性进展性纤维化肺疾病，其组织病理学和/或放射学表现为普通型间质性肺炎（UIP）。根据HRCT的UIP型特点可作为独立的IPF诊断手段。特发性肺纤维化急性加重诊断与治疗中国专家共识（2019年）指出部分IPF患者在短期内可出现急性呼吸功能恶化，称之为IPF急性加重（AE-IPF），是IPF患者死亡的重要原因。AE-IPF的诊断标准如下。

（1）既往或者当前诊断IPF。

（2）通常在1个月内发生的呼吸困难急性恶化或进展。

（3）胸部HRCT表现为在原来网状阴影或蜂窝肺等UIP型表现背景上新出现双肺弥漫GGO和/或实变影。

（4）排除心力衰竭或液体负荷过重。

目前，大多数学者认为AE-IPF应该包括任何不能以心力衰竭和液体负荷过重导致的双肺新增GGO和/或实变影的急性呼吸事件为特点的疾病，包括由感染、药物毒性、手术/操作史、误吸等因素导致的急性加重。既往AE-IPF诊断标准要求除外感染，最新诊断标准不再要求除外感染等潜在触发因素，但临床医生应重视并识别这些潜在触发因素。对于典型AE-IPF发病的时间窗设定为1个月，如果临床医生认为符合急性加重，但发生在时间窗之外的患者，亦可诊断判定为AE-IPF，所以更具有灵活性。为了方便临床医生早期识别AE-IPF，及时给予治疗，建议AE-IPF的临床诊断流程（图2-11-2）。由于AE-IPF病情严重，病死率高，虽然缺乏随机对照研究，临床上仍然推荐酌情使用激素治疗。激素的剂量、使用途径和疗程尚没有形成一致的意见，可口服泼尼松［1.0mg/(kg·d)］或静脉滴注甲泼尼龙（500~1 000mg/d）。越来越多的证据表明，病毒或者细菌感染可能与AE-IPF发病有关，因此，抗感染治疗也是AE-IPF很重要的一方面。此外，也推荐抗纤维化、抑酸治疗和必要的药物预防VTE。激素、氧疗、机械通气、抗纤维化和抗感染对症治疗是AE-IPF患者的主要治疗手段。

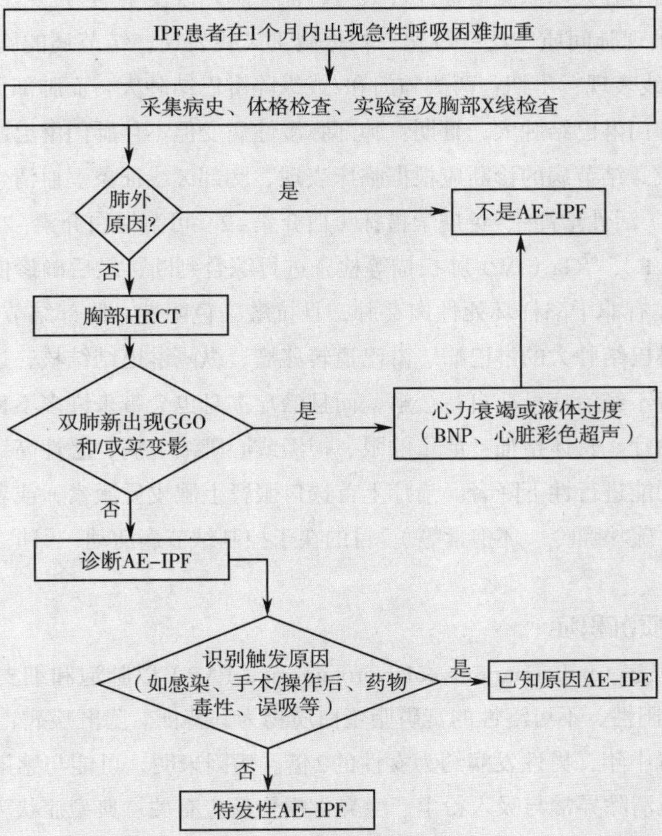

GGO.磨玻璃影；BNP.脑钠肽。

▲ 图2-11-2 特发性肺纤维化急性加重（AE-IPF）临床诊断流程

第三节 其他弥漫性肺间质疾病

一、结节病

结节病（sarcoidosis）是一种原因不明、多系统器官受累并有自愈倾向的肉芽肿性疾病，其特征是发生广泛的非干酪性上皮样细胞肉芽肿。以中青年（<40岁）发病为主，女性稍高于男性，寒冷地区多于热带地区，黑种人多于白种人。全身各系统均可受侵犯，最常侵犯部位是双侧肺门和纵隔淋巴结，其次是肺脏、皮肤、眼睛、浅表淋巴结、肝脏、脾脏、肾脏、骨髓、神经系统、心脏等。临床表现多种多样，早期常无明显症状和体征，有时有乏力、发热、盗汗、食欲减退、体重减轻等，可有咳嗽、咳痰、偶有少量咯血，病变广泛时可出现胸闷、进行性加重的呼吸困难等。90%患者可出现肺门、纵隔淋巴结及肺部损害。大约有30%的患者可出现皮肤损害，如结节性红斑等；约有15%累及眼部，可出现虹膜睫状体炎、角膜结膜炎等，表现为眼痛、视力模

糊等。肺门纵隔淋巴结肿大以双侧对称性肿大为特征，肺内改变早期为肺泡炎表现，继而发展为肺间质浸润，晚期出现肺间质广泛纤维化。根据胸部X线表现，结节病的胸内改变可分为5期。0期：无异常胸部X线表现；Ⅰ期：两侧肺门和/或纵隔淋巴结肿大，而肺部无异常；Ⅱ期：肺部弥漫性病变并伴有肺门淋巴结肿大；Ⅲ期：肺部弥漫性病变但不伴肺门淋巴结肿大；Ⅳ期：肺纤维化伴有蜂窝肺形成。结节病的诊断应根据临床表现、胸部X线征象、血清生化检查［如血管紧张素转化酶（SACE）活性增高］、免疫学指标（白介素-2、可溶性白介素-2受体、血钙）、支气管肺泡灌洗液（BALF）、^{67}Ga（镓）肺扫描等检查进行综合判断，最后确诊依赖于病理组织学检查。组织学活检证实有非干酪样坏死性肉芽肿，且抗酸染色阴性。胸部结节病的CT诊断应与以下疾病相鉴别：有淋巴结肿大的淋巴瘤、淋巴道转移瘤、纵隔淋巴结结核、过敏性肺炎等。由于绝大部分结节病患者不经治疗可获自行缓解，而且治疗本身也会带来许多不良反应，在出现以下指征时可考虑给予治疗。具体指征：严重的眼、神经或心脏结节病，恶性高钙血症，有症状的Ⅱ期以上结节病，肺功能进行性下降者。治疗上首选口服肾上腺皮质激素，或者联合使用细胞毒性药物（如甲氨蝶呤、硫唑嘌呤、环孢素等）。目的在于控制结节病活动，保护重要脏器功能。

二、肺泡蛋白质沉积症

肺泡蛋白质沉积症（pulmonary alveolar proteinosis，PAP）以肺泡和细支气管腔内充满过碘酸希夫（PAS）染色阳性、不可溶性的富磷脂蛋白质物为其特征。隐匿疾病，10%~30%患者诊断时无症状，好发于青中年，男性发病约为女性的2倍。病因未明，可能与感染因素、免疫功能障碍、肺表面活性物质清除异常与吸入粉尘产生异常损伤反应有关。典型症状为活动后气促，以后进展至休息时亦感气促，咳白色痰，乏力，消瘦。少数病例可无症状，仅X线有异常表现。体征常不明显，肺底偶可闻少量捻发音，重症病例可能有杵状指/趾及发绀。胸部X线表现为从两侧肺门向外放散的边缘模糊的羽毛状或细小结节样阴影，常融合成片状，病灶之间有代偿性气肿或形成小透亮区。诊断主要根据BALF检查或肺活检作出诊断，咳痰可查到PAS染色阳性物质及双折射晶体。PAP可分为先天性、继发性和特发性3类。关于PAP的治疗，目前尚无国际共识指南，治疗方案需要根据PAP的类型、疾病严重程度及基础病等综合因素选择。1/3的患者可自行缓解，对于有明显呼吸困难的患者，大容量全肺灌洗（whole lung lavage，WLL）是首选和有效的治疗方式；近期疗效显著，患者呼吸困难和肺功能均有改善，半数患者胸部X线可变清晰；远期效果则多数保持缓解状态。针对特发性PAP粒细胞-巨噬细胞集落刺激因子（GM-CSF）信号转导中断补充GM-CSF（皮下注射或雾化吸入）靶向治疗已显示较好前景，但使用的方式及副作用有待进一步探索。动物实验及临床个案报道他汀类调脂药物可以减少PAP患者巨噬细胞内胆固醇的累积，改善PAP的症状及影像学，但其作用机制及治疗剂量，有待进一步研究。其他治疗，包括巨噬细胞抑制、干细胞诱导等治疗也在研究中。

三、肺朗格汉斯细胞组织细胞增生症

肺朗格汉斯细胞组织细胞增生症（pulmonary Langerhans cell histiocytosis，PLCH）是一组单

核-吞噬细胞异常增生的罕见肺部疾病，以朗格汉斯细胞（Langerhans cell，LC）增生和浸润为特征，形成双肺多发的细支气管旁间质结节和囊腔。其中有Hand-Schuler-Christian病、Letter-Siwes病和嗜酸细胞肉芽肿病，组织学均表现为单核-吞噬细胞异常增生和嗜酸性粒细胞浸润而形成的间质性肉芽肿。本病好发年龄为20~40岁，吸烟、病毒感染可能与PLCH发病密切相关。约20%患者无症状，仅在胸部X线体检时发现。多数发病缓慢，常见的症状为干咳、活动后呼吸困难及胸痛（因气胸引起）。15%~30%患者伴有全身症状，如发热、乏力、消瘦、食欲减退。约20%患者并发单个或多发性长骨肉芽肿。10%患者可出现尿崩症，10%患者可出现自发性气胸。肺内囊性改变是本病的特征性改变，常与结节同时存在，自行缓解，但常反复发作，最后形成肺纤维化，严重时可导致呼吸衰竭及右心衰竭。化验检查周围血象常无嗜酸性粒细胞增多。胸部X线示弥漫性、边缘不清斑点状阴影，HRCT早期病变以小叶中心性结节为主，伴少量囊腔改变，主要分布于上、中肺野，随着疾病进展，出现囊腔、纤维化和蜂窝肺。诊断主要依靠肺组织活检。治疗应首先劝告患者戒烟，使用糖皮质激素治疗疗效不一，早期使用可有一定效果，长春新碱、甲氨蝶呤亦有部分疗效，对于孤立病灶可采用手术切除或放射治疗。

四、慢性嗜酸性粒细胞性肺炎

慢性嗜酸性粒细胞性肺炎（chronic eosinophilic pneumonia，CEP）是一种肺部嗜酸性粒细胞浸润性疾病，发病原因不明，可能与寄生虫（钩虫、蛔虫等）和药物（呋喃妥因等）所致的变态反应有关。病理改变主要为肺泡、间质、细支气管内有嗜酸性粒细胞为主的白细胞浸润，可以形成嗜酸性脓肿。病程一般2~6个月或更长，多见于中青年女性，临床表现为慢性病程，可有发热，咳嗽、咳黏痰，伴胸闷气短、咯血，部分患者出现消瘦、盗汗等。化验检查周围血嗜酸性粒细胞比例多在20%~70%。胸部X线显示不呈段或叶性分布的周围片状阴影，常为双侧分布。糖皮质激素治疗后48小时内症状和X线表现可迅速消失。在同一局部可反复发生，数年后变为纤维化或蜂窝状改变。本病应用糖皮质激素（如泼尼松30~40mg/d）治疗效果显著，常可恢复正常，停药较易复发，故全疗程需要在1年以上。

五、药物性肺纤维化

引起弥漫性间质性肺炎和肺纤维化药物日益增多。肺纤维化可因使用六烃季胺、麦角新碱、肼屈嗪（肼苯达嗪）、苯妥英钠（大仑丁）、呋喃妥因（呋喃坦啶）、胺碘酮（乙胺碘呋酮）及细胞毒性药物（甲氨蝶呤、白消安、博来霉素等）而引起。用药到发病间隔的时间不一，可为急性型或慢性型，多数表现为慢性型。患者感气促或胸部X线示肺间质炎性改变。停服药后大多可恢复，但发展到纤维化则吸收困难加重。糖皮质激素治疗可有一定效果。

六、结缔组织疾病相关肺间质疾病

弥漫性结缔组织病简称结缔组织病，是风湿性疾病中的一类免疫反应等引起的发生于疏松结缔组织的疾病，是一组累及多个系统的异质性疾病。包括类风湿关节炎、系统性硬化病、系统性红斑狼疮、混合性结缔组织病、结节性多动脉炎、韦格纳（Wegener）肉芽肿等。血管和结缔组织的慢性炎症是基本病理改变。因而在病情发展过程中均可累及肺，产生肺间质纤维化和呼吸功能障碍等病理、生理和临床表现。

七、肺出血-肾炎综合征

肺出血-肾炎综合征（Goodpasture's syndrome）以肺弥散性出血、肺泡内纤维素沉积、引起肾小球肾炎为特征。原因不明。多数学者认为本病与自身免疫有关。由于呼吸道病毒感染，吸入化学物质（烃或一氧化碳）等因素，引起患者肺泡基底膜抗原变性，产生抗基底膜抗体。因为肾小球基底膜和肺泡毛细血管基底膜有交叉抗原性，因此，抗肺泡基底膜抗体在肺泡毛细血管基底膜和肾小球基底膜起作用引发肺出血和肾炎。本病好发于年轻人，男女之比为4：1，病程长短不一。咯血常为首发症状，伴有咳嗽、气促，多数在咯血后数周出现血尿、蛋白尿、贫血等。免疫学检测提示血清中抗肾小球基底膜抗体和抗中性粒细胞胞质抗体滴度升高。病程较短的患者多数死于咯血、呼吸衰竭或尿毒症。胸部X线显示弥散性点状浸润阴影，从肺门向外围散射，肺尖常清晰。本病的治疗与急进性肾小球肾炎相同，应尽早使用糖皮质激素。

八、特发性肺含铁血黄素沉着症

特发性肺含铁血黄素沉着症（idiopathic pulmonary hemosiderosis，IPH）为病因未明的少见病，以弥散性肺泡出血和继发性缺铁性贫血为特征，无其他器官受累，多见于儿童（1~2岁），也可见于30岁以下青年人。病理见肺重量增加，切面有广泛棕色色素沉着。镜检肺泡和间质内可见含有红细胞及含铁血黄素的巨噬细胞，肺内有程度不等的弥漫性纤维化，肺泡间质及血管弹性纤维变性，含铁血黄素沉着。临床症状与肺出血的时相有关。急性期呈阵发性或持续性咳嗽、咯血和气促。咯血持续数小时或数日，部分患者可自行缓解，患者除脸色苍白、疲乏无力外，基本无症状，但数周、数月后又可复发。胸部体征多无异常。由于贫血，发绀常被掩盖。病程后期常伴肺心病或杵状指/趾。大咯血是致死的常见原因。胸部X线示两肺门或中下肺野内散在小结节阴影，严重者可融合成毛玻璃状阴影。用糖皮质激素治疗可控制出血，但不能长期稳定病情和预防复发，对慢性病例疗效不显著。铁剂可缓解严重贫血。

九、外源性变应性肺泡炎

外源性变应性肺泡炎（extrinsic allergic alveolitis，EAA）是指易感个体反复吸入外界有机粉尘所引起的过敏性肺炎（hypersensitivity pneumonitis，HP），为免疫介导的肺部疾病，是以淋巴细胞渗出为主的慢性间质性肺炎。本组疾病近年来有增多的趋势，如农民肺（吸入发霉的干草、谷物）、蘑菇肺、饲鸽子（鸟）肺等。本病急性期的病理变化以肺泡炎和间质性肺炎为特征。肺泡壁有淋巴细胞、多形核白细胞、浆细胞和巨噬细胞浸润，肺泡腔内有蛋白渗出。亚急性期的特征为肉芽肿的形成，非干酪性肉芽肿分散于肺实质中；慢性期呈弥漫性间质纤维化，严重者出现"蜂窝肺"。临床上表现为接触抗原后立即出现发热、呼吸困难、干咳、全身或胸部不适等症状；

亦可因反复或持续接触抗原而起病缓慢，呼吸困难呈进行性加重，体重减轻，重者出现发绀等。急性期胸部X线表现为两中、下肺野呈弥漫性、细小、边缘模糊的结节状阴影，如脱离病原体或用糖皮质激素治疗可以吸收。慢性期呈肺部弥漫性间质纤维化，伴多发性小囊状透明区的“蜂窝肺”。诊断主要依靠病史、症状及典型胸部X线表现。血清特异抗体阳性、变应原激发试验、BALF检查显示明显增加的淋巴细胞对诊断有一定帮助。离开工作环境、脱离变应原、同时应用糖皮质激素治疗（泼尼松30~60mg/d，用药1~2周）是终止急性发作的最好方法。对于慢性已形成纤维化的病例，需要延长糖皮质激素治疗疗程，且疗效较差。

（王梅芳）

学习小结

间质性肺疾病（ILD）是一组异质性疾病，包括200多个病种，又称弥漫性实质性肺疾病（DPLD），可分为四大类。① 已知原因的DPLD：如药物、结缔组织病相关和环境相关的间质性肺病等；② 肉芽肿性DPLD：如结节病、外源过敏性肺泡炎（HP）等；③ 罕见的但具有临床病理特征的DPLD：如淋巴管平滑肌瘤病（LAM）、朗格汉斯细胞组织细胞增生症（LCH）、肺泡蛋白沉着症（PAP）等；④ 特发性间质性肺炎（IIP）。IIP再进一步分为两组：普通型间质性肺炎/特发性肺纤维化，即UIP/IPF和非UIP/IPF两组。

HRCT是目前诊断ILD最主要的成像方法。肺功能检查主要表现为限制性通气功能障碍和弥散功能降低。通过可弯曲支气管镜行TBLB和BAL检查的意义在于排除其他肺疾病和缩小ILD诊断范围（如肿瘤、感染、嗜酸性粒细胞性肺炎、外源性过敏性肺泡炎、结节病和肺泡蛋白沉积症等），但对诊断IPF价值有限。经综合分析仍不能对ILD/DPLD作出临床诊断时，在患者情况容许条件下，应进行肺活体组织检查。TBCB有望替代外科肺活检。除IPF外，结缔组织疾病相关的纤维化ILD、iNSIP等一些已知或未知原因的ILD也可出现类似IPF的进展，即PPF。弥漫性ILD病因不同、病变特征不一，治疗方法各异。有明确病因的ILD/DPLD需要以病因治疗为主，辅以对症治疗。一旦诊断IPF和PPF，应启动抗纤维化治疗。

第十二章 原发性支气管肺癌

02篇12章

学习目标

掌握 支气管肺癌的临床表现、诊断方法、治疗方案。
熟悉 支气管肺癌的分类以及临床分期。
了解 支气管肺癌的病因和发病机制。

原发性支气管肺癌（primary bronchogenic carcinoma）是原发于支气管黏膜或腺体的肺部恶性肿瘤，亦称支气管肺癌，简称肺癌，是严重威胁人民生命和健康的常见病。据估计，全世界每年有约138万的新患者，其中男性99万，女性39万。在很多国家中，肺癌在男性常见恶性肿瘤中占首位，在女性常见肿瘤中居2~3位，发病率有明显的上升趋势。其中以英国、芬兰和美国黑色人种的发病率最高，超过100/10万，肺癌发病率居各种恶性肿瘤之首。在过去30年里，肺癌病死率上升了46.5%，患病率每年增长26.9%，已代替肝癌成为我国首位恶性肿瘤死亡原因。如不及时采取有效控制措施，预计到2025年，我国肺癌患者将达到100万，成为世界第一肺癌大国。

一、病因与发病机制

肺癌的病因和发病机制迄今尚未明确，一般认为肺癌的发病与下列因素有关。

（一）吸烟

吸烟是肺癌的重要危险因素，有研究表明，在我国80%~90%的肺癌发病与吸烟有关。国家卫生健康委员会发布的《中国吸烟危害健康报告2020》指出：我国每年已有约100万人因吸烟失去生命，50%的肺癌因吸烟引起。吸烟者的肺癌死亡率比不吸烟者高10~13倍。吸烟量越多，吸烟年限越长，开始吸烟年龄越早，肺癌死亡率越高。流行病学调查资料说明，戒烟后1~2年可见呼吸道上皮不典型改变向正常逆转，戒烟5年后肺癌的发病率下降出现统计学差异，戒烟坚持15年后，肺癌发病率降到与不吸烟人群相近的水平。

吸烟是肺癌死亡率进行性增加的首要原因。烟雾中的苯并芘、尼古丁、亚硝胺和少量放射性元素钋等均有致癌作用，尤其易致鳞状上皮细胞癌和未分化小细胞癌。被动吸烟或环境吸烟也是肺癌的病因之一。在丈夫吸烟的家庭中，非吸烟妻子发生肺癌的危险性为夫妻均不吸烟家庭的2倍，而且其危险性随丈夫的吸烟量而升高。

（二）空气污染

包括室内微小环境的污染和室外大环境的污染。微小环境的污染包括室内香烟的烟雾、煤烟、烹调的油烟、室内中氡气与氡子体等所导致的污染。城市中汽车废气、工业废气、公路沥青等都有致癌物质存在，肺癌死亡率与空气中苯并芘的含量相关。大气污染越重，肺癌患病率越高。城市肺癌发病率明显高于农村，大城市发病率高于中、小城市，市区发病率高于郊区。

（三）职业致癌因素

已被确认的致人类肺癌的职业因素包括石棉、砷、铬、镍、铍、煤焦油、芥子气、三氯甲醚、烟草的加热产物以及铀、镭等放射性物质衰变时产生的氡和氡子气，电离辐射和微波辐射等。这些因素可使肺癌发生危险性增加3~30倍。其中石棉是公认的致癌物质，接触者肺癌、胸膜和腹膜间皮瘤的发病率明显增高，潜伏期可达20年或更久。接触石棉的吸烟者的肺癌死亡率为非接触吸烟者的8倍。此外，铀暴露和肺癌发生之间也有很密切的关系，特别是小细胞肺癌，吸烟可明显加重这一危险。有报道，约15%的美国男性肺癌和5%的女性肺癌的发生与职业因素密切相关。

（四）电离辐射

大剂量电离辐射可引起肺癌，不同射线产生的效应也不同，如在日本广岛原子弹释放的是中子和α射线，长崎爆炸的原子弹释放仅有α射线，前者患肺癌的危险性高于后者。

（五）饮食与营养

据估计癌症中约1/3的患者与营养因素有关。动物实验证明维生素A及其衍生物、胡萝卜素能抑制化学致癌物诱发的肿瘤。维生素A与上皮分化有关，当食物中缺少维生素A类，实验动物对致癌物质的敏感性增强，而补充维生素A类，实验动物的上皮组织均有预防化学致癌的能力。维生素A可作为抗氧化剂直接抑制甲基胆蒽、苯并芘、亚硝胺的致癌作用和抑制某些致癌物与DNA结合拮抗促癌物的作用，直接干扰癌变过程。因此，应重视饮食与营养在肺癌发生、发展中的作用。

（六）既往肺部疾病

慢性肺部疾病，如肺结核、慢性阻塞性肺疾病、支气管扩张、肺间质性纤维化等疾病，与肺癌并发的概率比无肺部疾病的人群高。① 慢性阻塞性肺疾病（简称慢阻肺）：增加肺癌发生风险，可能与吸烟相关，但有慢性支气管炎和肺气肿家族史的非吸烟患者以及非吸烟的慢阻肺患者发生肺癌的风险仍然增加。② 肺纤维化：弥漫性肺纤维化患者发生肺癌的相对风险明显增高（*RR*=8.25，95%*CI* 4.70~11.48）。肺纤维瘢痕病变在愈合过程中的鳞状上皮化生或增生可能发展为肺癌。③ 肺结核：肺内存在陈旧性结核病灶的患者发生肺癌的风险是正常人群的10倍。

（七）遗传和基因因素

与肺癌关系密切的癌基因主要有*ras*和*mys*基因家族、*c–erbB–2*、*bcl–2*、*c–fos*及*c–jun*基因等；相关的抑癌基因包括*p53*、*Rb*、*CDKN2*、*FHIT*基因等。

二、分类

（一）解剖部位分类

1. 中央型肺癌 指发生在段及段以上支气管至主支气管的肿瘤，约占3/4，以鳞状上皮细胞癌和小细胞肺癌较多见。80%发现即晚期。

2. 周围型肺癌 指发生在段支气管以下的癌肿，约占1/4，以腺癌多见。临床症状出现相对较晚。

（二）组织学分类与临床特点

目前对肺癌的组织学分类分为两大类：非小细胞肺癌（non-small cell lung cancer，NSCLC）和小细胞肺癌（small cell lung cancer，SCLC）。

1. 非小细胞肺癌

（1）鳞状细胞癌（简称鳞癌）：细胞学研究显示由鳞状细胞化生逐渐演变而来，胞体大，呈多形性，胞质丰富，核畸形，染色深。组织学特点是癌巢内可见角化现象、细胞间桥。以中央型多见，有向管腔内生长的倾向，常引起支气管狭窄导致肺不张或阻塞性肺炎。癌组织易变性、坏死，形成空洞或癌性肺脓肿。生长较慢，对放、化疗不如小细胞癌敏感，Ⅰ期、Ⅱ期、部分Ⅲ期首选手术切除。

（2）腺癌：肿瘤来源于支气管腺体。可分为腺泡癌、乳头状癌、细支气管肺泡癌和实性黏液腺癌。癌细胞为立方形或柱状，细胞核不规则、核仁明显染色深，胞质丰富，常含有黏液，核膜较清楚。腺癌早期即可侵犯血管、淋巴管，易发生肝、脑、骨等的转移，常在原发瘤引起症状前即已转移，周围型多见，易浸润胸膜导致胸腔积液。

（3）大细胞癌：包括大细胞神经内分泌癌、复合性大细胞神经内分泌癌、基底细胞样癌、淋巴上皮瘤样癌、透明细胞癌、伴横纹肌样表型的大细胞癌。可发生在肺门附近或肺边缘的支气管。细胞较大，但大小不一，常呈多角形或不规则形，呈实性巢状排列，常伴大片出血性坏死；癌细胞核大，核仁明显，核分裂象常见，胞质丰富，可分巨细胞型和透明细胞型。大细胞癌发病率低，恶性程度高，治疗效果差。但转移较小细胞未分化癌晚，手术切除机会较大。

（4）鳞腺癌：患病率低，占0.5%~3%。同时具有鳞癌和腺癌的组织类型，根据WHO分类，肿瘤必须含有至少10%的腺癌或鳞癌的成分才能诊断鳞腺癌。中央型多于周围型，易发生远处转移。恶性程度较高，相比单一的鳞癌和腺癌远期的预后差。

2. 小细胞肺癌 是肺癌中恶性程度最高的一种类型，是最常见的伴发副瘤综合征的恶性肿瘤。包括燕麦细胞型、中间细胞型及复合燕麦细胞型。癌细胞体积较小，呈类圆形或梭形、胞质少、类似淋巴细胞。燕麦细胞型和中间细胞型可能起源于Kulchitsky细胞或嗜银细胞。电镜下见癌组织无基膜，桥粒少或无，胞质内有神经分泌颗粒。中央型多见，有沿着支气管壁浸润性生长的特点，易与肺门、纵隔淋巴结融合成块，癌组织生长快、转移早、易发生远处转移，初诊时60%~80%的患者有转移，对放疗、化疗较敏感，但极易耐药。

三、临床表现

肺癌的临床表现复杂，多样化，临床表现与肺癌发生的部位、大小、类型、发展阶段、有无并发症或转移有密切关系。主要临床表现包括以下几个方面。

（一）原发肿瘤引起的症状

1. 咳嗽、咳痰 是肺癌早期常见的症状，以中央型肺癌更常见。常以阵发性的刺激性干咳为首发症状，无痰或少量黏液性痰，当肿瘤引起远端支气管狭窄，则咳嗽加重，多呈持续性，呈高音调金属音。当继发感染时，咳嗽、咳痰量增加，多呈黏液脓性。细支气管肺泡癌是腺癌的一种类型，其特点为咳大量稀薄的浆液泡沫痰。

2. 咯血 是中央型肺癌常见的症状，以持续性或间断性痰中带血为多见，且相当一部分患者以痰中带血而就诊。其咯血程度因癌组织侵犯血管的程度不同而异，如侵蚀大血管，可引起大咯血，但较少见。

3. 胸闷、气短 此症状的出现可因肿瘤直接引起，也可由肿瘤压迫、转移、局部浸润而引起。如肿瘤的进展造成支气管狭窄或压迫大气道，胸膜转移或局部浸润心包膜，发生大量胸腔积液或心包积液，或引起膈肌麻痹及肿瘤占位使肺部广泛受累，均可发生胸闷、气短。

4. 发热 可由于肿瘤并发肺部感染所引起，抗感染治疗往往有效。也可由肿瘤坏死物吸收引起发热，一般为中、低热，很少超过39℃，抗感染治疗无效，称之为“癌性发热”，可用非甾体抗炎药缓解症状。

5. 喘鸣 当肿瘤组织引起支气管部分阻塞可出现局限性、固定性的喘鸣。此体征对腔内型肺癌的早期诊断有重要意义。

6. 体重下降 为晚期恶性肿瘤常见的症状之一。肿瘤毒素和机体消耗是消瘦的主要原因，其次为感染、疼痛所致的食欲减退，可表现为消瘦或恶病质。

（二）肿瘤局部扩展引起的症状

1. 胸痛 肿瘤直接侵犯胸膜、肋骨、胸壁及肋间神经可引起不同程度的疼痛，约占肺癌的30%。早期胸痛轻微，而不引起患者的重视，若肿瘤位于胸膜附近，则产生不规则的钝痛或隐痛，深呼吸和咳嗽时胸痛加重，如出现胸腔积液时，胸痛不随着胸腔积液的出现而变化，胸痛往往呈持续性，进行性加重。当肋骨、脊柱受侵犯时，胸痛固定，有压痛点，而与呼吸、咳嗽无关。癌肿压迫肋间神经，可产生放射性疼痛，胸痛可累及其分布区域。

2. 呼吸困难 肺癌引起呼吸困难的原因包括：① 管腔外的压迫，肿瘤本身或肿瘤转移造成肺门及纵隔淋巴结肿大等压迫大气管，常出现吸气性呼吸困难；② 管腔内阻塞，主要由于肿瘤阻塞气道所引起，阻塞大气道，则可出现吸气性呼吸困难；③ 其他，如肿瘤转移到胸膜或心包膜，产生大量胸腔积液或心包积液，膈肌麻痹造成矛盾运动等均可引起呼吸困难。

3. 吞咽困难 癌肿直接侵犯或压迫食管，或转移的肿大纵隔淋巴结压迫食管均可引起吞咽困难，癌肿侵犯食管尚可引起食管-气管瘘，导致肺部继发感染。

4. 声音嘶哑 少数患者以声音嘶哑为首发症状而就诊，是由于癌肿直接压迫或转移至纵隔淋巴结压迫喉返神经（多见于左侧），造成声带麻痹，而发生声音嘶哑。

5. 上腔静脉综合征 癌肿直接压迫或转移的肿大纵隔淋巴结压迫上腔静脉（右上叶肺癌多见），上腔静脉回流受阻，表现为头面部、颈部和上肢水肿，颈静脉怒张，胸部静脉曲张，头痛、头晕、口唇发绀、球结膜充血等。

6. 霍纳综合征　常由于肺尖部的肿瘤引起。位于肺尖部的肺癌称肺上沟瘤（Pancoast瘤），常压迫颈部交感神经，引起患侧眼睑下垂、瞳孔缩小、眼球内陷，同侧额部与胸壁无汗或少汗。也常有肿瘤压迫臂丛神经造成以腋下为主，向上肢内侧放射的烧灼样疼痛，在夜间尤其明显。

（三）肿瘤远处转移引起的症状

1. 转移至脑、中枢神经系统　病变部位的不同，症状不同。可发生头痛、呕吐、眩晕、复视、共济失调、脑神经麻痹、一侧肢体无力，甚至瘫痪等神经系统症状，严重时可出现颅内高压的症状。个别患者无呼吸道症状，而以神经系统症状就诊，要高度重视，以免漏诊和误诊。

2. 转移至骨骼　则有局部疼痛和压痛，甚至出现病理性骨折。

3. 转移至肝脏　肝脏是常见的转移部位，可有厌食、肝区疼痛、肝大、黄疸和腹水等。

4. 转移至淋巴结　右锁骨上淋巴结是肺癌转移的常见部位，固定而坚硬，逐渐增大、增多，可以融合，多无痛感。淋巴结的转移可以在呼吸道症状出现之后，也可无任何呼吸道症状，而患者发现肿大淋巴结而来就诊。怀疑肺癌时，右锁骨上淋巴结查体不能忽略。若发现肿大的淋巴结，可通过活检及免疫组化明确性质及来源。

（四）癌肿作用于其他系统引起的肺外表现

某些肺癌患者可出现一些不是由肺癌直接作用或转移所引起的少见症状和体征，可发生在肺癌发现之前或之后，包括内分泌、神经肌肉、结缔组织、血液系统和血管的异常改变，又称副癌综合征。有下列几种表现。

1. 异位内分泌综合征　指某些肿瘤分泌一些具有生物活性的多肽或胺类激素，从而表现出特殊的内分泌障碍，称之为异位内分泌综合征。多见于小细胞未分化癌。内分泌变化常见的有以下几种。① 分泌促肾上腺皮质样物质：引起库欣综合征，表现为水肿、肌力减退、肌萎缩、低钾血症、代谢性碱中毒、高血糖、尿糖增多等。② 分泌甲状旁腺样物质：引起高钙血症及低血磷，患者出现恶心、呕吐、嗜睡、烦渴、多尿和精神紊乱等症状，多见于鳞癌。肺癌手术切除后，血钙可恢复正常，癌肿复发又可引起血钙增高。③ 分泌促性腺激素样物质：引起男性乳房发育，伴肥大性肺性骨关节病。④ 分泌抗利尿激素样物质：引起稀释性低钠血症，表现为食欲不佳、恶心、呕吐、乏力、全身水肿、嗜睡和定向力障碍等水中毒综合征。

2. 肥大性肺性骨关节病　多侵犯上、下肢长骨远端，发生杵状指/趾和肥大性骨关节病。杵状指/趾的特点为发生快、指端疼痛，甲床周围环绕红晕。肥大性骨关节病表现为长骨端疼痛、骨膜增生、新骨形成、关节肿胀疼痛为特点，但无关节畸形、强直。杵状指/趾和肥大性骨关节病两者常同时存在，多见于鳞癌。肺癌切除后，疼痛症状很快减轻、消失，杵状指/趾消失缓慢，肺癌复发可再发出现。

3. 神经肌肉综合征　肺癌患者中4%~15%患有除外转移引起的神经肌肉病变，如重症肌无力、小脑运动性失调、眼球震颤、多发性周围神经炎及精神病变，多见于小细胞未分化癌。

4. 其他　包括皮肌炎、黑棘皮病、游走性血栓静脉炎、血小板减少性紫癜、不明原因的贫血、粒细胞增多症、红细胞增多症等肺外表现。

四、辅助检查

（一）肿瘤标志物检查

癌相关抗原检查，如癌胚抗原（CEA）、神经元特异性烯醇化酶（NSE）、细胞角蛋白19片段（CYFRA21-1）、鳞状细胞癌抗原（SCCA）等检查，对肺癌的诊断缺乏特异性。新型肺癌标志物中，可选择性行肺癌血清七种自身抗体、循环肿瘤细胞、循环肿瘤DNA、DNA甲基化及呼出气肺癌标志性成分等检测。

（二）胸部X线检查

在我国，胸部X线正、侧位常是基层医院发现肺部病变的基本影像检查方法，对早期肺癌的诊断价值有限，一旦胸部X线怀疑肺癌应及时行胸部CT扫描。

（三）胸部CT

CT在肿瘤的诊断中应用较为广泛，主要表现：① 分叶征，多是由于肿块不规则的生长所导致，70%~80%具有分叶征的肺部结节属于恶性病变。② 毛刺征，多是在病灶的边缘有不同程度的短毛刺。③ 胸膜凹陷征，常见于肺腺癌的患者，是位于肺周围的病灶与脏胸膜之间的条形影像改变。④ 空泡征，空泡区域是未被癌组织占据的肺组织或细支气管，也可能是为肿瘤坏死病变排空后的表现。⑤ 细支气管充气征，多见于肺腺癌的患者。⑥ 空洞，肺癌的空洞一般壁厚薄不均，内壁凹凸不平，呈中心性或偏心性发生的空洞。⑦ 血管聚集征，也是多见于肺癌的CT表现。

CT检查的优点在于：① 具有较高的分辨率，可发现较小的病灶；② 能发现一些平片不易发现部位的病灶，如心脏后、脊椎旁、肺尖、近膈面等病灶；③ 较清楚地显示病灶对周围脏器、组织的侵犯程度；④ 清楚显示纵隔、肺门淋巴结肿大的情况。CT的上述优点有利于肺癌的诊断、分期及治疗方法的选择。低剂量薄层扫描对肺癌早期诊段有重要作用。明确肿块强化情况及肿块内血供情况需要加做增强CT，有助于肺癌诊断。

（四）MRI

MRI对肺癌的诊断价值与CT基本相似，在区分病灶是血管阴影还是肿大的淋巴结或肿块以及评估神经系统转移灶方面优于CT，但在发现小病灶方面又远不如螺旋CT，且因价格昂贵，检查时间长，而在肺癌辅助检查中应用有限。适用于：① 了解癌肿部位、范围及其与心脏、大血管、支气管和胸壁的关系，评估手术的可能性；② 疑为肺癌而胸部X线及CT均为阴性者；③ 了解肺癌放疗后肿瘤复发与肺纤维化的情况；④ 评估肺癌神经系统转移情况。

（五）人工智能（artificial intelligence，AI）辅助影像诊断

人工智能是通过计算机、生命科学、临床医学等技术手段使机器具备感知、分析、推理和决策等人类智能的能力和功能。人工智能在肺部病灶的检出方面非常快捷，但仍有一定的假阴性率，需要人工阅片确认以减少漏诊。人工智能在用于判断病灶恶性风险时，可为临床提供辅助依据，但目前仍无法替代人工诊断。

（六）放射性核素扫描检查

此检查是利用肿瘤细胞摄取放射性核素的数量与正常组织之间的差异，进行肿瘤的定位、定

性诊断，方法简便无创。此项检查对诊断全身骨转移，有一定的意义。

（七）PET/CT

PET是正电子发射体层成像，是一种进行功能代谢显像的分子影像学设备。PET检查采用正电子核素作为示踪剂，通过病灶部位对示踪剂的摄取了解病灶功能代谢状态，从而对疾病作出正确诊断；但是，PET对解剖结构的分辨不如CT。PET/CT将PET与CT完美融为一体，由PET提供病灶详尽的功能与代谢等分子信息，而CT提供病灶的精确解剖定位。对于不能定性的直径＞8mm的实性肺结节可以采用PET/CT区分良性或恶性。一次显像可获得全身各方位的断层图像，具有灵敏、准确、特异及定位精确等特点，可一目了然地了解全身整体状况，达到早期发现病灶和诊断疾病的目的。缺点是价格昂贵。

（八）痰脱落细胞学检查

此项检查是最简便有效的早期诊断方法，但其阳性率取决于送检标本的质量和送检次数，一般送检4~6次为宜。阳性率一般较低，中央型肺癌痰检阳性率高于周围型肺癌。

（九）活组织检查

活组织检查是确诊肺癌并进行组织学分型的唯一手段。在肺癌的诊断中，病理学的诊断是确诊依据，并且是选择治疗方法、估计预后的依据。活组织检查可通过以下途径获取：① 肿大淋巴结穿刺针吸活检和淋巴结活检；② 对周围型肿块可在X线、超声、CT引导下经皮肺活检；③ 有胸腔积液者可行胸膜活检；④ 必要时可行胸腔镜或纵隔镜检查，了解胸腔、纵隔情况；⑤ 气道内病变可经支气管镜活检。

（十）支气管镜检查

目前诊断肺癌最重要的手段之一，对明确肿瘤的部位、大小、气管的阻塞及获取组织提供病理学诊断均具有重要意义。阳性率可达80%~90%。其优点是：① 可视范围大，直接窥视气管、隆突、主支气管、叶支气管的情况，不但能确定诊断，而且对于下一步的治疗，如手术的可能性、切除的范围、纵隔淋巴结的转移情况也可有一个客观、准确的评价；② 可进行活检钳取组织，经刷检，针吸活检获得细胞，以便病理学诊断；③ 对病变部位进行摄影，可做治疗前后的对比，留作诊断、教学、科研资料；④ 可行镜下的治疗，如止血、激光、光动力及局部放疗等；⑤ 中央型结节及外周结节可从超声支气管镜（EBUS）或经支气管镜针吸活检（TBNA）、导航气管镜中获益；⑥ 对于早期肺癌，如癌前病变等可采用肺成像荧光内镜、自动荧光支气管镜、光学相干断层成像技术（OCT）、激光共焦扫描荧光显微内镜（CFM）分辨出支气管黏膜腔内的早期肺癌和癌前病变，以便进行病变部位活检，提高原位癌的检出率。

（十一）胸腔镜检查

胸腔镜手术是电视胸腔镜外科手术（video-assisted thoracic surgery，VATS）的简称。可进行肺实质病变组织切片探查、肺结节组织切片检查、肺癌及淋巴结分期、纵隔腔肿瘤切片探查等，为有些难以诊断的肺癌提供了新的诊断方法，近年来在临床开展得愈加广泛。

（十二）开胸手术探查

经上述各种检查均未能确定细胞学诊断者，如身体状况适宜手术，可剖胸探查，但需要仔细权衡利弊后决定。

五、诊断

肺癌疗效的关键在于早期发现、早期诊断、早期治疗。肺癌的早期诊断是肺癌获得根治性治疗的基本条件。一般依靠详细的病史询问、体格检查和有关的辅助检查，进行综合判断，80%~90%的患者可以得到确诊。对40岁以上长期重度吸烟（吸烟支数>400支/年）且有下列情况者应作为可疑肺癌对象，进行有关肺癌筛查：① 无明显诱因的刺激性咳嗽，持续2~3周，治疗无效；② 原有慢性呼吸道疾病，咳嗽性质改变者；③ 持续或反复在短期内痰中带血而无其他原因可解释者；④ 反复发作的同一部位的肺炎，特别是节段性肺炎；⑤ 原因不明的肺脓肿，无中毒症状、无大量脓痰、无异物吸入史，抗感染治疗效果不显著者；⑥ 原因不明的四肢关节疼痛及杵状指/趾；⑦ X线上的局限性肺气肿或段、叶性肺不张；⑧ 孤立性圆形病灶和单侧性肺门阴影增大者；⑨ 原有肺结核病灶已稳定，而形态或性质发生改变者；⑩ 不明原因的胸腔积液，尤以血性、进行性增加者；尚出现前述的肺外表现症状，皆应怀疑，需要进行检查。

六、鉴别诊断

（一）肺结核

肺结核表现多种多样，胸部X线及临床表现与肺癌相类似，常需要进行鉴别。

1. 结核球　常见于年轻患者，上叶尖后段和下叶背段多为好发部位。病灶边界清楚，密度高，可有钙化点，病灶周围有纤维硬结灶。如有空洞，多呈薄壁，内壁光滑的向心性空洞，可经纤维支气管镜或经皮肺活检而确定诊断。

2. 肺门淋巴结结核　多见于儿童或老年，常有结核中毒症状，结核菌素试验多呈强阳性，抗结核药物治疗有效。中央型肺癌多见于老年人，常痰中带血，肿块不规则、有分叶及毛刺等。可通过体层摄片、CT、MRI和纤维支气管镜检查等加以鉴别。

3. 急性血行播散性肺结核　其X线表现为双肺的粟粒样病灶，主要与弥漫性肺泡癌相鉴别。血行播散性肺结核发病年龄相对较轻，有高热等全身中毒症状。胸部X线上病灶为大小一致，分布均匀，密度较淡的粟粒结节。肺泡细胞癌患者有时咳大量稀薄的痰液，病灶密度较高，呈进行性增大，患者逐渐出现呼吸困难。痰脱落细胞学检查、纤维支气管镜活检等有助于鉴别。

（二）肺炎

肺炎起病急骤，先有寒战、高热等毒血症状，然后出现呼吸道症状，抗菌药物治疗多有效，病灶吸收迅速而完全；而癌性阻塞性肺炎炎症吸收较缓慢，或抗感染治疗炎症吸收后出现块状阴影。支气管镜检查、细胞学检查学等有助于鉴别。

（三）肺脓肿

原发性肺脓肿起病急，中毒症状明显，常有寒战、高热、呈弛张热，咳嗽、咳大量脓臭痰，血常规白细胞总数和中性粒细胞分类计数增高。胸部X线上空洞壁厚，内有液平，周围环绕着浓密的渗出性炎性病灶。而癌性空洞继发感染时，常全身中毒症状不显著，痰量较肺脓肿少，空洞多呈偏心性，内壁不规则，凹凸不平，结合胸部X线、支气管镜检查和痰脱落细胞学检查可以鉴别。

（四）结核性渗出性胸膜炎

参见本篇第十三章。

七、临床分期

国际肺癌研究协会（IASLC）制定了统一的非小细胞肺癌分期（第8版，2017），以便正确地观察疗效和比较治疗结果。具体见表2-12-1、表2-12-2。

▼ 表2-12-1　国际肺癌研究协会第8版肺癌TNM分期

原发肿瘤（T）	
T_x	原发肿瘤无法评估，痰中或支气管灌洗液中发现恶性细胞，但影像学或支气管镜检查无法发现
T_0	无原发肿瘤的证据
T_{is}	原位癌
T_1	肿瘤最大径≤3cm，周围包绕肺组织及脏胸膜，支气管镜见肿瘤侵及叶支气管，未侵及主支气管
T_{1a}	肿瘤最大直径≤1cm
T_{1b}	肿瘤最大直径>1cm且≤2cm
T_{1c}	肿瘤最大直径>2cm且≤3cm
T_2	肿瘤最大直径>3cm且≤5cm，侵犯主支气管（不常见的浅表扩散型肿瘤，无论体积大小，侵犯限于支气管壁时，虽可能侵犯主支气管，仍为T_1），但未侵犯隆突；侵犯脏胸膜；有阻塞性肺炎或肺不张；符合以上任一条件即为T_2
T_{2a}	肿瘤最大直径>3cm且≤4cm
T_{2b}	肿瘤最大直径>4cm且≤5cm
T_3	肿瘤最大直径>5cm且≤7cm，或侵犯胸壁（包含肺上沟瘤）、心包、膈神经；原发肿瘤同一叶内出现单个或多个卫星结节
T_4	肿瘤最大径>7m，或任一大小的肿瘤直接侵犯下述结构之一者：纵隔、膈肌、心包、大血管、喉返神经、隆突、气管、食管、椎体；同侧非原发肿瘤所在叶的其他肺叶出现单个或多个结节
局部淋巴结（N）	
N_x	区域淋巴结不能评价
N_0	未发现局部淋巴结侵犯
N_1	同侧支气管周围淋巴结和/或同侧肺门淋巴结及肺内淋巴结转移，包括原发肿瘤的直接侵犯
N_2	肿瘤转移至同侧纵隔和/或隆突下淋巴结
N_3	肿瘤转移到对侧纵隔淋巴结、肺门淋巴结，同侧或对侧斜角肌及锁骨上淋巴结

续表

远处转移（M）
M_X　远处转移不能被判定
M_0　无远处转移
M_1　有远处转移
M_{1a}　局限于胸腔内，包括胸膜播散（恶性胸腔积液、心包积液或胸膜结节）以及对侧肺叶出现癌结节
M_{1b}　胸腔外器官单发转移灶
M_{1c}　胸腔外多个或单个器官多处转移灶

▼ 表2-12-2　TNM分期与临床分期的关系

临床分期	TNM分期
隐性癌	$T_xN_0M_0$
0期	$T_{is}N_0M_0$
ⅠA₁期	$T_{1a}N_0M_0$
ⅠA₂期	$T_{1b}N_0M_0$
ⅠA₃期	$T_{1c}N_0M_0$
ⅠB期	$T_{2a}N_0M_0$
ⅡA期	$T_{2b}N_0M_0$
ⅡB期	$T_3N_0M_0$；$T_{2a\sim2b}N_1M_0$；$T_1N_{1a}M_0$
ⅢA期	$T_4N_0M_0$；$T_{3\sim4}N_1M_0$；$T_{1a\sim2b}N_2M_0$
ⅢB期	$T_{3\sim4}N_2M_0$；$T_{1a\sim2b}N_3M_0$
ⅢC期	$T_{3\sim4}N_3M_0$
ⅣA期	$T_{1\sim4}N_{0\sim3}M_{1a\sim1b}$
ⅣB期	$T_{1\sim4}N_{0\sim3}M_{1c}$

八、治疗

采用综合治疗的原则：依据患者的身体状况、肿瘤的病理类型、分期，制订合理的治疗计划，以期达到提高治愈率和患者生活质量的目的。

目前临床上在治疗肺癌时，根据肺癌的生物学特性，小细胞肺癌与非小细胞肺癌的治疗方案不同，过去人们认为小细胞癌的治疗原则是以化疗为主，辅以放疗和手术。近年来的临床研究证实，早期手术可以使得小细胞肺癌患者获得更好的生存，因此对于局限期患者采用手术辅以放化疗加免疫治疗的策略，不能手术的局限期及广泛期行放化疗及免疫治疗综合治疗。非小细胞肺癌在无手术禁忌证且有手术指征的情况下首选手术，根据分期情况在术后再施行综合治疗，不可切除的ⅢA期和ⅢB期采取放化疗结合综合治疗，Ⅳ期以靶向治疗和化疗为主。

（一）手术治疗

外科手术治疗仍是肺癌最主要和最有效的治疗方法，可提高肺癌患者的5年生存率。手术目的：切除早期局限性癌肿，达到临床根治目的；相对彻底切除全部癌组织及胸内的淋巴结，争取临床治愈；切除大部分癌组织，为放疗、化疗、免疫治疗和中医中药等治疗创造有利条件；缓解患者继发症状、减少痛苦、改善生活质量。目前手术切除的方法一般推荐肺叶切除术，对于肺周围性病变或肺功能不良者可采用肺段切除术或楔形切除术等范围较小的手术，扩大手术适应证，缩小手术切除范围以及气管隆嵴的成形术视为当前手术治疗新进展。

凡已确诊的非小细胞肺癌，临床Ⅰ、Ⅱ期以及部分可完全切除的ⅢA期者，或经多种检查不能排除肺癌的肿块，又无明确的手术禁忌证，均应首选手术切除。对于伴肺外孤立转移灶的肺部病变可切除的Ⅳ期非小细胞肺癌，采取局部治疗+肺部病变手术切除辅以放化疗等综合治疗。

小细胞肺癌患者对于行系统的分期检查后提示无纵隔淋巴结转移的$T_{1\sim2}N_0$患者可考虑手术切除，术后给予辅助化疗，对于术后$N_{1\sim2}$的患者加用放疗可提高生存期。

（二）放射治疗（简称放疗）

癌细胞受照射后，射线可直接作用于DNA分子，引起断裂；射线引起的电离物质又可使癌细胞发生变性，并停止分裂。放疗可分为根治性和姑息性两种。根治性对于病灶局限、因解剖原因不便手术或患者不愿意手术者，若辅以化疗，则可提高疗效。姑息性放疗目的在于抑制肿瘤的发展，延迟肿瘤扩散和缓解症状。对控制骨转移性疼痛、骨髓压迫、上腔静脉综合征和支气管阻塞及脑转移引起的症状有肯定的疗效。放疗的主要并发症有白细胞减少、消化道症状、放射性肺炎、放射性食管炎等，应严密观察及时处理。对于全身一般状况差，有严重心、肺、肝、肾衰竭者应禁忌此项治疗。

（三）化学治疗（简称化疗）及免疫治疗

化疗是当前治疗肿瘤的一种全身治疗手段。化疗药物种类很多，应结合细胞类型及细胞动力学合理选择药物，一般多采用间歇、短程、联合的方案，可提高疗效，减少副作用。小细胞肺癌对化疗的敏感性强，化疗为小细胞癌的首选方法（表2-12-3）。化疗加放疗其疗效较单用化疗为优。

肺癌放、化疗联合免疫治疗，患者总生存期（OS）和无进展生存期（PFS）明显优于单用化疗或放疗。免疫治疗也是当前肿瘤领域研究热点。目前可用于针对小细胞肺癌的免疫制剂主要有斯鲁利单抗、阿替利珠单抗、阿得贝利单抗、度伐利尤单抗。

非小细胞肺癌对化疗的敏感性较小细胞肺癌差。化疗主要用于有转移不能手术者，或手术前后配合化疗以提高切除率，减少转移及复发（表2-12-4）；化疗联合免疫治疗可提高疗效。

▼ 表2-12-3　广泛期小细胞肺癌一线化疗方案

治疗方案	药物	剂量	用药时间
EP方案	依托泊苷	100mg/m^2	d1~d3
	顺铂	75mg/m^2	d1
EC方案	依托泊苷	100mg/m^2	d1~d3
	卡铂	AUC=5~6	d1
IP方案	伊立替康	65mg/m^2	d1，d8
	顺铂	30mg/m^2	d1，d8
IC方案	伊立替康	50mg/m^2	d1，d8，d15
	卡铂	AUC=5~6	d1
EL方案	依托泊苷	100mg/m^2	d1~d3
	洛铂	30mg/m^2	d1

注：以上方案用药周期是21日为1周期，需用药6~8周期。

▼ 表2-12-4　常用非小细胞肺癌一线化疗方案

治疗方案	药物	剂量	用药时间
NP方案	长春瑞滨	25mg/m^2	d1，d8
	顺铂	75mg/m^2	d1
PP方案	紫杉醇	135~175mg/m^2	d1
	顺铂	75mg/m^2	d1
	或卡铂	AUC=5~6	d1
nab-PP方案	白蛋白紫杉醇	100mg/m^2	d1，d8，d15
	顺铂	75mg/m^2	d1
	或卡铂	AUC=5~6	d1
LP方案	紫杉醇酯质体	135~175mg/m^2	d1
	顺铂	75mg/m^2	d1
	或卡铂	AUC=5~6	d1
DP方案	多西他赛	60~75mg/m^2	d1
	顺铂	75mg/m^2	d1
	或卡铂	AUC=5~6	d1

续表

治疗方案	药物	剂量	用药时间
GP方案	吉西他滨	1 000~1 250mg/m^2	d1，d8
	顺铂	75mg/m^2	d1
	或卡铂	AUC=5~6	d1
AP方案	培美曲塞	500mg/m	d1
	顺铂	75mg/m^2	d1
	或卡铂	AUC=5~6	d1

注：以上方案用药周期是21日为1周期，用6~8周期。

A，培美曲塞；D，多西他赛；G，吉西他滨；L，紫杉醇酯质体；P，紫杉醇、铂类药物；N，长春瑞滨；nab，白蛋白紫杉醇。

目前非小细胞肺癌可选择的免疫制剂主要有帕博利珠单抗、卡瑞利珠单抗、信迪利单抗、替雷利珠单抗、舒格利单抗。

（四）分子靶向治疗

目前已知的非小细胞肺癌基因突变的类型有20多种，其中*EGFR*突变最为常见，在非吸烟亚裔肺腺癌女性患者中，*EGFR*突变率高达50%~60%（*EGFR-TKI*耐药后再检测耐药机制分析显示*T-790M*突变为50%左右）。其次为*ALK*基因融合阳性突变。*ALK*融合阳性突变的非小细胞肺癌患者临床特征为年轻、不吸烟或少量吸烟且*EGFR*、*KRAS*为野生型的肺腺癌患者，占非小细胞肺癌的3%~5%，大多数患者对化疗药物无反应。目前主张对于非小细胞肺癌，尤其腺癌，均应行基因检测了解有无基因突变，从而明确有无靶向治疗指针；目前的临床数据显示，靶向治疗的疗效明显优于单用化疗/放疗，对于不可手术的非小细胞肺癌，有靶向治疗指征的，在药物可及情况下优选靶向治疗。

针对*EGFR*敏感突变可选择的靶向药包括：一代，吉非替尼、厄洛替尼、埃克替尼；二代，阿法替尼、达可替尼；三代，奥希替尼、阿美替尼。而*ALK*融合阳性突变则可选择阿来替尼（优先推荐）、克唑替尼、劳拉替尼。

（五）中医中药治疗

作用为提高机体免疫功能，提高疗效及对化疗、放疗的耐受性和减少复发。常用于临床的有干扰素、转移因子、胸腺素、左旋咪唑、短小棒状杆菌等，均尚无肯定结论。

九、预后

肺癌的预后与诊断早晚、治疗是否及时密切相关。早期肺癌手术切除可获痊愈，晚期肺癌5年生存率极低。鳞癌预后较好，腺癌次之，小细胞未分化癌恶性度高，预后最差。

十、预防

1. 戒烟　吸烟与肺癌的发生密切相关已众所周知，故应广泛宣传不吸烟。提倡戒烟，对预防肺癌的发生有重要意义。

2. 控制和降低环境污染，加强劳动保护，以防止致癌因子入侵机会。

3. 普及防癌知识，出现有关症状及早就诊检查，防痨、职业病防治网与防癌相结合，一网多用，以早期发现、早期诊断，尤其对高发地区，有关职业、高发人群应定期查体，发现可疑迹象应进一步检查。

4. 保持乐观，生活充实，避免精神创伤和长期抑郁。

（罗壮）

学习小结

原发性支气管肺癌是指原发于支气管黏膜或腺体的肺部恶性肿瘤，亦称支气管肺癌，发病机制尚不明确，可分为中心型肺癌和周围型肺癌、非小细胞肺癌和小细胞肺癌。临床症状分为原发肿瘤引起的症状、肿瘤局部扩展引起的症状、肿瘤远处转移引起的症状以及副癌综合征。体征随病变性质及范围而不同。肺癌的诊断依据临床表现、体征、影像学检查以及活检病理确诊。治疗包括手术、化疗、放疗等，对于不能手术的非小细胞肺癌应进行分子检测，如有相关基因突变可以行靶向药物治疗。

复习思考题

1. 支气管肺癌是如何分类的？
2. 支气管肺癌常见的临床表现有哪些？
3. 支气管肺癌的X线直接征象与间接征象有哪些？
4. 如何对非小细胞肺癌进行TNM分期？
5. 小细胞肺癌与非小细胞肺癌的治疗原则有哪些？

案例2-12-1　患者，男，55岁，因“刺激性干咳2个月”就诊。查体：右上肺固定干啰音，杵状指，余无异常。胸部X线：右上肺软组织影，边缘不规则，可见分叶及毛刺征。行胸部CT可见右肺上叶软组织肿块影，约3cm×5cm，边缘不规则，可见分叶及毛刺，右上肺膨胀不良，纵隔内无肿大的淋巴结。行支气管镜可见右肺上叶前段管口狭窄，菜花样新生物。病理活检：低分化鳞状细胞癌。行头颅CT、全腹CT、骨转移相关检查均无异常。

思考问题

（1）该患者可能的诊断是什么？应与何种疾病进一步鉴别诊断？鉴别诊断要点是什么？

（2）诊断明确，选择何种治疗方案？选择治疗方案前还应做何种检查明确肺癌临床分期？

（3）此种肺癌的特点是什么？

（4）应如何分期？

第十三章　胸腔积液

学习目标

掌握　胸腔积液的诊断、鉴别诊断和治疗原则。
熟悉　胸腔积液的病因和临床表现。
了解　胸腔积液的产生机制。

胸膜腔是位于肺和胸壁之间的一个潜在腔隙。在正常情况下人体胸膜腔内有3~15ml液体，在呼吸运动中起润滑作用。因全身或局部病变致使胸膜腔内液体生成过多或吸收障碍，胸腔内液体积聚，即产生胸腔积液（pleural effusion）。

一、胸腔积液形成机制

胸腔积液的生成及吸收与胸膜腔内的胶体渗透压、胸膜毛细血管内渗透压和静水压有密切关系。过去认为胸腔积液的交换完全取决于流体静水压和胶体渗透压之间的压力差，受压力的驱动，胸腔内液体由壁胸膜渗出进入胸膜腔，并从脏胸膜以同等的速度被吸收。自从发现人类壁胸膜间皮细胞间存在淋巴微孔，脏胸膜由体循环的支气管动脉和肺循环供血后，对胸腔积液产生和吸收的机制达成共识，即从壁胸膜和脏胸膜的体循环血管进入胸膜腔，然后通过壁胸膜的淋巴管微孔经淋巴管回吸收（图2-13-1）。

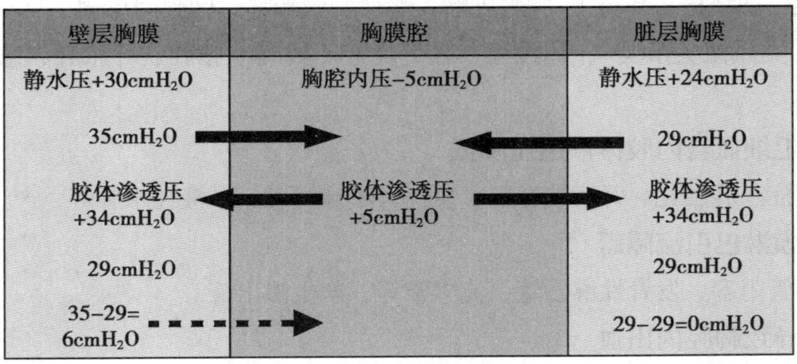

▲ 图2-13-1　人体正常情况下影响液体进出胸膜腔的压力对比

人类壁胸膜的流体静水压约30cmH_2O，胸腔内压约-5cmH_2O，其流体静水压差等于30-（-5）=35cmH_2O，故液体从壁胸膜的毛细血管向胸腔内移动。与流体静水压相反的压力是胶体渗透压梯度。血浆胶体渗透压约34cmH_2O，胸腔内胶体渗透压约5cmH_2O，产生的胶体渗透压梯度为

34-5=29cmH_2O。因此，壁胸膜的流体静水压与胶体渗透压的梯度差为35-29=6cmH_2O，故液体从壁胸膜的毛细血管进入胸腔（图2-13-2）。脏胸膜的流体静水压约24cmH_2O，其流体静水压差等于24-（-5）=29cmH_2O，脏胸膜的流体静水压与胶体渗透压的梯度差为29-29=0cmH_2O，故脏胸膜液体移动的压力梯度接近零，故胸腔积液主要由壁层淋巴管微孔重吸收。

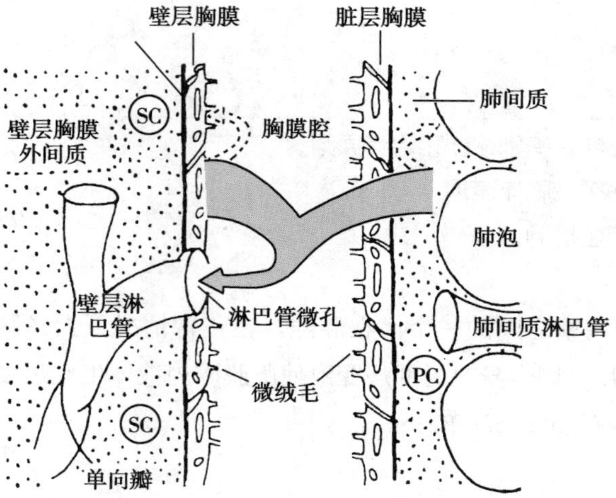

SC.体循环毛细血管；PC：肺毛细血管。

▲ 图2-13-2　胸膜腔结构模拟图

二、病因与发病机制

（一）胸膜毛细血管内静水压增高

如充血性心力衰竭、缩窄性心包炎、上腔静脉或奇静脉受阻、血容量增加等，产生漏出液。

（二）胸膜通透性增加

如胸膜炎症（如结核、肺炎）、胸膜肿瘤（恶性肿瘤转移、胸膜间皮瘤）、结缔组织病（如系统性红斑狼疮、类风湿关节炎）、肺梗死、膈下炎症（如膈下脓肿、肝脓肿、急性胰腺炎）等，产生渗出液。

（三）胸膜毛细血管内胶体渗透压降低

如低蛋白血症、肝硬化、肾病综合征、急性肾小球肾炎、黏液性水肿等，产生漏出液。

（四）壁胸膜淋巴引流障碍

如癌性淋巴管阻塞、发育性淋巴管引流异常等，产生渗出液。

（五）外伤导致胸腔内出血

如主动脉瘤破裂、食管破裂、胸导管破裂等，导致血胸、脓胸和乳糜胸。

（六）医源性

药物（如甲氨蝶呤、胺碘酮、苯妥英钠等）、放疗、卵巢过度刺激综合征、液体负荷过大、冠状动脉旁路移植术或冠状动脉支架植入术等，均可引起渗出或漏出液。

三、临床表现

胸腔积液的临床表现主要包括引起胸腔积液的原发病的表现和胸腔积液局部的症状与体征。

（一）症状

呼吸困难最常见，可伴有胸痛和咳嗽。病因不同，其症状有所差别。

1. 结核性胸膜炎　多见于青中年人，患者可有午后低热、咳嗽，无或少量黏痰，常有乏力、食欲缺乏、盗汗等结核中毒症状。

2. 炎性胸腔积液　常有胸痛及发热，胸痛多为单侧性锐痛，随呼吸或咳嗽加重，也可向肩部、颈部或腹部放射，也可出现脓胸。突然发作的剧烈胸痛、与胸腔积液量不成比例的呼吸困难，则要排查有无肺栓塞。

3. 心力衰竭所致胸腔积液　多同时伴有心力衰竭的症状与体征。

4. 恶性胸腔积液　多见于中老年患者，一般无发热，胸部隐痛，可有疲乏、消瘦和原发部位肿瘤的表现。

（二）体征

与积液量有关。少量积液时，可无阳性体征，或可触及胸膜摩擦感或闻及胸膜摩擦音。中等量至大量积液时，患者常喜患侧卧位，患侧胸廓饱满，语音震颤减弱或消失，局部叩诊浊音，呼吸音减弱或消失，可伴有气管、纵隔向健侧移位。肺外疾病时，多伴有原发病的体征。

四、辅助检查

（一）影像学检查

胸部X线表现与积液量多少、是否包裹或与粘连有关，对胸腔积液诊断价值有限（图2-13-3）。胸部CT可检出X线上难以显示的少量积液。胸部CT还可显示肺内、胸膜、纵隔、肺门和膈肌等部位的病变，有助于病因诊断。

（二）超声检查

与X线相比，胸腔超声检查探测胸腔积液的灵敏度更高，可识别仅3~5ml的液体，同时可探查胸腔积液深度，协助胸腔穿刺准确定位等。在鉴别胸腔积液和胸膜增厚时，超声检查也具有高度特异性。此外，对机械通气、危重症患者，床旁胸腔积液超声也更具优势。

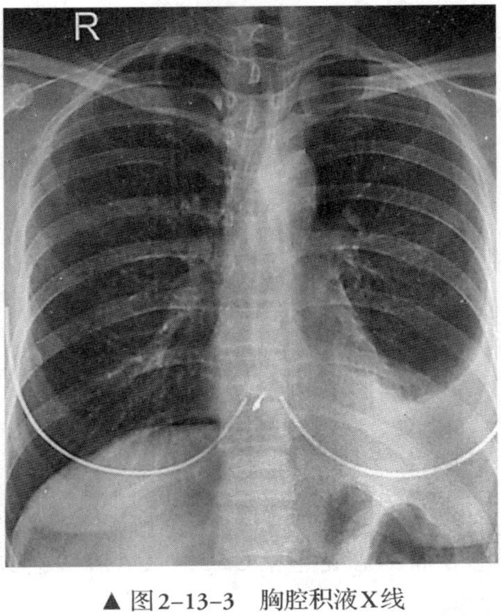

▲ 图2-13-3　胸腔积液X线

五、实验室检查

胸腔积液的实验室检查对明确积液性质及病因诊断至关重要。

（一）外观和气味

漏出液透明清亮，静置不凝固，比重<1.016。渗出液多呈黄色、浑浊，比重>1.018。血性胸腔积液呈洗肉水样或血样，多见于肿瘤、结核和肺栓塞。巧克力色胸腔积液则应考虑阿米巴肝脓肿破溃入胸腔的可能，乳状胸腔积液多为乳糜胸，常需要与脓胸鉴别。可用离心法。离心后乳糜胸腔积液仍呈乳白色，脓胸积液离心后有清亮的上清液。黑色胸腔积液可能为真菌感染。厌氧菌感染胸腔积液常有臭味。

（二）细胞

胸膜炎症时，胸腔积液中可见各种炎症细胞及间皮细胞。漏出液细胞数常 $<100\times10^6/L$，以淋巴细胞和间皮细胞为主。渗出液白细胞常 $>500\times10^6/L$。脓胸时白细胞高达 $10\times10^9/L$ 以上。中性粒细胞增多提示急性炎症和肺栓塞；淋巴细胞为主则多为结核性或肿瘤性；寄生虫感染或结缔组织病时嗜酸性粒细胞常增多。

（三）葡萄糖

漏出液与大多数渗出液的葡萄糖含量与血中葡萄糖含量相近，脓胸和类风湿关节炎积液葡萄糖明显降低，结核性、恶性及系统性红斑狼疮积液葡萄糖含量<3.4mmol/L。类风湿关节炎和脓胸是胸腔积液中葡萄糖明显降低（<1.6mmol/L）的最常见原因。

（四）蛋白质

渗出液的蛋白含量>30g/L，胸腔积液/血清蛋白比值>0.5。漏出液蛋白含量常<25g/L，以白蛋白为主，黏蛋白试验（Rivalta试验）阴性。

（五）酶

1. 乳酸脱氢酶（LDH） 渗出液LDH含量>200IU/L、胸腔积液/血清的LDH含量比值>0.6，LDH值越高，表明炎症越明显。LDH>500IU/L时，常提示恶性胸腔积液或胸腔积液并发细菌感染。

2. 腺苷脱氨酶（ADA） 在淋巴细胞内含量较高。结核性胸膜炎时ADA水平多超过45IU/L，且积液中ADA水平多高于血清浓度。淋巴瘤胸腔积液中ADA也可明显升高。

3. 淀粉酶 急性胰腺炎及恶性肿瘤所致胸腔积液淀粉酶升高。

（六）病原体

胸腔积液涂片查找细菌并进行培养，有助于病原学诊断。巧克力色脓液应镜检阿米巴滋养体。

（七）肿瘤标志物

胸腔积液癌胚抗原（CEA）>10μg/L或胸腔积液/血清CEA>1，常提示为恶性胸腔积液。其他肿瘤标志物包括CA50、CA19-9、CA125、CYFRA21-1等，显著增高有助于恶性胸腔积液的判断。

（八）免疫学检查

结核性胸腔积液中γ干扰素增高，系统性红斑狼疮和类风湿关节炎引起的胸腔积液补体C3、C4降低，并且检测血清及胸腔积液中抗核抗体（ANA）、双链DNA（dsDNA）及类风湿因子

（RF）很有意义。

（九）胸膜活检

对原因不明的渗出液经一般检查方法未能确诊者，可行胸膜活检以明确诊断。可发现肿瘤、结核和其他胸膜肉芽肿性病变。胸膜活检的禁忌证：漏出液、脓胸、胸膜粘连、胸膜腔消失、出凝血机制障碍、肺功能严重损害者。

（十）胸腔镜检查或开胸活检

对上述检查不能确诊的胸腔积液，必要时可行胸腔镜或开胸活检。

六、诊断与鉴别诊断

（一）诊断

胸腔积液首先鉴别渗出液与漏出液，漏出液应寻找全身性因素，如心力衰竭、心包疾病、低蛋白血症、肝肾衰竭等。心力衰竭引起的胸腔积液多为双侧；心包疾病引起的胸腔积液多为双侧，且左侧多于右侧；低蛋白血症引起的胸腔积液多伴有全身水肿；肝硬化胸腔积液多伴有腹水。

渗出液除与胸膜本身病变有密切关系外，也有可能由全身性疾病引起。最常见的病因是结核性胸膜炎。疑诊结核性胸腔积液而胸腔积液检查未能确诊者，推荐行CT或超声引导下胸膜活检或胸腔镜获取胸膜组织行抗酸杆菌染色、结核分枝杆菌核酸扩增和培养。

（二）结核性胸膜炎需要与以下疾病鉴别

1. 恶性胸腔积液　恶性肿瘤或直接侵犯或转移到胸膜可产生胸腔积液。除具有肿瘤本身的表现外，一般具有以下特点：① 年龄在40岁以上者，结核中毒症状不明显，抗结核治疗无效；② 胸腔积液常为血性、量大、增长快；③ 胸腔积液CEA或其他肿瘤标志物增高，LDH＞500IU/L；④ 胸腔积液细胞学检查、胸膜活检或胸腔镜等检查有助于明确诊断。

2. 类肺炎性胸腔积液　系指肺炎、肺脓肿等感染性疾病所致的胸腔积液。患者多有发热、咳嗽、咳痰、胸痛等症状，血白细胞总数和中性粒细胞增高，伴中性粒细胞核左移。积液多浑浊，白细胞明显增高，以中性粒细胞为主。根据2022年胸腔积液专家共识，推荐检测胸腔积液C反应蛋白、积液培养或将胸膜活检标本进行培养以协助诊断。

3. 其他原因引起的胸腔积液　结核性胸膜炎有时还需要和下列少见疾病引起的胸腔积液相鉴别，如寄生虫感染，结缔组织病，药物诱发的胸膜病变等，上述各类病症有相应的临床特点可借以鉴别。

七、治疗

胸腔积液的治疗包括全身治疗和局部治疗两个方面。

（一）结核性胸膜炎

1. 一般治疗　休息，加强营养，对症治疗。

2. 抗结核治疗　治疗原则及方法与肺结核治疗相同。

3. 抽液治疗 为减轻胸腔积液所致呼吸困难，减轻结核中毒症状，促进肺复张，防止纤维蛋白沉积引起的胸膜粘连增厚，应尽快胸腔穿刺抽液或置管引流胸腔积液。需要注意首次抽液不要超过700ml，以后每次抽液量不宜超过1 000ml，速度不能过快，以防止胸腔内压力骤降引起的复张性肺水肿，表现为剧咳、气促、咳大量泡沫状痰，双肺满布湿啰音，PaO_2下降，X线显示肺水肿征。治疗应立即吸氧，酌情应用糖皮质激素及利尿剂，控制入液量，严密监测病情与酸碱平衡。抽液过程中也有可能发生“胸膜反应”，表现为头晕、冷汗、心悸、面色苍白、脉搏细速、四肢发凉，应立即停止抽液，使患者平卧，必要时皮下注射1%肾上腺素0.5ml，密切观察病情，注意血压，防止休克。

4. 结核性胸膜炎治疗及评价

（1）结核性胸膜炎的抗结核治疗与疗程：结核性胸膜炎应按活动性结核病全程治疗。具体参考第二篇第八章。

（2）糖皮质激素使用：结核性胸膜炎为使用糖皮质激素的相对适应证，如并发心包炎、脑膜炎、大量胸腔积液或胸腔积液增长迅速、中毒症状重者在有效抗结核治疗基础上并用，但HIV感染者或免疫力低下人群不应采用。常用泼尼松或泼尼松龙30mg/d，待体温正常、全身毒性症状减轻或消退、胸腔积液明显减少时，即逐渐减量以至停用。停药速度不宜过快，否则易出现反跳现象（胸腔积液复现），一般疗程4~6周。

（3）胸腔内注药：一般多数急性结核性胸膜炎在抗结核治疗、积极抽液、卧床休息等条件下疗效是满意的，急性炎症阶段不需要胸腔内注药，而且链霉素、卡那霉素等局部注入还易引起胸膜粘连增厚。对包裹性胸腔积液，胸腔内注入尿激酶/链激酶可溶解引起粘连的纤维蛋白。但需要注意出血风险。

（二）类肺炎性胸腔积液和脓胸

类肺炎性胸腔积液一般积液量少，经有效的抗生素治疗后可吸收，积液量多者需要行胸腔穿刺抽液。脓胸应尽早全身及局部应用足量的抗生素控制感染，体温恢复正常后再持续用药2周以上，以防复发。胸腔引流是脓胸最基本的治疗方法，可反复抽脓或行胸腔闭式引流。可用2%碳酸氢钠或生理盐水反复冲洗胸腔，然后注入适量抗生素，以便使脓液稀薄便于引流。对有支气管胸膜瘘及食管胸膜瘘者不宜冲洗胸腔，以免引起细菌播散。慢性脓胸有胸膜增厚、胸廓塌陷等，可考虑外科胸膜剥脱术等治疗。

（三）恶性胸腔积液（MPE）

恶性胸腔积液治疗的主要目的是减轻呼吸困难。治疗方案的选择取决于患者症状及体能情况、原发肿瘤类型、全身治疗的反应。为缓解症状，主要采取胸腔穿刺排液及肋间置管引流。对于胸腔积液增长速度快需要反复穿刺的晚期患者，推荐行置管引流。大量胸腔积液时引流量应逐步增加，首次排液量不超过1 000ml，随后每隔2小时可引流1 000ml，每日引流量不应超过3 000ml。若肺脏无明显萎缩，置管引流后可行胸膜固定术防止恶性胸腔积液复发。根据现有临床数据，置管通道处肿瘤细胞种植转移并不常见。对于多房性恶性胸腔积液患者，可考虑胸腔内注射尿激酶或链激酶减轻胸膜粘连。针对既往常用的胸腔内注射化疗药物，针对伴有恶性胸腔积液的晚期非鳞非小细胞肺癌患者，可在全身治疗的基础上联合或局部使用抗血管生成药物治疗，目前的研究显示尚无足够的循证医学证据支持胸腔内化疗及抗血管生成药物疗法。

（罗壮）

学习小结

胸腔积液是由壁胸膜的毛细血管产生，再从壁胸膜的淋巴管回吸收。任何因素导致胸腔积液的产生增多或回吸收减少，即产生胸腔积液。临床上引起胸腔积液原因很多，漏出液多见于全身因素，渗出液最常见的是结核性渗出性胸膜炎、类肺炎性胸腔积液和恶性胸腔积液。胸腔积液的诊断步骤为首先确定有无胸腔积液，其次区别渗出液和漏出液，最后进行胸腔积液的病因诊断。胸腔积液的治疗主要是原发病的治疗和胸腔积液的处理。理解胸腔积液的循环机制，熟悉胸腔积液形成的常见原因和临床表现，掌握胸腔积液的分步诊断方法，积极寻找胸腔积液的病因，做到合理治疗。

复习思考题

1. 常见胸腔积液的原因有哪些？
2. 如何鉴别良恶性胸腔积液？
3. 结核性胸膜炎、类肺炎性胸腔积液及恶性胸腔积液如何治疗？

第十四章　气胸

学习目标

掌握　自发性气胸的临床分类、诊断和治疗原则。
熟悉　自发性气胸的鉴别诊断。
了解　气胸的病因分类、病因和发病机制。

胸膜腔是不含空气的密闭潜在性腔隙。气体进入胸膜腔，造成积气状态，称为气胸（pneumothorax）。

一、病因和发病机制

气胸按其病因可分为自发性气胸、创伤性气胸、特殊类型气胸三大类。

（一）自发性气胸

自发性气胸是在无外伤或人为因素情况下，脏胸膜自发破裂，空气进入胸膜腔引起的气胸。自发性气胸分为两型。

1. 原发性自发性气胸　约占85%，也称为特发性气胸，多见于瘦高体型的男性青壮年。常规X线检查肺部未发现明显病变，但可有胸膜下肺大疱（多在肺尖部），一旦破裂即形成气胸。引起胸膜下肺大疱的原因不清，可能与非特异性炎症瘢痕、肺泡先天性发育不良、小气道炎症和吸烟等有关。

2. 继发性自发性气胸　约占15%，继发于肺部各种疾病。由于病变引起细支气管不完全阻塞，形成肺大疱破裂。常见的原因有慢性阻塞性肺疾病、肺结核、尘肺等。一些少见肺部疾病如肺淋巴管平滑肌瘤病、肺囊性纤维化、弥漫性肺纤维化、先天性肺囊肿等也可引起气胸。

（二）创伤性气胸

分为外伤性气胸和医源性气胸，前者系由于胸部刺伤、挫伤、肋骨骨折等直接或间接胸壁损伤所致，后者由诊断及治疗所进行的各种手术、穿刺等操作引起。

（三）特殊类型气胸

少见。主要指妊娠期气胸及月经性气胸。前者可分为早期（妊娠3~5个月）和后期（妊娠8个月以上）2种；后者多因子宫内膜异位至胸膜，在月经期破裂而发生气胸。

气胸发病诱因常与体力活动、剧咳、屏气、排便、打喷嚏和大笑等用力动作时气道压力突然增高有关。航空、潜水作业无适当防护措施时，从高压突然进入低压环境，以及机械通气压力过高时，均可发生气胸。

二、临床类型

自发性气胸通常分为以下3种类型，这3类气胸在发展过程中可以相互转变。

（一）闭合性（单纯性）气胸

胸膜破裂口较小，随肺萎陷而闭合，空气不再进入胸膜腔。胸膜腔内压力可升高，测定时可为正压亦可为负压，视气体量多少而定。抽气后压力下降而不再上升。

（二）交通性（开放性）气胸

破裂口较大或因胸膜间有粘连或牵拉妨碍肺脏回缩，使破口持续开启，气体经破口自由进出胸膜腔。抽气后胸膜腔内压力很快恢复至零，并随呼吸上下波动。

（三）张力性（高压性）气胸

破裂口形成单向活瓣，吸气时破口张开，空气进入胸膜腔，呼气时破口关闭，气体不能排出，使胸膜腔内空气越积越多，胸膜腔内压持续升高，使肺脏受压，纵隔移位，影响心脏血液回流。抽气后胸膜腔内压可下降，但又迅速复升，对机体呼吸循环的影响大，必须紧急抢救处理。

三、临床表现

（一）症状

取决于基础疾病、肺功能状态、气胸发生的速度及胸腔内积气量。

1. 胸痛　常为突然发生的一侧针刺样或刀割样胸痛，可放射至肩背、腋部或前臂，因咳嗽及深吸气而加剧。

2. 呼吸困难　轻者可无明显的呼吸困难，积气量大或原有较严重的基础肺病者呼吸困难明显，甚至不能平卧。

3. 咳嗽　常为刺激性干咳。

4. 呼吸、循环衰竭　大量气胸时胸膜腔失去负压，导致回心血流量明显下降及换气障碍，出现呼吸、循环衰竭。

（二）体征

小量气胸可无明显体征或仅有呼吸音减低，大量气胸时可出现患侧胸廓饱满，呼吸动度和语音震颤减弱，叩诊过清音或鼓音，心或肝浊音界缩小或消失，呼吸音减弱或消失。气管向健侧移位。如合并胸腔积液或积血，可出现胸腔积液体征。

四、影像学检查

胸部X线检查是诊断气胸的重要方法，可显示肺受压程度，肺内病变情况以及有无胸膜粘连、胸腔积液及纵隔移位等。表现为外凸弧形的细线影，称为气胸线，线外透亮度增高，无肺纹理，线内为压缩的肺组织（图2–14–1）。

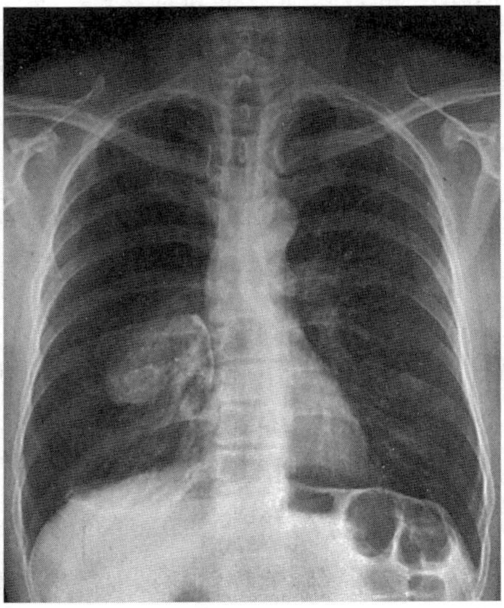

▲ 图2–14–1　气胸X线表现

大量气胸或张力性气胸常显示纵隔及心脏移向健侧。合并纵隔气肿时在纵隔旁可见透光带。

气胸合并胸腔积液时，可见气液平面。局限性气胸在后前位胸部X线检查时易遗漏，侧位X线可协助诊断。肺结核或肺部慢性炎症使胸膜粘连时，气胸呈局限性包裹。

对于小量气胸、包裹性气胸及肺大疱与气胸的鉴别，CT比X线更准确。表现为胸膜腔内出现极低密度的气体影，伴有肺组织不同程度的压缩萎陷改变。

五、诊断与鉴别诊断

（一）诊断

根据临床症状、体征及影像学表现，可确定气胸的诊断。X线或CT显示气胸是确诊依据。近年来，胸部超声在气胸诊断方面也体现出重要价值，尤其是危重症患者的诊断。若病情危重且无床旁X线或超声检查条件，应迅速在患侧胸腔积气体征最明显处试穿。如能抽出气体，即可确立气胸的诊断。

（二）鉴别诊断

1. 支气管哮喘与慢性阻塞性肺疾病 两者均有不同程度的气促及呼吸困难，又有肺内过度充气的体征，可与自发性气胸相混淆。但既往有支气管哮喘或慢性阻塞性肺疾病病史，无突发胸痛，肺部体征如语音震颤减弱、呼吸音减低和叩诊呈鼓音等改变，均为两侧对称性。当哮喘及慢性阻塞性肺疾病患者突发严重呼吸困难、冷汗、烦躁，支气管扩张剂治疗效果不好，且症状加剧，应考虑并发气胸的可能。X线检查有助鉴别。

2. 急性心肌梗死 患者亦有突然胸痛、胸闷，甚至呼吸困难、休克等临床表现。但常有高血压、冠状动脉粥样硬化性心脏病病史。体征、心电图、X线检查、血清心肌酶学检查有助于诊断。

3. 肺血栓栓塞症 有突发胸痛、呼吸困难、烦躁不安、惊恐甚或濒死感等类似气胸表现。但患者可有咯血、低热或晕厥。常有下肢或盆腔栓塞性静脉炎、骨折、手术后、心房颤动等病史，或发生于长期卧床的老年患者。体格检查、D-二聚体、增强CT肺动脉三维重建检查可鉴别。

4. 肺大疱 位于肺周边的肺大疱尤其是巨大肺大疱在X线下可被误认为气胸。肺大疱通常起病缓慢，无突发胸痛，无突发呼吸困难加重。肺大疱影像表现为圆形透光区，在大疱的边缘看不到发丝状气胸线，疱内有细小的肺纹理，在肺尖或肋膈角可看到肺组织。胸部X线不易鉴别时，应从不同角度行胸部透视。

5. 其他 如消化性溃疡穿孔、胸膜炎、肺癌、膈疝、主动脉夹层动脉瘤等，偶可有急起的胸痛、上腹痛及气促等，亦应注意与自发性气胸鉴别。

六、治疗

自发性气胸治疗目的是促进患侧肺复张、消除病因及避免并发症和预防复发。

（一）一般治疗

卧床休息，必要时给予吸氧、镇痛和镇咳治疗。若有继发感染时，适当应用抗菌药物治疗。

（二）排气疗法

1. 闭合性气胸　气胸量较小，肺压缩<20%，症状较轻者，不需要抽气，可观察待其自行吸收。吸氧可提高积气的吸收率。如气量较多，肺压缩>20%或呼吸困难明显者，宜胸腔穿刺抽气治疗。通常选择患侧胸部锁骨中线第2肋间为穿刺点，皮肤消毒后用气胸针或胸腔置细管，连接于50ml注射器抽气并测压。可每日或隔日抽气一次，每次抽气不宜超过1 000ml，余下积气常可待其自行吸收。肺复张能力差者，常需要反复多次抽气才能使肺完全复张。

2. 交通性气胸　应行胸腔闭式引流。通过持续、有效的排气，促进胸膜破口闭合和气体排出。若破口较大或因胸膜粘连长期不能愈合，可经胸腔镜窥视下行胸膜固定术或开胸修补破口。

3. 张力性气胸　为迅速降低胸腔内压以避免发生严重并发症，需要立即胸腔穿刺排气或胸腔闭式引流。紧急情况下如无抽气设备时，可采用简易排气法，于患侧锁骨中线第2肋间或腋前线第4、5肋间用注射器穿刺抽气，直至气急缓解。亦可用粗注射针，连接拔除内芯的5ml注射器，注射器尾部接橡皮指套，指套末端剪一小裂缝，将针头刺入胸腔排气，气体便从小裂缝排出。当胸膜腔内压减为负压时，套囊自然塌陷，小裂缝关闭，外界空气不能进入胸腔。

张力性气胸，交通性气胸，肺组织压缩程度较重、心肺功能较差、呼吸困难重的闭合性气胸和反复发生的气胸，无论其肺压缩多少，均应尽早行胸腔闭式引流。对胸腔穿刺抽气效果不佳者，宜应行胸腔闭式引流（图2-14-2）。胸腔闭式引流的方法：插管部位一般多在患侧锁骨中线外侧第2肋间或腋前线第4、5肋间，如为局限性气胸或尚需要引流胸腔积液，则应在X线透视或超声定位下选择适当部位插管。插管前，在选定部位局部麻醉下沿肋骨上缘平行做1~2cm皮肤切口，用套管针穿刺进入胸膜腔，拔去针芯，通过套管将无菌胶管插入胸腔，再将外套管退出，固定导管后，另端置于水封瓶的水面下1~2cm（图2-14-2）。插管成功则导管持续逸出气泡，呼吸困难迅速缓解，压缩的肺可在几小时至数日内复张。对肺压缩严重、时间较长的患者，插管后应夹住引流管分次引流，以免胸腔内压骤降引起复张性肺水肿。如无气泡逸出24~48小时，患者呼吸困难症状消失，胸部X线显示肺已完全复张，可拔管。如虽无气泡冒出，但患者症状缓解不明显，可能为导管不通畅或部分滑出胸膜腔，需要及时更换导管或进行其他处理。水封瓶应放在低于患者胸部的地方，以免瓶内的水反流进入胸腔。引流排气过程中，应注

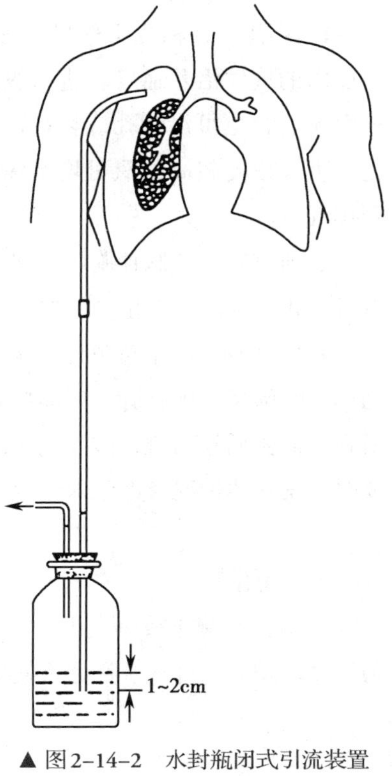

▲ 图2-14-2　水封瓶闭式引流装置

意严格消毒，防止发生感染。

（三）化学性胸膜固定术

气胸复发率高，为预防复发，可在漏气停止、肺复张后经胸腔引流管注入化学药物产生无菌性胸膜炎症，使脏胸膜和壁胸膜粘连，从而消灭胸膜腔间隙。适合于持续性或复发性气胸、双侧气胸、合并肺大疱以及肺功能不全不能耐受手术者。常用的硬化剂有米诺环素、多西环素和滑石粉。以干粉喷洒或混悬剂注入胸腔，可经胸腔引流管注入或经胸腔镜直视下给药。为避免药物引起的局部剧痛，先注入适量利多卡因，并让患者转动体位，充分麻醉胸膜15~20分钟后注入硬化剂。若一次无效，可重复注药。不良反应包括发热、胸痛，滑石粉剂量过大可能引起急性呼吸窘迫综合征（ARDS）。

（四）选择性支气管封堵术

若气胸反复发作，可酌情采用选择性支气管封堵术治疗。

（五）胸腔镜和外科治疗

适应证包括持续漏气、复发性气胸、自发性双侧气胸、首次发生的气胸以及从事高危职业者，如潜水员或飞行员。可选择外科胸腔镜直视下粘连带烙断术促进受牵连的胸膜破口闭合。对肺大疱或破裂口喷涂纤维蛋白胶或医用ZT胶，或用激光烧灼<20mm的肺大疱。电视胸腔镜外科手术可行肺大疱结扎、肺叶或肺段切除，具有微创、安全、不易复发等优点。若肺内原有明显病变，也可开胸修补破口。手术治疗远期效果最好，复发率最低。

（六）并发症及其治疗

1. 纵隔气肿和皮下气肿　多见于张力性气胸。由于肺泡破裂逸出的气体进入肺间质，肺间质内的气体沿着血管鞘进入纵隔，甚至进入皮下组织，导致皮下气肿。张力性气胸抽气或闭式引流后，也可沿针孔或切口出现皮下气肿。单纯皮下气肿可暂不处理，但应密切观察病情变化。吸入浓度较高的氧可增加纵隔内氧浓度，有利于气体吸收，严重者可行胸骨上窝穿刺或切开排气。

2. 血气胸　气胸伴胸膜腔出血，多由于胸膜粘连带内血管撕裂所致。肺完全复张后出血多能自行停止，若出血不止，除抽气排液及适当输血外，应采取手术治疗结扎出血的血管。

3. 脓气胸　由金黄色葡萄球菌、肺炎克雷伯菌、铜绿假单胞菌、结核分枝杆菌及厌氧菌引起的坏死性肺炎、肺脓肿及干酪样肺炎可并发脓气胸。也可因胸腔穿刺或肋间插管引流医源性感染所致。需要插管引流，胸腔内生理盐水冲洗，根据细菌学检查及药敏试验选择有效抗菌药物，必要时根据具体情况考虑手术治疗。

七、预防

气胸患者禁止乘坐飞机，如肺完全复张1周后可乘坐飞机。有巨大肺大疱患者需要避免重体力活动、剧咳、屏气、用力大便等诱发气胸的因素。航空、潜水作业时予以适当防护措施。

（罗壮）

学习小结

正常胸膜腔内无气体，任何原因导致胸膜产生破口，气体自肺泡进入胸膜腔则引起气胸。临床上气胸分为自发性气胸、创伤性气胸、特殊类型气胸三大类，而自发性气胸又分闭合性、交通性和张力性气胸三类。症状的严重程度取决于气胸的类型、气胸发生的速度、积气量的大小和胸腔压力以及有无基础心肺疾病及功能状态。通过本章学习掌握气胸的临床类型和表现，熟悉气胸的病因及诱发因素，掌握其X线及CT检查特征，及时诊断，对不同类型的气胸视症状轻重、基础疾病及心肺功能状况选择合适的治疗方法，并积极防范或及时处理并发症。

复习思考题

1. 气胸如何分类？
2. 气胸需要与哪些疾病鉴别？
3. 气胸常见的并发症有哪些？如何处理？

第十五章 睡眠呼吸暂停低通气综合征

学习目标

掌握　阻塞型睡眠呼吸暂停低通气综合征的临床表现、诊断及治疗原则。
熟悉　阻塞型睡眠呼吸暂停低通气综合征对各个脏器功能的影响。
了解　阻塞型睡眠呼吸暂停低通气综合征的发病机制。

睡眠呼吸暂停低通气综合征（sleep apnea hypopnea syndrome，SAHS）是指各种原因导致睡眠状态下反复发生呼吸暂停和/或低通气、间歇性低氧、睡眠结构紊乱和反复微觉醒，从而导致机体发生一系列病理生理改变的临床综合征。睡眠呼吸暂停低通气综合征包括：阻塞型睡眠呼吸暂停低通气综合征（obstructive sleep apnea hypopnea syndrome，OSAHS）、中枢型睡眠呼吸暂停综合征（central sleep apnea syndrome，CSAS）及混合型呼吸暂停低通气综合征。本章重点介绍阻塞型睡眠呼吸暂停低通气综合征（OSAHS）。OSAHS是各种原因导致睡眠状态下反复出现呼吸暂停和/或低通气的一种睡眠呼吸障碍性疾病，以睡眠时反复发作性的上气道塌陷为特征，OSAHS不仅影响睡眠质量，也与多种疾病相关，是高血压和心血管疾病的独立危险因素。

一、流行病学

OSAHS在成人的患病率为2%~4%，目前全球约有阻塞型睡眠呼吸暂停综合征病人9.36亿，男性多于女性，女性绝经后、老年人发病率明显升高。

二、相关术语

（一）睡眠呼吸暂停（sleep apnea，SA）

SA系指睡眠过程中口鼻呼吸气流消失或明显减弱（较基线幅度下降≥90%）持续时间≥10秒。可分为中枢型睡眠呼吸暂停（CSA）、阻塞型睡眠呼吸暂停（OSA）和混合型睡眠呼吸暂停（MSA）。

（二）低通气（hypopnea）

睡眠过程中口鼻气流较基线水平降低≥30%并伴有SaO_2下降≥4%，持续时间≥10秒；或者口鼻气流较基线水平降低≥50%并伴有SaO_2下降≥3%，持续时间≥10秒。

（三）呼吸努力相关觉醒（respiratory effort related arousal，RERA）

RERA是指虽未达到呼吸暂停或低通气标准，但出现时间≥10秒的异常呼吸努力并伴有相应微觉醒。

（四）呼吸暂停低通气指数（apnea-hypopnea index，AHI）

平均每小时呼吸暂停、低通气的次数之和。

（五）呼吸紊乱指数（respiratory disturbance index，RDI）

平均每小时呼吸暂停、低通气和RERA的次数之和。

（六）睡眠呼吸暂停综合征（sleep apnea syndrome，SAS）

7小时睡眠中呼吸暂停及低通气反复发作在30次以上，或AHI≥5次/h，若有条件则以RDI为准。

三、病因

（一）OSAHS的病因

1. 解剖学因素　肥胖者上气道狭窄、鼻部结构的异常、咽壁肥厚、扁桃体肥大、肢端肥大症、巨舌、先天性小颌畸形、咽部和喉的结构异常等。

2. 功能性因素　饮酒、服用安眠药、妇女绝经后、甲状腺功能减退、老年等。

（二）CSAS的病因

主要由呼吸调节紊乱所致。下列疾病均可出现呼吸调节异常：脑血管意外、神经系统病变、脊髓前侧切断术、血管栓塞或变性引起的双侧脊髓病变、家族性自主神经异常、与胰岛素相关的糖尿病、脑炎，其他如肌肉疾患、枕骨大孔发育畸形、脊髓灰质炎、充血性心力衰竭等。

四、发病机制与病理生理

（一）发病机制

1. OSA　上气道的气流阻力增大是阻塞型睡眠呼吸异常的重要原因。睡眠时气道塌陷（阻塞性窒息）是产生OSA的重要机制。患者由于睡眠中出现反复的呼吸停止会导致低氧血症、高碳酸血症、睡眠质量低下及睡眠中断，Ⅰ期睡眠增多，而Ⅲ、Ⅳ期睡眠和快速眼动（REM）睡眠减少，并可引起呼吸、心血管、精神神经、血液、内分泌等多系统的病理生理变化。

2. CSA　指鼻和口腔气流与胸腹式呼吸运动同时停止。呼吸中枢位于延髓和脑干，并受控制意识和情绪的高级中枢影响，亦受体液和感受神经反射调节。位于延髓的呼吸神经元可产生呼吸的基本节律，位于脑干的呼吸中枢对调节和维持正常的节律性呼吸有重要作用。由觉醒转入睡眠时，高级中枢对呼吸的影响减弱，呼吸中枢对各种不同的刺激（如对高碳酸血症、低氧血症、上气道及肺和胸壁的反射性调节信号）反应性也减低。呼吸中枢及神经–呼吸肌系统出现病变时，虽然觉醒时可维持正常节律呼吸，但睡眠时即可出现呼吸停顿。

（二）病理生理

患者反复发作呼吸暂停及低通气，导致慢性间歇低氧、高碳酸血症，严重者可导致神经调节功能失衡，儿茶酚胺、肾素–血管紧张素、内皮素分泌增加，微血管收缩，内分泌功能紊乱及血流动力学和微循环异常等改变，引起组织器官缺血、缺氧，导致多系统器官功能损害。

五、临床表现

（一）OSAHS的临床表现

1. 症状

（1）夜间症状：打鼾是OSAHS典型的夜间症状，打鼾伴呼吸暂停是OSAHS的主要症状。其他症状可有睡眠中断或失眠，夜尿和遗尿等。

（2）白日症状：白日嗜睡、疲倦乏力、认知障碍（注意力不集中，精细操作能力下降，记忆力、判断力和反应能力下降等）、头疼头晕、性格改变（抑郁、易怒、焦虑、多疑）、性功能减退等。

2. 体征

（1）体重指数：60%的体重指数大于28kg/m^2。

（2）颈围：颈围超过43cm的男性是发生OSAHS的前兆。

（3）颌面形态异常：下颌后缩、下颌畸形，颌后缩及小颌等。

（4）鼻腔、咽喉部异常：悬雍垂肥大、软腭低垂和咽外侧壁的狭窄、扁桃体肿大、舌体肥大及腺样体肥大等。鼻塞、巨舌、扁桃体肥大常是儿童气道狭窄的重要原因。

（二）CSAS的临床表现

CSAS的患者常主诉睡眠中断，因窒息感而觉醒，有白日困倦及嗜睡的症状，也可有睡眠呼吸暂停。当CSA患者合并其他病症，如充血性心力衰竭（CHF）、神经障碍、肺泡通气不足时，可主要表现为与此相应的症状，如运动耐力下降、活动时呼吸困难、周围性水肿、肌无力和体位性头晕。

（三）全身器官的影响

1. 高血压 尽管在许多OSAHS患者中，高血压与肥胖有关，但OSAHS是血压升高的独立危险因素

2. 心脑血管疾病 睡眠健康研究表明AHI>11次/h的患者，心血管疾病的发生率增加，是心血管疾病独立的危险因素。

3. 睡眠呼吸暂停低通气综合征（SAHS）相关内分泌功能紊乱 SAHS可致甲状腺功能减退、胰岛素代谢紊乱、性激素代谢异常、生长激素减少等变化而引起相应的病理生理改变。

4. 其他 如精神异常、认知障碍、肺源性心脏病和呼吸衰竭等。

六、辅助检查

（一）实验室检查

生化和血液检查多正常，部分患者可出现红细胞和血红蛋白增高，亦可见血糖增高。动脉血气分析可有不同程度的低氧血症和二氧化碳潴留。

（二）心电图

可出现心律失常。如有高血压、肺动脉高压，则有相应心电图表现。

（三）肺功能

部分可表现为限制性通气功能障碍。

（四）多导睡眠图

多导睡眠图（polysomnography，PSG）是确诊本病的检查手段。该项检查同步记录患者睡眠时的脑电图、肌电图、口鼻气流、胸腹呼吸运动、眼动图、动脉血氧饱和度、心电图等多项指标，可准确了解患者睡眠时呼吸暂停的情况。

根据AHI和夜间血氧饱和度可将OSAHS分为轻、中、重度（表2-15-1）。一般建议以AHI病情程度作为主要判断标准，并注明夜间最低血氧饱和度。

▼ 表2-15-1　成人OSAHS病情程度分级

程度	AHI/（次·h^{-1}）	最低SaO_2/%
轻度	5~15	85~90
中度	15~30	80~85
重度	>30	<80

（五）其他

头颅X线、CT及MRI等影像学检查可定量了解面部异常的程度，鼻咽镜检查有助于评价上气道解剖异常的程度，对判断阻塞层面和程度及是否考虑手术治疗有帮助。

七、诊断与鉴别诊断

（一）诊断

根据患者睡眠时打鼾伴呼吸暂停、白日嗜睡、肥胖、颈围粗、上气道狭窄及其他临床症状可初步考虑OSAHS诊断，进一步需要行多导睡眠监测。若多导睡眠监测显示每夜至少7小时的睡眠过程中呼吸暂停和/或低通气反复发作30次以上，或者AHI≥5次/h且OSA为主可以确诊OSAHS。美国睡眠医学会（AASM）界定的诊断标准：AHI≥15次/h或伴床症状（如白日嗜睡和疲劳）；或AHI≥5次/h伴有临床症状可确诊。

（二）合并症和并发症的诊断

临床诊断时应明确合并症和并发症的发生情况，如心脑血管疾病、糖尿病等。

（三）鉴别诊断

应与单纯鼾症、上气道阻力综合征、肥胖低通气综合征、发作性睡病、不宁腿综合征和睡眠中周期性腿动等疾病相鉴别。

八、治疗

（一）OSAHS的治疗

治疗的目的是消除睡眠时异常的呼吸，改善睡眠质量，减轻白日症状及降低心血管疾病的危险性。

1. 病因治疗 纠正引起OSAHS或使之加重的基础疾病，如甲状腺功能减退患者应用甲状腺素治疗、胃食管反流患者应用抑酸药及胃动力药治疗、肢端肥大症患者应用生长抑素类药物治疗等。

2. 一般治疗

（1）控制体重：包括饮食控制、药物和手术。体重减轻10%能使AHI下降25%。

（2）戒烟酒、避免服用安眠镇静药物。

（3）睡眠体位调整：若PSG证实仰卧位加重睡眠病态呼吸，则在睡眠时应避免仰卧位，可在患者侧卧位时背部放置物体如网球以阻止患者仰卧，且侧卧位的AHI与仰卧位的差值越大，侧卧位改善患者睡眠的效果会越明显；另外睡觉时可把头部抬高30°~60°。

（4）教育：应告知患者白日嗜睡的危险性，症状改善前不宜驾驶或操作危险机械。

3. 药物治疗 疗效不肯定，临床上较少应用。

4. 无创气道正压通气治疗 中至重度OSAHS患者的一线治疗。包括持续气道正压通气（continuous positive airway pressure，CPAP）、智能型CPAP（auto-CPAP）和双水平气道正压通气（bi-level positive airway pressure，BiPAP）。不同患者受体型、上气道及颌面部解剖结构等因素影响，其所需要的维持上气道开放的最低有效治疗压力不同；另外即使为同一患者在不同睡眠阶段、睡眠体位，其所需要的治疗压力也是不同的。因此，在患者开始接受无创正压通气治疗前，需要进行压力滴定选取合适的压力水平进行治疗，同时建立良好的医患沟通，嘱其定期复查，并根据患者实际病情变化调整治疗所需压力。

（1）CPAP是现今治疗OSAHS最基本、最常用的通气策略：CPAP是在整个呼吸过程中施以一定程度气道正压，使患者功能残气量增加，上气道阻力降低，刺激机械受体，增加上气道肌张力，防止睡眠时上气道塌陷，从而使上气道狭窄部分开放，提高氧饱和度和睡眠质量、减轻症状，减少心血管系统、呼吸系统、内分泌系统等并发症的发生，有利于改善患者的预后，降低病死率。

无创正压通气的适应证：① 中、重度OSAHS患者（AHI > 15次/h）；② 轻度OSAHS患者（AHI 5~15次/h），但症状明显（如白日嗜睡、认知障碍、抑郁等）合并或并发心脑血管疾病和糖尿病等；③ 经过其他治疗[如悬雍垂腭咽成形术（UPPP）、口腔矫正器]后仍存在的OSA；④ OSAHS合并慢性阻塞性肺疾病者，即重叠综合征；⑤ OSAHS患者的围手术期治疗。

CPAP治疗OSAHS疗效的评价：① 睡眠期鼾声、憋气消退，无间歇性缺氧，SaO_2正常；② 白日嗜睡明显改善或消失，其他伴随症状如忧郁症显著好转或消失；③ 相关并发症，如高血压、冠心病、心律失常、糖尿病和脑卒中等得到改善。

以下情况应慎用：肺大疱；气胸或纵隔气肿；血压明显降低（<90/60mmHg）或休克时；急性心肌梗死患者血流动力学不稳定者；脑脊液漏、颅脑外伤或颅内积气；急性中耳炎、鼻炎、鼻窦炎感染未控制时；青光眼。

（2）auto-CPAP：根据患者睡眠时气道阻塞的程度及阻力的变化，呼吸机自动感知患者气道阻力的大小，并调整呼吸机送气的压力。对部分患者，尤其是重度OSAHS患者，其效果可能优于CPAP治疗。

（3）BiPAP：其工作原理为使用呼吸机时，在吸气相，呼吸机提供较高水平的压力；在呼气相，呼吸机提供相对应的较低水平压力。因此，该通气策略既保证上气道开放，又可以提供一定的通气支持来改善患者通气，排出二氧化碳。其适用于OASHS合并二氧化碳潴留患者以及较高CPAP压力需求的患者和不能耐受CPAP治疗的患者。

5. 口腔内矫治器 作用原理是抬高下颌骨使上气道增宽，下颌骨前移的距离是决定疗效的重要因素，推荐运用PSG前后监测对比。通过口腔内矫治器提供稳定的下颌前移装置，使舌和软腭前移，使颏舌肌等肌肉活动功能改变，适用于轻度OSAHS者及不能耐受CPAP、不能手术者。

6. 氧疗 虽然吸氧不能改善患者的睡眠，但对于不能耐受其他治疗的患者仍有意义。对合并肺部疾病如慢性阻塞性肺疾病的OSA患者，氧疗和CPAP治疗应同时进行。

7. 外科治疗 仅适用于确实有手术可解除的上气道解剖结构异常患者，需要严格掌握手术适应证。通常，手术不作为OSAHS的初始治疗手段。手术治疗包括耳鼻咽喉科手术和口腔颌面外科手术两大类，其主要目标是纠正鼻部及咽部的解剖狭窄、扩大口咽腔的面积，解除上气道阻塞或降低气道阻力。包括鼻手术、扁桃体手术、气管切开造瘘术、悬雍垂腭咽成形术（UPPP）和正颌手术。

（二）CSAS的治疗

治疗CSAS之前应对患者进行分类：合并有OSA者；有憋醒或白日肺泡通气不足者；没有憋醒也没有OSAHS的患者。

对合并有OSAHS或有气流受限的CSA患者应按单纯OSAHS治疗，通常在解除气道阻塞后，中枢问题也相应解决，应进行PSG检查以评定是否需要进一步的治疗。

低通气而无气流受限的患者，睡眠时因为通气量的减少而常表现为CSA，这类患者可进行鼻面罩的通气治疗，有时甚至需要气管插管。

没有低通气的患者应检查有无鼻塞、充血性心力衰竭或神经性疾病，若有则应选择合适的压力和氧气水平。少数患者服用乙酰唑胺在短期内有效。

（张秀峰）

学习小结

睡眠呼吸暂停低通气综合征（OSAHS）是指各种原因导致睡眠状态下反复发生呼吸暂停和/或低通气、间歇性低氧、睡眠结构紊乱和反复微觉醒，从而导致机体发生一系列病理生理改变的临床综合征。OSAHS包括：阻塞型性睡眠呼吸暂停低通气综合征、中枢型睡眠呼吸暂停综合征及混合型呼吸暂停综合征。依据病史、症状、体征及多导睡眠图（PSG）等明确诊断；根据AHI和夜间血氧饱和度可将OSAHS分为轻、中、重度。无创气道正压通气治疗是成人OASHS患者首选的治疗方法。

复习思考题

1. 哪些临床表现提示OSAHS？
2. 简述OSAHS的诊断标准。
3. 为何CPAP是成人OSAHS的首选治疗方法?

第十六章　呼吸衰竭与呼吸支持技术

学习目标

掌握　呼吸衰竭定义、分类、病因及发病机制；慢性呼吸衰竭的临床表现、诊断、治疗原则和具体措施；急性呼吸窘迫综合征、多器官功能障碍综合征及系统性炎症反应综合征的概念；急性呼吸窘迫综合征的病因和临床表现、诊断及治疗。

熟悉　急性呼吸窘迫综合征的发病机制、病理生理和治疗。

了解　了解呼吸支持技术，包括氧疗、人工气道的建立与管理和机械通气适应证、禁忌证及相关注意事项。

呼吸衰竭（respiratory failure）是由于呼吸道、肺组织、肺血管、胸廓等病变引起的肺通气和/或换气功能严重障碍，以致静息状态下也不能维持足够的气体交换，导致低氧血症伴或不伴高碳酸血症，进而引起一系列病理生理改变和相应临床表现的综合征。临床上主要表现为呼吸困难、发绀、神经精神症状等。明确诊断主要通过动脉血气分析，表现为在海平面大气压下，静息状态，呼吸空气条件下，动脉血氧分压（PaO_2）<60mmHg，伴或不伴有二氧化碳分压（$PaCO_2$）>50mmHg。

一、病因

呼吸系统任何部分（如气道、肺泡、呼吸肌、胸壁、肺血管、中枢神经系统或周围神经系统）的解剖或功能异常均可引起呼吸衰竭。

（一）气道病变

如呼吸道肿瘤、支气管痉挛、异物、严重的气道炎症等原因阻塞气道，导致通气障碍。

（二）肺组织病变

凡是能引起大面积肺泡或肺间质的病变，如严重肺部感染、肺气肿、肺水肿、急性呼吸窘迫综合征、弥漫性肺纤维化、肺尘埃沉着病等，导致气体交换障碍。

（三）肺血管疾病

肺内异常动静脉分流、动静脉瘘及大面积肺栓塞等，可使部分静脉血未经氧合直接流入肺静脉，降低动脉血氧分压，引起缺氧。

（四）心脏疾病

各种缺血性心脏疾病、严重心瓣膜疾病、心肌病、心包疾病、严重心律失常等均可能导致通气和换气功能障碍，从而导致缺氧和/或二氧化碳潴留。

（五）胸廓与胸膜病变

胸部手术、外伤、严重气胸和胸腔积液等因素限制胸廓活动和肺脏扩张，导致通气减少或吸入气体分布不均，发生呼吸衰竭。

（六）神经肌肉疾病

脑炎、脑血管病变、脑外伤及药物中毒等中枢神经系统病变，可直接或间接抑制呼吸中枢而引起通气不足。脊髓颈段或高位胸段损伤（肿瘤或外伤）、脊髓灰质炎、多发性神经炎、重症肌无力、有机磷中毒、破伤风及严重的钾代谢紊乱，均可累及呼吸肌，造成呼吸肌无力、疲劳、麻痹，导致呼吸动力下降而引起肺通气不足。

二、分类

（一）按动脉血气分析分类

1. Ⅰ型呼吸衰竭（缺氧性呼吸衰竭） 缺氧不伴有二氧化碳潴留，$PaO_2<60mmHg$，$PaCO_2$正常或轻度降低。Ⅰ型呼吸衰竭主要是由于V/Q比例失调、弥散功能损害或肺动-静脉样分流导致的换气功能障碍所致。如严重肺部感染、间质性疾病、急性肺栓塞等。

2. Ⅱ型呼吸衰竭（高碳酸血症性呼吸衰竭） 同时存在缺氧和二氧化碳潴留，即$PaO_2<60mmHg$，伴有$PaCO_2>50mmHg$。Ⅱ型呼吸衰竭主要是由于肺泡通气不足所致，常见于慢性阻塞性疾病。

（二）按发病机制分类

可分为泵衰竭（pump failure）和肺衰竭（lung failure）。中枢神经系统、外周神经、神经-肌肉接头、呼吸肌及胸廓共同参与呼吸运动全过程，上述任一部位功能障碍引起的呼吸衰竭称为泵衰竭。气道阻塞、肺组织和肺血管病变造成的呼吸衰竭，称为肺衰竭。泵衰竭主要引起通气功能障碍，表现为Ⅱ型呼吸衰竭；肺衰竭主要引起换气功能障碍，通常表现为Ⅰ型呼吸衰竭，如病情非常严重，影响二氧化碳排出时，也可表现为Ⅱ型呼吸衰竭。

（三）按发病急缓分类

呼吸衰竭分为急性和慢性呼吸衰竭。急性呼吸衰竭是指由于突发原因，引起肺通气和/或换气功能严重损害，在短时间内突然发生呼吸衰竭；慢性呼吸衰竭是指在慢性呼吸系统疾病基础上，呼吸功能损害逐渐加重，形成呼吸衰竭。后者由于机体长期代偿适应，尽管血气分析提示存在低氧和/或二氧化碳潴留，但对患者影响相对较小，患者甚至能保持一定的活动能力。

急性和慢性呼吸衰竭之间并无确切的时间界限，其区别可参考表2-16-1。

三、发病机制与病理生理

（一）发病机制

各种原因导致的肺通气和/或肺换气功能障碍是引起呼吸衰竭的主要发病机制。

▼ 表2-16-1　急性和慢性呼吸衰竭的临床特征

临床特征	急性呼吸衰竭	慢性呼吸衰竭
发病时间	数分钟或数小时	数日或更长
红细胞增多症	多无	常有
肺动脉高压	多无	常有
pH	<7.3	>7.3
HCO_3^-	增高不明显	多代偿性增高

1. 肺通气功能障碍　肺泡通气不足是肺通气功能障碍的主要病理生理机制。健康人在静息状态下呼吸室内空气时，需要4L/min肺泡通气量（V_A）才能维持机体正常的肺泡氧分压（PaO_2）和肺泡二氧化碳分压（$PaCO_2$）。通气过程一般在呼吸中枢（脑干）、传出神经、前角细胞、神经肌肉接头、呼吸肌、肺和胸壁共同作用下完成。上述任一环节的功能异常都可影响呼吸运动，导致肺泡通气量下降，形成以缺氧伴二氧化碳潴留为特征的Ⅱ型呼吸衰竭。

2. 肺换气功能障碍　肺换气是指毛细血管内的二氧化碳扩散到肺泡内，肺泡内的氧气弥散到毛细血管内的过程，其受到V/Q比例、动－静脉分流、弥散等因素影响。反映该过程的效率指标是肺泡－动脉氧分压差［$P_{(A-a)}O_2$］。$P_{(A-a)}O_2$通常<15mmHg，增高常表示存在有换气功能障碍。

（1）通气/血流（V/Q）比例失调：V/Q是指每分钟进入肺泡的气体量与肺泡的毛细血管灌注量之比。正常V/Q的比例为0.8。当通气量减少，血流正常，如肺炎、肺不张及肺水肿时，V/Q<0.8，此时肺动脉血未经充分氧合就进入肺静脉，形成动－静脉样分流；若通气量正常，血供减少，如肺栓塞时，V/Q>0.8，肺泡内气体不能与血液进行有效的交换，形成无效腔样通气。V/Q比例失调的后果主要是缺氧，严重V/Q比例失调时也可出现二氧化碳潴留。

（2）动－静脉解剖分流增加：常见于肺动－静脉瘘，肺动脉内的静脉血未经氧合直接流入肺静脉，导致动脉血PaO_2降低。分流量越大，低氧血症就越明显；若分流量>30%，则仅通过提高吸氧浓度的方式对于改善低氧血症效果不理想。

（3）弥散障碍：肺泡内气体与肺泡壁毛细血管血液中气体（主要是指氧与二氧化碳）交换是通过弥散进行的。影响弥散的因素较多，如弥散面积、呼吸膜厚度和通透性、气体弥散系数、气体和血液接触的时间、气体分压差、血红蛋白含量等。由于二氧化碳通过呼吸膜的弥散速率约为氧的20倍，故弥散障碍时，二氧化碳几乎不受影响，主要影响氧的交换，形成Ⅰ型呼吸衰竭。提高肺泡氧分压可增加肺泡与肺泡壁毛细血管血液间的氧分压差，促进氧气向血液弥散，因此提高吸氧浓度，能够改善弥散障碍所致的低氧血症。

3. 氧耗量增加　发热、寒战、抽搐、剧烈呼吸运动及体力活动等均明显增加机体的氧耗量。正常人出现上述情况时，组织氧耗量增加，肺泡氧分压随之下降，可通过提高呼吸频率、增加潮气量等方式以保证肺泡和血液的氧分压水平；对于已经存在通气和/或换气功能障碍的患者，则可加重低氧及二氧化碳潴留。

（二）缺氧和二氧化碳潴留对机体的影响

1. 缺氧对机体的影响 缺氧对机体的危害程度不仅与缺氧程度有关，还与其发生速度、持续时间长短有关。

（1）缺氧对细胞代谢、电解质平衡的影响：缺氧时组织细胞无法充分氧化葡萄糖产生的能量，而主要通过葡萄糖的无氧酵解供能，相应大量乳酸代谢产物堆积，导致代谢性酸中毒。代谢性酸中毒导致的血pH下降的同时，通过H^+–K^+交换，导致血钾增高；另外，因能量供应不足导致钠泵功能失调，无法泵入K^+及泵出Na^+、H^+，进一步促进高钾血症及细胞内酸中毒形成。

（2）缺氧对神经系统的影响：中枢神经系统对缺氧十分敏感，缺氧程度及发生的速度不同，其影响也不同。通常而言，短时间（4~5分钟）停止供氧，脑组织会发生不可逆损伤。大脑皮质对缺氧最为敏感，缺氧可导致脑细胞功能障碍、毛细血管通透性增加、脑水肿，甚至脑细胞死亡。轻度缺氧表现为注意力不集中、记忆力减退、定向力差，严重缺氧则可出现烦躁不安、意识模糊、昏迷、抽搐等。缺氧引起的脑水肿与能量供应不足、钠泵功能失调及细胞内酸中毒、多种酶的功能丧失有关。

（3）缺氧对循环系统的影响：急性缺氧早期通过化学感受器兴奋交感神经，可出现心率增快、血压升高、心排血量增加。慢性缺氧可使肺小动脉收缩，肺动脉压升高导致右心负荷加重，以后可逐渐发展成为慢性肺源性心脏病、右心功能不全。身体不同部位血管对缺氧反应不一，脑动脉与冠状动脉扩张，肺血管、腹腔脏器血管、肾血管收缩，使血流重新分布。缺氧对心律的影响可出现较早，原有心脏病患者在PaO_2接近60mmHg时，即可发生心律不齐。在应用洋地黄及排钾利尿剂时这种心脏传导系统不稳定所致的心律不齐尤其容易出现。

（4）缺氧对呼吸系统的影响：缺氧主要通过刺激颈动脉窦和主动脉体的化学感受器，反射性引起呼吸加深加快，增加通气量；但通气过度，二氧化碳排出过多，$PaCO_2$下降反而对呼吸有抑制作用，可部分抵消外周感受器的兴奋作用。严重缺氧则影响中枢神经系统细胞能量代谢，直接抑制呼吸中枢，形成不规则呼吸或潮式呼吸。

（5）缺氧对血液系统的影响：慢性缺氧可刺激骨髓造血功能，增加了红细胞体积及数量，也增高了血液黏滞度，使血流阻力增加，加重心脏负担。

（6）缺氧对肾的影响：缺氧可使肾血管收缩，肾血流量减少，如再伴有低血压、DIC等，极易产生肾功能不全，严重时可引起肾小管变性、坏死，甚至引起急性肾衰竭。

（7）缺氧对消化系统的影响：缺氧可引起肝细胞水肿、变性，甚至坏死，也可引起消化道应激性溃疡。

2. 高碳酸血症对机体的影响 来自二氧化碳本身的直接作用及氢离子浓度升高两个方面。$PaCO_2$升高对机体的危害不仅与$PaCO_2$增高的程度有关，与其增高的速度更为密切。

（1）对神经系统影响：$PaCO_2$升高可引起脑血管扩张，使脑血流量增加，脑血流过度增加可产生头痛、颅内压升高。在高碳酸血症时，二氧化碳容易通过血脑屏障，脑脊液pH下降，与二氧化碳本身作用一起共同刺激呼吸中枢，通气量增加。重度二氧化碳潴留则可抑制呼吸中枢，出现“二氧化碳麻醉”，患者可出现嗜睡、昏迷，也可表现为扑翼样震颤、抽搐等。

（2）对循环系统影响：$PaCO_2$升高可直接刺激中枢神经系统，使交感神经兴奋，增强心肌收缩力、心排血量增加，血压轻微升高；心、脑、皮肤血管扩张，血流量增加；肺、肾、腹腔脏器血管收缩，血流量减少。

（3）对呼吸系统影响：二氧化碳是强有力的呼吸兴奋剂，$PaCO_2$增高兴奋呼吸中枢增加通气量。慢性阻塞性肺疾病患者长期二氧化碳潴留，呼吸中枢对二氧化碳刺激逐渐适应。当$PaCO_2$>80mmHg时，会对呼吸中枢产生抑制和麻醉效应，此时呼吸运动主要靠PaO_2降低对外周化学感受器的刺激作用得以维持。因此对这种患者进行氧疗时，如吸入高浓度氧，由于解除了低氧对呼吸的刺激作用，反而造成呼吸抑制，故应采用持续低流量给氧。

（4）对肾脏的影响：轻度高碳酸血症对肾小球滤过率影响不大，当$PaCO_2$>60mmHg（8kPa），pH明显下降时，肾血流量可减少，引起少尿或肾功能不全。

第一节　慢性呼吸衰竭

一、病因

慢性呼吸衰竭最常见于由慢性支气管-肺疾患引起的疾病，如慢性阻塞性肺疾病、肺间质纤维化、严重肺结核、肺尘埃沉着病等。此外，慢性神经、肌肉及胸廓病变，如胸廓畸形、广泛胸膜增厚、胸部手术、外伤、脊髓侧索硬化症等也均可导致慢性呼吸衰竭。

二、临床表现

除原发疾病的症状体征外，主要表现是缺氧和二氧化碳潴留所致的多脏器功能紊乱。

（一）呼吸困难

呼吸困难是临床上最早出现的症状。主要表现为呼吸频率、节律和幅度的改变。中枢性呼吸衰竭以节律和频率改变为主，呈潮式呼吸或者比奥呼吸（Biot respiration）。周围性呼吸衰竭，由于呼吸肌疲劳，辅助呼吸肌参与呼吸活动，可表现为“三凹征”。

（二）发绀

当动脉血氧饱和度低于90%时，口唇、口腔黏膜、甲床甚至肢体的远端部位发绀。发绀的程度还与还原血红蛋白的含量、局部血流情况、皮肤色素及心功能等状况密切相关，如贫血患者的发绀不明显；严重休克等原因引起末梢循环障碍的患者，即使动脉血氧分压正常，也可出现发绀表现，称为外周性发绀；动脉血氧饱和度降低引起的发绀则称为中央性发绀。

（三）精神神经症状

缺氧时可出现头痛、眩晕、烦躁、记忆力和判断力障碍；严重时有神志恍惚、无意识动作、谵妄，甚至抽搐、昏迷以致死亡。二氧化碳潴留早期可有兴奋表现，如头痛、失眠、烦躁、精神错乱等，此时切忌用镇静或安眠药，以免抑制呼吸中枢，加重二氧化碳潴留。若$PaCO_2$继续升高，则可使大脑皮质处于抑制状态，表现为神志淡漠、肌肉震颤、间歇抽搐、昏睡，甚至昏迷等。

（四）血液循环系统症状

轻度缺氧和二氧化碳潴留可出现心率加快、心排血量增加，血压上升等机体代偿的表现；严重缺氧、二氧化碳潴留和酸中毒可引起心肌损害，出现周围循环衰竭、血压下降、心律失常、心室颤动或心跳停搏等。长期慢性缺氧可导致心肌纤维化、心肌硬化。缺氧还能引起肺小动脉收缩而增加肺循环阻力，长期肺动脉高压将诱发右心衰竭，出现体循环淤血表现。

二氧化碳潴留可使外周血管扩张，故外周浅静脉充盈，皮肤温暖、红润、潮湿多汗，脑血管扩张时出现搏动性头痛。

（五）消化和泌尿系统症状

缺氧可直接或间接损害肝细胞引起丙氨酸转氨酶升高，缺氧可引起肾血流量减少，肾小球滤过率、尿量和钠排出量减少，出现尿素氮升高、蛋白尿、尿中出现红细胞和管型。部分患者可出现胃肠道黏膜屏障功能损害，黏膜充血水肿、糜烂甚至应激性溃疡，可有腹痛、腹胀、腹泻及消化道出血。上述表现均可随缺氧和二氧化碳潴留的纠正而消失。

三、辅助检查

（一）血气分析

动脉血气分析对呼吸衰竭具有确诊价值，不仅能反映其性质和程度，而且对指导临床氧疗、纠正酸碱紊乱和电解质紊乱、调节机械通气各种参数等具有重要价值。常用血气指标及其正常值如下。

1. pH 为血液中氢离子浓度的负对数值，正常值为7.35~7.45。<7.35提示酸血症（acidemia），主要有组织缺氧，乳酸等酸性代谢产物积聚导致的代谢性酸中毒和二氧化碳潴留引起的呼吸性酸中毒；>7.45提示碱血症（alkalemia），通常见于利尿剂过度使用所致的代谢性碱中毒和急性通气过度所致的呼吸性碱中毒。7.35~7.45提示无酸碱失衡，也可能存在异常的酸碱状态但处于代偿阶段。

2. 动脉血二氧化碳分压（$PaCO_2$） 指血液中物理溶解的二氧化碳分子所产生的压力。正常值为35~45mmHg。>45mmHg表示通气不足，提示呼吸性酸中毒。<35mmHg表示通气过度，提示呼吸性碱中毒或代谢性酸中毒的呼吸代偿。

3. 碳酸氢盐（HCO_3^-） 碳酸氢盐是反映机体酸碱代谢状况的指标，包括标准碳酸氢盐（SB）和实际碳酸氢盐（AB）。AB是患者血浆中实际碳酸氢根的含量，SB是体温37℃、$PaCO_2$为40mmHg，血红蛋白100%氧饱和的条件下，所测的碳酸氢根的含量，也就是排除了呼吸因素的影响。正常值22~27mmol/L，平均24mmol/L。HCO_3^-<22mmol/L提示代谢性酸中毒或呼吸性碱中毒的肾脏代偿。HCO_3^->27mmol/L提示代谢性碱中毒或呼吸性酸中毒的肾脏代偿。SB不受呼吸因素影响，为血液碱储备，受肾调节，能准确反映代谢性酸碱平衡。AB则受呼吸性和代谢性双重因素影响，AB升高可能是代谢性碱中毒或呼吸性酸中毒时肾脏代偿调节的反映。AB与SB的差值反映了呼吸因素对HCO_3^-的影响。AB>SB提示存在呼吸性酸中毒，AB<SB提示存在呼吸性碱中毒，AB=SB<正常值提示存在代谢性酸中毒，AB=SB>正常值提示存在代谢性碱中毒。

4. 动脉血氧分压（PaO_2） 指物理溶解于血液中的氧分子所产生的压力。正常值受大气压和年龄的影响。在海平面预计值：PaO_2=100mmHg−年龄×1/3。若降低但>60mmHg为轻度低氧血症、45~59mmHg为中度低氧血症、<45mmHg为重度低氧血症。

5. 动脉血氧饱和度（SaO_2） 是指单位血红蛋白的含氧百分数。正常值为95%~98%。SaO_2与PaO_2密切相关，两者的关系可用氧合血红蛋白解离曲线来表示。氧离曲线呈S形，分为平坦段和陡直段两个部分。陡峭部分是PaO_2在20~60mmHg。与平坦部分相比，在这个区域小的PaO_2增加对SaO_2的提高非常明显。

6. 动脉血氧含量（CaO_2） 指100ml血液的含氧毫升数。$CaO_2=1.34\times SaO_2\times Hb+0.003\times PaO_2$，参考值为20%。

7. 剩余碱（BE） 在37℃、二氧化碳分压为40mmHg、血氧饱和度100%的条件下，将血液滴定至pH 7.4所需要的酸碱量。正常值（0±2.3）mmol/L，正值增大系代谢性碱中毒，负值增大系代谢性酸中毒。

8. 缓冲碱（BB） 系血液中各种缓冲碱的总含量，正常值为45mmol/L。

9. 二氧化碳结合力（CO_2CP） 代表体内的主要碱储备，正常值为22~29mmol/L。

（二）血液常规及生化检查

血液常规及生化检查有助于评估机体的各脏器功能。慢性呼吸衰竭常伴有继发性红细胞增多。肝、肾功能检查有助于了解脏器受损状况。血电解质有助于酸碱平衡的判断（如阴离子间隙），血钾、磷、镁的异常会使呼吸衰竭趋于恶化。检测肌酸激酶和同工酶及肌钙蛋白有助于排除新近出现的心肌梗死。肌酸激酶异常但肌钙蛋白正常应注意排除肌炎等疾病。

（三）胸部影像学检查

此检查有助于分析呼吸衰竭的病因。

（四）超声心动图检查

此检查并非适合所有呼吸衰竭患者，但疑为心脏疾患时则是非常重要的检查项目。

（五）心电图检查

心电图检查可了解是否存在心脏节律或心率的异常。

（六）肺功能检查

床旁肺功能检查有助于评价呼吸衰竭患者的肺功能状况。

四、诊断

呼吸衰竭的诊断主要根据以下几点。

1. 慢性呼吸系统疾病或其他导致呼吸功能障碍的病史。

2. 低氧及高碳酸血症引起全身多脏器功能紊乱的临床表现。

3. 血气分析提示低氧和/或伴高碳酸血症及酸碱平衡的紊乱等即可诊断。但在临床上Ⅱ型呼吸衰竭患者还常见于另一种情况，即吸氧治疗后PaO_2>60mmHg，但$PaCO_2$仍高于正常水平。

五、治疗

呼吸衰竭的处理原则：通畅气道、改善通气和氧合功能，纠正缺氧和二氧化碳潴留以及代谢功能紊乱，防治多器官功能损害。

（一）病因治疗

病因治疗是纠正呼吸衰竭的关键环节，应采取积极措施治疗引起呼吸衰竭的基础疾病。呼吸道感染是慢性呼吸衰竭急性加重最为常见的诱因，积极控制感染是缓解呼吸衰竭的重要措施。

（二）保持气道通畅

保持气道通畅是改善通气功能的重要措施。具体措施如下。

1. 清除呼吸道异物、口咽分泌物或胃内反流物，预防误吸。痰多不易咳出者，可采用变换体位、拍背等物理方法协助患者排痰，意识不清者可经气管导管定期吸痰。

2. 扩张气道　主要适用于慢性气道疾病如慢性阻塞性肺疾病、重症哮喘等引起的呼吸衰竭。可通过局部用药的方式，如采用压力定量吸入装置（pMDI）、干粉吸入装置及雾化治疗，常用药物包括抗胆碱能药物（如异丙托溴铵、噻托溴铵等），β_2受体激动剂（如沙丁胺醇、特布他林、沙美特罗及福莫特罗等）等，也可采用静脉或者口服茶碱类（茶碱、多索茶碱等）及糖皮质激素等。

3. 祛痰　常用祛痰剂如盐酸溴己新片、氨溴索等。

4. 重症患者可建立人工气道，如气管插管或气管切开等。

（三）氧疗

氧疗可以提高肺泡内氧分压，增加氧气向血液内弥散，提高动脉血氧分压和血氧饱和度。合理的氧疗有利于减轻呼吸做功、降低肺动脉压、减轻右心负荷。

1. 缺氧不伴二氧化碳潴留（Ⅰ型呼吸衰竭）　可给予吸入较高浓度的氧，提高肺泡内氧分压，改善动脉血氧分压和血氧饱和度。

对肺内动静脉分流性缺氧，氧疗并不能增加分流静脉血的氧合，如分流量<20%，吸入高浓度氧（FiO_2>50%）可纠正缺氧；若>30%，其疗效差。

2. 缺氧伴二氧化碳潴留（Ⅱ型呼吸衰竭）　原则上应给予低浓度（<35%）持续给氧，主要是因为呼吸中枢对二氧化碳刺激的敏感性降低，其兴奋主要依靠缺氧对外周化学感受器的作用，吸入氧浓度过高可消除缺氧对呼吸中枢的刺激作用，反而抑制呼吸，加重二氧化碳潴留。

3. 氧疗的方法　可用鼻塞或鼻导管吸氧、面罩给氧等。鼻塞或鼻导管给氧流量一般<6L/min，以免损伤鼻部黏膜。吸入氧浓度与吸入氧流量大致呈如下关系：吸入氧浓度（%）=21+4×吸入氧流量（L/min），吸入氧浓度还与潮气量、呼吸频率、每分通气量和吸呼气时间比等有关。

（四）增加通气量、减少二氧化碳的潴留

可适当使用呼吸兴奋剂，如尼可刹米、洛贝林等，通过兴奋呼吸中枢，使呼吸幅度及频率增加，改善通气，促进二氧化碳排出。因尼可刹米和洛贝林用量过大可引起不良反应，近年来这两种药物几乎已被淘汰。该类药物主要适用于中枢抑制为主、通气量不足引起的呼吸衰竭。应用该类药物时，注意保持呼吸道通畅，否则会增加氧耗量，加重呼吸肌疲劳，促进二氧化碳潴留。

（五）机械通气

对于严重的呼吸衰竭患者，机械通气是抢救患者生命的重要措施。通过机械通气维持合适的通气量，改善肺的氧合功能，促进二氧化碳排出；同时减少呼吸肌做功，使呼吸肌得到充分休息。

对于pH<7.35的Ⅱ型呼吸衰竭患者以及急性肺水肿患者可采用无创正压通气治疗，其相关内容可参考呼吸支持技术。

凡是出现下列情况者，应尽早建立人工气道、进行机械通气：① 意识障碍，呼吸不规则；② 气道分泌物多、排痰障碍；③ 呕吐误吸可能性大，如延髓麻痹或腹胀呕吐者；④ 全身状况较差，极度疲乏者；⑤ 严重低氧血症和/或二氧化碳潴留达到危及生命的程度。

（六）水电解质酸碱失衡的处理及支持治疗

在呼吸衰竭的发生、发展过程中，容易发生水、电解质、酸碱平衡的紊乱，常见的有呼吸性酸中毒、呼吸性酸中毒合并代谢性酸中毒、呼吸性酸中毒合并代谢性碱中毒等。呼吸性酸中毒主要由二氧化碳潴留引起，应以改善通气、排出二氧化碳治疗为主，一般采用“宁酸勿碱”的原则，不宜应用碱性药物，只在严重酸血症、pH<7.20时才考虑少量给予碳酸氢钠；呼吸性酸中毒合并代谢性酸中毒时，pH下降显著者宜使用适当碱性药物给予纠正，如补充5%碳酸氢钠等，用量可按下述公式计算：5%碳酸氢钠（ml数）=［正常HCO_3^-（mmol/L）−实测HCO_3^-（mmol/L）］×0.5×体重（kg），或先一次给予5%碳酸氢钠100~150ml静脉滴注。

此外，慢性呼吸衰竭患者往往存在摄入不足、消耗过多，因此给予补充营养支持非常重要，首选鼻饲高蛋白、高脂肪、低碳水化合物以及适量多种维生素，必要时予静脉营养治疗。

（七）处理合并症

预防并尽早处理有关合并症，如慢性肺源性心脏病、右心功能不全。急性加重期可能会合并消化道出血、休克、全身多脏器功能衰竭等，应积极预防并及时治疗。

六、预后

原有疾病相对较轻、诱因易消除者，经采用上述方法积极治疗，呼吸衰竭多能缓解；若原有基础疾病严重或反复发生呼吸衰竭或合并有多种严重并发症者，往往预后不良。

七、预防

加强原发病的防治，适当康复训练，提高机体抗病能力，预防感冒和呼吸道感染，阻止其向呼吸衰竭的发展。

第二节 急性呼吸衰竭

一、病因

各种原因引起突发肺通气和/或换气功能严重损害导致呼吸衰竭，如气道阻塞或窒息、重症哮喘发作、严重呼吸系统感染、急性肺栓塞、急性肺水肿、胸部外伤、急性颅脑和神经肌肉病变、自发性气胸、急剧增加的胸腔积液、药物中毒等。急性颅内感染、颅脑损伤、脑出血、脑梗死等可直接或间接抑制呼吸中枢；重症肌无力、脊髓灰质炎、有机磷中毒及颈椎损伤等，可损伤神经肌肉传导系统，引起肺通气不足。上述各种原因均可造成急性呼吸衰竭。

二、治疗

急性呼吸衰竭的治疗以改善通气、纠正缺氧、防止重要脏器功能的损害为主。

（一）改善通气

急性呼吸衰竭大多突然发生，进展较快，故应及时采取抢救措施，防止和缓解严重缺氧、二氧化碳潴留和酸中毒，注意保护心、脑、肾等重要系统和脏器的功能。纠正缺氧的主要方法是改善通气，迅速清理口腔分泌物，保持呼吸道通畅。必要时可采用人工呼吸、经面罩或气管插管连接简易人工呼吸器或者辅助机械通气进行呼吸支持，如发生心搏骤停，还应采取体外心脏按压等心肺复苏的抢救措施。

（二）及时充分给氧

对于急性呼吸衰竭的患者，必须及时给氧，尽快缓解机体缺氧状态，是急救能否成功的关键，必要时可给予高浓度氧，但要注意吸氧浓度和持续时间，以避免长时间、高浓度给氧引起氧中毒。

（三）其他治疗

去除急性呼吸衰竭的相关病因，纠正水电解质、酸碱失衡，预防及处理并发症等。

第三节　急性呼吸窘迫综合征

一、定义

急性呼吸窘迫综合征（acute respiratory distress syndrome，ARDS）是指由各种心源性以外的多种肺内外致病因素导致的急性进行性呼吸衰竭。主要病理生理特征是肺毛细血管通透性增高，大量富含蛋白质的渗出液积聚于肺泡，导致肺水肿及透明膜形成，可有肺间质纤维化形成，主要引起肺内分流增加、通气/血流比例失调及肺顺应性降低。临床上表现为呼吸窘迫和顽固性低氧血症。

二、病因与发病机制

可能引起ARDS的疾病（或危险因素）包括严重感染与脓毒血症、休克、创伤、弥散性血管内凝血（DIC）、反流误吸、急性胰腺炎、有害气体吸入（高浓度氧等）、长期酒精滥用、肺部真菌及寄生虫感染、药物过量（如麻醉药）、溺水、多次大量输血、心肺复苏时大量输液等。多种疾病（或危险因素）合并存在有增加ARDS发生率的倾向。

ARDS最常见的病因为间接性肺损伤，如脓毒血症、创伤及输血等，这些因素触发系统性炎症反应，成为ARDS的重要起始环节。在致病因子作用下，血液循环中中性粒细胞、巨噬细胞、血小板等炎症细胞活化，释放大量细胞因子、氧自由基、蛋白酶等，介导了肺部炎症反应，肺泡毛细血管通透性增高，富含蛋白质的水肿液进入肺泡，形成广泛肺间质及肺泡水肿和肺泡塌陷，最终引起肺泡膜损伤、毛细血管通透性增加和微血栓形成，导致肺氧合功能障碍，出现顽固性低氧血症。

ARDS的发生与遗传因素有关，美国非洲裔黑色人种比白色人种有更高的患病率，其基因特征与患者易感性及严重程度密切相关。

三、病理

ARDS主要病理改变是肺组织广泛性充血性水肿和肺泡内透明膜形成。病理过程可分为渗出期、增生期和纤维化期，这三个阶段常重叠存在。解剖可见肺呈暗红色肝样变、水肿、出血，重量明显增加。镜下可见肺微血管充血、出血、微血栓，肺间质和肺泡内有蛋白质水肿液及炎细胞浸润。约经72小时后，由凝结的血浆蛋白、细胞碎片、纤维素及残余肺表面活性物质混合形成透明膜，伴灶性或大片肺泡萎陷。经1~3周以后，Ⅱ型肺泡上皮和成纤维细胞增生，胶原沉积，部分透明膜纤维化。

四、临床表现

除原发病症状和体征外，其临床特点主要表现为：① 突发性，常在诱因激发后12~48小时发病；② 进行性呼吸窘迫、气促，呼吸频率可达25~50次/min，伴有发绀，难以用通常的氧疗方法改善，亦不能用其他原发心肺疾病（如气胸、肺气肿、肺不张、肺炎、心力衰竭等）解释；③ 患者往往表现为咳嗽、咳痰、烦躁、焦虑、出汗等；④ 早期体征可无异常，后可闻及双肺细湿啰音、干啰音和捻发音。

五、辅助检查

（一）血气分析

ARDS轻症早期动脉血气分析表现为PaO_2降低，$PaCO_2$降低，pH升高，如病变改善，则$PaCO_2$和pH逐渐恢复正常，如病情进展，则可出现$PaCO_2$增高和pH下降。根据动脉血气分析和吸入氧浓度可计算肺氧合功能指标，如肺泡－动脉氧分压差［$P_{(A-a)}O_2$］、肺内静动脉血分流（Q_s/Q_T）、呼吸指数［$P_{(A-a)}O_2/PaO_2$］、氧合指数［动脉血氧分压（mmHg）与吸入氧浓度的比值PaO_2/FiO_2］等指标，目前以氧合指数最为常用。氧合指数低于300mmHg是ARDS诊断的必要条件，正常值为400~500mmHg，上述指标对ARDS的诊断、严重性分级和疗效评价等均有重要的意义。

（二）影像学检查

X线检查早期可无异常，或呈轻度间质改变，随着病情的发展可出现两肺斑片状，以致融合成大片浸润阴影，伴有气管充气相，可形成“白肺”。胸部CT检查较胸部X线更准确，病变累及的范围（≥3/4肺野）可能作为重度ARDS诊断的附加标准。1~2周后，肺泡渗出可逐渐吸收，后期可出现肺间质纤维化的改变。

（三）肺毛细血管楔压（PCWP）测定

PCWP测定往往用于与左心衰竭鉴别，这是反映左心房压较可靠的指标。ARDS患者PCWP一般<12cmH$_2$O，左心衰竭时PCWP>16cmH$_2$O。

六、诊断

欧洲重症医学会2012年制定的柏林标准如下：① 高危者1周以内新发的症状或症状加重（如气促、呼吸窘迫等）。② 无法用胸腔积液、肺不张或结节完全解释的双肺斑片状模糊影。③ 无法完全由心力衰竭或容量负荷过重解释的呼吸衰竭，如果无危险因素，则需要通过客观检测（如超声心动图）鉴别心源性肺水肿。④ 氧合：轻度患者200mmHg<PaO_2/FiO_2≤300mmHg，且呼气末正压（PEEP）或持续气道正压通气（CPAP）≥5cmH$_2$O；中度患者100mmHg<PaO_2/FiO_2≤200mmHg，且PEEP≥5cmH$_2$O；重度患者PaO_2/FiO_2≤100mmHg，且PEEP≥5cmH$_2$O。同时符合以上4项条件者，可以诊断ARDS。

七、治疗

ARDS治疗的目标包括：改善肺氧合功能，纠正缺氧，保护器官功能及治疗并发症和基础病。

（一）加强监护

应对ARDS患者进行特别监护。动态监测生命体征的变化，包括呼吸、血压、脉搏、体温及神志改变等。

（二）氧疗

氧疗是有效纠正缺氧的重要措施。一般采取高浓度面罩给氧，使患者PaO_2>60mmHg或SaO_2>90%。经湿化高流量鼻导管吸氧（HFNC）是一种新型的无创支持模式，能够提供恒定的氧浓度，减少鼻咽部解剖无效腔，产生气道正压，提高呼气末肺容积。

（三）机械通气

目前主张对ARDS患者应尽早应用机械通气治疗。当病情允许时可先采取无创正压通气的方法，病情严重或无创通气无效时可考虑气管插管或气管切开机械通气。机械通气一般采取肺保护性通气策略以避免发生气压伤。机械通气各项指标的调节可参考本章呼吸支持技术。其他的呼吸支持技术如反比通气、高频振荡通气、气管内吹气技术、俯卧位通气、液体通气、肺外气体交换技术等，对ARDS可能会有一定的临床应用价值。近来临床研究证实保护性低潮气量、低气道压力通气能有效降低ARDS患者死亡率。

相关链接 | **保护性肺通气策略**

ARDS肺损伤的分布呈“非均一性”和重力依赖性，同时也存在肺容积的减少，通常受重力影响背侧及下肺区存在广泛性肺泡和肺间质水肿，而在上肺区存在通气较好的肺泡。传统的机械通气采取较大水平的潮气量（VT 10~15ml/kg），在促进萎缩肺泡复张的同时，也导致非重力依赖区顺应性较好的肺泡过度膨胀，引起肺容积伤或气压伤。因此，提出了以小潮气量（5~8ml/kg）、压力限制（平台压<30mmHg）和适当PEEP（高于静态P-V曲线低位拐点2cmH_2O的PEEP）的肺保护性通气策略用以治疗ARDS。潮气量为6mg/kg时，如果PEEP值不足以维持肺泡开放，很可能在正常通气与不张肺泡交界区、不张与实变交界区产生肺泡的周期性开放与陷闭而引发剪切力，从而造成肺损伤。有学者建议采用肺复张方法以减少剪切伤，肺复张方法包括高频通气、高水平呼气末正压通气（PEEP）、控制性高平台压和间断大潮气通气等。肺保护性通气策略还有：液体通气疗法、高频震荡通气、俯卧位通气等方法。ARDS机械通气患者在吸痰联合肺复张后，选择在原有PEEP水平上增加4~6cmH_2O，有利于维持患者复张后肺气体交换功能。在工作中，应依据患者临床特征和病理生理改变，灵活应用这些方法。

（四）体外膜氧合

体外膜氧合（extracorporeal membrane oxygenation，ECMO），其原理是将体内的静脉血引出体外，经过特殊材质人工心脏旁路氧合后注入患者动脉或静脉系统，起到部分心肺替代作用，又叫人工肺。由血管内插管、连接管、动力泵（人工心脏）、氧合器（人工肺）、供氧管、检测系统构成，维持时间1~2周。

（五）控制输入液体

肺水肿是ARDS的重要病理变化，液体管理是ARDS治疗的重要环节。有效血容量不足会加重低血压和休克，但过多的液体又会加重肺水肿。目前主张在血压稳定的前提下，出入液体量宜轻度负平衡（每日-500ml左右）。为防止胶体渗到肺间质，在ARDS早期不宜输入胶体液体。在血流动力学稳定的情况下，可酌情使用利尿剂以减轻肺水肿。

（六）积极治疗原发病

尽早除去导致ARDS的原发病或诱因是ARDS治疗的重要措施，如抗感染治疗、休克的纠正、创伤的修复、弥散性血管内凝血（DIC）、反流误吸、溺水的及时抢救等。

（七）支持治疗

ARDS患者处于高代谢状态，能量消耗大，必须补充必要的热量。通常成人每日供应热量20~40kcal/kg，其中蛋白1.5~2.5g/kg，脂肪热量占总热量的20%~30%。补充支链氨基酸可刺激呼吸中枢和改善肺功能。ARDS患者静脉注射脂肪乳时，可能会引起氧合指数、肺的顺应性降低，肺血管阻力增高。ARDS患者宜尽早采取胃肠道补充营养。

（八）ARDS的药物治疗

1. 肾上腺皮质激素的应用 由于肾上腺皮质激素有广泛的抗炎、抗休克、抗毒素及减少毛细血管渗出等作用，早期应用激素有助于改善心肺功能、减少呼吸机使用天数，但应用激素并不能改善ARDS的住院病死率，相反，若应用激素>14日则增加了死亡风险。激素治疗比较肯定的适应证：① 脂肪栓塞；② 肺孢子菌肺炎；③ 支气管肺泡灌洗（BAL）或血液嗜酸性粒细胞增多。相等剂量时，甲泼尼龙在肺组织中的浓度较其他糖皮质激素高，滞留时间也较长，故常是治疗的首选药物。用法：甲泼尼龙2~4mg/kg，1~2次/d，3~5日后逐渐减量停用。治疗疗程一般为1~2周。

2. 针对发病机制的药物 针对ARDS的发病机制可使用某些药物，其疗效还有待于进一步观察：① 外源性表面活性物质；② 抑制中性粒细胞活化药物如己酮可可碱；③ 清除氧自由基和抑制其生成的药物；④ 抑制诱导型一氧化氮合酶（iNOS）的功能或合成的药物如氨基胍；⑤ 抗内毒素和细胞因子抑制剂等。

（九）其他

一氧化氮吸入（INO）治疗及亚低温疗法在ARDS治疗中进行了一定的尝试，可能取得了一定的效果。

八、预后

ARDS的预后与其严重程度及原发病有密切关系。一般来讲ARDS的病死率在50%左右，且多数死于其原发病、多器官功能衰竭和顽固性低氧血症。部分患者恢复较好，可残留肺纤维化。

第四节　呼吸支持技术

呼吸支持技术是针对各种原因导致的呼吸功能不全或衰竭而采取的一系列治疗，包括常规呼吸支持技术和非常规呼吸支持技术。常规呼吸支持技术包括：① 氧气治疗；② 人工气道的建立与管理；③ 无创、有创机械通气技术；④ 气道净化；⑤ 气溶胶吸入技术；⑥ 肺康复等。非常规呼吸支持技术包括：① 无效腔内气体置换；② 体外膜肺和血管内氧合；③ 吸入、肺内灌注全氟化碳；④ 吸入一氧化氮；⑤ 吸入氦氧混合气等。

一、氧气疗法

氧气疗法（简称氧疗）是增加患者吸入气体中的氧浓度，提高肺泡内氧分压，促进氧气弥散进入血液，改善和纠正低氧血症。

（一）吸氧方式

常用的吸氧方式：① 鼻导管给氧；② 面罩给氧，包括简单面罩、储气囊面罩、文丘里面罩等；③ 高压氧；④ 经气管导管给氧；⑤ 机械通气给氧法。

（二）适应证

原则上凡有缺氧者均应给予氧疗。

（三）氧疗的原则和方式

氧疗的基本原则是尽量以较低浓度的氧使动脉血氧分压和动脉血氧饱和度回升到安全水平（即动脉血氧分压达到60mmHg及动脉血氧饱和度90%以上），而又不引起不良反应。

1. 鼻导管给氧 适用于轻度缺氧患者，吸氧浓度（FiO_2）可用公式计算，FiO_2（%）= 21+4×吸入氧流量（L/min），但实际浓度还受多种因素影响，如潮气量、张口呼吸、咳嗽、说话和进食等因素影响。

2. 面罩给氧 简单面罩和储气囊面罩适用于缺氧严重但不伴有二氧化碳潴留的患者；文丘里面罩则可提供较为精确的持续低浓度给氧。

3. 湿化高流量鼻导管吸氧（HFNC） 是一种新型的无创支持模式，能够提供恒定的氧浓度，减少鼻咽部解剖无效腔，产生气道正压，提高呼气末肺容积。

4. 高压给氧 在高压氧舱里进行，适用于各种中毒，如急性一氧化碳中毒、急性氰化物中毒和各种药物中毒，以及各种原因引起的脑缺氧、脑水肿，各种意外事故如溺水、窒息、自缢、电击等经心肺复苏后等。

（四）注意事项

1. Ⅱ型呼吸衰竭 即缺氧伴二氧化碳潴留，需要控制性氧疗。即低流量（1~3L/min）持续供氧。否则可能导致呼吸抑制、二氧化碳潴留加重。

2. 密切观察氧疗效果 氧疗中应密切观察患者。如呼吸困难和发绀是否减轻或缓解，心率是否降至正常或接近正常。一般而言，心率降至正常或接近正常，血氧饱和度>93%，血压稳定，尿量增多，则表明氧疗有效。否则应寻找原因，及时进行处理。

3. 避免长时间高浓度吸氧 高浓度供氧不宜时间过长，否则会出现氧中毒，表现为胸骨后紧闷、胸痛、渐进性呼吸困难。临床上有时患者病情危重，降低吸氧浓度又不能保证基本的氧合，但长期高浓度氧疗又会增加氧中毒的风险，故需要临床医生根据病情进行适当的调整吸氧浓度，一般认为氧浓度60%以下相对比较安全。

4. 氧疗注意加温和湿化 呼吸道内保持37℃温度和95%~100%湿度是黏液纤毛系统正常清除功能的必要条件，故吸入氧应通过湿化瓶和必要的加温装置，以防止吸入干冷的氧气刺激损伤气道黏膜，并致痰液干结，不易排出。

5. 防止污染和导管堵塞 对鼻塞、输氧导管、湿化加温装置、呼吸机管道系统等应经常定时更换和清洗消毒，防止交叉感染。吸氧导管堵塞应随时注意检查有无分泌物堵塞，并及时更换，保证有效和安全的氧疗。

二、人工气道与气道净化技术

建立人工气道的目的是保持呼吸道通畅，保证足够的通气和充分气体交换，及时清除呼吸道分泌物，防止误吸。

（一）建立人工气道的方法

1. 气道紧急处理　紧急情况下，应首先采取简单有效的气道管理措施以解除气道梗阻，保持气道通畅，保证患者有足够的通气及氧供，如：① 立即清除呼吸道、口咽部分泌物和异物；② 使患者头后仰，托起患者下颌；③ 放置口咽通气道或喉罩；④ 用简易呼吸器经面罩加压给氧。

2. 人工气道方式　建立人工气道的方式有：① 经鼻或口气管插管；② 气管切开，紧急情况下可行环甲膜穿刺；③ 经皮扩张气管切开术（PDT）利用特殊设计的导引钢丝和扩张钳撑开气管后插入气切套管，手术创伤小，并发症少。建立人工气道一般首先考虑气管插管，经喉插管1周仍然需要保持人工气道者则可考虑实施气管切开。上呼吸道完全阻塞或有严重创伤为气管插管的禁忌证。

（二）气管插管的并发症

1. 插管常见并发症　① 心跳、呼吸骤停；② 机械性损伤可致牙齿脱落，出血或下颌关节脱位等；③ 气管导管误入一侧主支气管，可引起另一侧肺不张；④ 气管导管误入食管；⑤ 误吸。

2. 气管导管留置期间的并发症　① 口、鼻腔溃疡；② 口腔蜂窝织炎、鼻窦炎；③ 喉、气管损伤；④ 气管导管扭曲、阻塞；⑤ 支气管－肺部感染。

3. 拔管时常见并发症　① 气管、喉痉挛；② 声带损伤；③ 误吸；④ 拔管后气管塌陷导致窒息。

4. 拔管后延迟并发症　① 喉或声门下水肿；② 咽炎或喉炎；③ 喉、气管狭窄。

（三）人工气道的管理

固定好插管，防止脱落移位。详细记录插管的日期、时间、插管型号、插管外露的长度、气囊的最佳充气值等。在拔管和气囊放气前必须清除气囊上滞留物，以防止误吸、呛咳及窒息。监测气囊有无漏气，加强口腔护理，做好胸部理疗，注意环境消毒。

（四）气道净化技术

常用的气道净化技术有应用黏液促动剂、鼓励患者有效咳嗽、胸部物理治疗（体位引流、胸部叩击及振动治疗）、气管支气管吸引等。

三、机械通气（mechanical ventilation）支持

（一）机械通气的目的、适应证、禁忌证和并发症

1. 目的　作为一种呼吸支持技术，机械通气的基本目的是：① 改善通气功能；② 改善氧合；③ 休息呼吸肌。

2. 适应证　机械通气的主要适应证是任何原因引起的缺氧和二氧化碳潴留：① 心肺脑复苏；② 各种肺实质或呼吸道的病变引起的呼吸功能不全和呼吸衰竭；③ 中毒所致的呼吸抑制；④ 神经－肌肉系统疾病；⑤ 其他，如急性肺水肿、心脏等大手术后的机械通气支持等。此外，还应结合具体的病情和呼吸生理指标决定。

3. 禁忌证 没有充分引流的气胸、纵隔气肿，机械通气会导致张力性气胸而威胁生命，是机械通气的相对禁忌证。

4. 并发症 机械通气可引起全身各系统的并发症及人工气道所致的并发症：① 呼吸机相关肺损伤（ventilator associated lung injury，VILI）；② 呼吸机相关肺炎（ventilator associated pneumonia，VAP）；③ 通气过度、通气不足、肺不张、肺栓塞等；④ 血流动力学影响：胸腔内压力升高，心排血量减少，血压下降；⑤ 气囊压迫致气管－食管瘘。应及时调整机械通气参数和加强监护以避免并发症。

（二）机械通气的连接

连接呼吸机和患者的方式主要有面罩、鼻罩、气管插管、气管切开造口置管等。气管插管分为经口和经鼻2种，经口插管使用最多，但不易固定，使用时间多为3~7日，经鼻插管可保留较长的时间，但易引起鼻窦炎。气管切开无效腔小，导管容易固定，便于湿化气道、清理分泌物，但气管切开创伤明显，易发生感染和出血等。上述2种方法将器具安置在呼吸道内，属于有创通气。使用面罩、鼻罩的机械通气称之为无创通气，无创通气在临床上已获得广泛应用。

（三）机械通气模式

临床上把机械通气大致分为容量预置型（定压型）和压力预置型（定容型）2种。

1. 控制性机械通气（CMV） 通气若全部由呼吸机控制包括呼吸频率、潮气量、吸呼气时间比等，称为指令呼吸（mandatory breathing）或控制通气，如容量控制通气（VCV）或压力控制通气（PCV），临床上一般用于无自主呼吸或呼吸微弱的患者，可完全替代患者呼吸，但与患者自主呼吸不同步，长期应用易致呼吸肌萎缩。

2. 辅助/控制通气（A/CV） 自主呼吸触发呼吸机送气后，呼吸机按预置参数送气，患者无力触发或自主呼吸频率低于预置频率，呼吸机则以预置参数通气。与CMV相比，唯一不同的是需要设置触发灵敏度，其实际呼吸频率可大于预置频率。

3. 间歇指令通气（IMV） 按预置频率给予CMV，实际IMV的频率与预置相同，间隙期间允许自主呼吸存在。同步间歇指令通气（SIMV）是指IMV的每一次送气在同步触发窗内由自主呼吸触发，若在同步触发窗内无触发，呼吸机按预置参数送气，间隙期间允许自主呼吸存在，可降低平均气道压、有利于呼吸肌锻炼和撤机。

4. 压力支持通气（PSV） PSV是患者触发吸气过程，呼吸机在吸气相提供一定的气道压力支持，患者可以自己控制吸气深度、呼吸切换、呼吸频率。

5. 持续气道正压通气（CPAP） 在呼吸机提供一定的正压下进行自主呼吸，能够增加功能残气量、改善通气血流比例失调，提高氧分压。

6. 双水平气道正压通气（BiPAP） BiPAP为一种双水平CPAP的通气模式，自主呼吸在双相压力水平均可自由存在。高水平CPAP和低水平CPAP按一定频率进行切换，两者所占时间比例可调。该模式允许自主呼吸与控制通气并存，能实现从PCV到CPAP的逐渐过渡，具有较好的人机协调并在临床上获得了较广阔的应用。

其他的通气模式，如PCV、压力调节容积控制通气（PRVCV）、容量支持通气（VSV）、容量控制通气（VCV）、气道压力释放通气等，可参考有关专著。

（四）机械通气参数调节

机械通气常见的可调节参数包括：潮气量、呼吸频率、压力、气流模式的选择、吸呼气时间比、触发敏感度、PEEP、通气模式等。

1. 潮气量（VT）的调节 一般为6~12ml/kg，常规机械通气一般宜<10ml/kg，实际应用时应依据血气和呼吸力学等监测指标不断调整。ARDS目前多建议采取6ml/kg（4~8ml/kg）的小潮气量进行机械通气。由于实行小潮气量，易出现高碳酸血症，对合并脑水肿、颅内高压及严重心功能不全的患者可能并不合适。通过监测肺压力－容积（P–V）曲线高位转折点，可指导潮气量调整。为防止肺泡过度膨胀，所应用的潮气量应低于高位转折点对应的容积，P–V曲线不出现高位转折点。如出现高位转折点，则提示部分肺泡过度充气，顺应性降低，易发生气压伤，此时应降低潮气量，直到高位转折点消失。因此，实现小潮气量通气的力学标准就是避免出现高位转折点，避免气道压过高。

2. 呼吸频率（RR）的调节 一般12~20次/min，不宜>30次/min，否则易加重肺损伤。呼吸频率应与潮气量配合以保证一定的每分通气量（MV）。

3. 气道平台压的调节 气道平台压应<30cmH_2O。理论上跨肺压或气道平台压<35cmH_2O，由于有自主呼吸，将产生一定的胸腔负压，同等水平的平台压将使跨肺压增大，故气道平台压应以低于30cmH_2O水平为宜。

4. 气流模式的选择 呼吸机气流模式有恒流、减速气流、加速气流、正弦波气流。吸气流速一般采用减速气流，有利于减少气道峰压，改善气体分布。

5. 吸呼气时间比的调节 1∶1.5比较适合［一般1∶（1.2~1.6）］，可以根据具体情况调节，如希望改善氧合，可以适当延长吸气时间，而对慢性阻塞性肺疾病应适当延长呼气时间，以便排出二氧化碳。在特殊情况下也可考虑使用反比通气。

6. PEEP的调节 呼气末正压通气（positive end expiratory pressure，PEEP）是指在呼吸末，气道压力高于大气压。PEEP主要作用是改善缺氧。但PEEP也能增加气道峰压和平均气道压，造成气压伤；PEEP还减少回心血量，增加静脉压和颅内压，降低心排血量和肝肾等重要脏器的血流供应。PEEP常用于以ARDS为代表的Ⅰ型呼吸衰竭。其调节一般以3~5cmH_2O为起点，逐渐上调，8~12cmH_2O（尽量<10cmH_2O）是可以接受的水平，5~8cmH_2O在一般情况下发生气压伤的概率不高。也可依据压力－容积（P–V）曲线调节PEEP，在低肺容量时可见吸气斜率陡然升高（低位拐点），该点代表原来闭合的肺单位大量开启，在拐点之上，较小的压力变化将引起更多容积改变，稍高于拐点的PEEP（高于低位拐点压力2~3cmH_2O）能显著减少分流而较少影响血流动力学，该拐点的压力一般为8~12mmHg。

7. 吸氧浓度的调节 在一般情况下，吸氧浓度宜<0.4，吸纯氧时间不宜超过24小时，但具体情况应依据氧合改善情况而灵活变化。

8. 触发敏感度的调节 触发敏感度的理想情况下能最灵敏触发呼吸，但患者非呼吸的胸壁运动不至于引起触发，当加用PEEP或气道存在内源性呼气末正压（PEEPi）时，触发敏感度一般为"PEEP−1.5cmH_2O"；无PEEP或PEEPi时，触发敏感度一般为"−0.5~−2cmH_2O"。

（五）机械通气的撤机时机

机械通气仅仅是提供呼吸支持，为病因治疗赢得一定的时间，因此其作用效果主要取决于原发病能否得到良好控制。当有效控制引起呼吸衰竭的病因后应尽快撤离机械性辅助通气。可采取由有创向无创通气过渡的序贯通气治疗。撤机前患者的基本条件包括：无呼吸窘迫，呼吸驱动良好，神志清醒，配合良好。$FiO_2<0.4$、PEEP<5cmH_2O时PaO_2保持在60mmHg以上，且血流动力学稳定，不需要应用血管活性物质。呼吸生理学指标有助于预测是否能成功撤机，但也需要灵活掌握应用。对于有慢性通气功能不全的患者，如慢性阻塞性肺疾病患者，在撤机前尽量使其PaO_2和$PaCO_2$接近呼吸衰竭发生前的最佳状态（可能有一定程度的二氧化碳潴留或PaO_2偏低），而不宜维持在理想的无二氧化碳潴留和PaO_2在正常人的水平，否则，患者难以脱机而易形成呼吸机依赖。

（六）无创通气支持

无创通气有负压通气和正压通气2种形式，负压通气已很少应用于临床。目前无创通气一般是指不需要气管切开或气管插管而通过鼻面罩或口鼻面罩的方法连接患者。近年来由于硅胶面膜罩的出现、呼吸机性能的不断优化，无创正压通气在临床上得以广泛应用，成为治疗呼吸衰竭的重要手段。

1. 适应证　无创通气常用临床适应证：① pH<7.35的Ⅱ型呼吸衰竭，如慢性阻塞性肺疾病（COPD）所致的呼吸衰竭；② 急性心源性肺水肿合并低氧血症；③ 睡眠呼吸暂停综合征；④ 免疫功能受损合并呼吸衰竭；⑤ 有创通气辅助撤机；⑥ 拒绝气管插管的呼吸衰竭患者。

2. 禁忌证　无创通气一般是由患者自主呼吸触发，呼吸中枢驱动功能不全、呼吸停止不宜用无创通气。因此，主要禁忌证包括：① 心跳或呼吸停止；② 意识障碍，误吸危险性高，呼吸道保护能力差，气道分泌物清除障碍；③ 合并多器官功能衰竭（血流动力学指标不稳定、不稳定的心律失常、消化道穿孔/大出血、严重脑部疾病等）；④ 面部手术或者创伤；⑤ 不能配合者。

3. 无创通气方式　常见的无创通气方式采用持续气道正压通气（CPAP）或双水平气道正压通气（BiPAP）。目前CPAP仅用于睡眠呼吸暂停综合征。BiPAP是目前临床上常使用的无创通气方法。

4. 连接呼吸机的程序　① 面罩接上输氧管（氧流量2~5L/min），将系带固定面罩，处于舒适位置；② 开BiPAP呼吸机（S或S/T），吸气压（IPAP）调至8~12cmH_2O，PEEP调至4cmH_2O；③ 将呼吸机管道接上面罩；④ 调系带拉力，使面罩刚好不漏气为止。

5. 调节参数　患者初次接受BPAP呼吸机治疗时往往不适应，这主要是由于患者精神紧张及与呼吸机设置的初始压力较高有关。应事先向患者进行解释工作，取得患者配合；同时要注意确保鼻面罩佩戴松紧适度，密闭不漏气，佩戴好鼻面罩后，再连接呼吸机。在临床实践中，应动态监测呼吸频率、呼吸节律、IPAP、VT、呼气相压力（EPAP）和脉氧饱和度（SpO_2）。待稳定20分钟后抽动脉血气分析，据其结果，再调节各种参数。在使用无创通气治疗期间，应加强口腔护理，及时清除分泌物和呕吐物，防止窒息。重者插胃管（腹胀减压排气，预防反流性吸入肺炎，补充营养）。应持续口鼻面罩24小时机械通气（除咳痰、说话、口腔护理暂停外），暂停间歇力争<30分钟，有条件可与HFNC交替。进食后床边观察15分钟，防止患者进食后呕吐引起误吸。医务人员给患者首次上面罩机械通气，一般需要坚持0.5~2小时，乃至4~6小时观察，待患者适应后，才可离开，但仍需要密切随访。① IPAP的调节：IPAP一般为12~16cmH_2O。先从较低压力开始，如起始IPAP 8~10cmH_2O，每隔5~10分钟逐渐上升2~3cmH_2O，最初使用应嘱咐患者，跟着医生的口令，有规律地吸气和呼气，一般压力调节合适，几分钟后患者就会感觉轻松舒适，患者的辅助呼吸肌活动消失，胸腹协调呼吸。② EPAP的调节：EPAP一般为3~5cmH_2O，可依据各种疾病而灵活掌握，如慢性阻塞性肺疾病和哮喘3~5cmH_2O、肺水肿5~10cmH_2O、ARDS 5~12cmH_2O，一般应<15cmH_2O，肺间质纤维化2~3cmH_2O。③ 吸呼气时间比的调节：阻塞性肺疾病为1∶（2~2.5），限制性肺疾病为1∶1.5。④ 呼吸频率（RR）的调节：RR可根据病情调节，一般稍低于患者的RR。⑤ 吸氧浓度（FiO_2）的调节：FiO_2可以脉氧饱和度（SPO_2）>90%为调节参考。尽可能以较低的FiO_2达到较理想的氧合。

6. 撤机和更改通气方式 去除呼吸衰竭的病因，改善重要脏器的功能，纠正水、电解质、酸碱失衡后患者可以撤除无创呼吸机治疗。但出现以下情况，应中止无创通气，采用插管等有创通气或其他治疗：① 不能耐受鼻面罩者；② 无创通气治疗无效，病情进行性加重；③ 需要建立人工气道处理大量分泌物；④ 生命体征极不稳定，需要建立人工气道者；⑤ 需要的支持压力>30cmH_2O。

（刘绍坤）

学习小结

呼吸系统任何部分的解剖或功能异常均可引起呼吸衰竭，根据血气分析、发病缓急和发病机制可对呼吸衰竭进行具体分类，肺通气换气功能障碍导致缺氧和/或二氧化碳潴留是呼吸衰竭发生发展的病理生理基础。学习过程中应注意慢性呼吸衰竭和急性呼吸衰竭的病因、临床表现、治疗方式等的区别。掌握急性呼吸窘迫综合征（ARDS）的柏林标准、临床表现，根据临床特征和诊断标准识别患者，及时给予合适的机械通气和药物治疗是逆转病情的关键，应了解常规呼吸支持技术。

复习思考题

1. 什么是呼吸衰竭，呼吸衰竭如何进行分类？
2. 慢性呼吸衰竭有哪些临床表现，如何进行治疗？
3. ARDS定义及其诊断标准。
4. 氧疗的原则和方式。
5. 简述机械通气的模式与参数调节方法有哪些？如何把握机械通气的撤机时机？

第十七章 烟草依赖

学习目标

掌握 烟草依赖的定义、临床表现、诊断与治疗。
熟悉 烟草依赖的发病机制。

烟草的流行是危害人类健康甚至导致死亡的重要因素之一。烟草病学是一门研究烟草使用对健康影响的医学学科。吸烟危害健康是不争的医学结论，来自世界卫生组织、美国、加拿大等多国监测部门的科学数据显示，一根香烟燃烧释放的烟雾中含有7 000多种化学物质，其中有数百种有毒有害物质和69种明确的致癌物，吸烟者的平均寿命比不吸烟者短10年。可使用吸烟指数计算吸烟者的吸烟程度，单位为“包年”（1包＝20支），计算方法如下：吸烟指数（包年）＝每日吸烟量（包）×吸烟时间（年）。吸烟者除自己吸入烟草烟雾外，还会将烟雾向空气中播散，形成二手烟。吸入或接触二手烟称为二手烟暴露。电子烟因为不含烟草被宣传为传统香烟的健康替代品，但人们忽略了电子烟的主要成分仍然是尼古丁。

一、定义

国际疾病分类（ICD-10）对依赖的定义：这是一种生理、行为、认知综合征，用药者将用药作为第一需要，其中心特征是使用者具有非常强烈的、难以抑制的使用成瘾药物、酒精或烟草的欲望，使用个体尽管知道成瘾物质可能会造成明显的不良后果，但仍旧坚持使用。自我用药的结果导致个体耐受性增加，强制性觅药行为，如果中止用药就会出现戒断症状。从上述定义可以看出依赖行为的特征是行为失控。表现出对于药物的强烈渴求，将药物作为生活的第一需要，为了达到这个目的可以不顾一切、不计后果。这种依赖包括心理依赖（失控）和躯体依赖（耐受性增加，戒断症状）。从心理角度来讲，任何可以使人产生快感的活动、物质都可能具有成瘾性或依赖性，包括药物、酒精、香烟等。烟草依赖常表现为躯体依赖和心理依赖2个方面。

吸烟可以成瘾，称为烟草依赖（tobacco dependence）。烟草依赖是造成吸烟者持久吸烟并难以戒烟的重要原因。烟草中导致成瘾的物质是尼古丁，故烟草依赖又称尼古丁依赖。烟草依赖是一种慢性高复发性疾病，世界卫生组织已将其列为ICD-10之中。

二、发病机制

影响成瘾行为的相关因素很多，不能用单一的模式来解释。社会、心理、生理学因素相互交织，在成瘾物质开始使用、持续使用、依赖的形成、复发、康复等方面均起了重要作用。社会因素包括家庭、社会影响和文化背景等。心理因素是指多数精神活性物质都有增加正性情绪的作用，同样成瘾物质有强烈负性强化作用。成瘾后由于戒断症状使成瘾物质使用者不能自拔，必须反复使用所成瘾的物质以解除戒断症状。这是失去自我控制的最强烈的负性强化作用。生物因素指遗传因素在成瘾中起到重要的作用。成瘾的形成存在物质基础，对成瘾性物质的渴求这一心理现象同样有物质基础。多巴胺能神经通路，以及从前额叶皮质、杏仁核和海马向伏隔核的谷氨酸能神经投射，共同构成依赖的伏隔核相关的神经通路，这是介导与成瘾药物使用相关的犒赏、动机和学习等的重要神经通路。

三、临床表现

烟草依赖表现在躯体依赖和心理依赖2个方面。躯体依赖表现为吸烟者在停止吸烟或减少吸烟量后，出现一系列难以忍受的戒断症状，包括吸烟渴求、焦虑、抑郁、不安、头痛、唾液腺分泌增加、注意力不集中、睡眠障碍等。心理依赖又称精神依赖，表现为主观上强烈渴求吸烟。烟草依赖者出现戒断症状后若再吸烟，会减轻或消除戒断症状，破坏戒烟进程。吸烟者在开始阶段吸烟量并不是很大，因而不存在依赖问题。后来随着烟龄的增长，烟量逐渐增加，机体耐受性增加，吸烟量逐渐增加。一旦成瘾或发生依赖，吸烟者每日必须保证足够的吸烟量，每日随身携带足够的香烟及点燃香烟的用具，每日清晨起床第一要务则是吸烟以补充体内的尼古丁，上飞机或其他长途旅行前，常常预先吸上一支香烟（尼古丁储备），下飞机后第一件事就是立即吸烟。吸烟成瘾后如让其不吸烟则是十分痛苦的，会出现各种戒断症状，注意力不集中，心率、血压下降，唾液分泌增加，头痛、失眠、易怒、烦躁、食欲增加，行为上常常表现为失控，自制力下降。

四、诊断

（一）烟草依赖的诊断标准

参照ICD-10中关于药物依赖的诊断条件，烟草依赖的临床诊断标准为：在过去1年内体验过或表现出下列6项中的至少3项，可作出诊断。① 强烈渴求吸烟；② 难以控制吸烟行为；③ 当停止吸烟或减少吸烟量后，出现戒断症状；④ 出现烟草耐受表现，即需要增加吸烟量才能获得过去吸较少烟量即可获得的吸烟感受；⑤ 为吸烟而放弃或减少其他活动及喜好；⑥ 不顾吸烟的危害而坚持吸烟。

（二）烟草依赖严重程度的评估

可以通过烟草依赖评估量表和吸烟严重度指数进行评估，见表2-17-1和表2-17-2。

▼ 表2-17-1　烟草依赖评估量表

评估内容	0分	1分	2分	3分
您早晨醒来后多长时间吸第一支烟	>60min	31~60min	6~30min	≤5min
您是否在许多禁烟场所很难控制吸烟	否	是		
您认为哪一支烟最不愿意放弃	其他时间	晨起第一支		
您每日吸多少支烟	≤10支	11~20支	21~30支	>30支
您早晨醒来后第1个小时是否比其他时间吸烟多	否	是		
您患病在床时仍旧吸烟吗	否	是		

注：0~3分为轻度烟草依赖；4~6分为中度烟草依赖；≥7分为重度烟草依赖。

▼ 表2-17-2　吸烟严重度指数

评估内容	0分	1分	2分	3分
您早晨醒来后多长时间吸第一支烟	>60min	31~60min	6~30min	≤5min
您每日吸多少支卷烟	≤10支	11~20支	21~30支	>30支

注：≥4分为重度烟草依赖。

五、治疗

既然目前公认烟草依赖是一种疾病，那么就必须对其进行干预治疗——戒烟。而且这种干预措施应当是在医生的适当建议、指导、监督下，必要时给予一定辅助药物治疗。目前有充足证据证实的戒烟方法，包括尼古丁替代疗法，1个月以上的住院干预，个体电话预约，针对青少年戒烟的各种方法联合使用，已显示出明显优势。此外，医护的戒烟劝导、戒烟咨询、传媒干预、个体或群体行为治疗等可能有效。医生关于健康方面的建议更加令人信服；人们最容易在就诊时接受有关健康方面的建议；医生可以根据患者的健康状况提出个体化的建议，这比任何其他人的劝告及任何其他形式的宣传教育均有效得多。

医生首先应该了解吸烟者戒烟的意愿，再针对不同戒烟意愿者采取不同的模式来帮助他们戒烟，即“5A”模式和“5R”模式：对愿意戒烟者采用“5A”模式，即询问（ask）、建议（advice）、评估（appraise）、帮助（assistance）和安排随访（arrange follow-up visit）；对不愿意戒烟的患者采用“5R”模式，即相关（relevancy）、风险（risk）、奖励（reward）、障碍（roadblock）和重复（repetition），这是为了增强不愿意戒烟患者的戒烟动机而采取的模式。一个医生在患者就诊过程中只要多花6分钟，就很可能改变患者的吸烟行为，给患者带来健康。已有研究显示，普通人FIND评分<4分为低度依赖，基本可以自行戒烟，临床上常将尼古丁依赖评分

（FTND）≥4分作为需要进行药物干预的标准。具有烟草依赖的吸烟者通常需要反复干预和多次努力才能实现有效戒断。

联合使用一线药物是一种有效的戒烟治疗方法，可提高戒烟率。烟草依赖需要进行治疗，而药物治疗又是其中重要的部分，目前采用的一线戒烟药物包括尼古丁替代制剂、安非他酮和伐尼克兰。戒烟门诊是对烟草依赖者进行强化治疗的有效方式，医务人员应将戒烟干预整合到日常临床工作中去。

六、戒烟后复吸

据报道90%以上复吸的原因是吸烟的渴求，尼古丁生理依赖或心理依赖程度高，具有烟草依赖的患者通常需要反复干预、多次努力才能实现戒烟。因此不能笼统地认为戒烟失败都是吸烟者缺乏毅力、自控力不强。既然承认烟草依赖是一种疾病，戒烟则是一种重要治疗手段。复吸（戒烟失败）则应当视为疾病状态的一种反复。旧病复发不仅是正常的，而且在某种程度上是难以避免的，我们应当以这种心态来认识这个问题，正确对待复吸者。有研究认为尼古丁依赖评分>4分可以作为复吸的预测指标，对于这些吸烟者仅仅给予简单戒烟干预并不能增加其戒烟成功率，需要强化干预，包括应用戒烟药物。

（刘绍坤）

学习小结

吸烟可以成瘾，称为烟草依赖。烟草依赖是一种慢性高复发性疾病。对吸烟者应作出是否患有烟草依赖及其严重程度的评估。戒烟是减轻吸烟危害的唯一方法，烟草依赖患者戒烟常需要依靠专业化的戒烟治疗。

复习思考题

1. 烟草依赖的临床表现？如何评价烟草依赖的程度？
2. 烟草依赖如何诊断？
3. 如何治疗烟草依赖？

第三篇 循环系统疾病

第一章 总论

随着社会经济的发展和人民生活水平的不断提高，尤其是人口老龄化及城镇化进程的加速，我国心血管病危险因素流行趋势明显，导致了心血管病的发病患者数持续增加。推算我国心血管病现患人数3.3亿，其中脑卒中1 300万，冠心病1 139万，心力衰竭890万，肺源性心脏病500万，心房颤动487万，风湿性心脏病250万，先天性心脏病200万，外周动脉疾病4 530万，高血压2.45亿。心血管病死亡率居首位，高于肿瘤和其他疾病，特别是农村，近几年来心血管病死亡率持续高于城市水平。2020年心血管病分别占农村、城市死因的48.00%和45.86%。中国进入了一个由高速发展向高质量发展转变的新阶段，中国心血管病防控和治疗事业也有更高层次的需求。

一、分类

心血管病可以根据病因、病理解剖和病理生理分类。

根据病因分类，可分为先天性和后天性两种。先天性心血管病（简称先心病）是心脏大血管在胎儿期发育异常所致；后天性心血管病是由于出生后心脏受各种外来或机体内在因素作用而致病，后天性心血管病比较常见的原因有动脉粥样硬化、风湿性心脏病（分为风湿性心脏炎和风湿性心瓣膜病）、原发性高血压及其心脏病、肺源性心脏病（又称肺心病）、感染性心脏病、遗传背景的心肌病、内分泌性心脏病、血液性心脏病、营养代谢性心脏病、结缔组织病心脏损害、心脏神经症及其他的一些心血管疾病。

按照病理解剖分类，可分为心内膜病和心脏瓣膜病、心肌病、心包疾病、大血管疾病、各种心血管组织结构的先天性畸形。

按病理生理分类，可分心力衰竭、休克、冠状循环功能不全、乳头肌功能不全、心律失常、高动力循环状态、心脏压塞等。

二、诊断

诊断心血管病应根据病史、临床症状和体征、实验室检查和器械检查等资料作出综合分析。

心血管病常见的症状有呼吸困难、心悸、水肿、胸痛、发绀、咯血、头昏或眩晕、晕厥、抽搐、上腹胀痛、恶心、呕吐等。多数症状也可见于其他系统的疾病，因此分析时要根据症状的特性仔细鉴别。

心血管病常见的体征有心界扩大、心脏杂音、心音的异常变化、额外心音、心包摩擦音、心律和脉搏的异常变化、动脉杂音、枪击音、毛细血管搏动、静脉充盈或异常搏动、肝大和肝脏搏动等。这些体征对诊断心血管病具有重要意义，尤其有助于风湿性心脏瓣膜病、先心病、心包炎、心肌梗死机械并发症、心力衰竭、心律失常的诊断。环形红斑、皮下结节等有助于诊断风湿热，两颧呈紫红色有助于诊断二尖瓣狭窄和肺动脉高压，皮肤黏膜瘀点、奥斯勒（Osler）结节、詹韦（Janeway）点、罗特（Roth）斑、脾大、杵状指/趾等有助于诊断感染性心内膜炎，发绀和杵状指/趾有助于诊断右向左分流的先心病。

实验室检查除血、尿常规检查外，各种生化检查、甲状腺功能检查、出凝血功能检查、微生物和免疫学检查等，有助于心血管病的病因、危险因素、受累器官的诊断或提供诊断线索及评估。体液的微生物培养、血液的抗体检查、体液及细胞的病毒核酸检测等，有助于感染性心脏病的诊断，例如，病毒性心肌炎、感染性心内膜炎等；风湿性心脏病时可进行有关链球菌抗体和炎症反应的血液检查；动脉粥样硬化时可行血液各种脂质检查；血清心肌酶、肌红蛋白、肌钙蛋白等心肌损伤标志物的检查有助于急性心肌梗死和急性心肌炎的诊断；脑钠肽测定有助于心力衰竭的诊断及鉴别诊断。

分子生物学在心血管病诊断领域发展迅速，随着高通量测序技术的发展，全基因组关联分析（genome wide association study，GWAS）可以整合心血管变异类型，从而发现与该疾病相关的基因位点。高通量测序技术（high-throughput sequencing）可成功鉴定出一些罕见遗传性单基因疾病和心血管系统常见疾病的致病突变基因，如家族性高胆固醇血症，肥厚型和家族性扩张型心肌病和离子通道病（即Brugada和长QT间期综合征）以及罕见病法布雷心肌病、遗传性转甲状腺素蛋白心肌淀粉样变（ATTR-CM）。

随着科学技术的发展，新的检查方法不断推出，极大提高了心血管病的诊断水平，可分为侵入性和非侵入性两大类。

1. 侵入性检查 主要指心导管检查和以此为基础的其他相关检查。心导管检查根据进入路径不同分为左心导管和右心导管检查，主要解决心脏大血管压力、容量、功能、结构（如有无异常交通、狭窄）等问题。心腔内心电生理检查包括希氏束电图检查、心内膜心电标测等，主要解决心律失常的类型、发生机制及激动起源标测等问题，目前三维立体心电生理标测装置已用于临床心律失常的检查与治疗。心内膜心肌活组织检查主要解决病理诊断问题。新近发展的血管内超声成像（intravascular ultrasound imaging，IVUS）、光学相干断层成像（optical coherence tomography，OCT）和冠状动脉血流储备分数（fractional flow reserve，FFR）主要用于血管腔内结构及血流特点的诊断。这些检查给患者带来一些创伤，但可得到比较直接的诊断资料，诊断价值较大。

2. 非侵入性检查 包括常规心电图及在此基础上发展起来的各种类型的心电图检查（动态心电图、心电图负荷试验、遥测心电图、QT离散度测定、心室晚电位和心率变异性分析等），主要观察心脏电活动情况。动态血压监测观察24小时血压变化规律。超声心动图（M型超声、二维超声、经食管超声、实时三维心脏超声、心脏声学造影等）和多普勒超声（彩色多普勒、脉冲波多普勒、连续波多普勒、组织多普勒）检查，主要观察心脏形态和功能活动。胸部X线、CT、核素断层显像［单光子发射计算机断层成像（SPECT）和正电子发射计算机体层显像仪（PET/CT）］、MRI等影像学技术主要解决心脏形态、结构、功能学问题。这些检查对患者无创伤性，且随着技术的提高，它们的诊断价值也在提高。

三、防治

中国进入了一个由高速发展向高质量发展转变的新阶段，心血管病防控事业也要由过去着眼于规模式增长转向更聚焦于战略层面和关键技术层面的高质量发展，从而遏制心血管病发病率和死亡率增长的趋势。预防心血管病主要在于消除病因和针对发病机制的治疗。心血管病治疗方法如下。

（一）药物治疗

心血管疾患治疗的方法发展飞速，但是药物治疗仍是基础。治疗心血管病的常用药物按作用机制进行分类，包括血管紧张素转化酶抑制剂（ACEI）类、血管紧张素Ⅱ受体阻滞剂（ARB）类、β受体拮抗剂、正性肌力药、扩血管药、利尿剂、抗心律失常药物、调脂类药物、钙通道阻滞剂、抗栓药物等。新型的心血管药物包括新型口服抗凝类药物、降低低密度胆固醇的胆固醇吸收抑制剂（依折麦布）和PCSK9抑制剂、治疗心力衰竭的血管紧张素受体脑啡肽酶抑制剂（ARNI）和冻干重组人脑利钠肽、左西孟旦、可溶性鸟苷酸环化酶激动剂维立西呱等。一些患有罕见心血管系统性疾病如法布雷、ATTR-CM，已经有特定靶点药物治疗。药物的药理作用、适应证、禁忌证、毒副作用及应用注意事项对临床实践都非常重要。同时个体化治疗也是药物治疗成功的关键。

（二）外科、介入治疗

1. 解剖病变的治疗　用介入或外科手术治疗可纠正病理解剖改变。目前大多数先心病可用外科手术或介入治疗根治。某些心脏瓣膜病，可用介入性球囊扩张或瓣膜交界分离、瓣膜修复或人工瓣膜置换等手术纠治。目前发展最迅速的是针对高危主动脉瓣狭窄患者的经皮主动脉瓣植入术和二尖瓣关闭不全患者的经导管二尖瓣钳夹术。动脉粥样硬化所致的血管狭窄，尤其是冠状动脉狭窄，可应用经皮冠状动脉介入治疗（球囊成形术和支架植入术）和外科血管旁路移植术进行血管重建治疗。

2. 病理生理的治疗　射频消融术治疗快速性心律失常、心脏起搏器治疗缓慢型心律失常、心脏再同步化治疗（cardiac resynchronization therapy，CRT）改善患者心功能、植入型心律转复除颤器（implantable cardioverter defibrillator，ICD）预防心脏性猝死。对目前尚无法或难于根治的心血管病，主要是纠正其病理生理变化。

（三）其他治疗

心脏康复治疗就是采用一系列综合的干预治疗措施让心血管病患者维护自身健康，防止复发，提高心脏功能，生活质量是心脏病慢性期一个较好的治疗手段。心理治疗解除患者的思想顾虑，缓解患者的一些心理压力，并将悲观转变为乐观，从而使病情得到显著改善。筛选致病基因对于遗传性心血管病的防治有重要的意义，分子生物学研究的进展使基因治疗在临床中应用成为这类疾病治疗的可能，基因编辑治疗在ATTR-CM已获得初步成效。干细胞移植和血管新生治疗在动物实验取得进展，左心室辅助装置（人工心脏）和心脏移植对终末期心力衰竭患者来说是一种非常有效的心脏替代治疗方法。

四、研究进展

随着科学技术的进步，心血管病研究进展主要得力于分子生物学和细胞生物学在医学领域的应用，生物物理学和生物化学的进步对医学诊断、治疗的促进，以及循证医学结果对治疗的指导。具体有以下几个方面。

1. 发病机制　初步阐明了肾素-血管紧张素的生理和病理作用；证明了内皮细胞的分泌功能，如收缩血管的内皮素和舒张血管的一氧化氮（nitric oxide，NO）的生理、病理作用及其调节机制；认识了神经体液因素的激活，信号的细胞内转导，受体调节等对心力衰竭和心肌梗死不同阶段的利弊；深入探讨了细胞膜离子通道的结构、功能、表达的影响因素及其在心律失常、心肌收缩中的作用；发现了许多与心血管病发病的致病基因和相关基因；发现了胰岛素、瘦素抵抗现象及其与心血管病的初步关系；建立了动脉粥样硬化形成的损伤反应学说和粥样硬化斑块活动的炎症学说及其与急性冠脉综合征的关系；提出了心脏重构和血管重构的概念。血管生成机制研究进一步深入，并已在临床初步应用。以上都促进了心血管病治疗效果及其观念的转变。

2. 诊断学进展　在影像学方面有实时三维超声显像、多普勒超声血流显像、心脏血管内超声成像、核素断层成像、磁共振成像、CT等进步和发展；心血管内镜检查使得人们能更直观地了解心血管结构，IVUS、OCT和FFR的普遍应用更精确地评价冠状动脉病变性质、功能；动态血压、心率变异性及QT离散度的测定对血压的变化规律及自主神经对心电的影响和疾病预后判断有更深入的了解。新的心肌损伤标志物（肌钙蛋白、肌球蛋白重链和轻链）的检测大大提高了心肌梗死的早期诊断符合率。细胞和体液中病毒和细菌的DNA和RNA测定对心血管系统的感染诊断提供了新的手段。基因和分子生物学技术的进步，使得疾病的遗传背景更加清晰，尤其有遗传背景的罕见病得以确诊。上述辅助检查的应用大大提高了心血管病的诊断水平，确诊率几乎接近100%。

人工智能（artificial intelligence，AI）技术发展迅速，尤其是在医疗领域更是突飞猛进。AI技术突破传统统计应用范围的局限，具有分析医疗大数据、灵活建立风险预测模型、自动建立临床决策系统的能力。心血管病领域对AI的需求与应用已经涉及多方面，比如AI研发在心血管病诊治中的应用、智能医学研究与心血管危险因子防控、智慧医疗与急重症心血管病研究、AI在心电监测中的应用、心血管结构和功能的智能化分析、AI影像与心血管医学应用等多个领域。尤其是近10年来，AI已经在心血管病的早期筛查、自动诊断、危险分层等方面展现出独特优势和发展空间。

3. 治疗学进展 介入治疗是近年心血管治疗最引人注目的进展，绝大部分技术已经成熟，大大提高了冠心病、先心病、心肌病、心律失常、心脏瓣膜病等的治疗水平。冠状动脉介入治疗开启了功能生理学评估手段与腔内影像工具的新时代，对于临床实践具有直接的指导价值，冠状动脉旋磨、激光使复杂钙化病变得以攻破。以经导管主动脉瓣置换术、经导管二尖瓣修复术、经导管肺动脉瓣植入术、经导管三尖瓣修复术等为代表的经皮瓣膜介入治疗将持续成为该领域的研究热点，并将由浅入深、由点向面、逐步向精细化方向发展。永久起搏器的应用基本解决了缓慢型心律失常问题，而植入型心律转复除颤器（ICD）的应用大大减少了心室颤动高危患者的死亡率，心脏再同步化治疗（CRT）及心脏收缩力调节（CCM）给治疗带来了新希望。特异的溶栓药物、不同机制的抗血小板药物、他汀外调脂药物在冠心病治疗中取得成功，口服新型抗凝剂层出不穷打破单一华法林抗凝治疗的局限，心力衰竭患者在β受体拮抗剂、ACEI/ARB取得改变预后的治疗后迎来了ARNI、钠-葡萄糖共转运蛋白（SGLT）2抑制剂、可溶性鸟苷酸环化酶激动剂、窦房结If电流阻滞剂（伊伐布雷定）等不同靶点治疗的更多获益。心肌肌球蛋白抑制剂mavacamten作为首个靶向疾病病理生理机制的药物改善梗阻性肥厚型心肌病的治疗现状，并对患者的健康状况及日常生活能力产生积极影响。基因治疗已成为当前研究的热点领域，针对*ATTR*基因突变进行的基因编辑治疗取得初步成效，开拓基因编辑根治心血管单基因突变的众多罕见病的前景。

（白玲）

学习小结

随着社会经济的发展和人民生活水平的不断提高，尤其是人口老龄化及城镇化进程的加速，我国心血管病的发病人数持续增加。近20年来，我国循环系统疾病的构成也发生了很大的变化，风湿性心脏病逐年减少，而高血压、冠状动脉粥样硬化性心脏病则逐年增加。心血管病按照病因、发病机制、病理生理及累及的解剖部位可分为不同的类型。诊断心血管病应根据病史、临床症状与体征、实验室检查和器械检查等资料作出综合分析。心血管病的治疗包括病因治疗、解剖病变治疗、病理生理治疗、康复治疗、心理治疗和基因治疗。随着科学技术的进步，心血管病在发病机制、诊断及治疗方面均取得了重大的进展。

复习思考题

1. 心血管病的常见症状包括哪些？
2. 心血管病的常见体征包括哪些？

第二章　心力衰竭

03篇02章

学习目标

掌握　心力衰竭的病因、诱因和病理生理特点、临床分型；慢性心力衰竭的临床表现、诊断与鉴别诊断；不同类型心力衰竭的治疗原则；急性左心衰竭的抢救方法。

熟悉　难治性心力衰竭的治疗方法；利尿剂、RAS抑制剂、β受体拮抗剂和SGLT2i的合理应用。

了解　心力衰竭的非药物治疗方法；心力衰竭不同时期的治疗重点。

心力衰竭（heart failure，HF）是指在足够静脉回流前提下，心脏的收缩和/或舒张功能下降，心排血量减少，不能满足机体代谢需要，临床上以组织器官灌流不足伴肺循环和/或体循环淤血的一种病理生理综合征。这个概念最少包含下述几个方面的内容：① 由于静脉回流量减少而导致的心脏泵血下降不属于心力衰竭的范畴。② 心脏泵血与机体代谢需要成匹配关系，心脏泵血功能下降可以是绝对的，也可以是相对的。只要不能满足增加的机体代谢需要，均应认为有心力衰竭存在，前者称低心排血量心力衰竭，后者称高心排血量心力衰竭。低心排血量心力衰竭时心脏泵血功能绝对下降，是绝大多数类型心力衰竭的特征。高心排血量心力衰竭时心脏泵血功能相对下降，如甲状腺功能亢进、动静脉瘘、维生素B_1缺乏症、贫血、妊娠。③ 心力衰竭导致的前向灌注不足（前向衰竭）和后向淤血（后向衰竭）是心力衰竭临床表现的基础。前向衰竭是指心排血量减低，导致重要器官灌注减少。后向衰竭是指左心室舒张压力、左心房和肺静脉压力升高表现出的肺循环淤血，各种原因（右心衰竭或者右心舒张受限）导致的右心室舒张压力升高，压力向后传递，表现为体循环淤血。

充血性心力衰竭（congestive heart failure，CHF）：心力衰竭的主要临床表现是引起运动耐量受限、呼吸困难、乏力以及液体潴留导致的肺淤血、肺水肿与肢体水肿、全身水肿等。但是这两种表现不一定同时出现，并非所有患者都有肺循环淤血、体循环淤血容量负荷过重表现，因此应用心力衰竭这一术语替代老的术语充血性心力衰竭更为符合临床实际。心功能不全是指心脏的收缩和舒张功能下降到一定程度的病理生理状态，可伴有或不伴有心力衰竭症状、体征。而心力衰竭是指在心功能不全的基础上出现心力衰竭症状、体征等临床表现的综合征。

第一节　心力衰竭总论

一、病因

（一）基本病因

引起心脏损伤的初发因素，分为原发性心肌损害和心脏负荷过重两大类。

1. 原发性心肌损害　是引起心力衰竭最常见的原因。

（1）心肌缺血和/或心肌梗死：是心力衰竭最常见的原因之一，见于冠状动脉粥样硬化性心脏病、冠状动脉栓塞和冠状动脉炎等。

（2）心肌疾病：见于各类型心肌炎和心肌病（扩张型心肌病、肥厚型心肌病、致心律失常型右心室心肌病、心肌致密化不全、线粒体心肌病），病毒性心肌炎和原发性扩张型心肌病较常见。

（3）心肌代谢障碍：见于糖尿病性心肌病、维生素B_1缺乏症、甲状腺功能亢进症或减退症等。

2. 心脏负荷过重

（1）后负荷（压力负荷）过重：指心脏收缩时所承受的阻抗增加。左心室后负荷过重常见于高血压、主动脉瓣狭窄等；右心室后负荷过重见于肺动脉高压和肺动脉瓣狭窄等。

（2）前负荷（容量负荷）过重：指心脏舒张末期所承受的容量增加。见于心脏瓣膜关闭不全、心脏水平和/或血管水平左向右分流及高动力循环状态。左心室前负荷过重见于主动脉瓣关闭不全、二尖瓣关闭不全、右向左或左向右分流的先天性心脏病；右心室前负荷过重见于房间隔缺损、肺动脉瓣关闭不全、三尖瓣关闭不全；双心室前负荷过重见于慢性贫血、甲状腺功能亢进症、动静脉瘘等。

（二）继发心脏损伤因素

继发心脏损伤因素是指继发于心脏初发损伤后的因素，本质是心力衰竭时的过代偿。心力衰竭时由于心脏器官水平代偿不全，需要激活全身代偿因素参与完成心脏的代偿过程，如：① 肾素–血管紧张素系统（RAS）；② 交感神经儿茶酚胺系统；③ 多种细胞因子；④ 其他器官系统，例如肾脏等。这些全身代偿因素一方面可以临时增加心脏泵血和/或充盈功能；另一方面也促进心肌的进一步损伤，最终导致心力衰竭的发生。

（三）诱因

凡是能够增加心脏负担、抑制心脏泵血和/或充盈功能的因素都可作为心力衰竭的促发因素，即诱因。

1. 心脏负荷增加　静脉输液过多过快，钠摄入过多，过度体力活动或情绪激动等。

2. 心律失常　快速性心律失常和缓慢性心律失常均可诱发心力衰竭，如心房颤动、室上性心动过速、室性心动过速、严重的窦性心动过缓、房室传导阻滞等。

3. 治疗不当　不恰当地应用有负性肌力的药物，如钙通道阻滞剂、心功能不稳定时快速大剂量使用β受体拮抗剂；不恰当停用利尿剂或降压药。

4. 合并其他疾病或原有疾病突然加重　感染是心力衰竭最常见的诱发因素，尤其是呼吸道感染和感染性心内膜炎。此外，缺血加重或心肌梗死、心力衰竭长期卧床致肺栓塞、风湿活动、甲状腺功能亢进症、甲状腺功能减退症、贫血和电解质、酸碱平衡紊乱等也会促发心力衰竭。

二、病理生理

心力衰竭病理生理机制十分复杂，心脏在基本病因的损伤下，依赖许多代偿机制维持其收缩和舒张功能，这些代偿因素作为心脏损伤的继发因素参与心脏的损伤，其中最重要的包括：① Frank-Starling机制，心力衰竭时前负荷增加，增加的前负荷有助于维持心功能；② 心脏重建，伴或不伴心室扩张的心肌肥厚，使心脏收缩单元体积增大，心脏做功、心排血量增加；③ 神经、体液、细胞因子激活，使心肌收缩力加强，血管收缩、水钠潴留等。有些变化既具有代偿意义，亦是心脏的损伤因素，各种变化间形成复杂的网络调节及互动关系。此外，心力衰竭时，某些原有代偿机制减弱或消失，如Frank-Starling机制在心肌收缩性能正常时具有重要代偿作用，但心力衰竭时这种代偿作用明显减弱，甚至消失。

（一）神经、体液及细胞因子改变

1. 交感神经激活、体内儿茶酚胺浓度增加 心力衰竭患者交感神经-儿茶酚胺激活，一方面通过正性肌力，正性频率及收缩血管作用维持心排血量、血压及血流再分配；另一方面通过增加外周血管阻力、诱发心律失常、直接损伤心肌细胞等途径增加心力衰竭患者的病死率。

2. 肾素-血管紧张素-醛固酮系统（renin angiotensin aldosterone system，RAAS） 由于心力衰竭时心排血量降低，交感神经儿茶酚胺系统激活，肾血流量减少，RAAS激活。一方面可增强心肌收缩力、收缩血管引起水钠潴留从而增加心脏前、后负荷，以维持心排血量、血压及血流再分布，发挥代偿作用；另一方面，血管紧张素Ⅱ可促进心肌肥大及胶原合成，醛固酮刺激成纤维细胞合成胶原，使心肌间质纤维化。二者均能使血管平滑肌细胞增生，胶原合成增加，血管腔径变小，同时使内皮细胞合成一氧化氮（NO）能力下降，共同作用使血管阻力增加。

3. 利钠肽类 心脏可分泌多种具有血管扩张作用的利钠肽类物质。主要有心房钠尿肽（atrial natriuretic peptide，ANP）、脑钠肽（brain natriuretic peptide，BNP）和C型利尿钠肽。ANP主要储存在右心房，心房肌牵张时分泌ANP。BNP主要储存在心室肌，心室肌牵张时分泌BNP。C型利尿钠肽主要位于血管系统内，生理作用尚不清楚。ANP、BNP二者有较高的同源性，具有利钠、利尿、扩张血管、抑制肾素和醛固酮分泌等作用，是心力衰竭的重要代偿机制之一。BNP已作为心力衰竭鉴别诊断和判断心力衰竭程度的一个重要生化指标。

4. 抗利尿激素 又称血管升压素，心力衰竭时心排血量降低，经神经反射作用刺激下丘脑分泌抗利尿激素，其具收缩血管、保水（抗利尿）作用，从而维持血压和增加血容量，是心力衰竭代偿机制之一。但如果分泌过多则会造成稀释性低钠血症。

5. 缓激肽（bradykinin） 缓激肽的分泌与RAAS激活有关。心力衰竭时RAAS激活，缓激肽分泌增加，后者刺激内皮细胞分泌NO，参与血管的舒缩调节。

6. 其他 内皮素（endothelin）、肿瘤坏死因子-α（tumor necrosis factor-α，TNF-α）以及一

些细胞因子、炎症介质也参与慢性心力衰竭的病理生理过程。

（二）心室重塑

在致病因素作用下，心脏的几何形态、心肌细胞及其间质成分、心肌细胞的表型发生一系列改变和重组的病理及病理生理过程称心室重塑（ventricular remodeling）。引起心室重塑的原因很多，常见的有如上所述的心力衰竭基本病因、神经体液因素及心动过速等。这些损伤因素经不同途径转入细胞内，引起心肌细胞肥大、变性、坏死、凋亡及间质胶原合成增加，心室腔几何形态改变，逐渐球形化，心室壁肥厚或变薄，心肌纤维化、瘢痕形成等。心室重塑的过程是心脏从代偿走向失代偿的过程，与疾病的进展有关，是长期预后的一项重要判断指标。心脏早期重塑具有代偿意义，晚期则恶化发生心力衰竭。

（三）衰竭心肌生化异常

肥大衰竭的心肌细胞可出现一系列生化异常，主要有以下几种。

1. 能量代谢改变、能量转化效能下降 肥大衰竭心肌由于存在绝对或相对供血不足，心肌细胞内能量储存减少。与正常心肌细胞比较，衰竭心肌细胞脂肪酸β氧化能力下降，存在能量产生障碍，同时不能有效地将高能磷酸键上的化学能转化成机械能以用于心脏做功、排血，故存在能量转化障碍。

2. 调节蛋白改变 主要是肌球蛋白ATP酶活性下降，肌钙蛋白T及肌球蛋白轻链激酶改变，从而使心肌收缩力下降。

3. 兴奋收缩偶联异常 Ca^{2+}是兴奋收缩偶联关键的中介物质，心力衰竭时，心肌细胞Ca^{2+}代谢障碍，表现为胞质收缩期Ca^{2+}峰浓度减低，舒张期胞质Ca^{2+}下降延迟，甚至不完全。造成收缩期心肌收缩力下降，舒张期心肌舒张不完全，顺应性下降。其原因主要是细胞膜Ca^{2+}通道、肌质网Ca^{2+}释放通道和二者的Ca^{2+}泵减少。

4. 心脏电重建与恶性心律失常 心力衰竭患者几乎都有心律失常的发生，是其主要死因之一。与正常心脏比较，心力衰竭时心电异质性明显增加，其主要原因是离子通道谱的表达发生了改变，导致心力衰竭时电重建的发生。

5. 衰竭心肌分子生物学异常 心力衰竭时各种原因引起心肌细胞表型发生改变，包括收缩蛋白、调节蛋白、各种酶类等。大多表现为向胎儿型同功体转变，如肌球蛋白重链、肌球蛋白轻链、肌钙蛋白T等。

三、心力衰竭的分类

1. 按心力衰竭发生的部位分类

（1）左心衰竭：为临床上较常见的心力衰竭，主要特征是肺循环淤血和肺水肿。

（2）右心衰竭：单纯右心衰竭较少见，主要见于肺源性心脏病、右心室梗死、原发性（继发性）肺动脉高压、某些先天性心脏病等。主要特征是体循环静脉压增高与淤血、水肿。

（3）全心衰竭：同时存在左、右心力衰竭者称为全心衰竭，大多数为左心衰竭后肺动脉压力增高导致了右心衰竭，是住院患者最常见的心力衰竭。

2. 按心力衰竭发生的速度分类

（1）急性心力衰竭：系因心脏负荷突然加重（如血压突然升高、输液速度过快等）或严重的急性心肌损害（如急性心肌梗死、急性暴发性心肌炎），使心功能正常或处于代偿的心脏短期内发生衰竭或慢性心力衰竭急剧恶化。

（2）慢性心力衰竭：有一个缓慢的发生过程，一般是由心功能代偿走向失代偿发展而来，亦可由急性心力衰竭演变而来。

3. 按射血分数分类　基于左心室射血分数（left ventricular ejection fraction，LVEF）进行的分类，也是制定慢性心力衰竭治疗原则的前提。

（1）射血分数减低的心力衰竭：LVEF ≤ 40%，为最常见的心力衰竭类型，收缩功能异常，心排血量减少，传统概念中的收缩性心力衰竭，亦称为射血分数减低的心力衰竭（heart failure with reduced ejection fraction，HFrEF），往往同时存在心脏扩大及体循环和/或肺循环淤血的表现。

（2）射血分数保留的心力衰竭：LVEF ≥ 50%，往往由舒张功能异常、心室充盈减少造成的心力衰竭，传统概念中的舒张性心力衰竭，亦称射血分数保留的心力衰竭（heart failure with preserved ejection fraction，HFpEF），收缩功能基本正常或轻度减低。

（3）射血分数轻度减低的心力衰竭：50% > LVEF > 40%，亦称为射血分数轻度减低的心力衰竭（heart failure with mildly reduced ejection fraction，HFmrEF），往往处于从 HFrEF 到 HFimEF 或从 HFpEF 恶化至 HFrEF 的动态轨迹变化过程中。

（4）射血分数可提高的心力衰竭：HFrEF 的患者，经过治疗后 EF > 40%，称为射血分数可提高的心力衰竭（heart failure with improved ejection fraction，HFimpEF），是 HFrEF 的特殊类型，应继续接受 HFrEF 治疗。

四、心功能的分期与分级

（一）心力衰竭分期

A 期（心力衰竭风险期）：有心力衰竭风险（患者有高血压、冠心病、糖尿病、肥胖、服用心脏毒物药物、心肌病基因变异或心肌病家族史等发展为心力衰竭高度危险的患者）但当前或既往无心力衰竭症状/体征且无结构性/功能性心脏疾病或异常生物标志物。

B 期（心力衰竭前期）：有心脏结构改变、心脏充盈压增高，或者心力衰竭生化标志物（利钠肽、肌钙蛋白）升高，但从来没有出现心力衰竭症状或体征的患者。

C 期（有症状心力衰竭）：过去或目前有心力衰竭症状并有心脏结构病变的患者。

D 期（晚期心力衰竭）：终末期患者，往往需要特殊治疗，如机械循环装置、持续静脉使用正性肌力药物、心脏移植或临终关怀。

心力衰竭分期全面评价病情进展阶段，提出不同时期防治策略，强调早期对心力衰竭进行治疗，延缓疾病进展。

相关链接 | **2022 AHA/ACC/HFSA心力衰竭管理指南中心力衰竭不同分期的定义、患者群以及治疗原则**

1. A期（前心力衰竭阶段） 有心力衰竭风险但当前或既往无心力衰竭症状/体征，且无结构性/功能性心脏疾病或异常生物标志物的患者。本期重点控制危险因素，预防从心力衰竭危险因素阶段发展到心脏重构。

2. B期（前临床心力衰竭阶段） 目前或既往无心力衰竭症状/体征但存在至少一项客观依据。① 结构性心脏病：包括左心室或右心室收缩功能降低（射血分数降低，应变能力下降）、心室肥大、心室扩大、室壁运动异常、心脏瓣膜病；② 充盈压升高的证据（有创或无创血流动力学测量），心脏结构异常和左心室充盈压升高的具体指标包括：左心房容积指数≥29ml/m²；左心室质量指数>116g/m²（男性）/95g/m²（女性）；相对室壁厚度［RWT=左心室后壁厚度x2/左心室舒张末内径或（左心室后壁厚度+室间隔厚度）/左心室舒张末内径］>0.42；左心室壁厚度≥12mm；左心室射血分数（LVEF）<50%；左心室整体纵向应变（GLS）<16%；平均E/e′≥15；间隔e′<7cm/s；侧壁e′<10cm/s；三尖瓣反流速度>2.8m/s；估测肺动脉收缩压>35mmHg等；③ 有危险因素的患者伴有利钠肽水平升高（除外其他原因导致升高）或心肌肌钙蛋白持续升高。当存在心脏结构改变时，启动有循证证据的治疗，如：LVEF≤40%时启动ACEI和β受体拮抗剂。LVEF≤30%；>1年生存期；心肌梗死40日以上的患者应用ICD可降低猝死风险。

3. C期（有症状的心力衰竭） 目前或既往有心力衰竭症状/体征的患者，治疗见本章第二节。

4. D期（晚期心力衰竭） 最优化治疗后依旧有严重症状，不能离开正性肌力药或者需要机械循环装置、心脏移植，治疗见本章第二节。

（二）纽约心脏病学会（NYHA）心功能分级

1994年重新修订的纽约心脏病学会（NYHA）心功能分级方案，按患者主观症状将心功能分为Ⅰ~Ⅳ级。

Ⅰ级：心脏病患者日常活动不受限制，即心功能代偿期。

Ⅱ级：心脏病患者活动量轻度受限制，休息时无自觉症状，重体力活动时患者出现疲乏、心悸、呼吸困难。

Ⅲ级：心脏病患者活动量重度受限制，轻度体力活动时患者即出现心力衰竭症状。

Ⅳ级：患者不能从事体力活动，休息状态下亦有心力衰竭症状。

（三）Killip分级

Killip分级仅适用于急性心肌梗死心功能分级。

Ⅰ级：双肺底清晰，血压不低。

Ⅱ级：双肺底细湿啰音，血压不低。

Ⅲ级：湿啰音超过中肺野，血压不低。

Ⅳ级：湿啰音超过中肺野，血压降低，心源性休克。

（四）Forrester分级

Forrester分级亦主要适用于急性心肌梗死心功能分级，根据血流动力学分级方法如下。

Ⅰ级：心脏指数（CI）>2.2L/（min・m^2），肺动脉楔压（PAWP）<18mmHg（无灌注不足及肺淤血）。

Ⅱ级：CI>2.2L/（min・m^2），PAWP>18mmHg（无灌注不足、有肺淤血）。

Ⅲ级：CI<2.2L/（min・m^2），PAWP<18mmHg（有灌注不足、无肺淤血）。

Ⅳ级：CI<2.2L/（min・m^2），PAWP>18mmHg（有灌注不足、有肺淤血）。

（五）6分钟步行试验

要求患者在平直走廊尽可能快地走，测定6分钟患者的步行距离。用以评定慢性心力衰竭患者的运动耐力的方法，对于预后具有意义。6分钟步行距离>450m、150~450m、<150m分别为轻度、中度、重度心功能不全。

第二节　慢性心力衰竭

慢性心力衰竭（chronic heart failure，CHF）是大多数心血管病的最终归宿，也是最主要的死亡原因。我国35岁及以上的居民，心力衰竭患病率为1.3%，约有1 370万。城市和农村居民中心力衰竭患病率相似（1.6%：1.1%），男性和女性患病率也相似（1.4%：1.2%）。心力衰竭患病率随年龄增长而增加，年龄35~44岁患病率为0.8%，75岁及以上的患病率为3.2%。在各种心力衰竭症状中，最常见的是活动耐力下降（占41.9%）、劳力时感觉气短（占33.0%）和心跳快或感觉心跳不规律（占18.5%）。高血压（占47.6%）、血脂异常（占34.4%）和慢性肾脏病（占17.1%）是心力衰竭中最常见的三种合并症。高血压是心力衰竭最常见的合并症，也是心力衰竭和左心室功能不全的重要危险因素。尽管心力衰竭的治疗有很大的进展，但死于心力衰竭的患者数目还在逐步上升，其部分原因是冠心病患者群的增加和急性心肌梗死治疗的进步，存活者增多所导致的缺血性心肌病患者显著增加；同时人口的老龄化也是心力衰竭发生率增加的原因。冠心病、高血压和扩张型心肌病是心力衰竭的主要原因，瓣膜病仍是心力衰竭的常见原因。

一、临床表现

左心衰竭和全心衰竭常见，单纯右心衰竭较少见。心力衰竭临床表现主要有四个方面：心排血量减低、肺淤血（左心衰竭）、体循环淤血（右心衰竭）、原发心脏病本身的表现。

（一）左心衰竭

1. 症状

（1）不同程度的呼吸困难：① 劳力性呼吸困难，是最早出现的症状，最先出现在重体力活动时，随后出现如上楼梯、爬坡时呼吸困难，休息后可缓解。主要原因是运动时回心血量增加，衰竭心脏不能等量将血液泵入主动脉，加重肺淤血。② 端坐呼吸，肺淤血达一定程度时患者不能平卧，需要端坐以减少静脉回心血量和膈肌上抬，从而减轻呼吸困难程度。③ 夜间阵发性呼吸困难，患者入睡后突然憋气而惊醒，被迫采取端坐位，呼吸深快，严重的可伴哮鸣音，称为“心源性哮喘”。常于端坐休息后自行缓解。其发生机制与平卧时回心血量增加、膈肌高位致肺活量减少、夜间迷走神经张力增高、小支气管收缩及熟睡后对肺淤血的感知能力下降等因素有关。④ 急性肺水肿，是左心衰竭呼吸困难最严重的形式，见于急性心力衰竭。

（2）咳嗽、咳痰：初期常于卧位发生，坐位或立位可减轻。晚期坐位、立位也可发生，白色浆液性泡沫痰为其特点，为肺泡和支气管黏膜淤血所致。

（3）咯血：痰中带血丝多为支气管黏膜毛细血管破裂所致。长期肺淤血可在肺循环和支气管循环之间形成侧支循环，支气管黏膜下血管扩张，一旦破裂可引起大咯血，多见于风湿性心脏病二尖瓣狭窄及左向右分流的先天性心脏病。咳粉红色泡沫血痰是急性左心衰竭、急性肺水肿的特异性表现。

（4）乏力、疲倦、头昏、心悸：这些症状与心排血量下降、组织器官灌注不足及代偿性心率加快有关。

（5）少尿、水肿及肾功损害症状：严重左心衰竭时，血流再分配，肾血流量减少，故尿量减少、水钠潴留而出现水肿，此即所谓“前向衰竭”。严重时可引起肾前性肾衰竭及相应症状。

2. 体征

（1）肺部湿啰音：肺淤血致肺毛细血管静水压增高，血浆成分可渗出到肺泡而引起湿啰音。心力衰竭由轻到重，其湿啰音可从局限肺底到全肺。如侧卧位则先发生在下垂的一侧。

（2）心脏体征：① 基础心脏病的体征；② 与心力衰竭有关的体征，心脏扩大（舒张性心力衰竭除外），心率加快，奔马律，部分患者有肺动脉瓣第二心音亢进，特别是风湿性心脏病二尖瓣狭窄、左向右分流的先天性心脏病引起的心力衰竭明显。

（二）右心衰竭

1. 症状

（1）消化道症状：腹胀、食欲缺乏常见，偶有恶心、呕吐，系胃肠淤血所致。肝淤血肿大可导致右上腹饱胀不适、肝区疼痛，长期肝淤血可发生心源性肝硬化。

（2）劳力性呼吸困难：继发于肺部疾病及左心衰竭呼吸困难明显者。单纯右心衰竭常见于某些先天性心脏病（如埃布斯坦畸形等）及右心室心肌梗死，可出现劳力性呼吸困难，但仍可平卧。其原因主要是心排血量下降，缺氧。与左心衰竭肺淤血引起的呼吸困难不同。

2. 体征

（1）颈静脉怒张及肝颈静脉回流征阳性：两者为体循环静脉压增高引起。

（2）肝大：肝淤血肿大常伴压痛，持续慢性右心衰竭可引起心源性肝硬化。

（3）水肿：首先出现于下垂部位，常为对称性，可压陷。

（4）胸腔积液和腹水：胸腔积液为漏出液，双侧多见，如为单侧，则首先出现于右侧。由于胸膜静脉部分回流到肺静脉，故胸腔积液多见于全心衰竭时。严重右心衰竭，由于肝静脉回流受阻，可出现腹水。

（5）心脏体征：① 基础心脏病的体征；② 右心衰竭心脏体征，如心率增快、右心室舒张期奔马律、右心扩大、三尖瓣相对关闭不全反流性杂音。

（三）全心衰竭

全心衰竭同时表现为左心衰竭和右心衰竭的相关症状及体征。大多数全心衰竭的右心衰竭是由左心衰竭发展而来，此时右心排血量减少，呼吸困难等肺淤血症状反而有所减轻。原发性扩张型心肌病左右心室同时衰竭者，肺淤血表现往往不严重。

二、实验室及辅助检查

（一）实验室检查

1. 血常规和生化的常规检查 血常规、尿常规、肝功能、肾功能、电解质、甲状腺功能检查以确定是否有感染、贫血、肾脏损伤、肝脏淤血、治疗期间药物的不良反应和患者耐受性至关重要。根据病情动态进行肾功能和电解质检查，尚可以判断是肾前性还是肾性肾功能不全，以辅助判断心力衰竭的严重程度。电解质检查判断是否存在紊乱，特别是确定是否存在低血钾、低血镁、低血钠，对心力衰竭的严重程度的判断和治疗具重要意义。合并贫血，需要进一步检查血清铁、铁蛋白和总铁结合力。

2. 脑钠肽（BNP）和N末端B型利钠肽原（NT-proBNP）测定 有助于心力衰竭诊断和预后、治疗效果的判断。可用于鉴别心源性和肺源性呼吸困难，BNP/NT-proBNP正常的呼吸困难基本可除外心源性。BNP/NT-proBNP血浆高水平预示严重心血管事件，心力衰竭经治疗，水平下降提示预后改善。NT-proBNP比BNP半衰期更长、更稳，其浓度可反映短暂时间内新合成的而不是贮存的BNP释放，因此更能反映BNP激活。血浆NT-proBNP水平与年龄、体重有关，老龄和女性升高，肥胖者降低，肾功能不全时升高。在伴急性冠脉综合征、慢性阻塞性肺疾病、肺动脉高压、心房颤动时也会升高。NT-proBNP临床应用中国专家共识推荐：采用“双节点”策略，如就诊时NT-proBNP<300ng/L，则该患者急性心力衰竭的可能性很小。如高于相应年龄层次的节点（50岁以下、50~75岁和75岁以上者分别为450ng/L、900ng/L和1 800ng/L），则该患者急性心力衰竭的可能性很大。如检测值介于上述两截点之间的“灰区”，可能是程度较轻的急性心力衰竭或是非急性心力衰竭所致，此时应结合其他检查结果进一步鉴别诊断。

3. 肌钙蛋白 和心力衰竭严重程度与预后有关，严重心力衰竭或心力衰竭失代偿时可轻度升高，需要与急性冠脉综合征时升高鉴别。肌钙蛋白升高，尤其伴BNP/NT-proBNP升高也是心力衰竭预后不良的强预测指标。

（二）影像学检查

1. X线检查

（1）心影大小及外形：心力衰竭时心影常扩大，心影增大的程度取决于原发的心血管病。此外，心影大小及外形还可为心脏病的病因诊断提供重要线索。

（2）肺淤血及肺水肿表现：肺淤血的程度可判断左心衰竭的严重程度，典型者上肺静脉影增粗，较下肺静脉影明显，呈鹿角样；当肺静脉压 >25~30mmHg时可见Kerley B线，为肺野外侧水平线状影，是肺小叶间积液的表现，为肺淤血的特征性X线征象；急性肺泡性肺水肿时，肺门呈蝴蝶状阴影，肺野可见大片融合的模糊、毛玻璃样阴影；严重时可见右侧胸腔积液或双侧胸腔积液。

2. 超声心动图　是评价心脏结构和功能的首选检查，更准确地评估心脏各个房室结构、心腔大小、瓣膜结构和左右心室的收缩和舒张功能、肺动脉压力的即时信息，提供心脏病的病因及心腔大小和结构等资料。

（1）收缩功能：主要有EF（推荐改良双平面Simpson法检测，尤其是心肌梗死后心力衰竭）、周径缩短速度和短径缩短率等指标，以LVEF最常用，是心力衰竭分类的主要指标。存在二尖瓣反流，EF常被高估，需要注意。

（2）舒张功能：多普勒超声是临床上最常用的判断舒张功能的方法。舒张早期心室充盈形成E峰，舒张晚期心房收缩形成A峰，正常E峰 >A峰，E/A比值 >1.2。当舒张功能下降时，E峰下降，A峰增加，E/A比值降低。如舒张功能下降继发于收缩功能下降，随着收缩功能的恶化，E/A比值可假性正常化，最后A峰极小甚至消失。其他常用于心脏舒张功能的指标还包括脉冲组织多普勒检查室间隔和游离壁二尖瓣环舒张早期流速峰值（e）平均值、左心室等容舒张时间、三尖瓣反流速度等。

3. 放射性核素检查　核素心肌灌注显像包括单光子发射计算机断层成像（single photon emission computed tomography，SPECT）及正电子发射体层成像（positron emission tomography，PET），可以判断心肌代谢活跃程度。利用放射性核素^{99m}Tc结合在人红细胞上，通过单光子发射计算机断层成像（SPECT）技术，可以测定左右心室收缩末期和舒张末期容积。据此可计算EF及SV等容量指标。并可通过记录放射活性-时间曲线，计算左心室舒张期最大充盈率和充盈分数，以及收缩期最大射血率等。心肌^{99m}锝-双羧双膦酸盐（^{99m}Tc-DPD）闪烁扫描可用于转甲状腺素蛋白心肌淀粉样变（ATTR-CM）的诊断。

4. 心脏磁共振检查　心脏磁共振（cardiac magnetic resonance，CMR）的三维成像技术，能更精确计算收缩末期和舒张末期的心室容积、检测心功能和阶段性室壁运动障碍。此外，CMR可清晰分辨心内膜和心外膜边缘，故还可用于测定左心室重量。延迟钆增强（late gadolinium enhancement，LGE）和T成像是评估心肌纤维化的首选影像检查。用LGE的心脏MRI检查可区别缺血性与非缺血性的心力衰竭原因，且使心肌纤维化/瘢痕可视化。对于疑似心肌炎、心肌病、心肌梗死、心肌淀粉样变、结节病、恰加斯病（Chagas disease）、法布里（Fabry）病、心肌致密化不全和血色病的患者，推荐采用CMR来显示心肌组织的特征。

5. 心电图检查　心力衰竭有多种心电图表现，包括原发疾病的表现（如心肌梗死表现等）、各种心律失常，包括：① 室性期前收缩最常见，几乎所有心力衰竭患者均可发生；② 各种心动过速；③ 各种室内传导阻滞；④ 房室传导阻滞等。心电图的异常除了可提供病因信息，也可提供治疗的适应证（如心房颤动的抗凝治疗、QRS波群增宽的心脏再同步化治疗）。

（三）冠状动脉造影

经药物治疗后仍有心绞痛的患者、合并有症状的室性心律失常或有心脏停搏史患者、有冠心病危险因素且无创检查提示存在心肌缺血的心力衰竭患者，冠状动脉造影检查有助于明确缺血性病因和冠心病的严重程度。

（四）心肺吸氧运动试验

运动时机体耗氧量增加，心排血量相应增加，耗氧量是动静脉氧差与心排血量的乘积，正常人氧耗量增加100ml/（min・m^2），心排血量增加600ml/（min・m^2）。当心排血量不能满足机体需要，组织就会从流经的血液中摄取更多的氧，以满足代谢需要，结果使动静脉氧差增大。仍不能满足代谢需要时，出现无氧代谢，血乳酸含量增加，呼气中二氧化碳含量增加。当运动量继续增加，氧耗量不再增加，此时的氧耗量即为最大氧耗量［VO_{2max}，单位ml/（min・kg）］，表明心排血量已不能再增加，故可反映心脏的排血功能。心功能正常时，此值应>20，轻中度心功能损害时（相当于NYHA Ⅱ级）为16~20，中重度损害（NYHA Ⅲ级）为10~15，极重度损害（NYHA Ⅳ级）为<10。

（五）创伤性血流动力学检查

常用漂浮导管（Swan-Ganz导管）床旁测定的方法，此外亦可通过左心导管，左心室造影的方法。漂浮导管可测量心排血量（CO）、心脏指数（CI）、肺毛细血管楔压（PCWP）、肺动脉压、右心室压、右心房压及各压力曲线。PCWP在无二尖瓣及肺静脉病变的前提下，间接反映左心室舒张末期压力。左心导管可测左心室压和主动脉压及其压力曲线；左心室造影可测左心室舒张末期容积、左心室收缩末容积及据此计算出的EF、CO、CI、每搏输出量（SV）等。常用正常值：CI 2.6~4L/（min・m^2），当<2.2L/（min・m^2）即出现低排血量症状。PCWP 6~12mmHg，PCWP>18mmHg提示出现轻度肺淤血；PCWP>30mmHg提示出现肺水肿（表3-2-1）。

▼ 表3-2-1 常用血流动力学参数及临床意义

参数	正常值	临床意义
中心静脉压（CVP）	6~12cmH_2O	↑血容量增多、右心衰竭
肺动脉压（PAP）	（12~30）/（4~13）mmHg	↑肺动脉高压、左心衰竭
肺毛细血管楔压（PCWP）	6~12mmHg	↑肺淤血、左心衰竭
每搏输出量（SV）	60~70ml	↓前负荷不足、心脏压塞、心肌收缩力下降、心排阻力上升
心搏指数（SI）	41~51ml/m^2	同上
心排血量（CO）	5~6L/min	↓心力衰竭
心脏指数（CI）	2.6~4.0L/（min・m^2）	↓心肌收缩力减低、心力衰竭
射血分数（EF）	0.5~0.6	↓心室收缩力减低

注：↑指升高；↓指降低。

三、诊断与鉴别诊断

（一）诊断

心力衰竭的诊断包括病因学诊断、心功能评价及预后评估。

根据病史、症状、体征、BNP/NT-proBNP及其他辅助检查综合判断对心力衰竭的诊断并不难。肺淤血的临床表现，如呼吸困难、肺部湿啰音，X线肺淤血表现是诊断左心衰竭的重要依据。体循环淤血的临床表现，如颈静脉怒张、肝大、下肢凹陷性水肿是诊断右心衰竭的重要依据。但症状的严重程度与心功能不全程度无明确相关性，需要行客观检查并评价心功能。BNP/NT-proBNP测定也可作为诊断依据，并能帮助鉴别呼吸困难的病因。

临床诊断应包括心力衰竭的病因（基本病因和诱因）、病理解剖、病理生理、心功能分级等诊断。病因和诱因的评估非常重要，某些导致心力衰竭的病因如瓣膜病的治疗能够逆转病情，也需要明确是否存在导致症状存在或加重的诱因。准确的预后评估可为患者及家属对未来生活的规划提供必要的信息，也能判断心脏移植及机械辅助治疗的可行性。LVEF降低、NYHA分级恶化、低钠血症、VO_{2max}降低、血细胞比容下降、QRS波增宽、持续性低血压、心动过速、肾功能不全、BNP/NT-proBNP明显升高均为心力衰竭预后不良如再住院率和死亡率的预测因子。

相关链接 | 疑似心力衰竭患者的诊断流程如图3-2-1。

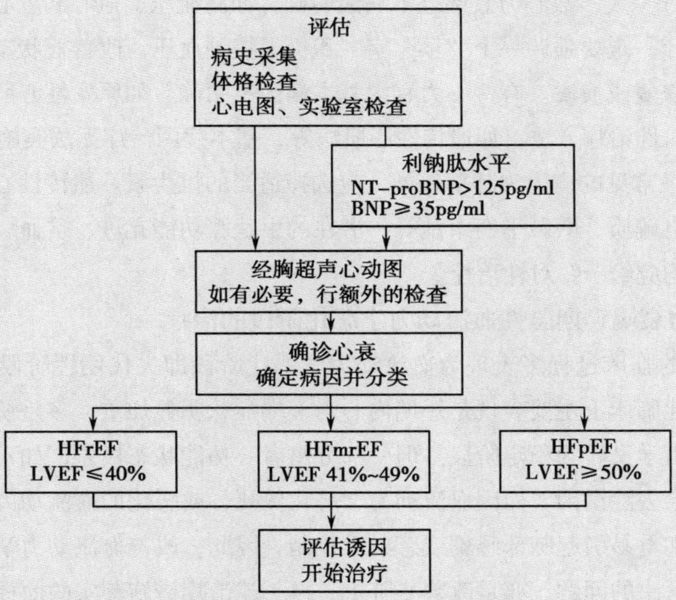

▲ 图3-2-1 疑似心力衰竭患者的诊断流程

（二）鉴别诊断

1. 左心衰竭引起的呼吸困难应与肺部疾病鉴别，如慢性阻塞性肺疾病、支气管哮喘等。根据病史、体征鉴别并不难。

2. 右心衰竭引起的水肿、腹水应与肾性水肿、肝性水肿及心包缩窄鉴别。

3. 心脏扩大应与心包积液鉴别，超声心动图是最敏感和直接的鉴别方式。

四、治疗

慢性心力衰竭的治疗自20世纪90年代以来有了重大的转变：从短期血流动力学（药理学）措施转为长期的、修复性的策略，目的是改变衰竭心脏的生物学性质。心力衰竭的治疗目标不仅仅是改善症状、提高生活质量，更重要的是针对心肌重构的机制，防止和延缓心肌重构的发展，从而降低心力衰竭的死亡率和住院率。

1. 治疗目的 ① 延长寿命、降低死亡率；② 防止心脏损害的进一步恶化；③ 提高运动耐量，改善生活质量。

2. 治疗原则 ① 引起心力衰竭基本病因及诱因的防治；② 改善血流动力学；③ 拮抗过度激活的神经内分泌系统；④ 改善心肌能量代谢，保护心肌细胞。

3. 治疗方法 在治疗目的和治疗原则的指导下结合心力衰竭病因及发病机制制订总的方案，根据患者的具体实际情况（如心力衰竭的基本病因和诱因、心功能状态等个体特点）选择、调整治疗方案。

（一）病因、诱因治疗

1. 基本病因治疗 大多数心力衰竭基本病因明确，如高血压、冠心病、心瓣膜病、先天性心脏病等。病因的治疗一定要强调一个“早”字，积极地控制血压、改善冠状动脉血供、慢性心瓣膜病及先天畸形的修复或换瓣。有些心力衰竭基本病因不明确，如原发性心肌病，或者是纵使病因明确，尚缺乏针对性治疗方法，如遗传性心肌病等，基本病因治疗无法实施。

2. 诱因治疗 最常见的诱因为肺部感染，应选择适当的抗生素。遗传性心肌病等心律失常者抗心律失常，纠正电解质、酸碱平衡紊乱等。潜在的甲状腺功能亢进、贫血、肺梗死等也是心力衰竭加重的诱因，均应给予针对性治疗。

（二）慢性心力衰竭C期急性血流动力学恶化阶段的治疗

慢性心力衰竭的临床过程多表现为血流动力学恶化阶段即失代偿性阶段和稳定阶段交替出现，血流动力学恶化临床上主要表现是短期内心力衰竭症状明显加重，多是诱因引起，部分患者去除诱因后血流动力学又转为稳定阶段。但一部分患者心功能状态极差，如不及时改善恶化的血流动力学，则无机会去除诱因，而因血流动力学恶化致死，或恶化的血流动力学是促使诱因出现的原因，如肺淤血加重易引起肺部感染或感染难控制。因此，改善血流动力学是大多数慢性心力衰竭患者住院首要解决的问题，亦是改善心脏重（再）建治疗措施落实的前提保障。其方法为减轻心脏负荷和增加心脏收缩功能。

1. 减轻心脏负荷

（1）休息：控制体力活动，避免精神紧张均有利于血流动力学紊乱的改善。但长期卧床易发生静脉血栓形成、肺栓塞，同时引起运动耐量下降。因此，心力衰竭患者适量运动，有利于提高患者的生活质量。

（2）监测体重：每日测定体重以早期发现液体潴留非常重要。如在3日内体重突然增加2kg以上，应考虑患者有水钠潴留（隐性水肿）。

（3）限盐：适当限盐有利于减轻水肿及心脏负荷，但过分严格限盐同时应用强效排钠利尿剂易导致低钠血症。正常成年人钠盐摄入量为3~6g/d，轻度心力衰竭患者钠盐摄入应控制在2~3g/d，中到重度心力衰竭患者钠盐摄入应<2g/d。

（4）利尿剂：可减少血容量、减轻周围组织和内脏水肿、减轻心脏前负荷、减轻肺淤血。对有液体潴留的心力衰竭患者，利尿剂是唯一能充分控制心力衰竭患者液体潴留的药物。合理使用利尿剂是其他治疗心力衰竭药物取得成功的关键因素之一。如利尿剂用量不足造成液体潴留，会降低对ACEI的反应，增加使用β受体拮抗剂的风险；另外，不恰当地使用大剂量利尿剂则会导致血容量不足，增加ACEI和血管扩张剂发生低血压的危险，以及ACEI和ARB出现肾衰竭的风险。

主要利尿剂：① 噻嗪类利尿剂，以氢氯噻嗪（双氢克尿塞）为代表。作用于远曲肾小管，抑制钠的重吸收，通过钠–钾交换作用，使钾重吸收减少，同时抑制尿酸排泄，干扰糖及胆固醇代谢，故长期大量使用有引起低钾、血尿酸增加、糖尿病等副作用。氢氯噻嗪为中效利尿剂，轻中度心力衰竭首选。可以25mg，每周2次、隔日1次、每日1~3次等不同剂量应用，最大剂量可用到每日100mg。② 袢利尿剂，以呋塞米为代表。作用于髓袢（Henle袢）的升支，在排钠的同时亦排钾。为强效利尿剂，口服剂量20~200mg/d，分2~3次。效果不佳或病情危急可用20~40mg静脉注射。低血钾为其主要副作用，故必须注意监测和补钾。③ 保钾利尿剂，为醛固酮拮抗剂。作用于远曲小管，排钠保钾。尽管利尿作用不强，但由于其能拮抗醛固酮，可改善心室重塑，延长患者生存时间。多与噻嗪类及袢利尿剂同时应用。保钾利尿剂一般应与排钾利尿剂合用，否则会引起高钾血症，特别同时应用血管紧张素转化酶抑制剂（ACEI）者更易引起高钾血症，亦不宜同时服用钾盐，应注意监测血钾和肾功能。④ 精氨酸血管升压素（AVP）受体拮抗剂。与V_2受体结合减少水的重吸收，不增加钠的排泄，用于低钠重症的心力衰竭。

理论与实践

心力衰竭时利尿剂的应用要点

1. 所有心力衰竭患者，有液体潴留的证据或原先有过液体潴留者，均应给予利尿剂。

2. 利尿剂不能作为心力衰竭单一治疗措施，应与ACEI和β受体拮抗剂等联合应用。

3. 噻嗪类利尿剂适用于轻度液体潴留、肾功能正常的心力衰竭患者，如有显著液体潴留，特别当有肾功能损害时，宜选用袢利尿剂如呋塞米。

4. 利尿剂通常从小剂量开始并逐渐增加剂量直至尿量增加，体重每日减轻0.5~1.0kg为宜。

5. 一旦病情控制（肺部啰音消失、水肿消退、体重稳定），即可以最小有效量长期维持，一般需要无限期使用。在长期维持期间，仍应根据液体潴留情况随时调整剂量，每日体重的变化是最可靠的监测利尿剂效果和调整利尿剂剂量的指标。

6. 在应用利尿剂过程中，如出现低血压和氮质血症而患者已无液体潴留，则可能是利尿过量、血容量减少所致，应减少利尿剂剂量。

7. 在应用利尿剂过程中，如患者有持续液体潴留，则低血压和氮质血症很可能是心力衰竭恶化，为终末器官灌注不足的表现，利尿剂可改为静脉使用，并短期使用能增加肾灌注的药物如多巴胺或多巴酚丁胺，可以增加利尿效果。

8. 利尿剂联合用药方法 ① 噻嗪类利尿剂与袢利尿剂联合应用可以增加利尿效果，但是容易造成低钾，前二者单独或者同时与作用于远曲肾小管保钾利尿剂联合应用，既可以增加利尿效果，同时可以减少低钾发生；② 噻嗪类利尿剂与袢利尿剂亦可以与醛固酮系统拮抗剂联合应用，亦有增加利尿效果，同时减少低钾发生的作用；③ 同类药物联合应用一般不增加利尿效果，故不主张联合应用；④ 不主张作用于远曲肾小管保钾利尿剂与醛固酮系统拮抗剂联合应用，亦不主张醛固酮拮抗剂与醛固酮受体拮抗剂联合应用，这两种联合均增加高血钾风险；⑤ 低血钠时可以联合应用血管升压素V_2受体拮抗剂，以保钠利水。

2. 血管扩张剂 可一过性地改善血流动力学，虽不改善心力衰竭死亡率，但可以缓解气短、联合使用可以减少利尿剂的剂量。在以血管扩张为主要作用的药物中，仅能提供NO的药物不增加或减少心力衰竭死亡率。

（1）供NO类药物：① 硝普钠，在体内直接经化学反应提供NO，从而同时扩张小动脉和小静脉，减轻心脏前、后负荷。用法用量：20μg/min开始，根据血压和心率调整用量，每5分钟可增加5~10μg/min，直到产生疗效。最大量可用到300μg/min。由于硝普钠见光易氧化，故应避光使用，且每次配制后不能超过8小时。长期大量使用可使高铁血红蛋白增加，但很少出现氰化物中毒。② 硝酸酯类，体内经酶促反应提供NO，小剂量扩张小静脉为主，大剂量动静脉同时扩张。按给药方法分为静脉给药和口服或舌下含服2种剂型，按作用时间长短分为短效、中效及长效3类。常用的有硝酸甘油、硝酸异山梨酯、单硝酸异山梨酯等。硝酸甘油静脉滴注从10μg/min开始，逐渐加量，维持量50~100μg/min。硝酸酯类药物由于提供NO需巯基酶，故易耐药。供NO类药物，由于有较强的扩血管作用，对严重二尖瓣狭窄（尤其是无右心衰竭）、主动脉瓣狭窄及梗阻性肥厚型心肌病应慎用。

（2）其他：α受体拮抗剂可短期用于改善症状，对非洲裔美国人有益。

3. 增加心肌收缩性 其药物主要有洋地黄和非洋地黄类，可通过提高心肌收缩性能而提高心排血量。

（1）洋地黄类药物：大系列前瞻性研究结果表明洋地黄不减少也不增加心力衰竭患者死亡率，但可明显改善患者的生活质量，故仍然是目前治疗心力衰竭的主要药物。但它是正性肌力药中唯一的长期治疗不增加死亡率的药物，且可降低死亡和因心力衰竭恶化住院的复合危险。因此，地高辛用于心力衰竭的主要益处与指征是减轻症状与改善临床状况，在不影响生存率的情况下降低因心力衰竭住院的危险。

1）药理作用：① 正性肌力作用，通过抑制细胞膜上Na^+-K^+-ATP酶，使细胞内Na^+浓度增高，K^+浓度降低，经Na^+-Ca^{2+}交换，细胞Ca^{2+}增加而发挥正性肌力作用。② 负性频率作用，通过直接或兴奋迷走神经抑制心脏的传导系统，使心力衰竭心率减慢。迷走神经兴奋尚可对抗心力衰竭时交感神经过度激活的副作用。

2）适应证：用于中、重度心力衰竭，心脏扩大或伴有快速心房颤动者疗效更佳。

3）禁忌证：① 洋地黄中毒者；② 预激综合征伴心房颤动；③ 病态窦房结综合征；④ 二度或高度房室传导阻滞；⑤ 单纯舒张性心力衰竭；⑥ 窦性心律的单纯二尖瓣狭窄无右心衰竭者；⑦ 急性心肌梗死，心脏不大且无心房颤动，或心肌梗死前已用过洋地黄，在24小时内不宜使用；⑧ 梗阻性肥厚型心肌病。

4）洋地黄制剂及选择：地高辛是唯一经过安慰剂对照临床试验评估的洋地黄制剂，服用后经小肠吸收，2~3小时血清浓度达高峰，4~8小时获最大效应，85%由肾脏排出，半衰期为36小时，连续口服相同剂量经5个半衰期（约7日后）血清浓度可达稳态。目前多采用维持量疗法（0.125~0.25mg/d），即自开始便使用固定的剂量，并继续维持；对于70岁以上或肾功能受损者，地高辛宜用小剂量0.125mg每日1次或隔日1次。毛花苷C（西地兰）为静脉注射制剂，注射后10分钟起效，1~2小时达高峰，每次0.2~0.4mg，24小时总量0.8~1.2mg。适用于急性心力衰竭或心力衰竭伴快速心房颤动者。

5）洋地黄中毒及处理：电解质紊乱、酸碱平衡失调、肾功能不全以及严重心脏扩张患者容易洋地黄中毒。① 洋地黄中毒表现：包括心脏表现、胃肠道表现和中枢神经系统表现。心脏表现主要是心律失常，分为快速性心律失常和缓慢性心律失常2类。快速性心律失常几乎所有类型均可发生，最常见的是室性期前收缩，最严重的是心室扑动、心室颤动。对洋地黄中毒诊断特异性最高的是室性期前收缩二联律、非阵发性房室交界性心动过速和伴房室传导阻滞的房性自律性增加的心动过速。缓慢性心律失常以房室传导阻滞多见，亦具诊断价值。胃肠道表现主要是恶心、呕吐，需要与心力衰竭加重、胃肠淤血的症状鉴别。神经系统表现有视力模糊、倦怠、黄视、绿视等。洋地黄单体应用后比较少见。尽管血地高辛浓度 >2.0μg/L有助于洋地黄中毒的诊断，但必须结合临床表现确定其诊断意义。② 洋地黄中毒处理：快速性心律失常时，停用洋地黄，补充钾及应用利多卡因或苯妥英钠。除心室扑动、心室颤动外，一般不主张电复律。如为室性心动过速，上述处理收效不大，且有血压下降者亦可考虑同步直流电复律。缓慢性心律失常时应停药，但不宜补钾，阿托品0.5~1mg静脉注射或皮下注射。效果不佳者可考虑安装临时起搏器。

6）维持用药与停药：维持用药多用地高辛0.125~0.25mg，患者血流动力学稳定一定时间后可以逐步停药，停药后仔细观察患者血流动力学状态，如果血流动力学恶化，则表明目前暂时尚不能停药，仍然继续维持使用量。

（2）非洋地黄类正性肌力药物：主要有肾上腺素能受体激动剂、磷酸二酯酶抑制剂和Ca^{2+}增敏剂。肾上腺素能受体激动剂通过β受体兴奋，经G蛋白－腺苷环化酶使环腺苷酸（cAMP）生成增多；磷酸二酯酶抑制剂通过抑制cAMP分解而使cAMP增多。cAMP通过下游激酶使细胞内效应分子磷酸化而发挥强心、扩张血管作用。两者均有良好的改善血流动力学功效，使外周阻力下降，心肌收缩力增强，心排血量增加，心力衰竭症状改善。但长期应用后均使心力衰竭死亡率增加，因此，仅能短期应用于难治性心力衰竭和心脏直视手术后低排状态。新近应用于临床的Ca^{2+}增敏剂左西孟旦，具有Ca^{2+}浓度依赖性结合肌钙蛋白C（TnC）和轻度抑制磷酸二酯酶的效应，增强心肌收缩力，并激活血管平滑肌的ATP敏感K^+通道，扩张组织血管，能改善急性血流动力学恶化期心力衰竭症状及血流动力学，目前认为不增加死亡率。

1）肾上腺素能受体激动剂：多巴胺小剂量2~5μg/（kg·min）静脉滴注兴奋β受体和多巴胺受体，心肌收缩力增强，肾动脉扩张；大剂量5~10μg/（kg·min）同时兴奋α受体，外周阻力增加，故一般应用小剂量。多巴酚丁胺对心脏选择作用较强，对血管作用较弱，用法用量与多巴胺相同。

2）磷酸二酯酶抑制剂：目前临床应用较多的制剂为米力农，静脉负荷量为25~75μg/kg，5~10分钟缓慢静脉注射，继以0.25~1.0μg/（kg·min）静脉给予维持。

3）左西孟旦（levosimendan）：已经被指南推荐为慢性心力衰竭急性失代偿和心肌梗死等所致急性心力衰竭的治疗药物。负荷量12μg/kg，10分钟内静脉注射，随后0.1μg/（kg·min）静脉滴注50分钟，耐受者剂量增加0.2μg/（kg·min），继续静脉滴注23小时，最大不超过0.5μg/kg。

（三）慢性心力衰竭C期改善预后和缓解症状的其他治疗

拮抗过度代偿神经内分泌药物：拮抗过度代偿的神经、内分泌和生物因子已成为改善心室重塑、心力衰竭血流动力学稳定期重要治疗方法。目前已经证实其不仅能提高患者的生活质量，同时可延长患者寿命。

1. 拮抗RAS药物

（1）ACEI的应用：ACEI使心力衰竭总死亡率降低23%，死亡或因心力衰竭恶化住院率降低35%，左心室功能不全的无症状患者应用ACEI后较少发展为症状性心力衰竭和因心力衰竭恶化而入院。ACEI有益于心力衰竭主要体现在两个机制：① 抑制RAAS，降低循环和组织的血管紧张素Ⅱ（AT Ⅱ）水平，从而起到改善心室及血管重构、抑制交感神经兴奋性、抑制醛固酮产生、扩张小动脉、减轻心脏负荷的作用。② 作用于激肽酶Ⅱ，抑制缓激肽的降解，提高缓激肽水平，发挥扩张血管、抗组织增生的作用。所有慢性收缩性心力衰竭患者，都必须使用ACEI，而且需要终身使用，除非有禁忌证或不能耐受。治疗应从小剂量开始，逐渐增加剂量至最大耐受量或靶剂量。副作用相对较少，2%~8%的患者咳嗽，部分患者尤其是严重血流动力学障碍患者易出现低血压，后者需要在血流动力学稳定后使用。血管性水肿较为罕见（<1%），但可出现声带水肿，危险性较大，应予注意。临床上应检测肾功能和血钾，双侧肾动脉狭窄、血肌酐升高[>265.2μmol/L（3mg/dl）]、高血钾（>5.5mmol/L）及有症状性低血压者不宜适用本药。无尿型肾衰竭、妊娠哺乳期、ACEI过敏者禁用。在慢性心力衰竭的治疗中，不能耐受ACEI副作用的可选用ARB替代。

制剂和剂量：目前已有的证据表明，ACEI治疗慢性收缩性心力衰竭是一类药物的效应。在已经完成的临床试验中几种不同的ACEI并未显示对心力衰竭的存活率和症状的改善有所不同，也没有临床试验表明某些组织型ACEI优于其他ACEI。然而，仍应尽量选用临床试验中证实有效的制剂（表3-2-2）。

▼ 表3-2-2　治疗慢性心力衰竭的ACEI口服剂量及用法

药名	起始剂量及用法	目标剂量及用法
卡托普利	6.25mg，t.i.d.	50mg，t.i.d.
依那普利	2.5mg，b.i.d.	10~20mg，b.i.d.
福辛普利	5~10mg，q.d.	40mg，q.d.
赖诺普利	2.5~5mg，q.d.	20~40mg，q.d.
培哚普利	2mg，q.d.	4~8mg，q.d.
喹那普利	5mg，b.i.d.	20mg，b.i.d.
雷米普利	2.5mg，q.d.	5mg，b.i.d.或10mg，q.d.
贝那普利	2.5mg，q.d.	5~10mg，b.i.d.

注：t.i.d.每日3次；b.i.d.每日2次；q.d.每日1次。

（2）ARB的应用：作为ACEI替代治疗，研究证明其临床疗效与ACEI相近，但是未能超过ACEI。其咳嗽副作用明显少于ACEI，临床依从性优于ACEI，可代替ACEI。推荐的制剂和剂量见表3-2-3。

▼ 表3-2-3　治疗慢性心力衰竭的ARB及其剂量

血管紧张素Ⅱ受体阻滞剂（ARB）	起始剂量	目标剂量
坎地沙坦	4~8mg，q.d.	32mg，q.d.
缬沙坦	40mg，b.i.d.	160mg，b.i.d.
氯沙坦	50mg，q.d.	150mg，q.d.

2. 血管紧张素受体脑啡肽酶抑制剂（ARNI）　抑制脑啡肽酶同时通过缬沙坦阻断AT_1受体，抑制血管收缩，改善心肌重构，显著降低心力衰竭住院和心血管死亡风险，改善心力衰竭症状和生活质量，推荐用于有症状的HFrEF患者。可于ACEI前优先使用ARNI，或将使用ACEI后还有症状的患者升级为ARNI。

3. 醛固酮拮抗剂　醛固酮有独立于AT Ⅱ和相加于AT Ⅱ的对心肌重构的不良作用，特别是对心肌细胞外基质。ACEI或ARB均可以降低循环中醛固酮水平，但长期应用时可出现“醛固酮逃逸现象”。因此，如能在ACEI基础上加用醛固酮受体拮抗剂，可进一步改善心脏及血管重构，明显延长患者寿命。螺内酯是应用最广泛的醛固酮拮抗剂，每次20mg，每日1~2次口服。依普利酮起始剂量25mg/d，最大剂量50mg/d。尤其适用于老龄、糖尿病、肾功能不全患者。高钾血症和肾功能异常为禁忌。

4. β受体拮抗剂　拮抗心力衰竭时过代偿交感、儿茶酚胺系统，改善心脏重构，保护心肌细胞。迄今已有20个以上安慰剂对照随机试验，显示长期治疗能改善临床情况和左心室功能，降低死亡率和住院率。此外，β受体拮抗剂治疗心力衰竭尚能显著降低猝死率41%~44%。对于高血压、冠心病、原发性扩张型心肌病等原因引起的慢性心力衰竭疗效肯定，但对于瓣膜病、先天性心脏病等以血流动力学紊乱为始因的心力衰竭临床资料较少，应用时应谨慎。由于β受体拮抗剂对于生存和疾病进展的有益作用，应该在左心室（LV）功能下降诊断明确后尽快开始使用。比索洛尔、卡维地洛、琥珀酸美托洛尔具有循证证据优先选择。

理论与实践 **β受体拮抗剂在心力衰竭的应用方法及注意事项**

①所有慢性收缩性心力衰竭NYHA心功能Ⅱ、Ⅲ级患者，LVEF<40%，病情稳定者，均须应用β受体拮抗剂，除非有禁忌证或不能耐受；②症状改善常在治疗2~3个月后才出现，即使症状不改善，亦能防止疾病的进展；不良反应常发生在治疗早期，一般不妨碍长期用药；③β受体拮抗剂不能应用于“抢救”急性心力衰竭患者，包括心力衰竭需要静脉给药者；④NYHA心功能Ⅳ级心力衰竭患者，需要待病情稳定（4日内未静脉用药，已无液体潴留并体重恒定）后，在严密监护下由专科医生指导应用；⑤应在ACEI和利尿剂基础上加用β受体拮抗剂，地高辛亦可应用；⑥β受体拮抗剂的禁忌证包括支气管痉挛性疾病、心动过缓（心率<60次/min）、二度及以上房室传导阻滞（除非已安装起搏器）、有明显液体潴留需要大量利尿者暂时不能应用；⑦β受体拮抗剂必须从极小剂量开始（美托洛尔12.5mg/d、比索洛尔1.25mg/d、卡维地洛3.125mg，2次/d），每2~4周剂量加倍；⑧达最大耐受量或目标剂量后长期维持，不按照患者的治疗反应来确定剂量；⑨液体潴留和心力衰竭恶化常在起始治疗3~5日体重增加，如不处理，1~2周后常致心力衰竭恶化，应告知患者每日称体重，如有增加，立即加大利尿剂用量；⑩在应用β受体拮抗剂期间，心脏功能恶化，不需要停用，可以酌情减少剂量，突然停药有诱发猝死的危险。

5. 钠-葡萄糖共转运蛋白2（SGLT2）抑制剂 作为降糖药，研究显示无论是否有糖尿病的症状，心力衰竭患者均可降低再住院率和死亡率，达格列净可用于估计肾小球滤过率（eGFR）≥30ml/（min·1.73m^2）患者，恩格列净可用于eGFR≥20ml/（min·1.73m^2）的患者。

6. 伊伐布雷定（ivabradine） 选择性、特异性If电流阻滞剂，减慢窦房结心率，减慢心率作用具有基础心率依赖性，不影响心脏电传导，无负性肌力作用。对于EF≤35%、心功能Ⅱ~Ⅳ级、窦性心律、心率≥75次/min的慢性心力衰竭患者，在常规治疗基础上加伊伐布雷定，可改善心力衰竭预后，显著降低慢性心力衰竭患者住院率。

（四）HFpEF的治疗

1. 积极控制血压 尽可能使血压达标。

2. 控制心房颤动心率和心律 心动过速时舒张期充盈时间缩短，每搏输出量降低。建议：①慢性心房颤动应控制心室率；②心房颤动转复并维持窦性心律可能有益。

3. 应用利尿剂 可缓解肺淤血和外周水肿，但不宜过度，以免前负荷过度降低而致低血压。

4. 血运重建治疗 由于心肌缺血可以损害心室的舒张功能，冠心病患者如有症状或可证实的心肌缺血，应考虑冠状动脉血运重建。

5. SGLT2抑制剂　有助于减少心力衰竭住院和心血管死亡率。特定HFpEF患者，ARB/ARNI、盐皮质激素受体拮抗剂（MRA）可减少住院率，尤其是LVEF处于限定范围下限的患者。

6. 地高辛　不能增加心肌的松弛性，除非合并快速心房颤动，不推荐应用于舒张性心力衰竭。

7. 如同时有收缩性心力衰竭，则以治疗后者为主。

（五）终末期（D期）心力衰竭的治疗

终末期心力衰竭又称不可逆心力衰竭，是指心肌损伤已到终末阶段，且无法逆转。给予最优药物治疗后，仍有以下表现。① 严重且持续的心力衰竭症状（NYHA Ⅲb级或Ⅳ级）；② 严重心功能不全至少有以下一项：左心室射血分数≤30%；孤立性右心室功能不全（例如，致心律失常型右心室心肌病）；不可手术的严重瓣膜病或先天性畸形；持续高水平（或逐渐升高）的血清BNP或NT-proBNP浓度和严重舒张功能障碍或左心室（LV）结构异常；③ 肺瘀血或体循环瘀血需要大剂量静脉注射利尿剂（或利尿剂组合），或心排血量减低需要使用正性肌力或血管活性药物，或恶性心律失常导致过去12个月内超过1次非计划就诊或住院；④ 预测心脏原因导致运动能力严重受损，无法运动或6分钟步行试验距离较低（<300m）或PvO_2<12ml/（min·kg）或预测值<50%。

1. 正性肌力药物的应用　可交替选择多巴胺、多巴酚丁胺、安力农、米力农、左西孟旦等其中1种短期（1周内）使用。

2. 血管活性药物应用　可选择小剂量5~10μg/（kg·min）多巴胺、硝普钠或者硝酸甘油和间羟胺联合使用，根据收缩压调整各药物剂量，以维持收缩压在90mmHg以上，可增加利尿剂的利尿效果。

3. 利尿剂的使用

（1）静脉使用利尿剂：呋塞米与多巴胺联合应用等。

（2）醛固酮拮抗剂及醛固酮受体拮抗剂的应用：患者往往并发肾功能不全，故应用应该谨慎。

（3）重组人脑钠肽（rhBNP）：内源性激素，与人体内产生的BNP完全相同。先给予负荷剂量1.5μg/kg，静脉缓慢推注，继以0.007 5~0.015 0μg/（kg·min）静脉滴注；也可以不用负荷剂量而直接静脉滴注。疗程一般为3日，不超过7日。

（4）低钠时选择使用精氨酸血管升压素V_2受体拮抗剂。

4. 顽固性低钠血症处理　包括限制水的摄入、应用精氨酸血管升压素V_2受体拮抗剂和高渗氯化钠静脉滴注等。

5. 肾功能不全的处理　床旁血滤或者血液透析替代治疗。

6. 呼吸衰竭，严重低氧血症的处理　使用呼吸机辅助呼吸。

7. 血流动力学持续恶化的处理　机械循环支持（mechanical circulatory support，MCS）已成为当代心力衰竭治疗策略的重要组成部分，可延长其生存时间，为心脏移植赢得宝贵时间。

8. 心脏移植　是D期心力衰竭最有效的治疗方法，但是目前临床应用限制因素很多。

（六）心力衰竭的非药物治疗

1. 血液净化治疗　有助于心力衰竭患者维持水、电解质和酸碱平衡，稳定内环境，清除尿毒症毒素、细胞因子、炎症介质及心脏抑制因子等。治疗中的物质交换可通过血液滤过（超滤）、血液透析、连续性血液净化和血液灌流等来完成。适应证：高容量负荷如肺水肿或严重的外周组织水肿，且对袢利尿剂和噻嗪类利尿剂抵抗；低钠血症（血钠＜110mmol/L）且有相应的临床症状，上述2种情况单纯血液滤过即可；肾功能进行性减退，血肌酐＞500μmol/L或符合急性血液透析指征的其他情况。

2. 心室辅助装置（ventricular assist device，VAD）　是将人工制造的血泵植入体内，将心房或心室的血液引出，通过血泵升压后，将血液再输入到动脉系统，起到部分或全部替代左心室做功，维持循环。近年来，随着设备和技术的完善与成熟，心室辅助装置已开始用于急性心肌梗死伴心源性休克、瓣膜病、心肌炎、心肌病伴顽固性心力衰竭的治疗，以及作为其他等待心脏移植患者移植术前的过渡措施。

3. 机械通气　心力衰竭的患者行机械通气的指征如下。

（1）出现心跳、呼吸骤停而进行心肺复苏时。

（2）合并Ⅰ型或Ⅱ型呼吸衰竭。机械通气的方式有2种。① 无创呼吸机辅助通气：这是一种不需要气管插管、经口/鼻面罩给患者供氧、由患者自主呼吸触发的机械通气治疗。分为持续气道正压通气（CPAP）和双水平气道正压通气（BiPAP）2种模式。通过气道正压通气可改善患者的通气状况，减轻肺水肿，纠正缺氧和二氧化碳潴留，从而缓解Ⅰ型或Ⅱ型呼吸衰竭。适用于Ⅰ型或Ⅱ型呼吸衰竭患者经常规吸氧和药物治疗仍不能纠正时应及早应用。主要用于呼吸频率≤25次/min、能配合呼吸机通气的早期呼吸衰竭患者。② 气道插管和人工机械通气：为心肺复苏时、严重呼吸衰竭经常规治疗不能改善，尤其是出现明显的呼吸性和代谢性酸中毒并影响到意识状态的患者。

4. 心脏再同步化治疗（cardiac resynchronization therapy，CRT）　CRT可以通过改善房室、室间和室内收缩的同步性增加心排血量，改善心功能及预后。对于已经接受药物规范治疗的心力衰竭患者，NYHA Ⅲ~Ⅳ级患者，LVEF＜35%，完全性左束支传导阻滞（complete left bundle-branch block，CLBBB）QRS≥120毫秒，非CLBBB≥150毫秒；NYHA Ⅱ级患者，LVEF＜30%，CLBBB，QRS≥130毫秒可以考虑CRT。部分患者对CRT治疗反应不佳。

第三节　急性左心衰竭

急性心力衰竭（acute heart failure，AHF）是指由于急性心脏病变引起心脏前向排血量显著、急剧下降导致组织器官灌注不足和后向急性淤血的临床综合征。根据解剖部位分两大类型，即急性左心衰竭和急性右心衰竭。急性心力衰竭可以突然起病或在原有慢性心力衰竭基础上急性加重。急性右心衰竭的主要病因是大面积肺栓塞和急性右心室心肌梗死。急性左心衰竭较常见，是本节的主要内容。

一、病因

心脏解剖和功能突发异常均可作为急性左心衰竭的病因。

1. 心肌急剧损伤、坏死 急性广泛前壁心肌梗死、重症病毒性心肌炎、药物和毒物所致的心肌损伤与坏死等。

2. 快速而严重负荷增加 血压急剧增高、过快过多输液、瓣膜穿孔、腱索断裂，严重瓣膜脱垂、乳头肌断裂、室间隔穿孔等。

3. 突发严重诱因 严重感染、大量负性肌力药物、快速或严重过缓型心律失常等。

二、病理生理

主要病理生理改变是心排血量急剧减少和左心室舒张末期压力迅速增加。前者反射性引起交感神经兴奋，后者则通过肺静脉传递引起肺毛细血管静水压增高，血管内液体渗入到肺间质及肺泡形成急性肺水肿。

三、临床表现

突发急性重度呼吸困难，严重时张口呼吸，呼吸频率常达30~40次/min，被迫端坐、面色灰白、发绀；大汗、烦躁不安并有恐惧感，同时频繁咳嗽，咳粉红色泡沫状痰。极重者因脑缺氧而神志模糊。肺水肿早期可因交感神经兴奋而血压一度升高，但随病情的进展，血管反应和心排血量下降，血压下降，终致心源性休克。心源性休克时可有组织低灌注的表现。听诊双肺满布大、中、细湿啰音和哮鸣音，有时不用听诊器亦可听见。心尖部第一心音减弱，心率加快，可闻及室性奔马律，有时肺动脉瓣第二心音可增强。

四、诊断与鉴别诊断

根据病史、典型症状与体征，一般诊断并不困难。BNP或NT-proBNP有助于既往心脏病史不明突发呼吸困难的鉴别诊断，当心脏体征被肺部体征掩盖时，应与支气管哮喘鉴别；当出现休克时应与其他原因的休克鉴别。

五、治疗

急性左心衰竭严重威胁患者生命，一旦确诊应立即予以治疗。缓解缺氧、高度呼吸困难和纠正心力衰竭是急性左心衰竭治疗的关键。急性左心衰竭的处理流程见图3-2-2。

（一）患者取坐位或半卧位

下垂双腿以减少静脉回流，减轻心脏负荷。

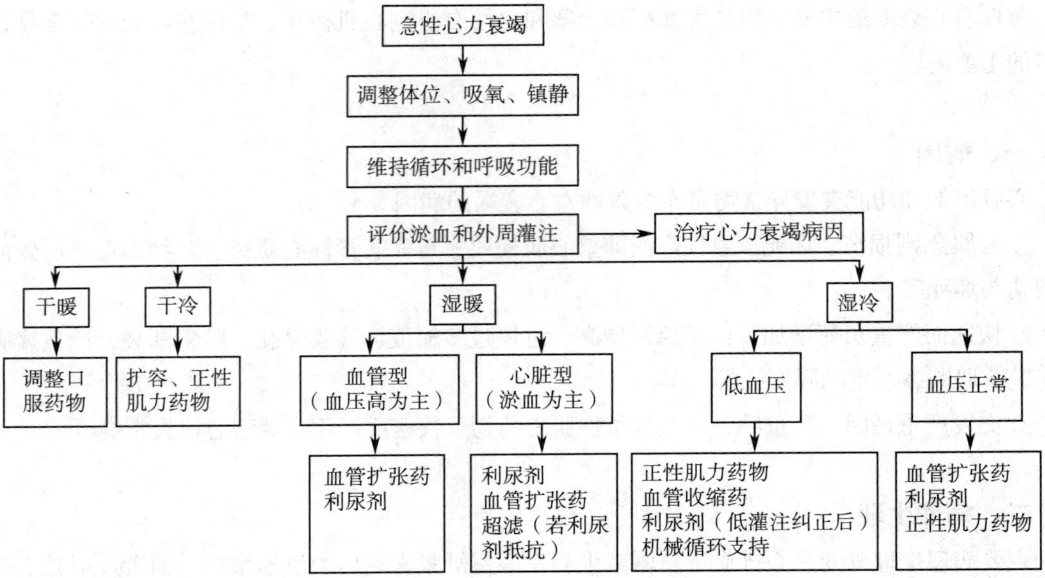

▲图3-2-2　急性左心衰竭治疗流程图（《中国心力衰竭诊断和治疗指南2024》）

（二）高流量给氧

立即鼻管给氧，每分钟6~8L，需要时给予面罩加压给氧，使患者$SaO_2 \geqslant 95\%$（伴慢性阻塞性肺疾病者$SaO_2 > 90\%$）。严重者可采用无创性或气管插管呼吸机正压给氧使肺泡内压在吸气时增加，气体交换加强，亦可对抗组织液向肺泡内渗透。应用酒精吸氧（50%~70%酒精湿化瓶）或有机硅消泡剂，使泡沫表面张力降低，有利于肺泡通气的改善。

（三）吗啡

吗啡2.5~5.0mg静脉缓慢注射，亦可皮下或肌内注射，具有镇静、减少肺牵张反射和舒张小血管功能，可减少躁动对心脏造成的额外负荷和静脉回流，同时缓解呼吸困难。必要时15分钟可重复1次，共2~3次。老年患者静脉注射每次不宜超过3mg。严密观察疗效和呼吸抑制不良反应，低血压、休克、慢性肺部疾病、神志障碍、晚期危重患者伴有呼吸抑制者禁用吗啡。

（四）快速利尿

首选呋塞米，先静脉注射20~40mg，继以静脉滴注5~40mg/h，其总剂量在起初6小时不超过80mg，起初24小时不超过160mg。具有利尿、扩张血管作用，肺水肿缓解常在利尿作用之前发生。亦可应用托拉塞米10~20mg静脉注射。

（五）血管扩张剂

减轻心脏负荷，以静脉注射为主，使用过程严密监测血压波动。

1. 硝普钠　扩张动、静脉，同时减轻心脏前、后负荷。静脉注射后2~5分钟起效，一般起始剂量0.3μg/（kg·min），根据血压逐渐调整剂量，收缩压维持在100mmHg左右，原有高血压患者收缩压降低幅度不得超过80mmHg，否则会引起心、脑、肾等重要器官灌流不足。

2. 硝酸甘油　扩张小静脉，降低回心血量。起始剂量10μg/min，根据血压逐渐调整剂量。维持量多为50~100μg/min，但该药个体差异大，故应根据具体情况而定。

3. 重组人脑钠肽（rhBNP）　内源性激素物质，与人体内产生的BNP完全相同。其主要药理作用是扩张静脉和动脉（包括冠状动脉），从而降低前、后负荷；同时可以促进钠的排泄，有一定的利尿作用；还可抑制RAAS和交感神经系统。先给予负荷剂量1.5μg/kg，静脉缓慢推注，继以0.007 5~0.015 0μg/（kg·min）静脉滴注；也可以不用负荷剂量而直接静脉滴注。

（六）正性肌力药物

正性肌力药物适用于低心排血量的急性心力衰竭患者，可缓解组织低灌注所致的症状，保证重要脏器的血液供应。

1. 毛花苷C　对于快速心房颤动且有心室扩大最为合适，首剂给0.2~0.4mg，2小时后可再给0.2~0.4mg。

2. 多巴胺和多巴酚丁胺　见慢性心力衰竭治疗。

3. 磷酸二酯酶抑制剂　米力农，首剂25~50μg/kg静脉注射（大于10分钟），继以0.25~1.0μg/（kg·min）静脉滴注。

4. 左西孟旦　见慢性心力衰竭治疗。

（七）血管收缩剂

正性肌力药不能改善外周灌注不佳的心源性休克患者，去甲肾上腺素作为首选可以提高血压，保障重要脏器供血。

（八）氨茶碱

氨茶碱可解除支气管痉挛，并有一定正性肌力及利尿作用。

（九）其他

主动脉内球囊反搏术对药物治疗无效或伴有低血压及休克的冠心病急性左心衰竭者可取得较好的疗效。机械辅助通气治疗有效缓解肺淤血所致的低氧血症。急危重心力衰竭，有条件的医院可采用左心室辅助装置（LVAD）和临时心肺辅助装置。

急性左心衰竭缓解后，应针对诱因和基本病因治疗。

（白玲）

学习小结

心力衰竭是一种临床综合征，在基本病因存在下，继发心肌损伤因素进一步加速心功能恶化。心力衰竭的本质是神经内分泌体液因素过度激活促进心脏从代偿向失代偿进展。心力衰竭分为左心衰竭、右心衰竭、全心衰竭；急性心力衰竭、慢性心力衰竭以及HFrEF、HFpEF、HFmrEF、HFimpEF。左心衰竭表现为灌注不足和肺循环淤血的症状、体征，右心衰竭表现为体循环淤血的症状、体征。病史、症状、体征、生化、心电和影像学资料可以诊断心力衰竭的病因、解剖、病理生理。去除病因和诱因，改善存在的血流动力学异常，拮抗过度激活的神经内分泌因素是心力衰竭治疗的基本原则。

复习思考题

1. 心力衰竭的病因有哪些？
2. 心力衰竭的临床分型是什么？
3. 试述慢性心力衰竭的临床表现、诊断与鉴别诊断、不同类型心力衰竭的治疗原则。
4. 简述急性左心衰竭的抢救方法。

第三章　心律失常

学习目标

掌握　常见心律失常的临床表现、诊断和处理原则。
熟悉　常见心律失常的药物和非药物治疗方法。
了解　心律失常的病因、发生机制和分类。

第一节　概述

一、心脏传导系统的解剖

心脏传导系统由特殊分化的心肌细胞组成，它包括窦房结、结间束与房间束、房室结、希氏束、左右束支以及浦肯野纤维等（图3-3-1）。心脏传导系统受自主神经调节。交感神经兴奋会增加自律性、传导性，缩短不应期，迷走神经的作用与之相反。

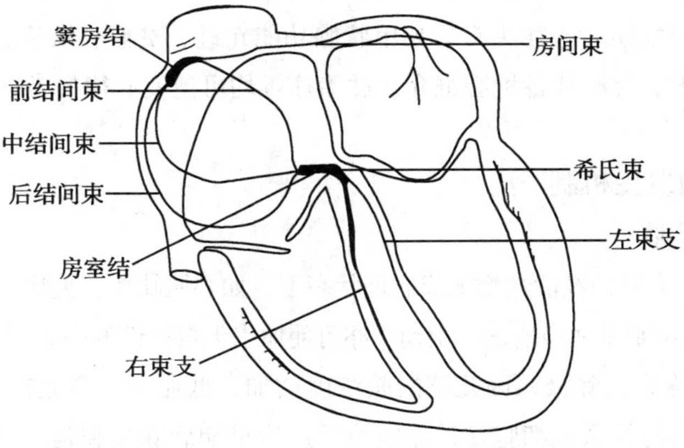

▲ 图3-3-1　心脏传导系统示意图

窦房结位于上腔静脉入口与右心房后侧壁的交界处，长10~20mm，宽2~3mm。窦房结内的P细胞具有自律性，是维持心脏窦性节律的起搏点。结间束连接窦房结与房室结，分为前结间束、中结间束和后结间束。房间束负责将窦房结的冲动由右心房传向左心房。房室结位于三尖瓣环间隔侧的上方、冠状窦开口前上方，长约7mm，宽约4mm。其头部为移行细胞区与心房肌接续，中部为致密部，尾部延续为希氏束，后者穿越中央纤维体后走行于室间隔嵴上，然后分成左、右束支，左束支又分为左前分支和左后分支。左右束支的终末部分呈网状分布形成浦肯野纤维网，在心内膜下与心室肌细胞相连接。

窦房结激动发出后，经房间束、结间束和心房肌传导抵达左右心房和房室结，经过房室结缓慢传导区抵达希氏束，再左右束支、浦肯野纤维快速传导，激动心内膜下心肌，再向外传导心外膜下心肌。

二、心律失常的病因

可分为遗传性和后天获得性。

（一）遗传性心律失常

遗传性心律失常较为少见，多由基因突变引起，如长QT间期综合征、短QT间期综合征、Brugada综合征和儿茶酚胺敏感性室性心动过速等，是较为明确的遗传性心律失常。此外，部分心房颤动、预激综合征、进行性心脏传导疾病、致心律失常型心肌病、心律失常猝死综合征和婴儿不明原因猝死等也与遗传因素有关。

（二）后天获得性心律失常

后天获得性心律失常是心律失常的主要原因。

1. 生理性因素　如运动、情绪变化等可引起交感神经兴奋而产生快速性心律失常，或因睡眠等迷走神经兴奋而发生缓慢性心律失常。

2. 病理性因素　又可分为心脏本身、全身性和其他系统或器官障碍的因素。心脏本身是指各种心脏病，包括冠心病、高血压心脏病、风湿性心脏病、心瓣膜病、心肌病、心肌炎和先天性心脏病等。全身性因素包括药物毒物、酸碱失衡及电解质紊乱、神经与体液调节功能失调等。其他系统或器官疾病状态可能诱发心律失常，如甲状腺功能亢进、贫血、缺氧、重度感染和脑血管意外等。此外，胸部手术、麻醉和各种心脏介入性治疗等均可诱发心律失常。

三、心律失常的发生机制

（一）冲动形成异常

1. 自律性增高　在交感神经活性增加或病理状态下，如心肌缺血、炎症、电解质紊乱、药物等，可使具有自律性的心肌细胞不适当地发放激动，亦可使原来无自律性的心肌细胞出现异常自律性。

2. 触发活动　又称为后除极，因儿茶酚胺浓度增加、低血钾、高血钙、QT间期延长和洋地黄中毒时，心肌细胞或传导系统细胞在动作电位后产生早期后除极和延迟后除极，当后除极的电位振幅达到阈值时便可引起反复激动，从而引发快速性心律失常。

（二）冲动传导异常

折返是快速性心律失常的最常见发生机制，产生折返的基本条件是折返环路、单向传导阻滞和缓慢传导，这样保证冲动在固定的折返环内沿着同一个方向反复循环，产生持续而快速的心律失常。干扰是指激动传导至某处心肌时遇到其不应期，可形成干扰性脱节现象。病理状态下，激动的传导受阻称为病理性传导阻滞。冲动经房室旁道传导可引起心室预激。

四、心律失常的分类

心律失常按发生部位分为室上性（包括窦性、房性、房室交界性）和室性（希氏束及其以下水平起源）心律失常两大类，按发作时心率快慢分为快速性与缓慢性心律失常两大类，按发生机制分为冲动形成异常和冲动传导异常两大类。临床可结合心律失常发生部位与机制，以及心率快慢进行综合分类。

（一）冲动形成异常

1. 窦性心律失常 ① 窦性心动过速；② 窦性心动过缓；③ 窦性心律不齐；④ 窦性停搏。

2. 异位心律

（1）主动性异位心律：① 期前收缩（房性、房室交界区性、室性）；② 阵发性心动过速（房性、房室交界区性、房室折返性、室性）与非阵发性心动过速；③ 心房扑动和心房颤动；④ 心室扑动和心室颤动。

（2）被动性异位心律：逸搏及逸搏心律（房性、房室交界区性、室性）。

（二）冲动传导异常

1. 干扰及干扰性房室分离 常为生理性。

2. 心脏传导阻滞 ① 窦房传导阻滞；② 房内传导阻滞；③ 房室传导阻滞（一度、二度和三度房室传导阻滞）；④ 室内传导阻滞（左束支、右束支和分支传导阻滞）。

3. 折返性心律 阵发性心动过速（常见房室结折返、房室折返和心房或心室内折返）。

4. 房室间异常传导途径 预激综合征。

（三）冲动形成异常与冲动传导异常并存

反复心律和并行心律等。

（四）人工心脏起搏参与的心律失常

五、心律失常的诊断

（一）病史

多数患者主诉心悸就诊，应采集发生心悸的诱因，发作时的症状，发作的频率、频度、持续时间、起止方式、昼夜差别及对治疗的反应等，如折返性心动过速具有突发突止的特点。了解基础心脏病、合并症、服用药物及是否具有起搏器等。

（二）体格检查

应注意检查心（脉）率与节律，某些体征有助于心律失常的诊断。发生期前收缩时，可及脉搏脱漏；心房颤动时心律绝对不规则，第一心音强弱不等，脉率小于心率；三度房室传导阻滞时可听到“大炮音”，并在颈静脉可见巨大a波；完全性右束支传导阻滞时，肺动脉瓣第二心音分裂明显；完全性左束支传导阻滞时，可出现第二心音反常分裂。

（三）心电图

心电图是诊断心律失常最重要也是必需的检查。常规心电图应记录12导联（同步）心电图，可判定是窦性还是异位心律，分析心律失常种类和判断起源部位等，缺点是记录时间短。动态心电图可以记录24小时或更长时间的心电图，便于捕获阵发性的心律失常，判断患者的心悸、晕厥等症状与心律失常的相关性，心律失常与日常活动的关系和昼夜分布特征，评价药物或非药物治疗的效果等。植入式心电记录仪埋植于患者皮下，可自行启动、检测和记录心律失常，主要用于发作不频繁、疑似心律失常所致的晕厥或不明原因的脑卒中患者。一些新型可穿戴设备或远程监控装置逐步应用于心律失常的筛查诊断、评估随访。

（四）食管电生理检查

由于解剖上食管毗邻左心房后壁，将食管电极导管置于心房水平时，一方面可记录到清晰的心房P波（食管心电图），分析房室关系。另一方面可发放电刺激起搏心房完成程序电刺激，能测定窦房结和房室结功能，诱发或终止心动过速，分析其电生理机制，鉴别宽QRS波群心动过速，终止药物治疗无效的室上性心动过速。该项检查简单易行、安全性高，可以在门急诊或床旁完成，但患者局部刺激较大（图3-3-2）。

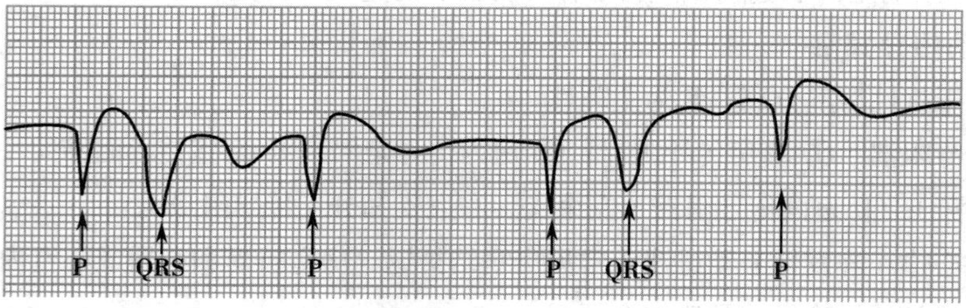

▲ 图3-3-2　食管心电图（纸速50mm/s）
P波振幅增大，几乎与QRS波群振幅相同，第2、4个P波后无QRS波群，
提示为2：1房室传导阻滞。

（五）心腔内电生理检查

经皮穿刺血管将数根多电极导管分别放置在右心房、希氏束、冠状窦（左心房）、右心室或左心室等心腔内不同部位，记录局部的电活动，结合应用快速心房或心室起搏和程序电刺激，测定心脏各部分的电生理功能，诱发临床上出现的心动过速分析其发生机制，评价各种治疗心律失常方法的效果，如药物治疗、射频导管消融治疗、手术治疗、起搏器治疗和植入型心律转复除颤器等（图3-3-3）。临床心脏电生理检查的适用范围：① 窦房结功能检查；② 房室传导功能检查；③ 心动过速的诊断与鉴别诊断；④ 不明原因的晕厥诊断；⑤ 抗心律失常药物与非药物治疗效果的评价；⑥ 通过电刺激能否诱发室性心动过速、心室颤动，判断心脏性猝死风险。

（六）其他

超声心动图检查评估心脏结构和功能是否正常，心脏磁共振检查评估心脏结构、功能或心肌瘢痕负荷，运动试验检查诊断运动相关心律失常，冠状动脉CTA或者造影评估冠状动脉是否有阻塞性病变，基因检测用于疑似遗传性心律失常或心肌病的患者等。

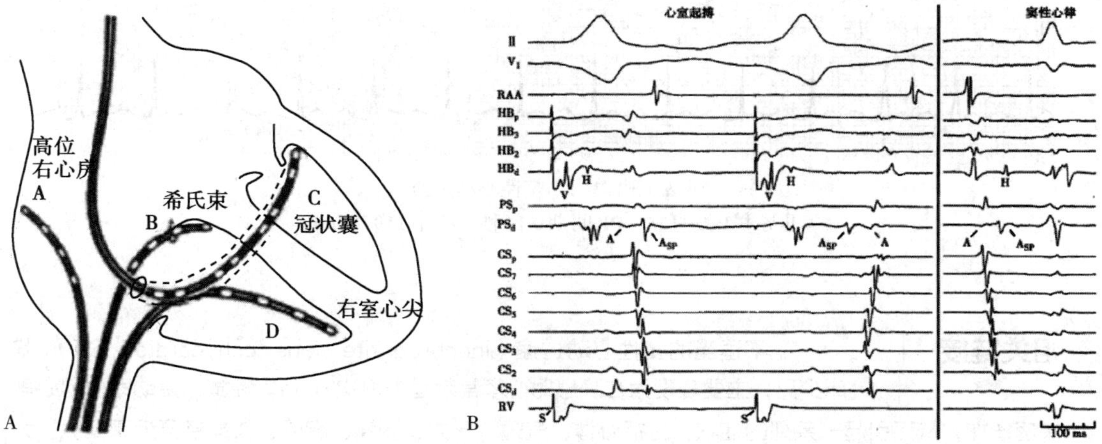

▲ 图3-3-3　心腔内电生理检查示意图和心电图
A. 心腔内电生理检查时常用导管的位置；B. 各导管记录的电位。

第二节　窦性心律失常

正常人的心脏冲动起源于窦房结，故而称之为窦性心律。窦房结位于心脏的右后上方，产生的心房综合心电向量指向左前下方，心电图显示P波在Ⅰ、Ⅱ、aVF和$V_{4\sim6}$导联直立，aVR导联倒置，通常频率范围为50~100次/min。窦性心律失常是由于窦房结冲动发放频率的异常或窦性冲动向心房的传导受阻所导致的心律失常，包括窦性心动过速、窦性心动过缓、窦性停搏、窦房传导阻滞和病态窦房结综合征。

一、窦性心动过速（sinus tachycardia）

定义为成人窦性心律的频率超过100次/min。

（一）病因

健康人在体力活动和情绪激动时常见，吸烟、饮酒、饮茶或咖啡等也容易发生。发热、甲状腺功能亢进、贫血、休克、心肌缺血、充血性心力衰竭等病理状态下，或应用肾上腺素、阿托品等药物时亦可发生。

（二）心电图特征

P波形态符合窦性心律特点，频率超过100次/min，有逐渐加快或逐渐减慢的发作特征（图3-3-4）。

（三）治疗

生理性窦性心动过速一般不予治疗，有症状者应去除诱因和针对病因治疗，必要时使用β受体拮抗剂（如美托洛尔）、非二氢吡啶类钙通道阻滞剂（如地尔硫䓬）或窦房结内向电流If阻滞剂（如伊伐布雷定）治疗。

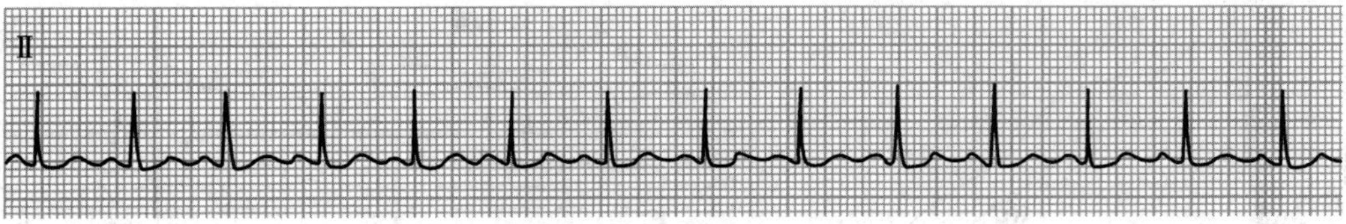

▲ 图3-3-4　窦性心动过速

Ⅱ导联P波直立，PR间期0.14秒，心率110次/min。

相关链接　1. 不适当的窦性心动过速（inappropriate sinus tachycardia，IST）临床少见，主要表现为在静息时心率常超过100次/min，轻微的活动即引起心率快速增加，从而引起一系列的症状，包括心悸、气短、乏力、胸痛、胸闷、头晕甚至近乎晕厥。大约90%的IST患者为无器质性心脏病的女性，好发年龄在20~45岁。诊断IST需要排查引起窦性心动过速的各种病因和诱因，并排除体位性心动过速的可能性。症状明显者可考虑上述药物治疗，无效或不能耐受者可考虑行导管消融术，但需要警惕窦房结损伤。

2. 窦房结折返性心动过速（sinus node reentry tachycardia，SNRT）临床少见，是指折返环位于窦房结及其周围的心动过速，临床有突然发作和突然终止的特点，发作时的心电图P波形态与窦性心律时相同。心腔内电生理检查时，程序电刺激可诱发与终止本型心动过速。治疗同IST。

二、窦性心动过缓（sinus bradycardia）

简称窦缓，既往定义为成人窦性心律的频率低于60次/min，但目前中国专家共识与欧美指南均定义为成人窦性心律的频率低于50次/min。

（一）病因

生理性窦缓常见于健康的青年人、运动员及睡眠状态。窦缓是病态窦房结综合征的常见表现之一，也见于其他原因包括急性下壁心肌梗死、颅内疾病、严重缺氧、低温、甲状腺功能减退、阻塞性黄疸和血管迷走性晕厥等，以及应用拟胆碱药物、胺碘酮、β受体拮抗剂、非二氢吡啶类的钙通道阻滞剂或洋地黄等药物。

（二）临床表现

生理性窦缓通常不需要治疗。如因心率过慢，可出现心排血量不足和阻滞灌注不足的症状，如头晕、乏力、呼吸困难和心绞痛等。

（三）心电图特征

P波形态符合窦性心律特点，频率低于50次/min，常伴有窦性心律不齐（不同PP间期的差异>0.12秒）（图3-3-5）。

（四）治疗

无症状窦缓通常不需要治疗。如有明显症状，急诊可应用阿托品或异丙肾上腺素等药物，但长期应用易发生严重副作用，故应考虑心脏起搏治疗。

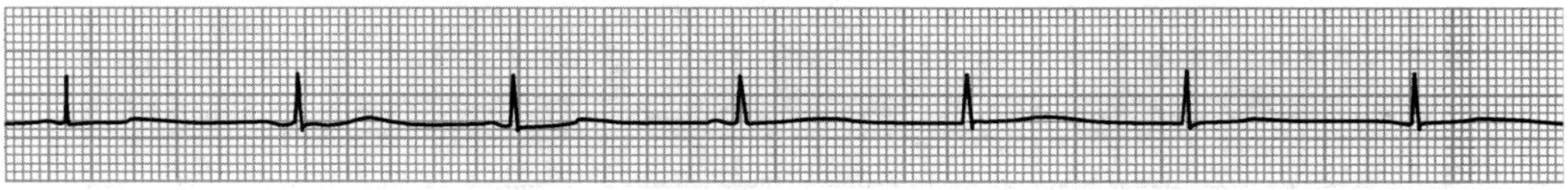

▲ 图3-3-5　窦性心动过缓

心率48次/min，PR间期正常，QRS波形态正常。

三、窦性停搏（sinus arrest）

定义为窦房结不能如期产生冲动，又称为窦性静止（sinus standstill）。

（一）病因、临床表现和治疗

参见病态窦房结综合征。

（二）心电图特征

未发生停搏时的P波形态符合窦性心律特点，突然出现的较长时间内无P波发生，长的PP间期与基线的窦性PP间期无倍数关系（图3-3-6）。

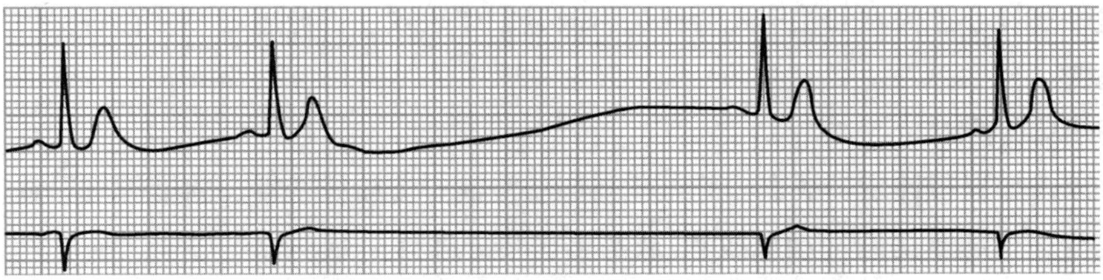

▲ 图3-3-6　窦性心动过缓、窦性心律不齐与窦性停搏

图中基本节律为窦性心律，心率38次/min，PR间期正常，QRS波群形态正常。基本窦性PP间期的差距>0.12秒。第2与第3个P波的PP间期长达4.16秒，与基本窦性PP间期不成倍数。

四、窦房传导阻滞（sinoatrial block，SAB）

简称窦房阻滞，定义为窦房结冲动向心房的传导延缓或阻滞。

（一）病因、临床表现和治疗参见病态窦房结综合征。

（二）心电图特征

理论上窦房传导阻滞可分为一、二和三度。由于体表心电图不能显示窦房结电活动，因而无法确诊一度窦房传导阻滞的诊断，也无法将三度窦房传导阻滞与窦性停搏区分开。而二度窦房传导阻滞分为2型：莫氏（Mobitz）Ⅰ型，即文氏（Wenckebach）阻滞，表现为PP间期进行性缩短，直至出现一次长PP间期，该长PP间期短于基本PP间期的2倍（图3-3-7A）；莫氏Ⅱ型阻滞，长PP间期为基本PP间期的整倍数（图3-3-7B）。

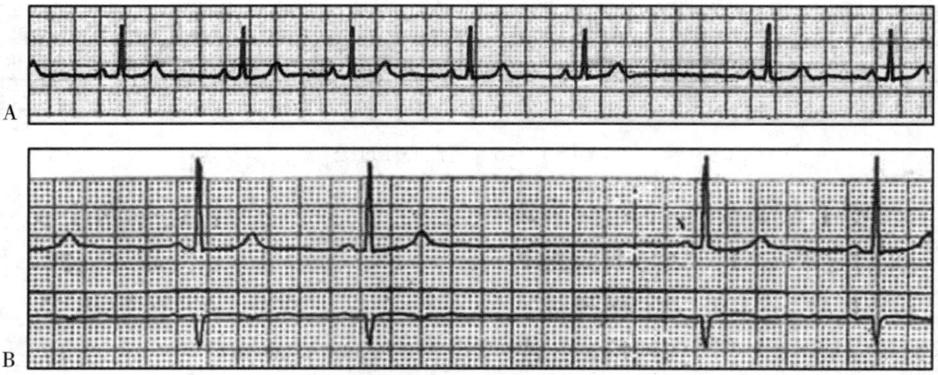

▲ 图3-3-7　二度窦房传导阻滞

A. PP间期进行性缩短伴长PP间期，PP间期 < 基本PP间期2倍，为二度Ⅰ型窦房传导阻滞；
B. 长PP间期为基本PP间期的2倍，为二度Ⅱ型窦房传导阻滞。

五、病态窦房结综合征（sick sinus syndrome，SSS）

简称病窦综合征，是由窦房结及其周围组织病变所导致的其功能减退，患者在不同时间表现出多种缓慢性窦性心律失常和快速性心律失常及其临床表现，部分患者可并存房室传导阻滞，又称为双结病变。

（一）病因或诱因

各种原因，如退行性变、缺血、纤维化与脂肪浸润、淀粉样变性、感染等可导致窦房结和周围心房肌病变，引起窦房结冲动形成和/或与窦房传导障碍。颈动脉窦过敏、脑血管意外、高血钾、甲状腺功能减退等，使用抗心律失常药物、洋地黄类药物、乙酰胆碱等亦可导致窦房结功能障碍，应注意鉴别。

（二）临床表现

以心动过缓为主的多种心律失常，伴随心、脑等重要脏器供血不足的症状，如心悸、心绞痛、心力衰竭、头晕、乏力、黑矇等，严重者可发生晕厥与阿－斯（Adams-Stokes）综合征，甚至猝死。

（三）心电图特征

病窦综合征的典型心电图表现：① 持续而显著的窦缓、窦性停搏和/或窦房传导阻滞；② 与房室传导阻滞同时并存；③ 心动过缓－心动过速综合征，又称慢－快综合征，指在心动过缓基础上，发生房性快速性心律失常（心房扑动、心房颤动或房性心动过速）（图3-3-8）。

其他心电图表现：① 未应用抗心律失常药物的情况下，心房颤动的心室率缓慢，或其发作间歇期出现窦缓、窦性停搏和/或窦房传导阻滞；② 变时功能不全，表现为运动后心率提高不显著；③ 房室交界区性逸搏心律等。

（四）诊断和评估

根据典型心电图表现及其与临床症状相关性，即可确定诊断。疑似诊断者，考虑下列检查有助于建立诊断。

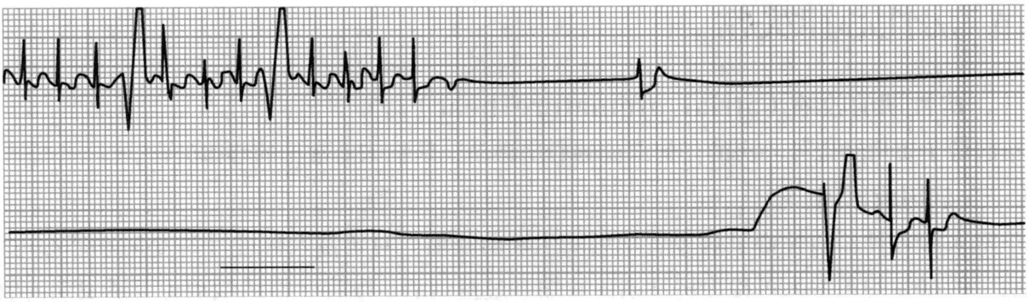

▲ 图3-3-8　心动过缓－心动过速综合征

连续描记的心电图显示起始为心房颤动，随后为一长时间的窦性停搏，第4、第8个QRS波群宽大畸形，为室性期前收缩，第13个QRS波群为交界性逸搏。长间隙后第一个QRS波群为室性逸搏，其后跟一个窦性心搏。

1. 阿托品试验　静脉注射阿托品2mg，记录注射即刻、3、5、7、10、15分钟的心电图，如心率不能达到90次/min，即为阿托品试验阳性。迷走神经张力增高者，注射阿托品后心率多能增加到90次/min以上。

2. 固有心率测定　应用药物完全阻断自主神经系统对心脏的支配，测定窦房结自身发放的激动频率。方法是静脉注射普萘洛尔（0.2mg/kg）10分钟后，再静脉注射阿托品（0.04mg/kg），然后检测心率。固有心率正常值计算如下：118.1－（0.57×年龄）。病窦综合征患者的固有频率低于正常值。

3. 窦房结恢复时间和窦房传导时间测定　应用食管心房调搏或心内电生理技术，正常人窦房结恢复时间不应超过2 000毫秒，校正的窦房结恢复时间不超过525毫秒，窦房传导时间不超过147毫秒。

（五）治疗

若患者无心动过缓相关的症状，不必治疗，仅定期随诊观察。对于有症状的病窦综合征患者，应接受起搏器治疗。心动过缓－心动过速综合征患者发作心动过速，需要避免单独应用抗心律失常药物治疗加重心动过缓，可考虑起搏保护下的药物治疗，或者行导管消融术。

相关链接　|　**慢－快综合征和快－慢综合征**

慢－快综合征是病态窦房结综合征的一种类型，最早于1968年由Ferrer M.I.提出。慢－快综合征表现为在窦性心动过缓或窦性停搏基础上出现各种快速性房性心律失常，但房性心律失常是出现在缓慢性窦性心律的基础上，为继发于缓慢性窦性心律的一种代偿性表现。这类患者在无快速性房性心律失常发作时即有严重窦性心动过缓或窦性停搏表现，需要永久起搏器植入治疗。

快－慢综合征的概念最早由Kaplan B.M.于1973年提出。快－慢综合征没有病态窦房结综合征的表现，在正常状态下缺少窦性停搏及窦性心动过缓的依据，但是存在自发性快速性房性心律失常，包括房性心动过速、心房颤动等，其中最常见的为心房颤动。这些快速性房性心律失常发作前为正常的窦性心律，缺少窦性心动过缓或窦性停搏的表现，而在快速性房性心律失常终止后出现一过性窦房结功能抑制而表现为一过性窦性停搏或窦性心动过缓。这类患者的治疗首选导管消融快速性房性心律失常，成功消融后可避免永久起搏器治疗。

第三节　房性心律失常

一、房性期前收缩（atrial premature beat）

指起源于窦房结以外心房的任何部位的心房激动，是临床上常见的心律失常。

（一）病因或诱因

正常人和各种器质性心脏病患者均可发生期前收缩。对正常人群进行24小时动态心电图监测表明，约60%的正常人可检出房性期前收缩。过量烟酒、咖啡、情绪激动也可诱发期前收缩。各种器质性心脏病、心肌缺血、心力衰竭、缺氧、炎症、麻醉和手术等因素也可使心肌受刺激而发生期前收缩。此外，某些抗心律失常药物、洋地黄类、三环类抗抑郁药物和电解质紊乱亦能诱发期前收缩。

（二）临床表现

主要表现为心悸，自觉有停跳感，可伴有胸闷、乏力症状。亦有些患者可能无任何症状，心电图检查或者触诊脉搏脱漏发现。

（三）心电图特征

房性期前收缩的心电图特征主要包括：① 提前出现的P′波，与窦性P波形态不同；② P′R间期>120毫秒；③ QRS波群呈室上性，部分可有室内差异性传导；④ 多为不完全代偿间歇。如发生在舒张早期，适逢房室结尚未脱离前次搏动的不应期，可产生传导中断（无QRS波发生被称为阻滞的或未下传的房性期前收缩）或缓慢传导（下传的P’R间期延长）现象（图3-3-9）。

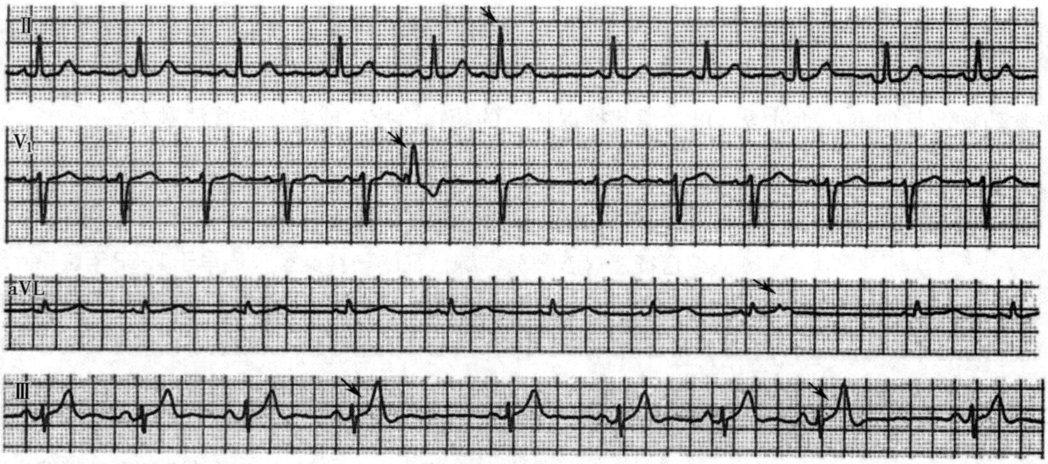

▲ 图3-3-9　房性期前收缩

Ⅱ导联箭头处为房性期前收缩；V_1导联箭头处为房性期间收缩伴室内差异性传导；aVL和Ⅲ导联箭头处均为未下传的房性期前收缩，aVL导联的P′波与前面的T波部分融合，Ⅲ导联的P′波与前面T波完全融合，导致T波高耸。

（四）诊断和评估

根据典型心电图可确定诊断，发生于心房下部的房性期前收缩应注意与房室交界性期前收缩相鉴别，伴有室内差异性传导的房性期前收缩应与室性期前收缩鉴别。未下传的房性期前收缩应注意与窦性停搏或房室传导阻滞相鉴别。建议完善动态心电图、超声心动图和甲状腺功能等，结合症状综合评估病情。

（五）治疗

无症状的房性期前收缩通常不需要治疗。当有明显症状或因房性期前收缩触发室上性心动过速或心房颤动等时，应给予治疗，包括避免或者去除诱因，如烟酒、咖啡、过劳等，药物治疗包括β受体拮抗剂、非二氢吡啶类钙通道阻滞剂、普罗帕酮和莫雷西嗪等。

二、房性心动过速（atrial tachycardia）

简称房速，指起源于窦房结以外心房的任何部位的连续≥3个以上心房激动。可分为局灶性房性心动过速和多源性房性心动过速，后者也称为紊乱性房性心动过速。

（一）病因或诱因

房性心动过速常见于冠心病、慢性肺部疾病、洋地黄中毒、大量饮酒以及各种代谢异常等，心脏外科手术或导管消融术后所导致的手术瘢痕也可以引起房性心动过速。少部分房性心动过速见于心脏结构正常者。

（二）临床表现

可表现为心悸、头晕、胸痛、憋气、乏力等症状，有些患者可能无任何症状。合并器质性心脏病的患者甚至可表现为晕厥、心肌缺血或肺水肿等。症状发作可呈短暂、间歇或持续发生。当房室传导比例发生变动时，听诊心律不恒定，第一心音强度变化。

（三）心电图特征

局灶性房性心动过速心电图特征包括：① 心房率通常为150~200次/min；② P′波形态与窦性P波不同：Ⅰ和aVL导联P′波负向，提示房性心动过速起源于左心房；V_1导联P′波负向，提示房性心动过速起源于右心房；Ⅱ、Ⅲ和aVF导联P′波正向或负向提示房性心动过速起源于心房上部或下部；③ 当心房率加快时可出现二度Ⅰ型或Ⅱ型房室传导阻滞，呈现2：1房室传导者亦属常见，但心动过速不受影响；④ P′波之间等电位线存在（与心房扑动时等电位线消失不同）；⑤ 刺激迷走神经不能终止心动过速，仅加重房室传导阻滞；⑥ 发作开始时心率逐渐加速（图3-3-10）。

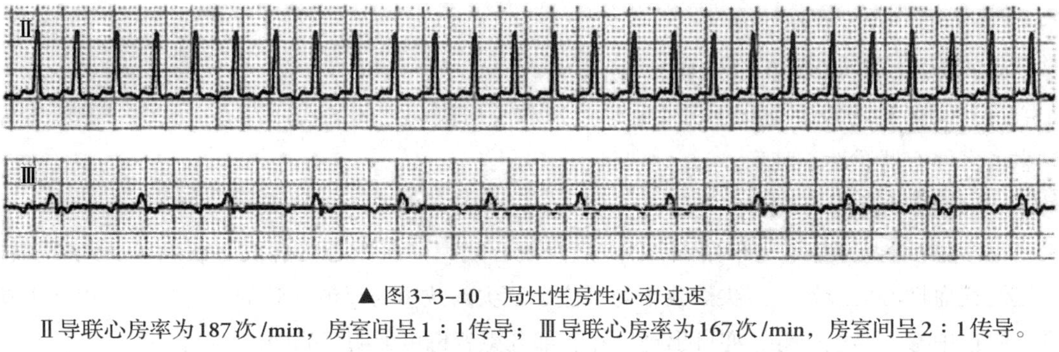

▲ 图3-3-10　局灶性房性心动过速

Ⅱ导联心房率为187次/min，房室间呈1：1传导；Ⅲ导联心房率为167次/min，房室间呈2：1传导。

多源性房性心动过速心电图特征包括：① 通常有3种或以上形态各异的P′波，P′R间期各不相同；② 心房率100~130次/min；③ 大多数P′波能下传心室，但部分P′波因过早发生而受阻，心室率不规则（图3-3-11）。

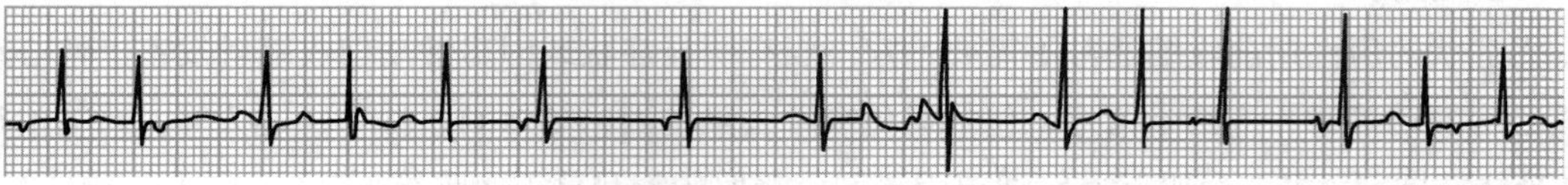

▲ 图3-3-11　多源性房性心动过速
图中可见多种形态的P′波，伴有不同的PR间期。

（四）诊断和评估

根据房性心动过速的临床表现和心电图特点可明确诊断。部分房性心动过速频率过快或并存功能性束支阻滞时，P′波可重叠于QRS波群中，此时应与其他室上性心动过速或室性心动过速鉴别（见本章第四节）。通过记录食管心电图可清楚显示P′波，或静脉注射ATP或腺苷，若出现房室传导阻滞而心动过速不终止，则可诊断房性心动过速。建议完善动态心电图、超声心动图和甲状腺功能等，结合症状综合评估病情。

（五）治疗

房性心动过速的处理主要取决于心室率的快慢及患者血流动力学情况。如心室率不太快且无严重血流动力学障碍，不必紧急处理。如心室率达140次/min以上，由洋地黄中毒所致或临床上有严重充血性心力衰竭或休克征象，应紧急治疗。处理方法如下。

1. 病因与诱因治疗　主要针对基础疾病治疗。肺部疾病患者应纠正低氧血症、控制感染等治疗。如洋地黄引起者，需要立即停用洋地黄，并纠正可能伴随的电解质紊乱，特别需要警惕低钾血症，必要时选用利多卡因、β受体拮抗剂和普罗帕酮等。

2. 控制心室率　可选用β受体拮抗剂、非二氢吡啶类钙离子通道阻滞剂和洋地黄以减慢心室率。

3. 转复为窦性心律　可用ⅠA、ⅠC及Ⅲ类（胺碘酮、伊布利特等）抗心律失常药物转复窦性心律，血流动力学不稳定者宜立即行直流电复律。部分局灶性房性心动过速患者药物治疗效果不佳时，可考虑导管消融治疗。

三、心房扑动（atrial flutter）

心房扑动简称房扑，是介于房性心动过速和心房颤动之间的快速性心律失常，健康者很少见，患者多伴有器质性心脏病。

（一）病因或诱因

多见于器质性心脏病，如风湿性心脏病、冠心病、高血压心脏病及心肌病等。此外，肺栓塞、慢性充血性心力衰竭、二尖瓣狭窄与反流、三尖瓣狭窄与反流导致的心房扩大、甲状腺功能亢进、酒精中毒、心包炎等，亦可出现房扑。部分患者也可无明显病因。

（二）临床表现

患者的症状主要与房扑的心室率有关，心室率不快时，患者可无症状；房扑伴有极快的心室率，可诱发心绞痛与充血性心力衰竭。房扑往往有不稳定的倾向，可恢复窦性心律或进展为心房颤动，但亦可持续数个月或数年。房扑患者也可产生心房血栓，进而引起体循环栓塞。体格检查可见快速的颈静脉扑动。当房室传导比例发生变化时，第一心音强度亦随之变化。部分患者可闻及心房音。

（三）心电图特征

心电图特征包括：① 窦性P波消失，代之以振幅、间距相同的有规律的锯齿状扑动波，称为F波，扑动波之间的等电位线消失，频率为250~350次/min；② 心室率规则或不规则，取决于房室传导的比例是否恒定，房扑波多以2：1及4：1交替下传；③ QRS波形态正常，当出现室内差异性传导、原先有束支阻滞或经房室旁路下传时，QRS波增宽、形态异常（图3-3-12）。

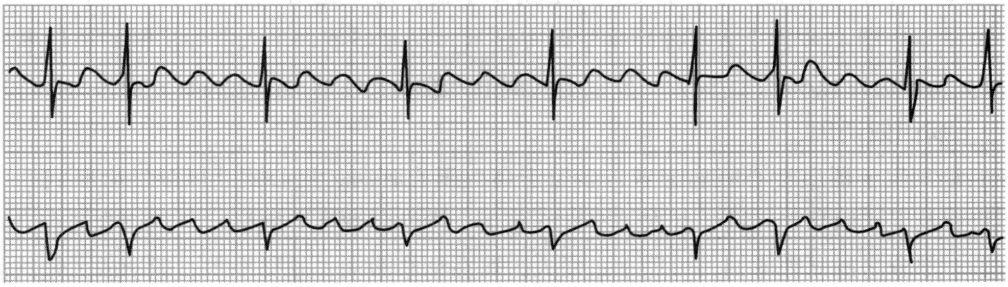

▲ 图3-3-12　心房扑动

图中各导联可见快速且规则的锯齿状扑动波（F波），频率300次/min，QRS波形态正常，第1至第2、第6至第7、第8至第9个QRS波群为2：1房室传导，其余的QRS波群间的传导比例为4：1。

（四）诊断和评估

房扑的诊断应根据临床表现和心电图特点。部分短阵发作者需要行动态心电图记录以协助诊断。当房扑2：1传导，且传导比例固定时，应与阵发性室上性心动过速鉴别，并存功能性束支传导阻滞或心室预激时，应与室性心动过速鉴别（见本章第四节）。建议完善动态心电图、超声心动图和甲状腺功能等，结合症状综合评估病情。

（五）治疗

1. 药物治疗　减慢心室率的药物包括β受体拮抗剂、非二氢吡啶类钙通道阻滞剂（维拉帕米、地尔硫䓬）或洋地黄类药物（地高辛、毛花苷C）。转复房扑并预防房扑复发的药物包括ⅠA类、ⅠC类和Ⅲ类（伊布利特、多非利特和胺碘酮等）抗心律失常药。伊布利特用于新发房扑复律治疗，禁用于严重器质性心脏病、QT间期延长和窦房结功能障碍者；多非利特亦可选用。应用ⅠA和ⅠC类抗心律失常药物前应先控制心室率，避免因房扑频率减慢后房室结传导加速而导致的心室率增加，但合并冠心病、充血性心力衰竭的房扑患者，应用ⅠA和ⅠC类抗心律失常药物容易导致严重室性心律失常，故应选用胺碘酮。长期维持窦性心律可选用胺碘酮、多非利特或索他洛尔等药物。

2. 非药物治疗　直流电复律是终止房扑最有效的方法。通常应用很低能量（低于50J），便可迅速将房扑转复为窦性心律。食管调搏也是转复房扑的有效方法，尤其适用于服用大剂量洋地黄制剂患者。导管消融可根治房扑，因房扑的药物治疗有限，对于症状明显或引起血流动力学不稳定的房扑，应选用导管消融治疗。

3. 抗凝治疗　持续性房扑的患者发生血栓栓塞的风险明显增高，应予以抗凝治疗，具体抗凝策略同心房颤动。

四、心房颤动（atrial fibrillation）

心房颤动简称房颤，是最常见的心律失常之一，是指规则有序的心房电活动丧失，代之以快速无序的颤动波，是严重的心房电活动紊乱。心房无序的颤动即失去了有效的收缩与舒张，心房泵血功能恶化或丧失，加之房室结对快速心房激动的递减传导，引起心室极不规则的反应。因此，心室律（率）紊乱、心功能受损和心房附壁血栓形成是房颤患者的主要病理生理特点。2014—2016年中国45岁以上人群流行病学调查显示，我国45岁以上人群中房颤的患病率为1.8%（男性与女性分别为1.9%与1.7%），75岁以上人群中男性和女性的房颤患病率分别为5.4%和4.9%。

（一）病因或诱因

房颤常发生于器质性心脏病患者，多见于高血压心脏病、冠心病、风湿性心脏病二尖瓣狭窄、心肌病及甲状腺功能亢进，其次缩窄性心包炎、慢性肺源性心脏病、预激综合征和老龄也可引起房颤。部分房颤原因不明，可见于正常人，可在情绪激动、外科手术、运动或大量饮酒史出现；房颤发生在无结构性心脏病的中青年，称为孤立性房颤或特发性房颤。

房颤的发生机制十分复杂，涉及心房的特殊结构（如肺静脉前庭和近心房段）、心房自主神经节的功能，以及心房电重构和结构重构等。心房或其特殊部位的异常电活动触发或驱动心房是阵发性房颤的主要机制，心房内复杂的多发子波折返是房颤的维持机制。

（二）临床表现

房颤症状的轻重受心室率快慢的影响。心室率超过150次/min，患者可发生心绞痛与充血性心力衰竭。心室率不快时，患者可无症状。房颤时心房有效收缩消失，心排血量比窦性心律时的减少达25%或更多。

房颤并发血栓栓塞的危险性甚大，尤以脑栓塞危害最大，常可危及生命并严重影响患者的生存质量。栓子来自左心房，多在左心耳部，因心房失去收缩力、血流淤滞所致。非心脏瓣膜病合并房颤者发生脑卒中的机会较无房颤者高出5~7倍。二尖瓣狭窄或二尖瓣脱垂合并房颤时，脑栓塞的发生率更高。

心脏听诊第一心音强度变化不定，心律极不规则。当心室率快时可发生脉搏短绌，原因是许多心室搏动过弱以致未能开启主动脉瓣，或因动脉压波太小，未能传导至外周动脉。

一旦房颤患者的心室律变得规则，应考虑以下的可能性：① 恢复至窦性心律；② 转变为房性心动过速；③ 转变为房扑（固定的房室传导比率）；④ 发生房室交界区性心动过速或室性心动过速；如心室律慢而规则（30~60次/min），提示可能出现完全性房室传导阻滞。心电图检查有助于确立诊断。房颤患者并发房室交界区性与室性心动过速或完全性房室传导阻滞，最常见的原因为洋地黄中毒。

（三）心电图特征

心电图特征包括：① P波消失，代之以小而不规则的基线波动，形态与振幅均变化不定，称为f波，频率为350~600次/min；② 心室率极不规则；③ QRS波形态通常正常，当心室率过快，发生室内差异性传导，QRS波增宽变形（图3-3-13）。

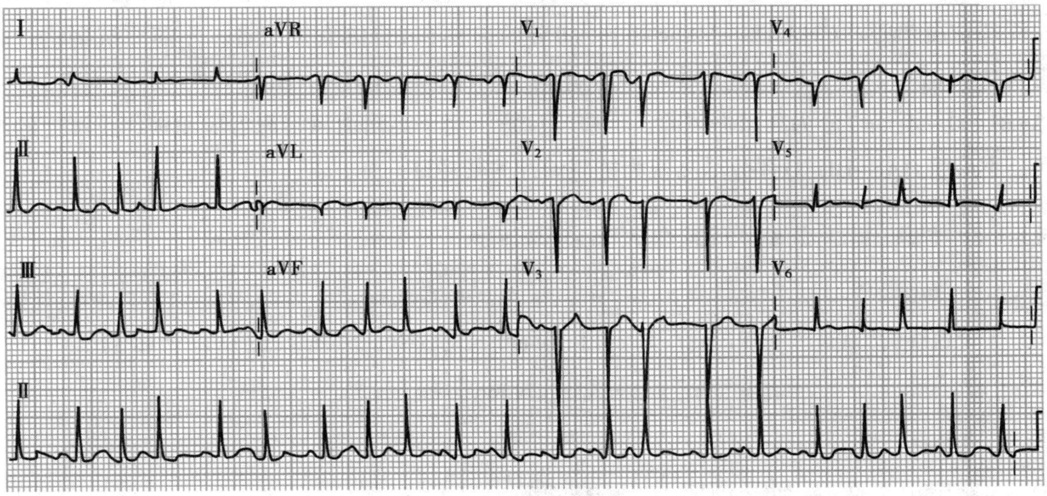

▲ 图3-3-13　心房颤动

图中各导联中P波消失，代之以一系列快速、大小不等、形态各异的心房颤动波（f波），QRS波群的形态与时限正常，RR间期绝对不规则，平均心率约120次/min。

（四）诊断和评估

根据症状和心脏听诊可以拟诊房颤，心电图表现是确诊的依据，部分阵发性房颤，体表心电图不易捕捉其发作，动态心电图记录有助于诊断。

根据房颤发作的持续时间，以及转复并长期维持窦性心律的难易程度和治疗策略的选择，将房颤分为阵发性房颤、持续性房颤、持久性房颤和永久性房颤（表3-3-1）。

▼ 表3-3-1　房颤的分类

临床分类	定义
阵发性房颤	房颤持续时间短于7d（包括自行终止或干预终止）
持续性房颤	房颤持续时间7d及以上
持久性房颤	房颤持续时间超过1年
永久性房颤	转复并维持窦性心律的可能性小，房颤持续10~20年，心电图显示近乎直线的极细f波；或心脏磁共振显像显示左心房纤维化面积占左心房面积的30%以上

（五）治疗

房颤治疗强调长期综合管理，即在治疗原发疾病和诱发因素的基础上，积极预防血栓栓塞、转复并维持窦性心律及控制心室率，这是房颤治疗的基本原则。

1. 抗凝治疗 房颤患者的栓塞风险较高，因此，抗凝治疗是房颤治疗的重要内容。对于合并瓣膜病患者，需要应用华法林抗凝治疗。对于非瓣膜病患者，需要采用CHA_2DS_2-VASc评分系统进行血栓栓塞的风险分层（表3-3-2）。CHA_2DS_2-VASc评分≥2分的男性或≥3分的女性房颤患者，需要抗凝治疗；CHA_2DS_2-VASc评分为1分的男性和2分的女性患者，根据获益与风险权衡，优选抗凝治疗；CHA_2DS_2-VASc评分为0分的男性和1分的女性患者，不需要抗凝治疗。房颤患者抗凝治疗前需要同时进行出血风险评估，临床上常用HAS-BLED评分系统（表3-3-3）。HAS-BLED评分≥3分为高出血风险。但应当注意，对于高出血风险患者应积极纠正可逆的出血因素，不应将HAS-BLED评分增高视为抗凝治疗的禁忌证。

▼ 表3-3-2　非瓣膜病性房颤脑卒中危险CHA_2DS_2-VASc评分

项目	危险因素	说明	分值/分
C	充血性心力衰竭	包括HFrEF、HFmrEF、HFpEF及左心室收缩功能障碍（LVEF≤40%）	1
H	高血压	高血压病史，或目前血压≥140/90mmHg	1
A_2	年龄≥75岁		2
D	糖尿病	包括1型和2型糖尿病患者	1
S_2	脑卒中	既往脑卒中、短暂性脑缺血发作（TIA）或体循环栓塞；包括缺血性和出血性脑卒中	2
V	血管疾病	包括影像证实的冠心病或心肌梗死病史、外周动脉疾病（外周动脉狭窄≥50%或行血运重建）、主动脉斑块	1
A	年龄65~74岁		1
Sc	性别（女性）	脑卒中风险修正因素，但不是独立危险因素	1

注：HFrEF为射血分数减低的心力衰竭；HFmrEF为射血分数轻度减低的心力衰竭；HFpEF为射血分数保留的心力衰竭；LVEF为左心室射血分数。

华法林是房颤抗凝治疗的有效药物，口服华法林使凝血酶原时间国际标准化比值（INR）维持在2.0~3.0，能安全而有效地预防脑卒中发生。房颤持续不超过24小时，复律前不需要进行抗凝治疗；房颤持续超过24小时者，应在复律前接受华法林有效抗凝治疗3周，待复律成功后继续治疗3~4周；或行食管超声心动图除外心房血栓后再行复律，复律成功后仍需要华法林有效治疗3~4周。紧急复律之前可选用静脉肝素或皮下注射低分子量肝素抗凝治疗。新型口服抗凝药（NOAC）如达比加群酯、利伐沙班、阿哌沙班等目前主要用于非瓣膜性房颤的抗凝治疗。NOAC的特点是不需要常规凝血指标监测，较少受食物或药物的影响，安全性较好，目前已替代华法林成为非瓣膜性房颤抗栓治疗的首选药物。

▼ 表3-3-3 出血风险评估HAS-BLED评分

临床特点	计分/分	说明
未控制的高血压（H）	1	定义为收缩压＞160mmHg
肝肾功能异常（A）	1或2	肝功能异常：肝硬化或胆红素＞2倍正常上限，AST/ALT/ALP＞3倍上限；肾功能异常：透析/肾移植/血清肌酐＞200μmol/L
脑卒中（S）	1	包括缺血性脑卒中和出血性脑卒中
出血（B）	1	出血史或出血倾向，包括既往大出血（任何需要住院治疗或导致血红蛋白下降＞20g/L或需要输血的出血）、贫血和血小板减少
INR值易波动（L）	1	INR不稳定/过高，或在治疗窗内的时间＜60%
老年（E）	1	年龄＞65岁
药物或过量饮酒（D）	1或2	药物指合并应用抗血小板药物或非甾体抗炎药；过量饮酒指酒精摄入量＞112g/周

注：ALT为丙氨酸转氨酶，AST为天冬氨酸转氨酶，ALP为碱性磷酸酶，INR为国际标准化比值。

经皮左心耳封堵术是预防脑卒中和体循环栓塞事件的策略之一。对于CHA_2DS_2-VASc评分≥2分的男性或≥3分的女性非瓣膜性房颤患者，且不适合长期抗凝治疗或长期规范抗凝治疗基础上仍发生脑卒中或栓塞事件、HAS-BLED评分≥3分的患者，可考虑经皮左心耳封堵术。

2. 转复并维持窦性心律 将房颤转复为窦性心律的方法包括药物复律、电复律及导管消融。ⅠA（奎尼丁、普鲁卡因胺）、ⅠC（普罗帕酮）或Ⅲ类（胺碘酮、伊布利特）抗心律失常药物均可转复房颤，成功率60%左右。奎尼丁可诱发致命性室性心动过速，增加死亡率，目前已很少应用。ⅠC类亦可致室性心律失常，严重器质性心脏病患者不宜使用。胺碘酮致心律失常发生率最低，是目前常用的维持窦性心律药物，特别适用于合并器质性心脏病的患者。其他维持窦性心律的药物还有多非利特、索他洛尔、决奈达隆，但临床疗效均不及胺碘酮。临床上使用中成药制剂稳心颗粒或参松养心胶囊对维持窦性心律亦有一定效果。药物复律无效时，可改用电复律。如患者发作开始时已呈现急性心力衰竭或血压下降明显，宜紧急施行电复律。复律治疗成功与否与房颤持续时间的长短、左心房大小和年龄有关。

对于症状明显、药物治疗无效的阵发性房颤，导管消融可以作为一线治疗；病史较短、药物治疗无效且无明显器质性心脏病的症状性持续性房颤，以及存在心力衰竭和/或LVEF减少的症状性房颤患者，亦可行导管消融治疗。此外，外科迷宫手术也可用于维持窦性心律，且具有较高的成功率。

3. 控制心室率 临床研究表明，持续性房颤患者选择控制心室率加抗凝治疗，预后与经复律后维持窦性心律者并无显著差异，且更简便易行，尤其适用于老年患者。控制心室率的药物包括β受体拮抗剂、钙通道阻滞剂、洋地黄制剂和某些抗心律失常药物（如胺碘酮、决奈达隆），可单用或联合应用，但应注意这些药物的禁忌证。对于无症状的房颤，且左心室收缩功能正常，控制静息心室率＜110次/min；对于症状明显或出现心动过速心肌病时，应控制静息心室率＜80次/min且中等

运动时心室率 <110次/min。达到严格心室率控制目标后，应行24小时动态心电图监测以评估心动过缓和心脏停搏情况。

对于房颤伴快速心室率、药物治疗无效者，可施行房室结消融或改良术，并同时安置永久起搏器。对于心室率较慢的房颤患者，最长RR间期 >5秒或症状显著者，亦应考虑起搏器治疗。

第四节　房室交界区性及其相关的心律失常

一、房室交界区性期前收缩

房室交界区性期前收缩（premature atrioventricular junctional beat）简称交界性期前收缩，其激动起源于房室交界区，可同时向心室下传和向心房逆传，心电图表现为提前发生的QRS波群与逆行P波。逆行P波可位于QRS波群之前（PR间期 <0.12秒）、之中或之后（RP间期 <0.20秒），取决于交界性激动前传与逆传的相对速度。房室交界区性期前收缩的QRS波群形态一般正常，伴有室内差异性传导时其QRS波群形态可出现变化（图3–3–14）。房室交界区性期前收缩应注意与发生于心房下部或房性P波与T波重叠的房性期前收缩鉴别，伴有室内差异性传导时，应与室性期前收缩鉴别。

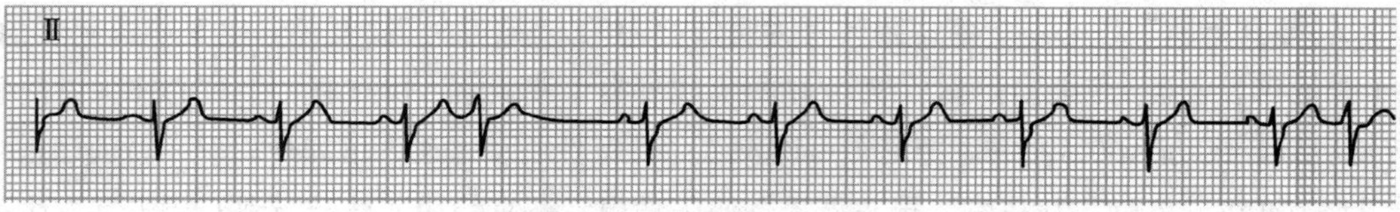

▲ 图3–3–14　房室交界性期前收缩

第4、11个QRS波群为房室交界区性期前收缩，QRS波群提前出现，形态正常，其后可见逆行P波，RP间期 <0.20秒。

二、房室交界区性逸搏与心律

正常情况下，房室交界区组织的自律性为窦性心律所掩盖。当窦房结发放激动频率减慢低于房室交界区固有频率，或窦房与房室之间出现传导障碍时，产生房室交界区性逸搏/房室交界区性心律（atrioventricular junctional escape beat/atrioventricular junctional rhythm）。心电图表现为长PP间期内出现一个形态正常的QRS波群，其前无窦性P波，可伴有逆行P波。逆行P波可位于QRS波群之前（PR间期 <0.12秒）、之中（不可见）或之后（RP间期 <0.20秒）。

房室交界区性心律为连续发生的房室交界区性逸搏所形成的节律。心电图表现为形态正常的QRS波群，频率为35~60次/min，可伴有或不伴有逆行P波（图3–3–15）。

房室交界区性逸搏或房室交界区性心律的出现是一种防止心室停顿的生理性保护机制，其本身不需要治疗。治疗应针对改善窦房结或房室结功能进行，必要时应给予心脏起搏器治疗。

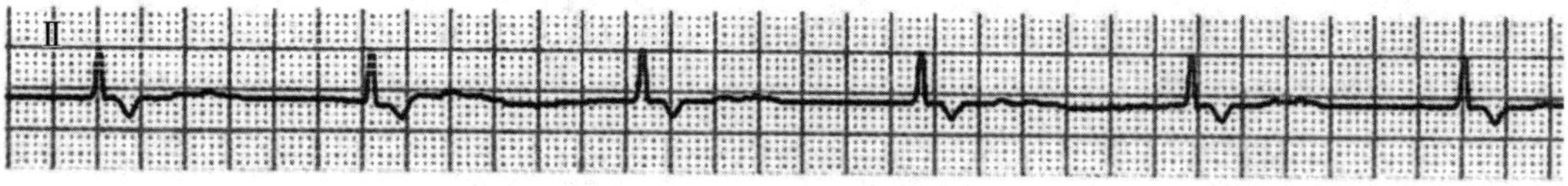

▲ 图3-3-15　房室交界区性心律

RR间期1.24秒，频率为48次/min，QRS波群后出现逆P波，RP间期0.15秒。

三、非阵发性房室交界区性心动过速

非阵发性房室交界区性心动过速（nonparoxysmal atrioventricular junctional tachycardia）又称加速性交界性自主心律，其发生机制与房室交界区自律性增高或触发活动有关。最常见的病因为洋地黄中毒，急性心肌梗死、急性心肌炎、急性风湿热或心脏外科手术后房室交界区受激惹时亦可见到。偶可见于正常人。

（一）心电图检查

心率一般为70~150次/min，节律规则，QRS波群形态正常。心动过速开始与终止时心率逐渐变化，有别于阵发性心动过速。如心房由窦房结或异位心房起搏点控制，可出现房室分离。洋地黄中毒引起者，常因合并房室传导阻滞而使心室率变得不规则（图3-3-16）。

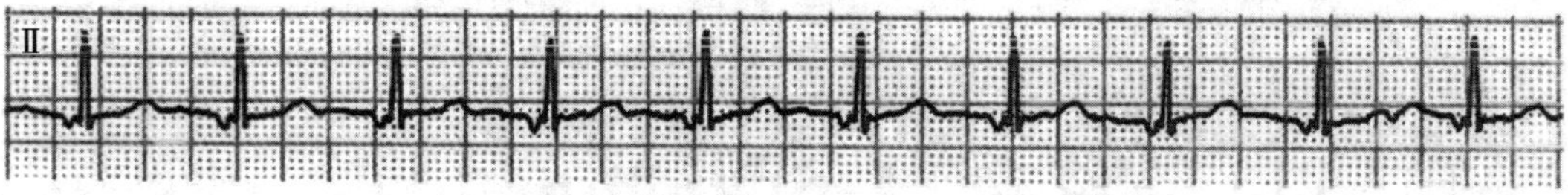

▲ 图3-3-16　非阵发性房室交界区性心动过速

QRS波群形态、时限正常，QRS波群前出现逆行P波，频率为94次/min。

（二）治疗

因心动过速的频率接近正常窦性心律的频率，对血流动力学影响较小，且常常能自行消失，治疗主要针对基本病因进行。

四、房室交界区相关的折返性心动过速

房室交界区相关的折返性心动过速主要包括房室结折返性心动过速（atrioventricular nodal reentrant tachycardia，AVNRT）和房室折返性心动过速（atrioventricular reentrant tachycardia，AVRT）两大类，其共同的发生机制为折返，但前者的折返环路位于房室结内，后者由房室交界区、旁道与心房、心室共同组成折返环路。两者的心电图表现均为室上性QRS波群和规则RR间期，少部分患者为宽QRS波群。阵发性室上性心动过速（paroxysmal supraventricular tachycardia，PSVT）简称室上速。大多数心电图表现为QRS波群形态正常、RR间期规则的快速心律（图3-3-17）。传统的室上性心动过速定义是起源于心室希氏束分支以上部位的心动过速。但随着现代电生理学发展，认识到其折返途径不仅涉及心房和房室交界区，也涉及希氏束和心室。因此，广义室上性心动过速包含所有起源和传导途径不局限于心室内的心动过速，包括：① 窦性快速性心律失常，

如生理性窦性心动过速、不恰当窦性心动过速和窦房结折返性心动过速等；② 房性心动过速；③ 房室结折返性心动过速；④ 房室折返性心动过速；⑤ 自律性交界性心动过速和非阵发性交界性心动过速。狭义的阵发性室上性心动过速特指房室结折返性心动过速和房室折返性心动过速，其中后者的发生与预激综合征密切相关。

室上性心动过速多具有折返性心动过速的临床特点：心动过速的发作与终止表现为突然发生和突然终止，持续时间长短不定。症状包括心悸、头晕、晕厥、心绞痛等，严重时可发生心力衰竭与休克。症状轻重取决于发作时心室率快速的程度和持续时间、是否同时伴有器质性心脏病。体检心律绝对规则，第一心音强度一致。程序电刺激可诱发与终止心动过速。

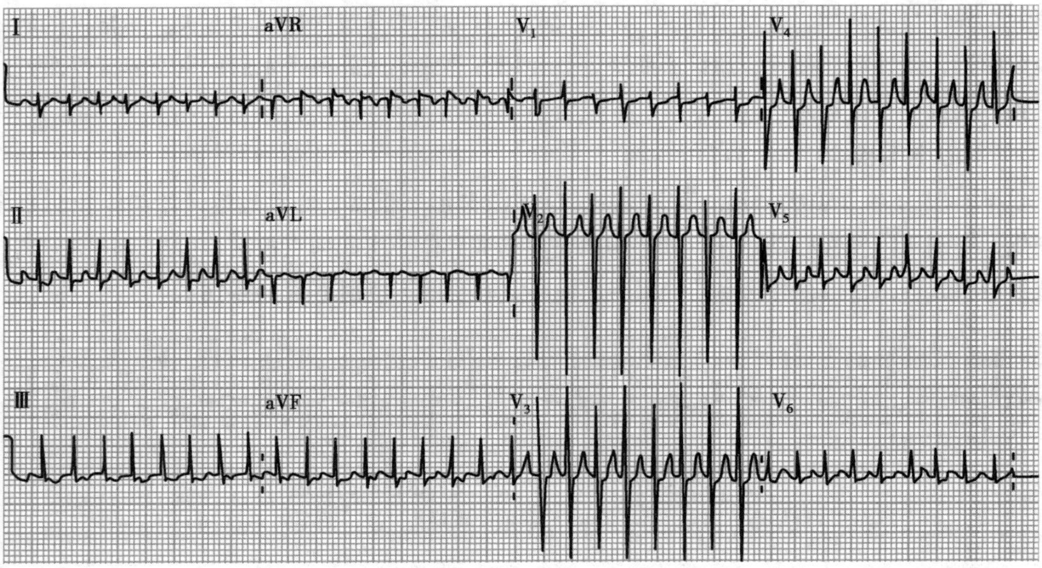

▲ 图3-3-17　阵发性室上性心动过速

图中各导联均可见连续快速QRS波群，其形态正常，RR间期规则，心率184次/min，其中Ⅱ、Ⅲ、aVF导联的QRS波群后可见逆行P波、房室结折返性心动过速。

（一）房室结折返性心动过速

1. 心电图检查　心电图表现：① 心率150~250次/min，节律规则；② QRS波群形态通常正常，存在束支传导阻滞或发生室内差异性传导时，QRS波群形态可异常；③ 伴有逆行P波（Ⅱ导联倒置，aVR导联直立），逆行P波常埋藏于QRS波群终末部分，与QRS波群关系恒定；非典型性房室结折返性心动过速（atypical atrioventricular nodal reentrant tachycardia）的P波清楚可见，RP间期较长；④ 心动过速通常由期前收缩触发，下传的PR间期显著延长，其后引发心动过速。本型心动过速与房室折返性心动过速鉴别较困难，需要进行心脏电生理检查确定。非典型性房室结折返性心动过速需要与慢旁路所致的房室折返性心动过速、房性心动过速、窦性心动过速鉴别。

2. 心脏电生理检查　本型心动过速的发生机制是房室结双径路折返。当存在房室结双径路时，快（β）径路传导速度快而不应期长，慢（α）径路传导速度缓慢而不应期短。正常时，窦性激动沿快径路下传，PR间期正常。发生典型的房室结折返性心动过速时，激动沿慢径路下传，快径路逆传。即当房性期前收缩发生于折返窗口时，激动沿快径路下传，因不应期较长而被阻滞；而沿慢径路下传的激动，由于传导缓慢，当传导至心室时快径路已恢复兴奋性，激动经快径路返回心房，产生单次心房回波，如反复折返，则形成心动过速。因此，心房和心室不参与形成折返回路。非典型性房室结折返性心动过速的折返方向与之相反，即激动沿快径路下传，慢径路逆传，比较少见（图3-3-18）。

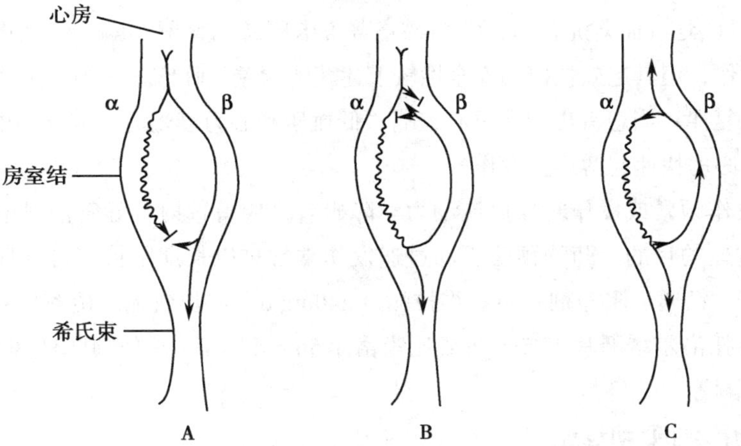

▲ 图3-3-18　房室结双径路折返示意图

图示房室结内α与β路径。α路径传导速度慢，不应期短；β路径传导速度快，不应长。A. 窦性激动沿β路径下传至希氏束，PR间期正常；窦性激动同时沿α路径下传，但遭遇不应期而未能抵达希氏束；B. 房性期前收缩受阻于β路径，沿α路径缓慢传导至希氏束，PR间期延长；由于传导缓慢，使β路径有足够时间恢复兴奋性，激动经β路径逆向传导返回心房，完成单次折返，产生一个心房回波；C. 心房回波再循路径下传，形成持续折返，引起房室结折返性心动过速。

心脏电生理检查特征：① 心动过速可为期前刺激诱发和终止；② 心房程序电刺激存在“跳跃现象”（传导由快径路向慢径路移行的特征）；③ 心动过速起始时伴有房室传导延缓（AH间期延长）；④ 前传心室激动顺序和逆传心房激动顺序正常。

3. 治疗

（1）刺激迷走神经：迷走神经兴奋性增强可抑制房室结功能，使激动在房室交界区传导减慢，从而终止阵发性室上性心动过速发作。可采用Valsalva动作（深吸气后屏气、再用力作呼气动作，维持10~30秒）；将面部浸于冰水内，作潜水动作，刺激咽部诱导恶心；有经验者可用颈动脉窦按摩（患者取仰卧位，单侧按摩5~10秒，切忌双侧同时按摩）。本方法适用于血压和心功能良好的患者。

（2）腺苷：是目前指南推荐的阵发性室上性心动过速首选的复律药物，6~12mg快速静脉注射，起效迅速，常见不良反应为窦性心动过缓、房室传导阻滞、面部潮红等，因腺苷代谢迅速（半衰期短于6秒），不良反应常为一过性。

（3）钙通道阻滞剂：首选维拉帕米，剂量为5mg，稀释后静脉注射，10分钟后可再次静脉注射5mg。也可用地尔硫䓬，0.25~0.35mg/kg。合并心功能不全者或有预激旁路前传禁用钙通道阻滞剂。

（4）洋地黄：伴有心力衰竭者首选。去乙酰毛花苷注射液0.4mg稀释后缓慢静脉注射，2小时后无效可再给0.2~04mg。不能排除预激综合征者禁用。

（5）β受体拮抗剂：普萘洛尔0.25~0.5mg静脉注射，或艾司洛尔50~200μg/（kg·min）静脉注射。应避免用于支气管哮喘、心力衰竭患者。

（6）ⅠA、ⅠC类和Ⅲ类抗心律失常药物：普鲁卡因胺、普罗帕酮、索他洛尔、胺碘酮均可终止心动过速发作，但其起效快捷和安全性较上述药物为差，临床不作为首选药物。

（7）直流电复律：当患者出现严重心绞痛、低血压和心力衰竭时，应立即电复律。不宜电复律者可试用食管心房快速起搏终止发作。

4. 预防　发作频繁或发作时伴血流动力学障碍者，应首选射频导管消融治疗，消除折返环达到根治心动过速的目的。药物预防心动过速发作常常难以长期坚持，可选择洋地黄（地高辛0.125~0.25mg/d）、钙通道阻滞剂（缓释维拉帕米240mg/d，或长效地尔硫䓬90~120mg/d）或β受体拮抗剂（如美托洛尔缓释片47.5mg/d或比索洛尔5mg/d）等，其他预防性药物有普鲁卡因胺、普罗帕酮、胺碘酮等。

（二）房室折返性心动过速

1. 心电图检查

（1）顺向型房室折返性心动过速（ortho-dromic atrioventricular reentrant tach-ycardia，OAVRT）：约占90%以上，心率通常超过200次/min，节律绝对匀齐，QRS波群形态正常，逆行P波位于QRS波群之后。

（2）逆向型房室折返性心动过速（anti-dromic atrioventricular reentrant tach-ycardia，AAVRT）：较少见，心率为150~240次/min，节律绝对规则，QRS波群宽大畸形，可见逆行P波。

2. 心脏电生理检查　本型心动过速的发生机制为房室旁路折返，房室旁路分为显性房室旁路和隐匿性房室旁路，显性房室旁路具有前向传导和逆向传导功能，隐匿性房室旁路无前向传导功能，仅具有逆向传导功能。顺向型房室折返性心动过速见于隐匿性房室旁路和大部分显性房室旁路所致的心动过速，其折返环路顺序为：心房→房室结→心室→房室旁路→心房。逆向型房室折返性心动过速仅见于部分显性房室旁路所引起的心动过速，其折返环路顺序为：心房→房室旁路→心室→房室结→心房。此外，尚有一种少见的特殊的隐匿性旁路，即慢旁路，其逆向传导速度较慢，心动过速发作时的心率亦相对较慢，并且RP间期>PR间期。

心脏电生理检查特征：电刺激可诱发和终止心动过速。心房递增刺激可见前向心室激动顺序异常（显性房室旁路）；心室递增刺激可见逆向心房激动顺序异常。

需要与顺向型房室折返性心动过速相鉴别的心动过速：房室结折返性心动过速、P波与T波重叠的房性心动过速。逆向型房室折返性心动过速应注意与室性心动过速鉴别。慢旁路所致的房室折返性心动过速需要与房性心动过速、非典型性房室结折返性心动过速、窦性心动过速鉴别。

3. 治疗　房室折返性心动过速可参照房室结折返性心动过速处理。腺苷、钙通道阻滞剂、β受体拮抗剂、洋地黄等作用于房室结而终止心动过速，ⅠA、ⅠC类和Ⅲ类抗心律失常药物同时作用于房室结和旁路终止心动过速发作。逆向型房室折返性心动过速时，虽然折返激动沿旁路下传心室，但此时房室结仍为折返环路的组成部分，故仍可单独使用作用于房室结的药物终止心动过速发作。因洋地黄可缩短旁路不应期，不应单独用于曾经发作心房颤动或扑动的患者。如心动过速的心率过快，发生晕厥或低血压，应立即电复律。本型心动过速也同样首选射频导管消融治疗，消融旁路达到根治心动过速的目的。

（三）预激综合征

预激综合征（preexcitation syndrome）又称WPW综合征（Wolff-Parkinson-White syndrome），指心电图呈预激表现，临床上有心动过速发作。预激是指心房激动经旁路提前激动部分心室肌，或心室激动经旁路提前激动部分心房肌。在预激综合征患者中，除房室交界区外，房室之间还存在由普通心肌细胞组成的肌束，连接心房与心室之间者称为房室旁路，亦称肯特束（Kent束）。房室旁路可位于房室环的任何部位（图3-3-19）。另外房室折返性心动过速可发生于静息心电图无预激的患者，这些患者可能不存在顺向性传导旁路或旁路传导非常慢，该旁路被称为隐性旁路。房室之间还存在其他较少见的旁路：① 房束纤维；② 房室纤维；③ 结室纤维；④ 束室纤维等。

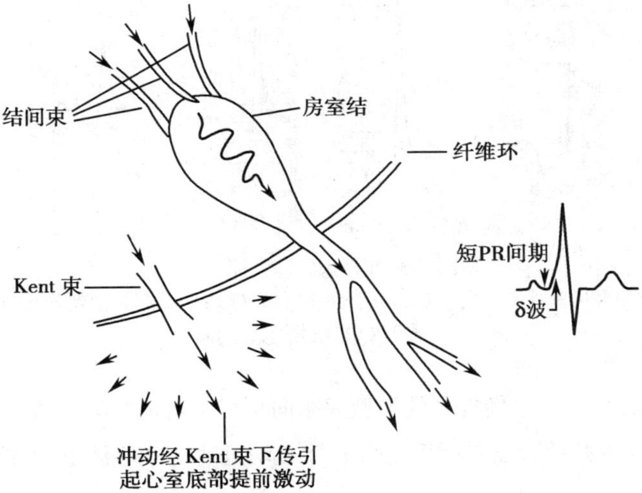

▲ 图3-3-19　房室旁路示意图

窦性激动同时沿房室结和房室旁路下传，由于房室旁路无生理性传导延迟，提前激动部分心室肌，导致PR间期缩短，QRS波群起始部粗钝（δ波）。房室结经过生理性传导延迟后，激动沿心室内传导系统传导远较经普通心室肌细胞传导快，激动其余心室部分，因此QRS波群后半部分形态正常。

1. 病因　预激综合征的人群发生率约为1.5%。绝大多数预激综合征患者无器质性心脏病，仅少数患者可同时合并先天性心脏病，如三尖瓣下移畸形、二尖瓣脱垂等。

2. 临床表现　预激综合征的心动过速发生率为1.8%，并随年龄增长而增加。其中80%以上的心动过速发作为房室折返性心动过速，15%~30%为心房颤动，约5%为心房扑动。频率过快的心动过速，特别是心房颤动，如持续时间较长，可导致心力衰竭、低血压、晕厥，甚至死亡。

3. 心电图检查　典型预激综合征的心电图表现：① PR间期 < 0.12秒；② QRS波群起始部粗钝（称δ波），终末部分一般正常，QRS波群时限常常超过0.12秒；③ 伴有继发性ST-T改变，即ST段和T波与QRS波群主波方向相反。

根据胸前导联QRS波群方向，预激综合征分为两型。A型：QRS波群均向上，房室旁路位于左侧房室环或间隔部（图3-3-20）；B型：QRS波群在V_1导联向下，$V_{5\sim6}$向上，房室旁路位于右侧房室环。

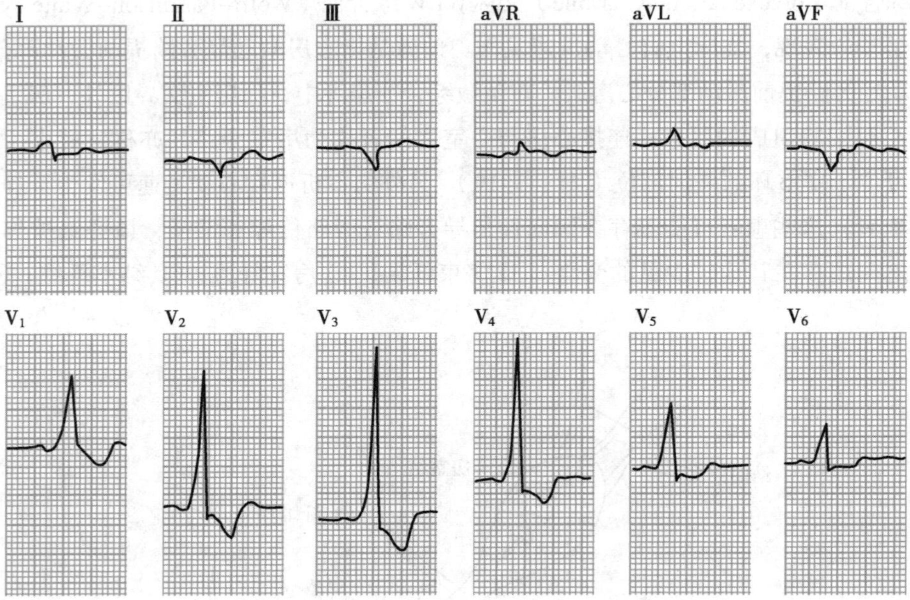

▲ 图3-3-20　预激综合征（A型）

图中各导联可见窦性心律时，PR间期 < 0.12秒，QRS波群起始部明显粗钝（δ波），V_1~V_6导联QRS波群主波均向上。

预激综合征伴发的心动过速最常见的类型为顺向型房室折返性心动过速，心动过速时的QRS波群形态正常。约5%的患者为逆向型房室折返性心动过速，QRS波群宽大畸形，应注意与室性心动过速加以鉴别。

4. 治疗　无心动过速发作或偶有发作但症状轻微的预激综合征患者的治疗，目前仍存在争议。通过危险分层决定是否接受导管消融治疗可能是合适的。危险分层的手段主要包括无创心电学检查、药物激发、运动试验及有创的经食管或经心腔内电生理检查。如心动过速发作频繁伴有明显症状，应给予治疗。治疗方法包括药物和射频导管消融术。

预激综合征伴发心房扑动与颤动时，严重者可导致昏迷和猝死，如出现晕厥或低血压等症状，应立即施行电复律。治疗药物宜选择延长房室旁路与房室结不应期的药物，如普鲁卡因胺、普罗帕酮、胺碘酮、索他洛尔，还可给予降低窦房结自律性的药物，如伊布利特。应注意，洋地黄、胺碘酮、维拉帕米、β受体拮抗剂等药物可使房室结的不应期延长，而对旁路不应期无影响，单独使用时可抑制激动经房室结隐匿性传导对旁路的抑制作用而加快心室率，甚至诱发心室颤动，因此应避免使用这些药物。

近年来，射频导管消融治疗预激综合征已成为临床上首选的治疗方法，可以永久性阻断房室旁路消除折返环，从而达到根治心动过速的目的。其适应证为：① 心动过速发作频繁；② 合并心房颤动或扑动；③ 心动过速发作频率过快；④ 药物不能充分控制的心动过速；⑤ 心脏电生理检查显示伴发心房颤动者，旁路的前向传导不应期 <250毫秒。

心电图表现为预激但无症状称为WPW模式，静息心电图表现为间歇性预激或运动试验时预激突然消失的患者发生致命性心律失常的风险较低，其他患者危险分层需要行电生理检查。若电生理检查发现高危特性应行旁路射频消融术。WPW模式患者可随访观察，不需要进一步检查，若患者由于WPW模式无法应聘身体健康要求较高的工作（例如飞行员等）时，可考虑行射频导管消融。

第五节　室性心律失常

一、室性期前收缩

室性期前收缩（premature ventricular beat）是一种最常见的心律失常，指希氏束及其分支以下心室肌的异位兴奋灶提前除极而产生的心室期前收缩。普通人群的患病率为1%~4%，通过24小时或48小时动态心电图检测则高达40%~75%。

（一）病因

正常人与各种心脏病患者均可发生室性期前收缩。不良生活方式如精神紧张，过度劳累，过量烟、酒、咖啡摄入等均可诱发室性期前收缩。各种结构性心脏病如冠心病、心肌病、心力衰竭和心脏瓣膜病等亦是室性期前收缩的常见病因。其他如洋地黄类药物、奎尼丁、三环类抗抑郁药中毒、电解质紊乱（低钾、低镁）等也可诱发室性期前收缩。

（二）临床表现

室性期前收缩的临床表现差异很大，大多数患者可无明显症状，但偶发室性期前收缩也可引发严重的症状，包括心悸、胸闷、心跳停搏感等。部分室性期前收缩可导致心排血量下降及重要脏器血流灌注不足，由此引发乏力、气促、出汗、头晕等。听诊时，室性期前收缩后出现较长的停歇，且第二心音强度减弱，仅能听到第一心音。桡动脉搏动减弱或消失。

（三）心电图特征

心电图表现：① 提前发生的QRS波群，时限常超过0.12秒、宽大畸形；② ST段、T波的方向与QRS主波方向相反；③ 室性期前收缩配对间期恒定，后多出现完全性代偿间歇。

室性期前收缩的类型：可孤立或规律出现；每个窦性搏动后跟随一个室性期前收缩称为二联律（图3-3-21）；每两个窦性搏动后出现一个室性期前收缩为三联律。连续发生两个室性期前收缩称为成对室性期前收缩。连续三个或以上室性期前收缩称室性心动过速。如室性期前收缩恰巧插入两个窦性搏动之间，不产生期前收缩后停顿，称为间位性室性期前收缩。同一导联内，室性期前收缩形态相同者，为单形性室性期前收缩；形态不同者称多形性或多源性室性期前收缩。

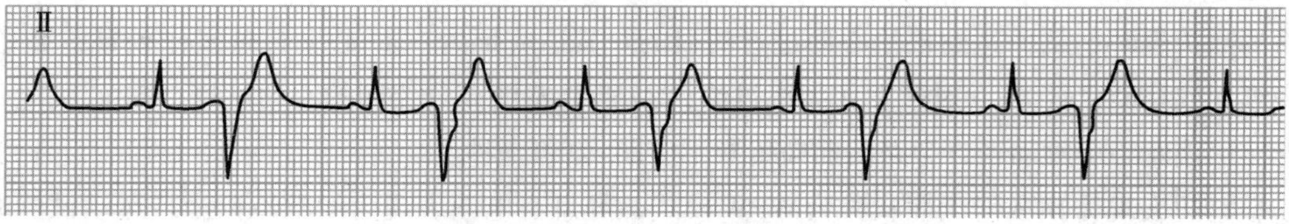

▲ 图3-3-21　室性期前收缩二联律

第2、4、6、8、10个QRS波群提前出现，明显宽大畸形，其前无P波，与前一窦性激动的配对间期相等，室性期前收缩的T波与QRS波群主波方向相反。

（四）治疗

对于合并结构性心脏病的室性期前收缩患者，尽管症状也可成为治疗室性期前收缩的依据，但更应侧重于结构性心脏病的治疗。

1. 无器质性心脏者　对于无结构性心脏病的室性期前收缩患者，经医生反复解释并告知室性期前收缩的良性特征后患者临床症状仍不缓解者，可给予适当治疗。症状明显者，可考虑使用β受体拮抗剂、普罗帕酮、非二氢吡啶类钙通道阻滞剂及参松养心胶囊等药物。

2. 器质性心脏病　急性心肌缺血合并室性期前收缩患者，首选再灌注治疗，不主张预防性应用抗心律失常药物。如果实施再灌注治疗后仍有频发室性期前收缩、多源性室性期前收缩，可应用β受体拮抗剂，并纠正诱因，尤其是电解质紊乱如低钾、低镁血症等。低剂量胺碘酮亦能有效地降低器质性心脏病室性期前收缩的发生率和心脏性猝死的死亡率。Ⅰc类抗心律失常药物虽能减少室性期前收缩的发生率，但增加严重器质性心脏病患者的总死亡率，因此应避免应用。

3. 导管消融治疗　无器质性心脏病者导管消融成功率较高，器质性心脏病的室性期前收缩消融难度相对较大。室性期前收缩射频导管消融术较安全，并发症发生率大多<1%。对于室性期前收缩诱导性心肌病患者，应积极推荐导管消融，以期根治室性期前收缩、改善心脏功能。对于症状明显的频发室性期前收缩（实践中大多以>10 000次/24h为标准），可以推荐射频导管消融治疗。部分无症状患者出于升学、就业或妊娠等原因而要求导管消融，亦可导管消融治疗。

二、室性心动过速

室性心动过速（ventricular tachycardia，VT）指连续3个或以上起源于心室的搏动波、频率>100次/min（周长<600毫秒）的心律失常。通常分为持续性室性心动过速和非持续性室性心动过速。持续性室性心动过速指室性心动过速持续时间≥30秒或虽<30秒但患者血流动力学不稳定需要药物或电复律方能终止的室性心动过速。非持续性室性心动过速指室性心动过速持续时间<30秒，心动过速可自行终止。

（一）病因

室性心动过速常发生于各种器质性心脏病患者。最常见为冠心病，尤其是心肌梗死患者，其次为心肌病、心力衰竭、二尖瓣脱垂、心脏瓣膜病等。亦可见于电解质紊乱、药物中毒、QT间期延长综合征等。发生于无器质性心脏病的室性心动过速称为特发性室性心动过速（idiopathic ventricular tachycardia），少部分室性心动过速与遗传因素有关，又称为离子通道病，如长QT间期综合征、Brngada综合征等。

（二）临床表现

室性心动过速的临床表现与发作时的心室率、持续时间、基础心脏病变有关。非持续性室性心动过速通常无症状。持续性室性心动过速常伴有明显血流动力学障碍。症状包括心悸、低血压、晕厥、气促、心绞痛等。部分多形性室性心动过速、尖端扭转型室性心动过速发作后很快蜕变为心室颤动，导致心源性晕厥、心搏骤停和猝死。听诊心率快，心律可轻度不规则，第一心音强度经常变化。

（三）心电图检查

室性心动过速的心电图特征（图3-3-22）：① 连续出现3个或以上的室性期前收缩；② 节律规则或略不规则；③ P波与QRS波群关系不恒定，形成房室分离，偶有心室激动逆传夺获心房；④ 心室率通常为100~250次/min。

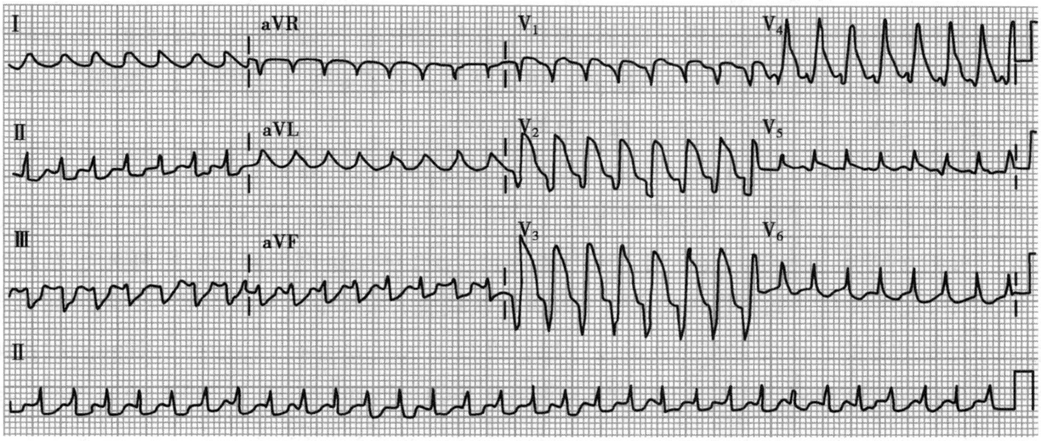

▲ 图3-3-22　室性心动过速

图示各导联连续快速的QRS波群均宽大畸形，ST-T与QRS波群主波方向相反，RR间期轻度不规则。

心室夺获与室性融合波：室性心动过速发作时少数室上性激动可下传心室，产生心室夺获，心电图表现为P波之后，跟随一次形态正常的QRS波群。室性融合波的QRS波群形态介于窦性与室性心动过速波形之间，其意义为部分夺获心室。心室夺获与室性融合波是诊断室性心动过速的重要依据。

按室性心动过速发作时QRS波群的形态，将室性心动过速分为单形性室性心动过速（QRS波群形态恒定）和多形性室性心动过速（QRS波群形态多变）。QRS波群方向呈交替变换者，为双向性室性心动过速，常见于洋地黄中毒或儿茶酚胺敏感性多形性室性心动过速。

室性心动过速需要与逆向型房室折返性心动过速、伴有束支传导阻滞或室内差异性传导的阵发性室上性心动过速、预激综合征合并心房扑动与颤动相鉴别。

（四）心脏电生理检查

室性心动过速与伴有宽QRS波群的室上性心动过速的心电图表现十分相似，有时鉴别很困难，因此电生理检查对确立室性心动过速的诊断有重要价值。在心动过速发作时分析希氏束波（H）开始至心室波（V）开始的间期（HV间期），有助于阵发性室上性心动过速与室性心动过速的鉴别。阵发性室上性心动过速的HV间期应大于或等于窦性心律时的HV间期，室性心动过速的HV间期小于窦性HV间期或为负值（因心室冲动通过希氏束–浦肯野系统逆传）。有时因导管位置不当或希氏束波（H）被心室波掩盖，则无法测定HV间期。心动过速发作期间，行心房超速起搏，如果随着刺激频率的增加，QRS波群的频率相应增加且形态变为正常，说明原有的心动过速为室性心动过速。

（五）治疗

室性心动过速治疗时应遵循的原则：无器质性心脏病患者发生非持续性室性心动过速，如无症状或血流动力学影响，处理原则与室性期前收缩相同；器质性心脏病或有明确诱因者应首先给予针对病因的治疗。持续性室性心动过速发作，无论有无器质性心脏病，均应给予治疗。

1. 终止发作　室性心动过速伴有血流动力学障碍，已发生低血压、休克、心绞痛、心力衰竭或脑灌注不足等症状，应迅速施行直流电复律。洋地黄中毒引起的室性心动过速，不宜用电复律。无显著血流动力学障碍的室性心动过速，可选择包括利多卡因、普罗帕酮、索他洛尔和胺碘酮在内的药物复律。药物治疗无效时，改用直流电复律。

2. 预防复发　尽可能地寻找并控制室性心动过速的诱因，如心肌缺血、低血压、低血钾和充血性心力衰竭等。窦性心动过缓或房室传导阻滞时，心室率过慢有助于室性心律失常的发生，此时可给予阿托品治疗，或应用人工心脏起搏。β受体拮抗剂能降低心肌梗死后猝死发生率，其机制可能主要是降低交感神经活性与改善心肌缺血。胺碘酮亦可显著减少心肌梗死后和充血性心力衰竭患者的心律失常与猝死的发生率。维拉帕米可应用于无器质性心脏病的维拉帕米敏感性室性心动过速患者。ⅠA、ⅠC类抗心律失常药物可增加心肌梗死后患者的死亡率，不宜应用。

3. 介入治疗　目前已证实射频导管消融和植入型心律转复除颤器（ICD）可明显地降低室性心动过速的发作和远期死亡率，成为临床治疗室性心动过速的常规手段之一。射频导管消融亦是部分无休止室性心动过速的终止手段。

（六）特殊类型的室性心动过速

1. 尖端扭转型室性心动过速（torsade de pointes，TDP）为多形性室性心动过速的一个特殊类型，室性心动过速发作时，QRS波群的方向与振幅环绕心电图的等电位线呈周期性扭转，心率200~250次/min。室性心动过速发作前或后的窦性心律间隔中可见QT间期延长，通常超过500毫秒，U波显著（图3–3–23）。本型室性心动过速可自行终止，亦可进展为心室颤动和猝死。

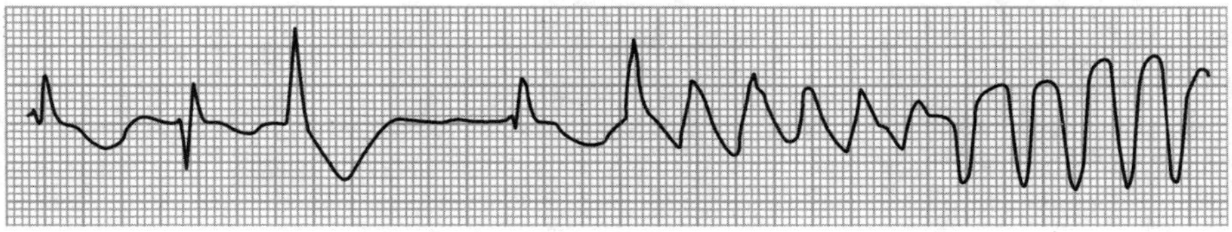

▲ 图3-3-23 尖端扭转型室性心动过速

图示第1、4个QRS波群为基础心搏，其QT间期延长（0.76秒）；第5个QRS波群为室性心动过速发作，其QRS波群的波峰连续在等电位线一侧出现（向上），然后转向另一侧（向下），围绕等电位线进行扭转。

尖端扭转型室性心动过速的病因可为先天性或获得性QT间期延长综合征、电解质紊乱（如低钾血症、低镁血症等）、应用某些ⅠA、ⅠC类抗心律失常药物、应用吩噻嗪与三环类抗抑郁药物、心动过缓、颅内病变等。治疗时应积极寻找和去除引起QT间期延长的诱因，停用相关的药物；给予补充静脉镁剂和钾盐；试用异丙肾上腺素或阿托品静脉滴注或临时心房或心室起搏提高心率。利多卡因、美西律或苯妥英钠有一定疗效。ⅠA类或ⅠC类药物可使QT间期更加延长，故不宜应用。先天性QT间期延长综合征的治疗应选用β受体拮抗剂。药物治疗无效者，可考虑颈胸交感神经切断术，或植入ICD治疗。

2. 加速性室性自主心律（accelerated idioventricular rhythm） 亦称缓慢性室性心动过速，心室率大多为60~80次/min，很少超过100次/min。常见于急性心肌梗死再灌注治疗时，也可见于洋地黄过量、心肌炎、高钾血症、外科手术、完全性房室传导阻滞应用异丙肾上腺素后。少数患者无结构性心脏病病因。加速性室性自主心律发作短暂，极少发展成心室颤动，血流动力学稳定者一般不需要特殊治疗。如心室率超过100次/min，且伴有血流动力学障碍时可按照室性心动过速处理，抗心律失常药物首选β受体拮抗剂，同时治疗基础疾病。

三、心室扑动和心室颤动

心室扑动（ventricular flutter）和心室颤动（ventricular fibrillation）均为致命性心律失常。

（一）病因

常见于缺血性心脏病（如急性心肌梗死）和心肌病。此外，抗心律失常药物（特别是引起QT间期延长的药物）、严重缺氧、缺血、电解质紊乱、预激综合征合并心房颤动、电击伤等亦可引起。

（二）临床表现

患者突发意识丧失、抽搐、呼吸停止甚至死亡。听诊心音消失、脉搏触不到，血压亦无法测到。

（三）心电图检查

心室扑动，室性心律失常节律规则，呈单形性正弦波图形，波幅大而节律规则，频率300次/min，不能区分QRS-ST-T各波段。心室颤动波幅较小、节律极不规则，心室率超过300次/min，其QRS形态、联律间期和振幅明显变异，无法识别QRS波群、ST段与T波。随着持续时间延长，心室颤动波幅逐渐变小，最终成为直线（图3-3-24）。

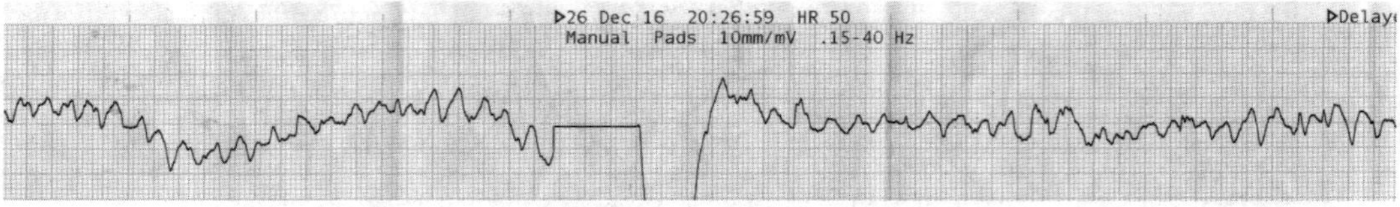

▲ 图3-3-24 心室颤动

单导联心电图显示QRS呈形态、振幅各异的不规则波动，频率约300次/min，QRS-T波群消失，为心室颤动。

（四）治疗

心室扑动与心室颤动的治疗参阅本篇第四章。

（五）预后

抢救治疗成功的心室颤动，一年内复发率高达20%~30%。但急性心肌梗死发生的心室颤动预后较佳，年复发率与猝死率均很低。目前推荐应用植入型心律转复除颤器（ICD）预防复发，具体见本章第八节。

第六节 心脏传导阻滞

一、房室传导阻滞

房室传导阻滞（atrioventricular block，AVB）简称房室阻滞，是指房室交界区脱离生理不应期后，房室之间的传导障碍。房室传导阻滞可发生于房室结、希氏束或左右束支。房室传导阻滞按严重程度分成三度：一度房室传导阻滞的特征为房室传导延缓；二度房室传导阻滞的特征为仅部分心房激动可传导至心室；三度房室传导阻滞又称完全性房室传导阻滞，其特征为所有的心房激动均不能传导至心室。

（一）病因

部分健康的成年人、儿童及运动员可发生一度或二度Ⅰ型房室传导阻滞，可能与静息时迷走神经张力增高有关。其他原因：急性心肌梗死、严重心肌缺血、心肌炎、心肌病、急性风湿热、先天性心脏病、钙化性主动脉瓣狭窄、心脏手术、列夫病（Lev disease）（心脏纤维支架的钙化与硬化）、勒内格尔病（Lenegre disease）（传导系统本身的原发性硬化变性疾病）、莱姆病（Lyme disease）（螺旋体感染，可致心肌炎）、恰加斯病（Chagas disease）（原虫感染，可致心肌炎）、电解质紊乱、药物中毒、黏液性水肿、心脏肿瘤等。

（二）临床表现

一度房室传导阻滞患者通常无症状。听诊时，因PR间期延长，第一心音强度减弱。二度房室传导阻滞患者可有心悸、脉搏脱落感，听诊有长间歇。三度房室传导阻滞的症状取决于心室率的快慢，患者可出现疲倦、乏力、眩晕、晕厥、心绞痛、心力衰竭等。突然发生的三度房室传导阻滞，患者可出现晕厥与阿-斯综合征，严重者甚至猝死。体格检查时，可听到心房音与异常响亮的第一心音（大炮音），颈静脉亦可见到巨大的a波。

（三）**心电图检查**

1. 一度房室传导阻滞 心房激动均可传导至心室，心电图表现为PR间期延长，超过0.20秒。

2. 二度房室传导阻滞 心房激动仅部分能传导至心室，心电图表现为部分P波后无QRS波群。通常分为Ⅰ型和Ⅱ型，Ⅰ型又称为文氏阻滞。

（1）二度Ⅰ型房室传导阻滞（图3-3-25）：① PR间期进行性延长，直至一个P波受阻不能传导至心室，周而复始；② RR间期进行性缩短，直至出现一长RR间期；③ 包含受阻P波在内的长RR间期小于基本窦性RR间期的2倍。最常见的房室传导比率为3∶2或5∶4。本型传导阻滞可发生于心脏任何部位，绝大多数发生于房室结，很少发展成为完全性房室传导阻滞。

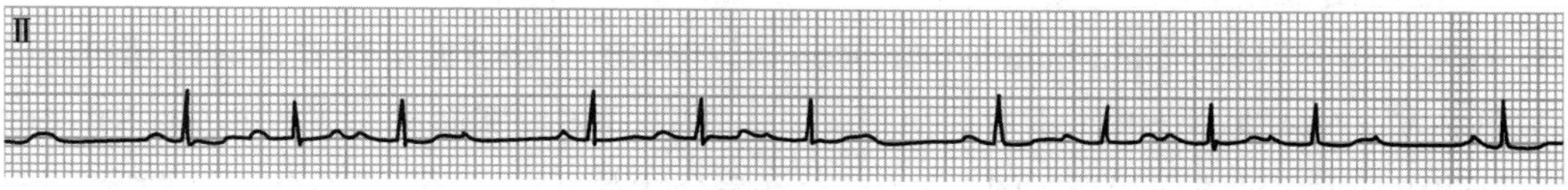

▲ 图3-3-25 二度Ⅰ型房室传导阻滞

Ⅱ导联P波规律出现，第1个P波后PR间期正常，从第2个P波起PR间期逐渐延长，第4个P波后未跟随QRS波群出现长间歇，房室传导比4∶3。第5、9、14个P波分别为另外文氏周期的起始。

（2）二度Ⅱ型房室传导阻滞：心电图表现为部分P波后无QRS波群，下传的PR间期恒定不变，PR间期时限可正常或延长。本型传导阻滞部位多位于希氏束或以下，可进展为完全性房室传导阻滞。

Ⅰ型和Ⅱ型房室传导阻滞均可呈现2∶1房室传导，但一般认为，2∶1房室传导阻滞多见于Ⅱ型房室传导阻滞。

3. 三度房室传导阻滞 心房激动完全不能传导至心室，心电图特征为：① 心房与心室的电活动完全脱节，互不相关。② 心房率快于心室率，心房可被窦房结或异位心房节律（心房扑动或颤动、房性心动过速）所控制。③ 心室逸搏节律点位于希氏束及邻近时，QRS波群形态正常，心室率为40~60次/min；逸搏节律点位于希氏束-浦肯野系统远端时，QRS波群增宽变形，心室率低于40次/min（图3-3-26）。

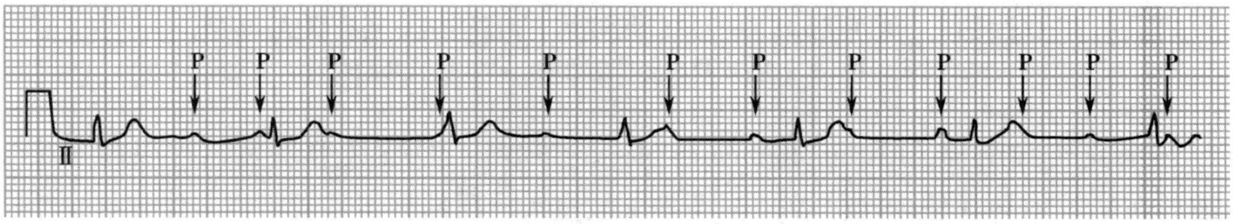

▲ 图3-3-26 三度房室传导阻滞

Ⅱ导联中可见P波与QRS波群互不相关，P波规则出现，频率76次/min。QRS波群形态与时限正常，心率42次/min，第3个QRS波群与P波重叠在一起。

（四）治疗

应针对不同的病因进行治疗。一度房室传导阻滞与二度Ⅰ型房室传导阻滞通常不需要治疗。二度Ⅱ型房室传导阻滞和三度房室传导阻滞大多数需要给予适当治疗。阿托品（0.5~2.0mg，静脉注射）可提高阻滞部位位于房室结患者的心室率。异丙肾上腺素（1~4μg/kg，静脉滴注）适用于阻滞位于任何部位的房室传导阻滞。上述药物使用超过数日，往往出现疗效不佳，并易产生严重的不良反应。因此，根据发病原因，应及早给予临时性或永久性心脏起搏治疗。

二、室内传导阻滞

室内传导阻滞（intraventricular block）简称室内阻滞，系指希氏束分叉以下的左或右束支、左前分支、左后分支发生传导阻滞，根据心电图可作出诊断。

（一）心电图检查

1. 右束支传导阻滞（right bundle branch block，RBBB） QRS波群增宽，时限超过0.12秒。QRS波群在V_1、V_2导联呈rsR′（不对称M形），V_5、V_6导联S波宽而深，伴有继发性ST-T改变，即T波与QRS波群主波方向相反（图3-3-27）。不完全性右束支传导阻滞的QRS波群形态与上述相似，但时限小于0.12秒。

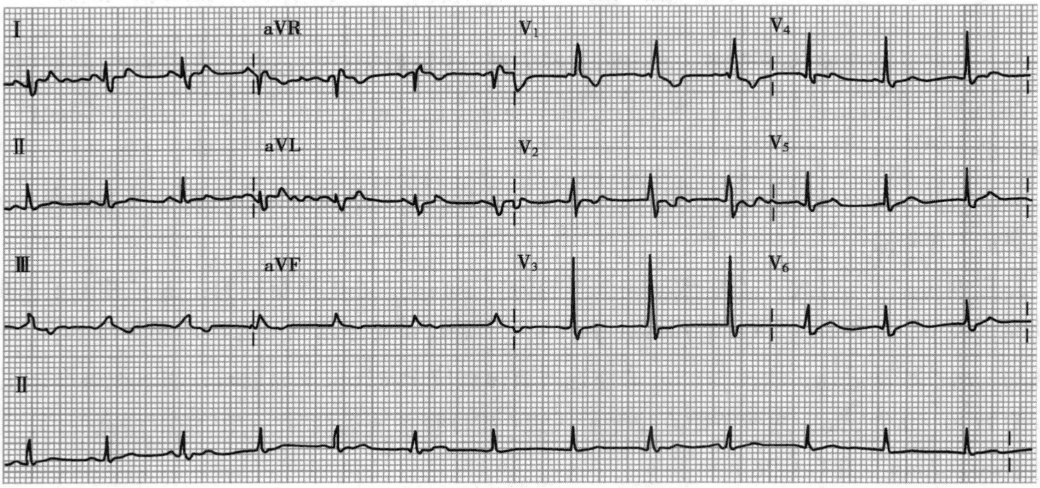

▲ 图3-3-27 右束支传导阻滞

窦性心律，PR间期0.14秒。QRS形态异常，时限增宽，V_1导联呈rsR′型，Ⅰ、Ⅱ、V_5、V_6导联S波增宽粗钝。aVR导联R波宽。

2. 左束支传导阻滞（left bundle branch block，LBBB） QRS波群增宽，时限超过0.12秒。QRS波群在V_1、V_2导联呈QS波，V_5、V_6导联R波宽大，顶部有切迹或粗钝。伴有继发性ST-T改变（T波与QRS波群主波方向相反）（图3-3-28）。不完全性左束支传导阻滞的QRS波群形态与上述相似，但时限小于0.12秒。

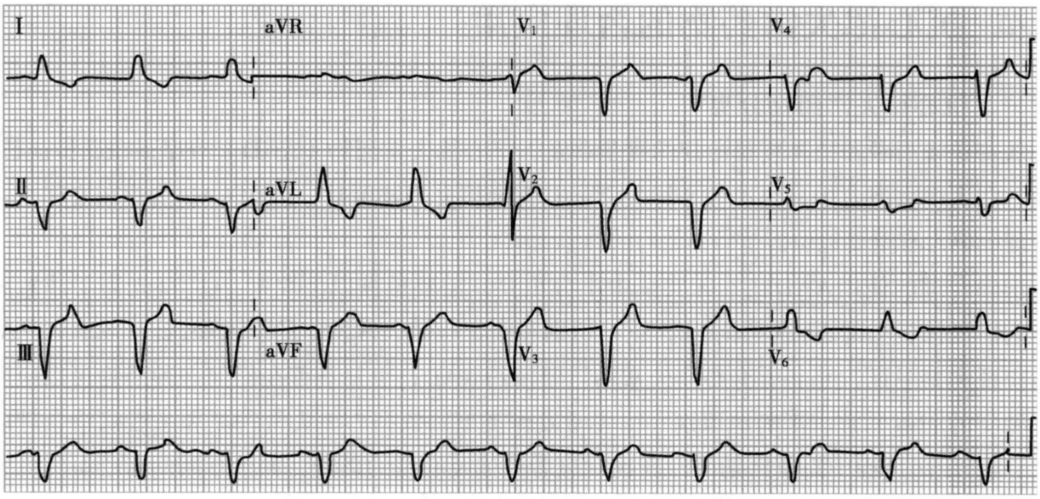

▲ 图3-3-28　完全性左束支传导阻滞

图示窦性心律，PR间期0.16秒。QRS形态异常，时限增宽，V_5、V_6、Ⅰ、aVL导联R波增宽，顶部粗钝，V_1导联呈QS波型。

3. 左前分支传导阻滞（left anterior fascicular block） QRS波群的额面平均电轴左偏达−45°~−90°，Ⅰ、aVL导联呈qR波，Ⅱ、Ⅲ、aVF导联呈rS波，QRS波群时限小于0.12秒。

4. 左后分支传导阻滞（left posterior fascicular block） QRS波群的额面平均电轴右偏达+90°~+120°，Ⅰ导联呈rS波，Ⅱ、Ⅲ、aVF导联呈qR波，且$R_{Ⅲ}>R_{Ⅱ}$，QRS波群时限小于0.12秒。左后分支传导阻滞应与其他引起电轴右偏的病变相鉴别。

5. 双分支传导阻滞与三分支传导阻滞　前者指室内传导系统三分支中的任何两分支同时发生阻滞，后者指三分支同时发生阻滞。因发生阻滞的分支的数量、程度、是否间歇发生等组合，可出现不同的心电图表现。最常见为右束支传导阻滞合并左前分支传导阻滞。如三分支传导阻滞均为完全性，则心电图表现为完全性房室传导阻滞。

（二）临床意义

慢性单侧束支传导阻滞的患者如无症状，不需要接受治疗。右束支传导阻滞较为常见，急性心肌梗死、心肌病、先天性心脏病、风湿性心脏病、高血压心脏病等均可引起。正常人亦可发生右束支传导阻滞。左束支传导阻滞常见于充血性心力衰竭、急性心肌梗死、风湿性心脏病、高血压心脏病、梅毒性心脏病、奎尼丁中毒、普鲁卡因胺中毒等。左前分支传导阻滞较为常见，左后分支传导阻滞较少见。室内传导阻滞通常无症状，不需要治疗。

双分支传导阻滞与三分支传导阻滞有进展为完全性房室传导阻滞的可能，如发生晕厥或阿-斯综合征，应及早考虑心脏起搏器治疗。

第七节　抗心律失常药物的合理应用

一、抗心律失常药物分类

随着导管消融和植入装置治疗的逐步普及，抗心律失常药物（AAD）治疗正在逐步被替代。然而，在大多数患者中，快速性心律失常最初都会接受药物治疗，因而AAD治疗在心律失常患者管理中仍占有重要地位。

正确合理的使用AAD在临床实践中十分重要，需要遵循以下原则：① 首先需要注意患者整体病情评估、基础心脏疾病治疗，正确识别和纠正心律失常发作的病因和诱因；② 掌握AAD的适应证和禁忌证，并非所有心律失常均需要使用AAD，也并不存在任何一种药物可以应用于所有种类的心律失常。正确地识别心律失常发作类型，依据心律失常种类和患者病情合理应用AAD；③ 用药过程中需要密切关注药物对患者整体及心脏的影响，如治疗期间对心脏、肝肾等其他器官功能进行监测，关注QT间期和AAD的致心律失常作用等。

目前大多数的AAD可以根据它们是否阻滞钠（Na^+）、钾（K^+）或者钙（Ca^+）通道以及相应受体进行分类。目前临床常采用Vaughan Williams分类将AAD分为4大类，其中第Ⅰ类又分为3个亚类。

Ⅰ类药物的作用机制为阻断快速钠离子通道。

ⅠA类药物减慢动作电位0相上升速度（V_{max}），延长动作电位时程，包括奎尼丁、普鲁卡因胺、丙吡胺等。与ⅠB和ⅠC类药物相比，ⅠA类药物阻断钠离子通道起效和失效具有中等速率性（<5秒）。

ⅠB类药物缩短动作电位时程，不减慢V_{max}，包括利多卡因、美西律、苯妥英钠等。此类药物阻断钠离子通道起效和失效均极快（<500毫秒）。

ⅠC类药物减慢V_{max}，减慢传导，轻度延长动作电位时程，包括普罗帕酮、氟卡尼、恩卡尼等。此类药物起效、失效均较慢（10~20秒）。

Ⅱ类药物的作用机制为阻断β肾上腺素能受体，普萘洛尔、美托洛尔、比索洛尔均属此类药物。

Ⅲ类药物的作用机制为阻断钾离子通道，延长复极（延长动作电位时程）。胺碘酮、索他洛尔、决奈达隆、伊布利特等属于此类药物。

Ⅳ类药物的作用机制为阻断钙离子通道，包括维拉帕米、地尔硫䓬等。

其他有一部分药物因机制各异，无法按照Vaughan Williams分类进行划分，但临床仍有应用，包括阿托品、异丙肾上腺素、洋地黄类、腺苷、伊伐布雷定、维那卡兰和中药参松养心胶囊、稳心颗粒等。近年来有学者提出了新的AAD分类，包含8大类，32个亚类，对AAD进行了更细致的划分。

二、常用抗心律失常药物

临床常用的AAD的适应证、不良反应、常用剂量和用法见表3-3-4。

▼ 表3-3-4　常用抗心律失常药物的适应证、不良反应、用法与用量

药物	分类	适应证	不良反应	常用剂量与用法
奎尼丁（quinidine）	ⅠA	房性与室性期前收缩，心房扑动与颤动，室上性、室性心动过速，预防上述心律失常复发	头晕、耳鸣、胃肠道反应、视觉障碍、意识模糊、皮疹、发热、血小板减少、溶血性贫血。心脏方面：窦性停搏、房室传导阻滞、QT间期延长与尖端扭转型室性心动过速、晕厥、抑制心肌收缩力	复律：0.2g口服，每2h 1次，5次/d，如无效，第2日增至0.3g，每2h 1次，5次/d。维持量：0.2g口服，每日2~3次。治疗期前收缩：0.2g，每6~8h 1次，口服
普鲁卡因胺（procainamide）	ⅠA	房性与室性期前收缩，心房扑动与颤动，室上性、室性心动过速，预防上述心律失常复发	对血流动力学的不良反应，与奎尼丁相似，过量可引起心排血量和血压减低、传导阻滞、QT间期延长与尖端扭转型室性心动过速等。恶心、呕吐、皮疹、粒细胞减少症、红斑狼疮样反应	复律：静脉注射50~100mg（不少于5min），可重复，总量≤1 000mg，复律后2~6mg/min，静脉滴注维持。预防：0.25~0.5g，每6~8h 1次，口服
利多卡因（lidocaine）	ⅠB	治疗和预防期前收缩、室性心动过速、心室颤动，多在心肌梗死早期应用	神经系统不良反应：意识障碍、谵妄、抽搐等。心脏方面：心肌抑制、窦房结抑制、室内传导阻滞	静脉注射：每次50~100mg，每5~10min 1次，共250~300mg，维持量1~4mg/min静脉滴注
美西律（mexiletine）	ⅠB	室性期前收缩，室性心动过速，特别是QT间期延长者	胃肠反应：恶心、呕吐。神经系统：震颤、步态障碍、运动失调、抽搐。心脏方面：低血压（静脉注射时）、心动过缓、皮疹	静脉注射负荷量为100~200mg（5min内），维持量0.5~1.0g/24h。口服负荷量400~600mg，维持量为100~150mg，每6~8h 1次
苯妥英钠（phenytoin）	ⅠB	洋地黄中毒引起的房性、室性心律失常	震颤、视力障碍、共济失调、昏迷。胃肠道反应，皮疹，牙龈增生	复律：静脉注射100mg，每5min 1次，总量≤1 000mg。本药对组织刺激较大，不宜肌内注射或长期静脉滴注。治疗期前收缩：100~200mg，每6~8h 1次，口服
莫雷西嗪（moracizine）	ⅠB	室上性、室性期前收缩，室性心动过速的预防	震颤、头痛、眩晕、视力障碍；恶心、呕吐、腹泻	口服负荷量为300mg，维持量100~200mg，每6~8h 1次
普罗帕酮（propafenone）	ⅠC	各种类型室上性心动过速、室性期前收缩、室性心动过速	头晕、定向障碍；胃肠道不适；窦房结抑制、房室传导阻滞、抑制心肌收缩力、加重心力衰竭、促心律失常	静脉注射负荷量为1~1.5mg/kg。口服：负荷量为600~900mg，维持量为150~300mg，每8~12h 1次
普萘洛尔（propranolol）	Ⅱ	窦性心动过速，阵发性室上性心动过速、心房颤动、心房扑动的预防及辅助复律，减慢心室率；期前收缩，降低心肌梗死后心脏性猝死与总死亡率	加剧哮喘与慢性阻塞性肺疾病；窦性心动过缓、房室传导阻滞、抑制心肌收缩力	静脉注射：每次0.25~0.5mg。口服：10~20mg，每6~8h 1次

续表

药物	分类	适应证	不良反应	常用剂量与用法
胺碘酮（amiodarone）	Ⅲ	各种室上性与室性快速性心律失常，预激综合征所致的室上性心律失常，心房颤动复律及预防	肺纤维化，可致死亡；肝功能损害；甲状腺功能障碍；光过敏，角膜微粒沉着；胃肠道反应。心脏方面：心动过缓、室性快速性心律失常、QT间期延长与尖端扭转型室性心动过速	静脉滴注：负荷量为5mg/kg，30min内，然后10mg/(kg·d)。口服：200mg，3次/d，1周后改为2次/d，有效后维持量为100~400mg/d
维拉帕米（verapamil）	Ⅳ	各种折返性阵发性室上性心动过速，预激综合征合并房室折返性心动过速，心房扑动与颤动时减慢心室率，某些特殊类型室性心动过速	低血压、心动过缓、房室传导阻滞、抑制心肌收缩力。禁用于严重心力衰竭、二度及以上房室传导阻滞、心房颤动经房室旁路前向传导、严重窦房结病变、心源性休克以及其他低血压状态	静脉注射：每次5mg（2min内），可重复；口服：40~80mg，每6~8h 1次
腺苷（adenosine）	—	房室结与房室折返性心动过速，鉴别阵发性室上性心动过速伴室内差异性传导与室性心动过速，心力衰竭、严重低血压者及新生儿均适用	面部潮红、呼吸困难、胸部压迫感、一过性房室传导阻滞，通常持续时间十分短暂	6~12mg，快速静脉注射

三、抗心律失常药物的促心律失常作用

AAD治疗导致新的心律失常发作或使原有心律失常加重，称为致心律失常作用，其发生率为5%~10%。AAD产生致心律失常作用的机制不同，与复极延长、早期后除极、易化折返等有关。充血性心力衰竭、应用洋地黄与利尿剂、QT间期延长者在应用AAD治疗过程中更易发生致心律失常作用。大多数致心律失常现象发生在开始治疗后数日或改变剂量时，较多表现为持续性室性心动过速、长QT间期和尖端扭转型室性心动过速。正确认识AAD的致心律失常作用，规范用药，合理监测对致心律失常现象的及时、正确处理具有重要意义。

第八节 心律失常的非药物治疗

一、心脏起搏治疗

心脏起搏治疗是通过人工心脏起搏器发放脉冲电流刺激心脏，使心脏产生兴奋收缩的治疗方法。主要用于治疗缓慢性心律失常，亦适用于部分快速性心律失常的治疗。人工心脏起搏器简称起搏器（pacemaker），由脉冲发生器、电源和起搏电极导管组成。临时性心脏起搏治疗采用体外式起搏器，又称携带式起搏器，体积较大。永久性心脏起搏治疗采用体内植入式起搏器，体积小巧。

（一）作用机制

发生缓慢性心律失常的心脏，尽管心率十分缓慢，但心脏的兴奋性、收缩性和心肌纤维间的传导功能仍然存在。如使用脉冲发生器发放刺激电流，经起搏电极导管传递至心肌，则兴奋可沿与之接触的心肌向四周传导扩散，继而使心房或心室产生兴奋和收缩。因此，人工心脏起搏器的作用实际上是人为制造一个心脏的异位兴奋灶，相当于“电窦房结”，以替代自身有病变的起搏点来激动心脏。

（二）起搏器命名代码

1987年北美心脏起搏和电生理学会（NASPE）与英国心脏起搏和电生理学会（BPEG），在心脏病学会国际委员会（ICHD）的起搏器代码基础上制定NBG代码命名（表3-3-5）。

▼ 表3-3-5　起搏器NBG代码命名

项目	Ⅰ	Ⅱ	Ⅲ	Ⅳ	Ⅴ
功能	起搏心腔	感知心腔	反应方式	程控、频率适应和遥测功能	抗心动过速和电复律功能
代码		O	O	O	O
	A	A	I	P	P
	V	V	T	M	S
	D	D	D	C	D
				R	

注：起搏器代码共由5位字母组成。第1位字母代表起搏的心腔，分别由A、V和D代表心房、心室和双心腔起搏。第2位字母代表感知的心腔，亦分别由A、V和D来代表，O代表无感知功能。第3位字母代表起搏器感知自身心搏后的反应方式，T代表触发型，I代表抑制型，D代表兼有触发和抑制型，O代表对感知无反应。第4位字母代表简单程控功能（P）或多功能程控（M）、遥测功能（C）、频率适应功能（R），O仍代表无功能。第5位字母代表抗心动过速功能（P）、电复律功能（S）或前述2种功能（D）。对于无第4、5种功能的起搏器，可只用前3位字母编码。

（三）起搏器类型

1. 按起搏的心腔分类

（1）单腔起搏器：采用1根起搏电极导管植入右心房或右心室，仅能起搏和感知1个心腔，包括心房单腔起搏器和心室单腔起搏器，其中心房单腔起搏器因能保持正常的房室传导顺序，属于生理性起搏。

（2）双腔起搏器：采用2根起搏电极导管分别植入右心房和右心室，按房室顺序起搏，并分别感知右心房与右心室，亦属于生理性起搏。

（3）三心腔起搏器：即双心室同步起搏器（CRT），主要用于治疗心力衰竭。采用3根起搏电极导管分别植入右心房、右心室和冠状窦分支（左心室），进行房室顺序起搏和左右心室同步起搏。其机制为使左右心室不同步的心力衰竭或心肌病患者的心室同步收缩，从而提高射血分数，改善心脏功能。

（4）三心腔除颤起搏器（CRT-D）：植入适应证与CRT一样，也是用于治疗心力衰竭。与CRT不同的是，右心室电极被替代为除颤电极，具有支持性起搏和抗心动过速起搏、低能量心脏转复和高能量除颤等作用，能提高心功能同时，快速识别患者的快速性室性心律失常并能自动放电除颤，明显减少恶性室性心律失常的猝死发生率，进一步降低死亡率。

2. 按起搏器的工作方式和作用分类

（1）固定频率起搏器：又称非同步型起搏器，为最早期的起搏器。起搏器代码为VOO（心室起搏）或AOO（心房起搏）。起搏器按固定频率发放脉冲，不受心脏自身搏动的影响。如患者出现自身心搏，将会与起搏心律形成竞争心律而影响心脏功能，甚至引起严重的心律失常，目前临床上已不用。

（2）按需抑制型起搏器：起搏器虽按固定频率发放起搏脉冲，但可感知患者的自身心搏而自动进行调整。当患者的自身心率超过起搏心率或发生期前收缩时，起搏器可通过起搏电极导管感知自身心搏，自动抑制起搏脉冲发放，从而避免产生竞争心律。当自身心率低于起搏心率或期前收缩消失时，起搏器重新按起搏心律周期发放脉冲。起搏器代码为VVI（心室按需抑制型）或AAI（心房按需抑制型）（图3-3-29）。

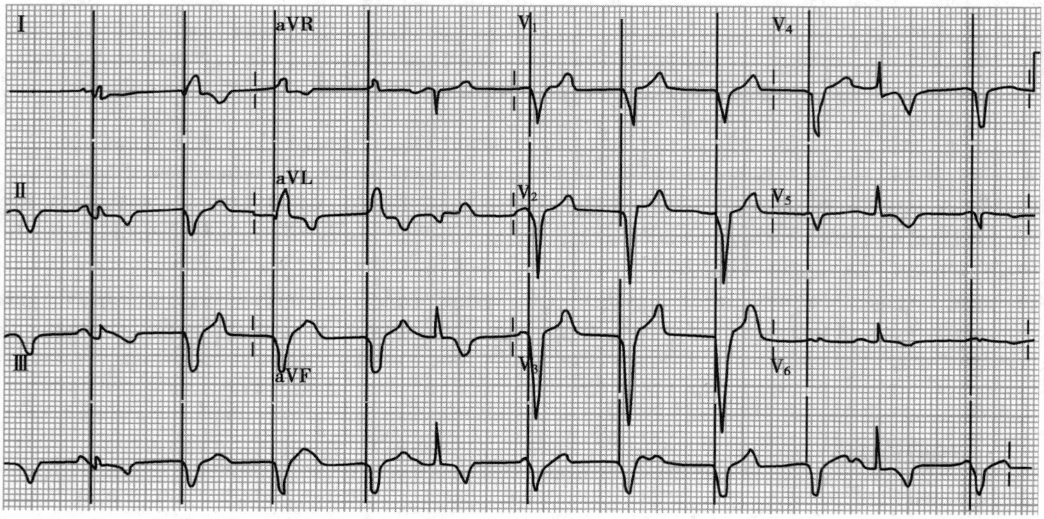

▲ 图3-3-29　VVI起搏器心电图

图中各导联均可见起搏信号后跟随宽大畸形的QRS波群，与P波不同步，其中第5、第10个QRS波群形态正常，其前可见P波，PR间期0.20秒，为正常窦性心搏。

（3）按需触发型起搏器：起搏器工作方式同按需抑制型起搏器，所不同的是当感知自身心搏时，起搏脉冲不是被抑制而是提前发放落在自身心搏的绝对不应期内，因而心脏不产生兴奋与收缩。起搏器代码为VVT（心室按需触发型）或AAT（心房按需触发型）。

（4）P波触发心室起搏器：又称心房同步型起搏器。为双腔起搏器，起搏器代码为VAT。其中心房起搏电极导管只具有感知功能而无发放脉冲功能，心室起搏电极导管则只具有起搏而无感知功能。当感知患者的自身P波后，经适当延迟，经心室起搏电极导管发放起搏脉冲。属于生理性起搏，适用于窦房结功能正常的房室传导阻滞患者。

（5）R波抑制型房室顺序起搏器：又称双腔按需型起搏器，其代码为DVI。心房起搏电极导管只具备起搏功能而无感知功能，心室起搏电极导管具备起搏与感知2种功能。当自身的心房激动下传引起心室激动或出现自身心室心搏时，起搏脉冲被抑制。亦为生理性起搏，适用于窦房结与房室结功能均有障碍的患者。

（6）心房同步心室抑制型起搏器：为双腔起搏器，起搏器代码为VDD。该起搏器只有一根起搏电极导管起搏心室，但可同时感知心房和心室两个心腔。其功能相当于VAT+VVI起搏器，亦为生理性起搏。适用范围同VAT起搏器。

（7）全自动型起搏器：为目前应用最广的双腔生理性起搏器，起搏器代码为DDD。具有心房或心室双腔顺序起搏、双腔感知功能，触发和抑制双重反应。包含AAI、VAT、VDD、DVI、DDI和VVI等多种起搏方式，功能复杂（图3-3-30）。

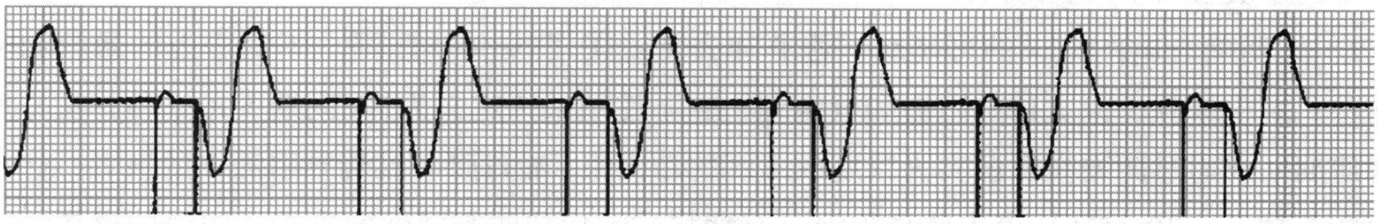

▲ 图3-3-30　DDD起搏器心电图

P波与QRS波群关系恒定，其前均可见起搏信号，QRS波群宽大畸形，AV间期0.20秒。

（8）频率适应型起搏器：上述各类型起搏器尽管功能繁多，但起搏频率固定。频率适应型起搏器可根据患者自身的生理需要自动增快起搏频率，使之更接近生理性起搏。目前常用的有频率适应型单腔按需起搏器（SSIR）、频率适应型双腔起搏器（DDDR）。

（9）抗心动过速起搏器：此类型起搏器能自动地检测和利用超速抑制原理治疗快速性心律失常。适用于频繁发作的、伴有血流动力学障碍的阵发性室上性心动过速、室性心动过速。

一般来说，单纯窦房结功能障碍者宜选用心房按需抑制型起搏器（AAI）治疗；单纯房室结功能障碍而窦房结功能正常者可选用VDD或DDD起搏器治疗；窦房结与房室结功能均有障碍者选用DDD起搏器治疗；房室传导阻滞伴有心房颤动患者可选用心室按需抑制型起搏器（VVI）。儿童、青少年和日常活动量较大的患者，宜选用频率适应型起搏器。

（四）适应证

1. 临时起搏器

（1）急性心肌梗死或急性心肌炎引起的二度Ⅱ型或三度房室传导阻滞。

（2）药物中毒（如洋地黄、抗心律失常药物）、电解质紊乱（如高钾血症）等引起的窦性心动过缓、窦性停搏或三度房室传导阻滞。

（3）心脏外科手术后的三度房室传导阻滞。

（4）药物治疗不佳，且与心动过缓有关的快速性心律失常，如尖端扭转型室性心动过速等。

（5）心动过缓患者外科手术前后的预防性应用。

（6）心脏电生理检查中的应用。

2. 永久起搏器

（1）窦房结功能不全的永久起搏器植入推荐：明确证实为症状性心动过缓，建议植入永久起搏器。

（2）成人获得性房室传导阻滞的起搏器植入推荐：二度Ⅱ型或者三度房室传导阻滞患者无论是否有临床症状，均建议植入永久起搏器。

（3）阵发性缓慢性心律失常的起搏器植入推荐

1）有心电图记录的缓慢性心律失常：① 平素无症状但心电图表现为持续性缓慢性心动过缓（心率40~50次/min），如记录到有窦性停搏或者窦房传导阻滞并伴有相关临床症状，建议植入永久起搏器。② 快-慢综合征：快速性心律失常终止后的长间歇，通常认为停搏>3秒即可引起晕厥。症状与记录到的心动过缓相关，建议植入永久起搏器。③ 间歇性的三度或二度Ⅱ型房室传导阻滞，建议植入永久起搏器。

2）无明确心电图记录的可疑缓慢性心律失常：① 束支传导阻滞、不明原因的晕厥和电生理异常。对于晕厥、束支传导阻滞和电生理检查阳性结果（定义为HV间期>70毫秒，在心房递增起搏期间或通过药物激发证实为二度或三度的希氏束-浦肯野纤维传导阻滞）的患者，建议植入永久起搏器。② 交替性束支传导阻滞。有症状或无症状的交替性束支传导阻滞的患者均建议植入永久起搏器。③ 心脏抑制型颈动脉窦综合征患者，无征兆的晕厥反复发作，建议进行起搏治疗。

（五）并发症

起搏器植入的并发症包括：起搏电极导管移位，起搏阈值增高，起搏器感知功能障碍，起搏电极导管损坏或断裂，心脏穿孔，肌肉刺激，血栓栓塞，局部感染等。此外，长期心室起搏（VVI）因房室收缩不同步，可引起部分患者肺毛细血管静水压和肺动脉压力升高、心排血量下降，引起心悸、气短、胸闷、头晕、乏力等症状，严重者甚至出现低血压和心力衰竭，称之为起搏器综合征。

附：起搏治疗心力衰竭

起搏治疗心力衰竭（心力衰竭的器械治疗）是一种治疗心力衰竭的方法，通过植入起搏器设备，对心脏进行电刺激，以帮助心脏保持正常的节律和收缩力，从而改善心脏功能。

1. 左束支起搏（left bundle branch pacing，LBBP） 是一种新型的起搏治疗方法，它通过在左束支位置植入起搏电极，来刺激左心室的收缩，从而改善心脏功能，特别是对于那些存在左束支传导阻滞的心力衰竭患者来说，这种治疗方法具有很大的潜力。与传统的心室起搏器不同，左束支起搏器的电极不是植入在心室的顶部或侧壁，而是植入在左束支周围的位置，将刺激信号直接传递到左心室的收缩肌上，从而实现对左心室的起搏。这种起搏方法可以更加准确地模拟自然的心脏电信号转导过程，避免了传统起搏器在刺激右心室和左心室时所产生的时间差，从而提高了心脏功能的改善效果。

2. 心脏再同步化治疗（cardiac resynchronization therapy，CRT）是一种用于治疗心力衰竭的方法，它通过植入心脏起搏器，对心脏进行电刺激，以调节心脏收缩的节律和同步性，从而提高心脏的泵血能力，减轻心力衰竭的症状和改善患者的生活质量。置于左右心室的电极在起搏器的控制下，可以对心脏进行电刺激，从而创造出一种能够同步收缩的状态，改善心脏的泵血功能。心脏再同步化治疗通常适用于左心室收缩功能减退伴有心室内传导阻滞的患者，这种情况下，左右心室的收缩时间不同步，导致心脏泵血能力下降，并出现心力衰竭症状。心脏再同步化治疗起搏器可以通过对左右心室的电刺激来实现同步收缩，从而提高心脏的泵血能力，减轻心力衰竭症状。

心脏再同步化治疗Ⅰ类适应证：① LVEF ≤ 35%，窦性心律，LBBB且QRS间期≥150毫秒，经药物治疗后NYHA心力衰竭分级中Ⅱ级、Ⅲ级或可活动的Ⅳ级症状性收缩性心力衰竭患者。② LVEF ≤ 35%，窦性心律，LBBB且QRS间期130~149毫秒，药物治疗后NYHA心力衰竭分级中Ⅱ级、Ⅲ级或可活动的Ⅳ级症状性心力衰竭患者。③ 对于EF < 40%，且存在症状和体征的患者，若存在心室起搏适应证或者高度房室传导阻滞，建议行心脏再同步化治疗而不是右心室起搏，以降低发病率。包括心房颤动患者。

3. 心脏收缩力调节（cardiac contractility modulation，CCM）是一种相对较新的治疗心力衰竭患者症状和改善生活质量的方法。它涉及使用一种专门的起搏器设备，以独特的方式向心脏传递电信号。与传统的起搏器不同，CCM设备旨在调节心肌细胞的收缩力。CCM设备传递电信号的时间与心脏自然收缩的时间相一致。这会导致心肌细胞更强烈地收缩，从而改善心脏泵血的能力。增加的收缩力还有助于减少心脏需要用于完成这项任务的能量，这对于心力衰竭患者来说非常有益。

二、心律失常的导管消融治疗

射频导管消融治疗快速性心律失常是临床心脏电生理技术从诊断到治疗的重大突破，其原理是通过特制导管将射频能量或其他能源引入心脏内，以消融特定部位的心肌细胞，借以阻断折返环路或消除病灶来治疗心律失常。其中以射频能量应用最为广泛，它是一种低电压高频（30kHz~1.5MHz）能量，导入心脏组织后，在局部产生阻抗性热效应，达到一定温度（46~90℃）后，使局部组织细胞脱水、坏死，其创伤范围小，与周围正常组织界限分明，并发症较少，安全有效。1989年射频导管消融技术正式应用于临床，1991年国内开始开展此项技术，随后迅速普及至全国。

（一）适应证

根据我国射频导管消融治疗快速性心律失常指南，射频导管消融治疗适应证包括：① 预激综合征合并阵发性心房颤动和快速心室率；② 房室折返性心动过速、房室交界区折返性心动过速、房性心动过速、心房扑动、心房颤动、室性心动过速；③ 非典型心房扑动且发作频繁；④ 不恰当的窦性心动过速合并心动过速心肌病；⑤ 慢性心房颤动合并快速心室率且药物控制不佳。心房颤动的射频导管消融治疗是近年来该项技术的一个亮点。

（二）操作过程

1. 经股静脉、锁骨下静脉等入路，分别植入多极标测电极于右心室、右心房、冠状窦、希氏束等部位。

2. 行心腔内电生理检查确定心律失常发生的机制及消融靶点。

3. 左侧房室旁路消融时，大头导管经股动脉逆行进入，右侧房室旁路消融或改良房室结时，大头导管经股静脉进入，准确定位后放电消融。

4. 消融后再次行电生理检查，明确原有的异位兴奋灶、房室旁路或房室结慢径是否被成功阻断。

5. 心房颤动的射频导管消融需要应用三维标测技术对左心房和肺静脉结构进行三维重建，然后对肺静脉行环状电隔离及左心房的线性消融，成功率可达60%~70%。

（三）术前术后处理与并发症

围手术期处理同一般的左右心导管检查，并发症包括不同程度的房室传导阻滞、心脏压塞、局部动脉出血及血栓形成、肺静脉口狭窄、食管瘘等，但发生率极低。

三、植入型心律转复除颤器治疗

（一）临床应用

植入型心律转复除颤器（implantable cardioverter defibrillator，ICD）：该装置能自动检测出室性心动过速和心室颤动，并经置于心腔内或心脏表面的电极自动释放电能除颤。此外，它还具有编程起搏终止快速性心律失常的功能。新一代的ICD还具备抗心动过缓起搏功能。已有集心脏起搏、ICD与心脏再同步化治疗功能合为一体的体内植入式起搏除颤器问世。近年来，皮下心律转复除颤器（S-ICD）是在心脏性猝死（SCD）预防领域取得革命性突破的新技术。S-ICD能够提供与经静脉ICD相同的预防SCD的治疗。它的整个系统只植入于皮下，不直接接触心脏和血管，能够杜绝可能的血管损伤、减少潜在的系统感染风险，保留静脉通路，避免经静脉导线植入或拔除的相关并发症，为SCD的高危患者提供了新的治疗选择。

（二）适应证

结合《植入型心律转复除颤器临床应用中国专家共识（2021）》内容，ICD在SCD一级预防中的推荐。Ⅰ类适应证：① 心肌梗死40日后及血运重建90日后，经优化药物治疗后心功能Ⅱ级或Ⅲ级，LVEF ≤ 35%；或者心功能Ⅰ级，LVEF ≤ 30%。② 既往心肌梗死导致的非持续性室性心动过速（NSVT），LVEF ≤ 30%，电生理检查能够诱发出持续性室性心动过速、心室颤动者。③ 非缺血性心脏病患者，经优化药物治疗3~6个月后心功能Ⅱ级或Ⅲ级，LVEF ≤ 35%。

ICD在SCD二级预防中的推荐。Ⅰ类适应证：① 非可逆原因导致的特发性心室颤动或血流动力学不稳的持续性室性心动过速，引起心搏骤停后存活者；② 伴有器质性心脏病的自发持续性室性心动过速或心室颤动患者，无论血流动力学是否稳定；③ 心肌梗死48小时后发生的非可逆性原因导致的心室颤动或血流动力学不稳的室性心动过速患者，以及血流动力学稳定的持续性单形性室性心动过速患者；④ 心肌梗死48小时后不明原因的晕厥，电生理检查能够诱发出持续性单形性室性心动过速患者；⑤ 非缺血性心脏病，出现非可逆原因的室性心动过速/心室颤动导致心搏骤停或血流动力学不稳定的持续性室性心动过速患者，以及血流动力学稳定的持续性单形性室性心动过速患者；⑥ 各种离子通道疾病，如出现心搏骤停或持续性室性心动过速，药物（如β受体拮抗剂）治疗无效或无法耐受者；⑦ 不明原因的晕厥患者，电生理检查诱发出血流动力学不稳定的持续性室性心动过速或心室颤动。

当患者出现以下情况，不建议植入ICD：① 满足ICD适应证，但患者不能以较好的功能状态生存1年以上，需要综合判断并与患方充分沟通；② 无休止室性心动过速或心室颤动，需要待室性心动过速、心室颤动控制且病情稳定后再计划ICD植入；③ 存在明显的精神疾病，可能由于ICD植入而加重，或不能进行系统随访者；④ 不合并器质性心脏病及离子通道疾病的不明原因晕厥，且未能诱发室性心律失常；⑤ 手术或导管消融可治愈的心室颤动或室性心动过速，主要是指无器质性心脏病患者；⑥ 由完全可逆因素（如电解质紊乱、药物或创伤）引起的室性快速性心律失常。

四、心脏电复律

心脏电复律（cardioversion）又称心脏电除颤（defibrillation），是应用直流电转复异位快速性心律失常，使之恢复为窦性心律的治疗方法。

（一）作用机制

某些异位快速性心律失常发生时，心房或心室各部分心肌纤维的电活动相位不一致，易于产生自律性增高、折返或触发活动而使异位快速性心律失常持续存在。此时如人为地向心脏释放较强的直流电流，可使所有的心肌细胞在瞬间同时除极，消除异位心律，使心脏传导系统中自律性最高的窦房结能够重新发放激动控制心脏。

（二）心脏电复律装置

心脏电复律装置称为（电）除颤器（defibrillator）。由除颤电极板、心电示波器、同步触发装置、电容和电源组成。其瞬间（2~4毫秒）释放的直流电功率可达360~400J。

心脏电复律分为体外电复律与体内电复律2种方法。体外电复律方法为经胸壁释放直流电能至心脏。体外电极板面积较大，需要涂抹导电糊或使用生理盐水浸湿的纱布包裹，以减少放电时的阻抗。一般将2个电极板分别置于心尖部与胸骨右缘第2~3肋间处，亦可置于心尖部与左背部（右侧卧位时），确认电极板与皮肤表面接触良好后即可放电。

体内电复律包括外科开胸手术时心外膜电复律和心腔内电复律。目前临床上应用的植入型心律转复除颤器（ICD）属于心腔内电复律。体内电复律所需的直流电功率很小，仅为体外电复律的1/5~1/10，或更小。

（三）临床应用

1. 非同步电复律 仅用于转复心室扑动与心室颤动。放电时不启用R波同步触发装置，可在任意时间内放电。一般选择300J以上的功率。

2. 同步电复律 放电时采用R波同步触发，直流电流在心室的绝对不应期内释放（一般在R

波的下降支放电），以避免诱发心室颤动。适用于转复除心室扑动与心室颤动以外的各种异位快速性心律失常，尤其是伴有血流动力学障碍或药物治疗无效者。电复律治疗异位快速性心律失常较药物治疗安全、有效、快捷。在转复室性心动过速和心房扑动时，即时成功率几乎达到100%；治疗室上性心动过速和心房颤动时，分别可达90%和80%。

同步电复律时，因患者多处于清醒状态，为减轻患者的恐惧和痛苦，需要静脉给予麻醉药物，达到睫毛反射开始消失的深度。电复律前亦应给予适当的抗心律失常药物，以预防转复后异位快速性心律失常复发。放电前应检查同步信号是否落在R波顶峰上。转复为窦性心律后，应继续密切观察患者的呼吸、心率和血压直至苏醒。

同步电复律术后，仍应心电血压监护一段时间，室性心动过速复律后继续静脉利多卡因或者胺碘酮，同时开始口服药物1~2周；阵发性室上性心动过速复律后酌情抗心律失常药物治疗；心房扑动复律后使用抗心律失常药物继续治疗2~4周；心房颤动复律后使用抗心律失常药物继续口服3个月，抗凝药物治疗4周以上。

相关链接 | **电复律/除颤的适应证**

1. 非同步直流电转复适应证（紧急适应证） 心室颤动、心室扑动、无脉性室性心动过速。

2. 同步直流电复律适应证（选择适应证） 心房颤动、心房扑动、室上性心动过速、室性心动过速。

电复律/除颤的禁忌证

1. 洋地黄过量、严重低钾血症所致的心律失常，电击阈值下降，电击后可引起心室颤动等严重的心律失常发生。

2. 有严重缓慢性心律失常，如心房颤动、心房扑动伴高度或完全性房室传导阻滞；确诊或可疑病态窦房结综合征。

3. 心房颤动超过48小时未经过系统抗凝治疗，近期有栓塞史，有心脏血栓的患者，电击可能致栓子脱落。

4. 已用大量抗心律失常药物者，电击后可影响正常心律的恢复。

5. 非同步直流电复律无绝对禁忌证。

（四）并发症

一般较轻微。可有心律失常、局部皮肤轻度灼伤、血清心肌酶升高等。偶有肺水肿、低血压、呼吸抑制甚至栓塞。

五、左心耳封堵术

（一）作用机制

左心耳封堵（left atrial appendage closure，LAAC）是一种用于预防由心房颤动引起的血栓栓塞的治疗方法。左心耳是心房的一个小袋状结构，是血栓形成的主要来源之一。在心房颤动患者中，左心耳内的血栓形成的风险增加，因此，阻塞或关闭左心耳可以减少血栓栓塞的发生。左心耳封堵通常通过植入一种称为左心耳封堵器的设备来实现。该设备可以防止血液进入左心耳，并防止血栓形成。左心耳封堵器通常通过导管经过静脉或动脉插入患者的心脏，将器械放置在左心耳口处，然后释放器械，将左心耳封堵。

（二）**适应证**

左心耳封堵的适应证为CHA_2DS_2-VASc评分≥2分的心房颤动患者，同时具有下列情况之一：① 不适合长期口服抗凝药物者；② 服用华法林，国际标准化比值（INR）达标的基础上仍发生脑卒中或栓塞事件者；③ 服用口服抗凝药物容易发生出血者；④ HAS-BLED≥3分者。

（三）**并发症**

左心耳封堵术后并发症如下：① 心包积液与心脏压塞；② 封堵后仍有残余漏；③ 空气栓塞和血栓栓塞；④ 封堵器移位或脱落；⑤ 器械相关血栓形成；⑥ 血管损伤。

（杨兵）

学习小结

心律失常是由于窦房结激动异常或激动产生于窦房结以外，激动的传导缓慢、阻滞或经异常通道传导，即心脏活动的起源和/或传导障碍导致心脏搏动的频率和/或节律异常。心律失常是心血管病中重要的一组疾病。应根据心律失常患者的症状、心律失常的类型及其对血流动力学的影响，来判断是否需要治疗。治疗包括发作时心律失常的控制、去除病因病灶、改良基质、预防复发等几个方面，通过药物治疗和非药物治疗达到目的。

复习思考题

1. 快速终止室上性心动过速的方法包括哪些？
2. 心房扑动的临床表现和心电图特点是什么？
3. 病态窦房结综合征的心电图表现有哪些？
4. 试论述房室传导阻滞的病因及分类。
5. 心房颤动如何选择抗凝治疗？

第四章

心搏骤停与心脏性猝死

03篇04章

学习目标

掌握　心搏骤停的判定方法和心肺复苏的方法与步骤。
熟悉　心脏性猝死的病因和发生机制。
了解　心脏性猝死的预防。

心搏骤停（sudden cardiac arrest，SCA）是指正常心脏活动突然停止，心脏射血功能终止，导致全身血液循环中断、呼吸停止和意识丧失。恶性室性心律失常是心搏骤停最常见的病理生理原因。心搏骤停发生后，心脏泵血功能丧失，脑供血中断，10秒左右即可出现意识丧失。若在黄金时段（4~6分钟）内尽早救治，其抢救成功率高，否则心搏骤停可导致不可逆的生物学死亡。一般而言，心搏骤停是心脏性猝死的直接原因。

心脏性猝死（sudden cardiac death，SCD）是指有心脏病病史或心血管活检异常或心律失常等已知病因的患者在有目击者时急性症状发作1小时内死亡；或此类患者在无目击者时急性症状发作24小时内死亡。心脏性猝死的时间和形式难以预料。全球每年1 700万例心血管疾病相关死亡中，心脏性猝死约占25%，男性高于女性，其中男性为6.68/10万人年，女性为1.40/10万人年。我国心脏性猝死的发生率约为41.84/10万。据此以14亿人口总数推算，我国每年心脏性猝死的总人数约为58.58万。因此，减少心脏性猝死的发生对降低心血管疾病死亡率具有重要意义。

一、病因与病理

冠心病是心脏性猝死最主要的病因，占心脏性猝死50%~80%。冠状动脉粥样硬化、陈旧性心肌梗死是其常见的病理改变，此类心脏性猝死的患者还可见左心室肥厚，或左心室肥厚与急性或慢性心肌缺血合并存在。病理研究显示心脏性猝死的患者冠状动脉内形成急性血栓者占15%~64%，然而有急性心肌梗死者仅占20%左右，偶见冠状动脉痉挛。各种心肌病是引起年轻人群（<35岁）心脏性猝死的主要原因之一（约占20%），其病理表现为心脏形态和/或心肌组织结构异常，多数可检出已知致病基因变异。另外，离子通道病也是年轻人群心脏性猝死的主要原因之一（占25%~30%），此类患者常无心脏器质性病变，但存在遗传学病因可能性大。另外，心肌炎、心脏瓣膜病、大血管疾病、心脏传导系统病变、心包疾病、先天性心脏病和心血管肿瘤等均可导致心脏性猝死，对应的病理改变因病因不同而各异。

二、病理生理

致命性快速性心律失常是心脏性猝死的主要病理生理机制，以恶性室性心律失常为甚，其与冠状动脉血管事件、心肌损伤、心肌代谢异常和/或自主神经功能异常等因素相互作用而产生的一系列病理生理异常的后果，然其具体机制尚需要深入探究。另外，严重的缓慢性心律失常和心脏停搏亦是引起心脏性猝死的另一重要病理生理原因。当窦房结和/或房室结功能异常时，次级自律细胞无法承担心脏正常起搏功能，继发致命性缓慢性心律失常和心脏停搏，多见于广泛累及浦肯野纤维的心血管疾病。其他引起心脏性猝死相对少见的原因还包括无脉性电活动（过去称为电－机械分离）和其他非心律失常性原因；前者可见于急性心肌梗死后游离壁室壁瘤破裂、大面积肺梗死等，后者可见于急性心脏压塞、心脏流入道和/或流出道急性阻塞等。

三、临床表现

依据心脏性猝死的临床表现，将其分为前驱症状期、终末事件期、心搏骤停期和生物学死亡期。不同患者在各期的临床表现存在较大差异。

1. 前驱症状期　于心脏性猝死前数日至数月不等，部分患者可表现为胸痛、气促、疲乏、心悸甚至晕厥等非特异性症状。少数患者亦可无前驱期症状，即突发心搏骤停。

2. 终末事件期　是指心血管状态急剧变化到心搏骤停发生前的时间段，常在1小时内。该期典型的临床表现包括剧烈胸痛、急性呼吸困难、突发心悸或眩晕等。但因心脏性猝死的原因不同，该期的临床表现也各异：如因心室颤动而猝死的患者，常先有室性心动过速，继发血流动力学恶化；又如心脏性猝死前数分钟至数小时内常有心电活动异常，包括心率加快、室性心律失常频发等；另有部分患者因循环衰竭而发病。

3. 心搏骤停期　进入该期后，心音消失，大动脉搏动消失，脑供血急剧下降，突发意识丧失，呼吸断续呈喘息样，随后呼吸停止，可伴局部或全身性抽搐。皮肤苍白或发绀，瞳孔散大，大小便失禁。

4. 生物学死亡期　原发心脏病的性质、心搏骤停的发生机制、心肺复苏的启动时间等因素很大程度上决定了患者从心搏骤停期进入生物学死亡期的时长。一般认为心搏骤停4~6分钟后，患者开始发生不可逆的脑损害，随后数分钟过渡至生物学死亡。因此，强调在心搏骤停发生后尽早实施心肺复苏和早期复律治疗是避免进入生物学死亡期的关键性措施。

四、诊断

根据突发意识丧失，大动脉搏动消失，呼吸停止或呼吸过缓、喘息样呼吸，即可确立心搏骤停的诊断，随即启动心肺复苏和早期复律治疗。

五、治疗

1. 快速识别心搏骤停　快速拍肩呼叫判定患者意识反应丧失，触诊判断颈动脉无搏动，并同时检查患者无呼吸气流或无胸廓起伏，即可认定为心搏骤停。一般判断脉搏和呼吸有无在5~10

秒内完成。一旦确立心搏骤停的诊断，应紧急启动心肺复苏和早期复律治疗。

2. 启动急诊医疗服务体系　立即拨打急救电话120，设法通知并启动急诊医疗服务体系。条件允许时，应获取自动体外除颤仪（automated external defibrillator，AED）。

3. 心肺复苏　确立心搏骤停后，快速将患者置于安全、坚固的平面上，跪其一侧行心肺复苏。心肺复苏的措施依次为胸外按压和早期复律（circulation，C）、开放气道（airway，A）和人工通气（breathing，B），即“心肺复苏CAB”。

（1）胸外按压和早期复律（circulation，C）：胸外按压以建立人工循环，维持机体一定程度的血流，配合人工呼吸，为心、脑等重要脏器提供一定的含氧血液。胸外按压的具体步骤：患者平躺仰卧于安全、坚固平面，施救者跪其一侧，去枕，解衣。胸外按压部位为胸骨中下1/3交界处，男性亦可采用双乳头连线中点处。施救者用一手掌根部置于胸外按压部位，另一手掌叠于其上，双手指紧扣，以手掌根部为着力点开始按压。胸外按压时，施救者身体稍前倾，使肩－肘－腕关节均处于同一轴线上，并与患者身体平面垂直。施救者以上身重力依惯性快速、有力按压。成人按压深度为5cm（婴儿为4cm），但不超过6cm。每次胸外按压放松时，胸廓应完全回弹，但双手不能离开胸壁。按压和放松的时间大致相等，频率为100~120次/min。胸外按压的并发症主要包括肋骨骨折、心包积血或心脏压塞、气胸、血胸、肺挫伤、肝脾撕裂伤和脂肪栓塞等。施救者应遵循操作规范，降低并发症发生。

早期复律通常采用体外心脏电除颤，即利用除颤仪在瞬间释放高压电流，高压电流经胸壁传导到心脏，使心肌细胞瞬间除极以终止心律失常，窦房结自律细胞重新发放冲动以转复窦性心律。心搏骤停时，最常见的心律失常是心室颤动。单纯胸外按压和人工呼吸极少能将心室颤动转复为窦性心律，因此体外心脏电除颤是心室颤动迅速恢复窦性心律最有效的方法，也是心肺复苏成功至关重要的一步。施救者应尽早实施体外心脏电除颤，以提高心肺复苏成功率。条件允许时，应在实施心肺复苏的同时，即备（自动）体外除颤仪，正确放置电极片（胸骨电极片置于患者右锁骨下方，心尖电极片置于与左乳头齐平的左胸下外侧部），连接除颤电极，选择除颤能量（双相波电除颤首次能量可依除颤仪型号推荐一般选择120J或150J；单相波电除颤首次能量应选择360J。第2次和后续除颤能量应相当，除颤失败后可考虑适当提高除颤能量值），并尽快行体外电除颤，每次电击后要立即再次实施胸外按压，以缩短电击前后胸外按压的中断时间。通常情况下，1次除颤后应立即再次实施5个周期的胸外按压和人工通气，此步骤结束后再次评估患者循环恢复征象（如咳嗽、讲话、肢体自主运动等），必要时再行体外心脏电除颤。

值得注意的是，体外心脏电除颤对心脏停搏和无脉性电活动均无益，甚至耽误最佳抢救时机。一般情况下，对心搏骤停者不推荐起搏治疗，但对有症状的心动过缓患者则应考虑起搏治疗。若患者因心动过缓所致严重症状，尤其当高度房室传导阻滞发生在希氏束以下时，则应立即行起搏治疗。

（2）开放气道（airway，A）：若患者无呼吸或异常呼吸，施救者应先行30次胸外按压，随即清除患者口中异物和/或呕吐物。若有松动义齿，也应一并取下。若无颈髓创伤者，建议采用仰头抬颏法（施救者将一手置于患者前额，用力加压使头后仰，另一手示、中指抬起下颏使下颌尖–耳垂连线与地面垂直）以开放气道。可疑颈髓创伤者，建议采用托颌法（施救者将双手置于患者头部两侧，双肘部支撑于患者所躺平面，托紧双侧下颌角，适力向上托举下颌）以开放气道，避免颈部过伸或搬动进一步损伤颈髓。

（3）人工通气（breathing，B）：人工通气包含口对口呼吸、球囊–面罩、球囊–气管内插管和呼吸机–气管内插管等通气方式。条件紧急时，口对口呼吸是简洁且有效的人工通气方式。开放气道后，立即行2次人工呼吸，以保证足够潮气量。具体如下：施救者将置于患者前额的拇指与示指捏住其鼻孔，正常吸气，随即用口唇将患者口部包罩，然后持续吹气1秒以上，并用余光观察以确认吹气时胸廓起伏。但无论有无胸廓起伏，2次人工呼吸后都应快速再次实施胸外按压。条件允许时，气管内插管是建立人工通气的最佳方法，尤其在患者自主呼吸未恢复时，应尽早行气管内插管。随即连接球囊或呼吸机，以人工挤压球囊或调节呼吸机等方式进行辅助通气，推荐潮气量500~600ml，频次为每次6秒，以纠正低氧血症。一般成人按压和人工通气的比例以30∶2交替进行，儿童或婴儿则以15∶2交替进行。

4. 药物治疗　进行心肺复苏时，应尽早开通静脉通道，便于后续药物治疗。周围静脉常选用肘前静脉或颈外静脉，中心静脉可选用颈内静脉、锁骨下静脉和股静脉。

（1）血管活性药物：肾上腺素是心肺复苏的一线药物，常用于心脏停搏、电击无效的心室颤动和无脉性室性心动过速、无脉性电活动。

用法：1mg静脉推注，每3~5分钟重复1次，并以20ml生理盐水冲管。血管升压素也可作为一线药物，但不推荐与肾上腺素联合使用。严重低血压可以给予去甲肾上腺素、多巴胺、多巴酚丁胺。

（2）抗心律失常药物：当心肺复苏、除颤2次及使用血管升压素后，患者仍有心室颤动或无脉性室性心动过速，则应考虑抗心律失常药物（如胺碘酮、利多卡因、硫酸镁）治疗。

胺碘酮是治疗各种心律失常的主流选择，更是合并严重心功能不全心搏骤停患者抗心律失常治疗的首选。用法：对心室颤动或无脉性室性心动过速的心搏骤停者，初始剂量为300mg溶入20~30ml葡萄糖溶液内快速静脉推注，3~5分钟后再次推注150mg，维持剂量为1mg/min持续静脉滴注6小时；非心搏骤停者，先静脉推注负荷量150mg，10分钟内注入，后按1.0~1.5mg/min持续静脉滴注6小时。给药时需要监测血压和心率，调整给药速度，每日最大剂量<2g。

利多卡因可作为无胺碘酮时替代用药。初始剂量为1.0~1.5mg/kg静脉推注。如心室颤动或无脉性室性心动过速持续，可给予额外剂量0.50~0.75mg/kg，5~10分钟1次，最大剂量为3mg/kg。

硫酸镁：仅用于尖端扭转型室性心动过速、伴低镁血症的心室颤动或无脉性室性心动过速。用法为1~2g稀释后静脉推注，5~20分钟注射完毕；或1~2g加入50~100ml溶媒中静脉滴注，给药时需行心电监护和监测血压。

（3）碳酸氢钠纠正酸中毒：尽管心搏骤停后患者易发生代谢性酸中毒，但其可通过心肺复苏得以改善，不应过于积极补充碳酸氢盐以纠正代谢性酸中毒。对于心搏骤停时间较长者，在胸外按压、除颤、人工通气和使用血管收缩药物等治疗无效时，使用碳酸氢钠治疗可能获益。碳酸氢钠用法为起始量1mmol/kg静脉滴注，在持续心肺复苏过程中每15分钟给予1/2量，并据血气分析及时调整剂量，避免发生碱中毒。

5. 复苏后治疗　心肺复苏后，患者自主循环恢复仅是幸存者复苏后治疗的开端。心肺复苏后早期治疗可有效降低患者死亡率，改善预后。心肺复苏后治疗原则和措施包括：纠正诱因，积极治疗原发病；维持有效呼吸、循环功能；防治脑缺氧和脑水肿；维持内环境平衡；防治急性肾衰竭等。

（1）纠正诱因，积极治疗原发病：认真寻找引起心搏骤停的原因，识别诱发心搏骤停的因素，并对引起心搏骤停的病因和诱因进行积极治疗。这些因素包括“5H”和“5T”。其中“5H”是指低血容量（hypovolemia）、缺氧（hypoxia）、酸中毒（hydrogenion）、低钾血症（hypokalemia）、高钾血症（hyperkalemia）；“5T”是指张力性气胸（tension pneumothorax）、心脏压塞（cardiac tamponade）、中毒（toxins）、肺血栓栓塞症（pulmonary thrombosis）和冠状动脉血栓形成（coronary thrombosis）。

（2）维持有效呼吸、循环功能：尽管自主循环恢复，但患者仍可合并不同程度的呼吸功能障碍，因此部分患者仍需要吸氧和/或机械通气。呼吸功能不全合并左心衰竭的患者采用呼气末正压通气可能获益，临床上常依据动脉血气、无创监测等结果以调节吸氧浓度、呼气末正压通气参数。

自主循环恢复早期，患者常因血容量不足、血管调节功能障碍、心功能不全等因素导致低血压、低心排血量。因此对危重患者推荐放置肺动脉漂浮导管，以行有创血流动力学监测。通常收缩压需要维持在90mmHg以上，平均动脉压65mmHg以上。对低于此目标值者，应监测心功能，积极容量复苏；容量复苏效果差时，应考虑使用血管活性药物，以达到上述血压目标值。另外，需要进行心电监护，识别并积极处理恶性心律失常；完善床旁心脏超声，排除心脏压塞等。

（3）防治脑缺氧和脑水肿：即为脑复苏，这是心肺复苏最后成功的关键一步。心搏骤停后，脑组织因急性缺血导致缺血缺氧性脑损伤，进而引发脑水肿。因此，维持一定的脑灌注压、降低颅内压对防治脑缺氧和脑水肿尤为重要。要重视对心肺复苏后神经功能的动态监测和评估，积极采取措施，保护神经功能。

主要措施包括以下几点。① 低温：低温治疗是保护脑、心等重要脏器功能的重要策略，复苏后昏迷患者应将体温控制在32~36℃，且至少维持24小时；② 脱水：使用渗透性利尿剂减轻脑水肿、降低颅内压；③ 防治抽搐：应用冬眠药物，控制缺氧性脑损害引起的抽搐和低温引起的寒战；④ 高压氧治疗：增加血氧含量，促进氧弥散，提高脑组织氧分压，改善脑缺氧，降低颅内压；⑤ 促进脑灌注：抗凝以疏通微循环，钙通道阻滞剂解除脑血管痉挛，为早期脑血流灌注创造条件；⑥ 维持平均动脉压：维持正常或略高于正常的平均动脉压，可保证良好的脑灌注。

（4）维持内环境平衡：心搏骤停后，机体因未能得到足够的血流灌注，全身组织进入无氧代谢状态，往往易导致电解质紊乱、代谢性酸中毒等内环境失衡。因此，心肺复苏成功后应密切监测电解质、血气分析等各项指标，依此结果以调整并维持水、电解质和酸碱平衡。

（5）防治急性肾衰竭：若心搏骤停时间较长或复苏后持续低血压，常因急性肾缺血而发生急性肾衰竭，尤见于原有肾脏病变的老年人。因此，防治急性肾衰竭时应维持有效循环功能，且避免使用肾损害药物。非少尿型肾衰竭时，患者在使用大剂量脱水剂和/或利尿剂后，可表现为尿量正常甚至增多，但血肌酐持续升高或持续高值。若注射呋塞米后仍然无尿或少尿，则提示急性肾衰竭，此时应按急性肾衰竭处理。

（6）其他：应预防继发性感染，合并感染者应积极抗感染治疗。对肠鸣音消失、机械通气伴意识障碍者，应留置胃管并尽早给予胃肠道营养。

六、预防

识别高危人群是心脏性猝死的预防关键。患者的年龄、性别、现病史、既往史、遗传史、家族史、体格检查、不同类型的心电图结果等可提供有价值的预测信息，对评估患者发生心搏骤停的危险性具有一定意义。

1. 药物性预防

（1）血管紧张素转化酶抑制剂（ACEI）可降低充血性心力衰竭患者发生心脏性猝死的概率。

（2）β受体拮抗剂可降低急性心肌梗死、心肌梗死后及充血性心力衰竭患者发生心脏性猝死的风险，其对扩张型心肌病、长QT间期综合征、儿茶酚胺依赖性多形性室性心动过速及心肌桥者亦有预防心脏性猝死的作用。

（3）对心肌梗死后合并左心室功能不全或心律失常患者，胺碘酮能减少因心律失常而导致的死亡风险，但对总死亡率无影响。

2. 外科手术预防 抗心律失常的外科手术治疗通常包括电生理标测下的室壁瘤切除术、心室心内膜切除术及冷冻消融技术，但其在预防心脏性猝死方面的作用有待深入阐明。长QT间期综合征经β受体拮抗剂足量治疗后仍有晕厥发作或不能依从用药者，行左侧颈胸交感神经切断术可能对预防心脏性猝死有一定作用。

3. 介入器械预防

（1）植入型心律转复除颤器作为预防心脏性猝死的重要措施，已在临床上成熟应用。其能在短时间内自动识别心室颤动、室性心动过速等恶性心律失常并快速电除颤，且复律成功率高，是目前防治心脏性猝死的最有效的方法。

（2）另外对合并器质性病变的心脏性猝死高危患者或心搏骤停幸存者可采用射频导管消融术预防心脏性猝死，然而其确切疗效仍有待进一步明确。

（杨兵）

学习小结

心搏骤停是心脏性猝死的直接原因，而致命性室性心律失常是心脏性猝死的主要病理生理原因。减少心脏性猝死的发生对降低心血管疾病死亡率具有重要意义。冠心病是心脏性猝死的最主要的病因。心脏性猝死的发病时间和形式难以预料，其一旦发生则应迅速明确诊断，并尽早启动紧急医疗系统，尽快进行胸外按压、早期复律，开放气道，人工通气。心肺复苏间期和后期应强调规范用药和重视复苏后治疗，尤其是脑复苏，以提高心肺复苏成功率。识别高危人群是心脏性猝死的预防关键。

复习思考题

1. 心脏性猝死（SCD）的定义是什么？
2. 如何快速判定心搏骤停？
3. 心肺复苏包括哪些步骤和注意事项？

附：遗传性心律失常相关综合征

离子通道病是指当心肌细胞离子通道蛋白或调控离子通道的蛋白基因发生突变时，其蛋白功能出现异常，继而引起心肌细胞除极或复极异常，从而延长或缩短其动作电位时程，最终导致心律失常，甚至猝死。许多反复出现不明原因晕厥甚至心脏性猝死的患者，尽管排除了心脏器质性病变，但随着基因检测技术的进步，这些患者（尤其是合并心脏性猝死家族史者）亦被证实存在已知基因的突变。常见与心律失常密切关联的遗传性离子通道病包括以下几种。

1. 长QT间期综合征（long QT syndrome，LQTS） 是指一组有遗传倾向，心电图以QT间期延长、T波和/或U波形态异常为特征，易发生尖端扭转型室性心动过速、心室颤动和/或心脏性猝死的综合征。通常由一个或多个基因突变导致心肌细胞膜上离子通道异常，引起心肌细胞复极电流异常，从而在心电图上表现为QT间期延长。临床表现为尖端扭转型室性心动过速引起的反复头晕、癫痫样发作、晕厥甚至心脏性猝死。长QT间期综合征多为儿茶酚胺依赖性，因此症状多与运动、情绪紧张或激动等有关，少部分患者亦可在睡眠时猝死。对无症状性QT间期延长的患者，建议给予β受体拮抗剂治疗；对因室性心律失常导致晕厥或先兆猝死的患者，需要行植入型心律转复除颤器治疗。

2. Brugada综合征（Brugada syndrome，BrS） 为常染色体显性遗传病，半数以上患者呈散在发病。目前已确定家族性Brugada综合征存在钠离子通道和钙离子通道的基因突变。多为青年男性，常有心脏性猝死家族史，临床表现为因致命性快速性室性心律失常或心室颤动发作而引起反复晕厥和/或猝死，为中青年非器质性心脏病猝死的主要原因之一。因此，通常其心脏结构及功能正常，但心电图可见特征性右胸导联（V_1~V_3）ST段呈下斜型或马鞍型抬高。该病目前尚无有效药物治疗手段，唯一有效的预防措施即为植入型心律转复除颤器治疗。

3. 儿茶酚胺敏感性室性心动过速（catecholaminergic polymorphic ventricular tachycardia，CPVT） 多在儿童和青少年中发生的罕见的遗传性室性心动过速，常无心脏器质性病变。临床表现为因运动或情绪激动而发生双向性、多形性室性心动过速，继发晕厥，甚至猝死。室性心动过速常可自行终止；若进展为心室颤动，则可导致猝死。心电图常无特异性表现。药物治疗可选择β受体拮抗剂；当药物治疗仍不能消除室性心律失常发作时，应考虑行植入型心律转复除颤器治疗。

4. 短QT间期综合征（short QT syndrome，SQTS） 是指一种有遗传性、心脏结构正常，心电图以短QT间期为特征，并可导致室性心动过速、心室颤动和/或心脏性猝死的综合征。短QT间期综合征为单基因突变引起的常染色体显性遗传的离子通道病。临床表现为反复发作的心悸，头晕、黑矇和/或晕厥，甚至心搏骤停。心电图上QT间期明显缩短，胸前导联T波高尖。行植入型心律转复除颤器治疗是其首选治疗手段；对拒绝行植入型心律转复除颤器治疗者或条件不允许者，可选择Ⅰ类、Ⅱ类或Ⅲ类抗心律失常药物治疗。

5. 早期复极综合征（early repolarization syndrome，ERS） 属于心电复极异常的一种，一般为生理性心电图变异。当≥2个连续下壁和/或侧壁导联J点抬高≥1.0mm时，即为早期复极表现；当早期复极表现伴有室性心动过速时，即为早期复极综合征。早期复极表现通常不会引发症状亦不需要干预；然对从心搏骤停中幸存的早期复极综合征的患者，可行植入型心律转复除颤器治疗。

第五章 高血压

03篇05章

学习目标

掌握 高血压的临床表现、并发症、危险分层、诊断标准、实验室检查、治疗原则、常用降压药物。

熟悉 继发性高血压的鉴别诊断，特殊类型高血压的特点与诊治。

了解 原发性高血压的病因、发病机制。

第一节 原发性高血压

高血压（hypertension）是以体循环动脉收缩压和/或舒张压持续增高为主要表现的心血管综合征，是我国最常见的心血管疾病。可分为原发性及继发性两大类。在绝大多数患者中，高血压的病因不明，称之为原发性高血压（essential hypertension），占总高血压患者的90%~95%；其余5%~10%的患者，血压升高是某些疾病的一种临床表现，本身有明确而独立的病因，称为继发性高血压（secondary hypertension）。

原发性高血压，又称高血压病，患者除高血压本身的症状外，长期血压升高可影响重要脏器如心、脑、肾的结构与功能，最终可导致这些器官的功能衰竭，出现相应症状。

一、血压的测量与高血压的分类

血压测量时，要求受试者坐位安静休息5分钟后开始测量，使用经过核准的汞柱式或电子血压计。成人使用气囊长22~26cm、宽12cm的袖带，测量坐位时的上臂血压，上臂应置于心脏水平，以柯氏第1音和第5音（消失音）确定收缩压与舒张压水平，连续测量2次，每次至少间隔1~2分钟，若2次测量结果差别较大（5mmHg以上），应再次测量。由于血压波动性较大，诊断高血压必须根据在非药物状态下至少非同日测定血压3次符合诊断标准才可诊断，偶然测得一次血压增高不能诊断为高血压，必须重复测定和进一步观察。

根据世界卫生组织减少汞污染的倡议，于2020年全面废除汞柱式血压计的使用，电子血压计将是未来主要的血压测量工具。随着科学技术的发展，血压测量的准确性和便捷性将进一步改进，现在血压的远程监测和无创每搏血压的测量已初步应用于临床。

流行病学调查证明，人群中血压水平呈连续性分布，正常血压与高血压并无明显界线，血压水平也是根据临床及流行病学资料人为界定的。根据血压水平，将高血压分为3级（表3-5-1）。

▼ 表3-5-1　我国目前血压水平的定义和分类　单位：mmHg

类别	收缩压		舒张压
正常血压	<120	和	<80
正常高值血压	120~139	和/或	80~89
1级高血压（轻度）	140~159	和/或	90~99
2级高血压（中度）	160~179	和/或	100~109
3级高血压（重度）	≥180	和/或	≥110
单纯收缩期高血压	≥140	和	<90

注：当收缩压和舒张压分属于不同分级时，以较高的级别作为标准，以上诊断标准仅适用于成人。

2017年，美国心脏病学会等11个学会提出了新的高血压诊断（≥130/80mmHg）和治疗目标值（<130/80mmHg），这对高血压的早期防控具有重要意义。我国国家心血管病中心、中国医师协会高血压专业委员会、中华医学会心血管病学分会等学会在2022年制定的《中国高血压临床实践指南》也建议推荐将我国成人高血压的诊断界值下调至收缩压≥130mmHg和/或舒张压≥80mmHg，推荐我国成人高血压患者按血压水平分为1级（收缩压130~139mmHg和/或舒张压80~89）和2级（收缩压≥140mmHg和/或舒张压≥90mmHg）（表3-5-2）。

▼ 表3-5-2　2022年《中国高血压临床实践指南》推荐高血压诊断标准及分级　单位：mmHg

类别	收缩压		舒张压
1级高血压	130~139	和/或	80~89
2级高血压	≥140	和/或	≥90

注：当收缩压和舒张压分属于不同分级时，以较高的级别作为标准，以上诊断标准仅适用于成人。

二、流行病学

不同国家、地区、种族及年龄，高血压发病率有差别。工业化国家较发展中国家高，美国黑色人种的高血压约为白色人种的2倍。血压水平随年龄而增高，尤其是收缩期高血压，老年人较常见。在1958—1959年、1979—1980年、1991年、2002年进行的全国范围内的高血压抽样调查发现≥15岁居民高血压的患病粗率分别为5.1%、7.7%、13.6%和17.6%。中国高血压调查（CHS）发现，2012—2015年中国≥18岁居民高血压患病粗率为27.9%。估计中国成人高血压患病人数为2.45亿，估计全国有血压正常高值人数4.35亿。2018年中国慢性病与危险因素监测（CCDRFS）发现中国≥18岁居民高血压患病率为27.5%。

我国人群高血压南方高于北方，沿海高于内地，城市高于农村，高原少数民族地区患病率较高。中国高血压调查结果显示，中国≥18岁成人高血压患病率男性高于女性，随着年龄的增长而升高。根据2017年全国15岁以上人群抽样调查结果，高血压总体的患病率、知晓率和控制率分别为23%、42.7%和14.5%。

三、病因与发病机制

原发性高血压的病因是在一定的遗传背景下，由于多种环境因素作用使正常血压调节机制失衡所致。

1. 遗传学说 原发性高血压有明显的家族聚集性。双亲均有高血压的正常血压子女，以后发生高血压的比例增高。遗传基因主要决定高血压发生的易感性，已发现的与高血压相关的遗传基因有十几种，如肾脏排钠的先天性缺陷、细胞膜先天性功能异常、血管平滑肌对加压物质的敏感性高等。

2. 肾素-血管紧张素-醛固酮系统（renin angiotensin aldosterone system，RAAS）过度激活 肾小球入球动脉的球旁细胞可分泌肾素，后者可作用于肝合成的血管紧张素原而生成血管紧张素Ⅰ，然后经血管紧张素转换酶（angiotensin converting enzyme，ACE）的作用转变为血管紧张素Ⅱ（ATⅡ）。ATⅡ可通过其效应受体使小动脉平滑肌收缩，外周血管阻力增加；并可刺激肾上腺皮质球状带分泌醛固酮，使水钠潴留，继而引起血容量增加；此外，ATⅡ还可通过交感神经末梢突触前膜的正反馈使去甲肾上腺素分泌增加。以上作用均可使血压升高，是参与高血压发病并使之持续的重要机制。

3. 盐敏感性 食盐摄入量与血压关系密切，高钠摄入可使血压升高，而低钠饮食可降低血压。相对高盐摄入所引起的血压升高称之为盐敏感性。盐敏感者在血压正常人群中的检出率为15%~42%；在高血压人群为28%~74%。但是，改变钠盐摄入并不能影响所有患者的血压水平。因此，寻找盐敏感性的标志，确定盐敏感者是揭示盐与高血压之间的关系并进行有效防治的关键。

4. 神经调节异常 反复的过度紧张与精神刺激可以引起高血压。当大脑皮质兴奋与抑制过程失调时，皮质下血管运动中枢失去平衡，肾上腺素能活性增加，使节后交感神经释放去甲肾上腺素增多，而引起外周血管阻力增高和血压上升，其他神经递质如5-羟色胺、多巴胺等也可能参与这一过程。交感神经活动增强是高血压发病机制中的重要环节。

5. 血管重构及内皮功能异常 大动脉和小动脉结构与功能的变化，也就是血管重构在高血压发病中发挥着重要作用。由于大动脉弹性减退，脉搏波传导速度增快，反射波抵达中心大动脉的时相从舒张期提前到收缩期，出现收缩期延迟压力波峰，可以导致收缩压升高，舒张压降低，脉压增大。阻力小动脉结构（血管数目稀少或壁/腔比值增加）和功能（弹性减退和阻力增大）改变，影响外周压力反射点的位置或反射波速度，也对脉压增大起重要作用。血管内皮通过代谢、生成、激活和释放血管舒张及收缩物质，前者包括前列环素（prostacyclin，PGI_2）、内皮源性舒张因子（endothelium-derived relaxing factor，EDRF）等；后者包括内皮素（endothelin，ET）、血管收缩因子、ATⅡ等，调节心血管功能。高血压时，一氧化氮（NO）生成减少，而ET-1增加，血管平滑肌细胞对舒张因子的反应减弱而对收缩因子反应增强。

6. 胰岛素抵抗（insulin resistance，IR） 指必须以高于正常的胰岛素释放水平维持正常的糖耐量，代表机体组织对胰岛素处理葡萄糖的能力减弱。约50%的高血压患者存在有IR，在肥胖，高甘油三酯血症、高血压及糖耐量减退同时并存的四联症患者中最为明显。近年来认为IR是2型糖尿病和高血压发生的共同病理生理基础，但IR如何导致血压升高机制不明。多数认为是继发性高胰岛素血症使肾脏水钠重吸收增强，交感神经系统活性亢进，动脉弹性减退，从而使血压升高。

7. 其他 肥胖、吸烟、睡眠呼吸暂停综合征（SAHS）、精神应激、过量饮酒、饮食中低钙、低镁及低钾等亦可能与高血压的发病相关。高钠、低钾膳食是我国大多数高血压患者发病的主要危险因素之一。我国大部分地区人均每日盐摄入量12~15g或以上。在盐与血压的国际协作研究（INTERMAP）中，反映膳食钠/钾量的24小时尿钠/钾比值，我国人群是西方人群的2~3倍。我国心脑血管病死亡占总死亡人数的40%以上，其中高血压是首位危险因素，且高血压的致病风险高于欧美国家人群，同样程度的血压升高更易导致脑卒中。我国人群叶酸普遍缺乏，导致血浆同型半胱氨酸水平增高，与高血压发病呈正相关，尤其增加高血压引起脑卒中的风险。我国高血压患者补充叶酸减少脑卒中以及其他动脉粥样硬化性疾病具有重要价值。

四、病理

高血压早期仅表现为心排血量增加和全身小动脉张力的增加，并无明显病理学改变。高血压持续及进展即可引起全身小动脉病变，表现为小动脉玻璃样变、中层平滑肌细胞增殖、管壁增厚、管腔狭窄，使高血压维持和发展，进而导致重要靶器官如心、脑、肾和动脉血管损伤。

1. 心 长期外周血管阻力升高，使左心室肥厚扩大。高血压发病过程的儿茶酚胺、血管紧张素Ⅱ等物质也可刺激心肌细胞肥大，最终可致心力衰竭。持久的高血压可引起冠状动脉粥样硬化而发生冠心病。

2. 脑 脑部小动脉硬化及血栓形成可致腔隙性脑梗死。脑血管结构薄弱，易形成微动脉瘤，当压力升高时可引起破裂、出血。长期高血压也可导致脑中型动脉的粥样硬化，可并发脑血栓。急性血压升高时可引起脑小动脉痉挛、缺血、渗出，致高血压脑病。

3. 肾 肾小动脉硬化。肾小球入球动脉玻璃样变性和纤维化，引起肾单位萎缩、消失，病变重者致肾衰竭，同样可引起肾动脉粥样硬化，肾动脉狭窄。

4. 动脉 高血压可促进动脉粥样硬化的形成及发展，该病变主要累及中、大动脉，如冠状动脉粥样硬化斑块形成导致冠状动脉狭窄，大动脉僵硬度增加，血管弹性下降，同时动脉壁可有溃疡形成、动脉夹层及附壁血栓等。

5. 视网膜 视网膜小动脉痉挛、硬化，可引起视网膜出血和渗出。

五、临床表现

1. 症状 原发性高血压通常起病缓慢，早期常无症状，偶于体检时发现血压升高。部分患者可有头痛、眩晕、疲劳、心悸、耳鸣、困乏等症状，但并不一定与血压水平相关，且常在患者得知患有高血压后才注意到。也可出现视力模糊、鼻出血等较重症状，典型的高血压头痛在血压下降后即可消失。

部分患者高血压初期只是在精神紧张、情绪波动后血压暂时性升高，随后可恢复正常，以后血压升高逐渐趋于明显而持久。高血压后期的临床表现常与心、脑、肾衰竭或器官并发症有关。

2. 体征　通常体征较少。部分患者体检时可听到主动脉瓣第二心音亢进、主动脉瓣区收缩期杂音或收缩早期喀喇音。长期持续高血压可有左心室肥厚并可闻及第四心音。如果检出特异性体征，如血管杂音、向心性肥胖等时，应警惕继发性高血压可能。

六、辅助检查

1. 基本项目　进行原发性高血压的诊断、评估靶器官损伤，进行危险分层，并指导选择治疗药物，常规进行下列检查：血常规、尿常规、肾功能、血尿酸、血脂、血糖、电解质、心电图。早期患者上述检查可无特殊异常，后期高血压患者可出现蛋白尿、肾功能损伤，胸部X线可见主动脉弓迂曲延长、左心室增大，心电图可见左心室肥厚。

2. 推荐项目　① 动态血压监测（ambulatory blood pressure monitoring，ABPM）：其结果更接近患者真实血压，对用药后血压的评估价值较大，同时可筛查隐蔽性高血压和白大衣高血压，了解血压昼夜节律及血压变异性，发现清晨高血压；正常人血压呈明显的昼夜节律，表现为双峰一谷，在上午6—10时及下午4—8时各有一高峰，而夜间血压明显降低。目前认为动态血压的正常参考范围：24小时平均血压<130/80mmHg，白日血压均值<135/85mmHg，夜间血压均值<120/70mmHg。② 超声心动图：评价高血压导致的心脏重构和心脏舒缩功能。③ 颈动脉超声：评价颈动脉内中膜厚度（carotid intima-media thickness，cIMT）和动脉斑块，评估动脉血管损害。④ 脉搏波传导速度（pulse wave velocity，PWV）：评价血管僵硬度。⑤ 血同型半胱氨酸：判断是否合并高同型半胱氨酸血症。⑥ 血浆肾素活性：筛查继发性高血压，并指导降压药物选择。⑦ 尿白蛋白定量、尿蛋白定量。⑧ 踝肱指数（ankle-brachial index，ABI）：筛查外周动脉疾病。⑨ 眼底检查：筛查是否有高血压眼底病变。

3. 选择项目　对疑似继发性高血压的患者，根据需要可选择以下检查项目：血浆肾素和血管紧张素Ⅱ活性、血和尿醛固酮、血和尿皮质醇、血和尿儿茶酚胺、动脉造影、动脉CTA、肾和肾上腺超声、睡眠呼吸监测等。

七、心血管危险分层

原发性高血压的严重程度并不单纯与血压升高的水平有关，必须结合患者总的心血管疾病危险因素及合并的靶器官损害进行全面的评价，即进行危险分层，并据此制定治疗目标和方案，判断预后。根据血压水平、心血管危险因素、靶器官损害、临床并发症和糖尿病，将高血压患者分为低危、中危、高危和很高危4个层次。治疗时不仅要考虑降压，还要考虑危险因素的控制及靶器官的保护（表3-5-3、表3-5-5）。2022年《中国高血压临床实践指南》在调低高血压的诊断标准和分级的基础上，将既往的危险分层简化为高危和非高危，同时调整了部分危险因素（表3-5-4、表3-5-6）。

▼ 表3-5-3　高血压患者心血管风险水平分层

其他危险因素和病史	高血压		
	1级	2级	3级
无	低危	中危	高危
1~2个其他危险因素	中危	中危	很高危
≥3个其他危险因素或靶器官损害	高危	高危	很高危
临床并发症或合并糖尿病	很高危	很高危	很高危

▼ 表3-5-4　高血压患者心血管风险水平分层（2022年《中国高血压临床实践指南》）

其他危险因素和病史	高血压	
	1级	2级
无	非高危	高危
临床合并症、靶器官损害或≥3个其他心血管危险因素	高危	高危

▼ 表3-5-5　影响高血压患者心血管预后的重要因素

分类	因素
心血管危险因素	• 高血压（1~3级） • 年龄>55岁（男性）；>65岁（女性） • 吸烟 • 糖耐量受损（餐后2小时血糖7.8~11.0mmol/L）和/或空腹血糖受损（6.1~6.9mmol/L） • 血脂异常：TC≥5.7mmol/L（220mg/dL）或LDL-C>3.3mmol/L（130mg/dL）或HDL-C<1.0mmol/L（40mg/dL） • 早发心血管病家族史：一级亲属发病年龄<55岁（男性），<65岁（女性） • 向心性肥胖：腰围≥90cm（男性），≥85cm（女性）或肥胖（BMI≥28kg/m^2） • 血同型半胱氨酸升高：≥10μmol/L
靶器官损害	• 左心室肥厚：心电图中Sokolow-Lyon（SV_1+RV_5）>38mm或Cornell（$RaVL+SV_3$）>2 440mm·ms；超声心动图LVMI≥125g/m^2（男性），≥120g/m^2（女性） • 颈动脉超声：颈动脉内中膜厚度（cIMT）≥0.9mm或动脉粥样硬化斑块 • 颈股动脉脉搏传导速度（PWV）≥12m/s • 踝肱指数（ABI）<0.9 • 估计肾小球滤过率（eGFR）降低［eGFR<60mL/（min·1.73m^2）］或血清肌酐轻度升高：男性115~133μmol/L（1.3~1.5mg/dL），女性107~124μmol/L（1.2~1.4mg/dL） • 尿微量白蛋白30~300mg/24h或白蛋白/肌酐≥30mg/g
伴临床疾患	• 脑血管病：脑出血、缺血性脑卒中、短暂性脑缺血发作 • 心脏疾病：心肌梗死史、心绞痛、冠状动脉血运重建史、慢性心力衰竭 • 肾脏疾病：糖尿病肾病、肾功能受损，肌酐男性≥133μmol/L（1.5mg/dL），女性≥124μmol/L（1.4mg/dL）；尿蛋白≥300mg/24h • 外周血管疾病 • 视网膜病变：出血或渗出，视盘水肿 • 糖尿病：空腹血糖≥7.0mmol/L（126mg/dL），餐后2h血糖≥11.0mmol/L（200mg/dL），糖化血红蛋白≥6.5%

注：TC为总胆固醇；LDL-C为低密度脂蛋白胆固醇；HDL-C为高密度脂蛋白胆固醇；BMI为体重指数；LVMI为左心室质量指数。

▼ 表3-5-6　影响高血压患者心血管预后的重要因素（2022年《中国高血压临床实践指南》）

分类	因素
心血管危险因素	• 年龄 >45 岁（男性）；>55 岁（女性） • 吸烟或被动吸烟 • 高密度脂蛋白胆固醇 <1.04mmol/L（40mg/dL） • 低密度脂蛋白胆固醇 >3.4mmol/L（130mg/dL） • 空腹血糖异常（6.1~6.9mmol/L） • 肥胖（体重指数≥28kg/m^2）
靶器官损害	• 左心室肥厚（心电图或超声心动图） • 左心房扩大（超声心动图） • 颈动脉粥样硬化斑块 • 臂踝脉搏波传导速度≥18m/s或颈股动脉脉搏波传导速度≥10m/s • 踝肱指数 <0.9
临床合并症	• 脑出血、缺血性脑卒中、短暂性脑缺血发作 • 冠心病、慢性心力衰竭、心房颤动 • 低密度脂蛋白胆固醇≥4.9mmol/L（190mg/dL）或总胆固醇≥7.2mmol/L（278mg/dL） • 慢性肾脏疾病慢性肾脏病，估计肾小球滤过率 <60mL/（min·1.73m^2），或微量白蛋白尿≥30mg/24h，或白蛋白/肌酐比≥30mg/g • 确诊糖尿病 • 主动脉疾病或外周血管疾病 • 视网膜病变（眼底出血或渗出、视盘水肿）

八、诊断与鉴别诊断

高血压诊断有赖于诊室血压的正确测定。通常采用间接方法在上臂肱动脉部位测量血压，可用水银柱（或电子）血压计方法或用动态血压监测方法。目前仍以规范方法下水银柱血压计（或电子）测量作为高血压诊断的标准方法。非同日测量血压3次，收缩压≥140mmHg和/或舒张压≥90mmHg可诊断高血压；既往有高血压病史，正在服用降压药者，即使血压正常，也诊断为高血压。同时，目前亦推荐家庭自测血压与动态血压监测，若自测血压收缩压≥135mmHg和/或舒张压≥85mmHg；24小时动态血压收缩压平均值≥130mmHg和/或舒张压平均值≥80mmHg，日间收缩压平均值≥135mmHg和/或舒张压平均值≥85mmHg，夜间平均收缩压平均值≥120mmHg和/或舒张压平均值≥70mmHg，可考虑诊断为高血压。

一般来说左、右上臂的血压相差 <20mmHg。如果左、右上臂血压相差较大，要考虑一侧锁骨下动脉及远端有阻塞性病变。如疑似直立性低血压的患者还应测量平卧位和站立位血压。是否血压升高，需要经过一段时间的随访，进一步观察血压变化和总体水平。对于高血压患者的准确诊断和长期管理，除诊室血压外，更要充分利用家庭自测血压和动态血压的方法，全面评估血压状态，从而能更有效地控制高血压。原发性高血压主要与继发性高血压相鉴别，详见继发性高血压相关内容。

九、并发症

1. 心脏　主要包括充血性心力衰竭、冠心病。长期高血压可致左心室肥厚、扩大，最终导致心力衰竭。高血压可促使冠状动脉粥样硬化的形成及发展并使心肌氧耗量增加，可出现心绞痛、心肌梗死、心力衰竭及猝死。

2. 脑　主要是脑血管损伤的表现，包括脑出血、脑动脉血栓形成、短暂性脑缺血发作及高血压脑病等。

3. 肾　肾小管、肾小球功能损害表现，进一步导致肾小球硬化，临床上出现夜尿、多尿、蛋白尿、肾衰竭等表现。

4. 血管　主动脉夹层、溃疡、动脉硬化和粥样硬化等。

十、治疗

大量临床研究证实高血压经过治疗使血压达标后，可使脑卒中、心力衰竭及冠心病发生率和病死率降低，使肾功能得以保持甚至改善。临床证据表明收缩压下降10~20mmHg或舒张压下降5~6mmHg，3~5年内脑卒中、冠心病与心脑血管病死亡率事件、心力衰竭分别减少38%、16%、20%、50%以上，高危患者获益更为明显。因此，对原发性高血压治疗的目标应该是：在患者能耐受的情况下，逐步降压达标；最大限度地降低心血管并发症发生与死亡的总体危险。需要治疗所有可逆性心血管危险因素，并对检出的亚临床靶器官损害和临床疾患进行有效干预，降低心脑血管疾病终点事件。

降压目标值：一般高血压患者应将血压降至130/80mmHg以下；65岁及以上的老年人的收缩压应控制在150mmHg以下，如能耐受，还可进一步降至140mmHg以下；伴有肾脏疾病、糖尿病、心房颤动及病情稳定的冠心病的高血压患者治疗宜个体化，一般可将血压降至130/80mmHg以下，脑卒中后的高血压患者一般降压目标为<140/90mmHg。急性冠脉综合征或脑卒中患者，应按照相关指南进行血压管理。一般舒张压不应低于60mmHg，特别是合并冠心病患者。建议无临床合并症、年龄<65岁的高血压患者在4周内实现血压达标。

治疗包括非药物及药物治疗2大类。

1. 非药物治疗　适用于各级高血压患者。非药物治疗方法可通过干预高血压发病机制中的不同环节，使血压有一定程度地降低，并可减少高血压靶器官损伤。

（1）合理膳食

1）限制食盐摄入，每人每日食盐量以不超过5g为宜，增加钾的摄入（建议钾摄入目标为3 500~4 700mg/d）。钠盐可显著升高血压，提高高血压的发病风险，而钾盐则可对抗钠盐升高血压的作用。我国居民的盐摄入量均显著高于推荐水平，而钾盐摄入则严重不足，因此，所有高血压患者均应采取各种措施，尽可能减少钠盐的摄入量，并增加食物中钾盐的摄入量。

2）减少膳食脂肪，多吃蔬菜和水果。

3）戒烟、限制饮酒：吸烟可导致血管内皮损害，显著增加高血压患者发生动脉粥样硬化性疾病的风险，故高血压患者应戒烟。酒精摄入量与血压水平及高血压患病率相关，高血压患者应限酒（每日饮用的酒精量应少于15g）。

（2）控制体重：超重和肥胖是导致血压升高的重要原因之一，而以腹部脂肪堆积为典型特征的向心性肥胖还会进一步增加高血压等心血管与代谢性疾病的风险。成年人正常BMI为

18.5~23.9kg/m^2，BMI 24~27.9kg/m^{2}为超重，BMI≥28kg/m^{2}为肥胖。超重或肥胖的高血压患者应减轻体重。适当减轻体重，减少体内脂肪含量，可降低血压，对改善胰岛素抵抗、糖尿病、高脂血症和左心室肥厚均有益。高血压患者减重可通过降低每日热量的摄入、增加体力活动量、加大热量的消耗等方法达到。

（3）适量运动：运动不仅可以降低血压，而且也是控制体重的重要措施。可根据年龄、身体状况及爱好选择适宜的运动项目，如慢跑、快步走、游泳、健身操、太极拳等，但不宜选择过于剧烈的运动项目。推荐收缩压＜160mmHg和舒张压＜100mmHg的高血压患者，每周进行5~7日、每次30分钟的中等强度有氧运动，且每周进行2~3次抗阻力量练习。由于身体原因无法完成上述推荐量的高血压患者，应根据自身情况尽可能地增加各种力所能及的身体活动。

（4）心理平衡：高血压患者应保持良好的心理状态，要心胸开阔，避免紧张、急躁和焦虑状态，同时还要劳逸结合，心情放松。

（5）管理睡眠：增加有效睡眠时间和/或改善睡眠质量可显著提高降压药的药效，降低高血压的发病率和病死率。主要措施包括睡眠评估、睡眠认知行为疗法和必要时进行药物治疗。

（6）手术治疗：2009年Krum和Schlaich等首先报道了经皮肾动脉去交感神经消融术（renal sympathetic denervation，RDN）治疗难治性高血压的临床研究。RDN治疗主要是通过插入肾动脉的射频导管释放能量，选择性破坏肾动脉外膜的部分肾交感神经纤维，从而达到降低血压的目的。对于临床上明确诊断为真性难治性高血压的患者、无法耐受多种降压药物联合治疗或治疗依从性很差的难治性高血压患者，在知情同意下可考虑行RDN治疗。目前有关RDN治疗难治性高血压的研究结果表明，多数患者在近中期对治疗有反应（术后诊室收缩压降低≥10mmHg），术后降压药物的使用数量较术前减少，且无明显的术后并发症。目前已有研究证实了RDN治疗高血压的有效性和安全性，要在继发性高血压鉴别诊断与治疗的基础上开展。目前可以在有丰富高血压诊治经验，有能力进行继发性高血压病因鉴别的科室有序开展。

2. 药物治疗　降压治疗的主要目的是减少脑卒中及心肌梗死等心血管事件。为达此目的，通过降压药物使血压达标是必不可少的治疗手段。理想的降压药物应具备以下几个条件：① 有效平稳的降压作用；② 预防和逆转由高血压引起的心、脑、肾、动脉等靶器官损伤；③ 副作用少、依从性高。目前常用的降压药物有5大类，即利尿剂、β受体拮抗剂、钙通道阻滞剂、血管紧张素转化酶抑制剂、血管紧张素Ⅱ受体阻滞剂。其他的还有α受体拮抗剂、中枢性降压药物和直接血管扩张剂等（表3-5-7）。降压药物的选择以血压达标为标准，同时根据不同患者的临床特点可单用或联合应用各类降压药。推荐普通高血压患者在早晨服药，除非明确需要控制夜间血压升高，否则不应常规推荐睡前服用降压药。

（1）利尿剂（diuretic）：通过降低血容量，促进钠排泄而降低血压。降压作用缓和，服药2~3周后作用达高峰，适用于轻、中度高血压，尤其适宜于老年收缩期高血压及伴有心力衰竭的高血压的治疗。可单独用，更适宜与其他类降压药合用。可分为噻嗪类利尿剂、袢利尿剂和保钾利尿剂、醛固酮受体拮抗剂3类，噻嗪类应用最普遍。少数患者长期应用可引起血钾降低，另外可引起轻度代谢紊乱，如血糖、血尿酸、血胆固醇增高，痛风患者禁用；保钾利尿剂可引起高血钾，不宜与血管紧张素转化酶抑制剂或血管紧张素Ⅱ受体阻滞剂类药物合用，肾衰竭者禁用；袢利尿剂利尿迅速，多用于合并心力衰竭或肾衰竭时，副作用主要有低血钾、低血压，诱发痛风发作。

▼ 表3-5-7 常用降压药名称、剂量及用法

药物分类	药物名称	单次剂量/mg	用法/（次·d^{-1}）	主要不良反应
利尿剂				
噻嗪类和噻嗪样	氢氯噻嗪	6.25~25	1	低钾血症、低钠血症、血尿酸升高
	氯噻酮	12.5~25	1	
	吲达帕胺	0.625~2.5	1	
	吲达帕胺缓释片	1.5~2	1	
袢利尿剂	呋塞米	20~80	1~2	低钾血症
	托拉塞米	10~40	1~2	
保钾利尿剂	阿米洛利	5~10	1~2	血钾升高
	氨苯蝶啶	25~100	1~2	
醛固酮受体拮抗剂	螺内酯	20~60	1~3	血钾升高、男性乳房发育
	依普利酮	50~100	1~2	
钙通道阻滞剂				
二氢吡啶类	硝苯地平	10~30	3	踝部水肿、头痛、心悸、潮红
	硝苯地平缓释片	10~80	2	
	硝苯地平控释片	30~60	1	
	尼群地平	20~60	2~3	
	尼卡地平	40~80	2	
	氨氯地平	2.5~10	1	
	左旋氨氯地平	1.25~5	1	
	非洛地平缓释片	2.5~10	1	
	拉西地平	2~8	1	
	贝尼地平	2~8	1	
	乐卡地平	1~2	1	
非二氢吡啶类	维拉帕米	80~480	2~3	除上述二氢吡啶类副作用外，还包括：房室传导阻滞、心功能抑制
	维拉帕米缓释片	120~480	1~2	
	地尔硫䓬	30~90	3~4	
	地尔硫䓬缓释片	90~360	1~2	

续表

药物分类	药物名称	单次剂量/mg	用法/（次·d^{-1}）	主要不良反应
β受体拮抗剂	美托洛尔	6.25~100	2	支气管痉挛、影响糖脂代谢、心功能抑制血管痉挛
	美托洛尔缓释片	47.5~95	1	
	比索洛尔	2.5~10	1	
	阿替洛尔	12.5~50	1~2	
	普萘洛尔	20~90	2~3	
	倍他洛尔	5~20	1	
α、β受体拮抗剂	拉贝洛尔	50~400	2~3	直立性低血压、支气管痉挛
	卡维地洛	6.25~50	1~2	
	阿罗洛尔	2.5~15	2	
血管紧张素转化酶抑制剂	卡托普利	12.5~300	2~3	干咳、血钾升高、血管神经性水肿
	依那普利	10~20	2	
	贝那普利	10~20	1	
	赖诺普利	10~20	1	
	雷米普利	2.5~10	1	
	福辛普利	10~20	1	
	西拉普利	2.5~5	1	
	培哚普利	4~8	1	
血管紧张素Ⅱ受体阻滞剂	氯沙坦	25~100	1	血钾升高、血管神经性水肿
	缬沙坦	80~160	1	
	厄贝沙坦	75~300	1	
	替米沙坦	20~80	1	
	奥美沙坦	10~40	1	
	坎地沙坦	2~16	1	
血管紧张素受体脑啡肽酶抑制剂	沙库巴曲缬沙坦	100~200	1–2	低血压、高钾血症
α受体拮抗剂	多沙唑嗪	1~16	1	直立性低血压
	哌唑嗪	1~10	1	
	特拉唑嗪	1~20	1~2	
直接肾素抑制剂	阿利吉伦	150~300	1	高钾血症

注：血管紧张素转化酶抑制剂与血管紧张素Ⅱ受体阻滞剂不可联合使用。

（2）β受体拮抗剂（beta receptor antagonist）：通过阻断交感神经兴奋性，抑制心肌收缩、减慢心率使心排血量降低而降低血压。适用于轻、中度高血压，尤其是合并冠心病、慢性心力衰竭等的高血压患者。其副作用可诱发支气管哮喘发作，特别是非选择性或β_1受体选择性差的β受体拮抗剂；因其对心肌收缩力、房室传导及窦房结均有抑制作用，心力衰竭急性期、心动过缓、高度房室传导阻滞、严重周围动脉硬化闭塞症患者应慎用。长期大量用药后不宜突然停用，以免出现"反跳"。

（3）钙通道阻滞剂（calcium channel blocker，CCB）：通过阻滞血管平滑肌和心肌细胞外钙离子进入细胞膜钙通道，直接舒张血管平滑肌、降低血压，部分降低心肌收缩力。常用药物可分非二氢吡啶类与二氢吡啶类2种。前者主要包括维拉帕米与地尔硫䓬；后者种类繁多，以硝苯地平为代表，应用更为广泛。主要副作用包括心率增快、颜面潮红、头痛、下肢水肿等，极少数病例可有齿龈增生。

（4）血管紧张素转化酶抑制剂（angiotensin converting enzyme inhibitor，ACEI）：通过抑制血管紧张素转换酶（ACE）使血管紧张素Ⅱ生成减少，并抑制激肽酶使缓激肽降解减少，发挥降压作用。ACEI有良好的靶器官保护作用，特别适用于伴有心力衰竭、心肌肥厚、心肌梗死、糖代谢异常等合并症的患者。血肌酐>3mg/dl、高钾血症、妊娠、双侧肾动脉狭窄等患者禁用；常见不良反应为干咳（约10%），可于停药数日后消失；罕见血管神经性血肿。

（5）血管紧张素Ⅱ受体阻滞剂（angiotensin Ⅱ receptor blocker，ARB）：通过直接拮抗血管紧张素Ⅱ1型受体AT_1发挥降压作用。近年来的研究表明，阻滞AT_1负反馈引起血管紧张素Ⅱ增加，可激活另一受体亚型AT_2，能进一步拮抗AT_1的生物学效应。低盐饮食或与利尿剂联合使用能明显增强疗效。多数ARB随剂量增大降压作用增强，治疗剂量窗较宽。降压作用起效缓慢，但持久而平稳。适应证和禁忌证与ACEI相似，但不引起干咳，耐受性较好。

（6）血管紧张素受体脑啡肽酶抑制剂（angiotensin receptor neprilysin inhibitor，ARNI）：是脑啡肽酶抑制剂沙库巴曲和血管紧张素Ⅱ受体阻滞剂缬沙坦组成的一种复方制剂——沙库巴曲缬沙坦（sacubitril valsartan）。目前主要用于合并高血压的射血分数降低的心力衰竭患者，降低心血管死亡和心力衰竭住院风险。脑啡肽酶可以降解多种肽类激素，包括缓激肽、利钠肽、血管紧张素Ⅰ和Ⅱ等，被抑制后上述降解减少反而浓度升高，发挥更大的生物学效应，其中缓激肽、利钠肽有利于心脏重构、血管扩张作用减轻心脏阻力负荷，利尿作用减少心脏容量负荷，从而降低血压，而血管紧张素Ⅰ和Ⅱ浓度升高增加心脏损伤，用等摩尔量的缬沙坦阻滞血管紧张素Ⅰ和Ⅱ的心脏损伤作用，二者复合充分发挥了双方有益效应，减少了二者的有害缺点，同时沙库巴曲可以提高缬沙坦40%左右的血药浓度，充分发挥了二者的协同效应。

（7）α受体拮抗剂（alpha receptor antagonist）：分为选择性及非选择性2类。非选择性代表药物为酚妥拉明，除特殊情况外，一般不用于普通高血压的治疗。选择性α_1受体拮抗剂通过阻断突触后膜α_1受体，舒张血管，降低血压，主要包括特拉唑嗪、乌拉地尔等。本类药物降压作用明确，对血糖、血脂代谢影响小为其优点，同时可改善前列腺肥大患者的排尿困难。主要不良反应为直立性低血压。

（8）其他：中枢降压药具有一定的降压作用，但因副作用较多，目前应用较少；中草药制剂成分，其降压机制复杂，多与西药共同制成复方制剂，在轻、中度高血压患者有一定的应用。

3. 降压药物的选择和应用

（1）药物治疗原则：原发性高血压诊断一旦确立，通常需要终身治疗（包括非药物治疗）。经过降压药物治疗后血压得到满意控制，仍需要长期用药，中止治疗后血压仍将升高。此外，长期服药治疗者突然停药可发生“停药综合征”，即出现血压迅速升高，交感神经活性增高等表现，如心悸、烦躁等。

治疗时：① 应遵循“个体化”的原则，根据患者年龄、性别、合并症情况和药物耐受性、经济承受能力等，选择适合患者的降压药物；② 治疗起始时，应采用较小的有效治疗剂量，并根据需要，逐步增加剂量；③ 尽量应用长效制剂（1次/d），以有效控制夜间血压与清晨高血压，增加治疗依从性。

（2）联合用药：在单药疗效不满意时，可以采用2种或多种降压药物联合治疗。2级以上高血压为达到目标血压常需要联合治疗。对联合治疗血压已稳定者，可考虑选用固定剂量单片复方制剂。常用2种药物联合方案包括：① CCB＋ACEI或ARB；② ACEI或ARB＋利尿剂；③ CCB（二氢吡啶类）＋β受体拮抗剂；④ CCB＋利尿剂；⑤ 利尿剂和β受体拮抗剂。当疗效不满意时，可考虑3种或3种以上不同作用机制的药物联合，治疗流程如图3-5-1所示。

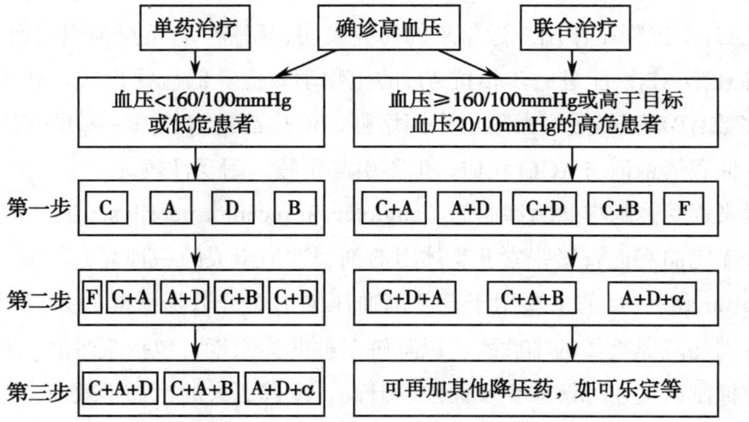

A. ACEI、ARB或ARNI；B. β受体拮抗剂；C. 钙通道阻滞剂；
D. 噻嗪类利尿剂；α. α受体拮抗剂；F. 低剂量固定复方制剂。

▲ 图3-5-1　选择单药或联合降压治疗流程图

4. 特殊人群的降压治疗

（1）心力衰竭：高血压合并射血分数减低的心力衰竭（HFrEF）患者，ARNI替代ACEI/ARB作为首选用药。高血压合并射血分数保留的心力衰竭（HFpEF）患者，ARNI/ARB/ACEI均可作为首选用药。具体参照心力衰竭章节。

（2）冠心病：首选β受体拮抗剂和/或ACEI（无法耐受者选用ARB）；血压控制不达标或考

虑血管痉挛者，加用CCB，后者禁用β受体拮抗剂。有心绞痛症状的患者，降压药物推荐首选β受体拮抗剂和CCB。有心肌梗死病史的患者，降压药物推荐首选β受体拮抗剂和ACEI/ARB。

（3）糖尿病：首选ACEI、ARB类药物，血压控制不达标者可加用CCB。β受体拮抗剂可掩盖低血糖的发生，同时对血糖、血脂代谢存在一定的不良影响，不作为首选，如必须选用，尽量选择α、β受体拮抗剂。优选钠–葡萄糖共转运蛋白2抑制剂（sodium–glucose transporters 2 inhibitor，SGLT2i）或胰高血糖素样肽–1受体激动剂（glucagon–like peptide–1 receptor agonist，GLP–1RA）治疗。

（4）肾脏疾病：当血肌酐＜265μmol/L（3mg/dl）时，ACEI/ARB可通过降低肾小球囊内压，减轻肾脏负担，降低尿蛋白的产生，保护肾脏。常与利尿剂合用，多选择袢利尿剂。当血肌酐＞265μmol/L（3mg/dl）而无透析保护时，应慎用或禁用。

（5）脑血管病：有短暂性脑缺血发作（TIA）或有脑卒中史（非急性期）者，要适度降压治疗，不应过度降压，推荐ACEI、利尿剂或ACEI＋利尿剂进行降压治疗。若以上药物不适用或效果不佳，可选用CCB或ARB。对于既往有脑卒中或TIA病史的高血压患者，不推荐β受体拮抗剂作为一线降压药物。

（6）妊娠期高血压疾病：包括慢性高血压合并妊娠与妊娠高血压。前者指在妊娠前既已存在高血压或妊娠20周以前出现的高血压；后者指妊娠20周后出现的高血压。血压＞160/110mmHg者，通过非药物治疗不能有效控制血压，在非药物治疗的基础上，可考虑进行药物治疗。治疗目的是降低母子的死亡率与围生期并发症，但必须选择对胎儿安全性较高的药物。因缺少大规模循证医学证据，现推荐的药物多为小样本的临床观察或经验证实是安全的药物。因妊娠早期为胎儿器官分化阶段，尽量避免使用药物。目前可考虑使用的药物主要有甲基多巴与拉贝洛尔，以及部分CCB与β受体拮抗剂。已妊娠或有妊娠计划的女性高血压患者禁止使用RAS系统阻滞剂（包括ACEI、ARB与和直接肾素抑制剂）。

（7）儿童与青少年高血压：继发性高血压可能性大，需要注意进行筛查，肾性高血压是首位病因。儿童高血压“白大衣现象”较常见，尤其需要注意，可通过动态血压监测进行鉴别。目前国际上统一采用不同年龄性别血压的90、95和99百分位数作为诊断“正常高值血压”“高血压”和“严重高血压”的标准。未合并靶器官损害的儿童与青少年高血压应将血压降至95百分位数以下；合并肾脏疾病、糖尿病或出现高血压靶器官损害时，应将血压降至90百分位数以下。评估需要结合病因、血压水平、靶器官损害等情况。治疗时，应尽量通过非药物治疗，包括控制体重、增加有氧锻炼、调整饮食结构（包括限盐）、改善生活习惯等。非药物治疗6个月无效者，或合并并发症、靶器官损害等情况者，可考虑药物治疗。原则是从单药、小量开始，首选ACEI/ARB或CCB。

（8）老年人：我国老年人年龄界限为60岁以上。65~79岁老年人降压目标＜140/90mmHg，如可耐受，降压目标＜130/80mmHg。80岁及以上高龄老人降压目标＜150/90mmHg。各年龄段老年高血压患者均受益于降压治疗。但选择降压药物时应充分考虑到这一特殊人群的特点，如常伴有多器官疾病、肝肾功能不同程度减退、药物耐受性相对较差、药物相关性不良反应的发生率相对较高等。在选择药物时，应选择降压作用平稳的长效药物，最好每日服用1次，提高患者依从性，避免老年人记忆力减退而漏服；从小剂量开始逐步调整至合适剂量，防止血压降得太低、太快，以防止因心、脑、肾血流量减少而发生意外（如诱发心肌梗死等），尤其是伴有冠心病或脑血管病的老年人。CCB、ACEI、ARB、利尿剂都可考虑使用。在降压药物治疗期间应加强定期测量血压，随时调整药物剂量。

（9）高血压急症与亚急症：高血压急症指血压突然明显升高（一般超过180/120mmHg），同时伴有心、脑、肾等重要器官功能不全的表现。包括高血压脑病、颅内出血、脑梗死、急性心力衰竭、急性冠脉综合征、主动脉夹层等。病情进展迅速，并伴有视力模糊、眼底出血与视盘水肿，同时出现持续性蛋白尿、血尿与管型尿等明显肾损害，称为恶性高血压。高血压亚急症指血压升高明显但不伴严重临床症状及进行性靶器官损害。血压升高的程度不是区别高血压急症与亚急症的标准，区别两者的唯一标准是有无新近发生的急性进行性靶器官损害。

高血压急症和亚急症降压治疗的紧迫程度不同，前者需要迅速降低血压，采用静脉途径给药；后者需要在24~48小时内降低血压，可使用快速起效的口服降压药。高血压急症的治疗，一般情况下，初始阶段（1小时以内）血压控制目标为平均动脉压降低幅度不超过治疗前水平的25%，并在随后的2~6小时内逐渐将血压降至较安全的水平，一般为160/100mmHg，如可耐受，病情稳定，在随后的24~48小时逐步将血压降至正常水平。治疗不宜选用利血平肌内注射，因其降压作用起效较慢，如果短时间内反复注射可导致难以预测的蓄积效应，发生严重低血压，引起明显嗜睡反应，干扰对神志的判断。也不宜使用强力的利尿药，除非有心力衰竭或明显的体液容量负荷过重，因为多数高血压急症时交感神经系统和RAAS过度激活，外周血管阻力明显升高，体内循环血容量减少，强力利尿存在风险。治疗初期可考虑静脉药物与口服药物联合应用，随着治疗的进展，逐渐停用静脉药物。用药需要结合患者实际病情，选择不同方案，常用静脉药物如下。

1）硝普钠（sodium nitroprusside）：直接扩张动脉和静脉，使血压迅速降低。开始以每分钟10~25μg静脉滴注，密切观察血压，每隔5~10分钟可增加剂量。硝普钠降压作用迅速，停止滴注后，作用在3~5分钟即消失。特别适用于高血压合并急性左心衰竭患者。该药溶液对光敏感，每次应用前需要新鲜配制，滴注瓶需要用银箔或黑布包裹。硝普钠应避免大剂量或长时间应用，以免发生氰化物中毒。

2）硝酸甘油（nitroglycerin）：以扩张静脉为主，较大剂量时也使动脉扩张。静脉滴注可使血压较快下降，剂量为5~10μg/min开始，可逐渐增加至20~50μg/min。停药后数分钟作用即消失。适用于合并冠心病、心力衰竭的高血压急症。副作用有心动过速、面红、头痛、呕吐等。

3）尼卡地平（nicardipine）：二氢吡啶类CCB，用于高血压急症治疗，剂量为静脉滴注从0.5μg/（kg·min）开始，密切观察血压，逐步增加剂量，可用至6μg/（kg·min）。副作用有心动过速、面部充血潮红、恶心等。

4）拉贝洛尔（labetalol）：兼有α受体拮抗作用的β受体拮抗剂，起效较迅速（5~10分钟），持续时间较长（3~6小时）。开始时缓慢静脉注射20~100mg，以0.5~2mg/min的速率静脉滴注，总剂量不超过300mg。拉贝洛尔主要用于高血压急症合并妊娠或肾功能不全患者。不良反应有头晕、直立性低血压及心脏传导阻滞等。

（10）难治性高血压：又称顽固性高血压，指在改善生活方式的基础上，足量、合理联合使用3种降压药物（至少含1种利尿剂）治疗后，血压仍未能达到治疗目标，或至少需要使用4种降压药物，血压达标者。此类患者应积极寻找病因，针对病因进行治疗，优化用药方案，同时应除外血压测量不当、“白大衣现象”、药物依从性差、治疗方案不合理等假性难治性高血压。常见病因包括高盐摄入、心理疾病（焦虑、抑郁、惊恐发作等）、药物影响（糖皮质激素、避孕药、麻黄碱、甲状腺激素应用不当等）、继发性高血压及伴有影响血压的其他疾病（如肾衰竭、神经系统疾病等）等。

十一、预防

原发性高血压的确切病因尚不明确，但某些发病因素已较明确，如精神紧张、钠摄入过量、肥胖等，可针对这些因素进行预防，鼓励广大群众采取相应的预防措施和合适的生活方式。可以结合社区医疗保健网，在社区人群中实施以健康教育和健康促进为主导的高血压防治，如提倡减轻体重、减少食盐摄入、控制饮酒及适量运动等健康生活方式，提高人民群众对高血压的认识，做到及早发现和及时有效治疗，提高对高血压的知晓率、治疗率、控制率。

第二节　继发性高血压

继发性高血压是指由一定的基础疾病引起的高血压，占所有高血压者的5%~10%。不少继发性高血压，如原发性醛固酮增多症、嗜铬细胞瘤、肾血管性高血压、主动脉缩窄、肾素分泌瘤等可通过手术或其他方法得到根治或病情明显改善。继发性高血压常血压升高较严重，加上基础疾病的影响，较原发性高血压更早出现靶器官损伤和心血管事件。及早明确诊断可以提高治愈率和更好控制血压，减少并发症。继发性高血压的病因见表3-5-8。

▼ 表3-5-8　继发性高血压的病因

分类	因素
肾脏疾病	肾小球肾炎、慢性肾盂肾炎、先天性肾脏疾病（多囊肾）、继发性肾脏疾病（结缔组织病、风湿免疫性疾病、糖尿病肾病等）
肾血管性疾病	肾动脉狭窄、先天性肌纤维发育不良
内分泌性疾病	原发性醛固酮增多症、库欣综合征、嗜铬细胞瘤、甲状腺功能亢进、甲状腺功能减退、先天性肾上腺皮质增生症、甲状旁腺功能亢进、腺垂体功能亢进、绝经期综合征
心血管疾病	主动脉缩窄、主动脉瓣关闭不全、完全性房室传导阻滞
颅脑病变	脑肿瘤、脑外伤、脑干疾病
风湿免疫疾病	系统性红斑狼疮、血管炎（多发性大动脉炎等）
其他	阻塞型睡眠呼吸暂停综合征、妊娠高血压综合征、红细胞增多症、药物（糖皮质激素、拟交感神经药、甘草等）

较常见的继发性高血压有以下几种。

1. 肾实质病变 常见的肾脏实质性疾病包括急、慢性肾小球肾炎、多囊肾；代谢性疾病肾损害（痛风性肾病、糖尿病肾病）；系统性或结缔组织疾病肾损害（狼疮肾炎、硬皮病）等。肾实质性高血压肾脏病变的发生常先于高血压或与其同时出现；血压水平较高且较难控制，易进展为恶性高血压；蛋白尿（血尿）发生早、程度重、肾脏功能受损明显。急性肾小球肾炎，多见于青少年，有急性起病及链球菌感染史，有发热、血尿、水肿等症状，尿中蛋白、红细胞和管型，鉴别并不困难。慢性肾小球肾炎与原发性高血压伴肾功能损害者不易区别，反复水肿史、明显贫血、血浆蛋白低、氮质血症、蛋白尿出现早倾向慢性肾小球肾炎的诊断。糖尿病肾病，无论是1型或2型，均可发生肾损害而有高血压，肾小球硬化、肾小球毛细血管基膜增厚为主要的病理改变，出现明显蛋白尿及肾衰竭时血压升高。

2. 肾血管性高血压 也是继发性高血压的常见原因。其致病机制为肾动脉狭窄导致肾脏灌注减少，从而激活了RAAS引起高血压。大多数学者认为肾动脉狭窄≥70%、狭窄远近端收缩压差>30mmHg，具有功能意义，会引起肾血管性高血压。肾动脉狭窄的病因很多，常见有动脉粥样硬化、大动脉炎、纤维肌性发育不良。国外肾动脉狭窄患者中约75%是由动脉粥样硬化所致（尤其在老年人）。大动脉炎是我国年轻女性肾动脉狭窄的主要原因之一。纤维肌性发育不良相对较少见。体检时可在上腹部或背部肋脊角处闻及血管杂音。实验室检查有可能发现高肾素、低血钾。肾功能进行性减退和肾脏体积缩小是晚期患者的主要表现。超声肾动脉检查、CT血管成像、磁共振血管成像、数字减影有助于肾血管的解剖诊断。肾动脉彩色多普勒超声检查是肾动脉狭窄的无创筛查手段，肾动脉造影可确诊肾动脉狭窄。治疗包括药物和手术治疗。药物治疗是基础治疗，以降低血压，ACEI、ARB有降压效果，但可能使肾小球滤过率进一步降低，导致肾功能恶化，尤其对双侧肾动脉狭窄不宜应用。何种情况下采用介入治疗进行肾动脉狭窄的血运重建仍有争议。现一般推荐经皮介入治疗作为肾动脉血运重建的首选方法，包括经皮球囊成形术和支架成形术。其余手术治疗包括血流重建术、肾移植术、肾切除术。

3. 原发性醛固酮增多症 系肾上腺皮质增生或腺瘤分泌过多醛固酮所致，临床上以长期高血压伴顽固的低血钾为特征。可有肌无力、周期性瘫痪、烦渴、多尿等。血压多为中度以上增高。实验室检查可有低肾素、高醛固酮、低血钾、尿醛固酮排泄增多等。筛查实验推荐血浆醛固酮与肾素活性比值（ARR）作为首选。筛查实验前需要注意纠正低血钾，维持正常钠盐摄入，同时减少药物的影响。筛查试验阳性的患者还应行确诊试验，如口服高钠饮食、氢化可的松试验、盐水负荷试验、卡托普利试验等。近年发现血钾正常的原发性醛固酮增多症并不少见，占60%以上。CT、MRI可行定位诊断。对肾上腺单侧病变患者手术切除是最好的治疗方法。特发性醛固酮增多症和糖皮质激素可抑制性醛固酮增多症，首选药物治疗。醛固酮拮抗剂螺内酯及依普利酮是非手术治疗原发性醛固酮增多症药物治疗的首选。

4. 库欣综合征 系肾上腺皮质肿瘤或增生分泌糖皮质激素过多所致。除高血压外，有向心性肥胖，满月脸、水牛背、皮肤紫纹、毛发增多、血糖增高等特征，诊断一般并不困难。24小时尿中17-羟类固醇及17-酮类固醇增多、地塞米松抑制试验及肾上腺皮质激素兴奋试验阳性有助于诊断。颅内蝶鞍MRI、肾上腺CT扫描可用于病变定位。

5. 嗜铬细胞瘤 肾上腺髓质或交感神经节等嗜铬细胞肿瘤可间歇或持续分泌过多的肾上腺素、去甲肾上腺素、多巴胺等多种血管活性物质，出现阵发性或持续性血压升高。阵发性高血压发病时血压骤然增高，伴心动过速、剧烈头痛、出汗、乏力、面色苍白等症状，历时数分钟至数日，发作间期血压可正常。持续性高血压者可阵发性加剧。在血压增高期测定血或尿中儿茶酚胺及其代谢产物3-甲氧基-4-羟基苦杏仁酸（VMA）。如有显著增高，提示嗜铬细胞瘤。超声、CT、MRI可显示肿瘤的部位。大多数嗜铬细胞瘤为良性，可行手术切除，效果好。约10%嗜铬细胞瘤为恶性，肿瘤切除后可有多处转移灶。

6. 主动脉缩窄 多数为先天性血管畸形，缩窄多发生在主动脉峡部，可伴有其心脏畸形。少数为多发性大动脉炎所引起。临床特点为上肢血压增高而下肢不高或降低，呈上肢血压高于下肢的反常现象。在肩胛间区、胸骨旁、腋部可有侧支循环动脉的搏动和杂音或腹部听诊有血管杂音。胸部X线摄影可显示肋骨受侧支动脉侵蚀引起的切迹。主动脉造影或CTA可确定诊断。

7. 阻塞型睡眠呼吸暂停低通气综合征（OSAS） 较为常见，近年受到临床的重视。定义为在7小时睡眠过程中，呼吸暂停≥30次，每次>10秒，或每小时睡眠中的呼吸暂停低通气指数（apnea-hypopnea index，AHI）≥5次，同时伴有血氧饱和度下降>40%。分为中枢型、阻塞型、混合型3种，其中阻塞型最常见。本病50%~80%的患者伴有继发性高血压，以中年肥胖男性居多，与原发性高血压并存，可加重高血压程度，是一种独立危险因素。若经持续气道正压通气（CPAP）治疗后血压恢复正常者，提示高血压由于OSAS所致；若治疗后有所改善，但血压仍较高，则说明原发性高血压与继发性高血压合并存在。

继发性高血压有明确的病因，治疗方法与原发性高血压完全不同，需要熟悉上述各类继发性高血压的特征，尤其对40岁以下出现高血压的患者更要注意鉴别。

（童嘉毅）

学习小结

高血压是心脑血管疾病最重要的危险因素，发病率高、危害大，大量循证医学证据证实降压可以降低心血管事件。目前我国高血压的知晓率、治疗率和达标率都较低，故应重视高血压的筛查和诊断。在高血压的诊断中，应注意筛查和甄别继发性高血压。同时，高血压的治疗应遵循降压达标、降低总的心血管事件的总原则，提高高血压患者的治疗率和达标率。对特殊人群，应采取个体化原则，如老年人、妊娠女性、合并糖尿病、心力衰竭患者等。联合治疗、提高患者依从性有利于提高高血压的达标率。因高血压是发病率最高的心血管疾病，所以高血压的防控策略不同于其他疾病，应加强基层防治工作、推动全民健康生活方式以提高高血压的知晓率、治疗率和达标率。

复习思考题

1. 简述高血压、原发性高血压及继发性高血压的定义。
2. 高血压的诊断标准是什么？如何分级？如何进行心血管风险分层？
3. 降压药物主要有哪几类？各列出2种药物的名称。
4. 继发性高血压有哪些发病原因？

第六章

冠状动脉粥样硬化性心脏病

03篇06章

学习目标

掌握　稳定型心绞痛、急性冠脉综合征的病因、临床表现、诊断与鉴别诊断以及治疗与预防措施。

熟悉　各种类型冠心病的发病机制。

了解　冠心病介入治疗的适应证、方法和注意事项。

第一节　动脉粥样硬化

动脉硬化是动脉管壁增厚、变硬，管腔缩小的退行性和增生性病变的总称。动脉粥样硬化（atherosclerosis）是动脉硬化中最常见的类型，是几乎所有心脑血管疾病的共同病理基础。其特点是受累动脉从内膜开始，先后有多种病变合并存在，包括局部脂质和复合糖类积聚、内膜和中层平滑肌的增殖和迁移、细胞外基质增加、纤维组织增生、钙质沉着、出血和血栓形成，并有动脉中层的退化和钙化。由于动脉内膜积聚的脂质外观呈黄色粥样，所以称为动脉粥样硬化。

一、危险因素

本病为多病因疾病，即多种因素作用于不同环节所致，这些因素被称为危险因素（risk factor）或易患因素。主要的危险因素有以下几种。

（一）年龄、性别

本病临床上多见于40岁以上的中、老年患者，49岁以后进展加快。与男性相比，女性发病率较低。因为雌激素有抗动脉粥样硬化的作用，女性绝经期后发病率明显增高。年龄和性别属于不可改变的危险因素。

（二）血脂代谢异常

脂质代谢异常是动脉粥样硬化最重要的危险因素。血清总胆固醇（TC）、甘油三酯（TG）、低密度脂蛋白胆固醇（low density lipoprotein cholesterol, LDL–C）或极低密度脂蛋白胆固醇（very low density lipoprotein cholesterol，VLDL–C）增高，载脂蛋白B（Apo B）增高，高密度脂蛋白胆固醇（high density lipoprotein cholesterol，HDL-C）降低，载脂蛋白A（Apo A）降低都加速动脉粥样硬化，脂蛋白（a）[Lp（a）]增高也可能是独立的危险因素。

（三）高血压

血压增高与本病关系密切。高血压患者动脉粥样硬化发病率明显增高，较血压正常者冠心病发生率高3~4倍。收缩压与舒张压增高都与本病密切相关。

（四）吸烟

吸烟可使本病的发生率增加2~6倍，且与每日吸烟的支数成正比。被动吸烟也是危险因素。

（五）糖尿病和糖耐量异常

糖尿病患者中不仅本病发病率较非糖尿病者高出数倍，且病变进展迅速。糖耐量减低和胰岛素抵抗也与本病的发生有密切关系。

（六）肥胖

尤其是以腹部脂肪过多为特征的腹型肥胖。

（七）遗传因素

有冠心病、糖尿病、高血压、血脂异常家族史者，冠心病的发病率增加。

（八）其他危险因素

A型性格者；口服避孕药；高热量、高动物脂肪、高胆固醇、高糖饮食者，其他还有微量元素摄入量的改变等。

二、发病机制

动脉粥样硬化的发病机制非常复杂，目前尚未完全明了，曾有多种学说从不同角度来阐明，诸如脂肪浸润学说、血栓形成和血小板聚集学说、平滑肌细胞克隆学说、内皮损伤学说等。

近年来多数学者支持“内皮损伤反应学说”，认为动脉粥样硬化是一个以血管内皮细胞损伤为基础、以脂质浸润和血管壁炎症为特征的病理过程。内皮细胞可在多种致病因子的作用下受到损伤，启动炎症反应。血液中的脂质进入血管内膜后，导致炎性细胞聚集，吞噬脂质成为泡沫细胞，并坏死形成粥样硬化斑块的脂质核心。炎症反应又造成纤维细胞、平滑肌细胞的增生。血管内皮损伤、脂质浸润和血管壁炎症伴随着血小板黏附、聚集和活化，释放大量的生长因子、黏性分子、炎症因子和血管活性因子。这些因子可进一步激活内皮细胞、动脉中层的平滑肌细胞、血小板和炎症细胞等，使之大量合成并分泌多种生长因子和炎症因子，使自身和周围细胞大量增殖，同时使中层平滑肌细胞向内膜迁移，形成一系列复杂的连锁反应和恶性循环，促进动脉粥样硬化形成。

目前有研究发现肠道菌群在心血管疾病的病理生物学中起到重要作用，某些膳食营养素（如胆碱和肉碱，见于红肉、蛋黄和全脂乳制品）及其肠道菌群依赖性代谢物[三甲胺N-氧化物（trimethylamine N-oxide，TMAO）]可能与动脉粥样硬化有关。

三、病理解剖与病理生理

动脉粥样硬化主要累及体循环大、中动脉，以冠状动脉和脑动脉罹患最多，肢体各动脉、肾动脉和肠系膜动脉次之，而肺循环动脉很少受累。可数个组织器官的动脉同时受累。

动脉粥样硬化时相继出现脂质点和条纹、粥样和纤维粥样硬化斑块、复合病变多种类型的变化。受累动脉弹性减弱，脆性增加，易于破裂，管腔逐渐变窄甚至完全闭塞，也可扩张形成动脉瘤。视受累动脉和侧支循环建立情况的不同，可引起个别器官或整个循环系统的功能紊乱。

相关链接 | 美国心脏病学会动脉粥样硬化病变的病理分型

按病变及其发展过程将其细分为6型。

Ⅰ型，脂质点：动脉内膜见小黄点。为小范围的巨噬细胞含脂滴形成泡沫细胞积聚而成。

Ⅱ型，脂质条纹：动脉内膜见黄色条纹，扁平或略突起于内膜，为巨噬细胞成层并含脂滴，内膜有平滑肌细胞也含脂滴，T淋巴细胞浸润。

Ⅲ型，斑块前期：细胞外出现较多脂滴蓄积，在内膜和中膜平滑肌层之间形成脂核，但尚未形成脂质池。

Ⅳ型，粥样硬化斑块期：形成脂质池。内膜结构破坏，动脉壁变形。

Ⅴ型，纤维粥样硬化斑块期：为动脉粥样硬化最具特征性的病变，呈白色斑块突入到动脉腔内引起管腔狭窄。斑块体积增大时向管壁中膜扩展，可破坏管壁的肌纤维和弹力纤维而代之以结缔组织和增生的新生毛细血管。

Ⅵ型，复合病变：为严重病变。由纤维斑块发生出血、坏死、溃疡、钙化和附壁血栓形成。粥样硬化斑块可因内膜表面破溃而形成所谓粥样溃疡。溃疡后粥样物质流出进入血流成为栓子。

本病病理变化进展缓慢，明显的病变多见于壮年以后，但明显的症状多在老年期才出现。组织缺血的发生不仅与斑块引起的血管狭窄程度有关，更重要的与斑块的稳定性有关。“稳定型斑块”和“不稳定型斑块”具有明显的病理特征。稳定型斑块纤维帽较厚，脂质坏死核心小或无；不稳定型斑块亦称易损斑块，其纤维帽较薄，脂质池较大易于破裂。不稳定型斑块的破裂导致急性心血管事件的发生。如果对有血栓形成的动脉节段行连续切片未能发现斑块破裂，则确认为斑块侵蚀。一般来说，斑块侵蚀部位的内皮缺失，暴露的内膜主要含有血管平滑肌细胞和蛋白聚糖。急性心肌梗死患者的光学相干断层成像临床研究发现，斑块纤维帽破裂的发生率为73%，而斑块侵蚀为23%。其他导致斑块不稳定的因素包括血流动力学变化、应激、炎症反应等。其中，炎症反应在斑块不稳定和斑块破裂中起着重要的作用。

四、分期和分类

本病发展过程可分为4期，但临床上各期并非严格按序出现，各期还可交替或同时出现。

1. 无症状期或隐匿期　其过程长短不一，包括从较早的病理变化开始，直到动脉粥样硬化已经形成，但尚无器官或组织受累的临床表现。

2. 缺血期　症状由于血管狭窄、器官缺血而产生。

3. 坏死期　由于血管内血栓形成或管腔闭塞而产生器官组织坏死的临床表现。

4. 纤维化期　长期缺血，器官组织纤维化和萎缩而引起症状。

五、临床表现与辅助检查

（一）临床表现

临床表现为相应器官受累后出现的症状。

1. 一般表现　脑力与体力衰退。

2. 主动脉粥样硬化　大多数无特异性症状。叩诊时可发现胸骨柄后主动脉浊音区增宽；主动脉瓣区第二心音亢进而带金属音调，并有收缩期杂音。主动脉粥样硬化还可形成主动脉瘤，以发生在肾动脉开口以下的腹主动脉处为最多见，其次是主动脉弓和降主动脉。腹主动脉瘤多因体检腹部有搏动性肿块而发现，腹壁上相应部位可听到杂音，股动脉搏动可减弱。胸主动脉瘤可引起胸痛、气急、吞咽困难、咯血、声带因喉返神经受压而麻痹、气管移位或阻塞、上腔静脉和肺动脉受压等表现。主动脉瘤一旦破裂，可迅速致命。主动脉粥样硬化也可形成动脉夹层分离，临床上常表现为剧烈呈撕裂样胸痛、腰背痛和腹痛。详见本篇第十一章第一节。

3. 冠状动脉粥样硬化　可引起心绞痛、心肌梗死以及缺血性心肌病等。

4. 脑动脉粥样硬化　最常侵犯颈内动脉、基底动脉和椎动脉。颈内动脉入脑处为好发区，病变多集中在血管分叉处。粥样硬化斑块造成血管狭窄、脑供血不足或局部血栓形成或斑块破裂、碎片脱落造成脑栓塞等脑血管意外；长期慢性缺血造成脑萎缩时，可发展为血管性痴呆。

5. 肾动脉粥样硬化　年龄在55岁以上而突发高血压者，且血压难以控制时，应考虑本病的可能。如有肾动脉血栓形成，可引起肾区疼痛、尿闭以及发热等。长期肾脏缺血可致肾萎缩并发展为肾衰竭。

6. 肠系膜动脉粥样硬化　可能引起消化不良、肠道张力减低、便秘与腹痛等症状。血栓形成时，有剧烈腹痛、腹胀和发热。肠壁坏死时，可引起便血、麻痹性肠梗阻以及休克等症状。

7. 四肢动脉粥样硬化　以下肢较为多见，由于血供障碍而引起下肢发凉、麻木和间歇性跛行，即行走时发生腓肠肌麻木、疼痛以至痉挛，休息后消失，再走时又出现；严重者可有持续性疼痛，下肢动脉尤其是足背动脉搏动减弱或消失。动脉管腔如完全闭塞时可产生坏疽。

（二）辅助检查

本病尚缺乏敏感而又特异的早期实验室诊断方法。患者多有脂代谢异常，主要表现为血TC增高、LDL-C和HDL-C降低、血TG增高等。90%以上的患者表现为Ⅱ或Ⅳ型高脂蛋白血症。血液流变学检查往往示血黏滞度增高。主动脉粥样硬化者，X线检查可见主动脉的相应部位增大，可见主动脉结向左上方凸出，主动脉扩张与扭曲，有时可见片状或弧状的斑块内钙质沉着影；选择性动脉造影可显示管腔狭窄或动脉瘤样病变，以及病变的所在部位、范围及程度，有助于确定介入或外科治疗的适应证和手术方式选择。多普勒超声检查有助于判断动脉的血流情况和血管病变。脑电阻抗图、脑电图、CT或MRI有助于判断脑动脉的功能情况以及脑组织的病变情况。放射性核素心脏检查、超声心动图检查、心电图检查及其负荷试验所示的特征性变化有助于冠心病诊断，冠状动脉造影是诊断冠状动脉粥样硬化最直接的方法。血管内超声成像和血管镜检查是辅助血管内介入治疗的新的检查方法。CT血管成像（CTA）和磁共振血管成像（MRA）可无创显像动脉粥样硬化病变。

六、诊断与鉴别诊断

本病发展到相当程度，尤其有器官明显病变时诊断并不困难，但早期不易诊断。年长患者如检查发现血脂异常，X线、超声及动脉造影发现血管狭窄性或扩张性病变，应首先考虑诊断本病。

主动脉粥样硬化引起的主动脉疾病和主动脉瘤，需要与梅毒性主动脉炎和主动脉瘤以及纵隔肿瘤相鉴别；冠状动脉粥样硬化引起的心绞痛和心肌梗死，需要与其他非动脉粥样硬化疾病所引起者相鉴别；心肌纤维化与扩大需要与其他心脏病特别是心肌病相鉴别；脑动脉粥样硬化所引起的脑血管意外，需要与其他原因引起的脑血管意外相鉴别；肾动脉粥样硬化所引起的高血压，应与其他原因的高血压相鉴别；肾动脉血栓形成需要与肾结石相鉴别；四肢动脉粥样硬化所产生的症状，应与其他病因的动脉病变所引起者相鉴别。

七、防治

首先应积极预防动脉粥样硬化的发生，即一级预防。如已发生动脉粥样硬化，应积极治疗，防止病变发展并争取逆转，即二级预防。对于已发生并发症者，应积极治疗，防止其恶化，改善生活质量，延长患者寿命。

（一）一般防治措施

1. 加强健康教育 发挥患者的主观能动性配合治疗，强化高危人群的预防。对动脉粥样硬化的患者，开展面对面的咨询，说服患者耐心、积极地接受长期的防治措施至关重要。

2. 改良生活和行为方式

（1）合理的膳食：① 膳食总热量不要过高，以维持正常体重为度，40岁以上者尤应预防肥胖。超重或肥胖者应减少进食的总热量，食用低脂（脂肪摄入量不超过总热量的30%，其中动物性脂肪不超过10%）、低胆固醇（每日不超过200mg）膳食，并限制糖的摄入。提倡饮食清淡，多食富含维生素C（如新鲜蔬菜、瓜果）和植物蛋白（如豆类及其制品）的食物。尽量以植物油等为食用油。② 40岁以上者即使血脂正常，也应避免经常食用过多的动物脂肪和高胆固醇食物。血脂异常者应食用低胆固醇、低动物脂肪食物，如鱼、鸡肉、蛋白、豆制品等，鼓励多食富含维生素C的蔬菜和瓜果等，主张饮用低脂或脱脂牛奶。确诊冠状动脉粥样硬化者，严禁暴饮暴食，以免诱发心绞痛或心肌梗死。合并高血压或心力衰竭者，应同时限制食盐摄入。

（2）适当的体力劳动和体育活动：对预防肥胖、增强循环系统的功能和调整血脂代谢均有益，是预防本病的一项积极措施。体力活动量应根据原来身体情况、体力活动习惯和心脏功能状态而定，以不过多增加心脏负担和不引起不适感觉为原则。应循序渐进，不宜勉强做剧烈活动，以有氧运动为宜，如快走、慢跑、游泳等。

（3）戒烟限酒。

（4）保持心理平衡，合理安排工作和生活：生活要有规律、保持乐观、愉快的情绪，避免过度劳累和情绪激动，注意劳逸结合，保持充足睡眠。

3. 积极治疗与本病有关的一些疾病 包括高血压、高脂血症、糖尿病、痛风、肥胖、肝病、肾病综合征和有关的内分泌疾病等。

（二）药物治疗

1. 针对缺血症状的相应治疗 如心绞痛时应用血管扩张剂及β受体拮抗剂等。

2. 调节血脂 血脂异常的患者，治疗性生活方式改变是调脂治疗的基础，可按血脂的具体情况选用下列调制药物。

（1）主要降低血胆固醇的药物

1）他汀（statin）类药物：为3-羟-3-甲基戊二酰辅酶A（HMG-CoA）还原酶抑制剂。能够抑制胆固醇合成限速酶HMG-CoA还原酶活性，减少胆固醇合成，继而上调细胞表面LDL受体，加速血清LDL分解代谢，此外还可抑制VLDL合成。因此，他汀类药物能显著降低血清TC、LDL-C和Apo B水平，也能降低血清TG水平和轻度升高HDL-C水平。本类药物不仅有调脂作用，目前大量的研究证明，其在稳定动脉粥样硬化斑块，防止斑块破裂、继发出血和血栓形成方面起重要作用。常用制剂有洛伐他汀、辛伐他汀、普伐他汀、氟伐他汀、阿托伐他汀、瑞舒伐他汀和匹伐他汀。血脂康胶囊调脂机制与他汀类似，主要成分为13种天然复合他汀，系无晶体结构的洛伐他汀及其同类物。不同种类与剂量的他汀降胆固醇幅度有较大区别，但任何一种他汀剂量倍增时，LDL-C进一步降低幅度仅约6%。他汀可在任何时间段每日服用一次，但在晚上服用时LDL-C降低幅度可稍有增多。他汀应用取得预期疗效后应继续长期应用，如能耐受应避免停用。停用他汀有可能增加心血管事件。如果应用他汀后发生不良反应，可换用另一种他汀、减少剂量、隔日服用或换用非他汀类调脂药等方法处理。绝大多数人对他汀的耐受性良好，其不良反应多见于接受大剂量他汀治疗者，常见表现有肝功能异常：主要表现为转氨酶升高。血清丙氨酸转氨酶（alanine transaminase，ALT）和/或天冬氨酸转氨酶（aspartate transaminase，AST）升高达正常值上限3倍以上及合并总胆红素升高患者，应减量或停药。对于转氨酶升高在正常值上限3倍以内者，可在原剂量或减量的基础上进行观察，部分患者经此处理转氨酶可恢复正常。失代偿性肝硬化及急性肝衰竭是他汀类药物应用禁忌证。他汀类药物相关肌肉不良反应包括肌痛、肌炎和横纹肌溶解。患者有肌肉不适和/或无力，且连续监测肌酸激酶呈进行性增高时，应减少他汀剂量或停药。

2）依折麦布：胆固醇吸收抑制剂，可有效抑制肠道内胆固醇吸收。安全性和耐受性良好，不良反应轻微且多为一过性，主要表现为头痛和消化道症状，与他汀联用也可发生转氨酶增高和肌痛等不良反应。禁用于妊娠期和哺乳期。

3）普罗布考：通过掺入LDL颗粒核心中，影响脂蛋白代谢，使LDL易通过非受体途径被清除。主要适用于高胆固醇血症，尤其是纯合子家族性高胆固醇血症（homozygous familial hypercholesterolemia，HoFH）及黄色瘤患者，有减轻皮肤黄色瘤的作用。常见不良反应为胃肠道反应，也可引起头晕、头痛、失眠、皮疹等，极为少见的严重不良反应为QT间期延长。室性心律失常、QT间期延长、血钾过低者禁用。

4）胆酸螯合剂：为阴离子交换树脂，可阻断肠道内胆汁酸中胆固醇的重吸收。常见不良反应有胃肠道不适、便秘、影响某些药物的吸收。此类药物的绝对禁忌证为异常β脂蛋白血症和血清TG>4.5mmol/L（400mg/dl）。

5）脂必泰：中药复合制剂。具有轻中度降低胆固醇作用，不良反应少见。

6）多廿烷醇：调脂作用起效慢，不良反应少见。

（2）主要降低血TG的药物

1）苯氧酸（fibrate）类：又称贝特类，通过激活过氧化物酶体增殖物激活受体α和激活脂蛋白脂酶而降低血清TG水平和升高HDL-C水平。常用的贝特类药物有非诺贝特片、微粒化非诺贝特、吉非罗齐、苯扎贝特。常见不良反应与他汀类药物类似，包括肝脏、肌肉和肾毒性等。

2）烟酸（nicotinic acid）类：也称作维生素B，属人体必需维生素。大剂量时具有降低TC、LDL-C和TG以及升高HDL-C的作用。最常见的不良反应是颜面潮红，其他有肝脏损害、高尿酸血症、高血糖、棘皮症和消化道不适等。慢性活动性肝病、活动性消化性溃疡和严重痛风者禁用。

3）高纯度鱼油制剂：主要用于治疗TG血症。不良反应少见。

（3）近年来国外已有3种新型调脂药被批准临床应用。微粒体TG转移蛋白抑制剂洛美他派、Apo B100合成抑制剂米泊美生、前蛋白转化酶枯草溶菌素9型（proprotein convertase subtilisin/kexin type 9，PCKS9）抑制剂（PCSK9i）。洛美他派和米泊美生主要应用于与低脂饮食和其他降脂药物一起治疗纯合子家族性高胆固醇血症。PCSK9i是一类新型药物，通过抑制PCSK9的功能，增加LDL受体的表达和稳定，从而增加LDL的清除，使血液中的LDL-C水平下降。PCSK9i能够将使用他汀类达到的LDL-C水平再降低多达60%，可改善高危患者（如急性冠脉综合征患者）的结局。但是，通常不将PCSK9i作为降LDL-C的初始疗法，因为尚不清楚早期使用这类药物的临床结局。一般将PCSK9i用于LDL-C未达到治疗目标水平的患者或者不能耐受他汀类药物的患者。

（4）调脂药物的联合应用：可能是血脂异常干预措施的趋势，优势在于提高血脂控制达标率，同时降低不良反应发生率。由于他汀类药物作用肯定、不良反应少、可降低总死亡率，联合调脂方案多由他汀与另一种作用机制不同的调脂药组成。针对调脂药物的不同作用机制，有不同的药物联合应用方案。

3. 抗血小板治疗 抗血小板黏附和聚集的药物，可防止血栓形成，有助于防止血管阻塞性病变发展，用于预防冠状动脉和脑动脉血栓栓塞。最常用的药物为阿司匹林，其他有氯吡格雷、普拉格雷、替格瑞洛、西洛他唑，静脉应用药物包括阿昔单抗、替罗非班、依替巴肽等。

4. 溶栓药和抗凝药 对动脉内形成血栓导致管腔狭窄或阻塞者，可用溶栓制剂继而用抗凝药。

（三）手术治疗

包括对狭窄或闭塞的血管，特别是冠状动脉、肾动脉和四肢动脉施行再通（经皮腔内球囊血管成形术、支架术、斑块清除术等）、重建或旁路移植等外科手术，以恢复动脉供血。

（候静波）

第二节 慢性心肌缺血综合征

稳定型心绞痛

稳定型心绞痛（stable angina pectoris，SAP）是冠心病中的常见类型，是在冠状动脉相对固定狭窄基础上，由于心脏负荷增加引起心肌急剧的、暂时的缺血与缺氧的临床综合征。其特点为阵发性的前胸压榨性疼痛或憋闷感，主要位于胸骨后，可放射至心前区、左上肢尺侧、下颌部、肩背部，常发生于劳力负荷增加时，持续数分钟，休息或含服硝酸甘油后症状多迅速消失。疼痛发作的程度、频度、性质及诱发因素在数周至数月内无明显变化。

本病男性多于女性，多于40岁以后发病，女性多在绝经后。劳累、情绪激动、饱食、寒冷及急性循环衰竭等为常见的诱因。

一、发病机制

稳定型心绞痛的发病机制主要是冠状动脉存在固定狭窄或部分闭塞的基础上发生需氧量的增加。当冠状动脉的供血与心肌的需血之间发生矛盾，冠状动脉血流量不能满足心肌代谢的需要，引起心肌急剧的、暂时的缺血缺氧时，即产生心绞痛。

动脉粥样硬化致冠状动脉狭窄或部分分支闭塞时，冠状动脉扩张性减弱，血流量减少，对心肌的供血量相对比较固定。心肌的血液供应虽减低但尚能应付心脏平时的需要时，则休息时可无症状。一旦心脏负荷突然增加，如劳累、激动、左心衰竭等，使心肌张力增加、心肌收缩力增强和心率增快等致心肌氧耗量增加，心肌对血液的需求增加，而冠状动脉的供血不能相应增加，即可引起心绞痛。大多数情况下，劳力诱发的心绞痛常在同一“心率 × 收缩压”的水平上发生。

二、病理解剖与病理生理

稳定型心绞痛的病理基础是冠状动脉存在相对稳定的粥样硬化斑块。这些患者的冠状动脉造影显示有1、2或3支动脉直径减少 >70% 的病变者分别占25%左右；5%~10%为左冠状动脉主干狭窄，其余约15%的患者无显著狭窄，冠状动脉无明显狭窄的患者心肌供血和供氧不足，可能是冠状动脉痉挛、冠状动脉循环的小动脉病变、血红蛋白和氧的解离异常、交感神经过度活动、儿茶酚胺分泌过多或心肌代谢异常等所致。

在心绞痛发作之前，常有血压增高、心率加快、肺动脉压和肺毛细血管静水压增高的变化，反映心脏和肺的顺应性降低；发作时可有左心室收缩力和收缩速度降低、射血速度减慢、左心室收缩压下降、每搏输出量和心排血量降低；左心室壁可呈收缩不协调或部分心室壁收缩减弱的现象。

三、临床表现

（一）症状

稳定型心绞痛以发作性胸痛为主要临床表现，疼痛的特点如下。

1. 诱因　发作常由体力劳动或情绪激动所激发，饱食、寒冷、吸烟、心动过速及休克等亦可诱发。疼痛多发生于劳力或激动的当时，而不是在劳累之后。典型的心绞痛常在相似的条件和诱因下发生，但有时同样的劳力只在早晨发作心绞痛而不在下午，提示与晨间交感神经兴奋性增高等昼夜节律变化有关。

2. 部位　主要在胸骨体上段或中段之后，可波及心前区，范围有手掌大小，甚至横贯前胸，界限不清。常放射至左肩、左臂内侧达无名指和小指，或至颈、咽或下颌部。

3. 性质　胸痛常为压榨、发闷或紧缩感，也可有烧灼感，一般不会是针刺或刀扎样尖锐痛，偶伴濒死、恐惧感觉。发作时，患者往往不自觉地停止原来的活动，直至症状缓解。

4. 持续时间　疼痛出现后常渐渐加重，达到一定程度后持续一段时间，然后逐渐消失，心绞痛一般持续数分钟至十余分钟，多为3~5分钟，很少超过半小时，可数日或数星期发作1次，亦可1日内多次发作。

5. 缓解方式　一般在停止原来诱发症状的活动后即缓解，舌下含用硝酸甘油也能在3分钟内使之缓解。稳定型心绞痛在以往的心绞痛分型中为劳力型稳定型心绞痛，其区别于不稳定型心绞痛的特征是：疼痛发作的性质在1~3个月并无改变，即心绞痛发作频次大致相同，诱发疼痛的劳累和情绪激动程度相同，每次发作疼痛的性质和部位无改变，疼痛时限相仿，用硝酸甘油后也在相同时间内缓解。

（二）体征

一般无特殊异常体征。心绞痛发作时常见心率增快、血压升高、表情焦虑、严重时皮肤冷或出汗，有时可闻及第四或第三心音奔马律。可有暂时性心尖部收缩期杂音，为乳头肌缺血以致功能失调引起二尖瓣关闭不全所致，第二心音可有逆分裂或出现交替脉。

四、辅助检查

（一）基本实验室检查

血糖、血脂检测可了解冠心病危险因素；胸痛明显者需要查血清心肌损伤标志物，包括心脏肌钙蛋白I或T、肌酸激酶（CK）及同工酶（CK–MB），与急性冠脉综合征相鉴别；查血常规注意有无贫血；必要时检查甲状腺功能。

（二）心电图检查

心电图检查是发现心肌缺血、诊断心绞痛最常用的检查方法。

1. 静息时心电图　约半数患者在正常范围，也可能有陈旧性心肌梗死改变或非特异性ST段和T波异常，有时可见室性、房性期前收缩、房室或束支传导阻滞等心律失常。

2. 心绞痛发作时心电图　绝大多数患者可出现暂时性心肌缺血引起的ST段移位。因心内膜下心肌更容易缺血，故常见反映心内膜下心肌缺血的ST段压低≥0.1mV，有时出现T波倒置，发作缓解后恢复。在平时有T波持续倒置的患者，发作时可变为直立，即“假性正常化”。T波改变虽然对反映心肌缺血的特异性不如ST段，但如与平时心电图比较有明显差别，也有助于诊断（图3–6–1）。

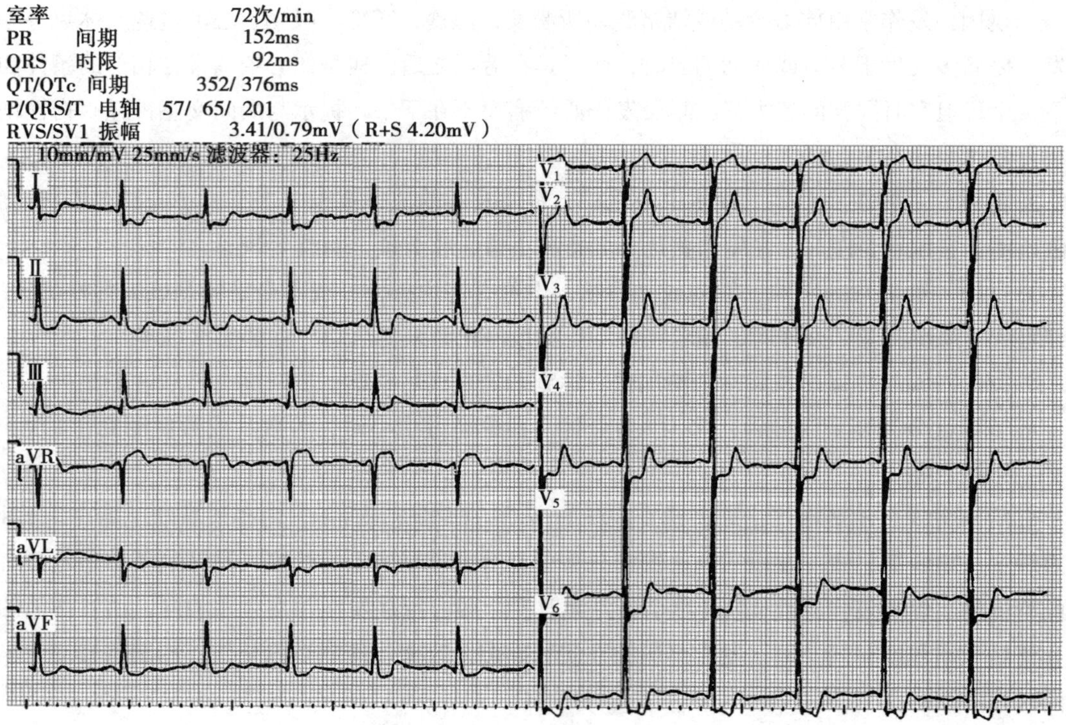

▲ 图3-6-1 心绞痛发作时的心电图

3. 心电图负荷试验 负荷试验最常用的是运动负荷试验，运动可增加心脏负荷以激发心肌缺血。运动方式为运动平板或踏车，其运动强度可逐步分级递增，以达到按年龄预计的最大心率（HR_{max}）或最大心率的85%~90%为负荷目标，前者称为极量运动试验，后者称为亚极量运动试验。运动中应持续监测心电改变，运动前、运动中每当运动负荷量增加1次均应记录心电图，运动终止后即刻及此后每2分钟均应记录心电图直至心率恢复至运动前水平。进行心电图记录时应同步测定血压。心电图改变主要以运动中和运动后ST段水平型或下斜型压低≥0.1mV（J点后60~80毫秒）持续2分钟作为运动试验阳性标准（图3-6-2）。有下列情况一项者需要终止运动试验：① 出现明显症状（如胸痛、乏力、气短、跛行），症状伴有意义的ST段变化；② ST段明显压低>2mm为终止运动相对指征，≥4mm为终止运动绝对指征；③ ST段抬高≥1mm；④ 出现有意义的心律失常，收缩压持续降低>10mmHg或血压明显升高（收缩压>250mmHg或舒张压>115mmHg）；⑤ 已达目标心率者。值得注意的是急性心肌梗死早期、未控制的严重心律失常或高度房室传导阻滞、未控制的心力衰竭、急性肺栓塞或肺梗死、主动脉夹层、重度主动脉瓣狭窄、梗阻性肥厚型心肌病、严重高血压等为运动负荷试验禁忌证。

4. 动态心电图 连续记录24小时动态心电图（Holter），可发现心电图ST-T改变和各种心律失常出现的时间，及其与患者活动和症状出现的关系。胸痛发作相应时间记录的心电图显示缺血性ST-T改变有助于心绞痛的诊断，也可检出无痛性心肌缺血。

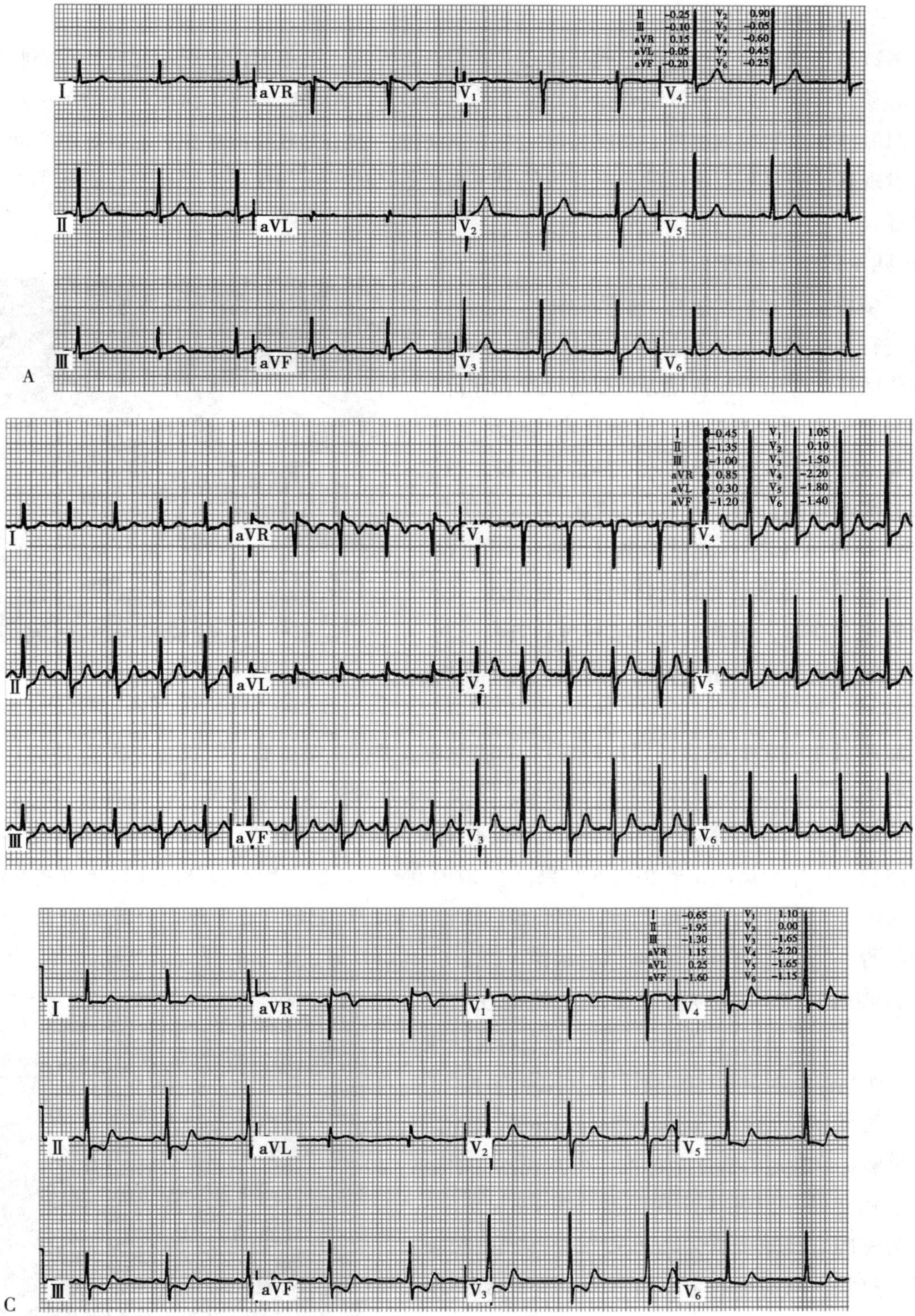

▲ 图3–6–2 心电图负荷试验

A. 运动前心电图；B. 运动达标后出现胸闷，多导联ST段上斜型下移；C. 运动停止后3分50秒，Ⅱ、Ⅲ、aVF、V_3~V_6导联ST段下移明显，呈水平型1.1~2.15mm，运动试验阳性。

（三）超声心动图

多数稳定型心绞痛患者静息时超声心动图检查无异常，有陈旧性心肌梗死或严重心肌缺血者超声心动图可探测到坏死区或缺血区心室壁的运动异常，运动或药物负荷超声心动图检查可以评价心肌灌注和存活性。超声心动图可测定左心室功能，射血分数降低者预后差。超声心动图还有助于发现其他需要与冠状动脉狭窄导致的心绞痛相鉴别的疾病如梗阻性肥厚型心肌病、主动脉瓣狭窄等。

（四）影像学检查

1. 多层螺旋冠状动脉CT血管成像（CTA）检查　进行冠状动脉二维或三维重建已经作为一种非创伤性技术应用于冠状动脉病变的筛选和评价。近年来硬件和软件的进步，诊断准确性得到很大的提高，已成为日益普及的冠心病诊断手段之一，有较高阴性预测价值，若冠状动脉CTA未见狭窄病变，一般可不进行有创检查（图3-6-3）。但CTA对狭窄病变及程度的判断仍有一定限度，特别当钙化存在时会显著影响狭窄程度的判断，而钙化在冠心病患者中相当普遍，因此，尚不能用于确诊。

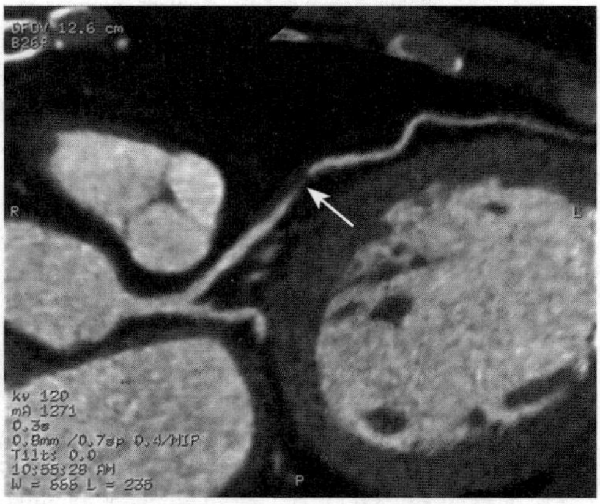

▲ 图3-6-3　冠状动脉CTA检查
图中箭头为前降支重度狭窄。

2. 放射性核素检查　① ^{201}Tl（铊）-心肌显像或兼做负荷试验：^{201}Tl随冠状血流很快被正常心肌所摄取。静息时铊显像所示灌注缺损主要见于心肌梗死后瘢痕部位。明显的灌注稀疏仅见于运动后缺血区。不能运动的患者可行药物负荷试验（包括双嘧达莫、腺苷、多巴酚丁胺），用以诱发缺血，产生与运动试验相似的结果。② 放射性核素心腔造影：静脉内注射焦磷酸亚锡被细胞吸附后，再用^{99m}Tc标记红细胞，使心腔内血池显影。可测定左心室射血分数及显示室壁局部运动障碍。③ 心肌正电子发射体层成像（PET）：利用发射正电子的核素示踪剂如^{18}F、^{11}C、^{13}N等进行心肌显像，除可判断心肌的血流灌注情况外，尚可了解心肌的代谢情况，通过对心肌血流灌注和代谢显像匹配分析可准确评估心肌的活力。

3. 冠状动脉造影（coronary angiography，CAG）　目前仍然是诊断冠心病的金标准，可发现各支动脉狭窄性病变的部位并估计其程度（图3-6-4），一般认为管腔直径减少70%~75%或以上会严重影响血供。冠状动脉造影的主要指征为：① 内科药物治疗后心绞痛症状仍较重者，或运动负荷试验时较低的运动强度即可诱发典型心绞痛的患者，明确动脉病变情况以考虑介入治疗或旁路移植术；② 胸

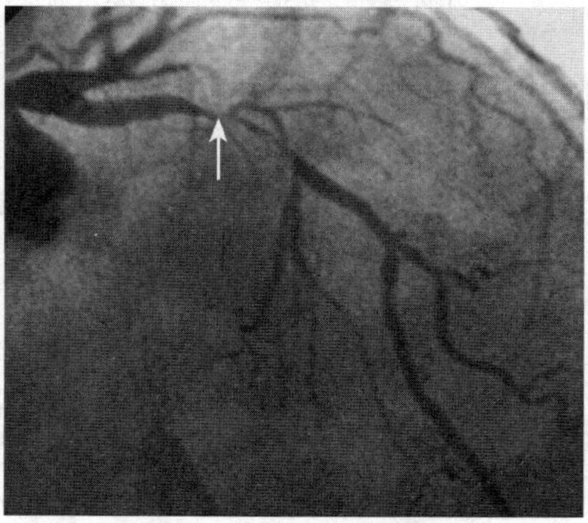

▲ 图3-6-4　冠状动脉造影
图中箭头为左前降支局限性狭窄。

痛似心绞痛而不能确诊者；③ 临床评估心血管事件发生风险高危患者；④ 血运重建术前必须进行有创性功能评估。冠状动脉造影未见异常而疑有冠状动脉痉挛的患者，可行麦角新碱试验或乙酰胆碱诱发试验。

（五）其他检查

胸部X线检查对稳定型心绞痛并无诊断性意义，一般情况都是正常的，但有助于了解心肺疾病的情况，如有无充血性心力衰竭、心脏瓣膜病、心包疾病等。磁共振成像（MRI）冠状动脉造影也已用于冠状动脉的显像；血管镜检查、冠状动脉血管内超声成像（IVUS）可显示血管壁的粥样硬化病变情况；冠状动脉内光学相干断层成像（OCT）、冠状动脉血流储备分数（FFR）测定以及冠状动脉定量血流分数（QFR）等也可用于冠心病的诊断并有助于指导介入或药物治疗。

五、诊断与鉴别诊断

根据典型的发作特点和体征，含用硝酸甘油后缓解，结合年龄和存在的冠心病危险因素，如吸烟、高脂血症、高血压、糖尿病、肥胖、早发冠心病家族史等，除外其他原因所致的心绞痛，一般即可确立诊断。发作时心电图检查可见以R波为主的导联ST段压低、T波平坦或倒置，发作过后数分钟内逐渐恢复。心电图无改变的患者可考虑行心电图负荷试验。发作不典型者，诊断要依靠观察硝酸甘油的疗效和发作时心电图的改变；如仍不能确诊，可多次复查心电图或心电图负荷试验，或行24小时动态心电图连续监测，如心电图出现阳性变化或负荷试验诱发心绞痛时亦可确诊。诊断有困难者可考虑行冠状动脉造影、冠状动脉CTA检查或放射性核素检查。

（一）心绞痛的分级

根据心绞痛与运动量的关系，加拿大心血管病学会将其分为4级。

Ⅰ级：一般体力活动（如步行和登楼）不受限，仅在强、快或长时间劳力时发生心绞痛。

Ⅱ级：一般体力活动轻度受限，快步、饭后、寒冷或刮风中行走、情绪激动或醒后半小时内发作心绞痛。一般情况下平地行200m以上或登楼一层以上受限。

Ⅲ级：一般体力活动明显受限，以一般速度在一般条件下平地行步行200m内或登楼层一层受限。

Ⅳ级：轻微活动或静息时可发生心绞痛。

（二）鉴别诊断

1. 心脏神经症　患者常诉胸痛或不适，但为短暂（几秒）的刺痛或持久（几小时）的隐痛，患者常喜欢不时做深吸气或做叹息性呼吸。胸痛部位多在心尖部附近，或经常变动。症状多在疲劳之后出现，而不在劳累当时；做轻度体力活动反觉舒适，有时可耐受较重的体力活动而不发生胸痛或胸闷。含用硝酸甘油无效或在十余分钟后才“见效”，常伴有心悸、疲乏及其他神经衰弱的症状。

2. 不稳定型心绞痛和急性心肌梗死　不稳定型心绞痛的疼痛部位、性质、发作时心电图改变等与稳定型心绞痛相似，但发作的劳力性诱因不同，常在休息或较轻微活动下即可诱发。而急性心肌梗死则常常疼痛性质更剧烈，持续时间超过30分钟，并伴有典型的心电图和酶学改变。

3. 其他疾病引起的心绞痛 包括严重的主动脉瓣狭窄或关闭不全、风湿性冠状动脉炎、多发性大动脉炎、梅毒性主动脉炎引起冠状动脉口的狭窄或闭塞、肥厚型心肌病、X综合征（微血管病性心绞痛）等病均可引起心绞痛，要根据其他临床表现来进行鉴别；其中X综合征多见于女性，心电图负荷试验常呈阳性，但冠状动脉造影阴性且无冠状动脉痉挛，被认为是冠状动脉系统毛细血管功能不良所致，预后良好。

4. 肋间神经痛和肋软骨炎 本病疼痛常累及1~2个肋间，但并不一定局限在胸前，为刺痛或灼痛，多为持续性而非发作性，咳嗽、用力呼吸和身体转动可使疼痛加剧，沿神经行经处有压痛，手臂上举活动时局部有牵拉疼痛，故与心绞痛不同。

5. 肺血栓栓塞症 呈现呼吸困难，如心脏病症状，可伴有胸痛。胸膜痛提示有肺梗死，有吸气时疼痛加剧伴有胸膜摩擦音，常有助于与心绞痛鉴别。

6. 急性心包炎 急性心包炎的疼痛与心绞痛鉴别有时是困难的。心包炎发病年龄常较心绞痛者年轻，胸痛通常突然起病，咳嗽、吞咽和吸气时加重，呈持续性，常伴发热，有时可听到心包摩擦音，早期可出现广泛性心电图ST段抬高。这些有助于与心绞痛相鉴别。

7. 不典型疼痛 需要与食管病变、膈疝、消化性溃疡、胆绞痛、肠道疾病、带状疱疹及颈椎病等相鉴别。

六、治疗

稳定型心绞痛的治疗有两个主要目的：一是预防心肌梗死和猝死；二是减轻症状和缺血发作，提高生活质量。治疗策略包括改善生活方式、控制危险因素、药物治疗、患者教育。

（一）一般治疗

发作时立刻休息，一般患者在停止活动后症状即可消除。平时应尽量避免各种已知的诱发因素，如过度的体力活动、情绪激动、饱餐等。调节饮食，不宜过饱，避免油腻饮食，戒烟限酒；减轻精神负担，保持适当的体力活动；治疗高血压、糖尿病、贫血及甲状腺功能亢进等相关疾病。

（二）药物治疗

首先考虑预防心肌梗死和死亡，其次是缓解症状、减轻缺血及改善生活质量的抗缺血治疗。

1. 抗心绞痛和抗缺血治疗

（1）硝酸酯类药物：为非内皮依赖性血管扩张剂，这类药物除扩张冠状动脉、降低阻力、增加冠状循环的血流量外，还通过对周围血管的扩张作用，减少静脉回流心脏的血量，降低心室容量、心腔内压、心排血量和血压，减低心脏前后负荷和心肌的需氧，从而缓解心绞痛。缓解期常用的硝酸酯类药物包括硝酸甘油（0.5mg，置于舌下含化）、硝酸异山梨酯（普通片5~20mg，每日3~4次，口服；缓释片20~40mg，每日1~2次，口服）和单硝酸异山梨酯（普通片20mg，每日2次，口服；缓释片40~60mg，每日1次，口服）等。每日用药时应注意给予足够的无药间期，以减少耐药的发生。

硝酸酯类药物的不良反应包括头痛、面色潮红、心率反射性加快和低血压。因硝酸酯类药物会反射性增加交感神经张力使心率加快，因此常联合负性心率药物如β受体拮抗剂或非二氢吡啶类钙通道阻滞剂治疗慢性稳定型心绞痛。联合用药的抗心绞痛作用优于单独用药。

（2）β受体拮抗剂：能抑制心脏β肾上腺素能受体，主要通过减慢心率，降低血压，减低心肌收缩力和氧耗量，缓解心绞痛的发作。还减低运动时血流动力学的反应，使在同一运动量水平上心肌氧耗量减少；使不缺血的心肌区小动脉（阻力血管）缩小，从而使更多的血液通过极度扩张的侧支循环（输送血管）流入缺血区。不但可抗心绞痛，还可显著降低死亡等心血管事件。临床常用的β受体拮抗剂包括美托洛尔普通片（25~100mg，每日2次，口服）、美托洛尔缓释片（47.5~190mg，每日1次，口服）和比索洛尔（5~10mg，每日1次，口服）等。β受体拮抗剂应从较小剂量开始，逐级增加剂量，以缓解症状，要调整到患者安静时心率为50~60次/min，中等量运动心率增加不到20次/min为宜（即上1层楼），应用时需要个体化。

应用β受体拮抗剂应注意：① 本药与硝酸酯类药物有协同作用，因而剂量应偏小，开始剂量尤其要注意减少，以免引起直立性低血压等副作用；② 停用本药时应逐步减量，如突然停用有诱发心肌梗死的可能；③ 急性心力衰竭发作期、支气管哮喘以及心动过缓者不宜应用；④ 没有固定狭窄的冠状动脉痉挛造成的缺血，如变异型心绞痛，不宜使用β受体拮抗剂，此时钙通道阻滞剂是首选药物。外周血管疾病及严重抑郁是应用β受体拮抗剂的相对禁忌证。慢性肺源性心脏病患者可小心使用高度选择性的β_1受体拮抗剂。

（3）钙通道阻滞剂：本类药物抑制钙离子进入细胞内，也抑制心肌细胞兴奋收缩偶联中钙离子的利用，因而抑制心肌收缩，减少心肌氧耗；扩张冠状动脉，解除冠状动脉痉挛，改善心内膜下心肌的供血；扩张周围血管，降低动脉压，减轻心脏负荷。与β受体拮抗剂联合应用时缓解症状更明显。对变异型心绞痛或以冠状动脉痉挛为主的心绞痛，钙通道阻滞剂是一线药物。常用制剂：非二氢吡啶类包括维拉帕米（普通片40~80mg，每日3次；缓释片240mg，每日1次）、地尔硫䓬（普通片30~60mg，每日3次；缓释片90mg，每日1次）；二氢吡啶类包括硝苯地平（控释片30mg，每日1次）、氨氯地平（5~10mg，每日1次）。对于心绞痛患者，目前推荐使用长效、控释或缓释剂型。

外周水肿、便秘、心悸、面部潮红是所有钙通道阻滞剂常见的副作用，有时也发生低血压。地尔硫䓬和维拉帕米能减慢窦房结心率和房室传导，不能应用于已有严重心动过缓、高度房室传导阻滞和病态窦房结综合征的患者；同时不建议应用于左心室功能不全的患者，与β受体拮抗剂联合使用也需要谨慎。

（4）其他：伊伐布雷定可降低心率，有选择性地抑制窦房结If电流，从而降低心肌的氧需求，而不影响心肌收缩力和血压。曲美他嗪（20~60mg，每日3次）通过抑制脂肪酸氧化和增加葡萄糖代谢，提高氧的利用效率而治疗心肌缺血。尼可地尔（5mg，每日3次）是一种钾通道开放剂，与硝酸酯类药物具有相似药理特性，对稳定型心绞痛治疗可能有效。雷诺嗪通过抑制钠电流减少钙离子负荷，减轻心肌缺血，不影响心率和血压。别嘌醇可通过降低心肌耗氧、改善内皮功能等。

2. 预防心肌梗死和猝死的药物治疗

（1）抗血小板治疗：抗血小板药物包括2种。① 阿司匹林，通过抑制血小板环氧化酶活性，减少血栓素A_2（TXA_2）的产生，抑制血小板在动脉粥样硬化斑块上的黏附和聚集，防止血栓形成，同时也减少TXA_2导致的血管痉挛。有研究表明，其能使稳定型心绞痛的心血管不良事件的危险性降低33%。对所有急性或慢性缺血性心脏病的患者，无论有无症状，只要没有禁忌证，应每日使用阿司匹林75~100mg。阿司匹林的不良反应主要是胃肠道症状，并与剂量有关，使用肠溶剂可以减少对胃的副作用。阿司匹林的禁忌证包括过敏、严重未经治疗的高血压、活动性消化性溃疡、局部出血和出血性疾病。② 腺苷二磷酸（ADP）受体拮抗剂，通过ADP受体抑制血小板内钙离子活性，并抑制血小板之间纤维蛋白原桥的形成。常用药物包括氯吡格雷（clopidogrel）、普拉格雷（prasugrel）和替格瑞洛（ticagrelor）。氯吡格雷仍然是目前应用最多的ADP受体拮抗剂，应用剂量为75mg，每日1次。一般在使用阿司匹林有绝对禁忌证时可换用氯吡格雷。另外，冠状动脉介入治疗患者，应在一定时期内采用阿司匹林和氯吡格雷双联抗血小板治疗防止支架内血栓形成。普拉格雷与替格瑞洛目前用于急性冠脉综合征患者，稳定型心绞痛尚未取得适应证。

（2）调脂药物：在治疗冠状动脉粥样硬化中起重要作用。很多研究证实，降低胆固醇治疗与冠心病死亡率和总死亡率的降低有明显关系。目前调脂药物主要为HMG-CoA还原酶抑制剂（他汀类药物）。该类药物除可以降低胆固醇外，还可以进一步改善内皮细胞的功能，抑制炎症，稳定斑块，甚至使动脉粥样硬化斑块消退，显著延缓病变进展，减少不良心血管事件。常用的他汀类药物有辛伐他汀、阿托伐他汀、瑞舒伐他汀、普伐他汀、匹伐他汀、洛伐他汀及氟伐他汀等。降脂目标是将低密度脂蛋白（LDL-C）水平降到<1.8mmol/L（70mg/dl），或将其水平降低>50%。大部分患者服用他汀类药物可使血脂达标。对于单独应用他汀类药物胆固醇水平不能达标或不能耐受较大剂量他汀治疗的患者，可以联合应用胆固醇吸收抑制剂依折麦布（ezetimibe）。前蛋白转化酶枯草溶菌素9型（PCSK9）抑制剂增加LDL受体的再循环，增加LDL清除，从而降低LDL-C水平。在控制饮食和最大耐受剂量他汀联合依折麦布治疗下仍需要进一步降低LDL-C的患者，可联合PCSK9抑制剂。高TG血症或低HDL血症的高危患者可考虑联合服用降低LDL-C药物和一种贝特类药物（非诺贝特）或烟酸。在应用他汀类药物时，应注意监测转氨酶及肌酸激酶等生化指标，及时发现药物可能引起的肝脏损害和肌病。采用强化降脂治疗时，更应注意监测药物的安全性。

（3）血管紧张素转化酶抑制剂（ACEI）：对于合并高血压、心力衰竭、心肌梗死后的心功能不全和糖尿病的稳定型心绞痛患者，如无禁忌证，长期应用可以改善预后。

3. 经皮冠状动脉介入治疗 经皮冠状动脉介入治疗（percutaneous coronary intervention，PCI）是以导管的方法，采用球囊、支架及其他装置解除冠状动脉狭窄以恢复血流（图3-6-5），包括经皮腔内冠状动脉成形术、冠状动脉支架植入术和粥样硬化斑块消蚀技术等。随着冠状动脉介入技术的不断完善和新型支架的不断开发，介入治疗越来越成为冠心病治疗的常规手段，尤其是新型药物洗脱支架及新型抗血小板药物的应用，冠状动脉介入治疗的效果有所提高，不仅可以改善患者的生活质量，而且可以明显降低稳定型心绞痛高危患者急性冠脉综合征的发生率和死亡率。

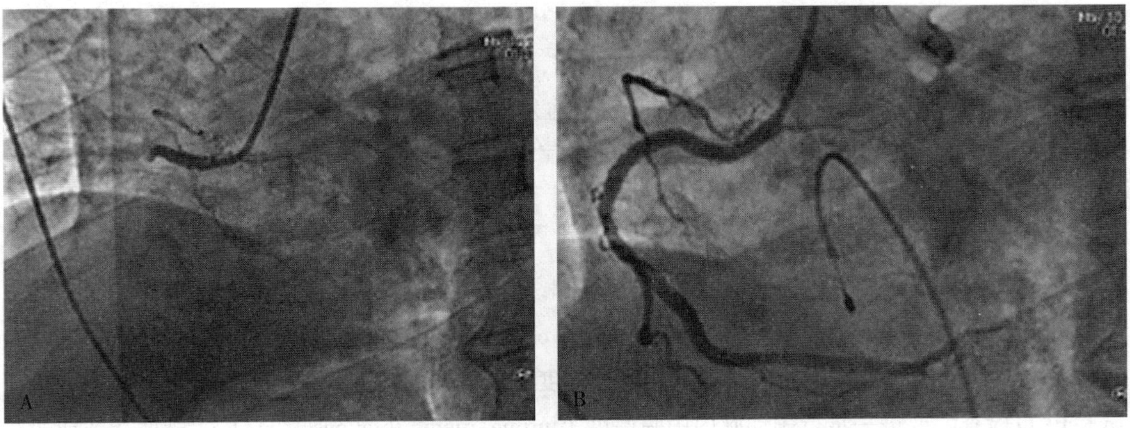

▲ 图3-6-5　经皮冠状动脉介入治疗

A. 冠状动脉造影右冠状动脉完全闭塞；B. 冠状动脉介入治疗后，血管再通，血流恢复。

4. 外科手术治疗　主要是施行冠状动脉旁路移植术（coronary artery bypass grafting，CABG）。取患者自身的大隐静脉或桡动脉作为旁路移植材料，一端吻合在主动脉，另一端吻合在有病变的冠状动脉段的远端，或游离内乳动脉与冠状动脉远端吻合，改善该冠状动脉所供血心肌的血流供应。目前虽然多数稳定型心绞痛患者可以通过常规药物治疗和创伤更小的介入治疗获得良好的疗效和预后，但对于全身情况能耐受开胸手术者，左主干合并2支以上冠状动脉病变（尤其是病变复杂程度评分较高者），或多支血管病变合并糖尿病者，CABG应为首选。

七、预后

稳定型心绞痛患者大多数能生存很多年，但也有发生急性冠脉综合征的危险。有室性心律失常或传导阻滞预后较差，合并有糖尿病者预后明显差于无糖尿病者。决定预后的主要因素为冠状动脉病变范围和心功能。左冠状动脉主干病变最为严重，据国外统计，年病死率可高达30%左右，依次为三支、二支与一支病变。左前降支病变一般较其他两支严重。左心室造影、超声心动图检查或放射性核素心室腔显影所示射血分数降低和室壁运动障碍也有预后意义。

八、预防

对稳定型心绞痛除用药物防止心绞痛再次发作外，应从阻止或逆转粥样硬化病情进展、预防心肌梗死等方面综合考虑以改善预后。

隐匿型冠心病

隐匿型冠心病（latent coronary heart disease）是无临床症状，但有心肌缺血客观证据（心电活动、心肌血流灌注及心肌代谢等异常）的冠心病，亦称无症状性冠心病。其心肌缺血的心电图表现可见于静息时，也可在负荷状态下才出现，常为动态心电图（ECG）记录所发现，也可为各种影像学检查所证实。

一、临床表现

可分为3种类型：① 有心肌缺血的客观证据，但无心绞痛症状；② 曾有过心肌梗死史，现有心肌缺血客观证据，但无症状；③ 有心肌缺血发作，有时有症状，有时无症状，此类患者居多。应及时发现这类患者，可为其提供及早的治疗，预防心肌梗死或死亡发生。

二、诊断和鉴别诊断

无创性检查是诊断心肌缺血的重要客观证据。需要关注的人群包括有高血压或糖尿病的患者，动脉粥样硬化性心血管疾病（atherosclerotic cardiovascular disease，ASCVD）风险中危以上及早发冠状动脉疾病家族史人群。根据患者危险度采取不同的检查，主要依据静息、动态或负荷试验ECG检查，或进一步行颈动脉内中膜厚度（intima–media thickness，IMT）、踝肱指数或冠状动脉CTA评估冠状动脉钙化分数；另外放射性核素心肌显像、有创冠状动脉造影或IVUS检查都有重要的诊断价值。目前不主张对中低危患者进行影像学检查，也不主张对所有的无症状人群进行筛查。

鉴别诊断要考虑能引起ST段和T波改变的其他疾病，如各种器质性心脏病，包括心肌炎、心肌病、心包疾病、电解质失调、内分泌疾病、药物作用等。

三、防治

对明确诊断的隐匿型冠心病患者应使用药物治疗和预防心肌梗死或死亡，并治疗相关危险因素，其治疗建议基本同慢性稳定型心绞痛。

有心肌梗死（MI）既往史者，即使没有症状，也要建议使用阿司匹林和β受体拮抗剂。对于无既往MI史、根据无创性检查或冠状动脉造影确诊CAD者，阿司匹林治疗可能有益。多项研究在运动试验或动态监测显示存在无症状性缺血的患者中调查了β受体拮抗剂的潜在作用，数据总体显示，β受体拮抗剂有降低并发症率和死亡率的益处，但不是所有研究都得出阳性结果。多项研究显示，确诊CAD的无症状者采用降脂治疗可降低不良缺血事件发生率。

因此，在无禁忌证的情况下，无症状的患者应该使用下列药物来预防MI和死亡：① 有MI既往史者应使用阿司匹林；② 有MI既往史者应使用β受体拮抗剂；③ 确诊CAD或2型糖尿病者应使用他汀类药物进行降脂治疗；④ 伴糖尿病和/或心脏收缩功能障碍的CAD患者应使用ACEI。

对慢性稳定型心绞痛患者血管重建改善预后的建议也适用于隐匿型冠心病，但目前仍缺乏直接证据。

缺血性心肌病

缺血性心肌病（ischemic cardiomyopathy，ICM）属于冠心病的一种特殊类型或晚期阶段，是指由冠状动脉粥样硬化引起长期心肌缺血，导致心肌弥漫性纤维化，产生与原发性扩张型心肌病类似的临床表现。其病理生理基础是冠状动脉粥样硬化病变使心肌缺血、缺氧以至于心肌细胞减少、坏死、心肌纤维化、心肌瘢痕形成的疾病。

一、临床表现

（一）充血型缺血性心肌病

1. 心绞痛 是缺血性心肌病患者最常见的临床症状之一。多有明确的冠心病病史，并且绝大多数有1次以上心肌梗死的病史。但心绞痛并不是心肌缺血患者必备的症状，有些患者也可以仅表现为无症状性心肌缺血，始终无心绞痛或心肌梗死的表现。但该类患者中，无症状性心肌缺血持续存在，对心肌的损害也持续存在，直至出现充血性心力衰竭。出现心绞痛的患者心绞痛症状可能随着病情的进展、充血性心力衰竭的逐渐恶化，心绞痛发作逐渐减轻甚至消失，仅表现为胸闷、乏力、眩晕或呼吸困难等症状。

2. 心力衰竭 往往是缺血性心肌病发展到一定阶段必然结果。部分患者在胸痛发作或心肌梗死早期即有心力衰竭表现，部分则在较晚期才出现。其与急性或慢性心肌缺血坏死引起心肌舒张和收缩功能障碍有关。常表现为劳力性呼吸困难，严重时可发展为端坐呼吸和夜间阵发性呼吸困难等左心室功能不全表现，伴有疲乏、虚弱症状。心脏听诊第一心音减弱，可闻及舒张中晚期奔马律。两肺底可闻及散在湿啰音。晚期如果合并有右心室功能衰竭，出现食欲缺乏、周围性水肿和右上腹闷胀感等症状。体检可见颈静脉充盈或怒张，心界扩大、肝大、压痛，肝颈静脉回流征阳性。

3. 心律失常 长期、慢性的心肌缺血导致心肌坏死、心肌顿抑、心肌冬眠以及局灶性或弥漫性纤维化直至瘢痕形成，导致心肌电活动障碍，包括冲动的形成、发放及传导可产生异常。在充血型缺血性心肌病的病程中可以出现各种类型的心律失常，尤以室性期前收缩、心房颤动和束支传导阻滞多见。

4. 血栓和栓塞 心脏腔室内形成血栓和栓塞的病例多见于：① 心脏腔室明显扩大者；② 心房颤动而未积极抗凝治疗者；③ 心排血量明显降低者。

（二）限制型缺血性心肌病

尽管绝大多数缺血性心肌病患者表现类似于扩张型心肌病，但少数患者的临床表现却主要以左心室舒张功能异常为主，而心肌收缩功能正常或仅轻度异常，类似于限制型心肌病的症状和体征，故被称为限制型缺血性心肌病或硬心综合征。患者常有劳力性呼吸困难和/或心绞痛，活动受限，也可反复发生肺水肿。

二、诊断和鉴别诊断

诊断主要依靠有明确的心肌坏死或心肌缺血证据，并且除外可以引起心脏扩大、心力衰竭和心律失常的其他器质性心脏病。ECG检查除可见心律失常外，还可见到冠状动脉供血不足的变化，包括ST段压低、T波平坦或倒置、病理性Q波等；放射性核素检查见心肌缺血；超声心动图可显示室壁的异常运动；冠状动脉CTA或冠状动脉造影证实存在冠状动脉显著狭窄。如既往有心绞痛或心肌梗死病史，有助于诊断。

需要鉴别其他引起心脏增大和心力衰竭的病因。包括：心肌病（如特发性扩张型心肌病等）、心肌炎、高血压心脏病、内分泌性心脏病。

三、防治

早期预防尤为重要，积极控制冠心病危险因素（如高血压、高脂血症和糖尿病等）；改善心肌缺血，预防再次心肌梗死和死亡发生；纠正心律失常。积极治疗心功能不全（药物和器械治疗原则与慢性心力衰竭的治疗类同）。

对缺血区域有存活心肌者，行血运重建术（PCI或CABG）可显著改善心肌功能。

另外，近年来新的治疗技术如自体骨髓干细胞移植、血管内皮生长因子基因治疗等已试用于临床，为缺血性心肌病治疗带来了新的希望。

（候静波）

第三节　非ST段抬高急性冠脉综合征

急性冠脉综合征（acute coronary syndrome，ACS）是一组由急性心肌缺血引起的临床综合征，主要包括不稳定型心绞痛（unstable angina，UA）、非ST段抬高心肌梗死（non-ST segment elevation myocardial infarction，NSTEMI）以及ST段抬高心肌梗死（ST segment elevation myocardial infarction，STEMI）。

非ST段抬高急性冠脉综合征（non-ST segment elevation acute coronary syndrome，NSTEACS）包括UA和NSTEMI，是由于动脉粥样斑块破裂或糜烂，伴有不同程度的表面血栓形成、血管痉挛及远端血管栓塞所导致的一组临床症状。UA/NSTEMI的病因和临床表现相似但程度不同，主要不同表现在缺血严重程度以及是否导致心肌损害。

NSTEACS时，冠状动脉虽严重狭窄，但常为富含血小板血栓的不完全阻塞。UA没有STEMI的特征性心电图动态演变的临床特点，根据临床表现可以分为以下三种（表3-6-1）。NSTEMI有心肌坏死的发生（主要表现为心肌损伤标志物肌钙蛋白的升高），而UA没有（图3-6-6）。

少部分UA患者心绞痛发作有明显的诱发因素。① 心肌氧耗增加：感染、甲状腺功能亢进或心律失常；② 冠状动脉血流减少：低血压；③ 血液携氧能力下降：贫血和低氧血症。以上情况

▼ 表3-6-1　三种临床表现的不稳定型心绞痛

分类	临床表现
静息型心绞痛（rest angina pectoris）	发作于休息时，持续时间通常 >20min
初发型心绞痛（initial onset angina pectoris）	通常在首发症状1~2个月内、很轻的体力活动即可诱发（程度至少达CCS Ⅲ级）
恶化型心绞痛（crescendo angina pectoris）	在相对稳定的劳力性心绞痛基础上逐渐增强（疼痛更剧烈、时间更长或更频繁，按CCS分级至少增加Ⅰ级水平，程度至少CCS Ⅲ级）

注：CCS为加拿大心血管病学会。

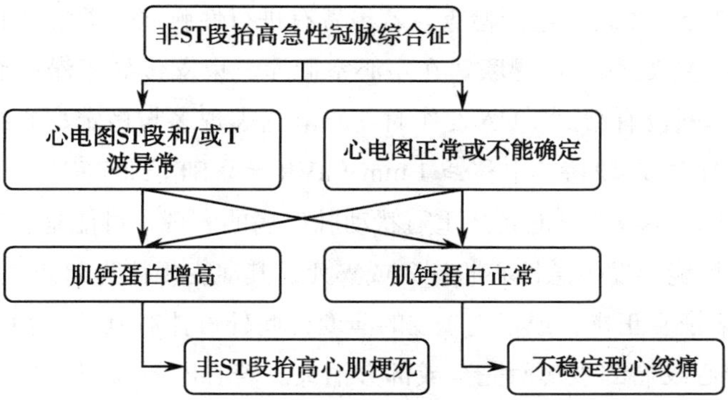

▲ 图3-6-6 非ST段抬高急性冠脉综合征的分类和命名

称为继发性UA（secondary UA）。变异型心绞痛（variant angina pectoris）特征为静息心绞痛，表现为一过性ST段动态改变，是UA的一种特殊类型，其发病机制为冠状动脉痉挛。

一、病因和发病机制

UA/NSTEMI病理机制为不稳定粥样硬化斑块破裂或糜烂基础上血小板聚集、并发血栓形成、冠状动脉痉挛收缩、微血管栓塞导致急性或亚急性心肌供氧的减少和缺血加重。虽然也可因劳力负荷诱发，但劳力负荷中止后胸痛并不能缓解。其中，NSTEMI常因心肌严重的持续性缺血导致心肌坏死，病理上出现灶性或心内膜下心肌坏死。

二、临床表现

1. 症状　UA患者胸部不适的性质与典型的稳定型心绞痛相似，通常程度更重，持续时间更长，可达数十分钟，胸痛在休息时也可发生。如下临床表现有助于诊断UA：诱发心绞痛的体力活动阈值突然或持久降低；心绞痛发生频率、严重程度和持续时间增加；出现静息或夜间心绞痛；胸痛放射至新的部位；发作时伴有新的相关症状，如出汗、恶心、呕吐、心悸或呼吸困难。常规休息或舌下含服硝酸甘油只能暂时甚至不能完全缓解症状。但症状不典型者也不少见，尤其是老年女性和糖尿病患者。

NSTEMI发生时疼痛时间可长达1小时以上，并伴有心力衰竭、各种心律失常、低血压等更严重的临床表现。

2. 体征　体检可发现一过性第三心音或第四心音，以及由于二尖瓣反流引起的一过性收缩期杂音，这些非特异性体征也可出现在稳定型心绞痛患者，但详细的体格检查可发现潜在的加重心肌缺血的因素，并成为判断预后非常重要的依据。

三、实验室和辅助检查

1. 心电图　临床怀疑NSTEACS的患者应于到达急诊室10分钟内行常规12导联心电图检查。常见变化包括ST段压低、一过性ST段抬高，或新发T波倒置。首份心电图不能确诊时，应于就诊1小时内每隔15~30分钟重复心电图检查。若患者有进行性胸痛，但常规12导联心电图无阳性发现时，应加做V_3R、V_4R、V_7~V_9导联。在左心室肥厚、束支传导阻滞或起搏心律患者中，心电图对NSTEACS的诊断没有帮助。UA发作时，心电图表现多与稳定型心绞痛发作时相似。若心电图表现为：多个导联ST段持续下移≥ 1 mm（aVR导联ST段抬高），或T波对称性倒置，常不出现病理性Q波（图3–6–7）可能是严重冠状动脉疾病的表现，可能是多支多处的血管病变或者左主干严重狭窄，可能会发生急性心肌梗死或猝死；其演变规律为起初T波倒置逐渐加深，数日或数周内ST–T逐渐恢复正常，或仅有T波的演变；此外可伴有其他各种心律失常。通常心电图的动态改变可随着心绞痛的缓解而完全或部分消失。若心电图改变持续12小时以上，则提示NSTEMI的可能。若患者具有稳定型心绞痛的典型病史或冠心病诊断明确（既往有心肌梗死、冠状动脉造影提示狭窄或非侵入性试验阳性），即使没有心电图改变，也可以根据临床表现作出UA的诊断。

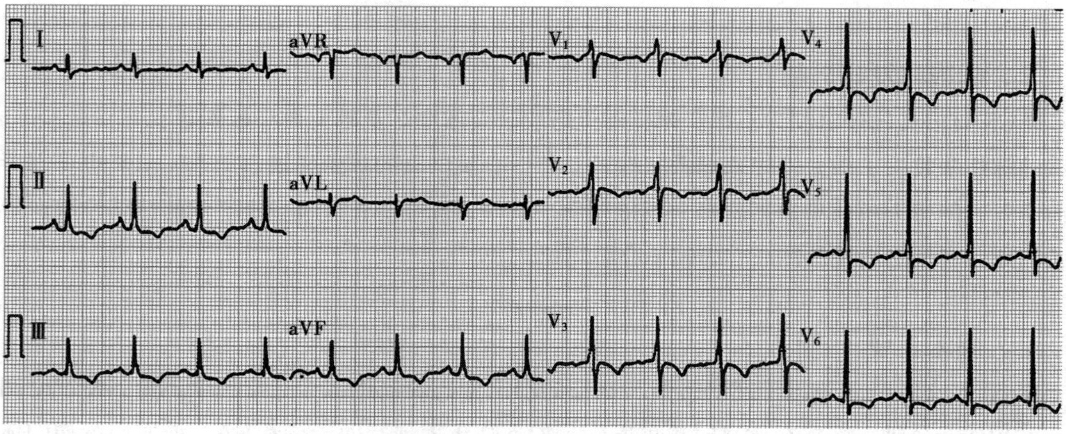

▲ 图3–6–7　非ST段抬高心肌梗死的心电图变化

图示Ⅱ、Ⅲ、aVF、V_{2-6}导联T波对称性倒置，血清肌钙蛋白T升高，诊断为非ST段抬高心肌梗死。

2. 连续心电监护　一过性急性心肌缺血并不一定表现为胸痛，出现胸痛症状前就可发生心肌缺血。连续的心电监测可发现无症状或心绞痛发作时的ST段改变。连续24小时心电监测发现85%~90%的心肌缺血可不伴有心绞痛症状。

3. 冠状动脉造影　冠状动脉造影（coronary angiography，CAG）是在X线下利用特制的心导管经股动脉、肱动脉或桡动脉逆行送至主动脉根部左右冠状动脉的开口，注入造影剂连续摄片记录、动态回放、清晰显示左右冠状动脉及其主要分支血管的一种介入诊断技术（图3–6–8），其目的在于评价冠状动脉血管的解剖和走行情况，观察冠状动脉病变的有无、部位以及严重程度，同时还可了解冠状动脉功能性的改变，比如冠状动脉的痉挛。冠状动脉造影目前仍被认为是诊断冠心病的“金标准”。一般认为管腔直径减少70%以上会严重影响冠状动脉血供，50%~70%也有一定的临床意义。经常以TIMI血流分级法作为判断冠状动脉血流的标准。

（1）适应证：目前冠状动脉造影的适应证主要包括三个方面。

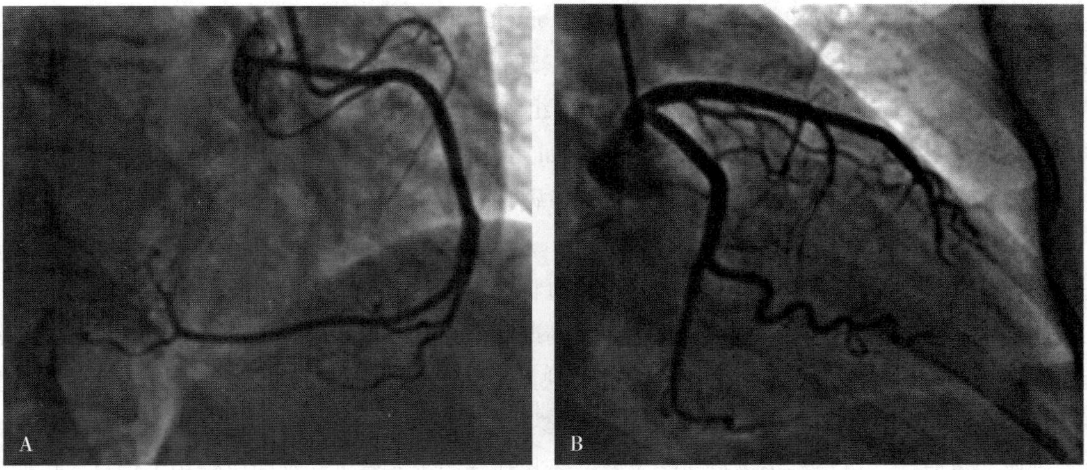

▲ 图3-6-8　冠状动脉造影术
A. 正常右冠状动脉；B. 正常左冠状动脉。

1）以诊断为目的：如不典型胸痛的鉴别，中老年不明原因心脏扩大、心律失常、心力衰竭的病因诊断等，原发性心搏骤停经心肺复苏存活者未排除冠心病。

2）以治疗为目的：如临床已确诊冠心病的患者，药物治疗效果不好欲行冠状动脉介入治疗或外科搭桥手术者。

3）以评价为目的：如介入治疗或搭桥术后的随访、了解急性心肌梗死溶栓后的冠状动脉再通情况、心脏移植术后冠状动脉血流情况等。

（2）禁忌证：分为绝对禁忌证和相对禁忌证。

1）绝对禁忌证：对碘或者造影剂过敏，或患者及家属不同意者。

2）相对禁忌证：有严重的心肺功能不全，不能耐受手术者；未控制的严重心律失常，如室性心律失常；严重电解质紊乱；严重的肝、肾衰竭者；凝血机制障碍、发热和患有感染性疾病者。

（3）并发症。① 股动脉途径相关并发症：腹股沟皮下血肿、动脉夹层和假性动脉瘤、腹膜后出血、动静脉瘘、血栓形成与栓塞；② 桡动脉径路相关并发症：桡动脉痉挛、前臂血肿和前臂骨筋膜隔室综合征、颈部及纵隔血肿；③ 血管迷走反应：常发生于造影术中、术后拔除血管鞘管、压迫止血或者穿刺点疼痛时，主要表现为面色苍白、大汗淋漓、头晕或神志改变，严重者可以意识丧失；④ 冠状动脉夹层；⑤ 冠状动脉痉挛；⑥ 空气栓塞。

4. 其他侵入性检查

（1）血管内超声成像（intravascular ultrasound imaging，IVUS）检查　常规的冠状动脉造影检查仅能了解血管的狭窄程度及血流的情况，而不能准确判断粥样硬化斑块的性质或支架植入后的贴壁情况等。血管内超声成像（IVUS）是将特制的超声探头导管送至冠状动脉病变处，根据局部超声显像的特点了解病变的性质，如斑块的破裂、出血、局部的血栓形成及支架的膨胀、贴壁情况等。与冠状动脉造影相比较能更全面、客观地反映冠状动脉病变的特点。

（2）光学相干断层成像（optical coherence tomography，OCT）是利用近红外光在血管内或其他组织中显示相关组织结构成分的成像技术。通过利用光源替代声波，OCT可提供比IVUS高10倍的分辨率（10~20μm），能够观察到血管内组织细微的结构，比如斑块的性质、纤维帽、巨噬细胞、破裂、血栓，以及支架植入后情况比如支架的膨胀、贴壁情况等。与IVUS相比，OCT能够更细致观察冠状动脉内血管情况，提供更多病变信息。

（3）血流储备分数（fractional flow reserve，FFR）：作为一项有创功能学评价指标，对冠心病的治疗策略具有重要的指导意义。其是指在冠状动脉存在狭窄病变的情况下，该血管所供心肌区域能获得的最大血流与同一区域理论上正常情况下所能获得的最大血流之比。FFR的理论正常值为“1”，目前“0.8”是建议的FFR评估心肌缺血的参考标准，FFR<0.75的病变宜行血运重建，FFR>0.80的病变为药物治疗的指征。FFR在0.75~0.80为“灰区”，术者可综合患者的临床情况及血管供血的重要性，决定是否进行血运重建。冠状动脉造影能提供详细的血管相关信息，可明确诊断、指导治疗并评价预后。在长期稳定型心绞痛基础上出现的UA患者常有多支冠状动脉病变，而新发作的静息心绞痛患者可能只有单支冠状动脉病变。在冠状动脉造影正常或无阻塞性病变的UA患者中，胸痛可能为冠状动脉痉挛、冠状动脉内血栓自发性溶解、微循环灌注障碍所致，其余可能为误诊。

5. 心脏标志物检查

（1）心脏肌钙蛋白：血清心肌肌钙蛋白T（cTnT）及肌钙蛋白I（cTnI）具有高度的敏感性和心肌特异性。依据2018年第四次全球心肌梗死通用定义，强调了心肌损伤标志物（尤其是高敏肌钙蛋白）至少一次测定值超过正常参考值上限的第99百分位值者可诊断心肌损伤，在有心肌缺血的临床证据下，合并至少一项心肌损伤标志物升高可诊断心肌梗死。cTnT或cTnI的增高及动态变化是UA和NSTEMI鉴别诊断的重要依据。高敏肌钙蛋白（hs-cTn）较传统检测方法具有更高的敏感性，从而进一步缩短了确诊或排除心肌梗死的时间。除诊断作用外，cTn升高及其程度对NSTEMI患者的短期及长期预后均有帮助。

（2）其他心肌损伤标志物：由于cTn高度的敏感性和特异性，已不再强调肌酸激酶同工酶（CK-MB）、肌红蛋白等心肌损伤标志物的检测对急性冠脉综合征的诊断意义。但CK-MB可用于评估心肌梗死的面积；此外由于其半衰期较短，可协助心肌梗死时期的判断，并有助于早期再发心肌梗死的诊断。

6. 超声心动图 对NSTEACS患者应为常规检查，可发现是否有节段性室壁运动异常以协助判断是否存在心肌缺血或坏死。超声心动图可发现主动脉夹层、心包积液、主动脉瓣狭窄、肥厚型心肌病或右心室扩大（提示急性肺栓塞）等征象，有利于胸痛的鉴别诊断。出院前左心室收缩功能的评价有非常重要的预后价值。对于NSTEACS的低危患者（12导联心电图及心肌损伤标志物均阴性，且无胸痛复发者），可行负荷超声心动图检查（包括运动、多巴酚丁胺或双嘧达莫负荷），比负荷心电图对心肌缺血有更高的阴性预测值，并有更好的预后价值。

7. 其他检查 心脏磁共振可评价心肌灌注和室壁运动异常，可鉴别新发心肌梗死和陈旧性的瘢痕组织，可协助心肌梗死与心肌炎或应激性心肌病的鉴别诊断。核素心肌灌注显像结果与稳定型心绞痛患者的结果相似，但阳性发现率会更高。在NSTEACS可能性较低的胸痛患者中，多层螺旋冠状动脉CTA有较高的阴性预测值。对于NSTEACS低危患者，冠状动脉CTA也可作为一种有效的明确冠状动脉情况的检查方式。

四、诊断与鉴别诊断

根据典型的心绞痛症状、典型的缺血性心电图改变（新发或一过性ST段压低>0.1mV，或T波倒置>0.2mV）以及心肌损伤标志物（cTnT、cTnI或CK-MB）测定，可以作出UA/NSTEMI诊断。诊断未明确的不典型患者而病情稳定者，可以在出院前行负荷心电图或负荷超声心动图、核素心肌灌注显像、冠状动脉造影等检查。冠状动脉造影仍是诊断冠心病的重要方法，可以直接显示冠状动脉狭窄程度，对决定治疗策略有重要意义。尽管UA/NSTEMI的发病机制类似急性STEMI，但两者的治疗原则有所不同，因此需要鉴别诊断，见本节“STEMI”部分。与其他疾病的鉴别诊断参见“稳定型心绞痛”部分。

五、并发症

NSTEMI患者可有STEMI患者的所有并发症，包括心律失常、心力衰竭和机械并发症。UA发作时亦可并发左心功能不全、二尖瓣反流、严重心律失常或低血压。

相关链接 | **2018年第四次全球心肌梗死通用定义**

从1979年WHO提出的急性心肌梗死诊断的3选2模式，到2007年ESC/AHA/WHO提出的1+1模式再到2018年最新发布的第四版全球心肌梗死通用定义，心肌梗死的定义经历了三大变革。

该次通用定义强调了心肌损伤和心肌梗死概念的区别。当cTn升高超过正常值上限的第99百分位数即视为存在心肌损伤，如果有动态cTn的升高和/或降低，考虑为急性心肌损伤。心肌梗死则是由于急性心肌缺血导致的心肌损伤、坏死综合征，需要依据急性心肌损伤+心肌缺血证据诊断，除需要有心肌损伤标记物cTn的升高外，还需要存在心肌缺血的证据，即既往定义提出的心肌缺血的症状、新发缺血性心电图改变、新出现的病理性Q波、影像学提示与缺血一致的新出现存活心肌的缺失或节段性室壁运动异常以及冠状动脉造影或尸检验证的冠状动脉血栓。

心肌梗死的临床分型如下。

1. 1型，自发性心肌梗死　是由于粥样硬化斑块破裂、溃疡、侵蚀、裂隙或夹层而导致在一支或多支冠状动脉内血栓形成，从而心肌灌注明显下降或远端血管栓塞，导致心肌坏死。

2. 2型，继发性心肌梗死　除冠心病之外，由于心肌氧供需失衡所导致的心肌坏死，如冠状动脉内皮功能障碍、痉挛、栓塞，快速或缓慢性心律失常，贫血，呼吸衰竭，低血压，伴或不伴左心室肥厚的高血压。

3. 3型，心肌梗死所致的心脏性猝死　该类患者常有提示心肌缺血的症状及心电图改变，但是患者在血标本未获取前或在心肌损伤标志物未升高前死亡。

4. 4型　4a型（PCI相关心肌梗死）：若术前cTn在正常范围（<99%URL），术后该值升高超过5倍正常上限值（即>5×99%URL），或如果术前cTn基线值升高处于稳定或下降期，则术后该值升高>20%，结合症状、心电图、冠状动脉造影及影像学证据可诊断。4b型（支架内血栓形成相关心肌梗死）：冠状动脉造影或尸检时发现，表现有心肌缺血以及检测到至少一次心脏cTn值>99%URL的升高和/或降低。4c型（PCI术后再狭窄相关心肌梗死）：冠状动脉造影或尸检时发现的心肌梗死，证实支架内再狭窄或球囊血管成形术后的再狭窄是唯一的心肌梗死原因，并且没有发现其他罪犯病变或血栓。

5. 5型，CABG相关心肌梗死　基线cTn正常的患者CBAG术后其心肌损伤标志物升高至正常值上限10倍以上（即>10×99%URL），结合心电图、血管造影及影像学检查可诊断。

六、危险分层

UA/NSTEMI患者临床表现严重程度不一，主要是由于基础的冠状动脉粥样病变的严重程度和病变累及范围不同，同时形成急性血栓（进展至STEMI）的危险性不同。为选择个体化的治疗方案，必须尽早进行危险分层。全球急性冠状动脉事件注册（GRACE）风险模型纳入了年龄、充血性心力衰竭史、心肌梗死史、静息时心率、收缩压、血清肌酐、心电图ST段偏离、心肌损伤标志物升高以及是否行血运重建等参数，可用于UA/NSTEMI的风险评估。NSTEACS患者危险分层及侵入性治疗策略选择（表3-6-2）。

▼ 表3-6-2　非ST段抬高急性冠脉综合征患者危险分层及侵入性治疗策略选择

危险度	标准	侵入性治疗策略
极高危	极高危至少具备以下一项：血流动力学不稳定或心源性休克、药物难治性胸痛复发或持续性胸痛、危及生命的心律失常或心搏骤停、心肌梗死合并机械并发症、急性心力衰竭伴顽固性心绞痛或ST段下移、ST段或T波反复性动态演变（尤其是伴有间歇性ST段抬高）	即刻侵入性治疗策略（<2h）
高危	至少具备以下一项：与心肌梗死对应的肌钙蛋白升高或降低、ST段或T波动态演变（有症状或无症状）、GRACE风险评分>140分	早期侵入性治疗策略（<24h）
中危	至少具备以下一项：糖尿病、肾衰竭[eGFR<60ml/（min·1.73m^2）]、左心室射血分数<40%或充血性心力衰竭、早期心肌梗死后心绞痛、既往行PCI、既往行冠状动脉旁路移植术、109分<GRACE风险评分<140分、非侵入性检查时反复心绞痛或缺血发作	侵入性治疗策略（<72h）
低危	无上述危险指标以及无症状复发的患者	非侵入性检查（优先选择影像学检查）

注：eGFR为估计肾小球滤过率；PCI为经皮冠状动脉介入治疗；GRACE为全球急性冠状动脉事件注册。

七、治疗

1. 治疗原则 UA/NSTEMI是具有潜在危险的严重疾病，其治疗主要有2个目的：即刻缓解缺血和预防严重不良反应后果（即死亡或心肌梗死或再梗死）。其治疗包括抗缺血治疗、抗血栓治疗和根据危险度分层进行有创治疗。

对可疑UA者的第一步关键性治疗就是在急诊室作出恰当的检查评估，按轻重缓急送至适当的部门治疗，并立即开始抗栓和抗心肌缺血治疗；心电图和心肌标志物正常的低危患者在急诊经过一段时间治疗观察后可进行运动试验，若运动试验结果阴性，可以考虑出院继续药物治疗，反之大部分UA患者应入院治疗。对于进行性缺血且对初始药物治疗反应差的患者，以及血流动力学不稳定的患者，均应入冠心病监护治疗病房（CCU）加强监测和治疗。

2. 一般治疗 患者应立即卧床休息，消除紧张情绪和顾虑，保持环境安静，可以应用小剂量的镇静剂和抗焦虑药物，约半数患者通过上述处理可减轻或缓解心绞痛。对于有发绀、呼吸困难或其他高危表现患者，给予吸氧，监测血氧饱和度（SaO_2），维持SaO_2>90%。同时积极处理可能引起心肌耗氧量增加的疾病，如感染、发热、甲状腺功能亢进、贫血、低血压、心力衰竭、低氧血症、肺部感染和快速性心律失常（增加心肌耗氧量）和严重的缓慢性心律失常（减少心肌灌注）。

3. 药物治疗

（1）抗心肌缺血药物：主要目的是减少心肌耗氧量（减慢心率或减弱左心室收缩力）或扩张冠状动脉，缓解心绞痛发作。

1）硝酸酯类药物：是内皮依赖性的冠状动脉和外周血管扩张剂，通过扩张血管容量减轻心脏前负荷并减低室壁张力，轻度扩张动脉降低后负荷，从而减低心肌耗氧量。硝酸酯类药物也可通过扩张正常和粥样硬化的冠状动脉及冠状动脉侧支循环，缓解心肌缺血。心绞痛发作时应舌下含服硝酸甘油，每次0.5mg，必要时每间隔3~5分钟重复使用，最多连用3次。若仍无效，可静脉应用硝酸甘油或硝酸异山梨酯。静脉硝酸甘油的剂量以5~10μg/min开始，以后每5~10分钟增加10μg/min，直至症状缓解或出现明显的副作用（头痛或低血压，收缩压低于90mmHg或相比用药前平均动脉压下降30mmHg），200μg/min为一般最大推荐剂量。硝酸甘油持续静脉滴注24~48小时即可，以免产生耐药性而降低疗效。常用的口服硝酸酯类药物为硝酸异山梨酯（消心痛）和5–单硝酸异山梨酯。硝酸异山梨酯作用的持续时间为4~5小时，故以每日3~4次口服为宜，对劳力性心绞痛患者应集中在白日给药。5–单硝酸异山梨酯可采用每日2次给药。若白日和夜间或清晨均有心绞痛发作者，硝酸异山梨酯可采用每6小时给药1次，但宜短期治疗以避免耐药性。对于频繁发作的UA患者口服硝酸异山梨酯短效药物的疗效常优于服用5–单硝类的长效药物。硝酸异山梨酯的使用剂量可以从10mg/次开始，当症状控制不满意时可逐渐加大剂量，一般不超过40mg/次，只要患者心绞痛发作时口含硝酸甘油有效，即是增加硝酸异山梨酯剂量的指征。若患者反复舌下含服硝酸甘油不能缓解症状，常提示患者有极为严重的冠状动脉阻塞病变，此时即使加大硝酸异山梨酯剂量也不一定能取得良好效果。

2）β受体拮抗剂：对控制NSTEACS患者胸痛症状以及改善其近、远期预后均有好处，应于发病24小时内尽早使用，除非有禁忌证，如肺水肿、未稳定的左心衰竭、支气管哮喘、低血压（收缩压≤90mmHg）、PR间期＞0.24秒、严重窦性心动过缓或二、三度房室传导阻滞者，主张常规服用。首选具有心脏选择性的药物，尤其是合并心力衰竭稳定期和左心室射血分数降低者，如美托洛尔、比索洛尔和卡维地洛。除少数症状严重者可采用静脉注射β受体拮抗剂外，一般主张直接口服给药。美托洛尔常用剂量为25~50mg，每日2次或3次，比索洛尔常用剂量为5~10mg，每日1次，不伴有劳力性心绞痛的变异型心绞痛不主张使用，因可促发冠状动脉痉挛。艾司洛尔是一种快速作用的β受体拮抗剂，可以静脉使用，安全而有效，甚至可用于左心功能减退的患者，药物作用在停药后20分钟内消失。口服β受体拮抗剂的剂量应个体化，可调整到患者安静时心率50~60次/min。在已服用β受体拮抗剂仍发生UA的患者，除非存在禁忌证，否则不需要停药。

3）钙通道阻滞剂（CCB）：以控制心肌缺血的发作为主要目的，目前尚没有CCB可以改善长期预后的证据。在应用β受体拮抗剂和硝酸酯类药物后仍有心绞痛发作，或血压仍高的患者，可加用长效二氢吡啶类CCB。短效二氢吡啶类药物可造成血压波动和反射性心率加快，在NSTEACS时，应避免应用。非二氢吡啶类CCB（如地尔硫䓬），对心脏的收缩和传导功能有明显的抑制作用，应避免与β受体拮抗剂合用。但是，当β受体拮抗剂不能耐受时，非二氢吡啶类CCB可以代替β受体拮抗剂，与硝酸酯类药物合用，缓解心绞痛。对已有窦性心动过缓和左心功能不全的患者，应禁用此药。对于一些心绞痛反复发作，静脉滴注硝酸甘油不能控制的患者，也可试用地尔硫䓬短期静脉滴注，使用方法为5~15μg/（kg·min），可持续静脉滴注24~48小时。在静脉应用过程中需要密切观察心率、血压的变化，如静息心率低于50次/min，应减少剂量或停用。

4）镇痛治疗：对于尽管应用其他抗心绞痛治疗措施，但仍有缺血症状的患者，在侵入性治疗前可应用吗啡静脉注射（1~5mg/次），每5~30分钟可重复以缓解症状。需要注意低血压和呼吸抑制的副作用。

总之，对于严重UA和NSTEMI心绞痛发作较严重的患者，常需要联合应用硝酸酯类药物、β受体拮抗剂、CCB。

（2）抗血小板治疗

1）COX抑制剂：参见“稳定型心绞痛”部分。阿司匹林是抗血小板治疗的基石，如无禁忌证，无论采用何种治疗策略，所有患者均应口服阿司匹林，负荷量150~300mg（未服用过阿司匹林的患者），维持剂量为每日75~100mg，长期服用。对于阿司匹林不耐受患者，可考虑使用吲哚布芬替代。

2）P_2Y_{12}受体拮抗剂：参见“稳定型心绞痛”部分。除非有极高出血风险等禁忌证，UA/NSTEMI患者均建议在阿司匹林基础上，联合应用一种P_2Y_{12}受体拮抗剂，并维持至少12个月。氯吡格雷负荷量为300~600mg，维持剂量每日75mg，副作用小，作用快，已代替噻氯匹定或用于不能耐受阿司匹林的患者作为长期使用，以及植入支架术后和阿司匹林联用。替格瑞洛可逆性抑制P_2Y_{12}受体，起效更快，作用更强，可用于所有UA/NSTEMI的治疗，首次180mg负荷量，维持剂量90mg，2次/d。

3）血小板糖蛋白Ⅱb/Ⅲa（GP Ⅱb/Ⅲa）受体拮抗剂（GPI）：激活的血小板通过GP Ⅱb/Ⅲa受体与纤维蛋白原结合，导致血小板血栓的形成，这是血小板聚集的最后、唯一途径。阿昔单抗为直接抑制GP Ⅱb/Ⅲa受体的单克隆抗体，能有效地与血小板表面的GP Ⅱb/Ⅲa受体结合，从而抑制血小板的聚集。合成的该类药物还包括替罗非班和依替巴肽，而替罗非班为目前国内GP Ⅱb/Ⅲa受体拮抗剂的唯一选择，和阿昔单抗相比，小分子的替罗非班具有更好的安全性。目前各指南均推荐GP Ⅱb/Ⅲa受体拮抗剂可应用于接受PCI的UA/NSTEMI患者和选用保守治疗策略的中高危UA/NSTEMI患者，不建议常规术前使用GPI。

（3）抗凝治疗：除非有禁忌，所有患者均应在抗血小板治疗基础上常规接受抗凝治疗，根据治疗策略以及缺血、出血事件风险选择不同药物。常用的抗凝药包括普通肝素、低分子量肝素、磺达肝癸钠和比伐卢定。

1）普通肝素：肝素的推荐用量是静脉注射80~85IU/kg后，以15~18IU/（kg·h）的速度静脉滴注维持，治疗过程中在开始用药或调整剂量后6小时需要监测活化部分凝血活酶时间（APTT），调整肝素用量，一般使APTT控制在50~70秒。静脉应用肝素2~5日为宜，后可改为皮下注射肝素5 000~7 500U，每日2次，再治疗1~2日。肝素对富含血小板的白色血栓作用较小，并且作用可由于肝素与血浆蛋白结合而受影响。未口服阿司匹林的患者停用肝素后可能发生缺血症状的反跳，这是因为停用肝素后引发继发性凝血酶活性的增高，逐渐停用肝素可能会减少上述现象。由于存在发生肝素诱导的血小板减少症的可能，在肝素使用过程中需要监测血小板。

2）低分子量肝素：与普通肝素相比，低分子量肝素在降低心脏事件发生方面有更优或相等的疗效。低分子量肝素具有强烈的抗Xa因子及Ⅱa因子活性的作用，并且可以根据体重和肾功能调节剂量，皮下应用不需要实验室监测，故具有疗效更肯定、使用更方便的优点，并且肝素诱导血小板减少症的发生率更低。常用药物包括依诺肝素、达肝素和那曲肝素等。

3）磺达肝癸钠：是选择性Xa因子间接抑制剂。其用于UA/NSTEMI的抗凝治疗不仅能有效减少心血管事件，而且大大降低出血风险。皮下注射2.5mg，每日1次，采用保守策略的患者尤其在出血风险增加时此药作为抗凝药物的首选。对需要行PCI的患者，术中需要追加普通肝素抗凝。

4）比伐卢定：是直接抗凝血酶制剂，其有效成分为水蛭素衍生物片段，通过直接并特异性抑制Ⅱa因子活性，能使活化凝血时间明显延长而发挥抗凝作用，可预防接触性血栓形成，作用可逆而短暂，出血事件的发生率降低。主要用于UA/NSTEMI患者PCI术中的抗凝，与普通肝素加血小板GP Ⅱb/Ⅲa受体拮抗剂相比，出血发生率明显降低。先静脉推注0.75mg/kg，再静脉滴注1.75mg/（kg·h），维持至术后3~4小时。

（4）调脂治疗：他汀类药物在急性期应用可促使内皮细胞释放一氧化氮，有类硝酸酯的作用，远期有抗炎症和稳定斑块的作用，能降低冠状动脉疾病的死亡和心肌梗死发生率。无论基线血脂水平，UA/NSTEMI患者均应尽早（24小时内）开始使用他汀类药物。LDL-C的目标值为<70mg/dl。少部分患者会出现转氨酶和肌酸激酶（CK、CK-MM）升高等副作用。如果给予最大耐受剂量的他汀药物4~6周后LDL-C仍无法达标，建议联合使用肠道胆固醇吸收抑制剂，如依折麦布。如果已给予最大耐受剂量的他汀并联合肠道胆固醇吸收抑制剂4~6周后LDL-C仍无法达标，建议联合使用PCSK9抑制剂，如依洛尤单抗或阿利西尤单抗。

（5）ACEI或ARB：对UA/NSTEMI患者，长期应用ACEI能降低心血管事件发生率，如果不存在低血压（收缩压<100mmHg或较基线下降30mmHg以上）或其他已知的禁忌证（如肾衰竭、双侧肾动脉狭窄和已知的过敏），应该在24小时内给予口服ACEI，不能耐受ACEI者可用ARB替代。

4. 冠状动脉血运重建术　1977年Gruentzig首次成功地进行了经皮腔内冠状动脉成形术，开创了冠心病介入治疗的先河。此后冠心病介入治疗的新技术、新器械不断问世，目前主要包括冠状动脉球囊成形术、冠状动脉内支架植入术、定向冠状动脉斑块旋切术、冠状动脉斑块旋磨术、激光冠状动脉成形术、超声冠状动脉斑块消融术、血管内放疗等。其中冠状动脉内支架植入术，尤其是药物涂层支架的应用，使得再狭窄率显著降低、介入治疗安全性大大提高，是冠心病介入治疗的重大飞跃。

（1）经皮腔内冠状动脉成形术（percutaneous transluminal coronary angioplasty，PTCA）：是将特制的球囊导管通过外周动脉送至冠状动脉的狭窄处，然后扩张球囊使狭窄的管腔扩大、血流通畅。目前由于冠状动脉支架的广泛应用，单纯接受PTCA的患者已大大减少，但PTCA是所有冠心病介入治疗技术的基础。

1）适应证：有明确的临床缺血症状和/或缺血证据，冠状动脉狭窄程度>70%以上。

2）禁忌证：严重左主干病变、多支广泛性弥漫性病变、合并严重的左心功能不全、<50%的狭窄、严重的肾衰竭、凝血功能障碍、所在医院无正规心外科建制等。对于分叉病变、严重钙化病变、严重偏心病变、慢性闭塞病变、血栓性病变、长病变、极度弯曲或"成角"病变需要谨慎应用。

3）并发症：除冠状动脉造影检查相关的并发症外，还可能发生急性血管闭塞、冠状动脉栓塞、冠状动脉分支闭塞、指引导管损伤冠状动脉口、冠状动脉穿孔、右心室穿孔、各种心律失常（如室性心动过速或者心室颤动）、低血压、导丝折断等。

（2）经皮冠状动脉介入治疗（percutaneous coronary intervention，PCI）：随着现代医学的迅速发展，PCI已经成为UA/NSTEMI患者血运重建的主要方式。药物洗脱支架（drug-eluting stent，DES）的应用进一步改善PCI的远期疗效，拓宽了PCI的应用范围。单纯PTCA技术存在着急性血管夹层、闭塞、再狭窄率高等缺陷而难以广泛推广，而PCI在一定程度上克服了以上弊端。其原理是将支架预装于球囊表面，在支架球囊被送至病变处后，扩张球囊使支架充分展开并紧贴于血管内膜，然后将球囊抽负压回撤，支架留于病变处保证血流通畅（图3-6-9）。

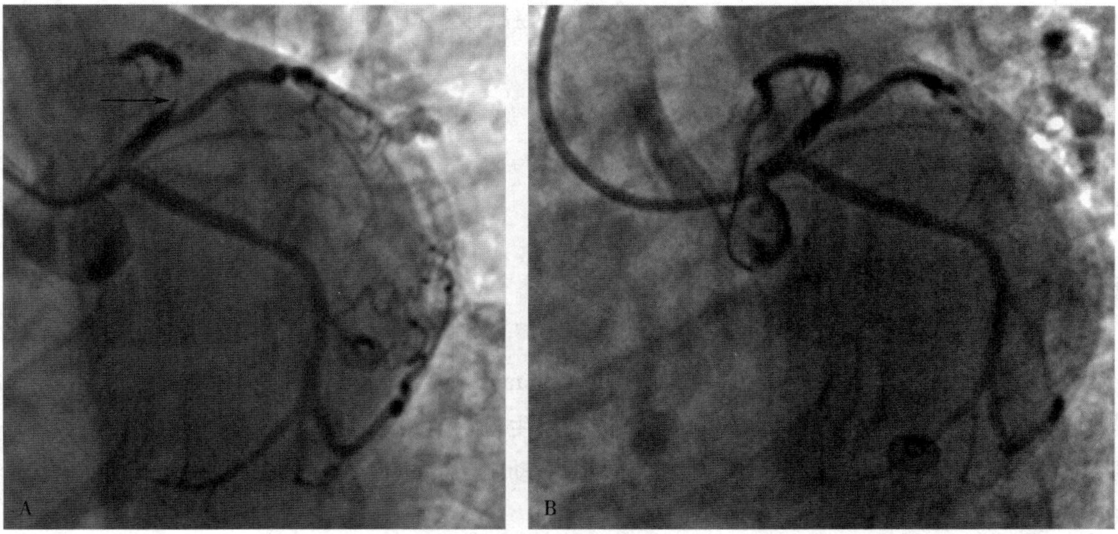

▲ 图3-6-9　冠状动脉内支架植入术
A. 箭头所指为左前降支狭窄；B. 支架植入后。

根据NSTEACS心血管事件危险的紧迫程度以及相关并发症的严重程度，选择不同的侵入性治疗策略（见表3-6-2）。

1）适应证：① 稳定型冠心病的血运重建治疗，对强化药物治疗下仍有缺血症状及存在较大范围心肌缺血证据，且预判选择PCI或CABG治疗其潜在获益大于风险的稳定型冠心病患者；② NSTEACS的血运重建治疗，对此类患者应当进行危险分层，根据危险分层决定是否行早期血运重建治疗；③ 急性STEMI的血运重建治疗。

2）禁忌证：① 冠状动脉病变严重更适合外科搭桥的患者；② 术后不能坚持长期抗血小板治疗的患者；③ 并发其他严重疾病（包括恶性肿瘤、严重血液系统疾病），预计生存期不长的患者；④ 预植入支架的血管直径＜3mm。

（3）冠状动脉旁路移植术（CABG）：选择何种血运重建策略主要根据临床因素、术者经验和基础冠心病的严重程度。CABG最大的受益者是病变严重、有多支血管病变的症状严重和左心室功能不全的患者。

八、预后和二级预防

UA/NSTEMI的急性期一般在2个月左右，在此期间发生心肌梗死或死亡的风险最高。尽管住院期间的死亡率低于STEMI，但其长期的心血管事件发生率与STEMI接近，因此出院后要坚持长期药物治疗，控制缺血症状、降低心肌梗死和死亡的发生，包括服用双联抗血小板药物至少12个月，其他药物包括他汀类药物、β受体拮抗剂和ACEI/ARB，严格控制危险因素，进行有计划及适当的运动锻炼。根据住院期间的各种事件、治疗效果和耐受性，予以个体化治疗。所谓ABCDE方案对于指导二级预防有帮助：① 抗血小板、抗心绞痛治疗和ACEI；② β受体拮抗剂预防心律失常、减轻心脏负荷等，控制血压；③ 控制血脂和戒烟；④ 控制饮食和糖尿病治疗；⑤ 健康教育和运动。

（徐通达）

第四节　急性ST段抬高心肌梗死

急性ST段抬高心肌梗死（ST segment elevation myocardial infarction，STEMI）是指急性心肌缺血性坏死，大多是在冠状动脉病变的基础上，发生冠状动脉血供急剧减少或中断，使相应的心肌严重而持久地急性缺血所致。通常原因为在冠状动脉不稳定斑块破裂、糜烂基础上继发血栓形成导致冠状动脉血管持续、完全闭塞。

本病既往在欧美常见，美国35~84岁人群中年患病率男性为71‰，女性为22‰，每年约有150万人发生急性心肌梗死（acute myocardial infarction，AMI），45万人发生再次心肌梗死。根据中国心血管病报告的数据，AMI发病率在不断增高，死亡率整体呈上升趋势。

一、病因和发病机制

STEMI的基本病因是冠状动脉粥样硬化基础上一支或多支血管管腔急性闭塞，若持续时间达到20~30分钟或以上，即可发生AMI。大量的研究已证明，绝大多数STEMI是由于不稳定的粥样斑块溃破，继而出血和管腔内血栓形成，而使管腔闭塞。

促使斑块破裂出血及血栓形成的诱因有以下几点。

1. 晨起6时至12时交感神经活动增加，机体应激反应性增强，心肌收缩力、心率、血压增高，冠状动脉张力增高。

2. 在饱餐特别是进食多量脂肪后，血脂增高，血黏稠度增高。

3. 重体力活动、情绪过分激动、血压剧升或用力排便时，致左心室负荷明显加重。

4. 休克、脱水、出血、外科手术或严重心律失常，致心排血量骤降，冠状动脉灌注量锐减。

STEMI可发生在频发心绞痛的患者，也可发生在原来从无症状者中。STEMI后发生的严重心律失常、休克或心力衰竭，均可使冠状动脉灌流量进一步降低，心肌坏死范围扩大。

二、病理

1. 冠状动脉病变　绝大多数STEMI患者冠状动脉内可见在粥样斑块的基础上有血栓形成，使管腔闭塞，但是由冠状动脉痉挛引起管腔闭塞者中，个别可无严重粥样硬化病变。此外，梗死的发生与原来冠状动脉受粥样硬化病变累及的血管数及其所造成管腔狭窄程度之间未必呈平行关系。

（1）左前降支闭塞，引起左心室前壁、心尖部、下侧壁、前间隔和二尖瓣前乳头肌梗死。

（2）右冠状动脉闭塞，引起左心室膈面（右冠状动脉占优势时）、后间隔和右心室梗死，并可累及窦房结和房室结。

（3）左回旋支闭塞，引起左心室高侧壁、膈面（左冠状动脉占优势时）和左心房梗死，可能累及房室结。

（4）左主干闭塞，引起左心室广泛梗死。

右心室和左、右心房梗死较少见。

2. 心肌病变　冠状动脉闭塞后20~30分钟，受其供血的心肌即有少数坏死，开始了AMI的病理过程。1~2小时绝大部分心肌呈凝固性坏死，心肌间质充血、水肿，伴多量炎症细胞浸润。以后，坏死的心肌纤维逐渐溶解，形成肌溶灶，随后渐有肉芽组织形成。

继发性病理变化：在心腔内压力的作用下，坏死心壁向外膨出，可产生心脏破裂（心室游离壁破裂、心室间隔穿孔或乳头肌断裂）或逐渐形成心室壁瘤。坏死组织1~2周后开始吸收，并逐渐纤维化，在6~8周形成瘢痕愈合，称为陈旧性心肌梗死。

三、病理生理

主要出现左心室舒张和收缩功能障碍的一些血流动力学变化，其严重度和持续时间取决于梗死的部位、程度和范围。心脏收缩力减弱、顺应性减低、心肌收缩不协调，左心室压力曲线最大上升速度（dp/dt）减低，左心室舒张末期压增高、舒张和收缩末期容量增多。射血分数减低，每搏输出量和心排血量下降，心率增快或有心律失常，血压下降。病情严重者，动脉血氧含量降低。急性大面积心肌梗死者，可发生泵衰竭——心源性休克或急性肺水肿。右心室梗死在心肌梗死患者中少见，其主要病理生理改变是急性右心衰竭的血流动力学变化，右心房压力增高，高于左心室舒张末期压，心排血量减低，血压下降。

心室重塑（ventricular remodeling）是心肌梗死的心脏结构的后续一系列改变。左心室腔增大、形态呈球形改变、梗死节段室壁变薄、非梗死部分室壁增厚，对心室的舒缩效应及电活动均有持续不断的影响，这些进行性改变总称为心室重塑。除梗死面积以外，心室负荷状态和梗死相关动脉的通畅程度也是影响心室重塑的重要因素。左心室压力升高导致室壁张力增加和梗死扩展；梗死相关动脉的再通可减少梗死的扩展和延展，以及心室扩张的危险。梗死扩展（expansion）是指梗死区急性被动性扩张和变薄，但无新的坏死心肌增加。梗死延展（extension）是指有新的坏死心肌增加的梗死面积扩大。梗死扩展增加心力衰竭和室壁瘤的发生。心室扩大可在梗死后立即开始，并在以后持续数月，甚至数年。心肌除极不一致增加，易出现致命性心律失常。

四、临床表现

临床表现与梗死的面积大小、部位、冠状动脉侧支循环情况密切相关。

1. 先兆　50%~81.2%的患者在发病前数日有乏力，胸部不适，活动时心悸、气急、烦躁、心绞痛等前驱症状，其中以新发生心绞痛（初发型心绞痛）或原有心绞痛加重（恶化型心绞痛）为最突出。心绞痛发作较以往频繁、程度较剧、持续较久、硝酸甘油疗效差、诱发因素不明显。同时心电图示ST段一过性明显抬高（变异型心绞痛）或压低，T波倒置或增高（假性正常化），即前述不稳定型心绞痛（UA）情况。如及时住院处理，可使部分患者避免发生心肌梗死。

2. 症状

（1）疼痛：最先出现的症状，多发生于清晨，疼痛部位和性质与心绞痛相同，但诱因多不明显，且常发生于安静时，程度较重，持续时间较长，可达数小时或更长，休息和含用硝酸甘油片多不能缓解。患者常烦躁不安、出汗、恐惧，胸闷或有濒死感。少数患者无疼痛，一开始即表现为休克或急性心力衰竭。部分患者疼痛位于上腹部，被误认为胃穿孔、急性胰腺炎等急腹症；部分患者疼痛放射至下颌、颈部、背部上方，被误认为牙痛或骨关节痛。

（2）全身症状：有发热、心动过速、白细胞计数增高和红细胞沉降率增快等，由坏死物质被吸收所引起。一般在疼痛发生后24~48小时出现，程度与梗死范围常呈正相关，体温一般在38℃左右，很少达到39℃，持续约1周。

（3）胃肠道症状：疼痛剧烈时常伴有频繁的恶心、呕吐和上腹胀痛，与迷走神经受坏死心肌刺激和心排血量降低、组织灌注不足等有关。肠胀气亦不少见。重症者可发生呃逆。

（4）心律失常：见于75%~95%的患者，多发生在起病1~2日，而以24小时内最多见，可伴乏力、头晕、晕厥等症状。各种心律失常中以室性心律失常最多，尤其是室性期前收缩，如室性期前收缩频发（每分钟5次以上），成对出现或呈短阵室性心动过速，多源性或落在前一心搏的易损期时（R–on–T），常为心室颤动的先兆。心室颤动是STEMI早期，特别是入院前主要的死因。房室传导阻滞和束支传导阻滞也较多见，室上性心律失常则较少，多发生在心力衰竭者中。前壁心肌梗死如发生房室传导阻滞表明梗死范围广泛，情况严重。

（5）低血压和休克：疼痛期中血压下降常见，未必是休克。如疼痛缓解而收缩压仍低于80mmHg，有烦躁不安、面色苍白、皮肤湿冷、脉细而快、大汗淋漓、尿量减少（<20ml/h）、神志迟钝甚至晕厥者，则为休克表现。休克多在起病后数小时至数日内发生，见于约20%的患者，主要是心源性，为心肌广泛（40%以上）坏死，心排血量急剧下降所致，神经反射引起的周围血管扩张属次要，有些患者尚有血容量不足的因素参与。

（6）心力衰竭：主要是急性左心衰竭，可在起病最初几日内发生，或在疼痛、休克好转阶段出现，为梗死后心脏舒缩力显著减弱或不协调所致，发生率为32%~48%。出现呼吸困难、咳嗽、发绀、烦躁等症状，严重者可发生肺水肿，随后可有颈静脉怒张、肝大、水肿等右心衰竭表现。右心室心肌梗死者可一开始即出现右心衰竭表现，伴血压下降。

根据有无心力衰竭表现及其相应的血流动力学改变严重程度，AMI引起的心力衰竭按Killip分级法可分为以下级别。

Ⅰ级：尚无明显心力衰竭。

Ⅱ级：有左心衰竭，肺部啰音<50%肺野。

Ⅲ级：有急性肺水肿，肺部啰音>50%肺野。

Ⅳ级：有心源性休克等不同程度或阶段的血流动力学变化。

STEMI时，重度左心室衰竭或肺水肿与心源性休克同样是左心室排血功能障碍所引起，两者可以不同程度合并存在，常统称为心脏泵功能衰竭，或泵衰竭。在血流动力学上，肺水肿是以左心室舒张末期压及左心房与肺毛细血管压力的增高为主，而休克则以心排血量和动脉压的降低更为突出。心源性休克是较左心室衰竭程度更重的泵衰竭，一定水平的左心室充盈后，心排血指数比左心室衰竭时更低，亦即心排血指数与充盈压之间关系的曲线更为平坦而下移。

3. 体征

（1）心脏体征：心脏浊音界可正常也可轻度至中度增大。心率多增快，少数也可减慢。心尖区第一心音减弱，可出现第四心音（心房性）奔马律，少数有第三心音（心室性）奔马律。10%~20%患者在起病第2~3日出现心包摩擦音，为反应性纤维性心包炎所致。心尖区可出现粗糙的收缩期杂音或伴收缩中晚期喀喇音，为二尖瓣乳头肌功能失调或断裂所致，室间隔穿孔时可在胸骨左缘3~4肋间新出现粗糙的收缩期杂音伴有震颤。可有各种心律失常。

（2）血压：除极早期血压可增高外，几乎所有患者都有血压降低。起病前有高血压者，血压可降至正常，且可能不再恢复到起病前的水平。

（3）其他：可有与心律失常、休克或心力衰竭相关的其他体征。

五、实验室和其他检查

1. 心电图　迅速评价初始18导联心电图，应在10分钟内完成，是急诊科诊断的关键，可用于确定即刻处理方针。心电图的动态变化对心肌梗死的诊断、估计病情演变和预后都有帮助。

（1）特征性改变：STEMI心电图表现特点如下。

1）ST段抬高呈弓背向上型，在面向坏死区周围心肌损伤区的导联上出现。

2）宽而深的Q波（病理性Q波），在面向透壁心肌坏死区的导联上出现。

3）T波倒置，在面向损伤区周围心肌缺血区的导联上出现。

在背向心肌梗死区的导联则出现相反的改变，即R波增高、ST段压低和T波直立并增高。

（2）动态性改变

1）起病数小时内，可尚无异常或出现异常高大两肢不对称的T波，为超急性期改变。

2）数小时后，ST段明显抬高，弓背向上，与直立的T波连接，形成单相曲线。数小时至2日内出现病理性Q波，同时R波减低，是为急性期改变（图3-6-10）。Q波在3~4日内稳定不变，以后70%~80%永久存在。

3）在早期如不进行治疗干预，ST段抬高持续数日至2周左右，逐渐回到基线水平，T波则变为平坦或倒置，是为亚急性期改变。

4）数周至数个月后，T波呈V形倒置，两肢对称，波谷尖锐，是为慢性期改变。T波倒置可永久存在，也可在数个月至数年内逐渐恢复。

（3）定位和定范围：STEMI的定位和定范围可根据出现特征性改变的导联数来判断（表3-6-3）。

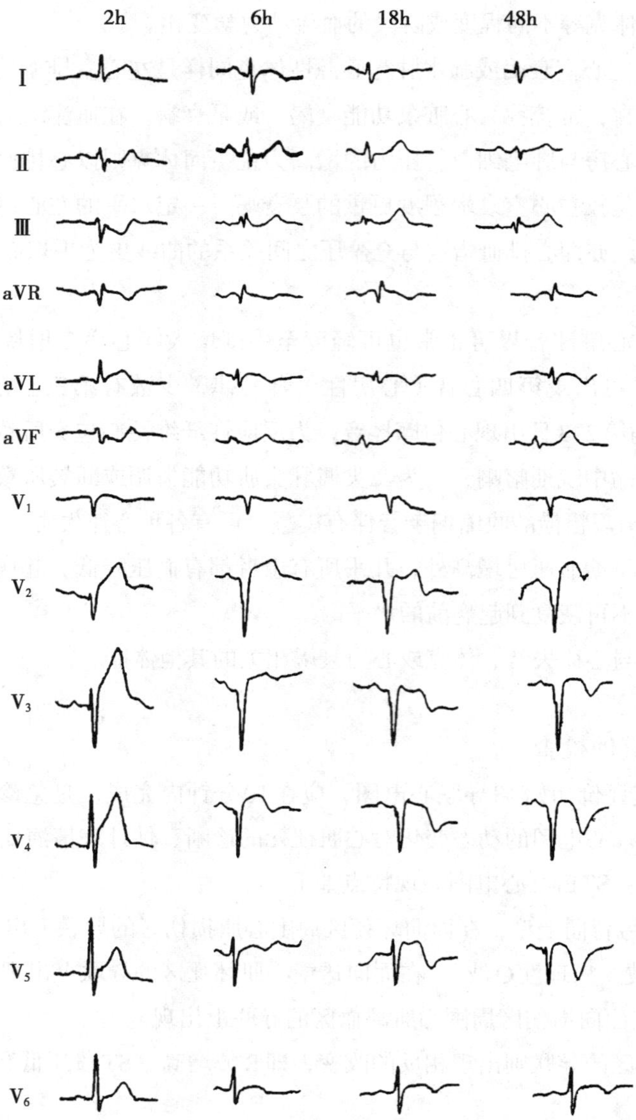

▲ 图3-6-10　急性广泛前壁、侧壁心肌梗死的心电图变化

图示发病后2小时、6小时、18小时、48小时心电图动态变化。2小时：V_2~V_5ST段抬高，T波高耸；6~18小时：V_2~V_6、Ⅰ、aVL导联ST段逐渐抬高，R波逐渐降低，V_1~V_4呈QS波；48小时：V_2~V_6、Ⅰ、aVL导联ST段逐渐回落，T波倒置，V_2~V_4遗留QS波。

2. 放射性核素检查　正电子发射体层成像（positron emission tomography，PET）可观察心肌的代谢变化，是目前唯一能直接评价心肌存活性的影像技术。单光子发射计算机断层成像（single photon emission computed tomography，SPECT）进行ECG门控的心血池显像，可用于评估室壁运动、室壁厚度和整体功能。

3. 超声心动图　二维和M型超声心动图也有助于了解心室壁的运动和左心室功能，诊断室壁瘤和乳头肌功能失调，检测心包积液及室间隔穿孔等并发症。

▼ 表3-6-3　ST段抬高心肌梗死的心电图定位诊断

导联	前间隔	局限前壁	前侧壁	广泛前壁	下壁	下间壁	下侧壁	高侧壁	正后壁
V_1	+			+		+			
V_2	+			+		+			
V_3	+	+		+		+			
V_4		+		+					
V_5		+	+	+			+		
V_6			+				+		
V_7			+				+		+
V_8									+
aVR									
aVL		±	+	±	−	−	−	+	
aVF					+	+	+	−	
Ⅰ		±	+	±	−	−	−	+	
Ⅱ					+	+	+	−	
Ⅲ					+	+	+	−	

注："+"为正面改变，表示典型ST段抬高、Q波及T波变化；"−"为反面改变，表示QRS主波向上，ST段压低及与"+"部位的T波方向相反的T波；"±"为可能有正面改变。

4. 实验室检查

（1）起病24~48小时后白细胞可增至（10~20）$\times 10^9$/L，中性粒细胞增多，嗜酸性粒细胞减少或消失；红细胞沉降率增快；C反应蛋白（CRP）增高，均可持续1~3周。起病数小时至2日内血中游离脂肪酸增高。

（2）血清心肌损伤标志物：心肌损伤标志物增高水平与心肌坏死范围及预后明显相关。① 肌红蛋白起病后2小时内升高，12小时内达高峰，24~48小时内恢复正常。② 心肌肌钙蛋白I（cTnI）或T（cTnT）起病3~4小时后升高，cTnI于11~24小时达高峰，7~10日降至正常；cTnT于24~48小时达高峰，10~14日降至正常。这些心肌结构蛋白含量的增高是诊断心肌梗死的敏感指标。③ 肌酸激酶同工酶CK-MB升高，在起病后4小时内增高，16~24小时达高峰，3~4日恢复正常，其增高的程度能较准确地反映梗死的范围，其高峰出现时间是否提前有助于判断溶栓治疗是否成功。

AMI发生后血清心肌损伤标志物动态变化。图3-6-11概括了各种血清标志物在急性心肌梗死后升高的相对时间，升高速率、峰值和在正常值上限的升高持续时间。典型的心肌损伤标志物为CK-MB、cTnI和cTnT。图中水平线为正常值上限，是指健康正常人测定值的99%置信区间。

对心肌损伤标志物的测定应进行综合评价，如肌红蛋白在AMI后出现最早，也十分敏感，但特异性差。cTnI和cTnT出现稍延迟，而特异性很高，在症状出现后6小时内测定为阴性，则6小时后应再复查，其缺点是持续时间可长达10~14日，不利于此期间判断是否有新发的梗死。CK-MB虽不如cTnI和cTnT敏感，但对早期（<4小时）AMI的诊断有重要价值。以往沿用多年的AMI心肌酶测定，包括肌酸激酶（CK）、天冬氨酸转氨酶（AST）以及乳酸脱氢酶（LDH），其特异性及敏感性均远不如上述心肌损伤标志物，已不再用于诊断AMI。

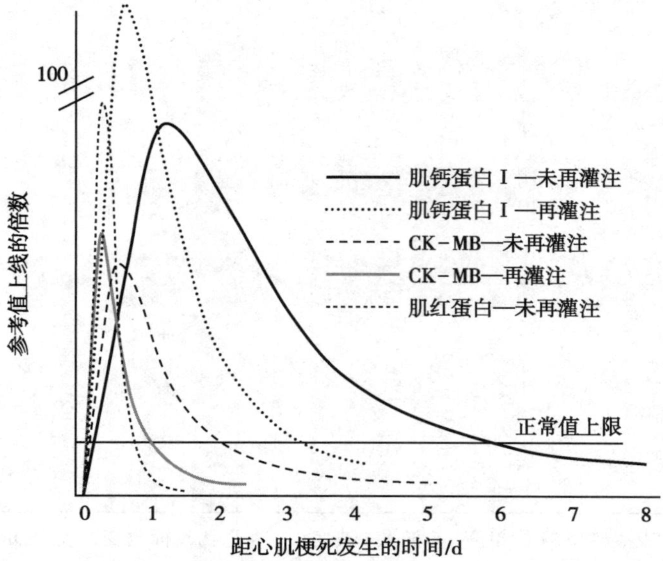

▲ 图3-6-11　急性心肌梗死（AMI）发生后血清心肌损伤标志物的动态变化

六、诊断与鉴别诊断

根据典型的临床表现，特征性的心电图改变以及实验室检查发现，诊断本病并不困难。对老年患者，突然发生严重心律失常、休克、心力衰竭而原因未明，或突然发生较重而持久的胸闷或胸痛者，都应考虑本病的可能。宜先按AMI来处理，并短期内进行心电图、血清心肌损伤标志物测定等的动态观察以确定诊断。

鉴别诊断要考虑以下一些疾病。

1. 心绞痛　鉴别要点见表3-6-4。

2. 主动脉夹层　胸痛一开始即达高峰，常放射到背、肋、腹、腰和下肢，两上肢的血压和脉搏可有明显差别，可有主动脉瓣关闭不全的表现，偶有意识模糊和偏瘫等神经系统受损症状，但无血清心肌损伤标志物升高。二维超声心动图检查、X线、胸主动脉CTA或MRA有助于诊断。

3. 急性肺动脉栓塞　可发生胸痛、咯血、呼吸困难和休克。但有右心负荷急剧增加的表现如发绀、肺动脉瓣区第二心音亢进、颈静脉充盈、肝大、下肢水肿等。心电图示Ⅰ导联S波加深，Ⅲ导联Q波显著，T波倒置，胸导联过渡区左移，右胸导联T波倒置等改变，可资鉴别。常有低氧血症，核素肺通气–灌注扫描异常，肺动脉CTA可检出肺动脉大分支血管的栓塞。AMI和急性肺动脉栓塞时D–二聚体均可升高，鉴别诊断价值不大。

▼ 表3–6–4　心绞痛和急性心肌梗死的鉴别诊断要点

鉴别诊断项目	心绞痛	急性心肌梗死
疼痛		
1. 部位	中下段胸骨后	相同，但可在较低位置或上腹部
2. 性质	压榨性或窒息性	相似，但程度更剧烈
3. 诱因	劳力、情绪激动、受寒、饱食等	不常有
4. 时限	短，1~5min或15min以内	长，数小时或1~2d
5. 频率	频繁	发作不频繁
6. 硝酸甘油疗效	显著缓解	作用较差或无效
气喘或肺水肿	极少	可有
血压	升高或无显著改变	可降低，甚至发生休克
心包摩擦音	无	可有
坏死物质吸收的表现		
1. 发热	无	常有
2. 血白细胞增加（嗜酸性粒细胞减少）	无	常有
3. 红细胞沉降率增快	无	常有
4. 血清心肌损伤标志物升高	无	有
心电图变化	无变化或暂时性ST段和T波变化	有特征性和动态性变化

4. 急腹症　急性胰腺炎、消化性溃疡穿孔、急性胆囊炎、胆石症等，均有上腹部疼痛，可能伴休克。仔细询问病史、体格检查、心电图检查、血清心肌酶和肌钙蛋白测定可协助鉴别。

5. 急性心包炎　尤其是急性非特异性心包炎可有较剧烈而持久的心前区疼痛。但心包炎的疼痛与发热同时出现，呼吸和咳嗽时加重，早期即有心包摩擦音，后者和疼痛在心包腔出现渗液时均消失；全身症状一般不如心肌梗死严重；心电图除aVR外，其余导联均有ST段弓背向下的抬高，T波倒置，无异常Q波出现。

七、并发症

1. 乳头肌功能失调或断裂（disfunction or rupture of papillary muscle）　总发生率可高达50%。二尖瓣乳头肌因缺血、坏死等使收缩功能发生障碍，造成不同程度的二尖瓣脱垂并关闭不全，心尖区出现收缩中晚期喀喇音和吹风样收缩期杂音，第一心音可不减弱，可引起心力衰竭。轻症者可以恢复，其杂音可消失。乳头肌整体断裂极少见，多发生在二尖瓣后乳头肌，见于下壁心肌梗死，心力衰竭明显，可迅速发生肺水肿在数日内死亡。

2. 心脏破裂（cardiac rupture） 少见，常在起病1周内出现，多为心室游离壁破裂，造成心包积血引起急性心脏压塞而猝死。偶为心室间隔破裂造成穿孔，在胸骨左缘第3~4肋间出现响亮的收缩期杂音，常伴有震颤，可引起心力衰竭和休克而在数日内死亡。心脏破裂也可为亚急性，患者能存活数个月。

3. 栓塞（embolism） 发生率1%~6%，见于起病后1~2周，可为左心室附壁血栓脱落所致，引起脑、肾、脾或四肢等动脉栓塞。也可因下肢静脉血栓形成部分脱落所致，产生肺动脉栓塞，大块肺栓塞可导致猝死。

4. 心室壁瘤（ventricular aneurysm） 或称室壁瘤，主要见于左心室，发生率5%~20%。体格检查可见左侧心界扩大，心脏搏动范围较广，可有收缩期杂音。瘤内发生附壁血栓时，心音减弱。心电图ST段持续抬高。超声心动图、放射性核素心血池显像以及左心室造影可见局部心缘突出，搏动减弱或有反常搏动（图3-6-12）。室壁瘤可导致心功能不全、栓塞和室性心律失常。

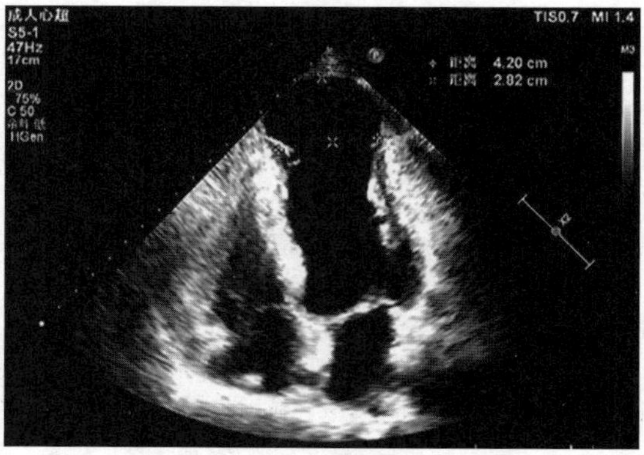

▲ 图3-6-12　左心室室壁瘤二维超声心动图心尖四腔心显像

5. 心肌梗死后综合征（ostmyocardial infarction syndrome） 发生率1%~5%，于心肌梗死后数周至数个月内出现，可反复发生。表现为心包炎、胸膜炎或肺炎，有发热、胸痛等症状，发病机制可能为自身免疫反应所致。

八、治疗

STEMI的治疗原则首先是尽早、充分、持续地开通梗死相关血管，挽救濒死的心肌，防止梗死扩大或缩小心肌缺血范围，同时及时处理严重心律失常、泵衰竭和各种并发症，防止猝死，并保护和维持心脏功能。强调及早发现、及早住院，并加强住院前的诊治。

1. 院前急救 AMI死亡的患者中约50%在发病后1小时内于院外猝死，死因主要是可救治的致命性心律失常，如心室颤动。STEMI发病12小时内、持续ST段抬高或新发生左束支传导阻滞者，早期药物或机械性再灌注治疗获益明确。应该强调“时间就是心肌，时间就是生命”，尽量缩短发病至首次医疗接触（FMC）和FMC至再灌注治疗的时间。院前延迟占总时间延迟的主要部分，取决于公众的健康意识和院前急救医疗服务。院前急救的基本任务是帮助AMI患者安全、迅速地转运到医院，以便尽早开始再灌注治疗；重点是缩短患者就诊延误的时间和院前检查、处理、转运所需要的时间。建立区域协同救治网络和规范化胸痛中心是缩短FMC至再灌注时间的有效手段。STEMI患者的急救流程见图3-6-13。

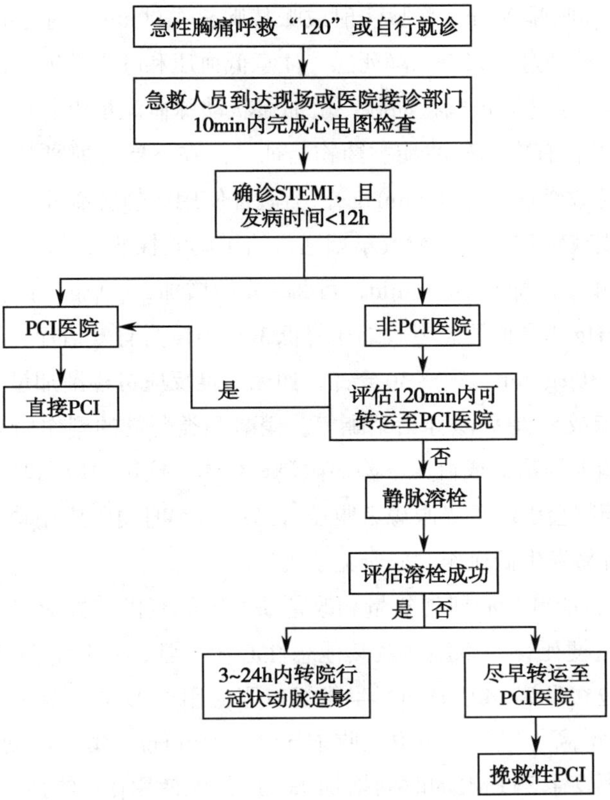

PCI. 经皮冠状动脉介入治疗；STEMI. ST段抬高心肌梗死。

▲ 图3-6-13　急性ST段抬高心肌梗死患者急救流程

2. 住院治疗

（1）监护和一般治疗：应在院前急救中即开始实施。

1）休息：急性期卧床休息，保持环境安静。减少探视，防止不良刺激，解除焦虑。

2）监测：在冠心病监护室进行心电图、血压和呼吸的监测，除颤仪应随时处于备用状态。对于严重泵衰竭者还需要监测肺毛细血管压和静脉压。密切观察心律、心率、血压和心功能的变化，为适时采取治疗措施，避免猝死提供客观资料。监测人员必须极端负责，既不放过任何有意义的变化，又保证患者的安静和休息。

3）吸氧：对有呼吸困难和血氧饱和度降低者，最初几日间断或持续通过鼻管面罩吸氧。

4）护理：急性期12小时卧床休息，若无并发症，24小时内应鼓励患者在床上行肢体活动，若无低血压，第3日就可在病房内走动；梗死后第4~5日，逐步增加活动直至每日3次步行100~150m。

5）建立静脉通道：保持给药途径畅通。

（2）解除疼痛：心肌再灌注治疗开通梗死相关血管、恢复缺血心肌的供血是解除疼痛最有效的方法，但在再灌注治疗前可选用下列药物尽快解除疼痛。

1）吗啡或哌替啶：吗啡2~4mg静脉注射或哌替啶50~100mg肌内注射，必要时5~10分钟后重复，可减轻患者交感神经过度兴奋和濒死感。注意低血压和呼吸功能抑制的副作用。

2）硝酸酯类药物：通过扩张冠状动脉，增加冠状动脉血流量以及增加静脉容量而降低心室前负荷。大多数AMI患者有应用硝酸酯类药物指征，而在下壁心肌梗死、可疑右心室心肌梗死或明显低血压的患者（收缩压低于90mmHg），不适合使用。静脉滴注硝酸酯类药物可缓解缺血性胸痛、控制高血压或减轻肺水肿。AMI早期通常给予硝酸甘油静脉滴注24~48小时。静脉滴注硝酸甘油应从低剂量开始，即5~10μg/min，可每5分钟增加5~10μg，直至控制症状、血压正常患者收缩压降低10mmHg或高血压患者收缩压降低30mmHg为有效治疗量。静脉滴注硝酸异山梨酯2~7mg/h，开始剂量30μg/min，观察30分钟，如无不良反应可逐渐加量。静脉用药后可使用口服制剂如硝酸异山梨酯或5-单硝酸异山梨酯等。硝酸酯类药物的副作用为头痛、反射性心动过速和低血压。如硝酸酯类药物造成血压下降而限制β受体拮抗剂的应用时，不应使用硝酸酯类药物。此外，硝酸酯类药物会引起青光眼患者眼压升高；24小时内曾应用磷酸二酯酶抑制剂（治疗勃起功能障碍）的患者易发生低血压，应避免使用。

3）β受体拮抗剂：能减少心肌耗氧量和改善缺血区的氧供需失衡，缩小心肌梗死面积，减少复发性心肌缺血、再梗死、心室颤动及其他恶性心律失常，对降低急性期病死率有肯定的疗效。无下列情况者，应在发病24小时内尽早常规口服应用：① 心力衰竭；② 低心排血量状态；③ 心源性休克危险性增高（年龄>70岁、收缩压<120mmHg、窦性心动过速>110次/min或心率<60次/min，以及距发生STEMI的时间增加）；④ 其他使用β受体拮抗剂的禁忌证（PR间期>0.24秒、二度或三度房室传导阻滞、哮喘发作期或反应性气道疾病）。一般首选心脏选择性的药物，如阿替洛尔、美托洛尔和比索洛尔。口服从小剂量开始（相当于目标剂量的1/4），逐渐递增，使静息心率降至55~60次/min。β受体拮抗剂可用于AMI后的二级预防，能降低发病率和死亡率。患者有剧烈的缺血性胸痛或伴血压显著升高且其他处理未能缓解时，也可静脉应用，静脉用药多选择美托洛尔，使用方案如下：① 首先排除心力衰竭、低血压（收缩压<90mmHg）、心动过缓（心率<60次/min）或有房室传导阻滞患者；② 静脉推注，每次5mg；③ 每次推注后观察2~5分钟，如果心率<60次/min或收缩压<100mmHg，则停止给药，静脉注射美托洛尔总量可达15mg；④ 末次静脉注射后15分钟，继续口服剂量维持。极短作用的静脉注射制剂艾司洛尔50~250μg/(kg·min)，可治疗有β受体拮抗剂相对禁忌证而又希望减慢心率的患者。

（3）抗血小板治疗：目前认为所有STEMI患者均应联合应用阿司匹林和P_2Y_{12}受体拮抗剂。阿司匹林通过抑制血小板环氧化酶使血栓素A_2合成减少，达到抗血小板聚集的作用。所有STEMI患者均应立即口服水溶性阿司匹林或嚼服肠溶阿司匹林300mg，继以75~100mg/d长期维持。P_2Y_{12}受体拮抗剂干扰腺苷二磷酸介导的血小板活化，其中氯吡格雷为前体药物，需要肝脏细胞色素P450酶代谢形成活性代谢物，与P_2Y_{12}受体不可逆结合；替格瑞洛和普拉格雷具有更强和快速抑制血小板的作用，且前者不受基因多态性的影响。STEMI直接PCI［特别是植入药物洗脱支架（DES）］患者，应给予负荷量替格瑞洛180mg，以后90mg/次，每日2次，至少12个月；或氯吡格雷600mg负荷量，以后75mg/次，每日1次，至少12个月。肾衰竭（肾小球滤过率

<60ml/min）患者无须调整P_2Y_{12}受体拮抗剂用量。STEMI静脉溶栓患者，如年龄≤75岁，应给予氯吡格雷300mg负荷量，以后75mg/d，维持12个月。如年龄>75岁，则用氯吡格雷75mg，以后75mg/d，维持12个月。血小板糖蛋白Ⅱb/Ⅲa（GP Ⅱb/Ⅲa）受体拮抗剂，在有效的双联抗血小板及抗凝治疗情况下，不推荐STEMI患者造影前常规应用GP Ⅱb/Ⅲa受体拮抗剂。高危患者或造影提示血栓负荷重、未给予适当负荷量P_2Y_{12}受体拮抗剂的患者可静脉使用替罗非班或依替巴肽。直接PCI时，冠状动脉内注射替罗非班有助于减少无复流、改善心肌微循环灌注。

（4）抗凝治疗

1）直接PCI患者：静脉注射普通肝素（70~100IU/kg），维持活化凝血时间（ACT）250~300秒。联合使用GP Ⅱb/Ⅲa受体拮抗剂时，静脉注射普通肝素（50~70IU/kg），维持ACT 200~250秒，或者静脉注射比伐卢定0.75mg/kg，继而1.75mg/（kg·h）静脉滴注（合用或不合用替罗非班），并维持至PCI后3~4小时，以减低急性支架血栓形成的风险。出血风险高的STEMI患者，单独使用比伐卢定优于联合使用普通肝素和GP Ⅱb/Ⅲa受体拮抗剂。使用肝素期间应监测血小板计数，及时发现肝素诱导的血小板减少症。磺达肝癸钠有增加导管内血栓形成的风险，不宜单独用作PCI时的抗凝选择。

2）静脉溶栓患者：应至少接受48小时抗凝治疗（最多8日或至血运重建）。建议：① 静脉注射普通肝素4 000IU，继以1 000IU/h滴注，维持APTT 1.5~2.0倍（50~70秒）。② 根据年龄、体重、肌酐清除率给予依诺肝素。年龄<75岁的患者，静脉注射30mg，继以每12小时皮下注射1mg/kg（前2次最大剂量100mg）；年龄≥75岁的患者仅需要每12小时皮下注射0.75mg/kg（前2次最大剂量75mg）。如肌酐清除率<30ml/min，则不论年龄，每24小时皮下注射1mg/kg。③ 静脉注射磺达肝癸钠2.5mg，之后每日皮下注射2.5mg。如果肌酐清除率<30ml/min，则不用磺达肝癸钠。

3）溶栓后PCI患者：可继续静脉应用普通肝素，根据ACT结果及是否使用GP Ⅱb/Ⅲa受体拮抗剂调整剂量。对已使用适当剂量依诺肝素而需要PCI的患者，若最后一次皮下注射在8小时之内，PCI前可不追加剂量，若最后一次皮下注射在8~12小时，则应静脉注射依诺肝素0.3mg/kg。

4）发病12小时内未行再灌注治疗或发病>12小时的患者：需要尽快给予抗凝治疗，磺达肝癸钠有利于降低死亡和再梗死，而不增加出血并发症。

（5）再灌注心肌治疗：起病3~6小时，最多在12小时内，开通闭塞的冠状动脉，使得心肌得到再灌注，挽救濒临坏死的心肌或缩小心肌梗死的范围，减轻梗死后心肌重塑，是STEMI最重要的治疗措施之一。需要强调建立区域性STEMI网络管理系统的必要性，通过高效的院前急救系统进行联系，由区域网络内不同单位之间的协作，制订最优化的再灌注治疗方案。

1）经皮冠状动脉介入治疗（PCI）：若患者在救护车上或无PCI能力的医院，但预计120分钟内可转运至有PCI条件的医院并完成PCI，则首选直接PCI策略，力争在90分钟内完成再灌注；或患者在可行PCI的医院，则应力争在60分钟内完成再灌注。① 直接PCI：适用于症状发作12小时以内并且有持续新发的ST段抬高或新发左束支传导阻滞的患者；12~48小时内若患者仍有心肌缺血证据（仍然有胸痛和ECG变化），亦可尽早接受介入治疗。② 补救性PCI：溶栓治疗后仍有明显胸痛，抬高的ST段无明显降低者，应尽快进行冠状动脉造影，如显示TIMI 0~Ⅱ级血流，说明相关动脉未再通，宜立即施行补救性PCI。③ 溶栓治疗再通者的PCI：溶栓成功后有指征实施急诊血管造影，必要时进行梗死相关动脉血运重建治疗，可缓解重度残余狭窄导致的心肌缺血，降低再梗死的发生；溶栓成功后稳定的患者，实施血管造影的最佳时机是2~24小时。

理论与实践

STEMI急诊直接PCI的选择

1. 最佳适应证　① 发病12小时内（包括正后壁心肌梗死）或伴有新出现左束支传导阻滞的患者；② 伴心源性休克或心力衰竭时，即使发病超过12小时者；③ 常规支架植入；④ 一般患者优先选择经桡动脉入路，重症患者可考虑经股动脉入路。

2. 次佳适应证　① 发病12~24小时内具有临床和/或心电图进行性缺血证据；② 除心源性休克或梗死相关动脉PCI后仍有持续性缺血外，应仅对梗死相关动脉病变行直接PCI；③ 冠状动脉内血栓负荷大时建议应用导管血栓抽吸；④ 直接PCI时首选药物洗脱支架（DES）。

3. 不推荐直接PCI　① 无血流动力学障碍患者，不应对非梗死相关血管进行急诊PCI；② 发病超过24小时、无心肌缺血、血流动力学和心电稳定的患者不宜行直接PCI；③ 不推荐常规使用主动脉内球囊反搏术（IABP）；④ 不主张常规使用血管远端保护装置。

4. 转运PCI　若STEMI患者首诊于无直接PCI条件的医院，当预计FMC至PCI的时间延迟<120分钟时，应尽可能地将患者转运至有直接PCI条件的医院；如预计FMC至PCI的时间延迟>120分钟，则应于30分钟内溶栓治疗。根据我国国情，也可以请有资质的医生到有PCI设备的医院行直接PCI（时间<120分钟）。

2）溶栓治疗：溶栓治疗快速、简便，在不具备PCI条件的医院或因各种原因使FMC至PCI时间明显延迟时，对有适应证的STEMI患者，静脉内溶栓仍是较好的选择。对发病3小时内的患者，溶栓治疗的即刻疗效与直接PCI基本相似。院前溶栓效果优于入院后溶栓，有条件时可在救护车上开始溶栓治疗。

溶栓治疗适应证：① 发病12小时以内，预期FMC至PCI时间延迟>120分钟，无溶栓禁忌证；② 发病12~24小时仍有进行性缺血性胸痛和至少2个胸前导联或肢体导联ST段抬高>0.1mV，或血流动力学不稳定的患者，若无直接PCI条件，溶栓治疗是合理的；③ 计划进行直接PCI前不推荐溶栓治疗；④ ST段压低的患者（除正后壁心肌梗死或合并aVR导联ST段抬高）不应采取溶栓治疗；⑤ STEMI发病超过12小时，症状已缓解或消失的患者不应给予溶栓治疗。

溶栓疗法的禁忌证如下。

绝对禁忌证：① 既往脑出血史或不明原因的脑卒中；② 已知脑血管结构异常；③ 颅内恶性肿瘤；④ 3个月内缺血性脑卒中（不包括4.5小时内急性缺血性脑卒中）；⑤ 可疑主动脉夹层；⑥ 活动性出血或出血倾向（不包括月经来潮）；⑦ 3个月内严重头部闭合伤或面部创伤；⑧ 2个月内颅内或脊柱内外科手术；⑨ 严重未控制的高血压：收缩压>180mmHg和/或舒张压>110mmHg。

相对禁忌证：① 年龄≥75岁；② 3个月前有缺血性脑卒中；③ 创伤（3周内）或持续>10分钟心肺复苏；④ 3周内接受过大手术；⑤ 4周内有内脏出血；⑥ 近期（2周内）有不能压迫止血部位的大血管穿刺；⑦ 妊娠；⑧ 不符合绝对禁忌证的已知其他颅内病变；⑨ 活动性消化性溃疡；⑩ 正在使用抗凝药物，国际标准化比值（INR）水平越高，出血风险越大。

具有以上禁忌证的患者可考虑行直接PCI。

溶栓的步骤和药物：先检查血常规、血小板、出凝血时间和血型。国内常用的溶栓药物：① 非特异性纤溶酶原激活剂。常用的为尿激酶，是从人尿或肾细胞组织培养液中提取的一种双链丝氨酸蛋白酶，可直接将循环血液中的纤溶酶原转变为有活性的纤溶酶。无抗原性和过敏反应，对纤维蛋白无选择性。② 特异性纤溶酶原激活剂。最常用的为重组组织型纤溶酶原激活物（rt-PA）（阿替普酶），可选择性激活血栓中与纤维蛋白结合的纤溶酶原，对全身纤溶活性影响较小，无抗原性。半衰期短，需要同时使用肝素；其他特异性纤溶酶原激活剂还有采用基因工程改良的组织型纤溶酶原激活剂衍生物，溶栓治疗的选择性更高，半衰期延长，适合弹丸式静脉注射，药物剂量和不良反应均减少，使用方便。已用于临床的有瑞替普酶、拉诺普酶和替奈普酶等。弹丸式静脉注射给药更适合院前使用。3种纤维蛋白特异性溶栓剂均需要联合肝素（48小时），以防止再闭塞。静脉溶栓的开通率一般为60%~80%。建议优先采用特异性纤溶酶原激活剂。

尿激酶（UK）：尿激酶150万IU溶于100ml生理盐水，30分钟内静脉滴入。溶栓结束后12小时皮下注射普通肝素7 500IU或低分子量肝素，共3~5日。

阿替普酶：又称重组组织型纤维酶原激活物（rt-PA），用前先用肝素5 000IU静脉滴注。同时按下述方法应用rt-PA。① 全量90分钟加速给药法：首先静脉注射15mg，随后0.75mg/kg，在30分钟内持续静脉滴注（最大剂量不超过50mg），继之0.5mg/kg于60分钟持续静脉滴注（最大剂量不超过35mg）；② 半量给药法：共50mg，先8mg静脉注射，继42mg于90分钟内静脉滴注，rt-PA滴毕后续以肝素每小时700~1 000IU，持续静脉滴注48小时，以后改为皮下注射7 500IU，每12小时1次，连用3~5日，或用低分子量肝素。用药期间要注意出血倾向。

瑞替普酶：10IU溶于5~10ml注射用水，2分钟以上静脉注射，30分钟后重复上述剂量。

替奈普酶：一般为30~50mg溶于10ml生理盐水静脉注射。根据体重调整剂量，如体重<60kg，剂量为30mg；体重每增加10kg，剂量增加5mg，最大剂量为50mg。

溶栓再通的判定指标。① 直接指征：冠状动脉造影直接判断，心肌梗死溶栓（TIMI）Ⅱ或Ⅲ级血流表示血管再通。② 间接指征：a.心电图抬高的ST段于2小时内回降≥50%（图3-6-14）；b.胸痛2小时内基本消失；c.2小时内出现再灌注性心律失常，如加速性室性自主心律、房室传导阻滞、束支传导阻滞突然改善或消失，或下壁心肌梗死患者出现一过性窦性心动过缓、窦房传导阻滞，伴或不伴低血压；d.血清CK-MB峰值提前到14小时内出现，cTn峰值提前至发病12小时内。具备上述4项中2项或以上者，考虑再通；4项中，心电图变化和心肌损伤标志物峰值前移最重要，但仅b和c两项组合不能判定为再通。

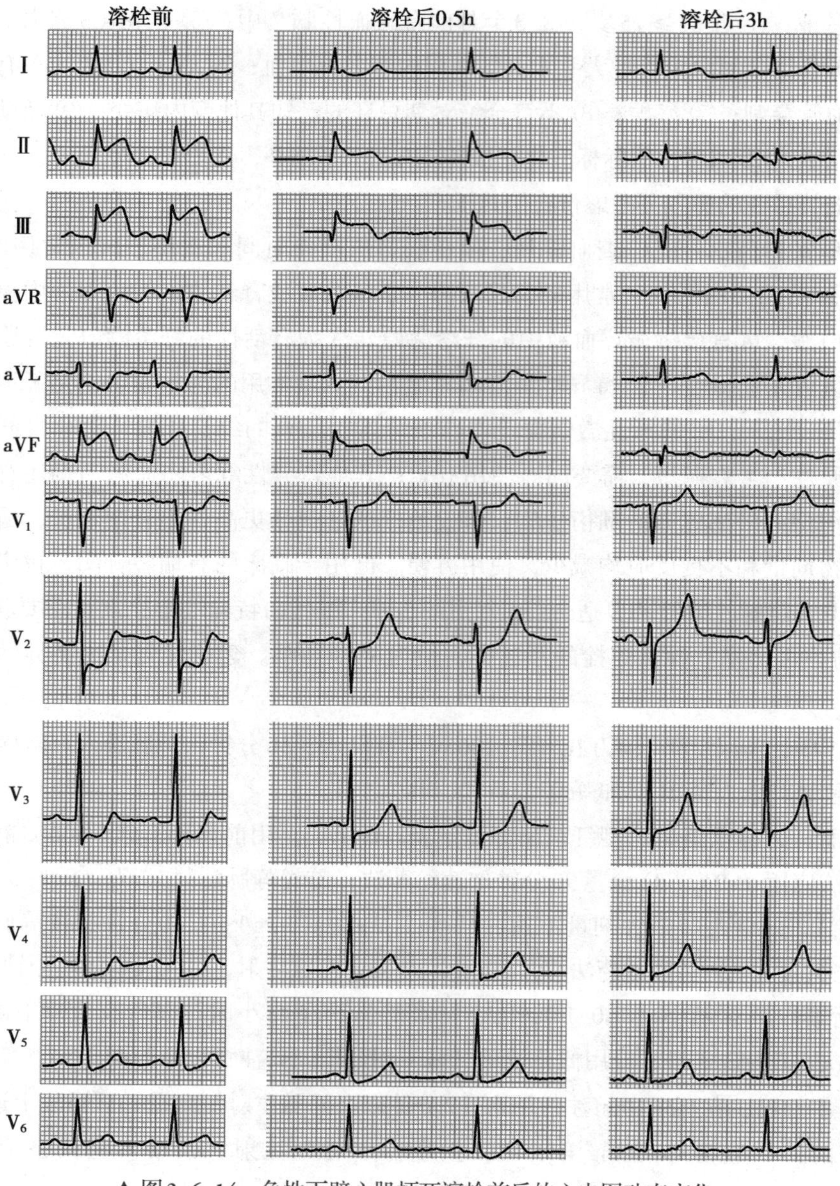

▲ 图3-6-14　急性下壁心肌梗死溶栓前后的心电图动态变化

提示胸痛发作2小时后（溶栓前）Ⅱ、Ⅲ、aVF导联ST段明显抬高；溶栓后0.5小时疼痛缓解，Ⅱ、Ⅲ、aVF导联ST段明显降低，出现异常Q波，R波降低；3小时ST段回落等电位线。

相关链接　｜　**冠状动脉造影血流分级**

冠状动脉造影根据血流速度和血管充盈情况，将血流按TIMI试验所提出的分级分为4级。

TIMI 0级：梗死相关冠状动脉完全闭塞，远端无造影剂通过。

TIMI Ⅰ级：少量造影剂通过血管阻塞处，但远端冠状动脉不显影。

TIMI Ⅱ级：梗死相关冠状动脉完全显影，但与正常血管相比血流比较缓慢。

TIMI Ⅲ级：梗死相关冠状动脉完全显影并且血流正常。

3）紧急冠状动脉旁路移植术（CABG）：介入治疗失败或溶栓治疗无效有手术指征者，宜争取6~8小时内施行紧急CABG，但死亡率明显高于择期CABG。

在再灌注治疗中应注意再灌注心肌损伤，常表现为血管再通后出现各种快速、缓慢性心律失常，即再灌注心律失常，一过性的血压下降，严重时亦可导致心力衰竭和心源性休克，需要做好相应的抢救准备，积极对症处理。

相关链接 | **与STEMI患者PCI相关的问题**

1. 药物洗脱支架（DES）在直接PCI中的应用　虽然在大多数情况下，单纯球囊扩张可以使梗死相关动脉恢复TIMI Ⅲ级血流，但冠状动脉夹层和残余狭窄常导致血管再闭塞，术后再狭窄也较高，而冠状动脉内支架植入可明显降低血管急性闭塞和靶血管重建率。因此，常规支架植入已列为Ⅰ类适应证。随机对照试验和荟萃分析显示，DES可较裸金属支架（BMS）进一步降低靶血管再次血运重建率，但死亡、再梗死和支架内血栓的发生与BMS无显著差别。急性STEMI直接PCI时，DES作为BMS的替代治疗是合理的，但必须评价患者是否能耐受长时间双重抗血小板治疗以及近期非心血管手术的可能性。在疗效/安全比合理的临床和解剖情况下首选DES。

2. 无复流防治　无复流是指急诊PCI术后机械性阻塞已经消除，冠状动脉造影显示血管腔达到再通，无显著残余狭窄或夹层，仍然存在前向血流障碍（TIMI血流≤Ⅱ级）。有10%~30%的STEMI患者在急诊PCI术中发生慢复流或无复流现象。其机制可能与血栓或斑块碎片造成的微循环栓塞、微血管痉挛、再灌注损伤、微血管破损、内皮功能障碍、炎症及心肌水肿等有关。无复流可延长缺血时间，导致严重心律失常和严重血流动力学障碍，从而明显增加临床并发症。对于急诊PCI中无复流现象，预防比治疗更为重要。综合分析临床因素和实验室测定结果，有利于检出直接PCI时发生无复流的高危患者。应用血栓抽吸导管，避免支架植入后过度扩张，冠状动脉内注射替罗非班、钙通道阻滞剂等药物有助于预防或减轻无复流。严重无复流患者，IABP有助于稳定血流动力学。

3. 远端保护及血栓抽吸装置　血栓可栓塞远端血管或直接导致慢复流或无复流现象。远端保护装置应用于静脉桥血管病变急诊PCI时，但在STEMI患者随机对照试验未能证明其可改善预后。对STEMI患者，基于INFUSE-AMI、TASTE和TOTAL试验结果，不推荐直接PCI前进行常规冠状动脉内手动血栓抽吸。在直接PCI时，对经过选择的患者（如血栓负荷较重、支架内血栓），可用手动或机械血栓抽吸，或将其作为应急使用。血栓抽吸时应注意技术方法的规范化，以发挥其对血栓性病变的治疗作用。

（6）血管紧张素转化酶抑制剂（ACEI）或血管紧张素Ⅱ受体阻滞剂（ARB）：ACEI主要通过影响心肌重构、减轻心室过度扩张而减少慢性心力衰竭的发生，降低死亡率。所有无禁忌证的STEMI患者均应给予ACEI长期治疗。早期使用ACEI能降低死亡率，高危患者临床获益明显，前壁心肌梗死伴有左心室功能不全的患者获益最大。在无禁忌证的情况下，即可早期开始使用ACEI，但剂量和时限应视病情而定。应从低剂量开始，逐渐加量。不能耐受ACEI者用ARB替代。不推荐常规联合应用ACEI和ARB；可耐受ACEI的患者，不推荐常规用ARB替代ACEI。ACEI的禁忌证包括：STEMI急性期收缩压＜90mmHg、严重肾衰竭（血肌酐＞265μmol/L）、双侧肾动脉狭窄、移植肾或孤立肾伴肾衰竭、对ACEI过敏或导致严重咳嗽者、妊娠及哺乳期妇女等。

（7）醛固酮受体拮抗剂：通常在ACEI治疗的基础上使用。对STEMI后LVEF≤40%、有心功能不全或糖尿病，无明显肾衰竭［血肌酐男性≤221μmol/L（2.5mg/dl）、女性≤177μmol/L（2.0mg/dl），血钾≤5.0mmol/L］的患者，应给予醛固酮受体拮抗剂。

（8）调脂治疗：他汀类、肠道胆固醇吸收抑制剂以及PCSK9抑制剂等调脂药物的使用同UA/NSTEMI患者。

（9）抗心律失常和传导障碍治疗：心律失常必须及时消除，以免演变为严重心律失常甚至猝死。

1）发生心室颤动或持续多形性室性心动过速时，尽快采用非同步直流电除颤或同步直流电复律。单形性室性心动过速药物疗效不满意时也应及早用同步直流电复律。

2）一旦发现室性期前收缩或室性心动过速，立即用利多卡因50~100mg静脉注射，每5~10分钟重复1次，至期前收缩消失或总量已达300mg，继以1~3mg/min的速度静脉滴注维持（100mg加入5%葡萄糖液100ml，滴注1~3ml/min）。如室性心律失常反复可用胺碘酮治疗。

3）心房颤动：STEMI时心房颤动发生率为10%~20%，可诱发或加重心力衰竭，应尽快控制心室率或恢复窦性心律。但禁用ⅠC类抗心律失常药物转复心房颤动。心房颤动的转复和心室率控制过程中应充分重视抗凝治疗。

4）对缓慢性心律失常可用阿托品0.5~1mg肌内或静脉注射。

5）房室传导阻滞发展到二度或三度，伴有血流动力学障碍者，宜用人工心脏起搏器作为临时的经静脉心内膜右心室起搏治疗，待传导阻滞消失后撤除。

6）室上性快速性心律失常选用维拉帕米、地尔硫䓬、美托洛尔、洋地黄制剂或胺碘酮等药物治疗不能控制时，可考虑用同步直流电复律治疗。

（10）抗休克治疗：根据休克纯属心源性，抑或尚有周围血管舒缩障碍或血容量不足等因素存在，而分别处理。

1）补充血容量：估计有血容量不足，或中心静脉压和肺动脉楔压低者，用右旋糖酐40或5%~10%葡萄糖液静脉滴注，输液后如中心静脉压上升＞18cmH_2O，肺毛细血管楔压（PCWP）＞15~18mmHg，则应停止。右心室梗死时，中心静脉压的升高则未必是补充血容量的禁忌。

2）应用升压药：补充血容量后血压仍不升，而PCWP和心脏指数（CI）正常时，提示周围血管张力不足，可用多巴胺［起始剂量3~5μg/（kg·min）］，或去甲肾上腺素2~8μg/min，亦可选用多巴酚丁胺［起始剂量3~10μg/（kg·min）］静脉滴注。

3）应用血管扩张剂：经上述处理血压仍不升，而PCWP增高，CI低或周围血管显著收缩以致四肢厥冷并有发绀时，硝普钠15μg/min开始静脉滴注，每5分钟逐渐增量至PCWP降至15~18mmHg；硝酸甘油10~20μg/min开始静脉滴注，每5~10分钟增加5~10μg/min直至左心室充盈压下降。

4）其他：治疗休克的其他措施包括纠正酸中毒、避免脑缺血、保护肾功能，必要时应用洋地黄制剂等。为了降低心源性休克的病死率，有条件的医院考虑用IABP或左心室辅助装置进行辅助循环，然后行选择性冠状动脉造影，随即施行介入治疗或主动脉–冠状动脉旁路移植手术，可挽救一些患者的生命。

（11）抗心力衰竭治疗：主要是治疗急性左心衰竭，以应用吗啡（或哌替啶）和利尿剂为主，亦可选用血管扩张剂减轻左心室的负荷，或用多巴酚丁胺10μg/（kg·min）静脉滴注或用短效ACEI从小剂量开始等治疗（参见本篇第二章）。洋地黄制剂可能引起室性心律失常，宜慎用。由于最早期出现的心力衰竭主要是坏死心肌间质充血、水肿引起顺应性下降所致，而左心室舒张末期容量尚不增大，因此在梗死发生后24小时内宜尽量避免使用洋地黄制剂。有右心室梗死的患者应慎用利尿剂。

（12）其他并发症的处理：左心室游离壁破裂者常在数分钟内死亡。亚急性左心室游离壁破裂宜立即手术治疗。并发栓塞时，用溶栓和/或抗凝疗法。室壁瘤如影响心功能或引起严重心律失常，宜手术切除或同时行CABG。心脏破裂和乳头肌功能严重失调都可考虑手术治疗，但手术死亡率高。室间隔穿孔伴血流动力学失代偿者提倡在血管扩张剂、利尿剂及IABP支持下，早期或急诊手术治疗。如室间隔穿孔较小，无充血性心力衰竭，血流动力学稳定，可保守治疗，6个月后择期手术。近年室间隔穿孔亦可考虑经皮介入室间隔封堵术，疗效较好。心肌梗死后综合征可用糖皮质激素或阿司匹林、吲哚美辛等治疗。

（13）右心室心肌梗死的处理：急性下壁心肌梗死中，近一半存在右心室梗死，但有明确血流动力学改变的仅有10%~15%，下壁伴右心室梗死者死亡率大大增加。右胸导联（特别是V_{3R}）ST段抬高≥0.1mV是右心室梗死的最特异性改变。右心室梗死可引起右心衰竭伴低血压、颈静脉充盈，而无左心衰竭表现，治疗措施与左心室梗死不同，宜扩张血容量，在24小时内可静脉滴注输液3~6L，直到低血压得到纠正或肺动脉楔压达15~18mmHg。如此时低血压未能纠正，可用正性肌力药多巴胺和多巴酚丁胺，不宜用利尿剂和血管扩张剂。伴有房室传导阻滞者可予以临时起搏。

（14）康复和出院后治疗：提倡AMI恢复后进行康复治疗，逐步进行适当的体育锻炼，有利于体力和工作能力的增进。经2~4个月的体力活动锻炼后，酌情恢复部分或轻工作，以后部分患者可恢复全天工作，但应避免过重体力劳动或精神过度紧张。

九、预后

预后与梗死范围的大小、侧支循环产生的情况以及治疗是否及时有关。既往急性期住院病死率一般为30%左右，采用监护治疗后降至15%左右，采用溶栓疗法后再降至8%左右，住院90分钟内施行介入治疗后进一步降至4%左右。死亡多发生在第1周内，尤其在数小时内，发生严重心律失常、休克或心力衰竭者，病死率尤其高。

十、预防

在正常人群中预防动脉粥样硬化和冠心病属一级预防，已有冠心病和心肌梗死病史者还应预防再次梗死和其他心血管事件称之为二级预防，二级预防可参考本章第三节UA/NSTEMI的ABCDE方案。

（徐通达）

第五节 冠状动脉疾病的其他表现形式

一、变异型心绞痛

变异型心绞痛（variant angina pectoris）是1959年由Prinzmetal首先描述的一种心绞痛，其特征是心绞痛在安静时发作，与劳累和精神紧张等无关，并伴有ST段抬高，认为可能的原因是冠状动脉痉挛，又被称Prinzmetal心绞痛。严重的变异型心绞痛可导致急性心肌梗死、严重心律失常（包括室性心动过速、心室颤动）和猝死，属于急性冠脉综合征。

1. 发病机制　目前已经肯定变异型心绞痛是由于冠状动脉痉挛所致，其发病机制尚不明确。血管腔径短暂、急剧而明显地缩小，造成心肌缺血，其发生与心肌需氧量增加无关，累及的血管既可是病变的冠状动脉，亦可是正常的冠状动脉，硝酸甘油制剂可使痉挛缓解。冠状动脉痉挛多系单部位灶性，偶尔为多部位。

自主神经张力的异常和冠状动脉内皮细胞功能失调是发病机制的2个重要方面。发病机制与下列因素有关。

（1）冠状动脉敏感性增高：痉挛的冠状动脉段对麦角新碱和硝酸酯类药物甚敏感，说明易发生痉挛的冠状动脉具有高敏性。

（2）与冠状动脉粥样硬化斑块有关：冠状动脉痉挛的部位常位于动脉粥样硬化斑块的附近，提示动脉粥样硬化斑块的演进可能影响到其附近动脉的收缩性能，并刺激肾上腺素能受体，引起冠状动脉痉挛。

（3）动脉内皮损害：血管活性物质如5-羟色胺、组胺及各种血管收缩因子的局部血浓度增高，刺激血管平滑肌对收缩的反应性增强，诱发冠状动脉痉挛。

（4）电解质紊乱和药物影响：电解质浓度的变化（如镁离子浓度降低）和药物（如可卡因）等亦可诱发冠状动脉痉挛。

（5）迷走神经张力增高：休息或睡眠时，迷走神经活动增强，交感神经受刺激释放去甲肾上腺素，从而刺激冠状动脉内α受体，诱发冠状动脉收缩。

（6）变异型心绞痛的心肌缺血，导致缺血性代谢改变，而且细胞膜亦严重损伤，细胞内外钾离子平衡部分遭到破坏，细胞内钾离子外溢，造成细胞内外钾离子分布的差距减低，该部分心肌的极化程度也减低，而未受损部分心肌的极化程度则较高，故产生与急性心肌梗死相似的“损伤电流”，ST段相对抬高，并容易发生心律失常。

2. 临床表现

（1）静息出现心绞痛，常为周期性发作，常在每日同一时刻发作（后半夜或凌晨醒来时）。

（2）清晨起床后轻度活动（如穿衣、洗漱和大小便）也易诱发，但同等活动量于下午可不发生，提示本型心绞痛患者运动耐力有昼夜波动变化。

（3）疼痛程度较为严重，持续时间10~30分钟，并可伴有严重的心律失常或晕厥。

（4）舌下含化硝酸甘油3分钟内大多可使胸痛缓解。

（5）多数患者发作时血压升高，少数可表现为血压下降。发作时，可出现左心衰竭体征，如心尖部第三、四心音和收缩期杂音。发作间歇期无明显异常体征。

3. 辅助检查

（1）心电图检查（图3-6-15）：特征为发作时相应导联ST段抬高，而对应导联呈ST段压低。一些患者ST段抬高与降低并伴T波直立与倒置交替出现，系缺血性传导延迟所致，可发展为致命性的心律失常，这种现象的出现常提示预后不良。变异型心绞痛发作期间，亦可出现短暂的房室传导阻滞、室内传导阻滞、室性期前收缩、室性心动过速乃至心室颤动等严重的心律失常。发作时间较长者，以上心电图特征可长时间地存在，并可出现短暂的病理性Q波，运动试验对诊断变异型心绞痛的价值有限，因为患者对运动的反应很不一样。运动时示ST段抬高、ST段下降或ST段无变化的比例相等，说明有些患者有固定的冠状动脉病变基础，另一些患者血管内无明显病灶。

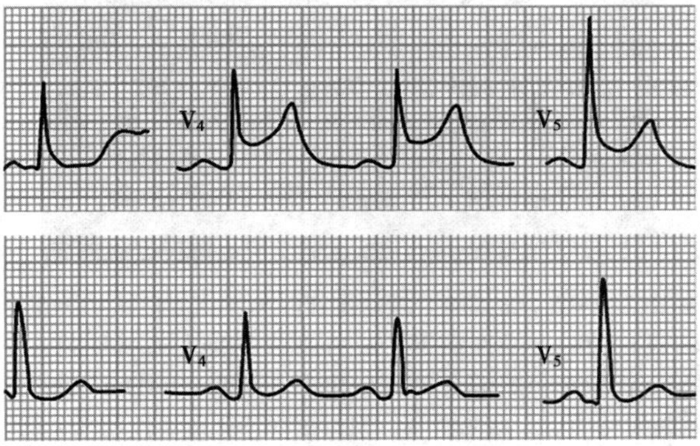

▲ 图3-6-15　变异型心绞痛发作时和发作后心电图

心电图上图示心绞痛发作时的V_4、V_5导联ST段明显抬高，T波增高。心电图下图示缓解后各导联ST段改变恢复，V_4、V_5高耸的T波亦恢复。

（2）冠状动脉造影检查（图3-6-16）：约2/3的患者显示至少1支冠状动脉主支存在严重的粥样硬化性阻塞性病变，冠状动脉痉挛常发生于阻塞性病变1cm以内或其附近处。其余1/3的患者在变异型心绞痛发作时可见到缺血区冠状动脉痉挛，缓解期或未发作时，冠状动脉正常。变异型心绞痛的临床表现并不与冠状动脉狭窄程度成正比。

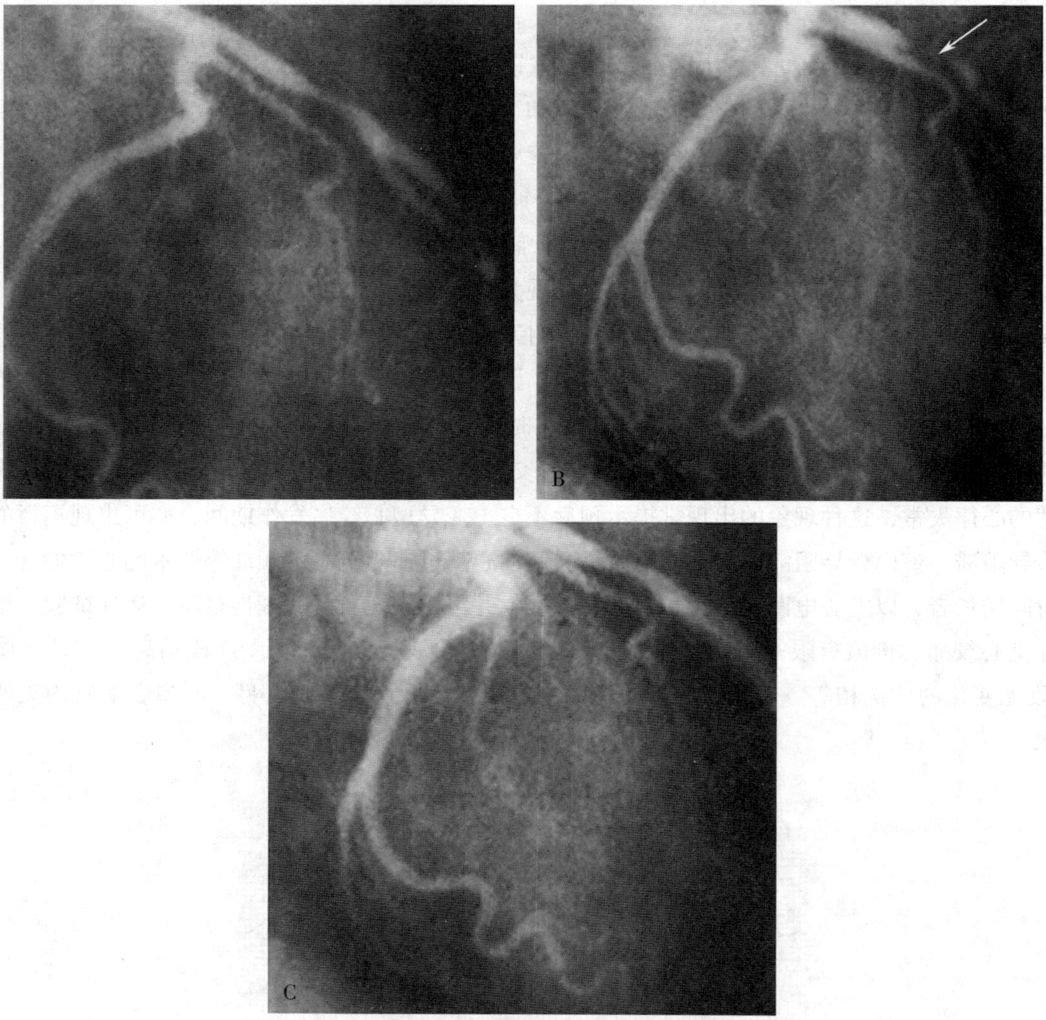

▲ 图3-6-16　变异型心绞痛发作时和发作后冠状动脉造影

冠状动脉造影示典型的冠状动脉自发性痉挛。A. 痉挛发生前左冠状动脉，左前降支（LAD）中段50%局限性、“光滑”稳定性狭窄；B. 造影过程中出现心绞痛，LAD中段痉挛（箭头），中段完全闭塞；C. 冠状动脉内注射硝酸甘油后，痉挛缓解，但对粥样硬化斑块性狭窄无影响。

4. 诊断与鉴别诊断　依据发作时无诱因、发作剧烈且持续时间较长的临床特征，心电图ST段抬高和T波高尖，可诊断为变异型心绞痛。发作期间冠状动脉造影有助于诊断。

冠状动脉造影正常者，可采用诱发试验帮助诊断。临床上常用麦角新碱、乙酰胆碱和过度通气等，其中以麦角新碱最为敏感，可从小剂量如0.05mg开始静脉注射，逐渐增加剂量直至出现阳性反应（如心绞痛发作、心电图ST段抬高和冠状动脉造影示冠状动脉痉挛）为止或剂量达0.4mg时中止。冠状动脉诱发试验有一定危险性，故应当在心肺复苏设备、抢救药物等设施一应俱全的心导室中进行，以便一旦出现阳性反应，立即冠状动脉内注射硝酸甘油，及时解除冠状动脉痉挛。变异型心绞痛应与急性心肌梗死鉴别，后者除心电图ST段抬高外，常伴有心肌酶学、血流动力学等方面的变化，且冠状动脉造影示相应部位冠状动脉完全性阻塞。

5. 治疗 硝酸酯类药物和钙通道阻滞剂通过直接扩张痉挛的冠状动脉来改善心肌缺血，两者联合使用是治疗变异型心绞痛的主要手段。硝苯地平缓释片对抑制变异型心绞痛患者有症状和无症状的心肌缺血有很好效果。哌唑嗪是选择性α肾上腺素能受体拮抗剂，对变异型心绞痛有效。不推荐在变异型心绞痛患者单独应用β受体拮抗剂。

6. 预后 变异型心绞痛初始发作6个月内，常频发心绞痛和心血管事件。此后病情相对稳定，非致命性心肌梗死的发生率和病死率分别为20%和10%。胸痛发作时伴有心电图ST段明显抬高或严重心律失常如室性心动过速、心室颤动和高度房室传导阻滞者，其猝死的可能性较大。冠状动脉阻塞明显者，心绞痛持续时间长而剧烈，急性心肌梗死和猝死的发生率高。长期使用钙通道阻滞剂可提高长期生存率。无明显冠状动脉阻塞的患者预后良好。

二、猝死

猝死（sudden death）指以急性症状开始，1小时内骤然意识丧失为前驱的自然死亡。各种心脏病都可导致猝死，但心脏病的猝死中一半以上为冠心病所引起。猝死作为冠心病的一种类型，极受医学界的重视。

猝死型冠心病以隆冬为好发季节，患者年龄多不太大，突然发病，心搏骤停而迅速死亡；半数患者生前无症状。存活患者有先兆症状常是非特异性的且较轻，如疲劳、胸痛或情绪改变等，因而未引起患者的警惕和注意。有些患者平素“健康”，夜间死于睡眠之中，翌晨才被发现。部分患者则有心肌梗死的先兆症状。病理解剖显示患者有冠状动脉粥样硬化改变，但多数患者冠状动脉内并无血栓形成，动脉腔未完全闭塞，也见不到急性心肌坏死的病理过程。

目前认为，本型患者心搏骤停发生在动脉粥样硬化的基础上，发生冠状动脉痉挛或微循环栓塞，导致心肌急性缺血，造成局部电生理紊乱，引起暂时的严重心律失常（特别是心室颤动）所致。有些患者可能即将发生心肌梗死，但梗死尚未形成，已经猝死。这种情况是可以逆转的，及时的心脏复苏抢救措施可能挽救患者的生命。但有一些急性心肌梗死并发心脏破裂的患者，心肌梗死的症状极不明显，因心脏破裂而迅速死亡，其临床表现也类似猝死。

对冠心病患者及时诊断并进行治疗，特别是对有可能演变为心搏骤停的心律失常及时发现，如用动态心电图连续监测来发现有发展为心室颤动可能的室性期前收缩（多源、连发、落在心室易损期T波顶峰前上、落在P波上等），或通过临床心脏电生理检查或信号平均法心电图测定发现可能导致严重室性心律失常的异位兴奋灶或心室晚电位，并及时选用抗室性心律失常药或应用植入型心律转复除颤器，则对预防猝死的发生会有帮助。由于猝死可以随时随地发生，因此普及心脏复苏抢救知识，使基层医务人员和群众都能掌握这一抢救措施，一旦发现立即就地抢救，对挽救本型患者的生命有重大意义。

三、X综合征（冠状动脉微血管病）

冠状动脉造影结果正常的胸痛，即X综合征（X syndrome），通常是指具有较典型劳力性心绞痛发作，心电图有心肌缺血的证据（如缺血性ST-T改变），运动试验阳性而冠状动脉造影检查正常的一组临床综合征。目前，有关X综合征的发病机制尚未完全清楚，多数学者认为可能与心脏小冠状动脉病变及冠状动脉储备能力降低有关，部分学者也认为与胰岛素抵抗有关，故又将其命名为微血管性心绞痛。

X综合征的临床症状酷似心绞痛，疲劳后出现心前区压榨样疼痛，因此极易误诊。资料表明，在未经冠状动脉造影检查而诊断为冠心病的患者中，有15%~45%的患者其实是X综合征。由于X综合征的病理基础是小冠状动脉病变和冠状动脉储备能力降低，而不像冠心病存在冠状动脉粥样硬化，因此病情预后一般较好，一般不会发生心肌梗死、心脏性猝死等严重不良后果。少数学者认为这类患者如不及时治疗，日后可能演变成冠心病。本病女性多于男性，治疗上无特异疗法，硝酸甘油不能提高大部分患者的运动耐量，但可以改善部分患者的症状，可使用β受体拮抗剂。尼可地尔（nicorandil）是一种钾通道开放剂，与硝酸酯类药物有相似的药理特性，可以部分改善症状。他汀类药物可以改善内皮功能，可能对恢复微小动脉功能有益。

四、心肌桥

冠状动脉通常走行于心外膜下的结缔组织中，如果一段冠状动脉走行于心肌内，这束心肌纤维称为心肌桥，走行于心肌桥下的冠状动脉称为壁冠状动脉。由于壁冠状动脉在每一个心动周期的收缩期被挤压，而产生远端心肌缺血，临床上可表现为类似心绞痛的症状、心律失常，甚至心肌梗死或猝死。冠状动脉造影患者中的检出率为0.51%~16%，尸体解剖的检出率为15%~85%，说明大部分心肌桥并没有临床意义。

由于心肌桥的存在，导致其近端的收缩期前向血流逆转，而损伤该处的血管内膜，所以该处容易形成动脉粥样硬化斑块，冠状动脉造影显示该节段收缩期血管管腔被挤压，舒张期恢复正常，被称为“挤奶现象（milking effect）”。本病无特异性治疗，β受体拮抗剂及钙通道阻滞剂等降低心肌收缩力的药物可缓解症状。曾有人尝试使用植入支架治疗壁冠状动脉受压，大多数支架可见内膜增生，导致再狭窄，因此并不提倡。手术分离壁冠状动脉曾被认为是根治此病的方法，但也有再复发的病例。一旦诊断此病，除非绝对需要，应避免使用硝酸酯类药物及多巴胺等正性肌力药物。

五、冠状动脉非阻塞性心肌梗死（MINOCA）

近来研究显示，14%的STEMI患者行冠状动脉造影未见明显阻塞，被称为冠状动脉非阻塞性心肌梗死（myocardial infarction with non-obstructive coronary artery，MINOCA）。MINOCA在

最新指南中越来越受到重视，原因包括斑块破裂或斑块侵蚀、冠状动脉痉挛、冠状动脉血栓栓塞、自发性冠状动脉夹层、Tako-Tsubo心肌病（应激性心肌病）以及其他类型的2型急性心肌梗死（包括贫血、心动过速、呼吸衰竭、低血压、休克、伴或不伴左心室肥厚的重度高血压、严重主动脉瓣疾病、心力衰竭、心肌病以及药物毒素损伤等），这部分患者治疗策略与阻塞性冠状动脉疾病不同，应早期发现并根据不同病因给予个体化治疗。

（徐通达）

学习小结

冠状动脉粥样硬化性心脏病是指因冠状动脉粥样硬化引起血管腔狭窄、阻塞，导致心肌缺血、缺氧或坏死的心脏病，简称冠心病。近年来根据发病特点和治疗原则的不同，分为：① 慢性冠状动脉病；② 急性冠脉综合征。慢性冠状动脉病包括稳定型心绞痛、缺血性心肌病和隐匿型冠心病等。急性冠脉综合征包括不稳定型心绞痛、非ST段抬高心肌梗死和ST段抬高心肌梗死。根据合并危险因素、病史、症状、查体、心肌损伤标志物、心电图、冠状动脉影像学检查等可以明确冠心病的诊断及类型。冠心病的治疗包括危险因素的控制、药物治疗、冠状动脉介入治疗和冠状动脉旁路移植术。其中冠心病的最严重形式——急性ST段抬高心肌梗死，急性期最关键的治疗为再灌注治疗，包括溶栓治疗和急诊经皮冠状动脉介入治疗。

复习思考题

1. 冠心病的易患因素有哪些？
2. 冠心病的临床分型是什么？
3. 简述稳定型心绞痛的鉴别诊断。
4. 急性冠脉综合征的定义是什么？
5. 简述急性心肌梗死的诊断与鉴别诊断。
6. 急性心肌梗死再灌注治疗有哪些方法？
7. 急性心肌梗死的并发症有哪些？

第七章 心脏瓣膜病

03篇07章

学习目标

掌握 二尖瓣狭窄的病因和病理生理特点、临床表现、超声心动图诊断、鉴别诊断、并发症及治疗。

熟悉 二尖瓣关闭不全、主动脉瓣狭窄、主动脉瓣关闭不全的病因、病理生理特点、临床表现、超声心动图诊断。

了解 心脏瓣膜病的发病趋势、治疗进展，三尖瓣、肺动脉瓣病变和多瓣膜病的概念、临床表现。

概 述

心脏瓣膜病（valvular heart disease）是指心脏的瓣膜结构（瓣叶、腱索及乳头肌）由于各种原因导致的粘连、纤维化、黏液样变性、缺血坏死、退行性变、钙化以及先天性疾病、创伤等造成的功能或结构异常，可能导致血流动力学异常及一系列的临床综合征。我国心脏瓣膜病加权患病率为3.8%，估计我国有2 500万瓣膜病患者。其中二尖瓣受累最多，其次为主动脉瓣。虽然风湿热的发病率日趋下降，但我国仍以风湿性心脏瓣膜病最为常见。另外，瓣膜黏液样变性和老年人的瓣膜钙化，特别是钙化引起的主动脉瓣狭窄和二尖瓣关闭不全在我国日益增多。心脏瓣膜病患者的疾病分期需要根据症状、瓣膜解剖、瓣膜功能障碍的严重程度以及体循环和肺循环功能等综合评估。

心脏听诊出现杂音往往是发现瓣膜病的第一步，而超声心动图、心电图和胸部X线是瓣膜病诊治的重要的工具，如果体格检查和初始无创检查之间不一致，则考虑进一步无创（计算机体层成像、心脏磁共振成像、负荷试验）或有创（经食管超声心动图、心脏导管）检查。对于确诊瓣膜病的患者，应根据病变严重程度选择合适的治疗手段。

第一节 二尖瓣狭窄

一、病因

引起二尖瓣狭窄（mitral stenosis）的主要原因是风湿热，但仅有50%左右的患者有明显的风湿热病史，其余患者多有反复链球菌扁桃体炎或咽峡炎史。约25%的风湿性心脏病患者为单纯二尖瓣狭窄，约40%的患者同时出现二尖瓣狭窄和关闭不全。多见于20~40岁青壮年，男女比例为1 :（1.5~2）。初次发生风湿热到形成有明显临床证据的二尖瓣狭窄的时间从数年至20年不等。其他病因有老年退行性二尖瓣环钙化、先天性疾病及结缔组织病等。

风湿性二尖瓣狭窄的病理改变早期为瓣膜基底部的炎症水肿和赘生物形成，随后在瓣膜修复的过程中逐渐出现纤维化、胶原蛋白沉积、瘢痕形成和钙化，导致瓣叶增厚、瓣叶交界处粘连、腱索缩短融合等畸形，最终瓣口变形和开放受限。狭窄的二尖瓣呈漏斗状，瓣口常呈鱼口状。阿绍夫小体（Aschoff body）是风湿性疾病的特征性病理表现，但在瓣膜组织中并不多见，仅存在于2%的慢性瓣膜病患者中。退行性二尖瓣狭窄多见于老年人，主要因瓣环钙化引起瓣叶活动受限，从而导致狭窄，但无交界处粘连。正常二尖瓣瓣口开放面积为4~6cm^2，瓣口面积2.5cm^{2}以上为轻度狭窄、1.6~2.5cm^{2}为中度狭窄、1.5cm^{2}以下为重度狭窄。

二、病理生理

左心房和心室之间存在压力阶差。二尖瓣狭窄时舒张期血流由左心房流入左心室受阻，左心房压力被动升高才能使左心室充盈并维持正常心排血量。二尖瓣口面积>1.5cm^{2}时，静息状态下无明显症状，而在心率增快（体力活动、情绪紧张、贫血、甲状腺功能亢进、感染、心房颤动等）或瓣口面积进一步减小后，可导致左心房压力明显升高，继而引起肺静脉回流受阻，肺毛细血管淤血，出现呼吸困难、咳嗽、发绀等症状，严重时可发生肺水肿。二尖瓣口面积<1cm^{2}时，心排血量明显减小，静息状态也会出现上述症状及乏力、易疲劳，同时进一步引起肺动脉高压，右心室后负荷增大，最终导致右心衰竭。而此时肺动脉压力降低，肺循环血流量减少，肺淤血反而有所缓解。

此外，长期左心房高压致左心房增大易引起心房颤动，心房颤动发生时心率加快，心室充盈受限，心排血量减少，症状将进一步加重。

三、临床表现

（一）症状

1. 呼吸困难　最常见的症状是劳力性呼吸困难、易疲劳和运动耐量下降。系心排血量降低，慢性肺淤血后肺顺应性降低的结果。严重时可出端坐呼吸、夜间阵发性呼吸困难和急性肺水肿。

2. 咳嗽、咳痰　多为劳力或平卧睡眠时刺激性干咳或咳泡沫痰。并发呼吸道感染时咳黏液痰或脓痰。

3. 咯血

（1）痰中带血或血痰：常发生于肺淤血期，系支气管微血管或肺泡间毛细血管破裂所致。二尖瓣狭窄晚期合并心力衰竭导致肺梗死，可咳胶冻样暗红色痰。

（2）粉红色泡沫痰：为毛细血管破裂所致，属急性肺水肿的特征。

（3）咯血：是由于严重狭窄时，左心房压力突然增高，肺静脉压升高，支气管静脉破裂出血造成。多见于二尖瓣狭窄早期，仅有轻度或中度肺动脉压增高患者，但出血至一定量后，肺静脉压下降后常常自行止血，极少发生出血性休克。后期因支气管静脉壁增厚、肺血管阻力增加及右心功能不全，咯血的发生率降低。

4. 其他症状 左心房增大可引起心房颤动；心房颤动易导致左心房血栓形成，可能引起脑卒中甚至死亡。少数患者左心房扩大和左肺动脉扩张可压迫左喉返神经，引起声音嘶哑；左心房显著扩大可压迫食管，引起吞咽困难；右心衰竭可出现食欲减退、恶心、腹胀等消化道症状；重度肺动脉高压时可出现胸痛。

（二）体征

1. 二尖瓣面容 表现为两颧紫红色，口唇和四肢末梢发绀，系心排血量低下和血管收缩所致。

2. 听诊 第一心音亢进，呈拍击样，部分患者胸骨左缘第3、4肋间可闻及二尖瓣开瓣音。若瓣叶钙化僵硬，则第一心音减弱，开瓣音消失。肺动脉高压时第二心音亢进或伴分裂。二尖瓣狭窄的特征性杂音为心尖区舒张中晚期局限、低调的隆隆样杂音，呈递增型，左侧卧位明显，常伴震颤。肺动脉扩张引起相对性肺动脉瓣关闭不全时，可在胸骨左缘第2肋间闻及舒张早期高调吹风样杂音，呈递减型，称Graham-Steell杂音。右心室扩大引起相对性三尖瓣关闭不全时，胸骨左缘第4、5肋间可闻及全收缩期吹风样杂音，吸气时增强。

3. 其他体征 儿童患者可出现心前区隆起。右心室增大时胸骨左缘第3肋间可出现抬举样搏动；心尖区可触及舒张期震颤及第一心音震荡感；叩诊心界在第3、4肋间可向左扩大。

四、辅助检查

（一）X线检查

中度及重度二尖瓣狭窄可见心脏呈梨形扩大，扩大的左心房可将食管向后推压。肺淤血患者，可因小叶间液体聚集于肺野中下带外侧形成纤细致密而不透光的水平线影，即Kerley B线；严重狭窄者，可于肺上野形成由肺门向外的放射状直线影，即Kerley A线；反复咯血者，可因含铁血黄素沉积于肺下部形成弥散点状影。老年患者可见二尖瓣叶钙化影。

（二）心电图检查

中度以上狭窄可见P波增宽（>0.12秒）且呈双峰，称为“二尖瓣型P波”，提示左心房增大；晚期多出现心房颤动。

（三）超声心动图检查

超声心动图是诊断和评估二尖瓣狭窄首选的、最准确的方法。M型超声心动图示左心房增大、二尖瓣前叶呈“城墙样”改变，重度狭窄时前后叶舒张期同向运动是二尖瓣狭窄的典型改变。二维超声可显示瓣叶活动度，明确二尖瓣前后叶的粘连、钙化程度，描记瓣口面积大小。彩色多普勒血流显像可观察二尖瓣口血流射速，反映左心房和左心室之间的压力阶差。经食管超声可在不同的切面上更为清晰地显示左心房、左心耳、二尖瓣等结构，对判断左心房内血栓有特殊价值。

（四）心导管检查

对于有临床症状的患者，如症状、体征与超声心动图结果不一致时，可行心导管检查，通过测定肺毛细血管压和左心室压以确定跨瓣压差和计算瓣口面积，正确判断狭窄程度。

（五）运动实验

对于无症状重度狭窄患者，可行运动实验评估患者病情。

五、诊断及鉴别诊断

（一）诊断

根据心尖区有隆隆样舒张期杂音，结合X线影像特点和心电图示左心房增大的证据可考虑二尖瓣狭窄的诊断，超声心动图可确诊。

（二）鉴别诊断

1. 严重主动脉瓣关闭不全　可闻及Austin–Flint杂音。

2. 严重二尖瓣关闭不全、大量左至右分流的先天性心脏病和高动力循环状态　二尖瓣口血流增加，可闻及心尖区短促的隆隆样舒张中期杂音。

3. 左心房黏液瘤　瘤体阻塞二尖瓣口，产生随体位改变的舒张期杂音伴肿瘤扑落音。

4. 原发性肺动脉高压、三尖瓣狭窄等。

六、并发症

（一）心律失常

以心房颤动最常见，可为首发症状。心房颤动发生率随左心房增大和年龄增长而增加，可由最初的阵发性心房颤动发展为持续性甚至永久性心房颤动。心脏杂音可能因为快速心房颤动而减弱或消失，多在心率变慢后又出现或明显。还可出现各种室性心律失常，常见于有严重心功能不全，或者应用大量利尿剂导致水电解质平衡失调的患者。

（二）急性肺水肿

急性肺水肿是二尖瓣狭窄最严重的并发症和主要死因，常表现为呼吸困难、发绀、咳粉红色泡沫痰、双肺满布湿啰音。主要的诱因包括感染、体力活动、情绪激动、快速性心律失常等。

（三）血栓栓塞

20%的患者可发生血栓栓塞，以脑栓塞最为常见。血栓多因心房颤动导致，来源于左心耳或左心房，部分患者可因右心房血栓脱落而导致肺栓塞。

（四）右心衰竭

二尖瓣狭窄晚期，并发三尖瓣关闭不全时，可发生明显的右心衰竭。疾病晚期可出现肝大、颈静脉怒张、双下肢水肿，严重者可出现腹水。发生心房颤动时心排血量降低，可诱发或加重心力衰竭。

（五）肺部感染

肺淤血时易合并肺部感染，同时肺部感染也容易诱发心力衰竭。

（六）感染性心内膜炎

见本篇第八章。

七、治疗

二尖瓣狭窄的治疗着重以下几点：预防风湿热复发；治疗和预防二尖瓣狭窄的并发症；监测疾病进展，选择恰当时机进行干预。

（一）保守治疗

无症状的轻度狭窄患者应每3~5年复查1次超声心动图；中度狭窄患者每2年复查1次；严重狭窄患者应每年复查。尽量避免高强度的体力活动，注意预防链球菌感染、感染性心内膜炎和风湿热复发等。

舒张压明显升高或左心容量负荷较重的患者首选硝苯地平或ACEI类药物，慎用β受体拮抗剂。ACEI类药物可能有利于抑制心脏结构重塑。心功能不全患者，应适当限制钠盐摄入，应用利尿剂。心房颤动患者应行控制心室率和接受维生素K拮抗剂口服抗凝治疗。不宜为预防感染而常规应用抗生素。

（二）介入治疗

经皮球囊二尖瓣成形术（percutaneous balloon mitral valvuloplasty）具有创伤小、恢复快的优点，在瓣膜无明显变形、弹性好、无严重钙化，瓣膜下结构无明显异常、左心房无血栓，瓣口面积 $<1.5cm^2$，窦性心律时，是有症状的中重度狭窄患者首选的治疗方法，也可用于无症状的重度狭窄或外科手术风险高的患者。禁忌证：瓣口面积 $>1.5cm^2$，左心房血栓形成、轻度以上二尖瓣反流、重度钙化、交界无粘连、合并其他瓣膜病等。我国大多数患者就医时，年龄往往较大且瓣膜状况不佳，良好的瓣膜形态是介入二尖瓣成形成功的重要因素，因此70岁以上的风湿性心脏病患者行球囊扩张以及瓣膜成形的优势不明显，临床上一般进行生物瓣置换手术。

（三）外科手术治疗

1. 二尖瓣分离术　根据术式不同分为闭式和直视式2种，现逐渐被经皮球囊二尖瓣成形术取代。

2. 二尖瓣置换术　我国针对风湿性二尖瓣狭窄的外科治疗以瓣膜置换为主，推荐用于重度狭窄且不适于行二尖瓣成形术或分离术的患者，如瓣叶结构严重畸形、钙化；合并二尖瓣关闭不全等。置换人工瓣膜需要注意长期抗凝治疗；生物瓣适用于不能接受华法林抗凝或年龄>65岁的患者。二尖瓣置换手术病死率在3%~8%，严重肺动脉高压或心力衰竭增加手术风险，但非禁忌。

八、预后

未进行经皮球囊二尖瓣成形术或二尖瓣置换术的患者死亡率高，无症状患者10年生存率为84%，轻症者为42%，中重度者为15%，主要死于心力衰竭（62%）、血栓栓塞（22%）、感染性心内膜炎（8%）。手术治疗后大部分患者生活质量和存活率均有较大提高。日常生活中患者应及时服药，定期复查，防止病情发展。

第二节　二尖瓣关闭不全

一、病因

二尖瓣瓣叶、瓣环、腱索、乳头肌中的任何一个结构发生异常均可导致二尖瓣关闭不全。引起二尖瓣关闭不全的主要原因是风湿性心脏病，其中约有50%合并二尖瓣狭窄；非风湿性二尖瓣关闭不全所占的比例逐年增长，包括感染性心内膜炎、退行性钙化、心肌病、缺血性心脏病、黏液样变性、先天性疾病等。

瓣叶僵硬、缩短、粘连最多见于风湿性心脏病，瓣叶脱垂多因黏液性变，感染性心内膜炎、肥厚型心肌病等同样可损坏瓣叶；腱索断裂、融合或缩短最常见的原因是风湿性心脏病；瓣环扩大可见于任何原因引起的左心室增大或瓣环钙化；乳头肌损伤、坏死、纤维化多因缺血性心脏病导致的冠状动脉灌注不足。腱索断裂、瓣膜穿孔破裂、乳头肌断裂等可发生致命的急性二尖瓣关闭不全。

二、病理生理

二尖瓣关闭不全时左心室搏出的血液反流到左心房，导致左心房容量负荷增加，舒张期反流血液再次流入左心室，导致左心室容量负荷也增加。反流量取决于二尖瓣反流面积的大小和左心室－左心房之间的压力阶差。

急性二尖瓣关闭不全时，若反流量过大，由于左心室来不及代偿，致使左心房压骤然升高，可导致肺淤血和肺水肿；同时心排血量降低，可引起低血压甚至休克。

慢性二尖瓣关闭不全时，由于Frank-Starling机制，左心房性期前收缩可代偿性维持容量负荷的正常，射血分数可正常，因此慢性风湿性二尖瓣关闭不全的病程进展缓慢，很少出现肺水肿、咯血等严重事件，无症状期较长。病程晚期左心室功能失代偿时，左心室舒张末期压力上升，相继导致左心衰竭，肺动脉高压和右心衰竭。

三、临床表现

（一）症状

从初次罹患风湿热到出现明显症状可长达20年。轻度二尖瓣关闭不全可终生无症状。慢性二尖瓣关闭不全患者主要表现为有效心排血量减少所致的疲乏、活动耐量下降及由肺淤血引起的劳力性呼吸困难，晚期发展为右心衰竭时会出现食欲减退、腹胀等症状。急性二尖瓣关闭不全可能发生急性肺水肿、心源性休克。心房颤动等心律失常可能发生，但不如二尖瓣狭窄时严重。咯血、胸痛等症状很少见。

（二）体征

1. 心脏听诊　第一心音减弱，或被杂音掩盖。严重反流者左心室射血量减少，主动脉瓣提前关闭，导致第二心音分裂。肺动脉高压时，可有肺动脉瓣区第二心音亢进。风湿性二尖瓣关闭不全的典型杂音为心尖区全收缩期吹风样杂音，伴震颤，可向左腋下或心底部传导。强度为3/6~4/6

级，与二尖瓣关闭不全的严重程度不一定成正比，因为左心室的功能状态对杂音的强度有明显影响。二尖瓣脱垂时，在收缩期杂音前可闻及喀喇音。二尖瓣穿孔、腱索断裂和乳头肌功能不全时，收缩期杂音可呈海鸥鸣或乐音。严重反流时二尖瓣相对狭窄，可闻及舒张期隆隆样杂音。

2. 其他体征 心脏增大时心脏冲动向左下移位；心尖区可触及收缩期抬举样搏动；严重二尖瓣关闭不全时，心浊音界向左下明显增大。继发右心衰竭时可出现颈静脉怒张、颈静脉回流征阳性、肝大、下肢水肿、腹水等体循环淤血体征。

四、辅助检查

轻度二尖瓣关闭不全者可无异常表现。

（一）X线检查

中、重度者左心房、左心室明显增大，可明显推移和压迫食管，左主支气管的位置可上移，夹角增大。二尖瓣环钙化者可见钙化影。左心衰竭时可见肺淤血影、Kerley B线，右心衰竭时右心室增大。

（二）心电图检查

中、重度时可见P波增宽呈双峰，约15%的患者有左心室肥大和非特异性ST-T改变。有肺动脉高压时，可见右心房增大及双心室肥大的心电图特征。可出现心房颤动心率。

（三）超声心动图检查

超声心动图是诊断二尖瓣关闭不全并评估严重性最重要的检查方式。M型和二维超声心动图不能确诊二尖瓣关闭不全，但可显示二尖瓣结构特征，如瓣叶增厚、缩短、脱垂，瓣环钙化，赘生物，以及心腔大小、心功能和合并其他瓣膜损害情况等，有助于明确病因。多普勒超声心动图可探及收缩期高速射流，诊断二尖瓣关闭不全的灵敏度几乎达100%，同时也是估测肺动脉压的重要工具。

多普勒超声心动图的二尖瓣关闭不全诊断标准：左心房内最大反流束面积 $<4\text{cm}^2$，每搏反流量 $<30\text{ml}$，反流分数 $<30\%$ 为轻度关闭不全；反流面积 $4\sim8\text{cm}^2$，反流量 $30\sim59\text{ml}$，反流分数 $30\%\sim49\%$ 为中度；反流面积 $>8\text{cm}^2$，反流量 $\geqslant 60\text{ml}$，反流分数 $\geqslant 50\%$ 为重度。

运动超声心动图（exercise echocardiography）可用于评估二尖瓣关闭不全程度，对于无症状二尖瓣关闭不全患者运动试验是安全的，可能诱发出尚处于疾病早期患者的症状或者活动耐量下降。特别是对于虚弱和高龄患者而言，该试验较最大活动量症状限制性运动试验能更好地反映患者的日常活动水平。

（四）左心室造影

左心室造影观察收缩期造影剂反流入左心房的量，为测定反流程度的“金标准”。

五、诊断及鉴别诊断

（一）诊断

临床主要根据心尖区典型的吹风样收缩期杂音、左心房和左心室扩大、超声心动图检查进行诊断。

（二）鉴别诊断

二尖瓣关闭不全的杂音应与以下情况相鉴别。

1. 相对性二尖瓣关闭不全　其性质柔和，多在3/6级以下，较局限。超声心动图检查可证实二尖瓣结构正常。

2. 室间隔缺损　为全收缩期杂音，在胸骨左缘第4、5肋间最清楚。超声心动图示室间隔连续性中断。

3. 三尖瓣关闭不全　为全收缩期杂音，在胸骨左缘第4、5肋间最清楚。超声心动图可明确诊断。

六、并发症

二尖瓣关闭不全比二尖瓣狭窄更易并发感染性心内膜炎，而栓塞较少见。慢性二尖瓣关闭不全患者75%合并心房颤动，急性患者易出现心力衰竭。

七、治疗

（一）保守治疗

轻度患者一般以随访观察为主，适当限制体力活动，预防感染性心内膜炎。对风湿性心脏病患者应积极预防链球菌感染。无症状的轻度二尖瓣关闭不全者不需要定期复查超声心动图，中重度患者需要定期复查，病情出现新的进展时应重视。急性患者出现血流动力学异常时可使用硝普钠、硝苯地平或ACEI类药物改善循环功能；心功能不全患者使用β受体拮抗剂可能延缓病情进展，同时接受ACEI类药物等心力衰竭治疗方案。合并心房颤动患者应接受长期抗凝治疗。不推荐常规使用抗生素来预防心内膜感染。

（二）手术治疗

手术是治疗二尖瓣关闭不全的根本方法。瓣膜条件允许时，二尖瓣成形术是首选术式，因其能维持原有结构和功能，避免人工瓣膜的血栓形成、出血、感染等并发症风险。主要包括：瓣叶成形术、腱索成形术和瓣环成形术。若瓣膜损坏或钙化严重，则选用二尖瓣置换术，置换术病死率约5%，主要取决于患者年龄及并发症。风湿性心脏病患者应控制风湿病情以提高手术成功率。合并心房颤动患者在二尖瓣手术同时行消融治疗可改善预后。

二尖瓣手术适应证：① 左心室功能大致正常的无症状患者，伴发心房颤动或肺动脉高压，瓣膜修补的可能性高，外科手术风险低；② 左心功能不全的无症状患者（左心室射血分数，LVEF ≤ 60%）；③ 有症状的患者且LVEF > 30%；④ 继发性二尖瓣关闭不全接受了指南指导的药物治疗后仍持续存在症状且LVEF下降。重度左心室功能不全患者（LVEF < 30%），若瓣膜修复的可能性大，可尝试手术，否则手术风险极高，推荐保守治疗。2D和3D经食管超声心动图是评价患者二尖瓣病理改变是否适合经导管二尖瓣修复术的主要依据。手术风险高或存在禁忌证的患者可尝试介入治疗，即经皮二尖瓣成形术。

八、预后

结缔组织病患者若未接受恰当治疗，其病程进展较快。预后与二尖瓣反流的严重程度有关，急性严重二尖瓣关闭不全伴有血流动力学不稳定者，病死率极高，手术治疗是延长生命的唯一有效手段。对于慢性二尖瓣关闭不全患者，若长期无症状出现，患者可以正常生活，但一旦出现症状后预后较差。慢性重度二尖瓣关闭不全患者经手术治疗后预后明显优于保守治疗。内科治疗后5年生存率为80%，10年生存率近60%。

第三节　主动脉瓣狭窄

一、病因

主动脉瓣狭窄（aortic stenosis）患病率在≥75岁的人群中达到2.5%，在>85岁的人群中可达8%，仅次于高血压和冠心病，是常见的心血管疾病之一，主要病因为退行性主动脉瓣钙化，其次为风湿性瓣膜病。

风湿性心脏病引起瓣膜粘连、挛缩等导致狭窄。单纯的风湿性主动脉瓣狭窄少见，常伴有关闭不全和二尖瓣病变。先天性畸形包括单叶瓣畸形、二叶瓣畸形和三叶瓣畸形。单叶瓣畸形见于婴儿，多早期夭折；二叶瓣畸形占50%，其异常的瓣膜结构易损伤瓣叶，导致纤维化、钙化，加重主动脉瓣口的狭窄，常导致单纯的主动脉瓣狭窄或关闭不全。病程进展较慢，儿童期通常不会引起严重狭窄，常在40岁后发病，男性多见。老年患者易发生退行性病变，2%的65岁以上老年人有明显的瓣膜结构钙化，系由钙质沉着在瓣膜基底部使瓣尖活动能力下降或丧失所致，但狭窄程度相对较轻。个别感染性心内膜炎和系统性红斑狼疮可因赘生物阻塞瓣口造成狭窄。关于主动脉瓣狭窄严重程度的分级，主动脉瓣口面积<$1.0cm^2$，峰值流速≥4.0m/s或主动脉瓣平均跨瓣压差≥40mmHg，上述3个标准中的任何一个均提示重度主动脉瓣狭窄。

二、病理生理

正常成人主动脉瓣口面积为$3.0\sim4.0cm^2$。瓣口面积≥$1.5cm^2$时，血流动力学改变不明显。瓣口面积≤$1.0cm^2$时，左心室排血受阻，引起左心室壁代偿性肥大，心肌收缩力增加，以维持正常的心排血量，这一代偿机制可使中度甚至重度主动脉瓣狭窄患者长期维持正常的心排血量。但随着病情进展，心室肥厚可导致舒张期顺应性下降，舒张功能受损，心室充盈受限，最终导致心排血量不足，同时左心室舒张末压增高，导致左心房压、肺静脉压也相继升高，出现左心衰竭表现。合并心房颤动时因心房丧失了向心室泵血的代偿功能，可加剧病情恶化。重度主动脉瓣狭窄时，主动脉压降低，冠状动脉灌注和脑供血不足，可出现心绞痛、头晕，甚至心肌梗死和猝死。引起心绞痛或心肌梗死的主要原因包括：① 主动脉内平均压降低使冠状动脉灌注压降低；② 经过狭窄的主动脉瓣口的急速血流，由于虹吸效应，在收缩期可对冠状动脉开口造成倒吸作用；

③ 肥厚的室壁收缩对冠状血管施加的压力有时超过冠状动脉的灌注压直接影响冠状动脉血流；④ 肥厚心肌需氧增加。发生晕厥甚至猝死机制：① 运动时周围血管扩张，但主动脉瓣口狭窄使心排血量增加受限；② 运动致心肌缺血加重，使左心室收缩功能降低，心排血量减少；③ 运动后即刻发生的原因为转为静息状态后回心血量减少，每搏输出量减少；④ 心律失常（心房颤动、房室传导阻滞或心室颤动）引起心排血量骤减可导致休息时晕厥。

三、临床表现

（一）症状

临床症状多于瓣口面积 $<1.0\text{cm}^2$ 后才出现，发病年龄多在50~70岁。呼吸困难、心绞痛和晕厥为主动脉狭窄常见的三联征。

1. 呼吸困难 劳力性呼吸困难见于90%以上的有症状患者，是最常见的首发症状，进而可发生阵发性夜间呼吸困难、端坐呼吸和急性肺水肿。

2. 心绞痛 见于2/3的重度狭窄患者，是重度狭窄最常见的临床症状，其中约50%患者的冠状动脉存在明显狭窄。常由运动诱发，休息或服用硝酸酯类药物可缓解。除供血不足外，肥厚心肌的耗氧需求增加，造成心肌缺氧，引起心绞痛。部分患者同时患冠心病，进一步加重心肌缺血。

3. 晕厥 见于1/3有症状的患者。可于直立、运动中或运动后即刻发生，合并心律失常的患者静息状态下也可发生，主要是由于左心排血量下降造成脑供血不足。

（二）体征

1. 心脏听诊 主动脉瓣区第二心音减弱甚至消失；钙化明显时可出现第二心音逆分裂；心肌明显肥厚时可闻及第四心音。典型的杂音为胸骨右缘第1、2肋间低调、响亮、粗糙的收缩期杂音，呈递增-递减型，向颈部及心尖部传导。杂音越响、持续时间越长提示狭窄越重，但发生心力衰竭或瓣膜严重钙化时，杂音可明显减轻甚至消失。

2. 其他体征 心尖区可触及收缩期抬举样搏动，可向左下扩展；心脏触诊在心底部主动脉瓣区常可触及收缩期震颤，可传导至胸骨上窝和颈动脉。严重狭窄者心脏射血受限，颈静脉波动延迟，脉搏细数。

四、辅助检查

（一）X线检查

轻度狭窄或中、重度狭窄早期的心影可正常或稍增大；重度狭窄晚期患者可见左心向左下扩大。

（二）心电图检查

轻度狭窄者心电图正常，重度狭窄的患者大多数有左心室肥厚伴左心房大表现，如QRS波群电压增高、ST段压低和T波倒置。主动脉瓣钙化严重时，可见各种传导阻滞。可有心房颤动或室性心律失常。

（三）超声心动图检查

超声心动图是主动脉瓣狭窄的首选检查手段。二维超声心动图有助于显示瓣叶数目、大小，瓣叶增厚、钙化、融合程度，瓣叶活动度，瓣口大小、形状及瓣环大小等瓣膜结构，瓣口开放呈“橄榄状”可确诊，但不能准确定量狭窄程度。多普勒超声心动图可测定心脏及主动脉的血流速度，计算跨瓣压差及瓣口面积。

（四）心导管检查

当临床症状与超声检查结果有差异时，可行心导管检查。

五、诊断及鉴别诊断

超声心动图检查可确诊。应与下列情况所致的杂音相鉴别。

1. 先天性主动脉瓣上、下狭窄　由先天性隔膜或肌束结构异常所致，可闻及收缩期杂音。

2. 肥厚型心肌病　狭窄部位为主动脉瓣下，在胸骨左缘第4肋间可闻及收缩期喷射性杂音，系左心室流出道梗阻及二尖瓣关闭不全所致。

3. 升主动脉扩张　见于高血压、梅毒性主动脉扩张等，为胸骨右缘第2肋间收缩期短促杂音。

六、并发症

（一）心源性猝死

重度狭窄患者猝死风险较高。多数患者猝死前有心悸、心前区不适、头晕、晕厥等先兆症状，1%~3%的患者猝死前无先兆。

（二）心律失常

10%的患者可发生心房颤动，可引起严重低血压、晕厥或肺水肿。传导系统钙化可致房室传导阻滞；左心室肥厚、心肌缺血可致室性心律失常。

（三）感染性心内膜炎

不常见，多发生于合并二尖瓣狭窄患者。

（四）血栓栓塞

脑栓塞为主，多见于老年患者。

（五）胃肠道出血

15%~25%的患者有胃肠道血管发育不良，可合并胃肠道出血。多见于老年患者，出血多为隐匿和慢性。

七、治疗

（一）保守治疗

轻度狭窄患者每3~5年复查1次超声心动图，中度狭窄者每1~2年复查1次超声心动图，重度狭窄每年复查1次超声心动图。重度狭窄患者应避免剧烈的体力活动及过度的精神紧张，以防诱发昏厥或严重心律失常甚至猝死。要特别注意预防感染性心内膜炎。

高血压或心绞痛患者应慎用血管扩张剂，因为周围血管扩张，心排血量不能相应增加，易导致低血压。心功能不全患者应限制钠盐摄入；ACEI类药物可能有利于预后，但应从小剂量开始，逐渐加量；慎用利尿剂避免低血压；β受体拮抗剂会抑制心肌收缩功能加重心力衰竭，不推荐使用。不可使用作用于小动脉的血管扩张剂，以防血压过低。可导致症状或血流动力学异常的心律失常也应积极治疗。

使用经导管或外科人工瓣膜治疗重度主动脉瓣狭窄的主要依据是症状或心室收缩功能降低。如果有运动试验结果、生物标志物、快速进展或存在极重度狭窄，则可考虑早期干预。

（二）介入治疗

1. 经导管主动脉瓣置换术（transcatheter aortic valve implantation，TAVI） 是指经股动脉将压缩的人工心脏瓣膜输送到主动脉瓣位置，通过机械挤压将原瓣膜挤向周围，替换病变的主动脉瓣膜。具有创伤小、恢复快、安全性高等优点。满足以下条件时可选用：① 重度有症状患者；② 主动脉根部及入路解剖结构符合TAVI要求；③ 术后患者预期寿命超过1年；④ 三叶式主动脉瓣；⑤ 存在外科主动脉瓣置换手术禁忌证或外科手术极高危（无年龄要求），或中、高危且年龄≥70岁。禁忌证包括：① 左心室内新鲜血栓；② 左心室流出道严重梗阻；③ 急性心肌梗死；④ 主动脉根部解剖形态不适合行TAVI治疗；⑤ 存在其他严重合并症，即使纠正了瓣膜狭窄，预期寿命仍不足1年。

2. 经皮球囊主动脉瓣成形术 当患者血流动力学不稳定，行外科手术风险高，或重度主动脉瓣狭窄伴有相应症状，需要行紧急手术时，可考虑球囊瓣膜成形术作为过渡，但瓣膜结构难以完全恢复正常，需要再次手术。

（三）外科治疗

主动脉瓣置换术（aortic valve replacement）对于有症状的重度狭窄成年患者是疗效最为确切的治疗方法。一般主张在尚未出现心力衰竭前手术，以降低手术死亡率，当主动脉与左心室间压力阶差>40mmHg时，无论射血分数（EF）是否正常均应考虑手术。

手术适应证：① 有症状的重度主动脉瓣狭窄；② 重度主动脉瓣狭窄，同时需要接受冠状动脉旁路移植术（CABG）、升主动脉或其他瓣膜手术者；③ 重度主动脉瓣狭窄，合并由此引起的左心室收缩功能不全（LVEF<50%）的无症状患者。

八、预后

3%~5%的患者可能发生猝死。多普勒超声检测射流速度<3m/s时无症状生存率为84%，射流速度>4m/s时仅为21%。退行性钙化性狭窄较先天性或风湿性病变发展迅速。症状严重者预后不良，心力衰竭症状出现后患者的平均生存期为2~3年，并有高度的猝死风险。手术治疗可大幅改善预后。

第四节　主动脉瓣关闭不全

一、病因

主动脉瓣关闭不全（aortic insufficiency）可因主动脉瓣结构、主动脉根部以及升主动脉的病变造成。主动脉根部病变占半数以上。

主动脉瓣自身病变的主要原因包括风湿性心脏病、老年退行性变、先天性疾病、感染性心内膜炎、结缔组织病、黏液样变性、外伤等。风湿性心脏病所致主动脉瓣关闭不全占2/3，多合并狭窄和二尖瓣损害；感染性心内膜炎是单纯主动脉瓣关闭不全的主要病因，可毁损瓣膜、瓣膜支撑结构而造成瓣膜穿孔、脱垂，或由于赘生物使瓣叶不能完全闭合；退行性变导致主动脉瓣钙化、关闭不全和狭窄常伴行。主动脉瓣黏液样变性可导致主动脉瓣脱垂。马方综合征（Marfan syndrome）、梅毒性主动脉炎、结缔组织病等，均可导致主动脉根部扩张，主动脉瓣环扩大，引起主动脉瓣关闭不全。升主动脉夹层、创伤等可损伤升主动脉引起主动脉瓣关闭不全，且多为急性起病。

二、病理生理

急性主动脉瓣关闭不全时，主动脉内大量血液反流入左心室内，左心室容量负荷急剧增加，来不及及时排空，导致急性左心衰竭，同时引起左心房压力负荷升高，导致肺水肿。

慢性主动脉瓣关闭不全时，由于左心室舒张末压长期升高，左心室代偿性肥厚扩大，早期左心室的收缩力相应增加，尚可维持正常的心排血量以及左心房和肺静脉压；但病程晚期失代偿导致左心功能不全。同时由于心肌肥厚导致舒张期顺应性降低，冠状动脉灌注不足可引起心肌缺血。

三、临床表现

（一）症状

1. 呼吸困难　初为劳力性呼吸困难，可逐渐发展至端坐呼吸、夜间阵发性呼吸困难。

2. 心绞痛　发生时间通常较晚，夜间发作时可伴出汗。

3. 心悸　情绪紧张或卧位时常感心悸或心跳不适，可伴头痛。

4. 咳粉红色泡沫痰、烦躁、发绀、休克，见于严重的急性关闭不全患者。

（二）体征

1. 心脏体征　心脏冲动明显向左下移位，范围较广。触诊心脏冲动向左下移位并有快速冲击感。叩诊呈左心室增大表现。第一心音明显减弱，减弱程度与主动脉瓣关闭不全程度、心肌收缩力有关；反流严重时第二心音减弱至消失；第三心音出现提示有左心功能不全。典型的杂音为主动脉瓣区舒张期的高音、调递减型、叹气样杂音，瓣叶脱垂、撕裂、穿孔时可闻及乐音。反流明显时，可闻及心尖区舒张期的低调隆隆样杂音，即Austin-Flint杂音，系二尖瓣前叶被反流的血液冲起，造成二尖瓣相对狭窄所致。

2. 周围血管征 主动脉瓣关闭不全的重要体征，如点头征、水冲脉、毛细血管搏动征、股动脉枪击音及股动脉收缩期和舒张期双重杂音（Duroziez征）等。急性主动脉瓣关闭不全，周围血管征阴性或不明显。

3. 急性主动脉瓣关闭不全体征 常不明显，严重者可出现脉搏细数等休克体征，听诊可闻及哮鸣音或水泡音。病程晚期可出现肺动脉高压和右心衰竭体征。

四、辅助检查

（一）X线检查

根据病情轻重及病程长短不一，表现不同程度的左心室增大，升主动脉和主动脉根扩张，明显增大时呈“主动脉型心脏”，即“靴形心”。急性主动脉瓣关闭不全多伴有左心功能不全的X线征象。

（二）心电图检查

重度的主动脉瓣关闭不全，常有明显的左心室肥大劳损。Ⅰ、aVL、V_5、V_6导联Q波加深，ST段压低，T波倒置；晚期左心房增大，可见左束支传导阻滞。

（三）超声心动图检查

M型超声心动图可出现室间隔及二尖瓣前叶快速扑动现象，是主动脉瓣关闭不全的特异性征象。二维超声心动图上可见主动脉瓣增厚和瓣叶对合不良、左心室增大。多普勒超声可见舒张期反流入左心室的血流，并可显示反流的起源位置，确定反流量，是诊断主动脉瓣关闭不全最敏感和准确的方法。

主动脉瓣关闭不全诊断标准：射流宽度 $<$ 左心室流出道的25%，反流分数 $<30\%$ 为轻度；射流宽度为左心室流出道的25%~65%，反流分数为30%~49%为中度；射流宽度 $>$ 左心室流出道的65%，反流分数 $\geqslant 50\%$ 为重度。

（四）磁共振检查

磁共振检查可精确测量左心室体积，血管造影术可测定反流速度。

五、诊断及鉴别诊断

有典型的主动脉瓣区舒张期杂音可作出辅助诊断，超声心动图检查可确诊。慢性、合并二尖瓣狭窄者提示风湿性心脏病。主动脉瓣区舒张期杂音于胸骨左缘明显时，应与Graham-Steell杂音相鉴别；Austin-Flint杂音应与二尖瓣狭窄杂音相鉴别。

六、治疗

（一）保守治疗

无症状者不需要治疗，但应随访观察，轻度关闭不全患者每1~2年、重度无症状患者每半年复查1次超声心动图。避免重体力劳动，预防感染性心内膜炎。

出现舒张压明显升高或左心室容量负荷过大时，首选硝苯地平或ACEI类药物，β受体拮抗剂慎用。出现心功能不全时，可适当加用利尿剂及降低前负荷的药物对症治疗。心绞痛患者可使硝酸酯类扩血管药物。出现心房颤动等心律失常时注意抗凝治疗。

（二）手术治疗

主动脉瓣关闭不全手术的时机应慎重选择，急性主动脉瓣反流可能需要紧急手术，慢性主动脉瓣关闭不全若无症状且左心功能正常，不需要手术，定期随访即可，但随着疾病的进展及加重，符合手术指征时需要行手术治疗。手术最佳时机是在发生左心衰竭前，若已发生了左心功能不全，但尚未出现严重症状时，也应积极手术。有症状的急性主动脉瓣关闭不全应尽早手术。

外科手术主要为主动脉瓣置换术。适应证：严重主动脉瓣反流（有症状的患者；无症状患者静息LVEF≤50%；接受冠状动脉旁路移植术（CABG）的患者或需要行升主动脉、其他瓣膜疾病手术的患者）；主动脉根部疾病（无论主动脉瓣反流的严重程度如何）；升主动脉最大内径≥50mm；马方综合征。禁忌证：LVEF≤20%；左心室舒张末期内径（LVEDD）≥80mm或左心室舒张末容积指数（LVEDVI）≥300ml/m^2。

七、预后

重度主动脉瓣关闭不全如不及时手术治疗，短期内多死于急性左心衰竭。手术后心功能大多有所恢复，生活质量得到提高。

第五节　三尖瓣狭窄

一、病因

三尖瓣狭窄（tricuspid stenosis）较为少见，三尖瓣狭窄的主要病因是风湿性改变，约11%的风湿性心脏病患者可发生狭窄。但风湿性心脏病累及三尖瓣者较少，其主要病理改变是瓣叶的增厚交界融合。另外，感染性心内膜炎、先天性异常或类癌疾病以及外科手术矫治偶尔会引起三尖瓣狭窄。常见于女性，病理改变与二尖瓣狭窄类似。

二、病理生理

血流动力学异常包括舒张期跨三尖瓣压差，运动和吸气时升高，呼气时降低。最大舒张压差达1.9mmHg提示三尖瓣狭窄，若平均跨瓣压达5mmHg时即引起右心房压升高，体循环静脉淤血。静息时心排血量下降，运动时不能相应升高；右心室容量正常或减少。目前尚无统一的三尖瓣狭窄严重程度分级，但正常心率下平均超声心动图跨瓣压差≥5mmHg被认为表明存在明显的三尖瓣狭窄。

三、临床表现

（一）症状

通常表现为右心衰竭的症状：疲劳、体循环淤血，可并发心房颤动和肺栓塞。

（二）体征

颈静脉扩张；胸骨左下缘有三尖瓣开瓣音，胸骨左缘第4、5肋间或剑突附近有紧随开瓣音后的，较二尖瓣狭窄杂音弱而短的舒张期隆隆样杂音，伴舒张期震颤；杂音和开瓣音均在吸气时增强，呼气时或Valsalva动作屏气期减弱；肝大伴收缩期搏动；腹水和全身水肿。

四、辅助检查

（一）X线检查

心影明显增大，后前位右心缘见右心房和上腔静脉突出，右心房缘距中线的最大距离常>5cm。

（二）心电图

Ⅱ和V_1 P波高尖呈肺型P波，提示右心房增大；合并二尖瓣狭窄者常示双心房增大，多无右心室增大的表现。

（三）超声心动图

M型超声心动图示三尖瓣EF段下降减慢，典型者与二尖瓣狭窄相同，曲线回声呈“城垛样”改变，右心房扩大，常>35mm；二维超声心动图见三尖瓣回声增强、增厚，瓣膜开口减小，舒张期瓣叶呈圆顶状，右心房球形扩大；经食管超声心动图可在不同的视角观察三尖瓣的形态和活动，以及跨瓣血流的情况，并可测定右心房至右心室的舒张期压力阶差。彩色多普勒血流显像可见三尖瓣口右心室侧高速“火焰形”射流。

（四）心导管检查

同步测定右心房和右心室压以了解跨瓣压差。

五、诊断及鉴别诊断

典型的杂音、体循环淤血而不伴肺淤血，临床可诊断三尖瓣狭窄。经超声心动图可确诊。

六、治疗

内科治疗以限制钠盐，适当利尿，改善体循环淤血的症状和体征为主。外科治疗为最根本的治疗方法，经皮球囊三尖瓣成形术为单纯严重三尖瓣狭窄的一线治疗方式，适于心功能Ⅱ、Ⅲ级；三尖瓣压力阶差>5mmHg；无风湿活动；无右心房内血栓患者。

第六节　三尖瓣关闭不全

一、病因

三尖瓣关闭不全（tricuspid insufficiency）发病较狭窄多见，其发病率低于二尖瓣病变但高于主动脉病变。三尖瓣关闭不全是三尖瓣病变的主要类型，常分为原发性及继发性两大类。其中后者占80%~90%以上，系继发于右心室及三尖瓣环的扩大，右心衰竭致功能性关闭不全，多见于伴右心室收缩压增高或肺动脉高压的心脏病。器质性三尖瓣关闭不全多见于先天性心脏病［如三尖瓣下移（Ebstein）畸形］、三尖瓣脱垂、感染性心内膜炎、冠心病、类癌综合征及风湿性心脏联合瓣膜病等。在老年瓣膜病患者中，有高达42.8%的患者合并三尖瓣关闭不全。

二、病理生理

继发性三尖瓣关闭不全，先是由于肺动脉高压引起右心室压力负荷过重，最终导致右心衰竭。器质性三尖瓣关闭不全时，其肺动脉压和右心室收缩压正常，右心室舒张压和右心房压升高。

三、临床表现

（一）症状

以右心衰竭和体循环静脉淤血症状为主，如疲乏、腹胀等。功能性三尖瓣关闭不全者同时伴有原发性心脏疾病的临床表现。

（二）体征

心脏查体发现胸骨左缘有明显的右心室搏动，三尖瓣听诊区可闻及全收缩期杂音，吸气时增强，呼气时减弱。颈静脉的扩张性搏动与肝脏的收缩期搏动是具有特征性的心外体征。

四、辅助检查及诊断

X线检查可见右心房明显增多，右心室、上腔静脉和奇静脉扩大；心电图有右心房右心增大的表现；二维超声心动图对三尖瓣关闭不全的病因诊断有帮助，多普勒超声可显示三尖瓣反流并估测反流量大小。右心室造影可确定三尖瓣反流及其程度。

五、治疗

对症处理右心衰竭，继发于肺动脉高压的三尖瓣关闭不全患者行二尖瓣置换术，三尖瓣中度反流可行瓣环成形术，重度者行瓣环成形术或瓣膜置换术。出现重度有症状的三尖瓣反流的患者如果在重度右心室功能障碍或肝和肾的终末器官损伤发生之前进行手术干预，可减少症状和复发性住院。

第七节 肺动脉瓣狭窄和关闭不全

肺动脉瓣狭窄（pulmonary stenosis）多由于先天性畸形所致，占先天性心脏病的8%~10%，风湿性极少见，通常不伴有严重的血流动力学梗阻。长期严重梗阻会导致呼吸困难和疲劳，是由于活动时心排血量不能随之增加所致。可有运动性晕厥和轻度头晕，猝死少见，晚期出现三尖瓣反流和右心衰竭。

单纯的肺动脉瓣关闭不全（pulmonary insufficiency）极少，多继发于肺动脉高压、肺动脉主干扩张引发的瓣环扩大，如风湿性二尖瓣狭窄、艾森门格综合征等。多数情况下因原发性疾病症状重，常掩盖肺动脉瓣关闭不全的症状。主要体征为胸骨左缘第2~4肋间舒张早期叹气样高调递减型杂音，吸气时增强，称为Graham–Steell杂音，沿胸骨左缘向下传导。肺动脉高压者，肺动脉瓣区第二心音亢进、分裂。由于肺动脉扩张和右心每搏输出量增加，胸骨左缘第2肋间在喷射音后有收缩期喷射性杂音。

X线检查可见右心室和肺动脉干扩大，心电图示右心室肥厚征。超声心动图可提示肺动脉瓣狭窄程度，多普勒超声检查可确诊反流。根据肺动脉瓣区典型的收缩期杂音、震颤及肺动脉瓣区第二心音减弱可作出肺动脉瓣狭窄的诊断。Graham–Steell杂音提示肺动脉瓣关闭不全的诊断，此杂音应与主动脉瓣关闭不全的舒张早期杂音相鉴别，前者沿胸骨左缘传导，后者主要向心尖传导，鉴别困难时，超声心动图及右心室造影可提供两者的鉴别诊断资料。治疗多针对导致肺动脉高压的原发性疾病为主，如缓解二尖瓣狭窄。仅在严重的肺动脉瓣反流导致难治性右心衰竭时，才考虑对该瓣膜进行手术治疗。

第八节　多瓣膜病

一、病因

多瓣膜病（multivalvular heart disease），又称联合瓣膜病变，指两个或两个以上的瓣膜病变同时受累的情况。多瓣膜病最常见的病因是慢性风湿性心脏瓣膜病，二尖瓣狭窄合并主动脉瓣关闭不全是风湿性心脏病瓣膜受累最常见的组合，其他还包括二尖瓣狭窄合并主动脉瓣狭窄、主动脉瓣狭窄合并二尖瓣关闭不全、主动脉瓣关闭不全合并二尖瓣关闭不全，同时累及三个瓣膜者较少见。其他疾病如黏液样变性、马方综合征也可同时累及多个瓣膜，引起联合瓣膜损害。多瓣膜病的病因有以下特点。

1. **一个瓣膜的病变引起邻近瓣膜相对狭窄或关闭不全**　如主动脉瓣关闭不全导致左心室容量负荷增加致使左心室扩大，产生相对性二尖瓣关闭不全。

2. **不同疾病分别导致不同瓣膜损害**　如先天性肺动脉瓣狭窄合并风湿性二尖瓣病变。

二、病理生理及临床表现

不同组合的多瓣膜病变可以产生不同的血流动力学效应和相应的临床表现。多瓣膜病变对心脏功能的影响是综合性的，多瓣膜病变导致的血流动力学异常比单瓣膜严重。损伤程度严重的瓣膜所致的临床表现和血流动力学异常较明显，常常掩盖损伤较轻瓣膜引起的表现。当损伤程度相同时，近端瓣膜对临床表现及血流动力学影响较大。常见的多瓣膜病有以下几种。

（一）二尖瓣狭窄合并主动脉瓣关闭不全

临床上最常见的组合。患者可同时具有脉压增大、相应周围血管征和二尖瓣狭窄、主动脉瓣关闭不全的心脏体征、X线和超声征象。由于二尖瓣狭窄，左心室充盈不足，左心室心排血量低于正常，主动脉反流的血量也相应减少，掩盖或减轻了主动脉瓣反流的周围血管征，同时左心室扩大肥厚也可延缓。因此，临床上往往低估主动脉瓣关闭不全的程度。但主动脉瓣重度关闭不全，其舒张期杂音传向心尖可掩盖原本较轻的二尖瓣狭窄的舒张期杂音，从而漏诊二尖瓣狭窄。相反地，伴发于主动脉瓣关闭不全的Austin-Flint杂音，容易误为合并器质性二尖瓣狭窄。Austin-Flint杂音与器质性二尖瓣狭窄杂音的鉴别见表3-7-1。

▼ 表3-7-1 Austin-Flint杂音与器质性二尖瓣狭窄杂音的鉴别

鉴别项目	二尖瓣狭窄	Austin-Flint杂音
杂音特点	隆隆样，中晚期加强	隆隆样，早中期较响
开瓣音	多有	无
第一心音	加强，呈拍击性	减弱
第二心音	P_2亢进	A_2减弱
第三心音	无	可有
第四心音	窦性心律时可有	多有
心房颤动	多有	多无
左心室扩大	无	有

（二）二尖瓣狭窄合并主动脉瓣狭窄

二尖瓣狭窄与主动脉瓣狭窄并存时，左心室充盈进一步减少，每搏输出量更低，故左心室与主动脉之间的压力阶差也相对较低，这可延缓左心室肥厚，减少心绞痛的发生率。但与二尖瓣狭窄有关的肺淤血、咯血、心房颤动的发生率却较高。

对于准备行二尖瓣狭窄介入性或外科手术治疗的患者，手术前查清主动脉瓣病变的情况十分重要，因为无论是伴有主动脉瓣关闭不全或狭窄，如单独解除二尖瓣狭窄病变，术后可使未经纠正的主动脉病变的血流动力学障碍更加明显，使左心室负荷突然增加，甚至可引起急性肺水肿。

（三）二尖瓣关闭不全合并主动脉瓣关闭不全

较少见，通常以主动脉瓣反流的表现为主。由于两个瓣膜的反流均加重左心室的舒张期负荷，使左心室舒张期压力明显增加，较早发生左心室衰竭。有时经主动脉瓣反流至左心室的血再经关闭不全的二尖瓣反流至左心房甚至进入肺静脉，极易造成肺水肿。

（四）主动脉瓣狭窄合并二尖瓣关闭不全

此病是一种危险的瓣膜病。主动脉瓣狭窄使左心室的血液流出受阻，从而加重二尖瓣反流，同时二尖瓣反流又可降低主动脉瓣狭窄时借以维持左心室排血量所必需的心室前负荷，致使肺淤血早期发生，短期内产生左心室衰竭。常需要手术治疗，主要是行瓣膜置换术。

三、诊断及治疗

诊断和分析多瓣膜病变应仔细。超声心动图对心脏瓣膜病的病因诊断具有重要价值，同时是评价治疗效果和心功能的重要手段。多瓣膜病以手术治疗为主，内科治疗与单瓣膜损害者相同。多瓣膜病患者行人工瓣膜置换术死亡危险性高，预后不良。双瓣膜置换术风险较单瓣膜置换术高70%左右。多瓣膜病的治疗，要权衡瓣膜病变之间对血流动力学的相互作用。有时纠正了一个瓣膜的异常血流动力学改变，可能会加重另一瓣膜病变导致的血流动力学障碍。此外应注意术中仔细探查，如进行二尖瓣手术者，应检查有无主动脉瓣狭窄，若漏治后者，则大大增加围手术期死亡率。

（聂绍平）

学习小结

心脏瓣膜病是指心脏的瓣膜结构或功能异常，导致血流动力学异常及一系列的临床综合征。瓣膜病变的类型通常是狭窄或者关闭不全，可以是单瓣膜病变，也可以是多瓣膜病变；其中二尖瓣受累最多，其次为主动脉瓣。心脏瓣膜病多呈慢性发展的过程，早期可无临床症状，当出现心律失常、心力衰竭或发生血栓栓塞事件时出现相应的临床症状。应根据具体病变的不同分期，选择合适的治疗方案。

复习思考题

1. 简述诊断二尖瓣狭窄最敏感的检查方法及其表现。
2. 简述二尖瓣狭窄的体征。
3. 简述慢性二尖瓣关闭不全的心脏体征。
4. 简述主动脉瓣狭窄心绞痛的机制。
5. 简述经导管主动脉瓣置换术的优缺点、适应证。

第八章

感染性心内膜炎

学习目标

掌握　感染性心内膜炎的病因和临床表现；感染性心内膜炎的诊断；感染性心内膜炎的抗生素使用原则。

熟悉　感染性心内膜炎的机制和病理；感染性心内膜炎的外科治疗原则以及特殊类型感染性心内膜炎的临床特点。

了解　感染性心内膜炎的预防和预后。

感染性心内膜炎（infective endocarditis，IE）是微生物感染导致的心脏瓣膜、心室壁内膜或邻近大动脉内膜的炎症，并伴有赘生物的形成。致病原有细菌、真菌、立克次体、病毒等，其中以细菌或真菌最为多见。多发生于心脏有瓣膜病变或先天性心血管畸形者，近年老年退行性瓣膜患者的增加，尤其是人工瓣膜置换术后IE使得易患人群有所改变。静脉药物的滥用、经血管的有创操作如永久起搏器的植入，无结构心脏病发生IE近几年也呈现上升趋势。临床特点为发热、心脏杂音、脾大、贫血、皮肤黏膜瘀点、周围血管栓塞等，血培养呈阳性，超声心动图可发现瓣膜赘生物。

IE按病程进展分为急性和亚急性心内膜炎，按赘生物的部位分为左心心内膜炎、右心心内膜炎；按有无人工瓣膜和是否静脉药瘾者分为自体瓣膜心内膜炎（native valve endocarditis，NVE）、人工瓣膜心内膜炎（prosthetic valve endocarditis，PVE）和静脉药瘾者心内膜炎（endocarditis in intravenous drug abusers）。自体瓣膜心内膜炎最多见，将重点介绍。

第一节　自体瓣膜心内膜炎

一、病因、发病机制及病理

（一）病因

急性IE多由毒力强的细菌引起，主要由金黄色葡萄球菌引起，其他为肺炎球菌、淋球菌、A族链球菌和流感嗜血杆菌等。亚急性者，甲型溶血性链球菌最常见，其次为D族链球菌（牛粪链球菌和肠球菌）、表皮葡萄球菌和革兰氏阴性杆菌。其他微生物如真菌、立克次体和衣原体为自体瓣膜心内膜炎的少见致病微生物。

患者多为有心脏器质性病变者，但亦可发生于无基础心脏病者。近年已由风湿性瓣膜病向人工心脏瓣膜、老年瓣膜退行性变、静脉毒瘾、医源性因素转变。无器质性心脏病者发生IE近年呈明显增加趋势，约占10%，可能与各种内镜检查、经血管的创伤性检查和治疗等增多，以及毒瘾者使用未经消毒的注射器等有关。

（二）发病机制

1. 亚急性IE发病机制　约占IE 2/3病例，发病与以下因素有关。

（1）心血管病及其他易患因素

1）获得性心血管疾病：已有病变的瓣膜易受侵犯，其中以二尖瓣受累最多，其次是主动脉瓣。

2）先天性心血管疾病：多见于动脉导管未闭、室间隔缺损、主动脉瓣畸形。

3）正常瓣膜：少见，一般是机体抵抗力极度下降与细菌毒力极大时发生。

（2）菌血症：病原微生物侵入血流形成菌血症是发生IE的必要条件。一般在皮肤、口腔、上呼吸道、肠道、下尿道和生殖器内可有少量细菌，它们通过手术或器械操作等造成的创伤进入血液，造成暂时性菌血症。若细菌量大，黏着力强，机体抵抗力差，则可导致IE。

（3）病原微生物的感染环节

1）血流动力学因素：① 高速异常喷射血流冲击心或大血管内膜处可致局部损伤，如二尖瓣反流面对的左心房壁、主动脉瓣反流面对的二尖瓣前叶有关腱索和乳头肌，动脉导管未闭射流面对的肺动脉壁内皮损伤；② 血流从高压腔流向低压腔时，因两端的压力差大，流速快，血液流出狭窄部位后突然减速，管壁产生负压和局部湍流，成为细菌停留感染部位；③ 独立的两室间有相对狭窄的孔道并具有一定的压力阶差，如室间隔缺损。

2）无菌血栓性心内膜炎形成：血液湍流及喷射的损害作用，可使受损部位心血管内膜胶原暴露、血小板聚集同时纤维蛋白沉积，形成无菌血栓性心内膜炎，从而在病原微生物黏附到瓣膜或受损心内膜上起重要作用，为诱发IE创造了条件。

3）赘生物形成：菌血症时循环血液中的病原微生物在无菌血栓性心内膜炎的损伤处黏附并繁殖，成为细菌性心内膜炎，细菌定居后，促使血小板进一步聚集和纤维蛋白沉积，感染赘生物增大，纤维蛋白层覆盖在赘生物外，可阻止吞噬细胞进入吞噬，为其内细菌生存繁殖提供良好的庇护所。细菌感染无菌性赘生物取决于：① 发生菌血症的频繁程度和循环中细菌的数量；② 细菌黏附于血小板和纤维蛋白的能力；③ 受损的内皮细胞上，存在一种纤维结合蛋白能增强甲型溶血性链球菌、金黄色葡萄球菌等致病菌与内皮细胞的结合，使之更易在局部黏着，助长赘生物的形成。

2. 急性IE发病机制　主要累及正常心瓣膜。多由毒力强的化脓性细菌或真菌直接侵入心内膜而发病，病原菌来自皮肤、肌肉、骨骼或肺等部位的活动性感染灶，循环中细菌量大，细菌毒力强，具有高度侵袭性和黏附于内膜的能力。主动脉瓣最常受累。

（三）病理

1. 心内感染和局部扩散　IE的基础病理变化是赘生物形成，它由纤维蛋白、血小板、白细胞、坏死的心瓣膜组织和聚集的病原体组成，其基底下的心内膜有炎性反应和灶状坏死。赘生物导致瓣叶破损、穿孔或腱索断裂，引起瓣膜关闭不全。感染的局部扩散产生心肌脓肿、传导组织破坏或室间隔穿孔和化脓性心包炎。

2. 赘生物碎片脱落致栓塞

（1）动脉栓塞导致组织器官梗死，偶可形成脓肿。

（2）脓毒性栓子栓塞动脉血管壁的滋养血管引起动脉管壁坏死，或栓塞动脉管腔，细菌直接破坏动脉壁，引起囊性扩张形成细菌性动脉瘤。

3. 血源性播散　IE的赘生物质脆、易脱落，故常引起感染性栓子，在心外的机体其他部位播种化脓性病灶，形成转移性脓肿。

4. 免疫系统激活　持续性菌血症刺激细胞和体液介导的免疫系统引起：① 脾大；② 肾小球肾炎（循环中免疫复合物沉积于肾小球基底膜）；③ 关节炎、腱鞘炎、心包炎和微血管炎（可引起皮肤、黏膜体征和心肌炎）。

二、临床表现

IE的临床表现差异性很大，既可表现为快速进展的急性感染性疾病，也可表现为伴有低热而无特异性症状的亚急性或慢性疾病，这导致疾病早期的诊断很困难。

1. 发热　除有些老年或心、肾衰竭者外，几乎均有发热，热型可为弛张性低热，一般 <39℃，伴寒战和盗汗。亚急性者起病隐匿，可有全身不适、乏力、食欲缺乏和体重减轻等非特异性症状。

2. 体征

（1）心脏杂音：几乎所有患者均可闻及心脏杂音，可由于基础心脏病和/或心内膜炎所致的瓣膜损害所致。瓣膜、腱索等受到破坏，加之贫血、发热等因素的影响，不少患者的杂音性质和强度可发生变化。

（2）周围体征：包括以下几点。① 瘀点，以锁骨以上皮肤、口腔黏膜和睑结膜更常见，病程长者较多见；② 指/趾甲下线状出血；③ 罗特（Roth）斑，为视网膜的卵圆形出血斑，其中心呈白色，多见于亚急性感染；④ 奥斯勒（Osler）结节，为指/趾垫出现的豌豆大的红或紫色痛性结节，常伴神经痛，多见于亚急性者；⑤ 詹韦（Janeway）损害，为手掌和足底处有直径1~4mm无痛性出血红斑，主要见于金黄色葡萄球菌引起的急性患者。引起这些周围体征的原因可能是微血管炎或微血栓。

（3）脾大：约60%患者脾大，病程 >6周患者多见。

（4）杵状指/趾：约1/3患者有杵状指/趾。

（5）贫血：较常见且呈进行性，尤其多见于亚急性者，主要由于感染抑制骨髓所致。

理论与实践

感染性心内膜炎（IE）的症状

1. 新的反流性心脏杂音。
2. 起源不明的栓塞事件。
3. 起源不明的脓毒血症（特别是可能与IE相关的病原体感染）。

4. 发热　IE最常见的症状，当出现以下情况的发热需要警惕IE。

（1）人工心脏瓣膜或心脏内植入电子设备（起搏器、心脏电除颤设备）。

（2）既往IE病史。

（3）既往有心脏瓣膜病或先天性心脏病病史。

（4）其他IE的医患因素（如免疫抑制状态、静脉药瘾者）。

（5）最近采取与菌血症相关的干预措施。

（6）充血性心力衰竭的证据。

（7）新出现的束支传导阻滞。

（8）典型IE病原体的血培养阳性或慢性Q热的血清血阳性（微生物学证据可先于临床表现）。

（9）血管或免疫学征象：栓塞事件、Roth斑、Janeway损害、Osler结节。

（10）局部或非典型神经系统症状和体征。

（11）肺栓塞的证据（右心系统IE）。

（12）原因不明的外周栓塞（肾脏、脾脏、大脑、椎血管）。

三、实验室和其他检查

（一）常规检验

1. 尿液　常有蛋白尿和显微镜下血尿。

2. 血液　亚急性者正常色素性正常细胞性贫血常见，血红蛋白在60~100g/L；白细胞计数可轻度增高或正常。急性者常有白细胞计数明显升高和核左移。90%以上患者红细胞沉降率增快。

（二）血培养

血培养是诊断IE的最重要方法之一，血培养阳性不仅有助于诊断，且可行药敏试验。对急性患者应在入院后3小时内，每隔1小时采血1次，共3次后开始抗生素治疗。对未经治疗的亚急性者，应在入院后第1日间隔1小时采血1次，共3次。必要时次日重复3次后开始抗生素治疗。已用过抗生素者，停药2~7日后采血。IE的菌血症呈持续性，不需要在体温升高时采血。每次取静脉血10~20ml行需氧和厌氧培养。在人工瓣膜置换、较长时间置静脉插管、导尿管或有药瘾者，应加做真菌培养。观察时间至少2周，当培养结果阴性时应观察到3周，确诊必须2次以上血培养阳性。血培养阳性者应行药敏试验，测定最低抑菌浓度（minimum inhibitory concentration，MIC）和最低杀菌浓度（minimum bactericidal concentration）为抗生素的应用提供指导。2周内用过抗生素或采血、培养技术不当，常降低血培养的阳性率。

（三）心电图

心电图可检出各种心律失常，偶可见急性心肌梗死或房室、室内传导阻滞，后者提示瓣环（尤其是主动脉瓣环）或室间隔脓肿。

（四）超声心动图

超声检查可直观显示赘生物的大小及形态、活动度，瓣膜受损的程度以及心脏结构改变和心功能状况，对诊断心内膜炎及指导治疗和判断预后均有重要意义。经胸超声心动图（transthoracic echocardiography，TTE）对IE诊断的灵敏度为40%~63%，经食管超声心动图（transesophageal echocardiography，TEE）对IE的诊断灵敏度为90%~100%。如果临床高度怀疑本病，而TTE阴性，需要行TEE。

相关链接（表3-8-1）

▼ 表3-8-1　超声心动图检查诊断IE的推荐

超声心动图推荐	证据级别	水平
诊断		
（1）可疑IE初次影像学检查推荐TTE	Ⅰ	B
（2）临床高度怀疑IE，TTE正常，推荐TEE检查	Ⅰ	B
（3）临床高度怀疑IE，但是初次检查阴性，推荐7~10d内重复TTE	Ⅰ	B
（4）因为TEE检查对于脓肿及赘生物大小的测量高度灵敏度和特异度，即使TTE阳性，仍推荐成年人选择TEE检查	Ⅱa	C
（5）TTE检查得到高质量阴性结果，且临床上并不高度怀疑IE。不推荐TEE检查	Ⅲ	C
治疗后随访		
（1）怀疑IE新发的并发症（新的杂音、栓塞、持续性发热、心力衰竭、脓肿、房室传导阻滞）出现时，尽快进行重复TTE和TEE检查	Ⅰ	B
（2）IE治疗期间，为监测无症状性并发症和赘生物大小，应重复TTE和TEE检查。检查的时机取决于病原体和治疗反应	Ⅱ	B
手术中超声心动图		
所有需要手术的IE均推荐术中进行超声心动图	Ⅰ	C
治疗后随访		
在抗生素治疗完成后，推荐TTE检查评估心脏、瓣膜形态及功能	Ⅰ	C

（五）X线检查及CT

IE一般心影正常或稍增大，当出现左心衰竭时表现为肺淤血、肺水肿。CT扫描有助于脑梗死、脓肿、出血的诊断。

（六）分子生物学

聚合酶链反应（polymerase chain reaction，PCR）技术可利用外科术中取得的病变组织快速可靠地检测IE病原体。NGS技术的不断成熟和普及，也为IE的病原学诊断提供了一种新的有价值的诊断工具。

四、诊断和鉴别诊断

血培养和超声心动图是IE诊断的两大基石。根据临床表现、实验室及超声心动图检查制定了

IE的Duke诊断标准（表3-8-2）。

90%IE的患者发热，往往伴有寒战、食欲缺乏和体重减轻的全身性症状。85%的患者存在心脏杂音，25%的患者诊断时合并有栓塞。因此，存在发热和栓塞的任何患者均应考虑IE的可能。

本病的临床表现涉及全身多脏器，既多样化，又缺乏特异性，需要与之鉴别的疾病较多。亚急性者应与急性风湿热、血液病、系统性红斑狼疮、结核病等鉴别。急性者临床上需要与败血症、急性骨髓炎、急性关节炎、急性化脓性脑膜炎、粟粒结核等相鉴别。

▼ 表3-8-2　改良的感染性心内膜炎Duke诊断标准（2015修订版）

主要标准
1. 血培养阳性
1）2次独立血培养检测出同一典型IE致病微生物：甲型溶血性链球菌、金黄色葡萄球菌
2）持续血培养阳性时检测出IE致病微生物：① 间隔12小时以上取样时，至少2次血培养阳性；② 首末次取样时间间隔至少1小时，至少4次独立培养中大多数为阳性或全部3次培养均为阳性
3）单次血培养Q热病原体阳性或其IgG抗体滴度 >1：800
2. 影像学阳性证据
1）超声心动图阳性：① 赘生物；② 脓肿、假性动脉瘤、心脏内瘘；③ 瓣膜穿孔或动脉瘤；④ 新出现人工瓣膜部分破裂
2）经^{18}F-FDG PET/CT（仅当假体植入超过3个月时）或放射性标记白细胞SPECT/CT发现植入人工瓣膜存在异常组织
3）心脏CT确定瓣周病灶
次要标准
1. 易发因素　易于患病的心脏状况、静脉药瘾者
2. 发热　体温≥38℃
3. 血管表现　重要动脉栓塞、脓毒性肺梗死、霉菌性动脉瘤、颅内出血、结膜出血或Janeway损害
4. 免疫学表现　肾小球肾炎、Osler结节、Roth斑或类风湿因子阳性
5. 微生物学证据　血培养阳性但不符合主要标准或缺乏IE病原体感染的血清学证据
确定诊断
1. 符合2条主要标准或
2. 符合1条主要标准 +3条次要标准或
3. 符合5条次要标准
可能诊断
1. 符合1条主要标准 +1条次要标准或
2. 符合3条次要标准

五、并发症

（一）心脏

1. 心力衰竭　为最常见并发症，主要由瓣膜关闭不全所致，主动脉瓣受损者最常发生（75%），其次为二尖瓣和三尖瓣；瓣膜穿孔或腱索断裂导致急性瓣膜关闭不全是常见原因。

2. 心肌脓肿　常见于急性患者，可发生于心脏任何部位，以瓣周组织特别在主动脉瓣环多见。

3. 急性心肌梗死　冠状动脉细菌栓塞引起，以主动脉瓣感染多见，少数为冠状动脉细菌性动脉瘤。

4. 化脓性心包炎

5. 心肌炎

（二）动脉栓塞

15%~35%患者在病程中后期出现动脉栓塞，且有1/3的病例以此为首发症状。好发生栓塞的部位如下。① 脑部：好发于大脑中动脉，可引起相关症状与体征；② 脾脏：栓塞时出现左上腹突然剧烈疼痛，脾区有摩擦音；③ 肾脏：肾栓塞可致腰痛、血尿，微小栓塞不引起症状，多在尸检时发现；④ 肠系膜动脉栓塞时则出现急腹症表现；⑤ 四肢动脉栓塞引起肢体缺血性损伤；⑥ 冠状动脉栓塞甚为少见，但预后严重。

（三）细菌性动脉瘤

细菌性动脉瘤占3%~5%，多见于亚急性者。受累动脉依次为近端主动脉（包括主动脉窦）、脑、内脏和四肢。

（四）转移性脓肿

转移性脓肿多见于急性患者，好发生于肝、脾、骨骼和神经系统。

（五）肾脏

大多数患者有肾损伤。① 肾动脉栓塞和肾梗死，多见于急性患者；② 免疫复合物所致局灶性和弥漫性肾小球肾炎，常见于亚急性患者；③ 肾脓肿，不多见。

六、治疗

（一）抗微生物药物治疗

此治疗为最重要的治疗措施。用药原则：高血药浓度，静脉给药，长疗程，首选杀菌抗生素，联合用药，早期治疗。为保证尽早应用，在连续送3~5次血培养（每次抽血10ml左右）后即可开始经验性治疗。已分离出病原微生物时，应根据致病微生物对药物的敏感程度选择抗微生物药物，有条件时应测最低抑菌浓度（minimum inhibitory concentration，MIC）以判断致病菌对某种抗生素药物的敏感程度。

1. 经验性治疗 在病原微生物尚未培养出时，疑似IE、病情较重且不稳定的患者可启动经验性治疗策略：自体瓣膜心内膜炎轻症患者可选用青霉素、阿莫西林、氨苄西林联合庆大霉素。青霉素过敏可使用头孢曲松。人工瓣膜IE未确诊且病情稳定，建议停止抗生素，复查血培养。病原体可能为葡萄球菌者，可选用万古霉素 + 庆大霉素 + 利福平。万古霉素无效、不耐受、耐药株感染者，可用达托霉素代替。

2. 已知致病微生物时的治疗

（1）葡萄球菌心内膜炎：根据是否为甲氧西林耐药株确定治疗方案。明确药敏前可选耐酶青霉素类，如苯唑西林或氯唑西林联合庆大霉素。病原菌药敏显示甲氧西林敏感葡萄球菌（MSS），首选苯唑西林，初始治疗不常规联合庆大霉素。青霉素过敏者可选头孢唑林。β- 内酰胺过敏者可用万古霉素联合利福平。耐甲氧西林葡萄球菌（MRS）所致IE选用万古霉素联合利福平。万古霉素治疗无效、不能耐受或耐药葡萄球菌感染，选用达托霉素。

（2）链球菌心内膜炎：敏感株所致者首选青霉素1 200万~1 600万U/d，相对耐药株所致IE，增加青霉素剂量至2 400万U/d，或头孢曲松联合庆大霉素。耐药株所致IE按肠球菌IE方案治疗，给予万古霉素或替考拉宁联合庆大霉素。

（3）肠球菌性心内膜炎：肠球菌属细菌对多种抗菌药物呈现耐药，一些药物单用仅具有抑菌作用，需要联合用药，达到杀菌作用并减少复发机会。青霉素或阿莫西林或氨苄西林，并联合氨基糖苷类抗生素。青霉素过敏或高度耐药，可选用万古霉素或替考拉宁联合氨基糖苷类。耐青霉素和万古霉素的肠球菌可选用达托霉素或利奈唑胺。

（4）需氧革兰氏阴性杆菌心内膜炎：应选用哌拉西林联合庆大霉素或妥布霉素，或头孢他啶联合氨基糖苷类。

上述方案参考欧洲心脏病学会、美国心脏协会IE指南，但是我国庆大霉素发生耐药性的概率高，肾毒性大，也可选用其他氨基糖苷类药物。

（二）外科治疗

组建专业化团队对正确判断外科手术的安全性和最佳手术时机至关重要。在疾病活跃期（即患者仍在接受抗生素治疗期间）早期手术的三大适应证：① 心力衰竭；② 感染不能控制（持续性感染 >7 日、耐药菌株所致的感染、局部感染失控）；③ 预防栓塞。

七、预防和预后

IE的预防措施主要针对发病的2个基本环节：菌血症和基础心脏病。菌血症是IE发生的必要条件，预防和控制菌血症的发生和发展是预防IE的关键环节。IE常发生于有器质性心脏病的患者，也可发生于一些风湿免疫性疾病如类风湿关节炎、干燥综合征等服用糖皮质激素治疗的患者、静脉注射毒品的吸毒者。

IE的高危患者行高危操作时需要预防性应用抗菌药物。高危患者包括：植入人工瓣膜或用人工材料修补心脏瓣膜的患者；有IE病史的患者；发绀型先天性心脏病患者等。高危患者仅应在处理牙龈、根尖周组织或穿透口腔黏膜时考虑预防性应用抗菌药物。

IE患者住院病亡率为15%~30%，快速识别死亡高风险患者为扭转疾病病程（如及时急诊就诊或行急症手术）提供机会，有助于改善患者的总体预后情况。患者特征、是否存在并发症、所感染的微生物、超声心动图检查结果是影响预后的4个主要因素。

第二节　特殊类型的感染性心内膜炎

一、右心感染性心内膜炎

右心感染性心内膜炎（IE）占IE总数的5%~10%，多见于永久起搏器植入术后、先天性心脏病及静脉药物滥用者。最常见致病菌为金黄色葡萄球菌，大多累及正常心脏瓣膜，三尖瓣最常受累，也可见于肺动脉瓣。临床表现为持续发热、菌血症及多发性肺菌栓，右心衰竭较少，多继发于肺动脉高压或严重瓣膜反流。

抗生素取决于感染的微生物种类、成瘾者使用的药物和溶剂以及心脏受累部位。对于单纯三尖瓣IE的患者，如下列情况可使用苯唑西林（氯唑西林）治疗2周，而不联合庆大霉素：感染甲氧西林敏感的金黄色葡萄球菌、无转移性感染灶或脓肿、无心内和心外并发症、无人工瓣膜或左心瓣膜感染、赘生物<20mm、无严重免疫功能低下（CD4>200/μl）。如出现下列情况之一则必须使用抗生素4周以上：抗生素治疗后临床反应缓慢（>96小时）、右心系统IE合并右心衰竭或急性呼吸衰竭、赘生物>20mm、静脉注射吸毒者合并严重免疫功能低下、出现左心系统IE。

右心IE一般避免手术，手术适应证：① 严重三尖瓣反流致右心衰竭，利尿剂效果不佳；② 病原菌难以根除（如真菌）或足够抗生素治疗7日仍存在菌血症；③ 三尖瓣赘生物>20mm致反复肺栓塞。

二、人工瓣膜心内膜炎

人工瓣膜心内膜炎（prosthetic valve endocarditis，PVE）是一种累及人工心脏瓣膜（机械瓣膜或生物瓣，外科植入或经导管植入）及其周围组织的心内微生物感染性疾病，是IE最严重的形式。人工瓣膜置换术者每年患病率为0.3%~1.2%，与自身瓣膜心内膜炎相比，人工瓣膜心内膜炎在致病微生物、病理改变、诊断和临床转归等方面有所不同。

按其在手术后发生的时间可分为早期和晚期人工瓣膜心内膜炎。发生人工瓣膜置换术后60日以内者为早期人工瓣膜心内膜炎，常为院内感染或医疗相关感染，致病菌常见为葡萄球菌、革兰氏阴性杆菌、真菌。60日以后发生者为晚期人工瓣膜心内膜炎，其致病微生物与自体瓣膜心内膜炎相同，在人工瓣膜置换术后的前2个月是致病的高峰期。

人工瓣膜心内膜炎除赘生物形成外，常致人工瓣膜部分破裂、瓣周漏、瓣环周围组织和心肌脓肿，最常累及主动脉瓣。术后发热、出现新杂音、脾大或周围栓塞征，血培养同一种细菌阳性结果至少2次，可诊断本病。应在自体瓣膜心内膜炎的用药基础上，将疗程延长为6~8周。有下列情况应尽早行瓣膜再置换术：① 由于瓣膜功能不全所致中至重度心力衰竭；② 真菌感染；③ 尽管有强有力的抗生素治疗仍有持续菌血症；④ 急性瓣膜阻塞；⑤ X线透视人工瓣膜不稳定；⑥ 新发生的心脏传导阻滞。

三、静脉药瘾者心内膜炎

静脉药瘾者心内膜炎（endocarditis in intravenous drug abusers）多见于年轻男性，大多累及正常心脏瓣膜，60%~80%患者发病前无瓣膜病变。三尖瓣受累占50%以上，其次为主动脉瓣占25%，少数患者同时有左右心瓣膜受累。致病菌最常来源于皮肤，主要致病菌为金黄色葡萄球菌，其次为链球菌、革兰氏阴性杆菌和真菌。临床表现为急性者多，常伴有转移性感染灶。X线见肺部多数小片状浸润阴影，由三尖瓣或肺动脉瓣赘生物所致脓毒性肺栓塞引起。年轻伴右心金黄色葡萄球菌感染者病死率<5%，左心瓣膜受累、革兰氏阴性杆菌和真菌感染者预后不良，抗生素用药的选择和方案同自体瓣膜心内膜炎的治疗。

（白玲）

学习小结

感染性心内膜炎（IE）系微生物感染所致的心瓣膜、心室内膜或邻近大动脉内膜的炎症。葡萄球菌是毒力最强的致病菌，链球菌是最为常见的致病菌。临床特点为发热、脾大、贫血、心脏杂音、皮肤黏膜瘀点、周围血管栓塞等，血培养和超声心动图是IE诊断的两大基石。血培养阳性，超声心动图可发现瓣膜赘生物。病理检查切除的瓣膜组织或栓塞碎片仍然是感染性心内膜炎诊断的金标准。抗生素治疗和外科手术治疗是重要的治疗手段。感染性心内膜炎的预防尤为重要，尤其是预防性应用抗菌药物的高危人群的确定。

复习思考题

1. 简述感染性心内膜炎的病因和临床表现。
2. 简述感染性心内膜炎的诊断标准。
3. 感染性心内膜炎的抗生素使用原则是什么？

第九章　心肌疾病

学习目标

掌握　扩张型心肌病的临床表现、诊断与防治措施；肥厚型心肌病的病理和临床特点。

熟悉　心肌病的分类及原发性心肌病的分型；限制型心肌病、致心律失常型右心室心肌病、酒精性及围生期心肌病的临床特点；心肌炎的病因、临床特点及治疗。

了解　心动过速性扩张型心肌病、克山病等心肌病。

心肌病是一组异质性心肌疾病，由不同原因（常为遗传原因）引起的，伴有心肌机械和/或心电活动障碍，常表现为不适当心室肥厚或扩张，可导致心血管死亡或心功能不全，该病可局限于心脏本身，亦可为全身系统性疾病的部分表现。

既往有不同的定义及分类方法：1995年世界卫生组织和国际心脏病学会联合会（WHO/ISFC）工作组根据病理生理学将心肌病分为原发性心肌病和特异性心肌病。原发性心肌病包括扩张型心肌病（dilated cardiomyopathy，DCM）、肥厚型心肌病（hypertrophic cardiomyopathy，HCM）、限制型心肌病（restrictive cardiomyopathy，RCM）、致心律失常型右心室心肌病（arrhythmogenic right ventricular cardiomyopathy，ARVC）和未定型心肌病。近年随着分子生物学的发展和对心肌病病因的认识，有新的心肌病的分型提出。

2007年我国心肌病诊断与治疗建议工作组制订的《心肌病诊断与治疗建议》仍建议采用WHO/ISFC的分型标准，将原发性心肌病分类和命名为扩张型心肌病、肥厚型心肌病、限制型心肌病、致心律失常型右心室心肌病和未定型心肌病五类。病毒性心肌炎演变为扩张型心肌病属继发性，左心室心肌致密化不全纳入未定型心肌病。有心电紊乱和重构尚无明显心脏结构和形态改变，如遗传背景明显的WPW综合征，长、短QT间期综合征，Brugada综合征等离子通道病暂不列入原发性心肌病分类。

目前较被广泛采纳的是2006年美国心脏协会（AHA）发布的分类：将心肌病分类为遗传性、混合性和继发性三大类。具体分类如下。

1. 遗传性心肌病　肥厚型心肌病、右心室发育不良心肌病、左心室心肌致密化不全、糖原贮积症、先天性传导阻滞、线粒体心肌病、离子通道病（包括长QT间期综合征、Brugada综合征、短QT间期综合征等）。

2. 混合性心肌病　扩张型心肌病、限制型心肌病。

3. 获得性心肌病　感染性心肌病、心动过速心肌病、心脏气球样变、围生期心肌病。

考虑到临床常见仍为扩张型心肌病和肥厚型心肌病，以及限制性心肌病，结合我国《心肌病诊断与治疗建议》，因此本章主要阐述前述3种。其余心肌病在第四节中简要阐述。

第一节 扩张型心肌病

扩张型心肌病（dilated cardiomyopathy，DCM）是以一侧或双侧心腔扩大，收缩功能障碍为主要特征，既有遗传又有非遗传因素造成的混合性心肌病。DCM导致左心室收缩功能降低、进行性心力衰竭、室性和室上性心律失常、传导系统异常、血栓栓塞和猝死。DCM是心肌疾病的常见类型，发病率为（13~84）/10万，是心力衰竭的第三位原因。本病预后差，5年存活率仅50%。

一、病因与发病机制

原因不明，为遗传和非遗传因素共同作用。

1. 遗传因素　25%~50%的DCM病例有基因改变。突变或家族遗传背景不同的基因产生突变和同一基因的不同突变都可以引起DCM并伴随不同的临床表型，发病可能与环境因素和病毒感染等因素有关。

2. 感染　一些DCM的患者心内膜活检有病毒感染的证据，如有明显的病毒颗粒或病毒残余颗粒。最常见的病原有柯萨奇病毒、流感病毒、腺病毒、巨细胞病毒、人类免疫缺陷病毒等。部分细菌、真菌、立克次体和寄生虫等也可引起心肌炎并发展为DCM，如Chagas病（南美锥虫病）。

3. 免疫功能障碍　分两大部分：第一是引起机体抵抗力下降，机体易于感染，尤其是嗜心肌病毒如柯萨奇病毒感染；第二是以心肌为攻击靶位的自身体液免疫损伤，目前已知的有抗β受体抗体、抗M受体抗体、抗α-酮酸脱氢酶支链复合物抗体、抗ADP/ATP载体蛋白抗体等。DCM的患者也存在细胞免疫异常。

肉芽肿性心肌炎（granulomatous myocarditis）：见于结节病和巨细胞性心肌炎，也可见于过敏性心肌炎。心肌活检有淋巴细胞、单核细胞和大量嗜酸性粒细胞浸润。此外，多发性肌炎和皮肌炎亦可以伴发心肌炎；其他多种结缔组织病如系统性血管炎、系统性红斑狼疮等均可直接或间接地累及心肌，引起获得性DCM。

二、病理解剖与病理生理

1. 病理解剖　以心室腔扩大为主，室壁变薄伴纤维瘢痕形成、附壁血栓多见，瓣膜及冠状动脉正常，二尖瓣环、三尖瓣环扩大，产生二尖瓣、三尖瓣关闭不全。随着病情发展，四个心腔均可增大扩张，晚期外观呈球形。心脏起搏传导系统均可受到侵犯。心肌显微镜下缺乏特异性，可见心肌纤维化改变。

2. 病理生理　左心室扩大伴射血分数（EF）下降是DCM的特征。

三、临床表现

本病不同患者临床表现差异大。心脏扩大、心力衰竭、心律失常、栓塞和猝死是DCM的主要表现。

1. 症状　各年龄段均可发病。起病多缓慢，早期因心功能代偿而无自觉不适，或仅有盗汗等非特异性症状。逐渐活动时呼吸困难、活动耐量下降，随着病情加重可以出现夜间阵发性呼吸困难、端坐呼吸等左心功能不全的体征。进而出现食欲下降、腹胀、下肢水肿等右心功能不全症状。各种心律失常均可出现，室性、室上性心律失常和传导阻滞，室性心动过速、心室颤动、高度房室传导阻滞等心律失常成为致死原因之一。周围动脉栓塞常见于疾病晚期，可表现为脑、脾、肾、肠系膜动脉及肢体动脉栓塞。有栓塞者预后一般较差。

2. 体征　主要体征为心界扩大，听诊心音减弱，可闻及第三或第四心音，严重可闻及奔马律。心力衰竭时两肺基底部可有湿啰音。右心衰竭时出现肝大、肝颈静脉回流征阳性及双下肢水肿等液体潴留的体征。

四、辅助检查

超声心动图、心电图和胸部X线是可疑患者的基础检查。进一步检查可能对病因诊断有帮助。

1. 超声心动图　是诊断及评估DCM最常用的重要手段。表现为房室腔内径扩大，瓣膜正常，室壁弥漫性搏动减弱、呈“大腔小口”样改变是其特点。早期仅左心室和左心房大，晚期全心增大。可伴二尖瓣、三尖瓣关闭不全，而瓣膜本身无病变。亦可出现附壁血栓。

2. 心电图　缺乏特异度。可为R波递增不良、肢体导联低电压、QRS波碎裂、室内传导阻滞及左束支传导阻滞。QR波增宽常提示预后不良。严重的左心室纤维化还可出现病理性Q波，需要除外心肌梗死。常见ST段压低和T波倒置。可见各类期前收缩、持续性或非持续性室性心动过速、心房颤动、传导阻滞等多种心律失常同时存在。

3. 胸部X线　心影增大，心胸比 >0.50，伴有心力衰竭者常有肺淤血和胸腔积液。

4. 心脏磁共振　对于疾病的诊断、鉴别诊断及预后评估具有很高价值。有助于鉴别浸润性心肌病、致心律失常型右心室心肌病、心肌致密化不全、心肌炎、结节病等疾病。延迟增强扫描可以显示心肌纤维化的程度和范围，为疾病严重程度评估和装置治疗提供重要参考。

5. 核素断层显像　运动或药物负荷心肌显像可用于除外冠状动脉疾病引起的缺血性心肌病。核素心血池显像可见左心室舒张末容积和收缩末容积扩大，EF下降，可用于揭示心室瘢痕的部位和负荷，但一般不用于心功能的评估。

6. 冠状动脉造影或CT检查　冠状动脉检查有无狭窄有助于区别缺血性心肌病。

7. 右心导管检查　主要用于特定病例的心功能、肺动脉压等的精确评估，以及心脏移植前的评估。

8. 心内膜心肌活检　心肌活检主要适应证包括：近期出现的突发严重心力衰竭、伴有严重心律失常、药物治疗反应差、原因不明，尤其对怀疑暴发性淋巴细胞心肌炎的病例，因为这些患者通过血流动力学支持治疗后预后很好。不主张对DCM常规行心内膜活检。

9. 基因检测和免疫学检查 对家族性DCM可进行基因检测或常见致病基因的筛查。一些DCM患者的血清针对心肌的抗体，如抗β受体抗体、抗M受体抗体、抗线粒体抗体、抗心肌细胞膜抗体、抗ADP/ATP载体蛋白抗体等可为阳性。

五、诊断与鉴别诊断

1. 诊断

（1）临床表现：体格检查发现心界扩大，有心室收缩功能减低伴或不伴有充血性心力衰竭，常伴有心律失常，可发生栓塞和猝死等并发症。

（2）心脏扩大：X线检查心胸比 >0.50，超声心动图左心室舒张末内径增加，瓣膜正常。

（3）超声心动图检测：室壁运动弥漫性减低，EF< 正常值。

2. 鉴别诊断

（1）应与所有引起心脏增大的疾病鉴别。

（2）诊断家族性DCM应除外各种继发性及获得性心肌病。

六、治疗与预后

治疗的原则与心力衰竭基本相同，旨在降低死亡率，改善症状和生活质量。

（一）病因及诱因的干预

积极寻找并去除病因，排查酒精性心肌病、缺血性心肌病、围生期心肌病等继发性心肌病；干预如感染（尤其呼吸道感染）、液体负荷过重等常见的诱因。

（二）针对心力衰竭的药物治疗

在既往强调的“金三角”治疗（β受体拮抗剂、ACEI/ARB/ARNI和MRA）基础上，加用SGLT2i，是目前心力衰竭药物治疗的“新四联”。其中，β受体拮抗剂和ACEI/ARB/ARNI应在病情允许的前提下，逐渐加量至最大耐受量。

1. ACEI/ARB/ARNI 所有NYHA Ⅱ~Ⅲ级的射血分数减低的心力衰竭（HFrEF）患者、射血分数轻度减低的心力衰竭（HFmrEF）患者或射血分数保留的心力衰竭（HFpEF）的患者，若无禁忌证均应使用ACEI/ARB/ARNI，从小剂量开始，逐渐递增，直至达到目标剂量，滴定剂量和过程需要个体化。

2. β受体拮抗剂 所有NYHA Ⅱ~Ⅲ级的HFrEF患者和HFmrEF的患者，若无禁忌都应使用β受体拮抗剂，包括卡维地洛、琥珀酸美托洛尔和比索洛尔。应在ACEI/ARB/ARNI和利尿剂的基础上加用，需要从小剂量开始，逐步加量，以达到目标剂量或最大耐受剂量。

3. 盐皮质激素受体拮抗剂（mineralocorticoid receptor antagonist，MRA） 包括依普利酮和螺内酯，为保钾利尿剂。所有NYHA Ⅱ~Ⅲ级的HFrEF患者、HFmrEF患者或HFpEF的患者，若无禁忌证均应使用，但应密切监测电解质水平，后者可引起少数男性患者乳房发育。

4. 钠–葡萄糖共转运蛋白2抑制剂（SGLT2i） SGLT2i的应用贯穿于心力衰竭治疗全程，所有心力衰竭患者，若无禁忌证均应使用。

5. 利尿剂 除MRA外，各种利尿剂，包括袢利尿剂、噻嗪类利尿剂、选择性血管升压素V_2受体拮抗剂，能有效改善胸闷、气短和水肿等症状。通常从小剂量开始，如呋塞米每日20mg或氢氯噻嗪每日25mg，根据尿量、电解质及体重变化调整剂量。

6. 伊伐布雷定 能减慢窦性心律，同时不影响心肌收缩力。用于：① 经过目标剂量或最大耐受量的β受体拮抗剂、ACEI/ARB/ARNI和MRA后仍有症状，EF≤35%且窦性心律仍≥70次/min的患者；② LVEF≤35%的症状性慢性心力衰竭，不能耐受β受体拮抗剂或有使用禁忌，静息窦性心律≥70次/min。

7. 正性肌力药物 包括洋地黄和非洋地黄类正性肌力药物，主要用于改善症状，但应注意部分正性肌力药物的使用与总死亡率风险上升有关。

（三）非药物治疗

1. 心脏再同步化治疗（CRT） 对于LVEF≤35%，心功能Ⅱ~Ⅳ级，QRS≥130毫秒，提示左右心室运动不协调者，可行CRT，改善心脏功能和缓解症状。

2. 植入型心律转复除颤器（ICD） 对于猝死生还、持续性室性心律失常、不明原因晕厥伴非持续性室性心动过速、LVEF≤35%等猝死高危患者，若预期功能存活时间≥1年，行ICD或皮下除颤器植入。

3. 其他治疗

（1）对于心房颤动、心室附壁血栓或肺栓塞高危者，应实施抗凝治疗，包括华法林、低分子量肝素和新型口服抗凝药等。

（2）对于心房颤动患者，实施电复律、导管消融等稳定窦性心律的措施有一定的效果。

（3）针对单形性室性心动过速患者，导管消融可考虑。

（4）终末期患者可考虑进行心脏移植，在等待期有条件者可行左心室辅助装置。

（5）近年来新的措施包括心脏收缩力调节器（CCM）、传导系统起搏（CSP）纠正完全性左束支传导阻滞、介入下二尖瓣成形术逐渐应用于临床，其效果待进一步证实。

第二节 肥厚型心肌病

肥厚型心肌病（hypertrophic cardiomyopathy，HCM）是以心室非对称性肥厚为解剖特点的一种遗传性心肌病，系青少年、运动员猝死的最主要原因之一。肥厚可发生在心室壁的任何部位，非对称性多见，最常见于室间隔，其次为心尖部，左心室游离壁少见，右心室壁罕见。国内外患病率180/10万~200/10万，为最常见的心肌病。

本病预后差异很大，不少患者症状轻微，预期寿命可接近正常人，甚至部分患者死亡后尸检才发现。但本病是青少年和运动员猝死的一个最主要原因，且少数可进展为终末期心力衰竭，常合并心房颤动和栓塞，因此危险分层十分重要。

一、病因

本病30%~40%有明确家族史。本病系常染色体显性遗传疾病，60%的青少年与成人梗阻性HCM患者的病因是心脏肌球蛋白基因突变引起的常染色体显性遗传。目前已发现至少18个致病基因和500种以上变异与HCM有关，约占所有病例的50%。最常见的是编码β肌球蛋白重链（最先被确认）和肌球蛋白结合蛋白C的基因突变。HCM的表现型不仅与基因突变有关，而且与修饰基因和环境因素有关。

二、病理与病理生理

HCM镜下可见心肌细胞肥大，肌束排列紊乱成旋涡状，局限性或弥漫性纤维化。HCM患者收缩功能正常乃至增强，舒张功能障碍为其共同特点，左心房一般增大。梗阻性HCM在左心室流出道出现压力阶差，据此可分为：① 梗阻性HCM，安静时压力阶差≥30mmHg；② 隐匿梗阻性HCM，安静时压力阶差<30mmHg，负荷运动时压力阶差≥30mmHg；③ 非梗阻性HCM，安静和负荷运动时压力阶差<30mmHg。临床上这三种类型各占1/3。梗阻性HCM患者在左心室收缩时快速血流通过狭窄的流出道产生负压，引起二尖瓣前叶前向运动从而加重梗阻，称为SAM现象。

HCM患者胸闷、气短等症状的出现与左心室流出道梗阻、舒张功能障碍和微小血管病变造成心肌缺血等因素相关。

三、临床表现

HCM的症状与发病年龄有关，发病年龄越早，临床表现越严重，但部分可无任何临床表现。

1. 症状　90%以上的患者可出现劳力性呼吸困难，部分患者出现乏力，少数患者有夜间阵发性呼吸困难。劳力性胸痛出现在1/3的患者中。心房颤动是HCM患者最罹患的心律失常，18%~20%的HCM患者合并心房颤动。非持续性室性心动过速、持续性室性心动过速可出现于部分病例，这往往提示该患者可能为猝死高危人群。晕厥可以发生在部分HCM患者，这往往与上述两种快速性房性和室性心律失常相关。少部分HCM患者可能猝死，尤其青少年常见。

2. 体征

（1）心脏查体可见心界轻度扩大，有病理性第四心音。晚期由于心房扩大，可发生心房颤动。亦有少数演变为扩张型心肌病者，出现相应的体征。

（2）梗阻性HCM可在胸骨左缘下段心尖内侧闻及收缩中期或晚期喷射性杂音，向心尖传播，可伴有收缩期震颤。目前认为该杂音系不对称肥厚的室间隔造成左心室流出道梗阻，血液高速流过狭窄的左心室流出道，由于Venturi效应（流体的流速越快，压力越低）将二尖瓣前叶吸引至室间隔（SAM现象），加重梗阻，同时造成二尖瓣关闭不全。该杂音受心肌收缩力、左心室容量和外周阻力影响明显。凡能增加心肌收缩力、减少左心室容量和外周阻力的因素均可使杂音加强，反之则减弱。如含服硝酸甘油片、体力活动、Valsalva动作、静脉滴注异丙肾上腺素使左心室容量减少或增加心肌收缩力，均可使杂音增强；使用β受体拮抗剂、下蹲位使心肌收缩力减弱或左心室容量增加，则均可使杂音减弱。

3. 临床分期　Ⅰ期（nonhypertrophic，无肥厚期/临床前期）、Ⅱ期（classic phenotype，典型表型期）、Ⅲ期（adverse remodeling，不良重构期）和Ⅳ期（overt dysfunction，显著功能障碍期/终末期）。

终末期HCM：HCM患者出现严重左心室收缩功能障碍，主要诊断标准是超声心动图检查左心室射血分数（left ventricular ejection fraction，LVEF）<50%。可以伴有左心室扩大，即左心室舒张末期内径（left ventricular end-diastolic diameter，LVEDD）≥55mm或不伴有左心室扩大（LVEDD<55mm），占HCM的比例为2.4%~15.7%，每年有0.5%~1.5%的HCM患者进展至终末期，该期患者年病死率为11.0%，心力衰竭和心脏性猝死（SCD）为主要死因。

四、辅助检查

1. 常规12导联心电图　可提供心室高电压、复极异常及心律失常等信息。最常见的表现为左心室高电压伴继发性ST-T改变，病理性Q波亦较常见，多出现在Ⅰ、aVL和Ⅱ、Ⅲ、aVF以及V_5、V_6导联。上述改变可在超声心动图发现室壁肥厚之前出现，其机制不清。以V_3~V_5为中心的巨大倒置T波是心尖HCM常见的心电图表现，这往往提示超声心动图医生仔细观察心尖以减少漏诊。此外，尚有室内传导阻滞、心房颤动及期前收缩等心律失常表现。

2. 动态心电图　可见不同类型的心律失常，包括室上性和室性心律失常。

3. 超声心动图　对本病具诊断意义，且可以确定肥厚的部位。① 舒张期室间隔显著肥厚≥15mm，梗阻性HCM室间隔厚度与左心室后壁之比≥1.3（图3-9-1A、B、D）；② 室间隔肥厚部分向左心室流出道突出，二尖瓣前叶在收缩期前向运动（systolic anterior motion，SAM）（图3-9-1C）；③ 流出道狭窄；④ 左心室舒张功能障碍，包括顺应性减低，快速充盈时间延长，等容舒张时间延长。同时，超声心动图可以揭露左心室心尖室壁瘤和心室血栓的存在，左心耳血栓的形成可通过经食管超声心电图检出。

4. 胸部X线检查　普通胸部X线心影大小可以正常或左心室增大。

5. 心脏磁共振（CMR）　能够直观显示室间隔和/或室壁肌局限性或普遍性肥厚、僵硬，室腔变形、缩小和/或流出道狭窄。钆延迟增强（LGE）心血管磁共振用于评估心脏解剖结构、心室功能与心肌纤维化是否存在和累及程度。

6. 心导管检查和冠状动脉造影　心导管检查可显示左心室舒张末期压力增高。左心室流出道狭窄者在心室腔与流出道之间存在收缩期压力阶差，心室造影显示左心室变形，可呈香蕉状、犬舌状或鸟嘴样（心尖肥厚）。冠状动脉造影多无异常，对于除外那些有疑似心绞痛症状和心电图ST-T改变的患者有重要鉴别价值。HCM患者部分合并冠状动脉肌桥或冠状动脉粥样硬化性心脏病（冠心病），与不良预后相关。

7. 心内膜心肌活检　对除外浸润性心肌病有重要价值。可见细胞肥大、排列紊乱、局限性或弥散性间质纤维化。

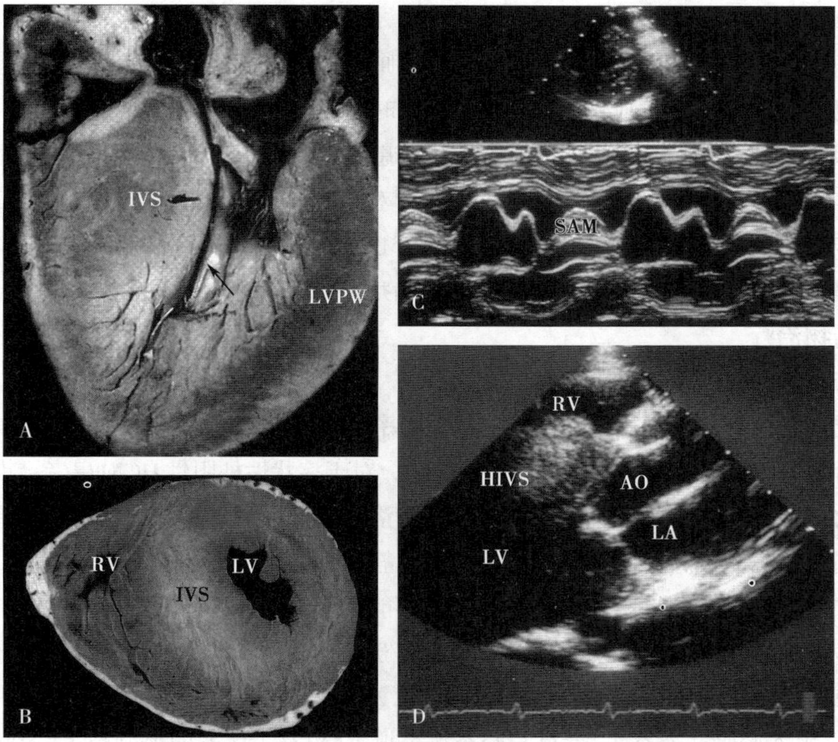

▲ 图3-9-1　肥厚型心肌病超声心动图

A. 心脏纵切面观，室间隔厚度与左心室后壁之比 >1.3；B. 梗阻性肥厚型心肌病横断面；C. 梗阻性肥厚型心肌病M型超声心动图SAM征；D. 梗阻性肥厚型心肌病超声心动图HIVS征象；IVS. 室间隔；LVPW. 左心室后壁；RV. 右心室；LV. 左心室；LA. 左心房；AO. 主动脉；HIVS. 室间隔肥厚。

五、诊断与鉴别诊断

1. 诊断　心室壁增厚是诊断HCM的必备条件。可以利用不同的心脏影像学检查方法如超声心动图、CMR或心脏CT成像检查等。

成人（年龄≥18岁）HCM的诊断标准：① 上述任一心脏影像学检查发现一个或多个左心室节段舒张末期最大心室壁厚度≥15mm。其中，左心室壁最大厚度≥30mm称为极度左心室肥厚。② 对于家族性HCM中除先证者外的家庭成员或基因检测阳性（携带HCM致病基因变异）的个体，舒张末期最大心室壁厚度≥13mm也可以诊断HCM。

2. 鉴别诊断

（1）心肌肥厚主要和规律锻炼引起的心肌肥厚、高血压心脏病、主动脉瓣狭窄、先天性心脏病和运动员心脏肥厚鉴别；此外，还需要除外异常物质沉积引起的继发性心肌肥厚，包括淀粉样变性、线粒体心肌病、Fabry病、Dannon病等。

（2）心电图ST-T改变需要和冠心病心绞痛、心肌梗死和包括脑血管意外在内的非心源性疾病鉴别。

六、治疗与预后

HCM的治疗目的包括缓解临床症状、改善心脏功能、延缓疾病进展、减少疾病死亡，通过减轻流出道梗阻、改善心室顺应性、防止血栓栓塞时间、识别猝死高危患者来实现。

治疗原则包括：① 对于有症状的梗阻性HCM患者，使用药物治疗或侵入式治疗方式改善症状；② 对于有症状的非梗阻性HCM患者，主要针对合并症进行治疗；③ 无症状HCM患者需要定期进行临床评估，即使存在左心室流出道梗阻，也不推荐手术；④ 所有HCM患者都应常规开展SCD的风险评估和危险分层，进行相应预防和治疗。

（一）药物治疗

1. 减轻流出道梗阻

（1）β受体拮抗剂：用于松弛心室肌、减慢心率以增加心室舒张期充盈时间、减少快速性心律失常；目前，β受体拮抗剂多作为一线治疗药物，对于症状性梗阻性HCM患者，推荐使用无血管扩张作用的β受体拮抗剂，包括普萘洛尔、美托洛尔和比索洛尔等，从小剂量起始，逐渐滴定至治疗有效（症状缓解）或最大耐受剂量（通常指静息心率达到55~60次/min）。

（2）非二氢吡啶类CCB：用于β受体拮抗剂不能耐受或联合用药，需要注意维拉帕米具有较强的负性肌力、负性频率和负性传导作用，因此一般不与β受体拮抗剂联用；对于静息时存在严重呼吸困难或心力衰竭体征、低血压或心源性休克、病态窦房结综合征，或Ⅱ度或Ⅲ度房室传导阻滞（除非已植入心脏起搏器），静息左心室流出道（LVOT）压差明显升高（>80mmHg）的患者，不推荐使用非二氢吡啶类CCB。

（3）心肌肌球蛋白抑制剂：mavacamten和aficamten是选择性心肌肌球蛋白变构抑制剂。对于LVEF<55%的患者不建议使用心肌肌球蛋白抑制剂。如果用药过程中出现心力衰竭恶化表现或LVEF<50%，建议暂停使用。

（4）丙吡胺：为候选用药，但口干、眼干和便秘等心脏外副作用相对多见。

2. 改善心力衰竭 疾病早中期常表现为舒张性心力衰竭，因此稳定并减慢窦性心律、利尿等治疗显得较为重要；疾病晚期出现左心室扩大伴收缩性心力衰竭，治疗药物几乎同扩张型心肌病。

3. 心房颤动的治疗 HCM因舒张功能障碍明显，左心房压力明显过高，大约20%的患者合并心房颤动。

（1）稳定或转复窦性心律：一般用胺碘酮。

（2）心室率控制：一般用β受体拮抗剂、胺碘酮或非二氢吡啶类CCB。

（3）血栓栓塞预防：独立于非瓣膜性心房颤动血栓积分评估，所有合并心房颤动的HCM患者无禁忌均需要终身抗凝治疗，左心耳封堵能否降低HCM患者脑卒中风险尚未明确。

（二）非药物治疗

1. 外科手术 药物治疗无效、心功能不全（NYHA Ⅲ~Ⅳ级）患者，若存在严重流出道梗阻（静息或运动时流出道压力阶差>50mmHg），需要考虑行室间隔切除术（改良扩大Morrow术）。

2. 经皮酒精室间隔消融术 亦称为化学消融术，经冠状动脉间隔分支内注射无水酒精使间隔心肌坏死，从而减轻流出道梗阻。一般用于无法或者不愿行外科切除室间隔的患者，要求梗阻位于室间隔基底段，冠状动脉造影检查提示间隔支动脉适合行该手术。但因消融范围受限于冠状动脉血供，消融导致不均一瘢痕可能出现室性心动过速等问题，其应用仍具有一定的争议。

3. 双腔起搏器治疗 仅用于药物效果差且无法外科手术治疗且有双腔起搏器适应证的患者，通过缩短AV间期强制右心室起搏，期望减轻流出道梗阻；由于其效果的不确定性以及心室起搏的致心力衰竭风险，无起搏适应证的患者一般不主张采取此策略。

4. 其他非药物治疗 包括经导管心内膜射频消融、经皮心肌穿刺室间隔射频消融术（Liwen术式）亦被尝试用于减轻梗阻；心房颤动导管消融被用于维持窦性心律；室性心律失常导管消融被用于减少室性心动过速的发作；终末期心力衰竭的非药物治疗同扩张型心肌病。

（三）猝死危险分层和预防

1. 猝死危险分层 SCD发生的高危险因素为：① 原先发生过心脏停搏或持续性室性心动过速；② 家族中发生过与HCM相关的SCD，年龄越小、亲属关系更近、发生的人数越多危险越高；③ 发现高危险的突变基因；④ 原因不明的晕厥，尤其是年轻人、活动时；⑤ 非持续室性心动过速；⑥ 运动时出现不正常的低血压，是血流动力学不稳定的表现；⑦ 左心室壁的极度增厚，超过30mm。

2. 猝死预防

（1）避免剧烈运动、持重及屏气，以减少猝死发生。

（2）增强心肌收缩力的药物如洋地黄类、β受体激动剂如异丙肾上腺素，以及减轻心脏负荷的药物如硝酸甘油等使左心室流出道梗阻加重，尽量不用。

（3）积极处理已经出现的快速性心律失常。

（4）具有高危因素者，考虑ICD植入。

第三节 限制型心肌病

限制型心肌病（restrictive cardiomyopathy，RCM）是以室壁僵硬度增加、舒张功能降低、充盈受限而产生临床右心衰竭为特征的一类心肌病。患者早期左心室不扩张，收缩功能多正常，室壁不厚或轻度增厚。随着病情进展，左心室收缩功能受损加重，心腔可扩张。

RCM属于混合性心肌病，其中约一半为特发性，其余为病因清楚的特殊类型，后者中最多见的为淀粉样变性。

本病通常分为以下3类。① 浸润性：细胞内或细胞间有异常物质或代谢产物堆积，常见的病因包括淀粉样变性、结节病、血色病、糖原贮积症、戈谢病、Fabry病等；② 非浸润性：包括特发性RCM，部分可能和其他类型心肌病重叠，如轻微DCM、假性HCM，病理改变是以纤维化为特征的硬皮病以及糖尿病性心肌病等；③ 心内膜病变性：病变累及心内膜为主，如病理改变与纤维化有关的心内膜弹力纤维增生症、高嗜酸性粒细胞综合征以及类癌样心脏病和转移性癌等。

（一）临床表现与诊断

右心衰竭为本病的临床特点。主要表现为气短、乏力、颈静脉怒张、吸气时颈静脉压增高、肝大、下垂性水肿、腹水、胸腔积液等，右心导管检查显示右心室压力收缩压明显增高（常常>50mmHg），尤其在呼气末。此外，继发者有相关疾病的表现。心电图、心脏X线、超声心动图、CT、MRI、SPECT等检查有助于病因及鉴别诊断，病理检查包括心内膜心肌活检，其对本病的诊断有重要作用。

（二）治疗与预后

多数RCM目前尚无理想的治疗方法。治疗重点为避免劳累和预防呼吸道感染等可能加重心力衰竭的诱因。主要是针对心力衰竭的对症治疗。本病预后差，除外某些有特殊治疗方法的病例，确诊后5年生存期仅约30%。

第四节　其他特殊类型的心肌病

一、致心律失常性右心室心肌病（arrhythmogenic right ventricular cardiomyopathy，ARVC）

致心律失常型右心室心肌病旧称致心律失常型右心室发育不良（arrhythmogenic right ventricular dysplasia，ARVD），现以ARVC/D表示，ARVC/D是一种以室性心律失常（如单形性室性心动过速）、右心衰竭及心脏性猝死为主要表现的非炎性非冠状动脉心肌疾病，多见于年轻患者。主要侵犯右心室，表现为进行性心肌细胞减少，被脂肪组织或纤维脂肪组织代替，导致右心室节段性异常或整体异常。大多数ARVC/D患者为常染色体显性遗传。除病史及家族史外，心电图、超声心动图、右心室造影、心脏磁共振成像及计算机体层成像等检查有助诊断ARVC/D。心电图常表现：① 完全性或不完全性右束支传导阻滞；② 无右束支传导阻滞者V_1导联QRS波群时限>110毫秒；③ V_1导联可见Epsilon波；④ 右胸导联出现与右束支传导阻滞无关的T波倒置；⑤ 室性心动过速和频发室性期前收缩呈左束支传导阻滞图形。

目前无病因治疗的方法，一般用抗心律失常药物（普罗帕酮、索他洛尔或胺碘酮）预防或治疗恶性室性心律失常，植入型心律转复除颤器（ICD）植入以降低猝死风险，射频消融以减少心律失常发作，同时针对右心衰竭进行治疗。当疾病步入晚期出现严重右心衰竭合并三尖瓣关闭不全时，需要适合剂量的利尿，效果不佳时考虑心脏外科干预。

二、酒精性心肌病（alcoholic cardiomyopathy）

长期大量饮酒可引起的继发性扩张型心肌病（DCM）。诊断标准：① 符合DCM的诊断标准；② 长期过量饮酒（WHO标准为女性>40g/d，男性>80g/d，饮酒5年以上）；③ 既往无其他心脏病病史；④ 早期发现戒酒6个月后DCM临床状态得到缓解。饮酒是导致心功能损害的独立原因。建议戒酒6个月后再行临床状态评价。

三、围生期心肌病（peripartum cardiomyopathy）

既往无心脏病史的女性，在妊娠最后1个月或产后5个月内发生心力衰竭，临床表现符合DCM特点称为围生期心肌病。本病可能是一组多因素疾病，与病毒感染、营养不良有关，高龄和营养不良，近期出现妊娠高血压综合征、多胎妊娠及宫缩制剂治疗与本病发生有一定关系。每1 300~1 400次分娩中发生1例。本病除具DCM的临床特点外，体循环、肺循环栓塞发生频率较高，再次妊娠常引起疾病复发。

四、心动过速性心肌病（tachycardia-induced cardiomyopathy）

诊断标准：① 符合DCM的诊断标准；② 慢性心动过速发作时间超过每日总时间的12%~15%，包括窦房折返性心动过速、房性心动过速、持续性交界性心动过速、心房扑动、心房颤动和持续性室性心动过速等；③ 心室率多在160次/min以上，少数可能只有110~120次/min，与个体差异有关。有效控制心室率或转复窦性心律是治疗关键，因此射频消融若能根治心动过速，则心肌病可同步治愈。

五、左心室心肌致密化不全（left ventricular noncompaction，LVNC）

左心室心肌致密化不全是一种先天性心肌病，由于胚胎发育过程中心外膜到心内膜致密化过程提前终止，导致特征性的左心室心肌海绵样形态学异常，表现为肌小梁和深陷期间深的隐窝（窦管），形成网状结构，称为非致密化心肌。左心室心肌致密化不全主要累及左心腔的心尖部分，临床表现为左心室收缩功能障碍、心力衰竭、血栓栓塞、心律失常、猝死。超声心动图、心脏MRI、左心室造影可以诊断本病。本病的治疗主要是纠正心功能，根本治疗需要心脏移植。

六、心脏气球样变（Takotsubo cardiomyopathy）

本病的发生与情绪急剧激动或精神刺激等因素有关，如亲人过世、地震或某种侵入性手术操作后等，故又称心碎综合征。临床表现为突发胸骨后疼痛伴心电图ST段抬高或压低，伴或不伴T波倒置。冠状动脉造影除外狭窄。患者左心室功能受损，左心室造影或超声心动图显示心室中部和心尖部膨出，形似章鱼壶，故得此名。临床过程呈一过性，支持和安慰是主要的治疗手段。β受体拮抗剂治疗可望减少心脏破裂的发生。

七、缺血性心肌病（ischemic cardiomyopathy）

冠状动脉粥样硬化多支病变造成的弥漫性心脏扩大和心力衰竭称为缺血性心肌病。

八、心脏离子通道病

心脏离子通道病是编码各主要离子通道亚单位的基因突变引起的遗传性或先天性心律失常。这些离子通道病包括长QT综合征（LQTS）、短QT综合征（SQTS）、Brugada综合征及儿茶酚胺敏感性多形性室性心动过速（CPVT）。美国2006年心肌病定义和分类首次将其归为原发性遗传性心肌病范畴。

（一）长QT综合征

特征是心室复极时间延长、心电图上QT及QTC延长，易诱发有症状或致命的室性心律失常，如多形性室性心动过速（尖端扭转室性心动过速），是最常见的离子通道病和SCD的常见病因。心电图表现可以变异很大，25%~50%受累的家族成员QT间期正常或临界范围。最常见的临床表现为晕厥，晕厥与运动、情绪紧张、激动有关，一般持续1~2分钟，少部分患者可在睡眠时发生猝死。对于无症状的QT间期延长患者建议给予β受体拮抗剂治疗；对于因室性心律失常出现晕厥或先兆猝死的患者，若足量β受体拮抗剂无效，需要行ICD治疗。

（二）Brugada综合征

临床表现为年轻人尤其是青年男性的SCD。家族性常染色体显性遗传及散发病例中约20%是由于心脏钠离子通道基因*SCN5A*的α亚单位突变。特征性的心电图表现是V_1~V_3导联ST段呈下斜型或马鞍型抬高。常常这种特征性心电图可以是间歇性的，使用钠通道阻滞剂（如氟卡尼、普罗帕酮、普鲁卡因胺及吡西卡尼）可以使其显露。最为有效的治疗手段为ICD植入，口服奎宁定可减少ICD放电。

常见类型心肌病比较（表3-9-1）。

▼ 表3-9-1　常见类型心肌病比较

比较项目	DCM	HCM	RCM	ARVC
病理生理改变	左心室扩张，收缩力下降	左心室心肌肥厚，舒张功能受限	左心室壁僵硬，舒张功能受限	右心室扩张，收缩力下降
超声心动图				
EF值	症状明显时，LVEF<35%	LVEF>60%	LVEF为25%~50%	LVEF正常，RVEF下降
LVEDD	≥60mm	缩小	正常或增加	正常，累及左心室时增加
室壁厚度	变薄	明显增厚（尤其室间隔）	正常或增加	右心室壁变薄
LA	增大	增大	增大，甚至巨大	正常，晚期增大
瓣膜反流	先二尖瓣，后三尖瓣	二尖瓣反流	有，一般不严重	三尖瓣反流
常见首发症状	耐力下降，盗汗	耐力下降，可有胸痛	耐力下降，水肿	心律失常症状猝死
心力衰竭症状	左心衰竭先于右心衰竭	从HFpEF发展至HFrEF	右心衰竭	右心衰竭
常见心律失常	VT，传导阻滞和AF	VT和AF	传导阻滞和AF	VT

注：DCM为扩张型心肌病；HCM为肥厚型心肌病；RCM为限制型心肌病；ARVC为致心律失常型右心室心肌病；EF为射血分数；LVEF为左心室射血分数；RVEF为右心室射血分数；LVEDD为左心室舒张末期内径；LA为左心房；VT为室性心动过速；AF为心房颤动。

第五节　心肌炎

心肌炎（myocarditis）是指心肌炎症性改变伴随心脏收缩/舒张功能障碍的疾病。呈局灶性或弥漫性炎性改变，可原发于心肌，也可是全身性疾病的一部分。引起心肌炎的因素：① 感染因素，包括病毒、立克次体、细菌、真菌、寄生虫等，以病毒最为常见，其中又以肠道病毒，尤其是柯萨奇B组病毒感染最多见；② 非感染因素，包括药物、毒性物质、放射照射等。

2013年ESC心肌、心包疾病工作组将心肌炎分为如下亚组：① 病毒性心肌炎，具有心肌炎的组织学证据，且心肌病毒聚合酶链反应（PCR）检测阳性；② 自身免疫性心肌炎，组织学证实心肌炎，但心肌病毒PCR阴性，伴或不伴血清心肌自身抗体；③ 病毒及免疫性心肌病，组织学证实心肌炎伴PCR检测病毒阳性及阳性的血清心肌自身抗体。

本节主要叙述病毒性心肌炎。

一、病因与发病机制

许多感染性因素、系统性疾病、药物和毒素都可引起此病。病毒感染是最重要的病因。较常见的病毒有腺病毒、肠道病毒、流感病毒、EB病毒、人疱疹病毒6、微小病毒B19和巨细胞病毒等。自身免疫性心肌炎可能仅有心脏受累，或者有伴随自身免疫性疾病的心脏临床表现，多为结节病、高嗜酸性粒细胞增多综合征、硬皮病、系统性红斑狼疮。

病毒性心肌炎的发病机制包括：① 病毒直接侵犯机体，造成心肌的直接损害；② 病毒与机体免疫反应共同作用。故认为免疫是心肌炎主要发病机制。细胞毒穿孔蛋白、细胞因子IL-1、IL-8和TNF-α参与了心肌细胞损伤；T细胞介导的细胞免疫在心肌炎心肌损伤机制中起重要作用。60%心肌炎患者抗心肌特异性抗体，如抗肌球蛋白重链抗体增高，该抗体可直接引起心肌损伤。免疫学分析表明，心肌炎患者自然杀伤细胞、辅助T细胞和抗体依赖性细胞毒细胞功能减低，而血IL-1和TNF-α增高。此外，持续病毒感染尚可引起心肌细胞凋亡，而演变成扩张型心肌病。

二、临床表现

1. 症状　患者症状取决于病变的广泛程度和部位：① 多数患者有病毒感染前驱症状，发病前1~3周有上呼吸道感染、腹泻病史；② 而后出现心慌、呼吸困难、心脏大、心率快、奔马律、颈静脉怒张、肝大等心力衰竭的临床表现；③ 各种心律失常的表现，也常是绝大部分病毒性心肌炎患者的主诉或首发症状。三度房室传导阻滞、室性心动过速、心室颤动者可发生猝死。

2. 体征　各种心律失常的阳性体征，与体温不相称的心动过速。听诊可闻及第三心音、第四心音或奔马律。有颈静脉怒张、肺部啰音、肝大等体征。严重可出现低血压、四肢厥冷等心源性休克体征。

三、辅助检查

临床表现符合心肌炎患者的一线检查如下。

1. 心电图　疑诊心肌炎患者首选心电图检查，但特异低，唯弓背向下的ST段抬高具有诊断的特异性；AVB和QRS波群增宽是预后不良的预测因子。

2. 超声心动图　主要用于排除其他心脏疾病如瓣膜病，监测心脏的改变如腔室大小、室壁厚度、心脏功能、附壁血栓和心包渗出等。所有疑诊心肌炎患者应常规行超声心动图，当血流动力学发生变化或症状恶化应及时复查超声心动图。

3. 心脏磁共振　对心肌炎诊断有较大价值。典型表现为T_1和T_2信号强度增加提示水肿，心肌早期钆增强提示，心肌充血，钆延迟增强扫描可见心外膜下或心肌中层片状强化。

4. 生化标志物

（1）肌钙蛋白、红细胞沉降率（ESR）和C反应蛋白（CRP）水平：患者ESR和CRP水平常升高。

（2）病毒血清学检查：仅对病因有提示作用，不能作为诊断依据。确诊有赖于检出心内膜、心肌或心包组织内病毒、病毒抗原、病毒基因片段或病毒蛋白。

（3）血清心脏自身抗体（AAB）：如有可能，可行心脏自身抗体检测。

5. 心内膜心肌活检　除用于确诊本病外，还有助于病情及预后的判断。因其有创，本检查主要用于病情急重、治疗反应差、原因不明的患者。对于轻症患者，一般不常规检查。

四、诊断与鉴别诊断

（一）诊断标准

病毒性心肌炎的诊断主要为临床诊断。根据典型的前驱感染史、相应的临床表现及体征、心电图、心肌酶学检查或超声心动图、心脏磁共振显示的心肌损伤证据，应考虑此诊断。确诊有赖于心肌活检。

1999年8月全国心肌炎心肌病学术研讨会成人病毒性心肌炎的诊断参考标准如下。

1. 病史与体征　在上呼吸道感染、腹泻等病毒感染后3周内出现心脏表现，如出现不能用一般原因解释的感染后重度乏力、胸闷、头昏（心排血量降低所致）、心尖第一心音明显减弱、舒张期奔马律、心包摩擦音、心脏扩大、充血性心力衰竭或阿-斯综合征等。

2. 上述感染后3周内新出现心律失常或心电图改变

（1）窦性心动过速、房室传导阻滞、窦房传导阻滞或束支传导阻滞。

（2）多源、成对室性期前收缩，自主性房性或交界性心动过速，阵发或非阵发性室性心动过速，心房或心室扑动或颤动。

（3）2个以上导联ST段呈水平型或下斜型下移0.05mV或ST段异常抬高或出现异常Q波。

3. 心肌损伤的参考指标　病程中血清心肌肌钙蛋白I或肌钙蛋白T（强调定量测定）、CK-MB明显增高。超声心动图示心腔扩大或室壁活动异常和/或核素心功能检查证实左心室收缩或舒张功能减弱。

4. 病原学依据

（1）在急性期从心内膜、心肌、心包或心包穿刺液中检出病毒、病毒基因片段或病毒蛋白抗原。

（2）病毒抗体：第二份血清中同型病毒抗体（如柯萨奇B组病毒中和抗体或流感病毒血凝抑制抗体等）滴度较第一份血清升高4倍（2份血清应相隔2周以上）或1次抗体效价≥640者为阳性，≥320者为可疑阳性（如以1∶32为基础者则宜以≥256为阳性，≥128为可疑阳性，根据不同实验室标准决定）。

（3）病毒特异性IgM：以≥1∶320者为阳性（按各实验室诊断标准，需要在严格质控条件下）。如同时有血中肠道病毒核酸阳性者更支持有近期病毒感染。

对同时具有上述1、2［（1）、（2）、（3）中任何1项）］、3中任何2项，在排除其他原因心肌疾病后，临床上可诊断急性病毒性心肌炎。如同时具有4中（3）项者，可从病原学上确诊急性病毒性心肌炎；如仅具有4中（2）、（3）项者，在病原学上只能拟诊为急性病毒性心肌炎。如患者有阿-斯综合征发作、充血性心力衰竭伴或不伴心肌梗死样心电图改变、心源性休克、急性心力衰竭、心动过速伴低血压或心肌心包炎等1项或多项表现，可诊断为重症病毒性心肌炎。如仅在病毒感染后3周内出现少数期前收缩或轻度T波改变，不宜轻易诊断为急性病毒性心肌炎。

（二）鉴别诊断

应注意排除甲状腺功能亢进、二尖瓣脱垂综合征以及影响心功能的其他疾病如风湿免疫系统疾病、血管炎、药物及毒物等引起的心肌炎。另外，尚需要排除心肌病急性发作、急性冠脉综合征（ACS）等疾病造成的心肌损伤标志物升高。

五、治疗

病毒性心肌炎尚无特异性治疗，应该以针对左心功能不全的支持治疗为主。患者应避免劳累，适当休息。出现心力衰竭时酌情使用利尿剂、血管扩张剂、ACEI、ARNI等。出现快速性心律失常者，可采用抗心律失常药物。高度房室传导阻滞或窦房结功能损害而出现晕厥或明显低血压时，可考虑使用临时心脏起搏器。有病原学证据时，建议给予特异性抗病毒治疗。重症患者需要考虑同时应用糖皮质激素和丙种球蛋白。

此外，临床上还可应用促进心肌代谢的药物如三磷酸腺苷、辅酶A、环腺苷酸等。

暴发性心肌炎和重症心肌炎进展快、死亡率高，在药物治疗基础上保证心肺支持系统十分重要，因此需要评估是否应用体外膜氧合（ECMO）支持。

六、随访

因为>30%的患者甚至可能转为慢性扩张型心肌病，有伪心肌梗死表现，冠状动脉造影正常，并保留心室功能的心肌炎患者当心肌酶已经恢复正常范围时应予出院，并进行长期随访。如果长期（数周甚至数月）记录到心肌酶的升高和/或左和/或右心室功能逐步减弱，患者应被重新收住院并评估。

（周蕾）

学习小结

扩张型心肌病是以一侧或双侧心腔扩大、收缩功能障碍为主要特征。既有遗传又有非遗传原因造成的复合型心肌病。高度房室传导阻滞、心室颤动、窦房传导阻滞等心律失常成为致死原因之一。超声心动图是诊断及评估扩张型心肌病最常用的重要手段。肥厚型心肌病并非完全因心脏负荷异常引起的左心室室壁增厚，系常染色体显性遗传疾病。在胸骨左缘下段心尖内侧闻及收缩期向心尖传播的杂音。超声心动图、心脏磁共振具有诊断意义。限制型心肌病以右心衰竭为主要临床特点，注意与缩窄性心包炎鉴别。治疗重点为避免劳累和预防呼吸道感染等可能加重心力衰竭的诱因，主要是针对心力衰竭的对症治疗。

复习思考题

1. 简述心肌病的定义和分类。
2. 扩张型心肌病的临床表现有哪些？
3. 简述肥厚型心肌病的分类及其超声改变。
4. 简述肥厚型心肌病引起心脏杂音增强和减弱的诱因。
5. 简述病毒性心肌炎的不同临床类型。

第十章　心包疾病

03篇10章

学习目标

掌握　心包疾病的临床表现包括急性心包炎、心包渗出和心脏压塞或慢性心包缩窄；急性心脏压塞的临床表现、体征及辅助检查的价值；慢性缩窄性心包炎的临床表现、体征。

熟悉　心包炎的常见病因及不同病因心包炎的临床特点。

了解　不同病因心包炎的特异性治疗。

心包是包裹在心脏和大血管根部的一个膜性囊状结构，分为脏层和壁层，两者之间的潜在腔隙为心包腔，生理情况下内含20~50ml浆液，起润滑作用。心包疾病包括感染性炎症和非感染性炎症、肿瘤等，其中以炎症最为常见。按病情可分为急性心包炎（伴或不伴心包积液）、持续性心包炎（心包炎持续4~6周，但<3个月没有缓解）、复发性心包炎（急性心包炎首次发作后，出现4~6周或更长的无症状期后再次发生的心包炎）。根据病程可分为急性和慢性心包炎，急性心包炎常伴有心包积液，慢性心包炎常引起心包缩窄。

第一节　急性心包炎

急性心包炎（acute pericarditis）是心包膜脏层和壁层的急性炎症，常由细菌、病毒、自身免疫、物理、化学等因素引起。可以是心脏损害的唯一表现，也可以同时合并心肌炎和/或心内膜炎。

一、病因

常见的病因有感染性、特发性、肿瘤、结缔组织病、代谢性疾病、全身性疾病、心脏损伤后综合征（自身免疫反应）、急性心肌梗死后、药物反应、放射线照射、创伤等。近年来，随着疾病谱的变迁，肿瘤、尿毒症性心包炎的发病率明显呈增加趋势。心包炎的常见病因如下。

1. 特发性　不能明确病因。

2. 感染性　病毒、结核、急性细菌性感染、真菌感染、寄生虫、立克次体、支原体。

3. 急性心肌梗死　心肌梗死后综合征。

4. 代谢性疾病　尿毒症、高胆固醇血症、甲状腺功能减退症、痛风。

5. 肿瘤性疾病　原发性心包肿瘤、心包外肿瘤转移（肺癌、乳腺癌、淋巴瘤、白血病、消化道肿瘤等）。

6. 自身免疫性疾病　急性风湿热、系统性红斑狼疮、类风湿关节炎、混合型结缔组织病、心脏损伤后综合征（Dressler综合征）等。

7. 药物性　肼屈嗪、普鲁卡因胺、苯妥英钠、异烟肼、多柔比星、保泰松等。

8. 创伤性　胸部创伤、起搏器植入、心脏导管诊断或治疗操作。

9. 邻近器官疾病　夹层动脉瘤、肺梗死、肺炎、食管病变、胸导管病变等。

10. 心力衰竭及严重低蛋白血症。

二、病理

急性心包炎分为纤维蛋白性和渗出性2种。在急性期，心包壁层和脏层之间纤维蛋白、白细胞及少许内皮细胞渗出，无明显液体积聚，称为纤维蛋白性心包炎，又称急性“干性”心包炎；随着渗出液体增加，逐渐变为渗出性心包炎，常为浆液纤维蛋白性，液体量100ml至3L不等，多呈黄色清亮，偶可浑浊不清或呈血性。积液一般在数周至数月内吸收，部分患者积液吸收后心包腔内可残存纤维蛋白性粘连、局灶性瘢痕，心包增厚。若液体在较短时间内大量积聚，可引起心脏压塞。急性心包炎时，心外膜下心肌有不同程度的炎性变化，如范围较广可称为心肌心包炎。此外，炎症还可累及纵隔、横膈和脑膜。

三、病理生理

正常心包腔内平均压力接近于零或略低于大气压。急性纤维蛋白性心包炎或少量积液时心包腔内压力变化不明显，故不影响血流动力学。当渗液快速积聚或大量积液可导致心包腔内压力升高，导致右心室明显受压，加上过速的心率使心室舒张期缩短和充盈减少，每搏输出量降低，动脉血压下降，产生休克，同时伴体循环及肺循环静脉压升高，称为心脏压塞。

四、临床表现

急性心包炎的主要临床表现有3种形式：急性纤维蛋白性心包炎、渗出性心包炎、渗出性心包炎并心脏压塞。

1. 急性纤维蛋白性心包炎

（1）症状：主要表现为胸骨后、心前区疼痛，多见于急性非特异性心包炎和感染性心包炎。疼痛常位于心前区，呈尖锐性，与呼吸运动有关，因咳嗽、深呼吸或变换体位而加重，坐位前倾时减轻。心绞痛的部位与心包炎相似，但疼痛不受呼吸和体位影响，持续时间较短，一般不超过30分钟，舌下含服硝酸甘油有效。心前区疼痛伴有心电图ST段的抬高，应与心肌梗死鉴别。进程缓慢的结核性、尿毒症性、肿瘤性心包炎疼痛可能不明显。部分患者伴有其他非特异症状，如发热、全身不适、呼吸浅快、咳嗽、乏力等。

（2）体征：最具诊断价值的体征是心包摩擦音，表现为搔刮样、粗糙、刺耳的高频音。典型的心包摩擦音包括3个成分，分别与心房收缩（收缩期前）、心室收缩及舒张早期快速充盈时的心脏活动相一致，多数为与心室收缩、舒张相一致的双相性摩擦音。心包摩擦音多位于心前区，以胸骨左缘第3、4肋间最为明显；坐位前倾、深吸气更容易听到；变化快，可持续数小时或持续数日、数周，当积液增多将两层心包分开时，摩擦音即消失。

2. 渗出性心包炎 临床表现取决于积液导致心脏压塞的程度，轻者血流动力学改变可不明显，重者则出现循环障碍或衰竭。

（1）症状：呼吸困难是心脏压塞时最突出的症状，与支气管、肺受压及肺淤血有关。呼吸困难严重时，患者呈端坐呼吸、身躯前倾、呼吸浅快、面色苍白、发绀。可因气管受压而产生干咳，喉返神经受压时声音嘶哑，食管受压出现吞咽困难，膈神经受牵拉出现呃逆等。部分患者可有上腹部饱胀、乏力、烦躁等不适。

（2）体征：心脏搏动减弱或消失，心脏绝对浊音界向两侧扩大，心率加快，心音低而遥远。大量心包积液时，心包压迫左肺底，在左肩胛下角可出现浊音及支气管呼吸音，称心包积液征［尤尔特征（Ewart sign）］。少数病例中，在胸骨左缘第3、4肋间可闻及心包叩击音（见本章第二节“缩窄性心包炎”）。依心脏压塞程度的不同，脉搏可表现为正常、减弱或出现奇脉。大量心包积液时收缩压降低，而舒张压变化不大，故脉压变小，同时可累及静脉回流，表现为颈静脉怒张、肝大、下肢水肿及腹水等。

3. 渗出性心包炎并心脏压塞 心脏压塞的临床特征为Beck三联征：血压低、心音弱、颈静脉怒张。

急性心脏压塞、亚急性或慢性心脏压塞的临床表现不同。

（1）急性心脏压塞：当短期内大量心包积液时可出现急性心脏压塞征象，表现为窦性心动过速、血压下降、脉压变小、静脉压明显上升，此时若心排血量显著下降，可导致急性循环衰竭、休克等。

（2）亚急性或慢性心脏压塞：若积液积聚较慢，可出现亚急性或慢性心脏压塞，表现为体循环淤血、颈静脉怒张、静脉压升高、奇脉（吸停脉）、库斯莫尔征（Kussmaul sign）（吸气时颈静脉充盈更明显）等。奇脉是指大量积液患者桡动脉搏动呈吸气性显著减弱或消失、呼气时复原的现象，也可通过血压测量来诊断，即吸气时动脉收缩压较吸气前下降10mmHg或更多，而正常人吸气时收缩压仅稍有下降。

五、辅助检查

1. 心电图 具有典型的动态变化过程：① 胸痛出现时可见aVR导联ST段压低，其他常规导联ST段弓背向下型抬高，T波高尖，缺乏心肌梗死时的对称部位ST段压低的规律；② 一到数日后，ST段回到基线并伴T波低平；③ T波由低平逐渐变为倒置达最大深度；④ 持续数周至数月后T波由倒置恢复至正常，以上应注意与急性心肌梗死鉴别。另外，PR段移位，提示心包膜下心房肌受损。心包积液时有QRS低电压，大量积液时可见QRS电交替。

2. 超声心动图 是诊断心包积液最可靠的方法，评估心包积液对血流动力学的影响程度，并可进行半定量测量及定位穿刺点。超声心动图心包积液半定量分为少量（<10mm）、中量（10~20mm）、大量（>20mm）。心脏压塞的超声心动图特征为右心房及右心室舒张期塌陷，吸气时右心室内径增大，左心室内径减小，室间隔向左侧移位等。

3. X线检查 心包少量渗出时无明显异常，当心包内积液量超过300ml时，可见心影向两侧扩大，呈烧瓶样，心脏冲动减弱或消失；肺部无明显充血现象而心影显著增大是心包积液的有力证据。

4. 心包穿刺 具有诊断和治疗双重价值。对穿刺液进行生物学（细菌、真菌等）、生化、细胞分类、病理等检查有助于明确病因；同时抽取一定量的积液也可快速解除心脏压塞症状，必要时置管引流并可进行心包腔内药物治疗。

5. 心包活检 有助于明确病因，一般不作为常规检查。

6. 化验检查 炎性标志物：白细胞计数（WBC）、红细胞沉降率（ESR）、C反应蛋白（CRP）可增高。心肌损伤标志物：肌酸激酶同工酶（CK-MB）、血清肌钙蛋白I（TnI）可轻、中度升高，如血清CK-MB、TnI明显升高提示心外膜下浅层心肌受累。病因学检查：抗核抗体、结核菌素纯蛋白衍生物（PPD）皮肤试验、HIV血清免疫学、血培养。

六、病因类型与临床特点

常见的病因包括结核性、肿瘤性、急性化脓性、急性非特异性、心脏损伤后综合征、尿毒症性、外伤性等，近年来结核和肿瘤性心包积液呈上升趋势。

1. 结核性心包炎 通常起病隐匿，典型者可有结核病的全身表现，如发热、疲乏、食欲减退、消瘦等或原发结核病灶的表现。相当一部分患者无上述表现，甚至结合菌素试验阴性，仅因为心脏压塞症状而就诊。心包积液为中到大量，多呈血性，细胞分类以淋巴细胞为主，偶可找到结核分枝杆菌。早期诊断及正规抗结核（病程较长，通常需要1年以上）治疗非常重要（参照胸部结核的治疗方案），否则极易形成缩窄性心包炎。对于部分患者，试验性的抗结核治疗有助于诊断及鉴别。如患者情况没有改善，或在4~8周抗结核治疗后恶化，建议使用心包部分切除术。

2. 急性非特异性心包炎 病因不明，可能与病毒感染、过敏、自身免疫反应有关，以青壮年男性多见。发病前数日常有上呼吸道感染史，起病急骤，剧烈胸痛、持续发热，胸痛的同时多出现心包摩擦音，少有压塞症状；积液量常较少，呈草黄色或血性，细胞分类以淋巴细胞为主；白细胞总数增加，红细胞沉降率增快，如心包下心肌受累明显，心肌酶增高；早期就诊可记录到心电图ST段抬高。本病能自行痊愈，但可以多次反复发作。

3. 肿瘤性心包炎 心包原发性肿瘤主要是间皮瘤，较少见。转移性肿瘤较多见，常源于支气管肺癌、乳腺癌、食管癌、淋巴瘤、白血病等。胸痛、心包摩擦音等症状体征少见，积液多为大量、血性、进展迅速，有时可找到肿瘤细胞，多因心脏压塞症状就诊发现。治疗包括除原发病外，常需要心包穿刺、置管引流，必要时心包腔内化疗。当肿瘤患者采取化疗或放疗时出现心包炎征象，约2/3是非肿瘤性，如放射性心包炎、机会性感染、治疗反应等。

4. **心脏损伤后综合征** 见于心脏手术、心肌梗死、心脏创伤后。症状通常认为具有自身免疫性。临床表现有发热、心前区疼痛、干咳、肌肉关节痛、白细胞增高、红细胞沉降率加速等。心包炎可以是纤维蛋白性或渗出性，少有心包摩擦音，积液常为中量、呈浆液性，量大时可出现心脏压塞的症状、体征。本病有自限性，但可反复发作。

5. **化脓性心包炎** 由于抗生素的广泛应用，本病已大为减少，但一旦发生，病情凶险。其感染源包括：① 邻近胸腔内感染蔓延，如肺炎、脓胸、纵隔囊肿等；② 全身败血症经血行播散；③ 心包侵入性损伤感染；④ 偶见膈下或肝脓肿穿破引发感染。常见致病菌为葡萄球菌、革兰氏阴性杆菌和肺炎球菌。临床上有高热、呼吸困难、白细胞增多及毒血症表现，重者表现为明显心脏压塞。化脓性心包炎常为其原发病所掩盖而易被漏诊。心包穿刺时抽出脓性积液即可诊断本病，尽早行培养和药敏试验，选择有效抗生素和心包切开引流为主要治疗措施。

6. **尿毒症性心包炎** 见于进行性肾衰竭、尿毒症期长期血液透析或腹膜透析者，是慢性肾衰竭常见的严重并发症，发生率达20%。除原发病表现外，可有发热、胸痛、心包摩擦音及心脏压塞表现，当尿毒症性心包炎发生心脏压塞时可能心率不明显加快。治疗为强化透析，无效可使用非甾体抗炎药（NSAID）和皮质类固醇，不建议使用秋水仙素。

7. **外伤性心包积液和积血** 任何心脏介入治疗（如经皮冠状动脉介入治疗、起搏器引线插入，射频消融）都可以引起心包积血和心脏压塞，这是由于冠状动脉或心脏腔室穿孔所致。诊断包括先前存在的胸部外伤史，这是引起积液和积血的诱因，另外还需要一些心包炎的症状和体征（如胸痛、心包摩擦音、呼吸困难、发热）和炎症反应的标志物升高（C反应蛋白、白细胞增多、红细胞沉降率增快）。对于创伤后心包炎，无血流动力学异常，基本是经验治疗，例如抗炎和辅助治疗给予秋水仙碱。对于危及生命的穿透伤，紧急开胸可以提高生存率，而不是进行心包穿刺。主动脉夹层合并心包积血与心脏压塞在诊断不明的情况下，急诊经胸超声或CT扫描可以帮助确诊。

七、诊断

凡临床上出现以下4项中的2项，可诊断为急性心包炎：① 特征性胸痛；② 心包摩擦音；③ 心电图上新出现的广泛ST段抬高或PR段压低；④ 新出现的或恶化的心包积液。炎症标志物的升高和CT、心脏磁共振证据可作为附加证据。心浊音界增大且随体位变化而改变、心动过速、脉压减小、颈静脉怒张、奇脉等征象，超声心动图显示有心包积液，有助于急性渗出性心包炎诊断。在急性心包炎的纤维蛋白渗出期，患者胸痛明显加之ST段的改变，需要注意与缺血性胸痛的鉴别，见表3-10-1。结合不同病因性心包炎的特征及心包穿刺、活体组织检查等资料可对其病因学作出诊断。

八、治疗与预后

治疗及预后取决于病因及是否早期诊断并正确治疗。治疗原则包括一般及对症治疗、病因治疗、解除心脏压塞等。

▼ 表3-10-1 急性心包炎胸痛与缺血性胸痛鉴别

临床表现	缺血性胸痛	急性心包炎胸痛
部位	胸骨后、左肩、前臂	心前区、左斜方肌嵴
性质	压迫样、渐进性	锐痛、钝痛、闷痛
胸部运动	无影响	随呼吸、胸部转动而加剧
持续时间	心绞痛：数分钟至15min 心肌梗死：30min至数小时	数小时或数日
劳累	稳定心绞痛：多数有关	无关
体位	一般不影响	前倾坐位缓解，卧位加重

1. 一般治疗　卧床休息、吸氧、镇痛并予高热量、高纤维素、高蛋白饮食等。

2. 病因治疗　急性心包炎的一线治疗药物为阿司匹林或NSAID联合胃保护药物。秋水仙碱作为辅助阿司匹林/NSAID的一线治疗药物。结核性心包炎参照胸部结核的治疗方案，应早期、足量、联合长期抗结核治疗，糖皮质激素可预防心包积液再发，并可预防进展成缩窄性心包炎；化脓性者应根据致病菌的病原给予大剂量抗生素，必要时可在心包腔内注射抗生素，使用大的导管应用尿激酶、链激酶心包腔内注射，溶解化脓性渗液然后引流；急性非特异性心包炎和心脏损伤后综合征患者在其初次发作后，可有心包炎症反复发作称为复发性心包炎，发生率20%~30%，一般只需要休息及对症治疗，必要时可用糖皮质激素、NSAID。尿毒症性心包炎需要强化透析治疗，当强化血液透析无效时选用NSAID和皮质激素全身治疗，可能有一定效果。经上述处理仍反复复发，且有严重症状者可考虑心包切除。

3. 心包穿刺引流　适用于大量心包积液或压塞症状明显者。

4. 外科手术　如化脓性心包炎患者经内科治疗效果不佳时，应及早施行心包切开引流术。

5. 预后　主要预后不良的预测指标包括：发热>38℃；亚急性起病；大量心包积液；心脏压塞；阿司匹林或其他NSAID治疗至少1周无治疗反应。次要预后不良的预测指标包括心肌心包炎、免疫抑制、创伤、口服抗凝治疗。

第二节　缩窄性心包炎

缩窄性心包炎（constrictive pericarditis）是指心脏被致密厚实的纤维化心包所包围，致使心室舒张期充盈受限而产生一系列循环障碍的临床综合征。

一、病因

缩窄性心包炎常继发于急性心包炎，多数病例因急性阶段起病隐袭，难于发觉，已形成心包缩窄时才来就医。其病因以结核性为最常见，其次可见于肿瘤、化脓性感染、创伤性心包炎等，相当一部分最终不能明确病因。

二、病理

急性心包炎后，心包脏层与壁层可残留不同程度的粘连，并出现纤维组织增生、钙化，最终形成坚厚的瘢痕，包围压迫心脏及大血管根部，致使心脏舒张期充盈受限而产生血液循环障碍。长期缩窄，心肌可萎缩。心包病理显示为非特异性透明样变性组织，结核所致者可见结核性肉芽组织或干酪样病变。

三、病理生理

心包缩窄时心室舒张受阻，舒张期充盈减少，每搏输出量下降，心率增快；同时上、下腔静脉回流也因心包缩窄而受阻，出现静脉压升高、颈静脉怒张、肝大、腹水、下肢水肿等。吸气时周围静脉回流增多，但缩窄的心包使心室失去适应性扩张的能力，因此静脉压反而增高，形成了吸气时颈静脉更明显扩张的现象，称Kussmaul征。左心室也受到瘢痕的压迫导致肺循环淤血，出现呼吸困难。

四、临床表现

心包缩窄多于急性心包炎后1年内形成，少数可长达数年。常见症状为呼吸困难甚至端坐呼吸、疲乏、衰弱、食欲缺乏、上腹胀满或疼痛。体征有颈静脉怒张、腹部膨隆、肝大、腹水、下肢水肿、Kussmaul征。心脏搏动不明显，心浊音界不增大或轻度增大，心音减低，心率增快、可闻及心包叩击音，胸骨左缘3~4肋间最明显，系心室舒张期充盈血流因心包的缩窄突然受阻并引起心室壁的振动产生。脉搏细弱无力，动脉收缩压降低，脉压变小。患者腹水常较皮下水肿出现得早且明显，且抽液后迅速复聚，与一般心力衰竭中所见者相反，可能与心包的局部缩窄累及肝静脉的回流以及静脉压长期持续升高有关。

五、辅助检查

X线检查示心影可正常或轻度增大，左右心缘变直，心影呈角形，主动脉弓小或难以辨认，上腔静脉常扩张，若见心包钙化，是诊断缩窄性心包炎的重要证据。心电图可表现为QRS低电压、T波低平或倒置。超声心动图对缩窄性心包炎的诊断价值远较对心包积液低，表现有心包增厚、室壁活动减弱、异常的室间隔运动（室间隔抖动）以及左心室后壁舒张期平台等，但均为非特异性征象。

右心导管检查可见肺毛细血管静水压、肺动脉舒张压力、右心室舒张末期压力、右心房压力均升高且都在同一高水平；右心房压力曲线呈“M”或“W”波形，右心室收缩压轻度升高，舒张早期下陷及中晚期高原波。

六、诊断

既往有心包炎病史者，出现体循环淤血、奇脉等症状体征，结合X线、超声心动图等检查不难诊断。临床上常需要与肝硬化、慢性充血性心力衰竭、结核性腹膜炎、限制型心肌病等相鉴别。限制型心肌病的临床表现和血流动力学改变与缩窄性心包炎很相似，两者鉴别可能十分困难，必要时需要进行心内膜心肌活检。

七、治疗

1. 一般治疗　包括卧床休息、低盐饮食、酌情利尿、纠正贫血及低蛋白血症、补充营养能量等。

2. 心包剥离术　早期施行心包剥离术，是治疗慢性缩窄性心包炎的根本措施。

（周蕾）

学习小结

急性心包炎是心包膜脏层和壁层的急性炎症，常由细菌、病毒、自身免疫、物理、化学等因素引起。主要临床表现有3种形式：急性纤维蛋白性心包炎、渗出性心包炎、渗出性心包炎并心脏压塞。急性纤维蛋白性心包炎主要表现为胸骨后、心前区疼痛，伴有心包摩擦音；渗出性心包炎临床表现取决于积液对心脏的压塞程度，表现为呼吸困难、奇脉及静脉回流受阻；渗出性心包炎并心脏压塞临床特征为Beck三联征。超声心动图是诊断心包积液最可靠的方法。治疗及预后取决于病因及是否早期诊断并正确治疗。

缩窄性心包炎常继发于急性心包炎，其病因以结核性为最常见，X线检查若见心包钙化，是诊断缩窄性心包炎的重要证据。

复习思考题

1. 急性心脏压塞的常见体征有哪些？
2. 急性心包炎胸痛与心绞痛如何鉴别诊断？
3. 缩窄性心包炎的常见症状和体征有哪些？

第十一章　血管疾病

03篇11章

学习目标

掌握　主动脉夹层的临床表现、诊断与鉴别诊断、治疗；闭塞性周围动脉粥样硬化的危险因素、临床表现、诊断与鉴别诊断、治疗。

熟悉　主动脉夹层的病因和发病机制、病理；静脉血栓症的诊断与治疗。

了解　缺血性肠病的病因、发病机制、诊断与治疗；静脉血栓症的病因、发病机制。

第一节　主动脉夹层

主动脉夹层（dissection of aorta，AD）是由于各种原因导致的主动脉内膜撕裂，腔内的血液通过内膜破口流入动脉壁间形成夹层血肿，主动脉分层、分离，血管腔被游离的内膜片分隔成真腔和假腔。临床特点为急性起病，突发剧烈疼痛、休克和血肿压迫相应的主动脉分支血管时出现的脏器缺血症状。本病起病凶险，病亡率极高，是心血管疾病的灾难性急危重症，如不及时诊治，48小时内病死率可高达50%。有研究显示，欧美国家主动脉夹层的年发病率为（2.6~6.0）/10万。国内尚缺乏基于人群的主动脉夹层流行病学数据。

一、病因

本病的基本病因主要为以下几个方面。

（一）遗传性疾病

主要是一些引起结缔组织异常的遗传性疾病，其病理改变主要是主动脉中层囊性变，如马方综合征、埃勒斯－当洛综合征（Ehlers-Danlos syndrome）等。

（二）先天性血管畸形

如先天性主动脉瓣畸形、先天性主动脉缩窄等。由于血流加速和血管内径缩窄，主动脉承受较高压力导致内膜损伤。

（三）高血压

主动脉夹层的主要病因，超过80%的患者都有明确的高血压诊断。

（四）主动脉粥样硬化

动脉粥样硬化导致动脉滋养血管的堵塞，引起动脉壁内血肿；同时硬化也导致动脉顺应性下降，导致血流动力学改变，斑块周围内膜容易破裂。

（五）主动脉炎症疾病

如巨细胞动脉炎、系统性红斑狼疮等。

（六）损伤

医源性损伤如主动脉内介入操作、造影剂注射误伤内膜等也可导致本病。

（七）妊娠

40岁以下女性患者中，约半数夹层发生在妊娠期，原因不明，可能与妊娠期机体处于高动力循环状态有关。

二、病理与发病机制

目前研究认为其发病机制包括：结缔组织的遗传性缺损导致的囊性中层退行性变，原纤维基因突变，使弹性硬蛋白在主动脉壁沉积进而使主动脉僵硬扩张，中层弹力纤维断裂、平滑肌局灶性丧失和中层空泡变性并充满黏液样物质；主动脉中层的基质金属蛋白酶（MMP）活性增高，从而降解主动脉壁的结构蛋白；以及其他各种原因引起主动脉内压力升高、血液对血管壁剪切应力改变以及操作及造影剂注射误伤等，导致主动脉内膜撕裂，血流进入内膜与中膜之间，血管腔被游离的内膜片分隔成真腔和假腔，由于血流的不断冲击，假腔可以顺行和/或逆行发展，并导致相应的主动脉分支阻塞，从而导致受累区域的缺血（如冠状动脉、脑动脉、肾动脉等），随着时间的推移，流入假腔的血液会导致动脉瘤的发生，并有破裂的可能。

三、分型

最常用的分型或分类系统为De Bakey分型，根据夹层的起源及受累的部位分为3型（图3-11-1）。

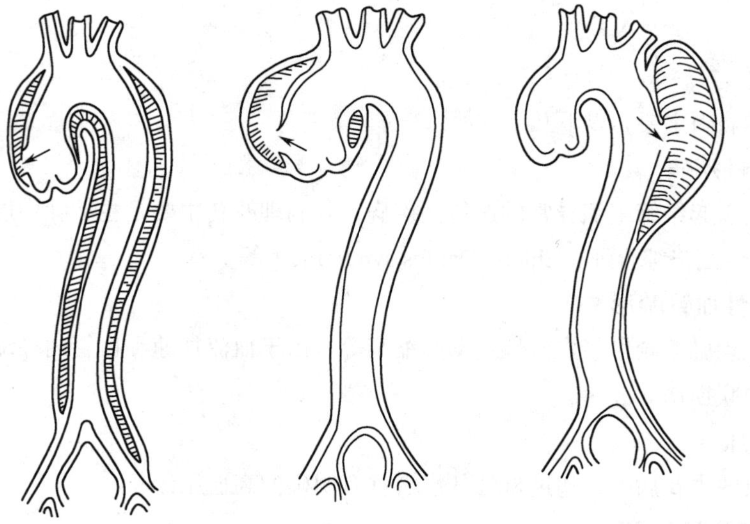

▲ 图3-11-1　De Bakey主动脉夹层分型示意图

Ⅰ型：夹层起源于升主动脉，扩展超过主动脉弓到降主动脉，甚至腹主动脉，此型最多见。

Ⅱ型：夹层起源并局限于升主动脉。

Ⅲ型：病变起源于降主动脉，并向远端扩展，夹层累及胸主动脉（Ⅲa）和腹主动脉（Ⅲb）。

另一种分型法为Stanford分型，该法以夹层是否涉及升主动脉为标准，Stanford A型包括De Bakey Ⅰ、Ⅱ型，病变涉及升主动脉，约占夹层的2/3；Stanford B型相当于De Bakey Ⅲ型，病变不涉及升主动脉，约占1/3。此法有利于治疗方法的选择。

四、临床表现

起病24小时以内为超急性期，1~14日为急性期，15~90日为亚急性期，病程超过90日者则为慢性期，从起病开始越早病死率越高，而至14日时病死率达到70%~80%，此后趋于平稳。

（一）疼痛

疼痛为本病突出且特征性的症状。约96%的患者有突发、急起、剧烈而持续且不能耐受的疼痛。疼痛一出现即达高峰。疼痛部位有时可提示撕裂口的部位，如仅有前胸痛，90%以上为升主动脉夹层；颈、喉、颌或脸部痛也强烈提示升主动脉夹层；肩胛间最痛，90%以上在降主动脉；背、腹或下肢痛也强烈提示降主动脉夹层。极少数升主动脉夹层的外破口破入心包腔导致心脏压塞，此类患者仅自诉胸痛。有时易忽略主动脉夹层的诊断，故对于临床出现剧烈胸痛的患者应引起重视，考虑本病的可能。

（二）血压变化

大多数患者发病时合并高血压，且双上肢或上下肢血压相差较大，低血压多数是心脏压塞或急性重度主动脉瓣关闭不全所致。当夹层瘤破入胸膜腔大量内出血时可出现严重的低血压休克。

（三）心血管系统

1. 主动脉瓣关闭不全和心力衰竭　由于升主动脉夹层使瓣环扩大，主动脉瓣移位而出现急性主动脉瓣关闭不全；心前区可闻及典型叹气样舒张期杂音且可发生充血性心力衰竭。

2. 心肌梗死　发生率低，多为下壁心肌梗死。该情况应提高警惕，严格鉴别，严禁溶栓和抗凝治疗，否则会引发大出血，病死率高达71%。

3. 心脏压塞　详见本篇第十章。

（四）其他

1. 夹层压迫脑、脊髓动脉可引起昏迷、瘫痪等。

2. 夹层压迫喉返神经可引起声音嘶哑。

3. 夹层破入胸、腹腔可致胸腹腔积血，破入气管－支气管或食管可导致大量咯血或呕血，这种情况常在数分钟内死亡。

4. 夹层扩展到腹腔动脉或肠系膜动脉可致肠坏死急腹症。

5. 夹层扩展到肾动脉可引起急性腰痛、血尿、急性肾衰竭或肾性高血压。

6. 夹层扩展至髂动脉可导致股动脉灌注减少而出现下肢缺血以致坏死。

五、辅助检查

（一）X线

部分主动脉夹层患者胸部X线可有主动脉增宽，上纵隔增宽少见，虽无特异性诊断价值，但可提示行进一步确诊检查。

（二）心电图

一般无特异性ST–T改变，仅在少数急性心包积血时可有急性心包炎改变，或累及冠状动脉时可出现下壁心肌梗死的心电图改变。故急性胸痛患者心电图常作为与急性心肌梗死鉴别的重要手段。

（三）超声心动图

超声心动图可识别真、假腔或发现主动脉的内膜裂口下垂物，经食管超声心动图检测更具优势，灵敏度、特异度较高，但对局限于升主动脉远端和主动脉弓部的病变因受主气道内空气的影响，超声检查可能漏诊。

（四）主动脉CTA

主动脉CTA可清晰显示内膜瓣、破裂口、真假腔的相互关系，以及血栓钙化和动脉受累的范围等情况，为临床医生提供治疗依据及制定手术方式提供了可靠依据。

（五）磁共振（MRI）

MRI可明确显示真假腔及内膜片破裂口的位置、数目、夹层动脉瘤范围及分支血管受累的情况，同时成像速度快、无辐射，但不能对有心脏起搏器或金属异物的患者进行检查；不能显示血管壁或内膜片钙化。

（六）数字减影血管造影（DSA）

DSA对Ⅲ型主动脉夹层的诊断价值可与主动脉造影媲美，而对Ⅰ、Ⅱ型的分辨力较差。

（七）主动脉逆行造影

主动脉逆行造影为术前确诊、判定破口部位及假腔血流方向，并制定介入或手术方案而必须进行的检查。

（八）实验室检查

部分患者有D–二聚体、心肌酶和肌红蛋白升高，但缺乏特异性，容易误诊为冠状动脉病变，要注意鉴别。

在选择以上诊断技术时，必须考虑精确性、安全性、简单化、适应证等诸方面，此外对合并症的诊断亦应考虑。DSA虽然一直被公认为是主动脉夹层诊断的金标准，但由于该检查有创，且只能检查对比剂充盈的管腔，无法观察未被对比剂充盈的假腔，同时可能会引起夹层范围扩大，存在潜在风险，病情危重时难以实施。升主动脉造影耗时，且对不稳定患者亦有危险，亦不适用于急诊患者；CT、超声检查速度快，在急诊应用较广泛。在不能确诊，且高度怀疑主动脉撕裂，上述检查不能确诊或病情相对较平稳，可考虑MRI或升主动脉造影。4种诊断技术影像优缺点比较见表3–11–1。

▼ 表3-11-1 四种诊断技术影像优缺点比较

优缺点	造影	CTA	MRI	食管内超声
灵敏度	++	+++	+++	+++
特异度	+++	+++	+++	+++
PAU位	++	+	+++	++
主动脉关闭不全	+++	–	+	+++
心包积液	–	++	+++	+++
动脉分支	+++	++	++	++
冠状动脉	++	–	–	++
快速检查	较慢	较快	较慢	最快
床旁检查	否	否	否	可
创伤性	是	否	否	否
使用造影剂	是	是	否	否

六、诊断与鉴别诊断

以下情况应考虑主动脉夹层的诊断：急性起病，突发胸背部撕裂样剧痛；伴有虚脱表现，血压下降不明显甚至增高；脉搏速弱甚至消失或两侧肢体动脉血压明显不对等；还可能突然出现主动脉瓣关闭不全或心脏压塞体征、急腹症或神经系统障碍、肾功能急剧减退伴血管阻塞现象时，随即恰当选择超声、CTA、MRI等诊断手段进行诊断并予以快速处理。

急性胸痛为本病首要症状，故主要应与急性心肌梗死和急性肺栓塞相鉴别。此外，因本病可造成多器官受累，引发多种症状，故全面分析病史、体检结果，注意与各相关系统类似表现的疾病进行鉴别显得格外重要，例如其他原因引起的主动脉瓣关闭不全、充血性心力衰竭、脑血管意外、急腹症和肾衰竭等。

七、治疗

本病病死率高，为急危重症，如不及时处理，约3%即刻猝死；2日内病死率37%~50%；1周内病死率高达60%~70%，因此及早诊断、及早治疗显得尤为重要。

（一）即刻处理

绝对卧床休息，强效镇静与镇痛，必要时静脉注射较大剂量吗啡或冬眠治疗。严密监测血流动力学指标，包括血压、心率、心律及出入液量平衡；凡有心力衰竭或低血压者还应监测中心静脉压、肺动脉楔压和心排血量。

（二）随后的治疗原则

1. 急性患者无论是否采取介入或手术治疗，均应首先给予强化的内科药物治疗。

2. 升主动脉夹层，特别是波及主动脉瓣或心包内有渗液者宜急诊外科手术。

3. 降主动脉夹层急性期病情进展迅速，病变局部血管直径≥5cm或有血管并发症者应争取介入治疗植入支架（动脉腔内隔绝术）。夹层范围不大、无特殊血管并发症时，可试行内科药物保守治疗。若1周不缓解或发生特殊并发症（如血压控制不佳、疼痛顽固、夹层扩展或破裂，出现神经系统损害或证明有膈下大动脉分支受累等），应立即行介入或手术治疗。

（三）内科药物治疗

急性期大部分患者的血压都比较高，同时因疼痛和烦躁关系，交感神经活性增强，心率加快。针对以上不利血流动力学因素，降压和控制心率是关键，治疗目标值是将收缩压降至100~120mmHg，减慢心率至60~70次/min，能有效减少夹层破裂和夹层进一步进展的风险。首选降压药物为硝普钠，必要时可联用其他药物，如α受体拮抗剂、血管紧张素转化酶抑制剂、利尿剂等。β受体拮抗剂在降压的同时，可以抑制交感神经兴奋，有效控制心率，同时降低左心室张力和心肌收缩力。对于β受体拮抗剂不耐受的患者，可以使用非二氢吡啶类钙通道阻滞剂（地尔硫䓬、维拉帕米等）代替。

（四）介入治疗

主动脉夹层的导管介入治疗，即胸主动脉腔内修复术（thoracic endovascular aortic repair，TEVAR），是通过腔内移植物封闭撕裂的内膜破口，使血液流向真腔，隔断真假腔之间的血流交通，重塑真腔，从而改善远端器官、肢体血供，促进假腔血栓化和主动脉重构。由于其具有创伤性小、成功率高、病死率和并发症发生率低等优势，目前已成为Stanford B型主动脉夹层，特别是有并发症患者的主要治疗方法。Stanford A型主动脉夹层除在急性期破裂率高外，还可因心脏压塞、主动脉瓣反流、心律失常等并发症导致患者死亡，因此目前主张急性期行升主动脉置换术，TEVAR一般不作为常规治疗方法。

单纯TEVAR适用于：① Stanford B型主动脉夹层；② 锚定区充足（原发破口距离左锁骨下动脉开口>1.5cm）；③ 非遗传性结缔组织病性主动脉夹层。而锚定区不足（<1.5cm）和遗传性结缔组织病并非TEVAR的绝对禁忌证。

TEVAR的常见并发症：① 内漏；② 支架源性新发破口；③ 脑卒中；④ 缺血性脊髓损伤造成的截瘫及下肢麻痹；⑤ 其他原因引起的逆行性A型夹层（retrograde type A dissection，RTAD）；⑥ 远端胸腹主动脉夹层脉瘤。

（五）外科手术治疗

大部分Stanford A型主动脉夹层需要行外科治疗，根据病变特点不同，有多种不同术式，但基本原理是行升主动脉和/或主动脉弓人工血管置换，伴随主动脉瓣关闭不全者需要同时置换主动脉瓣。手术死亡率及术后并发症发生率均很高。仅适用于升主动脉夹层及少数降主动脉夹层有严重并发症者。

八、预后

本病未经治疗病亡率极高，以下因素可影响预后：① 夹层发生的部位，越在主动脉远端预后越好，Ⅲ型较Ⅰ、Ⅱ型好；② 夹层内血栓形成可防止夹层向外膜破裂，避免内出血的危险；③ 诊断及处理越及时越好；④ 合理选择有效的治疗方案，如药物、介入或手术。

第二节 周围动脉疾病

一、闭塞性周围动脉粥样硬化

周围动脉病（peripheral arterial disease，PAD）是全身动脉粥样硬化的一部分，是指周围动脉由于动脉粥样硬化引起动脉管腔进行性狭窄甚至闭塞，导致相应部位出现缺血症状与体征。本病由Von Mantanfel于1891年首次报道，男性发病多于女性。

（一）病因与发病机制

本病是多因素全身系统的动脉粥样硬化性疾病，病因尚不完全清楚。发病机制详见“动脉粥样硬化”章节。研究表明，吸烟可使发病率增加2~5倍，糖尿病使发病率增加2~4倍。血脂异常、高血压和高半胱氨酸血症也可导致发病率增加且病变广泛。肌纤维发育不良累及下肢动脉也可引起本病。

（二）病理生理

本病产生肢体缺血症状的主要病理生理机制是肢体的血供调节功能减退，包括以下几点。

1. 动脉粥样硬化斑块进展，动脉管腔进行性狭窄。

2. 斑块破裂出血，血栓形成。

3. 侧支循环建立不足。

4. 代偿性血管扩张不良　局部NO产生减少，循环中血栓烷、血管紧张素Ⅱ、内皮素等血管收缩因子增多，由此导致血供调节失常和微血栓形成。上述调节功能减退，当运动时骨骼肌耗氧量增加，则出现氧的供需平衡失调，从而诱发缺血症状。同时缺氧导致低氧代谢，增加了乳酸和乙酰肉毒碱的积聚也可加重疼痛症状。

（三）临床表现

本病下肢受累远多于上肢，30%累及主-髋动脉，80%~90%累及股-腘动脉，而胫-腓动脉受累者为40%~50%。

1. 症状

（1）患肢发凉、麻木、感觉异常，多为疾病的初期症状。

（2）间歇性跛行：此为疾病的早期阶段，以肢体运动后出现局部疼痛、紧束、麻木或无力而停止运动后即缓解为其特点，即经典的“运动—疼痛—休息—缓解”模式。疼痛部位常与病变血管相关；臀部、髋部及大腿部疼痛导致的间歇跛行常提示主动脉和髂动脉部分阻塞。临床最多见的小腿疼痛性间歇跛行常为股、腘动脉狭窄。踝、趾间歇跛行则多为胫、腓动脉病变。

（3）静息痛是本病的进展阶段，病变进一步加重可致血管闭塞，由于平卧后失去重力性血流灌注，常表现为夜间加重。

2. 体征

（1）狭窄远端的动脉搏动消失、狭窄部位可闻及收缩期杂音；若远端侧支循环形成不良致舒张压很低则可为连续性杂音。

（2）患肢温度较低及营养不良：皮肤薄、发亮、苍白，毛发稀疏，趾甲增厚，严重时有水肿、坏疽与溃疡。

（3）肢体位置改变测试：肢体自高位下垂到肤色转红时间>10秒和表浅静脉充盈时间>15秒，提示动脉有狭窄及侧支形成不良。反之，肢体上抬60°，若在60秒内肤色转白也提示有动脉狭窄。

（四）辅助检查

1. 节段性血压测量 在下肢不同动脉供血节段用多普勒装置测压，如发现节段间有压力阶差则提示其间有动脉狭窄存在。

2. 踝肱指数（ankle-brachial index，ABI）测定 本指标有较高的实用性，是公认的下肢动脉狭窄病变的节段性血压测量方法：ABI=踝动脉收缩压/肱动脉收缩压。ABI≥1为正常，<0.9提示周围动脉病，灵敏度达95%；ABI<0.5为严重狭窄。但严重狭窄伴侧支循环形成良好时可呈假阴性。

3. 活动平板负荷试验 以缺血症状出现的运动负荷量和时间客观评价肢体的血供状态，有利于定量评价病情及治疗干预的效果。

4. 多普勒血流速度曲线分析及多普勒超声显像 随动脉狭窄程度的加重，血流速度曲线会趋于平坦，结合超声显像则结果更可靠。

5. 磁共振血管成像和CT血管三维重建 具有肯定的诊断价值。

6. 动脉造影 直观显示血管病变及侧支循环状态，是动脉粥样硬化性疾病的“金诊断”。

（五）诊断与鉴别诊断

典型间歇性跛行的症状与肢体动脉搏动不对称、减弱或消失，结合危险因素及辅助检查，可对本病作出诊断。但有资料提示仅有不足20%的确诊患者有典型的间歇跛行。Fontaine分期可早期识别本病。Ⅰ期：患肢怕冷、皮温稍低、易疲乏或轻度麻木，ABI正常。Ⅱa期：轻度间歇跛行，较多发生小腿肌痛。Ⅱb期：中、重度间歇跛行，ABI 0.7~0.9。Ⅲ期：静息痛，ABI 0.4~0.7。Ⅳ期：溃疡坏死，皮温低，色泽暗紫，ABI<0.4。

本病主要与以下疾病鉴别。

1. 多发性大动脉炎累及腹主动脉-髂动脉 多见于年轻女性，活动期有全身症状；发热、红细胞沉降率增高及免疫指标异常，病变部位多发，也常累及肾动脉而有肾性高血压。

2. 血栓闭塞性脉管炎（Buerger病） 好发于青年男性重度吸烟者，累及全身中、小动脉，上肢也经常累及，常有反复发作浅静脉炎及雷诺现象。缺血性溃疡伴有剧痛应与神经病变及下肢静脉曲张所致溃疡鉴别。

3. 假性跛行 椎管狭窄、关节炎、骨筋膜隔室综合征等。

（六）治疗

1. 内科治疗 积极干预危险因素，戒烟、控制高血压与糖尿病、调脂等；对患肢精心护理，清洁、保湿、防外伤、避免穿过紧的鞋袜。对有静息痛者可抬高床头，增加下肢血流，减少疼痛。

（1）步行锻炼：鼓励患者坚持每日多次步行，每次20~30分钟，促进侧支循环的建立。

（2）抗栓治疗：阿司匹林或腺苷二磷酸（ADP）受体拮抗剂（氯吡格雷）可抑制血小板聚集，对延缓动脉粥样硬化病变的进展有效。根据患者发生缺血事件风险及出血风险高低可选择联合应用抗血小板、抗凝治疗，或单一应用抗血小板药物治疗。

（3）抗缺血治疗：疗效不确切，对严重肢体缺血者口服钙通道阻滞剂（硝苯地平），静脉滴注前列腺素，对减轻疼痛和促使溃疡的愈合可能有效。

（4）调脂治疗：他汀类药物可促使内皮细胞释放NO，同时具有抗炎和稳定斑块的作用。建议周围动脉病患者LDL降至1.8mmol/L（70mg/dl），或者下降50%以上［如果基线值为1.8~3.5mmol/L（70~135mg/dl）］，以减少心血管事件的发生。

（5）其他：溶栓剂仅在发生急性血栓时有效。

2. 血运重建　经积极内科治疗后仍有静息痛、坏疽、生活质量严重降低致残者可行血运重建再血管化治疗，包括导管介入治疗和外科手术治疗；前者包括经皮球囊扩张、支架植入与激光血管成形术。后者包括人造血管与自体血管旁路移植术。

（七）预后

本病预后与同时并存的冠心病、脑血管疾病密切相关。经血管造影证实，约50%有肢体缺血症状的患者同时有冠心病。间歇性跛行患者5年生存率为70%，10年生存率为50%。死因多为心肌梗死或猝死。伴有糖尿病及吸烟患者预后更差，约5%的患者需要行截肢术。及时针对动脉粥样硬化的易患因素进行纠正对改善本病的预后十分重要。

二、缺血性肠病

缺血性肠病（ischemic enteropathy）是指因肠壁缺血、缺氧引起急性或慢性炎症，最终发生梗死的疾病。分为急性肠系膜缺血、慢性肠系膜缺血和缺血性结肠炎。

（一）病因与发病机制

动脉阻塞致相应组织梗死、动脉狭窄致低血流状态、小血管病变、静脉阻塞和肠腔内压力增高为引起肠道缺血的主要原因。

当各种原因引起肠道供血不足时，缺血、缺氧使黏膜及黏膜下层首先受累，继而波及浆膜层，当累及全层时可出现肠坏死。黏膜的坏死出血引起大量渗液、血浆丢失，细菌可侵入肠壁使得炎症改变加重出现肠坏疽，甚至可进入腹腔或体循环引起腹膜炎或败血症。肠液的大量丢失和继发感染，毒素及坏死物质吸收常可导致代谢性酸中毒、中毒性休克，严重者可致死亡。肠道缺血时引起胃肠道激素、血管活性物质释放增多可加重肠道的缺血而造成恶性循环。

（二）病理

结肠左曲为缺血性肠炎的好发部位。本病按病程分为缺血期、修复期和狭窄期。病变早期肠黏膜及黏膜下层出血及水肿，黏膜呈暗红色。随病程进展，黏膜坏死、溃疡形成，重者可出现肠壁全层坏死，肠壁破裂、腹膜炎、休克甚至死亡。梗死面积小者可不穿透肠壁，仅局部发生纤维化。病变自愈后可形成瘢痕引起肠腔狭窄。

（三）临床表现

1. 急性肠系膜缺血 本病常以突发剧烈腹痛，伴频繁呕吐和腹泻为主要症状。大便潜血阳性或血便。可出现肠梗阻、溃疡及穿孔。起病急，早期无特异表现，病死率高。急性肠系膜缺血三联征如下。

（1）剧烈上腹痛或脐周痛而无相应的体征。

（2）器质性心脏病合并心房颤动。

（3）胃肠道排空障碍。

肠系膜动脉阻塞约80%是由动脉粥样硬化斑块破裂及风湿性心脏病心腔内血栓脱落引起，少数为血管造影后动脉粥样硬化斑块脱落所致。

2. 慢性肠系膜缺血 典型症状为餐后腹痛、体重减轻、腹泻或便秘。主要表现为反复发生的与进食有关的腹痛，为持续性钝痛。程度不一，定位不清，以脐周或左下腹多见（与缺血的肠段有关），多发生于餐后15~30分钟，1~2小时达高峰，随后腹痛逐渐减轻，蹲坐位或卧位可使症状缓解。

3. 典型缺血性结肠炎 左下腹疼痛，突发性绞痛，轻重不一，进食后加重，多伴有便意。部分患者可在24小时内排出与粪便相混合的鲜红色或暗红色血便。还可有厌食、恶心、呕吐、低热等；腹部轻中度压痛、低热、心率加快。发生肠梗死时可有腹部压痛、反跳痛、腹肌紧张、肠鸣音逐渐减弱甚至消失等腹膜炎的体征。

（四）辅助检查

1. 实验室检查 外周血白细胞增高，大便潜血阳性。常会出现代谢性酸中毒伴乳酸水平增高。D-二聚体、淀粉酶、血清肌酸激酶、乳酸脱氢酶、碱性磷酸酶也可增高，但缺乏特异性。慢性肠系膜缺血可出现白细胞减少、贫血、电解质异常和继发于营养不良的低蛋白血症。

2. 腹部X线检查 是急性肠系膜缺血最基本的检查。最典型征象是指压痕征，为增厚的肠壁黏膜下水肿所致。可见肠腔内气体减少或肠腔积气扩张。钡剂灌肠检查可见受累肠段痉挛、激惹、肠管僵硬。溃疡形成后，可见黏膜呈齿状缺损。钡剂检查可能加重肠缺血甚至引起肠穿孔，腹膜刺激征阳性患者禁忌钡剂检查。

3. 超声检查 能显示腹腔动脉、肠系膜上、下动脉、肠系膜上静脉的狭窄和闭塞；脉冲多普勒超声能测定血流速度，对血管狭窄有较高的诊断价值。超声检查其他征象包括肠壁增厚、腹水、膈下积气、门静脉-肠系膜静脉内积气。

4. CT检查 CT增强扫描和CT血管三维重建可观察肠系膜动脉主干及其二级分支的解剖情况。急性肠系膜缺血的直接征象为肠系膜上动脉不显影、腔内充盈缺损、平扫可为高密度（亚急性血栓）；间接征象有肠系膜上动脉钙化，肠腔扩张、积气、积液；门静脉-肠系膜静脉内积气、肠系膜水肿、肠壁增厚、肠壁积气、腹水等则提示肠管坏死。慢性肠系膜缺血直接征象为动脉狭窄、动脉不显影、腔内充盈缺损等；间接征象有血管壁钙化、侧支形成、肠腔扩张、肠系膜水肿、肠壁增厚。

5. MRI检查 可显示肠系膜动、静脉主干及主要分支的解剖，判断狭窄程度有一定的假阳性率。对判断血栓的新旧、鉴别可逆性和不可逆性肠缺血有很高价值。

6. 肠镜检查 是缺血性结肠炎的主要诊断方法。镜下表现为肠黏膜充血、水肿、瘀斑，黏膜下出血，黏膜呈暗红色，血管网消失，部分黏膜坏死、脱落、溃疡形成。病变部位与正常肠段之间界限清晰。本病若治疗及时，缺血一旦改善，症状消失快，病变恢复快。镜下所见出血结节是缺血性结肠炎的特征性表现，黏膜下出血或水肿形成所致。急性肠系膜缺血累及结肠，内镜改变与缺血性结肠炎大致相同；慢性肠系膜缺血内镜检查无确切意义，但可排除其他疾病。

7. 选择性血管造影 是急性肠系膜缺血诊断的金标准，并可在诊断的同时直接进行血管内药物灌注治疗和介入治疗。但对于选择性血管造影正常者，不能排除非闭塞性血管缺血。

（五）诊断与鉴别诊断

1. 急性肠系膜缺血 该病诊断较为困难。以急性严重腹痛为突出表现，体征常不明显，且症状和体征严重程度不成比例。腹部X线检查可见指压痕征、黏膜下肌层或浆膜下气囊征。CT检查肠系膜上动脉不显影、腔内充盈缺损。动脉造影有助于鉴别诊断。肠黏膜组织病理学检查的主要特点为缺血性改变，如伴有血管炎、血栓形成及血管栓塞病变者即可确诊。

2. 慢性肠系膜缺血 反复发作的腹痛，少数患者可出现脂肪泻；患者呈慢性病容，消瘦，腹软无压痛，叩诊呈鼓音，上腹部常可闻及血管杂音。动脉造影、CTA、磁共振血管成像、超声等影像学检查有助于诊断。

3. 缺血性结肠炎 老年人出现不明原因的腹痛、血便、腹泻或腹部急腹症应警惕本病的可能。可选择肠镜检查，必要时可行血管造影检查。

4. 缺血性肠病 主要需要与溃疡性结肠炎、克罗恩病相鉴别。此外，肠结核、肠白塞病、肠道恶性淋巴瘤、结肠癌等疾病可出现腹痛、腹泻、便血症状，可通过肠镜检查和活检病理学检查鉴别。

（六）治疗

治疗的目的是减轻肠道缺血损伤的范围和程度，促进损伤组织的修复。

1. 内科治疗

（1）一般处理：卧床、禁食、胃肠道减压和肠道外营养。持续性低流量吸氧或高压氧治疗可减轻肠道的缺氧损伤。

（2）补充血容量：便血严重且有输血指征者应输血，伴酸中毒、水电解质紊乱者应尽早予以纠正。

（3）改善微循环：可选用低分子右旋糖酐。

（4）防治感染：选用对肠道细菌敏感的抗生素，如甲硝唑、新霉素、红霉素等。为避免诱发二重感染和肠穿孔等并发症，尽量不使用激素。

（5）对症处理：降温，镇静、镇痛，慎用解痉、止泻药物以避免并发穿孔。禁用抗利尿激素。

2. 血管内治疗　急性血栓性肠系膜上动脉闭塞时，优先考虑血管内治疗。

3. 外科手术　怀疑肠坏疽或肠穿孔应及时行手术探查，切除病变肠段。其他情况如血管内治疗失败，无法再次进行血管内治疗；广泛闭塞、钙化或其他技术困难；或因血管炎或中段主动脉综合征而出现非动脉粥样硬化性病变的年轻患者。

第三节　静脉血栓症

肢体静脉可分为浅静脉与深静脉。下肢深静脉与同名动脉伴行，下肢浅静脉包括大隐静脉、小隐静脉及其分支。深、浅静脉间有许多交通静脉（也称交通支）连接。双瓣型静脉瓣分布在整个静脉系统内，以控制血流单向流回心脏。下肢静脉系统的疾病以静脉血栓最具临床意义。

一、深静脉血栓

深静脉血栓（deep venous thrombosis，DVT）是指血液在深静脉内非正常凝结引起的病症，好发于下肢，血栓脱落可引起肺栓塞（pulmonary embolism，PE），两者合称为静脉血栓栓塞症（venous thromboembolism，VTE）。

（一）病因与发病机制

致病因素主要包括静脉壁损伤、静脉血流淤滞及血液高凝状态三大因素，即Virchow三要素。凡涉及以上因素的临床情况均可导致静脉血栓形成，如手术、肿瘤、骨折、长期卧床、妊娠、高凝状态（创伤、败血症、真性红细胞增多症、血小板增多症等）、静脉炎或医源性静脉内膜损伤等。

（二）病理

深静脉血栓形成主要是由于血液淤滞及高凝状态所引起，血栓与血管壁轻度粘连，容易脱落成为栓子而形成肺栓塞。同时深静脉血栓形成使血液回流受限，导致远端组织水肿和缺氧，形成慢性静脉功能不全综合征。

（三）临床表现

1. 肺栓塞　有些患者可以无局部症状，而以此为首发症状，是严重的致死性并发症（参见第二篇第九章）。

2. 局部症状

（1）髂、股深静脉血栓形成：常为单侧，患肢肿胀发热，沿静脉走向可能有压痛，并可触及条索状改变，浅静脉扩张并可见到明显静脉侧支循环，又称中央型深静脉血栓形成。

（2）小腿深静脉血栓形成：因有较丰富的侧支循环可无临床症状，偶有腓肠肌局部疼痛及压痛、发热、肿胀等，又称周围型深静脉血栓形成。

（3）由于锁骨下静脉穿刺及置管操作日益增多，上肢静脉血栓形成病例也日渐增多，波及上肢的症状体征与下肢者相同。

（四）诊断

1. 静脉压测定 患肢静脉压升高，提示测压处近心端静脉有阻塞。

2. 多普勒血管超声 超声显像可直接见到大静脉内的血栓，可测算静脉内血流速度，并观察对呼吸和压迫动作的正常反应是否存在。此种检查对近端深静脉血栓形成的诊断阳性率可达95%；而对远端者诊断灵敏度仅为50%~70%，但特异度可达95%。

3. 放射性核素检查 ^{125}I纤维蛋白原扫描偶用于本病诊断。对腓肠肌内深静脉血栓形成的检出率达到90%，对近端深静脉血栓形成的诊断特异度较差。

4. 阻抗容积描记法（impedance plethysmography，IPG）和静脉血流描记法（phleborheography，PRG） 前者应用皮肤电极，后者采用充气袖带测量在生理变化条件下静脉容积的改变。当静脉阻塞时，随呼吸或袖带充、放气而起伏的容积波幅度小。这种试验对近端深静脉血栓形成诊断的阳性率可达90%，对远端者诊断灵敏度明显降低。

5. CT静脉造影（computed tomo-venography，CTV） 可以同时检查腹部、盆腔及下肢深静脉血栓。

6. 深静脉造影 从足部浅静脉内注入造影剂，在近心端使用压脉带，使造影剂直接进入深静脉系统，如果出现静脉充盈缺损，即可作出定性及定位诊断。

7. 血浆D-二聚体测定 深静脉血栓形成时，血液中D-二聚体浓度升高。由于临床上影响该指标的因素较多，因此其灵敏度高而特异度差。可作为特殊情况下深静脉血栓形成的诊断、疗效评估的手段。

（五）治疗

治疗深静脉血栓形成的主要目的是预防肺栓塞，病程早期应采取积极治疗措施。

1. 卧床 抬高患肢超过心脏水平，直至水肿及压痛消失，酌情口服阿司匹林。

2. 抗凝

（1）肝素5 000~10 000IU静脉注射，随后1 000~1 500IU/h持续静脉滴注，根据活化部分凝血活酶时间（APTT）2倍于对照值调整滴速。随后肝素间断静脉注射或低分子量肝素皮下注射均可。用药时间一般不超过10日。

（2）使用肝素后1周内或与肝素同时开始使用华法林口服，两药重叠使用4~5日，根据国际标准化比值（INR）2.0~3.0调整华法林剂量。

（3）急性近端深静脉血栓形成的抗凝治疗至少需要持续6~12个月以防复发。对复发性病例或恶性肿瘤等高凝状态不能消除的病例，可终生抗凝治疗。

（4）孤立的腓肠肌部位的深静脉血栓形成发生肺栓塞的可能性较小，可暂不用抗凝，密切观察。如有向上发展趋势可考虑用药。

（5）新型口服抗凝药，如直接凝血酶原抑制剂达比加群酯和Xa因子抑制剂利伐沙班等，被推荐用于治疗成人深静脉血栓形成以及预防复发性深静脉血栓形成，可作为华法林的替代药物治疗。

3. 溶栓治疗 血栓形成早期尿激酶（UK）、链激酶（SK）或重组组织型纤溶酶原激活物

（rt-PA）有一定的效果，应限于某些严重的髂-股静脉血栓患者。

4. 下腔静脉滤器放置术 如因出血倾向而不宜进行抗凝治疗者，或深静脉血栓进展迅速已达膝关节以上者，为预防肺栓塞可考虑使用。

5. 手术治疗 针对内科治疗无效、有溶栓禁忌证、累及髂-股静脉血栓的患者，可行静脉血栓摘除术或血管旁路移植术。

（六）预防

对所有易发生深静脉血栓的高危患者均应提前预防，以避免发生肺栓塞。股骨头骨折、较大的骨科或盆腔手术、中老年人如有血黏度增高等危险因素者，在接受超过1小时的手术前应给予小剂量肝素预防。术前2小时皮下注射肝素5 000IU，以后每8~12小时1次，直至患者起床活动。急性心肌梗死用肝素治疗同时对预防静脉血栓形成有利。华法林和其他同类药物也可选用。

阿司匹林等抗血小板药物无预防作用，对于有明显抗凝禁忌者，可采用保守预防方法，包括早期起床活动、穿弹力袜。定时充气压迫腓肠肌有较好的预防效果，但患者多难以接受。

二、浅静脉血栓

（一）临床表现

血栓性浅静脉炎的主要临床表现为浅静脉血栓形成，在曲张的静脉中也常可发生。多发生于持久、反复静脉输液，尤其是输入刺激性较大的药物时。由于静脉壁有不同程度的炎性病变，腔内血栓常与管壁粘连，不易脱落，部分浅静脉血栓可蔓延，导致深静脉血栓形成。

由于本症不致造成肺栓塞和慢性静脉功能不全，因此在临床上远不如深静脉血栓形成重要。游走性浅静脉血栓往往是恶性肿瘤的征象，也可见于脉管炎如闭塞性血栓性脉管炎。

（二）诊断

根据沿静脉走向部位疼痛、发红，局部有条索样或结节状压痛区即可诊断此病。

（三）治疗

1. 去除促发病因 如停止输注刺激性液体，去除局部静脉置管的感染因素。

2. 休息、患肢抬高、热敷。

3. 镇痛 可用非甾体抗炎药。

4. 由于本病易复发，宜穿循序减压弹力袜。

5. 对大隐静脉血栓患者应严密观察，应用多普勒超声监测；若血栓发展至股-隐静脉连接处时，应使用低分子量肝素抗凝或行大隐静脉剥脱术或隐股静脉结合点结扎术，以防深静脉血栓形成。

（侯静波）

学习小结

血管疾病包括主动脉夹层、周围动脉疾病及静脉血栓症。主动脉夹层为本章学习的重点内容，临床特点为急性起病，突发剧烈疼痛、休克和血肿压迫相应的主动脉分支血管时出现的脏器缺血症状。本病病程凶险，病死率极高，是心血管疾病的灾难性危重急症。最常用的分型或分类系统为De Bakey分型，根据夹层的起源及受累的部位分为三型。CT血管造影可清晰显示内膜瓣、破裂口、真假腔的相互关系，以及动脉受累的范围等情况。一旦确诊本病应在内科强化治疗的基础上尽早行介入或手术治疗。周围动脉疾病是多因素全身系统的动脉粥样硬化性疾病，应重点掌握本病的临床表现。静脉血栓症应熟悉其诊断与治疗。

复习思考题

1. 简述主动脉夹层的分型及治疗原则。
2. 简述常见闭塞性周围动脉粥样硬化疾病的鉴别。
3. 简述深静脉血栓形成的病因。

第十二章 肿瘤心脏病学

03篇12章

学习目标

掌握 肿瘤治疗相关的心功能不全、冠状动脉疾病、心律失常的诊断和治疗。
熟悉 肿瘤治疗相关的心功能不全、冠状动脉疾病、心律失常的常用辅助检查方法。
了解 肿瘤治疗相关的心功能不全、冠状动脉疾病、心律失常的发病机制。

第一节 肿瘤治疗相关的心功能不全

《2022中国卫生健康统计年鉴》的最新数据显示，肿瘤仅次于心血管疾病，是目前我国居民死亡的主要原因。随着医疗水平的不断提高，肿瘤患者的生存时间逐渐延长，而肿瘤治疗相关疾病的发生率和死亡率不断升高。心血管疾病是最常见的肿瘤治疗相关疾病之一，而心功能不全则是肿瘤治疗最常见和最严重的并发症。应对肿瘤治疗相关的心功能不全的关键，一方面积极治疗肿瘤，另一方面通过多种手段预防和治疗心脏毒性。

一、发病机制

肿瘤治疗的心脏毒性包括化学药物治疗和放射治疗相关的心脏毒性。心脏毒性出现的时间与肿瘤疗法相关，可在接触化疗药物后早期出现，也可能出现较晚，甚至数年后才逐渐体现。常见肿瘤治疗相关的心功能不全的发病机制见表3-12-1。

▼ 表3-12-1 常见肿瘤治疗相关的心功能不全的发病机制

常见肿瘤治疗	引起心功能不全的发病机制
蒽环类药物	氧化应激或拓扑异构酶Ⅱβ机制，严重程度与累积剂量呈正相关
血管内皮生长因子抑制剂	易合并高血压，心功能不全多可逆转
免疫治疗和靶向治疗	引起心肌细胞收缩力下降，严重程度与累积剂量无关
蛋白酶体抑制剂	诱导心肌细胞凋亡，与激素联用时增加心功能不全风险
BCR-ABL激酶抑制剂	诱导细胞应激反应损伤线粒体膜而造成心脏毒性
放射治疗	引起心肌缺血、心包疾病、心脏瓣膜病等，使心功能下降

二、临床表现

可表现为急性、慢性或迟发性心功能不全，症状和体征参见本篇第二章。

三、辅助检查

（一）超声心动图

评价心功能不全最常用的检查手段是超声心动图。若左心室射血分数降幅超过10%，且低于50%，或左心室整体纵向应变与基线相比下降幅度超过15%，提示心脏毒性。

（二）心脏磁共振

心肌纤维化、心肌活性和炎症性疾病的金标准是心脏磁共振，可以发现左心室射血分数的微小变化，有助于在超声心动图发现异常之前，提早发现心脏毒性。

（三）心肌生物标志物

cTn、BNP及NT-proBNP是最常用的心肌生物标志物。在出现明显的超声心动图异常前，cTnT/TnI即可检测到蒽环类药物导致的早期心脏毒性；同时研究显示接受蒽环类药物治疗期间BNP的升高与左心室功能损害相关。

（四）心内膜心肌活检

心内膜心肌活检对于评估蒽环类药物的心脏毒性十分敏感，其具有特征表现。

四、诊断

在接受抗肿瘤治疗后，新出现充血性心力衰竭相关的症状和体征，左心室射血分数降幅超过10%，且低于50%，或原有心力衰竭症状加重，左心室射血分数进一步降低，可作出肿瘤治疗相关的心功能不全的诊断。

五、治疗

在患者接受肿瘤相关治疗前，应进行心血管疾病风险基线评估，早期识别高危患者。致心脏毒性的基线危险因素包括以下几点。

1. 心血管疾病史　心功能不全、冠心病、心脏瓣膜病、心律失常、心肌病、心脏结节病等。

2. 心血管疾病高危因素　高龄、早发心血管疾病家族史、高血压、糖尿病、高胆固醇血症、吸烟、酗酒、肥胖等。

3. 致心脏毒性治疗既往史　既往蒽环类药物治疗、既往纵隔放疗等。

4. 其他危险因素　年龄18岁、曲妥珠单抗治疗年龄>50岁、蒽环类药物治疗年龄>65岁等。

肿瘤治疗相关的心功能不全的主要治疗目标是保证左心室射血分数正常，延缓心肌重构。无论是在抗肿瘤治疗前还是治疗期间，都应定期监测左心室射血分数。当治疗期间左心室射血分数下降幅度超过10%，且左心室射血分数小于50%，只要无禁忌，建议应用β受体拮抗剂联合ACEI或ARB，以避免心功能下降。

第二节　肿瘤治疗相关的冠状动脉疾病

肿瘤治疗相关的冠状动脉疾病（cancer treatment-induced coronary artery disease）指的是在癌症治疗过程中，由于药物、放疗或其他治疗手段对心血管系统的影响，导致冠状动脉疾病发生或恶化的情况。

肿瘤患者易合并冠状动脉疾病，不仅因为两者具有共同的危险因素，如吸烟、肥胖、高血压和糖尿病等，更在于一些肿瘤治疗方法本身具有心脏毒性，进一步促进了冠状动脉粥样斑块的进展或诱发急性血栓的形成。另外，存在冠状动脉疾病的患者在接受肿瘤治疗时，可能面临更高的风险和挑战。

一、分类及发病机制

（一）放射治疗相关的冠状动脉疾病

放射治疗可引起冠状动脉粥样硬化或非粥样硬化性疾病，造成斑块破裂、血栓形成和血管痉挛，其中冠状动脉开口处病变是常见的和潜在的危及生命的并发症。多数患者具有长时间的无症状慢性过程，少数患者可以出现急性冠脉综合征甚至猝死。

放射治疗可导致心肌缺血风险显著增加。其机制是由于放射线照射引起氧自由基（ROS）过量产生，也可募集白介素-β（IL-β）、肿瘤坏死因子-α（TNF-α）、转化生长因子-β（TGF-β）、趋化因子受体4（CXCR4）等炎症免疫分子，进而诱导炎症反应和免疫应答，随之正常的心血管内皮细胞受损、坏死、凋亡和纤维内膜异常增生，导致微血管密度大幅减少和加速动脉粥样硬化斑块形成。胆固醇斑块和血栓可在放射线照射后的几日内形成。纤维化可随着时间的推移而发展，累及所有三层血管壁，随后的表现可从动脉粥样硬化加速到纤维内膜增厚以及梗死区血栓性闭塞，导致不良心血管事件发生。在没有传统危险因素的情况下，放射治疗诱发的冠状动脉疾病也可能发生。

放射治疗的照射部位与冠状动脉疾病密切相关。由于冠状动脉近端血管常处于放射野中，故放疗常累及左冠状动脉主干、右冠状动脉近段及左冠状动脉前降支近段。暴露最多的冠状动脉是左乳照射时的左前降支，霍奇金淋巴瘤治疗时的左主干、回旋支和右冠状动脉。左侧乳腺接受放射治疗的患者，与接受右侧乳腺放射治疗的患者相比，急性心肌梗死和心绞痛的发生率更高。

（二）药物化学治疗相关的冠状动脉疾病

化疗药物引起心肌缺血的机制是多种多样的，从直接的血管痉挛作用到内皮损伤和急性动脉血栓形成，再到脂质代谢的长期变化和随之而来的过早动脉硬化。一些抗肿瘤药物抑制内源性抗氧化酶活性和炎症细胞释放ROS，导致ROS/活性氮比值升高，引起膜损伤，进而影响心血管系统细胞信号转导，导致DNA转录障碍和细胞凋亡坏死（表3-12-2）。

▼ 表3-12-2 化疗药物相关的心肌缺血

化疗药物	患病率	临床表现	癌症治疗
5-氟尿嘧啶	0.1%~19%	心绞痛、血管痉挛、心肌梗死	结直肠癌、胰腺癌、胃癌、乳腺癌
卡培他滨	0.02%~10%	心绞痛、血管痉挛、心肌梗死	结直肠癌、乳腺癌
紫杉醇	0.2%~4%	心绞痛、血管痉挛、心肌梗死	乳腺癌、卵巢癌、非小细胞肺癌、卡波西肉瘤
长春新碱	<5%	心绞痛	睾丸癌、卡波西肉瘤
顺铂	0.2%~12%	心绞痛、血管痉挛、心肌梗死、冠状动脉血栓形成	膀胱癌、宫颈癌、卵巢癌、睾丸癌
博来霉素	<3%	心绞痛、血管痉挛、心肌梗死	睾丸癌、宫颈癌、头颈部鳞状细胞癌、霍奇金淋巴瘤、非霍奇金淋巴瘤
贝伐珠单抗	1%~6%	心绞痛、血管痉挛、心肌梗死	肾细胞癌、结直肠癌、宫颈癌、非小细胞肺癌、胶质母细胞瘤
索拉非尼	1%~2%	血管痉挛、心绞痛、心肌梗死	肾细胞癌、肝癌、胰腺癌

二、临床表现

肿瘤合并冠状动脉疾病患者的症状和体征与常规冠心病患者大致相同。但由于放射治疗和化疗药物的神经毒性作用，影响了患者对心绞痛症状的感知，症状往往不典型，导致无症状缺血的发生率可能高于常规冠心病患者。此外，放射治疗后无症状的冠状动脉疾病有很长的潜伏期，患者可能在最初的癌症治疗后10年才出现症状。

三、辅助检查

用于诊断癌症患者冠状动脉疾病的方法与非癌症患者相同，心肌标志物检测和超声心动图应作为这些患者诊断工作中尤为重要的一部分。

（一）心脏生物标志物检测

所有患者在开始肿瘤治疗前，均应进行心脏生物标志物的检测，包括肌钙蛋白I/T，BNP、NT-proBNP等。肌钙蛋白峰值可反应心肌受损程度，判断是急性冠脉综合征（acute coronary syndrome，ACS）还是慢性冠脉综合征（chronic coronary syndrome，CCS）。BNP/NT-proBNP升高对心脏毒性具有辅助诊断价值。但是心脏生物标志物的检测结果容易受到多种因素的影响，其结果解读需要结合其他相关化验检查结果进行综合分析。

（二）心电图

心电图检查可提供心肌缺血、心肌梗死的部位信息，还可发现肿瘤治疗过程中的各种心律失常。心电图的动态变化可为肿瘤治疗相关的冠状动脉疾病的诊断提供线索。因此，建议肿瘤患者在每个治疗周期前，常规行心电图检查。

（三）超声心动图

超声心动图可以评价心脏结构、功能及血流动力学。左心室射血分数（LVEF）是化疗后出现心脏毒性患者预后不良的独立预测因子。心脏毒性被定义为LVEF下降幅度>10%，且LVEF<50%（严重心脏毒性时LVEF<30%）。建议在启动肿瘤治疗前常规筛查。

（四）冠状动脉影像学检查

多层螺旋冠状动脉CT血管成像（CTA）是冠状动脉的一种无创评估方法，用于判断冠状动脉管腔狭窄程度和管壁钙化情况，对判断管壁内斑块分布范围和性质也有一定意义。但是其对狭窄程度的判断有一定的局限性，尤其是钙化严重时会显著影响判断，进而导致狭窄的假阳性。冠状动脉造影检查为有创检查手段，是诊断冠心病的金标准。

（五）其他

心脏磁共振（CMR）可评价心脏结构、功能，鉴别有无心肌纤维化、心肌水肿。但检查时间过长，患者耐受性较差，因此不作为常规推荐。放射性核素显像可评价心肌灌注、心肌代谢及残存心肌情况，但因放射辐射暴露，对心脏结构评价信息有限，也不作为常规推荐。

四、诊断

结合患者的临床表现和实验室检查，以及影像学检查结果，诊断并不困难。患者在接受化学药物治疗或放射治疗后，若突然出现胸闷、胸痛、严重心律失常、休克及心力衰竭等症状，均应考虑本病的可能。在接受抗肿瘤治疗前已有冠状动脉疾病的患者，出现上述症状时更应高度怀疑本病。

五、预防与治疗

（一）评估患者冠状动脉疾病风险

首先在抗肿瘤治疗开始前，应根据患者病史、年龄和性别等临床资料综合评估其冠状动脉疾病风险，并将化疗药物的使用作为冠状动脉疾病的危险因素。其次，识别已有的冠状动脉疾病对制定治疗方案至关重要，必要时可行心肌缺血相关检查以识别潜在的冠心病患者。使用氟尿嘧啶类药物治疗的患者，应多次行心电图检查，密切监测心肌缺血情况。长期的临床随访，必要时检测是否存在冠状动脉疾病，可能有助于确定出现化疗和放疗长期并发症的心脏病患者。

对于已经有冠状动脉疾病的患者，接受肿瘤治疗也可能增加心血管事件的风险。这些患者需要更加谨慎地管理其治疗方案，以最大限度地减少其心血管风险。有些治疗方法可能需要进行一些调整，以避免对心脏的不良影响。年龄、高血压、高血脂、吸烟和糖尿病被认为是化疗相关性心脏毒性的预测因子。应当在接受肿瘤治疗之前对患者进行充分的评估和预防，以最大限度地减少治疗带来的心脏风险。

（二）治疗

肿瘤治疗中出现心肌缺血症状时，应停用化疗药物，立即开始规范的抗心肌缺血治疗。

1. 癌症合并慢性稳定型冠心病的治疗　对于癌症合并慢性稳定型冠心病患者，危险因素控制和药物治疗为首选。大多数患者可通过使用阿司匹林等抗血小板药物抑制血小板功能，减少血栓形成；β受体拮抗剂可降低机体血氧需求；控制血糖、血压及使用他汀类药物可延缓动脉粥样硬化进展；对于肿瘤治疗相关的血管痉挛，可选择硝酸酯类药物和/或钙通道阻滞剂。血管紧张素转化酶抑制剂（ACEI）/血管紧张素Ⅱ受体阻滞剂（ARB）、他汀类药物均被证实具有对抗化疗诱导心脏毒性的作用。以上药物联合使用可预防不良事件的发生。对于稳定型心绞痛患者，应同时纠正肿瘤相关的其他可导致心肌缺血的并发症，如贫血、低氧血症、感染等。对于进行最佳优化药物治疗后，仍有持续性胸痛的患者，可考虑行经皮冠状动脉介入治疗（PCI）。另外，通过减少或更换化学治疗药物、减少放射治疗剂量、切线野和屏蔽心脏结构，也可以降低不良事件发生的概率。

2. 癌症合并急性冠脉综合征（ACS）的治疗 当心绞痛症状严重且药物治疗难以缓解，或患者出现ACS时，应考虑行血运重建治疗。此时需要对患者冠心病的严重程度、肿瘤的严重程度和发展阶段、化疗药物的长期毒性、是否存在血小板减少症及出血风险、PCI手术风险及肾功能损害、短期内肿瘤治疗的外科手术需要、患者的预期寿命和个人意愿进行综合性评估，从而作出个体化的最优选择。对于良性肿瘤合并ACS的患者，优先行ACS治疗，积极给予血管造影和血运重建，避免使用具有心脏毒性的抗肿瘤药物。对于恶性肿瘤合并ACS患者，首先需要评估患者生存时间，5年生存率较高者，可及时行血管造影和适当血运重建。肿瘤转移合并ACS患者行PCI相较于未行PCI患者，其住院病死率明显降低。肿瘤患者合并冠心病，需要进行心血管风险和非心脏外科手术风险评估，以便选择非心脏外科手术时间和处理策略，从而改善患者预后。当恶性肿瘤具有侵袭性或广泛传播时，建议行PCI。当恶性肿瘤可能治愈或估计的预后可接受时，可以考虑冠状动脉旁路移植术（CABG）。然而，对于一般状况较差的中晚期癌症患者来说，CABG手术创伤大、恢复时间长，因而血运重建首选PCI；而对于未来有机会接受手术治疗的癌症患者来说，PCI术后持续6~12个月使用双联抗血小板治疗仍然存在支架内血栓形成的风险，CABG可能更加安全。介入治疗至肿瘤手术的间隔时间、癌胚抗原水平和心率水平对PCI术后行肿瘤切除患者生存时间有影响；PCI术后6周内行肿瘤切除及心率控制在90次/min以下，是影响支架合并肿瘤切除患者预后的保护因素。需要近期行肿瘤手术者，可给予单纯球囊扩张，必要时可待肿瘤手术结束再植入支架；由于肿瘤患者处于高凝和炎症状态，其支架再狭窄和血栓风险增加，故推荐使用新一代药物洗脱支架。此外，血管内超声和光学相干断层成像的应用能在PCI中提供药物洗脱支架优化的精确信息并识别PCI并发症。测定血流储备分数可延迟或避免不必要的支架植入，降低自身血栓形成风险，同时可以尽量避免癌症患者双联抗血小板治疗，减少围手术期或化疗相关出血并发症的风险。

在化疗期间血小板减少的情况下，发生ACS或有症状的冠心病的患者对治疗提出了特别的挑战。相较于普通患者，肿瘤合并冠心病患者行PCI治疗导致血小板减少的发生率更高。PCI后发现有恶性肿瘤的患者，应尽可能采用最短时间的双联抗血小板治疗，以限制出血风险。但是血小板减少不是冠状动脉造影术禁忌证，在没有相关凝血异常的情况下，（40~50）$\times 10^9$/L的血小板计数可能足以安全地进行大多数介入手术。若血小板计数大于50×10^9/L且无凝血异常，不影响PCI治疗，术中使用标准剂量普通肝素（50~70IU/kg）或比伐卢定；若血小板计数小于50×10^9/L，术中降低普通肝素初始剂量（30~50IU/kg），若活化凝血时间小于250秒，可追加肝素使用剂量。

当血小板计数低于$30 \times 10^9/L$时，应在心脏病–肿瘤多学科团队会议上进行风险/获益分析后决定血运重建和双联抗血小板治疗的持续时间。由于一些化疗药物是血栓形成药物，如顺铂和沙利度胺，需要抗血栓方案。其他药物会诱导血小板减少，从而阻碍双联抗血小板治疗的使用。

第三节　肿瘤治疗相关的心律失常

肿瘤治疗相关的心律失常（cancer treatment–induced arrhythmia，CTIA）指的是由于癌症治疗（如化疗、靶向治疗、免疫治疗或放射治疗）而导致的心律不齐。这些治疗方法在治疗癌症方面可能有效，但有时会对心脏的电生理系统产生意外的副作用，导致心律不规律（心律失常）。CTIA是个复杂的病理生理过程，可以分为原发性CTIA和继发性的CTIA。原发性CTIA是指由于肿瘤治疗药物对致心律失常的相关分子途径直接影响导致的心律失常；继发性CTIA是指肿瘤治疗过程中，因缺血、炎症或者放射治疗对心内膜/心肌/心包的损害引起的心律失常，属于一种继发现象。

一、病因和发病机制

CTIA的病因和发病机制较为复杂，可能涉及多种因素和机制。

（一）化疗药物

某些化疗药物可能导致心律失常，如蒽环类化合物（如多柔比星）和长春瑞滨。这些药物可能对心肌产生直接毒性作用，导致心肌损伤、电传导系统损伤或心律失常。

（二）靶向治疗药物

一些靶向治疗药物，如HER2抑制剂（如曲妥珠单抗）和酪氨酸激酶抑制剂（如伊马替尼），可能导致心律失常。这些药物可能对心脏电生理产生影响，导致心律失常。

（三）放疗

放疗可能导致心脏受损，尤其是当治疗区域接近或包括心脏时。心脏损伤可能导致心包炎、心肌炎、冠状动脉损伤、心瓣膜病变和心律失常等并发症。

（四）电解质紊乱

肿瘤患者可能出现电解质紊乱，如低钾血症、低镁血症或低钙血症。这些电解质紊乱可能导致心脏电传导系统异常，从而引发心律失常。

（五）肿瘤本身

某些肿瘤可能直接或间接影响心脏功能。例如，肺癌可能侵犯心包，导致心包积液和心律失常；淋巴瘤可能侵犯心脏导致心肌受损；嗜铬细胞瘤等肿瘤可能产生生物活性物质，导致心血管系统紊乱和心律失常。

（六）应激和焦虑

肿瘤患者可能因治疗、并发症和生活压力而产生应激和焦虑。心理压力可能影响交感神经系统和副交感神经系统的平衡，导致心律失常。

二、临床表现

CTIA可表现为各种心律失常的症状，包括心悸、气促、胸闷或胸痛、头晕等。也可能无症状，只在进行体格检查或者心电图检查的时候发现。心律失常主要表现为房性心律失常，包括心房颤动，心房扑动，房性期前收缩以及房性心动过速；室性心律失常，包括室性期前收缩、室性心动过速、心室颤动和扑动；长校正QT间期；缓慢性心律失常，包括窦性心动过缓、房室传导阻滞、束支传导阻滞等。

三、辅助检查

（一）心电图（ECG）

评估心律失常的首选检查方法。

（二）动态心电图（Holter监测）

动态心电图是一种长时间连续记录心脏电活动的方法，通常持续24小时或更长时间。这有助于检测间歇性或不规律的心律失常。

（三）超声心动图

超声心动图可评估心脏结构和功能，有助于了解心律失常是否与心脏病变有关。

（四）冠状动脉造影

如果存在冠状动脉疾病的风险因素或症状，建议进行冠状动脉造影以评估冠状动脉。

（五）电生理检查

侵入性诊断方法，评估心脏的电传导系统，有助于确定心律失常的起源和机制。

（六）实验室检查

检查血液中的电解质（如钾、钙和镁）水平，因为电解质异常可能导致心律失常。此外，可评估肾功能、甲状腺功能等，以排除其他可能导致心律失常的病因。

四、诊断和鉴别诊断

在接受抗肿瘤治疗后，新出现的各种心律失常，排除其他原因导致的心律失常后，一般可诊断CTIA。需要与其他原因导致的心律失常鉴别，比如冠心病，心肌病，代谢紊乱（如低钾血症、低镁血症、甲状腺功能障碍等）以及其他药物或者毒素导致的心律失常。

五、治疗

CTIA的治疗需要根据患者的具体情况、心律失常类型、症状严重程度和潜在病因进行个体化治疗。

（一）调整肿瘤治疗

如果心律失常明确与肿瘤治疗有关，在权衡肿瘤治疗效果和心律失常的风险后，可调整肿瘤治疗方案，例如更换可能引起心律失常的药物、降低药物剂量或暂停治疗。

（二）**药物治疗**

针对不同类型的心律失常，根据相关心律失常的治疗原则使用相应的抗心律失常药物治疗。需要注意的是肿瘤治疗相关的心房颤动，如果CHA_2DS_2-VASc评分0分（男性）或者1分（女性），其栓塞风险要高于非肿瘤患者，因此在考虑出血风险的情况下，也建议长期抗凝。此外，在使用抗心律失常药物的时候，应考虑抗心律失常药物可能与抗肿瘤药物发生相互反应，并且效果可能会较差。

（三）**调节电解质紊乱**

如果心律失常与电解质紊乱（如低钾血症、低镁血症等）有关，需要通过补充电解质来纠正这些紊乱。

（四）**电除颤和电复律**

对于严重的心律失常，如室性颤动、室性扑动或血流动力学障碍的室性心动过速，需要立即进行电除颤和电复律。

（五）**心脏起搏器**

对于严重的窦性心动过缓或高度房室传导阻滞，评估风险和获益后可植入心脏起搏器。

（六）**射频消融治疗**

房性心动过速、室上性心动过速或室性心动过速，射频消融术可消除异常的心脏电传导途径，从而纠正心律失常。

（侯静波）

学习小结

肿瘤心脏病学是一个新兴的交叉学科，专注于预防、诊断和治疗与肿瘤治疗相关的心血管并发症。随着肿瘤治疗的进步，恶性肿瘤患者的生存时间明显延长，但与肿瘤治疗相关的疾病的发生率和病死率也在增加。肿瘤心脏病学的内容包括肿瘤治疗相关的心功能不全、冠状动脉疾病、心律失常等。学习目标是提高对这些心血管并发症的认识，制定预防策略、进行早期诊断并提供有效的治疗方法。

复习思考题

1. 肿瘤治疗相关的心功能不全是指什么？它与肿瘤治疗有什么关联？
2. 诊断肿瘤治疗相关的冠状动脉疾病时，常用的辅助检查方法有哪些？
3. 肿瘤治疗如何引起心律失常？

第四篇 消化系统疾病

第一章 总论

04篇01章

学习目标

掌握　消化系统疾病的常见症状。
熟悉　消化系统疾病的常见辅助检查。
了解　消化系统的结构、功能及与疾病的关系，消化系统疾病的防治原则。

一、消化系统的结构、功能及与疾病的关系

消化系统由消化道和消化腺两部分组成。消化道包括口腔、食管、胃、小肠（十二指肠、空肠、回肠）、大肠（盲肠、阑尾、结肠、直肠、肛管）。口腔至十二指肠称上消化道；空肠及以下称下消化道。消化腺包括唾液腺、肝、胰以及消化道管壁内的腺体。消化系统的功能主要是摄入、转运和消化食物以及吸收营养成分并排泄废物。食物通过消化道运动变成细小的食糜，并经过主要来自胰腺、胃肠腺分泌的消化酶，肝脏分泌的胆汁及肠道的肠菌酶作用消化分解成小分子物质被肠道吸收，未被吸收的残剩物变为粪便排出体外。

消化运动受自主神经系统（交感神经、迷走神经）的支配，并可影响胃肠动力。肠神经系统（enteric nervous system，ENS）可通过分泌P物质、阿片类多肽、生长抑素、肠血管活性肠肽等神经递质影响消化道功能。中枢神经系统与胃肠道可通过免疫、神经、内分泌、肠道菌群信息传导通路相互影响，称为脑－肠轴，如调节异常可出现功能性胃肠病及其他相关疾病。

食管、胃及肠存在对抗损害因素的保护机制。食管下括约肌压力及对食物的廓清功能可防止反流物对食管的损伤，功能障碍时可导致胃食管反流病等。胃黏液及黏膜屏障等对防止侵袭因素对胃黏膜的损伤起重要的作用，作用减弱可引起胃炎、消化性溃疡等。肠黏膜屏障，包括机械屏障、化学屏障、免疫屏障、生物屏障等，可防止各种损害因子对肠黏膜的损伤，作用减弱可出现各种肠道疾病。肠微生态环境对维持人体健康，特别是维持正常肠道功能具有十分重要的作用，肠微生态紊乱可产生和加重多种疾病，如急慢性腹泻、炎症性肠病等。小肠先天性或后天性的酶缺乏、肠黏膜炎性及肿瘤性病变、小肠内细菌过度生长、肠段切除过多均可造成消化、吸收不良。各种因素导致大肠水分吸收障碍可产生腹泻。肠内容物停留时间过长、水分吸收过多或胃肠道动力减弱及各种原因所致梗阻，则可出现便秘。

一些肿瘤细胞可产生某种肽类激素，如胃泌素瘤，可因胃泌素过多分泌导致高胃酸分泌而引起难治性胃十二指肠溃疡；血管活性肠肽（vasoactive intestinal polypeptide，VIP）过多分泌可致胰性霍乱。

肝脏对体内蛋白质、碳水化合物、脂质等合成及代谢具有重要的作用，如肝细胞损伤导致功能障碍可引起白蛋白及凝血因子合成减少而导致低白蛋白血症及凝血酶原时间延长。肝脏胆红素代谢障碍时可出现黄疸。

二、消化系统疾病的常见症状及体征

1. 恶心（nausea）与呕吐（vomiting） 恶心是一种紧迫欲吐的不舒适的主观感觉；呕吐是指胃内容物或一小部分小肠内容物经食管逆行流入口腔的反射动作。呕吐多出现于恶心之后，但两者可单独发生。常见于胃癌、胃炎、幽门痉挛与梗阻，亦见于肝脏、胆囊、胆管、胰腺、腹膜的急性炎症及管腔炎症合并梗阻如胆总管炎、肠梗阻等。

2. 反流（regurgitation） 胃或食管内容物在无恶心和不用力的情况下返至口腔的现象，多见于胃食管反流病。

3. 嗳气（belching） 胃腔内气体自口腔逸出的现象，多与精神心理因素、不良的饮食习惯、过度吞气有关，也可因胃、十二指肠、胆道等疾病所致。

4. 烧心（heartburn） 是胸骨和剑突后的烧灼感，主要由于酸性或碱性物刺激食管黏膜所致，多见于胃食管反流病。

5. 食欲缺乏（anorexia）或厌食（anorexia） 食欲缺乏指缺乏对进食的欲望，此症状严重者称为厌食。多见于消化系统疾病如胃炎、胃肠道肿瘤、肝炎、胰腺癌。部分与精神心理因素有关，如神经性厌食。另外，消化系统以外的疾病及营养代谢性疾病亦可出现该症状，如慢性肾衰竭、代谢性酸中毒等。此症状应与惧食区分，惧食为因某种疾病而于进食时出现不适或疼痛所致的无进食欲望。

6. 吞咽困难（dysphagia） 系指正常吞咽功能发生障碍，常出现进食后胸骨后不适，食物通过障碍。多见于神经系统的病变如延髓麻痹，以及咽、食管或食管周围疾病，如咽部脓肿、食管肿瘤、腐蚀性食管炎、胃食管反流病、食管裂孔疝、贲门失弛缓症，结缔组织病如系统性硬化症、皮肌炎等累及食管。纵隔肿瘤、主动脉瘤甚至明显扩大的心脏及肿大的甲状腺压迫食管也可引起吞咽困难。

7. 便秘（constipation） 指排便次数减少，低于原有习惯频率，粪质干硬伴有排便困难。多与结肠平滑肌、腹肌、膈肌及肛提肌张力减低，直肠反射减弱或消失，或是结肠痉挛而驱动性蠕动缺乏等有关。也可由肠腔内机械性梗阻或肠腔外肿瘤压迫所致。常见于患全身性疾病的身体虚弱者、肠梗阻、假性肠梗阻、习惯性便秘，以及结肠、直肠及肛门疾病或肠易激综合征等。

8. 腹泻（diarrhea） 是指排便次数增多，超出原有的习惯频率，粪质稀薄或呈水样。常由肠分泌增多和/或吸收障碍，或肠蠕动加速所致，多见于肠道疾病。水样腹泻多提示小肠病变或某些胃肠激素分泌异常的肿瘤，如血管活性肠肽瘤是胰岛D1细胞的肿瘤，因分泌大量血管活性肠肽（VIP）而引起严重水样腹泻。结肠炎症、结肠溃疡或肿瘤常出现脓血和黏液便。肠易激综合征、肠道菌群失调亦出现腹泻。

9. 黄疸（jaundice） 指血胆红素增高所致巩膜、皮肤、黏膜黄染的现象。按病因学分为溶血性、肝细胞性和阻塞性黄疸。常见于肝炎、肝硬化、肝癌、胆道梗阻，以及某些先天性疾病如吉尔伯特综合征（Gilbert syndrome）、克里格勒－纳贾尔综合征（Crigler–Najjar syndrome）、Rotor综合征、杜宾－约翰逊综合征（Dubin–Johnson syndrome）。

10. 呕血（hematemesis）、黑粪（melena）及便血（hematochezia） 上消化道出血表现为呕血和黑粪，或仅黑粪，出现柏油样黑粪提示每日出血量超过50ml。最常见于消化性溃疡、食管胃底静脉曲张破裂、急性糜烂出血性胃炎及胃癌。出血量过多且胃肠道运动过快时，可出现血便。下消化道出血常排出暗红色或果酱样粪便，出血部位越近肛侧，粪便颜色越鲜红，甚至出现血便，常见于下消化道肿瘤、肠道血管疾病、肠道感染、炎症性肠病、急性出血性坏死性肠炎、梅克尔憩室及痔等。

11. 腹胀（abdominal distention） 可由胃肠道积气、积食、胃肠道梗阻、腹水、气腹、腹内肿物、便秘以及胃肠道运动功能障碍所致。临床上常见的疾病有肠梗阻、肠麻痹、腹膜炎、各种疾病引起大量腹水、功能性胃肠病等。

12. 腹痛（abdominal pain） 可表现为不同性质的疼痛和不适感，多因消化器官的膨胀、肌肉痉挛、腹膜刺激、供血不足等因素牵拉腹膜，或压迫神经所致，见于消化性溃疡、阑尾炎、胃肠道感染、胆囊炎、肝癌、胰腺炎、胰腺癌、腹膜炎、缺血性肠炎等。空腔脏器痉挛常产生剧烈绞痛，即所谓腹绞痛，见于胆绞痛、肠梗阻等。腹痛亦可见于全身性疾病、泌尿生殖道炎症或梗阻、肺部疾病。在功能性消化不良和肠易激综合征等胃肠道功能性疾病中也常出现腹痛。

13. 腹部包块（abdominal mass） 由肿大或异位的脏器、肿瘤、炎性组织、肿大的淋巴结等形成。

14. 肝脾大 正常人的肝脏一般触不到。腹壁松软的患者深吸气时，在肋弓下缘和剑突下可触及肝下缘，分别在1cm以内和3cm以内。当肝下缘超过上述标准，并除外肝下移时，可诊断肝大（hepatomegaly）。临床上常见于各种感染性疾病、代谢性疾病、血液系统疾病、部分肝硬化、肝脏肿瘤及结缔组织病等。正常脾脏浊音界在左腋中线9~11肋间，宽度为4~7cm，左侧肋缘下不能触及，若可触及脾脏或其浊音界扩大，则表示脾大（splenomegaly）。临床上常见于各种感染性疾病、门静脉高压、血液系统疾病、结缔组织病、代谢性疾病和脾脏肿瘤等。

15. 腹水（ascites） 腹腔内积聚过量的游离液体称为腹水，当腹水量超过1 000ml时，腹部检查可有移动性浊音。腹水分漏出液和渗出液。前者的原因主要为血浆胶体渗透压降低、腹腔内脏血管床静水压增高等，临床上常见的疾病为肝硬化、右心衰竭等；后者的原因主要为各种炎症性疾病和恶性疾病，临床上常见的疾病为结核性腹膜炎和腹膜转移癌等。

三、消化系统疾病常规辅助检查

1. 化验检查 血常规检查可反映有无脾功能亢进、有无恶性贫血所出现的巨幼细胞贫血或缺铁所致的小细胞低色素性贫血等，亦作为消化道出血程度的观测指标。粪便常规检查可了解粪便的性状、色泽，有无红、白细胞及有无寄生虫卵等，对肠道感染、某些寄生虫病有确诊价值。粪便隐血试验可判断有无消化道的隐性出血。粪便的细菌学检查或培养和药物敏感试验，可确定致病菌并指导治疗。血清胆红素、血清酶学、蛋白质代谢、凝血酶原时间及色素排泄试验等检测对黄疸和肝病的诊断及鉴别诊断有重要的意义。血清及胸、腹水淀粉酶测定有助于急性胰腺炎的诊断。放射免疫测定（RIA）、酶免疫测定（EIA）、聚合酶链反应（PCR）等技术对肝炎病毒标志物（抗原、抗体、病毒DNA及RNA等）进行检测可确定肝炎类型并可判断有无病毒的复制。甲胎蛋白（AFP）对于原发性肝细胞癌有较特异的诊断价值，而癌胚抗原（CEA）、糖类抗原（如CA724、CA242及CA19-9）等肿瘤标志物对胃癌、结肠癌和胰腺癌具有辅助诊断、估计疗效和判断预后的价值。近来，对恶性肿瘤判断已可用基因表达及激素受体表达的方法进行。血清壁细胞抗体及内因子抗体等的检出提示恶性贫血。腹水的检测可判断其是漏出液或渗出液，有助于肝硬化、腹腔内恶性肿瘤及腹膜结核等疾病的鉴别。十二指肠引流检查常用于胆道疾病，特别是感染性疾病的鉴别诊断。幽门螺杆菌为慢性胃炎的致病菌，与消化性溃疡的发生和复发有密切的关系，也是胃癌发生的危险因素，故对有关疾病应行常规检测，常用的方法有^{13}C或^{14}C-尿素呼气试验、粪便抗原或基因检测、快速尿素酶试验、组织学检查、细菌培养及血清抗体测定等。

2. 内镜检查 应用内镜可直接观察消化道腔内的各类病变，并通过取活组织行病理学检查达到确诊的目的，经内镜黏膜染色对早期癌瘤的诊断有重要的意义，内镜现有纤维光束导光成像的纤维内镜及固体摄像器件（CCD）光电信号转换成像的电子内镜，后者与前者相比在基本性能、清晰度及亮度上都有很大的提高。放大内镜可将所见黏膜放大100~140倍，使消化道疾病的诊断率得到进一步提高。上消化道内镜检查可检出食管、胃、十二指肠的肿瘤、溃疡、炎症和血管病变等。大肠镜可深达回盲部，检出结肠及肛门的病变。小肠镜分为推进式、探条式及肠带诱导式，用于小肠病变的诊断。近年来，胶囊内镜、双气囊推进式小肠镜的问世为小肠疾病的诊断提供了重要的手段。胶囊内镜可随着胃肠运动节奏沿着胃、十二指肠、空肠与回肠、结肠、直肠的方向运行，同时对经过的肠腔进行连续摄像，并以数字信号传输图像给患者体外携带的图像记录仪进行存储记录。其具有操作简便、无创伤性等优点，缺点是不能直视进退观察，易受肠内容物及分泌物的影响而遗漏病变，且不能取材获得组织学的证据等。双气囊或单气囊小肠镜作为消化内镜领域的一项新技术，不仅能对全小肠直视观察，同时还可以进行活检、黏膜染色、标记病变部位、黏膜下注射、息肉切除等处理。超声内镜检查术（endoscopic ultrasonography，EUS）是顶端置有高频微型超声探头的内镜，能同时观察消化道管腔内和管壁及邻近脏器的病变，对黏膜下病变的定性诊断，癌瘤有无邻近脏器的浸润及淋巴结的转移等的判定有较大优势，还可在其引导下对可疑病变行细针穿刺活检，进行病理学检查。另有一种可通过活检孔进入的超小型超声探头，主要用于较狭窄的消化道病变，壶腹部及胰胆管病变的诊断。经内镜逆行胆胰管成像（ERCP）可观察胆道、胰管的情况。胆道镜为胆道疾病诊断和治疗的重要手段，包括经口胆道子母镜、术中及术后胆道镜、经皮经肝胆道镜等。腹腔镜则可观察肝、胆囊、脾、胰及腹膜、网膜、肠系膜的病变，确定腹水的病因等，腹腔镜超声（laparoscopic ultrasound，LUS）是近10年来发展起来的新技术，对腹腔内脏器的观察既有腹腔镜直观的视觉效果，又有超声波对深度、层次、结构性质和与周围关系等判断的特点，并可在超声引导下进行活组织检查，对确定诊断和治疗决策有重要的价值。激光共聚焦显微内镜（confocal laser endomicroscope）由共聚焦激光显微镜安装于传统电子内镜远端头端组合而成，除标准电子内镜检查外，还能进行共聚焦显微镜检查。其优点是在进行内镜检查的同时进行虚拟活检和实时组织学观察，实现1 000倍的放大倍数和自黏膜表面至黏膜下层深达250μm的扫描深度，获得胃肠道黏膜、黏膜下层细胞和亚细胞结构的高清晰的荧光图像。由于在内镜下对黏膜层进行体内模拟组织学诊断，直接观察细胞结构，因此该内镜适用于消化道的多种疾病，尤其适用于消化道早期肿瘤及癌前期病变的诊断和监测，如巴雷特食管（Barrett食管）、慢性萎缩性胃炎、结肠息肉、溃疡性结肠炎和早期肿瘤诊断等。新近推出可早期发现癌症等的微小病变部位的内镜电子染色系统，其特点是具备可使毛细血管突显出来的狭窄区域观察、强化肿瘤性病变部位色调的荧光观察及显示黏膜深部血管和血流的红外线观察等功能。

3. 活组织检查和脱落细胞检查

（1）活组织检查：是最可靠的诊断方法，消化系统的活组织检查主要是内镜下取材，如对食管、胃、结肠、直肠黏膜病变组织或腹腔镜下取病灶组织行病理学检查；采用一秒穿刺吸取法进行肝穿刺活检；超声或CT引导下细针胰腺穿刺取材等。此外，对小肠病灶，除经小肠镜直视下取材外，还可经口导入活检器盲目钳取小肠黏膜。手术标本的组织学检查也属此范畴。

（2）脱落细胞检查：于内镜直视下冲洗或刷拭食管、胃肠道的管腔黏膜，收集脱落细胞进行检查，有利于肿瘤的发现。

4. X线检查 腹部透视及X线检查主要用于判断有无胃肠穿孔、肠梗阻、巨结肠、间位结肠及有无胆系的结石或其他腹部疾病的钙化等。上消化道的钡剂造影、小肠插管注钡造影、下消化道的钡剂灌肠检查可诊断相应部位的病变。采用气钡双重对比造影技术能更清楚地显示黏膜表面的细小结构，可提高较微小病变的确诊率。通过这些检查可发现消化道的溃疡、肿瘤、炎症、静脉曲张、结构畸形以及运动异常等。口服或静脉注射X线胆道造影剂可显示胆道结石和肿瘤、胆囊浓缩和排空功能障碍，以及其他胆道病变。经皮肝穿刺胆管造影术，主要用于了解和确定胆道阻塞的部位，对鉴别肝内胆汁淤积和肝外阻塞性黄疸、诊断胆管残余结石、肝外胆管狭窄或受压的定位和病因有一定的意义。此外，经皮肝穿刺和经皮脾穿刺门静脉造影术有助于判断肝内抑或肝外门静脉阻塞、侧支开放部位与程度、门–腔分流术的效果等。选择性腹腔动脉造影主要用于肝脏和胰腺等腹内肿瘤的诊断和鉴别诊断及判断肿瘤切除的可能性与范围，也可用于消化道出血的定位和定性诊断。近年来数字减影血管造影（DSA）的应用大大提高了病变显示的清晰程度。

计算机体层成像（computed tomography，CT）具有很高的密度分辨率，可显示出各种组织的密度差异，有较好的病灶定位和定性效果，对肝、胰腺等实质脏器的占位性病变如肿瘤、囊肿、脓肿，以及弥漫性病变如脂肪肝、肝硬化、胰腺炎等均有较高的诊断价值。CT能发现空腔脏器恶性肿瘤的壁内与腔外病变及明确有无转移病灶，对肿瘤分期也有一定价值，此外，亦可诊断胆结石等疾病。

5. 磁共振成像（magnetic resonance imaging，MRI） MRI是利用具有磁矩原子核在磁场的作用下，对射频电磁波吸收共振的原理成像，由于人体各组织内氢原子核的密度、弛豫时间等参数各不相同，故可在影像上显出差异而用于疾病的诊断。与CT比较，MRI无放射性，其所显示的图像是反映组织的结构而不仅是密度的差异，故更清晰而层次感强，对占位性病变的定性诊断优于CT，常用于肝、胰腺、脾等实质性脏器疾病的诊断。磁共振胆胰管成像（magnetic resonance cholangiopancreatography，MRCP）技术有助于胰胆管疾病的诊断。磁共振血管成像（magnetic resonance angiography，MRA）可显示门静脉及其分支和腹腔内动脉血管。

6. 仿真内镜（virtual endoscopy）检查术 采用螺旋CT导航三维成像，经配有特殊软件的计算机系统处理后，得到类似于内镜检查所观察到的体内管腔的三维或动态影像。可发现全消化道内的溃疡、息肉、肿瘤及其浸润，甚至炎症性病变。

7. 超声显像 其原理是利用超声波在人体不同组织中传播的特性和差异，以静态和动态图像反映组织的特性。超声显像能够观察肝、胆囊、脾、胰腺的大小和轮廓等，对肝癌和肝脓肿、肝囊肿、胆道结石、胰腺癌等有较大诊断价值，对腹水的有无及腹水量的判断，以及腹腔内实质性肿块的大小、定位和定性等也有一定意义。此外，还可在其监视或引导下行经皮肝脏诊断性穿刺等。

8. 放射性核素（radionuclide） 借助放射性核素的特性，可行脏器显像，其中肝脏显像使用最广，可对肝内占位性病变进行定位、定性和鉴别诊断，还可观察门体侧支循环是否存在等，肝胆系统的动态显影可评价肝功能，了解胆道通畅程度，对诊断急性胆囊炎和鉴别阻塞性黄疸有较大价值。亦可判断消化道有无活动性出血及出血灶的位置。此外，还可用于消化道运动功能的检查，如观察是否有胃食管反流及胃排空功能异常等。

9. 正电子发射体层成像（positron emission tomography，PET） PET的基本原理是将人体生命元素发射正电子的放射性核素（如^{11}C、^{18}F等）标记到能够参与人体组织血流或代谢过程的化合物上，放射性核素发射出的正电子在体内与组织中的负电子结合发生湮灭辐射，产生两个能量相等、方向相反的γ光子，经图像重建，得到人体各部位横断面、冠状面和矢状面标记核素的分布信息影像，通过病灶部位对示踪剂的摄取了解病灶功能代谢状态，对疾病作出正确诊断。^{18}F标记的氟代脱氧葡萄糖（^{18}F-FDG）是葡萄糖的类似物，是PET临床最常用的显像剂。PET/CT是一种将PET（功能代谢显像）和CT（解剖结构显像）两种先进的影像技术有机地结合在一起的新型的影像设备，可用于消化系统肿瘤良恶性鉴别及肿瘤的定性与定位、临床分期、恶性程度判断、疗效评价、转移灶的寻找与复发监测等。

10. 脏器功能试验 五肽胃泌素试验测定壁细胞的泌酸功能，对消化性溃疡、佐林格－埃利森综合征（Zollinger-Ellison syndrome）的诊断与鉴别诊断有重要价值。D-木糖吸收试验、脂肪平衡试验、维生素B_{12}吸收试验、氢呼气试验等可测定小肠吸收功能。胰泌素刺激试验、Lundh试验、苯甲酰酪氨酸－对氨苯甲酸（BT-PABA）试验可测定胰腺外分泌功能。吲哚菁绿清除试验可协助判定肝细胞受损程度。这些试验都可提供有关脏器疾病诊断和鉴别诊断的线索。

11. 胃肠及胆道运动功能检查 是诊断胃肠及胆道动力障碍性疾病的重要手段，临床上常进行的包括食管、胃、胆道、直肠等处的压力测定，食管和胃内pH测定或24小时持续监测，食管24小时持续胆汁监测、胃排空测定、胃肠经过时间测定、胆囊排空检测等。

12. 剖腹探查 对可疑重症器质性疾病而各项检查又不能肯定诊断者可考虑剖腹探查。

四、消化系统疾病的防治原则

要贯彻预防为主的方针，注意饮食卫生，节制或戒除烟酒和避免辛辣等刺激性饮食。对于消化系统疾病应去除病因、消除诱因、积极治疗、防止并发症和后遗症，如对胃肠道感染的抗菌治疗、肿瘤的手术切除和化疗、肝性脑病的减少蛋白质摄入等。某些消化系统疾病的发生和发展常与精神因素有关，故应消除紧张心理，树立信心，配合治疗。有些消化系统疾病的发生可与其他系统的疾病有关，也可能对其他系统发生影响，应进行局部和整体相结合的治疗。对某些疾病，可给予中西医结合治疗。

药物治疗是消化系统疾病治疗的重要组成部分，用药前必须了解各种药物的药理、适应证、用药时间、不良反应和禁忌证，并随病情变化和患者个体情况选用。要选择疗效高、经济、简便而不良反应少的药物，特别对需要较长时间用药者。一些药物可引起或加重消化系统疾病，如糖皮质激素类及阿司匹林、吲哚美辛等非甾体抗炎药可诱发和加重消化性溃疡，甚至造成消化道出血。某些中药、抗生素、异烟肼、双醋酚汀、氯丙嗪、甲睾酮（甲基睾丸素）等可引起肝损害，应予注意。某些对症治疗虽可减轻临床症状，但亦可掩盖症状、延误诊断，如急腹症者应用强力镇痛药可能因腹痛暂时缓解而延误诊断和治疗导致病情恶化，甚至出现生命危险。对于急性疾病或病情危重者应积极给予支持治疗，如消化道大量出血者需要输血、补液等。

借助器械的非开腹疗法是消化系统疾病治疗史的一次飞跃，以治疗消化道疾病为代表的内镜及介入治疗技术近年发展较快，且日趋成熟，如内镜下食管胃静脉曲张的硬化治疗或套扎治疗、上消化道出血的内镜下止血、内镜下奥迪括约肌（Oddi sphincter）切开取石、腹腔镜下胆囊摘除、早期消化道肿瘤的内镜下黏膜切除术及内镜下黏膜剥离术（ESD）、经口内镜下贲门括约肌切开术（POEM）、经内镜黏膜下隧道肿瘤切除术（STER）、消化道恶性梗阻的支架植入术等。此外，还有超声指引下注射酒精治疗肝癌、介入疗法治疗肝癌、脾栓塞治疗门静脉高压及经颈静脉肝内门体静脉分流术（TIPS）治疗门静脉高压等。但对于某些不能内科治疗或疗效不佳的疾病必须尽早进行手术治疗。

（杨长青）

学习小结

消化系统由消化道和消化腺两部分组成，主要作用是完成食物的消化及吸收。中枢神经系统、自主神经系统、肠神经系统可通过分泌神经递质影响消化道功能。食管对食物的廓清功能、胃黏膜的黏液及黏膜屏障、肠黏膜屏障（机械屏障、化学屏障、免疫屏障、生物屏障）等对防止各种损害因子对消化道黏膜的损伤有重要的作用。以上作用减弱可导致食管炎、胃炎及各种肠道疾病。肠微生态紊乱可产生和加重多种疾病，如急慢性腹泻、炎症性肠病等。肝细胞损伤导致功能障碍可引起白蛋白及凝血因子合成减少而导致低白蛋白血症及凝血酶原时间延长。肝脏胆红素代谢障碍时可出现黄疸。

消化系统疾病的常见症状主要有恶心与呕吐、反流、嗳气、烧心、食欲缺乏、吞咽困难、便秘、腹泻、黄疸、呕血、腹胀、腹痛。主要体征有腹部包块、肝脾大、腹水等。

消化系统疾病常见辅助检查主要包括：① 化验检查（血常规、粪便隐血试验、血清胆红素、血清酶学、肝炎病毒标志物、肿瘤标志物、幽门螺杆菌检测等）；② 内镜检查（电子胃十二指肠镜、大肠镜、小肠镜、胶囊内镜、超声内镜、激光共聚焦显微内镜、内镜逆行胰胆管造影、胆道镜、腹腔镜、腹腔镜超声等）；③ 腹部影像学检查（X线、超声显像、CT、MRI、放射性核素检查、PET/CT等）；④ 脏器功能试验（五肽胃泌素、D-木糖吸收试验、脂肪平衡试验、维生素B_{12}吸收试验、氢呼气试验、胰泌素刺激试验、Lundh试验、BT-PABA试验、吲哚菁绿清除试验、胃肠及胆道运动功能检查）。

复习思考题

1. 消化系统疾病常见症状与体征有哪些?
2. 消化系统疾病常见辅助检查包括哪些?

第二章　胃食管反流病

04篇02章

学习目标

掌握　胃食管反流病的定义、临床表现、诊断与治疗。
熟悉　胃食管反流病的病因及发病机制、辅助检查及鉴别诊断。
了解　胃食管反流病的病理。

胃食管反流病（gastroesophageal reflux disease，GERD）是指胃十二指肠内容物反流至食管以及食管以外部位，引起的一系列临床综合征。内镜检查阴性的GERD称非糜烂性反流病（non-erosive reflux disease，NERD），存在食管黏膜破损的GERD则称反流性食管炎（reflux esophagitis，RE）。Barrett食管（Barrett esophagus，BE）是GERD的重要并发症，组织学上表现为食管下段复层鳞状上皮被化生的柱状上皮替代。胃食管反流的临床表现多样，包括典型症状、不典型症状及食管外症状。双倍剂量质子泵抑制剂治疗8周时症状仍反应不足或无效，或内镜下反流性食管炎仍持续存在的GERD称难治性GERD。GERD在西方国家的患病率为10%~20%，在亚洲则不足5%，其发病率随年龄增加而增加，高峰为40~60岁，无明显性别差异。

一、病因与发病机制

GERD是一种由多种因素所致的上消化道动力障碍性疾病，是食管抗反流防御机制下降和反流物对食管黏膜侵袭作用的结果。

1. 食管胃连接部（esophagogastric junction，EGJ）功能不全

（1）食管下括约肌（lower esophageal sphincter，LES）压力降低：LES是指食管末端长3~4cm的环形肌束高压带，正常静息压（基础压）为10~30mmHg，可防止胃食管反流。饮食（高脂肪食物、饮酒、巧克力、咖啡等）、药物（钙通道阻滞剂、地西泮、硝酸甘油及茶碱等）、胃肠激素（胆囊收缩素、胰泌素、高血糖素、血管活性肠肽、前列腺素A等）、吸烟、腹压增高（肥胖、妊娠、腹水、呕吐、负重等）、胃内压增高（胃扩张、胃排空延迟等）、LES结构破坏（如贲门失弛缓症术后）及食管裂孔疝等均可引起LES压力下降，如LES压力降至6mmHg以下可导致胃食管反流的发生。

（2）一过性LES松弛（transient lower esophageal sphincter relaxation，TLESR）：正常情况下吞咽时LES即松弛，以使食物进入胃内，松弛时间<8秒，TLESR则是于非吞咽时LES自主松弛，且时间明显延长。TLESR是GERD的主要发病机制之一。

2. 食管廓清功能降低　正常情况下，由重力的作用将部分食管内容物排入胃内，大部分主要通过食管体部自发及继发性推进蠕动排入胃内，即容量清除（volume clearance）。自发性推进蠕动是吞咽动作之后诱发的蠕动；继发性推进蠕动是反流物扩张食管及对食管的化学刺激而通过神经反射引发的蠕动，通过两者的作用而减少食管内容物容量，是食管廓清的主要方式。食管酸的清除大部分由容量清除完成，剩余的酸则由咽下的唾液中和。食管裂孔疝、食管炎能够导致食管廓清功能容量清除功能受损。吸烟者唾液分泌减少、可滴定碱含量降低，导致唾液中和能力下降。

3. 食管黏膜防御功能减弱　GERD中一部分发生食管炎症，另一部分虽有反流症状，却未见明显食管黏膜损害，提示食管黏膜对反流物有防御作用，此种作用称为食管黏膜组织抵抗力。包括上皮前因素的黏膜表面黏液、不移动水层和表面HCO_3^-，上皮因素的复层鳞状上皮结构和功能上的防御能力及上皮后的组织基础酸状态和黏膜血液供应等。

4. 反流物对食管黏膜的损害　反流物中胃酸、胃蛋白酶是导致食管损害的重要因素，胆汁、胰酶也可损害食管黏膜。

二、病理

反流性食管炎可有复层鳞状上皮细胞层增生，固有层内中性粒细胞和淋巴细胞浸润；Barrett食管为食管下段复层鳞状上皮部分被化生的柱状上皮所替代；NERD部分表现为食管鳞状上皮细胞间隙增宽。

三、临床表现

1. 烧心　又称胃灼热，即剑突和胸骨后的烧灼感，为该病的典型症状，其多在餐后1小时出现，卧位、前屈位及腹压增高时加重。少数患者的烧灼感可位于或扩展到上腹部、剑突后、颈前和咽喉部。

2. 反流　指在无恶心和不用力状态下，胃十二指肠内容物反流到咽部或口腔，或向其方向流动的感觉，为该病的典型症状。反流物被感知为酸性物质，此时称为反酸，为食物时则为反食，也可混有苦味的胆汁或黏液。

3. 嗳气　气体从胃内或食管经咽部排出体外，常伴发声。介于不典型和典型症状之间。

4. 吞咽困难　吞咽停滞不利感或阻滞，分为非梗阻性和梗阻性，为不典型症状。多由食管痉挛或运动功能紊乱所致，常呈间歇性，进固体或液体食物均可发生。由瘢痕狭窄所致者可呈持续性。

5. 胸骨后痛　由反流物刺激食管导致食管痉挛所致，严重时可放射到背部、胸部、肩部、颈部、耳后，有时酷似心绞痛，为不典型症状。

6. 食管外症状　部分患者则因反流物刺激咽喉部而致咽部异物感、声嘶。亦有因反流物吸入气管和肺，产生持续时间超过8周的轻度或剧烈咳嗽，甚至反复发生肺炎、发展为肺间质纤维化。某些非季节性哮喘，表现为发作性呼吸困难、胸闷感、喉气管痉挛等，也可能与反流有关。

四、辅助检查

1. 内镜检查　对于具有反流症状的初诊患者建议行上消化道内镜检查，内镜检查正常者不推荐行常规食管活组织检查。内镜检查有助于确定有无反流性食管炎、Barrett食管及其他如食管裂孔疝、食管炎性狭窄、食管溃疡、食管癌等。内镜检查是诊断反流性食管炎最准确的方法，同时可判断病情的严重程度。反流性食管炎的诊断采用国际上通用洛杉矶分级法：正常，食管黏膜无破损；A级，1个或1个以上食管黏膜破损，长径<5mm；B级，1个或1个以上食管黏膜破损，长径>5mm，但无融合性病变；C级，食管黏膜破损有融合，但<75%周径；D级，食管黏膜破损融合至少达到75%周径。

胃食管结合处近端食管黏膜出现橘红色样改变，伴或不伴栅栏样血管表现，可考虑存在Barrett食管，确诊需要经组织学检查证实有化生的柱状上皮细胞存在。

相关链接　|　**Barrett食管内镜诊断及随访**

内镜检查食管正常时，鳞柱状上皮交界在食管下段形成界限清楚的齿状线（即“Z”线），与内镜下胃食管交界标志一致。发生Barrett食管时“Z”线上移，遗留柱状上皮或“Z”线上方出现柱状上皮黏膜。

Barrett食管按镜下形态可分为全周型、岛型和舌型。按化生柱状上皮长度分为长段及短段，前者化生上皮累及食管全周且长度≥3cm，后者化生上皮未累及食管全周或累及食管全周，但长度<3cm。按病理组织分型为贲门腺型、胃底腺型、肠化生型。Barrett食管可伴有异型增生。

内镜和病理活组织检查监测Barrett食管是目前唯一证据相对充足的随访方法。根据内镜下病变长度、内镜及病理学判断异型增生的程度来制定随访策略，不伴异型增生的短段Barrett食管5年复查1次胃镜，不伴异型增生的长段Barrett食管3年复查1次胃镜。对于疑似伴有异型增生的Barrett食管，先增加质子泵抑制剂用量至2次/d，6个月后复查，若仍为疑似伴有异型增生的Barrett食管，则随后年度复查，其余病理结果按照相应策略进行随访。轻度异型增生可进行内镜下治疗，以降低进展风险，或者进行内镜随访：第1年每6个月复查1次胃镜，随后可每年1次。对重度异型增生及癌变者可采用内镜下微创治疗或外科手术治疗。

2. 反流监测

（1）24小时食管pH监测：为目前GERD的重要诊断方法。正常食管内的pH为5.5~7.0，pH<4则常作为酸反流的指标。24小时食管pH监测常用的参数：① 24小时内pH<4的总百分时间，即酸暴露时间百分比（percentage of acid contact time）；② 直立位酸暴露时间百分比；③ 仰卧位酸暴露时间百分比；④ 酸反流次数（pH<4的发生次数）；⑤ 长酸反流次数（pH<4的持续5分钟以上的次数）；⑥ 最长反流时间（pH<4的持续最长的时间）。目前中国人群的酸暴露时间百分比的正常参考值为<4%，当酸暴露时间百分比≥4%，考虑存在病理性酸反流。DeMeester评分可综合各有关参数测算酸反流计分，DeMeester评分≥14.72分提示食管存在病理性酸暴露，15~50分为轻度GERD，51~100分为中度GERD，>100分为重度GERD。24小时食管pH监测诊断反流性食管炎的阳性率<80%，诊断NERD的阳性率为50%~75%。近年Bravo无线便携式食管pH监测技术提高了患者的舒适度而易于接受，且可以延长记录时间至48~96小时，提高了诊断的灵敏度。

（2）食管内胆红素监测：Bilitec 2000是一种便携式光纤分光光度计，是对反流到食管内的胆汁进行监测的最常用的仪器，其与pH监测同步进行可以明显提高GERD的诊断率，特别是NERD患者诊断的阳性率。胆红素吸收值<0.14作为Bilitec 2000的监测阈值，吸收值超过0.14即为胆红素的存在。超过0.14总时间百分比、反流总次数、反流超过5分钟的次数及最长反流时间等指标可以进一步反映胆汁反流情况。该技术通过检测特定波长下胆红素的特异性吸收峰，间接测量胆汁反流的严重程度。然而胆红素监测的结果受反流物pH、食物种类影响，同时胆红素仅为胆汁中的一个组分，因此无法直接反应胆汁反流情况。

（3）多通道腔内阻抗pH监测（multichannel intraluminal impedance and pH monitoring，MII-pH）：单纯的pH监测方法对气体反流无效，对碱反流灵敏度较低，MII-pH是近年来出现的一种新的监测方式，可对食管内酸、胆汁、气体等多种反流成分进行监测。MII-pH系统带有pH监测通道，可根据pH和阻抗变化进一步区分酸反流（pH<4）、弱酸反流（pH 4~7）以及弱碱反流（pH>7），可评估近端食管反流事件，亦能判断反流物的分布和清除，成为评价食管反流最重要的新型技术。

3. 食管X线钡剂检查　该检查灵敏度不高，仅适用于不能或不愿进行内镜检查的患者。目的主要在于排除食管癌及其他食管疾病。

4. 食管测压　可用于术前评估食管动力状态，不建议作为GERD的诊断手段。

五、诊断

有典型的烧心、反流症状，内镜检查有食管炎，除外其他原因引起的食管病变，可作出GERD的诊断。反流监测是诊断GERD的金标准。有典型症状而内镜阴性者应进行24小时食管pH及食管阻抗-pH监测，如证实有过度的酸或非酸反流可诊断本病；无法进行食管pH及食管阻抗-pH监测且无报警症状者可用质子泵抑制剂试验性治疗（口服质子泵抑制剂标准剂量，每日2次，共1~2周），效果改善明显则一般亦可诊断本病。对症状不典型者常需要结合上述各项检查综合分析进行诊断，相关反流问卷可作为GERD诊断的辅助工具。

六、鉴别诊断

GERD应与其他病因的食管炎（如感染性及药物性食管炎等）、食管动力疾病、嗜酸性粒细胞性食管炎、消化性溃疡及各种原因引起的消化不良及胆道疾病等相鉴别。吞咽困难者，应与贲门失弛缓症、食管良性狭窄、食管癌等相鉴别；胸痛患者需要先排除心脏因素后才能进行GERD评估，胸骨痛为主者，应与引起心源性、非心源性胸痛的各种疾病相鉴别，特别是应行相关检测以除外心肌梗死与心绞痛，如怀疑后者可行运动试验，排除心源性胸痛后，再进行有关食管性胸痛的相关检查。

七、治疗

GERD治疗的目标是缓解症状、治愈食管炎、提高生活质量、预防复发和并发症。

1. 一般治疗　调整生活方式是GERD患者的基础治疗手段。对于仰卧及夜间反流者，可抬高床头15~20cm。避免过饱及睡前进食。尽量减少使腹压增加的因素，如肥胖、便秘、紧束腰带等。避免食用可能诱发反流症状的食物，如高脂饮食、巧克力、辛辣、浓茶、咖啡及酸性食物等。应戒除烟酒。

2. 药物治疗

（1）抑酸药：抑制胃酸分泌是目前治疗GERD的主要措施，包括初始与维持治疗2个阶段。

1）初始治疗：目的是尽快缓解症状，治愈食管炎。

常用药物包括：① H_2受体拮抗剂（H_2 receptor antagonist，H_2RA）可用于轻至中度的GERD，常用的有西咪替丁、雷尼替丁、法莫替丁、罗沙替丁和尼扎替丁等。② 质子泵抑制剂（proton pump inhibitor，PPI）是GERD治疗中最常用的药物，常用的有奥美拉唑、兰索拉唑、泮托拉唑、雷贝拉唑、艾司奥美拉唑和艾普拉唑等。③ 钾离子竞争性酸阻滞剂（potassium competitive acid blocker，P-CAB）是新型抑酸药，近几年开始应用于临床，代表药物为伏诺拉生。其被吸收入血到达胃壁细胞后，立刻离子化，然后竞争性抑制静息态和活性态质子泵与钾离子（K^+）的结合，抑制H^+与K^+的交换，发挥可逆的抑酸作用。P-CAB治疗反流性食管炎患者的研究显示，治疗后4周的黏膜愈合率达90%左右，而治疗后7日症状缓解率达60%左右。PPI与P-CAB同为反流性食管炎治疗的首选药物，推荐采用标准剂量，疗程4~8周。PPI与P-CAB单剂量治疗无效时可改用双倍剂量，一种无效可换用另一种。对于合并食管裂孔疝及重度食管炎患者，PPI剂量通常应加倍。存在夜间酸突破者可在睡前加服H_2RA。

2）维持治疗：是巩固疗效、预防复发的重要措施，用最小的药物剂量达到长期治愈的目的，方法包括按需治疗和长期治疗。NERD和轻度食管炎可采用按需治疗。PPI与P-CAB停药后症状复发、重度食管炎患者通常需要PPI或P-CAB长期维持治疗。PPI与P-CAB为首选药物，亦可选用抗酸剂。维持治疗的方法有3种。① 原剂量或减量维持：症状缓解后维持原剂量或半量PPI，每日1次，长期维持症状持续缓解；② 间歇用药：PPI原剂量，隔日1次，如症状反复可增至足量；③ 按需治疗：原剂量PPI，仅用于出现症状，缓解后即停药。

（2）促动力药：此类药物可增加LES压力及食管蠕动功能，促进胃排空，从而减少胃内容物的食管反流。在抑酸药物治疗效果不佳时，可考虑联合应用促动力药物，特别是伴有胃排空延迟的患者。常用药物有莫沙必利、伊托必利等，疗程为8~12周。

（3）制酸剂：如铝碳酸镁、硫糖铝等，仅用于轻症和间歇发作者临时缓解症状。

（4）新型药物：现在针对TLESR的靶向药物，如γ-氨基丁酸β（GABA-β）受体激动剂和亲代谢谷氨酸盐受体5（mGluR5）调节药，成为临床研究的热点。巴氯芬作为GABA-β受体激动剂，可以明显缓解GERD患者的症状。

（5）心理治疗：对有明显抑郁和/或焦虑者可进行心理及抗抑郁和/或焦虑药物治疗。

3. 内镜治疗　内镜下关于GERD的治疗主要方法有胃底折叠术、经口内镜下贲门缩窄术、内镜下抗反流黏膜切除术、射频消融术、内镜下注射和/或植入治疗。内镜治疗创伤小、安全性较好，但仅适用于PPI有效者，PPI无效者考虑内镜手术需要谨慎。

4. 抗反流手术治疗 对于抑酸治疗有效但需要长期服药的患者，可考虑外科治疗。目前最常用的抗反流手术术式是腹腔镜胃底折叠术。

5. 其他治疗

（1）食管狭窄：首先考虑进行内镜扩张治疗，术后长期应用抑酸药维持治疗可防止狭窄复发。内镜扩张治疗无效或因狭窄严重不能进行者，则需要手术治疗。

（2）Barrett食管：有文献报道PPI能延缓Barrett食管的进程，但尚无确凿证据证实其能逆转柱状上皮化生或预防腺癌。Barrett食管伴有糜烂性食管炎及反流症状者建议采用大剂量PPI治疗，并提倡长期维持治疗。对于早期Barrett食管腺癌、高级别异型增生（高级别上皮内瘤变），建议行超声内镜评估病变浸润深度及淋巴结转移情况，并予以内镜下根治切除治疗。未进行治疗的伴有低级别异型增生（低级别上皮内瘤变）的Barrett食管患者，予以密切监测随访，每6~12个月随访1次。已证实有癌变者，应手术治疗。

（李鹏）

学习小结

胃食管反流病（GERD）分为非糜烂性反流病（NERD），反流性食管炎（RE）及Barrett食管（BE）。GERD的发病与食管下括约肌（LES）压力降低、一过性LES松弛、食管廓清功能降低、食管黏膜防御功能减弱及反流物对食管黏膜的损害有关。GERD临床表现主要包括烧心、反流、吞咽困难、胸骨后痛，也可产生咽喉炎、肺炎、哮喘等食管外症状。有典型的烧心、反流症状，内镜检查除外其他原因引起的食管病变可诊断GERD。质子泵抑制剂试验对该病诊断有一定的意义。GERD主要采用抑酸药包括钾离子竞争性酸阻滞剂、质子泵抑制剂、H_2受体拮抗剂、促动力药治疗。内镜治疗主要方法有胃底折叠术、经口内镜下贲门缩窄术、内镜下抗反流黏膜切除术、射频治疗、内镜下注射和/或植入治疗。对抑酸治疗有效但需要长期服药的患者，可考虑外科治疗。Barrett食管可用大剂量抑酸药长期维持治疗。

复习思考题

1. 简述胃食管反流病的定义。
2. 简述胃食管反流病的临床表现。
3. 简述难治性胃食管反流病的概念。
4. 简述Barrett食管的概念。
5. 简述反流性食管炎洛杉矶分级法。
6. 简述胃食管反流病的治疗。

第三章　胃炎

04篇03章

学习目标

掌握　慢性胃炎的病因和发病机制、病理、诊断及治疗。
熟悉　急性胃炎的病因、临床表现及治疗。
了解　慢性胃炎的临床表现。

第一节　急性胃炎

急性胃炎（acute gastritis）是多种原因所致胃黏膜的急性炎症，组织学上通常可见中性粒细胞浸润。包括急性糜烂出血性胃炎（acute erosive-hemorrhagic gastritis），急性幽门螺杆菌胃炎（*Helicobacter pylori*，*H.pylori*或Hp）和除*H.pylori*以外其他的急性感染性胃炎。本节主要阐述急性糜烂出血性胃炎。

一、病因与发病机制

1. 应激　严重创伤、大手术、大面积烧伤、颅内病变、败血症、严重器官病变及多器官功能衰竭均可致本病，其主要病变为胃黏膜糜烂和出血。少部分可出现应激性溃疡，烧伤所致者称柯林溃疡（Curling溃疡），中枢神经系统病变所致者称库欣溃疡（Cushing溃疡）。应激导致胃黏膜损伤机制：① 肾上腺素和去甲肾上腺素释放增多导致胃黏膜血管收缩而血流量减少，黏膜缺血造成黏液和碳酸氢盐分泌不足、局部前列腺素合成及再生能力下降，胃黏膜屏障作用减低，清除H^+反弥散功能下降等。② 糖皮质激素分泌增多，导致胃酸分泌亢进，黏膜侵袭因素增强。③ 胃肠运动功能减弱及幽门功能失调可导致胆汁和胰液反流而造成胃黏膜屏障破坏。

2. 化学性损伤

（1）药物：最常见的是非甾体抗炎药（NSAID），包括阿司匹林、吲哚美辛等。该类药物主要通过抑制环氧合酶活性致局部前列腺素合成减少而使黏膜屏障作用减弱，造成胃黏膜损伤，以胃窦部多见。抗肿瘤药、氯化钾及某些抗生素也可损伤胃黏膜。

（2）酒精：其亲脂性和溶脂性可导致胃黏膜屏障破坏，上皮细胞损害，致黏膜水肿、糜烂和出血。此外，酒精会损害胃动力，导致胃排空延迟，从而延长黏膜与酒精的接触时间，进一步加剧毒性损伤。

3. 物理和创伤　大剂量放射线照射均可导致胃黏膜糜烂甚至溃疡。

二、临床表现

轻者多无症状或仅有消化不良症状。胃部出血常见，一般为少量，间歇性，可自行停止。也可发生较大量出血引起呕血和/或黑便、贫血，甚至失血性休克，不同原因所致的临床表现不一，轻重不一。

三、诊断

临床表现及24~48小时内急诊内镜下见胃黏膜充血、水肿、糜烂、出血、急性浅溃疡等可诊断。

四、治疗

去除病因，积极治疗原发病，根据临床表现对症治疗。胃黏膜糜烂、出血者可应用质子泵抑制剂或H_2受体拮抗剂及胃黏膜保护剂（如硫糖铝、铝碳酸镁、替普瑞酮、瑞巴派特、胶体铋、米索前列醇）等。上腹痛可给予莨菪碱等解痉药物。脱水及离子紊乱者可补液及纠正酸碱平衡失调和电解质紊乱。对严重上消化道出血者应予有效的止血及综合抢救治疗。

第二节　慢性胃炎

慢性胃炎（chronic gastritis）系由多种病因引起的胃黏膜的慢性炎症性病变，病理上以淋巴细胞和浆细胞浸润为主要特点。本病十分常见，其发病率随年龄的增长而增加。

一、病因与发病机制

迄今尚未完全明确，可能与下列因素有关。

1. 感染性因素

（1）幽门螺杆菌（*Helicobacter pylori*，Hp）感染：Hp是革兰氏阴性螺旋状杆菌，适于微需氧菌环境生长，其一端具有鞭毛结构作为动力装置，使其在胃内穿过胃黏液层，移向黏膜层。产生的黏附素使菌体贴紧上皮细胞而长期定居于胃窦黏膜小凹处及其邻近上皮表面并繁衍。70%~90%的慢性胃炎有Hp感染，Hp胃炎为一种感染性疾病。目前认为Hp感染是慢性活动性胃炎的主要病因。Hp导致慢性胃炎的主要机制包括：① Hp可合成多种通过直接或间接机制损伤细胞的酶：产生尿素酶分解组织内渗出的尿素产生氨，在Hp周围形成“氨云”，中和胃酸而保持有利于细菌生存的中性环境，并对胃黏膜上皮有直接毒性作用；氨又可干扰胃黏膜上皮细胞的正常离子交换，使胃腔内H^+反弥散而导致黏膜组织损伤；过氧化氢酶是一种抗氧化剂，可保护Hp免受毒性氧代谢物（由活化的中性粒细胞释放）的伤害，使其能在发炎受损的胃黏膜内继续存活与增殖；细菌磷脂酶可改变胃黏膜屏障的磷脂含量，从而改变其表面张力、疏水性和通透性。② 毒力因子：如细胞毒素相关蛋白（CagA）及空泡细胞毒素（VacA）等，细胞毒素相关蛋白可以与细胞内多种蛋白发生相互作用并扰乱细胞正常的信号转导通路。空泡细胞毒素能够导致细胞发生空泡变性。③ 炎症反应：引起包括多种炎性细胞的激活和炎性介质的释放，如氧自由基，白介素-1、2、6和8，肿瘤坏死因子-α，白三烯B4和血小板活化因子等。④ 菌体细胞壁LewisX、LewisY抗原导致自身免疫反应而损伤胃黏膜。Hp对胃黏膜的损害决定于其菌株及毒力、宿主和环境等多种因素。

（2）海尔曼螺杆菌：已知胃内不同于Hp的另一株革兰氏阴性杆菌，同为螺杆菌属，人类感染率文献报道少，多为胃镜检出结果。与Hp相比，胃黏膜急性和慢性炎症程度相对轻，可能与定植数量有关。

（3）其他病菌：细菌（如分枝杆菌）、病毒（如巨细胞病毒、疱疹病毒）、寄生虫（如类圆形线虫属、血吸虫和裂头绦虫）、真菌等感染亦可以引起急慢性炎症反应，导致胃黏膜损伤。

2. 非感染因素

（1）自身免疫：胃体为主的萎缩性胃炎血清中常可检出壁细胞抗体（parietal cell antibody，PCA）和内因子抗体（intrinsic factor antibody，IFA），其与相应抗原形成的免疫复合体可致胃黏膜损害。前者可导致壁细胞数减少而造成胃酸分泌减少或缺乏；后者则可致内因子缺乏，影响维生素B_{12}在回肠末端的吸收，导致巨幼红细胞贫血，亦称恶性贫血。

（2）十二指肠液反流：幽门括约肌松弛等因素可造成十二指肠液反流入胃，胆汁中的卵磷脂与胰液中的磷脂酶A作用形成溶血卵磷脂，后者与胆汁及胰消化酶一起可溶解黏液，破坏胃黏膜屏障，并使H^+及胃蛋白酶反弥散入黏膜引起损伤，如反流长期持续可造成慢性胃炎，此种称为胆汁反流性胃炎，多发生于胃窦部。

（3）年龄及胃黏膜营养因子缺乏：慢性胃炎的发病率及肠腺化生、幽门腺化生和胃萎缩性改变的程度均随年龄的增长而增加，有些学者认为萎缩性胃炎是老年人胃黏膜的一种退行性改变。老年人胃黏膜常见小血管扭曲、小动脉壁玻璃样变和管腔狭窄，这种胃黏膜的血管改变可使黏膜血液供应不足而导致营养不良、分泌功能低下及黏膜屏障功能减退，这些是老年人易发生萎缩性胃炎的重要因素。此外，胃黏膜的营养因子如胃泌素、表皮生长因子等的减少也是慢性胃炎致病因素之一。

（4）其他：长期刺激性或粗糙饮食、高盐、酗酒等均与慢性胃炎发生有关，放疗和NSAID等化学药物同样可以引起慢性胃炎。胃内高酸会使H^+反弥散增多，易损害胃黏膜屏障并影响上皮细胞的修复。慢性右心衰竭、肝硬化门静脉高压及尿毒症等疾病也使胃黏膜易于受损。

二、病理

1. 炎症　以淋巴细胞、浆细胞为主的慢性炎症细胞浸润，基于炎症细胞浸润的深度分为轻、中、重度，炎症的活动性是指有中性粒细胞浸润。非萎缩性胃炎的炎性细胞浸润仅局限于胃小凹和黏膜固有层的表层，深层腺体正常。

2. 萎缩 病变扩展至腺体深部，腺体破坏，数量减少，固有层纤维化。如存在肠腺化生为化生性萎缩；无肠腺化生为非化生性萎缩。

3. 化生 长期慢性炎症使胃黏膜表层上皮和腺体被杯状细胞和幽门腺细胞所取代。分为2种类型。① 肠腺化生（intestinal metaplasia）：是指胃腺转变成肠腺样，含杯状细胞，其可分为小肠型和大肠型，一般认为大肠型肠腺化生与胃癌发生有关。② 假幽门腺化生：泌酸腺的颈黏液细胞增生，形成幽门腺样腺体。

4. 异型增生（dysplasia） 也称上皮内瘤变（intraepithelial neoplasia），为细胞再生过程中过度增生和分化缺失，表现为上皮细胞核增大，极性消失，细胞拥挤而有分层现象，黏膜结构紊乱，有丝分裂象增多。异型增生被认为是癌前病变。

三、分类

慢性胃炎分类方法较多，尚未统一。新悉尼系统基于病因学分为Hp胃炎和非Hp胃炎；基于病理学分为非萎缩性胃炎和萎缩性胃炎；基于胃炎分布分为胃窦为主胃炎、胃体为主胃炎及全胃炎；基于内镜所见分为糜烂性和非糜烂性胃炎。

四、临床表现

无特异性，部分患者可没有任何症状。有症状者可表现为上腹痛、上腹胀、早饱、嗳气等消化不良症状。症状程度与黏膜病变程度无明显一致性。伴黏膜糜烂者可有上消化道出血及贫血。自身免疫性胃炎随着病情发展可先后出现缺铁性贫血、恶性贫血、维生素B_{12}缺乏相关周围神经病变等。

五、辅助检查

1. 内镜及活组织检查 内镜结合活组织病理学检查是诊断慢性胃炎最可靠的方法。非萎缩性胃炎：内镜下可见黏膜红斑（点、片状、条状），粗糙不平，出血点（斑），黏膜水肿及渗出。慢性萎缩性胃炎包括内镜诊断和病理诊断：慢性萎缩性胃炎内镜下可见黏膜红白相间，以白为主，血管显露，皱襞变平或消失可伴有颗粒状或结节状等。慢性胃炎可伴有平坦或隆起性糜烂、出血、粗大黏膜皱襞或胆汁反流等。肠上皮化生在内镜下表现为黏膜欠光滑或灰色斑，但白光内镜检查对肠化的诊断与病理检查结果之间的符合率较低，需要结合特殊成像方式及病理学检测判断。胃黏膜活组织检查有助于确诊及程度分级，活检取材块数和部位由内镜医生根据需要决定，根据新悉尼系统推荐，应在胃窦及胃体处各取2块、胃角处取1块活检进行诊断，可疑病灶可另外取活组织。

2. Hp检测 慢性胃炎建议常规检测Hp。目前常用Hp的检测方法可分为侵入性和非侵入性2大类。侵入性为快速尿素酶试验、胃黏膜直接涂片染色镜检、胃黏膜组织切片染色［如苏木精-伊红（HE）、沃森-斯塔里（Warthin-Starry）银染、改良Giemsa染色］镜检、细菌培养等。非侵入性为^{13}C或^{14}C-尿素呼气试验（^{13}C-UBT、^{14}C-UBT）、粪便Hp抗原（Hp-SA）检测及血清Hp抗体检测，血清学抗体常用于流行病学调查，但抗体阳性不能反映现症感染。

符合下述3项之一者可判断为Hp现症感染：① 胃黏膜组织快速尿素酶试验、组织切片染色或培养3项中任一项阳性；② ^{13}C–UBT或^{14}C–UBT阳性；③ Hp–SA检测（单克隆抗体法）阳性。Hp感染根除治疗后疗效的判断应在根除治疗结束至少4周后进行，首选UBT方法。单克隆抗原试验可以作为备选，根除治疗后可能出现细菌密度降低和分布变化，易造成结果假阴性，不推荐快速尿素酶试验作为根除治疗后的复查手段。

3. 血清学检查 胃体萎缩性胃炎时血清中可测得PCA（约90%）和IFA（约75%），维生素B_{12}水平亦明显降低；血清胃泌素17（G–17）水平显著升高，胃蛋白酶原Ⅰ或胃蛋白酶原Ⅰ/Ⅱ比值降低。胃窦胃炎时血清中也可检出PCA（约30%），但滴度低，血清胃泌素17水平降低，胃蛋白酶原Ⅰ（PG–I）或胃蛋白酶原Ⅰ/Ⅱ比值（PG–Ⅰ/PG–Ⅱ）正常。全胃萎缩性胃炎血清胃泌素17及胃蛋白酶原Ⅰ和Ⅰ/Ⅱ比值均降低。

六、诊断

确诊依靠内镜检查及胃黏膜活组织病理学检查，后者诊断价值更大。Hp检测有助于病因诊断。对萎缩性胃体炎患者建议检测血清胃泌素、维生素B_{12}和相关自身抗体（PCA、IFA）。血清胃泌素17以及胃蛋白酶原Ⅰ和Ⅱ的检测，有助于胃黏膜萎缩有无和萎缩部位的判断，血清胃蛋白酶原Ⅰ、胃蛋白酶原Ⅱ、胃蛋白酶原Ⅰ/Ⅱ比值联合抗Hp抗体检测有助于胃癌风险分层和筛查。

七、治疗

慢性胃炎的治疗目的是去除病因，缓解症状，改善胃黏膜炎症和预防并发症。尽量针对病因，遵循个体化原则。故应积极发现和消除有关的致病因素。

1. 根除Hp 对Hp相关性慢性胃炎，均应进行Hp根除治疗。Hp胃炎治疗采用我国《2022中国幽门螺杆菌感染治疗指南》推荐的铋剂四联方案即质子泵抑制剂（PPI）+铋剂+2种抗生素和高剂量双联方案。

相关链接 | **幽门螺杆菌根除方案**

根据《2022中国幽门螺杆菌感染治疗指南》推荐5种抗生素组合方案：① 阿莫西林1 000mg，b.i.d.；克拉霉素500mg，b.i.d.；② 阿莫西林1 000mg，b.i.d.；左氧氟沙星500mg，q.d.或200mg，b.i.d.；③ 四环素500mg，t.i.d.或q.i.d.；甲硝唑400mg，t.i.d.或q.i.d.；④ 阿莫西林1 000mg，b.i.d.；甲硝唑400mg，t.i.d.或q.i.d.；⑤ 阿莫西林1 000mg，b.i.d.；四环素500mg，t.i.d.或q.i.d.。以上均为餐后口服。若推测可能存在难以根除的情况时，可酌情使用含呋喃唑酮的铋剂四联方案，推荐的抗生素组合包括：阿莫西林1 000mg，b.i.d.联合呋喃唑酮100mg，b.i.d.；四环素500mg，t.i.d.或q.i.d.联合呋喃唑酮100mg，b.i.d.。

PPI及铋剂均为标准剂量，b.i.d.，餐前半小时口服。标准剂量PPI为艾司奥美拉唑20mg、雷贝拉唑10mg（或20mg）、奥美拉唑20mg、兰索拉唑30mg、泮托拉唑40mg、艾普拉唑5mg，以上选一，均b.i.d.，餐前口服。标准剂量铋剂为枸橼酸铋钾220mg，b.i.d.，餐前口服。

2. 对症治疗　以上腹饱胀、恶心或呕吐等为主要症状者可应用促动力药，如莫沙必利、盐酸伊托必利等。伴胆汁反流者除应用以上药物外，可应用铝碳酸镁制剂。具有明显进食相关的腹胀、食欲缺乏等消化不良症状者，可考虑应用消化酶制剂。胃黏膜损害症状明显者则用胃黏膜保护剂，如硫糖铝、替普瑞酮、吉法酯、瑞巴派特等。有胃黏膜糜烂和/或以反酸、上腹痛为主者，可根据病情或症状严重程度选用抗酸剂、H_2受体拮抗剂或PPI治疗。慢性胃炎消化不良症状有明显抑郁、焦虑等精神心理因素者，常规治疗无效或疗效差可合并应用抗抑郁或抗焦虑药物。自身免疫性胃炎伴恶性贫血者，应注射维生素B_{12}。

3. 定期检测及癌前情况处理　OLGA和OLGIM分期能反映慢性胃炎患者胃黏膜萎缩、肠化的程度和范围，能用于胃癌风险分层，是制定个体化胃镜监测计划的可靠依据。对药物不能逆转的局灶高级别上皮内瘤变（含重度异型增生和原位癌），应进行内镜下手术。

八、预后

多数慢性非萎缩性胃炎病情较稳定，特别是不伴有Hp持续感染者，Hp持续感染可能导致慢性萎缩性胃炎。慢性萎缩性胃炎常合并肠化生，甚至异型增生，经历长期演变，少数病例可发展为胃癌。

第三节　特殊型胃炎

一、巨大肥厚性胃炎

多见于50岁以上男性，特点如下。① 胃底和胃体黏膜皱襞粗大，肥厚，扭曲呈脑回状；② 胃小凹增生延长，腺管囊样扩张，壁细胞和主细胞减少而黏液细胞增多；③ 胃酸分泌减少；④ 低蛋白血症。临床表现为上腹痛、体重减轻、水肿、腹泻。本病无特效治疗，伴溃疡可用抑酸剂，幽门螺杆菌感染者可根除治疗。蛋白质丢失持续而加重，可外科手术治疗。

二、感染性胃炎

1. 细菌感染　化脓性炎症多由葡萄球菌、甲型溶血性链球菌或大肠埃希菌所致，其诱因多与内镜下治疗、外科手术、化疗有关。主要临床表现为急性上腹痛、恶心、呕吐、发热、上腹压痛、肌紧张等，严重者可伴发穿孔，出现化脓性腹膜炎。其他感染性胃炎可见于各种病原体的感染，包括结核分枝杆菌、梅毒螺旋体、念珠菌和寄生虫等。

2. 病毒感染　多由巨细胞病毒所致，内镜下可见局部或弥漫性胃黏膜皱襞粗大。

三、腐蚀性胃炎

自服或误服强酸（如盐酸、硫酸、硝酸）、强碱（如氢氧化钠、氢氧化钾），所致的胃黏膜及黏膜以下组织的损害称急性腐蚀性胃炎（acute corrosive gastritis），胃黏膜损害以幽门前区为重。

这类患者都有腐蚀性食管炎，强碱所致则食管损伤较胃严重，强酸则相反。胃壁损伤程度与吞服的腐蚀剂性质、剂量、浓度以及胃内所含食物量有关。强碱使组织细胞迅速脱水，并与组织蛋白质结合为碱性蛋白盐，与脂肪酸结合成皂盐，造成严重的组织坏死，强碱易透入组织，常产生全层灼伤而致穿孔及消化道狭窄；强酸可使蛋白质与角质凝固或溶解，造成组织变性坏死、结痂。来苏除对黏膜有腐蚀作用外尚有对感觉神经末梢麻醉作用。胃部病变轻者仅有充血、水肿、糜烂及黏膜内出血；重者可有急性溃疡，胃壁坏死甚至穿孔而引起腹膜炎。并发食管穿孔可引起食管气管瘘及纵隔炎。该病常遗留有食管或幽门前区瘢痕性狭窄。吞服腐蚀剂后首先出现口腔、咽喉及胸骨后烧灼感，上腹剧痛，恶心呕吐，严重者可呕血，呕吐物中可有脱落坏死的黏膜，并常伴有吞咽及呼吸困难。强酸可在口、唇及咽部黏膜产生不同颜色的灼痂，如硫酸呈黑色痂、盐酸呈灰棕色痂、硝酸呈黄色痂、醋酸呈白色痂、强碱则呈黏膜透明性水肿等，此可协助辨别腐蚀剂种类。

本病禁忌内镜检查和洗胃。治疗上应尽快给予蛋清或牛乳口服，对发现得早、吞食量少者，也可在稀释的基础上谨慎地试插小口径胃管抽除腐蚀剂。因酸碱反应产生的热量可加重损害，故对强碱禁用酸中和。对强酸在牛乳稀释后可口服抗酸药。应即刻给予静脉输液、镇静药和镇痛药以及广谱抗生素，并保持呼吸道通畅。剧痛时慎用吗啡类制剂，以防掩盖穿孔的表现，如发现穿孔，应即刻急诊手术。急性期过后遗留的瘢痕性狭窄常需要手术治疗。

四、克罗恩病

克罗恩病可累及整个消化道，但主要见于小肠–回盲部–结肠，也可发生于胃。胃克罗恩病多见于胃窦，常与近端十二指肠克罗恩病共存。

五、嗜酸性胃炎

此病是一种病因未明的罕见疾病，胃壁炎症以嗜酸性粒细胞浸润和外周血嗜酸性粒细胞增多为特征，不伴有肉芽肿或血管炎症性病变，虽然胃壁各层均可受累，多数病变以其中一层为主。胃黏膜活检主要表现为明显嗜酸性粒细胞浸润，嗜酸性小凹脓肿、坏死伴中性粒细胞浸润和上皮再生。临床表现有上腹疼痛、恶心、呕吐，抑酸剂难以缓解疼痛，常伴有腹泻，外周血嗜酸性粒细胞增高，常为自限性，治疗可用糖皮质激素。

六、淋巴细胞性胃炎

其特征为胃黏膜表面及小凹内淋巴细胞密集浸润，其与内镜下疣状胃炎相关，根除幽门螺杆菌可显著改善上皮内淋巴细胞浸润、胃体炎症和消化不良症状。

（李鹏）

学习小结

急性胃炎内镜可见胃黏膜糜烂和出血。其发病与应激、药物（NSAID）、乙醇等因素有关。该病轻者多无症状或仅有消化不良症状。可发生呕血和/或黑便，贫血甚至失血性休克。内镜见胃黏膜充血、水肿、糜烂、出血、急性浅溃疡即可诊断。治疗应去除病因、对症，胃黏膜糜烂、出血者可应用质子泵抑制剂或H_2受体拮抗剂及胃黏膜保护剂等。上腹痛可给予解痉药物。对严重上消化道出血者应予以有效的止血及综合抢救治疗。

慢性胃炎的发病主要与幽门螺杆菌感染、自身免疫、十二指肠液反流、年龄、胃黏膜营养因子缺乏、长期刺激性或粗糙饮食、高盐、酗酒及NSAID等因素有关。萎缩性胃炎可见胃固有腺体数量减少或消失。胃腺转变成肠腺称肠腺化生。异型增生为细胞再生过程中过度增生和分化缺失，为癌前病变。该病症状无特异性，部分可表现为消化不良。内镜结合活组织病理学检查是诊断慢性胃炎最可靠的方法。慢性胃炎的治疗包括根除幽门螺杆菌、对症治疗。

复习思考题

1. 简述Curling溃疡和Cushing溃疡的定义。
2. 幽门螺杆菌导致慢性胃炎的主要机制是什么？
3. 简述慢性萎缩性胃炎定义及组织学分型。
4. 简述慢性胃炎的内镜下表现。
5. 简述幽门螺杆菌检测方法。
6. 简述慢性胃炎幽门螺杆菌根除治疗的方法。

第四章　消化性溃疡

学习目标

掌握　消化性溃疡的临床表现、诊断、鉴别诊断及治疗。
熟悉　消化性溃疡的病因和发病机制、辅助检查及并发症。
了解　消化性溃疡的病理。

消化性溃疡（peptic ulcer，PU）是指胃肠黏膜发生的炎性缺损，通常与胃液的胃酸和消化作用有关，病变可穿透黏膜肌层或达更深层次。消化性溃疡常发生于胃、十二指肠，可发生于食管-胃吻合口、胃-空肠吻合口或附近，含有胃黏膜的梅克尔（Meckel）憩室等。消化性溃疡是一种全球性常见病，男性多于女性，可发生于任何年龄段，估计约有10%的人其一生中患过本病。十二指肠溃疡（duodenal ulcer，DU）多于胃溃疡（gastric ulcer，GU），两者之比约为3∶1。十二指肠溃疡多见于青壮年，胃溃疡多见于中老年，前者发病高峰较后者早10年。

一、病因与发病机制

消化性溃疡的发病与多种因素有关，其发生是对胃、十二指肠黏膜侵袭因素的作用超过黏膜防御修复因素所致。侵袭因素主要有胃酸、胃蛋白酶、微生物（如幽门螺杆菌）、非甾体抗炎药、胆盐等。防御修复因素主要有上皮前的黏液/碳酸氢盐（黏液屏障），上皮细胞胃腔面由脂蛋白构成的细胞膜及细胞间的紧密连接（黏膜屏障），上皮后丰富的毛细血管网的血流，其他尚有前列腺素、表皮生长因子等。当侵袭因素增强和/或自身防御-修复因素减弱时就可出现溃疡。

1. 幽门螺杆菌（*Helicobacter pylori*，*H.pylori*或Hp） 是消化性溃疡的重要致病因素。十二指肠溃疡患者的Hp感染率可高达90%以上，但有的十二指肠溃疡人群Hp阳性率约为50%，胃溃疡的Hp阳性率为60%~90%。Hp感染率高的人群消化性溃疡的患病率亦较高。根除Hp可提高溃疡的愈合率。对消化性溃疡患者进行Hp根除治疗后，可使其年复发率由仅用抑制胃酸药物治疗愈合后的50%~70%降至5%以下。此外，根除Hp还可显著降低消化性溃疡出血等并发症的发生率。以上证实了Hp与消化性溃疡的发生、复发及并发症的产生有密切的关系，是导致消化性溃疡的主要病因之一。

2. 药物　长期服用非甾体抗炎药（nonsteroid anti-inflammatory drug，NSAID）、糖皮质激素、氯吡格雷、双膦酸盐、西罗莫司等药物的患者易于发生消化性溃疡。其中NSAID是导致消化性溃疡的最常见药物，包括布洛芬、吲哚美辛、阿司匹林等，长期服用NSAID可诱发消化性溃疡、影响溃疡愈合、增加溃疡的复发率和出血穿孔等并发症的发生率。其主要致病机制：① 通过抑制环氧合酶活性抑制前列腺素的合成，并减少黏膜的血流，从而削弱黏液-碳酸氢盐屏障及黏膜屏障抵御侵袭因素的能力；② NSAID为脂溶性，在酸性（pH<2.5）环境以非离子型在细胞内聚集，产生细胞毒作用而破坏黏膜屏障。在服用NSAID的人群中，15%~30%可患消化性溃疡，其中胃溃疡发生率为12%~30%，十二指肠溃疡发生率为2%~19%。NSAID使溃疡出血、穿孔等并发症发生的危险性增加4~6倍。

相关链接 | **NSAID相关性溃疡发生的危险因素及防治措施**

NSAID相关性溃疡发生的危险因素包括：① 年龄>65岁；② 高剂量NSAID治疗；③ 消化性溃疡史；④ 目前服用阿司匹林（包括低剂量）、皮质激素或抗凝剂。如目前存在消化性溃疡或有消化性溃疡史并同时使用阿司匹林（包括低剂量）、糖皮质激素、抗凝剂或具有2项以上危险因素的患者属于高危者，应尽量避免使用NSAID，若不能停用NSAID，应在使用COX-2抑制剂同时联合应用PPI及其他胃黏膜保护剂。具有1~2项危险因素属中危，可以单独使用COX-2抑制剂或使用NSAID联合PPI或黏膜保护剂。无任何危险因素为低危，发生NSAID相关性溃疡的风险比较小，不需要采取保护措施。Hp感染是一项独立危险因素，根除Hp治疗可降低NSAID使用者患消化性溃疡的风险，故NSAID使用者应进行Hp检测并对阳性者进行根除治疗，根除治疗结束后是否需要使用黏膜保护剂取决于患者潜在的消化道危险因素。

3. 胃酸和胃蛋白酶 消化性溃疡发生的机制是致病因素引起胃酸、胃蛋白酶对胃黏膜的侵袭作用与黏膜屏障的防御能力间失去平衡。侵袭作用增强和/或防御能力减弱均可导致消化性溃疡的产生。胃溃疡和十二指肠溃疡同属于消化性溃疡，但胃溃疡在发病机制上以黏膜屏障防御功能降低为主要机制，十二指肠溃疡则以高胃酸分泌起主导作用。

正常人胃黏膜约有10亿壁细胞，每小时泌酸约22mmol。十二指肠溃疡患者壁细胞总数平均为19亿，每小时泌酸约42mmol，比正常人高1倍左右。但是，个体之间壁细胞数量存在很大差异，十二指肠溃疡患者和正常人之间的壁细胞数量也存在一定的重叠。胃蛋白酶有降解蛋白质分子的作用，是消化性溃疡发病的另一个重要因素，其活性依赖于胃液的pH，pH为2~3时，胃蛋白酶原易被激活；pH>4时，胃蛋白酶失活。因此，抑制胃酸可同时抑制胃蛋白酶的活性。十二指肠溃疡患者胃酸分泌增多，胃溃疡患者多数胃酸分泌正常甚至减少。胃酸分泌增多主要与4项因素有关。① 壁细胞总数增多：壁细胞总数（parietal cell mass，PCM）与胃酸分泌量相平行，可能与遗传因素和/或高胃泌素血症长期刺激有关。② 壁细胞对刺激物敏感性增强：可能与患者壁细胞的胃泌素受体亲和力增加或体内对胃泌素刺激胃酸分泌有抑制作用的物质如生长抑素减少有关。③ 胃酸分泌的正常反馈抑制机制缺陷：正常人的胃窦部pH<2.5时，G细胞分泌胃泌素的功能受到反馈性抑制，从而减弱其对胃酸分泌的刺激作用；进入十二指肠内的胃酸和食糜可刺激

十二指肠和小肠黏膜释放具有抑制胃酸分泌作用的激素如胰泌素、胆囊收缩素（CCK）、肠抑胃肽（GIP）及血管活性肠肽（VIP）等，对胃酸分泌进行自身调节，使胃酸分泌不至于过多。部分十二指肠溃疡患者以上反馈抑制机制存在缺陷。④ 迷走神经张力增高：迷走神经释放乙酰胆碱，后者可通过直接刺激壁细胞和刺激G细胞分泌胃泌素使胃酸分泌，部分十二指肠溃疡患者迷走神经张力增高。

4. 黏膜防御与修复异常 胃黏膜的防御和修复功能对维持黏膜的完整性、促进溃疡愈合非常重要。胃黏膜活检是常见的临床操作，造成的医源性局灶溃疡不经药物治疗，可迅速修复自愈，反映了胃黏膜强大的自我防御与修复能力。防御功能受损，修复能力下降，都对溃疡的发生和转归产生影响。

5. 遗传易感性 部分消化性溃疡患者有明显的家族史，存在遗传易感性。随着Hp在消化性溃疡发病中作用的研究深入，对遗传因素与消化性溃疡发生的关系有了一些新的认识。① 曾被认为与遗传有关的消化性溃疡的亚临床标志，即高胃蛋白酶原血症Ⅰ和家族性高胃泌素血症，多可于根除Hp后恢复正常，提示遗传并非主要因素；② O型血者十二指肠溃疡的发生率高于其他血型，近年发现Hp在胃型上皮特异性定植与其黏附因子与胃上皮细胞受体特异性结合有关，O型血者细胞表面表达更多的黏附受体，提示O型血者易患十二指肠溃疡亦与Hp感染有关。孪生儿中单卵双胎同胞发生消化性溃疡的一致性均高于双卵双胎；某些遗传综合征如多内分泌腺瘤病Ⅰ型、系统性肥大细胞增多症等，亦有消化性溃疡的发生，故遗传因素的作用亦不能就此否认。此外，流行病学调查表明，Hp感染有“家庭聚集”现象，同一家庭成员中分离到的Hp多是同一种菌株，提示溃疡家庭聚集可能与Hp在家庭内传播有关。

6. 其他 大量饮酒、长期吸烟、应激和心理因素等是消化性溃疡的常见诱因。胃石症患者因胃石的长期机械摩擦刺激而产生胃溃疡；放疗可引起胃或十二指肠溃疡。与其他疾病合并发生，如胃泌素瘤、克罗恩病、肝硬化、慢性阻塞性肺疾病、休克、全身严重感染、急性心肌梗死、脑卒中等。少见的感染性疾病，单纯疱疹病毒、结核、巨细胞病毒等感染累及胃或十二指肠可产生溃疡。

二、病理

不同病因的消化性溃疡，好发病部位存在差异。典型的胃溃疡多见于胃角附近及胃窦小弯侧，活动期消化性溃疡一般为单个，也可多个，呈圆形或卵圆形。多数活动性溃疡直径 $<10mm$，边缘较规整，周围黏膜常有充血水肿，表面覆以渗出物形成的白苔或黄苔，底部由肉芽组织构成。溃疡深者可累及胃、十二指肠壁肌层或浆膜层，累及血管时可引起大出血，侵及浆膜层时易引起穿孔；溃疡愈合后产生瘢痕。十二指肠溃疡的形态与胃溃疡相似，多发生在球部，以紧邻幽门的前壁或后壁多见，十二指肠溃疡可因反复发生溃疡而变形，瘢痕收缩而形成狭窄或假性憩室等。

三、临床表现

1. 症状 典型症状为上腹痛，多于上腹中部、偏右或偏左，胃或十二指肠后壁溃疡，尤其穿透性溃疡的疼痛可放射至背部。疼痛性质可为隐痛、钝痛、烧灼痛、胀痛、剧痛或饥饿样痛。

多数消化性溃疡患者有以下临床特点：① 慢性过程，病史长达数年或数十年，甚至更长；② 反复或周期性发作，发作期可为数周或数个月，发作有季节性，典型者多在季节变化时发生，如秋冬和冬春之交发病；③ 部分患者有与进餐相关的节律性上腹痛，餐后痛多见于胃溃疡，饥饿痛或夜间痛、进餐缓解多见于十二指肠溃疡；④ 腹痛可被抑酸或抗酸剂缓解。

部分患者可无上述典型症状，而以上消化道出血、穿孔等并发症为首发症状，也可只表现为上腹隐痛不适、饱胀、厌食、嗳气、反酸等。如疼痛加重，且部位固定，向后背部放射，抗酸药不能缓解，提示可能有溃疡穿透；突然上腹剧痛，迅速延及全腹，提示可能有急性穿孔；突然晕厥者提示可能有出血。

2. 体征　发作时剑突下、上腹部或右上腹部可有局限性压痛，缓解后可无明显体征。

四、特殊类型的消化性溃疡

1. 无症状性溃疡　此类患者占消化性溃疡的15%~30%，多在行胃镜检查时或出现出血、穿孔等并发症时被发现。可见于任何年龄，但老年人多见。

2. 老年人溃疡及儿童期溃疡　老年人溃疡临床表现多不典型，常无症状或症状不明显，疼痛多无规律，较易出现体重减轻和贫血。胃溃疡多位于胃体上部，溃疡常较大，易被误认为胃癌。由于NSAID在老年人使用广泛，老年人溃疡有增加的趋势。

儿童期溃疡主要发生于学龄儿童，发生率低于成人。患儿腹痛可在脐周，时常出现恶心或呕吐，可能与幽门、十二指肠水肿和痉挛有关。随着年龄的增长，溃疡的表现与成年人相近。

3. 复合性溃疡　指胃和十二指肠均有活动性溃疡，多见于男性，多数为十二指肠溃疡先于胃溃疡发生，幽门狭窄、梗阻发生率较高。

4. 幽门管溃疡　类似于十二指肠溃疡，属高胃酸分泌。疼痛常缺乏典型的周期性和节律性，餐后上腹痛多见，抗酸药物治疗效果差，易出现幽门梗阻、穿孔、出血等并发症。胃镜检查时应注意活检排除癌变。

5. 球后溃疡　是发生于十二指肠降段、水平段的溃疡，多在十二指肠降段的初始部及乳头附近，溃疡多在后内侧壁。疼痛可向右上腹及背部放射。严重的炎症反应可导致胆总管引流障碍，出现梗阻性黄疸等。

6. 巨大溃疡　指直径 >2cm的溃疡，常见于老年及有服用NSAID史患者。巨大十二指肠球部溃疡常在后壁，易发展为穿透性，周围有大的炎性团块，疼痛可剧烈而顽固、放射至背部，老年人也可没有症状。需要注意与恶性溃疡鉴别。

7. 难治性溃疡　一般指经正规治疗胃溃疡8周，十二指肠溃疡12周仍未愈合者。此时应注意是否存在尚未去除的原因，如存在Hp感染，服用NSAID和其他影响溃疡愈合的药物及饮食等因素。

五、辅助检查

1. 胃镜检查及活检　是消化性溃疡诊断的首选方法和金标准。胃镜检查不仅可以直接观察胃十二指肠黏膜的病变，还可通过黏膜活检行病理学检查和Hp检测，对消化性溃疡的诊断及良、恶性溃疡的鉴别诊断的准确性高于X线钡剂检查。内镜下，溃疡可分为3期（活动期、愈合期、瘢痕期），每期又分为2个阶段，具体如表4-4-1所示。

▼ 表4-4-1　消化性溃疡内镜下分期

内镜下分期		内镜下表现
活动期	A1	溃疡底部有较厚白苔，周边明显充血水肿，尚无新生上皮
	A2	溃疡底部白苔变得平坦洁净，周边炎症性水肿减轻；溃疡边缘清晰，可见少许再生上皮，黏膜皱襞开始集中
愈合期	H1	溃疡变浅，底部白苔变薄，面积明显缩小，出现皱襞集中，再生上皮移入溃疡内，溃疡边缘清晰并开始修复
	H2	溃疡底部仅有少量白苔，大部分溃疡面被再生上皮覆盖
瘢痕期	S1	溃疡白苔消失，缺损黏膜已完全被再生上皮覆盖，呈红色瘢痕
	S2	红色瘢痕消退，与周围黏膜颜色相同，呈白色瘢痕

此外，目前还有内镜下消化性溃疡出血Forrest分级是，其分为3级。Ⅰ级为活动性出血病灶，又分为Ⅰa：喷射样出血（动脉性）；Ⅰb：活动性渗血（静脉性或微小动脉性）；Ⅱ级为近期出血性病灶，又分为Ⅱa：血管显露；Ⅱb：附着血凝块；Ⅱc：黑色基底。Ⅲ级：基底洁净，无近期出血迹象。Forrest分级有助于判断消化性溃疡再发出血的可能性（表4-4-2），从而选择最佳的治疗方式。

▼ 表4-4-2　内镜下消化性溃疡出血Forrest分级

Forrest分级	溃疡病变的内镜下表现	再出血概率/%
Ⅰa	喷射样出血	55
Ⅰb	活动性渗血	55
Ⅱa	血管显露	43
Ⅱb	附着血凝块	22
Ⅱc	黑色基底	10
Ⅲ	基底洁净	5

2. X线钡剂检查　随着内镜技术的普及和发展，上消化道钡剂造影应用得越来越少，但钡剂（包括造影剂）造影有其特殊意义，适宜于：① 了解胃的运动情况；② 胃镜禁忌者；③ 不愿接受胃镜检查者和没有胃镜检查条件时。气钡双重对比造影能较好地显示胃肠黏膜形态，但总体效果仍逊于内镜检查，且无法通过活检进行病理诊断。气钡双重对比造影溃疡的钡剂直接征象为龛

影、黏膜聚集，间接征象包括局部压痛、溃疡对侧（常为大弯侧）痉挛性切迹、狭窄、十二指肠球部激惹及球部畸形等，间接征象仅能提示可能有溃疡。

3. CT检查 对于穿透性溃疡或穿孔，CT很有价值，可以发现穿孔周围组织炎症、包块、积液，对于游离气体的显示甚至优于立位胸部X线。另外，对幽门梗阻也有鉴别诊断的意义。口服造影剂，CT可能显示出胃壁中断、穿孔周围组织渗出、增厚等。

4. 实验室检查 Hp检测应为消化性溃疡患者的常规检查项目，^{13}C或^{14}C-尿素呼气试验是临床常用检测方法。血常规、粪便隐血试验有助于了解溃疡有无活动性出血。

六、诊断

慢性病程，周期性发作，节律性上腹痛，NSAID服药史等是疑诊消化性溃疡的重要病史，胃镜检查可以确诊，不能接受胃镜检查者，上消化道钡剂发现龛影，可以诊断溃疡，但难以区分其良恶性。

七、鉴别诊断

1. 功能性消化不良（functional dyspepsia，FD） 具有餐后上腹饱胀、早饱、上腹疼痛、上腹部灼热感等消化不良症状，而经有关检查排除溃疡及其他器质性疾病（如肝、胆、脾、胰等疾病）。鉴别诊断依靠胃镜或X线钡剂检查。

2. 慢性胆囊炎和胆石症 常出现右上腹部疼痛，多放射至背部，疼痛的出现常与进食油腻食物有关，典型病例常伴有发热、黄疸。鉴别诊断需要借助于超声或内镜下逆行胆道造影检查。

3. 胃癌 胃镜下癌性溃疡常 >2cm，形状不规则，边缘呈结节状隆起，底部凸凹不平，覆有污秽苔，组织脆，触之易出血。但部分癌性溃疡胃镜下与良性溃疡很难区分，故对胃溃疡应内镜下常规取多点活检行组织学检查。少数癌性溃疡经治疗可以愈合，因此胃溃疡治疗后应复查胃镜并活检。对经正规治疗仍迁延不愈的溃疡应再次多点取活检。

4. 胃泌素瘤 亦称Zollinger-Ellison综合征，是一种胃肠胰神经内分泌肿瘤，多位于胰腺和十二指肠，其分泌大量的胃泌素。该肿瘤常很小，生长缓慢，多为恶性。刺激胃壁细胞增生，分泌大量胃酸，导致胃、十二指肠球部及一些不典型部位（如十二指肠降段、横段、空肠近端等）出现多发性、难治性溃疡。因大量酸性胃液进入小肠导致脂肪代谢障碍可出现腹泻。血清胃泌素及嗜铬粒蛋白A检测和激发试验（胃泌素试验或钙输注试验）有助于定性诊断。增强CT、内镜超声等检查可行定位诊断。

八、并发症

1. 出血 是消化性溃疡最常见的并发症，其发生率为20%~25%，其中十二指肠溃疡多于胃溃疡，10%~15%的患者以出血为首发表现。在上消化道出血的病因中，溃疡病出血居首位，在我国占非静脉曲张破裂出血病因的50%~70%。出血量的多少与受累血管有关，毛细血管破裂多为渗血，出血量较少；而动脉破损时，出血急且量较大。NSAID常为诱发因素。部分患者出血后疼痛可明显缓解，可能与血液中和胃酸并覆盖在溃疡面，使胃酸刺激溃疡表面作用减弱有关。

2. 穿孔 指溃疡溃破胃或十二指肠壁所致。消化性溃疡穿孔可有3种类型。① 游离穿孔：溃疡穿孔至腹腔，胃或十二指肠内容物引起弥漫性腹膜炎。患者突然剧烈腹痛，迅速由上腹蔓延至全腹，持续加重，腹壁呈板状僵直，伴明显的压痛和反跳痛，肝浊音区缩小或消失，肠鸣音减弱或消失。75%的患者腹部X线检查可显示膈下游离气体。严重者可出现休克。② 穿透性溃疡：溃疡穿透至毗邻实质性脏器（如肝、脾、胰腺等），因组织粘连而形成包裹性穿孔，使腹痛失去节律性，变得顽固而持续，如穿透至胰腺，则腹痛可放射至背部，可伴有血清淀粉酶升高；穿透至小网膜腔内，则可导致局限性腹膜炎或脓肿。③ 瘘管形成：溃疡穿透空腔脏器形成瘘管，如十二指肠溃疡可穿破入胆总管形成十二指肠胆管瘘，胃溃疡可穿破入横结肠形成胃结肠瘘等。

3. 幽门梗阻 主要由十二指肠溃疡或幽门管溃疡所致。梗阻发生因素有：① 活动性溃疡引起周围组织炎症性充血、水肿或反射性幽门痉挛，此为暂时梗阻，可随炎症的好转而缓解；② 慢性溃疡反复发作引起瘢痕挛缩或粘连所致的梗阻多呈持续性，内科疗效不佳，常需要外科手术。但多数梗阻为2种因素的综合结果。幽门梗阻导致胃排空障碍时，可出现上腹胀满不适，餐后加重，并恶心、呕吐，呕吐量较大，含有发酵酸臭味的隔夜宿食，呕吐后症状可暂时缓解，严重呕吐可导致失水、低钾低氯性碱中毒并常引起营养不良和体重下降等。患者可出现胃型、蠕动波、振水音等体征。

4. 癌变 反复发作、病程持续时间长的胃溃疡癌变风险高，十二指肠溃疡一般不发生癌变。胃溃疡患者特别是年龄在40岁以上者，出现以下情况应疑有癌变的可能：① 经内科积极治疗症状不见好转或溃疡迁延不愈；② 上腹痛失去原有的节律性，变为持续的与进食无关的疼痛；③ 食欲减退、体重明显减轻；④ 粪便隐血试验持续阳性，贫血；⑤ 低热、红细胞沉降率加快。此时应在内镜下多点取材，进行病理检查。

九、治疗

消化性溃疡的治疗目标是消除病因，解除症状，促进溃疡愈合，防止复发和避免并发症。

1. 一般治疗 生活饮食规律，避免过度精神紧张及过劳。应戒除烟酒，避免食用浓茶、咖啡、辛辣等刺激性食物。

2. 药物治疗

（1）抑制胃酸

1）质子泵抑制剂（PPI）：是治疗消化性溃疡的首选药物，PPI可与壁细胞分泌小管和囊泡内H^+-K^+-ATP酶（又称质子泵）结合，使其不可逆地失去活性，使壁细胞内的H^+不能移到胃腔中，从而阻滞胃酸的最后分泌过程。PPI类药物用法：奥美拉唑20mg/d、兰索拉唑30mg/d、泮托拉唑40mg/d、雷贝拉唑10mg/d和艾司奥美拉唑40mg/d，每日1次，早餐前半小时服用，十二指肠溃疡疗程为4周，胃溃疡疗程为6~8周。值得注意的是治疗胃溃疡时，应首先排除溃疡型胃癌的可能，因PPI治疗可减轻其症状，掩盖病情。

2）H_2受体拮抗剂：该类药可选择性与组胺竞争结合壁细胞的H_2受体，从而抑制胃酸的分泌，达到治疗消化性溃疡的目的。其抑酸作用强度以法莫替丁最强，尼扎替丁次之，雷尼替丁和罗沙替丁相近并弱于前2种，西咪替丁最弱。该类药物的用法为西咪替丁0.4g、雷尼替丁0.15g、法莫替丁20mg、尼扎替丁0.15g，每日2次口服，疗程同PPI，但溃疡愈合率低于PPI。

（2）根除Hp：消化性溃疡无论是否活动，如存在Hp感染均应根除治疗。根除方案及疗程见本篇第三章第二节。根除Hp可显著降低溃疡的复发率。由于耐药菌株的出现、抗菌药物不良反应、患者依从性差等因素，部分患者胃内的Hp难以根除，此时应因人而异制订多种根除方案。对有并发症和经常复发的消化性溃疡患者，应追踪抗Hp的疗效，一般应在治疗至少4周后复检Hp，避免在应用PPI或抗生素期间复检Hp，以免出现假阴性结果。

（3）保护胃黏膜

1）铋剂：在酸性环境下络合蛋白质形成一层保护膜覆盖于溃疡面，并可与胃蛋白酶形成复合物，降低其活性，从而隔断胃蛋白酶、胃酸等对溃疡面的损害；促进前列腺素和碳酸氢盐的分泌，可使表皮生长因子聚集于溃疡部位，从而增强黏膜屏障的保护作用；可通过包裹Hp菌体干扰其代谢而发挥杀菌作用。服药后常见舌苔和粪便变黑。短期应用本药后血铋浓度（5~14μg/L）在安全阈值之内（50μg/L）。由于肾脏为铋的主要排泄器官，故肾功能不良者应忌用秘剂。

2）弱碱性抗酸剂：主要包括铝碳酸镁、磷酸铝、硫糖铝、氢氧化铝等。此类药可通过中和胃酸暂时缓解疼痛，但很难治愈溃疡，已不作为治疗消化性溃疡的主要或单独药物。这类药物还可以促进前列腺素合成，增加黏膜血流量及黏液和刺激碳酸氢盐分泌。

3）其他：用于胃黏膜保护的药物还有瑞巴派特、替普瑞酮等。

3. 内镜治疗及外科手术 消化性溃疡出血的内镜下治疗，包括溃疡表面喷洒蛋白胶、出血部位注射1：10 000肾上腺素、出血点钳夹和热凝固术等，根据溃疡出血病灶的内镜下特点选择相应的治疗策略，有时采取2种以上内镜治疗方法联合应用。结合PPI持续静脉滴注对消化性溃疡活动性出血止血成功率达95%以上。当内镜治疗无效或出现严重并发症时，应考虑手术治疗。

4. 并发症的治疗

（1）上消化道出血：消化性溃疡并发急性出血时，尽可能行急诊内镜检查并进行内镜下止血。药物通常采用PPI或H_2受体拮抗剂静脉滴注，通过抑制胃酸分泌而止血，前者疗效优于后者。内科积极治疗无效时，应手术治疗。

（2）穿孔：急性无腹膜炎的小穿孔可内科治疗。

方法：① 禁食、密切观察病情、监测生命体征及镇痛；② 持续胃肠减压及抗酸治疗；③ 维持水、电解质及酸碱平衡，防治休克；④ 应用抗生素，以防腹腔感染。较大穿孔伴弥漫性腹膜炎或中毒性休克者应尽快外科手术治疗。慢性穿孔多需要外科手术治疗。

（3）幽门梗阻：初期应先予内科治疗。① 胃肠减压及抗酸治疗；② 纠正水、电解质及酸碱平衡紊乱；③ 营养支持，如由于黏膜炎症肿胀或痉挛所致的梗阻，经内科治疗后梗阻可完全解除。如由于瘢痕狭窄所致的梗阻，待一般状态改善后，应及早行外科手术治疗。

（4）癌变：一经确诊，应尽快进行根治性胃大部切除术。

十、预后

有效的药物治疗可使消化性溃疡愈合率达到95%以上，青壮年患者消化性溃疡病死率接近于零，老年患者主要死于严重的并发症，尤其是大出血和急性穿孔，病死率<1%。

（李鹏）

学习小结

消化性溃疡主要指发生在胃和十二指肠的慢性溃疡，即胃溃疡和十二指肠溃疡，因其发病与胃酸和胃蛋白酶的消化作用有关，故称为消化性溃疡。消化性溃疡的发病与多种因素有关，其发生是对胃、十二指肠黏膜侵袭因素的作用超过黏膜自身防御修复因素所致。侵袭因素主要包括幽门螺杆菌感染、非甾体抗炎药、胃酸和胃蛋白酶等。多数消化性溃疡患者有慢性过程、周期性发作、节律性疼痛的临床特点。并发症为上消化道出血、穿孔、幽门梗阻及癌变。确诊有赖于胃镜和/或X线钡剂检查，前者尤有诊断价值。治疗采用抑制胃酸、根除Hp、保护胃黏膜等。

复习思考题

1. 消化性溃疡的发病与哪些因素有关?
2. 简述消化性溃疡的临床表现。
3. 简述消化性溃疡的鉴别诊断。
4. 消化性溃疡有哪些并发症?
5. 简述消化性溃疡的治疗方法。

04篇05章

第五章　胃癌

学习目标

掌握　胃癌的癌前变化概念；胃癌的临床表现、诊断、鉴别诊断及治疗原则。

熟悉　胃癌的临床分期；早期胃癌的诊断和治疗原则。

了解　胃癌的病因及发病机制。

胃癌（gastric cancer）是起源于胃黏膜上皮细胞的恶性肿瘤，绝大多数是腺癌。胃腺癌占胃部恶性肿瘤的95%以上。根据2020年我国最新数据，胃癌发病率和死亡率在各种恶性肿瘤中均位居第三。就地理位置而言，日本、中国等东亚国家为高发区。男性的发病率和死亡率均高于女性，40~60岁多见。近年来我国部分地区胃癌发病率呈下降趋势，但死亡率下降不明显。

一、病因与发病机制

胃癌的病因和发病机制尚不完全清楚，研究表明胃癌的发生是多因素综合作用的结果。目前认为下列因素与胃癌的发生有关。

1. 幽门螺杆菌感染　幽门螺杆菌（*Helicobacter pylori*，Hp）感染是胃癌的致病因素之一，胃癌发生率与Hp感染率呈显著相关性，1994年WHO的国际癌症研究机构将Hp感染定为人类Ⅰ类（即肯定的）致癌原，2022年美国卫生和公共服务部将Hp列为明确致癌物。研究显示，感染Hp的患者发生胃癌的概率较对照组高3~8倍，而根治Hp可使胃癌发生率降低25%。胃癌可能是Hp长期感染与其他因素共同作用的结果，其中Hp起先导作用。其致癌机制尚不完全清楚，可能与Hp感染后产生的细胞代谢产物和炎症产物引起胃黏膜上皮损伤有关。如细胞毒素相关蛋白可活化NF-κB，诱导促炎细胞因子IL-8的产生，引起细胞增殖。其他Hp感染相关的多种酶类、毒素、自由基和超氧化物可能也与胃癌的发生相关。因此，防治Hp感染在近年来一直被作为降低胃癌发病率的关键措施，受到高度重视。

2. 环境因素　第一代到美国的日本移民胃癌发病率下降约25%，第二代下降约50%，至第三代发生胃癌的危险性与当地美国居民相当。有报道生活在高纬度地区或煤矿、石棉矿区的居民，胃癌的发病率较高，居住在泥炭土壤的人比住在沙地或黏土地带的胃癌死亡率高。土壤中锌与铜含量的比例与胃癌的发病也有关，生活在低锌、低硒、高铜地区的居民，胃癌发病率较高。

3. 饮食因素　流行病学调查显示过多摄入腌制食品（含硝酸盐、亚硝酸盐）、油煎食物（含多环芳烃化合物)、熏制鱼品(含3，4–苯并芘)和发霉的食物(含较多真菌毒素)与胃癌的发生密切关系。而多吃新鲜水果和蔬菜可降低胃癌的发生。吸烟是导致胃癌发生的重要因素之一，大多数国家进行的流行病学调查发现，胃癌高发区居民吸烟相当普遍，或者胃癌患者大部分有吸烟史，而且吸烟导致胃癌的发生与Hp感染并无明确相关性，是一项独立的胃癌发病因素。饮酒与胃癌的关系不确定，欧美等国家的流行病学资料支持饮酒与胃癌相关。在酒精含量保持恒定的情况下，烈性酒与胃癌的相关性最强，啤酒次之。

4. 遗传因素 10%的胃癌患者有家族史，具有胃癌家族史者，其胃癌发病率为一般人群的2~4倍。家族性弥漫性胃癌的发生与*CDH1*基因突变密切相关。某些细胞因子(如IL–1)基因多态性与胃癌的易感性也有关系。有文献报道亚洲家族性腺瘤性息肉病(familial adenomatous polyposis, FAP)患者发生胃癌的风险是正常人的3倍。在癌家族综合征[林奇(Lynch综合征Ⅱ)]中，胃癌发生率也相对较高。据报道胃癌患者中A型血的比例高于一般人群。

5. 癌前变化 或称胃癌前情况，是指某些具有较强的恶变倾向的病变，包括癌前状态(precancerous condition)与癌前病变(precancerous lesion)，前者系临床概念，后者为病理学概念。

(1)癌前状态：是指与胃癌相关的胃良性病变，包括慢性萎缩性胃炎、胃息肉、胃溃疡、残胃等。

1)慢性萎缩性胃炎：是胃癌前疾病中最常见的病种，约占2/3以上。慢性萎缩性胃炎的病理特征变化是胃黏膜的慢性炎症和固有腺体萎缩，可进一步发生肠上皮化生、不典型增生而癌变。其病史长短和严重程度与胃癌发生率有关。国外慢性萎缩性胃炎的癌变率为8.6%~13.8%，我国为1.2%~7.1%。

2)胃溃疡：病程较长且伴有Hp感染的老年患者可发生溃疡癌变，转变为恶性溃疡，其癌变率约4%。

3)胃息肉：组织学类型分为炎性或增生性息肉和腺瘤样息肉2种。前者多见，很少恶变。后者少见，占胃息肉的10%左右，多继发于胃黏膜的肠腺上皮化生，组织结构上可有管状、绒毛状及混合腺瘤之分，具有癌变的潜在危险，直径>2cm时恶变率在20%~60%，以绒毛状腺瘤恶变率最高。腺瘤性息肉恶变后多为肠型胃癌。

4)残胃：胃良性疾病经手术切除后可发生残胃癌，多见于胃窦切除术合并胃空肠吻合术(Billroth Ⅱ式吻合术)的患者。主要发生在吻合口的胃侧，不向小肠扩展。残胃癌大部分发生于术后的15~20年。残胃癌的预后不良，5年生存率很低。

5)其他疾病：包括巨大肥厚性胃炎[又称梅内特里耶病(Menetrier disease)]等。

(2)癌前病变：是指较易转变为癌的病理学变化，主要包括异型增生(dysplasia)和肠上皮化生(intestinal metaplasia)。异型增生又称不典型增生，是指组织和细胞异常增生而分化不良的一类病变，有向恶性转变的倾向。

1)异型增生：根据细胞异型性、分化异常及结构紊乱3方面综合判断胃黏膜异型增生。包括：① 细胞异型性，指细胞核增大、染色深、多形性、排列不规则，呈假复层化，核、质比例增大，细胞和核的极性紊乱以至消失，胞质嗜碱性增强，核分裂象增多，核质增大和分散；② 分化异常，指黏膜表层内分化成熟的细胞减少或消失，细胞分泌功能减少或消失；③ 黏膜结构紊乱，胃小凹不规则，腺体的形态和结构不规则（如腺体伸长、扩张、变形、分支或融合），呈乳头状生长突向表面或向腺腔内，腺体呈囊性扩张。根据胃黏膜异型增生的程度不同，分为轻度、中度及重度3级。轻度、中度可视为良性，重度属恶性范畴。

2）肠上皮化生：是指正常的胃黏膜上皮被肠型上皮所取代。其组织学来源目前尚无一致看法，多数人认为是在胃黏膜更新过程中，由于某些致病因素的作用，使生发区中的多能性干细胞向肠腺上皮化生。根据肠化生上皮分泌黏液的情况及其分泌黏液的性质，将肠上皮化生分为4种类型：完全性小肠化生、不完全性小肠化生、完全性结肠化生、不完全性结肠化生。肠化生可分为轻度、中度和重度3级。轻度指在一个胃小区内肠化生腺体占1/3以下，重度指2/3以上腺体被肠化生所代替，中度肠化生居两者之间。目前将不完全性大肠型肠化生视为癌前病变，其与肠型胃癌关系密切。

二、病理

1. 胃癌的发生部位 可发生于胃的任何部位，多数发生于胃窦部，大弯、小弯及前后壁均可受累，其次在贲门部，胃体部及累及全胃者相对较少。

2. 大体类型 根据侵犯胃黏膜的深浅，可分为早期胃癌与进展期胃癌。

（1）早期胃癌（early gastric cancer，EGC）：是指病灶局限且浸润深度不超过黏膜下层，不论有无淋巴结转移（侵及黏膜下层者可有局部淋巴结转移），病理呈高级别瘤变或腺癌。因此，早期胃癌诊断只是病理学诊断。癌灶直径10mm以下称小胃癌，5mm以下称微小胃癌。早期胃癌的大体分型见表4-5-1。

▼ 表4-5-1 早期胃癌肉眼分型

类别	名称	特征
Ⅰ型	隆起型	隆起突入胃腔，高于黏膜厚度2倍以上，约5mm以上
Ⅱ型	平坦型	
Ⅱa	表浅隆起型	较周围黏膜隆起，不超过黏膜厚度2倍
Ⅱb	表浅平坦型	无隆起或凹陷，与周围黏膜分界不清
Ⅱc	表浅凹陷性	较周围黏膜稍凹陷，不超过黏膜厚度
Ⅲ型	凹陷型	较周围黏膜有明显凹陷或溃疡
混合型	混合型	合并2种以上亚型

（2）进展期胃癌（advanced gastric cancer，AGC）：是指癌细胞浸润深度超过黏膜下层，常有近处或远处癌细胞浸润和转移。按博尔曼（Borrmann）分型分成4型。Ⅰ型：息肉（肿块）型；

Ⅱ型：溃疡局限型，病灶与正常胃界限清楚，为肿块中的溃疡，有环堤边缘，溃疡较深；Ⅲ型：溃疡浸润型，最常见，表现为不规则溃疡，隆起而有结节状的边缘向四周浸润，与周围黏膜界限不清；Ⅳ型：弥漫浸润型，癌肿主要在胃壁内浸润扩展，伴纤维组织增生，少见。如累及全胃，则胃变成一固定而不能扩张的小胃，似皮革样，称为皮革样胃（linitis plastica）。

3. 组织类型 WHO（2000年）推荐将胃癌划分为以下类型：腺癌、乳头状腺癌、管状腺癌、黏液腺癌、印戒细胞癌、腺鳞癌、鳞状细胞癌、小细胞癌、未分化癌及其他类型。腺癌根据细胞分化程度分为：高分化、中分化、低分化及未分化4个级别。此外，依据Lauren分型，将胃癌组织分为肠型及弥漫型，由于2型在生物学行为特征、疾病转归及对靶向治疗的敏感性等方面存在明显差异，因此越来越多的学者倾向于将肠型和弥漫型视为2类不同的疾病来看待。

4. 扩散和转移

（1）直接蔓延：是胃癌的主要扩散方式之一。当胃癌侵犯浆膜层后，直接蔓延侵入腹膜、邻近器官或组织，蔓延至横结肠、胰、脾、网膜及肝脏。也可借黏膜下层或浆膜下层向上蔓延至食管下段，向下蔓延至十二指肠。

（2）淋巴转移：是胃癌的主要转移方式。黏膜内早期胃癌的淋巴转移率为3%~4%，黏膜下早期胃癌的淋巴转移率达15%~25%。侵入肌层后淋巴转移率达40%，侵入浆膜下层为60%，穿透浆膜后为75%。淋巴转移的发生率与胃癌浸润胃壁深度呈正相关。淋巴转移由邻近原发灶开始，沿局部动脉伴行的淋巴道向四周扩散，由近及远依次递减，最后汇集至腹主动脉周围。有2处淋巴结在临床上很有意义，一是左锁骨上淋巴结，如触及肿大为癌细胞沿胸导管转移所致，也称菲尔绍淋巴结（Virchow淋巴结）；二是脐周淋巴结，如触及肿大为癌细胞通过肝圆韧带淋巴管转移所致。

（3）血行转移：一般常见于胃癌晚期，经门静脉或体循环向身体其他部位播散，常见有肝、肺、骨、肾、脑等脏器。以肝转移最多见，多呈弥漫性，亦有少数孤立的肝转移结节。

（4）种植转移：癌细胞浸透浆膜后，可自浆膜脱落并种植于腹膜、大网膜或其他脏器表面，形成转移性结节，黏液腺癌种植转移最为多见。胃癌卵巢转移占全部卵巢转移癌的50%以上。胃癌发生卵巢转移，称为库肯伯格（Krukenberg）瘤，胃源性库肯伯格瘤易误诊为卵巢癌。

（5）胃癌微转移：是近年提出的概念，为治疗时已经存在但目前病理学诊断技术还不能确定的转移。

三、胃癌分期

胃癌的分期采用2010年美国肿瘤联合委员会/国际抗癌联盟（AJCC/UICC）制定的TNM分期标准。

T表示原发肿瘤，N表示区域淋巴结转移，M表示远处转移。具体分期见表4-5-2、表4-5-3。

▼ 表4-5-2 AJCC/UICC胃癌TNM分期（第8版）

T	N	M
T_x：原发肿瘤无法评估	N_x：区域淋巴结无法评估	M_0：无远处转移
T_0：无原发肿瘤的证据	N_0：区域淋巴结无转移	M_1：有远处转移
T_{is}：原位癌，上皮内肿瘤，未侵及固有层，高度不典型增生	N_1：1~2个区域淋巴结有转移	
T_{1a}：肿瘤侵犯固有层或黏膜肌层	N_2：3~6个区域淋巴结有转移	
T_{1b}：肿瘤侵犯黏膜下层	N_{3a}：7~15个区域淋巴结有转移	
T_2：肿瘤侵犯固有肌层	N_{3b}：16个（含）以上区域淋巴结有转移	
T_3：肿瘤穿透浆膜下层结缔组织，未侵犯脏腹膜或邻近结构		
T_{4a}：肿瘤侵犯浆膜（脏腹膜）		
T_{4b}：肿瘤侵犯邻近组织结构		

▼ 表4-5-3 胃癌TNM临床分期

T/M	N_0	N_1	N_2	N_3
T_1	Ⅰ	ⅡA	ⅡA	ⅡA
T_2	Ⅰ	ⅡA	ⅡA	ⅡA
T_3	ⅡB	Ⅲ	Ⅲ	Ⅲ
T_4a	ⅡB	Ⅲ	Ⅲ	Ⅲ
T_4b	ⅣA	ⅣA	ⅣA	ⅣA
M_1	ⅣB	ⅣB	ⅣB	ⅣB

如表所示，Ⅳ期胃癌包括以下几种情况：N_3淋巴结有转移、肝转移（H_1）、腹膜转移（P_1）、腹腔脱落细胞检查阳性（CY_1）和其他远处转移（M_1），包括胃周以外的淋巴结、肺、胸膜、骨髓、骨、脑、脑脊膜及皮肤等。

四、临床表现

1. 症状 80%的早期胃癌多无症状，部分患者随着病情的进展可有上腹部不适、隐痛、反酸等症状。进展期胃癌常见症状如下。

（1）上腹痛：通常为首发症状，约占64.3%，无特异性，易被忽视。胃窦部癌可引起十二指肠功能改变，出现节律性疼痛，与慢性胃炎和消化性溃疡相似。按慢性胃炎或溃疡病治疗，可得到暂时性缓解，但易复发。如疼痛症状持续性加重且向腰背部放射，则可能为胃癌侵及胰腺或横结肠系膜的表现。极少数癌性溃疡穿孔时可出现腹膜刺激征。

（2）食欲减退和消瘦：多见，常进行性加重，晚期呈恶病质状态。

（3）呕血和黑便：1/3患者可有少量出血，10%~15%的患者表现为呕血，可伴有贫血。

（4）胃癌位于贲门附近可引起吞咽困难，位于幽门附近可引起幽门梗阻，出现恶心呕吐，呕吐物为隔夜宿食和胃液。

（5）癌肿扩散转移引起的症状，如胃癌转移至肝脏可引起右上腹部痛、黄疸和/或发热；腹膜播散者常见腹水；极少数转移至肺可引起咳嗽、呃逆、咯血，累及胸膜可产生胸腔积液而发生呼吸困难；累及胰腺时，可出现背部放射性疼痛。

2. 体征　早期胃癌可无任何阳性体征，中晚期癌的体征以上腹部压痛最为常见，1/3的患者可扪及肿块，肿块常固定而不能推动。有幽门梗阻者可见胃型，并闻及振水声。胃癌穿孔导致弥漫性腹膜炎时，出现板状腹，腹部压痛、反跳痛等腹膜刺激征。肝转移时，可出现黄疸、肝大。有腹膜转移时可出现腹水体征。胃癌发生远处转移时，可触及相关淋巴结和肿块，包括Virchow淋巴结、左腋窝前淋巴结（Irish淋巴结）、直肠膀胱或直肠子宫凹陷的肿块、脐部淋巴结浸润（Sister Joseph淋巴结）。

3. 伴癌综合征　胃癌患者可出现与病灶及转移无直接关系的一系列临床表现，称为伴癌综合征，它是胃癌细胞直接或间接产生某些特殊激素和生理活性产物所致的特殊临床表现。包括皮肤损害、皮肌炎、神经肌肉综合征、膜性肾小球肾炎、异位TSH综合征、异位促肾上腺皮质激素综合征、异位胰岛素综合征、异位抗利尿激素综合征、淋巴细胞性类白血病反应或嗜酸细胞增多的类白血病反应、低钙血症、低脂血症和高AFP血症等。

五、辅助检查

1. 实验室检查　约50%患者有不同程度的缺铁性贫血。粪便隐血试验呈阳性，对诊断有一定的提示意义。进展期胃癌可有低蛋白血症。血清CEA、CA19-9、CA50、CA125和CA724等肿瘤相关抗原可升高，但敏感性和特异性不强，并与其他肿瘤有交叉，对胃癌的早期诊断意义不大。动态监测肿瘤标志物有助于评估病情进展、治疗疗效、预后及复发转移。

2. 胃镜检查　结合黏膜活检是诊断胃癌最可靠的诊断手段。

（1）早期胃癌在内镜下的表现：Ⅰ型隆起高度超过黏膜厚度的2倍。Ⅱa高度＜黏膜厚度的2倍；Ⅱb的病变区与周围黏膜在同一水平，隆起或凹陷均不明显，呈颗粒状，黏膜发红或黄白色，与周围边界不清楚，该型肉眼诊断最为困难。Ⅱc、Ⅲ型都是凹陷状改变，以幽门前、大弯侧和贲门部多见。Ⅱc较浅，如糜烂状，底部有小颗粒，边缘不规则。Ⅲ型呈溃疡状，底部有坏死，边缘不规则，有糜烂及结节，有时可见向其聚集的黏膜皱襞骤然变细或不规则地增粗，甚至突然中断。Ⅱc、Ⅲ型早期胃癌常需要与愈合中的良性溃疡鉴别。内镜结合病理组织检查的准确率仅为79%~85%，多处活检可提高胃癌的诊断率。除取材数量外，恰当的取材部位也有助于提高诊断率。

相关链接 | **早期胃癌的内镜下诊断进展**

胃镜检查在胃癌诊断中得到了较普遍的使用，但胃镜下发现早期胃癌仍然较困难。近年来，内镜技术得到了长足的发展，临床上出现了一些新型内镜技术，对癌前病变的检查更准确，使内镜下早期胃癌的漏诊率降低，可显著提高胃癌的早期诊断率。

色素内镜：是在常规内镜检查的基础上，将色素染料喷洒至需要观察的黏膜表面，使病灶与正常黏膜对比更加明显，提高对胃癌的肉眼诊断率和活检定位的准确性。

荧光内镜：可根据荧光光谱的特征差异判断病灶的良恶性。

放大内镜：使病变在直视下放大15~60倍，有利于对胃黏膜表面进行细微的观察，可观察到胃小凹和微血管的形态，提高了早期胃癌的诊断率。

电子染色内镜：可通过特殊光清晰观察黏膜浅表微血管形态，区分表层黏膜结构异常，特别对凹陷性的异型增生病变加以鉴别。有助于区分小的早期胃癌和局部胃炎，评估是否完成早期胃癌内镜下完整切除外侧缘。常见电子染色内镜包括窄带成像技术、智能电子分光技术及智能电子染色内镜。

放大内镜窄带成像技术：可将胃黏膜放大并观察胃黏膜腺体表面小凹结构和黏膜微血管网形态特征的细微变化，可用于鉴别胃黏膜病变的良恶性，判断恶性病变的边界和范围。

激光共聚焦显微内镜：具有极高的分辨率，可直接观察到约250nm细微的胃黏膜结构，能识别肠上皮化生和早期胃癌等病变。

细胞内镜：是一个能从常规内镜活检管道插入的微小内镜，其图像放大率可达450~1 200倍，近似于光镜下的组织学图像。在亚甲蓝喷洒后，可观察到胃黏膜上皮化生和早期胃癌病变，并可不取活检进行病理诊断，将来可能在胃癌的诊断上有重要价值。

但是，这些新型的内镜技术仍无法取代普通白光胃镜检查。

（2）进展期胃癌在内镜下的表现：与Borrmann分型基本上一致。Ⅰ型呈广基肿块，与周围分界清楚，质脆，触之易出血，表面不平呈菜花状或结节状，表面有糜烂或浅溃疡、出血。Ⅱ型为肿块中的溃疡，有环堤边缘，溃疡较深，直径常>2cm，与周围分界清楚。Ⅲ型表现为不规则溃疡，但无明显环堤，与周围黏膜界限不清。Ⅳ型胃癌病变主要在胃壁内浸润扩展，因此表面黏膜的改变反而不明显，内镜诊断困难，不如X线准确。有时可见黏膜肥厚，色泽苍白，黏膜表面可以高低不平，表面可出现多发浅表糜烂或溃疡。当观察到小弯明显缩短，胃壁僵硬，充气时胃腔不能扩展时，应考虑为皮革样胃。

（3）超声内镜：在内镜前端装上微型超声探头，既可直接观察病灶表面、大小，又可利用超声探查肿瘤浸润深度及邻近器官，并可检测肿大淋巴结及与周围结构的关系，对胃癌的诊断和分期及治疗方案的选择有重要意义。可将胃壁分为5层。诊断胃癌深度的准确率约为88%，伴有溃疡时准确率降至50%左右。溃疡越深，准确率越低。超声内镜对胃癌T分期准确率为65%~75%，对N分期准确率为64%，尤其对T_3、T_4期肿瘤诊断准确率更高。

3. 影像学检查

（1）X线钡剂检查：可观察到胃形态和黏膜的变化、蠕动情况和排空异常。进展期胃癌X线钡剂检查可有以下3种表现。① 肿块型，表现为突向胃腔的充盈缺损；② 溃疡型，表现位于胃轮廓内的龛影，溃疡直径多相对较大，>2.5cm，溃疡边缘不规则，突出胃腔内可呈充盈缺损，周围黏膜常有中断现象，蠕动减弱或消失；③ 弥漫浸润型，表现为胃壁僵硬、蠕动消失、胃壁不光滑，胃腔缩小；如全胃受累，则胃呈革袋状。气钡双重对比钡剂和多轴位转动控制加压摄片检查可提高诊断率。缺点是不能取活检行组织学检查，且不如胃镜直观，对早期胃癌诊断较为困难。

（2）超声检查：因简便易行、灵活直观、无创无辐射等特点，可作为胃癌患者的常规影像学检查。经饮水后使胃充盈，可显示胃壁结构。胃全周增厚时可显示假肾征、靶环征及面包圈征。有时可见向胃腔内生长的表面不平肿块，或呈不规则凹陷的溃疡（火山口征）。亦可能见到胃壁明显增厚，蠕动消失。此外超声检查可发现腹盆腔重要器官及淋巴结有无转移，颈部、锁骨上淋巴结有无转移；超声引导下肝脏、淋巴结穿刺活检有助于肿瘤的诊断及分期。

（3）CT检查：应为首选的临床分期手段。我国多层螺旋CT广泛普及，特别推荐胸腹盆腔联合大范围扫描。多层螺旋CT可显示胃癌累及胃壁和腔外生长的范围、与邻近器官的解剖关系、有无转移等。为了更好地显示病变，推荐口服阴性对比剂（一般扫描前口服500~800ml水）使胃腔充分充盈、胃壁扩张，常规采用仰卧位扫描，对于肿瘤位于胃体下部和胃窦部，可以依据检查目的和患者配合情况采用特殊体位（如俯卧位、侧卧位等），建议采用多期增强扫描。CT对进展期胃癌的灵敏度为65%~90%，早期胃癌约为50%：T分期准确率为70%~90%，N分期为40%~70%。因而不推荐使用CT作为胃癌初诊的首选诊断方法，但在胃癌分期诊断中推荐为首选影像方法。近年发展起来的CT仿真内镜技术，具有检测速度快、无创伤、一次扫描可进行多次回顾性重建等优点。

（4）MRI检查：对CT对比剂过敏者或其他影像学检查怀疑转移者使用。MRI有助于判断腹膜转移状态，可酌情使用。增强MRI是胃癌肝转移的首选或重要补充检查，特别是注射肝特异性对比剂更有助于诊断和确定转移病灶数目、部位。

（5）PET/CT：PET是将人体代谢所需的物质标上短半衰期的核素，制成显像剂（如氟代脱氧葡萄糖），注入人体进行扫描，这些物质可在肿瘤组织浓聚发射正电子成像，采集PET代谢图像同机融合CT解析图像，可提高对病灶的精确定位。可辅助胃癌分期，但不行常规推荐。如CT怀疑有远处转移可应用PET/CT评估患者全身情况。另外，研究显示PET/CT对于放化疗或靶向治疗的疗效评价也有一定价值，但亦不行常规推荐。

4. 其他检查　胃癌微转移的诊断，则主要采用连续切片、免疫组化、反转录聚合酶链反应、流式细胞术、细胞遗传学、免疫细胞化学等先进技术，监测淋巴结、骨髓、周围静脉血及腹腔内的微转移灶，阳性率高于普通病理学检查，其诊断可为医生判断预后、选择术式、确定淋巴结清扫范围、术后确定分期及建立个体化的化疗方案提供依据。

六、诊断与鉴别诊断

1. 诊断 胃癌的早期诊断是提高疗效的关键。由于胃癌在早期会出现一些消化不良、上腹不适等症状，易被误诊为其他良性疾病而延误诊断。胃癌的诊断有赖于临床医生对胃癌的警惕性，对具有以下情况之一者，应及早或定期进行检查：① 40岁以上无胃病史者，近期内发生上腹饱胀、不适、疼痛、黑便、呕血、贫血、消瘦等任何其中1项或1项以上症状者；② 上述症状近期加重者；③ 有胃癌家族史者；④ 有慢性萎缩性胃炎伴肠上皮化生等癌前病变和癌前疾病者。体检时应注意有无上腹压痛、肿块、腹水、肝大、黄疸、左锁骨上淋巴结是否肿大等体征。

对可疑患者，应进一步行气钡双重造影、内镜及病理组织学检查。

2. 鉴别诊断

（1）胃溃疡：与胃癌的鉴别见表4-5-4。

▼ 表4-5-4 胃溃疡与胃癌的鉴别

类别	胃溃疡	胃癌
年龄	40岁左右	40~60岁多见
病史	病史长，反复发作病史	病史相对较短，且逐渐加重
症状	上腹部疼痛有节律性，常与饮食有关，抗酸药物可缓解	疼痛无规律性，持续加重，食欲缺乏、乏力、消瘦
粪便隐血试验	可为阳性，治疗后转阴	持续阳性
钡餐检查	溃疡一般<2.5cm，龛影呈圆形或椭圆形，边缘光滑整齐，突出在胃壁轮廓以外，四周黏膜皱襞呈放射状至溃疡处，胃壁柔软，蠕动波可通过	溃疡一般>2.5cm，龛影不规则，突入胃腔内。四周黏膜皱襞紊乱或消失，与溃疡有一段距离处即中断；胃壁僵硬，蠕动波不能通过，常可见“半月征”
胃镜检查	溃疡边界清楚，底部平滑，覆白苔；周围黏膜充血、水肿、平滑、质地软；良性溃疡瘢痕再生上皮的小乳头在大小、形状、方向及色泽浓淡上有一定的规律性	溃疡多不规则，边界不明显，溃疡基底凹凸不平，污秽苔；周边不规则隆起，呈“火山口”样，质脆、硬、易出血

（2）慢性胃炎：临床表现无特异性，可有上腹饱胀、隐痛或不适。饮食不当、情绪激动或过度疲劳能使症状发作。经调节饮食、解痉镇痛等治疗可使症状缓解，病程较长，一般情况良好。鉴别诊断主要靠胃镜结合病理组织检查。

（3）胃淋巴瘤：占胃恶性肿瘤的2%~7%。95%以上的胃恶性淋巴瘤为非霍奇金淋巴瘤，临床表现以上腹部不适、胃肠道出血及腹部肿块为主，胃镜下可见大片不规则溃疡，有时活检不易取到，可通过胃镜下大块活检及超声内镜鉴别。

（4）胃肠道间质瘤：间叶源性肿瘤，约占胃肿瘤的3%，肿瘤膨胀性生长，可向黏膜下或浆膜下浸润形成球形或分叶状的肿块。瘤体小症状不明显，可有上腹不适或类似溃疡病的消化道症状，瘤体较大时可扪及腹部肿块，常有上消化道出血的表现。

（5）胃神经内分泌肿瘤：神经内分泌肿瘤是一组起源于肽能神经元和神经内分泌细胞的具有

异质性的肿瘤，所有神经内分泌肿瘤均具有恶性潜能。这类肿瘤的特点是能储存和分泌不同的肽和神经胺。其诊断仍以组织学活检病理为金标准，然常规的HE染色已不足以充分诊断神经内分泌肿瘤，目前免疫组织化学染色方法中突触蛋白和嗜铬粒蛋白A染色为诊断神经内分泌肿瘤的必检项目，并需要根据核分裂象和Ki-67百分比对神经内分泌肿瘤进行分级。

（6）其他疾病：还应与胃息肉、良性肿瘤、肉瘤等疾病鉴别。胃癌常可出现腹水，需要与肝硬化腹水、结核性腹膜炎、其他脏器恶性肿瘤所致腹水相鉴别。胃癌远处转移引起的其他脏器的症状皆需要与这些脏器的其他疾病相鉴别。

相关链接 | **胃癌的早期诊断与筛查**

胃癌诊治的关键在于早期诊断，发现早期胃癌。理论上发现早期胃癌最有效的方法是进行人群筛查。自2000年以来日本将胃镜检查作为胃癌普查的直接方法，使早期胃癌的发现率达到68%。由于普查成本高，加之人口基数大，且胃癌的发生率地区差异明显，胃癌普查在我国尚无法实现，还需要寻求其他手段。

第一，选择高危人群作为普查对象。该方法可大大缩小普查范围，降低普查成本。如在我国胃癌高发区山东省牟平、福建省永乐、辽宁省庄河等地，进行过大规模的胃癌普查，且有连续多年的持续随访，是我国胃癌研究的重要基地。但即使这样，耗资仍然较大。

第二，利用胃癌高危因素分析，选出高危人群行内镜检查。该方法可一定程度上降低普查成本。我国建议对40岁以上或有胃癌家族史者进行胃癌筛查。符合下列第1条和第2~6条中任意1条者均应列为胃癌高危人群，建议作为筛查对象：① 年龄>40岁，男女不限；② 胃癌高发地区人群；③ Hp感染者；④ 既往患有慢性萎缩性胃炎、胃溃疡、胃息肉、手术后残胃、肥厚性胃炎、恶性贫血等胃癌前疾病；⑤ 胃癌患者一级亲属；⑥ 存在胃癌其他高危因素（高盐、腌制饮食、吸烟、重度饮酒等）。

第三，对有胃癌癌前病变人群进行定期随访。将生物标志物与组织病理特征相结合，进行定期随访对于预测、判断癌变的危险性有重要帮助。MG7抗原（MG7-Ag）的水平与胃癌的分期和预后相关，明显优于其他肿瘤标志物及其他肿瘤相关抗原，显示出较好的临床应用前景。前瞻性研究显示，MG7抗原和1A6两个生物标志物能预测胃黏膜癌前病变的进展，具有重要的预警价值。这一预警系统将有助于胃癌高危个体的筛查，提高胃癌早期诊断水平。

七、并发症

1. 消化道出血 当肿瘤侵蚀到血管，引起血管破裂，可导致消化道出血，可为少量出血，表现为粪便隐血，也可为大量出血，表现为呕血、黑便，甚至可引起出血性休克。

2. 幽门梗阻 当肿瘤位于胃窦部近幽门处时，可出现幽门梗阻。表现为患者进食后呕吐、腹胀，呕吐隔夜宿食；体检胃部振水音。

3. 穿孔 少数患者可因肿瘤侵及胃壁全层而引起穿孔，可分为慢性和急性2种。

八、治疗

胃癌的治疗原则：采取综合治疗的原则，即根据肿瘤病理学类型及临床分期，结合患者一般状况和器官功能状态，采取多学科综合治疗模式，有计划、合理地应用手术、化疗、放疗和生物靶向等治疗手段，达到根治或最大幅度控制肿瘤，延长患者生存期，改善生活质量的目的。

胃癌治疗手段的选择：① 早期胃癌且无淋巴结转移证据，可根据肿瘤侵犯深度，考虑内镜下治疗或手术治疗，术后不需要辅助放疗或化疗。② 局部进展期胃癌或伴有淋巴结转移的早期胃癌，应当采取以手术为主的综合治疗。根据肿瘤侵犯深度及是否伴有淋巴结转移，可考虑直接行根治性手术或术前先行新辅助化疗，再考虑根治性手术。成功实施根治性手术的局部进展期胃癌，需要根据术后病理分期决定辅助治疗方案（辅助化疗，必要时考虑辅助化放疗）。③ 复发/转移性胃癌应当采取以药物治疗为主的综合治疗手段，在恰当的时机给予姑息性手术、放疗、介入治疗、射频治疗等局部治疗，同时也应当积极给予镇痛、支架植入、营养支持等最佳支持治疗。

1. 手术治疗 手术切除是胃癌的主要治疗手段，也是目前治愈胃癌的唯一方法。胃癌手术分为根治性手术与非根治性手术。根治性手术应当完整切除原发病灶，并且彻底清扫区域淋巴结，主要包括标准手术、改良手术和扩大手术；非根治性手术主要包括姑息手术和减瘤手术。

（1）根治性手术：① 标准手术是以根治为目的，要求必须切除2/3以上的胃，并且进行D_2淋巴结清扫。② 改良手术主要针对分期较早的肿瘤，要求切除部分胃或全胃，同时进行D_1或D_1+淋巴结清扫。③ 扩大手术包括联合脏器切除和/或D_2以上淋巴结清扫的扩大手术。

（2）非根治性手术：① 姑息手术主要针对出现肿瘤并发症的患者（出血、梗阻等），主要的手术方式包括胃姑息性切除、胃空肠吻合短路手术和空肠营养管植入术等；② 减瘤手术主要针对存在不可切除的肝转移或者腹膜转移等非治愈因素，也没有出现肿瘤并发症所进行的胃切除，目前不推荐开展。

2. 化疗 分为姑息化疗、辅助化疗和新辅助化疗和转化治疗，应当严格掌握临床适应证，排除禁忌证。化疗应当充分考虑患者的疾病分期、年龄、体力状况、治疗风险、生活质量及患者意愿等，避免治疗过度或治疗不足。及时评估化疗疗效，密切监测及防治不良反应，并酌情调整药物和/或剂量。常用的化疗药物包括：5-氟尿嘧啶、卡培他滨、替吉奥、顺铂、奥沙利铂、紫杉醇、多西他赛、白蛋白紫杉醇、伊立替康、表柔比星等。

（1）姑息化疗适用于全身状况良好、主要脏器功能基本正常的无法切除、术后复发转移或姑息性切除术后的患者。禁忌用于严重器官功能障碍，不可控制的合并疾病及预计生存期不足3个月者。化疗方案包括2种药联合或3种药联合方案。HER2表达呈阳性［免疫组织化学染色呈，或免疫组织化学染色呈且荧光原位杂交（FISH）检测呈阳性］的晚期胃癌患者，可考虑在化疗的基础上，联合使用分子靶向治疗药物曲妥珠单抗。

（2）辅助化疗适用于D_2根治术后病理分期为Ⅱ期及Ⅲ期者。辅助化疗方案推荐氟尿嘧啶类药物联合铂类的2种药联合方案。对体力状况差、高龄、不耐受2种药联合方案者，考虑采用口服氟尿嘧啶类药物的单药化疗。

（3）新辅助化疗适用于无远处转移的局部进展期胃癌（$T_{3/4}N^{+}$），新辅助化疗应当采用铂类与氟尿嘧啶类联合的2种药方案，或在2种药方案基础上联合紫杉类组成3种药联合的化疗方案，不宜单药应用。新辅助化疗的时限一般不超过3个月，应当及时评估疗效，并注意判断不良反应，避免增加手术并发症。

（4）转化治疗是对于初始不可切除但不伴有远处转移的局部进展期胃癌患者，可考虑化疗，或同步放化疗，争取肿瘤缩小后转化为可切除。

3. 放疗 目前放疗主要用于胃癌术前或术后的辅助治疗、拒绝接受手术治疗或因内科疾病原因不能耐受手术治疗的胃癌患者及晚期胃癌的减症放疗。术前放疗可使肿瘤相应缩小，与周围的分界较清晰，切除过程中所致的扩散和转移的机会较少，切除率增加，主要适应证是不可手术切除的局部晚期或进展期胃癌。术后放疗的适应证是T_{3-4}期胃癌，有利于提高进展期胃癌的5年生存率。晚期减症放疗照射原发灶或转移灶，可达到缓解梗阻、压迫、出血或疼痛的目的，提高患者生存质量。

4. 靶向治疗 药物有曲妥珠单抗、阿帕替尼。

（1）曲妥珠单抗的适应证：对*HER2*过表达（免疫组化染色呈，或免疫组化染色呈且FISH检测呈阳性）的晚期胃或食管胃结合部腺癌患者，推荐在化疗的基础上，联合使用分子靶向治疗药物曲妥珠单抗。适应人群为既往未接受过针对转移性疾病的一线治疗患者，或既往未接受过抗HER2治疗的二线及以上治疗患者。禁忌证：既往有充血性心力衰竭病史、高危未控制心律失常、需要药物治疗的心绞痛、有临床意义瓣膜疾病、心电图显示透壁心肌梗死和控制不佳的高血压。

（2）阿帕替尼的适应证：甲磺酸阿帕替尼是我国自主研发的新药，是高度选择VEGFR-2抑制剂，其适应证是晚期胃或食管胃结合部腺癌患者的三线及以上治疗，且患者接受阿帕替尼治疗时一般状况良好。其禁忌证：同姑息化疗，但需要特别注意患者出血倾向、心脑血管系统基础病和肾脏功能。

5. 其他治疗 包括免疫治疗、介入治疗、中医药治疗等。在抗肿瘤治疗中，必须注意对患者的支持治疗，如补充营养、纠正贫血、预防感染、镇痛、止血等。

相关链接 | 早期胃癌的内镜下治疗

早期胃癌的内镜下切除与传统外科手术相比，内镜下切除具有创伤小、并发症少、恢复快、费用低等优点，且疗效相当，5年生存率均可超过90%。因此，内镜下切除为早期胃癌的首选治疗方式。

早期胃癌的适应证大体可分为绝对适应证和扩大适应证。绝对适应证包括：①无合并溃疡的分化型黏膜内癌（cT_{1a}）；②病灶大小≤3cm、有溃疡的分化型黏膜内癌（cT_{1a}）；③胃黏膜高级别上皮内瘤变（high-grade intraepithelial neoplasia，HGIN）。而扩大适应证为当病灶大小≤2cm、无溃疡的未分化型黏膜内癌（cT_{1a}）。而当合并以下因素的早期胃癌或癌前病变的患者，可尝试内镜下诊断性切除：①伴有高危因素的低级别上皮内瘤变患者；②病变可疑黏膜下浅层浸润，但内镜下评估困难，内镜切除或外科手术难以决策的患者；③适应证以外的早期胃癌，但一般状况差，存在外科手术禁忌或拒绝外科手术的患者。

早期胃癌内镜下切除术主要包括内镜下黏膜切除术（endoscopic mucosal resection，EMR），内镜黏膜下剥离术（endoscopic submucosal dissection，ESD）和隧道法内镜黏膜下剥离术（endoscopic submucosal tunnel dissection，ESTD）。

1978年开始，随着EMR技术的发展，早期胃癌的内镜下切除术成为胃癌治疗的一线治疗方法。EMR技术包括剥脱活检法、内镜下双圈套息肉切除术和内镜下局部注射高渗肾上腺素钠切除术等多种内镜下切除术。EMR可有效解决早期胃癌治疗后完整回收组织标本的问题。一般认为，一半以上的早期胃癌可通过EMR将病灶完整切除。EMR主要适用于：直径<2cm的分化型黏膜内隆起型癌，或直径<1cm无溃疡的分化型黏膜内凹陷型癌。但EMR只适用于一些小病灶，位于胃体小弯、后壁和贲门附近等一些困难的部位，EMR切除病灶比较困难，因此后来ESD得到了很大的发展。

ESD从病灶四周正常黏膜切开，沿黏膜下层剥离黏膜肌层与固有肌层，能完整切除早期癌灶。这样ESD治疗早期胃癌的适应证就没有病灶大小的限制了。当然ESD存在技术难度大、耗时长、麻醉、出血、穿孔并发症相对较多等问题。随着设备的不断更新和技术的不断进步，这些不足可被逐渐克服。研究显示，ESD对病灶的一次切除率为97.7%，复发率为1.1%。ESTD是消化内镜隧道技术（digestive endoscopic tunnel technique，DETT）的分支之一，是通过建立黏膜下隧道，完整切除消化道早期癌的新方法，主要适用于切除病变横径≥3cm的大面积早期胃癌，贲门部、胃体小弯侧和胃窦大弯侧是比较合适的操作部位。研究证实，ESTD对于大面积早期胃癌，以及伴有溃疡、严重纤维化的病变也是安全有效的。

对于内镜下切除标本需要进行认真的病理学处理。确认标本的侧切缘、垂直切缘是否残留，并明确是否有脉管浸润。如果有脉管浸润则淋巴结转移概率大，因此推荐补充外科手术，而垂直切缘残留也主张进一步外科手术。侧切缘阳性可进一步随诊或追加手术。

总之，早期胃癌及时治疗时预后好，部分可通过EMR、ESD及ESTD等内镜下微创方法进行治疗。

九、预后

胃癌的预后与病期的早晚及治疗是否得当有密切关系。Ⅰ期胃癌切除术后5年生存率为93%，Ⅱ期胃癌为76%，Ⅲ期胃癌为49%，Ⅳ期胃癌为19%。表明早期胃癌预后较好，如肿瘤侵犯浆膜并有转移者，预后差。

十、预防

胃癌的一级预防建立在对胃癌病因学及分子机制充分认识的基础上。可采取以下措施：① 针对饮食因素进行胃癌预防，是最简便易行的方法。多食新鲜蔬菜水果，避免高盐饮食与戒烟。② 对有胃癌家族史的人群可行胃癌遗传学筛查，如*CDH1*基因突变筛查。③ Hp防治。二级预防在于“三早预防”，即早发现、早诊断、早治疗。高危人群中进行胃镜筛查，属于二级预防。

（王启之）

学习小结

胃癌是起源于胃黏膜上皮细胞的恶性肿瘤。胃癌的发生与环境、饮食、遗传及消化性溃疡等癌前变化密切相关。WHO将Hp定为胃癌的Ⅰ类致癌原。主要发生在胃窦部，以腺癌多见。根据是否突破黏膜下层分为早期胃癌和进展期胃癌。以上腹痛、消化道出血及上腹部肿块为主要临床表现，淋巴转移多见。胃镜检查联合病理活检是最准确、有效的诊断方法。胃癌的分期推荐使用TNM分期，可指导治疗。早发现、早诊断和早治疗是提高胃癌疗效的关键。胃癌的治疗采用以手术为核心的综合治疗。近年来早期胃癌的诊断和治疗受到了广泛关注。特别是早期胃癌的内镜黏膜下剥离术（ESD）取得了较大进步，并可达到根治的目标。

复习思考题

1. 胃癌的癌前期状态有哪些？
2. 胃癌的治疗原则是什么？

第六章 结直肠癌

04篇06章

学习目标

掌握 结直肠癌的临床表现、诊断及治疗原则。
熟悉 结直肠癌的病理及临床分期方法。
了解 结直肠癌的常见病因及发病机制。

结直肠癌（colorectal carcinoma，CRC），即大肠癌，包括结肠癌和直肠癌，是起源于结肠或直肠黏膜上皮的恶性肿瘤，是全球常见的恶性肿瘤之一。其发病率和死亡率均呈上升趋势，其发病率在世界不同地区差异很大，以北美洲、大洋洲最高，欧洲居中，亚非地区较低。据2020年全球癌症统计数据，我国结直肠癌新发病例为55.5万，居恶性肿瘤第3位。男性和女性发病人数分别为31.9万和23.6万，发病率为23.9/10万，男性高于女性。死亡率为12.0/10万，居第5位。不同地域发病率不同，城市发病率为33.5/10万，农村21.4/10万，城市高于农村。结直肠癌死亡人数在不同地域也有差异，城市为16.1/10万，高于农村的10.5/10万，东部地区死亡率15.7/10万，高于中部地区12.5/10万和西部地区12.2/10万。本病男女差别不大，但其中直肠癌男性较多见，年轻结肠癌患者男性多见。我国发病年龄多在40~60岁，发病高峰在50岁左右，但30岁以下的青年结直肠癌并不少见。结直肠癌的中位发病年龄在我国比欧美提前约10年，且青年结直肠癌比欧美多见，这是本病在我国的一个特点。近20年，尤其是在大城市中，结肠癌的发病率明显上升，且有结肠癌多于直肠癌的趋势。

一、病因与发病机制

结直肠癌的病因尚未完全清楚，可能与下列因素有关。

1. 环境因素　与结肠癌发病有关，缺钼地区结直肠癌患者多，从低危地区向高危地区的移民（如波兰向美国移民），在新的生活环境中结直肠癌的发病率迅速上升，但是稳定在低于所移居国普通人群发病率的水平，也证明了环境因素的重要作用。

2. 饮食因素　长期高脂、高磷和低纤维、低钙饮食是结直肠癌发病的危险因素，可促使人类大肠细胞处于极度增生状态，导致腺瘤样息肉形成，并可最终演变为恶性肿瘤。过多的肉类食物摄入也可促进结直肠癌的发生，其发生可能与肉类中的血红蛋白和加工过程中产生的杂环胺和多环芳烃具有致癌性相关。流行病学研究发现，多摄入新鲜蔬菜、水果可降低结直肠癌的发病风险。近年发现肠道微生态（肠菌等微生物及其代谢产物）紊乱（包括其核酸杆菌等致病菌的肠黏膜聚集）参与结直肠癌的发生发展。

3. 遗传因素 据估计，大约20%的结直肠癌患者中，遗传因素可能起着重要作用。结直肠癌患者的子女患结直肠癌的危险性比一般人群高2~4倍，10%~15%的结直肠癌发生在一级亲属（父母、兄弟姐妹、子女）患结直肠癌的人群中。目前已有2种遗传性易患结直肠癌的综合征被确定：第一为家族性腺瘤性息肉病，第二为家族遗传性非息肉病结直肠癌。前者系重要的抑癌基因*APC*发生突变引起。后者与DNA修复过程中所需基因（*MLH1*和*MLH2*基因）突变相关。结直肠癌的发生发展是一个多阶段的、涉及多基因改变的逐渐积累的复杂过程，即由正常上皮转化为上皮过度增生、腺瘤的形成，并演进至癌及癌的浸润与转移。在此过程中，先后发生了许多癌基因的激活、错配修复基因（*MMR*）的突变及抑癌基因的失活与缺如。最常见的有*APC*、*MCC*基因的突变，*MMR*基因失活，*K-ras*基因突变，抑癌基因*DCC*的缺失，抑癌基因*p53*的突变与缺失，*m23*改变等。

4. 职业因素 石棉、钢厂工人，接触地毯合成纤维及从事静坐工作的工人较非静坐的工人患癌的危险性增加1倍，但仅限于乙状结肠和降结肠癌。

5. 大肠腺瘤（腺瘤性息肉） 是最重要的结直肠癌癌前病变。目前多数研究认为80%以上的结直肠癌系由大肠腺瘤演变而来。从腺瘤演变为结直肠癌需要5年以上，平均10~15年，但也可终生不变。一般腺瘤越大、形态越不规则、绒毛含量越高、上皮异型增生越重，癌变机会越大。根据腺瘤中绒毛状成分所占比例不同，可分为管状腺瘤（绒毛成分在20%以下）、混合性腺瘤（绒毛成分占20%~80%）和绒毛状腺瘤（绒毛成分在80%以上，又称乳头状腺瘤）。临床上发现的腺瘤中管状腺瘤约占70%，混合性腺瘤和绒毛状腺瘤分别占10%与20%。腺瘤发生癌变的概率与腺瘤的大小、病理类型、异型增生程度及外形相关。一般 >2cm、绒毛状腺瘤、伴高级别上皮内瘤变、广基腺瘤癌变的概率较大。

6. 结、直肠的慢性炎症 慢性非特异性溃疡性结肠炎，特别是合并有原发性硬化性胆管炎的患者结直肠癌发生率比正常人高出5~10倍，病程愈长癌变率越高。血吸虫病、慢性细菌性痢疾、慢性肠阿米巴病及克罗恩病发生结直肠癌概率均比同龄对照人群高。这些结肠慢性炎症可以在肉芽肿、炎性或假性息肉基础上发生癌变。

7. 其他因素 亚硝胺类化合物中致癌物也可能是结直肠癌的致病因素之一。放射线损害可能是另一致病因素。近年来研究发现胆囊切除术后结直肠癌发病率增高，而且多见于近端结肠，可能与次级胆酸进入大肠增加有关。曾患乳腺癌、卵巢癌和宫颈癌的女性患者，发生结直肠癌的风险亦较正常人高。缺乏运动和超重等也与结直肠癌的发病相关。吸烟与结直肠癌的相关性已被明确。饮酒同样增加罹患结直肠癌的风险，是年轻人群患结直肠癌的危险因素，并且增加远端结肠腺瘤的发病率。

相关链接 | **消化道肿瘤相关定义的变迁**

1998年维也纳国际研讨会上提出了一个国际统一的胃肠上皮肿瘤分类建议标准，2002年又对此标准进行了修订，称为Vienna 2002分类。该分类与WHO 2000年分类都将最早用于描述宫颈癌前病变的“上皮内瘤变”（intraepithelial neoplasia，

IN）纳入消化道肿瘤的诊断，以代替不典型增生或异型增生等名称。把胃肠黏膜从反应性增生到浸润癌的系列变化分为反应性增生、难以确定的IN（难以区分是反应性增生还是异型增生）、低级别上皮内瘤变（low-grade intraepithelial neoplasia，LGIN）、高级别上皮内瘤变（high-grade intraepithelial neoplasia，HGIN）、黏膜内癌（黏膜内肿瘤）及浸润癌6大类。

LGIN相当于轻度和中度异型增生，HGIN在结直肠则包括腺瘤重度异型增生、原位癌、可疑浸润癌、黏膜内癌等4种病变。由于癌细胞只有穿透黏膜肌层浸润到黏膜下层才可能出现浸润转移，因此异型增生的细胞限于上皮内或瘤细胞，即使突破腺体基底膜侵犯黏膜固有层内而无穿透黏膜肌层者，均可视为HGIN而不需要诊断为癌变，以避免过度治疗。按照这一概念，黏膜下层癌才是真正意义上的早期癌。

二、病理

结直肠癌绝大部分为单个，少数病例（2%~9%）同时或先后有1个以上癌肿发生，即多原发结直肠癌。好发部位是直肠与乙状结肠，其次为盲肠及升结肠，再次为结肠右曲、降结肠、横结肠及结肠左曲。

1. 大体形态　分早期结直肠癌和进展期结直肠癌，前者是指癌瘤局限于黏膜及黏膜下层，后者指肿瘤已侵入固有肌层。早期结直肠癌分为2型，即隆起型和平坦型。进展期结直肠癌分为4型。① 隆起型：癌体大，质软，又称髓样癌，肿瘤的主体向肠腔内突出，呈结节状、息肉状或菜花样隆起，境界清楚，有蒂或广基，可发生于结肠任何部位；② 溃疡型：癌体一般较小，早期形成溃疡，溃疡底深达肌层，穿透肠壁侵入邻近器官和组织，好发于直肠与远端结肠；③ 浸润型：肿瘤向肠壁各层弥漫浸润，伴纤维组织异常增生，肠壁增厚，形成环形狭窄，易引起肠梗阻，好发于直肠、乙状结肠及降结肠；④ 胶样型：癌体较大易溃烂，外观及切面均呈半透明胶冻状，好发于右侧结肠及直肠。

2. 组织学分类　常见的组织学类型有腺癌（管状腺癌、乳头状腺癌、黏液腺癌和印戒细胞癌）、未分化癌和腺鳞癌等。临床上以管状腺癌最多见，约占67%，见于直肠与肛管周围。结直肠癌的组织学类型可影响患者的预后。一般认为，乳头状腺癌及管状腺癌的预后比黏液腺癌好，而未分化癌的预后最差。

3. 组织学分级　同一肿瘤病灶中可存在2种以上组织学类型的癌细胞，此时常用Broder分级法进行组织学分级：① Ⅰ级指75%以上癌细胞分化良好，属高分化癌，呈低度恶性；② Ⅱ级指25%~75%癌细胞分化良好，属中度分化癌，呈中度恶性；③ Ⅲ级指分化良好的癌细胞不足25%，属低分化癌，呈高度恶性；④ Ⅳ级指未分化癌。

4. 扩散和转移　有直接浸润、淋巴转移、血行转移、种植转移4大途径。

（1）直接浸润：结直肠癌可向肠壁深层、环状浸润和纵轴浸润等3个方向浸润扩散。向肠壁深层浸润可穿透浆膜层，侵及邻近脏器，如肝、肾、子宫、膀胱、前列腺、精囊及阴道等，下段直肠癌由于缺乏浆膜层的屏障作用，更易向四周浸润。肿瘤浸润肠壁1周需要1~2年，与分化类型及年龄等因素相关。结肠癌纵向浸润一般局限在5~8cm内；而直肠癌很少发生纵向浸润，这是保肛手术放宽适应证的病理学依据。

（2）淋巴转移：为主要的转移途径。通常淋巴转移呈逐级扩散。引流结肠的淋巴结有结肠上淋巴结、结肠旁淋巴结、中间淋巴结和中央淋巴结等4组。直肠癌的淋巴转移分向上沿直肠上动脉、腹主动脉周围的淋巴结转移；向侧方经直肠下动脉旁淋巴结引流到盆腔侧壁的髂内淋巴结；向下沿肛管动脉、阴部内动脉旁淋巴结到达髂内淋巴结。研究发现，直肠癌以向上、侧方转移为主，很少发生逆行性转移。淋巴转移途径是决定直肠癌手术方式的因素。淋巴管造影证实引流原发肿瘤的第1个淋巴结是最可能发生肿瘤转移的淋巴结，称为前哨淋巴结。

（3）血行转移：肿瘤侵入静脉后沿门静脉转移到肝脏，也可转移到肺、骨、脑等。结直肠癌手术时有10%~20%的病例发生肝转移。结直肠癌导致肠梗阻和手术时的挤压，易造成血行转移。

（4）种植转移：腹腔内种植转移，最常见表现为大网膜结节和肿瘤周围壁腹膜散在砂粒状结节，亦可融合成团块继而全腹腔播散。在卵巢种植生长的继发性肿瘤，称库肯伯格瘤。腹腔内种植播散后可产生腹水。血性腹水为腹腔内种植转移的征象。直肠癌种植转移较少见。

三、临床分期

结直肠癌的临床分期是指导治疗，判断预后的最重要指标之一。2016年修改的国际抗癌联盟（UICC）和美国肿瘤联合会（AJCC）联合制定的TNM分期是目前国内外公认的结直肠癌分期标准。该分期系统根据肿瘤浸润深度（T）、淋巴结（N）和远处转移（M）的情况进行区分，较Dukes分期系统更为详尽并易于统一，见表4-6-1、表4-6-2。

▼ 表4-6-1　TNM分期（2016年，第8版）中T、N、M定义

T	N	M
T_x：原发肿瘤无法评价	N_x：区域淋巴结无法评价	M_x：远处转移无法评价
T_0：无原发肿瘤证据	N_0：区域淋巴结无转移	M_0：无远处转移
T_{is}：原位癌，局限于上皮内或侵犯黏膜固有层	N_1：有1~3枚区域淋巴结转移	M_1：有远处转移
T_1：肿瘤侵犯黏膜下层（但未累及固有肌层）	N_{1a}：有1枚区域淋巴结转移	M_{1a}：远处转移局限于单个器官（如肝，肺，卵巢，非区域淋巴结），但没有腹膜转移
T_2：肿瘤侵犯固有肌层	N_{1b}：有2~3枚区域淋巴结转移	M_{1b}：远处转移分布于一个以上的器官
	N_{1c}：浆膜下、肠系膜、无腹膜覆盖结肠/直肠周围组织内有肿瘤种植和区域淋巴结转移	M_{1c}：腹膜转移有或没有其他器官转移
T_3：肿瘤穿透固有肌层到达浆膜下层，或侵犯无腹膜覆盖的结直肠旁组织	N_2：有4枚以上区域淋巴结有转移	
T_{4a}：肿瘤穿透脏层腹膜	N_{2a}：有4~6枚区域淋巴结有转移	
T_{4b}：肿瘤直接侵犯或粘连于其他器官或结构	N_{2b}：有7枚及以上区域淋巴结有转移	

▼ 表4-6-2 TNM临床分期（2016年，第8版）

分期	T	N	M
0	T_{is}	N_0	M_0
I	T_1	N_0	M_0
	T_2	N_0	M_0
ⅡA	T_3	N_0	M_0
ⅡB	T_{4a}	N_0	M_0
ⅡC	T_{4b}	N_0	M_0
ⅢA	$T_{1\sim2}$	N_1/N_{1c}	M_0
	T_1	N_{2a}	M_0
ⅢB	$T_{3\sim4a}$	N_1/N_{1c}	M_0
	$T_{2\sim3}$	N_{2a}	M_0
	$T_{1\sim2}$	N_{2b}	M_0
ⅢC	T_{4a}	N_{2a}	M_0
	$T_{3\sim4a}$	N_{2b}	M_0
	T_{4b}	$N_{1\sim2}$	M_0
ⅣA	任何T	任何N	M_{1a}
ⅣB	任何T	任何N	M_{1b}
ⅣC	任何T	任何N	M_{1c}

四、临床表现

结直肠癌的临床表现与肿瘤的部位、病理学特征、病程以及有无并发症密切相关。早期结直肠癌常无症状，随着癌肿的增大与并发症的发生才出现症状。结直肠癌生长较为缓慢，早期肿瘤发生时，大约2年才能形成肿块，以后大约在3年内可以环腔生长。主要临床表现如下。

1. 排便习惯与粪便性状改变 常为本病最早出现的症状。可表现为大便不成形，或腹泻与便秘交替。有时表现为顽固性便秘，大便形状变细。粪质无明显黏液脓血，多见于右侧结直肠癌。

2. 便血 肿瘤破溃出血，有时鲜红或暗红，一般出血量不多，间歇性出现。如肿瘤位置较高，血与粪便相混淆则呈果酱样大便。有时为黏液性血便伴里急后重。

3. 腹痛 也是本病的早期症状，多见于右侧结直肠癌，70%~80%的右半结肠癌有腹痛。表现为右腹钝痛，或同时涉及右上腹、中上腹。因病变可使胃结肠反射加强，可出现餐后腹痛。结直肠癌并发肠梗阻时腹痛加重或为阵发性绞痛，多见于左半结肠癌。

4. 直肠刺激症状　便意频繁，排便习惯改变，便前有肛门下坠感，伴里急后重、排便不尽感。

5. 全身情况　可有贫血、低热，多见于右侧结直肠癌。晚期患者有进行性消瘦、恶病质、腹水等。

6. 腹部肿块　常可扪及肿块，一般质硬，位置固定，表面粗糙，轻度压痛。提示已属中晚期。

7. 直肠指检　可了解直肠肿瘤大小、质地、占肠壁周径的范围、基底部活动度、距肛缘的距离、肿瘤向肠外浸润状况、与周围脏器的关系、有无盆底种植。凡疑似结直肠癌者必须常规行肛门直肠指检，70%~80%可确诊。直肠指检可发现直肠肿块，质地坚硬，表面呈结节状，有肠腔狭窄，指检后的指套上有血性黏液。直肠指检是大肠癌的最重要的、基本的检查方法。

消化道出血（血便、粪便隐血阳性等）、消瘦、腹泻、腹部肿块、排便习惯改变等是结直肠癌的报警症状。

相关链接　|　**左半结肠癌和右半结肠癌的差异**

左半结肠癌和右半结肠癌在流行病学、病理、临床表现、生物学特征及预后方面存在明显差异。具体见表4-6-3。

▼ 表4-6-3　左半结肠癌与右半结肠癌的比较

差异	左半结肠癌	右半结肠癌
患病率	更高（61.7%）	稍低（33.5%）
趋势	逐渐下降	逐渐升高
性别	男性多见（61.4%）	无差异（1∶1）
年龄	年龄更低	年龄更大
肿瘤大小	较小	更大
组织学类型	黏液癌更高	黏液癌、未分化癌、印戒细胞癌比例更高
组织学分级	中分化癌比例更高	低分化癌比例更高
肿瘤形状	息肉状及环形生长更多见	多见平坦型
浸润情况	浸润深度浅，血管受侵犯少见	浸润更深、血管受侵犯更常见
淋巴结阳性比例	淋巴结阳性数目少见	淋巴结阳性数目更多
肿瘤分期	较早	较晚
临床表现	便秘、肠梗阻	肿瘤相关全身症状、疼痛
转移部位	仅肝和/或肺转移更多见	转移至其他部位更常见
预后	无复发生存期及总生存期长	无复发生存期及总生存期短

临床表现差异：右侧结肠腔径较大，以吸收功能为主，肠腔内粪汁稀薄，故右侧结肠癌时，可有腹泻、便秘、腹泻与便秘交替、腹胀、腹痛、腹部压痛、腹部包块、低热及进行性贫血。晚期可有肠穿孔、局限性脓肿等并发症，以肝内多发转移为首发表现也不在少数。而左侧结肠腔不如右侧结肠腔宽大，乙状结肠腔狭小并与直肠形成锐角，且粪便在左侧结肠已形成，因此左侧结肠癌时容易发生慢性进行性肠梗阻。

五、辅助检查

1. 内镜检查　包括直肠镜、乙状结肠镜和结肠镜检查。一般主张行全结肠镜检查，可避免遗漏同时性多发癌和其他腺瘤的存在。结肠镜配合病理检查是诊断结直肠癌的标准方法。结肠镜检查可直接观察病灶，同时可取活体组织行病理诊断。取活检时需要注意取材部位，行多点取材。如果活检阴性临床考虑为肿瘤患者，应重复取材以免漏诊。直肠指检与全结肠镜检查是结直肠癌最基本的检查手段。超声内镜可准确确定肿瘤的大小及组织来源，还可观察肿瘤侵犯的层次及判断有无淋巴结转移。

早期结直肠癌的内镜下形态分型参考日本内镜学会1962年早期胃镜的分类法，分为隆起型和平坦型（表4-6-4）。

▼ 表4-6-4　早期结直肠癌的内镜下分型

类别	亚型	内镜下表现
Ⅰ型（隆起型）	Ⅰp（有蒂型）	病变基底有明显的蒂与肠壁连接
	Ⅰsp（亚蒂型）	病变基底有亚蒂与肠壁连接
	Ⅰs（广基无蒂型）	病变明显隆起于黏膜面，但无明显蒂，基底部直径小于或大于病变头端的最大直径
Ⅱ型（平坦型）	Ⅱa（表面隆起型）	表面隆起
	Ⅱb（表面平坦型）	表面平坦
	Ⅱc（表面凹陷型）	表面凹陷
	侧向发育型肿瘤（LST）	病变最大直径10mm以上，沿肠壁侧向扩展而非垂直生长的一类表浅性结直肠病变

相关链接　|　**早期结直肠癌的内镜诊断新进展**

肠镜检查在结直肠癌的诊断中得到广泛应用，但肠镜下发现早期结直肠癌仍然较困难。近年来，内镜技术得到了长足的发展，临床上出现了一些新型内镜技术对癌前病变的检查更准确，使内镜下早期结直肠癌的漏诊率更低，可显著提高结直肠癌的早期诊断率。

染色内镜：常用的染色剂为0.2%~0.4%的靛胭脂溶液。该染色剂不被黏膜吸收，呈鲜亮蓝色，可在黏膜表面凹陷的微细结构内沉积使黏膜表面呈现良好的对比，有助于观察病变表面的微细结构及平坦型病变的边界，尤其可提高结直肠平坦型病灶的诊断率。也有研究表明，对结直肠黏膜首先行醋酸染色，再使用靛胭脂染色可提高对腺管开口判断的准确性。

电子染色内镜：常见电子染色内镜包括窄带成像技术、智能电子分光技术及智能电子染色内镜。可以提供的图像强调黏膜血管形态及表面结构，这样能增强黏膜表面的血管和其他结构的可见度，其视觉效果与染色内镜相似。

染色放大内镜：通过结合腺管开口（pit pattern）分型，有助于判断病变性质和浸润深度，作出与病理较为一致的诊断，判断病变是肿瘤性或非肿瘤性，决定是否可行结肠镜下治疗，有助于治疗方式的选择。

超声内镜：可判断病变的浸润深度、有无淋巴结转移等，有助于结直肠癌的T分期，是已公认的诊断结直肠黏膜下病变的最佳检查方法。可为治疗方案的选择提供直接证据。

2. X线检查 气钡双重对比造影X线片检查是诊断结肠癌常用而有效的方法。它能够提供结肠癌病变部位、大小、形态及类型。结肠癌的钡剂灌肠表现与癌的大体形态有关，主要表现为病变区结肠袋消失，充盈缺损，管腔狭窄，黏膜紊乱及破坏，溃疡形成，肠壁僵硬，病变多局限，与正常肠管分界清楚。隆起型癌多见于盲肠，主要表现为充盈缺损及软组织肿块，呈分叶状或菜花状，表面不规则。溃疡型癌表现为不规则充盈缺损及腔内龛影，周围黏膜皱襞紊乱，不规则破坏。浸润型癌多见于左侧结肠，肠管呈向心性或偏心性狭窄，肠壁增厚，由于肿瘤生长不平衡，狭窄而高低不平。胸部X线检查应包括胸部正位片和侧位片，可排除肺转移。

3. 超声检查 结肠癌时腹部超声扫描对判断肝脏有无转移有一定价值，故应列为术前常规检查的内容之一。超声造影检查对肝内转移灶及区域淋巴结转移的诊断也有一定价值。腔内超声能清晰显示肠壁5层结构及周围组织器官，对直肠癌浸润肠壁的深度、范围、扩散方向及毗邻脏器受累程度等方面具有特殊的价值。

4. CT扫描检查 腹盆腔CT检查应为常规检查项目，优势在于了解术前肝内有无转移，腹主动脉旁淋巴结是否肿大，癌肿对周围结构或器官有无浸润，可确定TNM分期，指导治疗方案的选择。最新发展的CT仿真结肠镜技术（CT virtual colonoscopy，CTVC），是将CT技术和先进的影像软件技术相结合，产生出结肠的三维（3D）和二维（2D）图像。

5. MRI 对直肠癌的T分期及术后盆腔、会阴部复发的诊断较CT优越。直肠癌术前行MRI检查有助于了解病变浸润范围、深度及直肠周围结构受累情况，准确进行肿瘤分期。而术后MRI检查有助于鉴别肿瘤复发与纤维瘢痕。

6. PET/CT 并非结直肠癌的常规检查方法，对常规影像学无法确诊者可使用。PET/CT能检出结直肠癌的原发灶，同时可以检出转移灶，对全面了解病变的累及范围有重要价值，同时可进行较准确的临床分期，为临床选择合理的治疗方案提供依据。PET/CT对肿瘤复发的诊断也有重要价值。

7. 实验室检查

（1）粪便隐血检查：此方法简便易行，可作为结直肠癌普查初筛方法和诊断的辅助检查，连续3次检查为宜，阳性可疑者可进一步行结肠镜检查。阴性不能简单地排除结直肠癌。

（2）血清肿瘤标志物：此检测是肿瘤患者早期诊断的重要辅助检查手段之一，但有一定的假阳性和假阴性率。其在结直肠癌的辅助诊断、判断肿瘤治疗效果和预后，以及监测肿瘤复发和转移等方面均有较大的实用价值。血清CEA水平与病变范围呈正相关。也有研究显示，血清CEA水平与TNM分期呈正相关，TNM Ⅰ期、Ⅱ期、Ⅲ期及Ⅳ期患者的血清CEA阳性率依次分别为25%、45%、75%及85%左右。CA19-9、CA242、CA724、小肠黏蛋白抗原（SIMA）及组织多肽特异抗原（TPS）等肿瘤标志物也用于结肠癌的诊断；AFP常用于鉴别原发性肝癌与结直肠癌的肝转移，后者AFP值往往正常。

（3）癌相关基因检测：直接从粪便中提取DNA，检测*K-ras*、*p53*和*APC*等基因突变可早期诊断结直肠癌，有望成为无创的早期诊断结直肠癌的新手段。但目前尚缺乏大规模人群对照研究，其灵敏度和特异度有待进一步提高。

六、诊断与鉴别诊断

要求做到早期诊断本病（图4-6-1）。首先应做到对有症状就诊者不漏诊，认识结直肠癌的有关症状如排便习惯与粪便性状改变、便血、腹痛、贫血等。提高对结直肠癌的警惕性，及早进行X线钡剂灌肠或结肠镜检查，是早期诊断的关键。鉴于早期结直肠癌并无症状，如何早期发现这类患者则是目前研究的重要课题。凡40岁以上有以下任一表现的人群应高度警惕：1级亲属有结直肠癌史者；有癌症史或肠道腺瘤或息肉史；粪便隐血试验阳性者；以下5种表现具备2项以上者：黏液血便、慢性腹泻、慢性便秘、慢性阑尾炎史及精神创伤史。对此人群行结肠镜检查或气钡双重对比灌肠造影X线摄片检查可明确诊断。

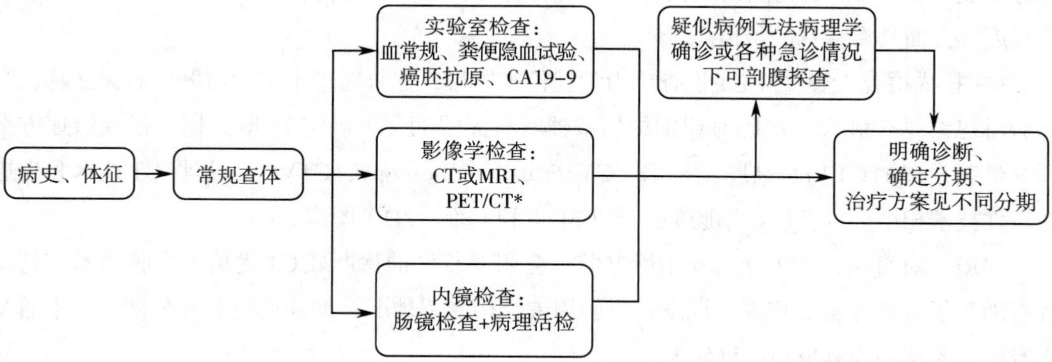

*. PET/CT不常规推荐。

▲图4-6-1　结直肠癌的诊断流程（中国恶性肿瘤整合诊治指南－结肠癌部分2022年版）

鉴别诊断：一般按右侧或左侧结直肠癌的临床表现，考虑和各有关疾病进行鉴别。右侧结直肠癌应注意和肠阿米巴病、肠结核、血吸虫病、阑尾病变、克罗恩病等鉴别。左侧结直肠癌则需要和痔、功能性便秘、慢性细菌性痢疾、血吸虫病、溃疡性结肠炎、克罗恩病、直肠结肠息肉、憩室炎等鉴别。结肠镜检查可资鉴别。还应注意，对年龄较大者近期出现症状或症状发生改变，切勿未经检查而轻易诊断肠易激综合征，以免漏诊结直肠癌。

对于有便血、便频、便细、黏液便等症状的患者予以高度警惕，必须进一步检查排除直肠癌的可能性。应有步骤地进行各项检查。通过直肠指检、内镜检查及病理检查可明确诊断。在临床中对于拟诊内痔、息肉、肠炎及慢性痢疾的患者，应常规行直肠指检，除外直肠癌后，方可按以上疾病治疗。

相关链接 | **结直肠癌早期诊断与筛查**

结直肠癌诊治的关键在于早期诊断，发现早期结直肠癌，进行早期治疗。发现早期结直肠癌最有效的方法是进行人群筛查。筛查方法如下。

1. 自然人群的结直肠癌筛查　① 一般人群筛查，建议50~74岁人群接受结直肠癌的筛查。推荐每5~10年进行1次结肠镜检查，如筛查对象拒绝结肠镜检查，推荐进行高危因素问卷调查和免疫法粪便隐血试验（fecal immunochemical test，FIT）检测，任意1项阳性者需要进一步行结肠镜检查。如无法行肠镜检查，可考虑多靶点粪便FIT DNA检测。对74岁以上人群是否继续筛查尚存争议。② 高危人群筛查，高危人群指有结直肠腺瘤病史、结直肠癌家族史和炎症性肠病等的人群。对于高危人群，如筛查对象有2个以上亲属确诊结直肠癌或进展期腺瘤（直径≥1cm，或伴绒毛状结构，或伴高级别上皮内瘤变），建议从40岁开始或比家族中最早确诊结直肠癌的年龄提前10年开始，每5年进行1次结肠镜检查。对腺瘤性息肉综合征或致病突变基因携带者，建议每年行结肠镜检查。对于Lynch综合征家系中携带致病突变者，建议20~25岁开始结肠镜检查，每2年1次，直到40岁，然后每年1次结肠镜检查。

2. 遗传性结直肠癌筛查　约有1/3的结直肠癌患者具有一定遗传背景，其中5%~6%可确诊为由明确可遗传胚系基因突变导致的遗传性结直肠癌。遗传性结直肠癌根据有无息肉，大致为以下2类：非息肉病性结直肠癌，包括Lynch综合征、家族性结直肠癌X型；以息肉病为主要特征，包括家族性腺瘤性息肉病（familial adenomatous polyposis，FAP）、*MUTYH*相关性息肉病、黑斑息肉综合征和幼年性息肉综合征等。① Lynch综合征的临床筛查和基因诊断：Lynch综合征占所有结直肠癌患者中的2%~4%，是最常见的遗传性结直肠癌综合征，常染色体显性遗传，可引起结直肠及其他部位（如子宫内膜、卵巢、胃等）肿瘤。目前已明确的Lynch综合征相关致病基因包括错配修复基因家族中的*MLH1*、*MSH2*、*MSH6*、*PMS2*基因以及*EPCAM*基因。② FAP临床筛查和基因诊断：FAP是一种以结直肠多发息肉为主要临床表现的常染色体显性遗传性肿瘤综合征。FAP最主要的致病基因是*APC*基因，经典型FAP患者（息肉数超过100枚）还可能同时发生胃息肉、十二指肠息肉以及先天性视网膜色素上皮细胞肥大、硬性纤维瘤、骨瘤等消化道外症状。衰减型FAP临床表型较轻（息肉数10~99枚）。基因检测可明确致病基因和突变位点。若未发现*APC*基因胚系致病突变，应进一步行*MUTYH*基因胚系突变检测。对经典型FAP，经常规基因检测仍未发现*APC*或*MUTYH*胚系致病突变，则行高通量多基因或全外显子测序以明确致病基因。

七、治疗

结直肠癌的治疗关键在于早期发现与早期诊断，以利于根治，常采取以手术为主的综合治疗方案。

1. 手术治疗 手术切除仍是结直肠癌的主要治疗方案。广泛性根治手术包括癌肿、足够的两端肠段及该区域的肠系膜和淋巴结清除，是根治结直肠癌最有效的方法。手术方法和范围的选择取决于癌肿部位。术后保留肛门往往是患者的愿望，但应首先考虑肿瘤的根治性及降低局部复发率，其次方能考虑肛门的保留。

结肠癌手术切除范围包括肿瘤在内足够的两端肠段，一般要求距肿瘤边缘10cm，还应包括切除区域的全部系膜。直肠癌切除的范围包括癌肿在内两端足够肠段（低位直肠癌的下切缘应距肿瘤边缘2cm）、全部直肠系膜或至少包括癌肿下缘下5cm的直肠系膜、周围淋巴结及受浸润的组织。结肠癌常用的手术方法分别有右半结肠癌手术、横结肠癌手术及左半结肠癌手术。

直肠癌根据其部位、大小、活动度、细胞分化程度等采取不同的手术方式。包括：局部切除术，腹会阴联合直肠癌切除术（Miles手术），经腹直肠癌切除术（Dixon手术），经腹直肠癌切除、近端造口、远端封闭术（Hartmann手术）及全盆腔脏器切除术（TPE手术）。

2. 经腹腔镜治疗 近年来循证医学证据已证实腹腔镜结直肠癌根治术在肿瘤根除及疗效方面与开腹手术并无差异。国内外关于结直肠癌的诊治指南已将腹腔镜或腹腔镜辅助手术作为结直肠癌患者的可选手术方案。

3. 经内镜治疗 早期结直肠癌可行内镜下治疗。肠镜治疗前需要评估肿瘤的大小、浸润深度和组织类型。适应证：① 腺瘤、黏膜内癌及向黏膜下层轻度浸润癌；② 直径 <2cm。切除后的息肉回收行病理检查，评估是否需要追加外科手术。考虑追加外科手术的情况：① 基底切缘阳性；② 组织学分化差的癌（低分化腺癌、未分化癌、印戒细胞癌、黏液腺癌等）；③ 黏膜下浸润深度 $\geqslant 1\,000\mu m$；④ 血管，淋巴管侵犯阳性；⑤ 肿瘤出芽G2/G3。

治疗方法包括：① 圈套切除，适用于有蒂、亚蒂或无蒂的早期结直肠癌；② 黏膜切除，包括内镜下黏膜切除（endoscopic mucosal resection，EMR）和内镜黏膜下剥离术（endoscopic submucosal dissection，ESD），主要用于切除消化道扁平息肉、T_1期肿瘤；③ 经肛门内镜显微手术（transanal endoscopic microsurgery，TEM），适用于距肛门16cm以内的早期直肠癌。对晚期结直肠癌形成肠梗阻者，一般情况差不能手术者，可用激光打通肿瘤组织，作为一种姑息疗法。对左半结肠癌形成肠梗阻者，可在内镜下放置结肠支架，解除梗阻，除了缓解症状，更重要的是有利于减少术中污染，增加1期吻合的概率。

4. 化学治疗（化疗） 结直肠癌对化学药物一般不敏感，是一种辅助疗法。早期癌根治后一般不需要化疗。5–氟尿嘧啶（5–FU）至今仍是结直肠癌化疗的首选药物，常与其他化疗药联合应用，如氟尿嘧啶联合亚叶酸钙（5–FU/LV）方案已成为结直肠癌新辅助化疗的新国际标准方案。近年来结直肠癌静脉和口服化疗药物包括拓扑异构酶抑制剂伊立替康、DNA损伤剂奥沙利铂等。

5. 放射治疗（放疗） 由于局部复发是直肠癌术后死亡的主要原因之一，因此可用于直肠癌的治疗。放疗可应用于直肠癌根治术前、术后治疗，术前放疗可提高手术切除率和降低术后复发率；术后放疗仅用于手术未达根治或术后局部复发者。但放疗有发生放射性直肠炎的危险。

6. 治疗后的随访 结直肠癌治疗后一律推荐规律随访。内容包括：① 病史和体检，CEA、CA19-9监测，每3个月1次，共2年，第3~5年每6个月1次，5年后每年1次；② 胸部、腹部及盆腔CT或MRI，每6个月1次，共2年，然后每年1次，共5年；③ 术后1年内行肠镜检查，如有异常，1年内复查，如未见息肉，3年内复查，然后5年1次，随诊检查出现的大肠腺瘤均推荐切除；④ PET/CT不是常规推荐的检查项目，对已有或疑有复发及远处转移的患者，可考虑PET/CT，以排除复发转移；⑤ 如患者身体状况不允许接受抗肿瘤治疗，则不主张进行常规肿瘤随访。

八、预后

结直肠癌的预后是消化道肿瘤中最好的，可能与其生物学行为有关。结肠癌根治术后5年生存率可达到60%以上，直肠癌的5年生存率也达到50%以上。其预后主要与临床分期相关，此外也与年龄、病理类型、病灶部位、手术水平及辅助治疗等相关。年龄小的患者预后较差，浸润型和胶样型以及组织学类型中分化程度低的结直肠癌恶性程度高，预后常不佳。结肠癌的预后比直肠癌好，直肠癌位置越低，局部复发率越高。

九、预防

一级预防主要是预防其病因，包括保持健康的饮食习惯，合理和平衡膳食，减少红肉类及腌制品摄入，注重植物性饮食，增加粗粮、蔬菜、水果摄入，限制酒精饮料，戒烟。保持健康的生活方式，保持健康体重；减少环境致癌因素接触，如化学、物理、生物等致癌因素。注重自体健康管理，了解遗传、免疫、内分泌因素的促瘤作用。保持健康乐观心态与良好的社会精神状态。二级预防主要是早期发现癌前病变、早期诊断、早期治疗，减少结直肠癌发病率、提升治愈率。传统的腺瘤（管状腺瘤、绒毛状腺瘤、管状绒毛状腺瘤）、锯齿状腺瘤（传统锯齿状腺瘤、无蒂锯齿状病变、无蒂锯齿状病变伴异型增生等）、遗传性综合征（息肉病以及非息肉病）、炎症性肠病相关的异型增生（上皮内瘤变）、畸变隐窝灶，尤其伴异型增生者，皆视为癌前病变。切除腺瘤并随访可明显降低结直肠癌的发生。并对高危人群进行筛查，包括进行定期粪便隐血试验、直肠指检、结肠镜检查以及钡剂X线检查等。

（王启之）

学习小结

结直肠癌是起源于结肠或直肠黏膜上皮的恶性肿瘤，是常见的恶性肿瘤之一，其发病率和死亡率保持上升趋势，且近年来有年轻化趋势。其发生与环境因素、遗传因素、饮食因素、职业因素及大肠腺瘤等癌前病变密切相关。直肠和乙状结肠是最常见的发病部位，盲肠和升结肠次之。

早期结直肠癌分为隆起型和平坦型。进展期结直肠癌分为隆起型、溃疡型、浸润型和胶样型。组织学类型以管状腺癌最常见，淋巴转移是主要的转移途径。以排便习惯和粪便性状改变、腹痛、腹部不适、直肠刺激征为主要症状。左半结肠癌和右半结肠癌在流行病学、组织学、临床表现及生物学特征上存在差异。直肠指检是直肠癌的基本检查方法，其作用不可忽视。内镜检查结合病理活检是诊断结直肠癌的标准方法。UICC/AJCC颁布的第8版结直肠癌TNM分期系统是目前较新的国内外公认的结直肠癌的分期标准，是指导治疗、判断预后的重要指标之一。其治疗的关键在于早发现、早诊断，以手术为主的综合治疗。早期结直肠癌可行内镜下治疗，治疗方法包括内镜黏膜下剥离术、内镜下黏膜切除术等。必要时追加外科手术。结直肠癌的预后是消化道肿瘤中相对较好的，与其病理分期、病理分型、病灶部位及治疗方法相关。

复习思考题

1. 结直肠癌的高危人群有哪些?
2. 左、右侧结肠癌的临床表现有哪些不同?

第七章 肠结核和结核性腹膜炎

04篇07章

学习目标

掌握　肠结核的临床表现、诊断、鉴别诊断和治疗原则；结核性腹膜炎的临床表现、诊断依据及治疗原则。

熟悉　肠结核与结核性腹膜炎的发病原理和常见感染途径。

了解　结核性腹膜炎的病因及并发症。

第一节 肠结核

肠结核（intestinal tuberculosis，ITB）是由结核分枝杆菌引起的肠道慢性特异性感染。大多数继发于肺结核，特别是开放性肺结核。以腹痛、排便异常、腹部包块和全身结核中毒症状为主要临床表现。常见并发症有肠梗阻、肠穿孔、瘘管形成和结核性腹膜炎。该病在发展中国家较常见，近年来随着艾滋病发病率增加、免疫抑制剂等广泛使用，肠结核在发达国家也有增加的趋势。本病多见于中青年，女性稍多于男性。

一、病因与发病机制

90%以上的肠结核是由人型结核分枝杆菌感染肠道而引起，饮用未经消毒的带菌牛奶或乳制品，也可因牛型结核分枝杆菌感染引起。结核分枝杆菌感染肠道的途径有以下几种。① 经口感染：多数由开放性肺结核患者或喉结核吞咽含有结核分枝杆菌的痰液，使肠道感染结核分枝杆菌。也可能通过与肺结核患者共同进食，使结核分枝杆菌直接进入肠道引起感染。饮用被牛型结核分枝杆菌污染的牛奶或乳制品，结核分枝杆菌直接侵入肠黏膜引起肠结核。② 血行播散：如血行播散性肺结核可经血行播散，引起肠结核。③ 直接蔓延：腹腔内的结核灶如女性的生殖器结核、肠系膜淋巴结结核等可以直接蔓延引起肠结核。

结核分枝杆菌感染肠道后能否发生肠结核取决于人体与结核分枝杆菌的相互作用。只有当感染的结核分枝杆菌数量较多，毒力较强和人体全身性免疫功能低下与肠道局部防御能力削弱时才会发病。

二、病理

肠结核多发生于回盲部，其他部位依次为升结肠、空肠、横结肠、降结肠、阑尾、十二指肠和乙状结肠，少数位于直肠。偶见于胃、食管。肠结核多发生在回盲部，可能与下述因素有关：① 由于回盲瓣的括约作用使含结核分枝杆菌的肠内容物在回盲部停留时间较长，增加该处肠黏膜感染的机会；② 结核分枝杆菌易侵犯淋巴组织，而回盲部的淋巴组织较为丰富，成为肠结核的好发部位。人体对结核分枝杆菌的免疫力与过敏反应的程度影响着肠结核的病理性质。如人体的过敏反应强，则病变以炎性渗出为主；当感染结核分枝杆菌数量多，毒力强，可发生干酪样坏死，形成溃疡，称为溃疡型肠结核（约占60%）。若人体免疫力强，感染菌量少和毒力较弱，则病变为肉芽组织增生和纤维化，称为增生型肠结核（约占10%）。兼有上述2种病变者并不少见，称为混合型或溃疡增生型肠结核（约占30%）。

1. 溃疡型肠结核　早期病变发生在肠壁的集合淋巴组织和孤立淋巴滤泡。肠壁的淋巴组织充血、水肿，进而发展为干酪样坏死，随后形成边缘不整、深浅不一的溃疡，深达肌层或浆膜层者，常可累及周围腹膜及邻近肠系膜淋巴结。由于溃疡边缘及基底部常有闭塞性动脉内膜炎，故较少引起肠出血。因在慢性发展过程中病变肠段常与周围组织发生紧密粘连，所以溃疡一般不发生急性穿孔，但可发生慢性穿孔而形成腹腔内包裹性脓肿或肠瘘。病变修复过程中，大量纤维组织增生和瘢痕形成常导致肠管的变形与狭窄。

2. 增生型肠结核　此型少见，病变多位于盲肠，亦可累及升结肠近段或回肠末段，可见大量结核肉芽肿和纤维组织增生，使局部肠壁增厚、僵硬，亦可见瘤样肿块突入肠腔，引起梗阻。

3. 混合型肠结核　兼有上述两种病变。

三、临床表现

1. 症状　多数起病缓慢，病程较长，疾病早期缺乏特异性，但随病情进展可有以下几种表现。

（1）腹痛：最常见，常位于右下腹。亦可由于回盲部病变所致的牵涉痛而表现为中上腹及脐周痛，此时仍可发现右下腹压痛点。腹痛多为隐痛或钝痛，常在进食后发生，并伴肠鸣音亢进和便意，排便后可缓解，这是由于回盲部病变使胃回肠反射或胃结肠反射亢进，进食诱发病变肠管痉挛或蠕动过强所致。在并发肠梗阻时，常有右下腹或脐周腹绞痛，伴腹胀，肠鸣音亢进，可见肠型和蠕动波。

（2）大便习惯改变：溃疡型肠结核主要表现为腹泻，而增生型肠结核则以便秘为主。腹泻时排便次数因病变严重程度和范围不同而异，每日排便2~10次。不伴里急后重。粪便呈糊状，轻症时不含黏液及脓血，重症患者粪便含少量黏液、脓液，但少见血便。有时肠结核患者因继发胃肠功能紊乱，间有腹泻与便秘交替。腹泻与便秘交替并非肠结核的临床特征，也可见于其他器质性或功能性肠道疾病。

（3）全身症状和肠外结核表现：结核中毒症状常见于溃疡型肠结核患者，表现为不同热型的慢性发热、盗汗、乏力、消瘦、贫血、维生素缺乏和营养不良等。可同时存在肠外结核尤其是活动性肺结核的临床表现。增生型肠结核一般病程较长，全身状态较好，多不伴有肠外结核的表现。

2. 体征 常于右下腹可触及比较固定，质地中等，伴有轻度或中度压痛的腹部肿块，主要见于增生型肠结核，也可见于溃疡型肠结核合并局限性腹膜炎时病变肠管与周围组织粘连，或同时有肠系膜淋巴结结核。

3. 并发症 主要见于晚期患者，肠梗阻是本病最常见的并发症，主要发生在增生型肠结核，梗阻呈慢性进行性，以不完全性肠梗阻为多见，少数发展到完全性肠梗阻。可引起肠穿孔，主要为慢性和亚急性穿孔，慢性穿孔时可形成瘘管；急性肠穿孔较少见，常发生在梗阻近端极度扩张的肠管。肠出血少见。部分患者可合并结核性腹膜炎而出现相关并发症。

四、辅助检查

1. 实验室检查 溃疡型肠结核患者可有中度贫血，无并发症者白细胞计数一般正常。红细胞沉降率常增快，且与结核病活动程度相关。溃疡型肠结核患者的粪便常为糊状，一般无肉眼黏液、脓血，但显微镜检查可见少量脓细胞和红细胞。结核菌素试验强阳性有助于诊断本病，但阴性不能排除本病。

2. γ干扰素释放试验（interferon-γ release assay，IGRA） 通过检测结核分枝杆菌感染后致敏T淋巴细胞分泌的特异性细胞因子IFN-γ而诊断是否存在结核感染，包括结核感染T淋巴细胞斑点试验（T-SPOT）和结核分枝杆菌T淋巴细胞检测。该法是目前公认的诊断结核感染较为敏感和特异的方法，其可鉴别活动性与潜伏性结核感染，预测结核发病风险，监测抗结核治疗的疗效。

3. X线检查 胃肠X线钡餐造影或钡剂灌肠检查是诊断肠结核常用和有重大价值的方法，钡餐检查可了解病变部位及功能障碍情况，但在并发肠梗阻时，钡餐检查要慎重，以免加重肠梗阻；因此，并发肠梗阻或病变广泛累及结肠其他部位者，应先行钡剂灌肠检查。

溃疡型肠结核在X线检查的主要征象：① X线钡影跳跃征（stierlin sign），在行X线钡剂检查时，病变肠段因炎症而呈激惹现象，使钡剂排空过快而充盈不佳，但在病变的近、远端肠段则钡剂充盈良好；② 充盈的病变肠段显示黏膜皱襞粗乱，因有多发性黏膜溃疡而使肠壁边缘不规则，有时呈锯齿状；③ 在慢性期，因肠壁纤维组织增生和瘢痕形成，可见肠腔缩短变形、变窄，在有假息肉形成时可见圆形充盈缺损，回肠盲肠正常角度消失。增生型肠结核主要表现为盲肠或其附近肠段的充盈缺损、黏膜皱襞紊乱、肠壁增厚僵硬、肠腔不规则狭窄和变形，狭窄近端肠曲扩张以及其他不完全性肠梗阻的征象。

4. CT检查 腹部CT平扫可见肠壁增厚、局限性狭窄、肠管僵硬等。增强扫描时动脉期病变呈现中度强化，常伴有肠系膜淋巴结增大。

5. 结肠镜检查 结肠镜联合病理活检是诊断肠结核最有价值的方法。可直接观察全结肠和回肠末段的黏膜。病变主要在回盲部，内镜下可见病变肠黏膜充血、水肿、脆性增高和溃疡形成（常呈环形、边缘呈鼠咬状），慢性期可见形态及大小不一的炎症性息肉，肠腔变形、变窄等。肠黏膜活检如发现干酪样坏死性肉芽肿或结核分枝杆菌可确诊本病。

相关链接 | **γ干扰素释放试验鉴别肠结核和克罗恩病的临床价值**

肠结核与克罗恩病的临床表现、放射学检查、内镜表现及病理改变均相似，但两者的治疗、预后及转归却截然不同，故不正确的治疗可能导致严重后果。因此两者的诊断及鉴别诊断显得尤为重要。

近年来，γ干扰素释放试验（IGRA）已逐渐代替了传统的结核菌素纯蛋白衍生物（tuberculin purified protein derivative，PPD）试验，成为诊断结核病的重要辅助手段。相关研究表明，IGRA对诊断结核病具有较高的灵敏度和特异度。目前有2种IGRA：结核感染T淋巴细胞斑点试验（tuberculosis infection T cell spot test，T-SPOT.TB）与结核分枝杆菌T淋巴细胞检测（Quanti Feron tuberculosis，Quanti Feron-TB）。T-SPOT.TB是使用酶联免疫斑点试验（enzyme linked immunospot assay，ELISPOT assay）检测外周血中产生γ干扰素的单核细胞数以诊断结核感染。而Quanti Feron-TB的原理是受到结核分枝杆菌抗原刺激的T淋巴细胞能够产生γ干扰素，通过酶联免疫吸附试验（enzyme linked immunosorbent assay，ELISA）测定γ干扰素含量判断是否受到结核感染。T-SPOT.TB与Quanti Feron-TB在鉴别肠结核与克罗恩病上有较高的灵敏度与特异度。且两者诊断准确性均较高，两者的曲线下面积（AUC）均>0.9。

综上所述，IGRA操作简单，准确性高，T-SPOT.TB与Quanti Feron-TB均可作为重要的辅助手段鉴别肠结核与克罗恩病，可在临床表现、内镜检查等传统诊断方法基础之上，结合IGRA等新方法，提高鉴别肠结核与克罗恩病的准确性。

五、诊断与鉴别诊断

1. 诊断 临床上有以下情况者应考虑本病：① 有腹痛、排便异常、腹部包块、肠梗阻及全身结核毒血症状；② X线钡剂检查发现回盲部有跳跃征；③ 青壮年患者并有肺结核等肠外结核病灶；④ 结核菌素试验强阳性；⑤ 结肠镜检查发现回肠末段结肠黏膜炎症、溃疡、炎症息肉或肠腔变窄，黏膜活检病理检查有结核病变特征性改变或发现结核分枝杆菌者可确诊本病；⑥ 高度怀疑本病给予抗结核治疗4~6周有效者亦可确诊。

2. 鉴别诊断

（1）克罗恩病：本病的临床表现和钡餐X线表现有时可与肠结核相似，主要鉴别要点如下。① 不伴有肺结核或其他肠外结核证据；② 病程一般比肠结核更长，有缓解与复发趋势；③ X线发现病变以回肠末段为主，可有其他肠段受累，并呈节段性分布，肠黏膜呈鹅卵石样改变；④ 瘘管等并发症比肠结核更为常见，可有肛门直肠周围病变；⑤ 抗结核药物治疗无效；⑥ 临床鉴别诊断有困难而需要剖腹探查者，切除标本及周围肠系淋巴结无结核证据，病理检查无干酪样肉芽肿，上皮样肉芽肿为其特征性改变。

（2）右侧结肠癌：① 本病发病年龄较大，常在40岁以上；② 一般无慢性发热、盗汗等结核毒血症表现；③ 病变局限在右侧结肠，不累及回肠。X线钡剂灌肠、结肠镜肉眼和活组织病理检查可以确诊。

（3）阿米巴病或血吸虫病性肉芽肿：① 既往有相应的感染史；② 多有脓血样粪便，粪便培养可发现相应的病原体；③ 结肠镜检查有助鉴别；④ 抗阿米巴或抗血吸虫药物治疗有效。

（4）其他：需要与肠结核相鉴别的疾病还包括肠道恶性淋巴瘤、耶尔森菌肠炎、非结核分枝杆菌（多见于艾滋病患者）、性病性淋巴肉芽肿、梅毒等侵犯肠道以及肠放线菌病等。以发热为主要症状者需要与伤寒等长期发热的疾病鉴别。

六、治疗

肠结核治疗的目的是消除症状、改善全身情况、促进病灶愈合和防治并发症。必须强调早期治疗，因为肠结核的早期病变是可逆的。此外要联合、适量及全程用药。

1. 休息与营养　可加强患者的抵抗力，是治疗的基础。活动性肠结核患者需要卧床休息和给予充分的营养，以提高机体抵抗力。必要时可给予静脉高营养治疗。

2. 抗结核治疗　是本病的特效和关键治疗。抗结核药物和治疗方案的选择同“肺结核”。现多主张6~9个月短程治疗，疗效甚佳。治疗方案：2个月的强化期（3~4种药联合2个月）和4~6个月的维持期（2种药联合4~6个月）。如2SHRZ/4HR或2EHRZ/4HR，亦可用2SHR/6HR或2HRZ/4HR（详见呼吸系统肺结核部分）。应当注意强化期和维持期都必须含有2种杀菌药物。

3. 对症治疗　严重腹泻及摄入不足者应纠正水、电解质及酸碱平衡紊乱，合理补充机体所需热能。腹痛可给予抗胆碱药或其他解痉药。伴有不完全性肠梗阻者，尚需要给予胃肠减压以减轻梗阻近端肠管的扩张与潴留。

4. 手术治疗　适应证：① 完全性肠梗阻者；② 肠道大量出血经积极内科治疗仍未能满意止血者；③ 急性肠穿孔或慢性肠穿孔粪瘘经内科治疗未能闭合者；④ 诊断困难需要开腹探查者。

七、预后

本病预后取决于诊断与治疗是否及时和合理。早期诊断和早期、合理充分的治疗是改善预后的关键。病变处于渗出阶段时，积极治疗可痊愈，预后良好。如治疗不及时可导致肠穿孔或肠道大出血，则效果欠佳。

八、预防

本病的预防应着重早期诊断与积极治疗肠外结核，特别是肺结核，尽快使痰菌转阴。肺结核患者不可吞咽痰液，应保持大便通畅，提倡使用公筷进餐。牛奶应充分灭菌。加强有关结核病的卫生宣传教育。

第二节　结核性腹膜炎

结核性腹膜炎（tuberculous peritonitis）是由结核分枝杆菌引起的慢性、弥漫性腹膜感染，可累及腹膜腔、肠系膜及大网膜。本病可发生于任何年龄，以青壮年多见，多数在40岁以下，但60岁以上者也非罕见。本病以女性多见，男女之比约为1∶2。营养不良、酗酒、使用激素或免疫抑制剂、慢性肾衰竭行腹膜透析及艾滋病等免疫力低下者易患本病。

一、病因与发病机制

本病由结核分枝杆菌感染腹膜引起，多继发于其他部位的结核病灶，最常见的为肺结核和肠结核，其他还包括肠系膜淋巴结结核、输卵管、子宫内膜结核、肾结核等。感染途径：① 直接蔓延，为主要的感染途径。腹腔内结核病灶如肠系膜淋巴结结核、输卵管结核、肠结核等为常见的直接原发灶。② 血行播散，较少见。血行播散性肺结核、结核性多发浆膜炎、结核性脑膜炎和活动性骨关节结核等可通过血行播散波及腹膜。

二、病理

根据本病的病理特点，可分为渗出、粘连、干酪3型，以粘连型最多见，渗出型次之，干酪型最少见。在本病发展的过程中，上述2种或3种类型的病变可并存，称为混合型。

1. 渗出型　腹膜有不同程度的充血、水肿，表面覆有纤维蛋白渗出物，有许多黄白色或灰白色细小结节，随着病情进展，可融合成较大的结节或斑块。腹腔内有浆液纤维蛋白渗出物积聚。腹水呈草黄色，有时可为血性，偶呈乳糜性腹水。

2. 粘连型　有大量纤维组织增生，腹膜、肠系膜明显增厚。肠袢相互粘连并和其他脏器紧密缠结在一起，肠曲常因受到压迫与束缚而发生肠梗阻。大网膜也增厚变硬，卷缩成团块。严重者腹腔完全闭塞。本型常由渗出型在腹水吸收后逐渐形成，但也可因起病隐袭，病变发展缓慢，病理变化始终以粘连为主。

3. 干酪型　以干酪样坏死病变为主，肠曲、大网膜、肠系膜或腹腔内其他脏器之间相互粘连，分隔成许多小房，小房腔内有浑浊积液，干酪样坏死的肠系膜淋巴结经常参与其中，形成结核性脓肿。小房可向肠曲、腹腔或阴道穿破而形成窦道或瘘管。本型多由渗出型或粘连型演变而来，是本病的重型，并发症常见。

三、临床表现

结核性腹膜炎的临床表现随原发病灶、感染途径、病理类型和机体反应性的不同而异。一般起病缓慢，症状较轻；少数起病急骤，以急性腹痛或骤起高热为主要表现；有时起病隐匿，无明显症状。

1. 症状

（1）全身症状：结核中毒症状常见，主要是发热、盗汗。热型以低热与中等热最多，约1/3的患者有弛张热，少数可呈稽留热。高热伴有明显毒血症者，主要见于渗出型、干酪型，或见于伴有粟粒型结核、干酪样肺炎等严重结核病的患者。后期有营养不良，表现为消瘦、水肿、贫血、舌炎、口角炎、维生素A缺乏症等。

（2）腹痛：早期腹痛不明显，以后可出现持续性隐痛或钝痛，或可始终没有腹痛。疼痛多位于脐周、下腹，有时为全腹痛。腹痛除由腹膜炎本身引起外，常和伴有的活动性肠结核、肠系膜淋巴结结核或盆腔结核有关。当并发急性肠梗阻、肠穿孔或腹腔内干酪样坏死灶破溃时，可表现为急腹症。

（3）腹胀：起病时常有腹胀，可见于2/3的病例。渗出型早期由胃肠功能紊乱引起，以后随腹水增多腹胀明显。粘连型可致肠胀气或不完全性肠梗阻，也可有腹胀伴腹痛。

（4）其他：腹泻常见，多为每日3~4次，粪便呈糊状。腹泻除腹膜炎所致的肠功能紊乱外，也可能由伴有的溃疡型肠结核、广泛肠系膜淋巴结结核导致的吸收不良、不完全性肠梗阻、干酪样坏死病变引起的肠管内瘘等引起。有时腹泻与便秘交替出现。

2. 体征

（1）腹部膨隆：多见于渗出型，有时见于粘连型。多表现为对称性、弥漫性膨隆，伴有移动性浊音阳性等腹水征。而粘连型可因腹膜肠袢粘连团块出现局限性膨隆。

（2）腹部柔韧感：以粘连型为主，系腹膜长期遭受轻度刺激或粘连所致，腹部触诊时犹如揉面团样，又称揉面感。需要注意的是，柔韧感不是结核性腹膜炎的特有体征，血性腹水、腹膜转移癌时均可出现。腹部压痛一般轻微；少数压痛严重，且有反跳痛，常见于干酪型。

（3）腹部包块：腹部肿块多见于粘连型或干酪型，常位于脐周，也可见于其他部位。肿块多由增厚的大网膜、肿大的肠系膜淋巴结、粘连成团的肠曲或干酪样坏死脓性物积聚而成，其大小不一，边缘不整，表面不平，有时呈结节感，活动度小，可伴压痛。

（4）其他：肝大亦非少见，可由营养不良所致脂肪肝或肝结核引起。

3. 并发症　以肠梗阻常见，多发生在粘连型。梗阻近端的肠段可发生急性穿孔。肠瘘一般多见于干酪型，往往同时有腹腔脓肿形成。

四、辅助检查

1. 血常规、红细胞沉降率和结核菌素试验　病程较长而有活动性病变的患者有轻至中度贫血，特别是干酪型或有并发症者。白细胞计数多正常或稍高，少数偏低。有腹腔结核病灶急性扩散或在干酪型患者中，白细胞计数可增高。有活动性病变时红细胞沉降率增快，趋于静止时逐渐正常，与病情严重程度一致，是监测病情活动的指标。结核菌素试验呈强阳性对诊断本病有帮助，但血行播散性肺结核或出血坏死型患者反而可呈阴性。

2. γ干扰素释放试验　目前常用的方法包括Quanti Feron-TB和T-SPOT.TB。

3. 血清CA125　卵巢上皮肿瘤时血清中CA125水平可升高。近来研究发现，CA125在某些结核性腹膜炎患者中显著升高，而经抗结核治疗后CA125可降到正常水平。因此CA125水平升高也应当考虑结核性腹膜炎的可能性，且其对判断抗结核治疗的疗效也有重要价值。

4. 腹水检查　是结核性腹膜炎重要的辅助检查之一，对本病的诊断与鉴别诊断有重要意义。腹水为草黄色渗出液，静置后有自然凝固块，少数为淡血性，偶为乳糜性，比重一般超过1.016，蛋白质含量>30g/L，白细胞计数$>0.5\times10^9$/L，以淋巴细胞为主，符合渗出液特点。但有时因低白蛋白血症，或在合并肝硬化的患者，腹水性质可接近漏出液，此时检查血清-腹水白蛋白梯度有助于诊断。为判断腹水的性质可增加腹水检查项目，如腹水葡萄糖<3.4mmol/L、pH<7.35，提示细菌感染；而腹水腺苷脱氨酶（ADA）活性增高则提示结核性腹膜炎，若以>30IU/L为临界值，诊断的灵敏度和特异度均超过90%。腹水浓缩找结核分枝杆菌和结核分枝杆菌培养的阳性率均低，腹水动物接种阳性率则可达50%以上，但较费时。近年来，也有应用ELISA检测抗结核抗体，用PCR检测结核分枝杆菌，或二代测序检测结核分枝杆菌，提高检测结核分枝杆菌灵敏度，以明确诊断。

5. 腹部超声 可证实有腹水和包裹性积液、腹膜增厚或网膜卷缩、粘连形成团块等征象，诊断符合率80%左右。

6. X线检查 应行腹部X线检查，有时可见到钙化影，提示钙化的肠系膜淋巴结结核。胃肠X线钡剂检查可发现肠粘连、肠结核、腹水、肠瘘、肠腔外肿块等征象，对本病诊断有辅助价值。

7. CT检查 腹部CT扫描可发现薄而规则的网膜线覆盖渗出液（37%）、肠管粘连、肠系膜改变（98%）、肠管、网膜局限性增厚（50%）、淋巴结肿大（31%）、脾大与脾钙化等腹内结核征象，但非特异性。

8. 腹腔镜检查 对诊断困难者有确诊价值，诊断结核性腹膜炎的灵敏度和特异度分别为93%和98%。一般适用于有游离腹水的患者，可窥见腹膜、网膜、内脏表面有散在或集聚的灰白色结节，浆膜失去正常光泽，呈浑浊粗糙。活组织检查有确诊价值。腹腔镜检查在腹膜有广泛粘连者应属禁忌。

9. 经皮腹膜穿刺活检 30%~50%的患者可发现干酪性肉芽肿，有确诊价值。

五、诊断与鉴别诊断

1. 诊断 结核性腹膜炎的诊断依据：① 青壮年患者，有结核病史，伴有其他器官结核病证据；② 有典型结核毒血症表现，或发热原因不明2周以上，伴有腹痛、腹胀、腹泻、腹水、腹部肿块或腹壁柔韧感；③ 结核菌素试验强阳性；④ 腹水为渗出液，以淋巴细胞为主，一般细菌培养阴性；⑤ 腹部X线检查、腹膜活检或腹腔镜检查阳性；⑥ 诊断性抗结核治疗有效。

2. 鉴别诊断

（1）以腹水为主要表现的鉴别

1）对血性腹水应考虑继发性癌肿，包括腹膜转移癌、恶性淋巴瘤、腹膜间皮瘤等。临床常见到肿瘤原发灶相当隐蔽而已有广泛腹膜转移的病例，此时与结核性腹水鉴别相当困难。腹水细胞学检查阳性率相当高且假阳性少，是鉴别良恶性腹水的主要方法，如腹水找到癌细胞，腹膜转移癌可确诊，并可同时通过超声、CT、内镜等检查寻找原发癌灶（一般以肝、胰、胃肠道及卵巢癌常见）。

2）渗出型结核性腹膜炎需要与肝硬化腹水鉴别，一般并无困难。然而，肝硬化腹水合并结核性腹膜炎时，因结核性腹膜炎的临床症状不典型且腹水可接近漏出液，则容易漏诊或不易与自发性细菌性腹膜炎鉴别。如患者腹水以淋巴细胞为主，一般细菌培养阴性，特别是有结核病史或接触史或伴其他器官结核病灶，应注意肝硬化合并结核性腹膜炎的可能，必要时行腹腔镜检查。

3）腹水顽固者应与肝静脉阻塞综合征、胰源性腹水和缩窄性心包炎等相鉴别。

（2）以腹部肿块为主要表现的鉴别：与腹部肿瘤、克罗恩病等鉴别。

（3）以发热为主要表现的鉴别：结核性腹膜炎有时以发热为主要症状而腹部症状体征不明显，需要与引起长期发热的其他疾病鉴别。

（4）以急性腹痛为主要表现的鉴别：结核性腹膜炎可因干酪样坏死灶溃破而引起急性腹膜炎，或因肠梗阻而发生急性腹痛，此时应与常见外科急腹症鉴别。注意询问结核病史，寻找腹膜外结核病灶，分析是否有结核毒血症等，有可能避免误诊。

六、治疗

治疗原则：① 早期治疗、联合用药、足量疗程的抗结核治疗，避免复发和防止并发症；② 注意休息与营养，以调整全身情况，增强机体免疫力；③ 重视腹膜外结核的治疗。

1. 抗结核药物治疗　结核性腹膜炎抗结核药物治疗应遵循早期、联合（三联或四联）、适量、规律（不间断连续用药）及全程（足够疗程）的治疗原则。与肺结核基本相同，并长期用药至少半年至1年。可选用以下治疗方案：2HRZE（S）/4HR，2HRZE（S）/$4H_3R_3$或$2H_3R_3Z_3E_3$（S）/$4H_3R_3$。在结核性腹膜炎的应用中应注意：对有严重结核毒血症和血行播散者，亦可在使用有效抗结核治疗的同时，适当加糖皮质激素短期治疗；对粘连型或干酪型病例，由于大量纤维增生，药物不易进入病灶达到应有浓度，病变不易控制，故应加强抗结核化疗的联合应用，并适当延长抗结核的全疗程。

2. 局部用药　对渗出型病例，可在全身用药的同时，适当抽吸腹水后，腹腔内注射适量抗结核药物和肾上腺皮质激素，以增加腹腔内药物浓度，抑制结核分枝杆菌生长和繁殖，加快腹水吸收，减轻腹膜、网膜和腹腔脏器的粘连。

3. 并发症的治疗　对不完全性肠梗阻患者应行胃肠减压，维持水电解质平衡。合并继发感染应给予足量抗生素治疗。并发肠瘘者应加强胃肠外营养。

4. 手术治疗　一般采用非手术治疗，手术治疗仅限于并发症的处理，如肠瘘、肠穿孔及肠梗阻的处理，以及当本病诊断困难特别是和腹腔内肿瘤等难以鉴别时行剖腹探查术。手术治疗的适应证包括：① 并发完全性急性肠梗阻，或有不完全性慢性肠梗阻经内科治疗而未见好转者；② 急性肠穿孔或慢性肠穿孔引起腹腔内脓肿经抗生素治疗未见好转者；③ 肠瘘经抗结核化疗与加强营养而未能闭合者；④ 不能确定诊断，有明显的急腹症症状或腹腔内包块者，可考虑剖腹探查。

七、预后

抗结核治疗后，本病大多可治愈，渗出型结核性腹膜炎预后较好，粘连型次之，干酪型最差。但如有严重并发症，预后较差。

八、预防

本病的预防应着重肠外结核特别是肺结核的预防。对肺、肠、肠系膜淋巴结、输卵管等结核病的早期诊断与积极治疗，是预防本病的重要措施。此外，加强卫生管理，注意饮食卫生，加强对牛奶的卫生监督，教育开放性肺结核患者勿随地吐痰等措施对其预防亦有一定的意义。

（王启之）

学习小结

肠结核是由结核分枝杆菌引起的肠道慢性特异性炎症，多继发于肺结核，因吞咽含结核分枝杆菌的痰液引起，也可由血行传播和邻近器官蔓延引起。病变部位多位于回盲部，以干酪样坏死、结核肉芽肿为特征性的病理表现，按病理特征分为溃疡型肠结核、增生型肠结核和混合型肠结核，以溃疡型多见。以腹痛、排便异常及结核中毒症状为主要症状。X线钡剂检查有“跳跃征”、黏膜皱襞粗乱、肠腔不规则狭窄和变形等征象；结肠镜是诊断肠结核的最有价值的方法；T-SPOT.TB是目前公认的诊断结核感染较为敏感和特异的方法。抗结核治疗是本病的特效治疗方法。早期合理治疗是影响预后的关键。

结核性腹膜炎是由结核分枝杆菌引起的慢性、弥漫性腹膜感染，多继发于肺结核和肠结核。分为渗出型、粘连型和干酪型，以粘连型最常见。以腹痛、腹胀及结核中毒症状为主要症状，以腹部柔韧感和移动性浊音为主要体征。腹水检查提示渗出液，ADA活性增高，腹部影像学检查有一定价值。抗结核治疗是本病的特效治疗方法，必要时可手术治疗。

复习思考题

1. 肠结核的感染途径有哪些？为何多发生于回盲部？
2. 肠结核X线检查有哪些典型征象？
3. 肠结核有哪些临床表现？
4. 结核性腹膜炎有哪些临床表现？
5. 结核性腹膜炎的诊断依据及治疗原则是什么？

案例4-7-1

患者，女，23岁，因“反复腹痛、腹泻1年”就诊。患者于1年前无明显诱因出现右下腹隐痛，呈间断性，进食后明显，排便后可缓解，伴有排黏液糊状便，每日排便2~4次，开始时发作次数不频繁，约每月发作1次，无血便、黑便，无恶心、呕吐，无里急后重，偶有发热，多于下午出现，呈低热，间有夜间盗汗，伴乏力、倦怠、食欲缺乏。近3个月患者腹痛较前加重，呈持续性疼痛，位于右下腹，钝痛样，无向他处放射。于门诊多次就诊，予以对症治疗效果欠佳。近3个月体重下降10kg。既往病史：2年前曾患“阑尾炎”，行阑尾切除术，术后病理提示阑尾结核，抗酸染色及TB-DNA阴性，患者行胸部X线检查未见异常，后未予抗结核治疗。家中父亲患有活动性肺结核，目前仍抗结核治疗，否认家族中类似病史。入院查体：体温37.6℃，脉搏96次/min，呼吸20次/min，血压105/82mmHg，贫血貌，体形消瘦。心肺无特殊，腹平，未见胃肠型及蠕动波，腹软，右下腹轻压痛，无反跳痛，未触及明显肿块。肝脾肋下未及，墨菲（Murphy）征阴性，双侧输尿管点无压痛，肝肾区无叩痛，移动性浊音阴性，肠鸣音5次/min。双下肢无水肿。入院辅助检查：血常规示，白细胞计数$11.07 \times 10^9/L$，中性粒细胞百分比69.8%，血红蛋白86g/L；大便常规示，镜检白细胞0~2个/HPF，隐血试验阳性（+）。红细胞沉降率54mm/h。胸部X线未见异常。

思考问题

（1）该患者的可能诊断及诊断依据是什么？

（2）为进一步明确诊断，还需要行哪些检查？

（3）该患者最有效的治疗方案是什么？

第八章　炎症性肠病

04篇08章

学习目标

掌握　炎症性肠病的临床表现、并发症、辅助检查、诊断与鉴别诊断及治疗。
熟悉　炎症性肠病的病理改变。
了解　炎症性肠病的病因和发病机制。

炎症性肠病（inflammatory bowel disease，IBD）是一种病因尚不十分清楚的慢性非特异性肠道炎症性疾病，主要包括溃疡性结肠炎（ulcerative colitis，UC）和克罗恩病（Crohn disease，CD）。IBD最常发生于青壮年，也可见于儿童或老年，男女发病率无明显差异。

IBD病因和发病机制尚未完全明确，目前认为肠道黏膜免疫系统异常反应所致炎症过程起重要作用，这是由多因素相互作用所致，包括遗传、环境、感染和免疫。

1. 遗传因素　可促成个体对IBD的易感性，而表型是多个基因位点相互作用的结果。单卵双胎克罗恩病（CD）的同时患病率较高，IBD患者一级亲属发病风险为一般人群的3~20倍。已有大量关于IBD相关基因的报道，但报道的结果不一，主要可能与不同种族、人群遗传背景有关。全基因组关联分析（GWAS）已确定200多个不同的IBD易感基因位点和他们的变异型，这有助于识别IBD发病机制中重要的具体机制通路。患者需要在一定的环境因素作用下才会由于遗传易感而发病。

2. 环境因素　近几十年来，IBD的发病率持续增高，这一现象首先出现在社会经济高度发达的北美、北欧，继而是西欧、南欧，之后是日本、南美。这一现象反映了环境因素微妙但却重要的变化，如饮食、吸烟、体力活动、膳食因素、睡眠持续时间、使用抗生素、肥胖等。但难以用单一或几个环境因素来解释这一现象，而这些因素对CD和UC的影响程度不同，甚至可能相反（如吸烟是CD的危险因素，但可能利于UC）。

3. 微生物因素　远端回肠和结肠含有大量微生物。微生物在IBD发病中的作用一直受到重视，但至今尚未找到某一特异微生物病原与IBD有恒定关系。宿主与微生物的交互作用可能实现互利共生，也可能促进肠道炎症。肠内微生物定植对能量代谢、营养、肠黏膜免疫系统和外周免疫系统发挥调控作用，而在有遗传性免疫缺陷的情况下，肠腔内微生物群的改变可能促发IBD。现代社会IBD增加的一个假说认为：环境变得越来越清洁，儿童期肠道免疫系统接受的外源刺激减弱，使早年形成的“免疫耐受”不完善，其后肠道抗原刺激发生的免疫反应的自身调节就容易发生紊乱。

4. 免疫因素　肠道黏膜免疫反应的激活是导致IBD肠道炎症发生、发展和转归过程的直接原因。有多种假说，尚无定论。近年研究认为，IBD的免疫反应异常主要涉及Th亚群的异常，Th1主要引起细胞介导的免疫反应，Th2主要刺激体液性或过敏性反应。CD是一种典型的Th1型反应，而UC是一种非典型的Th2型反应。除T细胞亚群外，肠道黏膜的非免疫细胞如上皮细胞、血管内皮细胞和间质细胞等也参与免疫反应和炎症过程，他们之间相互作用而释放出各种细胞因子及炎症介质，导致肠道炎症的发生和发展。在此过程中还有许多参与炎症损伤的物质如一氧化氮等。

总之，目前IBD的病因和发病机制可概括为环境因素作用于遗传易感者，在肠道菌群及其代谢产物（或者现在尚未明确的特异性微生物）的参与下，启动了肠道免疫和非免疫系统，最终导致免疫反应和炎症过程。可能由于抗原的持续刺激和/或免疫调节紊乱，这种免疫炎症反应表现为过度亢进和难于自限。一般认为UC和CD是同一疾病的不同亚类，组织损伤的基本病理过程相似，但可能由于致病因素不同，发病的具体环节不同，最终导致组织损害的表现不同。

第一节　溃疡性结肠炎

溃疡性结肠炎（ulcerative colitis，UC）是一种病因不明的直肠和结肠慢性非特异性炎症性疾病。病变主要限于大肠黏膜与黏膜下层。临床表现为持续或反复发作的腹泻、黏液脓血便伴腹痛、里急后重和不同程度的全身症状，可有皮肤、黏膜、关节、眼、肝胆等肠外表现。黏液脓血便是UC最常见的症状。病情轻重不一，常反复发作而呈慢性病程。本病可发生于任何年龄，但以青壮年多见，亦可见于儿童或老年，我国发病高峰年龄为20~49岁。男女发病率无明显差异。

一、病理

病变位于大肠，呈连续性、弥漫性分布。多数在直肠和乙状结肠，可扩展至降结肠、横结肠，少数可累及全结肠。偶见累及回肠末段。

活动期黏膜呈弥漫性炎症反应。内镜可见黏膜充血、水肿，表面呈弥漫性细颗粒状，组织质脆，触之易出血。显微镜下可见固有层内弥漫性淋巴细胞、浆细胞、单核细胞等浸润。活动期见大量中性粒细胞及嗜酸性粒细胞浸润。随着病情进展，在肠腺隐窝底部聚集大量中性粒细胞，形成隐窝脓肿。当隐窝脓肿融合溃破，黏膜出现广泛的浅小溃疡，并可逐渐融合成不规则的大片溃疡。结肠病变一般限于黏膜与黏膜下层，很少深达肌层，故少有并发结肠穿孔、瘘管形成或结肠周围脓肿。少数暴发型或重症患者的病变波及全结肠，可发生中毒性巨结肠，表现为肠壁重度充血，结肠扩张，肠壁变薄，病变累及肌层甚至浆膜层，甚至并发急性穿孔。

慢性炎症反复发作，黏膜不断破坏和修复，其正常结构丧失，腺体出现变形、排列紊乱、数目减少等萎缩性改变。大量新生肉芽组织增生，常形成炎性息肉。由于溃疡愈合而瘢痕形成，黏膜肌层与肌层肥厚，使结肠变形缩短、结肠袋消失，甚至肠腔变窄。病程较长的少部分患者可发生结肠癌变。

二、临床表现

多数患者缓慢起病，少数急性起病。病程呈慢性经过，表现为发作期与缓解期交替，少数症状持续并逐渐加重。精神刺激、饮食失调、劳累、感染等可诱发或加重症状。临床表现与病变范围、病型、病期、病情轻重及有无并发症等相关。

1. 消化系统表现

（1）腹泻：见于绝大多数患者。黏液血便是本病活动期的重要表现。腹泻主要由于炎症导致大肠黏膜对水、钠吸收障碍以及结肠运动功能异常有关，粪便中的黏液脓血则为炎症渗出、黏膜糜烂及溃疡所致。大便次数及便血程度反映病情轻重：轻者每日排便2~4次，便血轻或无；重者每日10次以上，脓血显见，甚至大量便血。粪质亦与病情轻重有关，多数为糊状，重者呈稀水样。病变局限于直肠或直肠和乙状结肠患者，除可有腹泻、便血外，偶可有便秘，这是病变引起直肠排空功能障碍所致。

（2）腹痛：一般有轻度至中度腹痛，多位于左下腹或下腹，亦可波及全腹。腹痛多为阵发性绞痛，有“腹痛—便意—便后缓解”的规律，因多累及直肠常有里急后重感、便意紧迫和失禁。若并发中毒性巨结肠或炎症累及腹膜，则腹痛呈持续性且剧烈。轻度患者或在病变缓解期可无腹痛或仅有腹部不适感。

（3）其他症状：可有腹胀，严重者有食欲缺乏、恶心和呕吐等。

（4）体征：轻、中度患者仅有左下腹轻压痛，有时可触及痉挛的降结肠或乙状结肠。重度患者常有明显腹部压痛和肠胀气。若有腹肌紧张、反跳痛、肠鸣音减弱，则应警惕中毒性巨结肠、肠穿孔等并发症。

2. 全身表现　一般见于中、重度患者。活动期常有低度至中度发热，高热多提示合并症或见于重度活动期。重症或病程持续活动者可出现消瘦、衰弱、贫血、低蛋白血症及水电解质平衡失调等表现。

3. 肠外表现　可伴有全身多种肠外表现，包括关节损伤（如非破坏性外周大关节炎、强直性脊柱炎）、皮肤黏膜损害（如口腔复发性溃疡、结节性红斑、坏疽性脓皮病）、眼部病变（如虹膜炎、巩膜炎、前葡萄膜炎）、肝胆疾病（如原发性硬化性胆管炎、脂肪肝、自身免疫性肝病）、静脉及动脉血栓栓塞和肺部疾病（如气道炎症、肺实质疾病、浆膜炎）等。

4. 临床类型　按本病的病程、病期和病情严重程度、病变范围进行综合分型。

（1）根据病程经过分型。① 初发型：指无既往史的首次发作，此型要特别注意鉴别诊断，排除其他疾病；② 慢性复发型：临床上最多见，发作期与缓解期交替。以往所称“急性暴发型”最新指南建议弃用，将之归于重度UC。以往所称“慢性持续型”是指症状持续、间以症状加重的急性发作，最新指南将之归于慢性复发型。

（2）病期和病情严重程度：病情分为活动期和缓解期。活动期的疾病严重程度分轻、中、重度。① 轻度：腹泻每日4次以下，便血轻或无，无发热、脉速，贫血无或轻，红细胞沉降率正常；② 中度：介于轻度与重度之间，仅伴有轻微全身表现；③ 重度：腹泻每日6次以上，有明显黏液血便，伴有发热、脉速等全身症状，红细胞沉降率加快，血红蛋白下降。

有多个评分系统用于判断病情严重程度，改良Truelove和Witts疾病严重程度分型标准（表4-8-1）易于掌握，临床上非常实用。

▼ 表4-8-1 改良Truelove和Witts疾病严重程度分型

严重程度分型	排便/（次·d^{-1}）	便血	脉搏	体温	血红蛋白	红细胞沉降率/（$mm \cdot h^{-1}$）
轻度	<4	轻或无	正常	正常	正常	<20
重度	≥6	重	>90次/min	>37.8℃	<75%正常值	>30

注：中度介于轻、重度之间。

（3）病变范围：推荐采用蒙特利尔分型，见表4-8-2。

▼ 表4-8-2 溃疡性结肠炎的病变范围分型（蒙特利尔分型）

分型	分布	结肠镜下所见炎症病变累及的最大范围
E1	直肠	局限于直肠，未达乙状结肠
E2	左半结肠	累及左半结肠（左曲以远）
E3	广泛结肠	广泛病变累及左曲以近乃至全结肠

三、辅助检查

1. 实验室检查

（1）血液检查：可有贫血。活动期白细胞计数可增高，而红细胞沉降率增快和C反应蛋白增高是活动期的标志。可合并蛋白丢失性肠病和电解质紊乱（如低钾血症）。

（2）粪便检查：肉眼观常有黏液脓血，显微镜检可见红细胞和脓细胞，急性发作期可见巨噬细胞。粪便病原学检查的目的是排除感染性结肠炎，这是本病诊断的重要步骤，需要反复多次进行（至少连续3次）。检查内容包括：① 常规致病菌培养，排除痢疾杆菌和沙门菌等感染，根据情况选择特殊细菌培养以排除空肠弯曲菌、难辨梭状芽孢杆菌、耶尔森菌、真菌等感染；② 取新鲜粪便，注意保温，查找溶组织内阿米巴滋养体及包囊；③ 有血吸虫疫水接触史者需要行粪便集卵和孵化以排除血吸虫病。有条件推荐粪便中钙卫蛋白和血清乳铁蛋白等作为辅助指标检查。

2. 结肠镜检查 是重要的诊断方法，可直接观察肠黏膜变化，取活体组织检查，确定病变范围。一般行全结肠及回肠末段检查。UC病变呈连续性、弥漫性分布，绝大部分从肛端直肠开始逆行向上扩展，受累与未受累黏膜之间界限明确。内镜下所见重要病变：① 黏膜血管纹理模糊、紊乱或消失，黏膜充血、水肿、质脆、自发或接触出血，以及脓性分泌物附着，亦常见黏膜粗糙，呈细颗粒状；② 病变明显处可见弥漫性、多发性糜烂或溃疡；③ 可见结肠袋变浅、变钝或消失以及假息肉和桥状黏膜等。内镜下黏膜染色技术能提高内镜对黏膜病变的识别能力，结合放大内镜技术，通过对黏膜微细结构的观察和病变特征的判别，能提高UC的诊断效率。对重度患者应谨慎把握全结肠检查的适应证，因其存在诱发中毒性巨结肠和肠穿孔的风险，针对高风险患者可行不做常规肠道准备的限于直肠、乙状结肠的检查和活检评估。

3. 黏膜活检 结肠镜下黏膜活检组织学对诊断和鉴别诊断有重要价值。建议多段、多点活检。活动期与缓解期的表现不同。活动期可见：① 固有层内弥漫性、急性和慢性炎细胞浸润，包括中性粒细胞、淋巴细胞、浆细胞、嗜酸性粒细胞浸润；② 隐窝急性炎细胞浸润，上皮细胞间中性粒细胞浸润（隐窝炎），甚至形成隐窝脓肿，可有脓肿溃入固有层；③ 隐窝上皮增生，杯状细胞减少；④ 可见黏膜表层糜烂，溃疡形成，肉芽组织增生。缓解期可见：① 固有层中性粒细胞减少或消失，慢性炎细胞浸润减少；② 隐窝结构改变，大小形态不规则，排列紊乱；③ 腺上皮与黏膜肌层间隙增大；④ 帕内特细胞（潘氏细胞）化生。

4. 手术切除标本病理检查 临床上外科手术切除标本一般为重度UC或疑为癌变的结肠。大体改变：病变多累及全结肠，并连续到直肠，呈弥漫性分布；黏膜常常呈细颗粒状，有浅溃疡；浆膜一般正常。镜下改变：除上述的活检组织学改变外，还可见溃疡可达到黏膜下层，甚至形成脓肿；黏膜下水肿，淋巴管扩张和炎细胞浸润；中毒性巨结肠时可见深在溃疡甚至穿孔、重度炎症、出血和水肿等；发生异型增生者可见多发息肉或者腺瘤，并可有不同程度异型增生或癌变。

5. 钡剂灌肠检查 无条件行结肠镜检查，或肠腔狭窄结肠镜无法通过者，可行钡剂灌肠检查。X线征主要表现：① 黏膜粗乱和/或颗粒样改变；② 肠管边缘呈锯齿状或毛刺样，肠壁有多发性小充盈缺损；③ 肠管短缩，袋囊消失呈铅管样。重度患者行钡剂灌肠检查需要慎重，以免加重病情或诱发中毒性巨结肠。

四、诊断与鉴别诊断

1. 诊断 我国《炎症性肠病诊断与治疗的共识意见》（2018·北京）修订了炎症性肠病诊断标准，指出在排除其他疾病（见鉴别诊断）基础上，可按下列要点诊断：① 具有典型临床表现者（反复或持续发作的腹泻、黏液便、黏液脓血便，伴腹痛、里急后重和不同程度的全身症状或肠外表现）为临床疑诊，安排进一步检查；② 同时具备上述结肠镜和/或放射影像特征者，可临床拟诊；③ 如有上述黏膜活检组织病理学特征和/或手术切除标本病理检查特征者，可以确诊；④ 初发病例如临床表现、结肠镜及活检组织学改变不典型者，暂不确诊UC，需要随访3~6个月。

根据临床表现疑诊本病时，推荐以下诊断步骤。

（1）病史中注意病程，腹泻、腹痛多在4~6周，应特别注意新近肠道感染史、抗生素和NSAID等用药史、戒烟与应激因素等。

（2）大便常规与大便培养不少于3次，根据流行病学特点，为除外阿米巴痢疾、血吸虫病等疾病，应行相关的检查。

（3）结肠镜检查兼行活检。重症患者或暴发型患者可暂缓检查或者仅行直、乙状结肠检查，以策安全。

（4）钡剂灌肠检查可酌情使用，重度患者不推荐。

（5）常规的实验室检查如血常规、血浆蛋白、红细胞沉降率、C反应蛋白、腹部平片、超声检查，有助于确定疾病严重程度和活动度。

需要强调的是，UC并无特异性表现，各种病因均可引起类似的肠道炎症改变，因此只有在认真排除其他可能有关病因后方可诊断本病。一个完整的诊断应包括其临床类型、严重程度、病情分期、病变范围及并发症。这种诊断方式十分重要，可以据此选择不同治疗方案和给药途径，评价疗效，估计预后。

2. 鉴别诊断

（1）急性感染性肠炎：感染性结肠炎的临床表现和内镜下表现可能与UC相似，必须通过大便和组织培养、大便检查及结肠活检来除外各种细菌感染，如痢疾杆菌、志贺菌、肠弯曲菌、沙门菌、产气单孢菌、大肠埃希菌、耶尔森菌等。常有流行病学特点（如不洁食物史或疫区接触史），急性起病常伴发热和腹痛，具有自限性（病程一般数日至1周、不超过6周）；抗生素治疗有效；粪便检出病原体可确诊。

（2）阿米巴肠炎：典型粪便为果酱样大便，病变主要侵犯右侧结肠，也可累及左侧结肠。结肠镜下溃疡较深，边缘潜行，溃疡间的黏膜多属正常。确诊有赖于粪便或结肠镜取溃疡渗出物行镜检找到阿米巴滋养体或包囊，非流行区患者血清抗阿米巴抗体阳性有助诊断。抗阿米巴治疗有效。

（3）克罗恩病：UC需要与单纯累及结肠的克罗恩病鉴别，鉴别要点见表4-8-3。

▼ 表4-8-3　溃疡性结肠炎和克罗恩病的鉴别

特点	溃疡性结肠炎	克罗恩病
症状	脓血便多见	有腹泻但脓血便较少见
病变分布	病变连续	呈节段性
直肠受累	绝大多数受累	少见
肠腔狭窄	少见，中心性	多见，偏心性
内镜表现	溃疡浅，黏膜弥漫性充血水肿、颗粒状，脆性增加	纵行溃疡、卵石样外观，病变间黏膜外观正常（非弥漫性）
活检特征	固有膜全层弥漫性炎症、隐窝脓肿、隐窝结构明显异常、杯状细胞减少	裂隙状溃疡、非干酪性肉芽肿、黏膜下层淋巴细胞聚集

（4）大肠癌：多见于中年以后，直肠指检或肠镜检查可以发现肿瘤，取活组织病理检查进一步证实诊断；结肠镜与X线钡剂灌肠检查对鉴别诊断亦有价值，但应注意和UC引起的结肠癌变区别。

（5）血吸虫病：有疫水接触史，肝脾大，粪便检查可发现血吸虫卵，毛蚴孵化检查阳性。直肠镜检查在急性期可见黏膜黄褐色颗粒，活检黏膜压片或组织病理检查能发现血吸虫卵。免疫学检查有助鉴别。

（6）肠易激综合征：常伴全身神经症状。粪便有黏液但无脓血，显微镜检正常或仅见少许白细胞。结肠镜检与钡剂灌肠检查无器质性病变证据。

（7）其他：其他感染性肠炎（如肠结核、抗生素相关性肠炎、真菌性肠炎等）、缺血性肠病、放射性肠炎、过敏性紫癜、胶原性结肠炎、结肠息肉病、结肠憩室炎以及HIV感染合并的结肠炎等应和本病鉴别。重度UC或在免疫抑制剂维持治疗病情处于缓解期的UC患者，出现难以解释的症状恶化时，还应考虑到合并难辨梭状芽孢杆菌或巨细胞病毒感染的可能。

五、并发症

1. 中毒性巨结肠 多见于重度患者，发生率为5%~15%。结肠病变广泛而严重，累及肌层与肠肌神经丛。肠壁张力减退，结肠蠕动消失，肠内容物与气体大量积集，导致急性结肠扩张，多以横结肠为甚。常因低钾、钡剂灌肠、使用抗胆碱药或阿片类制剂而诱发。临床表现为病情急剧恶化，严重毒血症状，伴脱水与电解质平衡紊乱，出现腹胀、腹部压痛，肠鸣音显著减弱或消失。白细胞计数明显升高。腹部X线或CT可见结肠显著扩大，结肠袋形消失，结肠直径≥6cm或盲肠直径>9cm。本并发症预后很差，易引起急性肠穿孔。

2. 结直肠癌 多见于全结肠炎、幼年起病而病程漫长者。国外报道全结肠炎者起病20年和30年后结肠癌变累积患病率分别2.5%和7.6%，国内报道发生率较低。

3. 其他并发症 包括结肠出血、肠梗阻、肠穿孔等。

六、治疗

治疗原则是诱导并维持临床症状缓解及黏膜愈合，防治并发症，改善患者生存质量。治疗方案的选择建立在对病情进行全面评估的基础上。主要根据病情的严重程度和病变累及的范围制订治疗方案（表4-8-4）。治疗过程中根据对治疗的反应及对药物的耐受情况随时调整治疗方案。决定治疗方案前应向患者详细解释方案的效益与风险，在与患者充分交流并取得合作之后实施。

▼ 表4-8-4 溃疡性结肠炎和克罗恩病的治疗方案

类别	远端UC	广泛UC	CD
轻度	直肠或口服5-ASA，直肠GC	口服5-ASA	口服5-ASA、甲硝唑或口服GC、环丙沙星
中度	直肠或口服5-ASA，直肠GC	口服5-ASA，口服或静脉GC，生物制剂、JAK抑制剂	口服GC、AZA或6-MP，生物制剂
重度	口服或静脉GC，直肠GC，或生物制剂	口服或静脉GC，静脉CsA，生物制剂、JAK抑制剂	口服或静脉GC，皮下或静脉MTX，生物制剂

续表

类别	远端UC	广泛UC	CD
顽固性	口服或静脉GC加AZA或6-MP，或生物制剂	口服或静脉GC加AZA或6-MP，生物制剂、JAK抑制剂	生物制剂
缓解期	口服或直肠5-ASA，口服AZA或6-MP	口服5-ASA，AZA或6-MP，生物制剂、JAK抑制剂	口服5-ASA、甲硝唑、AZA或6-MP，生物制剂
肛周	—	—	口服抗生素、AZA或6-MP，生物制剂

注：UC为溃疡性结肠炎；CD为克罗恩病；5-ASA为5-氨基水杨酸；GC为糖皮质激素；AZA为硫唑嘌呤；6-MP为巯嘌呤；CsA为环孢素A；MTX为甲氨蝶呤；生物制剂包括英夫利西单抗（infliximab）和阿达木单抗（均为TNF-α单抗）、维得利珠单抗、乌司奴单抗（目前国内仅批CD适应证）等；JAK抑制剂为Janus激酶（JAK）抑制剂，如托法替布和乌帕替尼。

1. 一般治疗 重视休息、饮食和营养。活动期患者应充分休息，以减少精神和体力负担，一般给予易消化、少渣、营养丰富的饮食。部分患者发病若与牛乳过敏或不耐受有关，则应限制乳制品摄入。重度患者需要卧床休息，及时纠正水、电解质平衡紊乱，贫血者可输血，低蛋白血症者输注人血清白蛋白。病情严重者应禁食，并予完全肠外营养治疗。患者情绪对病情亦会有影响，可予心理治疗。

2. 对症治疗 对有腹痛、腹泻的患者，要权衡利弊，慎用抗胆碱药或止泻药如复方地芬诺酯（苯乙哌啶）或洛哌丁胺，尤其是大剂量使用，对重症患者有诱发中毒性巨结肠的危险。

3. 药物治疗

（1）氨基水杨酸制剂：柳氮磺吡啶是治疗本病的常用药物，适用于轻度、中度或重度经糖皮质激素治疗已有缓解者。该药口服后大部分到达结肠，经肠菌分解为5-氨基水杨酸（5-aminosalicylic acid，5-ASA）与磺胺吡啶，前者是主要有效成分，在结肠内与肠上皮接触而发挥抗炎作用。5-ASA抗炎机制尚未完全明确，可能为综合作用：通过影响花生四烯酸代谢的一个或多个步骤而抑制前列腺素合成；清除氧自由基而减轻炎症反应；抑制免疫细胞的免疫反应等。用法：4g/d，分4次口服；病情缓解后可逐渐减量使用，然后改为维持量2g/d，分次口服，维持时间因病情不同而不同。主要副作用有恶心、呕吐、食欲减退、头痛、可逆性男性不育、皮疹、粒细胞减少和溶血等。

5-ASA经口服后因在小肠近段已大部分被吸收，在结肠则达不到有效药物浓度，近年已研制成5-ASA的特殊制剂，如美沙拉秦（mesalazine）采用高分子材料膜包裹5-ASA微粒制成的缓释片或控释片，使其能够到达远端回肠和结肠而发挥药效，因包裹材料不同而有不同产品；或用偶氮键结合5-ASA而制成的前体药，如奥沙拉秦（olsalazine）和巴柳氮（balsalazide），这类制剂在结肠内经细菌作用使偶氮键断裂而释出5-ASA。5-ASA新型制剂疗效与柳氮磺吡啶相仿，优点是副作用明显减少，缺点是价格相对昂贵。5-ASA栓剂适用于病变局限在直肠者，用法为0.5~1g/次，1~2次/d；5-ASA灌肠剂适用于病变局限在直肠乙状结肠者，用法为1~2g/次，1~2次/d。

（2）肾上腺糖皮质激素（glucocorticoid，GC）：是治疗中到重度炎症性肠病的最常用药物，是可迅速诱导缓解的制剂。适用于对氨基水杨酸制剂疗效不佳的轻、中度和重度患者。其作用机制为非特异性抗炎和抑制免疫反应。多给予泼尼松口服0.75~1mg/（kg·d），一般40mg/d；重症患者先予较大剂量静脉滴注，如氢化可的松200~300mg/d，7~14日后改为泼尼松口服60mg/d，到症状缓解开始逐渐缓慢减量至停药。注意快速减量会导致早期复发，减量期间加用氨基水杨酸制剂以逐渐接替糖皮质激素治疗。

病变局限在直肠、乙状结肠者，可用琥珀酸钠氢化可的松（禁用氢化可的松醇溶制剂）100mg、泼尼松龙20mg或地塞米松5mg加生理盐水100ml，行保留灌肠，1次/d，病情好转后改为每周2~3次，疗程1~3个月。近年国外已推出多种新型糖皮质激素灌肠剂或栓剂，使用方便。

（3）免疫抑制剂：硫唑嘌呤（azathioprine，AZA）或巯嘌呤（6-mercaptopurine，6-MP）可用于对糖皮质激素治疗效果不佳或对糖皮质激素依赖的慢性活动期患者，加用这类药物后可逐渐减少糖皮质激素用量甚至停用，使用方法及注意事项详见本章第二节。近年国外报道对严重UC急性发作静脉用糖皮质激素治疗无效者，静脉滴注环孢素2~4mg/（kg·d）可缓解病情而避免紧急手术。

（4）生物制剂：治疗中至重度活动性UC，当激素及上述免疫抑制剂治疗无效或激素依赖，或不能耐受上述药物治疗时，可考虑生物制剂，包括肿瘤坏死因子-α抑制剂和抗整合素抗体。英夫利西单抗（infliximab，IFX）和阿达木单抗是特异性阻断肿瘤坏死因子-α的单克隆抗体，前者为人鼠嵌合型，后者为全人源化。启用生物药物之前需要筛查感染情况，如乙型肝炎病毒、丙型肝炎病毒、结核、巨细胞病毒和EB病毒等。关于IFX的使用详见克罗恩病治疗部分。维得利珠单抗是一种肠道选择性抗整合素的重组人源化单克隆抗体，可特异性结合胃肠道$\alpha_4\beta_7$整合素，因仅干扰胃肠道的淋巴细胞迁移，一般不会引起全身免疫抑制。诱导治疗剂量为300mg，在0、2和6周时经静脉给药，然后每8周1次，以维持缓解。

（5）Janus激酶（JAK）抑制剂：可用于治疗中至重度UC。口服抑制剂包括托法替布和乌帕替尼。JAK抑制剂抑制炎性细胞因子和生长因子受体的信号转导。禁忌证为活动性严重感染（如结核病）或重度肝功能损害患者和血栓栓塞性疾病史（禁忌托法替布）。托法替布的诱导剂量为5mg/次，2次/d，共8周，随后改为维持剂量，5mg/次，2次/d；乌帕替尼的诱导剂量为45mg/d，共8周，随后改为维持剂量，15mg/次，1次/d。

（6）抗菌药物：一般病例并无抗生素应用指征。但对重度有继发感染者，应积极抗菌治疗，选择广谱抗生素，静脉给药，合用甲硝唑对厌氧菌感染有效。

（7）其他治疗：有研究使用益生菌和肠内营养辅助治疗对部分患者有一定疗效，维持缓解。中药方剂中不乏抗炎、止泻、黏膜保护、抑制免疫等多种药物，作为替代治疗的重要组成部分，可以辨证施治，适当选用。多种中药灌肠制剂也有一定的疗效，但需要进一步按现代的原理进行科学总结。治疗中应注重对患者的教育，以提高治疗的依从性，早期识别疾病发作与定期随访。

4. 手术治疗　紧急手术指征：并发大出血、肠穿孔、重度患者，特别是合并中毒性巨结肠经积极内科治疗无效且伴严重毒血症者。择期手术指征：① 慢性活动期患者，经内科治疗效果不理想而严重影响生活质量者，或糖皮质激素虽可控制病情但副作用太大不能耐受者；② 癌变及高度怀疑为癌变。一般采用全结肠切除加回肠造瘘术。为避免回肠造瘘缺点，近年采用回肠储袋肛管吻合术，既切除全结肠及剥离直肠黏膜和黏膜下层，又保留了肛门排便功能，大大改善了患者的术后生活质量。

七、预后

本病一般呈慢性过程，大部分患者反复发作。轻度及长期缓解者预后较好。重度UC、有并发症及年龄超过60岁者预后不良，但近年由于治疗水平提高，病死率已明显下降。病程漫长者癌变危险性增加，应注意随访。起病8~10年的所有UC患者均应行1次肠镜检查以确定当前病变范围。如为广泛结肠炎，则从此隔年肠镜复查，达20年后每年肠镜复查；如为左半结肠炎，则从起病15年开始隔年肠镜复查；如为直肠炎，不需要肠镜监测。合并原发性硬化性胆管炎者，从该诊断确立开始每年肠镜复查。

第二节　克罗恩病

克罗恩病（Crohn disease，CD）是病因未明的胃肠道慢性炎性肉芽肿性疾病。本病在胃肠道的任何部位均可发生，但多见于末段回肠、邻近结肠和肛管，病变呈节段性或跳跃式分布，累及消化道全层。临床上以腹痛、腹泻、腹部包块、瘘管形成和肠梗阻为特点，可伴有发热、贫血、营养障碍等全身表现以及关节、皮肤、眼、口腔黏膜、肝脏等肠外损害。发病可在任何年龄，但以青壮年多见。此病可自发缓解，但终生有复发倾向，反复活动的重度患者预后不佳。

一、病理

病变同时累及回肠末段与邻近右侧结肠最多见，约半数；只涉及小肠者占其次，主要在回肠，少数见于空肠；局限在结肠者占10%~20%，以右半结肠为多见。病变可同时涉及阑尾、直肠、肛门。病变在口腔、食管、胃、十二指肠者较少见。

大体形态上，CD特点为：① 病变呈节段性或者跳跃性，非连续性。② 病变黏膜特点早期为鹅口疮样溃疡；随着溃疡增大，形成匍行沟槽样或裂隙状纵行溃疡，可深达肌层，并融合成窦道。由于黏膜下层水肿与炎性细胞浸润，使黏膜隆起呈鹅卵石状。③ 病变累及肠壁全层，肠壁增厚变硬，肠腔狭窄。

组织学上，CD特点为：① 非干酪样坏死性肉芽肿，由类上皮细胞和多核巨细胞构成，可见于肠壁各层和局部淋巴结；② 裂隙溃疡，呈缝隙状，可深达黏膜下层甚至肌层；③ 肠壁各层炎症，伴充血、水肿、淋巴结扩张、淋巴组织增生和纤维组织增生。

肠壁全层病变致肠腔狭窄可发生肠梗阻。溃疡可穿孔引起局部脓肿，或穿透至其他肠段、器官、腹壁而形成内瘘或外瘘；慢性穿孔可引起肠粘连。受累肠段因浆膜有纤维素性渗出，常和邻近肠段、其他器官或腹壁粘连。

二、临床表现

临床表现多种多样，包括消化道表现、全身性表现、肠外表现及并发症。多数起病缓慢，病程较长，可达数月或数年。腹痛、腹泻为常见症状，多伴有体重减轻。早期有长短不等的活动期与缓解期，随后呈进行性发展。少数急性起病，可表现为急腹症，酷似急性阑尾炎或急性肠梗阻。

1. 消化系统表现

（1）腹痛：为最常见症状，多位于右下腹或脐周，间歇性发作，常为痉挛性阵痛伴腹鸣。常于进餐后加重，排便或排气后缓解。腹痛的发生可能与肠内容物通过炎症、狭窄肠段，引起局部肠痉挛有关。腹痛亦可由部分或完全性肠梗阻引起，此时伴有肠梗阻症状。出现持续性腹痛和明显压痛提示炎症波及腹膜或腹腔内脓肿形成。全腹剧痛和腹肌紧张，可能系病变肠段急性穿孔所致。

（2）腹泻：亦为CD常见症状之一，主要由病变肠段炎症渗出、蠕动增加及继发性吸收不良引起。腹泻先是间歇发作，病程后期可转为持续性。粪便多为糊状，一般无脓血和黏液。病变涉及下段结肠或肛门直肠者，可有黏液便及里急后重。

（3）腹部包块：见于10%~20%患者，由于肠粘连、腹壁增厚、肠系膜淋巴结肿大、内瘘或局部脓肿所致。多位于右下腹与脐周。固定的腹块提示有粘连，多已有内瘘形成。

（4）瘘管形成：因透壁性炎性病变穿透肠壁全层至肠外组织或器官而成。瘘管形成是CD的临床特点之一。瘘分内瘘和外瘘，前者可通向其他肠段、肠系膜、膀胱、输尿管、阴道、腹膜后等处，后者通向腹壁或肛周皮肤。肠段之间内瘘形成可致腹泻加重及营养不良。瘘管通向的组织与器官因粪便污染可致继发性感染。外瘘或通向膀胱、阴道的内瘘均可见粪便与气体排出。

（5）肛门直肠周围病变：约1/3患者有肛门直肠周围病变，包括瘘管、脓肿形成及肛裂等病变，伴发肛门处疼痛和脓液分泌，结肠受累者较多见。有时这类病变可为本病的首发或突出的临床表现。

（6）上消化道病变症状：有阿弗他溃疡或口腔和牙龈疼痛、吞咽困难、胸痛、上腹部疼痛、烧灼感及呕吐等。

2. 全身表现　本病全身表现较多且较明显，主要有以下方面。

（1）发热：为常见的全身表现之一，与肠道炎症活动及继发感染有关。多数呈间歇性低热或中度热，少数呈弛张热伴毒血症。少数患者以发热为主要症状，甚至较长时间不明原因发热之后才出现消化道症状。

（2）营养障碍：由慢性腹泻、食欲减退及慢性消耗等因素所致。表现为消瘦、贫血、低蛋白血症和维生素缺乏等。青春期前患者常有生长发育迟滞。

3. 肠外表现　同溃疡性结肠炎相似，可有全身多个系统损害，伴有一系列肠外表现，包括杵状指/趾、关节炎、结节性红斑、坏疽性脓皮病、口腔黏膜阿弗他溃疡或鹅口疮样溃疡、虹膜睫状体炎、葡萄膜炎、小胆管周围炎、硬化性胆管炎、慢性活动性肝炎等，淀粉样变性或血栓栓塞性疾病亦偶有所见。

4. 并发症　肠梗阻最常见，其次是腹腔内脓肿，可出现吸收不良综合征，偶可并发急性穿孔或大量便血。病程长者可发生癌变。肠外并发症有胆石症，系胆盐的肠内吸收障碍引起；可有尿路结石，可能与脂肪吸收不良使肠内草酸盐吸收过多有关；脂肪肝颇常见，与营养不良及毒素作用等因素有关。

三、辅助检查

1. 实验室检查　贫血和血小板数量升高是全血计数中最常见的变化；活动期白细胞增高，红细胞沉降率加快，血清白蛋白常有降低；60%~70%的患者血清中含有抗菌抗体，最常见的是IgA型抗酿酒酵母抗体，但不作为常规检查项目。粪便隐血试验常呈阳性；粪便中钙卫蛋白明显增高，与疾病炎症程度有较好的相关性，可重复检测和量化。合并腹泻患者，应进行粪便样本进行培养、显微镜检查虫卵和寄生虫，以及针对有危险因素（如老年人、使用抗生素者）的患者应检查艰难梭菌抗原与毒素。

2. 内镜检查

（1）结肠镜检查：和活检应列为CD诊断的常规首选检查，镜检应达末段回肠。内镜下一般表现为节段性、非对称性的各种黏膜炎症表现，其中具特征性表现为非连续性病变、纵行溃疡和卵石样外观，还可以有跳跃性分布的肠腔狭窄、肠壁僵硬等。必须强调，无论结肠镜检查结果如何（确诊CD或疑诊CD），也需要选择有关检查明确小肠和上消化道的累及情况，以便为诊断提供更多证据及进行疾病评估。

（2）胶囊内镜检查：有助于发现小肠黏膜异常，但对一些轻微病变的诊断缺乏特异度，且有发生滞留的危险。主要适用于疑诊CD但结肠镜及小肠放射影像学检查阴性者。

（3）小肠镜检查：目前我国常用的是气囊辅助式小肠镜。该检查可直视下观察病变、取活检及进行内镜下治疗。主要适用于胶囊内镜或放射影像学等发现小肠病变，或尽管上述检查阴性但临床高度怀疑小肠病变，需要进行确认及鉴别者。小肠镜下CD病变特征与结肠镜所见类似。检出典型病灶后，进行病变部位和正常部位活检，应避免在溃疡底部活检。

（4）胃镜检查：少部分CD病变可累及食管、胃和十二指肠，但一般很少单独累及。原则上胃镜检查应列为CD的常规检查，尤其是有上消化道症状者。可在胃内或十二指肠球部出现多种非特异性表现，如黏膜充血、水肿、糜烂和不规则浅溃疡等；部分存在相对特异性表现，包括形态不规则溃疡伴周边炎性息肉样增生、胃底部及十二指肠球降部条状竹节样改变、十二指肠球部狭窄等。

3. 黏膜活检　需要多段（包括病变部位和非病变部位）、多点取材。CD黏膜活检标本的病理组织学改变：固有层炎症细胞呈局灶性不连续浸润；裂隙状溃疡；阿弗他溃疡；隐窝结构异常，腺体增生，个别隐窝脓肿，黏液分泌减少不明显，可见幽门腺化生或帕内特细胞化生；非干酪样坏死性肉芽肿；以淋巴细胞和浆细胞为主的慢性炎症细胞浸润，以固有膜底部和黏膜下层为重，常见淋巴滤泡形成；黏膜下淋巴管扩张；神经节细胞增生和/或神经节周围炎。

4. 切除标本　手术切除标本的大体表现包括：节段性或者局灶性病变；融合的线性溃疡；卵石样外观、瘘管形成；肠系膜脂肪包绕病灶；肠壁增厚和肠腔狭窄等。显微镜下典型改变除活检改变外还包括：节段性、透壁性炎症；活动期有深入肠壁的裂隙状溃疡，周围重度活动性炎，甚至穿孔；透壁性散在分布淋巴样细胞增生和淋巴滤泡形成；黏膜下层水肿和淋巴管扩张，晚期黏膜下层增宽或出现黏膜与肌层融合；非干酪样坏死性肉芽肿见于黏膜内、黏膜下、肌层甚至肠系膜淋巴结；肌间神经节细胞、神经纤维增生和神经节周围炎。非干酪样坏死性肉芽肿具有较大的诊断价值，但需要注意和肠结核的干酪样坏死性肉芽肿相鉴别。

5. 影像学检查

（1）CT/磁共振肠道成像（CT/MR enterography，CTE/MRE）和CT/MRI肠道造影（CT/MRI enteroclysis）：CTE/MRE是迄今评估小肠炎性病变的标准影像学检查，有条件的单位应将此检查列为CD诊断的常规检查。该检查可反映肠壁的炎症改变、病变分布的部位和范围、狭窄的存在及其可能的性质（炎症活动性或纤维性狭窄）、肠腔外并发症如瘘管形成、腹腔脓肿或蜂窝织炎等。活动期CD典型的CTE表现：肠壁明显增厚（>4mm）；肠黏膜明显强化伴有肠壁分层改变，黏膜内环和浆膜外环明显强化，呈“靶征”或“双晕征”；肠系膜血管增多、扩张、扭曲，呈“木梳征”；相应系膜脂肪密度增高、模糊；肠系膜淋巴结肿大等；肠壁的炎症呈节段性分布，有不规则扩张和狭窄（炎症活动性或纤维性狭窄）。CTE还可发现肠腔外并发症如瘘管形成、腹腔脓肿或蜂窝织炎等。CTE与MRE对评估小肠炎性病变的精确性相似，MRE较费时、设备和技术要求较高，但无放射线暴露之虑。CT或MRI肠道造影可更好显示小肠尤其是近段小肠，有利于高位CD病变的诊断。

（2）钡剂灌肠及小肠钡剂造影：已分别被结肠镜检查或CTE/MRE所代替，但对无条件行上述检查的单位则仍是小肠病变检查的重要技术。X线所见为多发性、跳跃性病变，病变处见裂隙状溃疡、卵石样改变、假息肉、肠腔狭窄、僵硬，可见瘘管。由于病变肠段激惹及痉挛，钡剂很快通过而不停留该处，称为跳跃征；钡剂通过迅速而遗留一细线条状影，称为线样征，该征亦可能由肠腔严重狭窄所致。

（3）其他：腹部超声检查对发现瘘管、脓肿和炎性包块具有一定价值，但对CD诊断准确性较低，超声造影及彩色多普勒可增加准确性。由于超声检查方便、无创，对CD诊断的初筛及治疗后活动性的随访有相当价值，目前日益受重视。盆腔及肛周磁共振有助于确定肛周病变的位置和范围，了解瘘管类型及其与周围组织的解剖关系。

四、诊断与鉴别诊断

1. 诊断　我国《炎症性肠病诊断与治疗的共识意见》（2018·北京）中修订的IBD诊断标准中指出，在排除其他疾病基础上，可按下列要点诊断：① 具备上述临床表现者可临床疑诊，安排进一步检查；② 同时具备上述结肠镜或小肠镜（病变局限在小肠者）特征以及影像学（CTE/MRE，无条件者采用小肠钡剂造影）特征者，可临床拟诊；③ 如再加上活检提示CD的特征性改变且能排除肠结核，可作出临床诊断；④ 如有手术切除标本（包括切除肠段及病变附近淋巴结），可根据标准作出病理确诊；⑤ 对无病理确诊的初诊病例，随访6~12个月，根据对治疗反应及病情变化判断，符合CD自然病程者，可作出临床确诊。如与肠结核混淆不清但倾向于肠结核，应按肠结核行诊断性治疗8~12周，再行鉴别。

世界卫生组织（WHO）曾提出6个诊断要点的CD诊断标准（表4-8-5），该标准最近再次被世界胃肠病学组织（WGO）推荐，可供参考。

▼ 表4-8-5　世界卫生组织推荐的克罗恩病诊断标准

项目	临床表现	放射影像	内镜表现	活检	切除标本
① 非连续性或节段性改变		+	+		+
② 卵石样外观或纵行溃疡		+	+		+
③ 全壁性炎性反应改变	+	+	+	+	+
④ 非干酪性肉芽肿				+	+
⑤ 裂沟、瘘管	+	+			+
⑥ 肛周病变	+				

注：具有①、②、③者为疑诊；再加上④、⑤、⑥三者之一可确诊；具备第④ 项者，只要加上①、②、③ 三者之二亦可确诊。“+”代表有此项表现。

2. 疾病评估　CD诊断成立后，需要进行疾病评估，以利于全面估计病情和预后、制定治疗方案。

（1）临床类型：推荐根据确诊年龄、病变部位、疾病行为，按蒙特利尔CD表型分类法进行分型。

（2）疾病活动性评估：病情分为活动期和缓解期，活动期的疾病严重程度分轻、中、重度。临床上用CD活动指数（CDAI）评估疾病活动性的严重程度以及进行疗效评价。Harvey和Bradshow的简化CDAI计算法较为简便。Best CDAI计算法广泛应用于临床和科研。

内镜下病变的严重程度及炎症标志物如血清C反应蛋白（CRP）水平亦是疾病活动性评估的重要参考指标。内镜下病变的严重程度可以按溃疡的深浅、大小、范围及伴随狭窄情况来评估。精确的评估则采用计分法，如CD内镜严重程度指数或CD简化内镜评分，由于耗时，主要用于科研。

（3）肠外表现和并发症：见前文“临床表现”。

3. 鉴别诊断　需要与各种肠道感染性、非感染性炎症疾病及肠道肿瘤鉴别。应特别注意，急性发作时与阑尾炎鉴别；慢性发作时与肠结核及肠道淋巴瘤鉴别；病变单纯累及结肠者与溃疡性结肠炎进行鉴别。与CD鉴别最困难的疾病是肠结核。

（1）肠结核：回结肠型CD与肠结核的鉴别常会相当困难，因为除活检发现干酪样坏死性肉芽肿为肠结核诊断的特异性指标外，两者在临床表现、结肠镜下所见及活检所见常无特征性区别，然而干酪样坏死性肉芽肿在活检中的检出率却很低。因此强调，在活检未见干酪样坏死性肉芽肿情况下，鉴别依靠对临床表现、结肠镜下所见及活检进行综合分析。

下列表现倾向CD诊断：肛周病变（尤其是肛瘘/肛周脓肿），并发瘘管、腹腔脓肿，疑为CD的肠外表现如反复发作口腔溃疡、皮肤结节性红斑等；结肠镜下见典型的纵行溃疡、典型的卵石样外观、病变累及≥4个肠段、病变累及直肠肛管。

下列表现倾向肠结核诊断：伴活动性肺结核，结核菌素试验强阳性；结肠镜下见典型的环形溃疡、回盲瓣口固定开放；活检见肉芽肿分布在黏膜固有层且数目多、直径大（长径>400μm）特别是有融合，抗酸染色阳性。活检组织结核分枝杆菌DNA检测阳性有助肠结核诊断，γ干扰素释放试验阴性有助排除肠结核。小肠检查如见回结肠病变与近段小肠病变共存，特别是多节段病变共存，倾向CD诊断。

鉴别仍有困难者，予诊断性抗结核治疗，治疗数周内（2~4周）症状明显改善，并于2~3个月后肠镜复查病变痊愈或明显好转，可作出肠结核的临床诊断。有手术指征者行手术探查，绝大多数肠结核可在病变肠段和/或肠系膜淋巴结病理组织学检查中发现干酪样坏死性肉芽肿而获病理确诊。

（2）溃疡性结肠炎：鉴别要点见本章第一节。

（3）小肠恶性淋巴瘤：原发性小肠恶性淋巴瘤可较长时间内局限在小肠，但不呈节段性分布，此时与CD鉴别有一定困难。如X线检查见小肠结肠同时受累，节段性分布，裂隙状溃疡、鹅卵石征、瘘管形成等有利于CD诊断；如X线检查见一段肠腔内广泛侵蚀、呈较大的指压痕或充盈缺损，超声或CT检查肠壁明显增厚、腹腔淋巴结肿大，多支持小肠恶性淋巴瘤诊断。小肠恶性淋巴瘤一般进展较快。必要时手术探查可获病理确诊。

（4）急性阑尾炎：腹泻少见，常有转移性右下腹痛，压痛限于麦氏点，血常规白细胞计数增高更为显著，可资鉴别，但有时需要剖腹探查才能明确诊断。

（5）其他：如血吸虫病、慢性细菌性痢疾、阿米巴肠炎、其他感染性肠炎（耶尔森菌、空肠弯曲菌、难辨梭状芽孢杆菌等感染）、出血坏死性肠炎、缺血性肠病、放射性肠炎、胶原性肠炎、白塞综合征、大肠癌以及其他各种原因引起的肠梗阻，在鉴别诊断中亦需要考虑。

五、治疗

治疗目的是诱导缓解和维持缓解，防治并发症，改善生存质量。

1. 一般治疗 要求患者戒烟，强调饮食调理和营养补充。一般给予高营养、低渣饮食，适当给予叶酸、维生素B_{12}等多种维生素及微量元素。研究表明应用要素饮食（完全胃肠内营养），在给患者补充营养的同时，还能控制病变的活动性，特别适用于无局部并发症的小肠CD。完全胃肠外营养仅用于严重营养不良、肠瘘及短肠综合征者，应用时间不宜太长。

2. 对症治疗 对腹痛、腹泻者必要时酌情使用抗胆碱能药物或止泻药，合并感染者静脉途径给予广谱抗生素。

3. 药物治疗 治疗方案的选择建立在对病情进行全面评估的基础上。开始治疗前要认真检查有无全身或局部感染，特别是使用全身作用的糖皮质激素、免疫抑制剂或生物制剂者。治疗过程中根据对治疗的反应及对药物的耐受情况随时调整治疗方案。决定治疗方案前应向患者详细解释方案的效益与风险，在与患者充分交流并取得合作之后实施。个体化治疗方案见本章第一节治疗部分。具体药物使用方法如下。

（1）水杨酸制剂：柳氮磺吡啶对控制轻、中度患者的活动有一定疗效，但仅适用于病变局限在结肠者。美沙拉秦等在回肠、结肠定位释放，对病变在回肠、结肠者有效。详见溃疡性结肠炎的治疗部分。

（2）肾上腺糖皮质激素（GC）：是目前控制病情最有效的药物，适用于本病活动期。一般主张使用时初始剂量要足、疗程应偏长。剂量如泼尼松为30~40mg/d、重者可达60mg/d，达到症状完全缓解开始减量，每周减5mg，减至20mg/d时每周减2.5mg至停用，快速减量会导致早期复发。注意药物相关不良反应并作出相应处理，宜同时补充钙剂和维生素D。不主张应用糖皮质激素作为长期维持治疗。对于糖皮质激素依赖的患者可试加用免疫抑制剂，然后逐步过渡到用免疫抑制剂或氨基水杨酸制剂作为维持治疗。病情严重者可用氢化可的松或地塞米松静脉给药，病变局限在左半结肠者可用糖皮质激素保留灌肠。亦可选用布地奈德（budesonide），一种新型的糖皮质激素，其全身不良反应少。

（3）免疫抑制剂：硫唑嘌呤（azathioprine，AZA）或巯嘌呤（6–mercaptopurine，6–MP）适用于对糖皮质激素治疗效果不佳或对糖皮质激素依赖的慢性活动性病例，加用这类药后可逐渐减少糖皮质激素用量乃至停用。欧美推荐剂量为硫唑嘌呤1.5~2.5mg/（kg·d）或巯嘌呤0.75~1.5mg/（kg·d），但我国尚未有共识。该类药显效时间需要3~6个月，维持用药一般1~2年。不良反应主要是白细胞减少等骨髓抑制表现，以服药3个月内常见，又尤以1个月内最常见。用药期间应全程监测、定期随诊。甲氨蝶呤（methotrexate）静脉用药显效较硫唑嘌呤或巯嘌呤快，必要时可考虑使用。

（4）生物制剂：英夫利西单抗（infliximab，IFX）使用方法为5mg/kg静脉滴注，在第0、2、6周给予，作为诱导缓解，随后每隔8周给予相同剂量作为长程维持治疗。IFX对难治性结肠CD、CD瘘管患者都有较好疗效。副作用有TNF抑制引起严重感染，特别是合并应用免疫抑制剂者机会感染可能性增加，故用药前行PPD试验以除外潜在的结核感染。阿达木单抗是另一种抗TNF-α的重组人IgG1单克隆抗体，通过皮下注射给药。乌司奴单抗是一种抗IL–12/23抗体，用于治疗未使用过生物制剂者或标准治疗（例如糖皮质激素、免疫抑制剂或抗TNF制剂）失败者。使用乌司奴单抗进行诱导治疗时，需要根据体重经静脉给药。维持治疗的剂量为90mg/次，皮下注射，每8周给药1次。常见的不良事件包括感染和鼻咽炎。维得利珠单抗常用作以下2类患者的一线治疗：>60岁的患者，或有恶性肿瘤/感染性并发症病史的患者，用法参见本章溃疡性结肠炎。目前有各种新型生物制剂正在临床研究中。

（5）其他：某些抗菌药物如甲硝唑、环丙沙星等应用对本病有一定疗效，甲硝唑对有肛周瘘管者疗效较好。

4. 手术治疗　本病具有复发倾向，手术后复发率高，故手术适应证主要针对并发症，包括完全性肠梗阻、瘘管与脓肿形成、急性穿孔或不能控制的大量出血及癌变。应注意，对肠梗阻要区分炎症活动引起的功能性痉挛与纤维狭窄引起的机械梗阻，前者经禁食、积极内科治疗多可缓解，不需要手术；对没有合并脓肿形成的瘘管，积极内科保守治疗也可使其闭合，合并脓肿形成或内科治疗失败的瘘管才是手术指征。腹腔内脓肿的患者应接受抗生素治疗，并经皮穿刺引流或外科手术引流脓肿，之后才考虑采用外科手术。手术方式主要是病变肠段切除。术后复发的预防至今仍是难题，必须戒烟，美沙拉秦、硫唑嘌呤类药物及咪唑类抗生素可减少复发。对有术后早期复发的高危患者宜尽早（术后2周）给予积极干预；术后半年及1年定期行肠镜复查，根据内镜是否复发及程度给予或调整药物治疗。

六、预后

本病可经治疗后好转，也可自行缓解。但多数患者反复发作，迁延不愈，其中相当部分患者在其病程中出现并发症转而手术治疗，预后不佳。小肠CD炎症部位可能并发癌肿，应重点监测小肠；结肠CD癌变危险性与溃疡性结肠炎相近，监测方法相同。

理论与实践

溃疡性结肠炎病期及病情严重程度Mayo评分系统，克罗恩病的临床类型、活动指数计算法，Best CDAI计算法见表4-8-6~表4-8-9。

▼ 表4-8-6　溃疡性结肠炎病期和病情严重程度Mayo评分系统

项目	计分			
	0	1	2	3
排便次数	正常	超过正常，1~2次/d	超过正常，3~4次/d	超过正常，5次/d
便血	无	少许	明显	以血为主
黏膜表现	正常	轻度病变	中度病变	重度病变
病情评估	正常	轻	中	重

注：总分为各项之和，≤2分为症状缓解；3~5分为轻度活动；6~10分为中度活动；11~12分为重度活动。治疗有效定义为Mayo评分相对于基线值的降幅≥30%及≥3分，而且便血的分项评分降幅≥1分或该分项评分为0分或1分。

▼ 表4-8-7　克罗恩病的临床类型（蒙特利尔分型）

项目	临床分型	特点	备注
确诊年龄（A）	A1	≤16岁	
	A2	17~40岁	
	A3	>40岁	

续表

项目	临床分型	特点	备注
病变部位（L）	L1	回肠末段	L1+L4*
	L2	结肠	L2+L4
	L3	回结肠	L3+L4
	L4	上消化道	
疾病行为（B）	B1**	非狭窄非穿透	B1p***
	B2	狭窄	B2p
	B3	穿透	B3p

注：*L4可与L1至L3同时存在；**B1随时间推移可发展为B2或B3；***p为肛周病变，可与B1~B3同时存在。

▼ 表4-8-8　简化克罗恩病活动指数（CDAI）计算法

临床表现	0分	1分	2分	3分	4分
一般情况	良好	稍差	差	不良	极差
腹痛	无	轻	中	重	—
腹部包块	无	可疑	确定	伴触痛	—
腹泻	稀便每日1次记1分				
并发症*	每种症状记1分				

注：≤4分为缓解期；5~8分为中度活动期；≥9分为重度活动期；*并发症包括关节痛、虹膜炎、结节性红斑、坏疽性脓皮病、阿弗他溃疡、裂沟、新瘘管和脓肿等。

▼ 表4-8-9　Best CDAI计算法

变量	权重
稀便次数（1周）	2
腹痛程度（1周总评，0~3分）	5
一般情况（1周总评，0~4分）	7
肠外表现与并发症（1项1分）	20
阿片类止泻药（0、1分）	30
腹部包块（可疑2分；肯定5分）	10
血细胞比容降低值（正常*：男40mm/h，女37mm/h）	6
100×（1–体重/标准体重）	1

注：*血细胞比容正常值可按国人标准；总分=各分值之和，CDAI<150为缓解期，CDAI>150为活动期，150~220为轻度、221~450为中度，>450为重度。

相关链接 | **炎症性肠病合并机会性感染**

机会性感染是指对健康人体致病能力有限或无致病能力的微生物，当疾病（如艾滋病）或治疗因素诱发机体免疫功能低下时，则可致病而引发感染。IBD患者是机会性感染的高风险人群。需要关注和重视IBD合并巨细胞病毒（cytomegalovirus，CMV）感染、EB病毒（Epstein-Barr virus，EBV）感染、病毒性肝炎、机会致病菌感染、结核分枝杆菌感染、真菌感染、寄生虫感染等。

巨细胞病毒属于疱疹病毒家族中的一员。重度溃疡性结肠炎和/或糖皮质激素抵抗的溃疡性结肠炎患者的CMV活动性感染率增高。CD患者很少合并CMV。疾病形式表现不一，CMV感染作为隐蔽因素可加重病情。CMV结肠炎内镜特征表现包括广泛黏膜脱失、深凿样溃疡、纵行溃疡、鹅卵石样改变、不规则溃疡等。CMV包涵体多在炎性反应和溃疡部位，其中生长旺盛的细胞如溃疡周边肉芽组织或溃疡深部更易发现CMV感染，因此行内镜活组织检查时在上述部位取材有利于提高检出的阳性率。针对CMV活动性感染的检测手段很多，各有其优点和不足，多种方法联合应用可增加其检出率。CMV结肠炎的诊断金标准是结肠黏膜组织HE染色阳性伴免疫组织化学染色阳性，和/或结肠黏膜组织CMV-DNA qPCR检测阳性。IBD合并CMV结肠炎患者的抗病毒治疗疗程建议为3~6周。治疗的主要药物是更昔洛韦或膦甲酸钠。更昔洛韦用法为5mg/kg，2次/d，静脉滴注。缬更昔洛韦是更昔洛韦的前体药物，口服生物利用度较好，吸收后经磷酸化变为三磷酸更昔洛韦，其疗效和更昔洛韦相当，常规剂量为900mg，2次/d，可作为口服维持治疗。膦甲酸钠的疗效与更昔洛韦相当，可用于更昔洛韦耐药者，用法为180mg/（kg·d）静脉滴注，分2~3次给药。

EBV是一种嗜淋巴细胞的DNA病毒，属疱疹病毒属。IBD患者有发生淋巴瘤的风险，尤其是接受巯嘌呤治疗的患者，部分可能与EBV感染有关。需要密切监测血常规、外周血涂片、肝功能和EBV血清学指标及EBV-DNA。若EBV血清学原本阴性的患者出现EBV-DNA升高，即提示有发生淋巴增生性疾病的风险。IBD患者出现活动性EBV感染时，首要治疗是减量或停用免疫抑制剂，在停用免疫抑制剂后，EBV相关的淋巴细胞增生性疾病通常可自发缓解，而抗病毒治疗（阿昔洛韦、更昔洛韦）通常无效。

IBD患者在首次确诊时，建议同时进行乙型肝炎病毒（HBV）筛查。鉴于免疫抑制治疗时存在HBV再激活的风险，建议对HBsAg阴性且抗-HBc阳性者筛查HBV-DNA。拟进行免疫抑制剂治疗的HBsAg阳性的IBD患者，不论HBV-DNA水平，均需要预防性使用核苷酸类药物抗病毒治疗，抗病毒治疗应在糖皮质激素、免疫抑制剂治疗前1~2周开始，至少应同时开始，持续至免疫抑制治疗停止后6~12个月。丙型肝炎病毒（HCV）不是免疫抑制治疗的绝对禁忌证，但可能增加HCV再次活动风险，故需要密切监测。

难辨梭状芽孢杆菌是一种革兰氏阳性产芽孢厌氧杆菌，为院内感染的一种常见机会致病菌，可引起腹泻、伪膜性肠炎、脓毒症等。IBD是难辨梭状芽孢杆菌感染的独立危险因素。手卫生防护是防止难辨梭状芽孢杆菌院内感染的重要手段。应用糖皮质激素和免疫抑制剂的IBD患者，病情复发和治疗效果不佳时，推荐进行难辨梭状芽孢杆菌检查。感染检查方法包括以下3种：① 难辨梭状芽孢杆菌毒素A/B的检测或毒素中和试验；② 检测细菌本身，如谷氨酸脱氢酶抗原检测或培养；

③ 病原体核酸检测（NAT）技术检测毒素基因等。一般建议NAT与ELISA进行联合检测，内镜检查不作为必需检测方法。治疗可选用甲硝唑和万古霉素。对于严重感染者，万古霉素疗效优于甲硝唑，建议作为首选。甲硝唑的用量一般为口服200~250mg，4次/d或400~500mg，3次/d，疗程为10~14日。万古霉素可用于治疗复发型感染或甲硝唑治疗无效感染。对于急性感染，建议万古霉素125mg/6h，口服。为预防复发，建议万古霉素逐渐减量或间断用药，具体用法为每3日口服125~500mg，持续2~3周。

抗TNF制剂治疗可致潜伏结核感染（latent tuberculosis infection，LTBI）再激活，或导致结核感染机会增加，故采用免疫抑制剂（如抗TNF制剂、激素、AZA）治疗前需要常规筛查结核。有LTBI的IBD患者，至少抗结核3周后才能使用抗TNF制剂；近3个月内应用结核分枝杆菌活疫苗者，不宜进行生物制剂治疗。在使用抗TNF制剂过程中还需要定期通过临床表现、胸部X线等监测结核活动情况，建议每8~16周随访1次。应用糖皮质激素、嘌呤类药物和甲氨蝶呤治疗前，也建议行结核分枝杆菌筛查。排除活动性结核需要结合既往结核病史、结核患者接触史、结核中毒症状情况和胸部X线进行综合判断。目前LTBI的筛查主要有结核菌素皮肤试验（tuberculin skin test，TST）（如PPD）和γ干扰素释放试验（interferon-γ release assay，IGRA），但二者均无法区分LTBI和活动性结核。鉴于我国为结核病高发国家，建议PPD和IGRA均可用于我国LTBI的筛查，对PPD阳性者可进一步采用LTBI协助确认。对有LTBI的IBD患者，在应用抗TNF制剂或糖皮质激素治疗中，建议采用以下方案：异烟肼0.3g/d，利福平0.45g/d，顿服，连续用药6个月；或异烟肼0.9g/周，利福喷丁0.9g/周，连续用药3~6个月。对于既往陈旧性结核的IBD患者是否需要预防性抗结核治疗，应根据其既往治疗等情况，采取个体化方案，并与专科医生讨论后决定。一旦诊断活动性结核，应立即开始规范抗结核治疗，并停用抗TNF制剂和免疫抑制剂（如嘌呤类、甲氨蝶呤），糖皮质激素是否继续应用或减量则需要权衡利弊。鉴于IBD合并活动性结核患者多属于免疫抑制宿主合并结核机会性感染，推荐给予2HRZE/10HRE共12个月的抗结核治疗方案。如果IBD疾病治疗需要，可在规范抗结核治疗2~3个月，且患者结核相关指标改善后恢复使用生物制剂。

真菌是人类胃肠道的常驻菌，对肠道稳态起重要作用，在IBD发病中的作用尚不明确，可成为IBD患者真菌感染的机会致病菌。一旦确诊侵袭性真菌感染，原则上应停用对机体免疫功能具有抑制作用的药物，包括糖皮质激素、免疫抑制剂和生物制剂。如果真菌感染仅是浅表的（如皮肤局部感染），局部抗真菌药物能够有效控制，此时是否需要停用免疫抑制剂尚有争议，需要认真评估IBD患者病情和继续使用的利弊关系，但继续使用抗TNF制剂的风险较高。

IBD合并寄生虫感染的研究相对较少。应用免疫抑制剂前不需要专门筛查寄生虫感染，除非患者久居疫区或有疫区旅游史。

如果应用免疫抑制药物期间需要接种减毒活疫苗，建议停用糖皮质激素1个月，停用免疫抑制剂3个月以上。如果在免疫抑制剂应用前需要接种减毒活疫苗，则应推迟使用免疫抑制剂至少3周。对于HBV血清学阴性的IBD患者（抗-HBs和抗-HBc均阴性），建议接种HBV疫苗，如重组（酵母）乙型肝炎疫苗，并且最好在诊断IBD时即接种。

（陈源文）

学习小结

炎症性肠病主要包括溃疡性结肠炎和克罗恩病。溃疡性结肠炎病变主要位于大肠黏膜与黏膜下层。临床主要表现为腹泻、黏液脓血便、腹痛，可伴有不同程度的全身症状或肠外表现。按本病的病程、程度、范围及病期进行综合临床分型。结肠镜检查是重要的诊断方法，可直接观察肠黏膜变化，取活体组织检查，确定病变范围。需要强调的是，各种病因均可引起类似的肠道炎症改变，注意鉴别诊断，需要认真排除其他可能有关疾病。治疗方案的选择建立在对病情进行全面评估的基础上，主要根据病情的严重程度和病变累及的范围制定治疗方案。常用药物包括氨基水杨酸制剂、肾上腺糖皮质激素、免疫抑制剂、生物制剂和JAK抑制剂等，部分患者需要手术治疗。

克罗恩病在胃肠道的任何部位均可发生病变，多见于末段回肠和邻近结肠，病变呈节段性或跳跃式分布。临床上以腹痛、腹泻、腹部包块、瘘管形成和肠梗阻为特点，可伴有发热、贫血、营养障碍等全身表现以及关节、皮肤、眼、口腔黏膜、肝脏等肠外损害。内镜检查和活检应列为克罗恩病诊断的常规首选检查。CTE/MRE是迄今评估小肠炎性病变的标准影像学检查。此病诊断有难度，注意鉴别诊断。治疗方案的选择建立在对病情进行全面评估的基础上。开始治疗前要认真检查有无全身或局部感染，特别是使用全身作用糖皮质激素、免疫抑制剂或生物制剂者。治疗过程中根据对治疗的反应及对药物的耐受情况随时调整治疗方案。决定治疗方案前应向患者详细解释方案的效益与风险，在与患者充分交流并取得合作之后实施，采取个体化治疗方案。

复习思考题

1. 如何鉴别溃疡性结肠炎和克罗恩病？
2. 如何鉴别克罗恩病和肠结核？

第九章　功能性胃肠病

04篇09章

学习目标

掌握　功能性消化不良及肠易激综合征的临床表现和诊断。
熟悉　功能性消化不良及肠易激综合征的治疗。
了解　功能性消化不良及肠易激综合征的病因和发病机制。

功能性胃肠病（functional gastrointestinal disorder，FGID）是一组非器质性消化道功能紊乱性疾病，临床主要表现为消化道（包括咽、食管、胃、胆道、小肠、大肠、肛门）症状，常伴失眠、焦虑、抑郁、头昏、头痛等。其原因和发病机制复杂，尚不十分清楚，目前多认为是综合因素所致。本章着重讲述功能性消化不良和肠易激综合征。

第一节　功能性消化不良

消化不良（dyspepsia）是指位于上腹部的一个或一组症状，主要包括上腹部疼痛、上腹部烧灼感、餐后饱胀感及早饱，也包括上腹胀气、嗳气、恶心和呕吐等，仅约25%有消化不良症状的患者在诊断性评估时发现有器质性疾病。功能性消化不良（functional dyspepsia，FD）是指具有以上慢性消化不良症状，但不能用器质性、系统性或代谢性等疾病来解释症状产生原因的一类疾病，是临床上常见的一种功能性胃肠病。欧美的流行病学调查表明，成年人群的患病率为20%~40%。国内FD亦很常见，常与其他疾病如胃食管反流病、肠易激综合征等重叠存在，但尚缺乏大规模的流行病调查材料。我国2015年FD共识指出“无报警症状的未经检查的消化不良多数为FD”，其中报警症状指不明原因的消瘦、进行性吞咽困难、反复或持续性呕吐、便血、黄疸、腹块、贫血、发热等表现和有胃癌家族史或40岁以上新发的消化不良症状者。作为临床常见的病症之一，FD以慢性、持续性、易反复发作为特点，严重者影响患者的生命质量，加重社会、家庭经济和医疗负担。

一、病因和发病机制

FD的发病机制复杂，至今未被完全阐明。目前认为多种因素共同参与FD的发病过程，这些因素包括胃十二指肠动力异常、内脏高敏感、胃酸、幽门螺杆菌（Hp）感染、消化道菌群改变、下丘脑-垂体-肾上腺皮质轴和应激、心理社会障碍以及遗传、饮食、生活方式等，导致胃排空延迟和容受性舒张功能下降为主的病理生理基础。其中，胃十二指肠动力异常和内脏高敏感是FD发病的最重要机制。FD的各种致病因素之间并不是完全独立的，而是相互影响和相互作用。FD不同亚型（如餐后不适综合征和上腹疼痛综合征）的机制可能不同，但各种机制与特定症状之间的具体关系尚未明确。

胃十二指肠运动功能紊乱主要表现为胃排空延迟和容受性舒张能力下降。排空延迟可能与餐后饱胀、早饱和恶心等症状相关。胃容受性舒张是指进食后胃底反射性扩张以容纳食物，保证食物在胃内得到充分消化。有相当大比例的FD患者胃容受性舒张能力下降，这可能与早饱症状的产生有关。FD患者对机械扩张呈高敏感反应，这是餐后腹痛、嗳气、恶心、饱胀等消化不良症状的重要机制。

FD患者存在独立于胃排空延迟的内脏高敏感性，胃顺应性正常的情况下，诱发疼痛的阈值降低，其机制可能与正常内脏传入信号在脊髓和脑的水平被放大而产生过强反应有关；超敏反应还与肠内激素的血浆浓度较高有关。

胃酸和Hp在FD的发病中可能有一定作用。Hp感染可能是引起少数患者消化不良症状的原因。与健康人相比，FD患者Hp感染率较高，胃对酸的清除能力下降，十二指肠pH更低，酸暴露时间更长。十二指肠酸化可导致近端胃松弛、对扩张的敏感度增加并抑制胃容受性舒张功能，从而导致消化不良症状的产生。胃酸和胆汁酸等可破坏十二指肠黏膜的完整性，诱发轻度炎症，导致胃肠道神经调节异常和症状。

除Hp外，上消化道其他菌群改变可能引发消化不良。细菌感染性胃肠炎发作后，患者更可能出现消化不良症状；也有研究认为，幽门螺杆菌治疗之所以能改善部分患者的FD症状，是由于影响了消化道菌群，而不仅仅是因为根除了Hp。

某些特定饮食习惯、生活方式可能与FD症状的发生或加重相关。饮食不规律、偏爱甜食和产气食物等饮食习惯是FD的危险因素。与健康人相比，FD患者有运动少、睡眠不足、进食不规律和压力大等特点。

精神心理因素和应激因素与FD的发病有一定的关系。心理因素可通过脑-肠轴调节，引起肠道感知和运动异常，从而产生各种症状。调查表明，FD患者焦虑、抑郁的积分明显高于正常人；部分FD患者发病于精神创伤；FD患者生活中，特别是童年期应激事件的发生频率高于正常人。

研究还发现多个基因多态性与FD的发病有一定关系，遗传因素与FD发病之间的关系有待进一步研究。

二、临床表现

多起病缓慢，病程为数月、数年或更长。主要有持续性或反复发作的上腹不适或疼痛，上腹胀、早饱、嗳气和食欲缺乏，有些患者可能有恶心、呕吐或上腹部烧灼感，但较少见。患者常以其中一个或一组症状为主，部分患者有饮食、精神等诱发因素。上腹胀为最常见的症状，多发生于餐后，或餐后加重；早饱、嗳气亦不少见；上腹痛为常见症状之一，多无规律性，伴或不伴有其他上腹部症状；部分FD患者还同时伴有失眠、焦虑、抑郁、头痛、注意力不集中等精神症状，可能严重到影响日常活动。

三、诊断与鉴别诊断

（一）诊断

主要基于症状，FD临床诊断标准：必须具有以下症状的一种或多种：① 餐后饱胀；② 早饱；③ 上腹痛；④ 上腹烧灼感；同时排除可引起这些症状的器质性疾病；诊断之前至少6个月开始出现症状，并在最近3个月每周至少3日符合诊断标准。

罗马Ⅳ标准仍然沿用罗马Ⅲ标准对FD的分类，即依据症状与进餐的关系分为餐后不适综合征（postprandial distress syndrome，PDS）和上腹疼痛综合征（epigastric pain syndrome，EPS），诊断FD必须满足PDS和/或EPS的诊断标准。PDS的主要症状：① 餐后饱胀不适（影响日常活动）；② 早饱不适感（不能完成平常餐量的进食）。EPS的主要症状：① 中上腹痛（影响日常活动）；② 中上腹烧灼不适（影响日常活动）。相比于罗马Ⅲ标准而言，罗马Ⅳ标准沿用了FD的4种核心症状，但在症状的描述方面，强调了对日常生活的影响。

诊断FD需要首先排除器质性疾病，对消化不良患者的评估需要包括有无报警症状、症状频率和严重程度、心理状态等。在对患者行全面的病史采集和体格检查的基础上，有选择性地对患者行全面的实验室及特殊检查，以免延误病情。辅助检查包括血常规、血液生化、粪便隐血、上腹部超声等，根据需要还可行胃十二指肠镜、结肠镜、上腹部CT或MRI等检查。我国Hp感染率和上消化道肿瘤患病率高，推荐初诊的患者及时进行Hp检测和胃镜检查。在寄生虫感染流行区域，建议行相应的病原学检测。

（二）鉴别诊断

FD的症状与上消化道溃疡相似，因此需要行胃镜检查予以鉴别。此外，如以上腹痛或胸骨后烧灼感为主要症状，需要排查胃食管反流病，24小时食管pH检测可提供客观反流的证据；对于年龄在45岁以上，出现“报警症状和体征”者，即使客观检查暂时未发现明显器质性病变，亦不能轻易诊断FD，应行进一步相关检查，以明确诊断。其他如胆道、胰腺疾病及一些药物也可引起消化不良的症状。糖尿病患者无论是否已有胃轻瘫，均可发生餐后饱胀不适、早饱、恶心、呕吐等症状，详细的病史采集、体检及辅助检查可帮助鉴别诊断。胃轻瘫患者的主要症状通常是呕吐，而不是腹痛或上腹饱胀。此外，超过60%的FD患者可能合并肠易激综合征（IBS）症状，特别是病情严重的患者。FD伴有上腹疼痛，而IBS的特征为腹痛或不适，伴大便性状或排便习惯改变。

四、治疗

由于FD的发病机制尚不明确，症状繁多且无特异性，故目前主要根据患者的临床表现及可能的诱发因素进行相应的治疗，仅能缓解少数患者症状。

（一）一般治疗

建立良好的饮食习惯，避免某些能导致或加重FD患者症状的食物，如粗粮、高脂饮食、刺激或辛辣食物、碳酸饮料、酒精和浓茶等，鼓励患者发现和避免个人生活经历中会诱发症状的食物。特别要消除精神紧张、焦虑及抑郁等不良情绪，可根据患者不同特点进行心理疏导治疗。

（二）药物治疗

1. 抑制胃酸分泌药 可选择质子泵抑制剂（PPI）和H_2受体拮抗剂（H_2RA）。PPI和H_2RA能有效治疗FD，是以上腹痛为主要症状的EPS患者的首选经验性治疗药物，一般疗程为4~8周。罗马Ⅳ标准对近期公布的相关临床研究进行了分析：抑酸治疗方面，一些研究结果表明PPI和H_2RA可以有效改善FD总体症状，然而PPI对缓解动力障碍样消化不良的症状是无效的。需要注意的是，抑酸药物特别是PPI治疗有缓解部分胃恶性溃疡患者症状和暂时愈合溃疡的作用，有延误胃癌诊断的潜在危险，因此除少部分年轻消化不良患者初始可用短期（2周）经验性药物治疗外，对所有出现报警症状或年龄在45岁以上患者，及时胃镜检查都是首要选择。同时研究显示长期大剂量PPI应用并不能增加疗效，反而增加小肠细菌过度生长等药物不良反应的风险，因此推荐PPI治疗FD的剂量为小剂量或标准剂量，每日1次。在PPI治疗有效的FD患者中，应每6~12个月尝试停用PPI，以降低长期治疗带来的风险。

2. 促胃肠动力药 在促动力治疗方面，罗马Ⅳ标准指出：促动力药物疗效显著优于安慰剂。促胃肠动力药是FD特别是以上腹胀、早饱、嗳气为主要症状的餐后不适综合征（PDS）的首选经验性治疗药物。甲氧氯普胺和多潘立酮为多巴胺受体拮抗剂，可加强胃及上部肠段的运动，促进小肠蠕动和排空，松弛幽门窦和十二指肠，从而提高食物通过率，但可能出现锥体外系反应和刺激催乳素分泌，故疗程不宜过长（建议持续应用不超过4周）；莫沙必利和伊托必利均作用于肠肌间神经丛5-HT_4受体，增加乙酰胆碱释放，从而增加食管下段括约肌张力及食管蠕动性收缩，增强胃窦收缩，改善胃窦与十二指肠的协调运动，促进胃排空，短期耐受性良好，极少数可致心脏QT间期延长，应予注意。

3. 消化酶制剂 有助于食物的消化吸收。研究显示，消化酶制剂能有效缓解部分FD患者的症状。

4. 根除Hp治疗 Hp胃炎是引起部分患者消化不良的原因。由于长期Hp感染易形成慢性胃炎，对于Hp感染的FD患者，根除Hp能使部分患者受益。根除Hp可能会改变酸分泌或肠道菌群，从而改善消化不良症状。对于Hp感染的消化不良患者进行Hp根除治疗是最优成本效益的治疗方法。

5. 精神心理治疗 主要为抗焦虑和抗抑郁药物治疗。研究显示精神心理治疗对上述治疗疗效欠佳伴有焦虑抑郁的FD患者有效。常用的有三环类药物如阿米替林、具有延长和增加5-HT作用的药物如氟西汀等；新型具有选择性抑制5-HT再摄取药物如帕罗西汀等。宜从小剂量开始，并注意药物副作用。抗焦虑和抗抑郁药物对于FD症状的改善效果存在不一致性。对于FD患者，应针对性地选择给予抗焦虑抑郁治疗。

6. 中药和穴位刺激治疗 对FD有一定的治疗效果，对于常规西医治疗效果不佳的患者可以尝试。

第二节 肠易激综合征

肠易激综合征（irritable bowel syndrome，IBS）是一种功能性肠病，以腹痛、腹胀或腹部不适为主要症状，排便后症状多改善，常伴有排便习惯（频率和/或性状）的改变，临床常规检查未发现能解释以上症状的器质性病变。排便习惯紊乱（包括腹泻、便秘或腹泻与便秘交替）和腹胀都是IBS的典型症状。本病较为常见，患病率因地域、调查方法、调查对象和诊断标准不同有较大差异，大学生和中、小学生患病率较高。我国普通人群IBS总体患病率为6.5%，全球IBS的患病率约11.2%。IBS在各个年龄段均可发病，但多见于50岁以下的人群，女性高于男性，男女比例为1∶（1~3）。肠道感染是我国IBS发病的危险因素，饮食因素可诱发或加重IBS症状。国外一项流行病学调查显示，IBS患者的FD发病率高于普通人群，FD与IBS重叠率高达50%。国内一项研究显示FD与IBS的重叠率38%，均为女性多见，提示二者之间可能存在着共同的病理生理过程。IBS症状常常反复发作，严重者显著影响患者的生活质量。

一、病因和发病机制

IBS的病因和发病机制尚未完全阐明，目前认为IBS是多种因素共同作用的结果。其病因和发病机制可能与以下因素有关。

1. 肠道动力异常 是IBS的重要发病机制，不同IBS亚型肠道动力改变有所不同。肠道收缩频率增加和不规则是重要原因。便秘型IBS患者肠道传输时间延长，而腹泻型IBS患者蠕动过度。正常人结肠的基础电节律以6次/min的慢波频率为主，而以便秘或腹痛为主的IBS患者的基础电节律是3次/min的慢波频率（与非推进性分节收缩有关），显著增加。这种频率的增加使分节运动加强，肠内容物推进减慢，水分被吸收过多而导致便秘，也可产生痉挛性便秘。另外，3次/min的频率增多还可导致肠壁对肠腔扩张产生痛觉的敏感性增高。正常人结肠高幅蠕动性收缩主要发生于餐后或排便前，与肠内容物长距离输送有关，每24小时出现6~8次。便秘为主的IBS患者此种收缩明显减少，而腹泻为主者则明显增多，提示IBS发病与肠道动力异常有关。

2. 内脏高敏感 是指其对刺激引起的感觉反应增强。目前认为内脏高敏感是IBS的核心发病机制，在IBS症状发生和疾病发展中有重要作用。直肠、乙状结肠及小肠的腔内气囊扩张试验可使IBS患者出现腹痛，而相同体积的扩张对正常人无腹痛产生，提示IBS患者肠扩张疼痛阈值明显降低。研究发现，回肠推进性蠕动增加可使60%的IBS患者产生腹痛，而在健康对照组仅17%。IBS患者的腹痛可能与肠管对扩张和收缩的痛觉敏感性增加有关。

3. 脑–肠轴紊乱 大脑与胃肠道通过中枢神经系统（CNS）–肠神经系统（ENS）相互调节，脑可调节肠的感觉和运动功能，反之亦然。正常人在直肠膨隆时可激活前扣带回，使感觉传入减少，IBS患者则无此反应。特定的胃肠道介质如5-羟色胺、激肽等可能参与增加脊髓兴奋性的过程。

4. 感染和胃肠道炎症 近年来发生于肠黏膜和肠神经丛的感染在致IBS中的作用越来越多地受到重视。有研究发现IBS患者中有一半肠黏膜淋巴细胞、肥大细胞等炎性细胞增多，促炎细胞因子升高；有1/3的IBS患者症状开始于肠道急性感染之后，25%的急性肠道感染患者发展成IBS样或消化不良的症状，这些患者的肠黏膜炎性细胞增多且有炎性因子的表达，说明肠道感染和免疫因素可能参与部分IBS的发病。肠道菌群失调也可能与IBS的发病有关。

5. 心理-社会因素 可能会影响IBS的表现。严重生活事件或长期困苦经历出现在功能性胃肠疾病患者中远比出现在器质性胃肠疾病患者中多。来自心理-社会方面的痛苦经历可以使肠道的炎症持续时间延长。

6. 其他 食物不耐受与遗传因素在IBS发病中也可能有一定作用。

二、临床表现

IBS以慢性腹痛和排便习惯改变为特征。多呈慢性起病，病程可达数年至数十年，症状为持续性或间歇性，常可由精神、饮食等因素诱发或加重。

（一）症状

1. 慢性腹痛 几乎所有IBS患者都有不同程度的腹痛。疼痛的部位和性质有较大差异：部位可为局限性，亦可范围较广且定位模糊，但以下腹和左下腹多见；性质多样，发作和持续时间不定，程度轻重不一。情绪应激和进食可能使疼痛加重，排便或排气可能使疼痛缓解，抑或加重。患者极少睡眠中痛醒，也常诉腹胀或嗳气。

2. 大便习惯改变 主要为腹泻、便秘或腹泻与便秘交替发生，或正常排便与腹泻和/或便秘交替。腹泻者以频繁排少到中量稀便为特征。排便最常在早晨或饭后，非睡眠时间。便前多有下腹绞痛、排便急迫、排便不尽或里急后重感。每日排便3~5次，严重者可达十数次。大便多呈稀糊状，也可为成形软便或稀水样，常有白色或透明黏液，约一半患者以黏液便为主，但大量腹泻、血便、夜间腹泻和脂肪便与IBS无关。便秘者排便困难，多为每周排便1~2次，重者可十余日排便1次。粪便干结、量少，呈羊粪状或细杆状，表面可附黏液。部分患者腹泻与便秘交替出现。

3. 大便性状改变 在没有使用泻剂和止泻剂情况下，应用Bristol粪便性状量表判断大便性状：① 硬块状便，不易排出；② 腊肠状但成块；③ 腊肠状但表面有裂缝；④ 腊肠状平滑软便；⑤ 有明确边界的软团状物（易于排出）；⑥ 整齐边缘的松散片状物，糊状便或水样便；⑦ 没有固体成分，完全是液体的。

4. 其他 部分患者可有失眠、焦虑、抑郁、头昏、头痛等精神症状。

（二）体征

无明显体征，在腹痛相应部位可有轻压痛，部分患者可触及腊肠样肠管，直肠指检可发现肛门痉挛及触痛。

（三）**报警症状和体征**

包括发热、夜间腹痛、不明原因体重下降、便血和黑便、贫血、腹水、腹部包块等，应加强重视，有大肠癌家族史和40岁以上者，以及有炎症性肠病家族史者，应尽早行结肠镜检查。

三、诊断与鉴别诊断

对于存在慢性腹痛和排便习惯改变的患者，应怀疑IBS。诊断IBS除需要满足症状诊断标准外，还需要进行必要的评估以排除潜在的器质性疾病。

（一）**诊断**

IBS没有诊断生物标志物，目前根据几项症状标准进行诊断，其中应用最广泛的是罗马Ⅳ标准：反复发作的腹痛，过去3个月内每周发作至少1日，伴有以下2项或2项以上。① 症状与排便有关；② 伴随排便频率的改变；③ 伴大便性状的改变。在诊断之前症状出现至少6个月，且近3个月症状必须符合诊断标准。

1. 以下症状可支持IBS的诊断　① 排便频率异常（每日排便 >3次或每周 <3次）；② 粪便性状异常（块状便、硬便、松散便或稀水样便）；③ 粪便排出过程异常（费力、急迫感、排便不尽感）；④ 黏液便；⑤ 腹胀。

2. 同时排除可引起这些症状的器质性疾病。

3. 罗马Ⅳ标准中提出了根据有症状大便的比例（如稀便/水样便，硬便/块状便）作为IBS亚型的分型标准（基于至少2周的每日数据，期间未使用轻泻剂或止泻药）。① IBS便秘型：硬便或块状便排便比例≥25%，稀便（糊状便）或水样便排便比例 <25%；② IBS腹泻型：稀便（糊状便）或水样便排便比例≥25%，硬便或块状便排便比例 <25%；③ 混合型IBS：硬便或块状便排便比例 >25%，稀便（糊状便）或水样便排便比例 >25%；④ 未定型IBS：粪便的性状不符合上述任一标准者。

IBS临床诊断以症状为基础，需要结合肠镜、钡剂灌肠检查排除肠道器质性病变后可成立诊断。对有前述警报征象的患者，或有实验室检查结果异常（缺铁性贫血、C-反应蛋白升高、粪钙卫蛋白/粪乳铁蛋白升高）者，要有针对性地选择进一步检查排除器质性疾病。

临床实践中，由于患者可在相当长的一段时期内保持正常大便稠度，所以相较于其他亚型，有很大一部分的IBS患者被归于未定型。IBS严重程度和肠道症状、肠道外症状、精神心理状态及生命质量有关，应从多方面评估IBS的严重程度。

（二）**鉴别诊断**

以上腹痛为主者应与消化性溃疡、胃炎、胃癌、胆囊炎、胆石症、胰腺癌等疾病鉴别；以脐周痛为主者应与小肠感染、炎症与肿瘤性疾病鉴别；以下腹痛为主者应与泌尿系统及妇科疾病鉴别；以腹泻为主者主要应与感染性腹泻、炎症性肠病、吸收不良综合征、甲状腺功能亢进、乳糜泻、显微镜结肠炎、小肠细菌过度生长等疾病鉴别；乳糖不耐受症、乳糜泻、显微镜结肠炎是常见的腹泻原因，应予以鉴别。以便秘为主者应与功能性及药物性便秘、结肠及直肠肿瘤鉴别。鉴别诊断主要依赖于血液生化、大便常规，以及超声、CT、MRI等影像学检查结果。

四、治疗

IBS的治疗目标是改善症状，提高患者的生命质量。根据症状类型和症状严重程度进行适当治疗，需要制订个体化治疗策略。IBS处置过程中医生应耐心解释以消除患者的顾虑，与患者建立良好的医患沟通和信任关系。良好医患关系的建立和治疗的连续性是IBS治疗的关键。

（一）一般治疗

建立良好的生活习惯，避免诱发或加重症状的食物。生活方式的改变如锻炼、减轻压力、改善睡眠障碍。可溶性膳食纤维的补充是IBS管理的基础，避免产气食物（豆类、香蕉、芹菜、胡萝卜、洋葱、葡萄干、杏子等），戒酒精和咖啡因，降低膳食中的可发酵寡聚糖、二糖、单糖和多元醇（fermentable oligo-，di-，and monosaccharides and polyol，FODMAP），均可改善某些IBS症状。对于症状轻、间断发作、不影响生活质量的患者，单纯调整生活方式和饮食习惯可作为主要的初始治疗方式。初始治疗无效的轻－中度症状患者，和已影响生活质量的中－重度症状的患者，需要添加药物治疗作为辅助治疗。

（二）药物治疗

1. 胃肠解痉药 匹维溴铵（pinaverium bromide）是作用于胃肠道平滑肌的高选择性L型钙通道阻滞剂，可消除肠平滑肌的高反应性，进而缓解患者的腹痛、腹泻、便秘，特别是腹泻和便秘交替出现的症状。曲美布汀具有脑啡肽能激动剂特性，在消化道水平上对肠道运动产生抑制。抗胆碱能或抗毒蕈碱特性的药物也可能有效。

2. 止泻药 ① 洛哌丁胺：作用于肠壁的阿片受体阻止乙酰胆碱和前列腺素的释放，从而抑制肠道平滑肌的收缩，减少肠蠕动。适用于腹泻较重者，每次2mg，每日3次；② 地芬诺酯：对平滑肌的作用类似吗啡，直接作用于肠平滑肌而抑制肠蠕动，同时可增加肠节段性收缩，使肠内容物通过延迟而利于水分吸收；③ 十六角蒙脱石散：它是由双四面体氧化硅单八面体氧化铝组成的多层结构，可通过吸附肠内水分达到治疗腹泻的目的。也可用药用炭治疗，该药尚有消除腹胀的作用。

3. 泻药 对便秘型患者经饮食治疗无效者可酌情使用泻药，但原则为小剂量，短疗程。应首选渗透性泻剂如半纤维素或亲水胶体，为IBS便秘较理想的治疗药物，如欧车前子制剂和天然高分子多聚糖等。治疗失败者建议使用聚乙二醇（PEG），PEG治疗后仍有便秘时，可使用鲁比前列素、利那洛肽。

4. 肠道感觉调节药物 5-HT_4受体激动剂如莫沙必利可刺激消化道神经丛中存在的5-HT_4受体，增加乙酰胆碱的释放促进上下胃肠道蠕动。对便秘型IBS具有一定疗效。但由于其可能出现较为严重的心血管副作用，限制了此类药物的临床使用。普芦卡必利具有高度选择性及特异性的5-HT_4受体激动作用，治疗重度慢性便秘短期可显著改善肠道功能，减轻便秘症状。5-HT_3受体拮抗剂能抑制肠神经系统中的调控非选择性阳离子通道的5-HT_3受体活化，从而抑制肠道蠕动和分泌，提高疼痛感觉阈值。如阿洛司琼可以有效缓解IBS总体症状，减轻腹痛和腹部不适症状，减少排便次数，改善大便硬度和排便急迫感，所有其他常规治疗无效的、以重度腹泻为主型IBS女性患者可在有条件下谨慎使用，副作用是缺血性结肠炎和严重便秘。

5. 微生态制剂　部分IBS患者有肠道菌群失调，而纠正肠道菌群可控制腹泻、腹胀症状。微生态制剂（益生菌等）能有效增加肠道有益菌或促进其生长繁殖，并在肠黏膜表面形成生物学屏障，改善机体免疫功能，增加营养物质吸收，可不同程度缓解症状。

（三）心理行为治疗

心理行为治疗包括心理治疗、催眠术、生物反馈疗法，国内外报道均有一定疗效。部分IBS患者烦恼于自身IBS症状，产生焦虑和/或抑郁等精神心理问题，这类患者渴望得到更多关于自身疾病的解释，应对其进行耐心的健康宣教，提高其对疾病的认知水平和应对能力，缓解心理应激反应，改善IBS症状。由于抑郁和/或焦虑的持续存在影响患者躯体疾病的治疗效果和生活质量，加强对IBS患者中抑郁和/或焦虑问题的识别和诊断十分重要，一经明确，应积极进行心理疏导治疗，解除精神负担和不良情绪因素。可适当应用镇静药物；经常规治疗无效且伴明显焦虑和/或抑郁者，可给予阿米替林、氟西汀或帕罗西汀等抗抑郁和/或焦虑药物治疗。

在常规药物治疗的基础上，进行生物反馈治疗，可以帮助患者建立正确的排便习惯和信心，降低内脏敏感性，缓解腹痛和排便费力症状，改善生活质量。

（陈源文）

学习小结

功能性胃肠病是一组以慢性和反复发作性的胃肠道症状为主要表现的疾病，常伴有失眠、焦虑、抑郁、头痛等精神症状，精神、饮食等因素可诱发或加重症状。其病因和发病机制尚未完全明了。经长期随访，并排除器质性疾病可明确诊断。治疗主要以药物对症治疗、综合治疗为主，应遵循个体化治疗原则，对存在严重精神症状者可抗抑郁治疗，并辅以心理行为治疗和生物反馈治疗等。

复习思考题

1. 胃肠道器质性疾病的警报症状和体征有哪些？
2. 试述肠易激综合征（IBS）的诊断标准。

第十章

自身免疫性肝病

学习目标

掌握　常见自身免疫性肝病（自身免疫性肝炎、原发性胆汁性胆管炎、原发性硬化性胆管炎及IgG4相关肝胆疾病）的定义、临床表现、诊断标准及治疗。

熟悉　常见自身免疫性肝病（自身免疫性肝炎、原发性胆汁性胆管炎、原发性硬化性胆管炎及IgG4相关肝胆疾病）的实验室检查及辅助检查、临床分型。

了解　常见自身免疫性肝病（自身免疫性肝炎、原发性胆汁性胆管炎、原发性硬化性胆管炎及IgG4相关肝胆疾病）的病因及发病机制。

自身免疫性肝病是一组由异常自身免疫介导引起肝细胞或胆管上皮细胞损伤的慢性炎症疾病，包括自身免疫性肝炎（autoimmune hepatitis，AIH）、原发性胆汁性胆管炎（primary biliary cholangitis，PBC）、原发性硬化性胆管炎（primary sclerosing cholangitis，PSC）和免疫球蛋白G4（immunoglobulin G，IgG4）相关肝胆疾病等。此外，有些患者可兼具上述两种疾病的特点，称为重叠综合征，临床以AIH和PBC重叠综合征最为多见。

遗传易感性是自身免疫性肝病的主要因素，在此基础上病毒感染、药物和环境因素可能是促发因素，调节型T细胞（T regulation cell，Treg cell）数量及功能的失衡是患者免疫紊乱的主要机制之一。

第一节　自身免疫性肝炎

自身免疫性肝炎（AIH）是一种针对肝细胞的自身免疫反应介导的肝脏实质炎症性疾病，以血清转氨酶升高、自身抗体阳性、高IgG和/或 γ-球蛋白血症、肝组织学检查存在中重度界面性肝炎为特点。AIH呈全球性分布，可发生于任何年龄段，高发年龄为30~50岁；以女性多见，男女比例为1∶10~1∶4。早期诊断和治疗可改善AIH患者的预后和生活质量，减轻社会负担。

一、病因和发病机制

AIH的病因和发病机制尚未完全阐明，目前认为遗传易感性、诱发因素、分子模拟、自身抗原应答、免疫调节功能缺陷等因素共同参与了AIH的发生和进展。在AIH发病机制中主要的自身抗原为去唾液酸糖蛋白受体（ASGP-R）和微粒体细胞色素P450 ⅡD6。自身反应性T细胞及其抗原提呈细胞是AIH发病的另一必要条件。补体系统和趋化因子也参与了AIH的体液免疫损伤机制。

二、临床表现

AIH临床表现多样。大部分AIH患者隐匿起病，无明显症状或仅出现乏力等非特异性症状，在体检时发现血清转氨酶水平升高。少部分患者为急性发作，其中部分为慢性AIH的急性加重，甚至发展为急性肝衰竭。约1/3的患者初诊即为肝硬化，少数患者以食管胃底曲张静脉破裂出血引起的呕血、黑便为首发症状。部分患者可出现乏力、腹胀、食欲缺乏、瘙痒、黄疸、嗜睡等症状。早期肝大伴压痛，常有脾大、蜘蛛痣等，后期可出现腹水，偶见外周水肿。活动期AIH常有肝外表现，如持续发热、急性游走性大关节炎及多形性红斑等。AIH可重叠其他自身免疫性疾病，如原发性胆汁性胆管炎（PBC）、原发性硬化性胆管炎（PSC）、桥本甲状腺炎、溃疡性结肠炎、类风湿关节炎、干燥综合征、银屑病、系统性红斑狼疮等。

三、辅助检查

（一）实验室检查

1. 血清生化检查　典型的AIH血清生化检查异常为肝细胞损伤型，即：血清丙氨酸转氨酶（ALT）和天冬氨酸转氨酶（AST）水平升高，而血清碱性磷酸酶（ALP）和γ-谷氨酰转移酶（GGT）水平基本正常或轻微升高。病情严重或急性发作时可伴血清总胆红素水平明显升高。

2. 免疫学检查　IgG和/或γ-球蛋白升高是AIH特征性的血清免疫学改变之一。大多数AIH患者血清中存在一种或多种高滴度的自身抗体；自身抗体包括抗核抗体（ANA）、抗平滑肌抗体（SMA）、抗可溶性肝抗原抗体（SLA）/肝胰抗原抗体（LP）、抗肝肾微粒体抗体（LKM-1）、抗1型肝细胞溶质抗原抗体（LC1）、抗中性粒细胞胞质抗体（pANCA）等。这些血清免疫学改变缺乏特异性，亦可见于其他急、慢性肝炎等。

（二）病理学检查

界面性肝炎、汇管区和小叶淋巴浆细胞浸润、肝细胞玫瑰样花环以及淋巴细胞对肝细胞的穿透现象，被认为是典型的AIH组织学改变。严重时可有桥接坏死、多小叶坏死或融合性坏死。汇管区炎症一般不侵犯胆管系统，无脂肪变性及肉芽肿。

四、诊断与鉴别诊断

AIH的诊断主要基于临床表现、实验室检查和肝组织学特征性表现，并排除其他肝病病因。表4-10-1列出的简化AIH诊断积分系统有助于诊断。AIH根据自身抗体不同分为两型：ANA和/或SMA阳性者为1型AIH，约占AIH病例的90%；LKM-1和/或LC1阳性者为2型AIH。少数AIH患者自身抗体阴性，可能存在目前尚不能检出的自身抗体。AIH可与其他自身免疫性肝病如PBC、PSC等并存，称为重叠综合征。

▼ 表4-10-1　简化AIH诊断积分系统

变量	标注	分值	备注
ANA或SMA	≥1∶40	1分	
ANA或SMA	≥1∶80	2分	多项同时出现，最多2分
或LKM-1	≥1∶40		
或SLA，或LC1	阳性		
IgG	>正常上线	1分	
	>1.10倍正常上限	2分	
肝组织学	符合AIH表现	1分	典型AIH表现：界面性肝炎、汇管区和小叶区浆细胞浸润、干细胞玫瑰样花环
	典型AIH表现	2分	
排除病毒性肝炎	是	2分	

注：≥6分AIH可能；≥7分确诊AIH；ANA为抗核抗体；SMA为抗平滑肌抗体；LKM-1为抗肝肾微粒体抗体；SLA为抗可溶性肝抗原抗体；LC1为抗1型肝细胞溶质抗原抗体；AIH为自身免疫性肝炎；IgG为血清免疫球蛋白。

AIH应与可能出现低滴度自身抗体阳性的其他肝内外疾病，包括病毒性肝炎、代谢相关脂肪性肝病（metabolic associated fatty liver disease，MAFLD）等肝病以及乳糜泻、系统性红斑狼疮、类风湿关节炎等鉴别。

五、治疗

多数AIH对免疫抑制治疗有应答。治疗指征包括：① 中度以上炎症活动的AIH患者，即ALT和/或AST≥3倍正常值上限（upper limit of normal value，ULN）、IgG≥1.5倍ULN和/或中重度界面性肝炎；② 急性表现（ALT和/或AST>10倍ULN）；③ 重症AIH患者伴出凝血异常，国际标准化比值（INR）≥1.5。对于轻微炎症活动患者需要平衡免疫抑制治疗的益处和风险行个体化处理。

成人治疗方案如下。① 优先推荐非特异性免疫抑制即泼尼松联合硫唑嘌呤治疗：泼尼松起始30~40mg/d［0.5~1mg/（kg·d）］，4周内逐渐减至10~15mg/d；硫唑嘌呤50mg/d或1~1.5mg/（kg·d）。联合疗法特别适用于下述AIH患者：绝经后妇女、骨质疏松、脆性糖尿病、肥胖、痤疮、情绪不稳及高血压患者。② 大剂量泼尼松单独疗法：起始40~60mg/d，4周内逐渐减至15~20mg/d。单独疗法适用于合并血细胞减少、巯基嘌呤甲基转移酶缺乏、妊娠、恶性肿瘤的AIH患者。非肝硬化的AIH患者也可以选用布地奈德替代泼尼松（起始剂量3mg，3次/d，后减为2次/d维持），适用于需要长期应用糖皮质激素维持治疗的AIH患者以减少副作用。治疗应强调个体化处理。疗程一般应维持3年以上，或获得生化指标缓解后至少2年。2次以上复发者，以最小剂量长期维持治疗。合并胆汁淤积，或AIH-PBC重叠综合征、AIH-PSC重叠综合征者，可加用熊去氧胆酸。对免疫抑制剂无效者，可试用吗替麦考酚酯、环孢素、他克莫司等治疗。

对于无疾病活动或自动缓解期的AIH、非活动性肝硬化，可暂不考虑行免疫抑制治疗，但应长期密切随访（如每隔3~6个月随访1次）。对于轻微炎症活动（ALT和/或AST<3倍ULN，IgG<1.5倍ULN）或病理提示轻度界面性肝炎的AIH患者，尤其>65岁的老年人，需要平衡免疫抑制治疗的利弊，个体化处理。AIH患者进展至急性肝衰竭或终末期肝病时，应考虑行肝移植术。

六、预后

AIH预后差异较大，患者获得生化缓解后预后较好，10年总体生存率为80%~93%。预后不佳的危险因素主要包括诊断时已有肝硬化和治疗后未能获得生化缓解。AIH肝硬化患者中原发性肝癌年患病率为1.1%~1.9%；肝硬化≥10年、合并门静脉高压、持续性炎症、反复复发以及免疫抑制治疗≥3年是AIH患者发生肝癌的危险因素。

第二节 原发性胆汁性胆管炎

原发性胆汁性胆管炎（PBC）过去曾被称为原发性胆汁性肝硬化，是肝内小胆管慢性进行性非化脓性炎症而导致的慢性自身免疫性胆汁淤积性疾病。PBC中老年女性常见，男女比例约为1∶9，85%~90%患者起病于40~60岁。PBC呈全球性分布，其发病率和患病率呈上升趋势，美国和欧洲患病率明显高于亚洲。

一、病因和发病机制

PBC病因和发病机制尚未完全阐明，可能与遗传因素及其与环境因素相互作用所导致的免疫紊乱有关。自身免疫性胆管上皮细胞损伤机制如下。① 体液免疫：抗线粒体抗体（AMA）在体液免疫中起关键作用，其阳性率达到90%~95%。AMA识别的抗原主要分布于线粒体内膜上，主要的自身抗原分子是多酶复合物中的丙酮酸脱氢酶复合物。② 细胞免疫：胆管上皮细胞异常表达HLA-DR及DQ抗原分子，引起自身抗原特异性T淋巴细胞介导的细胞毒性作用，持续损伤胆小管。

二、临床表现

PBC起病隐匿、缓慢，早期多无明显临床症状。约1/3患者可长期无任何临床症状，部分患者可逐渐出现乏力和皮肤瘙痒等。随着疾病进展，可出现胆汁淤积以及肝硬化相关的并发症和临床表现；合并其他自身免疫性疾病者，可有相应的临床症状。乏力和皮肤瘙痒是PBC最常见首发症状，约78%患者有乏力，瘙痒比乏力更具特异性，发生率为20%~70%。瘙痒常在黄疸前数个月至2年出现，常于夜间加剧。因长期肝内胆汁淤积导致分泌和排泄至肠腔的胆汁减少，影响脂肪的消化吸收，可有脂肪泻和脂溶性维生素吸收障碍，出现皮肤粗糙、色素沉着和夜盲症（维生素A缺乏）、骨软化和骨质疏松（维生素D缺乏）、出血倾向（维生素K缺乏）等。由于胆小管阻塞，血中脂类总量和胆固醇持续增高，可形成眼睑黄色瘤，为组织细胞吞噬多量胆固醇所致。多数病例肝脏随黄疸加深而逐渐增大，进一步发展至肝硬化。本病常合并其他自身免疫性疾病，如干燥综合征、甲状腺炎、类风湿关节炎等。

三、辅助检查

（一）实验室检查

1. 血清生化检查　以血清碱性磷酸酶（ALP）、γ-谷氨酰转移酶（GGT）明显升高为主要特征，可同时伴有ALT和AST的轻度至中度升高。ALP及GGT在黄疸及其他症状出现前多已增高，ALP升高是PBC最突出的生化异常。随疾病进展，血清胆红素（主要是直接胆红素）逐步升高，血清白蛋白逐渐降低；血清胆固醇常增高，肝衰竭时降低。

2. 免疫学检查　95%以上PBC患者AMA阳性，滴度>1∶40有诊断意义，是PBC特异性指标，尤其是M2亚型阳性率可达90%~95%，很多患者临床症状出现前6~10年血清AMA已呈阳性。除AMA外，PBC较特异性的抗体还包括抗肝脂蛋白抗体（抗SP100抗体）、抗核骨架蛋白抗体（抗GP210抗体）等；约50%的PBC患者抗核抗体（ANA）和抗平滑肌抗体（SMA）阳性，在AMA阴性时可作为重要标志。此外，PBC患者血清免疫球蛋白，特别是IgM常明显升高。

3. 其他检查　PBC患者可出现尿胆红素阳性，尿胆原正常或减少，粪色变浅。

（二）病理检查

PBC患者肝脏组织学表现可分为4期。①Ⅰ期：胆管炎期，损伤的胆管周围可见密集的淋巴细胞浸润，如形成非干酪型肉芽肿者称为旺炽性胆管病变，是PBC的特征性病变，多见于Ⅰ期和Ⅱ期。②Ⅱ期：汇管区周围炎期，损伤更广泛，汇管区内小叶间胆管数量减少。③Ⅲ期：进行性肝纤维化期，汇管区及其周围炎症、纤维化，汇管区扩大增宽，可形成汇管区至汇管区的桥接样纤维索。④Ⅳ期：肝硬化期，有明显的肝硬化和再生结节，结节周围肝细胞胆汁淤积，可见毛细胆管胆栓。

四、诊断及鉴别诊断

（一）诊断与分期

无症状患者，AMA、ALP和IgM检测有助于发现早期病例。中年女性，临床表现为皮肤瘙痒、乏力、黄疸、肝大，伴有胆汁淤积性黄疸的生化改变而无肝外胆管阻塞证据时要考虑本病。具备以下3项诊断标准中的2项即可诊断PBC：①反映胆汁淤积的生化异常如ALP和GGT升高，且影像学检查排除肝外或肝内大胆管梗阻；②血清AMA/AMA-M2阳性，或其他PBC特异性自身抗体如抗GP210抗体、抗SP100抗体阳性；③肝活检有非化脓性破坏性胆管炎和小胆管破坏的组织学证据。

PBC按照其自然病程可分为4期。①临床前期：AMA阳性、无症状、生化指标正常，可长达十几年，多在筛查时发现。②无症状期：有ALP和/或GGT等生化指标异常，但无症状。无症状期患者占首次诊断的20%~60%，多于2~4年内出现症状。③ 症状期：出现乏力、皮肤瘙痒等症状。④ 失代偿期：出现消化道出血、腹水、肝性脑病等临床表现。

（二）鉴别诊断

诊断PBC应注意排除肝内外胆管阻塞。结石、炎性狭窄或肿瘤等引起的肝内外大胆管梗阻，一般经超声、CT、MRI等影像检查即可发现。此外，PBC还应与其他引起肝内胆汁淤积的疾病鉴别，如主要累及肝细胞的疾病（如酒精性肝病、药物性肝损伤等），主要累及胆管的疾病（如小胆管型PSC、IgG4相关性胆管炎等）以及主要累及血管的疾病（如肝窦阻塞综合征、布-加综合征）等。

五、治疗

1. 熊去氧胆酸（UDCA） 是目前推荐用于PBC治疗的首选药物，剂量为13~15mg/（kg·d）。该药可增加胆汁酸的分泌，拮抗疏水性胆汁酸的细胞毒作用，保护胆管细胞和肝细胞。对UDCA治疗有反应者，90%的患者在6~9个月内得到改善。

2. 其他药物 UDCA无效病例可视病情试用布地奈德（6mg/d）、贝特类降脂药（非诺贝特200mg/d）和奥贝胆酸（obeticholic acid，OCA，5mg/d）。脂肪泻可补充中链甘油三酯辅以低脂饮食。脂溶性维生素缺乏时补充维生素A、维生素D_3、维生素K，并注意补钙。瘙痒严重者可使用考来烯胺。为避免干扰其他药物的吸收，考来烯胺应和其他药物至少间隔4~6小时服用。

3. 肝移植 PBC进展至肝硬化失代偿期（腹水、食管胃曲张静脉破裂出血或肝性脑病），且终末期肝病模型（model for end-stage liver disease，MELD）评分 >15分，或Mayo风险评分 >7.8分，可考虑行肝移植。另外，严重的顽固性瘙痒也是肝移植的特殊指征。

六、预后

PBC预后差异很大，有症状者平均生存期为10~15年。出现食管胃底静脉曲张者，3年生存率仅为60%。本病的早期诊断及UDCA的应用，极大地改变了PBC的疾病进程。对UDCA生物化学应答较好的早期PBC患者，其生存期与年龄、性别相匹配的健康人群相似。PBC预后不佳的因素包括：对UDCA无应答、老年、血清总胆红素进行性升高、肝脏合成功能下降、组织学改变持续进展。

第三节 原发性硬化性胆管炎

原发性硬化性胆管炎（PSC）是一种病因不明的慢性进展性胆汁淤积性肝病，以胆管弥漫性炎症和纤维化为特征，导致肝内、外胆管的多灶性狭窄病变。PSC好发于男性，男女比约2∶1；平均确诊年龄为20~57岁，发病年龄呈双峰性，发病高峰分别为15岁和35岁左右。其患病率和发病率存在区域差异，亚洲低于欧洲和北美国家。PSC临床表现多样，病程多变，常合并溃疡性结肠炎，且患胆管癌和结直肠癌风险显著增加。

一、病因和发病机制

PSC发病机制尚不明确。目前认为，PSC是由遗传、环境、免疫、胆汁酸代谢及肠道菌群等多种因素共同参与所致；自身免疫性因素、感染、毒素或其他不明的病因入侵并攻击胆管上皮细胞，引起胆管损伤。特殊类型的HLA遗传背景在PSC发病中起着重要作用。

二、临床表现

PSC起病隐匿，临床表现多样。早期多无症状，部分患者体检或因溃疡性结肠炎进行肝功能筛查时诊断。常见症状包括间歇右上腹疼痛、黄疸、瘙痒、乏力、发热和体质量下降等。黄疸呈波动性、反复发作。并发胆管炎、胆管结石甚至胆管癌时可伴有右上腹痛，中低热或高热及寒战。明显的胆管狭窄、梗阻，导致急性肝损伤甚至发展至肝衰竭。出现慢性胆汁淤积者大多已有胆道狭窄或肝硬化，除门静脉高压症状外，常有脂溶性维生素缺乏、代谢性骨病等。PSC患者易患胆管癌，发生胆管癌的PSC患者肝功能迅速恶化、黄疸加重，可伴有体质量减轻。PSC合并溃疡性结肠炎患者结直肠肿瘤风险增加，以右半结肠癌多见，可出现体质量减轻、不全肠梗阻等症状。此外，PSC还可伴有其他自身免疫性疾病，如甲状腺炎、红斑狼疮、风湿性关节炎等。

三、辅助检查

（一）辅助检查

1. 血清生化检查 主要表现为胆汁淤积性改变，通常伴有ALP、GGT升高，而ALT、AST正常；若ALT、AST显著升高，需要考虑重叠有自身免疫性肝炎（AIH）、并发急性胆管梗阻或药物性肝损伤等可能。疾病晚期可出现低蛋白血症及凝血功能异常。

2. 免疫学检查 PSC缺乏特异性的自身抗体。33%~85%的PSC患者血清pANCA阳性；部分患者出现ANA、SMA、抗内皮细胞抗体、抗磷脂抗体等低滴度阳性，但无特异性。此外，可出现高γ-球蛋白血症，约半数伴免疫球蛋白IgG或IgM水平轻至中度升高，以及免疫复合物增加、补体C3减少，循环CD8 T细胞绝对数减少、CD4/CD8比值增高。

（二）影像学检查

影像学检查是诊断PSC的主要方法。典型的PSC影像学表现为肝内外胆管多灶性、短节段性、环状狭窄，胆管壁僵硬缺乏弹性、似铅管样，狭窄上端的胆管可扩张呈串珠样表现，进展期患者可显示长段狭窄和胆管囊状或憩室样扩张，当肝内胆管广泛受累时可表现为枯树枝样改变。磁共振胆胰管成像（MRCP）因其非侵入性特点，已成为PSC诊断的首选无创检查方法，但对小胆管型PSC或早期疾病的诊断灵敏度较低。经内镜逆行胆胰管成像（ERCP）过去被认为是诊断PSC的"金标准"，但由于存在严重并发症风险，目前除非有治疗需要或需要胆管活检和胆汁细菌培养，一般不建议行诊断性ERCP。此外，腹部超声可显示肝内散在片状强回声及胆总管管壁增厚、胆管局部不规则狭窄及扩张等，对PSC诊断有一定的提示作用。CT可用于疑似胆管癌患者的鉴别诊断和胆管癌分期。超声内镜检查术（EUS）和弹性成像可能有助于胆总管狭窄、管壁增厚和肝纤维化情况的判断。导管内超声检查和激光共聚焦内镜也有助于胆管病变的评估和鉴别诊断。

（三）病理学检查

组织学上PSC表现为胆管系统的纤维化改变，可累及整个肝内外胆管系统，少数仅累及肝内或肝外胆管系统，后期肝实质细胞可受损。肝内胆管周围纤维组织围绕小胆管呈同心圆样排列的"洋葱皮样"改变是PSC的典型病理学改变。具有典型临床和影像学特征的PSC患者，诊断不需要肝脏组织学检查。

四、临床分型与诊断

依据胆管受损的部位PSC分为3型。① 大胆管型：损伤肝外较大胆管，约占PSC患者的90%；② 小胆管型：损伤较小胆管，胆管影像学无异常发现，少数患者可发展为大胆管型PSC；③ 全胆管型：肝内外大小胆管均受损。

大胆管型PSC诊断标准：① 胆管成像具备PSC典型特征；② 出现胆汁淤积的临床表现及生物化学改变（成人ALP升高、儿童GGT升高），或炎症性肠病（IBD）临床或组织学证据，或典型PSC肝脏组织学改变；③ 除外其他因素引起继发性硬化性胆管炎。小胆管型PSC诊断标准：① 近期胆管影像学无明显异常改变；② 典型PSC肝脏组织病理学改变；③ 除外其他因素所致胆汁淤积。如果患者胆管影像学无异常，但肝脏组织学具有PSC特点但不典型时，若患者同时存在炎症性肠病临床或组织学证据及胆汁淤积的生物化学证据时，也可诊断小胆管型PSC。全胆管型PSC患者兼具前两者特征。

五、鉴别诊断

PSC需要与继发性硬化性胆管炎相鉴别。继发性硬化性胆管炎是一组临床特征与PSC相似，但病因明确的疾病。常见病因包括胆总管结石、胆道手术创伤、反复发作的化脓性胆管炎、胆道肿瘤性疾病（胆总管癌、肝细胞癌侵及胆管、壶腹部癌、胆总管旁淋巴结转移压迫）、IgG4相关硬化性胆管炎等。有些不典型的PSC还需要与PBC、AIH、药物性肝损伤、慢性活动性肝炎、酒精性肝病等相鉴别。

六、治疗

1. 药物　中等剂量的熊去氧胆酸（UDCA）[17~23mg/（kg·d）] 可以改善患者肝脏生化指标、肝纤维化程度及胆道影像学表现。合并急性细菌性胆管炎的患者应给予有效的广谱抗生素。出现瘙痒时可使用考来烯胺。PSC晚期常发生脂肪泻、维生素吸收不良综合征和骨质疏松症，可适量补充维生素D等脂溶性维生素。

2. 内镜及介入治疗　PSC所致的胆道梗阻累及多级胆管树，对于肝外胆管及肝内大胆管的显性狭窄，可应用ERCP球囊扩张术或支架植入术，改善皮肤瘙痒和胆管炎等并发症。当无法行

ERCP时可行经皮肝穿刺胆道引流术（PTCD）置管引流，也可利用PTCD经皮植入导丝至壶腹部，再行ERCP植入支架。

3. 肝移植　是终末期PSC患者唯一有效的治疗方法。MELD评分≥15分或Child-Pugh评分C级的肝硬化失代偿期的PSC患者应行肝移植评估。PSC患者肝移植术后仍应密切监测其疾病复发。

七、预后

PSC患者病情进展速度差异很大。在PSC缺少有效治疗措施的情况下，疾病从诊断发展至死亡或进行肝移植的中位时间为12~18年。有症状的PSC患者随访6年后发生肝衰竭、胆管癌等可高达41%。

第四节　IgG4相关肝胆疾病

IgG4相关肝胆疾病是累及多器官或组织的系统性IgG4相关疾病（IgG4-RD）在肝胆器官的表现，这类慢性进行性炎症性疾病以淋巴浆细胞性炎症为主，伴血清和组织中IgG4升高；包括IgG4相关硬化性胆管炎（IgG4-SC）和IgG4相关自身免疫性肝炎（IgG4-AIH）。IgG4相关肝胆疾病男性多见，男女患者比例（2~4）：1，发病高峰年龄为40~60岁。

一、病因和发病机制

IgG4主要是由调节型T（Treg）细胞介导调节、浆细胞产生的一种抗体。它因结构的特殊性，与免疫球蛋白的主要成分IgG1不同，不能激活补体途径，也不能交联抗原，失去与抗原形成免疫复合物的能力。它可以通过轻链与轻链的结合、轻链与重链的结合，形成自身免疫复合物。遗传研究已证实*HLA-DRB1*0405*、*HLA-DQDQβ1-57*与本病相关，在特定遗传背景下，无论是自身免疫还是感染因素，均可导致Th2细胞激活和自我增殖，引起Treg细胞的聚集，刺激浆细胞产生大量的IgG4。

二、临床表现

1. IgG4-SC　是一种自身免疫性硬化性胆管炎，临床表现多样，约1/4患者可能无症状，因偶然发现肝功能或影像学异常，或因其他组织、器官IgG4相关性疾病行系统性筛查时发现。约75%患者表现为慢性或反复发作的梗阻性黄疸；其他常见症状包括皮肤瘙痒、腹痛、体质量下降以及继发胆管炎症所致的发热、寒战等。IgG4-SC常伴有其他器官累及，约80%患者同时合并自身免疫性胰腺炎；此外，约20%的患者合并支气管哮喘、鼻窦炎、药物过敏等过敏性疾病。

2. IgG4-AIH　起病缓慢，轻者甚至无症状，病变活动时表现有乏力、腹胀、食欲缺乏、黄疸等，可发展为肝硬化。

三、辅助检查

（一）实验室检查

1. 血清生化检查　IgG4-SC患者早期表现为以ALP和GGT明显升高为主的肝功能异常，病情进展可见直接胆红素、总胆汁酸浓度明显升高；IgG4-AIH患者则以ALT、AST反复升高为主，也可伴有ALP和GGT升高。

2. 免疫学检查　血清中IgG4水平的明显升高是IgG4相关肝胆疾病的共同特点。部分患者还可IgG升高、高γ-球蛋白血症、ANA和/或SMA的阳性、嗜酸性粒细胞和/或IgE升高、类风湿因子升高等。

（二）影像学检查

IgG4-SC患者常见胆总管下端显著狭窄，或合并肝门区胆管节段性狭窄，病变处胆管壁明显增厚；IgG4-AIH患者可见肝脾大。

（三）病理学检查

组织学可见显著的淋巴细胞及浆细胞浸润，免疫组化可见病灶中出现大量IgG4阳性的浆细胞，病灶组织的席纹状纤维化和闭塞性静脉炎是该病的共同病理特点。

四、诊断与鉴别诊断

1. IgG4-SC　血清IgG4水平>1 350mg/L；肝功能改变以ALP和GGT明显升高为主；影像学可见胆总管下端或肝门区胆管狭窄，狭窄处胆管壁环形增厚；病理可见显著的淋巴细胞和浆细胞浸润，IgG4阳性浆细胞>10个/HPF，可见胆管壁席纹状纤维化和闭塞性静脉炎。IgG4-SC需要与自身免疫性肝病中的PSC、PBC相鉴别。

2. IgG4-AIH　符合AIH明确诊断的积分要求；血清IgG4水平>1 350mg/L；病理学检查可见IgG4阳性浆细胞浸润（>10个/HPF），以门静脉区尤为明显。临床需要与单纯AIH相鉴别。

五、治疗

除非患者存在糖皮质激素治疗的禁忌证，对于所有活动的、初治的IgG4相关肝胆疾病，首选糖皮质激素进行诱导缓解。泼尼松起始剂量为30~40mg/d［或0.4~0.6mg/（kg·d）］，维持2~4周后开始减量，之后每1~2周，根据患者症状、血清学指标及影像学表现递减剂量5mg。为预防复发，推荐泼尼松2.5~5.0mg/d维持。对于维持治疗方案目前尚存在争议，亚洲研究者多主张用泼尼松龙2.5~5.0mg/d维持治疗至少3年，部分欧美研究者则建议激素治疗3~6个月内停药。对单一激素治疗不能控制疾病，且长期激素治疗带来明显毒副作用者，可选用激素和免疫抑制剂（如硫唑嘌呤、他克莫司等）联合治疗。对于复发或不能耐受激素治疗的患者可以考虑应用B细胞消耗性生物制剂（如利妥昔单抗）。对IgG4-SC患者，可加用UDCA或贝特类降脂药；对IgG4-AIH患者，可辅以保肝药物治疗。

六、预后

虽然多数IgG4相关肝胆疾病患者对糖皮质激素治疗反应良好，短期治疗效果明显，大部分患者预后较好，但患者的临床病程有待进一步确定，长期预后尚不明确。IgG4水平越高，发生多器官受累的可能性越大。部分患者在疾病进展过程中可发展为恶性肿瘤。

（林勇）

学习小结

自身免疫性肝病是一组由异常自身免疫介导的针对肝细胞或胆管上皮细胞的慢性炎症损伤性疾病，包括自身免疫性肝炎（AIH）、原发性胆汁性胆管炎（PBC）、原发性硬化性胆管炎（PSC）和IgG4相关肝胆疾病等。

AIH是一种针对肝细胞的自身免疫反应介导的肝脏实质炎症性疾病，以血清转氨酶升高、自身抗体阳性、高IgG和/或 γ-球蛋白血症、肝组织学检查存在中重度界面性肝炎为特点。一般表现为慢性、隐匿起病，但也可表现为急性发作，甚至引起急性肝衰竭。常见自身抗体包括ANA、SMA、SLA/LP、LKM-1、LC1等。活动性AIH主要采用泼尼松（龙）联合硫唑嘌呤或泼尼松（龙）单药的免疫抑制治疗。AIH患者进展至肝硬化失代偿期如并发症无法改善或出现慢加急性肝衰竭时应考虑肝移植治疗。

PBC是肝内小胆管慢性进行性非化脓性炎症而导致的慢性自身免疫性胆汁淤积性疾病，多见于中老年女性。乏力和瘙痒是PBC最常见的临床症状，随着疾病的进展以及合并其他自身免疫性疾病，可出现胆汁淤积和自身免疫性疾病相关的临床表现。血清生化检查以ALP与GGT明显升高为主要特征。多数患者血清AMA/AMA-M2阳性，或出现其他PBC特异性自身抗体如抗GP210抗体、抗SP100抗体阳性。肝活检出现非化脓性破坏性胆管炎和小胆管破坏的组织学证据。熊去氧胆酸（UDCA）是PBC治疗的首选药物，终末期可考虑肝移植治疗。

PSC是一种病因不明的慢性进展性胆汁淤积性肝病，以胆管弥漫性炎症和纤维化为特征，导致肝内、外胆管的多灶性狭窄病变。PSC临床表现多样，常见症状包括间断右上腹疼痛、黄疸、瘙痒、乏力、发热和体质量下降等，常伴发溃疡性结肠炎，且患胆管癌和结直肠癌风险显著增加。PSC缺乏特异性的自身抗体，肝内外胆管多灶性、短节段性、环状狭窄、铅管样及串珠样改变、枯枝样改变等典型影像学特征对于PSC诊断具有重要价值。肝内胆管周围纤维组织围绕小胆管呈同心圆样排列的"洋葱皮样"改变是PSC的典型病理学改变。中等剂量的UDCA可以改善患者肝脏生化指标、肝纤维化程度及胆道影像学表现。出现肝外胆管及肝内大胆管的显性狭窄或梗阻、并发感染时可应用ERCP、PTCD等内镜或介入方式治疗。肝移植是终末期PSC患者唯一有效的治疗方法。

IgG4相关肝胆疾病是累及多器官或组织的IgG4相关性疾病在肝胆器官的表现，包括IgG4-SC和IgG4-AIH。IgG4相关肝胆疾病是一类以淋巴浆细胞性炎症为主的慢性进行性炎症性疾病，伴血清和组织中IgG4升高。IgG4-SC常见临床表现为慢性或反复发作的梗阻性黄疸，常合并自身免疫性胰腺炎。IgG4-AIH临床症状无特异性。病灶中出现大量IgG4阳性的浆细胞，组织席纹状纤维化和闭塞性静脉炎是IgG4相关肝胆疾病的主要病理特点。对于所有初治、活动性IgG4相关肝胆疾病，首选糖皮质激素进行诱导缓解；对单一激素治疗不能控制疾病，且长期激素治疗带来明显毒副作用者，可选用激素和免疫抑制剂（如硫唑嘌呤、他克莫司等）联合治疗。

复习思考题

1. AIH有哪些常见的自身抗体异常及病理特征？
2. PBC的诊断标准是什么？
3. PSC会出现哪些典型的影像学改变，需要与哪些疾病进行鉴别？
4. IgG4-SC和IgG4-AIH的病理特征是什么？

相关链接 | IgG4相关疾病（IgG4-RD）是多器官多系统受累的疾病，其发病机制主要是免疫系统紊乱，淋巴细胞和浆细胞活化并在受累器官中浸润，病变持续进展可导致器官不可逆损伤，进而发展至器官功能衰竭。IgG4-RD最常见的受累器官和部位包括大唾液腺、胰腺、泪腺、腹膜后、淋巴结，其次为眶周组织、胆道、肾脏、胸部，而甲状腺、神经系统、肠系膜、血管、乳腺和前列腺较少受累及，损伤器官的瘤样肿大和硬化是最常见的临床表现。本病的临床症状根据受累器官的不同而表现多样，有研究证实，IgG4-RD患者初诊时平均受累器官为3~4个。多学科协同诊治有利于IgG4-RD患者全面和个体化管理，有效改善患者预后。

第十一章 药物性肝病

04篇11章

学习目标

掌握　药物性肝病的临床分型、发病机制。
熟悉　药物性肝病的病因、临床表现和治疗原则。
了解　药物性肝病的诊断要点与鉴别诊断。

药物性肝病（drug induced liver injury，DILI）指由各类处方或非处方的化学药物、生物制剂、传统中药、天然药、保健品、膳食补充剂及其代谢产物乃至辅料等所诱发的肝损伤。随着新的药物种类增多，DILI的发病率呈逐年上升趋势，年发病率（1~10）/10万人。临床可表现为急性或慢性肝损伤，可进展为肝硬化，严重者可致急性肝衰竭甚至死亡。由于原发疾病的流行病学状况、处方和用药习惯、人群异质性等不同，各国或各地区导致肝损伤的药物存在差异。在欧美国家，非甾体抗炎药（NSAID）、抗感染药物（如阿莫西林－克拉维酸钾等）、膳食补充剂（HDS）等是最常见的致DILI原因。在亚洲，传统中药（TCM）、抗结核药物、抗感染药物等是最主要病因。我国引起肝损伤的最常见药物包括TCM/HDS、抗结核药物、抗肿瘤药物和免疫调节剂等。

一、病因和发病机制

DILI的发病机制通常分为两大类，即药物的直接肝毒性和特异质性肝毒性作用，前者指摄入体内的药物和/或其代谢产物对肝脏产生的直接损伤；后者的机制涉及代谢异常、线粒体损伤和氧化应激、免疫损伤、炎症应答及遗传因素。目前发现细胞色素P450（CYP450）酶及人类白细胞抗原（HLA）的遗传多态性与DILI的发生密切相关。

二、风险因素

已知的风险因素可归纳为药物相关和宿主相关两大类。DILI宿主相关危险因素包括高龄、女性、妊娠、饮酒、联合用药、合并慢性肝病、合并艾滋病等。药物相关风险因素包括药物剂量、肝脏药物代谢、亲脂性、药物相互作用、特殊化学成分、线粒体危害、肝胆转运抑制等。尚无充分的证据表明，目前文献报道的药物和宿主相关风险因素可增加全因DILI的易感性。然而，对某些特定药物，一些风险因素可能会增加DILI的易感性。

三、临床分型

（一）基于发病机制的分型

1. 固有型 由药物的直接肝毒性引起，往往呈剂量依赖，通常可预测，潜伏期短，个体差异不显著，此型相对少见，因收益明显大于风险的药物才能批准上市。

2. 特异质型 发病机制复杂，难以预测，与药物剂量常无相关性，较为常见，动物实验难以复制，个体差异大，临床表现多样化。

3. 间接型 通常是由药物改变患者原来的肝脏疾病或免疫状态而间接导致的肝损伤，与药物剂量的关系尚不清楚。

（二）基于病程的分型

可分为急性和慢性。慢性DILI定义为：DILI发生6个月后，血清ALT、AST、ALP及总胆红素（TBiL）仍持续异常，或存在门静脉高压或慢性肝损伤的影像学和组织学证据。在临床上，急性DILI占绝大多数，其中6%~20%可发展为慢性。胆汁淤积型DILI相对易于进展为慢性。

（三）基于受损靶细胞类型的分类

1. 肝细胞损伤型 临床表现类似病毒性肝炎，血清ALT水平显著升高，其诊断标准为ALT超过3正常值上限（ULN），且R值≥5。R=（ALT实测值/ALT ULN）/（ALP实测值/ALP ULN）；常于停药后1~2个月恢复正常；组织学特征为肝细胞坏死伴汇管区嗜酸性粒细胞、淋巴细胞浸润。

2. 胆汁淤积型 主要表现为黄疸和瘙痒，ALP≥2ULN且R值≤2；组织学特征为毛细胆管型胆汁淤积。

3. 混合型 临床和病理兼有肝细胞损伤和淤胆的表现，ALT≥3ULN和ALP≥2，且R值介于2~5。

4. 肝血管损伤型 相对少见，发病机制尚不清楚。临床类型包括肝窦阻塞综合征/肝小静脉闭塞病、紫癜性肝病、布–加综合征、肝汇管区硬化和门静脉栓塞等。

四、临床表现

DILI的临床表现无特异性，与其他各种急、慢性肝病类似。急性起病的肝细胞损伤型患者，轻者可无任何症状；重者则可出现黄疸，如全身皮肤和/或巩膜黄染、尿色加深等，伴或不伴不同程度的乏力、食欲减退、厌油、肝区胀痛及上腹不适等非特异性消化道症状。胆汁淤积明显者可出现黄疸、大便颜色变浅和瘙痒等表现。进展为急性或亚急性肝衰竭（ALF/SALF）者则可出现黄疸、凝血功能障碍、腹水、肝性脑病等相关症状。特殊表型患者，可呈现各自不同的临床表现，如药物超敏反应综合征患者可出现发热、皮疹等肝外症状。

五、辅助检查

1. 实验室检查 完整的肝脏生物化学检查包括ALT、AST、ALP、GGT、总胆红素（TBil）、直接胆红素（DBil）、白蛋白等。血清ALT、AST、ALP是可反映肝损伤的指标，结合反映肝脏功能受损的指标如TBil、白蛋白、凝血酶原时间或国际标准化比值（INR），有助于判断肝损伤严重程度。

诊断急性DILI时肝脏生物化学阈值需要达到下述标准之一：① ALT ≥ 5 × ULN；② ALP ≥ 2 × ULN（尤其是伴随GGT升高且排除骨骼疾病引起的ALP水平升高）；③ ALT ≥ 3 × ULN同时TBil ≥ 2 × ULN。未达上述阈值标准而因果关系评估为药物引起者，可界定为药物性肝脏生物化学异常。需要提醒的是，上述肝脏生物化学阈值标准仅适用于急性DILI时的诊断，不适用于慢性和特殊表型DILI的临床诊断。

2. 影像学检查　超声、X线、计算机体层成像（CT）或磁共振成像（MRI）是包括DILI在内各种肝脏疾病诊断或鉴别诊断中的常用影像学检查手段。所有疑似DILI患者应行腹部超声的常规检查进行初步排查。CT/MRI或超声内镜等常规影像学检查应视患者的具体情况而定，必要时可考虑进行磁共振胆胰管成像（MRCP）或经内镜逆行胆胰管成像（ERCP）。

3. 肝组织活检　在DILI的诊断中，肝组织活检主要用于排除其他肝胆疾病所造成的肝损伤；若肝组织中出现嗜酸性粒细胞浸润、小泡型脂滴或重金属沉着，有助于DILI的诊断。

4. 生物标志物　近年报道多种新的与DILI相关的血清学、生物化学和组织学生物标志物，但这些标志物对DILI诊断均缺乏特异性，临床应用价值尚需要广泛验证。目前发现吡咯–蛋白加合物是诊断“土三七”引起肝窦阻塞综合征（HSOS）/肝小静脉闭塞症（HVOD）的重要生物标志物，对乙酰氨基酚（acetaminophen，APAP）有毒代谢产物N–乙酰基–对–苯醌亚胺（NAPQI）和APAP–蛋白加合物是诊断APAP–DILI的特异性生物标志物。

六、诊断及鉴别诊断

1. 诊断　主要根据用药史、停用药物后的恢复情况、再用药时的反应、实验室有肝细胞损伤及胆汁淤积的证据确定诊断。

DILI诊断的基本条件：① 有药物暴露史；② 排除其他原因或疾病所致的肝功能损伤；③ 可能有危险因素和药物说明书含有肝毒性信息；④ 肝脏损伤在相应的潜伏期，通常1~4周；⑤ 停药后，肝功能指标有所改善；⑥ 偶尔再次给药，迅速激发肝损伤。其中① ② 是诊断DILI的必要条件，③ ~⑥ 是非必要条件。

DILI严重程度分级：国际上通常将DILI分为1~5级，我国2023年《中国药物性肝损伤诊治指南（2023年版）》对分级略修正，将DILI分为1~4级。

1级（轻度）：ALT ≥ 5 × ULN或ALP ≥ 2 × ULN且TBil < 2 × ULN。

2级（中度）：ALT ≥ 5 × ULN或ALP ≥ 2 × ULN且TBil ≥ 2 × ULN，或有症状性肝炎。

3级（重度）：ALT ≥ 5 × ULN或ALP ≥ 2 × ULN且TBil ≥ 2 × ULN，或有症状性肝炎并达到下述任何1项。① INR ≥ 1.5；② 腹水和/或肝性脑病，病程 < 26周，且无肝硬化；③ DILI导致的其他器官功能衰退。

4级（致命）：因DILI死亡，或接受肝移植才能生存。

当临床诊断有困难时，可采用国际上常用的RUCAM评分系统（表4–11–1）协助诊断。

▼ 表4-11-1　2015年版RUCAM量表-1（肝细胞损伤型DILI/HILI专用）

肝细胞损伤型评估项目	分值	结果
1. 从服用药物/草药至肝损伤发病的时间		
• 5~90d（再用药1~15d）	+2	□
• <5d或>90d（再用药时间>15d）	+1	□
或：从停用药物/草药至肝损伤发病的时间		
• ≤15d（慢代谢化学药物除外>15d）	+1	□
2. 停用药物/草药后的ALT变化过程（ALT峰值和ULN的百分数差）		
• 8d内下降≥50%	+3	□
• 30d内下降≥50%	+2	□
• 无信息或继续用药	0	□
• 30d后下降≥50%	0	□
• 30d内下降<50%或再次升高	–2	□
3. 危险因素		
• 饮酒（当前饮酒量：女性>20g/d，男性>30g/d）	+1	□
• 饮酒（当前饮酒量：女性≤20g/d，男性≤30g/d）	0	□
• 年龄≥55岁	+1	□
• 年龄<55岁	0	□
4. 同时应用的药物/草药		
• 无同时应用的药物/草药，或无信息	0	□
• 同时应用的药物/草药与肝损伤发病时间不相容	0	□
• 同时应用的药物/草药与肝损伤发病时间相容或提示	–1	□
• 已知同时应用的药物/草药具有肝毒性，且与肝损伤发病时间相容或提示	–2	□
• 有证据显示同时应用的药物/草药在本例起作用（再用药反应或确证试验阳性）	–3	□
5. 其他肝损伤病因的检查	阴性：√	未做：√
组Ⅰ（7类病因）		
• HAV感染：抗-HAVIgM	□	□
• HBV感染：HBsAg，抗-HBc IgM，HBV DNA	□	□
• HCV感染：抗-HCV，HCV RNA	□	□
• HEV感染：抗-HEV IgM，抗-HEV IgG，HEV RNA	□	□

续表

肝细胞损伤型评估项目	分值	结果
• 肝胆超声波成像/肝血管彩色多普勒成像/腔内超声检查/CT/MRC	□	□
• 酒精中毒（AST/ALT ≥ 2）	□	□
• 近期有急性低血压病史（尤其是在有潜在心脏疾病时）	□	□
组Ⅱ（5类病因）		
• 合并脓毒症、转移性恶性肿瘤、自身免疫性肝炎、慢性乙型或丙型肝炎、原发性胆汁性胆管炎（旧称原发性胆汁性肝硬化）、遗传性肝病等	□	□
• CMV感染：抗-CMVIgM，抗-CMVIgG，CMV-PCR	□	□
• EBV感染：抗-EBV IgM，抗-EBV IgG，EBV-PCR	□	□
• HSV感染：抗-HSV IgM，抗-HSV IgG，HSV-PCR	□	□
• VZV感染：抗-VZV IgM，抗-VZV IgG，VZV-PCR	□	□
组Ⅰ和组Ⅱ计分		
• 所有组Ⅰ和组Ⅱ的病因均能合理地排除	+2	□
• 组Ⅰ的7种病因可排除	+1	□
• 组Ⅰ的6或5种病因可排除	0	□
• 组Ⅰ可排除的病因不足5种	−2	□
• 备择病因高度可能	−3	□
6. 药物/草药的既往肝毒性		
• 产品说明书上有肝毒性标注	+2	□
• 肝毒性有报道，但说明书上未标注	+1	□
• 未知	0	□
7. 非故意的再暴露反应		
• 再用药前ALT低于5ULN，再次单用药物/草药后ALT加倍升高	+3	□
• 再次给予首次反应时应用的药物/草药，ALT加倍升高	+1	□
• 在与首次用药相同的条件下，ALT升高但低于ULN	−2	□
• 其他情况	0	□
该病例的总评分		

注：总评分与因果关系分级，≤0，可排除（excluded）；1~2，不可能（unlikely）；3~5，有可能（possible）；6~8，很可能（probable）；≥9，极可能（highly probable）。

ALT，丙氨酸转氨酶；AST，天冬氨酸转氨酶；CMV，巨细胞病毒；CT，计算机体层成像；DILI，药物性肝病；EBV，EB病毒；HAV，甲型肝炎病毒；HBc，乙型肝炎病毒核心；HBsAg，乙型肝炎表面抗原；HBV，乙型肝炎病毒；HCV，丙型肝炎病毒；HEV，戊型肝炎病毒；HILI，草药诱导性肝损伤；HSV，单纯疱疹病毒；MRC，磁共振胆管造影；ULN，正常值上限；VZV，水痘-带状疱疹病毒。

2. 鉴别诊断 DILI需要与各型病毒性肝炎（特别是散发性戊型肝炎）、非酒精性脂肪性肝病（NAFLD）、酒精性肝病、自身免疫性肝炎（AIH）、原发性硬化性胆管炎（PSC）、肝豆状核变性、α_1-抗胰蛋白酶缺乏症、血色病等各类肝胆疾病相鉴别。

七、治疗

基本治疗原则：① 及时停用可疑肝损伤药物，尽量避免再次使用可疑或同类药物；② 应充分权衡停药引起原发病进展和继续用药导致肝损伤加重的风险；③ 根据DILI的临床类型选用适当的药物治疗；④ ALF/SALF等重症患者必要时可考虑紧急肝移植。

还原型谷胱甘肽（GSH）为体内主要的抗氧化剂，具有清除自由基、抑制胞膜脂质过氧化作用，可减轻肝损伤。甘草类药物除具有抗脂质过氧化作用外，还能降低血清转氨酶水平。多烯磷脂酰胆碱可与膜结合，起到修复、稳定、保护生物膜的作用。S-腺苷甲硫氨酸通过转硫基作用，促进谷胱甘肽和半胱氨酸的生成，从而对抗自由基所造成的肝损伤；其在体内合成的牛磺酸与胆酸结合后可增加胆酸的可溶性，对肝内胆汁淤积有一定的防治作用。重型患者可选用N-乙酰半胱氨酸（NAC）。NAC可清除多种自由基，临床越早应用效果越好。成人一般用法：50~150mg/(kg·d)，总疗程不低于3日。治疗过程中应严格控制给药速度，以防不良反应。熊去氧胆酸（UDCA）为内源性亲水性胆汁酸，可改善肝细胞和胆管细胞的分泌，并有免疫调节作用。糖皮质激素对DILI的疗效尚缺乏随机对照研究，应严格掌握治疗适应证，宜用于超敏或自身免疫征象明显且停用肝损伤药物后生化指标改善不明显或继续恶化的患者，并应充分权衡治疗收益和可能的不良反应。

对肝衰竭的重症患者治疗包括：对症支持治疗、清除毒性药物（人工肝治疗）、防治并发症及必要时进行肝移植。

八、预后

多数患者及时停药后预后良好，肝损伤严重者预后较差。据报道，不同类型DILI的病死率有差异，肝细胞型约12.7%、胆汁淤积型约7.8%、混合型约2.4%。

九、预防

有药物过敏史或过敏体质者、肝肾功能障碍者、新生儿及营养障碍者应注意药物的选择和剂量；尽量避免使用具有潜在肝毒性的药物；加强对新药治疗时不良反应的监测。

（王菲）

学习小结

药物性肝病指由各类处方或非处方的化学药物、生物制剂、传统中药、天然药、保健品、膳食补充剂及其代谢产物乃至辅料等所诱发的肝损伤。临床可表现为急性或慢性肝损伤，可进展为肝硬化，严重者可致急性肝衰竭甚至死亡。摄入体内的药物和/或其代谢产物对肝脏产生的直接损伤以及代谢异常、线粒体损伤和氧化应激、免疫损伤、炎症应答及遗传因素等是药物性肝病的主要发生机制。根据用药史、停用药物后的恢复情况、再用药时的反应、实验室有肝细胞损伤及胆汁淤积的证据进行确诊。

复习思考题

1. 药物性肝病的诱因和风险因素是什么？
2. 药物性肝病的发病机制如何？
3. 药物性肝病的临床分型和表现是什么？
4. 药物性肝病的基本治疗原则包括什么？

第十二章　肝硬化

04篇12章

学习目标

掌握　肝硬化的临床表现、并发症、实验室及其他检查、诊断要点。
熟悉　肝硬化的病因、腹水的治疗、并发症处理原则。
了解　肝硬化的病理改变。

肝硬化（cirrhosis of liver）是各种慢性肝病进展至以肝纤维化、假小叶再生结节形成和肝内外血管增殖为特征的病理阶段。本病早期在临床上可无明显症状，后期以门静脉高压和肝功能减退为临床特征，并伴有全身多系统损害。晚期常出现消化道出血、肝性脑病、继发感染等严重并发症。

一、病因与发病机制

1. 病因　引起肝硬化的病因很多，在我国目前以病毒性肝炎为主，国外以酒精性肝病和脂肪性肝病多见。

（1）病毒性肝炎：主要为乙型、丙型肝炎病毒感染或丁型与乙型肝炎病毒重叠感染，尤以乙型慢性活动性肝炎为主要原因。部分免疫功能不全者感染戊型肝炎病毒也可慢性化发展至肝纤维化、肝硬化。

（2）酒精中毒：长期大量饮酒时，酒精及其代谢产物乙醛损伤肝细胞可引起酒精性肝炎，继而发展为肝纤维化、肝硬化。

（3）胆汁淤积：持续肝内胆汁淤积或肝外胆管阻塞时，可引起原发性或继发性胆汁性胆管炎。

（4）循环障碍：慢性充血性心力衰竭、缩窄性心包炎、肝静脉和/或下腔静脉阻塞，可致肝细胞长期淤血缺氧、坏死和结缔组织增生，最终变成淤血性或心源性肝硬化。

（5）化学毒物或药物：长期接触苯酚、四氯化碳、磷、砷等化学毒物或服用双醋酚丁、甲基多巴、四环素等药物，可引起中毒性或药物性肝炎，最终演变为肝硬化。

（6）遗传性疾病：由于遗传或先天性酶缺陷，致其代谢产物沉积于肝，引起肝细胞坏死和结缔组织增生，如肝豆状核变性（铜沉积）、血色病（铁质沉着）、α_1-抗胰蛋白酶缺乏症和半乳糖血症。

（7）营养代谢异常：肥胖、2型糖尿病、高脂血症等伴随的胰岛素抵抗，引起肝细胞脂质代谢失衡，导致肝细胞脂肪变性，甚至发生炎症坏死乃至肝纤维化、肝硬化。慢性炎症性肠病，长期食物中缺乏蛋白质、维生素、微量元素及抗脂肪肝物质等，可引起吸收不良和营养失调、肝细胞脂肪变性和坏死，以及降低肝对其他致病因素的抵抗力等。

（8）免疫紊乱：自身免疫性肝病可进展为肝硬化。自身免疫性肝病是由于自身免疫功能紊乱所引起肝细胞或胆管细胞的慢性炎症。

（9）寄生虫感染：长期或反复感染血吸虫病患者，虫卵主要沉积于汇管区，虫卵及其毒性产物可引起大量结缔组织增生，但再生结节不明显，故称血吸虫性肝纤维化。华支睾吸虫寄生于人体肝内外胆管，引起胆管炎症和胆汁淤积，也可进展为肝硬化。

（10）原因不明：发病原因一时难以肯定，称为隐源性肝硬化。

2. 发病机制 炎症等致病因素可激活肝星状细胞（hepatic stellate cell）或诱导肝细胞向间质细胞转变，从而导致细胞外基质的合成与降解失衡，形成肝纤维化直至肝硬化。

肝硬化的演变发展过程包括4个方面。① 肝细胞变性坏死：广泛肝细胞变性坏死导致肝小叶纤维支架塌陷。② 再生结节形成：残存肝细胞不沿原支架排列再生，形成不规则结节状肝细胞团（再生结节）。③ 假小叶形成：自汇管区和肝包膜有大量纤维结缔组织增生，形成纤维束，自汇管区–汇管区或自汇管区–肝小叶中央静脉延伸扩展，即所谓纤维间隔，包绕再生结节或将残留肝小叶重新分割，改建成为假小叶，这就是肝硬化已经形成的典型形态改变。④ 门静脉高压：由于上述病理变化，造成肝内血液循环的紊乱，表现为血管床缩小、闭塞或扭曲，血管受到再生结节挤压，从而引起门静脉压力增高；肝内门静脉、肝静脉和肝动脉三者之间分支失去正常关系，并相互出现交通吻合支等，这些严重的肝血液循环障碍，不仅是形成门静脉高压的病理基础，且更加重肝细胞的营养障碍，促进肝硬化病变的进一步发展。

3. 病理 在大体形态上，肝脏变形，早期肿大，晚期缩小，质地变硬、重量减轻，外观呈棕黄色或灰褐色，表面有弥漫性大小不等的结节和塌陷区，边缘较薄而硬，肝包膜增厚。切面可见肝正常结构消失，被圆形或近圆形的岛屿状结节代替，结节周围有灰白色的结缔组织间隔包绕。

在组织学上，正常肝小叶结构破坏或消失，被假小叶所取代。有的假小叶由几个不完整的肝小叶构成，有的假小叶则由再生肝细胞结节构成，肝细胞的排列和血窦的分布极不规则。汇管区因结缔组织增生而显著增宽。

根据结节形态，肝硬化组织病理可分为以下3种类型。

（1）小结节性肝硬化：最为常见。结节大小相仿，直径一般在3~5mm，最大不超过1cm，纤维间隔较细，假小叶大小亦较一致。

（2）大结节性肝硬化：由大片肝坏死引起，结节粗大，大小不均，直径在1~3cm，最大可达5cm，结节由多个假小叶构成，纤维间隔宽窄不一，假小叶大小不等。

（3）结节混合性肝硬化：为上述2型的混合型，即肝内同时存在大、小结节2种病理形态，实际上此型肝硬化亦很常见。

二、临床表现

通常情况下，肝硬化起病隐匿，病程发展缓慢，早期病情亦较轻，可潜伏3~5年甚至10年以上，少数因短期大片肝坏死，3~6个月便发展成肝硬化。目前，临床上将肝硬化分为肝功能代偿期、失代偿期和再代偿期。

1. 代偿期　从临床观察来看，此期患者症状较轻，缺乏特异性。主要以乏力、食欲减退等症状出现较早，且较突出，有些患者可伴有腹胀不适、恶心、上腹隐痛、轻微腹泻等。上述症状多呈间歇性出现，因劳累或伴发其他疾病而表现出来，经休息或治疗后症状可缓解。患者营养状态一般，肝轻度肿大，质地结实或偏硬，无或有轻度压痛，脾轻或中度肿大。肝功能检查结果正常或轻度异常。部分代偿期肝硬化已有门静脉压力升高。

2. 失代偿期　肝功能失代偿期症状显著，主要为肝功能减退和门静脉高压两大类临床表现，如腹水、肝性脑病、食管胃静脉曲张破裂出血、脓毒血症、肝肾综合征等。

（1）肝功能减退

1）全身症状：① 一般情况与营养状况较差，不同程度的乏力、精神不振，严重者卧床不起；② 体重减轻，尤其以面部、锁骨上窝以及下肢的脂肪减少最为明显；③ 部分患者有不规则发热；④ 维生素缺乏引起的口角炎、夜盲症、眼干燥症及多发性神经炎等，有些患者还有水肿。

2）皮肤黏膜改变：① 皮肤干燥，面色黝黯无光泽（肝病面容）；② 水肿，一般以下肢踝部皮下水肿为主，常与腹水并存，严重时可出现阴部、阴囊水肿；③ 蜘蛛痣和毛细血管扩张；④ 肝掌；⑤ 黄疸，部分患者可有，一般不太严重，若黄疸呈进行性加深，说明肝细胞持续坏死，或有胆汁淤积，预后差，严重黄疸多伴皮肤瘙痒。

3）消化道症状：食欲缺乏，甚至厌食，进食后常感上腹部饱胀不适、恶心和呕吐，尤其对油腻食物或高蛋白性食物的耐受性较差。有些患者因腹水和胃肠积气而腹胀难忍。上述症状与肝硬化门静脉高压导致的胃肠道淤血水肿、消化吸收障碍和肠道菌群失调等有关。

4）出血倾向和贫血：常有鼻出血、牙龈出血、皮肤紫癜、胃肠出血、月经过多等倾向，与肝合成凝血因子减少、脾功能亢进和毛细血管脆性增加有关。患者常有不同程度的贫血，以正细胞正色素性贫血为主，偶见巨细胞性贫血，由营养不良、肠道吸收障碍、胃肠失血和脾功能亢进等因素引起。

5）内分泌紊乱：主要有雌激素增多，雄激素减少。肝功能减退时对雌激素的灭能作用减弱，雌激素在体内蓄积，通过负反馈抑制腺垂体的分泌功能，从而影响垂体－性腺轴或垂体－肾上腺皮质轴的功能，致雄激素减少，糖皮质激素亦减少。由于雌、雄激素平衡失调，在男性患者常有性欲减退、睾丸萎缩、毛发脱落及乳房发育等；女性有月经失调、闭经、不孕等。患者面部、颈、上胸、肩背和上肢等部位出现蜘蛛痣和/或毛细血管扩张；在手掌大鱼际、小鱼际和指端腹侧部位有红斑，称为肝掌，认为均与雌激素增多有关。在肝功能减退时，肝对醛固酮和抗利尿激素灭能作用减弱，致继发性醛固酮增多和抗利尿激素增多，使水钠潴留、尿量减少和水肿，对腹水的形成和加重亦起重要的促进作用。由于肾上腺皮质功能减退，患者面部（尤其眼眶周围）和其他暴露部位，可见皮肤色素沉着。

（2）门静脉高压：门静脉系统阻力增加和门静脉血流量增多，是形成门静脉高压的发生机制。脾大、侧支循环的建立和开放、腹水是门静脉高压的三大临床表现。尤其侧支循环开放，对门静脉高压有诊断性意义。

1）脾大与脾功能亢进：脾因长期淤血和其中的单核吞噬细胞、纤维结缔组织增生而肿大，多为轻、中度肿大，部分可达脐下。肿大的脾脏滞留或吞噬血细胞，引起白细胞、血小板和红细胞计数减少，称为脾功能亢进。

2）侧支循环的建立和开放：门静脉压力增高，正常经肝回心的血流受阻，导致门静脉系统许多部位与腔静脉之间建立门体侧支循环。临床上有3组重要的侧支循环开放。① 食管和胃静脉曲张：系门静脉系的胃冠状静脉和腔静脉系的食管静脉、肋间静脉、奇静脉等开放沟通，是门静脉高压时发生上消化道大出血的重要原因；② 腹壁静脉曲张：门静脉高压时脐静脉重新开放，与副脐静脉、腹壁静脉等连接，在脐周腹壁可见纡曲的静脉，以脐为中心向上下腹延伸，脐周静脉出现异常明显曲张者，外观呈水母头状；③ 痔静脉扩张：系门静脉系的直肠上静脉与下腔静脉系的直肠中、下静脉沟通，有时扩张形成痔核，破裂时引起便血。此外，脾静脉、胃静脉可与左肾静脉沟通形成脾肾分流；腹膜后门静脉与下腔静脉之间的细小静脉也可增多、曲张。

3）腹水：是肝硬化失代偿期最突出的临床表现，失代偿期患者75%以上有腹水。开始多为轻中度腹水，经适当休息或治疗可以消退。当进展至后期时，大量腹水使腹部膨隆，腹部皮肤绷紧发亮，状如蛙腹，患者行走困难，有时膈肌显著抬高，出现端坐呼吸和脐疝。部分患者伴有胸腔积液，多见于右侧，系腹水通过膈淋巴管或经瓣性隔膜孔进入胸腔所致。腹水形成的机制为钠、水的过量潴留，与下列腹腔局部因素和全身因素有关。但各个因素在腹水形成和持续阶段所起的作用有所侧重，其中肝功能不全和门静脉高压贯穿整个过程。① 门静脉压力增高：超过300mmH_2O时，腹腔内脏血管床静水压增高，组织液回吸收减少而漏入腹腔；② 低白蛋白血症、血浆胶体渗透压降低：白蛋白低于30g/L时，血浆胶体渗透压降低，致血液成分外渗；③ 肾素-血管紧张素-醛固酮系统（RAAS）活性增高：门静脉高压引起脾脏和全身循环改变，致使RAAS活性增高，导致水钠潴留，是腹水形成和不易消退的重要原因；④ 肝淋巴液生成过多：肝静脉回流受阻时，血浆自肝窦壁渗透至窦旁间隙，致肝淋巴液生成增多（每日7~11L，正常为1~3L），超过胸导管引流的能力，淋巴液自肝包膜和肝门淋巴管渗出至腹腔；⑤ 抗利尿激素分泌增多：致水的重吸收增加；⑥ 有效循环血容量不足：致肾交感神经活动增强，前列腺素、心房钠尿肽以及激肽释放酶-激肽活性降低，从而导致肾血流量、排钠和排尿量减少。

（3）肝触诊：肝脏大小取决于肝内脂肪浸润、再生结节和纤维化的程度，与病因、病程和病理类型有关。早期表现为肝大、肝脏表面尚平滑，晚期肝脏质地坚硬，边缘较薄，可触及结节或颗粒状。通常无压痛，但在肝细胞进行性坏死或炎症时则可有轻压痛。

3. 再代偿期 失代偿期患者经过积极治疗，病因有效控制、并发症有效控制，病情明显缓解超过1年，可认为进入“再代偿期”。

4. 并发症

（1）上消化道出血：为最常见的并发症。多突然发生大量的呕血或者黑便，常引起出血性休克或诱发肝性脑病。出血病因除食管、胃静脉曲张破裂外，部分为并发胃黏膜糜烂或消化性溃疡所致。

（2）肝性脑病：是本病最严重的并发症，亦是最常见的死亡原因（详见本篇第十四章）。

（3）感染：肝硬化患者抵抗力低下，常并发细菌感染，如肺炎、胆道感染、败血症、自发性细菌性腹膜炎（spontaneous bacterial peritonitis，SBP）等。SBP的致病菌多为革兰氏阴性杆菌如大肠埃希菌等，一般起病较急，表现为发热、腹痛、腹胀、腹水迅速增长或腹水持续不减，严重者出现中毒性休克，查体发现轻重不等的全腹压痛等腹膜刺激征。

（4）门静脉血栓（portal vein thrombosis）或海绵样变：肝硬化时因门静脉血流淤滞，导致门静脉主干、肠系膜上静脉、肠系膜下静脉或脾静脉血栓形成。该并发症较常见，尤其是脾切除术后，门静脉、脾静脉栓塞率可高达25%。门静脉血栓严重阻断入肝血流时，导致严重的食管胃静脉曲张、中重度腹胀痛、顽固性腹水等。慢性门静脉血栓时，门静脉主干狭窄、萎缩甚至消失，在门静脉周围形成细小迂曲的侧支循环网状血管，称为门静脉海绵样变。

（5）肝肾综合征：失代偿期肝硬化出现大量腹水时，由于有效循环血容量不足及肾内血液重分布等因素，可发生肝肾综合征，又称功能性肾衰竭。其特征为自发性少尿或无尿、氮质血症、稀释性低钠血症和低尿钠，但肾却无重要病理改变。引起肝肾综合征的关键环节是肾血管收缩，导致肾皮质血流量和肾小球滤过率持续降低。常见诱因为大量放腹水、剧烈利尿、上消化道大出血、SBP等。

（6）原发性肝癌：并发原发性肝癌者多见于大结节性或大小结节混合性肝硬化。如患者短期内出现肝脏迅速增大、持续性肝区疼痛、肝表面发现肿块或腹水呈血性等，应怀疑并发原发性肝癌，并行进一步检查。

（7）电解质和酸碱平衡紊乱：肝硬化患者常有电解质紊乱，失代偿期更加明显。① 低钠血症：长期钠摄入不足（原发性低钠）、长期利尿或大量放腹水导致钠丢失、抗利尿激素增多致水潴留超过钠潴留（稀释性低钠）；② 低钾低氯血症与代谢性碱中毒：摄入不足、呕吐、腹泻、长期应用利尿剂或高渗葡萄糖液、继发性醛固酮增多等，均可促使或加重血钾和血氯降低，低钾低氯血症可导致代谢性碱中毒，并诱发肝性脑病。

（8）肝肺综合征：是指发生在严重肝病基础上的低氧血症，包括严重肝病、低氧血症/肺泡－动脉氧梯度增加和肺内血管扩张三联征。

三、辅助检查

1. 实验室检查

（1）血常规：在代偿期多正常，失代偿期有轻重不等的贫血。脾功能亢进时白细胞和血小板计数减少。

（2）尿、粪常规：代偿期一般无变化，有黄疸时可出现尿胆红素，并有尿胆原增加，有时可见到蛋白、管型和血尿。消化道出血时粪隐血试验阳性。

（3）肝功能：代偿期肝硬化的肝功能大多正常或有轻度异常，失代偿期患者多有较全面的损害。① 转氨酶：ALT和AST常有轻、中度增高，一般以ALT增高较显著，肝细胞严重坏死时则AST活力常高于ALT；② 胆红素：出血坏死型失代偿期肝硬化的血清胆红素有不同程度增高，血清胆红素持续升高常提示病变活动，肝细胞继续坏死，预后不良；③ 血清蛋白：血清总蛋白正常、降低或增高，白蛋白（A）降低、球蛋白（G）增高，A/G倒置，血清白蛋白的高低是反映肝脏合成代谢功能的重要指标之一，也是肝硬化诊断和判断预后指标之一；④ 凝血酶原时间（PT）：也是反映肝脏合成代谢功能或储备功能的指标之一，在代偿期可正常，失代偿期则有不同程度延长，经注射维生素K亦不能纠正；⑤ 胆固醇：显著降低提示预后不良；⑥ 肝纤维化指标：血清Ⅲ型前胶原肽、透明质酸、板层素等浓度常显著增高。

（4）免疫功能检查：肝硬化时可出现以下免疫功能改变。① 细胞免疫：半数以上的患者T淋巴细胞数低于正常，CD3、CD4和CD8细胞均有降低；② 体液免疫：免疫球蛋白IgG、IgA均可增高，一般以IgG增高最为显著，与γ-球蛋白的升高相平行；③ 自身免疫抗体：部分患者还可出现非特异性自身抗体，如抗核抗体、线粒体抗体等；④ 肝炎病毒标记：病因为病毒性肝炎者，乙型、丙型或丁型肝炎病毒标记呈阳性反应；⑤ 甲胎蛋白（AFP）：小部分肝硬化患者AFP轻度升高，动态监测AFP变化是早期发现肝硬化并发原发性肝癌的措施之一。

（5）腹水检查：一般为漏出液，如并发自发性腹膜炎，则腹水透明度降低，比重介于漏出液和渗出液之间，白细胞计数增多，常在$500\times10^9/L$以上，其中多形核白细胞计数$>250\times10^9/L$。并发结核性腹膜炎时，则以淋巴细胞为主。腹水呈血性应高度怀疑癌变，宜行细胞学检查。当疑诊自发性腹膜炎时，需要行腹水细菌培养，并以药物敏感试验作为选用抗生素的参考。

2. 影像学检查

（1）X线检查：食管静脉曲张时行食管X线钡剂检查显示虫蚀样或蚯蚓状充盈缺损，纵行黏膜皱襞增宽，胃底静脉曲张时可见菊花样充盈缺损。

（2）超声检查：超声显像可显示肝大小、外形改变、癌变和脾大，门静脉高压者门静脉主干内径>13mm，脾静脉内径>8mm，多普勒超声检查尚能检测门静脉的血流速度、方向和血流量。

（3）CT和MRI检查：可显示早期肝大，晚期肝左、右叶比例失调，右叶萎缩，左叶增大，肝表面不规则，脾大，腹水。更能较好显示癌变病灶。

（4）放射性核素检查：可见肝摄取核素稀疏，肝左右叶比例失调，脾脏核素浓集。

3. 内镜检查　被推荐为明确有无食管胃底静脉曲张的首选检查方法。胃镜可直接看见静脉曲张及其部位和程度，阳性率较X线检查为高；在并发上消化道出血时，急诊胃镜检查可判明出血部位和病因，并可进行镜下止血治疗。

腹腔镜检查可直接观察肝外形、表面、色泽、边缘及脾等改变，亦可感触其硬度，直视下对病变明显处行穿刺活组织检查，对鉴别肝硬化、慢性肝炎和原发性肝癌以及明确肝硬化的病因很有帮助。

4. 肝穿刺活组织检查　可以观察肝内组织结构，若见有假小叶形成，可确诊为肝硬化。

四、诊断与鉴别诊断

1. 诊断　主要根据：① 病史，有助于了解肝硬化的病因，详细询问患者的肝炎史、饮酒史、药物史、输血史、社交史及家族遗传疾病史；② 症状体征，根据临床表现逐一检查，确定是否有门静脉高压和肝功能减退的表现；③ 肝功能检测，血清白蛋白降低、胆红素升高、凝血酶原时间延长提示肝功能失代偿；④ 影像学检查，超声、CT或MRI有助于本病的诊断。

完整的诊断包括病因、病理、肝功能和并发症。

（1）病因：明确肝硬化的病因对于相关治疗及预后评估有着密切关系。根据上述各种病因行各项检查来排除及确定病因，如考虑肝炎引起肝硬化可以行肝炎标志物的检查，考虑肝豆状核变性可以测定血清铜蓝蛋白及眼科检查特异性凯－弗环（K–F环）。病因不明时，肝穿刺组织病理学观察和人体基因测序有助于明确诊断。

（2）病理：肝组织学检查可明确诊断及病理分型。

（3）肝脏储备功能：其可以用Child–Pugh改良肝功能计分分级法来评定（表4–12–1）。

▼ 表4–12–1　Child–Pugh改良肝功能计分分级法

检查项目	分数		
	1分	2分	3分
血清胆红素/（μmol·L^{-1}）	<34.2	34.2~51.3	>51.3
血清白蛋白/（g·L^{-1}）	>35	28~35	<28
凝血酶原时间延长/s	<4	4~6	>6
腹水	无	轻/中（对利尿剂有反应）	张力腹水（对利尿剂反应差）
脑病	无	1~2级（或有诱因）	3~4级（慢性）

注：积分5~6分为A级，7~9分为B级；≥10分为C级。

（4）并发症：一些并发症的出现可以进一步明确肝硬化的诊断及了解病情的程度。

2. 鉴别诊断

（1）与表现为肝大的疾病鉴别：主要有慢性肝炎、原发性肝癌、血吸虫病、华支睾吸虫病、肝棘球蚴病，某些累及肝的代谢疾病和血液病等。

（2）与引起腹水和腹部胀大的疾病鉴别：如结核性腹膜炎、缩窄性心包炎、慢性肾小球肾炎、右心功能不全、腹腔内肿瘤和巨大卵巢囊肿等。

（3）与肝硬化并发症的鉴别：① 上消化道出血，应与消化性溃疡、急性胃黏膜损害、胃癌等鉴别；② 肝性脑病，应与低血糖、尿毒症、糖尿病酮症酸中毒等鉴别；③ 肝肾综合征，应与慢性肾小球肾炎、急性肾小管坏死等引起的肾衰竭鉴别。

五、治疗

本病无特效治疗，肝硬化应该综合治疗。关键在于早期诊断，针对病因，加强一般治疗，使病情缓解，延长其代偿期；对失代偿期患者主要是对症治疗、改善肝功能、积极治疗并发症。

1. 一般治疗

（1）休息：代偿期患者宜适当减少活动，可参加轻工作，劳逸结合；失代偿期患者应卧床休息为主。

（2）饮食：以高热量、高蛋白质和维生素丰富而易消化的食物为宜。肝功能显著损害或有肝性脑病先兆时，应限制或禁食动物蛋白质；有腹水时应少盐或无盐饮食。禁酒及避免进食粗糙、坚硬食物，禁用损害肝脏的药物。

（3）支持治疗：失代偿期患者食欲减退、进食量少，且多有恶心、呕吐，宜静脉输入高渗葡萄糖液以补充热量，输液中可加入维生素C、胰岛素、氯化钾等；应特别注意维持水、电解质和酸碱平衡，病情较重者应用复方氨基酸、白蛋白、血浆或鲜血。

2. 药物治疗　对于代偿期患者，治疗旨在延缓肝功能失代偿、预防肝细胞肝癌发生；对于失代偿期患者，则以改善肝功能、治疗并发症、延缓或减少对肝移植需求为目标。

（1）病因治疗：应尽快开始，是肝硬化治疗的关键。

（2）保护肝细胞和促进肝细胞再生的药物："护肝药"品种繁多，不宜滥用。多种维生素、肌苷等可供选用。

（3）抗纤维化治疗：秋水仙碱有抗炎症和抗纤维化作用，对肝储备功能尚好的代偿期肝硬化有一定疗效。剂量1mg/d，分2次口服，每周服药5日。由于需要长期服用，应注意胃肠反应及粒细胞减少的副作用。干扰素兼有抗病毒和抗纤维化治疗作用，适用肝功能尚好的患者。

（4）中医药治疗：中医药治疗肝硬化历史悠久，能改善肝功能和具有抗纤维化作用。

3. 腹水的治疗　在上述一般治疗的基础上，腹水的治疗可采取以下方法，以利尿剂的使用最为广泛。

（1）限制钠、水的摄入：腹水患者必须限钠，给无盐或低盐饮食，每日摄入钠500~800mg（氯化钠1.2~2.0g）；进水量限制在1 000ml/d左右，如有显著低钠血症，则应限制在500ml/d以内。约有15%的患者通过钠、水摄入的限制，可产生自发性利尿，使腹水减退。经低盐饮食和限制水的摄入4日后，体重减轻 <1kg应给予利尿治疗。

（2）利尿剂：主要使用螺内酯（安体舒通）和呋塞米（速尿）。螺内酯为抗醛固酮潴钾利尿剂，单独使用可导致高钾血症，尚有性激素样副作用，如男性乳房发育，可改用氨苯蝶啶。呋塞米为排钾利尿剂，单独使用时应同时服用氯化钾。目前主张螺内酯和呋塞米联合应用，可起协同作用，并减少电解质紊乱。使用螺内酯和呋塞米的剂量比例为100：40。最大剂量为400mg/d的螺内酯和160mg/d的呋塞米，呋塞米可静脉给药。利尿治疗以每日减轻体重不超过0.5kg或每周 <2kg为宜。利尿速度不宜过猛，以免诱发肝性脑病、肝肾综合征等。

（3）提高血浆胶体渗透压：对低蛋白血症者，每周定期少量、多次静脉滴注血浆或白蛋白，对改善机体一般情况、恢复肝功能、提高血浆渗透压、促进腹水的消退等有帮助。联合静脉注射呋塞米能加强利尿效果。

（4）放腹水和腹水浓缩回输：单纯放腹水只能临时改善症状，2~3日腹水迅速复原；可放腹水加输注白蛋白治疗难治性腹水，每放1 000ml腹水，同时静脉滴注白蛋白8g。腹水浓缩回输也是治疗难治性腹水的较好办法。可放腹水5 000~10 000ml，通过浓缩处理（超滤或透析）成500ml，再静脉回输，除可清除部分潴留的钠和水分外，还提高血浆白蛋白浓度和有效血容量、改善肾血液循环，从而减轻或消除腹水，但感染的腹水不可回输。不良反应和并发症有发热、感染、电解质紊乱等。

（5）腹腔–颈静脉分流术（Le–Veen引流法）和经颈静脉肝内门体静脉分流术（transjugular intrahepatic portosystemic shunt，TIPS）：前者采用装有单向阀门的硅管，一端留置于腹腔，硅管另一端自腹壁皮下朝向头颈，插入颈内静脉，利用腹胸腔压力差，将腹水引向上腔静脉。TIPS则是以介入放射学的方法在肝内门静脉与肝静脉的主要分支间建立分流通道，以显著缓解门静脉压力。

4. 门静脉高压的手术治疗 手术治疗的目的主要是降低门静脉系压力和消除脾功能亢进，有各种分流、断流术和脾切除术等，手术治疗效果与病例的选择和手术的时机密切相关。一般而言，在无黄疸或腹水、肝功能损害较轻和无并发症者，手术效果较好；大出血时急诊手术、机体一般状况差、肝功能损害显著者，手术效果差，死亡率高。

5. 并发症的治疗

（1）上消化道出血：应采取急救措施，包括禁食、静卧、加强监护、迅速补充有效血容量、纠正出血性休克和采用有效止血措施及预防肝性脑病等，尽快采取胃镜下治疗，必要时可行急诊TIPS。预防再出血，可定期对曲张静脉采用胃镜下套扎术或注射硬化剂、组织黏合剂，以及长期服用普萘洛尔、卡维地洛等非选择性β受体拮抗剂降低门静脉压力的药物；通过TIPS降低门静脉压力也是急诊止血和预防再出血的有效措施。对不能及时行内镜或TIPS操作时，可经鼻腔插入三腔二囊管压迫止血。

（2）自发性细菌性腹膜炎（SBP）：并发SBP甚至败血症后，常迅速加重肝功能的损害，应积极加强支持治疗和抗菌药物的应用。强调早期、足量应用抗菌药物。选用主要针对革兰氏阴性杆菌并兼顾革兰氏阳性球菌的抗菌药物，如氨苄西林类、头孢菌素类、喹诺酮类等，然后根据治疗的反应和细菌培养结果，考虑调整抗菌药物，用药时间不少于2周。

（3）肝性脑病：肝硬化患者出现性格及行为改变，特别是有肝性脑病诱因存在时，应及时诊断并采取预防治疗措施，详见本篇第十四章。

（4）肝肾综合征：在积极改善肝功能前提下，可采取以下措施。① 迅速控制上消化道出血、感染等诱发因素；② 严格控制输液量，量出为入，纠正水、电解质和酸碱失衡；③ 血管活性药如去甲肾上腺素、特利加压素、多巴胺等可改善肾血流量，增加肾小球滤过率；④ 输注右旋糖酐、白蛋白或腹水浓缩回输，以提高循环血容量，改善肾血流，在扩容基础上应用利尿剂；⑤ 人工血透、TIPS有助于减少缓进型转为急进型。必要时肝移植。

（5）门静脉血栓：对新近发生的血栓应行早期肝素抗凝治疗，可使80%以上患者出现完全或广泛性再通，口服抗凝药物治疗至少维持半年。TIPS适用于血栓形成时间较长、出现机化的患者。

6. 肝移植手术 终末期慢性肝病是肝移植的主要适应证。随着移植技术的改进和有效抗排异药物的问世，肝移植后1年生存率已达85%以上，是对终末期肝硬化治疗的最佳选择和希望所在。

六、预后

肝硬化的预后因病因、病变类型、肝功能代偿程度及有无并发症而有所不同。酒精性肝硬化、肝淤血引起的肝硬化、胆汁性肝硬化等，如未进展至失代偿期，在消除病因及积极处理原发疾病后，病变可趋静止，预后较病毒性肝炎肝硬化好。Child-Pugh改良肝功能计分分级法有助于判断预后。肝硬化失代偿期，已并发肝性脑病、上消化道出血、继发感染和肝肾综合征等预后较差，是肝硬化患者常见的死亡原因。

相关链接 | **门静脉高压性胃病**

门静脉高压性胃病（portal hypertensive gastropathy，PHG）是一种内镜下胃黏膜呈特征性马赛克样改变的疾病，其组织学上无明显炎症性改变，即使有炎症也很轻，和黏膜损害的程度不符合，在疾病概念上与急性胃炎（出血性或糜烂性）不同。目前，PHG的发病机制尚未完全清楚，临床上多表现为慢性隐匿性出血，出血量与PHG的持续时间、病变范围和严重程度有关。在肝硬化上消化道出血病因中，PHG仅次于食管胃底静脉曲张破裂，而在重度肝功能不全患者及重度PHG患者中，则上升为第一位出血因素，故PHG越来越引起人们的重视。

（杨长青）

学习小结

肝硬化是一种以肝细胞弥漫性坏死，继而出现弥漫性纤维化、假小叶形成和再生结节形成为特征的慢性肝病。引起肝硬化的病因很多，在我国以病毒性肝炎为主，国外以酒精中毒多见。肝硬化分为肝功能代偿期和失代偿期，临床症状多发，以门静脉高压和肝功能减退为特征，常出现上消化道出血、肝性脑病、继发感染等严重并发症。本病无特效治疗，肝硬化应该综合治疗。关键在于早期诊断，针对病因，加强一般治疗，使病情缓解，延长其代偿期；对失代偿期患者主要是对症治疗、改善肝功能、积极治疗并发症。

复习思考题

1. 肝硬化病因有哪些？
2. 肝硬化的发病机制有哪些？
3. 肝硬化的病理改变特点是什么？
4. 肝硬化的临床表现有哪些？
5. 肝硬化的并发症有哪些？
6. 肝硬化的诊断依据有哪些？

第十三章　原发性肝癌

04篇13章

学习目标

掌握　原发性肝癌的临床表现、实验室及其他检查、诊断要点与鉴别诊断。
熟悉　原发性肝癌的病因、并发症及治疗。
了解　原发性肝癌的病理改变、发病机制。

原发性肝癌指起源于肝细胞或肝内胆管上皮细胞的恶性肿瘤，包括肝细胞癌（hepatocellular carcinoma，HCC）、肝内胆管癌（intrahepatic cholangiocarcinoma，ICC）和HCC-ICC混合型3种不同的病理类型，其中HCC约占90%，通常所称的“肝癌”指HCC。肝癌是我国常见的恶性肿瘤之一，每年新发病例占全球的42%~50%。

一、病因与发病机制

原发性肝癌的病因目前为止尚不清楚，可能与慢性病毒性肝炎、肝硬化、黄曲霉毒素、某些化学物质与药物及遗传等多种因素有关。

（一）病毒性肝炎

病毒性肝炎是原发性肝癌致病因素中最为重要的一种。目前比较明确有关的有乙、丙、丁型3种。乙型肝炎病毒（HBV）感染是我国肝癌患者的主要病因，西方国家以丙型肝炎病毒（HCV）感染常见。HBV的DNA序列和宿主细胞的基因序列同时遭到破坏或发生重新整合，使癌基因激活和抑癌基因失活，从而发生细胞癌变。丙型肝炎致癌机制与HCV序列变异相关，HCV通过序列变异逃避免疫识别而持续感染肝细胞，引起肝脏长期炎症，肝细胞坏死和再生反复发生，从而积累基因突变，破坏细胞增殖的动态平衡，导致细胞癌变。

（二）肝硬化

病毒性肝炎、酒精性肝病及非酒精性脂肪肝后肝纤维化、肝硬化是肝癌发生的重要危险因素。存在肝硬化是大部分原发性肝癌的共同特征，50%~90%的患者是发生在肝硬化的基础上，肝硬化进展为肝癌的危险因素有年龄、性别、感染持续时间、酒精摄入量、乙型或丙型肝炎病毒的感染等因素。

（三）黄曲霉毒素

流行病学研究发现，粮食受到黄曲霉毒素污染严重的地区，人群肝癌发病率高，而黄曲霉毒素的代谢产物之一黄曲霉毒素B_1，能通过影响*ras*、*p53*等基因的表达而引起肝癌的发生。

（四）遗传

血色病、高酪氨酸血症、毛细血管扩张症都被认为与肝癌有一定关系，患者只有发展为肝硬化才有患肝癌的危险。其家庭聚集现象主要见于慢性乙型肝炎患者，可能与HBV的垂直及水平传播有关。

（五）其他因素

① 长期接触氯乙烯、亚硝胺类、偶氮芥类、苯酚、有机氯农药等化学物质；② 血吸虫及华支睾吸虫感染；③ 长期饮用污染水、藻类异常繁殖的河沟水；④ 香烟中多环芳烃、亚硝胺和尼古丁。

上述各种病因使肝细胞在损伤后的再生修复过程中，其生物学特征逐渐变化，基因突变，增殖与凋亡失衡；各种致癌因素也可促使癌基因（如*ras*）表达及抑癌基因（如*p21*、*p53*）受抑；慢性炎症及纤维化过程中的活跃血管增殖，为肝癌的发生发展创造了重要条件。

二、病理

（一）病理分型

1. 根据大体形态分型 ① 块状型。可分为单纯块状型、融合块状型及多块状型。单纯块状型，癌肿为单个肿块，边界清楚或不规则，常有完整或不完整包膜，有的可无包膜，肿块边缘常可见小的卫星癌结节。融合块状型，可见以癌块为中心向周围呈浸润性生长，并与邻近的大小癌结节融合成块。多块状型为2个以上的单块或融合块，本型约占原发性肝癌的30%，因多伴有肝硬化，预后较好。② 结节型。肿瘤为大小不等的结节，突出在肝脏表面，遍及全肝，多并发肝硬化。肿瘤结节呈灰白色或灰黄色，也可呈棕红色。本型可分为单结节型、融合结节型及多结节型。本型约占全部肝癌的2/3，预后较差。③ 弥漫型。表现为均匀散在微小结节，分布于整个肝脏，结节大小较一致，一般不超过肝小叶的大小，几乎总是和肝硬化同时存在，肝脏正常或略小，与肝硬化不易区别，是较少见的一型，约占原发性肝癌的5%，发展快，预后差。④ 小癌型。指癌肿直径在3cm以下，且为单个存在，一般有完整的包膜，恶性程度低，基本上是早期肝癌。手术切除率高，预后好。

2. 根据组织学特征分型 ① 肝细胞型，约占原发性肝癌的90%；② 胆管细胞型，约占10%；③ 混合型，上述2型同时存在，比较少见；④ 特殊类型，有纤维板层型肝癌、透明细胞癌等，很罕见。

（二）小肝癌的组织学及生物学特性

小肝癌的诊断标准：孤立的直径 <3cm的癌结节或相邻2个癌结节直径之和 <3cm者被称为小肝癌。其标准并不单纯是形态学的界限，而且也根据肝癌的组织学及生物学特征。小肝癌的细胞分化较好，恶性程度低，癌周有较多淋巴细胞浸润，包膜大多完整，癌栓发生率低，肝硬化程度轻。DNA倍体分析显示，小肝癌中有约70%为二倍体，而大肝癌中约有90%为异倍体，异倍体肝癌肺转移的发生率明显高于二倍体的肝癌。

（三）肝癌的转移

肝癌的转移有4种途径，即血行、淋巴、直接蔓延、浸润或种植，其中以血行转移最为重要。肝癌的转移可分为肝内转移、肝外转移。肝内转移是指肝癌细胞从原发部位经门静脉小分支转移至肝脏的其他部位，多见于主癌周围分布小结节，像卫星分布一样，被称为卫星灶。肝外转移是由于癌细胞累及肝静脉后进入体循环以及浸润种植等转移至全身各部，可涉及肺、骨骼、脑、肾上腺、腹膜、淋巴结（肝门、上腹部或腹膜后等）等部位。其中以肺部最为多见，肝癌转移至肺部早期常没有明显的症状，往往是在胸部X线检查时被发现，到了后期才会出现胸闷、气急、顽固性咳嗽、咯血等症状，若癌栓栓塞在较大肺动脉分支时，引起肺梗死，可突然发生严重呼吸困难。癌细胞转移至骨骼时，可引起局部疼痛，病理性骨折；转移至脊柱时，可因压迫脊神经而引起截瘫等。肝癌的转移多发生在晚期，但有些早期的小肝癌也可能发生肝外转移，应引起注意。通常经过细致的体格检查以及利用X线、超声、CT等检查手段是可及时发现转移病灶的。

三、临床表现

本病多见于中年男性，男女之比约为3∶1。起病隐匿，早期缺乏典型症状。临床症状明显者，病情大多已进入中晚期。本病常在肝硬化的基础上发生，或者以转移病灶症状为首发表现，此时临床容易漏诊或误诊，应予注意。中晚期临床表现如下。

1. 肝区疼痛　半数以上患者有肝区疼痛，疼痛部位处相当于肿瘤的位置，多呈持续性胀痛或钝痛。肝痛是由于肿瘤增长快速，肝包膜被牵拉所引起。如病变侵犯膈肌，疼痛可牵涉右肩。癌结节破裂时，可突然引起剧痛，并有腹膜炎症状和体征。如出血量大，则引起晕厥和休克。

2. 肝大　90%以上的患者有肝大，且呈进行性肿大。肝脏质地坚硬，表面凹凸不平，有大小不等的结节或巨块，边缘钝而不整齐，常有不同程度的压痛。肝癌突出于右肋弓下或剑突下时，上腹可呈现局部隆起或饱满。如癌肿位于膈面，则主要表现为膈肌抬高而肝下缘可不肿大。由于肝癌的动脉血管丰富而迂回，或因巨大的癌肿压迫肝动脉或腹主动脉，动脉内径骤然变窄，有时可在贴近肿瘤的腹壁上听到吹风样血管杂音。

3. 黄疸　一般出现在肝癌晚期，多为阻塞性黄疸，少数为肝细胞性黄疸。前者常因癌肿压迫或侵犯胆管或肝门转移性淋巴结肿大而压迫胆管造成阻塞所致；后者可由于癌组织肝内广泛浸润或合并肝硬化、慢性肝炎引起。

4. 肝硬化征象　伴有肝硬化门静脉高压的肝癌患者可有脾大、腹水、静脉侧支循环形成等表现。腹水很快增多，一般为漏出液。血性腹水多因癌肿侵犯肝包膜或向腹腔内破溃而引起，偶因腹膜转移癌所致。

5. 恶性肿瘤的全身性表现　有进行性消瘦、发热、食欲缺乏、乏力、营养不良和恶病质等，少数肝病患者，可有特殊的全身表现，称为伴癌综合征，以低血糖症、红细胞增多症较常见，其他罕见的有高血钙、高血脂、类癌等。

6. 转移灶症状　如发生肺、骨、胸腔等处转移，可产生相应症状。胸腔转移以右侧多见，可有胸腔积液征。骨骼或脊柱转移，可有局部压痛或神经受压症状。颅内转移癌可有神经定位体征。

四、分期

结合中国的具体国情及实践积累，根据患者体力活动状态（performance status，PS）、肝肿瘤及肝功能情况，建立了中国肝癌的分期方案（China liver cancer staging，CNLC）。

CNLC Ⅰa期：PS 0~2分，肝功能Child-Pugh A/B级，单个肿瘤，直径≤5cm，无影像学可见血管癌栓和肝外转移。

CNLC Ⅰb期：PS 0~2分，肝功能Child-Pugh A/B级，单个肿瘤，直径>5cm，或2~3个肿瘤，最大直径≤3cm，无影像学可见血管癌栓和肝外转移。

CNLC Ⅱa期：PS 0~2分，肝功能Child-Pugh A/B级，2~3个肿瘤，最大直径>3cm，无影像学可见血管癌栓和肝外转移。

CNLC Ⅱb期：PS 0~2分，肝功能Child-Pugh A/B级，肿瘤数量≥4个，肿瘤直径不论，无影像学可见血管癌栓和肝外转移。

CNLC Ⅲa期：PS 0~2分，肝功能Child-Pugh A/B级，肿瘤情况不论，有影像学可见血管癌栓，无肝外转移。

CNLC Ⅲb期：PS 0~2分，肝功能Child-Pugh A/B级，肿瘤情况不论，有无影像学可见血管癌栓不论，有肝外转移。

CNLC Ⅳ期：PS 3~4分，或肝功能Child-Pugh C级，肿瘤情况不论，有无影像学可见血管癌栓不论，有无肝外转移不论。

五、辅助检查

（一）肝癌标志物与实验室检查

对血清肝癌标志物有众多研究，达几十种之多。主要有甲胎蛋白（α-fetoprotein，AFP）及其异质体、各种血清酶、其他标志物（如异常凝血酶原、铁蛋白与酸性蛋白）等。迄今为止，在各种肝癌标志物中，灵敏度尚无超过AFP者，尤其对早期诊断而言，这已经得到约20年的临床验证。但由于我国肝癌患者有30%~40%属于AFP阴性，其他标志物在诊断AFP阴性肝癌时，仍有其应用价值。

1. 甲胎蛋白（AFP） 存在于胚胎早期血清中，在出生后即迅速消失，如重现于成人血清中则提示肝癌或生殖腺胚胎癌。此外，妊娠、肝病活动期、继发性肝癌和消化道癌中的少数患者血清中，也能测得AFP。用放射免疫法测定，正常人的AFP为1~20μg/L。AFP对肝癌诊断和临床价值可归纳为：① 为多种诊断方法中专一性仅次于病理检查的诊断方法；② 为目前最好的早期诊断方法，可在症状出现前6~12个月作出诊断；③ 为反映病情变化和治疗效果的敏感指标；④ 有助于检出亚临床期复发与转移。根据经验，凡无肝病活动证据，可排除妊娠和生殖腺胚胎癌，AFP>400μg/L并持续1个月或AFP>200μg/L并持续2个月者，即可作出肝癌的诊断。2%假阳性，主要来自胚肝、卵黄囊、胚胎、胃肠道有关的少数良恶性疾病。

2. 其他肝癌标志物 异常凝血酶原（DCP）、γ-谷氨酰转肽酶同工酶Ⅱ（γ-GT_2）、岩藻糖苷酶（AFu）、胎盘型谷胱甘肽S转氨酶（GST）、磷脂酰肌醇蛋白多糖-3（GPC3）、高尔基体蛋白

73（GP73）等有助于AFP阴性肝癌的诊断和鉴别诊断。

（二）影像学诊断

计算机与超声波、X线、核素、磁共振等的结合使20世纪80年代肝癌定位诊断突飞猛进，而且对定性诊断也有重大帮助。

1. 超声显像 是肝癌诊断国内最常用、最有效的方法。超声显像的价值可归纳为：① 确定肝内有无占位性病变，优质的超声仪已能检出直径1cm的肝癌；② 提示占位性病变的性质，鉴别是液性或实质性占位，对实质性占位系良性血管瘤或恶性肝癌常可提供有价值的材料；③ 彩色多普勒血流成像不仅可以观察病灶内血供，也可明确病灶与肝内重要血管毗邻关系，以用于指导治疗方法的选择及手术方案的制定；④ 有助于了解肝癌在肝内以及邻近组织器官的播散与浸润；⑤ 有助于在超声导引下进行穿刺活检或行瘤内无水乙醇注射。

超声显像的优点：① 属无创伤定位；② 价格低廉；③ 可重复使用；④ 无放射性损害；⑤ 灵敏度高。

2. 计算机体层成像（CT） 已成为肝癌定位诊断的常用项目。CT在肝癌诊断中的价值在于：① 明确病灶的位置、数目、大小及其与重要血管的关系，通常1cm为宽度；② 提示病变性质，尤其是增强扫描后有助于鉴别肝血管瘤；③ 有助于放疗的定位；④ 有助于了解肝周围组织器官是否有癌灶。通常平扫下肝癌多为低密度占位，边缘有清晰或模糊的不同表现，部分有晕圈征，大肝癌常有中央坏死液化。

3. 磁共振成像（MRI） 在肝癌定位诊断中有超过CT的趋势。与CT比较，其特点有：① 能获得横断面、冠状面和矢状面3种图像；② 对软组织的分辨优于CT；③ 无放射线损害；④ 对良恶性肝内占位，尤其与血管瘤的鉴别，可能优于CT；⑤ 不需要增强即能显示门静脉和肝静脉的分支。

4. 数字减影血管造影（digital subtraction angiography，DSA） 当增强CT/MRI对疑为肝癌的小病灶难以确诊时，经选择性肝动脉行DSA检查是肝癌诊断的重要补充手段。对直径1~2cm的小肝癌，肝动脉造影可以更精确地作出诊断，正确率>90%。该技术更多地用于肝癌局部治疗或肝癌自发破裂出血的治疗等。DSA检查可以显示肝肿瘤血管及肝肿瘤染色，还可以明确显示肝肿瘤数目、大小及其血供情况。

5. 核医学影像检查 正电子发射计算机体层显像仪（PET/CT）、单光子发射计算机断层成像（SPECT）、正电子发射计算机体层磁共振成像（PET/MRI）可提高肝癌诊断的灵敏度。

6. 腹腔镜和肝穿刺 腹腔镜可以直接窥视肝脏表面，了解病变分布情况，对原发性肝癌的诊断有一定价值，常能避免不必要的剖腹探查，在腹腔镜直视下取活检。活检可以肯定诊断，但要注意防止引起肝癌的出血。近年来，由于肿瘤标志物与显像技术的进步，腹腔镜已趋少用。肝癌的最后确定常需要组织学证据，但肝穿刺因有针道种植和导致癌结节破裂出血的可能，现已不常规使用。

六、诊断

满足下列3项中的任1项，即可诊断肝癌，这是国际上广泛使用的肝癌诊断标准。

1. 具有2种典型的肝癌影像学（超声、增强CT、MRI或选择性肝动脉造影）表现，病灶 >2cm。

2. 1项典型的肝癌影像学表现，病灶 >2cm，AFP>400μg/L。

3. 肝脏活检阳性。

对高危人群（各种原因所致的慢性肝炎、肝硬化以及 >35岁的HBV或HCV感染者）每6~12个月检测AFP和超声筛查，有助于肝癌早期诊断。

七、鉴别诊断

肝癌常需要与继发性肝癌、肝硬化、肝脓肿等疾病进行鉴别。

（一）继发性肝癌

发于呼吸道、胃肠道、泌尿生殖道、乳房等处的癌灶常转移至肝，尤以结直肠癌最为常见，呈多发性结节，临床以原发癌表现为主，血清AFP检测一般为阴性，主要鉴别方法为检查肝脏以外器官有无原发癌肿病灶。

（二）肝硬化结节

增强CT/MRI见病灶动脉期强化，呈快进快出，诊断肝癌；若无强化，则考虑为肝硬化结节。AFP>400μg/L，有助于肝癌诊断。

（三）活动期病毒性肝炎

病毒性肝炎活动时血清AFP往往呈短期低浓度升高，应定期多次随访测定血清AFP和ALT，或联合检测其他肝癌标志物并进行分析，如：① AFP和ALT动态曲线平行或同步升高，或ALT持续增高至正常的数倍，则肝炎的可能性大；② 二者曲线分离，AFP持续升高，往往超过400μg/L，而ALT不升高，呈曲线分离现象，则多考虑肝癌。

（四）肝脓肿

临床表现为发热、肝区疼痛、压痛明显，白细胞计数和中性粒细胞升高。超声检查可发现脓肿的液性暗区。必要时在超声引导下行诊断性穿刺或药物试验性治疗以明确诊断。

（五）肝棘球蚴病

多见于牧区，有牛、羊、犬等接触史，超声检查为液性暗区、AFP为阴性均有助于鉴别。

（六）其他肝脏肿瘤或病变

当影像学与肝脏其他良性肿瘤如血管瘤、肝腺瘤、肝局灶性结节性增生等鉴别有困难时，可检测AFP等肿瘤标志物，借助超声、CT、肝血管扫描、肝动脉造影可以鉴别。

八、并发症

并发症可由肝癌本身或并存的肝硬化引起，常见于病程晚期，故常是致死的原因。

1. 肝性脑病　常为终末期的并发症，占死亡原因的1/3。

2. 消化道出血　占死亡原因的15%。合并肝硬化或门静脉、肝静脉癌栓者可因门静脉高压而引起食管、胃底静脉曲张破裂出血。也可因胃肠黏膜糜烂、凝血机制障碍等出血。

3. 肝癌结节破裂出血　发生率为9%~14%。肝癌组织坏死、液化可致自发破裂或因外力而破裂。如限于包膜下可有急剧疼痛，肝迅速增大；若破入腹腔引起急性腹痛，腹膜刺激征，严重者可致失血性休克或死亡。轻者经数日出血停止，疼痛渐减轻。

4. 血性胸腹水 膈面肝癌可直接浸润或经血流或淋巴转移引起血性胸腔积液，常见于右侧。

5. 继发感染 因癌肿长期的消耗，抵抗力减弱，尤其在放疗和化疗后血白细胞下降者，易并发各种感染，如肺炎、肠道感染、真菌感染等。

九、治疗

肝癌对化疗和放疗不敏感，常用治疗方法有手术切除、肝移植、血管介入、射频消融术等。针对不同分期的肝癌患者选择合理的治疗方法可以使疗效最大化。外科治疗（包括手术切除和肝移植）是早期肝癌患者首选的治疗方法和唯一能使患者获得长期生存乃至治愈的手段。早期肝癌还可以选择局部消融或者精确放疗。肝动脉介入在中期肝癌发挥重要的治疗作用；而系统治疗，包括基础肝病、抗肿瘤药物、支持对症以及中医药治疗贯穿于肝癌的全程，尤其是作为晚期肝癌的姑息治疗。

（一）手术治疗

术前应采用Child–Pugh评分、吲哚菁绿15分钟滞留率（indocyanine green retention–15，ICGR–15）评价肝功能储备情况；如预期保留肝组织体积较小，则采用CT和/或MRI测定剩余肝脏体积。一般认为Child–Pugh A~B级、ICGR–15＜20%~30%是实施手术切除的必要条件；剩余肝脏体积需要占标准肝脏体积的40%以上（肝硬化患者），或30%以上（无肝硬化患者）也是实现手术切除的必要条件。Ⅰa期、Ⅰb期和Ⅱa期肝癌是手术切除的首选适应证。由于手术切除仍有很高的肝癌复发率，因此，术后宜加强综合治疗与随访。

（二）局部消融治疗

肝癌消融治疗是借助医学影像技术的引导，对肿瘤病灶靶向定位，局部采用物理或化学的方法直接杀灭肿瘤组织的一类治疗手段。主要包括射频消融（radiofrequency ablation，RFA）、微波消融（microwave ablation，MWA）、经皮无水乙醇注射（percutaneous ethanol injection，PEI）、冷冻消融（cryoablation，CRA）、高强度超声聚焦消融（high intensity focused ultrasound ablation，HIFU）、激光消融（laser ablation，LA）、不可逆电穿孔（irreversible electroporation，IRE）等。消融的路径有经皮、腹腔镜、开腹或经内镜4种方式。消融治疗主要适用于CNLC Ⅰa期及部分Ⅰb期肝癌（即单个肿瘤、直径≤5cm；或2~3个肿瘤、最大直径≤3cm）；无血管、胆管和邻近器官侵犯以及远处转移，肝功能Child–Pugh A/B级者，可以获得根治性的治疗效果。

1. RFA 是肝癌微创治疗常用消融方式，其优点是操作方便、住院时间短、疗效确切、消融范围可控性好，特别适用于高龄、合并其他疾病、严重肝硬化、肿瘤位于肝脏深部或中央型肝癌的患者。

2. MWA 特点是消融效率高、所需时间短、能降低RFA所存在的“热沉效应”。

3. PEI 对直径≤2cm的肝癌消融效果确切，远期疗效与RFA类似，但＞2cm肿瘤局部复发率高于RFA。PEI的优点是安全，特别适用于癌灶贴近肝门、胆囊及胃肠道组织等高危部位，但需要多次、多点穿刺以实现药物在瘤内弥散作用。

（三）经导管动脉化疗栓塞

经导管动脉化疗栓塞（transcatheter arterial chemoembolization，TACE）是经肿瘤的供血动脉注入栓塞剂，阻断肿瘤的供血，使其发生坏死。由于TACE具有靶向性好、创伤小、可重复、患者容易接受的特点，是目前非手术治疗中晚期肝癌的常用方法，主要适用于CNLC Ⅱb、Ⅲa和部分Ⅲb期肝癌患者。

（四）放射治疗

放射治疗分为外放射治疗和内放射治疗。外放射治疗是利用放疗设备产生的射线（光子或粒子）从体外对肿瘤照射。内放射治疗是利用放射性核素，经机体管道或通过针道植入肿瘤内。

（五）系统抗肿瘤治疗

系统治疗或称之为全身性治疗，主要指抗肿瘤治疗，包括分子靶向药物治疗、免疫治疗、化学治疗和中医中药治疗等；另外还包括了针对肝癌基础疾病的治疗，如抗病毒治疗、保肝利胆和支持对症治疗等。系统抗肿瘤治疗的适应证：① CNLC Ⅲa、Ⅲb期肝癌患者；② 不适合手术切除或TACE治疗的CNLC Ⅱb期肝癌患者；③ TACE治疗抵抗或TACE治疗失败的肝癌患者。晚期肝癌的一线靶向药物有索拉非尼、仑伐替尼和贝伐珠单抗联合阿替利珠单抗；二线靶向药物有瑞戈非尼和阿帕替尼。

（六）肝移植

对于肝癌合并肝硬化患者，肝移植可将整个病肝切除，是治疗肝癌和肝硬化的有效手段。但若肝癌已有血管侵犯及远处转移（常见肺、骨），则不宜行肝移植术。

HBV感染患者在手术、局部治疗或肝移植后，均需坚持口服抗病毒药物。肝移植患者需要终生使用免疫抑制剂。

十、预后

预后主要取决于能否早期发现、早期治疗。由于诊断和治疗方法的进步，使得本病早诊早治的机会明显增加。早期肝癌手术切除率和5年生存率明显提高，早期肝癌切除术后5年生存率达50%以上，其中小肝癌切除后5年生存率为50%~70%。晚期肝癌的预后不好。以下几点有助于预后的估计：① 肿瘤≤5cm、术后病理癌肿有完全的包膜、核分裂少、代偿适应能力强、免疫状态好的患者预后较好；② 合并肝硬化、有肝外转移、发生消化道出血、肝癌破裂的患者预后较差。

十一、预防

积极防治病毒性肝炎、肝硬化，同时应该应用乙、丙型肝炎疫苗有效预防病毒性肝炎的发生，这对我国目前预防原发性肝癌有着重要意义；注意食物与水资源的保护，积极采取措施来防止食物霉变、水源污染。

（王菲）

学习小结

原发性肝癌是指发生于肝细胞或肝内胆管的癌肿，是我国最常见的恶性肿瘤之一。病因目前为止尚不清楚，流行病学调查显示与慢性病毒性肝炎、肝硬化、黄曲霉毒素、某些化学物质与药物及遗传等多种因素有关。肝癌的治疗效果取决于是否能够早期诊断和早期切除，影像学诊断及甲胎蛋白是早期肝癌的主要辅助诊断方法。积极防治病毒性肝炎、肝硬化，对我国目前预防原发性肝癌有着重要意义。

复习思考题

1. 原发性肝癌临床表现主要有哪些？
2. 患者，男，47岁，既往有慢性乙型病毒性肝炎病史10余年，1个月前出现右上腹隐痛不适。查体：右腹部膨隆，可扪及质地坚硬、表面凹凸不平的肿块，移动性浊音阳性，腹水为血性。该患者最可能的诊断是什么？
3. 原发性肝癌如何分型、分期？
4. 原发性肝癌的鉴别诊断有哪些？
5. 原发性肝癌的诊断依据有哪些？

第十四章　肝性脑病

学习目标

掌握　肝性脑病的临床表现、实验室及其他检查、诊断要点与鉴别诊断。
熟悉　肝性脑病的诱因、治疗原则。
了解　肝性脑病的病因、发病机制。

肝性脑病（hepatic encephalopathy，HE）亦称肝昏迷（hepatic coma），是一种由于急、慢性肝功能严重障碍或各种门静脉–体循环分流异常所致的，以代谢紊乱为基础的、轻重程度不同的神经精神异常综合征。其主要临床表现是意识障碍、行为失常和昏迷。

既往曾将无临床表现和生化异常，常规神经系统检查无异常而脑电图、精细智力检查（如Retain数字连接试验）及诱发电位（evoked potential，EP）异常的患者称为亚临床肝性脑病（subclinical hepatic encephalopathy，SHE）或隐形肝性脑病（latent hepatic encephalopathy），由于概念不清易被理解为另外一种发病机制的病症，故目前国内外专家都将其改称为轻微肝性脑病（minimal hepatic encephalopathy，MHE）。

一、病因

肝性脑病大部分是由各型肝硬化引起，也可由门体分流异常引起，小部分见于重症病毒性肝炎、中毒性肝炎、药物性肝病或暴发性肝衰竭。另外，还可见于原发性肝癌、妊娠期急性脂肪肝、严重胆道感染等。肝性脑病尤其是门体分流性脑病多有明显诱因，常见的有上消化道出血、感染、电解质紊乱、放腹水、高蛋白饮食、安眠镇静药、麻醉药、便秘、尿毒症及经颈静脉肝内门体静脉分流术（transjugular intrahepatic portosystemic shunt，TIPS）等。

二、发病机制

肝性脑病主要的病因是肝细胞功能衰竭，而使来自肠道的毒性代谢产物不能有效清除，致其在体内蓄积。如门腔静脉之间存在有手术或自然形成的侧支分流，则可使这些毒物绕过肝脏经侧支进入体循环，因而蓄积增加。这些毒物透过血脑屏障，致使大脑功能紊乱。肝性脑病的发生可能是多种因素综合作用的结果，但含氮物质包括蛋白质、氨基酸、氨、硫醇的代谢障碍和抑制性神经递质的积聚可能起主要作用。糖和水、电解质代谢紊乱以及缺氧可干扰大脑的能量代谢而加重脑病。脂肪代谢异常，特别是短链脂肪酸的增多也起重要作用。慢性肝病患者大脑对毒性代谢产物敏感性增加也是致病的重要因素。

（一）氨中毒学说

氨代谢紊乱引起的氨中毒是肝性脑病，特别是门体分流性脑病的重要发病机制，与氨中毒有关的脑病又称为氮性脑病（nitrogenous encephalopathy）。

1. 氨的形成和代谢

（1）氨的来源：① 肠道每日可产氨约4g，主要有含氮物质经细菌分解后产氨；血液中的尿素经胃肠黏膜血管弥散到肠腔经肠菌的尿素酶分解后产氨，后者可经门静脉重新吸收，称尿素的肠肝循环；② 体内蛋白质水解形成的氨基酸、胺类物质分别经脱羧基、氧化产氨；③ 肾小管上皮细胞的谷氨酰胺酶分解肾血流中的谷氨酰胺产氨；④ 骨骼肌及心肌运动产氨。氨在肠道的吸收主要是以非离子型氨（NH_3）弥散进入肠黏膜，其吸收率远高于离子型氨（NH_4^+）。游离的NH_3有毒性，且能透过血脑屏障；NH_4^+呈盐类形式存在，相对无毒，不能透过血脑屏障。NH_3与NH_4^+的互相转化受pH梯度改变的影响。在酸性环境，NH_3转化成NH_4^+，在碱性环境，则NH_4^+转化成NH_3。当结肠内$pH>6$时，NH_3大量弥散入血；$pH<6$时，则NH_4^+从血液转至肠腔，随粪排泄。肾小管滤液呈碱性时，大量NH_3被吸收入肾静脉，使血氨增高；呈酸性时，氨大量进入肾小管腔与酸结合，并以铵盐形式随尿排出体外，这是肾排泄强酸的重要方式。

（2）氨的代谢：① 绝大部分来自肠道的氨在肝中经鸟氨酸代谢环转变为尿素。② 脑、肝、肾等组织在三磷酸腺苷（ATP）的供能条件下，利用和消耗氨合成谷氨酸和谷氨酰胺；在骨骼肌氨可与谷氨酸结合形成谷氨酰胺。③ 肾是排泄氨的主要场所，除排出大量尿素外，在排酸的同时，也以NH_4^+的形式排出大量的氨。④ 血氨过高时部分可从肺部呼出。

2. 肝性脑病时血氨增高的原因 血氨增高的主要原因是氨生成过多和/或代谢清除过少。① 氨的生成过多：摄入过多的含氮食物、药物或肠内积血等均可在肠道生成过多的氨而入血；肾前性与肾性氮质血症存在时，血中尿素大量弥散至肠腔转变为过多的氨入血；门体分流存在时，自肠道摄入的氨未经肝脏解毒即进入体循环以及肝病时体内蛋白分解代谢旺盛而大量产氨等均可导致血氨增高。② 氨的清除减少：因肝衰竭时，肝将血中的氨转变为尿素的能力减退，碱中毒时肾对氨的排泄减少及骨骼肌的消耗等可致氨代谢清除过少，亦可导致血氨增高。

3. 诱发血氨增高的因素 许多诱发肝性脑病的因素能使血氨增高并影响其进入脑组织的量，和/或改变脑组织对氨的敏感性。

（1）摄入过量的含氮食物（高蛋白，尤其动物蛋白饮食）或药物，或上消化道出血（每100ml血液约含20g蛋白质）致肠内含氮物质过多，肠内产氨增多。

（2）低钾性碱中毒：进食少、呕吐、腹泻、利尿排钾、放腹水、继发性醛固酮增多症等均可导致低钾血症。低钾引起酸碱平衡失常，从而改变氨的细胞内外分布。钾从细胞外液丢失，即被细胞内钾移出而补充，移出的钾由细胞外液的钠和氢进入细胞与之交换，故使细胞外液中H^+浓度减少，有利于NH_3进入脑细胞产生毒性作用。此外，低钾血症时，尿排钾量减少而氢离子排出量增多，导致代谢性碱中毒，因而促使氨形成增多，氨透过血脑屏障而致病。

（3）低血容量与缺氧：上消化道出血、大量放腹水、利尿及休克等可致有效血容量降低，肾脏灌流不足，从而导致肾前性氮质血症，使血氨增高。脑细胞缺氧可降低脑对氨毒的耐受性。

（4）便秘：使含氨、胺类和其他有毒衍生物与结肠黏膜接触的时间延长，毒物吸收增多。

（5）感染：组织分解代谢增强而致内源性氨产生增多，失水可加重肾前性氮质血症，缺氧和高热增加氨的毒性。肝病患者肠道内细菌生长活跃，利于氨的产生。

（6）低血糖：葡萄糖是大脑的重要能源，低血糖时能量减少，脑内去氨活动停滞，氨的毒性增加。

（7）其他：镇静、安眠药可直接抑制大脑和呼吸中枢，导致缺氧。麻醉和手术可增加肝、脑、肾的功能负担。

4. 氨对中枢神经系统的毒性作用 脑细胞对氨极敏感。正常人的骨骼肌、肝和脑组织能摄取血中过多的氨，肝硬化时常因肌肉消耗而摄氨减少，由于门腔分流又使肝摄氨减少，故大脑承受较大的氨负荷。一般认为氨对大脑的毒性作用是干扰脑的能量代谢，导致高能磷酸化合物浓度降低。血氨过高可抑制丙酮酸脱氢酶活性而影响乙酰辅酶A的生成，干扰脑中三羧酸循环。此外，氨在大脑的去毒过程中与α-酮戊二酸结合成谷氨酸，谷氨酸与氨结合成谷氨酰胺，此反应过程需要消耗大量的辅酶、ATP、α-酮戊二酸和谷氨酸。α-酮戊二酸为三羧酸循环中的重要中间产物，缺少时可使大脑细胞的能量供应不足而不能维持其正常功能。谷氨酸是大脑的重要兴奋性神经递质，缺少则使大脑抑制增加。氨还可干扰神经细胞膜上的Na^+-K^+-ATP酶活性，破坏血脑屏障的完整性，影响膜的复极化作用，并可使脑内神经递质的平衡失调，从而产生中枢神经的抑制作用。

（二）氨基酸代谢失衡与假神经递质学说

氨基酸代谢异常导致的各种氨基酸比例失调，特别是支链氨基酸的减少是肝性脑病的另一个重要发病机制。血浆氨基酸测定发现，肝硬化失代偿者血浆芳香族氨基酸（如酪氨酸、苯丙氨酸、色氨酸）增多而支链氨基酸（如缬氨酸、亮氨酸、异亮氨酸）减少，两组氨基酸代谢呈不平衡现象。正常人芳香族氨基酸在肝中代谢分解，如食物中的酪氨酸、苯丙氨酸等，经肠菌脱羧酶的作用分别转变为酪胺和苯乙胺，而后在肝内被单胺氧化酶分解清除。支链氨基酸主要在骨骼肌代谢分解，而胰岛素有促使这类氨基酸进入肌肉的作用。肝衰竭时，芳香族氨基酸由于肝内清除发生障碍，致血中浓度增高；胰岛素在肝内的灭活作用降低，而致其血中浓度增高，因而促使支链氨基酸大量进入肌肉组织而使其血中浓度降低，导致支链氨基酸与芳香族氨基酸的摩尔比值（Fisher指数）由正常的3.0~3.5降至1.0或更低。上述两组氨基酸互相竞争和排斥通过血脑屏障进入大脑。支链氨基酸减少，则进入脑中的芳香族氨基酸增多，如上述体内酪胺、苯乙胺增加，进入脑组织后，在脑内经β-羟化酶的作用分别生成β-羟酪胺和苯乙醇胺。后两者的化学结构与正常神经递质去甲肾上腺素相似，但不能传递神经冲动或作用很弱，因此称为假神经递质。当假神经递质被脑细胞摄取并取代了突触中的正常递质，则神经传导发生障碍，兴奋冲动不能正常地传至大脑皮质而产生异常抑制，出现意识障碍与昏迷。

（三）γ-氨基丁酸/苯二氮（GABA/BZ）复合受体学说

GABA是哺乳动物大脑的主要抑制性神经递质，在正常人，它由谷氨酸经肠道细菌作用产生后进入门静脉并在肝脏被清除，血脑屏障对其通透性很低。在肝衰竭和/或门体分流时，其在肝脏内的清除减少或绕过肝脏进入体循环；加之肝衰竭时血脑屏障的通透性增高，故使血中及脑内GABA浓度升高。肝性脑病时脑内的GABA受体密度和亲和力均增高，现已证明大脑突触后神经元存在两种GABA受体，即$GABA_A$和$GABA_B$受体，前者为复合体受体，除可与GABA结合外，在受体表面的不同部位也能与巴比妥类和弱安定类（苯二氮䓬类，benzodiazepines，BZ）药物结合，故称为GABA/BZ复合受体。无论GABA、巴比妥类或BZ中的任何一种药物与受体结合后，都能促进氯离子进入突触后神经元，并引起神经传导抑制，此时用仪器记录的视觉诱发电位（VEP）与半乳糖胺造成的脑病动物模型的VEP相同。肝性脑病患者的血浆GABA浓度与脑病程度平行。部分患者经GABA受体拮抗剂，或弱安定类药受体拮抗剂治疗后，症状有所减轻，VEP恢复正常，更证明肝性脑病与抑制性递质GABA有关。

（四）硫醇和短链脂肪酸

1. 硫醇　含硫的氨基酸如甲硫氨酸、胱氨酸等在肠道内经脱氨基及脱羧基而生成甲基硫醇、乙基硫醇及二甲基硫化物，这些物质可引起实验动物意识模糊、定向力丧失、昏迷和昏睡。当肝功能损害时，这些物质代谢障碍，血中浓度增加，影响大脑功能，可诱发肝性脑病，并与肝臭有关。

2. 短链脂肪酸　主要是戊酸、己酸和辛酸等8个碳原子以下的脂肪酸，现已证明短链脂肪酸可诱发试验性肝性脑病，肝性脑病患者的血浆和脑脊液中此类物质亦明显增多。其诱发肝性脑病的机制是阻碍脑组织的氧化磷酸化偶联，干扰脑的能量代谢，影响神经膜的电生理效应及突触部位神经递质传导。

（五）毒物的协同作用

1. 氨、硫醇和短链脂肪酸协同作用　在肝衰竭的实验动物中，单独使用氨、硫醇和短链脂肪酸这3种毒性物质的任何一种，如用量较小，都不足以诱发肝性脑病，如果联合使用，即使剂量不变也能引起脑症状。为此有学者提出氨、硫醇、短链脂肪酸对中枢神经系统的协同毒性作用，可能在肝性脑病的发病机制中有重要地位。

2. 氨与GABA的协同作用　氨有抑制GABA转氨酶的作用，阻碍其转变为琥珀酸进入三羧酸循环，因而脑组织中GABA蓄积，致使脑神经传导抑制加重。

3. 氨与芳香族氨基酸的协同作用　高氨血症可使血中的芳香族氨基酸浓度增加，而致支链氨基酸与芳香族氨基酸比例失调，血脑屏障对芳香族氨基酸转运增加，大量芳香族氨基酸进入脑内导致肝性脑病。

（六）其他

1. 血脑屏障　由毛细血管内皮细胞、阿尔茨海默星形胶质细胞Ⅱ型等组成，能保护大脑免受体内代谢变化的影响，正常时，毒性物质及蛋白质等大分子物质不能通过血脑屏障。严重肝病时，由于库普弗细胞数的减少及门体分流的形成，使肠管内产生的内毒素直接进入体内；血液循环的异常可使有效血容量减少，致低氧血症及脑血流量降低，这些因素均可造成脑毛细血管内皮细胞及阿尔茨海默星形胶质细胞Ⅱ型肿胀，血脑屏障完整性受损，通透性增加，而使体内蓄积的毒性代谢产物容易进入脑内导致中枢神经系统症状。此外，脑星形胶质细胞是谷氨酰胺合成的重要场所，肝衰竭时该细胞发生病变，引起脑内去氨途径的谷氨酰胺合成障碍，故可诱发和加重脑病。

2. 色氨酸 正常情况下色氨酸与白蛋白结合不易进入血脑屏障，肝病时白蛋白合成降低，加之血浆中其他物质对白蛋白的竞争性结合造成游离的色氨酸增多，游离的色氨酸可通过血脑屏障，在大脑中代谢生成5-羟色胺（5-HT）及5-羟吲哚乙酸（5-HIAA），两者都是抑制性神经递质，参与肝性脑病的发生，与早期睡眠方式及日夜节律改变有关。脑摄取色氨酸可被谷氨酰胺合成抑制剂所抑制，可见高血氨、谷氨酰胺和色氨酸间也是相互联系的。

3. 星形胶质细胞功能异常学说 正常情况下突触前神经末梢释放的谷氨酸迅速被周围的星形胶质细胞摄取并在谷氨酰胺合成酶的作用下合成谷氨酰胺，谷氨酰胺再循环到神经元内释放具有活性的谷氨酸，此为脑中的谷氨酰胺循环。谷氨酸是脑内重要的兴奋性神经递质，储存于突触小泡内，一旦释放就具有神经活性作用。肝功能失代偿期患者的星形胶质细胞肥大，功能受损，胞内的标志酶谷氨酰胺合成酶活性下降，使脑内除氨能力下降，同时也使谷氨酸的含量减少，导致谷氨酸能突触异常，出现肝性脑病的临床表现。

4. 锰离子学说 肝硬化患者磁共振成像显示大脑双侧苍白球的密度增高，组织学证明是由于锰沉积造成的。正常锰在肝脏排泄到肠道然后排出体外，肝病时锰不能正常排出体外并且流入体循环，在大脑中聚集。锰具有神经毒性，除直接损伤脑组织外，还影响5-HT，去甲肾上腺素和GABA等神经递质的功能。此外，它还影响多巴胺与其受体的结合，导致多巴胺氧化使多巴胺减少，造成震颤、僵硬等锥体外系症状。

5. 内源性阿片系统 参与调节中枢的某些效应，如记忆功能；肝病患者血浆中β-内啡肽浓度增高影响患者的神志状态。

三、病理

急性肝衰竭所致的肝性脑病患者的脑部常无明显的解剖异常，但多有脑水肿，可能是本症的继发性改变。慢性肝性脑病患者可见特征性的阿尔茨海默星形胶质细胞Ⅱ型肿胀与变性。此外，还可出现大脑皮质变薄，神经元及神经纤维消失，皮质深部有片状坏死，甚至可累及小脑和基底部。

四、临床表现

肝性脑病的临床表现可因原有肝病的性质、肝细胞损害的轻重缓急以及诱因不同，分为急性肝衰竭导致的A型、由门体静脉分流术或分流导致的B型以及由肝硬化导致的C型。A型肝性脑病发生在急性肝衰竭基础上，多无明显诱因和前驱症状，进展较为迅速，可在起病数日内由轻度的神经心理改变迅速陷入深昏迷，并伴有急性肝衰竭的表现，其主要病理改变是脑水肿、颅内高压和脑疝；B型肝性脑病与门体静脉分流术或分流相关，无明显肝功能障碍，肝活组织检查提示肝组织学结构正常；C型肝性脑病是目前临床上最常见的肝性脑病类型，出现于肝硬化基础之上，可伴有门静脉高压或门体分流。B型和C型的临床表现相似，可表现为慢性反复发作的性格、行为改变，言语不清、木僵，甚至昏迷，通常伴有扑翼样震颤、肌张力增高、腱反射亢进等神经系统异常表现。为观察脑病的动态变化，有利于疗效分析，根据意识障碍程度、神经系统表现及脑电图改变，将肝性脑病分为4期（表4-14-1）。

▼ 表4-14-1　肝性脑病临床分期

分期	临床表现及检测
0期（潜伏期）	无行为、性格的异常，无神经系统病理征，脑电图正常，只在心理测试或智力测试时有轻微异常
1期（前驱期）	轻度性格改变和精神异常，如焦虑、欣快激动、淡漠、睡眠倒错、健忘等，可有扑翼样震颤。脑电图多数正常。此期临床表现不明显，易被忽略
2期（昏迷前期）	嗜睡、行为异常（如衣冠不整或随地大小便）、言语不清、书写障碍及定向力障碍。有腱反射亢进、肌张力增高、踝阵挛及巴宾斯基（Babinski）征阳性等神经体征，有扑翼样震颤，脑电图有特征性异常
3期（昏睡期）	昏睡，但可唤醒，醒时尚能应答，常有神志不清或幻觉，各种神经体征持续或加重，有扑翼样震颤，肌张力高，腱反射亢进，锥体束征常阳性。脑电图有异常波形
4期（昏迷期）	昏迷，不能唤醒。患者不能合作而无法引出扑翼样震颤。浅昏迷时，腱反射和肌张力仍亢进；深昏迷时，各种反射消失，肌张力降低。脑电图明显异常

以上各期的界限并非十分鲜明，常可重叠出现，根据病情的发展或治疗的好转，程度可加重或减轻。少数患者由于中枢部位出现器质性改变时而出现智力减退、小脑共济失调、锥体束阳性征或截瘫，这些表现可以是暂时性也可以成为永久性的改变。

五、辅助检查

（一）血液检查

1. 生化指标　肝功能生化指标如胆红素、谷氨酸转氨酶（ALT）、天冬氨酸转氨酶（AST）、白蛋白（ALB）、凝血酶原活动度（PTA）等是否有明显异常。肾功能和血常规在疑诊肝性脑病时均作为常规检查。

2. 血氨　急性肝衰竭所致的肝性脑病血氨多正常。慢性肝性脑病，尤其门体分流性脑病则多有血氨增高，空腹动脉血氨较静脉血更有意义。但血氨增高并不一定都出现肝性脑病，因此，血氨浓度增高对肝性脑病的诊断仅有一定的参考意义。

3. 血浆氨基酸及Fisher指数　慢性肝性脑病的血中支链氨基酸减少，芳香族氨基酸尤其色氨酸常明显增加，Fisher指数显著降低。

（二）脑电图

脑电图的变化对诊断与预后均有一定的意义。典型的改变为节律变慢，主要出现普遍性的4~7次/s的θ波或三相波，有时出现1~3次/s的δ波。

（三）诱发电位

诱发电位按刺激的类型分为视觉诱发电位（VEP）、躯体感觉诱发电位（SEP）和听觉诱发电位（AEP）等。它们可用于亚临床肝性脑病诊断和分期的判断。

（四）心理智能测试

目前认为心理智能测试对于诊断早期肝性脑病包括亚临床肝性脑病最有价值。常规使用的是数字连接试验、数字符号试验及听觉连续反应时间试验，其结果容易计量，便于随访。

1. 数字连接试验 随意将1~25的阿拉伯数字随机排列在纸上，嘱患者按自然数的大小用笔连接起来，记录所用时间（常为60秒内）并检查连接错误的频率。

2. 数字符号试验 将1~9的阿拉伯数字与一串不同的符号相对应，让患者在90秒之内尽快写出与数字相对应的符号。

3. 听觉连续反应时间试验 用电脑指令录音磁带通过特制的耳机（500Hz，90dB）向患者发出听力信号，嘱其听到信号后尽可能快地按键，即可测定其反应时间，肝性脑病患者反应时间明显延长。

（五）脑脊液检查

压力一般正常，蛋白可能增高，细胞数正常。谷氨酰胺和色氨酸增多，两者与昏迷程度密切相关。严重肝病患者腰穿有一定危险，应该慎重进行。

（六）影像学检查

急性肝性脑病患者行CT或MRI可以发现脑水肿，慢性可以发现不同程度的脑萎缩。磁共振波谱分析可以检测到慢性肝性脑病患者大脑枕部灰质和顶部皮质有某些有机渗透物质，如胆碱、谷氨酰胺、肌酸等含量的变化。肝性脑病、轻微肝性脑病甚至一般的肝硬化患者都有某种程度的改变。

（七）临界视觉闪烁频率检测

轻度星形胶质细胞肿胀是早期肝性脑病的病理变化，而星形胶质细胞肿胀会改变胶质神经元的信号转导，视网膜胶质细胞在肝性脑病时的形态学改变与阿尔茨海默星形胶质细胞Ⅱ型相似，故视网膜胶质细胞病变可作为肝性脑病时大脑星形胶质细胞病变的标志。通过临界视觉闪烁频率测定可以定量诊断肝性脑病，初步结果认为方法敏感，简单而可靠，可用于发现及检测轻微肝性脑病。

六、诊断及鉴别诊断

肝性脑病的主要诊断依据：① 严重肝病和/或广泛门体侧支循环；② 精神紊乱、昏睡或昏迷；③ 肝性脑病的诱因；④ 明显肝功能损害或血氨增高。扑翼样震颤和典型的脑电图改变及诱发电位有重要参考价值。对肝硬化患者进行常规的心理智能测试有助于发现亚临床肝性脑病。以精神症状为唯一突出表现的肝性脑病应与精神病鉴别。肝性昏迷还应与可引起昏迷的其他疾病，如糖尿病、低血糖、尿毒症、脑血管意外、脑部感染、药物及毒物中毒、镇静剂过量和酒精中毒性脑病等相鉴别。详细询问肝病病史，检查肝脾大小、肝功能、血氨、脑电图等对诊断与鉴别诊断有重要的意义。

七、治疗

肝性脑病是肝病患者主要死亡原因之一，早期识别、及时治疗是改善其预后的关键。治疗的目的是建立和恢复正常的神经功能，促进意识的恢复。由于其发病机制复杂，在治疗上应采取综合措施。

（一）消除诱因

许多因素可诱发或加重肝性脑病。在治疗肝性脑病时应尽量找出诱因及时予以去除和纠正。麻醉、镇痛、安眠、镇静等类药物可诱发及加重脑病。当患者狂躁不安或抽搐时，禁用吗啡及其衍生物、水合氯醛、副醛、哌替啶及速效巴比妥类，必要时在密切观察病情下，可减量使用小剂量地西泮、东莨菪碱，剂量为常量的1/2或1/3，并应减少给药次数。异丙嗪、氯苯那敏等抗组胺药物可作为镇静药代用。要及时控制感染和上消化道出血，避免快速和大量排钾利尿及放腹水。注意纠正水、电解质和酸碱平衡失调。

（二）减少肠内毒物的生成和吸收

1. 饮食 肝性脑病时，开始数日应暂停蛋白质摄入，食物以碳水化合物为主。供给热量5.0~6.7kJ，并给予足量维生素，昏迷不能进食者可静脉或经胃管给予20%~50%葡萄糖。每日可给予3~6g必需氨基酸。脂肪可延缓胃的排空宜少用。神志清楚后，可逐步增加蛋白质至40~60g/d。来源不同的蛋白质致昏迷的趋势有所不同，一般认为肉类蛋白致脑病的作用最大，牛乳蛋白次之，植物蛋白最小，故纠正患者的负氮平衡，用植物蛋白最好。植物蛋白中甲硫氨酸、芳香族氨基酸含量较少，而支链氨基酸含量较多，且能增加粪氮排泄。此外，植物蛋白含有非吸收性纤维，被肠菌酵解产酸有利于氨的排出，并利于通便，故适用于肝性脑病患者。

2. 清洁及酸化肠道 用生理盐水或弱酸性溶液（例如稀醋酸液）灌肠，或口服或鼻饲33%硫酸镁30~60ml导泻。灌肠或导泻清除肠内积食、积血或其他含氮物质以减少氨等毒物经肠道的吸收。酸化肠道利于NH_3变为NH_4^+自肠道排出。乳果糖为人工合成的双糖，口服后在结肠中被细菌分解为乳酸和醋酸，使肠腔pH降低，从而减少氨的形成和吸收，是治疗肝性脑病的一线药物。对需要长期治疗的患者，应首选乳果糖或乳梨醇，乳果糖为30~60g/d，分3次口服，从小剂量开始，以调节至每日排粪2~3次，粪pH 5~6为宜。亦可用66.7%乳果糖与水配成1：1溶液，500~1 000ml，每6小时1次，保留灌肠。该药的副作用为饱胀、腹绞痛、恶心、呕吐等。乳梨醇是和乳果糖类似的双糖，可制成片剂或糖浆剂，易保存，代谢方式和疗效与乳果糖相同，30~45g/d，分3次口服。近年来发现乳糖在乳糖酶缺乏人群的结肠中，经细菌发酵产酸后也降低粪便pH，减少氨的含量，用以治疗肝性脑病，疗效与乳果糖相似，且价格较便宜。拉克替醇能清洁、酸化肠道，减少氨的吸收，调节肠道微生态，有效降低内毒素，可改善肝硬化患者的肝性脑病，提高患者的生活质量，疗效与乳果糖相当，同时起效速度快，腹胀发生率低，甜度较低，糖尿病患者可正常应用。推荐的初始剂量为0.6g/kg，分3次于餐时服用，以每日排软便2次为标准来增减服用剂量。

3. 抑制肠道细菌 抗生素可抑制肠道产氨菌生长，减少氨和其他肠源性毒素生成，减轻内毒素血症，降低炎症水平。既往曾使用过的抗生素包括新霉素、甲硝唑、万古霉素等，由于明显的全身不良反应且可能诱导耐药，目前已不推荐。α晶型利福昔明是利福霉素的合成衍生物，肠道吸收率<0.4%，可广谱强效抑制肠道内细菌生长，减少产氨细菌的数量，减少肠道NH_3的产生与吸收，减轻肝性脑病症状，预防肝性脑病发生，但对B型肝性脑病无明显疗效。常用剂量为800~1 200mg/d，分3~4次口服，疗程有待进一步研究。

4. 调节肠道微生态平衡　服用某些不产生尿素酶有益菌，如乳酸杆菌、肠球菌、双歧杆菌、酪酸杆菌等的活菌制剂可调整肠道菌群和降低肠道的pH，抑制氨和有毒物质的吸收，对减少细菌移位和内毒素血症的发生可能有一定的作用。

（三）促进有毒物质的代谢清除，纠正氨基酸代谢的紊乱

1. 降氨药物　① L-鸟氨酸-L-门冬氨酸（L-ornithine-L-aspartate，LOLA）：通过促进肝脏鸟氨酸循环和谷氨酰胺合成减少氨的水平，可明显降低患者空腹血氨和餐后血氨，改善肝性脑病的分级及神经心理测试结果，缩短住院时间，提高患者生活质量。LOLA可单药或联合乳果糖使用，剂量为10~40g/d，静脉滴注；亦有口服制剂。② 微生态制剂：包括益生菌、益生元和合生元等，可以促进对宿主有益的细菌菌株生长，并抑制有害菌群如产脲酶菌的繁殖；改善肠上皮细胞营养状态，降低肠黏膜通透性，减少细菌易位，减轻内毒素血症并改善高动力循环；还可以减轻肝细胞的炎症和氧化应激，从而增加肝脏的氨清除。③ 精氨酸：呈酸性，可用于治疗伴代谢性碱中毒的肝性脑病。在应用过程中需要注意监测血气分析，警惕酸中毒。精氨酸在肝性脑病治疗中效果有限，临床不常规应用。④ 谷氨酰胺：近年来认为谷氨酸盐只能暂时降低血氨，不能透过血脑屏障，不能降低脑组织中的氨，且可诱发代谢性碱中毒，加重肝性脑病；此外，脑内过多的谷氨酰胺产生高渗效应，参与脑水肿的形成，不利于肝性脑病恢复，目前临床上不常规应用。

2. 纠正氨基酸比例失调　应用以支链氨基酸为主的氨基酸混合液，在理论上可纠正氨基酸代谢的不平衡，抑制大脑中假神经递质的形成，但对门体分流性脑病的疗效尚有争议。对于不能耐受蛋白食物者，摄入足量富含支链氨基酸的混合液对恢复患者的正氮平衡是有效和安全的。

3. GABA/BZ复合受体拮抗药　BZ受体拮抗剂氟马西尼（flumazenil）可迅速改善肝性脑病的症状，如昏睡、昏迷等，但时间很短，通常少于4小时。

4. 人工肝　采用活性炭、树脂等进行血液灌流或以聚丙烯腈进行血液透析可清除血氨和其他毒物，对肝性脑病有一定的疗效。

（四）肝移植

肝移植是各种终末期肝病的有效治疗方法，顽固性及严重的肝性脑病可在肝移植术后得到改善。

（五）其他对症治疗

1. 纠正水、电解质和酸碱平衡失调　每日总入液量以不超过2 500ml为宜。肝硬化腹水患者的入液量应加以控制（一般约为尿量加1 000ml），以免血液稀释、血钠过低而加重昏迷。及时纠正缺钾和碱中毒，缺钾者补充氯化钾，碱中毒者可用精氨酸溶液静脉滴注。

2. 保护脑细胞功能　用冰帽降低颅内温度，以减少能量消耗，保护脑细胞功能。

3. **保持呼吸道通畅** 深昏迷者，应行气管切开排痰给氧。

4. **防治脑水肿** 静脉滴注高渗葡萄糖、甘露醇等脱水剂以防治脑水肿。

5. **防治出血与休克** 有出血倾向者，可静脉滴注维生素K或输鲜血，亦可应用H_2RA、PPI使胃内pH保持在5以上，以防止上消化道出血。如出现上消化道出血应立即常规处理，以纠正休克、缺氧和肾前性尿毒症。

八、预后与预防

诱因明确且容易消除者（例如出血、缺钾等）预后较好。肝功能较好，分流手术后由于进食高蛋白而引起门体分流性脑病者预后较好。有腹水、黄疸、出血倾向者提示肝功能不良，其预后较差。暴发性肝衰竭所致的肝性脑病预后最差。

积极防治肝病。肝病患者应避免一切诱发肝性脑病的因素。例如增强抵抗力，防止各种感染；饮食上避免过于粗糙、热烫的食物而导致血管破裂出血；忌烟、酒；保持大便通畅；严密观察肝病患者，及时发现肝性脑病早期表现并进行适当治疗。

（王菲）

学习小结

肝性脑病是一种由于急、慢性肝功能严重障碍或各种门静脉-体循环分流异常所致，以代谢紊乱为基础的、轻重程度不同的神经精神异常综合征。门静脉与腔静脉间有侧支循环的存在而使大量门静脉血绕过肝脏流入体循环，此为肝性脑病的主要发生机制。主要临床表现是意识障碍、行为失常和昏迷。肝性脑病是肝病患者主要死亡原因之一，早期识别、及时治疗是改善其预后的关键。治疗的目的是建立和恢复正常的神经功能，促进意识的恢复。由于其发病机制复杂，在治疗上应采取综合措施。

复习思考题

1. 肝性脑病的氨如何形成和代谢？
2. 简述肝性脑病时血氨增高的原因。
3. 肝性脑病影响氨中毒的因素有哪些？
4. 肝性脑病的诱因有哪些？
5. 肝性脑病的临床表现有哪些？

第十五章　胰腺炎

学习目标

掌握　急性胰腺炎的临床表现（特别是重症胰腺炎的临床表现）、并发症、诊断与鉴别诊断及治疗。

熟悉　急性胰腺炎常见病因和发病机制、病理分型及辅助检查。

了解　急性胰腺炎的性质和发展规律；慢性胰腺炎的病因、临床表现、实验室及其他检查、诊断及治疗。

第一节　急性胰腺炎

急性胰腺炎（acute pancreatitis，AP）是多种病因引起胰酶激活，导致胰腺组织自身消化，继以胰腺局部炎症反应为主要特征，伴或不伴有其他器官功能改变的疾病。本病青壮年多见，急性上腹痛是其主要临床症状，伴有血淀粉酶或脂肪酶升高，影像学提示胰腺有或无形态改变，可有或无其他器官功能障碍。多数患者病情轻，病程呈自限性，预后好；20%~30%患者病情凶险，出现持续器官功能障碍及胰腺坏死感染，病死率高。

一、病因和发病机制

（一）病因

急性胰腺炎病因较多，最常见病因为胆石症（包括胆道微结石）、酒精和高甘油三酯血症，其他病因还包括壶腹乳头括约肌功能不良、药物和毒物、外伤和手术、高钙血症、血管炎、先天性疾病、肿瘤、感染、自身免疫性因素等。胆源性胰腺炎在我国最常见，饮酒则是西方国家胰腺炎最主要病因。目前，我国高甘油三酯血症性胰腺炎的发病率呈上升态势。

1. 胆道疾病　包括胆石症、胆道感染和胆道蛔虫等，尤以胆石症最为多见。胆道疾病引起的急性胰腺炎也称为胆源性胰腺炎。胆源性胰腺炎的发病机制多用“共同通道”学说解释。解剖上有70%~80%的胰管与胆总管汇合成共同通道开口于十二指肠壶腹部，一旦结石、蛔虫嵌顿在壶腹部、胆管内炎症或胆石移行时损伤Oddi括约肌等，将使胰管流出道不畅，胰管内高压。胆管内的微小结石（<3mm）很难发现，可能导致病因诊断困难。

2. 饮酒　酒精可刺激胰腺外分泌增加，引起Oddi括约肌痉挛和十二指肠乳头水肿，使胰液排出受阻引起胰管内压力增高；酒精可使胰液蛋白质变性，形成蛋白栓堵塞胰管，致胰液流出不畅。此外，酒精在胰腺中通过氧化和非氧化通路得以代谢，氧化通路中产生的大量活性氧促进胰酶提前激活并损伤线粒体；非氧化代谢通路中产生的大量游离脂肪酸乙酯导致胰腺腺细胞中Ca^{2+}水平明显增加，也可促使胰酶提前活化。

3. 高脂血症 高甘油三酯血症亦可促发或引起急性胰腺炎，可能是由于血液黏稠度增加，导致胰腺血液循环障碍或胰管内脂质沉着。当甘油三酯≥11.30mmol/L，临床极易发生急性胰腺炎；而当甘油三酯<5.65mmol/L时，发生急性胰腺炎的危险性减少。

4. 胰管阻塞 胰管结石、狭窄、水肿、胰头部和/或十二指肠壶腹部肿瘤、Oddi括约肌痉挛、壶腹乳头括约肌功能不良或先天性疾病（胰腺分裂、环形胰腺、十二指肠乳头旁憩室等）均可引起胰液引流不畅。如同时有饱餐、饮酒、迷走神经兴奋性增高等促进胰液分泌的因素存在时，胰管及其分支内压力增高，甚至使胰管小分支和胰腺泡破裂，胰酶进入胰腺间质引起急性胰腺炎。

5. 腹部手术与创伤 可直接或间接损伤胰腺组织或胰腺血循环，尤其在胰、胆或胃手术、腹部钝挫伤后。经内镜逆行胆胰管成像（ERCP）和经口推进式小肠镜的长时间操作也有诱发急性胰腺炎风险。

6. 内分泌与代谢障碍 甲状旁腺肿瘤、维生素D过多等引起的高钙血症，可引发胰管钙化，导致胰液排泄不畅；胰液中钙浓度升高可促进胰蛋白酶原的激活；甲状旁腺激素对胰腺有直接毒性作用；妊娠、糖尿病酮症酸中毒和尿毒症偶尔也可并发急性胰腺炎。

7. 感染 病毒感染如急性流行性腮腺炎、传染性单核细胞增多症、柯萨奇病毒感染、病毒性肝炎均可并发急性胰腺炎；细菌感染引起严重败血症，可继发急性胰腺炎。

8. 药物 据报道与急性胰腺炎相关的药物多达120种，包括胺碘酮、硫唑嘌呤、地塞米松、依那普利、呋塞米、氢化可的松、异烟肼、氯沙坦、辛伐他汀、丙戊酸、美沙拉秦、甲硝唑、四环素等，可能机制与高敏反应、药物蓄积的毒性反应有关。药物性胰腺炎通常较轻，常可自限。

9. 自身免疫 某些自身免疫性疾病如系统性红斑狼疮、干燥综合征等可并发急性胰腺炎。可能是胰腺对自身成分作为抗原，由CD4阳性辅助T细胞的识别产生免疫应答的结果而造成胰腺的炎症性病变。

10. 其他 其他少见病因包括十二指肠球后壁穿透性溃疡、邻近乳头的十二指肠憩室炎、输入袢综合征、血管炎、心或肾移植术后；有些胰腺炎可能与遗传有关。有8%~25%的急性胰腺炎至今仍病因不明。经临床、影像及生化等检查，不能确定病因者称为特发性胰腺炎。

（二）发病机制

正常胰腺分泌的酶有2种形式：一种是有生物活性的酶如淀粉酶、脂肪酶等；另一种是无生物活性的酶原或前体，如胰蛋白酶原、前磷脂酶、前弹性蛋白酶、激肽释放酶原和前激肽酶等。正常情况下胰腺具有避免自身消化的生理性防御机制，包括：① 合成的胰酶绝大多数是无活性的酶原；② 胰腺腺泡和胰管内含有胰蛋白酶抑制物，能灭活有生物活性或提前激活的酶。这些防御机制使胰腺分泌的各种酶原在进入十二指肠前不被激活。当胰液进入十二指肠后，在肠激酶的作用下，首先激活胰蛋白酶原形成胰蛋白酶，胰蛋白酶再启动各种酶原激活的偶联而形成各种有生物活性的消化酶，参与食物消化。

当各种致病因素破坏了胰腺的生理性防御机制中的某些环节后，就会发生胰腺自身消化的连锁反应。各种致病因素分别或同时通过不同的途径诱发一系列胰腺消化酶的激活并引起胰腺自身消化。被激活的各种消化酶中磷脂酶A_2、弹性蛋白酶、脂肪酶、激肽释放酶或胰血管舒缓素在胰腺炎进程中发挥主要作用。磷脂酶A_2在少量胆酸参与下分解细胞膜的磷脂，产生溶血磷脂酰胆碱和溶血卵磷脂，其细胞毒作用引起胰腺实质凝固性坏死、脂肪组织坏死和溶血。激肽释放酶可使激肽酶原活化为缓激肽和胰激肽，使血管舒张和通透性增加，引起水肿和休克。弹性蛋白酶可溶解血管壁的弹性纤维导致出血和血栓形成。脂肪酶引起胰腺及周围脂肪坏死和液化。上述各种酶共同作用可造成胰腺及周围组织的损伤，细胞的损伤和坏死又促使消化酶释出，形成恶性循环。胰腺消化酶及胰腺炎症、坏死的产物又可通过血液循环和淋巴管输送到全身，引起多脏器损害，成为急性胰腺炎的多种并发症发生和致死的原因。此外，在胰腺组织损伤的过程中，还产生一系列有强烈活性的炎性介质，如氧自由基、血小板活化因子、前列腺素、白三烯等，与血管活性物质如一氧化氮、血栓素A_2（TXA_2）等共同介导炎症反应，导致胰腺血液循环障碍，参与急性胰腺炎的发生和发展。

二、病理

急性胰腺炎的病理改变分为2型。

（一）间质水肿性胰腺炎

大多数急性胰腺炎患者由于炎性水肿引起弥漫性胰腺肿大，偶有局限性肿大。大体检查可见胰腺肿大、水肿、分叶不清，质地硬而脆，病变可累及胰腺局部或全部。组织学检查见间质水肿、充血和炎症细胞浸润。胰腺周围可有少量脂肪坏死。CT表现为胰腺实质均匀强化，但胰周脂肪间隙模糊，也可伴有胰周积液。

（二）坏死性胰腺炎

5%~10%的急性胰腺炎患者伴有胰腺实质坏死或胰周组织坏死。大体检查可见胰腺呈红褐色或灰褐色，有新鲜出血灶，分叶结构消失，质地松脆。胰腺内及胰腺周围、大网膜、肠系膜等处有较大范围的脂肪坏死和钙化灶。合并感染可并发脓肿，病程稍长者可并发胰腺假性囊肿或形成瘘管。组织学检查可见胰腺组织凝固性坏死和出血，细胞结构消失。坏死灶周围有炎性细胞浸润。常见静脉炎、淋巴管炎、血栓形成。早期增强CT有可能低估胰腺及胰周坏死的程度，起病1周之后的增强CT更有价值，胰腺实质坏死表现为无增强区域。由于胰液外渗和血管损害，造成大量血浆外渗或出血，部分出血坏死型患者可有胰性腹水、胸腔积液和心包积液，易继发细菌感染。并发ARDS时可有肺水肿、肺出血和肺透明膜形成。部分病例可有心、脑、肾的损害和弥散性血管内凝血等病理变化。

三、临床表现

1. 症状

（1）腹痛：为本病的主要表现和首发症状，突然起病，常在饮酒和饱餐后突然发生。腹痛多位于中上腹并向腰背部呈束带状放射，仰卧位时加重，弯腰抱膝位可减轻疼痛。腹痛程度轻重不一，可为钝痛、刀割样痛、钻痛或绞痛，常为持续性，有阵发性加剧，可因进食而加剧。轻症急性胰腺炎腹痛较轻，常在3~5日内缓解。重症急性胰腺炎腹痛严重而持续，渗液扩散可引起全腹痛。极少数患者可因大部分胰腺组织在短期内迅速坏死而无腹痛。

（2）恶心、呕吐及腹胀：多在起病后出现，呕吐物为食物和胆汁，呕吐后腹痛并不减轻；同时伴有腹胀，甚至出现麻痹性肠梗阻。

（3）发热：常为中度发热，持续3~5日。如持续发热超过1周或逐日升高、白细胞升高者则提示有继发感染，如胰腺脓肿或腹腔脓肿、胆道感染或败血症等。

（4）低血压或休克：见于重症急性胰腺炎，少数患者突然发生休克，甚至猝死。胰腺炎症大量渗出致有效血容量不足是休克的主要原因，缓激肽类物质致周围血管扩张，胰腺组织坏死释放心肌抑制因子使心肌的收缩减弱以及并发上消化道出血等均促进和加重休克的发生。

（5）水、电解质及酸碱平衡失调：多有轻重不等的脱水，频繁呕吐者可发生代谢性碱中毒。重症急性胰腺炎常有明显脱水、代谢性酸中毒，伴血钾、血镁、血钙降低。大量脂肪坏死和皂化过程消耗大量的钙，以及胰腺炎时刺激甲状腺分泌降钙素导致低钙血症，是急性胰腺炎病情严重的重要指标之一。

2. 体征　轻症急性胰腺炎仅有较轻的上腹压痛，可有轻度腹胀和肠鸣音减弱，无肌紧张和反跳痛。重症急性胰腺炎患者可出现腹肌紧张、全腹压痛和反跳痛等急性腹膜炎体征。麻痹性肠梗阻时有明显腹胀，肠鸣音减弱或消失。可出现移动性浊音，腹水多呈血性，含高浓度淀粉酶。少数患者因胰酶、坏死组织及出血沿腹膜间隙与肌层渗入腹壁皮下致两侧胁腹部皮肤呈暗灰蓝色，称格雷·特纳征（Grey Turner征）；脐周围皮肤青紫色，称卡伦征（Cullen征）。当形成胰腺假性囊肿或脓肿时，上腹部可触及包块。少数病例由于胆总管或壶腹部结石、胰头炎症水肿压迫胆总管出现轻至中度黄疸，后期也可由于胰腺脓肿或假性囊肿压迫胆总管、肝细胞损害出现黄疸。低血钙可引起手足搐搦，提示预后不良。

3. 并发症

（1）局部并发症：急性胰腺炎局部并发症包括急性液体积聚、急性坏死物积聚、胰腺假性囊肿、包裹性坏死和胰腺脓肿，其他局部并发症还包括胸腔积液、胃流出道梗阻、消化道瘘、腹腔出血、假性囊肿出血、脾静脉或门静脉血栓形成、坏死性结肠炎等。① 急性液体积聚：发生于病程早期，表现为胰腺内、胰周或胰腺远隔间隙液体积聚。可单发或多发，病变常缺乏完整包膜。② 急性坏死物积聚：发生于病程早期，表现为液体内容物，包含混合的液体和坏死组织，坏死物包括胰腺实质或胰周组织的坏死。③ 胰腺假性囊肿：常在病后3~4周形成，由纤维组织包裹胰腺内或其周围的外溢胰液和液化的坏死组织所致，有完整非上皮性包膜包裹的液体积聚，内含胰腺分泌物、肉芽组织、纤维组织等。④ 包裹性坏死：多发生于急性胰腺炎起病4周后，是一种成熟的、包含胰腺和/或胰周坏死组织、具有界限分明炎性包膜的囊实性结构。⑤ 胰腺脓肿：见于重症急性胰腺炎，常在起病2~3周后因胰腺和胰腺周围组织坏死继发感染而形成，同时出现高热、腹痛加重、上腹部肿块和中毒症状。胰腺内或胰周的脓液积聚，外周为纤维囊壁，增强CT提示气泡征，细针穿刺物细菌或真菌培养阳性。⑥ 左侧门静脉高压：胰腺严重坏死、大量渗出、假性囊肿压迫和迁延不愈的炎症，导致脾静脉回流障碍或血栓形成，继而出现脾大、胃底静脉曲张。

（2）全身并发症：急性胰腺炎全身并发症主要包括全身炎症反应综合征（systemic inflammatory response syndrome，SIRS）、器官功能衰竭、全身感染、腹腔内高压（intra-abdominal hypertension，IAH）和腹腔间隔室综合征（abdominal compartment syndrome，ACS）、胰性脑病（pancreatic encephalopathy，PE）等。① SIRS：符合以下临床表现中的2项及以上可诊断为SIRS。心率>90次/min；体温<36℃或>38℃；白细胞计数$<4\times10^9$/L或$>12\times10^9$/L；呼吸频率>20次/min或动脉血PCO_2<32mmHg。SIRS持续存在将会增加器官功能衰竭发生的风险。② 器官功能衰竭：急性胰腺炎的严重程度取决于器官功能衰竭的出现及持续时间（是否超过48小时），常见ARDS、循环衰竭及肾衰竭等，出现2个以上器官功能衰竭称为多器官功能衰竭（multiple organ failure，MOF）。临床可采用改良Marshall评分评判器官衰竭（表4-15-1）。③ 全身感染：重症急性胰腺炎患者若合并脓毒症，病死率升高，为50%~80%。感染主要以革兰氏阴性杆菌为主，也可有真菌感染。④ IAH和ACS：重症急性胰腺炎时IAH和ACS的发生率分别约为40%和10%，IAH已作为判定重症急性胰腺炎预后的重要指标之一，容易导致多器官功能障碍综合征。膀胱压测定是诊断ACS的重要指标，膀胱压≥20mmHg，伴有少尿、无尿、呼吸困难、吸气压增高、血压降低时应考虑出现ACS。⑤ PE：是急性胰腺炎的严重并发症之一，多发生于急性胰腺炎早期，也可发生于疾病恢复期，表现为耳鸣、复视、谵妄、语言障碍及肢体僵硬、昏迷等，具体机制仍不明确。

▼ 表4-15-1 器官衰竭Marshall评分系统

项目	评分				
	0	1	2	3	4
呼吸（PaO_2/FiO_2）	>400	300~400	200~300	100~200	<100
循环（收缩压，mmHg）	>90	<90，可补液纠正	<90，补液不能纠正	<90，pH<7.3	<90，pH<7.20
肾脏（Cr，μmol/L）	<134	134~169	170~310	311~439	>439

注：PaO_2为动脉血氧分压，正常值95~100mmHg；FiO_2为吸入氧浓度，按照空气（21%）、2L/min（25%）、4L/min（30%）、6~8L/min（40%）、9~10L/min（50%）换算；Cr为肌酐。

四、辅助检查

（一）实验室检查

1. 淀粉酶及脂肪酶测定 血清淀粉酶和/或脂肪酶超过正常值上限（ULN）3倍是诊断急性

胰腺炎的重要依据。血清淀粉酶于起病后6~12小时开始升高，48小时开始降低，持续3~5日。血清脂肪酶升高较晚，常在发病后24~72小时开始上升，持续7~10日。当血清淀粉酶活性已经下降至正常，或其他原因引起血清淀粉酶活性增高时，血清脂肪酶活性测定有互补作用。血清淀粉酶/脂肪酶的水平与急性胰腺炎的严重程度不平行，一些极严重的急性胰腺炎由于大量胰腺组织迅速坏死，血清淀粉酶不高甚至降低。血清淀粉酶/脂肪酶持续增高要注意病情反复、并发假性囊肿或脓肿、疑有胰腺结石或肿瘤、肾衰竭、高淀粉酶血症等。一些其他急腹症如消化性溃疡穿孔、胆石症、胆囊炎、肠梗阻等亦可有血清淀粉酶和脂肪酶升高，但多不超过ULN的2倍，淀粉酶/内生肌酐清除率比值（Cam/Ccr）有助于鉴别。尿淀粉酶升高及下降时间一般比血清淀粉酶略迟，在发病后12~24小时开始升高，持续1~2周，常高出血清淀粉酶1~2倍，但受患者尿量的影响。胰源性腹水和胸腔积液中的淀粉酶浓度明显升高，特别在血淀粉酶不高时更有诊断意义。

2. 其他检查 血常规检查多有白细胞增多和中性粒细胞核左移，血清IL-6水平增高、淀粉样蛋白升高。发病72小时后C反应蛋白>150mg/L提示胰腺组织坏死。此外，血钙、血糖、血气分析、血细胞比容、肝肾功能、血脂、电解质、血清正铁白蛋白等检测对于判断急性胰腺炎程度及预后均有一定意义。

（二）影像学检查

在发病初期24~48小时行超声检查，可以初步判断胰腺组织形态学变化，有助于判断有无胆道疾病，但易受胃肠道积气的影响，不够准确。推荐CT扫描作为诊断急性胰腺炎的标准影像学方法，且发病1周左右的增强CT诊断价值更高，可有效区分液体积聚和坏死的范围。MRI也可以辅助诊断急性胰腺炎。

五、诊断及分期

（一）诊断

1. 诊断步骤 急性胰腺炎的诊断步骤包括：确定是否为急性胰腺炎、判断病情程度、明确病因。

2. 诊断标准 临床上符合以下3项特征中的2项即可诊断为急性胰腺炎：① 典型的腹痛（急性、突发、持续、剧烈的上腹部疼痛，常向背部放射）；② 血清淀粉酶和/或脂肪酶活性>3倍ULN；③ 急性胰腺炎的典型影像学改变。

（二）临床分级分期

临床上根据病情轻重将急性胰腺炎分为轻症急性胰腺炎（mild acute pancreatitis，MAP）、中度重症急性胰腺炎（moderately severe acute pancreatitis，MSAP）和重症急性胰腺炎（severe acute pancreatitis，SAP）。其中轻症急性胰腺炎具备急性胰腺炎的临床表现和生物化学改变，不伴有器官功能衰竭及局部或全身并发症，通常在1~2周内恢复，病死率极低。中度重症急性胰腺炎伴有一过性的器官功能衰竭（48小时内可自行恢复），或伴有局部/全身并发症而不存在持续性的器官功能衰竭（48小时内不能自行恢复）。重症急性胰腺炎伴有持续的器官功能衰竭（持续48小时以上、不能自行恢复的呼吸系统、心血管或肾脏功能衰竭，可累及1个或多个脏器）。重症急性胰腺炎病死率较高，可达36%~50%，如后期合并感染则病死率更高。也可采用Ranson评分、急性生理功能和慢性健康状况（APACHE）Ⅱ评分、急性胰腺炎CT评分（表4-15-2）等进行急性胰腺炎疾病严重程度的评判。

▼ 表4-15-2 急性胰腺炎CT评分

评分	胰腺炎症反应	胰腺坏死	胰腺外并发症
0	胰腺形态正常	无坏死	
2	胰腺+胰周炎性改变	坏死<30%	胸、腹水，脾、门静脉血栓，胃流出道梗阻等
4	单发或多个积液区或胰周脂肪坏死	坏死>30%	

注：CT评分≥4分，为中度重症急性胰腺炎或重症急性胰腺炎。

六、鉴别诊断

急性胰腺炎需要与消化性溃疡穿孔、胆石症、急性肠梗阻、心肌梗死等鉴别。

1. 胆石症 既可是急性胰腺炎的病因，与急性胰腺炎共存；也可单独发生。临床症状常难以区别，血及尿淀粉酶可轻度升高，但不超过ULN 2倍。血清胰腺酶学及胰腺、胆道的影像学均有助于鉴别。

2. 消化性溃疡穿孔 常有较典型的消化性溃疡病史，腹痛突然加剧呈刀割样，有腹膜炎的表现，肝浊音界消失，X线透视可见膈下游离气体。

3. 急性肠梗阻 有阵发性腹痛、腹胀、呕吐、肠鸣音亢进、可闻气过水声、可见肠型、无肛门排气。腹部X线可见液气平面。

4. 心肌梗死 有冠心病史，心电图显示心肌梗死图像，血清心肌酶升高，肌钙蛋白阳性。血、尿淀粉酶正常。

七、治疗

大多数轻症急性胰腺炎经3~5日对症治疗可以治愈。对重度急性胰腺炎必须早期发现，采取积极的综合性抢救措施。

（一）监护及一般处理

主要是纠正水、电解质平衡紊乱，加强支持治疗，防止并发症。应严密观察病情，动态观察腹痛、腹部体征和肠鸣音改变；进行心电监护，密切观察体温、血压、脉搏、呼吸、神志等指标，记录24小时尿量及出入量变化，必要时测定中心静脉压；检查血常规、尿常规、粪便常规及隐血、肝功能、肾功能、血清电解质、红细胞沉降率、血钙、血气分析，行胸部X线片。重症急性胰腺炎患者更需要密切监测生命体征，一般间隔12小时应评估病情，根据症状、体征、实验室数据、影像学变化及时了解病情发展。

（二）器官支持

1. 液体复苏 提倡早期液体复苏，急性胰腺炎一经诊断应立即开始进行控制性液体复苏。液体复苏旨在迅速纠正组织缺氧，是维持血容量及水、电解质平衡的重要措施，也是急性胰腺炎病程最初24小时的关键治疗环节。中度重症急性胰腺炎患者在没有大量失血情况下，补液量宜控制在2 500~4 000ml/d。用晶体进行液体复苏时，应注意补充乳酸林格平衡液，避免大量生理盐水扩容，导致氯离子堆积。缺氧致组织中乳酸堆积，代谢性酸中毒较常见，应适时补充碳酸氢钠。重症患者大量渗液，蛋白丢失，应注意补充白蛋白。每6~8小时根据患者心率、呼吸、血压、尿量、血气分析及pH、血尿素氮、肌酐等指标，调整补液量及速度，注意避免急性肺水肿和低渗性脑病。

2. 呼吸功能维持 重症急性胰腺炎发生急性肺损伤时给予鼻导管或面罩吸氧，维持氧饱和度95%以上。要动态监测患者血气分析结果，当进展至ARDS时，应用机械通气和大剂量糖皮质激素，有条件时行气管镜下肺泡灌洗术。

3. 肾功能维持 治疗急性肾衰竭主要是支持治疗，稳定血流动力学参数，必要时透析。持续性肾脏替代疗法的指征：伴急性肾衰竭，或尿量≤0.5ml/（kg·h）。

4. 其他重要脏器功能支持 出现肝功能异常时可予以护肝药物。弥散性血管内凝血时可用肝素。上消化道出血可用质子泵抑制剂。对于重症急性胰腺炎患者还应特别注意维护肠道功能，因肠黏膜屏障的稳定对于减少全身并发症有重要作用，需要密切观察腹部体征及排便情况，监测肠鸣音的变化，及早给予促肠道动力药物，包括生大黄、芒硝、硫酸镁等，应用谷氨酰胺制剂保护肠道黏膜屏障。同时可应用中药，如芒硝外敷。病情允许情况下，尽早恢复饮食或实施肠内营养对预防肠道衰竭具有重要意义。

（三）减少胰液分泌和抗感染治疗

1. 禁食 食物是胰液分泌的天然刺激物，起病后短期禁食，可降低胰液分泌，减少胰酶对胰腺的自身消化。病初48小时内禁食，有助于缓解腹胀和腹痛。对有严重腹胀、麻痹性肠梗阻者应采取胃肠减压等相关措施，在患者腹痛腹胀减轻或消失、肠道动力恢复或部分恢复时可以考虑开放饮食。

2. 抑制胰腺分泌 生长抑素及其类似物（奥曲肽）可以通过直接抑制胰腺外分泌而发挥作用，H_2受体拮抗剂或质子泵抑制剂可通过抑制胃酸分泌而间接抑制胰腺分泌，还可以预防应激性溃疡的发生。

3. 抑制蛋白酶释放和活性 乌司他丁、加贝酯等能够广泛抑制与急性胰腺炎发展有关的胰蛋白酶、弹性蛋白酶、磷脂酶A等的释放和活性，还可稳定溶酶体膜，改善胰腺微循环，减少并发症，主张早期足量应用。

4. 营养支持 肠道是全身炎症反应的策源地，早期肠内营养有助于控制全身炎症反应。中度重症急性胰腺炎及重症急性胰腺炎时，需要早期肠内营养修复受损的肠黏膜屏障，能显著下调急性胰腺炎患者病死率、感染率和MOF发生率。进食时机与肠道炎症控制程度有关，一般在没有呕吐、肠道通畅时，即可考虑。轻症急性胰腺炎患者只需要短期禁食，故不需要肠内或肠外营养。中度重症急性胰腺炎患者建议及早（发病48小时内）实施肠内营养，重症急性胰腺炎患者在有效液体复苏和抗感染治疗后，可在病程的第2~3日，肠道功能开始恢复时，给予经口鼻空肠管进行肠内营养支持，可先给予5%葡萄糖盐水，逐渐给予少量易消化的谷类食物及预消化的要素营养剂，逐步恢复正常进食，多数患者依从性好。

（四）抗生素应用

非胆源性急性胰腺炎不推荐预防使用抗生素，对于胆源性轻症急性胰腺炎应常规使用抗生素。重症急性胰腺炎患者当在病程的第1周确定胰腺坏死超过1/3时，即使没有感染证据，也推荐使用亚胺培南或美罗培南7~10日，有助于减少坏死的胰腺继发感染。

（五）局部并发症的处理

大多数局部并发症不需要干预，仅在合并感染时才有穿刺引流的指征。无菌的假性囊肿多数可自行吸收，少数直径>6cm且有压迫现象等表现，或病变直径持续增大，或出现感染症状时可予微创引流治疗。胰周脓肿和/或感染常由大肠埃希菌、假单胞菌属、克雷伯菌、肠球菌属等引起，首选亚胺培南或美罗培南，疗程一般需要2周左右，疗程中可降阶梯使用头孢类联合抗厌氧菌的甲硝唑或喹诺酮类。如疑有真菌感染，可经验性应用抗真菌药。充分抗生素治疗后，脓肿不能吸收，胰腺感染已得到局限，可行内镜或经皮腹腔引流或灌洗，如果仍不能控制感染，可施行坏死组织清除和引流手术。建议有条件的单位开展内镜下穿刺引流术或内镜下坏死组织清除术。

（六）全身并发症的处理

发生SIRS时应早期应用乌司他丁或糖皮质激素。连续性肾脏替代治疗（continuous renal replacement therapy，CRRT）能很好地清除血液中的炎性介质，因而推荐早期用于急性胰腺炎并发的处理。SIRS或脓毒症者应根据药物敏感试验结果调整抗生素，要由广谱抗生素过渡至使用窄谱抗生素，要足量足疗程使用。重症急性胰腺炎合并ACS者应采取积极的救治措施，除合理的液体治疗、抗炎药物的使用之外，还可使用血液滤过、微创减压及开腹减压术等。

（七）内镜治疗

推荐在有条件的单位，对于怀疑或已经证实的胆源性急性胰腺炎考虑进行内镜治疗。如果符合重症指标和/或有胆管炎、黄疸、胆总管扩张，或最初判断是轻症急性胰腺炎但在治疗中病情恶化者，应行鼻胆管引流或内镜下十二指肠乳头括约肌切开术（endoscopic sphincterotomy，EST）。胆源性重症急性胰腺炎发病的48~72小时内为行ERCP最佳时机，而胆源性轻症急性胰腺炎于住院期间均可行ERCP治疗，在胰腺炎恢复后应该尽早行胆囊切除术。

（八）其他措施

急性胰腺炎疼痛剧烈时考虑镇痛治疗。在严密观察病情下可注射盐酸哌替啶。由于吗啡可增加Oddi括约肌压力，胆碱能受体拮抗剂诱发或加重肠麻痹，故不推荐使用。单味中药（如生大黄、芒硝）、复合制剂（如清胰汤、柴芍承气汤等）也可用于急性胰腺炎的治疗。

八、预防

积极治疗胆道疾病和避免各种诱发胰腺炎的因素，尤其是戒酒及避免暴饮暴食，有助于减少急性胰腺炎的发作。

九、预后

急性胰腺炎的预后取决于病因、病变程度和有无并发症。一般轻症急性胰腺炎常在1周内恢复而不留后遗症；重症急性胰腺炎病情重，病死率高。影响预后的因素包括年龄、慢性疾患基础、营养状态、休克情况、病程长短、原发感染灶手术引流是否及时、脏器功能衰竭的数目。经抢救而幸存的重症急性胰腺炎患者常有不同程度的胰功能不全，极少数演变为慢性胰腺炎。

第二节　慢性胰腺炎

慢性胰腺炎（chronic pancreatitis，CP）是各种病因引起胰腺组织和功能不可逆改变的慢性炎症性疾病。基本病理特征包括胰腺实质慢性炎症损害和间质纤维化、胰腺实质钙化、胰管扩张及胰管结石等改变。临床主要表现为反复发作的上腹部疼痛和胰腺内外分泌功能不全。慢性胰腺炎多见于中老年人，以40~60岁多见，男女之比为（2~6）：1，在不同地区发病率相差较大。

一、病因和发病机制

慢性胰腺炎病因十分复杂。酗酒是主要原因，其他还包括高脂血症、高钙血症、胰腺先天性异常、胰腺外伤或手术、急性胰腺炎导致胰管狭窄、自身免疫性疾病等；遗传性胰腺炎中阳离子胰蛋白酶原基因突变多见，散发性胰腺炎中*SPINK1*基因和*CFTR*基因为常见突变基因；吸烟能显著增加慢性胰腺炎发病的危险性。此外尚有少数致病因素不明确者称为特发性慢性胰腺炎。

西方国家的慢性胰腺炎中70%~80%的患者与长期（10年以上）嗜酒有关，大多数学者认为其发病机制为胰液中胰酶和蛋白质含量增多，以及钙离子浓度增加，使小胰管梗阻，胰液排出受阻，胰管压力增高，致胰腺腺泡、胰腺小导管破裂，胰腺组织和胰管系统损伤。酒精及其代谢产物还可使胰液中脂质微粒体酶的分泌和脂肪酶的降解增加；胰液与脂质微粒体酶混合，激活胰蛋白酶原为胰蛋白酶，导致胰腺组织损伤。

近年来，自身免疫性胰腺炎（autoimmune pancreatitis，AIP）也归入慢性胰腺炎。自身免疫性胰腺炎是一种由自身免疫异常引起的特殊类型的慢性胰腺炎，包括1型和2型。1型为淋巴浆细胞硬化性胰腺炎，其特点是受累组织器官大量IgG4阳性浆细胞浸润；2型为特发性导管中心型胰腺炎，其特征是以胰腺导管为中心、粒细胞上皮内浸润性病变。

二、病理

慢性胰腺炎的病变程度和范围有较大的个体差异，可为局限性、阶段性或弥漫性。胰腺变硬、苍白，呈不规则结节状，胰腺管内有结石或钙化，导致胰管多发性狭窄或扩张，形成假性囊肿。组织学见有广泛的纤维组织增生，累及小叶并将实质小叶分割成不规则结节状，最终胰腺腺泡和胰岛组织萎缩等。上述形态学改变为不可逆的，且趋于进行性变化，最终导致胰腺内、外分泌功能的丧失。

自身免疫性胰腺炎很少有导管内蛋白栓、结石、钙化等典型慢性胰腺炎的病理学表现。1型自身免疫性胰腺炎病理特点是胰管周围淋巴细胞、浆细胞浸润，胰管及静脉周围弥漫性席纹状纤维化，可见闭塞性静脉炎，免疫组化显示受累组织器官大量IgG4阳性浆细胞浸润。病程后期胰腺腺泡萎缩，偶见残存腺泡。2型自身免疫性胰腺炎特点为中、小胰管管腔及导管上皮内有大量粒细胞浸润，导致导管上皮毁损、管腔闭塞，有时可见小叶内导管有微脓肿，腺泡内也可有粒细胞浸润；免疫组化显示没有或仅少量IgG4阳性浆细胞（≤10个/HPF）。

三、临床表现

慢性胰腺炎病程常超出数年或十余年，表现为无症状期和症状轻重不等的发作期交替出现，也可由无明显症状发展为胰功能不全的表现。合并胆道梗阻、十二指肠梗阻、胰腺假性囊肿、胰源性门静脉高压及胰源性胸腹水等并发症有相应的临床表现。典型慢性胰腺炎可出现五联征：上腹疼痛、胰腺钙化、胰腺假性囊肿、糖尿病和脂肪泻。但是同时具备上述五联征者并不多，临床上常以某一或某些症状为主要特征。

1. 腹痛　反复发作的上腹痛是慢性胰腺炎的主要症状，60%~90%的患者有程度不同的腹痛，初为间歇性后转为持续性，性质可为隐痛、钝痛、钻痛甚至剧痛，多位于上腹正中或左、右上腹，放射至后背及两胁部。腹痛多因饮酒、饱食或高脂肪餐诱发。腹痛腹胀的机制可能为胰腺炎症和胰周神经的炎症，胰导管的梗阻或扩张，胰腺缺血、假性囊肿形成。随着胰腺外分泌功能不断下降，疼痛程度会减轻，甚至消失。

2. 胰腺内外分泌功能不全　① 胰腺外分泌功能不全：早期无特殊症状，后期由于大量脂肪和蛋白质丢失，可出现消瘦、无力、营养不良、夜盲症、皮肤粗糙、肌无力和出血倾向等。② 胰腺内分泌功能不全：约50%的患者糖耐量试验结果异常；10%~20%患者有显性糖尿病。

3. 体征　常有与腹痛不相称的轻度腹部压痛，并发假性囊肿时可触及腹部肿块。当胆总管受肿大胰头、纤维化肿块或假性囊肿压迫时可出现黄疸。少数患者可有腹水、胸腔积液、消化性溃疡和消化道出血、多发性脂肪坏死、血栓性静脉炎或静脉血栓形成和精神症状。

4. 自身免疫性胰腺炎相关症状　1型自身免疫性胰腺炎患者最常见为无痛性梗阻性黄疸，多为轻度，可呈进行性或间歇性，其次为胰腺肿块、弥漫性或局灶性胰腺肿大、胰管狭窄等。高达80%的1型自身免疫性胰腺炎患者合并IgG4相关性胆管炎，也可出现眼眶炎性假瘤、硬化性涎腺炎、肺间质纤维化及结节、腹膜后纤维化以及小管间质性肾炎等胰腺外受累表现。2型自身免疫性胰腺炎常表现为反复发作的急性胰腺炎，其次为无痛性梗阻性黄疸、局限性胰腺肿块以及胰管狭窄，20%~30%患者合并炎症性肠病，尤其是溃疡性结肠炎。

四、辅助检查

（一）实验室检查

1. 胰腺外分泌功能试验　包括直接刺激试验、Lundh试验、胰功肽（BT-PABA）试验等，由于检测过程复杂，且缺乏统一标准，临床使用不广泛。

2. 胰腺内分泌功能测定 包括空腹血糖、随机血糖、糖化血红蛋白、口服糖耐量试验、血清胰岛素、C肽、血清胆囊收缩素（CCK）、血浆胰多肽等水平测试。

3. 吸收功能试验 粪便的脂肪定性或定量检查、肌纤维检查、粪氮含量测定、维生素B_{12}吸收试验有助于诊断胰酶分泌不足。

4. 淀粉酶测定 慢性胰腺炎在急性发作期，血、尿淀粉酶和Cam/Ccr可一过性增高。严重的胰外分泌功能不全时，血清胰淀粉酶同工酶常降低。

5. IgG4及自身抗体检测 约2/3的1型自身免疫性胰腺炎和约1/4的2型自身免疫性胰腺炎患者血清IgG4水平升高，部分自身免疫性胰腺炎患者血清非特异性的自身抗体阳性，包括抗碳酸酐酶抗体、抗乳铁蛋白抗体、抗线粒体抗体、抗平滑肌抗体、抗甲状腺球蛋白抗体等。

（二）影像学及内镜检查

1. 腹部X线 如在第1~3腰椎左侧胰腺区内发现钙化或结石征象，有诊断价值。

2. 腹部超声与超声内镜检查术（endoscopic ultrasonography，EUS） 腹部超声根据胰腺形态、回声及胰管变化可作为慢性胰腺炎初筛检查，可显示胰腺形态改变，胰管狭窄、扩张、结石或钙化及囊肿等征象，但灵敏度和特异度较差。EUS对慢性胰腺炎的诊断优于超声，其灵敏度和特异度均>85%。除显示形态特征外，还可以辅助穿刺活检行组织学诊断。

3. 计算机体层成像（CT） 是慢性胰腺炎诊断首选检查方法。对中晚期病变诊断准确性较高，对早期病变诊断价值有限。可见胰腺实质增大或萎缩、胰腺钙化、结石形成、主胰管扩张及假性囊肿形成等征象。自身免疫性胰腺炎可出现弥漫性和局限性的影像学表现。弥漫型自身免疫性胰腺炎的典型CT特征为胰腺弥漫性肿大，呈“腊肠状”。CT平扫病变呈低或等密度，增强扫描动脉期病变部位强化不均匀性降低，呈“雪片状”，门静脉期和延迟期呈现较均匀的延迟中等强化，胰腺周围呈增厚的包膜样结构，即“胶囊征”或“晕征”。局灶型自身免疫性胰腺炎常位于胰头，其次为胰尾，病灶区呈等或低密度肿块，即“假肿瘤征”。

4. 磁共振成像（MRI）和磁共振胆胰管成像（MRCP） MRI诊断价值与CT相似。MRCP可以清晰地显示胰管病变的部位、程度和范围。

5. 经内镜逆行胆胰管成像（ERCP） 主要显示胰管形态，以往是诊断慢性胰腺炎的重要依据。轻度：胰管侧支扩张或阻塞超过3个，主胰管正常；中度：主胰管狭窄及扩张；重度：主胰管阻塞、狭窄、钙化，有假性囊肿形成。但作为有创性检查，目前多被MRCP和EUS替代，仅在诊断困难或需要治疗操作时选用。

6. 胰管镜 直接观察胰管内病变，同时能收集胰液、细胞刷片及组织活检等检查，对慢性胰腺炎早期诊断及胰腺癌鉴别诊断有意义，有条件单位可开展。

（三）病理检查

组织活检主要用于临床上与胰腺癌鉴别诊断时。检查方法包括CT或超声引导下经皮胰腺穿刺活检；EUS引导下胰腺活检；手术或腹腔镜下胰腺活检。

五、诊断与鉴别诊断

（一）诊断

1. 诊断标准 慢性胰腺炎的诊断有一定困难，需要结合病史、体征、实验室及影像学检查才能作出诊断。诊断标准包括：① 1种及1种以上影像学检查结果显示慢性胰腺炎特征性形态改变；② 组织病理学检查结果显示慢性胰腺炎特征性改变；③ 患者有典型上腹部疼痛，或其他疾病不能解释的腹痛，伴或不伴体重减轻；④ 血清或尿胰酶水平异常；⑤ 胰腺外分泌功能异常。① 或② 任何1项典型表现，或者① 或② 疑似表现加③ 、④ 和⑤ 中任何2项可以确诊。① 或② 任何1项疑似表现考虑为可疑患者，需要进一步临床观察和评估。

自身免疫性胰腺炎的诊断标准为符合以下3条中的1条。① 胰腺组织病理学符合以下之一：淋巴浆细胞硬化性胰腺炎，免疫组化显示IgG4阳性细胞 >10个/HPF；或胰腺导管周围有大量中性粒细胞浸润并导致导管上皮损害。② 典型影像学征象 + 血清IgG4水平升高或典型胰腺外器官受累表现。③ 非典型的影像学征象 + 血清IgG4水平升高和/或其他脏器中出现IgG4阳性细胞 + 除外胰腺肿瘤 + 激素疗效显著。

2. 分期 根据临床表现、形态学改变和胰腺内外分泌功能受损程度分4期。① 早期：出现腹痛、血清或尿淀粉酶升高等临床症状，CT、超声检查多无特征性改变，EUS、ERCP或组织学检查可有轻微改变。② 进展期：主要表现为反复腹痛或急性胰腺炎发作，胰腺实质或导管出现特征性改变，胰腺内外分泌功能无显著异常，病程可持续数年。③ 并发症期：临床症状加重，胰腺及导管形态明显异常，胰腺实质明显纤维化或炎性增生改变，可出现假性囊肿、胆道梗阻、十二指肠梗阻、胰源性门静脉高压、胰源性胸腹水等并发症。胰腺内外分泌功能异常，但无显著临床表现。④ 终末期：腹痛发作频率和严重程度可降低，甚至疼痛症状消失；胰腺内外分泌功能显著异常，临床出现腹泻、脂肪泻、体重下降和糖尿病。

（二）鉴别诊断

主要与胰腺癌鉴别。由于二者临床表现、胰功能检查和影像学检查可以很相似，鉴别相当困难，主要根据胰腺穿刺组织学检查、胰液细胞学检查，结合胰腺癌迅速进展的临床经过可资鉴别。

六、治疗

慢性胰腺炎的治疗原则：去除病因，控制症状，纠正改善胰腺内外分泌功能不全及防治并发症。

（一）非手术治疗

1. 一般治疗 戒烟戒酒，调整饮食结构、避免高脂饮食，可补充脂溶性维生素及微量元素，营养不良可给予肠内或肠外营养支持。

2. 胰腺外分泌功能不全治疗 患者出现脂肪泻、体重下降及营养不良表现时，需要补充外源性胰酶制剂改善消化吸收功能障碍。

3. 胰腺内分泌功能不全治疗 根据糖尿病进展程度及并发症情况，一般首选二甲双胍控制血糖，必要时加用促胰岛素分泌药物；对于症状性高血糖、口服降糖药物疗效不佳者选择胰岛素治疗。慢性胰腺炎合并糖尿病患者对胰岛素敏感，需要特别注意预防低血糖发作。

4. 疼痛治疗　合理应用镇痛药以控制腹痛，但要避免成瘾。对顽固性严重疼痛可行腹腔神经丛阻滞或内脏神经切除术。

5. 其他治疗　自身免疫性胰腺炎是一种特殊类型的慢性胰腺炎，首选糖皮质激素治疗。治疗期间通过监测血清IgG4及影像学复查评估疗效。

（二）内镜治疗

慢性胰腺炎内镜治疗主要适用于Oddi括约肌狭窄、胆总管下段狭窄、胰管狭窄、胰管结石及胰腺假性囊肿等。治疗方法包括十二指肠乳头括约肌切开术（endoscopic sphincterotomy，EST）、鼻胆管和鼻胰管引流、胰管胆管支架植入、假性囊肿引流及EST联合体外震波碎石等。

（三）外科手术治疗

慢性胰腺炎患者进行手术治疗的指征包括：保守治疗不能缓解的顽固性疼痛；胰管狭窄、胰管结石伴胰管梗阻；并发胆道梗阻、十二指肠梗阻、胰源性门静脉高压、胰源性胸腹水及假性囊肿等；不能排除恶性病变。手术方式包括：胰切除术；胰管减压及引流术；迷走神经、腹腔神经节切除术；治疗胆道疾病和门静脉高压的手术等。

七、预后

本病不易根治，积极治疗可缓解症状。晚期多死于并发症，极少数可转变为胰腺癌。预防措施同急性胰腺炎。

（林勇）

学习小结

胰腺炎分急性胰腺炎及慢性胰腺炎。急性胰腺炎是胰酶消化胰腺及其周围组织所引起的急性炎症。胆石症、饮酒和高甘油三酯血症是最常见病因。临床表现为突发的上腹部剧烈疼痛，并可出现休克。根据症状、血清学和影像学资料可诊断。重症急性胰腺炎可出现全身炎症反应综合征、器官功能衰竭、全身感染、腹腔内高压或腹腔间隔室综合征等多种全身并发症及胰腺脓肿、假性囊肿等局部并发症。急性胰腺炎治疗原则包括禁食和胃肠减压，补液、维持水电解质代谢平衡，抑制胰酶分泌，营养支持以及应用抗生素、中药治疗、内镜或手术治疗等综合措施。慢性胰腺炎是各种病因引起胰腺组织和功能不可逆改变的慢性炎症性疾病，病因十分复杂，典型慢性胰腺炎可表现为上腹疼痛、胰腺钙化、胰腺假性囊肿、糖尿病和脂肪泻五联征。慢性胰腺炎治疗主要包括去除病因、调整饮食、补充胰酶、控制糖尿病、营养支持等疗法，必要时行内镜和外科手术治疗。

第十六章　胰腺癌

04篇16章

学习目标

掌握　胰腺癌的临床表现和诊断。
熟悉　胰腺癌的治疗方案。
了解　胰腺癌的病因、病理。

胰腺癌是发生于胰腺外分泌腺的恶性肿瘤，主要起源于胰腺导管上皮及腺泡细胞，是最常见的一种胰腺恶性肿瘤，约占全部胰腺恶性肿瘤的95%。胰腺癌发病年龄以45~70岁最多见，男女比为（1.1~2.5）：1。2018年全球癌症数据库（GLOBOCAN）的统计显示，胰腺癌新发病例数居第14位，是第七大癌症死亡原因。我国胰腺癌的发病近年来呈快速上升趋势，国家癌症中心报告显示，2022年胰腺癌发病率位于男性恶性肿瘤第10位，女性恶性肿瘤第8位，死亡率居于第4位。胰腺癌恶性程度很高，5年生存率仅约10%。

一、病因和发病机制

胰腺癌的确切病因和发病机制迄今仍不清楚，一般认为是多种因素共同作用的结果。近年来研究显示，胰腺癌的主要危险因素包括以下几点。① 年龄60岁以上；② 吸烟：长期大量吸烟已被公认是胰腺癌发病的最危险因素，且这种风险在戒烟后至少持续10年；③ 慢性胰腺炎；④ 糖尿病：10年以上的糖尿病病史，风险增加50%；⑤ 肥胖或超重；⑥ 有胰腺癌家族史，尤其家族中有多位直系亲属在50岁之前患病；⑦ 某些遗传综合征患者：包括波伊茨－耶格（Peutz-Jeghers）综合征、家族性非典型多痣及黑素瘤综合征；常染色体隐性共济失调毛细血管扩张症及*BRCA2*基因及*PALB2*基因的常染色体显性遗传突变；林奇（Lynch）综合征；家族性腺瘤性息肉病等。

二、病理

胰腺癌可以发生在胰腺的任何部位，但发生在胰头部更为多见。胰腺导管腺癌是胰腺癌最常见的类型，占胰腺癌的80%~90%，其次为腺泡细胞癌，尚有少数腺鳞癌、胶样癌（黏液性非囊性癌）、肝样腺癌、髓样癌、印戒细胞癌及未分化癌等。胰腺导管腺癌胰头多见，大体表现多为质硬肿块或粗大结节，切面呈灰白或黄白色，边界欠清，少有出血及坏死。腺泡细胞癌分布于胰腺头、体、尾部概率相似，肿瘤常呈分叶状，棕色或黄色，质地软，可有局灶坏死。

胰腺癌发展迅速，且胰腺血管、淋巴管丰富，腺泡无包膜，易发生早期转移。胰腺癌确诊时，仅有10%病灶局限于胰腺，约90%已有转移。胰体尾癌较胰头癌转移更广泛，转移以胰周及腹腔脏器为多，其中以肝转移最为常见（约50%）。转移方式包括直接蔓延、淋巴转移、血行转移和沿神经鞘转移。癌肿可直接蔓延至胆总管末端、胃、十二指肠、左肾、脾及邻近的大血管，亦可沿神经鞘膜浸润或压迫腹腔神经丛，引起顽固剧烈的腹痛和腰背痛；经淋巴管可转移至邻近器官、肠系膜、腹膜及主动脉周围淋巴结；经血循环可转移至肝、肺、骨、脑及肾上腺等器官。

三、临床表现

胰腺癌的临床表现较多样化，取决于肿瘤的部位、病程的早晚、邻近组织累及程度及有无转移等情况。早期症状无特异性，可出现上腹不适、食欲缺乏、恶心、乏力等消化不良症状。出现明显症状时，病程已多属晚期，临床表现主要与肿瘤侵犯和压迫毗邻脏器有关。

（一）症状

腹痛、黄疸、消瘦是胰腺癌三大特征性症状。

1. 腹痛　多数患者以腹痛为首发症状，病程中有90%的患者出现腹痛症状。早期腹痛较轻或定位不清，以后疼痛逐渐加重且部位相对固定，后期常伴有腰背部放射性疼痛，胰头癌常向右侧腰背部放射，胰体尾癌则多向左侧腰背部放射。典型的胰腺癌腹痛为：① 疼痛位于中上腹深处；② 常为持续性、进行性加剧的钝痛或钻痛，可有阵发性绞痛，餐后加剧，用镇痛药难以奏效，常需要用麻醉剂，可产生药物依赖；③ 夜间和/或仰卧位与脊柱伸展时疼痛加剧，俯卧、蹲位、弯腰坐位及蜷膝侧卧位可使腹痛稍缓解；④ 当癌肿压迫或浸润腹膜后神经丛可导致持续性腰背剧痛，若肿瘤累及腹腔内脏或腹膜时则可引起脐周及全腹痛。

2. 黄疸　是胰腺癌尤其是胰头部癌的突出症状。约15%患者以此为首发症状，病程中约80%患者会出现黄疸。可伴有腹痛，也可表现为无痛性黄疸。黄疸多在消化道症状出现3个月后发生，系胰头癌压迫或浸润胆总管下段引起的。因此黄疸的特征为肝外梗阻性黄疸，持续性、进行性加深，个别可出现波动，可能与梗阻处水肿或炎症消失有关。黄疸伴有皮肤瘙痒，尿色如浓茶，粪便颜色变浅，可呈陶土色。胰体尾癌在发生肝转移或淋巴结转移压迫肝外胆管后也可出现黄疸，属晚期表现。

3. 消瘦　90%的患者有迅速而明显的体重减轻，其中部分患者可不伴有腹痛和黄疸。进行性消瘦可能与摄入不足、吸收不良、消耗过多等因素有关，晚期呈恶病质状态。

4. 其他　患者常有不同程度的消化道症状，最常见的是食欲缺乏、消化不良，与胆总管下端和胰腺导管被肿瘤阻塞，胆汁和胰液不能进入十二指肠有关；常伴有恶心、呕吐、腹胀等症状；也可见上消化道出血，表现为呕血、黑便或大便潜血阳性。由于胰腺外分泌功能不全，可引起腹泻，脂肪泻多为晚期表现。多数患者可出现持续性或间歇性低热。50%患者诊断时有糖尿病，部分患者可以糖尿病为首发症状。下肢深静脉血栓形成时可引起患侧下肢水肿，脾静脉、门静脉血栓形成可导致脾大、腹水和食管胃底静脉曲张。少数患者可出现焦虑、急躁、抑郁、个性改变等精神症状。

（二）体征

早期一般无明显体征。常见体征有消瘦、黄疸和上腹压痛。常因胆汁淤积或肝转移而出现肝大。肝外胆道梗阻时，可触及肿大的胆囊，不伴压痛，称为库瓦西耶征（Courvoisier征），是诊断胰腺癌的重要体征。部分患者可触及腹部包块，包块可是肿瘤本身，也可能是肿大的淋巴结。胰腺癌压迫脾静脉可致脾大，部分胰尾癌压迫脾动脉或主动脉时，在左上腹或脐周可闻及血管杂音。晚期患者可出现腹水及远处转移征象。

四、辅助检查

（一）实验室检查

患者可出现血清胆红素增高，以直接胆红素升高为主。血清ALP、GGT、乳酸脱氢酶等可增高。部分患者可出现血糖增高或糖耐量异常。胰管梗阻或并发胰腺炎时，血清淀粉酶和脂肪酶可升高。重度黄疸时，尿胆红素阳性，尿胆原阴性；粪便可呈灰白色，粪胆原减少或消失。吸收不良时，粪便中可见脂肪滴。

迄今仍无一种理想的血清肿瘤标志物用于筛查早期胰腺癌，多种组合可提高诊断阳性率。在常用肿瘤标志物中CA19-9敏感性和特异性最高，其血清水平被认为与肿瘤大小和分级有显著相关性，可作为监测术后复发和治疗反应的指标。但胰腺癌<1cm时CA19-9常为阴性，且在其他消化系统肿瘤如胃癌、胆管癌、大肠癌和良性疾病如胆管炎也可升高。CA19-9联合CA242、CA50等其他肿瘤标志物可提高对胰腺癌诊断的特异性及准确性。癌胚抗原（CEA）在部分患者可出现阳性。除血清外，其他体液如胰液、腹水、粪便等均可进行肿瘤标志物的检测。

（二）影像学检查

1. 超声检查　超声可检出较大的胰腺肿块。但超声检查易受腹腔气体干扰，准确率不高。

2. 计算机体层成像（CT）　是重要的诊断胰腺癌影像学检查方法，可显示>2cm的胰腺癌。胰腺癌CT增强扫描时多呈低密度肿块。此外，CT还可显示胰腺形态变异、局限性肿大、胰周脂肪消失、胰管扩张或狭窄、大血管受累、肝脏或淋巴结转移等征象。

3. 磁共振成像（MRI）　对胰腺癌的诊断与CT大致相当，磁共振胆胰管成像（MRCP）有助于了解胰胆管情况。

4. 超声内镜检查术（EUS）　图像显示较体表超声清晰，可以探测到直径约5mm的小肿瘤。胰腺癌一般呈局限性低回声区，回声不均，肿块边缘凹凸不规整，呈伪足样。EUS能清晰地显示淋巴结转移、肿瘤的浸润情况及与周围组织的解剖关系，结合细针穿刺活检，可提高检出率。

5. 经内镜逆行胆胰管成像（ERCP）　除能直接窥视十二指肠壁及壶腹有无肿瘤浸润外，插管造影可显示胰管狭窄、扭曲或中断，梗阻端的形态可呈圆钝形、锥形、鼠尾状、杯口状或可见充盈缺损等；若主胰管和胆总管同时受侵犯狭窄、变形或截断后，可显示“双管征”。早期胰腺癌首先破坏胰管分支，因此，仔细辨别胰管分支的残缺或局限性扩张，是提高胰腺癌早期诊断率的关键。若同时采集胰液或刷取胰管狭窄部脱落细胞进行检测可提高诊断率。

6. 选择性腹腔动脉造影　经腹腔动脉行肠系膜上动脉、肝动脉、脾动脉选择性动脉造影可有效显示胰内及胰周的血管状况，判断有无肿瘤侵犯，有助于判断病变范围及手术切除的可能性。

7. 其他 如正电子发射体层成像（PET）、经口胰管镜检查术（POPS）等均可有助于胰腺癌的诊断。

（三）组织病理学检查

一旦发现胰腺占位性病变，可通过EUS或CT、超声引导下细针穿刺抽吸标本行组织学诊断，多点穿刺活检可提高诊断阳性率。十二指肠镜下可直接观察肿瘤在壶腹部有无浸润，予以活检取得病理组织，或通过细胞刷获得脱落细胞；腹腔镜直视下可进行活检及收集脱落细胞；行外科手术可予以组织活检及病理学检查。

五、诊断及鉴别诊断

（一）诊断

因胰腺位置深，又缺乏比较准确的直接检查方法，早期诊断胰腺癌十分困难。《中国胰腺癌高危人群早期筛查和监测共识意见（2021，南京）》建议将遗传性胰腺癌高危个体、新发糖尿病、慢性胰腺炎、胰腺囊性肿瘤4类人群列为胰腺癌高危人群，有必要进行早期胰腺癌筛查。

对胰腺癌高危人群可用血清胰腺癌标志物进行初筛，结合临床表现，对疑有胰腺癌的患者，先行超声检查。如胰腺轮廓形态有变化，胰腺内有低密度区，胰管扩张及胆总管增宽、胆囊胀大，则胰腺癌可能性大。此时可用CT或MRI检查证实，也可再继续进行MRCP或ERCP检查，或在EUS、CT、超声引导下行细针穿刺细胞学检查、基因诊断或加选择性腹腔动脉造影，以明确病变部位、范围和评估手术切除的可能性。

（二）鉴别诊断

胰腺癌因其临床表现多样化，早期症状多隐匿而非特异性，诊断相当困难，误诊率高。胰腺癌需要与下列疾病相鉴别。

1. 慢性胰腺炎 可出现上腹饱胀、隐痛、腹泻、消瘦，甚至出现腹部包块或黄疸，酷似胰腺癌，且胰腺癌压迫胰管也可引起癌周胰腺组织的慢性炎症，以致两者鉴别十分困难。但慢性胰腺炎病程长，反复发作，病情呈非进行性且黄疸少见，超声、CT或EUS引导下穿刺活检有助于鉴别。

2. 壶腹癌和胆总管癌 胆总管下段、壶腹和胰头三者解剖位置邻近，三者发生肿瘤的临床表现十分相似，手术治疗效果及预后方面，壶腹癌和胆总管癌较胰头癌好。影像学检查有助于鉴别，必要时可行腹腔镜检查或剖腹探查。

3. 胆石症 胰腺癌如以腹痛、黄疸及发热为主要症状时，需要与胆石症相鉴别。胆石症的腹痛常为右上腹绞痛，伴有阵发性加重，疼痛剧烈时常伴有恶心、呕吐；黄疸一般在疼痛48小时内出现，且多在短期消退或波动；右上腹常有压痛和反跳痛，墨非征阳性；体重无明显变化；超声、CT及MRCP均可发现胆系结石征象可予以鉴别。

4. 胃癌 可有上腹痛、消瘦、食欲缺乏等症状，易与胰腺癌相混淆。但胃癌发病率较高，大便潜血多为阳性，而黄疸较少见，胃镜检查可明确诊断。

5. 胰腺内分泌肿瘤　包括胰岛素瘤、胃泌素瘤、胰高血糖素瘤、血管活性肠肽瘤、生长抑素瘤和胰多肽瘤等，均有各自明显的相应临床表现，如胰岛素瘤典型的惠普尔三联征（Whipple三联征）、胃泌素瘤的严重多发性消化性溃疡等，不典型者可在超声、CT或EUS引导下穿刺活检鉴别。

六、治疗

胰腺癌的治疗仍以争取手术根治为主，对不能行根治手术者应根据综合诊治的原则，进行多学科讨论评估，包括患者体能状况、肿瘤分期及可获得的肿瘤标志物检查结果，制定包括姑息性手术、放疗、化疗及对症治疗在内的综合治疗方案。

1. 手术治疗　早期手术切除是治疗胰腺癌最有效措施，但出现症状后手术切除率仅为5%~22%，多数患者已失去根治术时机。胰头癌的根治性手术术式主要为胰十二指肠切除术（Whipple术）。切除范围包括胰腺头部、十二指肠全部、胃窦部及胆总管远侧段，然后将近侧段胆总管、胰体部断面的胰管以及胃体部的断端和空肠吻合，恢复胃、胆道、胰管和肠道的连续性。

2. 化疗　对于无法行根治性手术治疗的进展期和伴有转移的胰腺癌患者而言，化疗是其最主要的姑息性治疗手段。胰腺癌对化疗药物不敏感，常用药物有吉西他滨、氟尿嘧啶、丝裂霉素、表柔比星、链脲霉素、紫杉醇、多西他赛及卡培他滨等，联合化疗能提高疗效。

3. 靶向药物及免疫治疗　靶向药物如贝伐珠单抗、西妥昔单抗和厄洛替尼及免疫检查点抑制剂如程序性死亡受体1（PD-1）和其配体（PD-L1）抗体药物成为胰腺癌治疗的新研究方向。部分研究认为上述单用或与化疗药物联用或可提高疗效。

4. 放疗　晚期胰腺癌患者试行放疗可能有效，部分研究显示能改善症状，延长生存期，但有较大副作用。

5. 对症治疗　对于晚期及术后患者均极为重要，应加强营养支持，对于晚期患者可给予全胃肠道外营养；对有顽固性腹痛和腰背部疼痛的患者给予阶梯镇痛治疗，必要时可予以腹腔神经丛阻滞或硬膜外麻醉镇痛。对梗阻性黄疸者可经内镜植入胆管塑料或金属支架以解除胆管梗阻，十二指肠梗阻者可经内镜植入十二指肠金属支架解除梗阻；对并发食管胃底曲张静脉破裂出血者，可在内镜下予以套扎或注射硬化剂、组织黏合剂止血。

七、预后

胰腺癌预后极差，如不进行手术治疗，一般于症状出现后6~9个月死亡，总的5年生存率约10%。

（林勇）

学习小结

胰腺癌是发生于胰腺外分泌腺的恶性肿瘤。腹痛、黄疸、消瘦是胰腺癌三大特征性症状。早期诊断十分困难，主要依赖于血清、影像学资料及病理学检查确诊。胰腺癌的治疗仍以争取手术根治为主，对不能行根治手术患者可予以化疗、放疗及对症处理等综合治疗。

第十七章　消化道出血

学习目标

掌握　上消化道出血的诊断流程。
熟悉　上消化道出血的病因及治疗。
了解　下消化道出血的病因、诊断及治疗。

第一节　上消化道出血

上消化道出血（upper gastrointestinal hemorrhage）系指十二指肠空肠交界处（十二指肠悬韧带）以上的消化道出血。包括食管、胃、十二指肠、胰腺和胆道等部位病变引起的出血，胃空肠吻合术后的空肠病变出血亦属于此，发病率为（100~180）/10万。上消化道大出血是指数小时内失血量 >1 000ml或超过循环血量的20%，并伴有因血容量减少引起的急性周围循环障碍表现。临床表现主要为呕血和/或黑便，合并休克失代偿者常累及全身主要脏器，病死率高达8%~13.7%。

一、病因

上消化道出血病因众多，出血的病因大致分为非静脉曲张性出血和静脉曲张性出血。近5年来我国常见病因以消化性溃疡、食管胃底静脉曲张和恶性肿瘤为主，消化性溃疡中十二指肠溃疡发病率明显下降。

（一）上胃肠道疾病

1. 食管疾病　食管炎（反流性食管炎）、食管癌、食管溃疡、食管–贲门黏膜撕裂综合征（Mallory–Weiss syndrome）、自发性食管破裂、放疗、感染、理化性损伤（强碱、药物、异物）等。

2. 胃十二指肠疾病　消化性溃疡，急、慢性胃炎，胃癌，胃血管异常［杜氏病（Dieulafoy disease），血管瘤、动静脉畸形］，胃黏膜脱垂，急性胃扩张，胃扭转，膈裂孔疝，十二指肠憩室炎，急性糜烂性十二指肠炎，胃手术、胃肠和胆肠吻合术后病变（残胃癌、吻合口溃疡等），佐林格–埃利森综合征等。

（二）门静脉高压

肝内或肝外因素引起的门静脉高压可导致食管胃底静脉曲张破裂或门静脉高压性胃病出血。

最常见于各种原因的肝硬化、血吸虫性肝病、胰源性门静脉高压等。其他原因包括门静脉血栓形成、门静脉癌栓、门静脉临近肿瘤压迫、门静脉海绵样变性、肝窦阻塞综合征、骨髓增殖性疾病、肝淀粉样变、布–加综合征（Budd–Chiari syndrome）等。

（三）上消化道邻近组织器官的疾病

1. 胆道疾病　胆管或胆囊结石、胆道蛔虫病、胆囊或胆管癌、术后胆总管引流管造成的胆道受压坏死、ERCP术后、胆管癌或胆道感染。

2. 胰腺疾病　胰腺癌侵及或急性胰腺炎并发脓肿溃破致十二指肠。

3. 动脉瘤破裂　主动脉瘤、肝或脾动脉瘤破入食管、胃或十二指肠。

4. 纵隔疾病　纵隔肿瘤或脓肿破入食管。

（四）全身性疾病

1. 血液病　白血病、血小板减少性紫癜、再生障碍性贫血、血友病、弥散性血管内凝血及其他凝血机制障碍等。

2. 尿毒症。

3. 血管性疾病　动脉粥样硬化、过敏性紫癜、遗传性出血性毛细血管扩张（Osler–Weber–Rendu disease）、弹性纤维假黄瘤（Grönblad–Strandberg syndrome）等。

4. 结缔组织病　结节性多动脉炎、系统性红斑狼疮或其他血管炎。

5. 严重感染和应激　败血症、流行性出血热、钩端螺旋体病等；严重创伤、烧伤、颅脑损伤等引起的急性胃黏膜病变等。

二、临床表现

上消化道出血的临床表现取决于原发病、出血部位、出血量与速度和患者基础状况等。

（一）呕血与黑便

食管出血常伴呕血；若胃出血量较少、速度慢多无呕血，反之提示胃出血多且迅速，或合并幽门梗阻或不畅。幽门以下出血以黑便居多，若出血量多、速度快，逆流至胃，亦可出现呕血。血液在胃内经胃酸作用形成正铁血红素，故呕血多呈棕褐色如咖啡渣样，如出血量多或者是食管出血未经胃酸充分混合即呕出，则呈鲜红、暗红或兼有血凝块并混有胃内容物。黑便是主要临床表现。黑便可呈柏油样，黏稠而发亮，系血红蛋白的铁经肠内硫化物作用形成硫化铁所致。当出血量较多、排出较快或因强有力的抑酸剂治疗后粪便可为暗红甚至鲜红色，应与下消化道出血鉴别。下消化道出血若在肠内停留较久，也可表现为黑便，而易被误诊为上消化道出血。

（二）失血性周围循环衰竭

出血量 $<400ml$ 可无明显症状。急性大量失血时，因循环血容量不足可导致周围循环衰竭。一般表现为头晕、心悸、乏力、口渴、黑矇或起立后晕厥等症状，伴额头湿冷、肢体冷感、心率增快、血压降低等体征。严重者呈休克状态，出现烦躁不安或神志不清、面色苍白、四肢湿冷、口唇发绀、呼吸急促等，血压下降（收缩压 $<90mmHg$）、脉压减小（$<20\sim30mmHg$）及心率增快（>120 次/min）。严重休克持续时间过长多波及心、肾、肝脏损伤，若补充血容量后尿量仍不增加甚至无尿，应注意急性肾衰竭的发生；老年患者、既往有心血管疾病患者血红蛋白低于90g/L者多伴有心肌缺血性损伤，处理不当可致死亡。

（三）贫血和血象变化

严重的慢性失血多有面色蜡黄，口唇、甲床苍白，疲乏无力等表现。急性大出血时，由于丢失的是全血，血红蛋白浓度、红细胞计数及血细胞比容早期变化不明显，此时血常规检查不能反映出血量或作为病情观察的依据。出血后，机体的代偿反应，组织液渗入血管，多于3~4小时才能出现明显血象变化，其程度与失血量、出血前有无贫血及出血后液体平衡状况等多因素有关。

急性出血患者为正细胞正色素性贫血。短时内可表现为大细胞性贫血，出血后4~7日网织红细胞增高可达5%~15%，以后逐渐恢复正常，如出血未停止，网织红细胞可持续升高。上消化道大量出血2~5小时，白细胞计数可达（10~20）$\times 10^9$/L，常于止血后2~3日恢复正常。肝硬化同时有脾功能亢进者，白细胞计数、血小板计数可不增高。

（四）发热

中度或大量出血后，由于循环血容量不足、周围循环衰竭，导致体温调节中枢的调节功能障碍，多数患者于24小时内出现低热，一般不超过38.5℃，如无继发感染或反复持续出血，可持续数日。

（五）氮质血症

上消化道大量出血后，进入肠道的血红蛋白被分解，吸收入血可致血中尿素氮浓度增高，称为肠源性氮质血症。出血后24~48小时达高峰，多不超过14.3mmol/L，3~4日后降至正常。当失血性休克时间过长，导致周围循环衰竭而使肾血流及肾小球滤过率降低，则产生肾前性氮质血症。持久而严重的休克进一步造成急性肾功能损伤，发生肾性氮质血症。

三、诊断

上消化道出血诊断流程如下。

1. 是否为上消化道出血 应与口、鼻及咽喉部疾病出血和咯血经口吐出或咽下后导致的黑便相鉴别；仅有便血者还应与下消化道出血鉴别。鉴别要点有3点。① 既往史：患者多有消化性溃疡、病毒性肝炎、长期大量饮酒、2型糖尿病、血吸虫等病史；② 临床表现：呕血、柏油样便和失血性周围循环衰竭等；③ 胃镜检查发现上消化道有明确出血病灶可确诊。另外，食动物血、炭粉及服用含铁及铋的药物染色等可致大便发黑也应与之鉴别。

2. 出血部位和原因 与临床表现关系密切，也在很大程度上决定患者的危急程度、预后和救治方案的选择。不论非静脉曲张性出血或静脉曲张性出血，如食管－贲门黏膜撕裂综合征（Mallory–Weiss syndrome）、食管胃底静脉曲张破裂出血，因出血量大、速度快，未经胃酸充分处理，颜色鲜红，多无血凝块。食管胃底静脉曲张破裂出血既往多有肝病病史，出血突然而猛烈，鲜红色不伴或少有胃内宿积物，患者可有慢性肝病体征、低血小板（$<150\times 10^9$/L）。贲门撕裂出血，出血前多有激烈呕吐过程。胃出血：既往有反酸、慢性、节律性上腹痛病史，则要考虑消化性溃疡。有酗酒或服用非甾体抗炎药（NSAID）等损伤胃黏膜的药物史，可能为急性糜烂

出血性胃炎。伴有明显体重下降，常规内科治疗腹痛不缓解，特别是伴有表浅淋巴结肿大者要警惕胃癌的存在。继发于重症感染、严重创伤、颅脑损伤者要考虑继发急性胃黏膜病变。十二指肠出血、胰胆管出血：多不以呕血为出血方式，既往常有饥饿痛、右上腹痛、发热和黄疸。对于急性上消化道大出血，有条件情况下尽早（24小时内，疑似静脉曲张出血患者应在就诊12小时内）进行胃镜检查是明确诊断的关键，便于制定合理有效的治疗方案，急诊情况下由于患者病情状况或基层医院不具备紧急胃镜的条件，详细地询问病史和出血方式就尤为重要。其他诊断性检查包括：CT血管造影和血管造影（可检出活动性出血）、小肠镜检查，甚至术中肠镜检查。

3. 出血量的评估 呕吐物内常混有胃内容物，同时消化道有8~10L的缓存空间，即便出血停止后出血完全从肠腔排出需要3~4日。故出血量的评估不能以呕吐量或者经肛门排出量评估。成人每日出血 >5ml粪便隐血试验可呈阳性，每日出血量50~100ml可出现黑便。胃内积血量达250~300ml可引起呕血。出血量达400ml以上，则可出现全身症状，如头昏、心悸、乏力等。短期内出血量在1 000ml或全血量的20%以上，可出现周围循环衰竭表现。血红蛋白每下降10g/L，出血量约300ml。休克指数（心率/收缩压）、血红蛋白变化情况等是判断失血量的重要指标（表4-17-1）。

▼ 表4-17-1 上消化道出血病情严重程度分级

分级	失血量/ml	血压	心率	血红蛋白	症状	休克指数
轻度	<500	基本正常	正常	无变化	头晕	0.5
中度	500~1 000	下降	>100次/min	70~100g/L	晕厥、口渴、少尿	1.0
重度	>1 000	收缩压<80mmHg	>120次/min	<70g/L	肢冷、少尿、意识模糊	>1.5

4. 是否存在活动性出血 判断出血是否停止，对决定治疗措施意义重大。患者一般情况好转、心率及血压稳定、尿量增加［>0.5ml/（kg·h）］，提示出血停止。以下临床表现应警惕有活动性出血：① 呕血或黑便次数增多，呕吐物呈鲜红色或排出暗红色血便，或伴有肠鸣音活跃；② 经快速输液、输血，周围循环衰竭的表现未见明显改善，或虽暂时好转却又恶化，中心静脉压仍有波动，稍稳定后又再下降；③ 红细胞计数、血红蛋白浓度和血细胞比容继续下降，网织红细胞计数持续增高；④ 在补液和尿量足够的情况下，血尿素氮持续或再次增高；⑤ 选择性动脉造影阳性；⑥ 内镜下见病灶部位或边缘有新鲜出血或渗血。留置鼻胃管并不改善临床结局且给患者带来明显不适，如果出血已停止或来自闭合的幽门以下，灌洗也可能得不到阳性结果，因此不建议常规留置鼻胃管。需要去除胃内颗粒物、新鲜血液或血凝块以便进行内镜操作时，可对患者进行鼻胃管灌洗（食管静脉曲张患者除外）；鼻胃管吸出非血性胆汁液体提示幽门处于开放状态，而且幽门以下没有活动性上消化道出血。

5. 并发症 休克持续时间过长是上消化道大出血的主要死亡风险，原因在于开启了一系列的恶性循环，引起广泛的内脏损伤。① 弥散性血管内凝血（DIC）表现：顽固性低血压，微循环淤血，酸中毒，血管活性药物疗效不佳，常与器官衰竭并存。② 急性呼吸功能衰竭表现：进行性呼吸困难，常规吸氧难以纠正低氧血症，呼吸急促，发绀，肺水肿等表现。③ 急性心力衰竭表现：呼吸急促，发绀，心率加快，心音低钝，可有奔马律、心律不齐。上消化道大出血是冠心病患者死亡的独立危险因素。④ 周围循环衰竭导致肾前性灌注不足发生急性肾衰竭：表现为少尿或无尿，氮质血症，高血钾，水电解质、酸碱平衡紊乱。⑤ 其他表现：循环衰竭脑供血不足发生缺血缺氧性脑病；肝脏缺血性损伤导致血胆红素增加，合并内环境紊乱，肝性脑病发病率增高；胃肠功能衰竭加重消化道出血。

6. 预后的评估　年龄 >65岁，合并有重要器官疾患如冠心病、肾衰竭等，休克情况，血红蛋白水平，输血情况是评估患者病死率和再出血风险的重要指标。目前广泛使用的有Rockall评分系统和Blatchford评分系统。Rockall评分用于评估患者的再出血风险和病死率，是目前临床广泛使用的评分依据之一，该评价系统将患者分为低危、中危和高危人群。急诊条件下Blatchford评分用于在内镜检查前预判哪些患者需要接受输血、内镜检查或手术等后续干预措施。Blatchford评分在预测上消化道出血患者病死率方面与Rockall评分准确性相当，而在预测输血率、手术率等方面则优于Rockall评分。

四、辅助检查

（一）一般检查

进行血常规，粪便隐血，肝、肾功能，血电解质，心电图，血氧饱和度和凝血功能监测。血常规、粪便隐血在出血早期可无明显异常，故应动态监测（每2~8小时1次），以便及时评估出血量及有无活动性出血。急性上消化道出血患者由于血红蛋白在小肠被分解吸收且肾脏灌注可能减少，其血尿素氮（BUN）/肌酐比值或尿素/肌酐比值常升高，BUN/肌酐 >30∶1或尿素/肌酐 >100∶1提示出血源自上消化道，且比值越高，可能性就越大。上消化道大出血后重要脏器的循环灌注受到影响，特别是当血红蛋白低于90g/L，多数患者会有心肌缺血、氮质血症、急性肝功能损伤、呼气功能不全、组织缺血缺氧等表现，上述检查利于及时评估病情程度及变化。

（二）胃镜检查

电子胃镜检查可清晰地观察食管、胃、十二指肠病变，也可间接观察胆胰管出血。可对出血原发病变、性质、部位、出血情况作出精确诊断，作为上消化道出血分层管理的重要依据，是诊断上消化道出血诊断的首选检查方法。出血性消化性溃疡根据内镜下Forrest分级可预测再出血风险和指导内镜下治疗（图4-17-1）。胃肠黏膜通常情况在24~48小时可修复，血管异常活动性出血或近期出血期间如不及时镜检将降低诊断的阳性率；条件允许应尽早安排检查（12~24小时内）。心率 >120次/min，收缩压 <90mmHg或较基础收缩压降低 >30mmHg，血红蛋白 <50g/L等，应先迅速充分扩容纠正循环衰竭后再行检查。紧急胃镜（出血24小时内的胃镜检查），由于患者一般情况差，准备条件仓促，胃腔内有大量宿留物和凝血块，视野差，有临床风险（误吸、消化道穿孔、尝试治疗性干预时出血增加等）和一定操作难度。但对于出血凶猛、急需外科手术治疗者，在麻醉、输血、手术科室充分准备下可考虑紧急胃镜检查和治疗。

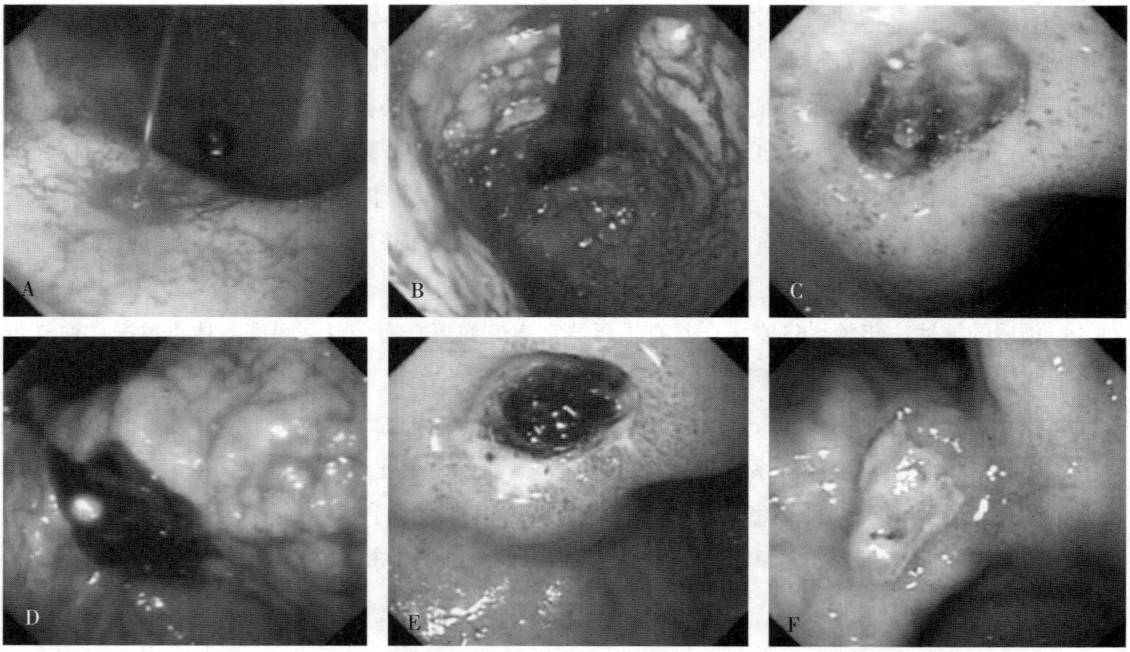

▲ 图4-17-1　出血性消化性溃疡内镜下Forrest分级

A. Forrest Ⅰa；B. Forrest Ⅰb；C. Forrest Ⅱa；D. Forrest Ⅱb；E. Forrest Ⅱc；F. Forrest Ⅲ。

内镜下根据溃疡基底特征判断患者发生再出血的风险，凡基底有血凝块、血管显露者易于再出血。我国出血性溃疡中，改良Forrest分级Ⅰa~Ⅱb为高危溃疡，建议行内镜下止血治疗。诊断后，再出血率：Forrest Ⅰa 55%，Forrest Ⅰb 55%，Forrest Ⅱa 43%，Forrest Ⅱb 22%，Forrest Ⅱc 10%，Forrest Ⅲ 5%。

（三）X线钡剂检查

上消化道钡餐检查在急性上消化道出血时禁用，仅可考虑应用于有内镜检查禁忌证或不愿进行内镜检查的慢性出血者或出血停止病情稳定数日后的患者。对较微小或表浅的病变检出率低，且不能明确是否为出血病变；胃内宿留物过多可影响观察效果。对上消化道结构和异常蠕动的观察，如食管裂孔疝、胃扭转、胃黏膜脱垂症等，较胃镜有特殊诊断价值。

（四）选择性动脉造影及放射性核素扫描

不明原因的上消化道出血经胃镜和X线检查未能发现病变，患者一般情况差不能耐受胃镜检查者或胃内宿留物影响视野，食管狭窄、肿瘤广泛侵犯，内镜无法通过者，持续出血又无法判断出血灶时，可考虑选择这两类造影，对肠血管畸形、小肠平滑肌瘤等有较高的诊断价值。选择性动脉造影可通过观察造影剂自血管的溢出而判断出血病灶的部位，此项检查必须在活动性出血率达0.5ml/min以上时才有意义，故检出率低。但一旦发现出血灶可通过介入治疗手段栓塞止血治疗，则止血效果确切。放射性核素检查是利用静脉注射锝-99m胶体或锝-99m标记红细胞后行腹部扫描，同样通过探测核素自血管外溢或出血部位核素的异常聚集判断出血病灶的部位，阳性检出率较普通血管造影明显提高。

五、治疗

根据出血部位和病情轻重确定治疗原则。出血少，生命征平稳，预后良好者治疗原则是密切观察病情变化，给予抑酸、止血等处理，择期进行病因诊断和治疗；对有持续黑便、体重下降、表浅淋巴结肿大、贫血、低热等报警信号患者应当详细检查和治疗；上消化道大出血病情急、发展演变快，因血流动力学紊乱，器官障碍，易危及生命。早期治疗主要为纠正低血容量、有效控制出血、防止胃肠道出血相关并发症（感染、电解质酸碱平衡紊乱、肝性脑病等）、保护重要脏器的继发损伤；后期治疗重在原发病的治疗。

（一）一般急救措施

通过鼻导管给患者吸氧；评估患者意识状况，意识障碍是患者失血严重程度的表现之一，也是误吸、坠吸致窒息死亡和后期吸入性肺炎的重要原因，意识障碍时应气管插管。卧位休息，严密监测血压、心率、呼吸、出血情况及尿量等指标的动态变化，及时复查全血细胞计数、血细胞比容与血尿素氮等，需要注意血细胞比容在24~72小时后才能真实反映出血程度。对老年患者或原有心脏病患者根据情况进行心电监护。保持呼吸道通畅，若呼吸频率过快、呼吸窘迫、血氧饱和度持续下降应及时人工通气支持。有活动性出血应暂禁食，出血停止后如病情改善可进流质饮食。

（二）积极补充血容量

液体复苏：立即血型鉴定和交叉配血，尽快建立不少于2条静脉输液通道，最好留置中心静脉导管。根据失血的情况在短时间内纠正循环血量的不足。对于活动性的快速出血、低血容量的患者，应根据血流动力学情况、出血速度、失血量的估计和止血能力等指导是否输血，而不是依赖连续测量血红蛋白，也不应在等待实验室检查结果时延迟输血支持。下列情况为紧急输血指征：① 收缩压<90mmHg，或较基础收缩压降低幅度>30mmHg；② 血红蛋白<70g/L，血细胞比容<25%；③ 心率增快（>120次/min）。上消化道出血患者采取限制性输血策略，即血红蛋白<70g/L时输血，目标为血红蛋白浓度达≥70g/L；对于严重贫血时不良事件风险增加的患者，例如冠心病患者，或者有持续活动性出血证据的患者，目标血红蛋白值可适当提升至≥80g/L。对肝硬化患者恢复血容量要适当，过度输血或输液可能导致继续或重新出血，避免仅用盐溶液补足液体，从而加重或加速腹水或其他血管外部液体的蓄积。对高龄、伴心肺肾疾病患者，应防止输液量过多，以免引起急性肺水肿。有效血容量恢复的指征：① 收缩压90~120mmHg；② 脉搏<100次/min；③ 尿量>17ml/h；④ 临床表现为神志清楚/好转，无明显脱水貌。

（三）止血措施

1. 药物治疗

（1）抑酸药物：减少胃酸分泌，提高胃内pH。pH>6.0可促进血小板聚集；pH>5.0可抑制胃蛋白酶活性，有利于纤维蛋白凝块的形成和阻止血凝块的消化溶解，有利于止血和预防再出血，又可治疗消化性溃疡。首选质子泵抑制剂（PPI）。大剂量PPI可以降低高危患者再出血的发生率，并降低病死率。目前推荐静脉应用大剂量艾司奥美拉唑，首先80mg静脉注射，后

8mg/h速度持续输注72小时。对于低危患者，可采用常规剂量PPI治疗，如艾司奥美拉唑40mg静脉滴注，2次/d。内镜止血治疗后的高危患者，如Forrest分级Ⅰa~Ⅱb的溃疡、内镜止血困难或内镜止血效果不确定者、合并服用抗血小板药物或NSAID者，给予大剂量PPI静脉滴注72小时。艾司奥美拉唑静脉滴注及后续口服治疗具有良好的安全性，不增加不良事件并可适当延长疗程，然后改为标准剂量PPI静脉滴注，2次/d，3~5日，此后口服标准剂量PPI至溃疡愈合。机体在各类严重创伤、危重疾病或严重心理疾病等应激状态下，预防急性胃肠道黏膜糜烂、溃疡等病变时PPI是首选药物。妊娠期剧吐，哺乳期发生上消化道出血或严重胆汁淤积患者，大剂量PPI应慎重使用。

（2）生长抑素（及其类似物）及抗利尿激素类药：不同（不明）病因引起的各类急性上消化道出血，静脉滴注生长抑素+PPI治疗可预防早期再出血的发生。生长抑素通过抑制胃酸分泌，又能抑制胃泌素和胃蛋白酶的作用，同时使内脏血流量减少和门静脉压力降低，协同前列腺素对胃黏膜有保护作用。使用生长抑素可显著降低消化性溃疡出血患者的手术率，在消化性溃疡、急性胃黏膜病变出血被广泛使用。通常生长抑素或其类似物（奥曲肽）可用作内镜治疗前的辅助治疗，或者在内镜治疗不成功、存在禁忌证或无法开展时使用。

生长抑素治疗肝硬化门静脉高压出血，由于减少了侧支循环血流量，抑制胃肠道血管扩张因子，局部缩血管，导致门静脉血流量减少，从而降低门静脉压力有效控制出血。因生长抑素半衰期短，需要持续静脉滴注，十四肽生长抑素250~500μg/h，奥曲肽（合成的生长抑素类似物）25~50μg/h，一般使用3~5日。N-α-三甘氨酰-8-赖氨酸-加压素（特利加压素）是治疗急性静脉曲张出血有效的内脏血管收缩剂，可降低出血相关的病死率。特利加压素1mg，每4小时1次，静脉注射或持续点滴，首剂可加倍；维持治疗特利加压素1mg，每12小时1次，疗程3~5日，不需要持续静脉给药。传统使用的垂体后叶素疗效有限，副作用多，近年来临床应用逐渐减少。在怀疑食管胃底静脉曲张破裂出血时，药物治疗应作为首选的一线方案。生长抑素及其类似物、特利加压素在控制急性静脉曲张出血的疗效相似。对于生长抑素及其类似物控制出血失败者，可换用或联合应用特利加压素。生长抑素及奥曲肽副作用很少，对于肝硬化门静脉高压出血患者安全性优于特利加压素，其与内镜治疗联合应用效果也优于单纯药物或内镜治疗。

（3）止血药物：疗效不确定，不作为一线药物使用。对有凝血功能障碍者，正使用抗凝治疗、长期卧床的患者应避免滥用此类药物。云南白药等中药，口服胃黏膜保护剂如硫糖铝混悬液、磷酸铝凝胶，配合间断使用8%去甲肾上腺素盐水也有一定疗效。大剂量冰盐水洗胃易发生低体温综合征，加重休克，不宜使用。

2. 内镜下止血　非静脉曲张上消化道出血最常见的原因为消化性溃疡，止血措施主要包括药物局部注射、热凝止血和机械止血3种。内镜治疗方法选择适当则起效迅速、疗效确切，应作为治疗的首选。胃镜Forrest分级Ⅰa~Ⅱb的出血病变行内镜下止血治疗。在内镜下止血前，对严重非静脉曲张大出血或急性活动性出血患者必要时可使用红霉素250mg静脉滴注，可显著减少胃内积血量，改善内镜视野，且不良事件无明显增加。热凝止血包括高频电凝、氩等离子体凝固术

（APC）、热探头、微波等方法，应明确适应证，对于胃腔非血管性出血止血效果可靠，但需要一定的设备与技术经验。机械止血主要采用各种止血夹，尤其适用于活动性出血，但对某些部位的病灶难以操作。近年Hemospray喷剂或OTSC系统应用于临床，具有较高的止血率和较低的再出血率。药物局部注射治疗简单、安全，联合一种热凝止血或机械止血方法，可以进一步提高局部病灶的止血效果。

肝硬化食管胃底静脉曲张破裂患者出血凶猛，内镜止血可有效控制出血。内镜下止血方法主要包括食管静脉曲张套扎术（EVL）、内镜下硬化剂注射（EIS）及钳夹法或组织胶注射治疗；EVL技术及设备要求简单，疗效确切，是食管静脉曲张内镜治疗的首选。内镜治疗禁忌证：① 有上消化道内镜检查禁忌；② 未纠正的失血性休克；③ 未控制的肝性脑病，患者不配合；④ 患方未签署知情同意书。

3. 介入、血管造影及栓塞治疗 内镜诊断不明、有明确手术禁忌证或严重消化道大出血患者可考虑在选择性肠系膜动脉造影查找出血灶和病因同时进行血管栓塞治疗。经颈静脉肝内门体静脉分流术（TIPS）是经颈静脉穿刺，在肝静脉和肝内门静脉分支之间创建一个减压通道以降低门静脉高压的介入方法。在救治急性食管胃底静脉曲张破裂大出血时，TIPS无绝对禁忌证，且可达到与外科分流相同的效果。内镜治疗无效的静脉曲张出血患者在TIPS后绝大多数能成功止血。TIPS优点是微创，止血成功率高（90%~100%），早期使用TIPS可降低全因死亡率、出血控制失败率及再出血率，且在内镜治疗后早期TIPS还可能提高晚期肝硬化患者的无移植生存率，但也可发生分流道再狭窄或闭塞、肝功能受损及肝性脑病。TIPS的绝对禁忌证包括心力衰竭、多囊肝病、重度肺动脉高压、未控制的全身感染或脓毒症和重度三尖瓣关闭不全。超声引导下经皮肝穿刺胃冠状静脉栓塞术（PTVE）是经皮经肝穿刺至肝内门静脉分支，选择性地进行胃冠状静脉插管，注入血管硬化剂闭塞食管胃底静脉，并用栓塞材料栓塞胃冠状静脉，达到治疗食管胃底静脉曲张出血的介入治疗方法。胃冠状静脉栓塞技术相对于TIPS治疗操作较简单，费用低，近期效果显著，但有研究表明TIPS组患者术后12个月复发出血率低于PTVE组患者。当经过药物或常规内镜套扎或硬化剂治疗后，反复出血或活动性出血不能有效控制，其他挽救治疗措施（如TIPS、外科手术）存在禁忌证，严重威胁患者生命时，自膨式覆膜食管金属支架（SEMS）治疗具有一定效果。

4. 手术治疗 药物、内镜和放射介入治疗失败或病情特别凶险者，合并消化道穿孔、狭窄、恶变者，应考虑手术治疗。

5. 气囊压迫止血 对于药物、内镜治疗出血无效，或者无急诊内镜、TIPS治疗条件的情况下，三腔二囊管压迫仍可使出血病例得到有效控制。食管胃底静脉曲张破裂出血时视野不清，气囊压迫也可作为内镜治疗前的过渡疗法，提高内镜治疗的有效性和安全性。作为门静脉高压出血的治疗措施，三腔二囊管压迫止血无绝对禁忌证，但食管-贲门黏膜撕裂综合征患者禁用。气囊压迫再出血率高，患者痛苦大，并发症多，如吸入性肺炎、气管阻塞等。用气囊压迫过久会导致黏膜糜烂，故持续压迫12小时，应放气解除压迫半小时。

相关链接 | 肝硬化食管胃底静脉曲张患者一级预防的要点

肝硬化食管胃底静脉曲张一级预防的目的是预防食管胃底静脉曲张的形成、发展，防止中、重度食管胃底静脉曲张患者首次出血，提高生存率。肝硬化无静脉曲张者不需要内镜、介入或手术治疗。非选择性β受体拮抗剂治疗也无明显益处，反而增加了不良事件的发生率，不推荐使用。轻度食管静脉曲张若为Child-Pugh B、C级或红色征阳性，推荐使用非选择性β受体拮抗剂预防首次出血。对于轻度食管静脉曲张未使用非选择性β受体拮抗剂者，应定期复查胃镜。中、重度食管静脉曲张，可选择非选择性β受体拮抗剂或内镜曲张静脉套扎术（endoscopic variceal ligation，EVL）作为预防措施。大样本研究提示非选择性β受体拮抗剂与EVL用于中、重度食管静脉曲张患者的一级预防效果相当，非选择性β受体拮抗剂联合EVL预防效果并不优于单用非选择性β受体拮抗剂或EVL，且增加不良事件发生率。普萘洛尔起始剂量为10mg，2次/d，可渐增至最大耐受剂量；卡维地洛起始剂量为6.25mg，1次/d，如耐受可于1周后增至12.5mg，1次/d；纳多洛尔起始剂量20mg，1次/d，逐渐增至最大耐受剂量，应长期使用。应答达标的标准：肝静脉压力梯度（HVPG）≤12mmHg或较基线水平下降≥10%。应用普萘洛尔或纳多洛尔的患者，若不能检测HVPG应答，则应使静息心率下降到基础心率的75%或静息心率达50~60次/min。硝酸酯类药物、血管紧张素转化酶抑制剂、血管紧张素Ⅱ受体阻滞剂、螺内酯等，均不推荐用于一级预防。由于内镜下硬化剂注射在随机对照试验中有部分失败病例，则被排除在一级预防措施之外。门体静脉分、断流手术和TIPS可显著降低门静脉压力，但肝性脑病发生率明显升高，病死率增加，因此，以上措施均不适用于一级预防。

第二节 下消化道出血

下消化道出血（lower gastrointestinal bleeding，LGIB）传统定义是十二指肠悬韧带（Treitz韧带）以下消化道急、慢性出血，包括小肠、结肠、直肠和肛管出血，习惯上不包括痔、肛裂引起的出血。便血是下消化道出血的主要表现形式，但小肠和结直肠出血的临床特点、诊疗方法和转归均不同。下消化道出血好发于老年人，发病率约20/10万，为上消化道出血的1/5，总病死率为2%~4%。

一、病因

下消化道疾病及全身疾病均可导致下消化道出血，可大致分为解剖性（如憩室）、血管性、炎症性和肿瘤性几大类。肠道肿瘤是主要原因，但各年龄段患者的主要病因不同，老年人以肠道肿瘤、血管性为主，中、青年人主要是炎症性如感染和炎症性肠病（IBD）。

二、常见疾病及临床表现

（一）肠道原发疾病

1. 肿瘤和息肉 结肠癌是较为少见但严重的便血病因，是中老年患者便血的重要原因，其起病隐匿，无明显特异症状。排便习惯和大便性状改变通常最早出现，血便或脓血便常见。右半结肠癌常出现腹痛，半数以上患者可出现贫血，腹部肿块常见；70%以上左半结肠癌患者可出现便血或黏液血便，仅部分患者可触及左侧腹部肿块。其他恶性肿瘤还有类癌、恶性淋巴瘤、平滑肌肉瘤等；良性肿瘤有平滑肌瘤、脂肪瘤、血管瘤、黏液瘤等。癌性病变多发生于大肠，小肠少见。息肉多见于大肠，是肠黏膜过度生长产生的新生物，生长缓慢，主要为腺瘤性息肉，常见临床表现为反复便血，息肉大小是出血的独立危险因素。此外，幼年性息肉及幼年性息肉病及Peutz-Jeghers综合征（又称色素沉着息肉综合征），因息肉分布范围广，也是以出血为主要临床特点的息肉样病变。

2. 憩室病 是指胃肠道任何一部分向外的囊状突起，常发生在大肠，乙状结肠、升结肠多见。结肠憩室的发病率随年龄增长而增加，出血多发生在右侧结肠憩室，其原因是右侧结肠腔大，憩室的颈与圆顶更宽，使其中的直小血管暴露于损伤的长度更长从而出血风险更高。憩室出血多为其中直小动脉出血，出血量大并危及生命；除大量血液排出时可能引起轻度腹部不适与肠痉挛外，憩室出血通常是无痛的，且大多数自限性，但初次出血后的远期再出血率在未接受手术的患者中接近40%。憩室病在需要外科治疗的下消化道出血中占有较高比例。使用阿司匹林与NSAID类药物、高龄、肥胖、高血压、高脂血症、运动不足、缺血性心脏病、慢性肾功能不全等均是憩室病和出血的危险因素。

3. 炎症性病变 感染性、缺血性结肠炎以及炎症性肠病均可首先表现为便血。炎症致使黏膜、血管损伤引起下消化道出血，是最常见原因，但大多数病程短，损伤程度轻微，预后好。感染性肠炎多见细菌和病毒感染（如沙门菌、轮状病毒等），近年由于饮食谱的丰富，钩虫等寄生虫感染应当引起重视。非感染性肠炎如放射性肠炎，多见腹部放疗后，血管内膜炎，肠管壁缺血糜烂，通常表现为腹痛、常规解痉治疗无效。缺血性结肠炎年长者多见，常常诱因不明显，通常表现为先腹痛，24小时内出现便血，但无腹痛不能排除该病。其内镜特征是受累黏膜与正常黏膜间界限清晰，不累及直肠，和单条纵向溃疡，出血呈自限性，绝大多数病例经纠正基础病因与补充容量即可恢复。炎症性肠病是一种特发性肠道炎症性疾病，肠道黏膜免疫异常是主要发病原因。病情轻重不一，血性腹泻是溃疡性结肠炎的主要症状。

4. 血管病变 血管发育不良、血管畸形是小肠源下消化道出血的主要病因，以血管瘤、毛细血管扩张症、异位静脉曲张、Dieulafoy病变、内外痔多见。肠系膜血管栓塞或血栓形成也导致肠出血，常提示肠黏膜已缺血缺氧坏死，需要紧急处理。人口老龄化、高血压、糖尿病、动脉粥样硬化、心功能不全可导致肠壁缺血、缺氧、糜烂，继发感染也日益常见。

（二）全身疾病累及肠道

血液、结缔组织、免疫疾病引发凝血异常、血管内膜炎、血管破裂或通透性增加，如白血病、再生障碍性贫血、腹型过敏性紫癜、白塞综合征、系统性红斑狼疮、结节性多动脉炎等。腹腔邻近脏器恶性肿瘤浸润或脓肿破裂侵入肠腔可引起急性下消化道大出血，往往病情危急。

（三）内镜操作后

小肠镜或结直肠镜检查后活检或行息肉切除术后可发生出血。出血多呈自限性，部分为急性发作活动性动脉出血，多为下方动脉受累或息肉蒂凝血不充分。凝固的焦痂脱落可导致延迟性出血，可晚至内镜下息肉切除术后3周才出现。

三、诊断

（一）除外上消化道出血

由于肠道的延续性，便血也是上消化道出血的主要临床特征，特别是幽门以下出血，当有出血量大、肠道停留时间短、大剂量PPI治疗等因素时可表现为血便或暗红色大便，如不伴呕血，易与下消化道出血临床表现混淆。同样，下消化道出血后，在肠内停留较久、细菌或硫化氢（H_2S）作用后也可表现为黑便。当难以鉴别时，应常规联合胃镜检查除外上消化道出血。

（二）下消化道出血的定位及病因诊断

1. 病史 详细询问病史、年龄、出血方式或粪便颜色和性状，有无腹痛和发热（提示炎症）、消瘦和大便习性改变（提示肿瘤）等。既往史包括出生地、饮食习惯、居住地、是否患有高血压、糖尿病、心血管疾病，服药史尤其是服用有可能损害消化道黏膜或凝血功能的药物，如NSAID、抗凝药和抗血小板药物等，这些病史对鉴别诊断和实验室检查的安排有重要指导价值。

2. 体格检查 应先进行血流动力学情况的评估。下消化道出血的阳性体征一般较少，但一些典型体征有重要意义，如：双下肢对称性散在皮下出血点，提示有过敏性紫癜；Peutz-Jeghers综合征患者口唇、口腔黏膜有黑色素斑；腹部触诊揉面感提示结核感染可能；腹部肿块应考虑腹部肿瘤；肠道炎症常表现为腹部压痛和肠鸣音亢进。直肠指检简单易行，对直肠肛管肿瘤、痔疮有重要的临床意义，对下消化道出血患者应作为常规检查项目。

3. 实验室检查 血常规、粪便常规及隐血检查可明确消化道出血及评估出血量，是常规项目。应注意疾病早期应根据出血严重程度每2~12小时监测血红蛋白1次，初始阶段血红蛋白处于基线水平不能反映出血程度。含肝功能、肾功能的血清生化检查和凝血功能检查有助于评估病情。怀疑沙门菌感染者应行血培养及肥达试验，疑似结核者行结核菌素试验，癌胚抗原对大肠癌特异性较高，血管性疾病需要安排血黏度、抗中性粒细胞胞质抗体（ANCA）等检查，疑似全身性疾病者需要行相应检查。

4. 内镜及影像学检查 除某些临床表现典型的急性感染性肠炎，如痢疾、伤寒等外，绝大多数下消化道出血的定位及病因需要依靠内镜及影像学检查明确。

（1）结肠镜：通常作为诊断下消化道出血病因、部位、出血情况和治疗的首选。急性出血期合并严重休克、心脑疾病等，需要结合病情进行个体化决策。入院早期进行检查，可以缩短住院时长、减少再次出血和手术风险。为仔细检查结肠黏膜，以免错过间歇性出血病灶，建议充分地肠道准备，因为尚没有研究证据表明肠道准备会重新激活出血或加快出血速度；清肠剂推荐聚乙二醇（PEG），安全性较好，不增加再出血风险，是下消化道出血患者的首选。

（2）胶囊内镜或双气囊小肠镜：胶囊内镜对小肠病变诊断阳性率在60%~70%，是目前小肠出血的一线诊断方法，因为胶囊滞留风险，故不能应用于有小肠梗阻或拒绝手术的患者。胶囊内镜在出血活动期和静止期均可进行，具有安全、有效、微创的特点。但目前尚不能完成活组织检查、治疗，且不能随意进行胶囊姿态控制，对出血部位的定位精度还有待提高。相比而言，小肠镜不仅能对全小肠直视观察，同时还可以进行活检、为手术治疗标记病变部位、黏膜下注射、钛夹夹闭止血、息肉切除等处理，可单独使用或可作为胶囊内镜等发现问题后的进一步处理选择。

（3）血管造影：多层螺旋CT血管成像是近年来下消化道出血诊断技术的重要进展，灵敏度、特异度较高。通过外周静脉4ml/s注入造影剂，在动脉期及门静脉期若造影剂溢入肠腔，配合高速扫描，可获得高分辨率的薄层轴位图像，可检出0.3ml/min的急性下消化道出血。不同于常规CT，检查前不需要口服对比剂，以免干扰检查结果。核素显像是对急性下消化道出血灵敏度较高的检查，锝-99m（^{99m}Tc）标记红细胞，若发现局部肠道有放射性物质异常浓聚或渗出即为阳性，可检出0.1ml/min的出血。缺点在于只能靠腹部投影大致判断出血部位，故定位诊断准确性不高，得出阳性结果后，需要尽快行血管造影来定位出血灶。这两类技术对下消化道出血检出率基本相仿，相比于小肠镜和胶囊内镜无创、安全、检查时间短。

（4）X线钡剂造影：对出血病变的检出率低，漏诊率相当高；但憩室病的检出率较高，是基层医疗单位重要的检查方法。气钡双重造影可提高检出率。对该检查一般要求在大出血停止至少3日之后进行，以免诱发或加重再出血。

不明原因消化道出血多为小肠出血。小肠出血不多见，既往由于检查手段有限，检出率低，难以确诊，是消化道出血诊断的难点。从流行病学考虑，中青年患者以小肠肿瘤、梅克尔憩室、Dieulafoy病、克罗恩病多发；老年患者以血管畸形、NSAID药物相关的小肠疾病多见。在出血停止期，先行小肠钡剂、胶囊内镜、CT血管成像等检查；在出血活动期，应及时行CT血管成像、放射性核素扫描和/或选择性腹腔动脉造影，若上述检查结果阴性则选择胶囊内镜和/或双气囊小肠镜检查；出血不止危及生命者，行手术探查，术中辅以胃肠镜检查可明显提高检出率。

四、治疗

下消化道出血量多不严重，主要是病因治疗，大出血时救治流程类同上消化道大出血，最好尽快启动包括消化、内镜、肿瘤、重症医学、影像及外科在内的多学科协作诊疗（MDT）。

（一）一般急救措施及补充血容量

详见本章第一节。

（二）止血治疗

1. 药物治疗 凝血酶保留灌肠有时对左半结肠缓慢出血患者有效；抗利尿激素、生长抑素静脉滴注可能有一定作用。如行动脉造影，可在造影完成后动脉输注抗利尿激素4IU/min，对右半结肠及小肠出血止血效果优于静脉给药。

2. 内镜下止血 急诊结肠镜检查如能发现出血病灶，可试行内镜下喷洒、钛夹、电凝止血等。

3. 动脉栓塞治疗 对动脉造影后动脉输注抗利尿激素无效病例，可行超选择性插管，在出血灶注入栓塞剂。栓塞治疗后要注意腹痛变化情况警惕肠梗死，拟进行肠段手术切除的病例，可作为暂时止血用。

4. 紧急手术治疗 经内科保守治疗仍出血不止、危及生命者，无论出血病变是否确诊，均是紧急手术的指征，最好联系术中内镜配合治疗。

（三）病因治疗

针对不同病因选择药物治疗、内镜治疗、择期外科手术治疗。

第五篇 泌尿系统疾病

第一章 总论

05篇01章

学习目标

掌握　泌尿系统检查的意义。
熟悉　泌尿系统疾病常见临床表现。
了解　肾脏的生理功能。

人体有两个肾脏，中国成人肾的长、宽、厚分别为10.5~11.5cm、5~7.2cm、2~3cm。肾单位是肾脏的结构和功能单位，由肾小体和肾小管组成。

一、肾脏的基本结构和生理功能

肾脏的生理功能主要包括两个方面。

1. 排泄代谢产物及调节水、电解质和酸碱平衡，维持机体内环境稳定　这一生理功能通过尿的生成和排出来完成。尿的生成包括肾小球的滤过、肾小管和集合管的重吸收及分泌三个基本过程。影响肾小球滤过功能的因素包括有效滤过压、滤过面积、滤过膜的通透性及肾血流量等。正常成人肾血流量约为1 200ml/min，相当于心排血量的20%~25%，当动脉压在80~180mmHg范围内波动时，肾小球滤过率（glomerular filtration rate，GFR）通过肾血流量的自身调节可维持在正常范围，以维持体液平衡及排出代谢废物。肾小球每日滤过的原尿约为180L，其中电解质成分与血浆基本相似，但正常人每日排出的尿量约1 500ml，原尿中99%以上的水和很多物质被肾小管重吸收。原尿流经肾小管各段时，其中的一些药物、毒物、代谢废物如尿素、肌酐等被排入肾小管，最终形成终尿排出体外；部分有机酸如尿酸、各种胺类等也由肾小球滤过，但主要由肾小管分泌排出；99%以上的水在逆流交换机制及抗利尿激素等作用下被重吸收；100%的葡萄糖和氨基酸及80%HCO_3^-在近端肾小管被重吸收；远端肾小管上皮细胞可重吸收Na^+，排出K^+及分泌H^+和NH_4^+，醛固酮对此有加强作用。

2. 分泌激素　肾也是重要的内分泌器官，分泌的激素可分为血管活性肽和非血管活性激素，前者包括肾素－血管紧张素系统、激肽释放酶－激肽系统、内皮素、利钠肽类及类花生酸类物质等；后者包括1α－羟化酶和红细胞生成素等。

肾素是由肾近球旁器中的球旁细胞分泌，它可使肝分泌的血管紧张素原转化为血管紧张素Ⅰ，后者在血管紧张素转换酶作用下转化为血管紧张素Ⅱ及在氨基肽酶与中性内切酶的作用下转换为血管紧张素Ⅲ。血管紧张素Ⅱ通过Ⅰ型（AT_1）和Ⅱ型（AT_2）受体起作用，其生物作用主要包括：① 全身作用，直接作用于血管平滑肌使血管收缩；刺激醛固酮的合成和分泌，醛固酮促进远端肾小管重吸收Na^+和分泌K^+；刺激神经垂体释放抗利尿激素，后者增加远端小管和集合管对水的重吸收；刺激中枢及外周交感神经系统，使其兴奋性增加，心率增快，心脏收缩力增强，心排出量增加，最终使血压升高；② 对肾的作用，使肾内血管收缩，肾血流量减少，肾小球滤过率降低；对肾小球出球小动脉的收缩作用大于入球小动脉，致肾小球内毛细血管跨膜压明显升高；刺激产生许多生长因子，如血小板源性生长因子（platelet-derived growth factor，PDGF），促使细胞增生、肥大等。肾髓质间质细胞能合成多种前列腺素（prostaglandin，PG），如PGE_2、PGA_2、PGI_2、$PGF_{2\alpha}$，其中PGE_2和PGI_2可对抗血管紧张素Ⅱ、去甲肾上腺素和血管加压素所致的系膜细胞收缩作用，PGE_2还可抑制肾小管上皮细胞对Na^+的重吸收而使钠排泄增加，$PGF_{2\alpha}$有收缩血管作用。肾皮质含有的缓激肽释放酶使激肽原生成激肽，后者有扩张血管及促进水、钠排泄作用。以上三组激素为血管活性激素，它们共同维持血压、水盐代谢平衡、酸碱平衡，调节肾血液循环和肾小球滤过率。

肾间质产生1α－羟化酶，使25－羟维生素D_3转变为有活性的1，25－二羟维生素D_3［1，25-（OH）$_2D_3$］。后者调节钙磷代谢，维持骨骼发育和矿化。肾脏产生红细胞生成素（erythropoietin，EPO），它可刺激骨髓红细胞集落形成单位（CFU-E）分化成熟为红细胞。以上两种激素为非血管活性激素。

肾是肾外分泌的一些肽类激素如抗利尿激素、甲状腺素及降钙素等作用的重要靶器官；此外，也是某些肾外激素如胰岛素、胰高血糖素、胃泌素及甲状旁腺激素等降解的主要场所。

二、泌尿系统疾病常见临床表现

（一）水肿

水肿是肾小球疾病常见的临床表现，肾性水肿的基本病理生理改变为水钠潴留，其发生机制详见本篇第二章。

（二）高血压

高血压为肾脏疾病常见症状之一，慢性肾衰竭患者90%会出现高血压。高血压的严重程度与肾脏疾病的严重程度和预后密切相关。肾脏疾病引起的高血压有两大类：① 肾实质性高血压，主要因水、钠潴留，致血容量增加，引起容量依赖性高血压；其次因肾实质缺血，刺激肾素－血管紧张素分泌增加，引起肾素依赖性高血压；此外，肾内降压物质如前列腺素、激肽释放酶－激肽生成减少及交感神经的兴奋性改变等，也是肾实质性高血压的原因之一。② 肾血管性高血压，主要因肾动脉狭窄，分泌过多肾素所致，狭窄可发生于单侧或双侧，主干或分支。

（三）肾区疼痛与肾绞痛

肾区疼痛常见为胀痛或钝痛，可见于急性间质性肾炎、急性肾盂肾炎、急性肾小球肾炎、多囊肾及肾结石并积水等，疼痛多为双侧；肾区剧烈疼痛多见于肾动脉栓塞、急性肾静脉血栓形成、肾周脓肿等，疼痛多为单侧；肾绞痛多见于输尿管结石、血块或坏死组织脱落阻塞输尿管时，疼痛多为单侧，并可向同侧下腹部、外阴部或股内侧放射，常伴血尿。

（四）膀胱刺激征

表现为尿频、尿急、尿痛，可伴脓尿或菌尿，多见于尿路感染及泌尿系结核。

三、泌尿系统疾病的检查

（一）尿液检查

尿液检查是诊断泌尿系统疾病的非常重要的基本检查，也是判断有无肾脏疾病的主要依据之一。

1. 蛋白尿　准确检测患者的尿液蛋白含量对指导肾脏的诊断、制订治疗方案、评价治疗效果和判断预后有着非常重要的意义。患者每日尿蛋白定量超过150mg或尿蛋白/尿肌酐比值>200mg/g或尿蛋白定性试验阳性称为蛋白尿。目前认为，微量白蛋白尿是慢性肾脏病早期筛查的重要指标之一。患者尿白蛋白/尿肌酐比值（ACR）在30~300mg/g定义为微量白蛋白尿。2012年美国肾脏病预后质量倡议（Kidney Disease Outcome Quality Initiative，KDOQI）指南建议将ACR>2 200mg/g定义为大量蛋白尿，等同于24小时尿蛋白定量>3.5g。ACR的优势在于可以采用任意时间的尿液标本，便于患者采集；其次采用新鲜尿，避免24小时尿液在气温、pH变化以及混匀取样时产生的误差；ACR更能反映肾小球的病变，避免了因肾小管性蛋白尿、溢出性蛋白尿导致的误判。根据蛋白尿的发生机制，主要分为三类。

（1）肾小球性蛋白尿：多是由于肾小球滤过屏障损伤所致。其发生机制详见本篇第二章。

（2）肾小管性蛋白尿：正常情况下原尿中小分子蛋白质几乎全部被肾小管重吸收，当出现肾小管疾病时，蛋白质的重吸收障碍，致小分子蛋白质如β_2微球蛋白、α_1微球蛋白、溶菌酶、核糖核酸酶等自尿中排出。一般每日尿蛋白量不超过2g，有时仅数百毫克。

（3）溢出性蛋白尿：由于血中异常蛋白质如多发性骨髓瘤致尿中出现本周蛋白、血管内溶血致血红蛋白、严重挤压伤致肌红蛋白等增多，在原尿中浓度超过肾小管重吸收阈值，而从尿中排出。

确定是否为真性蛋白尿：当尿中混有脓液、炎症分泌物、月经、白带、精液、前列腺液等，则可致尿常规蛋白定性阳性，若尿离心沉淀后蛋白定性检查明显减少或转为阴性，称为假性蛋白尿。

临床上确诊蛋白尿后，首先应鉴别是生理性还是病理性。生理性蛋白尿一般每日不超过1g，持续时间较短，其包括：① 体位性（直立性）蛋白尿，即保持直立或脊柱前凸位置时出现蛋白尿，平卧时蛋白尿消失，可能与静脉淤血有关。② 功能性蛋白尿，可由剧烈运动、发热、寒冷、过热、交感神经兴奋等因素引起，当这些诱因去除后蛋白尿消失。

2. 血尿 新鲜尿离心后沉渣镜检红细胞 >3个/HPF为镜下血尿（microscopic hematuria），1L尿中含有1ml血液即可呈肉眼血尿。引起血尿的原因包括：① 泌尿系统疾病，如各型肾小球肾炎、间质性肾炎、尿路感染、泌尿系结石、泌尿系结核、泌尿系肿瘤、血管病变及先天性畸形如多囊肾等；② 全身性疾病，如血液系统疾病、感染性疾病、结缔组织病、心血管疾病等；③ 邻近器官疾病波及泌尿系统，如盆腔炎、急性阑尾炎、恶性肿瘤、结肠或直肠憩室炎症等侵及或刺激尿路；④ 化学物品或药物对尿路的损害，如环磷酰胺引起出血性膀胱炎，头孢拉啶引起血尿；⑤ 功能性血尿，剧烈运动后可产生，休息后消失。

如何判断血尿来源及肾小球源性血尿产生的主要原因详见本篇第二章。

3. 管型尿 蛋白质在肾小管内凝固与聚集形成的圆柱形蛋白，若管型尿与蛋白尿同时出现，则临床意义较大。一般认为上皮细胞管型主要见于急性肾小管坏死、急性肾小球肾炎；红细胞管型常见于急性肾小球肾炎、狼疮性肾炎；白细胞管型是肾盂肾炎的特征；宽而短的管型，称为肾衰管型，见于急性肾衰竭多尿的早期及慢性肾衰竭。

4. 白细胞尿 指新鲜尿离心沉渣白细胞 >5个/HPF。在各种泌尿系统器官炎症时均可出现，也可见于邻近器官感染性疾病。清洁外阴后在无菌技术下采集的中段尿标本，如涂片每个高倍视野均可见细菌，或培养菌落计数超过10^5个/ml时，称为细菌尿，可诊断为泌尿系感染。

（二）肾功能检查

1. 肾小球滤过率（glomerular filtration rate，GFR）测定 是指肾脏在单位时间内清除血浆中某一物质的能力，GFR的测定对准确评价肾脏疾病及临床研究具有重要的意义。但GFR不能直接测定，只能通过内源性与外源性标志物进行测定与估计。内源性标志物包括临床上常用的血清肌酐（serum creatinine，Scr）、血尿素氮（blood urea nitrogen，BUN）、胱抑素C（cystatin C，CysC）浓度测定。CysC是一种小分子量的胱氨酸蛋白酶抑制剂，几乎可被肾小球完全滤过，之后被肾小管重吸收而不被肾小管分泌排泄。因为CysC不受性别、肌肉量和炎症反应等因素的影响，因此是反映GFR的一个非常稳定的指标。

内生肌酐清除率（endogenous creatinine clearance rate，Ccr）测定须同时采血及24小时尿标本测定其肌酐，再根据计算肌酐清除率公式［Ccr（ml/min）= 尿肌酐（μmol/L）× 尿量（ml/min）/血肌酐（μmol/L）］来估算GFR，成人正常值为（100 ± 10）ml/（min·1.73m^2），女性较男性略低。该方法适宜于年龄过老或过幼、严重营养不良、消瘦或体重过重、肌病或瘫痪和素食者。由于Ccr评估方法繁琐，需要留24小时尿，不适用于长期门诊随访的患者，因此临床上通常用估算的肾小球滤过率（estimation of GFR，eGFR）方程来评估实际的GFR，如Cockroft-Gault方程、MDRD方程以及基于Scr、CysC的eGFR方程。根据2012年美国KDOQI临床实践指南推荐Cockroft-Gault方程：Ccr（ml/min）=（140-年龄）× 体重（kg）/0.81 × 血肌酐（μmol/L），女性乘以0.85。MDRD公式，其又有多种计算方法，适用于中国人群的方程：eGFR（min·1.73m^2）= 175 × 血肌酐（mg/dl）$^{-1.234}$ × 年龄$^{-0.179}$，女性乘以0.79。慢性肾脏病流行病联合研究（CKD-EPI）方程：eGFR（min·1.73m^2）= 169 × $Scr^{-0.608}$ × $CysC^{-0.63}$ × 年龄$^{-0.157}$，女性乘以0.83。此外，放射

性核素 ^{99m}Tc–二乙烯三胺（DTPA）几乎完全经肾小球滤过而清除，其最大清除率即为GFR，该法可显示左右侧肾的GFR，灵敏度高，是临床上常用的外源性标志物测定方法。

2. 肾小管功能测定 目前常用尿渗量（尿渗透压）或尿/血浆渗量比来反映远端肾小管重吸收水的功能。正常人禁饮后尿渗量为600~1 000mOsm/（kg·H_2O），平均值为800mOsm/（kg·H_2O），血浆渗量为275~305mOsm/（kg·H_2O），平均300mOsm/（kg·H_2O）；尿/血浆渗量比值为（3~4.5）∶1。

3. 肾血浆流量 多采用放射性核素邻碘［^{131}I］马尿酸钠测定，正常值为600~800ml/min。

（三）与肾脏疾病病因诊断有关的血清学检查

包括自身抗体检测，如抗核抗体（antinuclear antibody，ANA）、抗双链DNA抗体、抗中性粒细胞胞质抗体、类风湿因子、抗肾小球基底膜抗体、抗磷脂酶A2受体抗体等，以及血清免疫球蛋白电泳、血清补体、抗链球菌溶血素“O”（ASO）试验、红细胞沉降率（erythrocyte sedimentation rate，ESR，简称血沉）、病毒性肝炎标志物检测等，这些检测有助于肾脏疾病病因的诊断与鉴别诊断。

（四）泌尿系统影像学检查

一般根据病情需要选择。放射性核素肾图及肾脏扫描，可了解分侧排泄功能；静脉和/或逆行肾盂造影对诊断泌尿道畸形、尿路梗阻、结核等有帮助；肾动脉造影对肾动脉狭窄及肾静脉造影对肾静脉血栓形成有确诊价值；超声检查在诊断肾囊肿、肿瘤、尿路梗阻、积液及鉴别急慢性肾衰竭等方面有帮助；MRI或CT检查对肾及其周围占位性病变有价值。

（五）肾活检

经皮肾活检对各种原发性及继发性肾小球疾病、病因不明的肾衰竭，尤其是急进性肾小球肾炎、移植肾出现肾衰竭及一些少见的肾小球疾病（如塌陷型局灶性节段性肾小球硬化）、遗传性肾病等有确诊意义，且也有利于制订合适的治疗方案及判断预后。

四、泌尿系统疾病的诊断及防治原则

临床上一部分患者可因水肿、血尿、泡沫尿等就诊，也有一部分患者是因为高血压、贫血、呼吸困难、乏力、恶心、呕吐等就诊，因此详细询问病史是诊断的第一步，如既往的疾病史及其用药史、个人史，职业有关的肾毒性物质接触史、个人嗜好及家族史等，结合本次就诊的临床表现，并结合实验室检查和影像学检查，可以作出正确诊断。诊断应尽量包括：①病因诊断（原发性或继发性）；②部位诊断（肾小球、肾小管、肾间质或血管病变）；③病理诊断；④功能诊断。强调本系统各种疾病的预防、早期及适宜的治疗可延缓病程发展，降低肾衰竭的发生率。其治疗原则包括去除病因；抑制免疫及炎症反应；对症治疗如降压、减少蛋白尿、纠正贫血、降脂及抗感染治疗、纠正水和电解质及代谢紊乱等；替代治疗和器官移植。

五、肾脏疾病的研究进展

随着免疫学、病理学、细胞遗传学和分子细胞生物学、基因组学、蛋白组学及人工智能等生物信息技术的研究进展，许多肾脏疾病的发病机制有了较为深入的认识。局灶节段性肾小球硬化症遗传背景和IgA肾病易感基因的研究揭示了肾小球疾病发生的基因和分子基础；特发性膜性肾病与抗磷脂酶A_2受体相关性研究，为临床上膜性肾病的诊断、鉴别诊断、治疗提供了有效手段；抗CD_{20}单克隆抗体、补体抑制剂、蛋白酶体抑制剂等各种新型生物制剂的应用大大提高了难治性肾病的控制率和缓解率；钠–葡萄糖共转运蛋白2抑制剂（SGLT2i）在慢性肾脏病的应用，进一步延缓了慢性肾脏病的进展；各种血液净化技术的进展，不但延长了尿毒症患者的寿命，还为自身免疫性疾病、多器官功能衰竭、围术期患者的严重水、电解质与酸碱失衡等的治疗开辟了新的途径；中西医结合治疗如使用雷公藤、黄芪、大黄等对一些肾炎有较好的疗效。

（欧俊）

学习小结

肾脏的生理功能包括：① 排泄代谢产物及调节水、电解质和酸碱平衡，维持机体内环境稳定，② 分泌激素。泌尿系统常见的临床症状包括水肿、高血压、肾区疼痛与肾绞痛、膀胱刺激征。泌尿系统常见的临床检查包括尿液检查（蛋白尿、血尿、管型尿、白细胞尿等）、肾功能检查（尿素氮、肌酐、内生肌酐清除率、肾小球滤过率、Cockroft–Gault方程、MDRD方程、CKD–EPI方程、肾小管功能测定、肾血浆流量等）、泌尿系统影像学检查、肾活检。泌尿系统疾病的诊断包括病因诊断、部位诊断、病理诊断、功能诊断四个方面，防治原则强调疾病的预防、早期及适宜的治疗可延缓病程发展，降低肾衰竭的发生率。

复习参考题

1. 泌尿系统的常见临床表现有哪些？
2. 尿常规的检查包括哪些？评价肾功能的指标有哪些？
3. 泌尿系统疾病的诊治原则是什么？

第二章　肾小球疾病概述

学习目标

掌握　肾小球疾病的定义和主要临床表现。
熟悉　肾小球疾病的病因和分类。
了解　肾小球疾病的发病机制。

肾小球疾病是指病变广泛累及双肾肾小球，以血尿、蛋白尿、高血压等为主要临床表现的一组疾病，是我国终末期肾脏病的主要病因。由于其病因、发病机制及病理特征不同，临床病程和预后也不尽相同。

一、病因及发病机制

根据病因不同，可将肾小球疾病分为原发性、继发性和遗传性三大类。其中大部分病因不明者为原发性肾小球疾病，这是目前我国引起慢性肾衰竭的主要原因；而由全身性疾病所引起的肾小球损害为继发性肾小球疾病，如狼疮性肾炎、糖尿病肾病等；遗传基因突变所致者为遗传性肾小球疾病，如奥尔波特综合征（Alport syndrome，AS，又称遗传性肾炎）等。

多数原发性肾小球疾病是免疫介导的炎症性疾病。目前认为免疫机制是大多数肾小球疾病的始发机制；在此基础上，炎症介质及非免疫非炎症机制共同参与，导致肾小球损伤和持续缓慢进展。

（一）免疫反应

包括体液免疫和细胞免疫反应导致的肾小球炎性损伤。

1. 体液免疫　主要通过循环免疫复合物和原位免疫复合物，激活补体和诱发炎症反应。包括以下2种情况。

（1）循环免疫复合物沉积在肾脏组织，激活相关炎症介质而导致的肾小球损伤，如系膜增生性肾小球肾炎、膜增生性肾小球肾炎。

（2）原位免疫复合物形成：肾小球自身抗原暴露或外源性抗原植入，形成原位免疫复合物导致肾脏损伤，如膜性肾小球肾炎、抗肾小球基底膜性肾炎等。

2. 细胞免疫反应　细胞免疫机制在某些肾小球肾炎如微小病变型肾病、急进性肾炎以及一些肾炎动物模型如实验性抗肾小球基底膜性肾炎等的发病中发挥了重要作用。

（二）炎症反应

1. 炎症介质和炎症细胞　在各种肾小球疾病中，肾组织内常常有许多炎症细胞浸润如单核巨噬细胞、中性粒细胞、嗜酸性粒细胞、淋巴细胞及血小板，可产生多种炎症介质，如活性氧、细胞黏附分子、酶类（如胶原酶）、凝血及纤溶系统因子、内皮素、血管紧张素Ⅱ、多种生长因子、前列腺素、5-羟色胺等。炎症介质又可趋化、激活炎症细胞，进而形成复杂的网络，导致肾小球炎症病变慢性持续性进展。一些炎症介质还参与调节肾小球血流动力学和球内毛细血管通透性，影响肾小球固有细胞增殖和活化，参与肾小管损伤和间质纤维化，以及影响凝血和纤溶系统等多种病理生理过程。

2. 肾脏固有细胞 肾脏固有细胞包括肾小球系膜细胞、内皮细胞、足细胞和肾小管上皮细胞等。其既是炎症的无辜受害者，又是炎症的主动参与者，可分泌多种炎症介质和合成细胞外基质，加重肾损害。

（三）非免疫因素的作用

非免疫因素如大量蛋白尿、体循环高血压、肾小球内高血流动力学效应、糖脂代谢紊乱及高尿酸血症等，常常存在并成为肾小球疾病病变发生及持续进展、恶化的重要因素。

二、肾小球疾病的分类

原发性肾小球疾病的分类如下。

（一）临床分型

1. 急性肾小球肾炎（acute glomerulonephritis，AGN）。

2. 急进性肾小球肾炎（rapidly progressive glomerulonephritis，RPGN）。

3. 慢性肾小球肾炎（chronic glomerulonephritis，CGN）。

4. 隐匿型肾小球肾炎（latent glomerulonephritis）或无症状性血尿和/或蛋白尿（asymptomatic hematuria with or without proteinuria）。

5. 肾病综合征（nephrotic syndrome，NS）。

（二）病理分型

依据世界卫生组织（WHO）1995年修订的肾小球疾病病理学分类标准分为以下类型。

1. 轻微性肾小球病变（minimal glomerular abnormalities）。

2. 局灶性节段性病变（focal segmental lesions）。

3. 弥漫性肾小球肾炎（diffuse glomerulonephritis）。

（1）膜性肾病（membranous nephropathy）。

（2）增生性肾炎（proliferative glomerulonephritis）：① 系膜增生性肾小球肾炎（mesangial proliferative glomerulonephritis）；② 毛细血管内增生性肾小球肾炎（endocapillary proliferative glomerulonephritis）；③ 膜增生性肾小球肾炎（membranoproliferative glomerulonephritis，MPGN），又称系膜毛细血管性肾小球肾炎（mesangiocapillary glomerulonephritis）；④ 新月体和坏死性肾小球肾炎（crescentic and necrotizing glomerulonephritis）。

（3）硬化性肾小球肾炎（sclerosing glomerulonephritis）。

4. 未分类肾小球肾炎（unclassified glomerulonephritis）。

本篇第三、四章所提及的病理类型中，微小病变型肾病属于轻微性肾小球肾炎，局灶性节段性肾小球肾炎及局灶性节段性肾小球硬化均属于局灶性节段性病变。

虽然肾小球疾病的临床和病理类型之间有一定联系，但二者之间尚难找到绝对的对应关系。因此，肾活检是确定肾小球疾病病理类型、病变程度及判断预后的必要手段。

三、临床表现

（一）水肿

水钠潴留是肾性水肿的基本病理生理机制，常分为以下两类。

1. 肾炎性水肿 多首先表现为晨起时眼睑、颜面部水肿。其发生机制主要是由于肾小球滤过率下降，而肾小管重吸收功能基本正常造成“管–球失衡”和肾小球滤过分数下降，导致水钠潴留。此外，毛细血管通透性增加、高血压等因素又可使水肿持续加重。由于水钠潴留，血容量增多，常伴肾素–血管紧张素–醛固酮系统（RAS）活性受抑制。

2. 肾病性水肿 水肿多从下肢开始，遍及全身，可有浆膜腔积液。由长期、大量蛋白尿造成血浆蛋白过低，血浆胶体渗透压降低所致；此外，由于有效血容量减少，刺激肾素–血管紧张素–醛固酮活性增加和抗利尿激素分泌增加等，又进一步加重水钠潴留而导致水肿。

（二）高血压

肾小球疾病常伴有高血压，这是加速肾功能恶化的重要因素。肾性高血压发生的机制主要包括：① 水钠潴留导致的容量依赖性高血压，这是肾性高血压的主要原因；② 少数为肾素依赖型高血压，但两者常混合存在；③ 肾内降压活性物质分泌减少，包括前列腺素系统、激肽释放酶–激肽系统等分泌减少，导致血压升高。其他因素如心房钠尿肽、交感神经系统兴奋、其他内分泌激素等均可直接或间接参与肾性高血压的发生。

（三）蛋白尿

若尿蛋白超过150mg/d，称为蛋白尿。当尿蛋白量大于3.5g/d，则称为大量蛋白尿。蛋白尿的发生与肾小球滤过屏障受损密切相关，包括：① 分子屏障受损。正常肾小球毛细血管内皮细胞的窗孔、基底膜的网格状结构以及脏层上皮细胞的足突裂孔膜等结构，共同构成了肾小球的分子屏障，仅允许分子量小于2万~4万Da（道尔顿）的蛋白质顺利通过。因此，正常滤过的原尿中主要为小分子蛋白（如β_2微球蛋白、溶菌酶、轻链蛋白等）。当分子屏障被破坏时，尿中除出现较多的白蛋白外，还有大分子的血浆蛋白，如免疫球蛋白、C3和α巨球蛋白等，此即为非选择性蛋白尿。② 电荷屏障受损。正常肾小球毛细血管内皮细胞及上皮细胞膜含涎蛋白，而基底膜含硫酸肝素，它们均带有负电荷，通过同性电荷相斥原理，阻止带负电荷的血浆白蛋白滤过。当滤过膜负电荷减少或丧失致电荷屏障受损伤时，尿中出现大量的以分子量较小的白蛋白为主的蛋白，为选择性蛋白尿。

（四）血尿

离心后的新鲜尿沉渣镜检红细胞 >3个/HPF为血尿；如1L尿中含1ml血即呈现肉眼血尿。肾小球疾病尤其是肾小球肾炎，常表现为持续性或间歇性发生的、无痛性、全程性肉眼血尿或镜下血尿。肾小球源性血尿时，主要为变形红细胞血尿，红细胞容积变小，甚至破裂。可用下列两项检查帮助区分血尿来源：① 在相差显微镜下检查新鲜尿沉渣，变形红细胞 >80% 者为肾小球源性，<50% 者多为非肾小球源性。② 尿红细胞容积分布曲线。肾小球源性血尿呈非对称曲线，其红细胞容积峰值小于静脉红细胞的容积峰值，为小细胞性；非肾小球源性血尿呈对称曲线，其红细胞容积峰值大于静脉红细胞的容积峰值；混合性血尿同时具备以上两种曲线特征，呈双峰。

（五）肾功能损害

部分急性肾小球肾炎患者可有一过性肾功能损害；急进性肾小球肾炎常导致急性进行性肾衰竭，部分肾病综合征患者也可并发急性肾衰竭；各种肾小球疾病持续进展最终将发展为慢性肾衰竭。

（杜晓刚）

学习小结

肾小球疾病的病因包括原发性、继发性及遗传性。免疫炎症反应是大部分肾小球疾病发病的启动机制，而非免疫非炎症因素则加重了肾小球疾病的持续进展。肾小球疾病的临床表现和病理诊断，二者没有绝对的对应关系。

不同肾小球疾病都有一些基本的临床表现：水肿、高血压、蛋白尿、血尿、肾功能损害。但由于其病因、发病机制及病理特征不同，其临床病程和预后也不尽相同。

复习参考题

1. 什么是选择性蛋白尿？
2. 如何区分肾小球源性血尿和非肾小球源性血尿？
3. 肾病性水肿和肾性高血压发生的机制是什么？

第三章 肾小球肾炎

学习目标

掌握　急性链球菌感染后肾小球肾炎、急进性肾小球肾炎、慢性肾小球肾炎的主要临床特征、诊断与鉴别诊断要点及治疗原则。

熟悉　急性肾小球肾炎、急进性肾小球肾炎、慢性肾小球肾炎的定义及典型病理特征。

了解　急性肾小球肾炎、急进性肾小球肾炎、慢性肾小球肾炎的病因、发病机制。

第一节 急性肾小球肾炎

急性肾小球肾炎（acute glomerulonephritis，AGN）简称“急性肾炎”，是指急性起病，以血尿、蛋白尿、水肿及高血压等肾炎综合征为临床特征的一组疾病，可伴有一过性氮质血症。本病以2~6岁儿童多见，偶见于40岁以上的患者。男性发病多于女性。急性肾炎多见于链球菌感染后，而其他细菌、病毒、支原体、真菌及寄生虫感染亦可引起。本节主要叙述急性链球菌感染后肾小球肾炎（acute poststreptococcal glomerulonephritis，PSGN）。

一、病因和发病机制

常因β型溶血性链球菌“致肾炎菌株”（多为A组12型等）引起的上呼吸道感染、皮肤感染或猩红热后所致。其致病抗原主要是细菌细胞壁M蛋白，现也认为是其胞质成分或其分泌蛋白产物。发病机制主要为循环免疫复合物沉积于肾小球，或在肾小球内原位免疫复合物形成介导的免疫炎症。

二、病理

肾脏体积常增大。主要病理表现为弥漫性毛细血管内增生性肾小球肾炎。以肾小球内皮细胞及系膜细胞增生为主，急性期多有中性粒细胞及单核细胞浸润，纤维蛋白沉积。病变严重时可压迫毛细血管袢使管腔狭窄或闭塞。免疫病理检查可见IgG及C3呈粗颗粒状沉积于系膜区及毛细血管壁，IgA和IgM少见。电镜下可见肾小球上皮细胞下有驼峰状大块电子致密物沉积，为其典型特征。

三、临床表现和实验室检查

多于前驱感染（如急性化脓性扁桃体炎、咽炎、淋巴结炎、猩红热、皮肤脓疱病、疖痈等）后1~3周（平均10天）起病，呼吸道感染者的潜伏期较皮肤感染者短。起病较急，病情轻重不一，轻者呈亚临床型（仅有尿常规异常及血清C3的动态变化），典型者呈急性肾炎综合征表现，重症者可发生少尿型急性肾衰竭。患者可有乏力、腰酸、厌食、恶心、头晕等全身非特异性表现。

（一）尿检异常

几乎100%的患者出现肾小球源性血尿，约40%患者可有肉眼血尿，常为疾病首发症状。可伴有轻、中度蛋白尿，不足20%的患者可有肾病样的大量蛋白尿。早期尿沉渣也可见白细胞和上皮细胞，并可有颗粒管型和红细胞管型等。尿检异常可持续数月，但多在1年内恢复，若蛋白尿持续异常，常提示患者为慢性增生性肾炎。

（二）水肿

约90%的患者首先表现为晨起眼睑水肿，常为就诊的首发症状。严重时可波及全身，甚至出现充血性心力衰竭。

（三）高血压

约80%的病例出现一过性轻、中度高血压，为水钠潴留所致，利尿后血压可逐渐恢复正常。少数可出现严重高血压，甚至发生高血压脑病。

（四）肾功能异常

早期可有一过性肾功能受损表现，出现尿量减少、轻度氮质血症，少数呈急性肾衰竭表现。但大多数患者经利尿1~2周后，肾功能即可恢复。肾小管功能不受影响，浓缩功能多正常。

（五）免疫学检查

1. 血清C3及总补体CH50动态变化 在发病2周内下降，8周内恢复正常，这是PSGN的重要特征。

2. 抗链球菌溶血素O（ASO） 抗体滴度可升高，提示近期内有过链球菌感染，但感染早期如使用特效抗生素治疗可影响其阳性率，另外某些链球菌菌株（如A组12型）可不产生溶血素，故ASO阴性并不能排除链球菌感染。

（六）超声检查

双肾大小正常或稍增大。

四、诊断与鉴别诊断

上呼吸道感染或皮肤感染1~3周后，新近出现血尿、蛋白尿、水肿、高血压等典型的急性肾炎综合征的表现，结合免疫学检查血清C3暂时下降，病程8周内渐恢复正常者，临床上即可诊断为急性肾炎。须与表现为急性肾炎综合征的其他原发和继发性肾小球疾病相鉴别。

（一）以急性肾炎综合征起病的其他原发性肾小球疾病

1. 其他病原体感染后急性肾炎 可由其他细菌、病毒和寄生虫感染后诱发。病毒感染者多在感染后3~5天发病，临床上常常仅表现为轻度尿常规异常，而水肿、高血压和肾功能异常少见，为自限性病程。免疫学检查常常无血清补体降低。

2. 膜增生性肾小球肾炎（又称系膜毛细血管性肾小球肾炎） 除有急性肾炎综合征表现外，还有蛋白尿突出甚至可表现为肾病综合征，病变持续而无自愈倾向。50%以上患者有持续性低补体血症，但8周内不恢复，无自愈倾向。鉴别困难时须做肾活检。

3. 系膜增生性肾小球肾炎（包括IgA肾病和非IgA系膜增生性肾小球肾炎） 本病潜伏期短，常常在感染后数小时至数日内出现肉眼血尿，血尿反复发作。部分患者血清IgA升高，血清C3正常，病变无自愈倾向。

（二）表现为急性肾炎综合征的继发性肾小球疾病

1. 系统性红斑狼疮 该病有以下特点可资鉴别：① 好发于青、中年女性；② 有多系统损害证据，可伴有发热、皮疹、关节炎等；③ 自身抗体如抗核抗体（ANA）、抗Sm抗体、抗dsDNA抗体阳性，血清C3下降等；④ 肾组织免疫荧光检查常有“满堂亮”现象（指肾组织免疫荧光染色IgA、IgG、IgM、补体C3、C19、FR同时呈阳性）。

2. 过敏性紫癜性肾炎 该病多发于青少年，出现四肢（尤其是下肢、臀部）成批发作的、对称分布的紫癜，血尿和/或蛋白尿多发生在皮疹出现后1~4周，仅少数患者先出现镜下血尿，后出现皮疹等，常有多发性大关节游走性肿痛、腹痛、腹泻、血便，有助于鉴别。

（三）急进性肾小球肾炎

临床表现与急性肾炎相似，但症状常常更重，尤以数周至数月内出现进行性少尿、无尿及肾功能进行性恶化为特征。诊断难以明确时建议可及时肾活检明确诊断。

当临床过程不符合典型的急性链球菌感染后肾小球肾炎，或临床诊断困难时，可考虑进行肾活检以明确诊断，指导治疗。肾活检的指征为：① 少尿1周以上或尿量急剧减少、肾功能进行性损害者；② 病程超过8周而无好转趋势者（包括尿常规或者血清补体C3持续未恢复）；③ 急性肾炎综合征伴肾病综合征者。

五、治疗

本病治疗以休息及对症治疗为主。一般不宜应用激素及细胞毒药物。

（一）一般治疗

急性期应卧床休息2~3周，至肉眼血尿消失、水肿消退及血压恢复正常。有水肿、高血压时应予低盐饮食（<3g/d），限制水摄入。出现氮质血症时给予优质（以富含必需氨基酸的动物蛋白为主）低蛋白饮食。

（二）治疗感染灶

当有明确感染灶时，应积极使用抗生素如青霉素、头孢菌素等治疗10~14天。对与尿检异常相关的反复发作的慢性扁桃体炎，可待肾炎病情稳定如尿蛋白<（+），尿沉渣红细胞<10个/HPF后，手术摘除肿大的扁桃体，并在术前术后应用抗生素2周。

（三）对症治疗

包括利尿消肿、控制血压、预防心脑合并症的发生。常用噻嗪类利尿药，必要时可用髓袢利尿药。利尿后如高血压控制不满意，可联用其他降压药物如钙通道阻滞剂、β受体阻滞剂或α_1受体阻滞剂。

（四）透析治疗

少数发生急性肾损伤，出现少尿、无尿而利尿无效者，或者合并有脑水肿、急性肺水肿、高血钾等有血液透析指征时，应及时予以透析治疗。

六、预后

绝大多数患者症状、体征及实验室检查于4周内恢复正常，血清C3动态变化，在8周内恢复正常。病理检查亦大部分恢复正常，或仅遗留轻度系膜增生。少量镜下血尿及微量尿蛋白可迁延半年至1年。

大多数患者远期预后良好，有自愈倾向。仅少数患者在“临床治愈”数年后转为慢性肾炎。青少年、儿童患者效果好；而老年患者，有持续严重的高血压、大量蛋白尿或肾功能损害者预后较差；肾脏病理检查发现肾小球增生病变重、伴有大量新月体者预后差。

第二节　急进性肾小球肾炎

急进性肾小球肾炎（rapidly progressive glomerulonephritis，RPGN）是临床上以急性肾炎综合征、肾功能急骤恶化、早期出现少尿性急性肾衰竭为主要表现，以新月体性肾小球肾炎为病理特征的一组原发性和继发性肾小球疾病，简称“急进性肾炎”。

一、病因和发病机制

本组疾病病因包括：① 由其他病理类型的原发性肾小球疾病（如重症毛细血管内增生性肾小球肾炎、膜增生性肾小球肾炎、IgA肾病）转化而来，形成的新月体性肾小球肾炎；② 继发于全身性疾病（如系统性红斑狼疮、过敏性紫癜、冷球蛋白血症及弥漫性血管炎等）；③ 原发性急进性肾小球肾炎，病因不明，此为本节讨论的重点。

根据免疫发病机制及免疫病理的检查结果，急进性肾炎可分为三型：① Ⅰ型，又称抗肾小球基底膜（GBM）抗体型，包括两类，即伴肺损害的肺出血肾炎综合征（Goodpasture综合征），和不伴肺损害的抗GBM抗体型肾小球肾炎（无肺出血）；② Ⅱ型，又称免疫复合物型，包括原发性肾小球疾病如IgA肾病、膜增生性肾小球肾炎、链球菌感染后肾小球肾炎，以及继发性疾病如狼疮性肾炎、过敏性紫癜性肾炎以及冷球蛋白血症等，此型为我国多见；③ Ⅲ型，为寡免疫复合物型，以往认为其发病机制与细胞免疫有关，现已证实50%~80%该型患者血清中存在抗中性粒细胞胞质抗体（antineutrophil cytoplasmic antibody，ANCA），故又称为ANCA相关性肾小球肾炎，为原发性小血管炎肾损害。Ⅰ型和Ⅱ型好发于青、中年患者；而Ⅲ型常见于中老年患者，男性多见。我国以Ⅱ型急进性肾炎多见。

二、病理

肾脏体积常明显增大。典型病理类型为新月体性肾小球肾炎。光镜下50%以上的肾小球囊腔内有大新月体形成（占据肾小球囊腔50%以上）。病变早期是细胞新月体，逐渐发展为细胞纤维性新月体甚至纤维性新月体，最终可致肾小球硬化。根据免疫病理检查分为三型：Ⅰ型，IgG及C3呈线样沿肾小球毛细血管壁沉积；Ⅱ型，IgG及C3呈颗粒状沉积于系膜区及肾小球毛细血管壁；Ⅲ型，无或仅有微量免疫沉积物。电镜下仅Ⅱ型可见系膜区和内皮细胞下有电子致密物沉积。

相关链接 | **新月体形成的机制**

在多种致病因素的作用下，巨噬细胞、多形核中性粒细胞活化，免疫攻膜复合物形成等，导致肾小球毛细血管袢坏死及基底膜断裂，这是新月体形成的重要始动环节。在此基础上，巨噬细胞在纤维素的引导下进入肾小囊，继而巨噬细胞浸润增生，淋巴细胞浸润、黏附分子合成分泌，成纤维细胞转化为纤维细胞，最终导致细胞新月体形成并逐渐向纤维性新月体转化。

三、临床表现和实验室检查

本病起病急，病情急骤进展。患者可有前驱呼吸道感染症状。

（一）急性肾炎综合征

患者突然出现血尿、蛋白尿、水肿、高血压。部分患者可出现肉眼血尿，尿沉渣可见红细胞管型。Ⅱ型患者常伴肾病综合征。

（二）急性肾损伤

患者早期出现少尿或无尿，于数周至数月内肾功能进行性恶化并发展至尿毒症，甚至需要血液透析。少部分患者起病隐匿，就诊时肾功能已达尿毒症期，多见于Ⅲ型。

（三）贫血

患者常伴中、重度贫血。

（四）其他系统或脏器受累表现

Ⅰ型患者可出现咯血，Ⅲ型患者可有不明原因的发热、关节痛、肌痛和咯血等系统性血管炎的表现。

（五）免疫学及相关影像学检查

主要有抗肾小球基底膜抗体阳性（Ⅰ型）、ANCA阳性（Ⅲ型）。此外，Ⅱ型患者可有血清C3降低，血循环免疫复合物及冷球蛋白阳性。

超声等影像学检查显示双肾增大。

四、诊断与鉴别诊断

（一）急进性肾炎的诊断

凡出现急性肾炎综合征伴短期内（数周至数月）出现肾功能急骤恶化者，无论是否已达到少尿性急性肾衰竭，均须考虑本病，应及时进行肾活检。一旦病理证实为新月体性肾小球肾炎，即可诊断为急进性肾炎。

（二）病因诊断

在排除其他系统性疾病后，则可诊断为原发性急进性肾炎。须与下列疾病鉴别。

1. 其他原发性肾小球疾病急剧进展 部分原发性肾小球疾病如重症毛细血管内增生性肾小球肾炎或重症系膜毛细血管性肾炎等，在各种诱因下，病情急剧进展，肾功能急剧恶化，临床上表现为急进性肾炎，但病理上无新月体形成，常须肾活检明确诊断。

2. 继发性急进性肾炎 全身性疾病如系统性红斑狼疮肾炎、过敏性紫癜性肾炎、肺出血肾炎综合征、系统性血管炎等均可致新月体性肾小球肾炎，但根据其典型的多系统受累的临床表现和相关实验室检查证据，不难鉴别。

3. 血栓性微血管病 如溶血尿毒症综合征、血栓性血小板减少性紫癜等，均有急性肾功能衰竭，可伴有微血管病性的溶血性贫血、血小板减少等证据，肾活检可有特殊的血管病变如肾小球内皮细胞肿胀、内皮下间隙增大、毛细血管壁增厚、管腔闭塞、毛细血管腔内充满微血栓。

4. 急性肾小管坏死 常有明确的病因如肾缺血（休克、脱水、中暑等）、中毒（如药物、鱼胆中毒等）、异型输血或挤压伤等。临床上表现为少尿性急性肾损伤，而没有急性肾炎综合征的表现。

5. 急性过敏性间质性肾炎 常有明确的用药史及药物过敏反应，如发热、皮疹、关节疼痛、血和尿嗜酸性粒细胞增加等，但尿常规变化轻微，可资鉴别。

6. 梗阻性肾病 患者常突然出现无尿，超声显像或逆行尿路造影可证实尿路梗阻的存在。

五、治疗

强调在早期病因诊断和免疫病理分型诊断的基础上，尽早进行强化治疗，这是急进性肾炎治疗成功的关键。

（一）糖皮质激素与免疫抑制剂

适应证：Ⅱ型（免疫复合物型）及Ⅲ型（非免疫复合物型）首选糖皮质激素冲击疗法，Ⅰ型效果较差。方法：① 首选甲泼尼龙冲击治疗。甲泼尼龙0.5~1.0g溶于5%葡萄糖注射液中静脉滴注，每日或隔日1次，3次为一疗程。必要时间隔3~5天可重复下一个疗程，一般不超过3个疗程。在冲击治疗间歇和结束后仍继续口服泼尼松1mg/（kg·d），8~12周后逐渐减量，维持6个月。治疗期间应注意防治继发感染、水钠潴留、血压升高、血糖升高、无菌性股骨头坏死等副作用。② 环磷酰胺（CTX）2~3mg/（kg·d）口服治疗3个月，累积量≤150mg/kg；或环磷酰胺 0.5~1.0g/m^{2}溶于5%葡萄糖注射液中静脉滴注，每月1次，连续6次冲击治疗，替代口服，与前者疗效相当而副作用更小。治疗期间要注意防治感染、骨髓抑制、肝损害、出血性膀胱炎等副作用。③ 对于抗基底膜病者，如环磷酰胺不能耐受，可以考虑尝试利妥昔单抗或吗替麦考酚酯治疗。

（二）强化血浆置换疗法

适用于各型急进性肾炎，尤以Ⅰ型和原发性小血管炎所致的急进性肾炎（Ⅲ型）伴有威胁生命的肺出血者为首选。方法：血浆置换每日或隔日一次，每次置换2~4L，一般须置换10~14天，直至血中抗肾小球基底膜抗体（Ⅰ型）或免疫复合物（Ⅱ型）转阴，病情好转。该疗法须配合应用糖皮质激素及细胞毒药物。

（三）生物制剂

对于Ⅲ型患者，糖皮质激素联合环磷酰胺或利妥昔单抗均可作为起始治疗方案。在难治性抗基底膜病中，也可以尝试利妥昔单抗治疗。但生物制剂在急进性肾炎的治疗中还需要不断积累临床经验。

（四）肾替代治疗

凡急性肾损伤已达透析指征者，应及时透析。对综合治疗无效的晚期患者，则有赖于长期维持透析。在病情稳定6~12个月（抗GBM抗体和ANCA持续转阴2~3个月）后方可考虑肾移植。

六、预后

及早明确诊断，尽早强化治疗，是提高疗效的关键，否则会早期进展为慢性肾衰竭。预后不良的主要因素包括：① 老年患者；② 免疫病理类型为Ⅰ型者最差，Ⅲ型最好；③ 病理检查发现明显的纤维新月体、肾小球硬化、间质纤维化等慢性化病变者；④ 强化治疗太晚，开始治疗时已有少尿，血肌酐＞530μmol/L。

第三节　慢性肾小球肾炎

慢性肾小球肾炎（chronic glomerulonephritis，CGN）简称“慢性肾炎”，是以血尿、蛋白尿、水肿、高血压为基本临床表现的一组原发性肾小球的疾病。大多起病隐匿、病情迁延，病变缓慢进展，最终发展为慢性肾衰竭。可发生于任何年龄，但以青中年为主，男性多见。

一、病因和发病机制

大多数慢性肾炎的确切病因不清楚，起病即属慢性。仅少数由急性链球菌感染后肾小球肾炎迁延所致。免疫炎症损伤是大部分慢性肾炎发生的启动机制，而非免疫因素如高血压、大量蛋白尿、高脂血症、高尿酸血症等在慢性肾炎的持续迁延、缓慢进展过程中发挥了重要作用。

二、病理

在疾病初期，常见的病理类型包括：① 系膜增生性肾小球肾炎（包括IgA肾病和非IgA系膜增生性肾小球肾炎）；② 膜性肾病；③ 膜增生性肾小球肾炎；④ 局灶性节段性肾小球硬化。病变进展至后期，上述病理类型均可发生不同程度的肾小球硬化、肾小管萎缩、肾间质纤维化，最终进展至硬化性肾小球肾炎。

三、临床表现和实验室检查

慢性肾炎多数起病缓慢、隐匿，以水肿、高血压、蛋白尿、血尿为其基本临床表现。病情时轻时重，持续迁延，最终逐渐进展为慢性肾衰竭。

慢性肾炎患者临床表现具有多样性，个体差异较大，可因某一症状特别突出而误诊。部分患者早期可有疲倦、头昏乏力、腰膝酸软等非特异症状，水肿一般不严重；有的患者临床症状不明显，仅尿常规检查发现轻度异常；或因体检发现血压升高而就诊，多为持续性中等程度以上升高（尤其是舒张压），可有眼底出血、渗出，甚至视神经乳头水肿。部分患者在呼吸道感染、劳累或其他恶性刺激后，数日内病情急骤恶化，出现水肿、高血压、大量蛋白尿，甚至肉眼血尿、管型增多等急性肾炎综合征的表现。

尿常规镜检可见红细胞增多、管型；尿蛋白多在1~3g/d。肾功能可正常或轻度受损（肾小球滤过率下降或轻度氮质血症），持续数年至数十年。部分患者因血压控制欠佳、脱水、感染、劳累或在使用肾毒性药物等后，肾功能迅速恶化，但经及时去除诱因并适当治疗后，病情可有所缓解。

四、诊断与鉴别诊断

凡尿常规异常（蛋白尿、血尿、管型尿）或伴有不同程度的水肿及高血压表现，均应考虑此病。但须除外继发性肾脏疾病、遗传性肾病和急性肾炎。

（一）原发性高血压肾损害

主要是指高血压良性肾小动脉硬化，常常有如下特点与慢性肾炎鉴别。原发性高血压肾损害者：① 多先有较长病程的高血压史，后出现尿检异常；② 多合并有高血压的其他靶器官并发症（心、脑损害或高血压眼底改变）；③ 尿常规变化轻微，罕见有持续性血尿、红细胞管型以及明显的蛋白尿（除非恶性高血压）；④ 肾小管功能损害早且重于肾小球，早期多有夜尿增多等表现。

（二）继发性肾小球肾炎

1. 狼疮肾炎 鉴别诊断要点见本篇第三章第一节部分内容。

2. 过敏性紫癜性肾炎 鉴别诊断要点见本篇第三章第一节部分内容。

3. 糖尿病肾病 糖尿病肾病常有如下特点与慢性肾炎鉴别：① 出现肾损害前常有较长时间的糖尿病病程；② 出现肾损害时眼底检查提示多合并有糖尿病视网膜病变；③ 尿常规检查肾小球源性血尿少见，而蛋白尿一般较为突出。

（三）奥尔波特综合征

奥尔波特综合征为遗传性肾小球肾炎。常起病于青少年（多在10岁之前），有球形晶状体等眼损害、神经性耳聋和肾损害三联征证据，结合阳性家族史（多为性连锁显性遗传），可以诊断。

（四）急性链球菌感染后肾小球肾炎

急骤发病的慢性肾炎须与此病鉴别。此病潜伏期长，血清C3呈动态变化，有自愈倾向，可资鉴别。

五、治疗

治疗目的：改善或缓解临床症状，防止或延缓肾功能进行性恶化，防治合并症。一般采取综合性防治措施。

（一）营养治疗

1. 限制蛋白质和磷的摄入，以减轻肾小球高灌注和高滤过，有利于防治肾小球硬化。一般应根据肾功能受损程度控制蛋白质入量。GFR≥60ml/（min·1.73m^2）时，每日给予0.8~1.0g/（kg·d）的优质蛋白（约50%蛋白应为高生物价蛋白，主要是动物蛋白）。在GFR下降［<60ml/（min·1.73m^2）］后，在提供足够热量的前提下，蛋白质应限制在0.4~0.6g/（kg·d），并适当补充α-酮酸或必需氨基酸。磷的摄入量应限制在600mg/d。

2. 有水肿及高血压者应限盐（<3g/d）限水摄入。

（二）积极控制高血压

控制高血压是延缓慢性肾炎持续进展至终末期肾衰竭的关键措施之一。治疗原则：① 中国慢性肾脏病患者高血压管理指南（2023年版）推荐CKD患者高血压的降压总体目标为<140/90mmHg（1A级），在可耐受的情况下，尿白蛋白排泄≥30mg/24h的CKD患者，建议血压控制在<130/80mmHg（2C级）；② 降压药物的选择，要求不仅要稳定降压，而且能降低肾小球毛细血管内高压，具有延缓肾功能恶化、保护肾脏功能的作用。

首选血管紧张素转换酶抑制剂（ACEI），如依那普利（enalapril），常用剂量为5~10mg，每日一次；或血管紧张素Ⅱ受体阻滞剂（ARB），如氯沙坦（losartan）50~100mg，每日一次。肾性高血压单用一种降压药物如果效果差，常需多药联合降压，如ACEI联用钙通道阻滞剂、β受体阻滞剂或α受体阻滞剂及利尿剂。

理论与实践　　ACEI或ARB在肾脏疾病中的应用

血管紧张素转换酶抑制剂（ACEI）及血管紧张素Ⅱ受体阻滞剂（ARB）可阻断RAS作用，抑制缓激肽降解。其延缓肾功能恶化的机制：一是通过其降低系统性高血压，以及对出球小动脉的扩张作用强于入球小动脉，从而降低肾小球内高压和高滤过，发挥降尿蛋白、防治肾小球硬化的作用；二是通过RAS非血流动力学效应，抑制细胞因子、生长因子的合成，从而减少细胞外基质蓄积，减轻肾小管间质病变。

ACEI或ARB用于肾脏疾病中的适应证：① 降低系统性高血压，对肾脏疾病合并高血压者，应积极治疗，力争达标，且ACEI或ARB为首选降压药；② 减少尿蛋白排泄；③ 延缓肾损害进展，防治肾纤维化。

（三）抗凝和抗血小板聚集药物

可用双嘧达莫、小剂量阿司匹林抗血小板聚集；也可使用一些改善微循环的中药，但长期疗效有待进一步观察。

（四）糖皮质激素和细胞毒药物

一般不主张积极使用。但如果尿蛋白较多，且肾功能正常或损害轻微、肾脏体积正常、病理类型较轻（如轻度系膜增生性肾小球肾炎或早期膜性肾病），可试用。

（五）避免加重肾损害的因素

避免感染、劳累、脱水、妊娠，避免应用肾毒性药物（如非甾体抗炎药）以及含马兜铃酸的中药（如关木通、广防己等）。

六、预后

慢性肾炎病情迁延，病变均持续进展最终发展为慢性肾衰竭。但病变进展速度取决于其病理类型、是否重视保护肾脏及治疗是否恰当、彻底。

第四节 隐匿型肾小球肾炎

隐匿型肾小球肾炎（latent glomerulonephritis）也称无症状性血尿和/或蛋白尿（asymptomatic hematuria and/or proteinuria，AHPU），是病因和发病机制均不相同的、临床上仅表现为蛋白尿和/或肾小球性血尿，而缺乏水肿、高血压及肾功能损害等临床表现的一组原发性肾小球疾病。

一、病理

病理改变多较轻，包括轻微病变性肾小球肾炎（肾小球中仅有节段性系膜细胞及基质增生）、轻度系膜增生性肾小球肾炎（包括IgA肾病和非IgA系膜增生性肾小球肾炎）、局灶性节段性肾小球肾炎及薄基底膜肾病等。

二、临床表现

本病起病隐匿，无临床症状和体征，常因尿检异常而就诊。

（一）单纯性血尿

呈持续性或反复发作性肾小球源性镜下血尿。部分患者于发热、上呼吸道感染、剧烈运动情况下可出现一过性肉眼血尿，并于短时间内迅速消失。在国内，引起单纯性血尿的原发性肾小球疾病以IgA肾病最为常见。

（二）无症状性蛋白尿

多发生于青年男性，呈持续性蛋白尿，通常尿蛋白定量多在1g/d以下，以白蛋白为主；尿沉渣检查正常，肾功能正常。

（三）无症状性血尿和蛋白尿

表现为血尿伴蛋白尿。

三、诊断与鉴别诊断

凡临床上无水肿、高血压和肾功能损害，而仅尿蛋白 <1g/d，和/或伴有肾小球源性血尿者，应考虑隐匿型肾小球肾炎。但应除外以下情况和疾病。

1. 非肾小球源性血尿 可做相差显微镜尿红细胞形态检查或尿红细胞分布曲线测定以确定是否为肾小球来源的血尿。必要时可行尿培养、超声及其他影像学检查，除外尿路感染、结石、肿瘤等疾病所致的血尿。

2. 生理性蛋白尿 对于无症状性蛋白尿患者，首先应明确是否为肾小球来源的蛋白尿，需要排除生理性蛋白尿，包括：① 功能性蛋白尿，即由发热、寒冷、高温作业及剧烈运动所致的短暂少量蛋白尿；② 直立性蛋白尿。

3. 其他原因导致的肾小球疾病 继发性肾小球疾病包括狼疮肾炎、过敏性紫癜性肾炎、乙型肝炎病毒相关性肾炎，遗传性肾炎早期等。根据其各系统典型的临床表现可诊断。必要时需肾活检确诊。

四、治疗

应尽量避免感染和过度劳累，肾毒性药物。清除体内慢性感染灶，如反复发作的慢性扁桃体炎应予手术摘除。定期复查尿常规及肾功能、血压，妊娠前及妊娠过程中的患者更须加强监测；对于反复持续有蛋白尿者可以考虑予ACEI或ARB类药物治疗。

五、预后

本病可长期迁延，也可时轻时重或呈间歇性尿检异常。大多数患者的肾功能良好且长期稳定，少数患者可自动痊愈，或尿蛋白渐多，出现水肿或肾功能逐渐减退而转成慢性肾炎。

（杜晓刚）

学习小结

急性链球菌感染后肾炎病理表现为弥漫性毛细血管内增生性肾小球肾炎，电镜下可见肾小球上皮细胞下有驼峰状大块电子致密物沉积，此为其典型特征。临床上以血尿为主要表现，可有一过性轻中度高血压和肾功能异常。免疫学检查可发现血清C3及总补体CH50动态变化。治疗上以休息及对症治疗为主，一般不宜应用激素及细胞毒药物。

急进性肾小球肾炎以急性肾炎综合征、肾功能急骤恶化、早期出现少尿性急性肾衰竭为主要特征，以新月体性肾小球肾炎为病理表现。按其免疫发病机制可分为三型：①Ⅰ型为抗肾小球基底膜（GBM）抗体型；②Ⅱ型为免疫复合物型；③Ⅲ型为非免疫复合物型，又称为ANCA相关性肾小球肾炎。该病预后差，进展迅速，应及早进行激素和免疫抑制剂冲击治疗、强化血浆置换治疗。

慢性肾小球肾炎基本临床表现是血尿、蛋白尿、水肿、高血压。大多起病隐匿、病情迁延缓慢进展至终末期肾脏病。临床表现具有多样性。须注意与原发性高血压肾损害、其他继发性肾小球肾炎和遗传性肾小球肾炎鉴别。一般采取综合性防治措施包括营养治疗、控制血压、避免加重肾损害因素等。

复习参考题

1. 急性链球菌感染后肾炎须与哪些原发性肾小球疾病相鉴别？
2. 急性肾炎需要行肾活检的指征是什么？
3. 急进性肾炎的免疫分型有哪些？强化血浆置换治疗急进性肾炎的适应证是什么？
4. 慢性肾炎应与哪些继发性肾脏疾病相鉴别？

第四章

肾病综合征

05篇04章

学习目标

掌握　肾病综合征的临床表现、常见并发症。
熟悉　肾病综合征的诊断、鉴别诊断及治疗原则。
了解　肾病综合征的病理类型。

一、诊断标准

肾病综合征（nephrotic syndrome）是由多种不同病理类型的肾小球疾病所引起，具有共同的临床表现，并非一个独立的疾病。肾病综合征的诊断标准：① 大量蛋白尿（>3.5g/24h）；② 低蛋白血症（血浆白蛋白 <30g/L）；③ 水肿；④ 高脂血症。其中前两者为诊断的必备条件。

二、病因

肾病综合征可分为原发性和继发性两大类（表5-4-1）。

▼ 表5-4-1　肾病综合征的分类和常见病因

分类	病因		
	儿童	青少年	中老年
原发性	微小病变型肾病	微小病变型肾病	膜性肾病
		系膜增生性肾小球肾炎	
		膜增生性肾小球肾炎	
		局灶性节段性肾小球硬化	
继发性	过敏性紫癜性肾炎	系统性红斑狼疮肾炎	糖尿病肾病
	乙型肝炎病毒相关性肾炎	过敏性紫癜性肾炎	肾淀粉样变性
	系统性红斑狼疮肾炎	乙型肝炎病毒相关性肾炎	骨髓瘤性肾病
			淋巴瘤或实体肿瘤性肾病

三、病理生理

（一）大量蛋白尿

近年研究发现，当肾小球滤过膜具有的分子屏障及电荷屏障作用发生障碍，足细胞是主要受损靶细胞，肾小球对血浆中蛋白的通透性增加，原尿中蛋白含量超过近曲小管的重吸收能力时，形成蛋白尿。另外，凡增加肾小球内压力及引起高灌注、高滤过的因素（如高血压、输注血浆或进食高蛋白饮食等）均可加重尿蛋白的排出。

（二）低蛋白血症

其主要原因是尿中丢失大量白蛋白。同时，蛋白分解代谢增加，导致低白蛋白血症。严重水肿时，胃肠道黏膜水肿导致吸收能力下降，蛋白摄入不足，也是加重低蛋白血症的原因。

（三）水肿

低白蛋白血症引起血浆胶体渗透压下降，使水分从血管腔内渗入组织间隙中，是水肿的基本原因。近年的研究表明，原发于肾内水钠潴留因素在肾病综合征水肿发生中起一定作用。

（四）高脂血症

血浆胆固醇、甘油三酯均增高，可伴有低密度及极低密度脂蛋白浓度增加，常与低白蛋白血症并存。其发生的主要原因是肝脏合成脂蛋白增加及外周利用和分解减少。目前认为后者可能是高脂血症更为重要的原因。

四、病理类型及其临床特征

导致原发性肾病综合征的主要病理类型有微小病变型肾病、系膜增生性肾小球肾炎、局灶性节段性肾小球硬化、膜性肾病及膜增生性肾小球肾炎。

（一）微小病变型肾病（minimal change glomerulonephropathy）

本病好发于儿童（占儿童肾病综合征的80%左右）。部分药物性肾损害（如非类固醇抗炎药、锂制剂等）和肿瘤（霍奇金淋巴瘤等）也可有类似改变。本病的发病机制尚不清楚，可能与T淋巴细胞功能紊乱有关。主要临床表现为突发的大量蛋白尿和低白蛋白血症，水肿常为病后第一表现，颜面部及体位性水肿，严重者呈体腔积液，伴有高脂血症、肾前性少尿、氮质血症，高血压和血尿少见。

光镜下肾小球基本正常，偶见上皮细胞肿胀、空泡样变性和很轻的系膜细胞增生。近端肾小管上皮细胞可见脂肪变性。免疫荧光检查阴性。电镜下有广泛的肾小球脏层上皮细胞足突融合，此为本病特征性改变。

本病大多数对激素治疗敏感（儿童约93%，成人约75%），蛋白尿在数周内转阴，但容易复发。如反复发作或长期大量蛋白尿得不到控制，则须注意病理类型的改变，可转变成系膜增生性肾小球肾炎，甚至局灶性节段性肾小球硬化。5%左右儿童患者会表现为激素抵抗，应积极寻找抵抗的原因并调整治疗方案。

（二）系膜增生性肾小球肾炎（mesangial proliferative glomerulonephritis）

系膜增生性肾小球肾炎是我国原发性肾病综合征常见的病理类型，约占30%。本病男性多于女性，好发于青少年。多数患者起病前有上呼吸道感染等前驱症状，可呈急性发病，甚至表现为急性肾炎综合征，部分患者则起病较隐匿。临床主要表现为蛋白尿和/或血尿，约30%患者表现为肾病综合征。血尿发生率较高，约70%以上为镜下血尿，约30%病例有反复发作的肉眼血尿。部分病例表现为无症状性蛋白尿和/或血尿，有的呈慢性肾炎综合征。总之临床表现多样化。随着肾脏病变进行性加重，高血压及肾衰竭的发生率也逐渐增加。

光镜下可见弥漫性肾小球系膜细胞增生伴细胞外基质增多为本病特征性改变，依其增生程度可分为轻、中、重度。根据免疫荧光结果可分为IgA肾病和非IgA系膜增生性肾小球肾炎，常伴有IgM和C3的沉淀，呈颗粒状沉积于系膜区，有时也同时沉积于肾小球毛细血管壁。电镜下可见系膜区有电子致密物沉淀。

本组疾病呈肾病综合征者，对糖皮质激素及细胞毒药物的治疗反应，决定于其病理改变之轻重，轻者疗效好，重者疗效差。

（三）局灶性节段性肾小球硬化（focal segmental glomerulosclerosis，FSGS）

本病好发于青少年男性，多为隐匿起病，以肾病综合征为主要表现。在肾病综合征前多有长期的无症状蛋白尿，多数患者伴有镜下血尿，偶可见肉眼血尿。其余病例可仅有中度或轻度蛋白尿。成人中约2/3患者有持续性高血压。大多数患者肾小球滤过率进行性下降。部分病例可由微小病变型肾病转变而来。

局灶性节段性肾小球硬化是一种肾脏损伤模式，主要由足细胞损伤引起。这样的损伤可以由原发性或肾脏局限性疾病引起，也可继发于其他潜在疾病。原发性FSGS的病因分为三类：① 编码足细胞蛋白或Ⅳ型胶原相关的遗传变异；② 非洲人后裔*APOL1*基因多态性；③ 循环渗透因子水平增加。继发性FSGS的原因主要包括肾脏过劳性损伤、肥胖、高血压、慢性尿路反流、HIV感染，或镇痛剂或双膦酸盐暴露。

光镜下可见病变呈局灶（仅部分肾小球硬化）、节段分布（仅肾小球毛细血管袢的部分小叶的硬化性病变），即受累节段的毛细血管闭塞、系膜基质增多、球囊粘连等，伴有进行性肾小管萎缩、肾间质纤维化。免疫病理显示IgM和C3在肾小球受累节段呈团块状沉积。电镜下可见病变部位电子致密物沉积，肾小球上皮细胞足突广泛融合。

本病对激素及免疫抑制剂治疗的反应较差，激素有效者仅25%，激素治疗无效者达60%以上，<5%患者会自发缓解，部分继发于微小病变型肾病转变的轻症病例或对糖皮质激素和免疫抑制剂治疗尚有一定疗效，因此激素仍是治疗的首选药物。对于免疫抑制剂治疗效果差者须考虑进行基因检测。患者5~8年后约有50%进入终末期肾衰竭。

（四）膜性肾病（membranous nephropathy）

本病好发于中老年（大部分患者诊断时已50~60岁），男性多于女性。通常起病隐匿，可无前驱上呼吸道感染史。通常以逐渐加重的下肢水肿为最早症状。约80%表现为肾病综合征，其余患者则表现为无症状性蛋白尿（多为非选择性）和/或血尿（间断或持续性），一般无肉眼血尿。本病的特点是病程呈缓慢进展性，有时表现为肾病综合征的临床缓解和复发交替出现。常在发病5~10年后逐渐出现肾功能损害。本病易发生血栓栓塞并发症，肾静脉血栓发生率高达40%~50%。

膜性肾病约80%为原发性膜性肾病，发病主要与多种足细胞抗原诱发机体免疫系统活化有关。足细胞磷脂酶A2受体（PLA2R）是最常见的足细胞抗原，参与介导70%~80%原发性膜性肾病发病，患者体内可检测到抗PLA2R的抗体。这种抗原抗体免疫复合物沉积在肾小球基底膜上，激活补体系统，最终引起足细胞和肾小球滤过屏障损伤，出现蛋白尿。抗1型血小板反应蛋白7A域（THSD7A）是另一种足细胞抗原，在1%~5%的原发性膜性肾病患者中为阳性，血清中也可检测出抗THSD7A抗体。继发性膜性肾病与潜在癌症、感染（如乙型和丙型肝炎、心内膜炎和梅毒）、自身免疫性疾病（如系统性红斑狼疮等结缔组织病、甲状腺炎）以及某些药物（如非甾体抗炎药）等。膜性肾病的发病机制尚未完全阐明，与基因、环境等多种因素有关。空气污染作为重要的环境因素，可能与我国膜性肾病的发病风险大幅度上升有关，随着我国环保政策的优化，已经针对空气污染采取有力的防控措施，目前膜性肾病的发病风险相较10年前有逐渐下降趋势。

光镜下病变的特征是肾小球基底膜上皮细胞下有免疫复合物，导致毛细血管壁弥漫增厚，进而有钉突形成（嗜银染色），基底膜逐渐增厚。免疫荧光染色发现IgG和C3呈细颗粒状在肾小球毛细血管壁沉积。PLA2R相关性原发性膜性肾病时可见肾组织PLA2R免疫荧光阳性。电镜下可见基底膜上皮下或基底膜内有电子致密物，常伴广泛上皮细胞足突融合。

部分膜性肾病患者有自然缓解的倾向，约25%的患者会在5年内自然缓解。激素和细胞毒药物治疗可使60%~70%患者缓解，对以上治疗无效或复发病例，可以改用激素与钙调磷酸酶抑制剂（环孢素、他克莫司）联合治疗。此外，适当使用调脂药物和抗栓治疗。

（五）膜增生性肾小球肾炎（membranoproliferative glomerulonephritis，MPGN）

又称系膜毛细血管性肾小球肾炎（mesangiocapillary glomerulonephritis），是一种相对少见的一种肾小球损伤模式。根据发病机制分为免疫复合物介导的MPGN和补体介导的MPGN两类。免疫复合物介导的MPGN病因包括慢性感染（最常见的是丙型肝炎，也可见细菌和寄生虫感染）、副蛋白血症或潜在的自身免疫性疾病，也可能特发性的，多见于儿童和年轻患者。特发性免疫复合物介导的MPGN主要与补体经典途径异常激活有关，可导致血清C4水平显著降低。补体介导的MPGN则与几种补体替代途径中的激活蛋白或调节蛋白功能异常或基因突变导致补体替代途径过度激活有关，血清C3水平可显著下降。补体介导的MPGN又称为C3肾小球病，分为C3肾小球肾炎和致密物沉积病两种病理类型。

发病机制不同的两种MPGN光镜下均可见系膜细胞及系膜基质弥漫性重度增生，广泛插入到肾小球基底膜与内皮细胞之间呈“双轨征”。免疫荧光和电子显微镜检查可区分两者。免疫复合物介导的MPGN免疫荧光可见C3和IgG或IgM染色，电子显微镜可见电子致密物沉积于系膜和上皮细胞下。补体介导的MPGN免疫荧光上缺乏免疫球蛋白染色，可见高强度C3染色。其中C3肾小球肾炎光镜和电子显微镜下可见类似于免疫复合物沉积样改变。致密物沉积病在电子显微镜下可见均匀一致、强嗜锇性电子致密物。

本病男性多于女性，好发于青壮年，老年人少见。半数患者可有前驱上呼吸道感染史。临床表现有很大的个体差异性：① 约50%患者表现为典型的肾病综合征；② 20%~30%患者表现为急性肾炎综合征，不到20%的患者呈发作性肉眼血尿，常发生于呼吸道感染之后；③ 少数患者表现为无症状性血尿和蛋白尿；④ 高血压、贫血和肾功能损害出现早，病变进展较快，约有半数病例发病10年后发展成慢性肾衰竭；⑤ 50%~70%病例血清C3持续降低，对提示本病有重要意义。

本型肾病综合征治疗困难，糖皮质激素及细胞毒药物治疗除对部分儿童病例可能有效外，多数成人疗效差，病情常逐渐进展，约50%患者在10年内发展至终末期肾衰竭。

五、并发症

（一）感染

常见感染部位顺序为呼吸道、泌尿系统、皮肤、腹膜等。与尿中免疫球蛋白的大量丢失、营养不良、免疫功能紊乱及应用糖皮质激素等免疫治疗有关。感染是导致肾病综合征复发和疗效不佳，甚至患者死亡的主要原因之一，应予以足够重视。一般不主张常规使用抗生素预防感染，但一旦发现感染，应及时选用对致病菌敏感且毒副作用最小的抗生素积极有效治疗。

（二）血栓和栓塞

患者可发生静脉或动脉的血栓形成或栓塞，最常见为肾静脉血栓，发生率10%~50%，其中3/4病例因形成缓慢临床并无症状。此外，也可发生肢体静脉血栓（特别是下腔静脉血栓）、肺血管血栓或栓塞、脑血管及冠状血管血栓。肾病综合征存在高凝状态的发生机制与凝血、抗凝及纤溶系统失衡，加之低蛋白血症、高脂血症所致血黏稠度增加、血液浓缩有关。利尿剂及长期大量糖皮质类激素会加重这一倾向。血栓和栓塞并发症是直接影响肾病综合征治疗效果和预后的重要因素。

（三）急性肾衰竭

肾病综合征可因有效血容量不足而致肾血流量下降，诱发肾前性氮质血症，经扩容、利尿后可得到恢复。少数病例可出现特发性急性肾衰，常见于微小病变型肾病者，多无明显诱因，出现少尿、无尿、肾功能急骤恶化，扩容利尿无效，常需要透析治疗。其发生机制可能包括：① 肾病综合征严重低蛋白血症，高度水肿，尤其是肾间质水肿，压迫肾小管；② 大量蛋白管型堵塞肾小管；③ 肾静脉血栓形成；④ 其他，如在大量利尿同时，使用ACEI类药物，伴有严重感染或者使用肾毒性药物等。

（四）蛋白质及脂肪代谢紊乱

长期低蛋白血症可导致营养不良、儿童生长发育迟缓。此外，由于血浆中的免疫球蛋白、补体、抗凝及纤溶因子、金属结合蛋白及内分泌结合蛋白也可减少，易发生免疫功能低下、高凝、微量元素（铁、铜、锌等）缺乏、内分泌紊乱等并发症。由于脂代谢紊乱，促使心脑血管并发症增加，且可促进肾小球进行性硬化，导致肾脏病变的慢性进展。

六、鉴别诊断

只有除外继发因素，才能诊断为原发性肾病综合征，必要时进行肾活检，继发病因主要包括下列疾病。

（一）过敏性紫癜性肾炎

多发于青少年，有典型的四肢部位的皮疹，可有关节痛、腹痛、发热等临床表现，血尿和/或蛋白尿多发生在皮疹出现后1~4周。

（二）系统性红斑狼疮肾炎

好发于育龄期女性，依据多系统受损的临床表现和免疫学检查之异常表现，一般不难明确诊断。

（三）糖尿病肾病

多见于中老年，肾病综合征常见于病程10年以上的糖尿病患者。糖尿病史、血糖测定及特征性眼底改变有助于鉴别诊断。

（四）肾淀粉样变性

好发于中老年，分为原发性与继发性，均为多器官受损疾病。前者病因不清，后者常继发于慢性化脓性感染、结核、恶性肿瘤等疾病。需肾活检确诊。

（五）骨髓瘤性肾病

部分患者呈现肾病综合征，但其好发于中老年，多见于男性。患者有骨痛、蛋白电泳M带及尿本周蛋白阳性，骨髓象有浆细胞异常增生（占有核细胞的15%以上），并有质的改变，有利于鉴别诊断。

七、治疗

治疗不应仅注重减少尿蛋白，还应重视保护肾功能，减缓肾功能恶化的程度，预防合并症的发生。包括以下几个方面。

（一）一般治疗

凡严重水肿者应卧床休息，可增加肾血流量，利于消肿利尿，避免到公共场所，减少交叉感染，但长期卧床应防止静脉血栓形成。给予低盐（<3g/d）饮食，同时优质高蛋白（富含必需氨基酸的动物蛋白）饮食0.8~1.0g/（kg·d），热量保证充分，每日每千克体重不少于126~147kJ（30~35kcal），应限制富含饱和脂肪酸（动物油脂）的饮食，而多吃富含多聚不饱和脂肪酸（如鱼油、植物油）及富含可溶性纤维（如燕麦、米糠及豆类）的食物，以减轻高脂血症。

（二）对症治疗

1. 利尿消肿

（1）利尿剂的应用：根据患者病情轻、重、缓、急或血清电解质浓度而有选择地、适度应用。不宜过快过猛，以免造成血容量不足，加重血液高黏倾向，诱发血栓、栓塞并发症。首选的药物是呋塞米（髓袢利尿剂），开始可用20mg，每日2次口服，如无效可递增至60~120mg/d。必要时，可静脉注射，效果优于口服。为了保证疗效，又可防止低钾低钠血症，多主张间歇用药。

（2）渗透性利尿剂：用不含钠的低分子右旋糖酐250~500ml静脉滴注，每日1次，1~2周为1疗程。但当尿量<400ml/d时应慎用，以免诱发“渗透性肾病”，导致急性肾衰竭。

（3）提高血浆胶体渗透压：静脉滴注血浆或血浆白蛋白可提高血浆胶体渗透压，促进组织水分回吸收并利尿，特别在滴注将要结束时给予髓袢利尿剂可增强利尿效果。由于静脉使用白蛋白可增加肾小球高滤过和肾小管上皮细胞损害，现在多数学者认为，非必要时一般不宜多用。

2. 减少尿蛋白 已证实减少尿蛋白可以有效延缓肾功能的恶化。ACEI如贝那普利5~20mg，每日1次，或赖诺普利5~10mg，每日1次；ARB如氯沙坦50~100mg，每日1次；均可通过有效地控制高血压而不同程度地减少尿蛋白。

（三）免疫抑制治疗

1. 糖皮质激素（简称“激素”） 主要是通过抗炎及免疫抑制作用，影响肾小球基底膜通透性而发挥其消除尿蛋白的作用。激素使用原则：① 起始足量。常用药物为泼尼松1mg/（kg·d），口服8~12周，最长不超过16周。② 缓慢减药。足量治疗后每1~2周减原来用量的10%，即每2周减5mg，减至半量时0.5mg/（kg·d），维持最少6个月。③ 长期维持。最后以最小有效剂量（成人隔日晨服0.4mg/kg）作为维持量，维持最少6~12个月。为减轻激素副作用，采用全日剂量于晨8时前顿服，维持用药期间两日量隔日1次顿服。有肝功能损害的患者应选用等剂量的泼尼松龙口服，或静脉滴注。长期应用激素的患者易出现感染、骨质疏松、药物性糖尿，甚至发生股骨头无菌性缺血性坏死，应加强监测及时防治。根据患者对激素的反应分为激素敏感型（治疗8周病情缓解）、激素依赖型（激素需要维持一定剂量，减药就复发）、激素抵抗型（激素治疗无效）。

2. 细胞毒药物 环磷酰胺是国内外目前最常用的细胞毒药物，一般作为激素协同用药，不作为首选或单独治疗，主要用于“激素依赖型”和“激素抵抗型”患者。应用剂量为2mg/(kg·d)，分次口服；或200mg加入生理盐水注射液内，隔日静脉注射，总量6~8g。环磷酰胺副作用与剂量呈明显的正相关，临床上常调节剂量来减轻副作用的发生程度，主要副作用有骨髓抑制、肝损害、性腺抑制（尤其男性）、脱发、胃肠道反应及出血性膀胱炎。治疗中要加强监测血常规及肝功能等。

3. 环孢素A（CsA） 此药能选择性地抑制T辅助细胞及T细胞毒效应细胞，临床上可用于治疗激素及细胞毒药物无效的难治性肾病综合征。开始剂量为3~5mg/（kg·d），根据环孢素血药浓度（维持其血药浓度谷值100~200μg/L）进行调整，一般疗程为3~6个月。长期使用有肝肾毒性、高血压、高尿酸血症、多毛及牙龈增生等副作用，且停药后易复发、费用昂贵，使其应用受到限制。

4. 吗替麦考酚酯（MMF） 该药能选择性抑制T、B淋巴细胞增殖及抗体形成。适用于难治性肾病综合征、CsA等使用禁忌证（如肝、肾功能衰竭）者，推荐剂量1.5~2.0g/d。副作用相对较少，可有如腹泻等胃肠道症状，偶有骨髓抑制。

5. 他克莫司（tacrolimus，FK506） 是一种新型免疫抑制药，具有强大的免疫抑制作用，其免疫抑制作用是环孢素A的10~100倍，可抑制细胞毒淋巴细胞的形成，抑制T细胞活化及Th细胞依赖性的B细胞增殖。适用于难治性肾病综合征，确切的临床效果及副作用还需要更多的临床资料证实。推荐剂量0.05~0.2mg/（kg·d）。主要副作用包括继发感染、肾功能异常、高血糖和糖尿病、高血压、全血细胞减少等，减量可使副作用减轻或消失，需要监测血药浓度。

6. 利妥昔单抗（rituximab，RTX） 是一种作用于B细胞表面CD_{20}分子的人鼠嵌合单克隆抗体，靶向诱导B细胞凋亡，减少自身抗体的产生。适用于儿童频繁复发或激素依赖型肾病综合征、成人频繁复发或激素依赖型微小病变、存在疾病进展风险或其他免疫抑制剂治疗后未缓解或复发的膜性肾病、既往糖皮质激素敏感的成人FSGS患者。RTX在肾小球肾炎中的治疗方案包括：① 四剂方案：375mg/m^2，每周1次，共4次；② 二剂方案：1 000mg，第1和第15天各用1次；③ B细胞指导方案，即RTX治疗达外周血B细胞清除状态后暂停，监测B细胞数量恢复后予以追加剂量。副作用包括过敏、感染、低免疫球蛋白血症等。

7. 不同病理类型治疗方案的选择

（1）微小病变型肾病：初治者可单用糖皮质激素治疗。复发者可再次使用糖皮质激素，治疗效果差或反复发作者应加用细胞毒药物或环孢素，力争完全缓解。

（2）系膜增生性肾小球肾炎：病情较轻可按微小病变型肾病治疗，病情较重或激素依赖、激素抵抗须加用细胞毒药物。对于合并高血压患者应使用ACEI和ARB。

（3）局灶性节段性肾小球硬化：20%~30%的患者糖皮质激素治疗有效，但显效较慢。故建议足量糖皮质激素治疗3~4个月，如治疗6个月无效则为糖皮质激素抵抗。效果不佳时可改用环孢素和吗替麦考酚酯。继发性FSGS免疫抑制治疗无效。

（4）膜性肾病：启动免疫抑制治疗前须充分排除继发因素。一般认为对于有病变进展的高危患者，如严重、持续性肾病综合征，肾功能恶化和小管间质病变较重但尚可逆者，首选糖皮质激素联合细胞毒药物（环磷酰胺）。反之，可先予ACEI或ARB类药物减少尿蛋白和控制血压，观察6个月。效果不佳时可使用利妥昔单抗，或小剂量环孢素（或与糖皮质激素联合使用）进行治疗。膜性肾病血栓栓塞并发症发生率较高，治疗中注意加强抗栓治疗，可口服华法林、阿司匹林或双嘧达莫。

（5）膜增生性肾小球肾炎：对于免疫复合物介导的MPGN，须积极排查继发因素。特发性免疫复合物介导的MPGN病情严重者可考虑激素联合环磷酰胺或吗替麦考酚酯治疗。补体介导的MPGN的治疗正在探索中，抗C5抗体可能有效。

（四）中医药治疗

一般主张与激素和/或细胞毒药物联合应用，以便在降低或消除西药副作用的同时，最大限度地提高疗效。

1. 雷公藤总苷 有降尿蛋白作用，可酌情20~30mg/次，每日3次口服。主要副作用为性腺抑制、肝功能损害及外周血白细胞减少等，但在治疗开始就注意护肝治疗并定期监测血常规，当发现白细胞有下降趋势时及时给予升高白细胞的药物，即可避免或减轻该药的副作用。

2. 辨证施治 对脾肾阳虚证患者给予健脾温肾的方药如真武汤化裁治疗；肝肾阴虚证患者给予滋养肝肾的六味地黄汤和二至汤化裁治疗。

（五）并发症防治

1. 感染 一旦发现感染，应及时选用对致病菌敏感且毒副作用最小的抗生素积极治疗。

2. 血栓及栓塞并发症 当血浆白蛋白浓度≤20g/L时，提示有高凝状态，即应给予预防性抗凝治疗。可选用肝素或低分子量肝素制剂，维持凝血酶原时间于正常水平的一倍；也可选用华法林，配合抗血小板药，如双嘧达莫300~400mg/d，分3~4次口服，或阿司匹林40~150mg/d，顿服，疗程半年以上。已发生血栓、栓塞者应尽早（6小时内疗效最佳，不得超过3天）行尿激酶或链激酶静脉滴注或局部溶栓，同时配合抗凝治疗。抗凝及溶栓治疗时应避免药物过量导致出血。

3. 急性肾损伤 可采取以下措施。① 髓袢利尿剂：在密切观察血压的前提下可酌情静脉给予较大剂量的呋塞米（100~600mg/d）；② 碱化尿液：给予碳酸氢钠，以减少管型形成；③ 血液透析：利尿无效，且已达到透析指征者（详见本篇第十章），应立即血液透析以维持生命；④ 积极治疗原发病。

4. 蛋白质及脂肪代谢紊乱 力争将代谢紊乱的影响减少到最低限度。降脂药物可选择降胆固醇为主的羟甲戊二酸单酰辅酶A（HMG-CoA）还原酶抑制剂，如洛伐他汀（lovastatin），降甘油三酯为主的氯贝丁酯类，如非诺贝特（fenofibrate）等。中药黄芪可明显促进肝脏合成白蛋白，根据其辨证特点，使用不同的剂量（30~60g/d）水煎服。

八、预后

决定预后的主要因素包括：① 病理类型。微小病变型肾病和轻度系膜增生性肾小球肾炎预后好，但应注意防止复发，治疗要正规彻底；早期膜性肾病有一定的缓解率，晚期则难于缓解；系膜增生性肾小球肾炎、局灶性节段性肾小球硬化及重度系膜增生性肾小球肾炎预后较差。② 临床因素。长期得不到控制的大量蛋白尿、严重高血压及肾功能损害者预后较差。③ 激素治疗效果。激素敏感者预后相对较好，激素抵抗者预后较差。④ 并发症。有反复感染、血栓栓塞并发症者也影响预后。

（谢迪）

学习小结

肾病综合征的诊断标准包括：① 大量蛋白尿（>3.5g/24h）；② 低蛋白血症（血浆白蛋白<30g/L）；③ 水肿；④ 高脂血症。其中① ② 为诊断的必备条件。这些也是肾病综合征的典型临床症状，病因有原发性、继发性两大类。原发性肾病综合征常见病理类型有微小病变型肾病、系膜增生性肾小球肾炎、膜增生性肾小球肾炎、局灶性节段性肾小球硬化、膜性肾病。继发性肾病综合征常见病因有过敏性紫癜性肾炎、系统性红斑狼疮、糖尿病、骨髓瘤、淀粉样变等。并发症包括感染、血栓和栓塞、急性肾衰竭、蛋白质及脂肪代谢紊乱。治疗的目的不应仅注重减少尿蛋白，还应重视保护肾功能，减缓肾功能恶化的程度，预防合并症的发生。治疗原则包括几个方

面：一般治疗、对症治疗（利尿消肿、减少尿蛋白）、免疫抑制治疗、中医药治疗、并发症防治。其中激素治疗原则：① 起始足量；② 缓慢减药；③ 长期维持。预后个体差异大，通常根据病理类型、临床表现、并发症情况决定。

复习参考题

1. 简述肾病综合征的诊断标准及临床表现。
2. 原发性和继发性肾病综合征的病因分别有哪些？
3. 简述肾病综合征的治疗措施。
4. 简述激素治疗肾病综合征的原则。

案例5-4-1 患者，男，38岁。1周前因感冒后出现颜面、双下肢水肿，尿量减少至500ml/d，伴腹胀。查体：体温37.8℃，血压150/95mmHg，全身水肿，下肢凹陷性水肿，阴囊水肿，双肺下部呼吸音减弱，心脏查体正常，腹部膨隆，移动性浊音阳性。检查血常规：WBC 15.8g/L，中性粒细胞百分比82%，Hb 154g/L，血小板计数 384g/L。尿常规：尿蛋白（++++），24小时尿蛋白定量7.13g/L。血生化：血尿素氮 6.9mmol/L，血清肌酐 122μmol/L；总胆固醇14.8mmol/L，血清总蛋白30g/L，白蛋白 13g/L。超声示腹腔积液。X线示双下肺炎症，双侧胸腔积液。

思考问题：

1. 患者的诊断是什么？
2. 针对该患者的情况，治疗措施有哪些？
3. 糖皮质激素治疗原则是什么？

第五章 IgA肾病

学习目标

掌握 主要临床表现和病程特点、诊断及鉴别诊断。
熟悉 肾脏病理学。
了解 主要治疗原则。

IgA肾病（IgA nephropathy）是指肾小球系膜区以IgA或IgA沉积为主的原发性肾小球疾病，是临床上肾小球源性血尿最常见的病因，也是我国最常见的原发性肾小球疾病。在亚洲地区、欧洲和北美洲，IgA肾病分别占肾活检患者的30%~40%、20%和10%，我国IgA肾病占原发肾小球疾病的45.3%，IgA肾病是我国终末期肾病的重要病因之一。

一、发病机制与病理

（一）发病机制

目前IgA肾病的发病机制被大部分学者认可的是“4步”打击学说。

1. IgA1糖基化异常，导致半乳糖缺陷型IgA1（galactose-deficient IgA1，Gd-IgA1）升高。

2. 自身免疫反应被激活，产生Gd-IgA1抗聚糖抗体。

3. 形成含Gd-IgA1的免疫复合物。

4. Gd-IgA1及其免疫复合物沉积于肾小球系膜区，导致系膜细胞活化，激活补体途径，导致IgA肾病病理改变和临床症状。

（二）病理

IgA肾病主要病理改变：免疫荧光下以IgA为主呈团块状或颗粒样在系膜区或伴毛细血管壁沉积，常伴有C3沉积，也可有IgG、IgM沉积但强度较弱。

光镜下主要表现为系膜细胞增生，也可呈现轻微病变性肾小球肾炎、毛细血管内增生性肾小球肾炎、局灶性节段性肾小球硬化、膜增生性肾小球肾炎、新月体性肾小球肾炎、增生硬化性肾小球肾炎等多种类型。目前广泛采用IgA肾病牛津分型，具体包括：系膜细胞增生（M）、毛细血管内增殖（E）、节段性硬化（S）、肾小管萎缩或肾间质纤维化（T）及新月体病变（C）。

电镜下可见肾小球系膜区团块状电子致密物沉积。

二、临床表现

好发于青少年，男性多见。起病前多有感染，常为上呼吸道感染（咽炎、扁桃体炎），其次为消化道、肺和泌尿系感染等。其发病形式多种多样，原发性肾小球疾病的各种表现均可出现。

IgA肾病起病隐匿，常表现为无症状性血尿，伴或不伴蛋白尿，部分患者有高血压、肾病综合征及不同程度的肾功能损害。

（一）血尿

几乎所有患者都有血尿。可表现为肉眼血尿和镜下血尿。发作性肉眼血尿最常见，常为无痛性，多于上呼吸道感染24~72小时后出现，可持续数小时或数日，常反复发作。肉眼血尿发作后或发作间期，大多数患者可转为镜下血尿。

（二）蛋白尿

可表现为不同程度的蛋白尿，国内报道10%~20%的IgA肾病患者呈现肾病综合征表现。

（三）高血压及肾功能损害

可伴有不同程度的高血压。少数患者（<5%）可合并急性肾衰竭，部分患者伴肉眼血尿发作，常有严重腰痛，肾活检示广泛红细胞管型和急性肾小管坏死，肾功能常可恢复；部分呈弥漫性新月体形成或伴肾小球毛细血管袢坏死者肾功能进行性恶化，应积极治疗，常需要透析配合。10%~20%的患者10年内进展为慢性肾衰竭。有高血压者其肾功能恶化进展快，预后差。

三、实验室检查

尿沉渣检查可见肾小球源性血尿，以畸形红细胞为主，尿蛋白程度不等，多为轻度蛋白尿（<1g/d），或阴性，少数患者呈大量蛋白尿（>3.5g/d）。30%~50%的患者伴血清IgA升高，但与疾病的严重程度及病程无直接关系。

四、诊断与鉴别诊断

诊断依靠肾活检免疫病理检查，在肾小球系膜区IgA呈团块状或颗粒样沉积，但应与以下疾病鉴别。

（一）链球菌感染后急性肾小球肾炎

链球菌感染后急性肾小球肾炎应与呈现急性肾炎综合征的IgA肾病相鉴别，前者潜伏期长（1~3周），有自愈倾向，血清C3降低且有动态变化，以及抗ASO滴度升高等；后者潜伏期短（1~3天），血清C3正常，病情反复。

（二）非IgA肾病的系膜增生性肾小球肾炎

此型肾炎中约1/3患者表现为肉眼血尿。与IgA肾病很难鉴别，须靠免疫病理检查区别。

（三）遗传性肾小球疾病

以血尿为主要表现的遗传性肾小球病主要包括薄基底膜肾病和奥尔波特综合征。薄基底膜肾病表现为持续性镜下血尿，多有阳性血尿家族史，肾脏是唯一受累器官，病程为良性过程；奥尔波特综合征是以血尿、进行性肾功能减退、感觉神经性耳聋及眼部病变为临床特点。

（四）继发性IgA沉积为主的肾小球疾病

1. 过敏性紫癜性肾炎　患者可表现为肉眼血尿或镜下血尿。肾脏病理及免疫病理与IgA肾病相同，但前者常有典型肾外表现，如四肢皮肤紫癜、关节肿痛及腹痛、血便等可资鉴别。

2. 慢性酒精性肝硬化　50%~90%的慢性酒精性肝硬化患者肾脏病理显示系膜区有IgA沉积，但有肝硬化的证据且多数无肾脏受累的临床表现，不难鉴别。

（五）泌尿系统感染

泌尿系统感染常伴有尿频、尿急、尿痛、发热、腰痛等症状，尿细菌培养阳性，抗生素治疗有效；而IgA肾病无上述症状，且尿细菌培养阴性，抗生素治疗无效。

五、治疗

IgA肾病的免疫病理表现类似，但临床表现、病理改变和预后差异很大，应根据不同的病理改变和临床表现，制订相应治疗方案。

（一）单纯性血尿和/或轻度蛋白尿

一般无特殊治疗，应避免劳累，防治感冒及避免肾毒性药物。对于扁桃体反复感染者，应在控制感染和病情稳定后做扁桃体摘除。此类患者一般预后较好，肾功能可较长时间保持在正常范围，须定期监测尿蛋白和肾功能。

（二）大量蛋白尿或肾病综合征

病理改变轻微且肾功能正常者，单独应用糖皮质激素常可缓解，且肾功能稳定。若肾功能受损及病理病变活动者则需糖皮质激素及免疫抑制剂联合应用。病理病变严重者，疗效较差。大量蛋白尿长期未控制者，常进展至慢性肾衰竭，预后较差。

（三）急进性肾小球肾炎

肾活检病理学检查显示以IgA沉积为主的新月体肾小球肾炎或伴毛细血管袢坏死，临床上常呈肾功能急剧恶化。该类患者应按急进性肾小球肾炎治疗，如病理主要为细胞性新月体者应予强化治疗（甲泼尼龙冲击联合环磷酰胺冲击治疗），必要时须配合透析治疗。预后较差，多数患者肾功能难以恢复。

（四）慢性肾小球肾炎

治疗上应以延缓肾功能恶化为目的，积极控制高血压对保护肾功能极为重要。尿蛋白 >0.5g/d且肾功能正常者可应用ACEI或ARB，或SGLT2i药物；尿蛋白 >1g/d，伴有轻度肾功能不全者，病理显示活动性病变为主，可试用糖皮质激素或加用免疫抑制剂（如吗替麦考酚酯），以期延缓肾功能进展。但血肌酐 >265μmol/L（3mg/dl）且病理显示慢性病变时应按慢性肾衰竭处理，一般不积极应用激素和免疫抑制剂治疗。有研究显示服用含ω-3多聚不饱和脂肪酸的鱼油6个月至2年可降低尿蛋白和延缓肾功能恶化。

六、预后

单纯性血尿和/或轻度蛋白尿者一般预后较好，肾功能可望长期维持正常范围；合并难以控制的严重高血压和大量蛋白尿者，以及呈急进性肾小球肾炎表现的患者，预后差。2011年国内研究显示IgA肾病患者10年和20年的累计生存率为85%和67%。

（欧俊）

学习小结

IgA肾病是我国最常见的原发性肾小球疾病，主要病理特点为肾小球系膜区以IgA或IgA沉积为主，系膜区沉积的半乳糖缺陷型IgA1是其发生病理改变和临床表现的关键机制，其病理变化多种多样，病变程度轻重不一，几乎涉及所有病理类型。临床表现包含原发性肾小球疾病的各种临床表现，以前驱感染1~3天后出现发作性肉眼血尿最为常见。对于不同的临床表现和病理类型，应选择相应的治疗方案，减少蛋白尿，延缓肾功能进展。

复习参考题

1. IgA肾病的主要临床表现有哪些？
2. 简述IgA肾病的诊断标准。
3. IgA肾病须与哪些疾病鉴别？

第六章　间质性肾炎

学习目标

掌握　急性间质性肾炎的诊断、临床表现及治疗。
熟悉　慢性间质性肾炎的诊断和临床表现。
了解　间质性肾炎的常见病因。

第一节　急性间质性肾炎

急性间质性肾炎（acute interstitial nephritis，AIN）又称急性肾小管间质性肾炎，是以肾间质的急性炎症细胞浸润和水肿为主要病理表现，以急性肾小管功能障碍为主要临床特点的一组临床病理综合征。根据其病因可分为药物过敏性、感染相关性、免疫相关性及特发性AIN，其中药物和感染是最常见的原因。

一、病因与发病机制

引起AIN的药物种类很多，以抗生素及非甾体抗炎药最常见。药物作为半抗原与体内蛋白质（载体）结合，引起机体超敏反应，致肾间质及肾小管病变。感染相关性AIN主要是细菌、病毒等病原体介导的免疫反应导致肾间质非化脓性炎症。

二、病理

双肾大小正常或增大。光镜下见肾间质水肿，灶状或弥漫性淋巴细胞、单核/巨噬细胞浸润，有时还可见嗜酸性粒细胞和中性粒细胞，偶可见肉芽肿。肾小管上皮细胞呈空泡及颗粒变性，肾小球和肾血管多正常。免疫荧光多阴性。非甾体抗炎药导致的AIN，可伴有肾小球微小病变。

三、临床表现

（一）症状

AIN临床表现轻重不一，缺乏特异性。药物过敏性AIN常在用药后2~3周出现药疹、发热，有的患者可有关节痛、腰痛、肾区叩击痛、淋巴结肿大等表现。血压多正常，无水肿。尿量可正常，亦可有少尿或无尿，严重者可出现尿毒症症状。

（二）辅助检查

常有外周血嗜酸性粒细胞增多。可有不同程度的血清肌酐升高。绝大部分患者有血尿，少数可为肉眼血尿。可有无菌性白细胞尿，亦可见白细胞管型、嗜酸性粒细胞尿。蛋白尿常为轻至中等量，尿蛋白一般小于2g/d，但若药物同时引起肾小球微小病变，则可为大量蛋白尿。肾小管功能损伤突出，常出现肾性糖尿、氨基酸尿、低比重尿及低渗尿，可见小分子蛋白尿、尿β_2微球蛋白和N－乙酰－β－葡萄糖苷酶（NAG）排出增多。还可见肾小管酸中毒，偶见范科尼综合征（Fanconi syndrome）。

四、诊断

典型的病例根据用药史、感染史或者全身疾病史，结合相应的过敏等表现，血液及尿液等实验室检查结果即可诊断。确诊需依靠肾活检病理。

五、治疗

1. 去除病因　停用可疑药物；合理应用抗生素治疗感染性AIN。

2. 支持治疗　若急性肾损伤合并严重高钾血症、心力衰竭等透析指征，应及时行肾脏替代治疗。

3. 糖皮质激素　对于非感染性AIN，可予泼尼松每天30~40mg，肾功能多在用药后1~2周内改善，建议使用4~6周后再缓慢减量。用药6周无效，提示病变已慢性化，应及时停用糖皮质激素。

第二节　慢性间质性肾炎

慢性间质性肾炎（chronic interstitial nephritis，CIN）又称慢性肾小管间质性肾炎，是由多种病因引起，以肾小管功能障碍为主要表现的一组疾病。其病程长，起病隐匿，常缓慢进展至慢性肾衰竭，病理也以慢性病变为主要表现。

一、病因与发病机制

CIN病因多种多样，常见病因包括：① 药物，如镇痛药等；② 免疫性疾病，如系统性红斑狼疮等；③ 感染，如细菌等；④ 理化因素，如放射线照射、重金属和有机溶剂；⑤ 代谢性疾病，如高尿酸血症等；⑥ 尿路梗阻，如梗阻性肾病等；⑦ 血液病，如淋巴瘤等；⑧ 其他，如地方性肾病、移植肾慢性排斥等。

二、病理

双肾缩小。光镜下见弥漫性肾间质纤维化，可伴淋巴及单核细胞浸润，肾小管上皮细胞萎缩，小管扩张，肾小球早期可正常或改变不明显，晚期可见肾小球硬化。

三、临床表现

本病缓慢隐袭进展，早期多无症状，主要表现为肾小管功能不全的症状和体征。近端肾小管重吸收功能障碍可致肾性糖尿、氨基酸尿及磷酸盐尿。远端肾小管浓缩功能障碍可致夜尿多、尿比重及渗透压降低。可出现肾小管性蛋白尿，尿蛋白一般不超过2g/d。也可出现无菌性白细胞尿、各种管型。常合并肾小管酸中毒。晚期出现肾小球功能减退，最终出现尿毒症症状。病程中多存在不同程度的贫血，且与肾小球功能受损程度不平行。

四、诊断

以下情况应考虑CIN：① 存在导致CIN的诱因，如长期服用镇痛药、慢性尿路梗阻等；② 起病隐袭，多尿、夜尿增多等肾小管功能障碍突出，肾小管酸中毒，贫血程度与肾功能不平行；③ 尿液检查表现为严重肾小管功能受损，如低比重尿，少量低分子蛋白尿，尿β_2微球蛋白、NAG、尿溶菌酶升高，可有糖尿、氨基酸尿等。确诊主要依靠肾活检病理检查。

五、治疗

在CIN早期，应积极去除致病因素，如停用相关药物，清除感染。由于CIN起病隐匿，往往发现时肾脏病变已呈慢性化且不可逆，去除致病因素常不能奏效，此时治疗多以对症支持治疗为主。晚期进入尿毒症后应予透析或肾移植治疗。

（徐德宇）

学习小结

间质性肾炎由多种病因引起，以肾小管间质损伤为主，临床以肾小管损伤和功能障碍为特征。急性间质性肾炎的临床表现缺乏特异性，常有发热、皮疹、嗜酸性粒细胞增多、血尿及无菌性白细胞尿，可伴急性肾损伤，病因治疗最关键，糖皮质激素有一定的治疗作用。慢性间质性肾炎常缺乏自觉症状，缓慢进展，导致慢性肾衰竭。

复习参考题

1. 简述急性间质性肾炎的典型临床表现、诊断及治疗。
2. 简述慢性间质性肾炎的常见病因、临床表现、诊断及治疗。

第七章 尿路感染

学习目标

掌握 尿路感染的临床表现、主要实验室诊断方法及治疗原则。

熟悉 尿路感染的分类、易感因素。

了解 尿路感染的病因和病理变化。

尿路感染（urinary tract infection，UTI）是由各种病原微生物所致的泌尿系感染性炎症。根据发病部位分为上尿路感染（主要是肾盂肾炎）和下尿路感染（主要是膀胱炎、尿道炎）；根据发病情况分为急性和慢性尿路感染；如合并存在有尿路梗阻的情况则称为复杂性尿路感染。本病以女性、老年人和免疫力低下、尿路畸形患者多见；男性患者除非存在易感因素，否则少见。

一、病因

病原微生物主要是革兰氏阴性菌，以大肠埃希菌最为常见，占尿路感染的70%以上，其次是副大肠埃希菌、克雷伯菌、变形杆菌、产气杆菌、产碱杆菌、葡萄球菌和铜绿假单胞菌。凝固酶阴性的葡萄球菌（柠檬色葡萄球菌和白色葡萄球菌）多见于性生活较频繁的妇女；金黄色葡萄球菌多见于血源性尿路感染；厌氧菌感染偶可发生于复杂性尿路感染；其他病原微生物如真菌、衣原体、结核分枝杆菌及病毒均可导致尿路感染，但极少见。

二、发病机制

（一）感染途径

1. 上行感染：最为常见，占95%，即细菌沿尿道、膀胱、输尿管上行至肾盂引起感染。

2. 血源性感染：少数患者，尿路感染继发于全身败血症或菌血症，系细菌从体内原发感染灶入血而播散到肾脏引起肾盂肾炎，多为金黄色葡萄球菌、假单胞菌属及沙门氏菌菌血症所致。

3. 其他少见途径：如细菌通过外伤或泌尿系周围脏器感染灶直接侵入为直接感染，或通过淋巴管从下腹部及盆腔器官感染灶侵入肾脏为淋巴道感染。

（二）易感因素

1. 尿路局部的抵抗力削弱

（1）尿路梗阻　尿流不畅是尿路感染最重要的易感因素。包括尿路器质性梗阻或功能异常，如尿路结石、肿瘤、狭窄或神经源性膀胱，或尿路畸形和结构异常如肾发育不全、多囊肾、游走肾、海绵肾、马蹄肾、肾下垂、肾盂及输尿管畸形等，这种情况的尿路感染称为复杂性尿路感染。此外，膀胱输尿管反流、妊娠子宫压迫输尿管时也容易发生尿路感染。

（2）医源性因素：包括尿路器械检查如膀胱镜检、输尿管插管、逆行肾盂造影及保留导尿后。

2. 易于发生尿路感染的某些基础疾病或者诱因

（1）尿道内或尿道口周围有炎症病灶，如女性尿道旁腺炎、妇科炎症、尿道异物；男性包茎、细菌性前列腺炎等均易引起尿路感染。

（2）机体抵抗力低下，长期卧床、严重慢性病如重症肝病、糖尿病、晚期肿瘤以及长期使用免疫抑制剂等，均易发生尿路感染。

（三）细菌的致病力

细菌进入膀胱后，是否引起尿路感染，还取决于其特殊的致病力。其他如细菌的吸附能力（黏附素、细菌菌毛等）也是引发尿路感染的重要因素。

三、病理

（一）急性膀胱炎

膀胱黏膜及黏膜下组织充血、水肿和白细胞浸润，较重者可有点状或片状出血、黏膜溃疡，上皮细胞肿胀。

（二）急性肾盂肾炎

以单侧肾脏受累多见。肾盂肾盏黏膜充血、水肿，表面有脓性分泌物，黏膜下可有细小的脓肿。镜下可见病灶内肾小管腔中有脓性分泌物，小管上皮细胞肿胀、坏死、脱落。肾间质内有白细胞浸润和小脓肿形成，炎症剧烈时可有广泛性出血。

（三）慢性肾盂肾炎

双肾大小不对称。病变肾脏体积缩小，外观凹凸不平；肾皮质及乳头部有瘢痕形成，肾盂、肾盏呈慢性炎症、纤维化、变形或扩张；皮质厚薄不规则。肾小管萎缩、肾间质淋巴单核细胞浸润、纤维化等，晚期可出现肾小球硬化。

四、临床表现

（一）急性膀胱炎

主要表现为尿频、尿急、尿痛、下腹不适等典型的尿路刺激征，可伴有排尿困难。一般无明显的全身感染中毒症状。体检可见耻骨上区域压痛。常有白细胞尿，约30%有血尿，偶可有肉眼血尿。

（二）肾盂肾炎

1. 急性肾盂肾炎　临床表现：① 急性起病，可有尿路刺激症状，见尿频、尿急、尿痛；② 常有腰痛和/或下腹部痛，体检在肋脊角、季肋点、输尿管点有压痛和/或肾区叩击痛；③ 可有全身感染中毒症状，如畏寒、寒战、发热、头痛、恶心、呕吐及外周血白细胞升高，部分患者可出现革兰氏阴性杆菌败血症。但不少患者缺乏全身症状，症状与膀胱炎相同，须注意鉴别。

2. 慢性肾盂肾炎　病程隐匿。临床表现：① 尿路感染症状，患者可表现为间歇性无症状性细菌尿，和/或间歇性尿急、尿频等排尿不适的症状，可伴有低热；② 慢性间质性肾炎，表现为肾小管浓缩稀释功能及酸化功能障碍，出现多尿、夜尿、低比重尿、低渗尿，甚至发生肾小管性酸中毒等；③ 晚期肾功能受损，可出现高血压、肾小球功能损害、氮质血症，直至尿毒症。

（三）无症状性细菌尿

患者无尿路感染的临床症状，但尿培养提示存在有真性细菌尿。

五、急性并发症

1. 肾乳头坏死　是急性肾盂肾炎的严重并发症之一，指肾乳头及其邻近肾髓质发生缺血性坏死，常发生于伴有糖尿病或尿路梗阻时。主要表现为寒战、高热、剧烈腰痛和血尿等，从尿中可排出坏死组织。静脉肾盂造影可见肾乳头区有“环形征”。可并发革兰氏阴性杆菌败血症，或导致急性肾损伤。

2. 肾周脓肿　多在糖尿病、尿路结石等基础上发生。表现为明显的一侧腰痛，向健侧弯腰时疼痛加剧，超声或CT等检查有助于诊断。

3. 革兰氏阴性杆菌败血症　常见于复杂性尿路感染患者。临床上患者畏寒、寒战、高热，甚至休克。血培养可见与尿培养相同的细菌生长。

六、辅助检查

（一）尿常规检查

可见白细胞尿，尿沉渣白细胞≥5个/HPF。如发现白细胞管型则有助于肾盂肾炎的诊断。镜下血尿见于50%左右的急性尿路感染患者，极少数患者有肉眼血尿，尿蛋白常为–~+。

（二）尿细菌学检查

是诊断尿路感染的关键。为了保证阳性率，尿标本采集时应注意：① 近1周内没有使用抗生素；② 采集的尿液标本宜在膀胱内停留4~6小时以上，③ 标本采集后室温下放置不超过1小时。

1. 细菌定性检查　包括：① 耻骨上膀胱穿刺尿细菌定性培养有细菌生长，是诊断尿路感染的金标准，但为有创性检查。② 尿涂片镜检细菌，是一种快速简单诊断有意义细菌尿的方法。可采用非离心清洁中段尿直接涂片作革兰氏染色，油镜下观察，如细菌平均≥1个/HPF为有意义的细菌尿。其符合率可达90%以上，但阴性结果也不能排除尿路感染的诊断。

2. 尿细菌定量培养　可采用清洁中段尿或导尿行细菌培养，菌落计数≥10^5/ml，提示尿路感染；（10^4~10^5）/ml为可疑阳性，需复查；如为<10^4/ml，则可能是污染。

（三）感染定位检查

下列检查可有助于上尿路感染的诊断：① 血常规白细胞可轻或中度增加，中性粒细胞增多，核左移；② 尿沉渣抗体包裹细菌检查阳性；③ 存在有肾小管功能受损的证据，如尿NAG、尿β_2-微球蛋白、T-H糖蛋白（Tamm-Horsfall蛋白）含量升高，低渗尿和低比重尿等。

（四）影像学检查

超声可显示尿路结石、梗阻、肾脏大小、肾积水、肾结核及肾周脓肿等。静脉肾盂造影（IVP）的适应证为反复发作的尿路感染，疑有复杂性尿路感染者以及男性尿路感染者。尿路感染急性期不宜进行IVP检查。

七、诊断

（一）首先明确是否为尿路感染

凡是有真性细菌尿者，都可诊断为尿路感染。真性细菌尿的定义为：① 膀胱穿刺尿定性培养有细菌生长；② 有尿路感染临床症状，清洁中段尿细菌定量培养菌落计数≥10^5/ml可诊断；如无尿路感染症状，则要求2次清洁中段尿培养的细菌菌落计数均≥10^5/ml，且为同一菌种，才能确定为真性细菌尿（即无症状性细菌尿）；③ 新鲜非离心清洁中段尿直接涂片作革兰氏染色，油镜下观察≥1个细菌/PF。

（二）尿路感染的定位诊断

1. 急性膀胱炎　临床上仅以尿路刺激征为主要表现。没有腰痛、肾区叩击痛、输尿管点压痛、发热及白细胞增加等感染中毒症状不明显。

2. 肾盂肾炎　下列情况要考虑肾盂肾炎：① 明显的全身感染中毒表现；② 有明显的腰痛及肋脊角、输尿管点压痛或肾区叩击痛；③ 实验室检查有提示为上尿路感染的证据。

（三）明确是急性肾盂肾炎还是慢性肾盂肾炎

慢性肾盂肾炎可间歇发生尿路刺激征或间歇出现真性细菌尿，并至少具有以下之一：① 存在有肾小管功能持续损害的证据，出现尿浓缩功能或酸化功能障碍；② 超声、X线、IVP或CT等发现有双肾不对称性缩小，病变侧肾脏有局灶的、粗糙的皮质瘢痕形成，肾盂肾盏扩张变钝等。

（四）再发性尿路感染

不管是急性还是慢性尿路感染，在治疗后又反复发作者即再发性尿路感染，可分为复发和重新感染。

复发性尿路感染（recurrent urinary tract infection）是指由原先的致病菌再次引起尿路感染，通常是在停药1个月内发生。复发的原因可能与患者尿路解剖或功能异常、病变部位瘢痕形成有关，或者是上次治疗的失败。

重新感染是由另外一种新的致病菌侵入尿路引起的感染，常于停用抗菌药物1个月以后才发病。重新感染表示尿路局部免疫力低下。

（五）并发症诊断

须注意有无肾乳头坏死、肾周围脓肿和败血症。

（六）须与以下疾病鉴别

1. 泌尿系结核 本病尿频、尿急、尿痛症状尤其突出，一般抗菌治疗无效，多次晨尿结核分枝杆菌培养可有阳性发现，尿沉渣可找到抗酸杆菌，而普通细菌培养阴性。静脉肾盂造影可发现肾盏虫蚀样缺损或挛缩膀胱，可有肺、附睾等肾外结核证据。经抗菌药物治疗后，仍残留有尿路感染症状或尿沉渣异常者，应注意肾结核的可能性。

2. 尿道综合征 患者虽有尿频、尿急、尿痛，但多次检查均无真性细菌尿。尿道综合征分为：① 感染性尿道综合征，有白细胞尿，患者常有不洁性交史，由沙眼衣原体或支原体、单纯疱疹病毒或淋球菌感染引起；② 非感染性尿道综合征，常见于中年妇女，可能是焦虑性精神状态所致，无白细胞尿，病原体检查阴性。

3. 前列腺炎 常有尿急、尿痛、下腹痛症状，须与膀胱炎、尿道炎鉴别。但前列腺炎患者按摩和挤压前列腺其分泌物培养可见细菌生长，或支原体、沙眼衣原体检查阳性，并显著高于第一次排尿或中段尿检查的结果，有助于鉴别。

八、治疗

（一）一般治疗

急性期应注意休息、多饮水、勤排尿；口服碳酸氢钠1.0g/次，每日3次，以碱化尿液减轻尿路刺激征。对反复发作的尿路感染，应积极寻找病因，及时去除诱因。

（二）急性膀胱炎

抗生素治疗可采用单剂量疗法、3天短程疗法和7天疗法。① 单剂量疗法：给予磺胺甲基异唑2.0g、甲氧苄啶0.4g、碳酸氢钠1.0g或阿莫西林1.0g或氧氟沙星0.4g，一次顿服。此方法复发率较高；② 短程疗法：给予复方磺胺甲基异唑2片（每片含甲氧苄啶80mg，磺胺甲噁唑400mg），每日2次，或氧氟沙星0.2g，每日2次，总疗程3天，本方法复发率较低，是目前推荐的治疗方案；③ 7天疗法：男性患者、孕妇、合并糖尿病等免疫功能低下者、复杂性尿路感染者或拟诊为肾盂肾炎患者均不宜用单剂量疗法或短程疗法，应持续抗生素治疗7天。

疗程完毕后1周应复查尿细菌定量培养和尿常规，如仍有细菌尿，且为相同细菌，则为急性肾盂肾炎，按肾盂肾炎处理；如仍有尿路刺激症状，但没有细菌尿和白细胞尿，则很可能为非感染性尿道综合征。

（三）急性肾盂肾炎

1. 轻型急性肾盂肾炎 经短程治疗失败的尿路感染，或有轻度发热的肾盂肾炎，宜口服有效抗菌药物治疗14天，喹诺酮类药为首选。如用药72小时仍未显效，应按药物敏感试验结果选用敏感抗菌药物。

2. 中度严重的肾盂肾炎 对于全身感染中毒症状较重的，宜采用静脉注射抗菌药物，常用的药物为新一代喹诺酮类、阿莫西林，必要时加用或改用头孢噻肟钠每日2g，每8小时一次，静脉滴注。合并妊娠的患者，首选氨苄西林治疗。治疗72小时后疗效差者，应按药物敏感试验结果选用敏感抗菌药物。如经14天治疗后，尿菌仍为阳性，应参考药敏试验选用强力有效的抗生素，治疗4~6周。

3. 重症肾盂肾炎 多为复杂性尿路感染，全身感染中毒症状重，甚至出现败血症、感染性休克等严重并发症。可选用下述药物联合治疗：① 半合成的广谱青霉素，如美洛西林2~3g，每8小时或每12小时静脉滴注1次；② 第三代头孢菌素类，如头孢他啶（ceftazidime）1~2g，每12小时静脉滴注1次，或头孢哌酮钠（cefoperazone sodium）2g，每8小时静脉滴注1次；③ 氨基糖苷类抗生素在肾功能减退时要慎用。一般采用上述①+③或②+③的联合方式有协同作用。复杂性尿路感染应采用14天或更长疗程抗感染治疗，并积极去除病因或诱因。

对于严重并发症如肾乳头坏死者，须积极加强感染控制和解除尿路梗阻；对于合并肾周脓肿者，宜选用强有力的抗菌药物，加强支持治疗，必要时需切开引流。

在疗程结束时及停药后第2、第6周应分别作尿细菌定量培养，以后每月复查一次，共1年。如追踪过程中发现尿路感染复发应再行治疗。

（四）再发性尿路感染

应积极寻找易感因素，并加以纠正。再发性尿路感染急性发作时按急性肾盂肾炎处理。

对于复发性尿路感染，首先应解除梗阻等诱因，并应根据药敏结果选用强有力的杀菌药，在允许范围内用最大剂量，治疗6周或以上。

重新感染：由于反复重新感染表示尿路局部免疫力低下，应考虑用长疗程低剂量抑菌疗法作预防性治疗。在每晚临睡前排尿后服用1次，如复方磺胺甲噁唑半片或一片（(每片含甲氧苄啶80mg，磺胺甲噁唑400mg)、呋喃妥因50mg或氧氟沙星100mg，每2~4周更换药物，酌情使用半年至1年以上。

（五）无症状性细菌尿

对妊娠妇女、学龄前儿童、肾移植患者，合并尿路梗阻、糖尿病或其他免疫功能低下的患者，宜积极予抗菌药物治疗。

九、预后

急性非复杂性尿路感染经治疗后90%以上可治愈；急性复杂性尿路感染治愈率低，但纠正了易感因素，可改善预后。部分慢性肾盂肾炎最终可发展为慢性肾衰竭。

十、预防

尿路感染重在预防。① 多饮水、勤排尿；② 注意保持会阴部清洁；③ 与性生活有关的，于性交后即排尿，并按常用量服一次抗菌药物作预防；④ 及早解除尿路感染的易感因素，如有糖尿病的应控制好血糖，尽量避免使用尿路器械，如确有必要留置导尿管，必须严格执行有关护理规定。

（杜晓刚）

学习小结

大肠埃希菌是尿路感染最常见的病原菌，以上行感染最为常见。

如有明显的全身感染中毒表现、腰痛、肾区叩击痛，白细胞管型、尿抗体包裹细菌检查阳性、有肾小管功能受损的证据则提示肾盂肾炎；如存在有肾小管功能持续损害的证据和影像学发现受累肾脏有结构形态改变则提示为慢性肾盂肾炎。

对于急性膀胱炎抗生素治疗可以选用单剂量疗法、3天短程疗法和7天疗法。轻型急性肾盂肾炎宜口服有效抗菌药物治疗14天，中度严重的宜采用静脉注射抗菌药物，重症者可联合抗生素治疗，复杂性尿路感染应采用14天或更长疗程抗感染治疗，并积极去除病因或诱因。

尿路感染复发者应根据药敏结果选用强有力的杀菌药治疗6周或以上，重新感染者应考虑用长疗程低剂量抑菌疗法作预防性治疗半年至1年以上；对于妊娠妇女、学龄前儿童，合并尿路梗阻、肾移植、糖尿病患者或其他免疫功能低下的无症状性细菌尿患者，宜积极予抗菌药物治疗。

复习思考题

1. 急性肾盂肾炎有哪些严重急性并发症？
2. 如何诊断慢性肾盂肾炎？
3. 什么是再发性尿路感染？
4. 如何治疗一个妊娠中后期的无症状性细菌尿患者？

第八章　肾小管疾病

05篇08章

学习目标

掌握　肾小管酸中毒的分类。
熟悉　各型肾小管酸中毒的特征。
了解　肾小管疾病的发病机制。

第一节　肾小管酸中毒

肾小管酸中毒（renal tubular acidosis，RTA）是指近端肾小管重吸收HCO_3^-和/或远端肾小管泌H^+功能障碍引起的以阴离子间隙（AG）正常的高氯性代谢性酸中毒为特征的临床综合征。主要临床表现：① 高血氯性代谢性酸中毒；② 水、电解质紊乱，包括低钾血症、高钾血症、低钠血症、低钙血症；③ 骨病，包括肾性佝偻病或骨软化症；④ 尿路症状，包括多尿、多饮。部分患者虽有肾小管酸化功能障碍，但临床尚无酸中毒表现，称为不完全性RTA。

依据病变部位及发病机制的不同，RTA被分为4型。

一、远端肾小管酸中毒（Ⅰ型）

（一）病因与发病机制

远端肾小管酸中毒（distal renal tubular acidosis，dRTA）系由远端肾小管不能在管腔液与管周液间形成氢离子（H^+）梯度，因而不能正常酸化尿液，尿铵和可滴定酸排出减少，产生代谢性酸中毒。病因分为原发性和继发性两大类，前者多为远端肾小管先天性功能缺陷，自幼发病；后者常继发于干燥综合征等自身免疫性疾病或肾毒性药物等。

（二）临床表现

1. 一般表现　dRTA时尿液酸化功能障碍，尿中可滴定酸和NH_4^+减少，导致代谢性酸中毒，尿pH通常 >6.0，为反常性碱性尿。同时因管腔内H^+减少，K^+替代H^+与Na^+交换，导致K^+从尿中大量排出，引起低钾血症。常表现为乏力、夜尿增多、软瘫、多饮、多尿。严重低钾血症还可出现心律失常、呼吸困难和呼吸肌麻痹。

2. 肾脏受累表现　dRTA时长期低血钾可导致低钾性肾病，以尿液浓缩功能障碍为主要特征，表现为夜尿增多，个别患者可出现肾性尿崩症。dRTA时肾小管对钙离子重吸收减少，从而出现高尿钙，容易形成肾结石和肾钙化。

3. 骨骼系统表现 酸中毒抑制肾小管对钙的重吸收，患者出现高尿钙、低血钙、继发性甲状旁腺功能亢进，导致高尿磷、低血磷。严重钙磷代谢紊乱常引起骨病（如骨痛、骨骼畸形、骨软化或骨骼疏松），在儿童可表现为生长发育迟缓，佝偻病。

（三）诊断

根据患者病史、临床表现、相关肾小管功能及尿酸化功能检查即可诊断dRTA，须排除其他引起低钾血症的疾病及继发性因素。① 阴离子间隙正常的高血氯性代谢性酸中毒；② 可伴有低钾血症（血 $K^+<3.5$mmol/L）及高尿钾（当血 $K^+<3.5$mmol/L时，尿 $K^+>25$mmol/L）；③ 即使在严重酸中毒时，尿pH也不会低于5.5；④ 尿总酸（TA）和 NH_4^+ 显著降低（尿TA<10mmol/L，$NH_4^+<25$mmol/L）；⑤ 动脉血pH正常，怀疑有不完全性dRTA者，可作氯化铵负荷试验（有肝病者则用氯化钙负荷试验代替），即口服氯化铵0.1g/（kg·d），连续3天，如血pH<7.34或二氧化碳结合力（CO_2CP）≤20mmol/L，而尿pH>5.5，则有助诊断。

（四）治疗

1. 继发性dRTA 应积极治疗原发疾病。

2. 对症治疗

（1）纠正低钾血症：因dRTA患者多伴有高氯血症，因此口服补钾应使用枸橼酸钾，严重低钾血症可静脉补钾。

（2）纠正酸中毒：推荐使用枸橼酸合剂（含枸橼酸、枸橼酸钾、枸橼酸钠）纠正酸中毒，也可使用口服碳酸氢钠片剂纠正代谢性酸中毒，酸中毒严重时可静脉滴注碳酸氢钠。

（3）防治肾结石、肾钙化及骨病：服枸橼酸合剂后，钙在尿液中的溶解度增加，尿钙将主要以可溶性的枸橼酸钙排出，可预防肾结石及肾钙化。低磷血症可以使用中性磷酸盐合剂。对有骨病而无肾钙化的患者，可谨慎使用钙剂与骨化三醇治疗。

二、近端肾小管酸中毒（Ⅱ型）

（一）病因与发病机制

近端肾小管酸中毒（proximal renal tubular acidosis，pRTA）系由近端肾小管重吸收 HCO_3^- 功能障碍引起。病因分原发性和继发性两大类，前者与遗传有关，可由基底侧的 Na^+-HCO_3^- 协同转运蛋白突变所致；后者可见于各种获得性肾小管间质病变，最常见的病因为药物性（如庆大霉素、丙戊酸、阿德福韦等），其他还包括重金属中毒（铅、镉、汞）、多发性骨髓瘤、维生素D缺乏等。继发性pRTA常合并范科尼综合征。

（二）临床表现

pRTA主要表现为阴离子间隙正常的高血氯性代谢性酸中毒。因远端小管酸化功能正常，故患者尿中 HCO_3^- 虽增多，但可滴定酸和 NH_4^+ 多正常，尿pH可维持正常，甚至在严重代谢性酸中毒的情况下，尿pH可降至5.5以下。常伴有较明显的低钾血症。因pRTA无高尿钙，因此低血钙和低血磷比dRTA轻，肾结石和肾钙化少见。pRTA可合并复合性近端肾小管功能缺陷，表现为肾性糖尿、氨基酸尿及磷酸盐尿，称为范科尼综合征。此外，患者还可有多尿、烦渴、多饮等表现。

（三）诊断

根据患者病史、临床表现，阴离子间隙正常的高血氯性代谢性酸中毒，可伴有低钾血症，高尿钾，尿中HCO_3^-增多，pRTA诊断即成立。对不完全性pTRA须行碳酸氢盐重吸收试验确诊。患者口服或静脉滴注碳酸氢钠后，纠正血浆HCO_3^-浓度至正常，测定尿HCO_3^-排泄分数>15%则可确诊。

（四）治疗

1. 继发性pRTA应进行病因治疗，并进行相应的对症治疗。

2. 纠正酸中毒与低钾血症　与治疗dRTA类似。严重者可加用小剂量噻嗪类利尿剂并低钠饮食，促进肾小管对HCO_3^-重吸收。

三、混合型肾小管酸中毒（Ⅲ型）

混合性RTA是指Ⅰ、Ⅱ型RTA同时存在，高血氯性代谢性酸中毒明显，临床症状常较重，尿中可滴定酸及NH_4^+减少，伴HCO_3^-增多。此型较少见，可由碳酸酐酶Ⅱ突变导致，为常染色体隐性遗传，还可同时存在脑钙化，智力发育障碍和骨质疏松。治疗与Ⅰ、Ⅱ型RTA治疗相同。

四、高血钾型肾小管酸中毒（Ⅳ型）

（一）病因与发病机制

高血钾型肾小管酸中毒（hyperkalemic renal tubular acidosis）是由于醛固酮分泌绝对不足或相对减少，导致集合管排泌H^+、K^+同时减少，从而发生高钾血症和阴离子间隙正常的高血氯性代谢性酸中毒。根据病因可分为先天性和继发性，根据发病机制可分为醛固酮绝对不足和醛固酮分泌相对不足。

（二）临床表现

本型RTA多见于老年人。临床上以阴离子间隙正常的高血氯性代谢性酸中毒及高钾血症为主要特征。继发性者多伴有轻至中度肾功能不全，但酸中毒及高钾血症的程度与肾功能损伤程度不成比例。尿HCO_3^-排出量增加，尿NH_4^+减少。

（三）诊断

阴离子间隙正常的高血钾高血氯性代谢性酸中毒，尿NH_4^+减少可诊断为Ⅳ型RTA。血醛固酮水平可以降低或正常。

（四）治疗

1. 应积极治疗原发病，并进行相应的对症治疗。

2. 停用可能影响醛固酮合成或活性的药物。

3. 纠正酸中毒　口服或静脉补充碳酸氢钠。

4. 纠正高钾血症　限制钾摄入，口服阳离子交换树脂，使用袢利尿剂促进排钾，静脉注射高渗葡萄糖及胰岛素使钾向细胞内转移，必要时应及时进行透析治疗。

5. 对于体内醛固酮缺乏，无高血压及容量负荷过重的患者，可予皮质激素如氟氢可的松（0.1mg/d）治疗。

第二节 范科尼综合征

范科尼综合征（Fanconi syndrome）是近端肾小管复合性功能缺陷疾病。

一、病因

可分为原发性和继发性。原发者多为常染色体隐性遗传，可单独或与其他遗传性疾病并存；继发性可见继发于慢性间质性肾炎、干燥综合征、重金属（汞、铝、镉等）及药物性肾损害等。

二、临床表现

由于近端肾小管对多种物质重吸收障碍，导致临床上出现肾性糖尿、全氨基酸尿、磷酸盐尿、高钙尿、尿酸盐尿、小分子蛋白尿、碳酸盐尿及pRTA表现。相应的血液学检查可见代谢性酸中毒、低钾血症、低钠血症、低尿酸血症、低磷血症、低碳酸血症。高磷酸盐尿及低磷血症可继发生长发育迟缓、骨痛、小儿佝偻病和成人骨软化症。可有不同程度的烦渴、多饮、多尿。

三、诊断

根据上述典型临床表现即可诊断，其中肾性糖尿、全氨基酸尿及磷酸盐尿为基本诊断条件。

四、治疗

首先应对原发疾病进行治疗。其次是对症支持治疗，主要是纠正电解质紊乱及酸中毒，补充容量，防治并发症。严重低磷血症可补充骨化三醇及中性磷酸盐。出现pRTA者亦需要进行相应治疗。

（徐德宇）

学习小结

肾小管酸中毒主要临床表现包括：① 高血氯性代谢性酸中毒；② 水、电解质紊乱（低钾血症、高钾血症、低钠血症、低钙血症）；③ 骨病（肾性佝偻病或骨软化症）；④ 多尿、多饮。原发性病因多为先天性，与遗传有关，继发性病因多为各种肾小管间质疾病。通过血气检查、尿

pH、尿HCO_3^-、滴定酸及NH_4^+及血清电解质等相关检查可以判断肾小管酸中毒类型。治疗关键应积极治疗原发病，并进行相应的对症治疗。范科尼综合征是近端肾小管酸中毒合并肾性糖尿、氨基酸尿及磷酸盐尿的复合性功能缺陷疾病。

复习参考题

1. 简述肾小管酸中毒的定义及分类。
2. 肾小管酸中毒的临床表现有哪些？
3. 简述肾小管酸中毒的治疗原则。

第九章

急性肾损伤

学习目标

掌握　急性肾小管坏死的常见病因、临床表现、鉴别诊断和治疗。
熟悉　急性肾损伤的概念与分类。
了解　急性肾损伤的发病机制。

急性肾损伤（acute kidney injury，AKI）是对既往急性肾衰竭（acute renal failure，ARF）这一概念的早期延伸，指由各种病因引起肾功能在短时间内（数小时至数天）快速下降而出现的临床综合征，旨在强调该疾病的早期诊断和治疗。急性肾脏病（acute kidney disease，AKD）定义为：病程在3个月以内的肾脏结构或功能异常，包括血、尿、组织学或影像学方面的肾损伤标志物的异常。

一、病因和分类

根据发生部位的不同，AKI分为肾前性、肾实质性和肾后性三大类。

肾前性AKI常见病因包括有效血容量不足（体液丢失、休克）、心排血量下降低、全身血管扩张、肾血管收缩等；肾后性AKI源于各种原因导致的急性尿路梗阻（如结石、肿瘤等）；肾实质性AKI包括肾小管、肾间质、肾血管和肾小球疾病导致的损伤，其中最常见的是急性肾小管坏死（acute tubular necrosis，ATN），本章做重点介绍。

ATN的病因主要有肾缺血和肾毒素两大类，前者由各种原因引起心排血量急剧减少，使肾脏灌注不足所致；后者由外源性毒素（生物毒素、化学毒素、药物性、造影剂等）和内源性毒素（血红蛋白、肌红蛋白等）所致。

二、发病机制

不同病因所致ATN可以有不同的始动因素，肾缺血和肾毒素因素往往互相参与，机制主要涉及肾血管、肾小管和炎症因子等方面。

（一）肾血管收缩

肾缺血和肾毒素可通过多种神经体液机制引起肾血管收缩，包括肾内RAS激活、血管内皮损伤、交感神经过度兴奋等，造成肾脏有效血流量明显减少，GFR下降。

（二）肾小管上皮细胞坏死

坏死的肾小管上皮细胞脱落堵塞管腔造成压力过高，一方面阻碍肾小球滤过，另一方面堵塞管腔中的液体反漏至肾间质，引起肾间质水肿，压迫肾单位，进一步降低GFR。

（三）炎症因子参与

肾缺血毒素可通过释放炎症因子（IL-6、IL-18、TNF-α、TGF-β、MCP-1等）引起微血管损伤及细胞代谢紊乱，导致肾组织的进一步损伤，GFR下降。

三、病理

病理损害部位和程度随病因和疾病严重程度不同而异。典型的ATN肉眼见肾脏体积增大、质软，光镜检查可见肾小球正常，病变集中在肾小管及间质。表现为小管上皮细胞变性、坏死、脱落，管腔内充满坏死细胞、管型和渗出物。严重者肾小管基底膜可发生断裂、溃破以致管腔内容物进入间质，引起间质水肿、充血和炎性细胞浸润。若病变累及邻近小静脉，可引起血栓形成或间质出血。

四、临床表现

AKI临床表现差异较大，与病因和疾病所处的不同阶段有关。典型的ATN临床病程可分三期：少尿期、多尿期及恢复期。但有些患者三个期并不一定均出现。有些患者尿量并不减少，24小时尿量在400ml以上，称为非少尿型AKI，此型大多病情相对较轻，预后也较好。

（一）少尿期

一般持续1~2周，延长者可达4~6周。少尿期越长，病情越严重。其主要表现如下。

1. 尿量减少 尿量骤然或逐渐减少，每日尿量少于400ml称为少尿，少于100ml称为无尿。非少尿型急性肾衰竭患者尿量虽然不少，但血清肌酐每日仍可上升44.2μmol/L以上。

2. 全身各系统症状 根据病情，是否合并水、电解质、酸碱平衡紊乱及脏器损害程度而有不同。① 消化系统症状：常有恶心、呕吐、食欲减退、腹胀、腹泻，严重者有消化道出血。② 循环系统症状：可因水钠潴留而诱发高血压、心力衰竭、肺水肿、心律失常等。由感染、中毒、失水等引起者，血压可偏低。③ 呼吸系统症状：可因严重感染、容量负荷过重等诱发急性呼吸窘迫综合征。④ 神经系统症状：可有性格改变、意识障碍、抽搐、昏迷、谵妄等。⑤ 血液系统症状：可出现轻度贫血，严重急性肾损伤患者可有出血倾向，甚至发生弥散性血管内凝血（DIC）。上述各系统症状如在AKI时表现突出，提示患者已发生多器官功能衰竭。

3. 电解质及酸碱平衡失调 常伴高钾血症、代谢性酸中毒，尤常见于AKI合并高分解代谢状态者，也可有稀释性低钠血症。持续时间较长者，可有低钙和高磷血症。

（二）多尿期

当每日尿量逐渐增加至2 500ml以上，即为多尿期，通常持续1~3周。此期肾小管上皮细胞功能有一定程度恢复，但对水钠重吸收尚未完全正常，加之体内积聚的代谢产物在通过肾单位时产生渗透性利尿，致尿量增多，每日可达3 000ml以上。系统症状大多逐渐减轻。此期应注意水电解质平衡，避免出现脱水、血压下降、高钠血症等。

（三）恢复期

尿量正常或偏多，肾功能恢复或基本恢复正常。少数患者遗留不同程度的持续性肾功能损害。

五、实验室与辅助检查

（一）血液检查

可有轻中度贫血；尿素氮和肌酐进行性上升，两者比值（以mg/dl为单位）常小于（10~15）：1；动脉血气显示酸中毒；电解质检查可显示高钾血症、低钠血症、低钙血症和高磷血症。

（二）尿液检查

尿常规检查尿蛋白多为±~+，以小分子蛋白为主。尿比重降低多固定在1.015以下，尿渗透压＜350mOsm/（kg·H_2O），尿钠含量增高，多在40~60mmol/L，钠排泄分数＞1%。

（三）影像学检查

对疑有尿路梗阻应做泌尿系超声或CT尿路造影（CTU），对疑有血管病变者应行CT或MRI或血管造影，但应考虑造影剂对肾功能的影响。

六、诊断与鉴别诊断

当患者在感染、严重创伤、烧伤、大手术后、休克、心力衰竭、严重肝病、使用肾毒性药物等情况下，突然出现尿量明显减少，应考虑AKI的可能。AKI诊断标准：48小时内血肌酐上升≥26.5μmol/L（0.3mg/dl），或血肌酐升高超过基线1.5倍（确认或推测7天内发生），或尿量减少为0.5ml/（kg·h）并持续6小时以上（排除梗阻性肾病或脱水状态）。

确定为AKI后，应考虑是否在慢性肾脏病（chronic kidney disease，CKD）基础上的急性肾损伤（AKI on CKD），并鉴别其为肾前性、肾后性、肾实质性。

（一）肾前性AKI

有血容量不足（体液丢失、休克）或心力衰竭、肝病病史，体检发现皮肤及舌黏膜干燥、直立性低血压等，补充血容量后尿量增多，结合下列血、尿诊断指标检查则可诊断肾前性AKI（表5-9-1）。

▼ 表5-9-1　肾前性AKI和ATN的尿液分析

尿液检测	肾前性AKI	ATN
尿比重	＞1.020	＜1.010
尿渗透压/（$mOsm \cdot kg^{-1} \cdot H_2O^{-1}$）	＞500	＜350
尿钠浓度/（$mmol \cdot L^{-1}$）	＜20	＞40
钠排泄分数/%	＜1	＞1
血尿素氮与血肌酐比值	＞20	＜10

注：1. 钠排泄分数（%）=（尿钠×血肌酐）/（血钠×尿肌酐）×100%。

2. AKI.急性肾损伤；ATN.急性肾小管坏死。

（二）肾后性AKI

患者常突然完全性无尿或间歇性无尿，或伴肾绞痛，或腹腔、盆腔、后腹膜、前列腺有肿瘤病史，超声及放射影像学检查有助于确诊。

（三）ATN与其他肾实质性AKI的鉴别

急进性肾炎、急性间质性肾炎、血栓性微血管病、恶性高血压、结缔组织病如狼疮肾炎等均可导致AKI，临床无法鉴别时建议行肾穿刺活检，有助于明确诊断。

七、治疗

（一）积极纠正可逆的病因

在AKI发生的早期及时干预，纠正可逆病因对预后有积极的作用。在任何急性失血、大量体液丢失、心力衰竭、严重感染等情况下，特别老年人、有基础疾病（如糖尿病、高血压）、手术后患者，应密切观察血压、尿量变化，一旦发现血压下降或尿量减少，应及时采取措施，包括输血、等渗盐水扩容、处理休克和感染、停用影响肾灌注或肾毒性的药物、解除尿路梗阻等。

（二）少尿期的治疗

1. 营养疗法　摄入足够的热量30~35kcal/（kg·d），以减轻高分解代谢，有助于损伤细胞的修复和再生。摄入蛋白质为0.8g/（kg·d），有高分解代谢或营养不良及接受透析的患者为1.0~1.2g/（kg·d），脂肪乳剂可以提供足够的必需脂肪酸和总热量。

2. 维持液体平衡　应按照“量出为入”的原则补充液量。一般24小时补液量 = 前一日尿量 + 粪、呕吐物、引流液量及创面渗液量 + 500ml，同时参考体温、气温和湿度酌情加减。接受透析者可适当放宽补液量。

3. 高钾血症的处理　严格限制含钾药物和食物的摄入。当血钾 >6.5mmol/L，需紧急处理，措施如下：① 10%葡萄糖酸钙10~20ml，稀释后缓慢静脉注射，以对抗钾的心脏毒性；② 5%碳酸氢钠125~250ml静脉滴注，以纠正酸中毒并促使钾进入细胞内；③ 50%葡萄糖50~100ml加胰岛素6~12U静脉注射，使钾向细胞内转移；④ 口服肠道钾结合剂促进肠道排钾；⑤ 透析疗法是治疗高钾血症最有效的方法。

4. 钠平衡失调的处理　稀释性低钠血症，应限制水的摄入，必要时予高渗盐水静脉滴注或透析治疗。如有高钠血症，应适当放宽水的摄入。

5. 代谢性酸中毒的处理　可予5%碳酸氢钠125~250ml静脉滴注纠酸。对严重的酸中毒，应立即行透析治疗。

6. 心力衰竭的治疗　最主要是水钠潴留致心脏前负荷增加。此时由于肾脏对利尿剂的反应很差，而心脏泵功能损害并不严重，故洋地黄类药疗效常不佳，内科保守治疗以扩血管为主。最有效的方法是血液滤过，可在短时间内超滤清除大量体液，宜尽早施行。

7. 预防和控制感染　预防和控制感染是降低AKI死亡率的重要措施。合理选用抗生素，据GFR调整剂量，慎用或不用肾毒性抗生素。

8. 血液净化治疗　凡内科综合治疗无效，出现下列情况者，应进行血液净化治疗：① 血

钾 >6.5mmol/L；② 严重酸中毒，动脉血气分析pH<7.25，或血HCO_3^-<13mmol/L；③ 血肌酐 >442μmol/L或尿量 <0.3ml/（kg·h）持续24小时以上；④ 体液潴留过多（如球结膜水肿、中心静脉压高、心音呈奔马律）或尿毒症症状明显（如持续呕吐、嗜睡或烦躁）；⑤ 败血症休克、多脏器衰竭患者提倡早期肾脏支持治疗。血液净化技术包括间歇性血液透析、腹膜透析和连续性肾脏替代治疗（continuous renal replacement therapy，CRRT）。

（三）多尿期的治疗

多尿期早期治疗重点仍以维持水、电解质和酸碱平衡，防治各种并发症及治疗原发病为主。透析患者逐渐减少透析次数直至停止透析。此期补液原则为：比出量少500~1 000ml，并尽量经胃肠道补充，以缩短多尿期。

（四）恢复期治疗

一般无需特殊处理，但应定期随访肾功能，禁用肾毒性药物。

八、预后

AKI的病死率较高，预后取决于原发病性质和合并症的严重程度。肾前性和肾后性AKI如能早期诊断和治疗，去除病因后肾功能多能恢复到患者之前的基础水平。肾实质性AKI无合并症的患者病死率在10%~30%，合并多器官衰竭的病死率可达30%~80%。

（谢迪）

学习小结

急性肾损伤（AKI）较急性肾衰竭（ARF）更贴切地反映了急性肾脏损伤的早期阶段。急性肾损伤分肾前性、肾实质性和肾后性三大类，临床最常见的肾前性AKI是急性肾小管坏死（ATN）。急性肾小管坏死的常见病因是肾缺血和肾毒素，典型病程分为少尿期、多尿期和恢复期，重症因水钠潴留导致心衰、肺水肿、高钾血症、代谢性酸中毒等。AKI病死率较高，改善预后的关键是早期诊断和治疗。

复习参考题

1. AKI、ARF和ATN分别代表什么？
2. ATN少尿期的临床表现有哪些？
3. ATN和肾前性AKI的鉴别要点是什么？
4. 简述AKI血液净化治疗的指征。

第十章　慢性肾衰竭

05篇10章

学习目标

掌握　慢性肾脏病的定义和慢性肾衰竭的临床表现；明确诊断标准和疾病分期；治疗原则。
熟悉　肾脏替代治疗。
了解　病因和发病机制。

一、定义与分期

（一）定义

慢性肾脏病（chronic kidney disease，CKD）是指肾脏损伤（肾脏结构或功能异常）≥3个月，临床上表现为肾脏病理学检查异常或肾脏损伤（血、尿成分或影像学检查异常），伴或不伴有肾小球滤过率（GFR）下降；或GFR<60ml/（min·1.73m^2）超过3个月，有或无肾脏损伤证据。慢性肾衰竭（chronic renal failure，CRF）则是指慢性肾脏病引起的GFR下降及与此相关的代谢紊乱和临床症状组成的综合征。

（二）分期

根据改善全球肾脏病预后组织（KDIGO）的分期标准，CKD分为5期，各个分期根据特定的GFR水平范围确定（表5-10-1）。CKD3期进一步分为3a和3b两个分期。此外CKD的分期还考虑了尿白蛋白排泄率（表5-10-2）。

▼ 表5-10-1　基于GFR的CKD分期

CKD分期	GFR/（ml·min^{-1}·1.73m^{-2}）	描述
1	≥90	GFR正常或升高
2	60~89	GFR轻度下降
3a	45~59	GFR轻中度下降
3b	30~44	GFR中重度下降
4	15~29	GFR重度下降
5	<15或透析	肾功能肾衰竭

▼ 表5-10-2　基于白蛋白尿的CKD分期

慢性肾脏病的分期	白蛋白排泄率/（$mg \cdot 24h^{-1}$）	描述
A1	<30	正常至轻度升高
A2	30~300	中度升高
A3	>300	重度升高

二、病因与危险因素

（一）病因

任何能损害肾正常结构和功能的泌尿系统疾病均可引起慢性肾衰竭，包括原发性和继发性肾脏病：肾小球病、慢性肾盂肾炎、慢性间质性肾炎、梗阻性肾病、肾血管疾病、先天性或遗传性肾脏病、糖尿病肾病、高血压肾病、狼疮肾炎、高尿酸血症肾病、多发性骨髓瘤肾损害等。

（二）危险因素

1. 慢性肾衰竭进展的危险因素　包括高血糖、高血压、蛋白尿、低蛋白血症、吸烟等。此外，贫血、高脂血症、高同型半胱氨酸血症、营养不良、老年、尿毒症毒素蓄积等也可能参与慢性肾衰竭的进展。

2. 慢性肾衰竭急性加重的因素　主要包括原发病复发或加重、血容量不足、肾脏局部血供急剧减少、严重高血压未能控制、肾毒性药物、尿路梗阻、严重感染、高钙血症及严重肝功能衰竭等。

三、发病机制

慢性肾衰竭的进展除各种肾脏病的病因性机制持续存在外，尚存在引起其病理生理持续改变的共同机制。

（一）慢性肾衰竭进行性恶化的机制

1. 肾单位高滤过　CRF时残余肾单位肾小球出现高灌注和高滤过状态，促进系膜细胞增殖和基质增加，导致微动脉瘤形成、内皮细胞损伤和血小板聚集增强、炎症细胞浸润、系膜细胞凋亡等反应，促使肾小球硬化不断发展。

2. 肾单位高代谢　CRF时残余肾单位肾小管出现高代谢状况，高代谢引起肾小管氧消耗增加，氧自由基产生增多，代谢性酸中毒促使补体旁路途径激活和膜攻击复合物（C5b-9）的形成，这些均可造成小管间质损伤，导致肾小管萎缩、间质纤维化和肾单位进行性损害。

3. 肾组织上皮细胞表型转化　肾小管上皮细胞、肾小球脏层和壁层上皮细胞及肾间质成纤维细胞可在TGF-β等生长因子诱导下转化为肌成纤维细胞，促进肾间质纤维化、局灶性节段性肾小球硬化的形成。

4. 某些细胞因子的作用　生长因子如TGF-β、IL-1、ATⅡ等生长因子均参与肾小球和肾小管间质损伤，并促进细胞外基质合成增多。

5. 其他 肾脏固有细胞凋亡增加和醛固酮水平升高参与肾小球硬化和间质纤维化的进展。

（二）尿毒症症状的发生机制

1. 尿毒症毒素 尿毒症时体内有200种以上物质的水平高于正常，其中约30种物质可能具有毒性作用。尿毒症毒素可分为：① 小分子毒性物质（分子量<500Da），如尿素、肌酐、尿酸、胍类、胺类和吲哚类等；② 中分子毒性物质（分子量500~5 000Da），主要是甲状旁腺激素（PTH）；③ 大分子毒性物质（分子量>5 000Da），如核糖核酸酶、β_2微球蛋白和维生素A等。此外，糖基化终产物和终末氧化蛋白产物等也是潜在的尿毒症毒素。

2. 内分泌激素分泌失调 CRF时肾脏分泌的某些激素如红细胞生成素（EPO）和骨化三醇缺乏，PTH分泌亢进，引起肾性贫血和肾性骨病。

3. 营养物质缺乏 蛋白质和氨基酸、热量、维生素以及微量元素缺乏可引起营养不良、消化道症状及免疫功能下降；铁和蛋白质缺乏加重肾性贫血；左旋肉碱缺乏导致乏力、食欲缺乏、贫血加重。

四、临床表现

慢性肾衰竭的不同阶段临床表现不同。慢性肾衰竭早期，除氮质血症外，往往无临床症状或仅有乏力腰酸等；终末期尿毒症时可出现心衰、高钾血症、消化道出血、尿毒症脑病等危及生命的表现。

（一）水、电解质和酸碱平衡紊乱

1. 代谢性酸中毒 GFR>25ml/（min·1.73m^2）或Scr<350μmol/L时，部分患者因肾小管泌氢障碍或肾小管HCO_3^-的重吸收能力下降而出现正常阴离子间隙的高氯血症性酸中毒，即肾小管性酸中毒；GFR<25ml/（min·1.73m^2）或Scr>350μmol/L时，机体代谢产物如磷酸、硫酸等酸性物质因肾脏排泄障碍而潴留，发生高阴离子间隙性代谢性酸中毒，即尿毒症性酸中毒。多数患者能耐受轻度的慢性酸中毒而无临床症状；但当二氧化碳结合力<15mmol/L，则可出现较明显的症状，如呼吸深长、乏力、食欲缺乏、呕吐等，是心肌收缩力及体内多种酶活性受抑制所致。

2. 水钠代谢紊乱 主要为水钠潴留，也可表现为低血容量和低钠血症。慢性肾衰竭时肾脏调节钠、水的功能减弱，易引起水钠潴留，发生水肿、高血压和心力衰竭；低血容量主要表现为低血压和脱水；低钠血症可因缺钠引起，也可能是稀释性低钠血症，两者临床情况与处理不同，须注意鉴别。

3. 钾代谢紊乱 GFR降至20~25ml/（min·1.73m^2）或更低时，肾脏排钾能力逐渐下降，易出现高钾血症；尤其多见于钾摄入过多、酸中毒、感染、创伤、消化道出血等情况时；严重高钾血症（血清钾>6.5mmol/L）须及时抢救治疗。由于钾摄入不足、胃肠道丢失过多或应用排钾利尿剂等因素也可出现低钾血症。

4. 钙磷代谢紊乱 主要为体内钙减少，磷增多。钙缺乏与钙摄入不足、活性维生素D缺乏、高磷血症及代谢性酸中毒有关。磷增多与GFR下降排磷减少有关。当GFR<20ml/（min·1.73m^2）

时出现低钙血症和高磷血症，可诱发继发性甲状旁腺功能亢进症和肾性骨营养不良。

5. 镁代谢紊乱　GFR < 20ml/（min · 1.73m^2）时由于肾排镁减少，常有轻度高镁血症。

（二）蛋白质、糖类、脂肪和维生素代谢紊乱

蛋白质代谢紊乱表现为蛋白质代谢产物蓄积（氮质血症），与蛋白质分解增多和/或合成减少有关；糖代谢异常主要表现为糖耐量减低和低血糖症；慢性肾衰竭患者高脂血症常见，常表现为高甘油三酯血症，低密度脂蛋白升高，高密度脂蛋白降低，或轻度高胆固醇血症；维生素代谢紊乱主要表现为维生素A水平增高、维生素B_6及叶酸缺乏等。

（三）心血管系统症状

心血管病变是CRF患者的主要并发症和最常见的死因。

1. 高血压　大多数慢性肾衰竭患者有不同程度的高血压，高血压由多种因素所致。少数患者可发生恶性高血压。高血压可引起心力衰竭、动脉硬化及加重肾损害。如无高血压，应注意是否有血容量不足、心力衰竭、心包积液或严重心律失常等。

2. 心力衰竭　是尿毒症患者常见的死因。其原因大多与水钠潴留、高血压及尿毒症心肌病有关。

3. 心包病变　心包积液常见，多与尿毒症毒素蓄积、低蛋白血症、心力衰竭等有关；心包炎可分为尿毒症性及透析相关性，透析相关性心包炎积液多为血性。

4. 尿毒症心肌病　其原因可能与代谢产物的潴留、左心室负荷过重、长期贫血、高脂血症、营养不良等有关。临床表现为心脏扩大、心动过速、奔马律、心律失常等。

5. 血管钙化和动脉粥样硬化　主要与高脂血症、高血压、高同型半胱氨酸血症有关，也与PTH升高有关。

（四）胃肠道症状

食欲缺乏是本病最早和最常见的症状，还可有恶心、呕吐、腹泻或消化道出血。透析能使上述症状较快缓解。

（五）血液系统表现

主要表现为贫血和出血倾向。多数患者因红细胞生成素缺乏而出现轻中度贫血，伴有缺铁等其他因素时贫血加重。晚期CRF患者有出血倾向，多与血小板功能降低有关，严重时可发生胃肠道出血、脑出血等。

（六）呼吸系统症状

酸中毒时，患者呈现深而长的呼吸。此外，尿毒症毒素可致肺炎、胸膜炎，其胸腔积液可呈漏出液或血性。

（七）神经肌肉系统症状

慢性肾衰竭早期可表现疲乏、失眠、注意力不集中等，晚期可出现记忆力减退、性格改变、对外界反应淡漠、抑郁、判断错误等，严重时出现幻觉、谵妄、惊厥、昏迷、抽搐等。患者可有肢体麻木、疼痛感或烧灼感、肌无力、不宁腿综合征、深反射迟钝或消失、感觉障碍等。上述症状透析后可改善或消失。

（八）内分泌紊乱

肾脏内分泌功能紊乱如活性维生素D_3、红细胞生成素分泌减少等；下丘脑垂体内分泌功能紊乱如催乳素、促黄体生成素、促肾上腺皮质激素等水平升高；外周内分泌腺功能紊乱如甲状旁腺功能亢进症。

（九）矿物质和骨代谢异常（MBD）

慢性肾脏病矿物质和骨代谢异常（CKD-MBD）是由CKD引起的系统性矿物质和骨代谢紊乱，包括钙、磷、PTH和/或维生素D代谢异常，骨转化、矿物质化、体积、线性增长和强度异常，以及血管或其他软组织钙化。其中继发性甲状旁腺功能亢进是矿物质代谢紊乱的重要表现。随着CKD进展，维生素D水平逐渐低下，并出现低钙血症和高磷血症，诱发甲状旁腺增生和PTH的合成与分泌，引起继发性甲状旁腺功能亢进，促进肾性骨病、肾性贫血、皮肤和神经病变以及心血管并发症的发生。

CKD引起的骨骼病变称为肾性骨病或肾性骨营养不良。CKD患者在透析前使用骨X线检查或骨组织活检约40%和90%可发现异常。其中高转化性骨病表现为纤维囊性骨炎，可伴有骨质疏松和骨硬化，特点是合并PTH水平的升高；低转化骨病早期表现为骨软化症，逐渐发展为无力型骨病，与维生素D缺乏和铝中毒有关。此外，甲状旁腺功能亢进症治疗过度，服用了过量的钙和维生素D可引起再生不良性肾性骨营养不良，PTH水平相对较低是其临床特征。

五、诊断与鉴别诊断

根据CRF患者的病史及临床表现、查体特点、实验室及影像学检查等尽早明确诊断，尽量找到导致肾功损害的基础疾病以及引起肾功恶化的可逆因素，从而指导临床治疗。

与急性肾衰竭的鉴别，除既往病史外，还包括：影像学检查双肾缩小（长径 <8.5cm）；无失血的情况下出现中、重度贫血合并高血压；低钙血症与高磷血症伴PTH升高等均支持慢性肾衰竭的诊断。

慢性肾衰竭合并急性肾衰竭表现为轻度慢性肾衰竭基础上出现急性加重过程，其处理原则基本上与急性肾衰竭相同。

六、预防与治疗

（一）早期慢性肾衰竭的防治

对已有肾脏疾病和可能引起肾损害的疾病进行及时有效的治疗，防止CRF的发生，称为初级预防。

对轻中度CRF及时治疗，延缓CRF进展。治疗原则包括坚持病因治疗，对高血压、高血糖、肾小球肾炎等坚持长期合理治疗；避免或消除加重CRF进展的危险因素；阻断或抑制肾单位损害渐进性发展的各种途径。控制目标见表5-10-3，具体措施包括有效控制血压、严格控制血糖、减少蛋白尿、低蛋白低磷饮食、应用ACEI和ARB类药物、钠-葡萄糖协同转运蛋白2（SGLT-2）抑制剂等。

▼ 表5-10-3　CKD控制目标

项目	目标
血压/mmHg	
CKD 1~4期［GFR≥15ml/（min·1.73m^2）］	
尿蛋白>1g/24h或糖尿病肾病	<125/75
尿蛋白<1g/24h	<130/80
CKD 5期［GFR<15ml/（min·1.73m^2）］	<140/90
血糖（糖尿病）/（mmol·L^{-1}）	空腹5.0~7.2，睡前6.1~8.3
HbA_1C（糖尿病）/%	<7
蛋白尿/（g·24h^{-1}）	<0.5
GFR下降速度/（ml·min^{-1}·月$^{-1}$）	<0.3［<4ml/（min·年）］
Scr升高速度/（μmol·L^{-1}·月$^{-1}$）	<4［<50μmol/（L·年）］

（二）慢性肾衰竭的营养治疗

CRF患者蛋白质摄入量一般为0.6~0.8g/（kg·d），以动物蛋白为主，蛋白饮食限制严格的患者可同时补充适量必需氨基酸或α酮酸；磷摄入量为600~800mg/d，对严重高磷患者还应同时给予磷结合剂；热量摄入为125.6~146.5kJ/（kg·d）［30~35kcal/（kg·d）］。

（三）慢性肾衰竭的药物治疗

1. 纠正酸中毒和水、电解质紊乱

（1）纠正代谢性酸中毒：主要为口服碳酸氢钠，轻者1.5~3.0g/d即可，中重度患者3~15g/d，必要时可静脉滴注。将所需补充碳酸氢钠总量分3~5次使用，在48~72小时或更长时间后基本纠正酸中毒。根据情况应用袢利尿剂增加尿量，防止钠潴留。

（2）水钠紊乱的防治：适当限制钠摄入量，一般NaCl摄入量不应超过6~8g/d；明显水肿和高血压者氯化钠摄入量为5~7g/d，严重病例可限制为2.5~5g/d。也可根据需要应用袢利尿剂。对轻中度低钠血症者应分析其不同原因，只对真性缺钠者谨慎地补充钠盐。

（3）高钾血症的防治：首先应积极预防高钾血症的发生，GFR<25ml/（min·1.73m^2）时即应适当限制钾的摄入；GFR<10ml/（min·1.73m^2）或血清钾水平>5.5mmol/L时应更严格地限制钾摄入。对已有高钾血症者需要采取更积极的措施。

2. 高血压的治疗　积极控制血压可有效减轻高血压引起的临床症状，同时可对靶器官（心、脑、肾）进行保护。以ACEI、ARB和钙通道阻滞剂（CCB）应用较多，也可联合使用袢利尿剂、β受体阻滞剂和血管扩张剂等。ACEI与ARB可使血钾升高和一过性血肌酐升高，须注意监测相关指标。

3. 贫血的治疗　如排除失血等因素，Hb<100~110g/L或HCT<30%~33%即可开始应用重组

人红细胞生成素（rHuEPO），开始用量为2 000~3 000U/次，每周2~3次，皮下注射，Hb达标值为110g/L。应用rHuEPO时同时补充铁剂，否则疗效不佳，或者口服缺氧诱导因子–脯氨酰羟化酶抑制剂（HIF–PHI）纠正贫血。

4. 低钙高磷和肾性骨病的治疗　GFR < 30ml/（min · 1.73m^2）时可口服磷结合剂，如碳酸钙0.5~2.0g，每日3次，餐中服用；严重高磷血症（血磷 > 2.26mmol/L或7mg/dl）应暂停钙剂，防止加重转移性钙化。可服用不含钙或非钙磷结合剂如碳酸镧或碳酸司维拉姆，待血磷降至正常时再服用钙剂。

5. 防治感染　预防感冒及其他感染，抗生素应用剂量须根据GFR进行调整，尽量应用肾毒性小的药物。

6. 高脂血症的治疗　透析前慢性肾衰竭患者高脂血症的治疗原则和目标与一般高脂血症者相同。维持性透析患者血脂水平可不严格控制，血胆固醇水平6.5~7.8mmol/L（250~300mg/dl），甘油三酯1.7~2.3mmol/L（150~200mg/dl）即可。

7. 口服吸附疗法和导泻疗法　口服氧化淀粉或活性炭制剂吸附、大黄制剂或甘露醇导泻可促进胃肠道尿毒症毒素的排出，是透析前的辅助治疗手段。

8. 其他　高尿酸血症通常不需药物治疗，但如出现痛风症状可口服降尿酸药物如别嘌醇0.1g，每日1~2次口服。皮肤瘙痒可通过降低血磷、血液滤过等方法治疗。

（四）尿毒症的肾脏替代治疗

适用于CKD 5期（尿毒症期）患者。肾脏替代治疗包括血液净化治疗和肾移植。血液净化常用方式有血液透析、腹膜透析。

1. 血液透析　血液透析前数周，应预先在前臂做动静脉内瘘。视透析膜性能及病情综合考虑透析频率和时间。一般每周做血液透析3次，每次4~6小时。如能长期坚持合理透析，较多患者能存活10年以上。

2. 腹膜透析　一般采用持续性不卧床腹膜透析（CAPD）。CAPD易于操作，安全有效，患者可在家中自行操作。由于CAPD是持续地进行透析，尿毒症毒素持续地被清除，与血液透析相比对中分子物质及磷的清除更佳。

3. 肾移植　经过充分透析的患者，在合适的时机，可做肾移植。移植肾可由尸体或直系亲属供肾，后者效果较好。肾移植后须长期使用免疫抑制剂，以防止排斥反应，常用药物是糖皮质激素、吗替麦考酚酯、他克莫司、环孢素等。成功的肾移植能使患者肾功能恢复正常。

近年来，我国对尿毒症患者实施大病救助政策，透析患者的生存得到有力保障。同时在政府推动的强有力的血液净化质量控制政策和国产化的透析设备和器材、技术的改进下，我国透析患者的生存质量有了大幅提高。

（谢迪）

学习小结

慢性肾衰竭是我国常见疾病，患病率为10.8%。慢性肾脏病以GFR水平为标准分为5期，其病因复杂，可分为原发性如慢性肾小球肾炎和继发性肾脏病如糖尿病肾病等。临床表现多样，涉及全身各个系统，其中以心血管系统、血液系统、消化系统和骨骼病变最为突出。其临床诊断标准明确，以血肌酐升高、贫血、低钙高磷、PTH水平升高、双肾萎缩等为诊断标准，须与急性肾损伤、急进性肾小球肾炎、慢性肾衰竭急性加重、慢性肾衰竭合并急性肾损伤等情况相鉴别。慢性肾衰竭的治疗目标是控制加重肾功能损害的危险因素，延缓肾功能恶化，终末期肾脏病患者需要进行肾脏替代治疗。

复习参考题

1. 简述慢性肾脏病的分期。
2. 慢性肾衰竭心血管系统的临床表现有哪些？
3. 肾脏替代治疗的方式包括哪几种？

第六篇
血液系统疾病

第一章 总论

06篇01章

学习目标

掌握　血液病的常见临床表现和治疗原则。

熟悉　血液病的分类特点及实验室检查。

了解　血液系统和造血器官的组成和功能。

血液系统疾病简称血液病，指原发（如白血病）或主要累及（如缺铁性贫血）血液和造血器官的疾病。

一、血液系统结构

血液系统主要由血液和造血器官组成。血液由血浆和悬浮在其中的血细胞（红细胞、白细胞和血小板）组成。人类造血最早起源于胚胎发育早期的中胚层卵黄囊中的造血干细胞（hematopoietic stem cell，HSC），随着胚胎的发育，肝脏、脾脏参与造血，再逐渐转移到骨髓造血。出生后的主要造血器官是骨髓、胸腺、脾脏和淋巴结。血细胞的生成是HSC在造血微环境中经多种造血正调控或负调控因子作用下，逐步分化、增殖、成熟和释放的过程。HSC具有自我更新与多向分化两大特征。HSC在体内形成HSC池，在自我更新与多向分化之间保持动态平衡，因此，HSC数量是稳定的。动态平衡可能与HSC不对称性分裂或细胞因子调节有关。干细胞在一分为二的过程中，其一保持干细胞特性，而另一个则具备相对成熟的特性，能向各系细胞分化。HSC在分化过程中由多能HSC过渡为定向干细胞，即祖细胞（progenitor cell）。祖细胞自我复制能力减弱，因此只能短期维持造血，长期造血的维持依赖多能HSC。

可以根据细胞表面抗原的特征来识别HSC。多能HSC主要为CD_{34}^{+}的细胞群体，缺乏属于各系细胞特有的抗原（Lin抗原）。随着造血干细胞的分化成熟，细胞表面CD_{34}抗原的表达逐渐减少。髓系的祖细胞有CD_{34}、CD_{33}等抗原，淋巴系的祖细胞除CD_{34}外，还有CD_{38}和HLA-DR等抗原。目前研究发现CD_{34}^{+}细胞占骨髓有核细胞的1%，在外周血中大约是0.05%。

血细胞生成除需要HSC外，尚需要正常造血微环境及正、负调控因子的存在。造血组织中的非造血细胞成分，包括微血管系统、神经成分、网状细胞、基质及其他结缔组织，统称为造血微环境。造血微环境可直接与造血细胞接触或释放某些因子，影响或诱导造血细胞的生成。

调控造血功能的体液因子，包括刺激各种祖细胞增殖的正调控因子，如红细胞生成素（erythropoietin，EPO）、集落刺激因子（colony-stimulating factor，CSF）及IL-3等，同时亦有各系的负调控因子，如肿瘤坏死因子-α（TNF-α）及干扰素-γ（IFN-γ）等，二者相互制约，维持体内造血功能的恒定。

二、血液系统疾病的分类

目前血液系统疾病的分类多根据受累的血细胞种类进行分类。

1. 红细胞疾病　如各类贫血和红细胞增多症。

2. 粒细胞疾病　如粒细胞缺乏症、中性粒细胞分叶功能不全（Pelger-Huët畸形）、惰性白细胞综合征及类白血病反应等。

3. 单核细胞和巨噬细胞疾病　如反应性组织细胞增多、恶性组织细胞病等。

4. 淋巴细胞和浆细胞疾病　如各类淋巴瘤、急慢性淋巴细胞白血病、多发性骨髓瘤等。

5. 造血干细胞疾病　如再生障碍性贫血、阵发性睡眠性血红蛋白尿、急性非淋巴细胞白血病、慢性髓细胞性白血病、骨髓增生异常综合征（MDS）和其他慢性骨髓增殖性肿瘤等。

6. 脾功能亢进

7. 出血性及血栓性疾病　如血管性紫癜、血小板减少性紫癜、凝血障碍性疾病、弥散性血管内凝血以及血栓性疾病等。

血液病学除了血液系统疾病外还包括输血医学（transfusion medicine）及造血干细胞移植。

三、血液系统疾病的诊断

血液病患者的临床表现多为全身性而且表现多种多样、缺乏特异性，这是由于血液以液体形式存在，不停地在体内循环，灌注着每一个器官。血液病的诊断首先要通过详细的病史询问及体格检查获得重要线索和临床资料。实验室检查在血液病诊断中占有突出地位；继发性血液学异常比原发性血液病更多见，几乎全身所有器官和组织的病变都可引起血常规的改变，甚至有些还可引起严重或持久的血常规异常，酷似原发性血液病。

（一）病史采集

血液病的常见症状有贫血、出血倾向、发热及骨痛等。对每位患者应了解这些症状的有无及特点。还应询问有无药物、毒物或放射性物质接触史，营养及饮食习惯，手术史，月经孕产史及家族史等。

（二）体格检查

皮肤黏膜颜色有无改变，有无黄疸、瘀点、瘀斑及结节等；舌乳头是否正常；胸骨有无压痛；浅表淋巴结、肝、脾有无肿大等。

（三）实验室检查

1. 血常规检查　包括血细胞计数、血红蛋白测定及血涂片细胞形态特点等，常可反映骨髓造血病理变化。

2. 网织红细胞计数　反映骨髓红细胞的生成功能。

3. 骨髓检查及细胞化学染色　包括骨髓穿刺液涂片及骨髓活检，对某些血液病有确诊价值（如白血病、多发性骨髓瘤、骨髓纤维化等）及参考价值（如增生性贫血）。细胞化学染色对急性白血病的鉴别诊断必不可少，如过氧化物酶、碱性磷酸酶、非特异性酯酶染色等。

4. 出血性疾病检查　出血时间、凝血时间、凝血酶原时间、白陶土部分凝血活酶时间、纤维蛋白原定量为基本的检查。血块回缩试验、血小板聚集和黏附试验可了解血小板功能，凝血因子检测可评估体内凝血因子活性。

5. 溶血性疾病检查　常用的试验有游离血红蛋白测定、血清结合珠蛋白测定、尿含铁血黄素试验（Rous 试验）、尿潜血（血管内溶血）；酸化血清溶血试验、蔗糖溶血试验（阵发性睡眠性血红蛋白尿症）；红细胞渗透脆性试验（遗传性球形红细胞增多症）；高铁血红蛋白还原试验（红细胞葡萄糖-6-磷酸脱氢酶缺乏）；抗人球蛋白试验（自身免疫性溶血性贫血）等以确定溶血原因。

6. 生化及免疫学检查　如缺铁性贫血的铁代谢检查，自身免疫性血液疾病及淋巴系统疾病常伴有免疫球蛋白的异常、细胞免疫功能的异常及抗血细胞抗体异常。应用特异性单克隆抗体进行免疫学分型已成为急性白血病诊断标准之一。免疫组化是淋巴瘤诊断的必须检查。

7. 细胞遗传学及分子生物学检查　如染色体检查及基因诊断。如慢性粒细胞白血病患者特征性染色体易位为t（9；22）（q34；q11.2），相应的融合基因异常为*BCR-ABL*。该检查不仅可以更准确地诊断疾病，还可以深入探讨基因变异类型与临床进程及预后的关系。

8. 放射性核素　应用于红细胞寿命或红细胞破坏部位测定、骨髓显像、淋巴瘤显像等。

9. 组织病理学检查　如淋巴结或浸润包块的活检、脾活检以及体液细胞学病理检查。淋巴结活检对诊断淋巴瘤及其与淋巴结炎、转移癌的鉴别有意义；脾活检主要用于脾显著增大的疾病；体液细胞学检查包括胸腔积液、腹腔积液和脑脊液中的瘤细胞（或白血病细胞）的检查。

10. 影像学检查　如超声诊断、CT、MRI、正电子发射体层成像（PET）和同位素计算机体层成像（ECT）对某些血液病有十分重要的诊断意义。

血液病的实验室检查项目繁多，如何从中选择恰当的检查来达到确诊目的，应综合分析，全面考虑。

四、血液病的治疗

（一）一般治疗

包括饮食与营养及精神与心理治疗。

（二）去除病因及诱因

对于有明确病因和诱因的患者，应尽快、彻底脱离致病因素的作用。

（三）支持和对症治疗

目的在于保持正常血液成分及功能。

1. 造血因子的补充　常用的造血因子或造血原料包括铁、叶酸、维生素B_{12}、维生素B_6和维生素K。缺铁性贫血时应补充铁剂；巨幼细胞贫血时应补充叶酸和维生素B_{12}；铁粒幼细胞性贫血应静脉补充维生素B_6，以促进红细胞内铁的利用；维生素K缺乏，应补充维生素K_1，否则将影响肝脏合成凝血因子Ⅱ、Ⅶ、Ⅸ、Ⅹ（维生素K依赖因子）。

2. 刺激骨髓造血功能　如慢性再生障碍性贫血、纯红细胞性再生障碍性贫血等，应给予雄激素刺激造血；粒细胞减少时应用粒细胞集落刺激因子（G-CSF）刺激中性粒细胞释放；红细胞生成素（EPO）用于治疗肾性贫血或骨髓病性贫血；血小板生成素（TPO）或白介素-11（IL-11）用于治疗特发性血小板减少性紫癜或化疗后血小板减少。

3. 脾脏切除　脾脏是体内最大的单核-巨噬系统器官，切除脾脏可以减少血细胞的阻留和破坏，延长血细胞的寿命，如遗传性球形红细胞增多症和脾功能亢进。

4. 抗生素　血液病患者的免疫功能较低下，尤其当白细胞减少时常常伴发感染，应及时应用广谱抗生素进行抗感染治疗。

5. 成分输血　严重贫血或失血时应输注红细胞，血小板减少、有出血危险时补充血小板，血友病伴有活动性出血时应补充新鲜冰冻血浆、凝血因子Ⅷ、凝血酶原复合物，出现DIC时还应补充纤维蛋白原。

（四）去除异常血液成分、抑制异常功能

1. 化疗　通过使用化学合成的细胞毒药物杀灭白血病、淋巴瘤、骨髓瘤等异常细胞。

2. 放疗　Y射线、X射线等电离辐射杀灭白血病或淋巴瘤细胞。

3. 诱导分化治疗　是应用诱导分化剂将白血病细胞诱导分化为成熟粒细胞的一种新的治疗途径。常用的诱导分化剂有全反式维A酸和三氧化二砷，对治疗急性早幼粒细胞白血病具有独特疗效。

4. 治疗性血液成分单采　是应用血细胞分离机选择性地去除血液中的某种成分，如白细胞单采、血小板单采和血浆置换等，用于治疗白血病、原发性血小板增多症和血栓性血小板减少性紫癜。

5. 免疫抑制　通过糖皮质激素、环孢素及抗淋巴/胸腺细胞球蛋白等免疫抑制剂的应用，减少具有异常免疫功能的淋巴细胞数量，治疗自身免疫性溶血性贫血、再生障碍性贫血和异基因造血干细胞移植时发生的移植物抗宿主病（GVHD）。

6. 抗凝及溶栓治疗　如弥散性血管内凝血时为防止凝血因子进一步消耗，采用肝素抗凝。血小板过多时为防止血小板异常聚集，可使用双嘧达莫等药物。一旦有血栓形成，可使用尿激酶等溶栓，以恢复血流通畅。

（五）靶向治疗

如酪氨酸激酶抑制剂治疗慢性髓细胞性白血病（CML）。

（六）表观遗传学调控

如组蛋白去乙酰化酶（HDAC）口服抑制剂西达本胺，用于治疗复发及难治性外周T细胞淋巴瘤；去甲基化药物5-氮杂-2′-脱氧胞苷酸一线治疗老年MDS及急性髓细胞白血病（AML）。

（七）造血干细胞移植（HSCT）

通过预处理，去除异常的骨髓造血组织，然后植入健康的HSC，重建造血与免疫系统。HSCT是一种可能根治血液系统恶性肿瘤和遗传性疾病等的综合性治疗方法。

（八）细胞免疫治疗

嵌合抗原受体T（CAR-T）细胞免疫治疗在急性淋巴细胞白血病（ALL）、多发性骨髓瘤及非霍奇金淋巴瘤治疗中有显著作用。

五、血液病学的进展与展望

近10年来，血液病学，特别是血液恶性肿瘤学，是当今世界医学研究中最引人注目的学科之一。从18世纪发现血细胞以来，近200年的基础与临床的结合使血液病研究进入了崭新的纪元；自18世纪发现白血病以来，到21世纪已可使儿童ALL和成人急性早幼粒细胞白血病（APL）获得90%治愈的临床疗效；血液系统恶性肿瘤的诊断已从形态学发展到分子生物学、基因学的高水平阶段；治疗已从既往的化疗进展到诱导分化、靶向治疗、HSCT治疗、细胞免疫治疗，成为治疗恶性肿瘤的新典范。未来血液病学的发展方向是探索新的治疗靶点、生物效应治疗、基因治疗、疫苗等领域，血液学的发展必将带动其他医学领域的发展。

（闫金松）

学习小结

血液系统包括血液和造血器官。血液由血浆和悬浮在其中的血细胞（红细胞、白细胞和血小板）组成。血细胞是由HSC在造血微环境中生成，HSC具有自我更新与多向分化两大特征，并通过不对称性分裂保持数量的动态平衡。血液系统疾病的分类多根据受累的血细胞种类分为七大类。血液病的常见表现具有全身性、多样性及非特异性，常见症状有贫血、出血、发热和肝脾淋巴结肿大等浸润症状。血液病的治疗原则为去除病因、支持对症、靶向治疗、放化疗治疗、细胞治疗和造血干细胞移植等。

复习参考题

1. 血液病的常见临床表现有哪些？
2. 血液病的治疗原则有哪些？
3. 血液病如何进行分类？

第二章　贫血概述

06篇02章

学习目标

掌握　贫血的概念、临床表现、诊断。
熟悉　贫血的病因和形态学分类。
了解　贫血的治疗方法。

贫血（anemia）是指单位容积外周血液中红细胞容量低于正常参考值，不能运输足够的氧至组织而产生的综合征。由于红细胞容量测定较复杂，临床上常以血红蛋白浓度代替。在我国海平面地区，成年男性Hb<120g/L，成年女性（非妊娠）Hb<110g/L，孕妇Hb<100g/L定义为贫血（表6-2-1）。

▼ 表6-2-1　中国成年人静脉血血细胞计数参考区间

分析参数	英文缩写	参考区间	
		男性	女性
红细胞计数/（$\times 10^{12}\cdot L^{-1}$）	RBC（red blood cell count）	4.30~5.80	3.80~5.10
血红蛋白/（$g\cdot L^{-1}$）	Hb（hemoglobin）	120~175	110~150
血细胞比容/%	HCT（hematocrit）	40.0~50.0	37.0~48.0

诊断贫血时应排除干扰因素，比如各种原因所致血浆容量增加（妊娠、水肿、快速输液、体外循环等）、血液稀释，测得的Hb浓度则偏低，易误诊为贫血。而血液浓缩（脱水、失血）情况下，血红蛋白浓度增高，容易掩盖贫血的真相。久居高原地区的居民血红蛋白较海平面地区的居民高。

由于贫血的病因及发生机制不同，其RBC、Hb以及HCT的下降有时是不对称的，例如机体缺铁时以血红蛋白合成障碍为主，故Hb降低更为显著；相反，机体缺乏叶酸和/或维生素B_{12}时，红细胞分裂受影响较为显著，血红蛋白的合成受影响较小，故以RBC减少更为突出。在贫血的几项指标中，Hb最能反映贫血的真实程度。

一、分类

贫血的分类方法很多，目前尚无一种完善的方法来合理地概括所有的贫血。按贫血进展速度可分为急、慢性贫血；按血红蛋白浓度分为轻度、中度、重度和极重度；根据红细胞形态分为大细胞性贫血、正常细胞性贫血和小细胞低色素性贫血。临床上常根据形态学、病因和发病机制来分类，两种方法相结合更能准确判断贫血的性质、特点，指导临床治疗，同时发病机制和/或病因的分类更能反映贫血的病理本质。

（一）形态学分类

根据红细胞平均体积（MCV）、平均血红蛋白含量（MCH）、平均血红蛋白浓度（MCHC）可将贫血分为三类（表6-2-2）。

▼ 表6-2-2　贫血的形态学分类

类型	MCV/fl	MCHC/%	常见疾病
大细胞性贫血	>100	32~35	巨幼细胞贫血、伴网织红细胞大量增生的溶血性贫血、骨髓增生异常综合征、肝疾病
正常细胞性贫血	80~100	32~35	再生障碍性贫血、纯红细胞再生障碍性贫血、溶血性贫血、骨髓病性贫血、急性失血性贫血
小细胞低色素性贫血	<80	<32	缺铁性贫血、铁粒幼细胞性贫血、珠蛋白生成障碍性贫血

（二）按病因及发病机制分类

按病因及发病机制不同可将贫血分为三类（表6-2-3）。

▼ 表6-2-3　贫血的病因及发病机制分类

病因与发病机制		临床疾病
红细胞生成减少	造血功能障碍	再生障碍性贫血、骨髓增生异常综合征、白血病、慢性病贫血、肾性贫血、铁粒幼细胞贫血、骨髓转移癌、骨髓纤维化等
	造血原料缺乏	缺铁性贫血、巨幼细胞贫血等
红细胞寿命缩短	红细胞膜缺陷	遗传性球形红细胞增多症、阵发性睡眠性血红蛋白尿等
	红细胞酶缺陷	葡萄糖-6-磷酸脱氢酶缺乏症、丙酮酸激酶缺乏症等
	血红蛋白缺陷	地中海贫血、血红蛋白病等
	红细胞以外因素	物理、化学、生物、免疫、机械等因素引起的溶血
红细胞丢失过多	各种出血	急性失血性贫血 慢性失血性贫血

（三）按骨髓增生程度分类

实验室常根据骨髓造血细胞的增生程度进行分类。骨髓造血细胞增生低下者称为增生不良性贫血，特指再生障碍性贫血；骨髓造血细胞增生正常或高于正常者称为增生性贫血，泛指营养不良性贫血、出血性贫血、溶血性贫血等。实际上除再生障碍性贫血以外的所有贫血性疾病骨髓造血细胞增生多在活跃级别以上，按此种分类方法均应归类于增生性贫血。慢性病贫血、肾性贫血和铁粒幼细胞贫血虽然骨髓造血细胞增生活跃，但把其归类于增生性贫血显然不合适，而骨髓增生异常综合征、白血病、骨髓转移癌和骨髓纤维化合并的贫血按照此种分类方法却无法归类。因此此种分类方法对临床指导意义不大。

二、临床表现

贫血的临床表现主要有两个方面，即皮肤黏膜苍白和组织脏器缺氧的症状。

（一）皮肤黏膜苍白

为血红蛋白减退的表现，以面部、睑结膜、口唇、手掌及甲床等部位最为突出，如合并有黄疸（溶血），则可表现为皮肤黏膜除苍白外，常同时合并皮肤巩膜黄染。慢性贫血皮肤常呈蜡黄色，严重的恶性贫血略带柠檬黄色的苍白。皮肤黏膜的颜色可粗略地反映贫血的程度，但易受患者的情绪、皮肤色泽、环境的温度、表皮厚度以及局部的炎症等因素的影响，应予注意。

（二）组织脏器缺氧的症状

组织脏器缺氧症状的轻重与以下因素有关：① 贫血的程度；② 病情的进展速度；③ 组织脏器的功能状态；④ 患者的活动量；⑤ 贫血的病因。一般情况下，贫血越重，血液携氧能力越差，缺氧症状越重，但长期慢性贫血的患者，由于红细胞内2，3-二磷酸甘油酸（2，3-DPG）的浓度代偿性增高，使氧解离曲线右移，血红蛋白在组织中氧气释放更完全，可部分缓解缺氧症状。

1. 神经系统　头晕、头痛、眼花、耳鸣、记忆力减退、注意力不集中、失眠、多梦等，严重时可导致晕厥、昏迷。维生素B_{12}缺乏常伴有周围神经炎和脊髓退行性改变。

2. 运动系统　疲乏困倦、活动耐力下降是最常见和最早出现的症状。

3. 消化系统　食欲缺乏、腹胀、恶心、呕吐等消化液分泌减少的症状，亦可表现有腹痛、腹泻、便秘等消化道黏膜损伤的症状。舌炎和舌乳头萎缩常见于巨幼细胞贫血；缺铁性贫血可出现吞咽困难、异食癖；慢性溶血性贫血经常伴有胆结石和慢性胆囊炎。

4. 泌尿生殖系统　主要表现为肾小管功能异常，如夜尿增多、低比重尿、肾性糖尿、微量蛋白尿等。溶血性贫血可出现尿色加深，大量血管内溶血可出现“酱油色尿”。生殖系统主要表现为月经紊乱、性欲减退、不育症等。

5. 呼吸循环系统　全身各组织脏器缺氧，反射性呼吸心率加快，尤其是活动量加大，机体耗氧量增多时，导致劳力性心悸、闷气、呼吸困难等。心肌本身缺氧导致心肌变性，心肌收缩力下降，同时由于血流速度加快，心脏负荷加重，易导致心力衰竭和急性肺水肿。

6. 皮肤黏膜　贫血时皮肤粗糙、弹性差；毛发干枯、无光泽、脱落等；指甲缺少光泽，变脆易折，患者指甲不凸反凹，呈典型匙状甲；黏膜萎缩、分泌功能低下。

7. 其他　贫血时组织脏器缺氧，能量代谢的无氧酵解比例增加，基础代谢率增高，表现为低热、出汗、消瘦等。

三、诊断

贫血的诊断包括三部分内容。

（一）确定贫血的存在及其程度

根据皮肤黏膜苍白和组织脏器缺氧症状，结合血常规检查，可诊断贫血。根据所测得的Hb值可将贫血分为四度。轻度贫血，Hb低于正常，但>90g/L；中度贫血，Hb 60~90g/L；重度贫血，Hb 30~59g/L；极重度贫血，Hb<30g/L。

（二）明确贫血的类型

1. 病史及体检 病史与体格检查对贫血的诊断很有帮助，如慢性失血史可为缺铁性贫血提供重要的诊断线索；营养不良史与舌苔脱落有助于巨幼细胞贫血的诊断；毒物或放射线接触史有利于再生障碍性贫血的诊断；贫血合并黄疸则提示溶血存在；阳性家族史有助于遗传性血液病的诊断；贫血、出血和感染并存提示造血功能衰竭等。年龄不同，引起贫血的疾病谱也明显不同。

2. 血常规检查 对贫血的诊断非常重要，不但可以确定贫血的存在及其程度，对明确贫血的类型及查找贫血的病因也至关重要。血常规检查应注意以下几个方面。

（1）红细胞形态：除可根据形态学分类推断病因外，对于某些疾病还有确诊价值或可提供重要的诊断线索，例如小球形红细胞增多有助于遗传性球形红细胞增多症的诊断；靶型红细胞增多见于地中海贫血；嗜碱性点彩红细胞增多见于铅中毒；镰状红细胞增多见于镰状细胞贫血；泪滴状红细胞增多见于骨髓纤维化；红细胞缗钱状排列见于多发性骨髓瘤等。

（2）网织红细胞（Ret）计数：网织红细胞为血中的新生红细胞，可以反映骨髓红系造血功能，其正常参考值为0.5%~1.5%，绝对值为（24~84）$\times 10^9$/L。Ret增高见于溶血性贫血、失血性贫血、营养性贫血的有效治疗期间等；减低提示造血功能不良。

（3）其他血细胞成分：再生障碍性贫血时全血细胞减少，淋巴细胞比例相对增高；白血病时外周血常规可见大量原始或幼稚的血细胞；贫血时血常规可见较多的不同阶段幼红、幼粒细胞等。

3. 骨髓造血细胞形态学检查 骨髓涂片造血细胞形态学检查对于血液病的诊断非常重要，约80%的血液病都可通过骨髓造血细胞形态学检查确诊或提供重要的诊断线索，涂片分类反映骨髓细胞增生程度、细胞成分、比例和形态变化。

4. 骨髓活组织病理检查 骨髓活组织病理检查在造血系统疾病诊断中的地位越来越重要，与骨髓涂片造血细胞形态学检查相比，其不但可以更准确地反映骨髓造血组织的增生程度，而且可以了解造血基质组织的情况以及造血细胞与造血基质组织之间的毗邻关系，对于判断骨髓造血细胞增生程度以及了解骨髓病态造血情况更有价值。

5. 贫血的发病机制检查 包括造血原料缺失相关检查如铁代谢、血清叶酸、维生素B_{12}水平测定，溶血性贫血的红细胞膜、酶、珠蛋白、血红素、自身抗体和PNH克隆等。

6. 其他检查 血液病的有关检查项目繁多，多数血液病都有其相关的特殊检查。

（三）查找贫血的病因

贫血的病因学诊断十分重要，包括病史及全面规范的体格检查、生化检查、超声波及X线检查，内镜检查以及同位素检查等对贫血的病因学诊断十分必要。临床医生应遵循先易后难、先普通后特殊的原则，逐层深入地进行程序性诊断。例如拟诊再生障碍性贫血的患者应详细询问服药史、有害物质接触史、病毒感染史以及肝脏功能检查、乙肝五项及丙肝病毒抗体、细小病毒B_{19}抗体检查等；拟诊缺铁性贫血的患者应详细询问个人史（包括职业及营养情况）、月经生育史、钩虫微丝蚴感染史、胃炎、溃疡病、痔疮、支气管扩张病史，并行大便潜血试验、大便集卵检查、X线胃肠透视、纤维内镜等项检查；拟诊葡萄糖-6-磷酸脱氢酶缺乏症患者，除询问家族史外，还应重点询问食用蚕豆的情况或感染史及服药史。

四、贫血的治疗

贫血的治疗应遵循缓者治其本、急者治其标的原则。慢性贫血患者应详细地查找病因，针对病因进行治疗；但重度贫血，患者不能耐受其缺氧症状者，或因贫血而发生晕厥、昏迷者应立即给予输血，以缓解其缺氧症状。具体措施包括：① 支持及对症，如休息及营养、吸氧、抗感染等；② 替代治疗，即缺什么补什么，如补充铁剂及叶酸、维生素B_{12}，成分输血等；③ 病因学治疗，即针对病因的治疗，如驱除钩虫、治疗慢性失血灶等；④ 根据发病机制治疗，造血系统疾病有些病因并不明确，有些虽然病因明确但却无法去除，如再生障碍性贫血多数情况下病因不明或无因可查，遗传性球形红细胞增多症虽然病因明确但却无法根除，此种情况下可根据其贫血的发生机制采取免疫抑制剂、刺激干细胞增殖的药物（EPO、G-CSF等）、造血干细胞移植以及脾脏切除等措施。

（闫金松）

学习小结

贫血有不同的分类方法。按贫血进展速度分急、慢性贫血；按红细胞形态分大细胞性贫血、正常细胞性贫血和小细胞低色素性贫血；按血红蛋白浓度分轻度、中度、重度、极重度贫血；按骨髓红系增生情况分为增生性贫血（如溶血性贫血、缺铁性贫血、巨幼细胞贫血等）和增生不良性贫血（如再生障碍性贫血）。临床上常以贫血发病机制和病因进行分类。贫血症状的轻重与贫血发生的速度和血液、循环、呼吸等系统的代偿和耐受能力有关。不同的贫血各有其检查方法。对因治疗及对症治疗是其治疗方法。

复习参考题

1. 简述贫血的病因与分类。
2. 简述贫血诊断的内容及步骤。

第三章 再生障碍性贫血

学习目标

掌握　本病的临床表现、血液学特点、诊断依据及鉴别诊断、治疗方法。
熟悉　病因、骨髓特征性病理改变。
了解　发病机制及流行病学特点。

再生障碍性贫血（aplastic anemia，AA）简称“再障”，是一种骨髓造血功能衰竭综合征，以全血细胞减少为特征，临床上以贫血、出血、感染综合征为特点。欧洲人群年发病率为（2~3）/100万人，亚洲人群发病率约为欧洲3倍。主要患者群集中于年轻人或30岁以下人群，平均发病年龄为20岁，二次发病高峰年龄为60岁左右。我国年发病率为0.74/10万，可发生于各年龄段，高发年龄分别为15~25岁的青壮年和65~69岁的老年人，发病率无性别差异。

一、病因学及发病机制

AA是一组因细胞免疫功能紊乱，负向调控因子（TNF-α、IL-2、INF-γ等）产生增多，导致骨髓造血功能衰竭的疾病。在一定背景下，AA作为一组后天暴露于某些致病因子后获得的异质性“综合征”，可通过三种机制发病：原发和继发性造血干细胞（“种子”）缺陷、造血微环境（“土壤”）及免疫（“虫子”）异常。

（一）造血干/祖细胞缺陷

包括量和质的异常。AA患者骨髓CD_{34}^{+}细胞中具有自我更新及长期培养启动能力的“类原始细胞”明显减少。AA造血干/祖细胞集落形成能力显著降低，对造血生长因子（HGFs）反应差。部分AA有单克隆造血证据，可向具有造血干细胞质异常性的阵发性睡眠性血红蛋白尿（PNH）、骨髓增生异常综合征（MDS）甚至白血病转化。

（二）造血微环境异常

AA患者骨髓活检除发现造血细胞减少外，还有骨髓“脂肪化”、静脉窦壁水肿、出血、毛细血管坏死。近年来发现，巨噬细胞是免疫微环境损伤的重要参与者。

（三）免疫异常

AA患者外周血及骨髓淋巴细胞比例增高，T细胞亚群失衡，T辅助细胞I型（Th1）、CD_{8}^{+}抑制细胞和$\gamma\delta TCR^{+}$ T细胞比例增高，T细胞分泌的造血负调控因子（IL-2、IFN-γ、TNF-α）明显增多，Th17数量增多、功能增强。

以下因素与AA发病密切相关。

（一）药物与化学毒物

根据其对骨髓的抑制作用可分为两类，一类为剂量依赖性，只要机体接触到足够的剂量，任何人均可发生骨髓抑制，如苯、杀虫剂、抗肿瘤药物等；另一类则与机体的“超敏性”有关，存在个体差异，“超敏”个体只要接触很小的剂量即可诱发AA，而大多数人在安全剂量范围内对骨髓不会产生抑制，属于这类的药物有氯霉素、保泰松、磺胺类等。近年来由于对氯霉素毒副作用的警惕，由氯霉素诱发的再障逐渐减少，而因染发剂、装修材料、杀虫剂等与生活密切相关的化学品诱发的AA有增多趋势，应引起重视。

（二）电离辐射

射线可抑制DNA的复制，因而损伤造血干细胞，抑制造血功能。

（三）病毒感染

病毒颗粒的核苷酸可整合于造血干细胞的DNA结构中，干扰其复制，抑制骨髓造血功能。已知可引起AA的病毒有乙型肝炎病毒（HBV）、丙型肝炎病毒（HCV）、流感病毒、EB病毒、风疹病毒、人类细小病毒B_{19}等。

（四）遗传因素

超过25%儿童及5%~15%年龄≤40岁成人患者具备遗传因素。典型的遗传性AA为范科尼贫血，系常染色体隐性遗传病。目前虽未发现获得性AA有遗传性因素的直接证据，但AA患者体细胞遗传学异常的发生率明显高于普通人群，与年龄呈正相关。AA患者发病时外周血细胞端粒明显缩短，与疾病的严重程度和免疫抑制治疗（IST）疗效相关。AA最常见的体细胞突变基因为*BCOR/BCORL1*、*PIGA*、*DNMT3A*和*ASXL1*。

二、病理

骨髓病理显示多部位造血组织减少，脂肪组织增多，小粒空虚，非造血细胞（淋巴细胞、网状细胞、浆细胞、肥大细胞等）比例增高；网硬蛋白不增加。

三、分类

根据其起病的急缓、病程的长短以及病情的轻重将再障分为重型再障（SAA）和非重型再障（NSAA）。

四、临床表现

主要表现为贫血、出血和感染，一般无肝、脾、淋巴结肿大。

（一）非重型再障（NSAA）

起病缓，进展慢，症状轻。常以面色苍白、乏力、头晕等贫血症状起病，感染和出血症状出现较晚，程度较轻，且易控制。慢性再障病程长，可带病生存多年，经恰当治疗病情可缓解甚至治愈。

（二）重型再障（SAA）

起病急，进展快，症状重。早期突出表现为感染和出血，常以寒战、高热、口腔及咽部溃疡起病，可出现全身多部位感染，重者可因败血症而死亡。出血症状亦相当突出，表现为皮肤紫癜、鼻出血、牙龈出血、泌尿生殖道出血、视网膜出血，甚至颅内出血。早期贫血症状较轻，但进展迅速，血红蛋白呈进行性下降。少数患者可在非重型再障基础上，因劳累、感染、接触有害物质等而使病情急剧加重，出现严重的感染和出血症状。重型再障病情凶险，病程短，疗效差，常于数月内死亡。

五、实验室检查

（一）血常规

全血细胞减少，淋巴细胞比例相对增高，网织红细胞计数明显减少。MCV、MCH、MCHC正常，呈典型的正细胞正色素性贫血。非重型再障早期三系减少可不同步，重型再障早期以中性粒细胞和血小板减少最为突出，随着病情的进展，红细胞也进行性减少。

（二）骨髓

重型再障：肉眼观骨髓小粒减少，脂肪滴增多；镜下有核细胞增生重度低下，粒系、红系、巨核细胞明显减少，淋巴细胞、浆细胞、网状细胞、组织嗜碱细胞比例明显增多。非重型再障：骨髓有核细胞增生低下或活跃，粒、红两系减少或正常，巨核细胞明显减少，脂肪滴和非造血细胞增多不如重型再障明显。中性粒细胞碱性磷酸酶（NAP）活性增强。

（三）骨髓活组织病理检查

造血组织减少，脂肪组织增多。

（四）细胞免疫活性

Th（CD_4^+）细胞数量减少，Ts（CD_8^+）细胞数量增多，Th/Ts比例降低；$\gamma\delta TCR^+$ T细胞比例增高，Th1细胞/Th2细胞比值增高；血清TNF-α、IL-2、INF-γ增高。

六、诊断

（一）AA的诊断标准

1. 全血细胞减少，淋巴细胞比例相对增多，网织红细胞比例＜1%。

2. 一般无肝、脾大。

3. 骨髓多部位增生减低（＜正常50%）或重度减低（＜正常25%），造血细胞减少，非造血细胞增多，骨髓小粒空虚。

4. 除外引起全血细胞减少的其他疾病，如PNH、MDS、范科尼贫血、伊文思综合征（Evans syndrome）等。

（二）AA的分型标准

1. SAA

（1）起病急，常伴有严重的感染和出血，贫血进行性加重。

（2）血常规具备下述三项中的两项：① 网织红细胞绝对值 $<20\times10^9/L$；② 中性粒细胞绝对值 $<0.5\times10^9/L$；③ 血小板 $<20\times10^9/L$。

（3）骨髓增生广泛重度减低，如SAA中的中性粒细胞绝对值 $<0.2\times10^9/L$，则为极重症再障（VSSA）。

2. NSSA 指标达不到SAA标准的AA，分为输血依赖型及非输血依赖型。

七、鉴别诊断

（一）阵发性睡眠性血红蛋白尿（PNH）

PNH患者常有全血细胞减少，类似再障表现，二者容易混淆，但PNH临床上有黄疸及反复发作的血红蛋白尿病史，网织红细胞增高，红细胞膜胆碱酯酶活性及中性粒细胞碱性磷酸酶活性降低，红细胞表面及中性粒细胞表面 CD_{55}^{+}、CD_{59}^{+} 蛋白表达降低可以确诊。由于与再障同属于造血干细胞疾病，二者关系密切，有时可以合并存在，如同一患者具备两种疾病的特征，可以诊断为再障–阵发性睡眠性血红蛋白尿综合征。

（二）骨髓增生异常综合征（MDS）

常表现为全血细胞减少，易与再障混淆，但MDS常呈大细胞性贫血，多数患者网织红细胞比例不低，外周血常规中可找到幼稚细胞，中性粒细胞碱性磷酸酶活性降低，骨髓增生活跃，原始细胞比例增高，存在粒系、红系及巨核系三系病态造血及骨髓活组织检查检出原始细胞异常定位，有助于MDS的诊断。

（三）恶性组织细胞病

其突出表现为高热、贫血及出血的症状，病程中进行性全血细胞减少，骨髓有核细胞增生低下，巨核细胞减少，网状细胞增多等特点类似于SAA，但恶性组织细胞增生症伴有比较明显的浸润症状，如肝脾大、黄疸、皮疹、浆膜腔积液等表现。恶性组织细胞病骨髓象中的网状细胞有明显的形态学异常（异常组织细胞）可与SAA鉴别。

（四）其他全血细胞减少性疾病

白细胞不增多性白血病、巨幼细胞贫血等均可表现为全血细胞减少，但骨髓象均有其特征性的表现，一般不易混淆；脾功能亢进亦可表现为全血细胞减少，但临床上有脾肿大和引起脾肿大的原发疾病的表现，骨髓象增生活跃，巨核细胞不少可与AA鉴别。

八、治疗

（一）避免再次接触可能对骨髓造血功能有损害的药物或毒物

（二）支持及对症治疗

包括适当休息、预防和控制感染、止血与输血、保肝治疗等。

（三）免疫抑制剂

常用的制剂如下。

1. 抗胸腺细胞球蛋白（ATG）或抗淋巴细胞球蛋白（ALG） 主要用于重症再障患者，目前主张大剂量、短疗程，如兔抗人ATG为3~5mg/（kg·d），疗程5天；马抗人ALG为10~15mg/（kg·d），疗程5天。应用ATG/ALG后机体细胞免疫完全摧毁，其细胞免疫重建至少需3个月，因此其主要危险是诱发严重感染，故应在无菌环境（层流无菌舱）的保护下应用ATG/ALG。

2. 环孢素A 3~5mg/（kg·d），口服，疗程大于1年。环孢素A的副作用有肝肾功能损伤、牙龈增生、多毛、高血压、高血糖、继发感染或感染扩散（乙肝、结核、疱疹病毒、巨细胞病毒等），应予以注意。

3. TPO-RA TPO-RA包括海曲泊帕、艾曲泊帕、阿伐曲泊帕、罗米司亭等，其中海曲泊帕在我国获批难治成人SAA适应证，艾曲泊帕在美国获批治疗初诊及难治SAA，其他TPO-RA的临床研究均正在进行，目前多为探索性治疗。

4. 其他 有学者报道使用CD_3单抗、吗替麦考酚酯（MMF）、他克莫司、环磷酰胺、甲泼尼龙、CD_{52}单抗等治疗SAA。

（四）刺激造血干细胞增殖

1. 雄激素 雄激素作用的靶细胞为造血干细胞，可促进造血干细胞的增殖与分化，只有残存的干细胞达一定的数量时方能发挥刺激造血作用，残存的干细胞数量越多，效果越好。如造血干细胞已经枯竭，其失去了靶细胞，也就失去了刺激造血的作用，故雄性激素对NSAA有一定的疗效，对SAA疗效有限。常用制剂有司坦唑醇、达那唑、丙酸睾酮等。雄激素作用缓慢，有效者2~3个月网织红细胞开始上升，随后红细胞及血红蛋白逐渐上升，血红蛋白达正常后再维持2~3年。雄激素的主要副作用为肝功能损害及雄性化作用，应该注意；用药半年以上无效者应换用其他治疗方案。

2. 造血刺激因子 目前应用的制剂有G-CSF、粒细胞-巨噬细胞集落刺激因子（GM-CSF）、EPO、TPO等，主要用于SAA，是必要的支持治疗手段之一。

（五）造血干细胞移植

主要用于SAA，是治愈SAA最有希望的措施之一，有条件者应列为首选。

九、疗效标准

1. 基本治愈 贫血、出血症状消失，血红蛋白男性达120g/L以上，女性达110g/L以上，白细胞达4.0×10^9/L以上，血小板达100×10^9/L以上，随访1年以上未复发。

2. 缓解 贫血、出血症状消失，血红蛋白男性达120g/L以上，女性达110g/L以上，白细胞达3.5×10^9/L以上，血小板也有一定程度的上升，随访3个月病情稳定或继续进步。

3. 明显进步 贫血和出血症状明显好转，不输血，血红蛋白较治疗前增长30g/L以上，并能维持3个月以上。

判定以上3条标准均应3个月内不输血。

十、预后及预防

再障患者的预后，与其骨髓造血细胞衰竭的程度有关，病情越轻，治疗效果越好。急性再障约半数以上于一年内死亡，死亡原因多为颅内出血或严重感染。而慢性再障经治疗有效率可达80%以上。故确诊再障后应积极地治疗，尽可能地减少干细胞的损伤，以达到最佳效果。

目前在我国，诱发再障的主要原因仍然是药物滥用和职业性接触有害物质。近些年由于生活杀虫剂的普及，其在再障发病中的作用不容忽视。做好卫生宣教、加强劳动防护、严禁药物滥用仍是预防再障发病的重要环节。

十一、最新进展

近年来，多数研究认为免疫学异常为再生障碍性贫血发病的核心机制，T淋巴细胞异常活化、辅助T细胞分化偏移，树突状细胞、巨噬细胞均参与其中；而细胞遗传学异常则与疾病严重程度和治疗疗效密切相关。治疗上建议越早（确诊30天之内）开始治疗预后越好。造血干细胞移植一线治疗适用于更广的人群（≤40岁），区别输血依赖型及非输血依赖型，不适宜移植患者推荐ATG、环孢素联合TPO-RA为基石治疗策略。

（闫金松）

学习小结

再生障碍性贫血是由于多种病因引起的骨髓造血衰竭，导致红骨髓总容量减少，代之骨髓脂肪化，临床呈全血细胞减少的一组综合征。发病机制有三种学说：原发性或继发性造血干细胞量和/或质的异常（“种子”学说）、造血微环境异常（“土壤”学说）及免疫异常（“虫子”学说）。贫血、出血、反复感染是其三大主要表现。治疗方法有免疫抑制剂、ATG/ALG、TPO-RA的使用及造血干细胞移植。

复习参考题

1. 简述再生障碍性贫血的病因与发病机制。
2. 简述再生障碍性贫血的治疗。
3. 再生障碍性贫血须与哪些疾病鉴别？

第四章 缺铁性贫血

06篇04章

学习目标

掌握 缺铁性贫血的病因、临床表现、诊断、鉴别诊断和治疗方法。
熟悉 正常体内铁的代谢、缺铁性贫血发病机理。
了解 缺铁性贫血发病情况和预防。

缺铁性贫血（iron deficiency anemia，IDA）是指机体合成血红蛋白的铁耗竭所导致的小细胞低色素性贫血。当铁的摄入不足和/或需要量增加，或丢失过多，就会导致铁缺乏症，最早是体内储备铁耗竭（iron depletion，ID），继之红细胞内缺铁，称为缺铁性红细胞生成（iron deficient erythropoiesis，IDE）最终才发生IDA。

IDA是一种全球性疾病，占各类贫血的50%以上，可发生于世界各国、各地区的不同性别、不同年龄的人群中。据WHO估计铁缺乏症的患病率占世界人口的10%~20%，在亚洲、非洲的一些不发达国家，由于营养不良和寄生虫感染，发生率达80%以上，即使在发达的国家，育龄妇女、儿童发生率亦达20%~40%。

一、铁的代谢

（一）铁的分布

成年男性体内铁的总量为50~55mg/kg，女性为35~40mg/kg，在体内以四种形式存在：① 血红蛋白铁，约占体内铁总量的65%，主要存在于循环血中；② 储存铁，约占体内铁总量的20%，以铁蛋白和含铁血黄素两种形式存在于肝、脾、骨髓等器官的单核-巨噬细胞系统，铁蛋白还存在于血浆内；③ 组织铁，约占体内铁总量的15%，存在于肌红蛋白和某些酶系统内，参与肌肉收缩及细胞的能量代谢；④ 运转铁，约占体内铁总量的0.2%，在血浆中与一种转铁蛋白结合成转铁蛋白复合物，随血液周流于全身，起着调节体内各组织间铁平衡的作用。

（二）铁的来源

人体铁的来源有二：① 内源铁，成年人每秒钟大约有300万红细胞衰老死亡，这些衰老死亡的红细胞被机体的单核巨噬细胞系统所吞噬，消化后所释放的铁几乎全部被机体再利用；② 外源铁，来源于人体摄入的食物，含铁量较高的食物有动物的肝、肾、肌肉、血液以及蛋黄、海菜、紫菜、木耳、香菇等。

（三）铁的吸收

铁是在十二指肠及空肠上段以Fe^{2+}的形式被吸收，动物性食物中的铁较易被吸收，其吸收率约为20%，而植物性食物中的铁吸收率不足10%，影响铁吸收的因素：① 食物中铁的状态；② 胃肠道的功能状态；③ 机体的铁储备情况。

（四）铁的转运

Fe^{2+}被肠黏膜上皮细胞摄取后，直接扩散入血，被血浆中的铜蓝蛋白氧化成Fe^{3+}，再与血浆中的转铁蛋白结合成转铁蛋白复合物，输送到机体的各组织脏器供代谢需要或被储存。

（五）铁的排泄

生理情况下铁排泄量甚微，男性每日约为1mg，女性每日为2~3mg。男性主要是通过脱落的上皮细胞和毛发而排泄的，女性主要是通过月经血以及妊娠、哺乳而排泄的。妇女一次妊娠和正常分娩共需铁量约700mg，病理情况下铁主要是通过失血而丢失的，生理情况下每毫升血含铁量约为0.5mg。

二、病因与发病机制

引起机体缺铁的原因有以下三个方面。

（一）摄入不足

随着人民生活水平的提高，在我国由营养因素引起的缺铁已相对少见，但青少年期及儿童期生长发育较快，需铁量较大，妊娠期及哺乳期妇女铁需要量增加，此期如不注意补充含铁量较高的食物，易造成相对性铁营养不良。另外，青少年偏食易缺铁。

（二）吸收不良

铁主要在十二指肠和空肠上段吸收，胃大部切除及胃空肠吻合术后、萎缩性胃炎、真性胃酸缺乏症、慢性腹泻、脂肪痢、慢性肠炎、克罗恩病（Crohn disease）等胃肠道疾患均可影响铁的吸收；咖啡、浓茶以及某些药物如制酸剂、四环素等易与食物中的铁螯合而影响铁的吸收。

（三）丢失过多

为IDA的首要原因。见于各种慢性失血，如月经紊乱、肠道钩虫病、胃炎、胃十二指肠溃疡、痔疮、消化道肿瘤、慢性咯血等。

铁元素在体内参与机体血红蛋白、肌红蛋白及某些酶的合成，故缺铁可导致：① 贫血；② 肌肉收缩力下降；③ 含铁酶活性下降，影响细胞的能量代谢，小儿神经及智力发育迟缓；④ 上皮细胞蛋白质胶化变性，皮肤粗糙、黏膜慢性炎症、胃酸分泌障碍等。

三、临床表现

（一）缺铁原发病表现

消化性溃疡、肿瘤或痔疮导致的黑便、血便或腹部不适；肠道寄生虫感染导致的腹痛或大便性状改变；妇女月经过多；肿瘤性疾病的消瘦等。

（二）贫血的表现

表现为皮肤黏膜苍白及组织脏器缺氧的症状（见本篇第二章）。

（三）含铁酶活性降低的表现

1. 舌炎与口角炎　约25%的IDA患者合并舌炎与口角炎，称为Paferson–Killy综合征。另IDA合并吞咽困难者称之为普–文综合征（Plummer–Vinson syndrome）。

2. 皮肤　皮肤干燥、粗糙，毛发脱落、无光泽，指甲变脆、变薄、反甲（匙状甲）等。

3. 神经系统损害　儿童多见，以手足麻木为主，严重时可有视乳头水肿、颅内压增高，儿童患者易发生行为异常，如异食癖等。

4. 巨噬细胞　吞噬能力下降，感染概率增加。

四、实验室检查

（一）血常规

呈典型的小细胞低色素性贫血。平均红细胞体积（MCV）低于80fl，平均红细胞血红蛋白浓度（MCHC）小于32%。血片中红细胞大小不等，以小为主，中央淡染区扩大。网织红细胞轻度增多或正常，白细胞计数和血小板计数可正常或降低，也有部分患者血小板增高。

（二）骨髓

骨髓涂片有核细胞增生活跃或明显活跃，红系增生旺盛，中、晚幼红细胞比例增高，其核染色质致密，胞浆量少，染色偏碱，即所谓的“老核幼浆”现象；粒细胞系统及巨核细胞系统大致正常。

（三）铁代谢检测

IDA时血清铁（SI）<8.95μmol/L，总铁结合力（TIBC）增高，转铁蛋白饱和度（TS）<15%，血清铁蛋白（SF）<12μg/L，骨髓铁粒幼红细胞<15%，细胞外铁阴性，细胞内铁减少或阴性，红细胞内游离原卟啉/Hb>4.5μg/gHb。

五、诊断与鉴别诊断

（一）IDA的诊断

具备以下三条中的两条即可确诊IDA。

1. 形态学属于小细胞低色素性贫血　MCV<80fl、MCHC<32%，成熟红细胞中央淡染区扩大；幼红细胞胞体小，核染色质致密，胞浆量少，染色偏碱。

2. 铁代谢检测有缺铁的证据　SF<12μg/L，SI<8.95μmol/L，TIBC>360μg/dl，TS<15%，FEP/Hb>4.5μg/gHb。

3. 骨髓细胞外铁阴性，铁粒幼红细胞<15%。

理论与实践 体内缺铁是一个慢性进行的发展过程，最早是体内储备铁耗竭（ID），继之红细胞内缺铁，称为缺铁性红细胞生成（IDE），最终才发生缺铁性贫血（IDA）。

ID阶段：患者一般无任何症状，实验室特点如下。① SF<12μg/L；② 骨髓幼红细胞外铁阴性；③ 血红蛋白及SI、TIBC、TS等指标正常。

IDE阶段：患者无贫血的表现，但可有含铁酶活性降低的症状，如舌炎、食欲缺乏、儿童神经系统发育迟缓等；实验室特点除ID阶段的①＋②外，还表现为SI降低、TIBC增高、TS降低、FEP增高；骨髓铁粒幼红细胞<15%。

IDA阶段：为铁缺乏症的最终阶段，患者具备上述所有的临床及实验室特点。

（二）病因学诊断

IDA的病因学诊断非常重要，有时原发病是致命的。如胃肠道肿瘤引起的慢性失血，只满足于IDA本身的诊断而忽视了原发病灶的查找，补铁后贫血症状可能会有所改善，但延误了早期手术切除肿瘤病灶的时机，给患者造成不可挽回的损失。其病因学诊断方法包括详细的病史询问，必要的X线、内镜、超声波检查等。

（三）鉴别诊断

须与IDA鉴别的疾病如下。

1. 地中海贫血 又称海洋性贫血，为一种遗传性珠蛋白合成障碍性疾病，有家族史，有溶血表现。血片中可见较多的靶形红细胞，铁代谢检测无缺铁的证据，骨髓可染铁增多，基因学检测和血红蛋白电泳可以确诊。

2. 慢性病贫血 常继发于慢性感染、慢性炎症、结缔组织病、恶性肿瘤等慢性疾患，形态学属于正常细胞性或单纯小细胞性贫血，MCV很少低于72fl，SI和TIBC降低，TS正常或轻度减低，SF水平明显增高，骨髓中铁粒幼红细胞比例减低而骨髓小粒中的铁颗粒增多可资鉴别。

3. 铁粒幼细胞性贫血 遗传或不明原因导致的红细胞铁利用障碍性贫血。表现为小细胞性贫血，但其SF水平增高，骨髓小粒含铁血黄素颗粒增多，铁粒幼红细胞比例增高，且红细胞内铁颗粒增多（病理性铁粒幼红细胞）可资鉴别。

4. 转铁蛋白缺乏症 系常染色体隐性遗传所致（先天性）或严重肝病、肿瘤继发（获得性），表现为小细胞低色素性贫血。血清铁、总铁结合力、血清铁蛋白及骨髓含铁血黄素均明显降低。先天性患者幼儿时发病，伴发育不良和多脏器功能受累。获得性患者有原发病的表现。

六、治疗

治疗原则：根除病因，补足贮铁。

（一）病因治疗

相当重要，否则易导致治疗失败。具体措施是先去除病因或先补充铁剂，依原发病的性质不同而定，如病因较易去除（钩虫病），可先去除病因，再补铁剂；如原发病比较复杂，去除较困难时（胃肠道肿瘤、子宫肌瘤），可先补充铁剂，待贫血改善后再去除病因；如遇到慢性疾病出血（如溃疡病），则可治疗原发疾病与补充铁剂同时进行。

（二）补铁治疗

除补充合成血红蛋白所需的铁外，还应补足储存铁。

1. 口服铁剂 为治疗IDA的首选剂型，常用的有硫酸亚铁、右旋糖酐铁、枸橼酸铁胺、琥珀酸亚铁和富马酸亚铁等。口服铁剂的主要副作用为腹痛、恶心、呕吐等，从小剂量开始，餐后服用可减轻其胃肠道反应，一般每日服用元素铁150~200mg即可，一般待血红蛋白恢复正常后再口服铁剂3~6个月。在服用铁剂期间禁饮浓茶、咖啡，禁服四环素、制酸剂等药物，否则会影响铁剂的吸收，如必须服用上述药物时，也应在时间上隔开服用。

2. 肌内注射铁剂 适应证：① 口服铁剂胃肠道反应较重者；② 胃肠道疾患影响铁剂吸收者；③ 胃肠道肿瘤急需手术者；④ 临近预产期的孕妇可采用注射铁剂治疗。国内使用的注射铁剂为右旋糖酐铁或山梨醇铁，其总剂量的计算方法为：需补充的铁量（mg）=［150–患者Hb（g/L）］×0.33×体重（kg），首次剂量50mg，深部肌内注射，如无不良反应，以后每日剂量100mg，直至总剂量注射完。由于肌内注射铁剂存在局部刺激性较强、尿道刺激征以及过敏反应等副作用，因此其广泛的应用受到了严重制约。

3. 静脉注射铁剂 目前对于不适应口服铁剂或需要快速补铁的患者多采用静脉补铁，常用的制剂有蔗糖铁注射液（氢氧化铁蔗糖复合物），5ml含铁元素100mg，加0.9%氯化钠溶液100ml静脉滴注，维持半小时以上。其补铁总量的计算公式：补充铁量（mg）＝体重（kg）×［Hb目标值–Hb实际值（g/L）］×0.24。可每日一次或隔日一次，如急需补足铁剂者可每日10ml（200mg Fe^{2+}）加0.9%氯化钠溶液250ml滴注1小时以上。静脉铁剂主要副作用有低血压、肌肉痉挛、头痛、呼吸困难等，首次应用时应缓慢注射并密切观察。

七、预防

搞好卫生宣教，加强营养知识的教育，钩虫病流行区应做好大规模防治工作，1987年WHO曾倡议在儿童、妊娠期妇女中推行“强化铁食品”（每百克食品中加入元素铁3mg）。该方法曾在瑞典试行，取得了良好的效果。但也有人提出不同意见，认为其针对性不强，对部分人群有增加铁负荷的危险。

对妊娠期和哺乳期妇女、职业献血员，适当地补充铁剂亦是一种行之有效的预防办法。

（马立元）

学习小结

缺铁性贫血（IDA）是最常见的由缺铁引起的小细胞低色素性贫血。需铁量增加而铁摄入不足、铁吸收障碍、铁丢失过多是其病因。铁代谢异常诊断是重要的诊断依据。须查明IDA的病因，有时缺铁病因比贫血本身更为严重。治疗IDA的原则是根除病因，补足贮铁。

复习参考题

1. 简述缺铁性贫血的病因与发病机制。
2. 简述铁代谢检测的临床意义。
3. 为什么说“缺铁性贫血”诊断的关键是病因诊断？

第五章　巨幼细胞贫血

学习目标

掌握　巨幼细胞贫血的诊断及治疗原则。

熟悉　巨幼细胞贫血的病因及发病机制。

巨幼细胞贫血（megaloblastic anemia，MA）是一组由于骨髓造血细胞DNA代谢障碍所致的贫血，其主要原因是叶酸和/或维生素B_{12}缺乏，形态学上属于大细胞性贫血。

一、流行病学

该病在经济不发达地区或进食新鲜蔬菜、肉类较少的人群多见。在我国，叶酸缺乏者多见于陕西、山西、河南等地。而在欧美，维生素B_{12}缺乏或有内因子抗体者多见。

二、叶酸及维生素B_{12}的代谢

（一）叶酸的代谢

叶酸属于水溶性B族维生素，食物中的叶酸以蝶酰多聚谷氨酸的形式存在，在肠管中被小肠液中的谷氨酰胺羧基转肽酶分解成单谷氨酸盐而被吸收，并在肠绒毛上皮细胞内被甲基化，以N^5–甲基四氢叶酸的形式入血，叶酸主要在十二指肠及近端空肠吸收。叶酸与细胞具有高度亲和力，三分钟内约90%的叶酸进入细胞内，故其血浆半衰期很短。叶酸在体内以两种形式存在：① 功能状态的叶酸，以单谷氨酸（四氢叶酸，FH_4）的形式存在于细胞核内，作为辅酶促进DNA的合成；② 储存形式的叶酸，单谷氨酸进入细胞质内后，在ATP合成酶的作用下，聚合成多谷氨酸盐，储存于细胞质内。叶酸及其代谢产物主要由肾脏排泄，排泄量与机体摄入量、储备量及代谢量有关，当机体储备量处于饱和状态时，所摄入的叶酸几乎全部由肾脏排出。成人每日叶酸的需要量为50~100μg，人体叶酸储备量为5~10mg，可供机体3~6个月的代谢需要。

（二）维生素B_{12}的代谢

维生素B_{12}又名氰钴胺，亦属于水溶性B族维生素。食物中的维生素B_{12}在胃肠道中先与一种R–蛋白结合，然后在胰蛋白酶的催化下，与壁细胞分泌的内因子（intrinsic factor，IF）结合成维生素B_{12}–IF复合物，再与回肠末段肠黏膜上皮细胞膜上的特异性受体结合而被吸收，由血中的转钴蛋白Ⅱ输送到各组织，其中大部分储存于肝细胞中。维生素B_{12}及其代谢产物主要由肾脏排泄，排泄量与其摄入量、储备量以及代谢量有关，当体内储备量饱和时，机体摄入的维生素B_{12}几乎

全部从肾脏排出。成年人每日需要2~5μg维生素B_{12}，而机体的储备量为4~5mg，可供机体3~6年的代谢需要。

三、病因与发病机制

DNA合成是细胞分裂与增殖的基础，叶酸作为辅酶参与DNA的合成。四氢叶酸在脱氧尿嘧啶核苷酸（dUMP）向脱氧胸腺嘧啶核苷酸（dTMP）转化过程中为其提供一碳单位，而维生素B_{12}作为辅酶在叶酸向细胞内转移的过程中及其一碳单位循环中发挥重要作用，叶酸、维生素B_{12}缺乏可导致造血细胞的DNA合成障碍，细胞分裂延迟，而RNA的代谢受影响较小，细胞质内血红蛋白的合成仍进行，导致胞体增大，核浆发育不平衡，造血细胞巨幼变。由于DNA的代谢障碍及胞浆容量的增多，加速细胞的凋亡，发生原位溶血。维生素B_{12}还参与丙酮酸的代谢，可使甲基丙二酰辅酶A转变成琥珀酰辅酶A，维生素B_{12}缺乏时甲基丙二酰辅酶A在血液中堆积，造成神经纤维脱髓鞘改变，引起神经系统损伤。

造成叶酸和/或维生素B_{12}缺乏的因素有以下4个方面。

（一）摄入不足

叶酸主要存在于绿叶蔬菜、酵母、动物的肝肾等食物中，其性质很不稳定，遇热和光易分解，由于河南、山西、陕西等地区气候干燥，蔬菜、水果匮乏，所以这些地区成为巨幼细胞贫血的高发区。此外，不良的饮食习惯及烹煮过度也是我国叶酸缺乏的主要原因，特别是老年人。牛乳中含叶酸量甚微，人工喂养的婴儿易患叶酸缺乏症。欧美人常以色拉（奶油拌新鲜蔬菜）作为配餐，因此较少患叶酸缺乏症。动物源性食物含维生素B_{12}较丰富，因此维生素B_{12}缺乏症主要见于贫穷和素食主义者，单纯母乳喂养未及时添加辅食的婴儿易患维生素B_{12}缺乏症，特别是母亲缺乏维生素B_{12}者。

（二）吸收不良

叶酸属水溶性维生素，主要在十二指肠及空肠的上段被吸收。慢性腹泻、毕－罗Ⅱ式胃空肠吻合术后、空肠切除术后、酗酒、长期口服广谱抗生素等，均可影响叶酸的吸收；维生素B_{12}的吸收有赖于与胃黏膜壁细胞分泌的内因子结合成维生素B_{12}–IF复合物，再与回肠末段肠黏膜上皮细胞膜上的特异性受体结合而被吸收；A型胃炎、胃全切术后，回盲部肿瘤及肠管切除、抗壁细胞抗体或抗IF抗体均可引起维生素B_{12}吸收障碍。由A型胃炎、抗壁细胞抗体和/或抗IF抗体所致的巨幼细胞贫血称之为恶性贫血（pernicious anemia）。

（三）需要量增加

婴幼儿、青春期身体生长发育较快，叶酸、维生素B_{12}需要量增多；妊娠、哺乳期的妇女，慢性溶血、长期发热及甲状腺功能亢进的患者叶酸、维生素B_{12}消耗量增加，在上述情况下若不注意进食富含叶酸、维生素B_{12}的食物，则易患巨幼细胞贫血。

（四）代谢障碍

有些药物可以干扰叶酸、维生素B_{12}的代谢，例如甲氨蝶呤、异烟肼、苯妥英钠可对抗叶酸的作用；而对氨基水杨酸、秋水仙碱则可以干扰维生素B_{12}的代谢。

四、临床表现

（一）造血系统表现

起病缓慢，主要表现为贫血，部分患者合并轻度黄疸，表现为面色苍黄、头晕、乏力等。约20%的患者可有全血细胞减少、反复感染和出血。

（二）消化道症状

由于上皮细胞增殖及修复障碍，消化道黏膜常常出现炎症或萎缩，表现为食欲缺乏、腹胀、恶心、呕吐、口腔黏膜炎症、溃疡等症状。多数患者因舌乳头萎缩而出现所谓的“牛肉舌”或“镜面舌”。

（三）神经系统表现

主要见于维生素 B_{12} 缺乏者。轻症者可表现为末梢神经受损症状，如对称性肢端麻木、感觉异常等；重症者可出现亚急性脊髓联合变性，表现为深感觉障碍、共济失调、腱反射异常、锥体束征阳性等；个别患者可出现精神抑郁、行为异常、嗜睡等症状。神经系统表现可以出现在贫血之前，亦可与贫血合并存在。

五、实验室检查

（一）血常规

呈不同程度的贫血，红细胞减少比血红蛋白降低更明显，MCV、MCH均增高，MCHC正常。血涂片中见到较多的大椭圆形红细胞为其特征性改变。白细胞、血小板呈不同程度的减少，中性粒细胞核分叶过多，偶见幼红、幼粒细胞。网织红细胞正常或轻度增多。

（二）骨髓象

骨髓有核细胞增生活跃或明显活跃，以红系增生为主、巨幼变（胞体大，胞质较胞核成熟，“老浆幼核”）。粒、红、巨核三系不同程度的“巨幼变”，以红系最为突出。点彩红细胞增多，可见卡伯特环（Cabot ring）及豪-乔小体（Howell-Jolly body）。

（三）血液生化

血清间接胆红素增高，叶酸和/或维生素 B_{12} 水平降低，乳酸脱氢酶（LDH）水平增高。

（四）其他

恶性贫血时胃液分析显示真性胃酸缺乏，抗-壁细胞抗体及抗IF抗体阳性。维生素 B_{12} 缺乏时尿甲基丙二酸排泄量增多。

六、诊断

根据病史及临床表现，典型的血常规、骨髓象特点，结合血清叶酸、维生素 B_{12} 浓度的检测，一般诊断不难，叶酸/维生素 B_{12} 诊断性实验治疗亦是一种可靠的诊断方法。本教材推荐的诊断标准如下。

1. 形态学属大细胞性贫血　MCV>100fl，MCH>32pg，血涂片见较多的大椭圆形红细胞，骨髓象存在粒、红、巨核三系细胞的典型巨幼变。

2. 叶酸/维生素B_{12}浓度下降　血清叶酸<6.8nmol/L（3ng/ml），红细胞内叶酸<227nmol/L（100ng/ml），可诊断为叶酸缺乏所致的巨幼细胞贫血；或血清维生素B_{12}<74pmol/L（100ng/ml）时可诊断为维生素B_{12}缺乏所致的巨幼细胞贫血。

3. 叶酸/维生素B_{12}诊断性治疗实验　每日口服叶酸10mg或肌内注射维生素B_{12} 100μg，24小时后症状明显改善，48小时后骨髓造血细胞巨幼变明显改善，4~6天网织红细胞明显上升。

以上三条中具备两条即可诊断巨幼细胞贫血。

七、鉴别诊断

（一）造血系统肿瘤性疾病

急性红白血病（M_6型）、骨髓增生异常综合征（MDS）骨髓象中亦能找到巨幼样变的红细胞，有时易与巨幼细胞贫血混淆，但这些疾病的巨幼样变细胞仅局限于红系，粒系原始细胞增多，存在三系的病态造血，中性粒细胞碱性磷酸酶活性降低，幼红细胞糖原染色阳性，血清叶酸及维生素B_{12}水平不低。

（二）自身免疫性贫血

自身免疫性溶血性贫血、伊文思综合征（Evans syndrome）、结缔组织病等可因红细胞的聚集现象而表现为MCV的"增大"，又有间接胆红素增高，有时甚至可检测到抗-壁细胞抗体或抗IF抗体，易与单纯缺乏叶酸或维生素B_{12}所致的MA相混淆，但此类贫血网织红细胞明显增高，具有自身免疫病的特征，如存在自身抗体、库姆斯试验（Coombs test）阳性、糖皮质激素治疗有效等，而血叶酸、维生素B_{12}浓度多数正常。

（三）慢性肝病和脾功能亢进

慢性肝病由于叶酸、维生素B_{12}的储存减少以及消化吸收障碍，加上脾大以及清除血细胞的能力增强，往往易导致血细胞减少以及MCV增大，加上肝病时多有黄疸，易与MA相混淆，但慢性肝病及其脾功能亢进时多有脾大、门静脉高压的表现，肝功能异常以及肝炎病毒检测阳性，单纯补充叶酸、维生素B_{12}疗效差等可资鉴别。

（四）非造血系统疾病

如甲状腺功能减退症，恶性肿瘤化疗、抗结核药物应用等所致的贫血，根据其相关的特征性表现，此类疾病的鉴别一般不难，关键是提高对此类疾病的警惕性。

八、治疗

（一）治疗基础疾病

例如胃肠道疾病、甲状腺功能亢进症、自身免疫性疾病等。

（二）补充叶酸或维生素B_{12}

原则上缺什么补什么。因叶酸可增加维生素B_{12}缺乏者血浆中甲基丙二酸的浓度而加重神经系统损害，如果两者同时缺乏，或者不能肯定为哪种物质缺乏时，原则上应先补充维生素B_{12}，2~3天后再补充叶酸。

1. 叶酸的补充 叶酸片5~10mg，每日三次，口服。原有胃肠道疾病影响叶酸吸收者可肌内注射亚叶酸钙，每日3~6mg，直到血红蛋白恢复正常。

2. 维生素B_{12}的补充 维生素B_{12}每日100μg或500μg，每周两次，肌内注射，直到血红蛋白恢复正常，恶性贫血患者或胃全切术后，须终身使用维生素B_{12}替代治疗，一般每月注射一次，每次250~500μg。维生素B_{12}缺乏所致的严重神经系统损害往往是不可逆的，不可为追求其神经系统症状完全恢复而无限制地加大维生素B_{12}用量或延长用药时间。

3. 其他 补充叶酸或维生素B_{12}治疗后，由于大量的DNA合成及细胞分裂，细胞外钾离子于短时间内大量地向细胞内转移，易导致低钾血症，特别是老年患者，故在叶酸、维生素B_{12}治疗期间应注意补充钾盐。由于营养因素所致者，往往存在潜在的缺铁因素，补充叶酸和维生素B_{12}后，快速的细胞分裂及大量的血红蛋白的合成，会使缺铁的矛盾更加突出，此时应适当地补充铁剂。

九、预防

加强卫生宣教，普及营养知识，纠正偏食的习惯，改变不恰当的烹调方法，可有效地预防叶酸和维生素B_{12}的缺乏，对于婴幼儿，青春发育期的青少年，妊娠、哺乳期的妇女，慢性溶血、甲状腺功能亢进症患者等应适当地补充叶酸制剂。

（马立元）

学习小结

巨幼细胞贫血是由于体内缺乏维生素B_{12}和/或叶酸而造成的脱氧核糖核酸（DNA）合成障碍所引起的一种大细胞贫血。患者除贫血症状外，可有神经系统症状及精神异常。骨髓有胞质比胞核发育成熟（核质发育不平衡）现象；生化检查血清叶酸和/或维生素B_{12}水平低于正常。治疗措施包括治疗基础疾病、去除病因、补充叶酸或维生素B_{12}。加强营养知识教育、纠正偏食及不良的烹调习惯可有效预防。

复习参考题

1. 简述巨幼细胞贫血的病因与发病机制。
2. 巨幼细胞贫血的血液学特点有哪些?

第六章　溶血性贫血

学习目标

掌握　血管内和血管外溶血的特点及自身免疫性溶血性贫血的诊断方法。

熟悉　溶血性贫血的病因及分类。

了解　溶血性贫血的发病机理及治疗。

第一节　概述

溶血性贫血（hemolytic anemia，HA）是指由于红细胞的寿命缩短，破坏过多，超过骨髓的代偿能力（正常的6~8倍）而发生的贫血。如红细胞的寿命缩短而骨髓能够代偿时，可以不出现贫血，称为溶血状态（hemolytic state）。如骨髓内幼红细胞在释放入血循环之前遭破坏，称为无效性红细胞生成（ineffective erythropoiesis）或原位溶血。

一、病因与分类

（一）红细胞本身缺陷所致溶血

1. 红细胞膜缺陷　遗传性球形红细胞增多症、遗传性棘形红细胞增多症、遗传性口形红细胞增多症、遗传性椭圆形红细胞增多症、阵发性睡眠性血红蛋白尿等。

2. 红细胞酶缺陷　葡萄糖-6-磷酸脱氢酶缺乏症、丙酮酸激酶缺乏症等。

3. 血红蛋白缺陷　异常血红蛋白病、地中海贫血。

（二）红细胞外部因素所致溶血性贫血

1. 物理与机械因素　微血管病性溶血性贫血、大面积烧伤、人工心脏瓣膜术后、行军性血红蛋白尿症等。

2. 化学因素　蛇毒、苯肼、砷等。

3. 生物因素　蛇毒、疟疾、螺旋体、支原体、衣原体、病毒等。

4. 免疫因素　血型不合的输血反应、新生儿溶血病、药物免疫性溶血性贫血（青霉素、甲基多巴、奎尼丁等）、自身免疫性溶血性贫血等。

二、病理生理

（一）红细胞破坏增加

根据红细胞破坏的场所不同可分为血管内溶血和血管外溶血。

1. 血管内溶血　红细胞受到免疫、机械、物理或生物的因素损伤，在血管内发生溶解，血红蛋白混入血浆，与血浆中的结合珠蛋白结合，运送至肝脏代谢并被清除，导致高胆红素血症。如急性快速的血管内溶血，过多的血红蛋白未能与结合珠蛋白充分结合，则以游离血红蛋白的形式存在于血流中形成游离血红蛋白血症；血浆中的游离血红蛋白可通过肾小球基底膜滤出，在肾小管内被上皮细胞所摄取并分解，珠蛋白及卟啉被转运入血再利用，铁沉积于肾小管上皮细胞内，随上皮细胞的衰老脱落排出体外，成为含铁血黄素尿；过多的血红蛋白滤出，超过肾小管的回吸收阈值，则可以随尿排出，形成血红蛋白尿。

2. 血管外溶血　有缺陷的红细胞（或吸附有抗体的红细胞）被单核巨噬细胞系统所识别并吞噬，通过巨噬细胞的消化分解成珠蛋白和胆红素，胆红素释放入血形成高胆红素血症（非结合胆红素）。脾脏为衰老、有缺陷的红细胞破坏的主要场所，故血管外溶血患者常有脾大。

（二）骨髓红系代偿性增生

溶血时由于血红蛋白分解产物刺激骨髓，引起骨髓红细胞系统代偿性增生，表现为：① 骨髓幼红细胞增生旺盛；② 外周血中出现少量幼红细胞；③ 网织红细胞及多色素性红细胞增多；④ 红细胞内可见Cabot环及Howell-Jolly小体。

三、临床表现

除贫血一般表现外，溶血的临床表现依据溶血的病因、速度及其严重程度、持续时间等有关。

急性溶血起病急骤，常伴严重的腰背痛、头痛、腹痛、恶心、呕吐、胸闷、寒战、高热等，严重时易发生循环衰竭或急性肾衰竭，如血型不合的输血反应。

慢性溶血起病缓慢，常有一定程度的黄疸、贫血及脾大的表现。由于患者长期的高胆红素血症，易发生胆道系统结石。

四、实验室检查

（一）红细胞破坏增多的直接证据

红细胞破坏增多的直接证据包括：① 红细胞寿命缩短；② 血清非结合胆红素增多，尿胆原及粪胆原排出量增多；③ 血浆游离血红蛋白增多；④ 血清结合珠蛋白减少甚至消失；⑤ 血红蛋白尿症及含铁血红素尿症。其中③、④、⑤项为血管内溶血的证据。

（二）红细胞破坏增多的间接证据

主要表现为红细胞代偿性增生：① 网织红细胞计数增多；② 血涂片可见幼红细胞和多色性红细胞，以及Cabot环、Howell-Jolly小体等；③ 骨髓红系增生旺盛，粒/红比值降低甚至倒置。

（三）与病因相关的特殊检查

1. 红细胞渗透脆性试验　主要用于遗传性球形红细胞增多症的初筛试验。

2. 红细胞形态学检查　外周血涂片红细胞形态学观察有助于溶血性贫血的病因学诊断，例如遗传性球形红细胞增多症可见较多的大小均匀一致的球形红细胞；靶形红细胞有助于地中海贫血的诊断；畸形红细胞有助于微血管病性溶血的诊断等。

3. 酸化血清溶血试验（Ham试验）及蛇毒因子溶血试验　为阵发性睡眠性血红蛋白尿症的确诊试验。

4. 抗人球蛋白试验（Coombs test）用于免疫性溶血的诊断。

5. 高铁血红蛋白还原试验　遗传性葡萄糖-6-磷酸脱氢酶（G-6-PD）缺乏症患者不能提供足够的还原型烟酰胺腺嘌呤二核苷酸磷酸（NADPH），不能使高铁血红蛋白充分地还原为正铁血红蛋白，本试验为G-6-PD缺乏症患者的筛选试验之一。

6. 海因茨小体（Heinz body）实验　离体血液中加入乙酰苯肼，37℃孵育后再做甲基紫活体染色，红细胞膜周围可见折光性强的变性珠蛋白小体，称为海因茨小体，见于G-6-PD缺乏患者及地中海贫血患者。

7. 血红蛋白电泳　用于血红蛋白病的诊断。

五、诊断

临床上有贫血、黄疸、脾大患者应疑诊溶血性贫血，若实验室检查发现有红细胞破坏增多及骨髓红系代偿性增生的证据，可确立溶血性贫血的诊断。再结合发病年龄、家族史及临床特点，选择相关的特殊实验室检查，确定溶血病因。

六、治疗

对于多数溶血性疾病，特别是先天遗传性的，目前尚无根治的方法，只能控制溶血发作，改善贫血和防治并发症，具体措施见贫血的治疗。

第二节　遗传性球形红细胞增多症

学习目标

掌握　遗传性球形红细胞增多症的治疗方法。

熟悉　遗传性球形红细胞增多症的诊断方法。

了解　遗传性球形红细胞增多症的发病机制及并发症。

遗传性球形红细胞增多症（hereditory spherocytosis，HS）是一种遗传性红细胞膜缺陷所致的溶血性贫血，以慢性贫血、黄疸、脾大为其临床特点，血中均匀一致的小球形红细胞增多，红细胞对低渗盐水的抵抗能力下降为其主要特征，脾切除治疗有效。

一、病因与发病机制

HS属常染色体显性遗传病，多数患者有8号染色体短臂缺失。由于遗传性缺陷造成红细胞膜骨架蛋白缺陷，导致红细胞膜皱缩，膜面积减小，形成球形红细胞。球形红细胞可塑性较差，通过脾索时被滞留破坏。

二、临床表现

根据有缺陷的红细胞数量的多少以及其缺陷的程度不同，其溶血程度轻重不一，轻者可无溶血存在（基因携带者），或临床症状轻微，仅测得血清非结合胆红素及网织红细胞水平轻度增高（亚临床型）；重者自幼发生黄疸和贫血，多数有脾脏肿大。

三、实验室检查

1. 血常规　不同程度的贫血，白细胞及血小板计数正常，网织红细胞有不同程度的升高。

2. 红细胞形态　红细胞呈小而圆、均匀一致的球形，直径5~7μm，中央淡染区消失，电子显微镜下见红细胞膜凹凸不平。

3. 红细胞渗透脆性　HS患者红细胞渗透脆性增加。

4. 骨髓象　骨髓增生活跃或明显活跃，红系增生旺盛，粒红比例降低。

5. 血生化检查　血清非结合胆红素水平多增高，LDH及天冬氨酸转氨酶（AST）水平增高。

6. 红细胞膜蛋白分析　SDS-PAGE电泳分析可粗略地发现红细胞膜的缺陷；现代分子生物学技术可在基因水平检出红细胞膜蛋白的缺陷基因。

四、诊断

根据自幼发现的贫血和黄疸（部分患者成年后发病）、脾脏肿大、球形红细胞>10%以及阳性家族史，一般诊断不难，有条件者可作红细胞膜蛋白的SDS-PAGE电泳分析或基因检测。

五、治疗

目前对本组疾病尚无根治性措施，脾脏切除可有效控制HS患者的溶血发作。

六、并发症

（一）再生障碍危象

慢性溶血的基础上由于感染、劳累或营养不良等因素可突发红系造血功能衰竭，表现为突发的贫血加重，网织红细胞降低，骨髓红系明显减少，严重时可危及生命。其病程呈自限性，一般经适当治疗，可于2~3周自然恢复。

（二）胆石症

约半数患者合并胆囊结石或肝内胆管结石，多发生于10~30岁之间。

（三）巨幼细胞贫血

慢性溶血持续存在可导致红细胞转换加速，叶酸、维生素B_{12}消耗量增大，如不及时补充易合并巨幼细胞贫血。

（四）其他

少见的并发症有下肢复发性溃疡、慢性红斑性皮炎、痛风等，上述并发症在脾脏切除后可自愈。

七、预后

本病一般预后较好，个别患者可因再生障碍危象而死亡。

第三节　葡萄糖-6-磷酸脱氢酶缺乏症

学习目标

熟悉　葡萄糖-6-磷酸脱氢酶缺乏症的诊断。

了解　葡萄糖-6-磷酸脱氢酶缺乏症的发病机制及治疗。

葡萄糖-6-磷酸脱氢酶（glucose-6-phosphate dehydrogenase，G-6-PD）缺乏症是临床上最常见的红细胞酶缺乏所致的溶血性贫血，在我国主要分布于云南、海南、福建、广东和广西等。

一、病因与发病机制

本病属于X性联不完全显性遗传，G-6-PD是戊糖磷酸代谢途径最重要的酶之一，戊糖磷酸途径的功能是提供还原型烟酰胺腺嘌呤二核苷酸磷酸（NADPH），进而使氧化型谷胱甘肽（GSSG）还原成还原型谷胱甘肽（GSH），还能使高铁血红蛋白还原成正铁血红蛋白。GSH是一种抗氧化剂，它对保持红细胞膜的稳定性有重要作用。G-6-PD缺乏时红细胞膜的稳定性降低，易遭受氧化损伤而溶解。

二、临床特征

G-6-PD缺乏症临床表现差异较大，其溶血与否及其溶血程度除与酶活性降低的程度有关外，还与环境因素有关。根据临床特点，此组疾病可分为以下5种临床类型。

（一）新生儿黄疸

G-6-PD缺乏的新生儿可发生溶血及黄疸，多于出生24小时后发生，部分患儿与注射维生素K或接触樟脑丸有关，须与新生儿同种免疫性溶血相鉴别。

（二）先天性非球形细胞性溶血性贫血

患者自幼发生慢性溶血，常因感染、疲劳而加重。贫血、黄疸、脾脏肿大常见，脾切除治疗无效。此组患者Coombs试验阴性，红细胞形态多数正常。

（三）葡萄糖-6-磷酸脱氢酶缺乏症（又称蚕豆病）

G-6-PD缺乏患者食用蚕豆或接触蚕豆花粉后数小时至数天内突然发生急性溶血，表现为发热、腰痛、腹痛、恶心、呕吐、疲乏等，以及快速出现的黄疸及贫血，可有血红蛋白尿，重症患者可出现急性循环衰竭及肾衰竭。溶血严重程度与进食蚕豆量无关。溶血为自限性，多于7~14天内恢复。

（四）药物诱发的溶血性贫血

可引起G-6-PD缺乏患者溶血的药物有伯氨喹、磺胺类、解热镇痛药、硝基呋喃类、砜类以及维生素K、丙磺舒、对氨基水杨酸、奎尼丁、氯霉素等，溶血与药物及其代谢产物的氧化作用有关。患者服用上述药物后1~3天内出现急性溶血的表现，如发热、腰痛、腹痛、贫血和黄疸、血红蛋白尿等，停用上述药物后5~7天溶血停止，再次服用上述药物后发生第二次溶血的概率较低，但长期服用可发生慢性溶血。

（五）感染诱发的溶血性贫血

肺炎、伤寒、流感等均可诱发G-6-PD缺乏症患者的溶血。

三、实验室检查

（一）酶活性降低的过筛试验

主要针对G-6-PD缺乏症，国内常用有高铁血红蛋白还原试验、G-6-PD荧光斑点试验、硝基四唑氮蓝试验。

（二）G-6-PD活性测定

最为可靠，是主要的诊断依据。WHO推荐Zinkham法，正常值参考值为（12.1 ± 2.09）U/gHb（37℃）。

（三）溶血的实验室检查

见本章第一节。

四、诊断

红细胞酶缺乏所致的溶血性贫血的诊断实际上包括两部分内容。

（一）溶血本身的诊断

根据典型的临床表现和有关溶血的实验室检查指标可以确定溶血的存在。

（二）酶活性缺乏的诊断

根据筛选试验结果及酶活性测定结果，符合下述之一者可确定为G-6-PD缺乏症。

1. 一项过筛试验G-6-PD活性属严重缺乏值。

2. 一项G-6-PD活性定量测定较正常平均值降低40%。

3. 两项过筛试验G-6-PD活性为中间缺乏值。

4. 一项过筛试验G-6-PD活性为中间缺乏值，伴有明确的家族史。

5. 一项过筛试验G-6-PD活性为中间缺乏值，40%以上的红细胞海因茨小体生成试验阳性，且每个红细胞内≥5个海因茨小体，并排除血红蛋白病。

五、治疗

本病目前尚无特效疗法，脾切除治疗无效，溶血急性期可用糖皮质激素缓解溶血症状，大量补液以预防循环衰竭及急性肾衰竭，纠正水、电解质及酸碱平衡紊乱，贫血严重时可输血加以纠正。

相关链接 | **丙酮酸激酶缺乏症**

丙酮酸激酶（PK）是糖酵解途径最重要的酶之一，而糖酵解是红细胞能量供应的主要途径，PK缺乏可引起红细胞的能量代谢障碍，导致其柔韧性和可塑性下降，通过脾索时易被滞留破坏。临床上主要表现为先天性非球形红细胞溶血性贫血Ⅱ型。

先天性非球形红细胞溶血性贫血属遗传性红细胞酶缺陷所致的慢性溶血性疾病。患者自幼发生的慢性溶血性贫血，突出表现为贫血、黄疸和脾肿大，严重时可在婴儿期出现中度以上的贫血和黄疸，需要反复输血才能存活，但也有贫血表现很轻微，直到成年才发现，极个别由于溶血被完全代偿而不出现贫血，黄疸是其唯一的表现。根据缺陷的种类不同分为Ⅰ型和Ⅱ型。Ⅰ型为G-6-PD缺乏所致，特点为自身红细胞37℃孵育48小时不发生溶血或仅有轻微溶血，加入葡萄糖和ATP均可纠正；Ⅱ型为丙酮酸激酶（PK）缺乏所致，自身红细胞37℃孵育48小时发生明显溶血，不被葡萄糖纠正但可被ATP纠正。

第四节　血红蛋白病

学习目标

掌握　血红蛋白病的常见类型。
熟悉　血红蛋白病的诊断。
了解　血红蛋白病的发病机制及治疗。

血红蛋白是由四条珠蛋白肽链单体聚合而成的四聚体，血红蛋白病（hemoglobinopathy）是一组由珠蛋白肽链合成缺陷引起的遗传性疾病，分为异常血红蛋白病（珠蛋白分子结构异常）和地中海贫血（珠蛋白肽链合成数量异常）。

一、异常血红蛋白病

大多数异常血红蛋白病是因珠蛋白肽链中的氨基酸发生异常替代所致，少数可因氨基酸缺失、错位或肽链融合所致。迄今已发现500多种异常血红蛋白病，但多数异常血红蛋白并不伴随生理功能的改变，伴有生理功能改变的有：① 因珠蛋白肽链分子的结构异常，造成红细胞的可塑性下降，导致其溶解，如镰状细胞贫血，不稳定血红蛋白病等；② 影响血红蛋白分子中Fe^{3+}的氧化还原反应，引起高铁血红蛋白血症，临床表现为自幼发生的发绀但无相应的缺氧症状，如血红蛋白M病；③ 血红蛋白对氧的亲和力增强，导致组织中氧释放障碍，造成组织缺氧和红细胞代偿性增多，应与真性红细胞增多症相鉴别。

二、地中海贫血

正常成人血红蛋白A（HbA）是由两条α珠蛋白肽链和两条β珠蛋白肽链组成（缩写为$\alpha_2\beta_2$），由于遗传性缺陷可致α链合成障碍（α地中海贫血）或β链合成障碍（β地中海贫血）。

（一）α地中海贫血

α地中海贫血主要分布于地中海地区，我国仅限于西南及华南一带，根据其基因缺陷数目不同可分为以下四种。

1. 静止型 4个α基因仅缺失1个，临床上无任何症状，红细胞形态正常。

2. 标准型 4个α基因缺失2个，无明显临床表现，可有轻度红细胞形态变化，血红蛋白电泳无异常发现。

3. 血红蛋白H病 4个α基因缺失3个，临床上轻到中度贫血，红细胞明显出现低色素性改变，靶形红细胞易见，煌焦油蓝温育后可见大量H包涵体，血红蛋白电泳可见Hb H（β_4）带。

4. 血红蛋白Bart胎儿水肿综合征 4个α基因全部缺失，多发生宫内死胎，或产后数小时内死亡。胎儿表现为苍白、全身水肿、肝脾大伴腹水、外周血见大量的靶形红细胞及幼红细胞，血红蛋白电泳Hb Bart（γ_4）达80%以上。

（二）β地中海贫血

β地中海贫血属于常染色体显性遗传病，在我国相对常见，主要分布于西南和华南地区，在苗、瑶、黎、壮等少数民族中尤为常见。根据其临床表现可分为以下三种。

1. 轻型 父或母一方为β地中海贫血杂合子，临床上无症状，或仅有轻微贫血，红细胞呈轻度的低色素性改变，靶形红细胞可见，血红蛋白F（HbF，又称胎儿血红蛋白，由两条α链和两条γ链构成，缩写为$\alpha_2\gamma_2$）$<5\%$。

2. 中间型 轻或中度贫血，红细胞呈明显的低色素性改变，靶形红细胞易见，HbF$>10\%$。

3. 重型　又称库利贫血（Cooley贫血），重度贫血，伴黄疸及肝、脾肿大，生长发育迟缓，伴骨质疏松；患儿额部增宽，鼻梁凹陷，眼距增宽，呈特殊的面容。红细胞呈明显的低色素性改变，靶形红细胞多见，HbF>30%。

三、治疗

本病无特效疗法，轻度贫血一般不需治疗，中重度贫血患者需输血治疗以维持血红蛋白接近正常水平。注意预防诱发溶血危象的因素发生。脾切除仅适用于血红蛋白H病及重型β地中海贫血，但疗效有限。近些年有异基因造血干细胞移植治疗重型β地中海贫血成功的报道。长期反复输血者应给予去铁治疗，以预防血色病的发生。

第五节　自身免疫性溶血性贫血

学习目标

掌握　Coombs试验原理和治疗。
熟悉　自身免疫性溶血性贫血的临床表现。
了解　自身免疫性溶血性贫血的分类与病因。

自身免疫性溶血性贫血（autoimmune hemolytic anemia，AIHA）系体内免疫调节功能发生异常，产生抗自身红细胞抗体，致使红细胞破坏的一种溶血性贫血。

一、病因与发病机制

根据机体产生抗体的原因可分为原发性和继发性，原发性无因可查，继发性可继发于某些感染（病毒、支原体、梅毒螺旋体等）、结缔组织病、淋巴细胞增生性疾病、免疫缺陷病、卵巢成熟畸胎瘤等。

根据抗体与红细胞作用所需温度不同，AIHA可分为温抗体型和冷抗体型两种。温抗体一般在37℃时作用最活跃，主要是IgG和/或C3，少数为IgM，为不完全抗体，红细胞与不完全抗体吸附后被单核-巨噬细胞系统所识别并吞噬。冷抗体在20 ℃时作用最活跃，主要是IgM，为完全抗体，可吸附多个红细胞而造成红细胞凝集，在血管内遭到破坏。

二、临床表现

（一）温抗体型AIHA

温抗体型AIHA表现具有多样化，轻重不一，多为慢性血管外溶血。慢性型多见于成年人，女性多于男性，起病较缓，约有1/3患者有贫血及黄疸，半数以上有轻中度脾大，质硬无压痛。约1/3患者有肝大，淋巴结多不增大。长期高胆红素血症可并发胆石症和肝功能损伤。感染可使溶血加重，发生溶血危象及再障危象。10%~20%患者合并血小板减少，称为伊文思综合征（Evans syndrome）。继发性AIHA患者常有原发病的临床表现。

（二）冷抗体型AIHA

冷抗体型AIHA表现有两种形式。

1. 冷凝集素综合征（cold agglutinin syndrome，CAS） 以中老年患者为多，寒冷环境下有耳郭、鼻尖、手指发绀，温暖后即消失，可合并轻至中度贫血，一般无脾、肝、淋巴结肿大。

2. 阵发性寒冷性血红蛋白尿（paroxysmal cold hemoglobinuria，PCH） 患者受寒后即有急性溶血发作，表现为寒战、高热、腰背酸痛、腹痛、恶心、呕吐等，随后出现血红蛋白尿和重度贫血，持续数小时至数天后缓解。

三、实验室检查

（一）血常规

典型血常规为正细胞性贫血，贫血程度不一；血涂片可见大小不等的球形和/或其他畸形红细胞；约1/3患者有数量不等的幼红细胞；网织红细胞增高；急性溶血时白细胞计数增多，慢性者白细胞计数正常；血小板计数多在正常范围。

（二）骨髓

呈增生骨髓象，以幼红细胞增生为主。可有幼红细胞巨幼样改变。

（三）Coombs试验

是测定吸附在红细胞膜上不完全抗体和/或补体的较敏感的试验，为诊断AIHA较特异的实验室指标。

当患者红细胞吸附的抗体效价特别高或为冷抗体时，红细胞在生理盐水介质内可发生凝集，称为红细胞自凝现象。

四、诊断

对获得性溶血性贫血患者，直接Coombs试验阳性，近4个月内无输血或可疑药物（如青霉素、奎尼丁、甲基多巴等）服用史，可考虑为温抗体型AIHA。如Coombs试验阴性，但临床表现符合，肾上腺皮质激素治疗有效，能除外其他溶血性疾病，可诊断Coombs试验阴性的自身免疫性溶血性贫血。

五、治疗

（一）病因治疗

去除病因，治疗原发疾病。

（二）糖皮质激素

为治疗温抗体型AIHA的首选措施。开始剂量要用足，泼尼松1~1.5mg/（kg·d）。如治疗有效，约一周后红细胞开始上升。待红细胞数恢复正常后，应缓慢地减少剂量。减至日服量10~15mg，维持治疗2~3个月，再逐步减量，直至停服。有效率约80%。如激素治疗3周无效则应更换其他疗法。

（三）脾切除术

二线治疗，近期疗效约60%。适用于：① 对激素治疗无效者；② 需较大剂量才能维持缓解；③ 不能耐受激素副作用者。脾脏切除后患者再用糖皮质激素治疗反应较脾切除前会有明显改善。

（四）细胞毒类免疫抑制剂

应用指征：① 激素治疗无效或维持剂量较大者；② 脾切除术有手术禁忌证或脾切除后效果不佳者。常用药物有硫唑嘌呤、甲氨蝶呤、环磷酰胺等。该类药物可与激素同用，待血常规缓解，先减激素用量至停用。硫唑嘌呤以小剂量维持，总疗程约需6个月以上。利妥昔单抗作用机制复杂，可试用之。

（五）输血

仅适用于暴发型AIHA、溶血危象、极重度贫血可能危及生命者，应输注洗涤的红细胞悬液。

（六）其他治疗

大剂量丙种球蛋白静脉注射、环孢素A、达那唑、血浆置换等措施，均有一定疗效，但通常疗效不持久。

第六节　阵发性睡眠性血红蛋白尿

学习目标

掌握　阵发性睡眠性血红蛋白尿的临床表现及治疗方法。
熟悉　阵发性睡眠性血红蛋白尿的实验室检查及诊断方法。
了解　阵发性睡眠性血红蛋白尿的病因、发病机制。

阵发性睡眠性血红蛋白尿（paroxysmal nocturnal hemoglobinuria，PNH）是一种后天获得性红细胞膜缺陷的慢性血管内溶血症，临床特征表现为与睡眠有关的、间歇发作的血红蛋白尿，并伴有骨髓衰竭和静脉血栓形成。

一、病因与发病机制

PNH是造血干细胞的克隆性疾病，其病因不明。现认为是致病因素作用于多能造血干细胞水平，导致其基因突变，这种有缺陷的细胞不断增殖，达到一定数量后即导致临床发病。由于基因缺陷，导致红细胞膜缺乏糖基磷脂酰肌醇（GPI）。GPI可以结合十数种称之为锚链蛋白的物质，其中最重要的是CD_{55}和CD_{59}两种，CD_{55}可抑制补体的激活，CD_{59}可以阻止液相的C9转变成膜攻击复合物。CD_{55}及CD_{59}的缺乏，导致红细胞对补体异常敏感，在循环血中易被补体溶解。

PNH属于干细胞疾病，其缺陷同样可发生在白细胞及血小板的细胞膜上，故PNH患者常会合并全血细胞减少和造血功能衰竭。

二、临床表现

本病多见于青壮年，起病隐匿，病程迁延不愈，发病高峰年龄在20~40岁，男性显著多于女性。

（一）贫血、感染与出血

本病常以慢性贫血起病，程度轻重不一，与异常克隆占造血干细胞的比例有关。感染和出血常见，与中性粒细胞及血小板数量减少及功能缺陷有关，约1/3患者合并骨髓造血功能衰竭，表现为全血细胞减少，骨髓增生低下，称为AA-PNH综合征。

（二）血红蛋白尿

多数患者病程中可见不同程度的血红蛋白尿发作，表现为清晨起床后第一次尿呈浓茶色或红葡萄酒样，以后尿液颜色逐渐变清，次日起床后再次发生尿色加深，尿潜血试验强阳性而显微镜检查无红细胞为其特征。血红蛋白尿症状持续2~5天不等，间隔数十天至数月发作一次，感染、劳累、服用酸性药物及铁剂、输血等均可诱发血红蛋白尿发作。约1/4患者以血红蛋白尿为首发症状，而约1/3患者始终无血红蛋白尿发作，仅有尿潜血试验阳性，后者常表现为全血细胞减少。

（三）血栓形成

PNH患者发生血栓并发症在欧美报道较多，以肝静脉血栓最为常见，可能与红细胞溶解释放促凝物质及补体激活血小板有关，但国内本病发生血栓者相对少见。

三、实验室检查

（一）血常规

不同程度的贫血，约半数患者合并粒细胞及血小板减少，红细胞形态正常或呈低色素性改变（合并缺铁时），网织红细胞计数增高。

（二）骨髓象

有核细胞增生活跃或低下（AA-PNH综合征），红系比例增高。

（三）溶血试验

支持血管内溶血的实验室证据（见本章第一节）

（四）酸化血清溶血试验（Ham试验）

对本病诊断特异性较强，但灵敏度较差，阳性率约25%。阳性者可以确诊，但阴性不能排除本病。蛇毒因子溶血试验的灵敏度及特异性均优于Ham试验。此外，还有热溶血试验和蔗糖溶血试验等。

（五）CD_{55}、CD_{59}抗原

利用流式细胞技术检测红细胞、淋巴细胞、粒细胞、单核细胞膜上CD_{55}及CD_{59}抗原，其表达水平均下降。

（六）其他

FLAER是PNH检测的新方法。

四、诊断与鉴别诊断

临床上贫血、黄疸以及典型的血红蛋白尿发作史，实验室检查符合血管内溶血的特点，结合Ham试验或蛇毒因子溶血试验阳性，即可诊断PNH，如Ham试验和蛇毒因子溶血试验阴性，流式细胞技术测得红细胞膜CD_{55}及CD_{59}抗原表达率低于90%，亦可诊断PNH。难以诊断的病例可使用FLAER法检测。如合并有骨髓造血功能衰竭，应排除再生障碍性贫血和免疫性全血细胞减少症。

五、治疗

本病尚无特效疗法，主要是对症及支持治疗，防治感染，避免诱发溶血的因素。

（一）控制溶血发作

1. 糖皮质激素 仅对少数患者有效，有增加感染的危险，仅在溶血急性期短期应用。

2. 碱化血液 碳酸氢钠口服或静脉滴注，可抑制补体的激活，从而减轻溶血的发作。

3. 稳定细胞膜 溶血急性发作期可静脉滴注中分子右旋糖酐，有稳定细胞膜、减轻溶血的作用；维生素E对控制溶血有一定疗效，应长期坚持服用。

（二）刺激红细胞增生

1. 雄激素 可刺激红细胞增生，减少输血次数。

2. 铁剂 反复血红蛋白尿发作可导致机体缺铁，适当地补充铁剂有利于贫血的改善，但有报道铁剂可诱发PNH患者的溶血发作，应用时应谨慎，从小剂量开始，缓慢增加剂量。

（三）防治血栓形成

抗凝制剂等均可根据情况酌情应用，但有增加出血的危险性，应予注意。

（四）输血

贫血严重引起缺氧症状者可输注红细胞悬液，以缓解缺氧症状。

（五）造血干细胞移植

PNH属于造血干细胞的克隆性疾病，唯一根治性措施是异基因造血干细胞移植，已有多个报道异基因造血干细胞移植治疗PNH成功的例子。

六、预后

PNH属于造血干细胞的克隆性疾病，因此常规手段难以治愈，中位存活期约10年，多死于

造血功能衰竭，少数可转化为急性白血病或骨髓纤维化。

（马立元）

学习小结

溶血性贫血是由于红细胞自身缺陷和/或红细胞以外因素所致的红细胞寿命缩短，破坏加速而导致的一组贫血性疾病。按红细胞破坏场所不同可分为血管内溶血和血管外溶血。常见的血管内溶血有血型不合的输血反应、新生儿溶血病、微血管病性溶血、阵发性睡眠性血红蛋白尿症等，溶血急性发作时常有高热、寒战、腹痛、恶心、呕吐及呼吸困难等表现；血管外溶血的代表疾病有遗传性球形红细胞增多症，地中海贫血以及酶缺陷所致的贫血，常合并有脾脏肿大。临床上遇到贫血患者首先确定是否溶血，再判断溶血的场所，进而确定什么原因所致的溶血。

溶血的直接证据：① 红细胞寿命缩短；② 血清非结合胆红素增多，尿胆原及粪胆原排出量增多；③ 血浆游离血红蛋白增多；④ 血清结合珠蛋白减少甚至消失；⑤ 血红蛋白尿症及含铁血红素尿症。其中③ 、④ 、⑤ 项为血管内溶血的证据。

溶血的间接证据：① 网织红细胞计数增多；② 血涂片可见幼红细胞和多色素性红细胞，以及Cabot环、Howell-Jolly小体等；③ 骨髓红系增生旺盛，粒/红比值降低甚至倒置。

Coombs试验是诊断自身免疫性溶血性贫血的重要方法，治疗的主要方法是使用激素。

阵发性睡眠性血红蛋白尿（PNH）存在克隆性异常，红细胞膜上CD_{55}、CD_{59}常缺乏，是常见的血管内溶血。

复习参考题

1. 溶血的诊断证据有哪些？
2. 自身免疫性溶血性贫血如何诊断及治疗？
3. 简述阵发性睡眠性血红蛋白尿的诊断与鉴别诊断。

第七章

白细胞减少症和粒细胞缺乏症

学习目标

掌握　白细胞减少症和粒细胞缺乏症的定义、临床表现、诊断及治疗。

熟悉　白细胞减少症和粒细胞缺乏症的病因、实验室检查。

了解　白细胞减少症和粒细胞缺乏症的发病机制。

白细胞减少症是指外周血白细胞持续 $<4.0\times10^9/L$。中性粒细胞减少是指外周血中性粒细胞绝对值 $<2.0\times10^9/L$（成人），$<1.8\times10^9/L$（10~14岁儿童），或 $<1.5\times10^9/L$（<10岁儿童）。粒细胞缺乏症是指中性粒细胞绝对值 $<0.5\times10^9/L$。

一、病因和发病机制

1. 根据病因分为原发性（或先天性）和继发性（或获得性）两类，其中以继发性最多见。

2. 根据发病机制，中性粒细胞减少可分为生成减少、破坏或消耗过多以及分布异常（表6-7-1）。成人中性粒细胞减少以生成减少和免疫相关性破坏增多为主，分布异常较少见。

▼ 表6-7-1　中性粒细胞减少的病因及发病机制

发病机制	病因
生成减少	（1）细胞毒性药物、化学毒物和电离辐射：是最常见原因，可直接损伤造血干/祖细胞及分裂期细胞，或抑制其增殖。某些细胞毒性药物可干扰蛋白质生成或细胞复制，作用呈剂量依赖性*
	（2）造血干细胞疾病：再生障碍性贫血、骨髓增生异常综合征等；某些先天性疾病，如先天性中性粒细胞减少症
	（3）造血组织受累：如白血病、骨髓瘤等恶性疾病及转移癌骨髓浸润
	（4）感染：可见于病毒、细菌感染，为综合性机制引起的负性造血调控因子的作用
	（5）造血原料缺乏：维生素 B_{12} 及叶酸缺乏
破坏或消耗过多	（1）免疫相关因素：① 药物诱发的免疫性粒细胞减少，与药物种类有关，与剂量无关，往往停药后可逐渐恢复；② 自身免疫性粒细胞减少，见于全身性自身免疫性疾病，如系统性红斑狼疮、类风湿关节炎等

发病机制	病因
	（2）非免疫性因素：重症感染时，中性粒细胞在血液及炎症部位消耗过多；脾功能亢进，中性粒细胞在脾内滞留，破坏过多
分布异常	粒细胞总数不减少，但中性粒细胞由循环池转移至边缘池导致循环池的粒细胞相对减少，见于遗传性良性假性中性粒细胞减少症、严重的细菌感染、恶性营养不良等

注：*可导致中性粒细胞减少的常用药物包括：细胞毒类抗肿瘤药物（烷化剂、抗代谢药等），解热镇痛药（氨基比林、阿司匹林、吲哚美辛、布洛芬等），抗生素（氯霉素、青霉素、头孢菌素类、喹诺酮、磺胺类药物等），抗结核药（利福平、异烟肼、乙胺丁醇、对氨基水杨酸等），抗疟药（氯喹、伯氨喹等），抗甲状腺药（甲巯咪唑、甲硫氧嘧啶/丙硫氧嘧啶等），抗精神病药物（氯丙嗪、三环类抗抑郁药等），抗惊厥或癫痫药（苯妥英钠、卡马西平等），降压药（甲基多巴、卡托普利等），降血糖药（甲苯磺丁脲、氯磺丙脲等），免疫调节剂（硫唑嘌呤、吗替麦考酚酯等）。其他药物包括重组干扰素、砷剂、沙利度胺及其衍生物、硼替佐米、别嘌醇、汞制剂、金盐等。

二、临床表现

本病的临床表现常随其白细胞或中性粒细胞减少的程度、病因和时间长短而异。根据中性粒细胞减少的程度可分为轻度减少（$\geqslant 1.0\times10^9$/L）、中度减少［（0.5~1.0）$\times10^9$/L］和重度减少（$<0.5\times10^9$/L，即粒细胞缺乏症）。轻度粒细胞减少一般无症状，感染风险不大。中、重度减少者易出现乏力、头晕、食欲减退等非特异性症状。中度粒细胞减少感染风险增加，重度粒细胞减少（粒细胞缺乏症）感染风险极大。

粒细胞缺乏症的临床表现如下。

1. 全身症状　乏力、头晕、食欲减退等。

2. 感染症状

（1）感染：部位不定，常见于呼吸道、消化道及泌尿生殖道等，甚至败血症。

（2）发热：可高热、寒战，可有黏膜坏死溃疡，严重者可有败血症、脓毒血症或感染性休克。

三、实验室检查

1. 血常规　白细胞减少，中性粒细胞减少，淋巴细胞百分比相对增加。红细胞和血小板计数一般正常。

2. 骨髓象　因粒细胞减少原因及程度不同，表现各异。在严重粒细胞缺乏恢复期的早期骨髓中原始和早幼粒细胞增多，出现类白血病骨髓象，须与急性白血病鉴别。

3. 特殊检查

（1）肾上腺素试验：肾上腺素促使边缘池的中性粒细胞进入循环池，从而对假性粒细胞减少症诊断有帮助。

（2）抗中性粒细胞胞质抗体（ANCA）测定：包括白细胞聚集反应、免疫荧光粒细胞抗体测定法等。

四、诊断与鉴别诊断

根据血常规及骨髓检查即可做出白细胞减少、粒细胞减少、粒细胞缺乏的诊断。必要时做特殊检查。积极找寻病因，详细询问病史以除外遗传、感染、药物、化学、放射等因素，同时要除外免疫性疾病、脾功能亢进、血液肿瘤、转移癌等疾病。

相关链接 | **中性粒细胞自身抗体与自身免疫性中性粒细胞减少**

中性粒细胞的自身抗体或自身抗原-抗体复合物在引发中性粒细胞减少的过程中起着非常重要的作用，中性粒细胞的自身抗体不仅导致中性粒细胞数量的减少，而且可以影响其功能。在自身抗体存在的情况下，致敏的中性粒细胞被巨噬细胞吞噬是导致粒细胞减少最主要的原因。人类自身中性粒细胞抗体产生调理作用，其抗体的数量可以定量。但自身抗体的数量和粒细胞减少的程度不呈正相关，可能与抗体活化补体有关。与红细胞不一致的是，粒细胞对于补体介导的溶解作用有抵抗作用，但是结合的补体C3仍有调理作用。在系统性红斑狼疮（SLE）患者中，中性粒细胞减少的程度与补体C3结合到抗体上的能力有关。自身抗体结合固定补体的能力是急性间质性肾炎发病的一个很重要的原因。免疫复合物结合到中性粒细胞的Fc受体或补体受体上可提高中性粒细胞的清除率。有研究将费尔蒂综合征（Felty syndrome）来源的免疫复合物注入小鼠体内，另有研究将急性间质性肾炎患者来源的免疫复合物注入兔的体内，在二者的研究中均发现实验动物体内中性粒细胞减少。可溶性的免疫复合物同样可以导致补体的活化，将中性粒细胞黏附到其他淋巴细胞的表面，降低中性粒细胞的吞噬功能和化学趋化功能。

五、治疗

1. 病因治疗 有病因可寻的，应去除病因，如停用可疑药物、脱离有害环境等。继发于其他疾病者应积极治疗原发病。

2. 感染的防治

（1）轻度减少者不需特别的预防措施。

（2）中度减少者应注意预防感染，减少出入公共场所的次数，保持卫生，去除慢性感染灶。

（3）重度减少者应尽可能采取无菌隔离措施，防止交叉感染。

3. 粒细胞缺乏症的治疗

（1）采取无菌隔离措施，防止交叉感染。

（2）控制感染：发热者应行血、尿、痰及感染病灶的细菌培养、药敏试验及影像学检查等，以明确感染类型及部位，同时经验性应用广谱抗生素治疗，待病原学检查和药敏试验结果回报后再调整用药；如有真菌和病毒感染，加用抗真菌及病毒药物。静脉用免疫球蛋白有助于重症感染的治疗。

（3）促进粒细胞生成

1）重组人粒细胞集落刺激因子：该类药物能促进中性粒细胞的生成及释放，并增加其吞噬及趋化功能。目前临床主要包括G-CSF和GM-CSF，G-CSF常用剂量为2~10μg/（kg·d），常见副作用为发热、肌肉骨骼疼痛、皮疹等。

2）其他：B族维生素、鲨肝醇、利血生、雄激素等，疗效均不确切。

（4）免疫抑制剂：自身免疫性粒细胞减少和免疫介导机制所致的粒细胞缺乏症可应用糖皮质激素等免疫抑制剂治疗。

六、预防

避免接触放射线或苯等化学毒物，避免滥用药物。

七、预后

与中性粒细胞减少程度、持续时间、进展情况、病因及治疗措施相关。轻、中度中性粒细胞减少患者多数预后良好。粒细胞缺乏症的患者预后差，病死率高。

（王洪涛）

学习小结

成人外周血白细胞 $<4\times10^9/L$ 为白细胞减少症；中性粒细胞绝对值 $<2\times10^9/L$ 为中性粒细胞减少。中性粒细胞减少分为轻度、中度和重度减少（即中性粒细胞绝对值 $<0.5\times10^9/L$，称为粒细胞缺乏症）。临床表现主要为感染和全身症状，常有发热，严重者可出现败血症、脓毒血症甚至感染性休克。治疗方法：寻找病因，去除影响因素，治疗原发病；防治感染；升白细胞药物的应用等。

复习参考题

1. 什么是白细胞减少症及粒细胞缺乏症？
2. 粒细胞减少的常见原因是什么？
3. 粒细胞缺乏症的临床表现是什么？
4. 粒细胞缺乏症的治疗原则是什么？

第八章

骨髓增生异常综合征

06篇08章

学习目标

掌握　骨髓增生异常综合征的定义。

熟悉　骨髓增生异常综合征的FAB分型和WHO分型、临床表现、实验室检查、诊断与鉴别诊断。

了解　骨髓增生异常综合征的发病机制、治疗。

骨髓增生异常综合征（myelodysplastic syndrome，MDS）是起源于造血干细胞的一组异质性髓系克隆性疾病，特征是髓系细胞发育异常，表现为无效造血、难治性血细胞减少，高风险向急性髓细胞白血病转化。

一、病因和发病机制

原发性MDS的病因不明，继发性MDS见于放射线、药物及化学毒物等密切接触者。

MDS是起源于造血干细胞的克隆性疾病，异常克隆细胞在骨髓中分化、成熟障碍，出现病态造血及无效造血。部分MDS患者发现有原癌基因突变（如*N-ras*基因突变）或染色体异常（如+8，-7，$5q^-$等），这些基因的异常可能也参与MDS的发生和发展。但MDS的确切发病机制还不明确。

二、MDS分型

1. FAB分型　1982年，法-美-英协作组（French-American-British Cooperative Group，简称FAB协作组）根据血常规和骨髓象改变将MDS分为5个类型（表6-8-1）：① 难治性贫血（refractory anemia，RA）；② 伴有环形铁粒幼细胞的难治性贫血（refractory anemia with ringed sideroblast，RARS）；③ 伴原始细胞增多的难治性贫血（refractory anemia with excess blast，RAEB）；④ 转变中的伴原始细胞增多的难治性贫血（refractory anemia with excess blast in transformation，RAEB-t）；⑤ 慢性粒单核细胞白血病（chronic myelomonocytic leukemia，CMML）。

2. WHO分型　1997年WHO开始制订MDS的分型标准，之后隔一段时间就更新一次，2022年WHO推出最新修订的MDS分型标准（表6-8-2）。

▼ 表6-8-1　MDS分型标准（FAB）

分型	RA	RARS	RAEB	RAEB-t	CMML
血液原始细胞/%	<1	<1	<5	≥5	<5
骨髓原始细胞/%	<5	<5	5~20	20~30	5~20
其他特点		环形铁粒幼细胞占全髓有核细胞比例≥15%		奥氏小体（Auer's body）*	血中单核细胞数增多（>1×10^9/L）

注：*若RAEB幼粒细胞出现奥氏小体，则归入RAEB-t。

▼ 表6-8-2　MDS的2022年WHO修订分型

<table>
<tr><th></th><th colspan="2">原始细胞</th><th>细胞遗传学</th><th>基因突变</th></tr>
<tr><td colspan="5">MDS伴典型的基因异常</td></tr>
<tr><td>MDS伴低原始细胞及单独的5q-（MDS-5q）</td><td rowspan="2">骨髓<5%，外周血<2%</td><td colspan="2">单独5q-，或者5q-伴一个非-7/7q-的其他异常</td><td></td></tr>
<tr><td>MDS伴低原始细胞和SF3B1突变[a]（MDS-SF3B1）</td><td colspan="2">无5q-、-7或者复杂核型</td><td>SF3B1</td></tr>
<tr><td>MDS伴TP53双等位失活（MDS-biTP53）</td><td>骨髓和外周血<20%</td><td colspan="2">通常复杂核型</td><td>2个或更多的TP53突变，或者1个TP53突变伴TP53拷贝丢失或cnLOH[c]</td></tr>
<tr><td colspan="5">MDS形态学定义</td></tr>
<tr><td>MDS伴少量原始细胞（MDS-LB）</td><td rowspan="2">骨髓<5%和外周血<2%</td><td colspan="3" rowspan="2"></td></tr>
<tr><td>MDS低增生[b]（MDS-h）</td></tr>
<tr><td colspan="5">MDS伴增加的原始细胞（MDS-IB）</td></tr>
<tr><td>MDS-IB1</td><td>骨髓5%~9%或者外周血2%~4%</td><td colspan="3" rowspan="2"></td></tr>
<tr><td>MDS-IB2</td><td>骨髓10%~19%或者外周血5%~19%，或者奥氏小体</td></tr>
<tr><td>MDS伴纤维化（MDS-f）</td><td>骨髓5%~19%，外周血2%~19%</td><td colspan="3"></td></tr>
</table>

注：[a].检出≥15%环铁粒幼细胞可代替*SF3B1*突变，可接受的相关命名：MDS伴少量原始细胞和环铁粒幼细胞；[b].年龄调整的，骨髓增生度≤25%；[c].杂合拷贝中性丢失。

三、临床表现

1. 贫血　乏力，重者卧床不起。

2. 感染　与粒细胞减少程度有关，同时由于中性粒细胞功能低下，使MDS患者易发生感染，甚至导致死亡。

3. 出血　表现为皮肤黏膜出血，可有内脏及颅内出血。

4. 其他　肝脾大，多见于RAEB、RAEB-t及CMML。

四、实验室和辅助检查

1. 血常规

（1）一系、二系或多系血细胞减少。

（2）一系或是多系血细胞病态造血（表6-8-3）。

（3）可有单核细胞增多 $>1\times10^9$/L（仅见于CMML），或原始细胞增多。

2. 骨髓象

（1）增生程度不等：多数增生极度活跃或是明显活跃，亦可增生减低。可见原始细胞增多或环形铁粒幼细胞增多。

（2）红系、粒系及巨核系出现病态造血（表6-8-3），可见于一系、二系或多系。

3. 骨髓活检

（1）幼稚前体细胞异常定位（abnormal localization of immature precursor，ALIP），即3~5个以上原始粒细胞或早幼粒细胞聚集成簇，位于小梁旁或小梁间区。正常人原始粒细胞和早幼粒细胞沿骨小梁内膜分布。

（2）骨髓纤维化：网硬蛋白增多，多见于低增生性MDS。

▼ 表6-8-3　MDS血常规和骨髓象病态造血表现

细胞成分	红系	粒系	巨核系
细胞核	核出芽 核间桥 核碎裂 多核 核多分叶 巨幼样变	核分叶减少 （假Pelger-Huët；pelgeriod） 不规则核分叶增多	小巨核细胞 核少分叶 多核（正常巨核细胞为单核分叶）
细胞质	环状铁粒幼细胞 空泡 PAS染色阳性	胞体小或异常增大 颗粒减少或无颗粒 假Chediak-Higashi颗粒 奥氏小体	

五、诊断与鉴别诊断

1. 诊断标准　须满足两个必要条件和一个主要标准。

（1）必要条件：① 持续4个月一系或多系血细胞减少（如检出原始细胞增多或MDS相关细胞遗传学异常，无须等待可诊断MDS）；② 排除其他可以导致血细胞减少和发育异常的造血及非造血系统疾患。

（2）主要标准：① 发育异常，骨髓涂片中红细胞系、粒细胞系、巨核细胞系中发育异常细胞的比例≥10%；② 环状铁粒幼红细胞占有核红细胞比例≥15%，或≥5%且同时伴有*SF3B1*突变；③ 原始细胞在骨髓涂片中达5%~19%（或外周血涂片2%~19%）；④ 常规核型分析或荧光原位杂交（FISH）检出有MDS诊断意义的染色体异常。

（3）辅助标准：对于符合必要条件、未达主要标准、存在输血依赖的大细胞性贫血等常见MDS临床表现的患者，如符合≥2条辅助标准，诊断为疑似MDS。① 骨髓活检切片的形态学或免疫组化结果支持MDS诊断；② 骨髓细胞的流式细胞术检测发现多个MDS相关的表型异常，并提示红系和/或髓系存在单克隆细胞群；③ 基因测序检出MDS相关基因突变，提示存在髓系细胞的克隆群体。

当患者符合必要条件、未达主要标准（不典型的染色体异常、发育异常细胞<10%、原始细胞比例≤4%等）、存在输血依赖的大细胞性贫血等常见MDS临床表现、临床表现高度疑似MDS时，应进行MDS辅助诊断标准的检测。符合者基本为伴有骨髓功能衰竭的克隆性髓系疾病，此类患者诊断为高度疑似MDS。若辅助检测未能进行，或结果呈阴性，则对患者进行随访，或暂时归为意义未明的特发性血细胞减少症（ICUS）。部分ICUS可逐渐发展为典型MDS，因此应严密监测，随访过程中如患者出现典型的细胞遗传学异常，即使仍然缺乏原始细胞增加及细胞发育异常的表型，应诊断为MDS。

2. 鉴别诊断

（1）再生障碍性贫血（AA）：AA骨髓增生减低，无病态造血，无染色体改变。

（2）阵发性睡眠性血红蛋白尿（PNH）：PNH可有全血细胞减少和病态造血，但Ham实验及尿Rous实验阳性，CD_{55}^{+}、CD_{59}^{+}细胞减少可鉴别。

（3）巨幼细胞贫血：MDS患者的骨髓象常有红细胞系的“类巨幼样变”，应与巨幼细胞贫血鉴别，后者血清叶酸和/或维生素B_{12}含量减低，不难鉴别。

（4）其他：如接受细胞毒性药物、细胞因子等治疗。

六、治疗

MDS尚无满意的治疗方法，异基因造血干细胞移植是唯一可以根治MDS的方法。MDS国际预后积分系统（IPSS），基于FAB分型，依据血细胞减少累及系列多少、骨髓原始细胞及染色体的变化评估预后，是指导治疗的基本方法（表6-8-4）。

▼ 表6-8-4　MDS国际预后积分系统（IPSS-R）

预后变量	标　准	积分
细胞遗传学	极好［-Y，del（11q）］	0
	好［正常核型，del（5q），12p-，del（20q），del（5q）附加另一种异常］	1
	中等［del（7q），+8，+19，i（17q），其他1个或者2个独立克隆的染色体异常］	2
	差［-7，inv（3）/t（3q）/del（3q），-7/del（7q）附加另一种异常，复杂异常（3个）］	3
	极差［复杂异常（>3个）］	4
骨髓原始细胞/%	≤2	0
	>2~<5	1
	5~10	2
	>10	3
血红蛋白/（$g \cdot L^{-1}$）	≥100	0
	80~<100	1
	<80	1.5
血小板计数/（$\times 10^9 \cdot L^{-1}$）	≥100	0
	50~<100	0.5
	<50	1
中性粒细胞绝对计数/（$\times 10^9 \cdot L^{-1}$）	≥0.8	0
	<0.8	0.5

注：IPSS-R危险度分类，极低危为≤1.5分；低危为>1.5~3分；中危为>3~4.5分；高危为>4.5~6分；极高危>6分。

对低中危组采用支持治疗，红细胞生成素促进造血、诱导分化、免疫抑制，结合去甲基化药物及生物反应调节剂治疗。而中高危组，多采用去甲基化药物联合化疗和造血干细胞移植。

1. 支持治疗

（1）输注红细胞及血小板。

（2）防治感染。

（3）去铁治疗：使血清铁蛋白<500μg/L。

2. 促造血治疗

（1）雄激素：如司坦唑醇、达那唑等。

（2）G-CSF或GM-CSF、EPO等。

3. 诱导分化治疗　小剂量全反式维A酸和1，25-（OH）$_2$-D_3可使部分患者血常规改善。

4. 免疫抑制治疗　抗胸腺细胞球蛋白（ATG）单药或联合环孢素。适用于：① 无克隆性证据，≤60岁的低危组；② 骨髓增生低下；③ HLA-DR15或伴小的PNH克隆。

5. 免疫调节治疗 来那度胺对5q综合征有较好疗效。

6. 去甲基化治疗 5-阿扎胞苷（AZA）和5-阿扎-2脱氧胞苷（decitabine，地西他滨）通过降低细胞内DNA总体甲基化程度、"唤醒"抑癌基因、诱发抗肿瘤免疫等机制发挥作用。适用于中高危患者或低危并发严重血细胞减少的患者。

（1）AZA：75mg/（m^2·d），皮下或静脉输注，共7天，4周为1疗程，6疗程无效，应改用其他方法。

（2）地西他滨：20mg/（m^2·d），静脉输注，共5天，4周为1疗程，3~4疗程无效，应终止治疗。

7. 联合化疗 预激方案或其他联合化疗。

8. 异基因造血干细胞移植 是治愈MDS唯一的方法。

七、预后

MDS患者IPSS危险度越高，转化为白血病的概率越高，预后越差。

（施小凤）

学习小结

MDS是一组起源于造血干细胞的异质性髓系克隆性疾病，特征是髓系细胞发育异常，表现为无效造血、难治性血细胞减少，高风险向急性髓细胞白血病转化。临床表现常有贫血、感染、出血和肝脾肿大等。实验室检查方法主要有血常规、骨髓象、骨髓活检、细胞遗传学及流式细胞术等，注意与AA、PNH、巨幼细胞贫血等疾病进行鉴别。治疗时按照IPSS评估预后选择治疗方案。对低中危可采用支持治疗、促进造血、诱导分化、免疫抑制及生物反应调节剂治疗；而中高危组，多采用联合化疗和造血干细胞移植。

复习参考题

1. 什么是MDS？
2. FAB将MDS分为哪五型？
3. MDS的血常规及骨髓象特点是什么？
4. MDS的临床表现是什么？
5. MDS的诊断依据是什么？

第九章　白血病

学习目标

掌握　急性白血病的临床表现、实验室检查、MICM分型、诊断与鉴别诊断及治疗手段。

熟悉　白血病的定义、发病情况、化疗原则和步骤；慢性白血病的分类和临床表现。

了解　白血病的病因和发病机制，急性白血病的FAB分类和WHO分类，慢性白血病的诊断要点和治疗进展。

第一节　概述

白血病（leukemia）是一类源于造血干细胞的恶性克隆性血液系统疾病。其特征为造血干细胞在多种有害因素的作用下，发生恶性转变而成为具有恶性肿瘤细胞特征的白血病细胞，丧失进一步分化成熟的能力或导致增殖与分化能力不平衡。这些细胞无限恶性增殖，广泛侵入骨髓及其他组织器官，使正常造血受抑制，组织脏器的正常结构及功能遭到破坏。

根据白血病细胞的分化成熟程度，白血病可分为急性和慢性两大类。急性白血病的细胞分化停滞在较早阶段，多为原始细胞及早期幼稚细胞，病情发展迅速，自然病程仅数月。慢性白血病的细胞分化停滞在较晚阶段，多为较成熟幼稚细胞和成熟细胞，病情发展慢，自然病程为数年。根据主要受累的细胞系列可将急性白血病分为急性淋巴细胞白血病（acute lymphoblastic leukemia，ALL）和急性髓细胞白血病（acute myeloid leukemia，AML）。慢性白血病分为慢性髓细胞性白血病（chronic myelogenous leukemia，CML）、慢性淋巴细胞白血病（chronic lymphocytic leukemia，CLL）、慢性粒–单核细胞白血病（chronic myelomonocytic leukemia，CMML）及少见的毛细胞白血病（hairy cell leukemia，HCL）、幼淋巴细胞白血病（prolymphocytic leukemia，PLL）等。

一、发病情况

我国白血病发病率为（3~4）/10万。恶性肿瘤死亡率中，白血病居第6位（男性）和第7位（女性），在儿童及35岁以下成人中则居第1位。

我国急性白血病比慢性白血病多见（约5.5∶1），其中AML最多（1.62/10万），其次为ALL（0.69/10万）、CML（0.36/10万），CLL少见（0.05/10万）。男性发病率略高于女性（1.81∶1）。

成人急性白血病以AML最多见，儿童中以ALL较多见。随年龄增长CML发病率逐渐升高。CLL发病在50岁以后才明显增多。

我国白血病的发病率与亚洲国家相近，低于欧美国家。我国CLL少见，欧美国家则较常见（占白血病的25%~30%）。

二、病因和发病机制

白血病的病因尚不完全清楚。

（一）电离辐射

日本广岛及长崎受原子弹袭击后，幸存者中白血病发病率比未受照射的人群高，多为AML、ALL或CML。照射剂量（100~900cGy）与白血病发病率密切相关，距爆炸中心1km内白血病发病率为正常人群的100倍，在2km处则为2.6倍。此外，过去对强直性脊柱炎用大剂量X线照射、真性红细胞增多症用^{32}P治疗，这些患者中白血病发病率也较对照组高。电磁场的致白血病作用近年也有报道。研究表明全身或大面积受到电离辐射，可使骨髓抑制和机体免疫力缺陷，染色体发生断裂和重组，染色体双股DNA有可逆性断裂。

（二）化学因素

苯的致白血病作用已经被证实，例如早年接触含苯胶水的制鞋工人发病率高于正常人群3~20倍。抗癌药中的烷化剂可引起继发性白血病，特别在淋巴瘤或免疫系统缺陷的肿瘤中多见。乙双吗啉致白血病作用近年报道甚多，该药是亚乙胺的衍生物，具有极强的致染色体畸变的作用。氯霉素、保泰松亦可能有致白血病的作用。化学物质所致的白血病多为AML，而在出现白血病之前，往往先有一个白血病前期阶段，常表现为全血细胞减少。

（三）病毒

成人T细胞白血病/淋巴瘤（ATL）是由人类嗜T细胞病毒-1（HTLV-1）引起的。HTLV-1是一种C型逆转录RNA病毒，可能通过哺乳、性生活及输血传播。HTLV-1流行于日本西南部、加勒比海及非洲中部等地区，这些区域也是ATL的高发区。在ATL高发区内40岁以上健康人群中HTLV-1抗体阳性率达6%~37%，而非流行区人群中抗体阳性率仅0%~0.015%。目前已从ATL的恶性T细胞中分离出了HTLV-1，将脐血的淋巴细胞与受感染细胞中提出的HTLV-1培养后，淋巴细胞发育成为具有ATL细胞特有形态的细胞。

（四）遗传因素

家族白血病约占白血病的7‰。单卵孪生子，如果一个人发生白血病，另一人的发病率高达1/5；双卵孪生子为1/800。唐氏综合征（21三体综合征）白血病发病率达50/10万，比正常人群高20倍。此外，先天性再生障碍性贫血（范科尼贫血）、布卢姆综合征（Bloom syndrome，又称面部红斑侏儒综合征）、共济失调毛细血管扩张症及先天性角化不良等白血病发病率均较高。

（五）其他血液病

某些血液病的部分患者最终可能发展为急性白血病，如CML、真性红细胞增多症、原发性血小板增多症、骨髓纤维化、骨髓增生异常综合征、阵发性睡眠性血红蛋白尿症、淋巴瘤、多发性骨髓瘤等。

近年来关于白血病发病机制的研究有了长足进步，取得一些共识：白血病干细胞是白血病的起始和维持细胞；白血病的发生是多个基因突变、多种机制参与的，至少需要两个遗传学打击才能发生病变，即所谓的“二次打击”学说；不同病因引起的白血病发病机制不尽相同。

第二节　急性白血病

急性白血病（acute leukemia，AL）是起源于造血干细胞的恶性克隆性疾病，骨髓中异常的原始细胞（白血病细胞）丧失分化、成熟的能力并异常增殖，浸润肝、脾、淋巴结等组织、器官，正常造血受抑制。临床表现有贫血、出血、感染和浸润等。

一、分类

（一）FAB分型

国际上常用的FAB分类法是根据细胞形态学特点进行的分类。FAB分类简单易行，而且不同FAB亚型与治疗方法、疗效及预后等方面有着密切关系。FAB先将急性白血病分为急性淋巴细胞白血病（ALL）和急性髓细胞白血病（AML）两大类，这两类再分成多种亚型。

1. AML的FAB分型如下。

M_0（急性髓细胞白血病微分化型，minimally differentiated AML）：骨髓原始细胞在30%以上，无嗜天青颗粒及奥氏小体；髓过氧化物酶（MPO）及苏丹黑B染色阳性<3%；电镜下，MPO（+），CD_{33}或CD_{13}等髓系标志可呈（+），淋系抗原通常为（–）。

M_1（急性粒细胞白血病未分化型，AML without maturation）：原粒细胞（Ⅰ型+Ⅱ型，原始细胞质中无颗粒为Ⅰ型，出现少数颗粒为Ⅱ型）占骨髓非红系有核细胞（NEC）的90%以上，至少3%细胞为MPO（+）。

M_2（急性粒细胞白血病部分分化型，AML with maturation）：原粒细胞（Ⅰ型+Ⅱ型）占骨髓NEC的30%~89%，单核细胞<20%，其他粒细胞>10%。

M_3（急性早幼粒细胞白血病，APL）：骨髓中以多颗粒的早幼粒细胞为主，此类细胞在NEC中≥30%。可查到染色体t（15；17）易位和*PML/RARα*融合基因。

M_4（急性粒–单核细胞白血病，AMMoL）：骨髓中原始细胞占NEC的30%以上，各阶段粒细胞占30%~80%，各阶段单核细胞占20%以上。

M_4Eo（急性粒–单核细胞白血病伴嗜酸性粒细胞增多型，AML with eosinophilia）：除M_4型各特点外，嗜酸性粒细胞在NEC中占5%以上。可查到inv/del（16）。

M_5（急性单核细胞白血病，AMoL）：骨髓NEC中原单核、幼单核细胞≥30%，且原单核、幼单核及单核细胞≥80%。如果原单核细胞≥80%为M_{5a}，<80%为M_{5b}。

M_6（红白血病，EL）：骨髓中幼红细胞≥50%，NEC中原始细胞（Ⅰ型+Ⅱ型）≥30%。

M_7（急性巨核细胞白血病，AMeL）：骨髓中原始巨核细胞≥30%。血小板抗原（+），血小板过氧化酶（+）。

2. ALL的FAB分型如下。

L_1：原始和幼淋巴细胞以小细胞（直径≤12μm）为主。胞质较少，核型规则，核仁不清楚。

L_2：原始和幼淋巴细胞以大细胞（直径>12μm）为主。胞质较多，核型不规则，常见凹陷或折叠，核仁明显。

L_3：原始和幼淋巴细胞以大细胞为主，大小较一致，胞质较多，细胞内有明显空泡，胞质嗜碱性，染色深，核型较规则，核仁清楚。

（二）MICM分型

FAB分型诊断标准简便、易于推广，且各型与疗效、预后相关。然而光镜下形态学观察和细胞化学方法对细胞识别力有限，如M_0、M_7难以确定，T、B细胞不能区分，没有提供染色体异常和基因重排等，更缺乏对白血病分子发病机制的深入了解。近年来随着分子生物学、细胞遗传学研究的进展和单克隆抗体的应用，发现80%患者有染色体核型异常，同时也存在基因水平的异常改变。因而有条件的实验室采用形态学（morphology）、免疫学（immunology）、细胞遗传学（cytogenetics）和分子生物学（molecular biology）结合的分型，即MICM分型，对急性白血病作出更精确的综合性诊断。

不同发育阶段的细胞表面和胞质内可出现不同的标记物，利用单克隆抗体对白血病细胞表面标志物进行检测是白血病免疫分型的基础。白血病免疫分型不仅为疾病提供了诊断，而且有助于了解免疫分型与白血病临床进程、疾病预后和治疗反应的关系，进一步正确选择化疗药物，同时为白血病造血干细胞移植时清除残存白血病细胞以及靶向药物的研制创造了条件。临床常用的免疫分型的单克隆抗体及所对应的白血病类型见表6-9-1~表6-9-3。常见急性白血病的细胞遗传学改变见表6-9-4。

▼ 表6-9-1　常用于免疫分型的单克隆抗体

细胞种类	所对应单克隆抗体
T淋巴细胞	CD_1~CD_8，CD_{27}~CD_{29}，W_{60}
B淋巴细胞	CD_9，CD_{10}，CD_{19}~CD_{24}，CD_{37}，CD_{39}，CD_{40}，CD_{72}~CD_{78}
粒、单细胞	CD_{11b}，CD_{11c}，CD_{12}~CD_{17}，CD_{31}~CD_{36}，CD_{64}~CD_{68}
血小板、巨核细胞	CD_{36}，CD_{41}，CD_{42}，CD_{51}，CD_{61}~CD_{63}，W_{49}
激活细胞	CD_{25}，CD_{69}~CD_{71}，W_{26}
非谱系细胞	CD_{11a}，CD_{18}，CD_{30}，CD_{38}，CD_{43}~CD_{48}，W_{52}~W_{59}

▼ 表6-9-2　急性白血病各亚型的免疫学特征

分型	CD_{13}	CD_{33}	CD_{14}	CD_{41}	Ret	Lectoferrin
M_1	+	+	–	–	–	–
M_2	+	+	±	–	–	+
M_3	+	+	–	–	–	–
M_4	+	+	+	–	–	+
M_5	+	+	+	–	–	–
M_6	–	–	–	–	+	–
M_7	–	–	–	+	+	–
分型	CD_2	CD_7	CD_{19}	HLA-DR	CD_{33}	
T	+	+	–	–	–	
B	–	–	+	+	–	

▼ 表6-9-3　急性淋巴细胞白血病各亚型的免疫表型和分布

亚型	免疫表型	儿童/%	成人/%	FAB分型
B系	CD_{19}^{+}，$HLA\text{-}DR^{+}$	88	76	
早前B-ALL	CD_{10}^{-}	5	11	L_1、L_2
普通B-ALL	CD_{10}^{+}	65	51	L_1、L_2
前B-ALL	CD_{10}^{+}，$CyIg^{+}$	15	10	L_1
成熟B-ALL	$CD_{10}^{\pm}$，SIg^{+}	3	4	L_3
T系	$CyCD_{3}^{+}$，CD_{7}^{+}	12	24	
前T-ALL	CD_{2}^{-}，CD_{1a}^{-}，sCD_3	11	7	L_1、L_2
T-ALL	CD_{2}^{+}，$CD_{5}^{\pm}$，$CD_{8}^{\pm}$，$CD_{4}^{\pm}$	11	17	L_1、L_2

注：B-ALL.急性B淋巴细胞白血病；T-ALL.急性T淋巴细胞白血病。

▼ 表6-9-4　白血病部分亚型的染色体和基因改变

类型	染色体改变	基因改变
M_2	t（8；21）（q22；q22）	*AML1/ETO*
M_3	t（15；17）（q22；q21）	*PML/RARα*
M_4Eo	inv/del（16）（q22）	*CBFB/MYH11*
M_5	t/del（11）（q23）	*MLL/ENL*
L_3（B-ALL）	t（8；14）（q24；q32）	*MYC*与*IgH*并列
ALL（5%~20%）	t（9；22）（q34；q11）	*BCR/ABL*，*m-BCR/ABL*

（三）WHO分型

2001年WHO提出的髓系和淋巴系肿瘤分型标准，综合了FAB分型、欧美淋巴瘤分型修订方案（REAL分型）的优点。WHO诊断分型标准突出了细胞分子遗传学异常在疾病诊断和分型中的作用，结合病史、形态、细胞化学和免疫表型等来界定病种。近年来WHO分型标准在不断修订，最近修订版本为第五版（2022年）。

1. AML的WHO分型（2022年）

（1）伴典型遗传学异常的AML

1）APL伴*PML-RARα*

2）AML伴*RUNX1-RUNX1T1*

3）AML伴*CBFB-MYH11*

4）AML伴*DEK-NUP214*

5）AML伴*RBM15-MRTFA*

6）AML伴*BCR-ABL1*

7）AML伴*KMT2A*重排

8）AML伴*MECOM*重排

9）AML伴*NUP98*重排

10）AML伴*NPM1*突变

11）AML伴*CEBPA*突变

12）AML，骨髓增生异常相关

13）AML伴其他遗传学改变

（2）按分化分类的AML

1）AML微分化型

2）AML不成熟型

3）AML成熟型

4）急性嗜碱性粒细胞白血病

5）急性粒-单核细胞白血病

6）急性单核细胞白血病

7）急性红白血病

8）急性巨核细胞白血病

（3）髓系肉瘤

2. ALL的WHO分型（2022年）

（1）前体B细胞ALL（B-ALL）

1）非特指型的B-ALL（B-ALL，NOS）

2）B-ALL伴高超二倍体

3）B-ALL伴亚二倍体

4）B-ALL伴21号染色体内部扩增（iAMP21）

5）B-ALL伴*BCR-ABL1*

6）B-ALL，*BCR/ABL1*样

7）B-ALL伴*KMT2A*重排

8）B-ALL伴*ETV6/RUNX1*

9）B-ALL，*ETV6/RUNX1*样

10）B-ALL伴*TCF3-PBX1*

11）B-ALL伴*IGH-IL3*

12）B-ALL伴*TCF3-HLF*

13）B-ALL伴其他遗传学异常

（2）前体T细胞ALL（T-ALL）

1）非特指型的T-ALL（T-ALL，NOS）

2）早期前体T淋巴细胞白血病（ETP-ALL）

相关链接 | **几种特殊类型的AL**

1. 急性早幼粒细胞白血病（APL） 即FAB分型中的M3型AML。曾是预后极差的一类白血病，易并发弥散性血管内凝血而出现全身广泛性出血，实验室检查伴有染色体t（15；17）易位和*PML/RARα*融合基因，传统化疗方案疗效差，死亡率极高。但在20世纪70年代末，我国血液学专家王振义院士团队历经八年艰苦卓绝的探索，终于找到全反式维甲酸用于治疗APL，将白血病细胞诱导分化成为正常血液细胞，一改“杀死肿瘤细胞”的疗法，引导肿瘤细胞“弃邪归正”，经过不断完善，创新性提出“全反式维甲酸联合三氧化二砷的协同治疗方案”，并从分子生物学角度找出疾病发病和药物作用的机制，让APL成为首个可被治愈的肿瘤。王振义院士为救治更多人，放弃申请专利，让更多的患者以低廉的价格获得治愈。如今，全球已有千千万万的APL患者获得“重生”。

2. M_3变异型（M_{3V}） 占M_3的20%~25%，临床上与M_3相似，可有弥散性血管内凝血，形态上早幼粒细胞的核形似单核细胞，胞质没有粗颗粒，仅有细颗粒，故又称细颗粒型，易与M_4及M_5混淆。国外有学者研究认为，M_{3V}在临床上与M_3不同：M_{3V}女性患者多于男性，而M_3为男性多于女性；M_{3V}的感染发生率高于M_3，白细胞计数增高者多。髓过氧化物酶（MPO）与特异性酯酶（CE）M_3比M_{3V}强。分子生物学研究发现，M_3的t（15；17）（q22；q21）形成的融合基因*PML/RARα*是长的转录本（L型），包括*PML bcr*和*bcr2*，而M_{3V}为短的转录本（S型），只为*PML bcr3*。大量病例研究证实预后M_{3V}较差，M_3差。

3. 急性未分化型白血病（AUL） 临床罕见，原始细胞无髓系分化的形态特点，MPO和酯酶染色阴性，不表达任何淋系和髓系特异性标志，预后较差。最初占AL的15%~20%。现经分子生物学基因重排及细胞表面免疫分型标志分析证明，这些病例是异质性的，大多是早期B细胞系ALL，有的病例有一种以上异常克隆或亚克隆；有的是寡克隆白血病细胞群；有的是同时有髓细胞某些标

志。目前仅为AL的5%。

4. 混合表型急性白血病（MPAL） 白血病细胞表达两类或两类以上造血系列抗原且无法归类于任一系别急性白血病。MPAL的原始细胞可以是一群（原始细胞同时表达多种不同造血系列的抗原），也可以是多群（原始细胞分属于不同的造血系列）。MPAL可以分为急性双系列型白血病和急性双表型白血病。既往MPAL的名称和定义较混乱。WHO第五版分型标准（2022年）将MPAL与系别不明急性白血病（ALAL）统一归类。MPAL可以按伴典型遗传学异常分型（MPAL伴*BCR-ABL1*、MPAL伴*KMT2A*重排等），也可以按免疫表型分型（B/髓系混合、T/髓系混合及其他罕见混合类型）。MPAL的免疫表型可在病程中或复发时发生改变，甚至失去混合表型的特点，早期称为“系列转变”的病例可能属于此类情况。

二、临床表现

起病急缓不一。急者可以突然高热，类似“感冒”，也可以是严重的出血。缓慢者常为脸色苍白、皮肤紫癜、月经过多或拔牙后出血难止而就医时被发现。

（一）正常血细胞减少症状

1. 贫血 部分患者因病程短，可无贫血。半数患者就诊时已有重度贫血，尤其是继发于MDS患者。贫血多呈进行性加重，表现为面色苍白、乏力、头晕甚至呼吸困难等。年老体弱者可诱发心血管疾病。

2. 发热 半数的患者以发热为早期表现。可低热，亦可高达39~40℃及以上，热型不定，伴有畏寒、出汗等。AL本身可以发热，但高热往往提示有继发感染，主要与AL所致的粒细胞缺乏相关。感染可发生在各部位，以上呼吸道、肺部、口腔及肛周等常见，严重时可致败血症。局部炎症的症状可以不典型。最常见的致病菌为革兰氏阴性杆菌，其次为革兰氏阳性球菌，还可能出现病毒、真菌等感染。

3. 出血 AL因血小板减少和凝血功能异常等，以出血为早期表现者近40%。出血可发生在全身各部，主要表现为皮肤瘀点瘀斑、鼻出血、牙龈出血、月经过多等。APL易并发弥散性血管内凝血（DIC）而出现全身广泛性出血。眼底出血可致视力障碍，往往是颅内出血的前兆。颅内出血可出现头痛、呕吐、瞳孔不对称，甚至昏迷、死亡。

（二）白血病细胞增殖浸润的表现

白血病细胞可多脏器的浸润，表现出不同的症状。

1. 骨和关节 患者常有胸骨下端压痛，提示髓腔内白血病细胞过多增生。亦可出现关节和骨骼疼痛，尤以儿童多见。发生骨髓坏死时，可引起骨骼剧痛。

2. 淋巴结和肝脾大 淋巴结肿大以ALL较多见。绝大多数为轻中度肝脾大，除CML急性变外，巨脾罕见。

3. 中枢神经系统 约有10%的病例会出现中枢神经系统白血病（central nervous system leukemia，CNSL），在发病时即有头痛、恶心、呕吐、颈项强直或脑神经损害等表现。由于化疗药物难以通过血脑屏障，隐匿在中枢神经系统的白血病细胞不能被杀灭，CNSL可发生在白血病病程中，亦可在骨髓缓解期。CNSL可为脑膜浸润、脑实质浸润或脊髓浸润，随浸润部位不同而表现出相应的症状和体征。CNSL以ALL多见，儿童患者尤甚。

4. 眼部 粒细胞白血病形成粒细胞肉瘤（granulocytic sarcoma），或称绿色瘤（chloroma），常累及骨膜，以眼眶部最常见，可引起眼球突出、复视或失明。

5. 口腔和皮肤 牙龈增生、肿胀。皮肤可出现蓝灰色斑丘疹或皮肤粒细胞肉瘤，局部皮肤隆起、变硬，呈紫蓝色皮肤结节。常见于M_4和M_5型AL。

6. 睾丸 睾丸受浸润会出现无痛性肿大，多为一侧性，另一侧虽不肿大，但活检时往往也有白血病浸润。睾丸白血病多见于ALL化疗缓解后的男性幼儿或青年，是仅次于CNSL的白血病髓外复发部位。

此外，白血病细胞可浸润其他器官及系统，如肺、消化道、泌尿系统等均可受累，但临床症状并不一定突出。

三、实验室及辅助检查

（一）血常规

发病时外周血白细胞计数可高低不一。大多数患者白细胞计数增多（$>10\times10^9/L$），为白细胞增多性白血病。疾病晚期增多更显著，最高者可超过$100\times10^9/L$，称为高白细胞性白血病。白细胞计数也可以正常或减少，低者可$<1.0\times10^9/L$，称为白细胞不增多性白血病。外周血涂片可见数量不等的原始和/或幼稚细胞，但白细胞不增多性白血病病例血涂片上很难找到原始细胞。诊断时患者多有不同程度的正细胞性贫血。约50%的患者血小板低于$60\times10^9/L$，晚期血小板往往极度减少。

（二）骨髓象

骨髓象是诊断AL的主要依据和必要检查。FAB协作组提出原始细胞占全部骨髓有核细胞≥30%为AL的诊断标准（WHO标准为20%）。多数病例骨髓象显示有核细胞增生明显活跃，以原始细胞为主，而较成熟的中间阶段粒细胞缺如，并残留少量成熟粒细胞，形成“裂孔”现象。约有10%的AL骨髓增生低下，但原始细胞仍占30%以上，称为低增生性AL。奥氏小体较常见于AML，但不见于ALL。

（三）细胞化学

主要用于鉴别各类白血病细胞。常见AL的细胞化学反应见表6-9-5。糖原反应（PAS）除可用于鉴别上述三种细胞外，尚可用于鉴别急性红白血病（M_6型）与巨幼细胞贫血，前者往往呈强阳性反应，后者反应不明显。

▼ 表6-9-5　常见急性白血病类型鉴别

细胞化学反应	急性淋巴细胞白血病	急性粒细胞白血病	急性单核细胞白血病
过氧化物酶（POX）	（-）	分化差的原始细胞（-）~（+） 分化好的原始细胞（+）~（+++）	（-）~（+）
糖原反应（PAS）	（+）成块或粗颗粒状	弥漫性淡红色或细颗粒状（-）/（+）	弥漫性淡红色或细颗粒状（-）/（+）
非特异性酯酶（NSE）	（-）	氟化钠抑制不敏感（-）~（+）	能被氟化钠抑制（+）
碱性磷酸酶（AKP/NAP）	增加	减少或（-）	正常或增加

（四）免疫学检查

根据白血病细胞表达的系列相关抗原确定其系列来源，如髓系和淋巴系T/B，进一步将ALL分为B、T细胞及根据细胞发育阶段分为不同亚型。详见急性白血病MICM分型部分（表6-9-1~表6-9-3）。

（五）细胞遗传学和分子生物学检查

某些白血病常伴有特异的细胞遗传学（染色体核型）和分子生物学（融合基因、基因突变等）改变。例如99%的APL有t（15；17）（q22；q21），该易位使15号染色体上的*PML*（早幼粒白血病基因）与17号染色体上的*RARα*（维A酸受体基因）形成*PML-RARα*融合基因。这是APL发病及用砷剂和全反式维A酸治疗有效的分子基础。此外，某些AL尚有*NRAS*癌基因点突变、活化；抑癌基因*TP53*.*Rb*失活。其他常见的异常见表6-9-4。

（六）血液生化检查

由于白血病细胞转换率高，代谢紊乱，会出现血尿酸浓度增高，特别是在化疗期间。尿酸排泄量增加，甚至出现尿酸结晶，因此要注意尿酸性肾病发生。发生DIC时可出现凝血机制障碍。血清LDH可增高。

出现CNSL时，脑脊液压力升高，白细胞计数增多（$>0.01\times10^9$/L），蛋白质增多（>450mg/L），脑脊液中葡萄糖含量减少。脑脊液沉淀涂片上见到白血病细胞对诊断有决定性意义。

四、诊断与鉴别诊断

AL的诊断主要依据临床表现、血常规和骨髓象结果。由于白血病类型不同，治疗方案及预后不尽相同，因此诊断确立后应进一步完善MICM分型。诊断中注意与下列疾病相鉴别。

（一）骨髓增生异常综合征

病史相对较长，该病中MDS-IB型除有病态造血外，外周血和骨髓中有原始和幼稚细胞，易与白血病相混淆。但骨髓中原始细胞<20%。

（二）类白血病反应

严重的感染可出现类白血病反应，白细胞明显增多，外周血涂片可见中、晚幼粒细胞；骨髓粒系核左移，有时原始细胞会增多。但可找到感染病灶，抗感染治疗有效，血液学指标随原发病的好转而恢复。碱性磷酸酶活力显著增高，无奥氏小体。

（三）传染性单核细胞增多症

有发热、浅表淋巴结大和脾大，外周血中异形淋巴细胞易被误认为幼稚淋巴细胞。但骨髓中无原始淋巴细胞。血清嗜异性凝集试验滴度升高，可检测出EB病毒标记物。病程短，可自愈。

（四）再生障碍性贫血及特发性血小板减少性紫癜

血常规与白细胞不增多性白血病可能混淆，骨髓象检查可明确鉴别。

（五）急性粒细胞缺乏症恢复期

在药物或某些感染引起的粒细胞缺乏症的恢复期，骨髓中早幼粒细胞明显增加。但该症多有明确病因，血小板正常，早幼粒细胞中无奥氏小体。短期内骨髓成熟粒细胞恢复正常。

五、治疗

当白血病确诊后，医生应尊重患者的知情权，并兼顾保护性医疗制度。根据患者意愿、经济能力和疾病特点，选择并设计最佳、完整、系统的方案治疗。在治疗期间，为治疗需要及减少患者反复穿刺的痛苦，建议留置深静脉导管。适合造血干细胞移植（HSCT）者抽血做HLA配型。

（一）抗白血病治疗

1. 治疗策略

（1）诱导缓解治疗：目标是使患者迅速获得完全缓解（complete remission，CR），主要方法是联合化疗。所谓CR，即白血病的症状和体征消失；外周血无原始细胞，无髓外白血病；骨髓三系造血恢复，原始细胞<5%；中性粒细胞绝对值$>1.0\times10^9/L$，血小板$>100\times10^9/L$。理想的CR时，白血病的免疫学、细胞遗传学和分子生物学异常标志均应消失。

争取早期诊断，创造条件早期治疗，遵循联合、充分等原则。联合化疗方案的药物组成应遵循：① 作用于细胞周期不同阶段的药物；② 各药物间有相互协同作用，以最大程度杀灭白血病细胞；③ 各药物副作用不重叠，减少对重要脏器损伤。

白血病细胞增殖周期为5天左右。有些抗白血病药物作用于周期中的特定增殖期，如长春新碱作用于有丝分裂期（M期），阿糖胞苷作用于DNA合成期（S期），蒽环类药物作用于细胞周期每一阶段，所以每一疗程化疗须持续5~10天，以使处于各增殖期的白血病细胞都有机会被药物杀灭。目前常用的化疗药物及联合化疗方案参阅表6-9-6。其剂量均为推荐参考量。

（2）缓解后治疗：目的是争取患者长期无病生存（DFS）和痊愈。白血病未治疗时体内白血病细胞数量估计为10^{10}~10^{12}个，经诱导缓解治疗达到CR标准时体内仍有相当于10^8~10^9个白血病细胞，并且髓外某些隐蔽之处仍可有白血病细胞浸润。因此必须进行CR后治疗，以进一步杀灭残存、隐蔽的白血病细胞，防止复发，延长缓解和无病生存期，其主要方法为化疗和HSCT。

▼ 表6-9-6　成人AL诱导缓解的几种联合化疗方案

方案	药物	剂量	用法
急性淋巴细胞白血病（ALL）			
VP方案	长春新碱	2mg	每周1次，2~4周，静脉滴注
	泼尼松	1mg/（kg·d）	每日分次，口服
VD（C）LP方案	长春新碱	2mg	第1、8、15、22天，静脉滴注
	柔红霉素	40mg/（m^2·d）	第1~3、15~17天，静脉滴注
	（环磷酰胺）	750mg/（m^2·d）	第1、15天，静脉滴注
	门冬酰胺酶	10 000U	第19~28天，静脉滴注
	泼尼松	1mg/（kg·d）	共四周，逐渐减量，口服
急性髓细胞白血病（AML）			
DA方案	柔红霉素	45~90mg/（m^2·d）	第1~3天，静脉滴注
	阿糖胞苷	100~200mg/（m^2·d）	第1~7天，静脉滴注
IA方案	去甲氧柔红霉素	8~12mg/（m^2·d）	第1~3天，静脉滴注
	阿糖胞苷	100~200mg/（m^2·d）	第1~7天，静脉滴注
HA方案	高三尖杉酯碱	2~2.5mg/（m^2·d）	第1~7天，静脉滴注
	阿糖胞苷	100~200mg/（m^2·d）	第1~7天，静脉滴注

2. ALL的治疗　儿童ALL的长期DFS高达80%以上，青少年患者亦受益于儿童方案治疗。成人ALL的CR率相对较低。但随着支持治疗的加强、多药联合和高剂量化疗方案的优化、免疫靶向治疗的进展以及HSCT的应用，成人ALL的CR率可达80%~90%，预后也有很大改善。ALL的治疗方案选择须考虑患者的年龄、ALL亚型、治疗后微小残留病灶（MRD）、是否有干细胞供者和免疫靶向药物等多重因素。

（1）诱导缓解治疗：以长春新碱（VCR）或长春地辛和糖皮质激素［如泼尼松（P）、地塞米松等］为基础的VP方案是ALL治疗的基本方案。VP联合蒽环类药物［如柔红霉素（DNR）、去甲氧柔红霉素（IDA）等］组成VDP诱导方案，可提高CR率。推荐采用VDP联合门冬酰胺酶（L-ASP）（或培门冬酰胺酶）和/或环磷酰胺（CTX）组成的VDLP、VDCP或VDCLP方案，鼓励开展临床研究。针对经融合基因或染色体核型/荧光原位杂交（FISH）等证实的Ph/*BCR-ABL*阳性的ALL（Ph^+-ALL）可联用酪氨酸激酶抑制剂（TKIs，如伊马替尼等）进行靶向治疗。

（2）缓解后治疗：强调按照疾病分子遗传学异常危险度和MRD检测结果分层治疗，包括巩固治疗和维持治疗。巩固治疗主要有化疗和HSCT两种方式。目前巩固化疗多采用间歇重复原诱导方案，定期给予其他强化方案的治疗。强化方案用药包括含高剂量甲氨蝶呤（HD-MTX）、阿糖胞苷（Ara-C）等。HSCT对治愈成人ALL至关重要。异基因造血干细胞移植（allo-HSCT）可使40%~65%的患者长期存活，其主要适应证包括复发难治ALL、CR_2期ALL、CR_1期高危ALL等。此外，随着免疫治疗、靶向药物的问世，越来越多的方案可用于ALL缓解后治疗，鼓励开展临床研究。

（3）CNSL的防治和睾丸白血病的治疗：中枢神经系统和睾丸因存在血脑屏障和血睾屏障，很多化疗药无法进入，是最常见的髓外白血病。CNSL的预防须贯穿整个治疗过程，其防治措施包括鞘内注射化疗（MTX、Ara-C、糖皮质激素）、高剂量全身化疗（HD-MTX、Ara-C）和颅脊髓照射。对于睾丸白血病患者，药物疗效不佳，须进行放射治疗，即使仅有单侧白血病也要进行双侧照射和全身化疗。

3. AML的治疗 近年来，由于强化疗、HSCT及有力的支持治疗，60岁以下的AML患者预后有很大改善，30%~50%的AML（非APL）患者可获得长期生存。

（1）诱导缓解治疗：① AML（非APL），初治的诱导缓解方案主要取决于患者的年龄、有无MDS病史或细胞毒药物治疗史及全身状态。成人急性髓细胞白血病（非急性早幼粒细胞白血病）中国诊疗指南（2023年版）对于可以耐受强化疗的AML患者，建议采用常规诱导缓解方案，即蒽环类药物联合标准剂量阿糖胞苷化疗，蒽环类药物主要为IDA和DNR；此外可以用高三尖杉酯碱（HHT）替代IDA或DNR组成HA方案，或者HA方案联合DNR、阿柔比星（Acla）等蒽环类药物组成HAD、HAA等方案；或者联合靶向药物治疗方案等。对于不能耐受强化疗的AML患者，可选择低强度治疗方案，如维奈克拉（VEN）联合阿扎胞苷（AZA）或地西他滨（DAC）等的分子靶向治疗方案；小剂量阿糖胞苷（LD-Ara-C）、蒽环/蒽醌类药物［Acla、HHT、米托蒽醌（Mitox）］和粒细胞集落刺激因子（G-CSF）组成的预激方案；选择分子靶向药物治疗*IDH1*突变、*FLT3*突变AML等。② APL，基于初治时白细胞计数进行预后分层，低危患者首选全反式维A酸（ATRA）联合砷剂（如静脉三氧化二砷，口服砷剂）方案，砷剂不耐受或无砷剂药品可用ATRA联合化疗方案；高危患者可用ATRA+砷剂方案联合化疗进行诱导。治疗过程须警惕分化综合征等。

（2）缓解后治疗：① AML（非APL），可根据预后危险度（表6-9-7）进行分组治疗，同时监测MRD进行动态调整危险度分组。对于预后良好组患者，首选多疗程大剂量Ara-C（HD-Ara-C）巩固化疗；预后中等组，allo-HSCT和HD-Ara-C为主的化疗均可考虑；预后不良组首选allo-HSCT。无法进行危险度分组患者按预后中等组治疗；若诊断时白细胞≥100×10^9/L，按预后不良组治疗。自体造血干细胞移植（Auto-HSCT）适用于部分中低危组患者。巩固治疗期间检测MRD是预警AML复发的重要方法，巩固治疗后MRD阳性患者，即使为预后中低危组仍建议allo-HSCT治疗。对于有特定基因突变患者，可选择靶向药物进行维持，如*FLT3-ITD*阳性患者行allo-HSCT后可选择FLT3抑制剂维持治疗。有条件的单位鼓励患者加入临床研究。② APL，在获得分子学缓解后可给予ATRA、砷剂和化疗巩固，维持阶段多选择ATRA和砷剂。其间应定期监测并维持*PML-RARα*融合基因阴性。

▼ 表6-9-7　急性髓细胞白血病（AML）细胞遗传学和分子遗传学指标危险度分层

预后等级	细胞遗传学	分子遗传学
预后良好	inv（16）（p13；q22）或t（16；16）（p13；q22） t（8；21）（q22；q22）	*NPM1*突变但不伴有，或者伴有低等位基因比*FLT3-ITD*突变 *CEBPA*双突变
预后中等	正常核型 t（9；11）（p22；q23） 其他异常	inv（16）（p13；q22）或t（16；16）（p13；q22）伴有*C-KIT*突变 t（8；21）（q22；q22）伴有*C-KIT*突变 *NPM1*突变同时伴有高等位基因比*FLT3-ITD*突变
预后不良	单体核型 复杂核型（≥3种），不伴有t(8；21)（q22；q22）、inv（16）（p13；q22）或t（16；16）（p13；q22）或t（15；17）（q22；q12） -5 -7 5q- -17或abn（17p） 11q23染色体易位，除外t（9；11） inv（3）（q21；q26.2）或t（3；3）（q21；q26.2） t（3q26.2；v）/*MECOM*（*EVI1*）重排 t（6；9）（p23；q34） t（9；22）（q34.1；q11.2） 11p15/*NUP98*基因易位 t（8；16）（p11；p13）	*TP53*突变 *RUNX1*、*ASXL1*、*BCOR*、*EZH2*、*SF3B1*、*SRSF2*、*STAG2*、*U2AF1*、*ZRSR2*突变 高等位基因比*FLT3-ITD*突变

相关链接　|　**复发/难治性急性白血病（AL）的治疗**

经治疗获得CR后出现下列情况之一者，称为复发：① 骨髓原始、幼稚细胞≥5%而≤20%，经过有效抗白血病治疗一个疗程仍未能达到骨髓象CR标准者；② 骨髓原始、幼稚细胞>20%者；③ 骨髓外白血病细胞浸润。

难治性AL指：① 标准诱导缓解方案2疗程未达到CR；② 首次CR后半年内复发（早期复发）；③ 首次CR后半年后复发（晚期复发），且再用原诱导方案治疗无效；④ 复发2次及以上。凡符合上述一条者即为难治性白血病。

复发/难治性AL的治疗原则：① 选择与原治疗方案无交叉耐药的药物组成新的治疗方案；② 采用与常规药物作用机制不同的抗白血病新药；③ 将常规化疗加大剂量使用；④ 年龄较轻、一般状态尚可、早期复发患者，尽量予以积极治疗；老年、一般状态较差、多次复发的患者，可酌情采用较保守治疗措施。

1. 复发/难治性AML的治疗　治疗选择可根据复发时间和年龄进行分层。① 推荐选择临床试验。② 行挽救化疗，继之行allo-HSCT。化疗可选择强化化疗方案，比如HD-Ara-C联合克拉屈滨或氟达拉滨等组成的CLAG或FLAG方案，或在此基础上联合IDA或Mitox等；也可以选择CAG等预激化疗方案；或者其他去甲基化药物、LD-Ara-C等非强化化疗方案。③ 靶向治疗，后续可行

allo-HSCT。靶向治疗主要是针对特异性基因突变的新药，比如*FLT3-ITD*突变AML选择FLT3抑制剂；*IDH1/2*突变AML选择对应IDH1或IDH2抑制剂；CD_{33}阳性AML选择抗CD_{33}单抗等。无特异性基因突变的AML，也可以选择BCL2抑制剂（维奈克拉，VEN），VEN可单药，可联合去甲基化药物（AZA或DAC），或者联合强化化疗等；④ HSCT：allo-HSCT可作为复发/难治性AML患者CR_2后的挽救治疗，部分复发/难治性AML也可考虑直接进行allo-HSCT。

2. 复发/难治性ALL的治疗　因白血病细胞对化疗药物均有不同程度的耐受性，对常规化疗反应不满意，预后较差。如复发部位在髓外（中枢、睾丸等），预后更差。复发/难治性Ph^+ALL首先应检测是否发生*ABL*基因突变。伊马替尼耐药者，如有*Y253H*、*E255K/V*、*F359V/C/I*突变可选择达沙替尼；*F317L/V/I/C*、*T315A*、*V299L*突变可选择尼洛替尼；博舒替尼可用于除*T315I*突变以外的伊马替尼耐药患者；*T315I*突变可选择普纳替尼或奥雷巴替尼。复发/难治性Ph^-ALL患者均推荐参加临床研究。T细胞型ALL可尝试奈拉滨联合分子靶向治疗。B细胞型建议联合免疫靶向治疗，比如贝林妥单抗、奥加伊妥珠单抗等；可以考虑嵌合抗原受体T细胞（CAR-T）治疗。治疗缓解后桥接allo-HSCT。Allo-HSCT后复发的ALL患者可实施第二次移植或供者淋巴细胞输注（DLI）等。

（二）一般治疗

1. 防治感染　AL患者由于粒细胞减少、免疫功能下降，特别是在化疗后出现持续粒细胞缺乏，因此防治感染十分重要。应加强基础护理，强调口咽、肛门周围和饮食的清洁卫生。有条件时应将患者置于洁净室中治疗。化疗前有局灶性感染要予根除。对发热患者应仔细查找感染灶和检测病原菌，病原菌未明确前可经验性使用抗生素治疗，待阳性培养及药敏结果报告后，再调整治疗药物。严重感染者可配用大剂量丙种球蛋白。G-CSF或GM-CSF可用于粒细胞缺乏患者，主要适用ALL。

2. 控制出血　AL患者出血的主要原因是血小板减少，因此输注血小板是较有效的措施，维持血小板$\geqslant 10\times10^9$/L。可配用止血药如酚磺乙胺等。如果出血由DIC引起（如APL），应给予适当的抗凝治疗（参阅本篇第十三章）。鼻或牙龈出血可用填塞或明胶海绵局部止血。

3. 纠正贫血　严重贫血可吸氧、输红细胞悬液，改善患者缺氧症状，维持血红蛋白>80g/L。但白细胞淤滞时不宜马上输红细胞，以免进一步增加血黏度。争取白血病缓解则是纠正贫血最有效的方法。

4. 高尿酸血症处理　血尿酸>420mg/L时，应给予别嘌醇100mg，每日三次，以抑制尿酸生成。口服碳酸氢钠碱化尿液；补充液体以保持足够尿量。防止尿酸积聚在肾小管，引起阻塞而发生高尿酸血症肾病。特别是在高白细胞性白血病化疗时。

5. 紧急处理高白细胞血症　当循环血液中白细胞计数$>200\times10^9$/L时，患者可产生白细胞淤滞症（leukostasis）。表现为呼吸困难、低氧血症、反应迟钝、言语不清、颅内出血、阴茎异常勃起等。病理学显示白血病血栓梗死与出血并存。高白细胞血症不仅会增加患者的早期死亡率，也增加髓外白血病的发病率和复发率。因此，当血中白细胞$>100\times10^9$/L时可紧急使用血细胞分离机，单采清除过高的白细胞，同时给以化疗药物和水化，并预防高尿酸血症、酸中毒、电解质紊乱、凝血功能异常等并发症。

6. 维持营养 白血病是严重消耗性疾病，特别是化疗、放疗的不良反应可引起患者消化道黏膜炎及功能紊乱。故应注意补充营养，维持水、电解质平衡，给患者高蛋白、高热量、易消化食物，必要时经静脉补充营养。

六、预后

AL若不经特殊治疗，平均生存期仅3个月，短者甚至在诊断数天后即死亡。经过现代治疗，不少患者得以病情缓解并长期存活。对于ALL，1~9岁且白细胞 $<50\times10^9/L$ 者预后最好，完全缓解后经过巩固与维持治疗，70%~80%的患者能够长期生存至治愈。成人ALL的预后远不如儿童。年龄较大与白细胞计数较高的AL患者，预后不良。APL若能避免早期死亡则预后良好，多可治愈。AML患者基因、染色体等情况能提示疾病预后（表6-9-7）。此外，继发于放、化疗或MDS的白血病，复发，有多药耐药者以及需较长时间化疗才能缓解者，预后均较差。合并髓外白血病预后也较差。需要指出的是，某些指标的预后随治疗方法的改进而变化，如过去认为预后不良的ALL，经有效的强化治疗、靶向治疗等，其预后已大为改观，50%~60%的成人患者可以长期存活。

第三节 慢性髓细胞性白血病

慢性髓细胞性白血病（chronic myelogenous leukemia，CML），又称慢性粒细胞白血病，俗称“慢粒”，是一种发生在早期多能干细胞上的恶性骨髓增生性疾病（获得性造血干细胞恶性克隆性疾病）。病程发展较缓慢，主要累及髓系，外周血粒细胞显著增多伴有不成熟性，脾大；受累血细胞中有特征性的Ph染色体和/或*BCR–ABL*融合基因。

一、病因

大多数病因不明。日本长崎、广岛两地原子弹受害者的幸存者中CML的发病率明显增高，而且部分CML患者既往接受放射性诊断和治疗的事实似乎说明辐射损伤是CML的致病原因。但从临床表现、发病过程、遗传学变异等方面比较，有或无放射性接触史的CML并无差异，亦未能肯定化学毒物、致癌剂、致突变剂或病毒是本病的病因。

二、临床表现

CML可分为三期，即慢性期（chronic phase，CP）、加速期（accelerated phase，AP）、急变期（blastic phase，BP；blast crisis，BC）。该病起病较缓慢，早期常无自觉症状。患者可因其他疾病就医或健康检查时发现血常规异常或脾大而接受进一步检查时被确诊。随着病程进展，可出现乏力、低热、体重减轻、多汗或盗汗等表现。由于脾大使患者感左上腹坠胀。脾大较为突出，就医时可达脐或脐以下，质地坚实，常有脾切迹。如果发生脾梗死则有脾区剧痛、压痛明显，并有摩擦音。治疗后病情缓解时，脾往往缩小，但病变发展会再度肿大。约50%患者有肝轻至中度肿大。部分患者有胸骨中下段压痛。当白细胞极度增多时可发生“白细胞淤滞症”，表现出头晕、呼吸困难、血栓形成、神经精神症状等。如果出现不明原因的高热、关节疼痛、出血和髓外浸润表现时常常提示疾病进入加速期和急变期。急变期为CML的终末期，临床表现与AL类似。多数病例为急粒变，20%~30%为急淋变，偶有单核细胞、巨核细胞及红细胞等类型的急性变。个别患者以急变期为首发表现。一旦急变预后极差。

三、实验室和辅助检查

（一）血常规

白细胞明显增多，多超过20×10^9/L，疾病早期常在50×10^9/L以下，晚期增高明显，可达100×10^9/L以上。分类见不同阶段的粒细胞，以中性中幼粒、晚幼粒和杆状核粒细胞占多数，原粒 + 早幼粒细胞 <10%。嗜酸性、嗜碱性粒细胞增多，后者有助于诊断。疾病早期血小板数正常或增多，血小板数降低和贫血是病情恶化的征象。

（二）骨髓

增生明显或极度活跃，以粒细胞为主，粒红比例可增至（15~20）：1，粒细胞中各阶段比例均增多。慢性期时原粒细胞 <10%，嗜酸性与嗜碱性粒细胞增多，巨核细胞正常或增多。随着病情进展，原粒细胞百分比渐增，巨核细胞减少，并继发不同程度的骨髓纤维化。

（三）中性粒细胞碱性磷酸酶（NAP）

NAP活性降低或阴性，是CML的特征之一。治疗有效时活性可恢复，复发时下降，合并感染时可升高。

（四）细胞遗传学及分子生物学检查

Ph染色体，t（9；22）（q34；q11），是CML的特征性标志，见于95%以上患者。患者9号染色体长臂上*C–ABL*原癌基因易位至22号染色体长臂的断裂点丛集区（*BCR*）形成*BCR–ABL*融合基因，其编码蛋白为P210。P210明显增强酪氨酸激酶的活性，干扰正常造血干细胞的增殖分化及死亡，导致CML发生。Ph染色体可见于粒细胞、红细胞、单核细胞、巨核细胞及淋巴细胞中。不足5%的CML有*BCR–ABL*融合基因，而Ph染色体阴性。CML加速和急变过程中，可出现额外染色体异常，如+8、双Ph染色体、i（17q）、+21等。

（五）血液生化

血清及尿中尿酸浓度增高。血清LDH增高。

四、诊断与鉴别诊断

根据外周血白细胞持续增高，脾明显肿大，典型的外周血常规和骨髓象变化，NAP活性偏低或为零分，Ph染色体和/或*BCR–ABL*基因阳性可作出诊断。确诊后应予以准确的分期。中国

CML分期标准主要依据WHO标准，具体见表6-9-8。

▼ 表6-9-8　中国CML分期标准（2022年版）

慢性期	未达到诊断加速期或急变期的标准
加速期	（1）外周血和/或骨髓有核细胞中原始细胞占10%~19% （2）外周血嗜碱性粒细胞≥20% （3）与治疗无关的血小板减低（$<100\times10^9$/L）或治疗无法控制的持续血小板增多（$>1\,000\times10^9$/L） （4）治疗无法控制的进行性脾脏增大和白细胞计数增加 （5）治疗中出现除Ph染色体外的细胞遗传学克隆演变
急变期	符合至少1项下列指标： （1）外周血白细胞或骨髓有核细胞中原始细胞≥20% （2）髓外原始细胞浸润 （3）骨髓活检出现大片状或灶状原始细胞

对于临床上符合CML但Ph染色体阴性者，应做荧光原位杂交（FISH）或反转录-聚合酶链式反应（RT-PCR）明确有无*BCR-ABL*融合基因以明确诊断。CML须与以下疾病鉴别。

（一）类白血病反应

常并发于严重感染、恶性肿瘤等疾病，并有相应原发病的临床表现。类白血病反应有白细胞升高，但白细胞计数很少超过50×10^9/L，中性粒细胞胞质中中毒颗粒常见，嗜碱性粒细胞不增多，NAP活性增高是其特点。不伴有Ph染色体和*BCR-ABL*融合基因，血小板数和血红蛋白大多正常，原发病控制后白细胞计数恢复正常。

（二）Ph染色体阳性的其他白血病

Ph染色体阳性可见于其他白血病，如2%AML、5%儿童ALL及20%成人ALL。Ph^+AL与CML急变期临床表现相似，触诊脾肿大明显，但Ph^+AL患者*BCR*基因的断裂点与CML急变期患者不同，多为P190或P230，选用不同的引物和探针进行检测可以鉴别。

（三）骨髓纤维化

原发性骨髓纤维化脾大显著，白细胞计数增多且出现幼粒细胞，易与慢性髓细胞白血病混淆。但骨髓纤维化白细胞数通常不超过30×10^9/L，外周血中持续存在幼红细胞，易见泪滴样红细胞。NAP阳性。Ph染色体和*BCR-ABL*融合基因阴性。

五、治疗

对确诊的患者应作出总体治疗计划，使患者达到血液学或分子生物学缓解，甚至达到基因水平的缓解。CML一旦进展（加速期和急变期），治疗将很难奏效，因此应着重于慢性期的治疗，并力争分子水平的缓解和治愈。

（一）高白细胞血症处理

对于白细胞计数极高或有白细胞瘀滞症表现的慢性期患者，可行治疗性白细胞单采，或加用羟基脲治疗。同时服用别嘌醇并水化，预防肿瘤溶解综合征。明确诊断后，首选酪氨酸激酶抑制剂（TKI）。

（二）靶向治疗

分子靶向治疗（TKI药物）为目前CML的一线治疗方案。伊马替尼是第一代TKI，为2-苯胺嘧啶衍生物，能特异性地阻断ATP在*ABL*激酶上的结合位置，使酪氨酸残基不能磷酸化，从而抑制*BCR-ABL*阳性细胞的增殖。伊马替尼适用于治疗慢性期、加速期和急变期的CML。给药方式为一天一次口服给药，吃饭时服用，并需大量饮水。慢性期CML患者剂量为400mg/d。加速期或急变期CML，剂量为600~800mg/d。在应用该药时，应注意外周血常规和肝功能的变化。中性粒细胞减少和血小板减少是重要的血液学方面的副作用。其他方面的副作用最常见的是水肿，此外还可能出现恶心、呕吐、腹泻、肌痛、肌肉痉挛及皮疹。在开始TKI治疗后的第3个月、6个月、12个月、18个月等进行疗效监测，对判定为治疗失败的患者须进行*ABL*激酶区基因突变检查，并根据突变形式和患者对药物的反应更换TKI或考虑allo-HSCT。

目前国际上推荐的CML一线TKI除了第一代的伊马替尼外，还包括第二代TKI，如尼洛替尼、达沙替尼、博舒替尼和拉多替尼。CML中国诊断与治疗指南也推荐除第一代以外的尼洛替尼、氟马替尼或达沙替尼等第二代TKI作为一线选择。一线TKI应在明确治疗目标基础上，根据患者的疾病分期和危险度、年龄、基础疾病等因素选择。中高危患者、期望停药的年轻患者适合选用二代TKI；老年或存在基础疾病的患者，可以选择安全性更高的一代TKI。

（三）干扰素（IFN）

IFN-α通过直接抑制DNA多聚酶活性和干扰素调节因子的基因表达，从而影响自杀相关因子介导的凋亡；还增加Ph阳性细胞HLA分子的表达量，有利于抗原递呈细胞和T细胞更有效的识别。剂量300万~500万U/（m²·d），皮下或肌内注射，每周用3~7次，持续用数月至数年不等。推荐和小剂量阿糖胞苷合用。CML慢性期患者有70%可获得血液学缓解，1/3患者Ph染色体阳性细胞减少。可用于各种原因不能应用TKI治疗的患者。

（四）化学治疗

1. 羟基脲 是细胞周期特异性抑制DNA合成的药物，作用快，但持续时间较短。常用剂量为3g/d，分次口服，待白细胞计数降至20×10^9/L左右时，剂量减半；降至10×10^9/L时，用小剂量（0.5~1.0g/d）维持治疗。此药能控制白细胞水平，但不改变细胞遗传学异常，目前多用于早期控制血常规或不能耐受TKI的患者。

2. 白消安 系烷化剂类药物，作用于血细胞的前体细胞水平。用药2~3周，外周血白细胞才开始减少，停药后白细胞减少可持续2~4周。用药过量往往造成严重的骨髓抑制，且恢复较慢，故应掌握剂量。目前临床上已很少应用此药。

3. 其他药物 阿糖胞苷、高三尖杉酯碱、砷剂等。

（五）异基因造血干细胞移植（allo-HSCT）

这是CML的根治性治疗方法，但在CML慢性期不作为一线选择。目前对TKI治疗达到完全细胞遗传学缓解的初治CML慢性期患者不再主张进行allo-HSCT。而对于TKI治疗后复发、耐药、不耐受、疾病进展至加速期或急变期的患者，可考虑allo-HSCT。所有急变期患者和未获得最佳治疗反应的加速期患者均应在TKI或联合化疗获得反应后推荐移植治疗。在我国，由于单倍体移植体系的建立和完善，allo-HSCT干细胞来源不再受限于全相合供体，可以考虑单倍型相合亲缘供体移植。详见第十四章。

（六）CML进展期的治疗

加速期和急变期可统称为CML的进展期。CML进入进展期后，须评估患者的细胞遗传学、分子学*BCR-ABL*水平以及*BCR-ABL*激酶区的突变。关于进展期患者的治疗，分为未曾使用过TKI和在TKI治疗中由慢性期进展而来的两种。加速期患者如果既往未使用过TKI治疗，可采用加量的一代或者二代TKI；由慢性期进展而来，且既往接受过TKI治疗的患者，可更换TKI治疗，使患者重新回到慢性期后行allo-HSCT治疗；急变期患者，明确急变类型后，可在加量或更换的TKI治疗基础上联合化疗，使患者回到慢性期后立即行allo-HSCT。对于出现*ABL*激酶区突变的耐药患者，须根据*ABL*激酶区突变状态选择TKI更换类型。如伴*T315I*突变的CML进展期患者，可选择奥雷巴替尼、普纳替尼治疗。

相关链接 | 伊马替尼耐药的定义和机制

伊马替尼以其高活性、低毒性和疗效持久已成为CML乃至整个癌症研究和治疗领域中的典范。它改写了CML，特别是慢性期患者的自然病程，取得了CML治疗史上前所未有的重大突破，但仍有小部分患者治疗失败或服药中出现疾病进展。

耐药的定义：伊马替尼临床耐药表现为持续或再出现Ph阳性克隆造血，分为原发性和继发性。原发性耐药指未获得标志性疗效，如应用伊马替尼的慢性期患者中，2%未获完全血液学反应（CHR），8%~13%未获完全分子学反应（CMR）或完全细胞遗传学反应（CCR）。继发性耐药指丧失了曾经获得的疗效，如血液学或细胞遗传学复发以及从慢性期进展入加速期或急变期。

耐药的机制：伊马替尼耐药的主要机制包括*ABL*激酶区点突变，*BCR-ABL*基因或逆转录本扩增，其他与*BCR-ABL*无关的酪氨酸激酶（如Src家族中的LYN激酶）过表达，以及药物内流泵OCT-1数量或功能异常。另外，CML“干细胞耐药”与处于G_0期的CML祖细胞微弱或不表达*BCR-ABL*有关，从而逃逸了ABL激酶抑制剂的抗白血病效应有关。

六、预后

TKI出现前，CML患者中位生存期约为39~47个月，仅少数患者可生存10~20年。TKI应用以来，CML患者的预后显著改善，慢性期患者预计中位生存期延长至20年。预后相关因素有：① 初诊时预后风险评估（Sokal或Hasford积分系统等）；② 治疗方式；③ 病程演变。

第四节 慢性淋巴细胞白血病

慢性淋巴细胞白血病（chronic lymphocytic leukemia，CLL），是一种低度恶性的慢性淋巴细胞增殖性疾病，其特征是克隆性B淋巴细胞在外周血、骨髓、淋巴结和脾中积聚。CLL细胞形态上类似成熟淋巴细胞，但免疫表型和功能异常。

一、流行病学

CLL在西方国家是最常见的白血病，约占全部成人白血病的30%，犹太人中CLL发病率较高。CLL在东南亚国家较少见，我国CLL明显低于西方国家，仅占全部成人白血病的3%。患者多系老年，男性发病率约为女性2倍。

二、临床表现

90%的患者在50岁以上发病，起病缓慢，早期往往无自觉症状。患者常因为体检发现血常规异常和淋巴结肿大才去就诊。当出现临床症状时，可以表现为乏力、食欲减退、消瘦、低热、盗汗等症状。常见的体征是淋巴结肿大和脾大，肝轻度肿大。肿大的淋巴结压迫可出现相应的症状。晚期患者可出现贫血和血小板减少。由于免疫功能减退，常易感染。部分患者可合并自身免疫系统疾病，如自身免疫性溶血性贫血等。

三、实验室和辅助检查

（一）血常规

CLL典型特征为外周血淋巴细胞持续性增多，外周血B淋巴细胞绝对值≥5×10^9/L（至少持续3个月）。CLL细胞形态与成熟小淋巴细胞相似，胞质少，胞核染色质呈凝块状。偶见原始淋巴细胞，少见原始或不典型淋巴细胞。中性粒细胞比值降低。随病情发展，可出现血小板减少、贫血。

（二）骨髓象

有核细胞增生明显或极度活跃，淋巴细胞≥40%，以成熟淋巴细胞为主。红系、粒系及巨核系细胞增生受抑，晚期可明显减少；并发溶血时，幼红细胞代偿性增生。

（三）淋巴结活检

淋巴结组织学可见典型的小淋巴细胞弥漫性浸润，细胞形态与血液中的淋巴细胞一致。病理与低度恶性的小淋巴细胞淋巴瘤（SLL）表现类似，WHO分型将CLL与SLL归为一类。

（四）免疫学检查

流式细胞术检测淋巴细胞具有单克隆性，呈现B细胞免疫表型特征。典型CLL细胞免疫表型：CD_5^+、CD_{19}^+、CD_{23}^+、CD_{200}^+、CD_{10}^-、FMC$^-$、$CD_{43}^{+/-}$；表面免疫球蛋白（sIg）、CD_{20}和CD_{79b}弱表达（dim）。

（五）细胞遗传学检查

约1/3~1/2的CLL患者常规核型分析有染色体异常。采用FISH检测能够明显提高检出率。13q14缺失最常见，单纯缺失预后良好；+12和正常染色体核型预后中等；11q22~23缺失、17p13缺失和复杂核型预后差。

（六）分子遗传学检查

免疫球蛋白重链可变区（*IgHV*）基因突变发生在约50%的CLL病例中，伴*IgHV*突变的CLL患者生存期长；不伴有*IgHV*突变者预后较差。部分CLL患者存在*TP53*基因突变（该基因位于17p13），其生存期短、预后差。此外，近年来发现CLL中存在*SF3B1*、*NOTCH1*、*MYD88*等基因突变，可能与CLL发病和耐药相关。

四、诊断与鉴别诊断

结合临床表现和实验室检查可确定诊断。按中国临床肿瘤学会（Chinese Society of Clinical Oncology，CSCO）最新标准，诊断要求如下：① 外周血单克隆性B淋巴细胞计数≥5×10^9/L，且持续≥3个月（如具有典型的CLL免疫表型、形态学特征，时间长短对CLL的诊断意义不大）。② 外周血单克隆性B淋巴细胞必须经流式细胞术检查确认克隆性。典型的免疫表型：CD_{19}^+、CD_5^+、CD_{23}^+、CD_{200}^+、CD_{10}^-、FMC^-和$CD_{43}^{+/-}$；sIg、CD_{20}和CD_{79b}弱表达。③ 外周血涂片的形态学特征为成熟样小淋巴细胞。

临床须与下列疾病相鉴别。

1. 病毒感染引起的淋巴细胞增多 此类疾病是多克隆性和暂时性的，随着感染控制淋巴细胞计数可恢复正常。

2. 其他B细胞慢性淋巴增殖性疾病 如滤泡性淋巴瘤、套细胞淋巴瘤、脾边缘区淋巴瘤等，与CLL易混淆，但细胞形态学、淋巴结及骨髓病理、免疫表型特征和细胞遗传学与CLL不同。

3. 幼淋巴细胞白血病（PLL） 病程较CLL急，脾大明显，淋巴结肿大较少，白细胞计数往往很高，血和骨髓涂片上有较多的（>55%）带核仁的幼淋巴细胞；PLL细胞高表达FMC7、CD_{22}和SmIg；CD_5阴性；小鼠玫瑰花结试验阴性。

4. 毛细胞白血病（HCL） 全血细胞减少伴脾大者诊断不难。但有部分HCL白细胞计数升高，（10~30）×10^9/L，这些细胞有纤毛状胞质突出物；酒石酸抵抗的酸性磷酸酶染色反应阳性；CD_5阴性，高表达CD_{25}、CD_{11C}和CD_{103}；有特征性*BRAFV600E*突变。

五、临床分期

分期的目的在于帮助选择治疗方案及估计预后。诊断明确后应按表6-9-9作分期诊断。随着分子遗传学等研究进展，*TP53*、*IgHV*等基因突变情况与预后相关。目前还有根据年龄、临床分期、生化指标（β_2-微球蛋白）、分子遗传学（*TP53*异常，*IgHV*突变状态）制订的CLL国际预后指数（CLL-IPI），可根据CLL-IPI分层患者指导治疗。

▼ 表6-9-9　CLL临床分期（Binet和Rai分期）

分期	标准	中位存活期
Binet分期		
A	血和骨髓中淋巴细胞增多，可有少于三个区域的淋巴组织肿大*	>12年
B	血和骨髓中淋巴细胞增多，有三个或三个以上区域的淋巴组织肿大	7年
C	与B期相同外，尚有贫血（Hb：男性<110g/L，女性<100g/L），或血小板减少（$<100\times10^9/L$）	2年
Rai分期		
0	血和骨髓中淋巴细胞增多	150个月
Ⅰ	0期+淋巴结肿大	101个月
Ⅱ	Ⅰ期+脾大、肝大或肝脾均大	71个月
Ⅲ	Ⅱ期+贫血（Hb<110g/L）	19个月
Ⅳ	Ⅲ期+血小板减少（$<100\times10^9/L$）	19个月

注：*淋巴区域（共计5个区域）包括头颈部、腋下（单侧或双侧均作为一个区域）、腹股沟（单侧或双侧均作为一个区域）、肝和脾。

六、治疗

根据临床分期和患者全身情况而定。既往CLL治疗多为姑息性，以减轻肿瘤负荷、改善症状为主要目的。近年来随着新型药物的出现，治疗效果不断提升，发现治疗后获得完全缓解（CR）的患者生存期较部分缓解和无效者延长。

（一）治疗指征

CLL为惰性白血病，并非所有患者诊断后都需要立即治疗。目前认为早期（Rai 0~Ⅱ期或Binet A期）患者无须治疗，定期随访即可。治疗指征须具备以下至少1项：① 进行性骨髓衰竭证据（血红蛋白和/或血小板进行性减少）；② 进行性脾大或有症状的脾大；③ 进行性淋巴结肿大或有症状的淋巴结肿大；④ 进行性淋巴细胞增多；⑤ 自身免疫性溶血性贫血和/或免疫性血小板减少症，且对皮质类固醇治疗反应不佳；⑥ CLL所致的有症状的脏器功能异常（如皮肤、肾、肺等）；⑦ CLL相关发热、疲乏、盗汗和体重下降。

（二）常用治疗用药

1. 烷化剂

（1）苯丁酸氮芥（chlorambucil，CLB）：对初治CLL单药治疗反应率50%~60%，但CR率不足10%。目前多用于年龄较大、不能耐受其他药物化疗或有并发症的患者。

（2）苯达莫司汀（bendamustine）：是一种新型烷化剂，具有抗代谢功能和烷化剂作用，对初治或复发难治性患者均显示了较高的治疗反应率和CR率。

（3）环磷酰胺（cyclophosphamide，CTX）：是一种氮芥衍生物，属于多功能烷化剂，疗效与苯丁酸氮芥相似，联合用药可提高疗效。

2. 嘌呤核苷类似物 以氟达拉滨（fludarabine，Flu）为代表，能够抑制核糖核酸还原酶、阻断DNA合成。单药总反应率为60%~80%，CR率达20%~30%。联合CTX、CD_{20}单克隆抗体等能够提高疗效。

3. 免疫治疗 利妥昔单抗（rituximab）是人鼠嵌合型Ⅰ型抗CD_{20}单克隆抗体，通过抗体介导的细胞杀伤（ADCC）、补体介导的细胞杀伤（CDC）以及直接导致肿瘤细胞凋亡的作用清除表达CD_{20}的CLL细胞。但因CLL细胞表面CD_{20}表达较少、血浆中存在可溶性CD_{20}分子，利妥昔单抗在CLL患者体内清除过快，须加大剂量或密度才更有效。奥妥珠单抗（obinutuzumab）是新的人源化Ⅱ型抗CD_{20}单克隆抗体，具有更强的ADCC作用和诱导细胞凋亡的作用，已在欧美国家获批初治CLL治疗适应证。阿仑单抗（alamtuzumab）是人源化的鼠抗人CD_{52}单克隆抗体，作用于CLL细胞表面CD_{52}抗原，清除外周血和骨髓/脾脏中的CLL细胞。

4. 分子靶向治疗 CLL细胞内存在布鲁顿酪氨酸激酶（BTK）、磷脂酰肌醇3激酶（PI3K）等多种分子信号通路异常激活，针对以上信号通路的特异性抑制剂可能成为治疗CLL的药物。目前BTK抑制剂（伊布替尼、泽布替尼、奥布替尼等）在我国已获批CLL治疗相关适应证，可作为一线或复发难治用药治疗伴或不伴del（17p）/*TP53*基因突变的CLL患者，并取得很好的疗效。Idelalisib等PI3Kδ抑制剂既往在国外曾获批CLL治疗相关适应证，但因不良反应撤回，近年来国内外新的PI3K抑制剂正在开展CLL相关临床试验，具有一定的治疗前景。维奈克拉（Ven）是BCL2抑制剂，可诱导CLL细胞的凋亡，CSCO（2023版）指南将其列为高危CLL和复发难治CLL治疗推荐用药。

（三）治疗方案选择

无治疗指征患者可以观察等待，每2~6个月随访1次。有治疗指征的患者须根据细胞遗传学、分子遗传学信息，及有无严重伴随疾病、年龄等因素进行分层治疗。

1. 初治CLL 无del（17p）/*TP53*基因突变，存在严重伴随疾病的患者，推荐BTK抑制剂（伊布替尼、泽布替尼等）治疗，也可以选择CLB联合利妥昔单抗/奥妥珠单抗治疗。无严重伴随疾病者，除伊布替尼、泽布替尼等BTK抑制剂外，对于<65岁且伴有*IgHV*突变患者可用Flu+CTX+利妥昔单抗治疗（FCR方案）；对于≥65岁且伴有*IgHV*突变患者可用苯达莫司汀+利妥昔单抗治疗（BR方案）。伴有del（17p）/*TP53*基因突变患者，推荐BTK抑制剂（伊布替尼、泽布替尼等）治疗，或者Ven+利妥昔单抗/奥妥珠单抗方案，鼓励参加临床试验。

2. 复发难治CLL 推荐BTK抑制剂（伊布替尼、泽布替尼、奥布替尼等）治疗，或者Ven±利妥昔单抗/奥妥珠单抗方案（BTK抑制剂耐药/不耐受）。此外，可根据患者情况选择CLB联合利妥昔单抗/奥妥珠单抗治疗、FCR方案、BR方案等。复发难治CLL均鼓励参加临床试验。

（四）造血干细胞移植

大多数CLL患者无需一线接受HSCT治疗，但是高危或复发难治患者可二线选择移植。Auto-HSCT有可能改善患者的DFS，但不延长总生存期，不推荐采用。Allo-HSCT可使部分患者长期存活甚至治愈。但常规移植的相关并发症多，降低强度预处理（RIC）移植可降低CLL移植相关死亡率，延长生存期。

（五）并发症治疗

由于低免疫球蛋白血症、中性粒细胞缺乏以及年老，CLL患者极易感染。严重感染常为致死原因，应积极防治。反复感染或严重低免疫球蛋白血症患者可用静脉注射免疫球蛋白。并发自身免疫性溶血性贫血或免疫性血小板减少性紫癜患者可用糖皮质激素。有明显淋巴结肿大或巨脾、局部压迫症状明显者，在化疗等治疗效果不理想时，也可考虑放射治疗或者切脾治疗缓解症状。

七、预后

CLL为高度异质性疾病，患者从终身无需治疗到疾病短期快速进展，病程长短不一。CLL患者主要死亡原因为骨髓衰竭、严重感染、贫血或出血。CLL临床可发生转化（Richter综合征等），病情将迅速进展。随着近年来免疫治疗和分子靶向治疗的研究进展和临床应用，CLL的疗效有了长足进步，患者的治疗反应率和生存率有了明显提高。

（王洪涛）

学习小结

白血病是起源于造血干细胞的恶性血液肿瘤，白血病细胞具有无限增殖、广泛侵入骨髓及其他组织器官导致其结构及功能遭到破坏、抑制正常造血等特点，临床表现为贫血、出血、发热、肝脾淋巴结肿大等。根据白血病细胞的分化成熟程度，白血病可分为急性和慢性两大类，根据主要受累的细胞系列可将急性白血病分为急性髓细胞白血病和急性淋巴细胞白血病。FAB形态学分类和MICM分型是急性白血病常用的分类方法。慢性白血病主要分为慢性髓细胞性白血病和慢性淋巴细胞白血病。白血病的诊断需要依靠血液检查、骨髓形态学检查、免疫分型、细胞遗传学检查和分子生物学等实验室手段。急性白血病的治疗以联合化疗为主，辅以免疫治疗和支持对症治疗，造血干细胞移植是根治急性白血病的有效手段。

复习参考题

1. 什么是急性白血病？急性白血病是如何分型的？
2. 急性白血病的临床表现有哪些？其发生机理是什么？
3. 白血病的治疗手段有哪些？其中最基本也是最重要的方法和步骤是什么？
4. 如何全面评估白血病的预后因素？

第十章　**淋巴瘤**

学习目标

掌握　淋巴瘤的临床表现、临床分期、实验室诊断和病理分型及预后因素。

熟悉　淋巴瘤的药物治疗、放射治疗、免疫治疗和造血干细胞移植及其适应证；淋巴瘤的两大病理学分类霍奇金淋巴瘤和非霍奇金淋巴瘤。

了解　淋巴瘤的概念和起源。

淋巴瘤（lymphoma）是一组原发于淋巴组织的免疫系统恶性肿瘤，其发生大多与免疫应答过程中淋巴细胞增殖分化产生的某种免疫细胞恶变有关。淋巴组织遍布全身且与单核–吞噬系统、血液系统关系密切，所以淋巴瘤可原发于淋巴结，也可以发生在身体任何部位，其中淋巴结、扁桃体、脾及骨髓是最易受到累及的部位。无痛性进行性淋巴结肿大和局部肿块是其特征性的临床表现，同时可有相应器官压迫的症状。病变如侵犯结外淋巴组织，如扁桃体、鼻咽部、胃肠道、骨骼或皮肤等，则以相应组织器官受损的症状为主：当淋巴瘤浸润血液和骨髓时可形成淋巴细胞白血病，如浸润皮肤则表现为蕈样肉芽肿或红皮病。患者常有发热、消瘦、盗汗等全身症状，最后出现恶病质。每个患者的病变部位和范围都不同，故淋巴瘤的临床表现具有多样性。根据组织病理学，淋巴瘤分为霍奇金淋巴瘤（Hodgkin lymphoma，HL）和非霍奇金淋巴瘤（non-Hodgkin lymphoma，NHL）两大类。

淋巴瘤是最早发现的血液系统恶性肿瘤之一。在我国经标准化后淋巴瘤总发病率男性为1.39/10万，女性为0.84/10万，男性发病率明显高于女性，两性发病率均明显低于欧美各国及日本。发病年龄最小为3个月，最大为82岁，以20~40岁多见，约占50%。城市发病率高于农村。死亡率居恶性肿瘤中的第9位（男）和第11位（女）。HL仅占淋巴瘤的8%~11%，显著低于国外的25%。

一、病因及发病机制

迄今尚不清楚。病毒感染在淋巴瘤发病中较受重视。

（一）EB病毒

EB病毒与HL的关系极为密切。Burkitt淋巴瘤有明显的地方流行性。1964年在非洲儿童Burkitt淋巴瘤组织中分离出一种DNA疱疹病毒，称为EB病毒。在该地调查发现，EB病毒抗体高的儿童比一般抗体滴度的儿童发生Burkitt淋巴瘤的危险性大30倍。普通人群中滴度高者发生

Burkitt淋巴瘤的机会也明显增多。用荧光免疫法检查HL患者的血清，可发现部分患者有高效价抗EB病毒抗体。HL患者的淋巴结在电镜下可见EB病毒颗粒。20%HL患者的镜影细胞（Reed-Sternberg cell，R-S细胞）中可找到EB病毒。

（二）逆转录病毒

日本的成人T细胞淋巴瘤/白血病有明显的家族集中趋势，且呈地区性流行。20世纪70年代后期，一种逆转录病毒——人类嗜T细胞病毒-1（HTLV-1），被证明是成人T细胞白血病/淋巴瘤的病因（见本篇第九章）。另一种逆转录病毒HTLV-2近年来被认为与T细胞皮肤淋巴瘤（蕈样肉芽肿）的发病有关。人类疱疹病毒8型（human herpes virus-8，HHV-8）也被认为是原发于体腔的淋巴瘤的病因。

（三）宿主的免疫功能低下

近年来发现遗传性或获得性免疫缺陷患者伴发淋巴瘤者较正常人为多，器官移植后长期应用免疫抑制剂而发生恶性肿瘤者，1/3为淋巴瘤。干燥综合征患者中淋巴瘤的发病比例比一般人高。

（四）幽门螺杆菌感染

胃黏膜相关淋巴组织淋巴瘤是一种B细胞黏膜相关性淋巴样组织淋巴瘤，幽门螺杆菌抗原的存在与其发病有密切的关系。抗幽门螺杆菌治疗可以改善其病情，幽门螺杆菌可能是该类淋巴瘤的病因。

二、病理和分类

HL和NHL分别划分为若干病理类型。

（一）霍奇金淋巴瘤（HL）

HL主要病理特点：① 病变部位淋巴结等正常淋巴组织结构全部或部分破坏，淋巴窦与淋巴滤泡消失，皮、髓质境界不清；② 呈现多种非肿瘤性反应性细胞成分，多为淋巴细胞，并可见浆细胞、嗜酸性粒细胞、中性粒细胞、组织细胞、成纤维细胞及纤维组织，其中散在数量不等的典型R-S细胞及其变异型。病理学检查发现R-S细胞是HL的特征。R-S细胞大小不一20~60μm，多数较大，形态极不规则，胞浆嗜双色性。核外形不规则，可呈“镜影”状，也可多叶或多核，偶有单核。核染色质粗细不等，核仁大而明显，可达核的1/3。结节硬化型HL中R-S细胞由于变形，细胞质浓缩，两细胞核间似有空隙，成为腔隙型R-S细胞。R-S细胞的起源迄今尚未完全确定，但大部分学者认为来源于高度突变的滤泡性B细胞，也有人认为来源于T细胞或树突状细胞。HL通常从原发部位向邻近淋巴结依次转移，越过邻近淋巴结向远处淋巴结区的跳跃性播散较少见。根据细胞成分不同进行分类。

HL的分型曾普遍采用Rye会议的分类方法（表6-10-1）。2001年WHO在欧美淋巴瘤分型修订方案（REAL分型）的基础上制订了造血和淋巴组织肿瘤病理学和遗传学分型方案（表6-10-2）。该方案既考虑了形态学特点，也反映了应用单克隆抗体、细胞遗传学和分子生物学等新技术对血液和淋巴系统肿瘤的新认识和确定的新病种，该方案包括白血病和淋巴瘤在内。

目前采用2016年WHO造血和淋巴组织肿瘤病理学和遗传学分型方案，HL主要分为结节性淋巴细胞为主型HL和经典HL两大类。结节性淋巴细胞为主型占HL的5%，经典型占HL的95%。国内以混合细胞型为最常见，结节硬化型次之，其余均较少见。但各型并非固定不变，特别是结节性淋巴细胞为主型，在病程中约2/3转化为其他型，仅结节硬化型较为固定。HL的组织分型和预后有密切关系。预后以结节性淋巴细胞为主型最好，结节硬化型次之，混合细胞型较差，淋巴细胞减少型预后最差。

▼ 表6-10-1　霍奇金淋巴瘤组织学分型（1965年Rye会议）

分型	病理组织学特点	临床特点
1. 淋巴细胞为主型	结节性浸润，主要为中小淋巴细胞，R-S细胞少见	病变局限，预后较好
2. 结节硬化型	交织的胶原纤维，将浸润细胞分隔成明显结节，R-S细胞较大，呈腔隙型。淋巴细胞、浆细胞、中性及嗜酸性粒细胞多见	年轻时发病，诊断时多为Ⅰ、Ⅱ期，预后相对好
3. 混合细胞型	纤维化伴局限坏死，浸润细胞明显多形性，伴血管增生和纤维化。淋巴细胞、浆细胞、中性及嗜酸性粒细胞与较多的R-S细胞混同存在	有播散倾向，预后相对较差
4. 淋巴细胞消减型	主要为组织细胞浸润，弥漫性纤维化及坏死，R-S细胞数量不等，多形性	多为老年，诊断时已Ⅲ、Ⅳ期，预后极差

▼ 表6-10-2　2001年WHO霍奇金淋巴瘤分类

分型	病理组织学特点	临床特点
1. 结节性淋巴细胞为主型HL（NLPHL）	结节性浸润，主要为中小淋巴细胞，无“经典”R-S细胞，可见被称为“爆米花”样细胞的变异型R-S细胞	病变局限，预后良好
2. 典型HL		
（1）富于淋巴细胞典型HL（LRCHL）	结节性浸润，主要为中、小淋巴细胞，可见“经典”R-S细胞	病变局限，预后良好
（2）结节硬化型HL（NSHL）	交织的胶原纤维将浸润细胞分隔成明显结节，R-S细胞较大呈腔隙型。淋巴细胞、浆细胞、中性及嗜酸性粒细胞多见	年轻人多见，诊断时多为Ⅰ、Ⅱ期，预后尚可
（3）混合细胞型HL（MCHL）	纤维化伴局限坏死，浸润细胞呈多形性，伴血管增生和纤维化。淋巴细胞、浆细胞、中性及嗜酸性粒细胞与较多R-S细胞混同存在	有播散倾向，预后相对较差
（4）淋巴细胞消减型HL	主要为组织细胞浸润，弥漫性纤维化	老年多见，诊断时多为Ⅲ、Ⅳ期，预后差

（二）非霍奇金淋巴瘤（NHL）

非霍奇金淋巴瘤病理学特点：受侵犯的淋巴结其切面外观呈鱼肉样，镜下正常的淋巴结构破坏，淋巴滤泡和淋巴窦消失。增生或浸润的淋巴瘤细胞排列紧密，细胞成分单一，与HL不同。NHL常原发累及结外淋巴组织，往往跳跃性播散，越过邻近淋巴结向远处淋巴结转移。大部分NHL为侵袭性，发展迅速，易发生早期远处扩散。NHL有多中心起源倾向，有的病例在临床确诊时已播散至全身。

1982年美国国立癌症研究所制订了NHL国际工作分类，将NHL分为10型（表6-10-3）。目前较公认的分类标准是WHO制订的分型方案（表6-10-4），WHO未将淋巴瘤单独分类，而按肿瘤的细胞来源确定类型，淋巴组织肿瘤中包括淋巴瘤和其他淋巴组织来源的肿瘤，为保持完整一并列出。

▼ 表6-10-3　非霍奇金淋巴瘤的国际工作分类（IWF）（1982年）

低度恶性	A.小淋巴细胞型（可伴浆细胞样改变）
	B.滤泡性小裂细胞型
	C.滤泡性小裂细胞与大细胞混合型
中度恶性	D.滤泡性大细胞型
	E.弥漫性小裂细胞型
	F.弥漫性小细胞与大细胞混合型
	G.弥漫性大细胞型
高度恶性	H.免疫母细胞型
	I.淋巴母细胞型（曲折核或非曲折核）
	J.小无裂细胞型（Burkitt或非Burkitt淋巴瘤）
其他	毛细胞型、皮肤T细胞型、组织细胞型、髓外浆细胞瘤、不能分型及其他

▼ 表6-10-4　2001年WHO非霍奇金淋巴瘤分型

分类	分型
原始B和T细胞肿瘤	*原始B淋巴细胞白血病/淋巴瘤（B-ALL/LBL）
	*原始T淋巴细胞淋巴瘤/白血病（T-LBL/ALL）
成熟B细胞肿瘤	*慢性淋巴细胞白血病/小淋巴细胞淋巴瘤（B-CLL/SLL）
	B幼淋巴细胞白血病（B-PLL）
	淋巴浆细胞淋巴瘤/巨球蛋白血症（LPL）
	脾边缘区淋巴瘤（SMZL）
	毛细胞白血病（HCL）
	*浆细胞肿瘤
	浆细胞骨髓瘤（PCM）

续表

分类	分型
成熟B细胞肿瘤	浆细胞瘤
	单克隆免疫球蛋白沉积病
	重链病
	*黏膜相关淋巴样组织结外边缘区B细胞淋巴瘤（MALT/MZL）
	淋巴结边缘区B细胞淋巴瘤（MZL）
	*滤泡性淋巴瘤（FL）
	*套细胞淋巴瘤（MCL）
	*弥漫性大B细胞淋巴瘤（DLBCL）
	纵隔（胸腺）大B细胞淋巴瘤
	血管内大B细胞淋巴瘤
	原发渗出性淋巴瘤
	*伯基特（Burkitt）淋巴瘤（BL）
	淋巴瘤样肉芽肿
成熟T细胞和NK细胞肿瘤	T幼淋巴细胞白血病（T-PLL）
	T大颗粒淋巴细胞白血病（T-LGL）
	侵袭性NK细胞白血病（ANKCL）
	成人T细胞淋巴瘤/白血病（ATCL/L）
	节外NK/T细胞淋巴瘤，鼻型（NK-TCL）
	肠病型T细胞淋巴瘤（ITCL）
	肝脾T细胞淋巴瘤
	皮下脂膜炎样T细胞淋巴瘤
	原始NK细胞淋巴瘤
	*蕈样肉芽肿/塞泽里（Sézary）综合征（MF/SS）
	原发皮肤CD_{30}^{+} T淋巴细胞增殖性疾病
	原发皮肤间变性大细胞淋巴瘤
	淋巴瘤样丘疹
	界限样损害
	*血管免疫母细胞性T细胞淋巴瘤（AITCL）
	*周围T细胞淋巴瘤，无其他特征（PTCL）
	*间变性大细胞淋巴瘤（ALCL）

注：*为常见类型。

WHO（2016更新版）分型方案中较常见的非霍奇金淋巴瘤亚型包括以下几种。

1. 边缘区淋巴瘤（marginal zone lymphoma，MZL） 边缘区系指淋巴滤泡及滤泡外套之间的区域，从此部位发生的边缘区淋巴瘤系B细胞来源，CD_5^+，表达*BCL–2*，在工作分类中往往被列入小淋巴细胞型或小裂细胞型，临床经过较缓慢，属于“惰性淋巴瘤”的范畴。共分为以下3种。

（1）淋巴结边缘区B细胞淋巴瘤：系发生在淋巴结边缘区的淋巴瘤，由于其细胞形态类似单核细胞，已称为“单核细胞样B细胞淋巴瘤”（monocytoid B–cell lymphoma）。

（2）脾边缘区B细胞淋巴瘤（SMZL）：可伴随绒毛状淋巴细胞。

（3）黏膜相关性淋巴样组织结外边缘区B细胞淋巴瘤（MALT–MZL）：系发生在结外淋巴组织边缘区的淋巴瘤，可有t（11；18），亦称为“黏膜相关性淋巴样组织淋巴瘤”（mucosa–associated lymphoid tissue lymphoma，MALT lymphoma），包括甲状腺的桥本甲状腺炎、涎腺的干燥综合征及幽门螺杆菌相关的胃淋巴瘤。

2. 滤泡性淋巴瘤（follicular lymphoma，FL） 指发生在生发中心的淋巴瘤，为B细胞来源，CD_5^+、*BCL–2*（+）、t（14；18），为“惰性淋巴瘤”，化疗反应好，但不能治愈，病程长，反复复发或转成侵袭性。

3. 套细胞淋巴瘤（mantle cell lymphoma，MCL） 曾被称为外套带淋巴瘤或中介淋巴细胞淋巴瘤。在工作分类中常被列入弥漫性小裂细胞型。系来自滤泡外套的B细胞（CD_5^+），常有t（11；14），表达*BCL–2*。临床上，老年男性多见，占NHL的80%。本型发展稍迅速，中位生存期2~3年，应属于侵袭性淋巴瘤范畴，化疗完全缓解率较低。

4. 弥漫性大B细胞淋巴瘤（diffuse large B cell lymphoma，DLBCL） 是最常见的侵袭性NHL，常有t（3；14），与*BCL–2*表达有关，其*BCL–2*表达者治疗较困难，5年生存率在25%左右，而低危者可达70%左右。

5. 伯基特淋巴瘤（Burkitt lymphoma，BL） 由形态一致的小无裂细胞组成。细胞大小介于大淋巴细胞和小淋巴细胞之间，胞质有空泡，核仁圆，侵犯血液和骨髓时即为急性淋巴细胞白血病L_3型。CD_{20}^+，CD_{22}^+，CD_5^-，伴t（8；14），与*MYC*基因表达有关，增生极快，是严重的侵袭性NHL。流行区儿童多见，颌骨累及是特点。非流行区，病变主要累及回肠末端和腹部脏器。

6. 血管免疫母细胞性T细胞淋巴瘤（angio–immunoblastic T–cell lymphoma，AITCL） 过去曾被认为系一种非恶性免疫性疾患，称作“血管免疫母细胞性淋巴结病”（AILD），近年来的研究确定为侵袭性T细胞型淋巴瘤的一种，为中高度恶性，应使用含阿霉素的化疗方案治疗。

7. 间变性大细胞淋巴瘤（anaplastic large cell lymphoma，ALCL） 亦称Ki–1淋巴瘤。细胞形态特殊，类似R–S细胞，有时可与霍奇金淋巴瘤混淆。细胞呈CD_{30}^+，亦即Ki–1（+），常有t（2；5）染色体异常，临床常有皮肤侵犯，伴或不伴淋巴结及其他结外部位病变。免疫表型可分为T细胞型或B细胞型。临床发展迅速，治疗同大细胞型淋巴瘤。

8. 周围性T细胞淋巴瘤（peripheral T–cell lymphoma，PTCL） 所谓“周围性”是指T细胞已向辅助T细胞或抑制T细胞分化，故表现为CD_4^+，或表现为CD_8^+，而未分化的胸腺T细胞CD_4、

CD_8均呈阳性。本型为侵袭性淋巴瘤的一种，化疗效果可能比大B细胞淋巴瘤较差。本型通常表现为大、小混合的不典型淋巴细胞，在工作分类中可能被列入弥漫性混合细胞型或大细胞型，本型日本多见，在欧美占淋巴瘤的15%左右，我国也较多见。

成人T细胞白血病/淋巴瘤。这是周围性T细胞淋巴瘤的一个特殊类型，已知与HTLV-1感染有关，具有地区流行性，主要见于日本及加勒比海地区。肿瘤或白血病细胞具有特殊形态。临床常有皮肤、肺及中枢神经系统受累，伴血钙升高，通常伴有免疫缺陷。预后恶劣，化疗后往往死于感染。中位生存期不足一年，本型我国很少见。小肠T细胞性淋巴瘤为周围性T细胞淋巴瘤的一种特殊类型，临床可表现为腹痛及空肠穿孔。主张手术治疗。

9. 蕈样肉芽肿/Sézary综合征（mycosis fungoides/Sézary syndrome，MF/SS） 常见为蕈样肉芽肿，侵及末梢血液为Sézary综合征。临床属惰性淋巴瘤类型。增生的细胞为成熟的辅助性T细胞，呈CD_3^+、CD_4^+、CD_8^+。MF系皮肤淋巴瘤，发展缓慢，临床分三期：红斑期，皮肤无特异性；斑块期；最后进入肿瘤期。皮肤病变的病理特点为表皮性浸润，具有Pautrier微脓肿。Sézary综合征罕见，见于成人，是MF的白血病期，可有全身红皮病、瘙痒、外周血有大量脑回状核的Sézary细胞（白血病细胞）。后期可侵犯淋巴结和内脏，为侵袭性皮肤T细胞淋巴瘤。

三、临床表现

淋巴瘤细胞增生引起淋巴结肿大和压迫症状，侵犯器官组织引起各系统症状，是霍奇金淋巴瘤和非霍奇金淋巴瘤临床表现的共同之处，但两者的病理组织学变化不同也形成了各自的临床特点。

（一）霍奇金淋巴瘤（HL）

多见于青年，儿童少见。60%~80%的患者首发症状为无痛性颈部或锁骨上淋巴结肿大，其次为腋下淋巴结肿大。淋巴结可从黄豆至枣大，中等硬度，可以活动，也可粘连融合，触诊有软骨样感觉。如淋巴结压迫神经，可引起疼痛。深部淋巴结肿大可压迫邻近器官，引起相应症状，如纵隔淋巴结肿大可致咳嗽、胸闷、气促、肺不张或上腔静脉压迫综合征；腹膜后淋巴结肿大可压迫输尿管，引起肾盂积水；硬膜外肿块可致骨髓压迫症状等。通常表现由原发灶沿淋巴途径向邻近淋巴结有规律地逐渐扩散。晚期发生血行播散。

30%~50%的HL患者以不明原因的持续或周期性发热为主要发病症状。这类患者一般年龄稍大，男性为多，病变较弥散，常有腹膜后淋巴结累及。部分患者有盗汗、疲乏及消瘦等全身症状。周期性发热（Pel-Ebstein热）约见于1/6患者。部分患者发生局部或全身皮肤瘙痒，多为年轻患者，特别是女性。全身瘙痒有时可为HL唯一的全身症状。饮酒引起淋巴结疼痛是HL所特有，但并非每一个患者都是如此。脾大不常见，约见于10%患者，肝实质受累引起肿大和肝区疼痛，少数有黄疸。约9%的HL有结外器官侵犯，如肺实质浸润、腰椎或胸椎破坏，侵犯咽淋巴环、消化道、皮肤等。皮肤病变为一系列非特异的皮肤表现，常见糙皮病样丘疹、带状疱疹、色素沉着等。

（二）霍奇金淋巴瘤（NHL）

相对于HL而言，NHL的临床表现有如下特点：① 见于各年龄组，但随年龄增长而发病增多，男性较女性为多；② NHL远处扩散和结外侵犯倾向，对各器官的侵犯较HL多见；③ 常以高热或各系统症状发病，无痛性颈和锁骨上淋巴结肿大为首发表现者较HL为少；④ 除淋巴细胞分化良好型，NHL一般发展较快，易发生远处扩散。HL和NHL临床表现比较见表6-10-5。

NHL易侵犯纵隔。肿大的淋巴结可为单个，亦可为多个淋巴结融合成巨块，引起相应的压迫症状。咽淋巴环（指鼻咽部、软腭、扁桃体、舌根在内的环状淋巴组织）作为淋巴瘤原发部位或受侵犯见于10%~15%患者，其中以NHL最为常见，临床表现鼻塞、吞咽困难、鼻出血及局部疼痛，亦可见颌下淋巴结肿大。NHL较HL更具结外侵犯倾向，全身各部位几乎均可累及，以胃肠道、骨髓及中枢神经系统为多见。累及胃肠道部位以小肠为多，其中半数以上为回肠，其次为胃、肠系膜及腹膜后淋巴结。常见症状为腹痛、腹部包块及腹泻，症状类似肠结核、消化性溃疡或脂肪泻等，个别因肠梗阻或大量出血施行手术而确诊。活体组织检查发现1/4~1/2的肝受累，脾大见于较晚期患者。淋巴瘤原发于中枢神经系统的仅1%左右，但在进展期累及者却较为常见，主要累及脑膜或脊髓。NHL易侵犯骨髓，其中以小淋巴细胞、小裂细胞及淋巴母细胞型最易侵犯。骨骼损害以胸椎及腰椎最常见，股骨、肋骨、骨盆及头颅骨次之。皮肤侵犯较HL常见，多为皮下结节、浸润性斑块、溃疡等；表现特殊的为蕈样霉菌病（约占淋巴瘤的2%）和Sézary综合征。尸检33.5%有肾损害，但有临床表现者仅23%，主要为肾肿大、高血压、尿素氮潴留及肾病综合征。发热、盗汗、消瘦等全身症状多见于晚期，全身瘙痒很少见。

理论与实践

▼ 表6-10-5　霍奇金淋巴瘤和非霍奇金淋巴瘤临床表现比较

临床表现	霍奇金淋巴瘤	非霍奇金淋巴瘤
发热	较多见（20%~40%）	较少见（约10%）
病变范围	多呈局限性，基本上属相邻部位的淋巴结病变	很少呈局限性
淋巴结分布	向心性，多沿相邻区发展，滑车上淋巴结累及者罕见	离心性，一般不沿相邻区发展，较易波及滑车上淋巴结
咽淋巴环病变	罕见，<1%	明显较多见，15%~33%
纵隔病变	约50%患者	<20%患者（除淋巴母细胞型外）
腹腔和腹膜后淋巴结	较少累及（除老年人或伴明显症状者外）	常见，尤其是肠系膜和主动脉旁组淋巴结
肝脏侵犯	有脾侵犯或明显全身	较多见，尤在结节性
骨髓侵犯	少见（2%~10%）	多见
结外病变	少见（首发者<10%）	多见（往往原发或首发）
淋巴瘤白血病	少见	多见（约20%）

四、实验室检查

（一）血液和骨髓检查

HL血常规变化较早，常见轻或中度贫血，少数有白细胞轻度或明显增多，伴中性粒细胞增多；约1/5患者嗜酸性粒细胞增多。骨髓被广泛浸润或发生脾功能亢进时，可见全血细胞减少。骨髓涂片发现R–S细胞是HL骨髓浸润的依据。骨髓穿刺涂片R–S细胞阳性率仅3%，活检法可提高到9%~22%。

NHL白细胞计数多正常，伴有淋巴细胞绝对或相对增多。晚期并发急性淋巴细胞白血病时，可呈现白血病样血常规和骨髓象。

（二）生化检查

疾病活动期ESR增速及中性粒细胞碱性磷酸酶活力增高，LDH升高提示预后不良。血钙升高提示骨骼累及。

B细胞NHL可并发Coombs试验阳性或阴性的溶血性贫血，白细胞计数多正常，有淋巴细胞绝对和相对增多。约20%患者晚期并发白血病。少数可出现单克隆IgG或IgM。必要时进行脑脊液检查。

（三）影像学检查

1. 浅表淋巴结的检查　超声检查和放射性核素显像，可以发现体检时触诊的遗漏。

2. 纵隔与肺的检查　胸部X线片可了解纵隔宽度、肺门增大、胸腔积液及肺部病灶等情况。胸部CT可确定纵隔与肺门淋巴结肿大。

3. 盆腔、腹腔淋巴结的检查　剖腹探查病理检查结果表明：淋巴造影阳性符合率为98%，阴性符合率为97%，CT阳性符合率65%，阴性符合率92%。因为淋巴造影能显示破坏结构，而CT仅能从淋巴结肿大程度上来判断；但CT不仅能显示腹主动脉旁淋巴结，而且能显示淋巴造影所不能检查到的脾门、肝门和肠系膜淋巴结受累情况，还显示肝、脾、肾受累情况，所以CT是腹部检查首选方法。CT阴性而临床上怀疑时，才考虑做下肢淋巴造影。超声检查的准确性不及CT，重复性差，受肠气干扰较严重，但在无CT设备时仍不失为一种较好的检查方法。

4. 肝、脾的检查　CT、超声、放射性核素显像及MRI只能查出单发或多发结节，对弥漫性浸润或粟粒样小病灶难以发现。一般认为有两种以上影像学诊断同时显示实质性占位病变时，才能确定肝、脾受累。

5. 正电子发射体层成像（PET）　可以显示淋巴瘤或淋巴瘤残留病灶。是一种根据生化摄影来进行肿瘤定性诊断的方法。

（四）病理学检查

1. 淋巴结活检、印片　选取较大的淋巴结，避免挤压，完整地取出，切开，在玻片上作淋巴结印片，然后迅速置固定液中送检。淋巴结印片瑞氏染色（Wright's staining）后做细胞病理形态学检查，固定的淋巴结切片经HE染色后做组织病理学检查。深部淋巴结可依靠超声或CT引导下细针穿刺，如病理组织太少，形态学检查有困难，可用免疫组化和分子生物学方法进行诊断。

2. 淋巴细胞分化抗原检测　单克隆抗体免疫表型检查可识别淋巴瘤细胞的细胞谱系及分化水

平，用于诊断及分型。NHL大部分为B细胞亚型。还可根据细胞表面的分化抗原了解淋巴瘤细胞的成熟程度。

3. 染色体易位检查　染色体易位检查有助于NHL的分型诊断，t（14；18）是滤泡细胞淋巴瘤的标记，t（8；14）是Burkitt淋巴瘤的标记，t（11；14）是套细胞淋巴瘤的标记，t（2；5）是Ki-1（+）间变性大细胞淋巴瘤的标记，3q27异常是弥漫性大细胞淋巴瘤的染色体标记。

4. 基因重排　确诊淋巴瘤有疑难者，可应用PCR技术检测T细胞受体（TCR）的基因重排和B细胞H链的基因重排。还可应用PCR技术检测*BCL-2*基因等，为分型提供依据。

（五）剖腹探查

一般不易接受。但必须为诊断及临床分期提供可靠依据时，如发热待查病例，临床高度怀疑淋巴瘤，超声发现有腹腔淋巴结肿大，但无浅表淋巴结或病灶可供活检的情况下，为确定诊断，或准备单用扩大照射治疗HL前，为明确分期诊断，有时需要剖腹探查，同时切除脾脏并做病理。

五、诊断与鉴别诊断

（一）诊断

对慢性、无痛性淋巴结肿大者要考虑淋巴瘤的可能。做淋巴结印片及病理切片或淋巴结穿刺物涂片检查。疑皮肤淋巴瘤时可做皮肤活检及印片。伴有血细胞数量异常、血清碱性磷酸酶增高或有骨骼病变时，可做骨髓活检及涂片寻找R-S细胞或淋巴瘤细胞了解骨髓受累的情况。根据组织病理学检查结果做出淋巴瘤的诊断与鉴别诊断。应尽量采用单克隆抗体、细胞遗传学和分子生物学检查，按2001年WHO的造血和淋巴组织肿瘤分型标准作出诊断。如只能开展HE染色形态学检查时，HL可按Rye标准分型，NHL以IWF分型为基础，再加免疫分型，如“弥漫性大细胞淋巴瘤，B细胞型”。

（二）鉴别诊断

1. 淋巴瘤须与其他淋巴结肿大疾病相区别。局部淋巴结肿大要排除淋巴结炎和恶性肿瘤转移。结核性淋巴结炎多局限于颈两侧，可彼此融合，与周围组织粘连，晚期由于软化、溃破而形成窦道。

2. 以发热为主要表现的淋巴瘤，须和结核病、败血症、结缔组织病、坏死性淋巴结炎和恶性组织细胞病等鉴别。结外淋巴瘤须和相应器官的其他恶性肿瘤相鉴别。R-S细胞对HL的病理组织学诊断有重要价值，但近年报道R-S细胞可见于传染性单核细胞增多症、结缔组织病及其他恶性肿瘤。因此在缺乏HL其他组织学改变时，单独见到R-S细胞，不能确诊HL。

六、临床分期和分组

准确的分期对制订治疗方案、判断病情和评估预后十分重要。目前采用的安娜堡（Ann Arbor）分期主要用于HL，NHL也参照使用。

Ⅰ期：病变仅限于一个淋巴结区（Ⅰ）或一个结外器官局限受累（ⅠE）。

Ⅱ期：病变累及横膈同侧两个或更多的淋巴结区（Ⅱ），或病变局限侵犯淋巴结以外器官及横膈同侧一个以上淋巴结区（ⅡE）。

Ⅲ期：横膈上下均有淋巴结病变Ⅲ），可伴脾累及（ⅢS），结外器官局限受累（ⅢE），或脾与局限性结外器官受累（ⅢSE）。

Ⅳ期：一个或多个结外器官受到广泛性或播散性侵犯。如肝或骨髓受累，即使局限性也属Ⅳ期。

累及的部位可采用下列记录符号。E：结外；X：直径10cm以上的巨块；M：骨髓；S：脾；H：肝；O：骨骼；D：皮肤；P：胸膜；L：肺。

各期按全身症状有无分为A、B两组。无症状者为A；有下列症状之一者为B：① 发热38 ℃以上，连续三天以上，且无感染原因；② 6个月内体重减轻10%以上；③ 盗汗。

为准确分期和分组，应详细记录病史，确定全身症状有无；全面体检时应注意浅表淋巴结、肝、脾大等情况，以及腹部肿块、睾丸肿大的检查。并结合X线、B超、CT、MRI等检查确定淋巴瘤的累及范围。

七、治疗

由于放疗和联合化疗的合理应用，淋巴瘤的疗效提高较快。HL中60%~80%可长期无病存活。NHL的疗效虽较HL为差，但半数患者可以长期缓解。

（一）以化疗为主的化、放疗相结合的综合治疗

1. HL　一般按临床分期采用化疗和放疗。

ⅠA和ⅡA患者首选扩大淋巴结照射法（表6-10-6）。如病变在膈上采用斗篷式，照射两侧从乳突端到锁骨上下、腋下、肺门、纵隔的淋巴结。要保护肱骨头、喉部及肺部免受照射。病变在膈下采用倒“Y”字式照射，包括从膈下淋巴结到腹主动脉旁、盆腔及腹股沟淋巴结，同时照射脾区。剂量为30~40Gy，3~4周为一疗程。

有B组症状、Ⅲ及Ⅳ期、纵隔大肿块（横径＞1/3胸腔横径），属淋巴细胞消减型者，均应以化疗为主，必要时再加局部放疗。

▼ 表6-10-6　霍奇金淋巴瘤治疗方法的选择

临床分期	主要疗法
ⅠA，ⅡA	扩大照射：膈上用斗篷式，膈下用倒“Y”式
ⅠB，ⅡB，ⅢA，ⅢB，Ⅳ	联合化疗＋局部照射

HL化疗采用MOPP方案（表6-10-7），初治者的完全缓解（CR）率达85%。至少用6个疗程，或一直使用至完全缓解，再额外加2疗程。5年生存率达75%，长期无病生存率达50%。1963年CR后长期生存的HL患者，其长期无病生存已延长。HL是第一种用化疗能治愈的恶性肿瘤。用MOPP治疗3个月内CR的患者缓解期较长。CR后复发的病例再用MOPP方案，59%可获得第二次缓解。第一次缓解期超过一年，复发后经MOPP方案治疗，93%有二次CR的希望。MOPP

方案主要副作用是影响生育功能及引起继发肿瘤的可能。20世纪70年代提出了ABVD方案，对比研究表明其缓解率和5年无病生存率均优于MOPP方案，且ABVD方案不引起继发肿瘤，对生育功能影响小。所以ABVD方案已替代MOPP方案成为HL的首选方案。由于维持治疗不延长生存期，而且增加化疗毒性并抑制免疫功能，故主张ABVD方案缓解后巩固2个疗程。如ABVD方案失败，可考虑大剂量化疗或自体造血干细胞移植。

▼ 表6-10-7　霍奇金淋巴瘤的常用化疗方案

方案及药物	剂量/（$mg \cdot m^{-2}$）	给药方法	说明
MOPP			
盐酸氮芥（M）	4	静脉滴注，第1、8天	如盐酸氮芥改为环磷酰胺（CTX）600mg/m^2，即为COPP方案 疗程间休息2周
长春新碱（O）	1.4	静脉滴注，第1、8天	
丙卡巴肼（P）	70	口服，第1~14天	
泼尼松（P）	40	口服，第1~14天	
ABVD			
阿霉素（A）	25	静脉滴注，第1、15天	疗程间休息2周
博莱霉素（B）	10	静脉滴注，第1、15天	
长春新碱（V）	6	静脉滴注，第1、15天	
达卡巴嗪（D）	375	静脉滴注，第1、15天	

2. NHL　NHL不是沿淋巴结区依次转移，而是跳跃播散且有较多结外侵犯，这种多中心发生的倾向使NHL临床分期的价值和扩大照射的治疗作用不如HL，决定了其治疗策略应以化疗为主。

（1）惰性淋巴瘤：B细胞惰性淋巴瘤包括小淋巴细胞淋巴瘤、边缘区淋巴瘤和滤泡性淋巴瘤等。T细胞惰性淋巴瘤指蕈样肉芽肿/Sézary综合征。

惰性淋巴瘤发展较慢，放、化疗均有效，但不易缓解。本组Ⅰ及Ⅱ期患者放疗后绝大多数可无复发，生存期可达10年。Ⅲ及Ⅳ期患者，虽然化疗后会多次复发，但中位生存期也可达10年，而且部分患者有肿瘤自发消退。所以主张尽可能推迟化疗，定期严密观察。如病情有所发展，可单独用苯丁酸氮芥（4~12mg，每日口服）或环磷酰胺（100mg，每日口服）。联合化疗可用COP方案（表6-10-8）。临床试验表明无论单药或联合化疗，强烈化疗效果差，不能改善生存。可用于治疗惰性淋巴瘤的药物还有氟达拉滨（fludarabine）、克拉屈滨（cladribine）、喷司他丁（pentostatin）。

该组的CD_{20}阳性的B细胞淋巴瘤可用CD_{20}单抗治疗。治疗用的单抗分子中Fab可变区来自小鼠的CD_{20}单抗，其恒定区则来自人的免疫球蛋白IgG Fc段和κ链。人鼠嵌合的单抗较少引起抗体的产生。单用单抗治疗有效率达48%，与化疗合用完全缓解率55%，部分缓解率45%。

（2）侵袭性淋巴瘤：套细胞淋巴瘤、弥漫性大B细胞淋巴瘤、滤泡细胞淋巴瘤（Ⅲ级）、

Burkitt淋巴瘤、血管免疫母细胞性T细胞淋巴瘤、间变性大细胞淋巴瘤、周围性T细胞淋巴瘤和淋巴母细胞淋巴瘤等。侵袭性淋巴瘤不论分期均应以化疗为主，对化疗残留肿块、局部巨大肿块或中枢神经系统累及者，可行局部放大照射作为化疗的补充。其标准化疗方案目前是CHOP方案（表6-10-8），其疗效与治疗NHL的其他化疗方案类似，但毒性及费用更低。方案第3天开始用G-CSF 5μg/kg，5~8天，可以减少白细胞下降。每3周为一疗程，4个疗程不能缓解，应改变化疗方案。完全缓解后巩固2个疗程，就可结束治疗。但化疗不应少于6个疗程。完全缓解率70%，35%~45%患者可有较长缓解期。新一代化疗方案有m-BACOB，骨髓抑制药与非抑制药物交替使用，所以缓解率高，可使长期无病存活患者增加至55%~60%。该方案加入了中等剂量甲氨蝶呤，旨在防治中枢神经系统淋巴瘤。

血管免疫母细胞性T细胞淋巴瘤和Burkitt淋巴瘤病情进展快，如不积极治疗，在数月内即可死亡，因此应采用强烈的化疗方案治疗。大剂量环磷酰胺组成的化疗方案对Burkitt淋巴瘤有治愈作用，应考虑使用。

全身广泛布散的淋巴瘤或有向白血病发展倾向或已经转化为白血病的患者，可试用治疗淋巴细胞白血病的化疗方案，如VDLP方案（见本篇第九章）。ESHAP方案对复发淋巴瘤的完全缓解率为30%。

淋巴母细胞淋巴瘤多来自T淋巴细胞，仅10%~20%来自B淋巴细胞，呈高度侵袭性、进展迅速，常累及纵隔、中枢神经系统、骨髓，并常表现白血病相。目前认为淋巴母细胞淋巴瘤与急性淋巴母细胞白血病是同一疾病的不同临床表现。治疗采用高危急性淋巴母细胞白血病的治疗策略，给予积极的诱导化疗（常用蒽环类药、环磷酰胺、长春新碱、泼尼松及门冬酰胺酶、阿糖胞苷等）及中枢神经系统预防治疗（如鞘内注射甲氨蝶呤或阿糖胞苷或全身应用大剂量甲氨蝶呤联合亚叶酸钙解救）。

▼ 表6-10-8 非霍奇金淋巴瘤常用联合化疗方案

方案及药物	剂量/（$mg \cdot m^{-2}$）	给药方法	说明
COP			
环磷酰胺（C）	750	静脉滴注，第1天	每2~3周为1周期
长春新碱（O）	1.4	静脉滴注，第1天	
泼尼松（P）	100	口服，第1~5天	
CHOP			
环磷酰胺（C）	750	静脉滴注，第1天	每2~3周为1周期
多柔比星（H）	50	静脉滴注，第1天	
长春新碱（O）	1.4	静脉滴注，第1天	
泼尼松（P）	100	口服，第1~5天	

续表

方案及药物	剂量/（$mg \cdot m^{-2}$）	给药方法	说明
R-CHOP			
利妥昔单抗（R）	375	静脉滴注，第1天	每2~3周为1周期
环磷酰胺（C）	750	静脉滴注，第2天	
多柔比星（H）	50	静脉滴注，第2天	
长春新碱（O）	1.4	静脉滴注，第2天	
泼尼松（P）	100	口服，第2~6天	
EPOCH			
依托泊苷（E）	50	持续静脉滴注，第1~4天	每2~3周为1周期
多柔比星（H）	10	持续静脉滴注，第1~4天	
长春新碱（O）	0.4	持续静脉滴注，第1~4天	
泼尼松（P）	60	口服，第1~5天	
环磷酰胺（C）	750	静脉滴注，第5天	
m-BACOB			
博来霉素（B）	4	静脉滴注，第1天	每3周为一疗程
阿霉素（A）	45	静脉滴注，第1天	
环磷酰胺（C）	600	静脉滴注，第1天	
长春新碱（O）	1.4	静脉滴注，第1天	
地塞米松	6	口服，第1~5天	
甲氨蝶呤	200	静脉滴注，第8、15天	
亚叶酸钙（四氢叶酸）	10	口服，在甲氨蝶呤注射后24小时开始，每6小时1次，共服6次	
ESHAP			
依托泊苷	40	静脉滴注2小时，第1~4天	每3周为一疗程，用于复发性淋巴瘤
甲泼尼龙	500	静脉滴注，第1~4天	
顺铂	25	静脉滴注，第1~4天	
阿糖胞苷	2	静脉滴注3小时，第5天	

注：上述方案中药物剂量仅供参考，应用时应根据具体情况考虑增减。

（二）单克隆抗体

正常B淋巴细胞及90%以上的B细胞恶性淋巴瘤表达CD_{20}，为抗CD_{20}单克隆抗体的免疫靶向治疗提供了基础，其与CHOP方案联用称为R-CHOP方案。CD_{20}单抗与CD_{20}抗原特异性结合后，通过抗体依赖的细胞毒作用和补体介导的细胞溶解作用杀灭靶细胞，并能直接抑制淋巴瘤细胞增殖，诱导其凋亡。

（三）抗幽门螺杆菌药物

胃黏膜相关淋巴样组织淋巴瘤可使用抗幽门螺杆菌的药物杀灭幽门螺杆菌，经抗菌治疗后部分胃黏膜淋巴瘤患者症状改善。

（四）手术治疗

一般仅限于活体组织检查。但对原发于消化道和胸内的淋巴瘤，如脑、脊髓、扁桃体、脾的淋巴瘤等，在必要和可能时也可手术治疗。术后再行放疗或化疗。合并脾功能亢进者如有切脾指征，可行脾切除术以改善血常规指标，为以后化疗创造有利条件。

（五）药物治疗进展

免疫调节剂来那度胺联合化疗；西达本胺为HDAC抑制剂用来治疗T细胞淋巴瘤；伊布替尼是BTK抑制剂可治疗MCL及CLL。

（六）造血干细胞移植

55岁以下、重要器官功能正常，如属缓解期短、难治易复发的侵袭性淋巴瘤，4个周期CHOP方案能使淋巴结缩小超过3/4者，可考虑全淋巴结放疗及大剂量联合化疗后进行异基因或自体造血干细胞移植，以期最大限度地杀灭肿瘤细胞，取得较长期缓解和无病存活。

自体干细胞移植治疗侵袭性淋巴瘤取得了令人鼓舞的结果，其中40%~50%以上获得肿瘤负荷缩小，18%~25%的复发病例被治愈，比常规化疗增加长期生存率30%以上。自体干细胞移植前应作移植物体外净化处理。自体外周血干细胞移植用于淋巴瘤治疗时，移植物受淋巴瘤细胞污染的机会小，造血功能恢复快，并适用于骨髓受累或经过盆腔照射的患者。

血管免疫母细胞性T细胞淋巴瘤、套细胞淋巴瘤和Burkitt淋巴瘤如不为化疗和放疗缓解，则应行异基因造血干细胞移植。异基因移植可以诱导移植物抗淋巴瘤作用，此种过继免疫的形成有利于清除微小残留病灶（MRD），治愈的机会有所增加。

（七）细胞免疫治疗

嵌合抗原受体T细胞（chimeric antigen receptor T-cell，CAR-T）治疗过程包括从患者或供者外周血中分离T淋巴细胞，通过基因载体将肿瘤抗原特异性CAR基因转导入T细胞生成CAR-T细胞，经体外扩增达到一定数量后静脉回输给患者。由于被转录的CAR基因编辑的功能，回输的CAR-T细胞可以特异性结合癌症细胞，从而达到靶向免疫治疗的作用。相较于传统的化学疗法、放疗和靶向治疗等疗效显著增加，为治愈淋巴瘤带来了希望。2017年诺华和Kite的CAR-T细胞产品于美国获准上市，是CAR-T细胞疗法在淋巴瘤治疗领域的重要里程碑。

八、预后

经合理治疗，60%~80%的HL可获治愈。HL的预后与组织学类型及临床分期紧密相关。淋巴细胞为主型预后最好，5年生存率94.3%；而淋巴细胞消减型预后最差，5年生存率仅27.4%。临床分期为Ⅰ和Ⅱ期患者5年生存率90%以上，Ⅳ期患者仅31.9%。有全身症状者较无全身症状者预后差；儿童及老年人的预后一般比中青年为差；女性治疗的预后较男性为好。经合理治疗，半数以上NHL可治愈。组织学类型对NHL预后是一个重要影响因素。同时，首次治疗的成功与否是能否取得根治的决定性因素之一。1993年Shipp等提出了NHL的国际预后指标（international prognostic index，IPI），是侵袭性淋巴瘤的一种预测模型。其将5种危险因素作为预后差的因素，包括年龄大于60岁、分期为Ⅲ期或Ⅳ期、结外病变1处以上、需要卧床或生活需要别人照顾、血清LDH升高。可根据病例具有的IPI数来判断NHL的预后（表6-10-9），其分为四种不同风险等级组，分别为低危、低中危、高中危、高危。

▼ 表6-10-9 国际NHL预后风险分组

预后	IPI数	CR率/%	2年生存率/%	5年生存率/%
低危	0~1	87	84	73
低中危	2	67	66	50
中危	3	55	54	43
高危	4~5	44	34	26

注：IPI，国际预后指标；CR，完全缓解。

（梅恒）

学习小结

淋巴瘤系原发于淋巴组织、淋巴器官的免疫系统恶性肿瘤，其中淋巴结、扁桃体、脾及骨髓是最易受到累及的部位。无痛性进行性淋巴结肿大和局部肿块是淋巴瘤的特征性临床表现，部分伴有发热、消瘦、盗汗等全身症状。淋巴瘤的病理类型分为霍奇金淋巴瘤和非霍奇金淋巴瘤两大类。临床采用Ann Arbor分期可将淋巴瘤分为Ⅰ~Ⅳ期。淋巴结肿大和压迫症状，侵犯器官组织引起各系统症状，是霍奇金淋巴瘤和非霍奇金淋巴瘤临床表现的共同之处。发热、盗汗、消瘦等全身症状可见于部分淋巴瘤患者。淋巴瘤的治疗采用以化疗为主的化、放疗相结合的综合治疗，配合免疫治疗和造血干细胞移植。

复习参考题

1. 简述淋巴瘤的定义和分类。
2. 简述淋巴瘤的临床表现和临床分期。
3. 简述淋巴瘤的诊断和鉴别诊断。
4. 淋巴瘤的治疗方法有哪些？

第十一章　浆细胞病

06篇11章

学习目标

掌握　多发性骨髓瘤的临床表现、诊断标准和临床分期。
熟悉　多发性骨髓瘤的定义、临床特点、发病机制、治疗手段。
了解　浆细胞病的概念、分类和治疗进展。

浆细胞病（plasma cell disorder）系指异常浆细胞呈克隆性增生，导致产生单克隆免疫球蛋白增多，并伴血清或尿中出现单株（单克隆）免疫球蛋白轻链或重链的一组疾病。增生的细胞均来自B淋巴细胞。

正常免疫球蛋白由多株（克隆）浆细胞产生，所以血清蛋白电泳显示不均一性的波形。在浆细胞病时，因单株浆细胞异常增生，分泌一种结构均一的免疫球蛋白，或其轻链或重链片段。在蛋白电泳时出现一基底较窄的尖峰，称为M蛋白（monoclonal protein），尿中可出现轻链。异常浆细胞增生可使正常浆细胞增殖受抑制，从而引起正常免疫球蛋白水平降低。M蛋白有三种主要类型：① 分子结构相同的免疫球蛋白；② 游离的κ或λ链，即本周蛋白（Bence Jones protein）；③ 某种重链片段。

临床上浆细胞病可分为恶性与良性浆细胞病。恶性浆细胞病见于骨髓瘤（孤立性、多发性、浆细胞白血病）、原发性巨球蛋白血症、重链病（γ、α、μ）、原发性淀粉样变性。良性浆细胞病见于：反应性单株免疫球蛋白增多症及未定性单克隆免疫球蛋白病，仅在血清中有M蛋白，并无临床症状，病程可持续良性，个别在多年后转化为骨髓瘤或巨球蛋白血症。本章重点讨论多发性骨髓瘤。

多发性骨髓瘤（multiple myeloma，MM）系肿瘤性浆细胞在骨髓中多灶性恶性增生所致的一种疾病。全身骨骼均可受累，造血活跃的部位如椎骨、肋骨、颅骨、骨盆、股骨、锁骨和肩胛骨是最易受累的部位。因肿瘤性浆细胞在骨髓中增殖，临床上出现溶骨性损害、骨痛、病理性骨折、高钙血症和贫血；M蛋白的分泌使正常的多克隆免疫球蛋白合成受抑制，容易发生细菌感染；尿中出现本周蛋白，肾功能受损。我国骨髓瘤发病率约1/10万，低于西方发达国家（约4/10万），并有逐年增加的趋势。中位发病年龄55岁，40岁以下者仅2%左右，男女之比为3∶2。

一、病因和发病机制

此病病因尚不明确。有学者认为人类疱疹病毒8型参与了骨髓瘤的发生。目前认为骨髓瘤细胞起源于记忆B细胞或幼浆细胞。近年研究发现骨髓瘤有*C-MYC*基因重组，部分有高水平的N-ras蛋白质表达。被激活的癌基因蛋白产物可能促使一株浆细胞无节制地增殖。细胞因子IL-6是促进B细胞分化成浆细胞的调节因子。进展性骨髓瘤患者骨髓中IL-6异常升高，提示以IL-6为中心的细胞因子网络失调可引起骨髓瘤细胞增生。先认为IL-6是骨髓瘤细胞的生长因子，IL-6促进骨髓瘤细胞增生，并抑制其凋亡。骨髓瘤细胞可表达多种黏附分子CD_{56}、CD_{54}、CD_{29}、CD_{11b}等。作为黏附分子，它们使循环中的骨髓瘤细胞最终归巢于骨髓，归巢后逐渐分化形成骨髓瘤细胞而发病。分子生物学研究发现本病常有*Rb*和*p53*抑癌基因突变和缺失；有流行病学资料显示接触放射线和某些化学物质（化学药品、除草剂、杀虫剂等）的人群本病发病率增加。

二、临床表现

（一）骨髓瘤细胞对骨骼和其他组织器官的浸润与破坏所引起的临床表现

1. 骨骼破坏　骨髓瘤细胞在骨髓内大量增生的同时，激活破骨细胞，导致骨质疏松，甚至溶骨性破坏。骨痛是本病早期最常见的症状，见于70%~80%的患者，且随病情的发展而加重。以腰骶部和肋骨痛为最多，可因活动而加剧，如持续性局部疼痛提示病理性骨折，多发生在肋骨、锁骨、下胸椎和上腰椎。骨髓瘤细胞浸润骨骼时，可引起局部肿块，多见于肋骨、锁骨、胸骨及颅骨。胸、肋、锁骨连接处出现串珠样结节为本病的特征。如为单个囊状或肥皂泡样的骨骼损害，称为孤立性骨髓瘤（solitary myeloma）。

2. 髓外浸润　尸检发现，约70%患者有髓外骨髓瘤细胞浸润：① 肝、脾、淋巴结及肾脏等器官受累肿大，临床见肝大者约40%，半数有脾大；② 神经浸润，临床上以胸、腰椎破坏压缩以及压迫脊髓所致的截瘫易见，其次为神经根损害；③ 在软组织如口腔、呼吸道等形成孤立性骨髓瘤，称为髓外骨髓瘤；④ 亦可发展为浆细胞白血病，大多为IgA型，症状同其他急性白血病，外周血中浆细胞超过$2.0 \times 10^9/L$。

（二）血浆蛋白异常引起的临床表现

1. 感染　因正常免疫球蛋白生成减少，粒细胞数减少及功能障碍，感染发生率明显增高并构成本病的主要死亡原因。常见细菌性肺炎、尿路感染。病毒感染以带状疱疹多见。

2. 高黏滞综合征　血清中M蛋白增多，尤以IgA易聚合成多聚体，使血液黏滞度过高，引起血流缓慢，组织淤血和缺氧。表现出头晕、眩晕、耳鸣、视力障碍等症状，甚至突然发生意识障碍、手指麻木、冠状动脉供血不足、慢性心力衰竭等症状。

3. 出血倾向　以牙龈、鼻出血多见，亦可发生皮肤紫癜。出血原因：① 血小板生成减少，M蛋白包被在血小板表面，影响血小板功能；② 凝血障碍，M蛋白可与纤维蛋白单体结合，影响纤维蛋白多聚化，M蛋白尚可影响Ⅷ因子活性；③ 血管壁因素，高丙种球蛋白血症和淀粉样变性可损伤血管壁。

4. 其他　约7%的患者发生淀粉样变性，常表现巨舌、心脏扩大、心功能不全、心律失常等。若M蛋白形成冷球蛋白，可引起雷诺现象。

（三）肾损害

为本病重要表现之一，为仅次于感染的致死原因。临床表现蛋白尿、管型尿，甚至肾衰竭。其发生机制包括：① 游离轻链（本周蛋白）沉积在肾小管上皮细胞质内，使小管细胞变性，功能受损；蛋白管型阻塞引起肾小管扩张。② 高钙血症引起多尿，甚至少尿。③ 尿酸过多，导致高尿酸血症肾病。国内报道130例患者中发生慢性肾衰竭者占24.6%。急性肾衰竭可因脱水、感染、使用肾毒性药物、静脉肾盂造影等促发。

三、辅助检查

（一）血常规

贫血见于80%的患者，可为首发征象；多属正细胞正色素性贫血。血涂片上红细胞排布成钱串状，可伴有少数幼粒、幼红细胞。ESR显著增快。晚期可出现全血细胞减少，若骨髓瘤细胞在血中大量出现，超过2.0×10^9/L者称为浆细胞白血病。

（二）骨髓象

主要表现为浆细胞异常增生，占有核细胞数的15%以上，并伴有质的改变。骨髓瘤细胞大小形态不一，可成堆出现。细胞质呈灰蓝色，有时可见多核（2~3个核），核内见核仁1~4个；核旁淡染区消失；胞质内可见少数嗜苯胺兰颗粒；偶尔见嗜酸球状包涵体（Russell小体）或大小不等空泡。核染色质较疏松，有时凝成大块，但并不呈车轮状排列。

（三）骨髓病理

因骨髓中浆细胞可呈灶性分布，故采取标本会有差异。必要时应反复多部位取材或行骨髓活体组织检查。骨髓瘤时骨髓活检切片上可见到大量成片的浆细胞，伴有破骨细胞反应；而反应性浆细胞增多时仅在骨髓动脉周围见到少量由5~6个浆细胞组成的浆细胞簇。骨髓瘤细胞的免疫表型为CD_{38}^+、CD_{79a}^+、$CD_{56/58}^+$。80%的骨髓瘤患者*IgH*基因克隆重排阳性。

（四）血液生化检查

1. 异常球蛋白血症的检查

（1）蛋白电泳：正常免疫球蛋白由多克隆浆细胞产生，所以血清蛋白电泳显示不均一性的波形。骨髓瘤患者浆细胞克隆异常增殖，产生分子结构相同的单克隆免疫球蛋白或轻链片段。因此75%的患者血清或尿液在蛋白电泳时可见一浓而密集的染色带，扫描呈现基底较窄单峰突起的M蛋白。

（2）免疫电泳：可确定M蛋白的性质并对骨髓瘤进行分型。① 单克隆免疫球蛋白，其分子结构一致，轻链仅具一种抗原性，不是κ链即为λ链；IgG型骨髓瘤约占52%，IgA型占21%，个别为IgD型及IgM型均极罕见。② 游离的κ链或λ链，轻链型骨髓瘤约占11%。③ 约1%的患者血清或尿中不能分离出M蛋白，称为不分泌型骨髓瘤。少数患者血中尚存在冷球蛋白。免疫电泳发现重链是诊断重链病的重要证据。

（3）血清免疫球蛋白定量测定：显示骨髓瘤患者单克隆免疫球蛋白增多的同时，正常免疫球蛋白减少。

2. 血钙、磷测定　溶骨损害可致高钙血症。晚期肾功能减退，血磷也可增高。由于本病主要为溶骨性改变而无新骨形成，所以血清碱性磷酸酶一般正常或轻度增加。

3. 肿瘤负荷和严重程度的标记　血清β_2微球蛋白是由浆细胞分泌的，数量与全身瘤细胞负荷呈正相关；血清LDH活力也反映肿瘤负荷。患者血清的IL-6和C反应蛋白呈正相关。血清IL-6和可溶性IL-6受体反应疾病的严重程度。

4. 尿和肾功能检查　90%的患者可出现蛋白尿，血清尿素氮和肌酐可以增高。约半数患者尿中出现本周蛋白。本周蛋白系多余轻链构成，分子量小，可在尿中大量排出，故血清中常不能检出。

（五）X线检查

本病骨骼病变可有三种X线表现：① 早期骨质疏松，多在脊柱、肋骨和骨盆；② 典型病变为多发、圆形、边缘清楚的穿凿样溶骨损害，常见于颅骨、骨盆、脊柱等；③ 病理性骨折，常发生于肋骨、脊柱、胸骨。少数早期患者可无骨骼X线表现。为避免诱发急性肾衰竭应避免静脉肾盂造影。

（六）锝［^{99m}Tc］亚甲基二膦酸盐γ骨显像

可较X线提前3~6个月出现异常征象。

四、诊断与鉴别诊断

（一）诊断标准

多发性骨髓瘤诊断标准：① 骨髓浆细胞 >15%，且有形态异常或组织活检证实为骨髓瘤；② 血清有大量M蛋白（IgG>35g/L、IgA>20g/L、IgM>15g/L、IgD>2g/L、IgE>2g/L）；③ 溶骨性病变或广泛的骨质疏松。凡具有上述三项中任何二项即可诊断本病。诊断IgM型一定要具备3项。仅有1、3二项者属不分泌型。如仅有1、2项者除外反应性浆细胞增多及意义未明单克隆丙种球蛋白血症（MGUS）。

（二）临床分期

根据血红蛋白、血钙浓度、X线检查、M蛋白及瘤细胞负荷，按照Durie Salmon对MM进行分期（表6-11-1）。

▼ 表6-11-1　多发性骨髓瘤的临床分期标准

分期	分期标准	瘤细胞数/（$10^{12}\cdot m^2$）
Ⅰ期	符合下述四项条件： 1. 血红蛋白 >100g/L 2. 血清Ca^{2+}正常 3. X线检查无异常发现 4. M蛋白水平IgG<50g/L，IgA<30g/L，尿轻链 <4g/24h	<0.6
Ⅱ期	介于Ⅰ、Ⅲ期之间	0.6~1.2

续表

分期	分期标准	瘤细胞数/（$10^{12}\cdot m^2$）
Ⅲ期	符合下述一项或一项以上： 1. 血红蛋白＜85g/L 2. 高钙血症（血清Ca^{2+}>2.982mmol/L） 3. 进展性溶骨性病变 4. M蛋白水平IgG>70g/L，IgA>50g/L，尿轻链>12g/24h	>1.2
每期	又分为A组和B组： A组肾功能正常（血肌酐<176.8μmol/L） B组肾功能不正常（血肌酐≥176.8μmol/L）	

由于血清β_2微球蛋白水平与骨髓瘤浆细胞总数密切相关，血清白蛋白浓度与骨髓瘤细胞生长因子IL-6的活性呈负相关。据此Bataille提出简易分期如下。

Ⅰ期：血清β_2微球蛋白<6.0mg/L，血清白蛋白>30g/L。

Ⅱ期：血清β_2微球蛋白>6.0mg/L，血清白蛋白>30g/L。

Ⅲ期：血清β_2微球蛋白>6.0mg/L，血清白蛋白<30g/L。

相关链接 | **特殊类型骨髓瘤的诊断**

1. 不分泌型骨髓瘤（non-secretory myeloma） 大多数在胞质中有单克隆免疫球蛋白，但不分泌免疫球蛋白分子，血和尿中缺乏M蛋白。通常不分泌型骨髓瘤的浆细胞增生较低，对正常免疫球蛋白抑制不明显，很容易误诊。对此类患者应做骨髓活检，对浆细胞的胞质做免疫球蛋白染色分析，如浆细胞胞质中所含的免疫球蛋白有单克隆特性，则有助于诊断。

2. 冒烟性骨髓瘤（smoldering myeloma） M蛋白水平达到诊断骨髓瘤的主要标准（IgG>35g/L，IgA>20g/L），骨髓浆细胞增多已达诊断骨髓瘤的次要标准（10%~30%），但无溶骨性损害、贫血、肾衰竭和高钙血症等骨髓瘤的临床症状，可以稳定多年不需要治疗。

3. 惰性骨髓瘤（indolent myeloma） M蛋白达到中等水平（IgG<70g/L，IgA<50g/L），骨髓浆细胞增生达到诊断骨髓瘤的主要标准（30%），溶骨性损害至少有3个，无压缩性骨折，无骨痛；血红蛋白正常、血清钙和肌酐正常，无感染。不需治疗，但要随访，如病情进展则应治疗。

（三）鉴别诊断

本病须与以下疾病相鉴别。

1. 反应性浆细胞增多（reactive plasmacytosis） 见于慢性肝炎肝硬化，结缔组织病，慢性炎症，转移瘤等，浆细胞一般不超过15%，且无形态异常，去除病因后可减少，且反应性浆细胞的免疫表型为CD_{38}^{+}、CD_{56}^{-}，与骨髓瘤细胞CD_{38}^{+}、CD_{56}^{+}不同，*IgH*基因克隆性重排阴性且不伴有M蛋白。

2. 意义未明单克隆丙种球蛋白血症（MGUS） 该症无骨骼病变，骨髓中浆细胞增多不明显，单克隆免疫球蛋白一般少于10g/L，且历数年而无变化，β_2微球蛋白水平正常；可能是浆细胞肿瘤的前期表现，部分患者可在若干年后转化为骨髓瘤或巨球蛋白血症。

3. 巨球蛋白血症（macroglobulinemia） 本病系骨髓中淋巴样浆细胞大量克隆性增生所致，M蛋白为IgM无骨质破坏，与IgM型多发性骨髓瘤不同。

4. 骨转移瘤 骨转移瘤有骨痛和骨质破坏，但后者往往伴有成骨过程，骨缺损周围有骨密度增加，且常伴有血清碱性磷酸酶升高，与骨髓瘤的凿孔样溶骨性改变不同。骨髓涂片检查发现成堆的癌细胞或原发病灶，将有助于鉴别。另外，多发性骨髓瘤的骨病变还须与老年性骨质疏松症、肾小管性酸中毒及甲状旁腺功能亢进症相鉴别。

5. 其他产生M蛋白的疾病 如重链病（heavy chain disease）、慢性B淋巴细胞白血病、B细胞淋巴瘤、原发性淀粉样变和反应性单株免疫球蛋白增多等。

五、治疗

目前尚未达到完全治愈的阶段，治疗仍以化疗为主。小于50岁的患者可在化疗基础上行自体骨髓移植或自体外周血造血干细胞移植，可延长生存期，继之应用过继免疫治疗或其他生物治疗可能有助于微小残留病变（MRD）进一步清除，以达到长期治愈的目的。

（一）化疗

抗骨髓瘤化疗的疗效标准，以M蛋白减少75%以上或尿中本周蛋白排出量减少90%以上（尿本周蛋白排出量小于0.2g/24h），即认为疗效显著。

初治病例常选用MP方案（美法仑+泼尼松），间歇应用，疗程1年。若MP无效或缓解后又复发者，应作为难治性病例，可使用VAD或M2方案。MP方案有效率90%，约40%患者显著有效。如MP方案无效或缓解后复发，可选用VAD或M2方案（表6-11-2）。VAD治疗复发及难治性多发性骨髓瘤，有效率达45%~66%。M2方案已被国内外广泛采用，有效率约80%。

▼ 表6-11-2 骨髓瘤常用联合治疗方案

方案简称	药物	常用剂量	用法	说明
MP	美法仑[①]	8mg/（m^2·d）	口服，共4d	每4~6周重复一次
	泼尼松	2mg/（kg·d）	口服，共4d	至少一年
VAD	长春新碱	0.4mg/d	静脉滴注，共4d	每4周重复给药
	阿霉素	10mg/d	静脉滴注，共4d	
	地塞米松	40mg/d	口服，共4d	
M2	卡莫司汀[②]	20mg/m^2	静脉滴注，第1d	共21d为1疗程，两疗程间歇14d，共6疗程，泼尼松在第3或第4疗程逐渐停用
	环磷酰胺	400mg/m^2	静脉滴注，第1d	
	美法仑	4mg/（m^2·d）	口服，第1~7d	
		或10mg/（m^2·d）	口服，第1~4d	
	泼尼松	40mg/d	口服，第1~7d	
		20mg/d	口服，第8~14d	
	长春新碱	2mg	静脉滴注，第21d	

注：① 美法仑（melphalan，马法仑）；② 卡莫司汀（carmustine，卡氮芥）。

（二）支持治疗

包括防治感染，纠正贫血和高黏滞综合征，处理高钙血症；水化，利尿，保持尿量>1 500ml/d，以利轻链、尿酸排出等；有肾衰竭者应积极透析治疗，密切监测肾功能，避免使用非甾体类抗炎和静脉造影剂；骨病的治疗，可选择口服或静脉使用二膦酸盐，二膦酸盐有抑制破骨细胞的作用，可以延缓骨髓瘤相关骨骼疾病的发作，并延长生存。常用帕米膦酸钠每月60~90mg静脉滴注，可减少疼痛，部分患者出现骨质修复。低剂量放射性核素（10~30Gy）内照射有控制骨损害、减轻疼痛的疗效。

（三）维持治疗

可采用来那度胺、硼替佐米、沙利度胺等单药或联合糖皮质激素治疗。

（四）造血干细胞移植

年轻、高危、复发难治的MM患者可考虑异基因造血干细胞移植。自20世纪80年代起试用异基因骨髓移植，预处理一般多采用大剂量美法仑（140~200mg/m^2）和分次全身放疗。欧洲骨髓移植协作小组报告异基因骨髓移植治疗50例，总有效率72%，其中达完全缓解有42%，中位生存期27个月，28%死于骨髓移植并发症。现有经验表明应争取早期治疗，先用化疗诱导缓解，然后移植，效果较好。疗效与年龄、性别无关。为控制移植物抗宿主病的发生率，应严格选择供髓者或对移植物做去T细胞处理。但是本病多发生于老年，90%以上患者年龄过大或心肾功能衰竭而不适于此项治疗。无合适的供者时可做自身外周造血干细胞移植。如能进行纯化的自身CD_{34}^+细胞移植，则可消除骨髓瘤细胞污染的可能，提高疗效。预处理采用大剂量放射性核素^{153}Sm（^{153}钐）内照射，可进一步控制病灶，减少对其他组织和器官的损害。近年来开展的非清髓异基因造血干细胞移植，又称小移植，即减少预处理方案的剂量，使患者出现嵌合体，从而达到移植物抗骨髓瘤细胞作用（GVM），以降低甚至清除肿瘤细胞达到完全缓解的目的。

（五）其他

干扰素α在常规化疗方案中的作用仍有争议。干扰素α可用于维持治疗，或与化疗交替应用。用法是300万~500万U皮下或肌内注射，每周3次，至少2~3个月。不良反应有发热、恶心、厌食、嗜睡等。三氧化二砷（ATO，As_2O_3）可从多方面对MM起作用，如抑制增殖、诱导凋亡。对于严重骨质破坏伴有疼痛的患者应给予局部放疗。

六、预后

MP治疗可控制骨髓瘤生长，使病程从6~12个月延长到3年左右。经MP治疗，约5%患者可达到完全缓解，即不能查到M蛋白，骨髓恢复正常。缓解期一般不超过18个月，生存期30~36个月。低肿瘤负荷且对MP反应良好的患者占5%左右，生存可达10~15年。反复使用烷化剂可致骨髓衰竭，有时可发展成MDS或急性髓细胞白血病。

（梅恒）

学习小结

浆细胞病指异常浆细胞呈克隆性增生，导致产生单克隆免疫球蛋白增多，并伴血清或尿中出现单株（单克隆）免疫球蛋白轻链或重链的一组疾病。多发性骨髓瘤是肿瘤性浆细胞在骨髓中多灶性恶性增生所致的一种疾病，全身骨骼均可受累，临床上以出现溶骨性损害、骨痛、病理性骨折、高钙血症和贫血为特征，累及肾脏可出现骨髓瘤肾病。多发性骨髓瘤诊断标准：① 骨髓浆细胞 >15%，且有形态异常或组织活检证实为骨髓瘤；② 血清有大量M蛋白（IgG>35g/L、IgA>20g/L、IgM>15g/L、IgD>2g/L、IgE>2g/L）；③ 溶骨性病变或广泛的骨质疏松。临床分期有Durie Salmon分期和Bataille分期。

复习参考题

1. 多发性骨髓瘤的细胞起源和临床表现有哪些？
2. 多发性骨髓瘤的诊断标准是什么？
3. 何为骨髓瘤肾病？临床特点有哪些？

第十二章　骨髓增殖性肿瘤

学习目标

掌握　真性红细胞增多症、原发性血小板增多症及原发性骨髓纤维化症的定义、临床表现、诊断。

熟悉　骨髓增殖性肿瘤的分型、真性红细胞增多症、原发性血小板增多症及原发性骨髓纤维化症的实验室检查及治疗。

了解　真性红细胞增多症、原发性血小板增多症及原发性骨髓纤维化症的发病机制。

骨髓增殖性肿瘤（myeloproliferative neoplasm，MPN）是分化相对成熟的一系或多系骨髓细胞克隆性增殖所致的一组髓系肿瘤性疾病。临床有一种或多种血细胞增生，伴肝、脾或淋巴结肿大。

2001年WHO将慢性骨髓增殖性疾病（chronic myeloproliferative diseases，CMPD）分为七型。

2008年WHO将CMPD重新命名为骨髓增殖性肿瘤（MPN），2016年WHO将MPN分为以下几型：包括慢性髓细胞性白血病（CML）、慢性嗜中性粒细胞白血病、真性红细胞增多症（PV）、原发性血小板增多症（ET）、原发性骨髓纤维化（PMF）（包括显性PMF和前PMF）、慢性嗜酸性粒细胞白血病不能分为其他类型、高嗜酸性粒细胞综合征、肥大细胞病、骨髓增殖性肿瘤不能分类。

第一节　真性红细胞增多症

真性红细胞增多症（polycythemia vera，PV）简称真红，是一种以克隆性红细胞异常增殖为主的慢性骨髓增殖性肿瘤。

一、病因和发病机制

本病的病因及发病机制尚未阐明。新近研究表明，90%~95%的患者可发现*JAK2 V617F*基因突变，而*JAK2 V617F*阴性的PV患者存在*JAK2*外显子12的突变或*CALR*突变，本病患者其前体细胞对红细胞生成素（EPO）较正常敏感。

二、临床表现

本病多发于中老年人，平均发病年龄为60岁，男性患者稍多于女性。起病缓慢，可在病变若干年后才出现症状。

1. 血容量增多表现 皮肤黏膜绛红色，尤以面颊、唇、舌、耳、鼻、颈部和四肢末端（指、趾及大小鱼际）为甚。眼结膜充血显著。可有头痛、眩晕、疲乏、耳鸣、眼花、健忘等。

2. 肝脾肿大 少数可有。

3. 高血压或病程中有血栓形成或出血 约半数患者有高血压；由于血液黏滞度增高出现动静脉血栓，血栓形成多见于四肢、肠系膜、冠状血管；由于血管充血，内膜损伤及血小板第3因子减少，可有出血倾向，齿龈出血多见，也可有内脏及颅内出血。

4. 其他表现 皮肤瘙痒及消化性溃疡，与嗜碱性粒细胞释放组胺增多有关；血尿酸增多可发生痛风；肾结石及肾功能损害。

三、实验室和特殊检查

1. 血常规

（1）血细胞比容：男 >49%，女 >48%。

（2）血红蛋白：男 >165g/L，女 >160g/L，网织红细胞正常。

（3）中性粒细胞碱性磷酸酶（NAP）积分增高。

（4）常伴有白细胞及血小板增多。

2. 骨髓象及骨髓活检

（1）骨髓象：增生明显活跃或极度活跃，红系增生尤著，粒红比例常下降。

（2）骨髓活检：红系、粒系和巨核系显著增生，以红系增生为著。

3. 染色体 部分患者伴有染色体改变。

4. 红系祖细胞培养 正常情况下，在体外培养中加入EPO、红系集落形成单位（CFU–E）和红系爆式集落形成单位（BFU–E）才能生长。PV患者不加EPO也能生长，而继发性红细胞增多症患者则无此现象。

5. *JAK2 V617F*突变 90%~95%的患者可发现*JAK2 V617F*基因突变，而*JAK2 V617F*阴性的PV患者存在*JAK2*外显子12的突变。

6. 血清EPO 低于正常参考值范围。

7. 其他检查 动脉血氧饱和度≥0.92；血尿酸增加；约2/3患者有高组胺血症和高组胺尿症；血清维生素B_{12}及维生素B_{12}结合力增加。

四、诊断和鉴别诊断

（一）诊断

参照2016年WHO关于PV诊断标准。

1. 主要标准

1）Hb>165g/L（男），>160g/L（女）或血细胞比容>49%（男），>48%（女）或平均红细胞体积升高。

2）骨髓活检示与年龄不符的细胞过多伴三系增生（全骨髓增生），包括红系、粒系、巨核系显著增生并伴有多形性成熟巨核细胞（细胞大小不等）。

3）有JAK2 V617F或JAK2第12号外显子基因突变。

2. 次要标准 血清红细胞生成素水平降低。

注：诊断要求满足3个主要标准或前2项主要标准加次要标准。

（二）鉴别诊断

1. 相对性红细胞增多症 发生严重脱水、大面积烧伤、慢性肾上腺皮质功能减退等致使血液浓缩。

2. 继发性红细胞增多症

（1）慢性缺氧状态：例如高原居住，或患有肺气肿和肺源性心脏病等肺部疾病、发绀性先天性心脏病、慢性风湿性心瓣膜病等。

（2）大量吸烟导致碳氧血红蛋白增多和异常血红蛋白病时，因氧离子亲和曲线左移，与氧结合能力增加，引起组织乏氧，产生红细胞增多。

（3）EPO分泌增多：肾囊肿、肾盂积水、肾动脉狭窄等，各种肿瘤如肝癌、肺癌、小脑血管母细胞瘤、肾上腺样瘤、子宫平滑肌瘤等。

（4）皮质醇增多症：皮质醇有刺激骨髓造血的作用，导致红细胞增多。

3. 应激性红细胞增多症 由于精神紧张或应用肾上腺素后脾收缩所致，常为一过性的。患者伴有高血压而红细胞容量正常。

相对性、继发性及应激性红细胞增多症，*JAK2V617F*及*JAK2*外显子12突变阴性，血EPO水平正常或增高，不难鉴别。

五、治疗

1. 对症治疗 有血管并发症病史或年龄>60岁，主张应用小剂量阿司匹林，但应注意出血并发症。皮肤瘙痒者可试用抗组胺类药物，如阿司咪唑、西咪替丁。有高尿酸血症者，可用别嘌醇。

2. 静脉放血及红细胞单采术 每隔2~3天放血200~400ml，直至红细胞数在6.0×10^{12}/L以下，红细胞容积<50%。应注意：放血后红细胞及血小板可能会反跳性升高；反复放血可引起或加重缺铁；放血后有诱发血栓形成的可能，应同时补充等量生理盐水。

采用血细胞分离机进行治疗性红细胞单采术（therapeutic red cell apheresis），可迅速降低血细胞容积和血液黏度，改善临床症状，应等速补充与去除红细胞等容积的血浆或代血浆。

3. 化学治疗

（1）羟基脲：是一种核糖核酸还原酶抑制剂，剂量为15~20mg/（kg·d）。使白细胞维持在

（3.5~5.0）$\times 10^9$/L，可长期应用，以保持血红蛋白正常范围。

（2）其他药物：如环磷酰胺、苯丁酸氮芥、白消安、美法仑、高三尖杉酯碱等，不宜长期应用。

4. 干扰素α 可抑制PV克隆的增殖，剂量为300万U/m^2，每周3次，皮下注射。

5. 异基因造血干细胞移植 是唯一治愈PV的方法。

6. 其他治疗 *JAK2*抑制剂：芦可替尼，口服后脾明显缩小，*JAK2 V617F*基因突变数明显下降。大剂量可以引起血小板减少。

六、预后

本病如无严重并发症，病程进展缓慢，患者可生存10~15年以上。主要死亡原因为血栓及出血、转化为急性白血病、骨髓纤维化等。

第二节 原发性血小板增多症

原发性血小板增多症（essential thrombocythemia，ET），亦称特发性血小板增多症，为干细胞克隆性疾病。其特征是外周血中血小板水平显著增多而功能异常，骨髓中巨核细胞过度增殖，临床表现有血栓形成和/或自发出血倾向，约半数患者有脾大。

一、病因和发病机制

本病是一种干细胞的克隆性疾病，病因尚不明确。50%ET存在*JAK2 V617F*突变，而5%~10%的ET存在血小板生成素受体（thrombopoietin-receptor，TPO-R，即MPL）515位密码子突变，即*MPL W515*突变，二者均能导致骨髓中巨核细胞持续增殖，血小板生成增多，还有*CALR*突变。

二、临床表现

1. 一般症状 起病隐匿，可有疲劳、乏力等。偶尔发现血小板增多或脾大而被确诊。

2. 血栓与出血 本病由于血小板极度增多，易发生血栓，因血栓部位不同而引起相应症状。静脉血栓较常见，多发生在肢体，表现为手足发麻、发绀、肿胀、趾溃疡及坏疽；也可发生于肝、脾、肠系膜、肾及门静脉。由于血小板功能缺陷，也易发生出血，胃肠道及鼻出血常见，皮肤黏膜瘀斑少见，也可有颅内出血。

3. 脾大 50%~80%患者有脾肿大，多为轻、中度肿大，巨脾少见。少半数患者肝轻度肿大。

三、实验室和特殊检查

1. 血常规

（1）血小板≥450×10^9/L，可见聚集成堆、大小不等。

（2）白细胞及红细胞正常或增多。

（3）中性粒细胞碱性磷酸酶积分增高。

2. 骨髓象及骨髓活检

（1）骨髓象：各系细胞均明显增生，以巨核细胞增生为主，且体积大；并有大量血小板聚集成堆。

（2）骨髓活检：巨核系增生为主，大成熟巨核细胞增多。

3. 染色体 部分有del（20q）、del（5q）、1q及7q间易位等改变。

4. 分子生物学异常 50%~70%ET患者有*JAK2 V617F*基因突变，5%~10%有*MPL W515*突变、*CALR*突变。

5. 其他检查

（1）血小板功能异常：黏附率降低；对胶原、ADP及花生四烯酸诱导的聚集反应下降，对肾上腺素反应消失。

（2）血尿酸、乳酸脱氢酶（LDH）等增高。

四、诊断及鉴别诊断

（一）诊断

WHO关于ET诊断标准（2016年）如下。

主要标准：

1. 血小板计数持续≥450×10^9/L。

2. 骨髓活检主要为巨核系增生，体积增大，核过分叶的成熟巨核细胞高度增生，胞体大、核过分叶的成熟巨核细胞数量增多，粒系、红系无显著增生或左移，且网状纤维极少轻度（1级）增多。

3. 不能满足*BCR-ABL* +慢性髓性白血病、真性红细胞增多症（PV）、原发性骨髓纤维化（PMF）、骨髓增生异常综合征和其他髓系肿瘤的WHO诊断标准。

4. 有*JAK2*、*CALR*或*MPL*基因突变。

次要标准：

有克隆性标志或无反应性血小板增多的证据。

注：诊断要求满足3项主要标准和次要标准即可诊断ET。

（二）鉴别诊断

1. 继发性血小板增多症 多继发于脾切除术后、缺铁性贫血、溶血性贫血、急性失血后、慢性或急性感染、结缔组织病、肿瘤性疾病等。但继发性血小板增多症有下列表现：① 有病因或原发病表现；② 血小板功能正常；③ 无*JAK2 V617F*及*MPL W515*突变，无染色体改变。

2. 其他骨髓增殖性疾病 见其他相应章节。

五、治疗

1. 治疗性血小板单采术（therapeutic platelet apheresis） 可迅速减少血小板量，改善症状。血小板过多（$>1\ 000 \times 10^9/L$），或在紧急情况下采用（如手术前、伴急性胃肠道出血的老年患者、有血栓形成的患者、分娩前及骨髓抑制药不能奏效时）。

2. 化疗

（1）羟基脲：剂量15~20mg/（kg·d），可长期应用，并根据血常规调整用量。

（2）其他药物：环磷酰胺、白消安等。

3. 干扰素α　见本章第一节。

4. 抗凝治疗　小剂量阿司匹林等抗血小板治疗。

5. 异基因造血干细胞移植　是唯一可以治愈ET的方法。

6. 其他治疗

（1）*JAK2*抑制剂：芦可替尼。

（2）阿那格雷（anagrelide）：减少血小板的机制仍未清楚，通过影响巨核细胞分裂，使巨核细胞不能成熟，以减少血小板的生成。开始剂量2.0~3.0mg/d，维持剂量1.5~4mg/d，副作用较少，主要有神经、消化系统症状。

六、预后

大多数病例进展缓慢。中位生存期常在10~15年以上。有反复出血或血栓形成者，预后较差，是本病的主要致死原因。少数患者转化成其他骨髓增殖性肿瘤。

第三节　原发性骨髓纤维化

原发性骨髓纤维化（primary myelofibrosis，PMF）为病因不明的骨髓弥漫性纤维组织增生症，常伴有髓外造血（或称髓外化生），主要发生在脾，其次在肝、淋巴结等。现在认为髓外造血不是代偿性的，而是本病的特征。

一、病因和发病机制

本病病因目前尚不明了，正常血细胞有的含G-6-PD同工酶A，有的含有G-6-PD同工酶B，但是PMF血细胞只含有一种G-6-PD同工酶，提示来自一个干细胞克隆。骨髓内纤维组织增多与血小板衍生生长因子（PDGF）、巨核细胞衍生生长因子（MKDGF）、表皮生长因子（EGF）和转化生长因子-β（TGF-β）的释放有关。最近发现，*JAK2 V617F*、*MPL W515*及*CALR*突变也参与其发生及发展，故可能多种因素参与本病的发生，机制仍不清楚。

二、临床表现

大多在中年以后发病，国内报告诊断时平均年龄46.5岁，男女发病无明显差异。起病多隐匿，进展缓慢，偶然发现脾大而确诊，晚期严重贫血、感染、出血，多转化为急性白血病。可分为三期：增生期、纤维化期、骨髓硬化期。

1. 肝、脾肿大 巨脾是本病特征，质多坚硬，表面光滑并无触痛。轻至中度肝肿见于1/4~1/3病例。

2. 其他表现 乏力、体重下降、食欲减退、左上腹疼痛、低热、出汗等症状。严重贫血和出血、感染及骨痛为本症晚期表现。少数病例可因高尿酸血症并发痛风及肾结石，也有合并肝硬化者。

三、实验室和特殊检查

1. 血常规

（1）正细胞性贫血，可见幼红细胞及泪滴样红细胞。

（2）白细胞及血小板增多或正常（晚期减少），可见原始或幼稚细胞。

（3）中性粒细胞碱性磷酸酶积分增高。

2. 骨髓象及骨髓活检

（1）骨髓象：因骨质坚硬，常呈“干抽”现象。早期，骨髓有核细胞增多，但后期增生低下，有时呈局灶性增生象。

（2）骨髓活检：主要病理改变为骨髓纤维化，以非均匀一致的纤维组织增生为主。

1）增生期：骨髓细胞呈程度不一的增生，以巨核细胞最明显，网状纤维增多，但尚不影响骨髓的正常结构。造血细胞占70%以上。

2）纤维化期：纤维组织增生突出，占骨髓的40%~60%，造血细胞占30%，骨小梁增多、增粗，与骨髓相邻部位，有新骨形成。各个散在的造血区域被由网状纤维、胶原纤维、浆细胞和基质细胞所形成的平行束状或螺旋状物质分隔。

3）骨髓硬化期：为骨髓纤维化终末期。以骨质和骨小梁增生为主，髓腔狭窄，除巨核细胞仍可见外，其他系造血细胞显著减少。

3. 肝、脾穿刺　除淋巴细胞外，幼粒、幼红及巨核三系细胞均增生，类似骨髓穿刺涂片，尤以巨核细胞增多最为明显，是诊断髓外造血的主要证据。

4. 染色体　约半数病例有获得性细胞遗传学异常del（13）（q11–13q14–22）或der（6）t（1；6）（q21–23p21.3）。

5. X线　30%~50%患者有骨质硬化征象，典型X线表现是骨质密度增加，并伴有斑点状透亮区，呈“毛玻璃”样改变。

6. 其他检查

（1）部分患者有*JAK2 V617F*和*MPL W515*及*CALR*基因突变。

（2）血尿酸、LDH等增高。

四、诊断与鉴别诊断

1. 诊断标准　采用2016年修订的WHO关于显性PMF的诊断标准，具体如下。

主要标准：

（1）有巨核细胞增生和异型巨核细胞，常伴有网状纤维或胶原纤维（2~3级）。

（2）不能满足真性红细胞增多症、慢性髓性白血病（*BCR–ABL*融合基因阳性）、骨髓增生异常综合征或其他髓系肿瘤的WHO诊断标准。

（3）有*JAK2 V617F*、*CALR*、*MPL*基因突变，或者当没有这些突变时存在其他克隆标志，或没有反应性骨髓纤维化。

次要标准：

至少存在以下一项，并且连续2次测定。

（1）贫血，且不是源于合并症。

（2）白细胞升高（$\geqslant 11\times10^9/L$）。

（3）可触及的脾肿大。

（4）LDH升高，达到正常值上限。

（5）原幼粒和原幼红细胞增生。

注：诊断须符合3条主要标准，及至少一个次要标准。

2. 鉴别诊断

（1）继发性骨髓纤维化：多见于恶性肿瘤、感染（主要是结核）和暴露于某些毒物和电离辐射后、骨髓转移瘤等。继发性骨髓纤维化有下列两个特点：① 有病因或原发病；② 无*JAK2 V617F*或*MPL W515*突变。

（2）其他各类骨髓增殖性疾病见各章节。

五、治疗

根据病情及分期选择适当的治疗。

1. 纠正贫血

（1）输注红细胞。

（2）小剂量沙利度胺及激素治疗：沙利度胺50mg/d，泼尼松30mg/d，3个月后泼尼松逐渐减量。

（3）雄激素：司坦唑醇或达那唑等雄激素。

（4）红细胞生成素。

2. 化学治疗　小剂量羟基脲，也可用白消安和美法仑等。

3. 干扰素α　对MF有血小板增多者疗效较好。剂量为300万~500万U/次，皮下注射，每周3次。

4. 脾切除　早期禁忌切脾，晚期切脾适应证：① 巨脾有明显压迫症状或脾梗死疼痛剧烈者；② 严重溶血性贫血；③ 严重血细胞减少，有危及生命的出血或感染的可能；④ 门脉高压并发食管静脉曲张破裂或出血。切脾后有使肝脏迅速增大或血小板增多、加重血栓形成的可能，因而应权衡利弊，慎重考虑。

5. 异基因造血干细胞移植　是唯一可以治愈MF的方法。

6. JAK-2抑制剂　芦可替尼对MF患者有效，可以逆转骨髓纤维化，可明显缩脾。

六、预后

在骨髓增殖性疾病中，本病预后最差。中位数生存期2~5年不等，大部分最终进展为急性白血病。

（施小凤）

学习小结

MPN是起源于造血干细胞的克隆性疾病，临床表现为一系或多系血细胞增多并有质的异常，可伴有肝脾肿大。PV以克隆性红细胞异常增殖为主，临床表现主要为血容量增多的表现；可有血栓形成或出血。ET的特征是外周血中血小板水平显著增多而功能异常，骨髓中巨核细胞过度增殖，临床表现有血栓形成和/或自发出血倾向。PMF有骨髓弥漫性纤维组织增生，常伴有髓外造血（或称髓外化生），表现为肝脾肿大，甚至巨脾；可伴有全身症状；严重贫血和出血、感染及骨痛为晚期表现。实验室检查有血常规、骨髓象、细胞遗传学、分子生物学检查等。根据WHO诊断标准进行诊断，并且根据病情选择适当的治疗，主要有对症、化疗、干扰素α、JAK-2抑制剂等，异基因造血干细胞移植是唯一可以治愈MF的方法。

复习参考题

1. 相对性、继发性及应激性红细胞增多症与PV鉴别的主要依据是什么？
2. 原发性血小板增多症的治疗有哪些？
3. 原发性骨髓纤维化切脾的适应证有哪些？

第十三章 出血性疾病与血栓性疾病

06篇13章

学习目标

掌握 止血与凝血疾病、过敏性紫癜、特发性血小板减少性紫癜（ITP）、血友病、DIC的临床表现、实验室检查、诊断依据及治疗方法。

熟悉 出血性疾病分类、诊断步骤及预防；ITP的治疗原则；过敏性紫癜、血友病、DIC的病因和发病机制。

了解 正常止血、凝血机制以及抗凝与纤溶机制，参与三个凝血阶段的因子与常用实验关系；过敏性紫癜的实验室检查及预防；原发免疫性血小板减少症的病因、发病机制；血友病的遗传方式；DIC的病理及病理生理。

第一节 概述

止血与抗血栓是机体的一对矛盾统一体，二者功能相辅相成，处于动态平衡状态，一旦这种平衡功能失调，或者导致出血，或者导致血栓形成。由于止血与抗血栓功能失调所致的临床综合病征，称为止血功能障碍与血栓性疾病。

一、病理生理

（一）血管壁

生理情况下，血管是一密闭的管道系统，血液位于血管内周而复始地流动，有赖于血管壁的完整性，血管壁损伤或其致密度降低可导致出血。同时血管壁内皮细胞可表达和分泌多种活性物质，调节止血与抗血栓之间的平衡。

（二）血小板

当血管壁受损时，血流中的血小板立即黏附到受损部位所暴露的胶原纤维及其基底膜上，并释放肾上腺素、ADP等活性物质，诱导更多的血小板在局部聚集，形成止血血栓；同时血小板膜花生四烯酸的代谢产物血栓素A2（TXA2）有强烈的缩血管作用，促进局部止血；血小板还可以释放血小板第3因子（PF3），直接参与凝血反应（图6-13-1）。

（三）凝血与抗凝血机制

生理情况下血浆中有许多凝血因子与抗凝血因子，二者功能相辅相成，处于动态平衡状态，以维持血液在血管内呈流体状态，凝血系统功能低下和/或抗凝血系统功能亢进可导致出血，反之则易导致血栓形成。

1. 凝血机制 近年来有关凝血理论的研究增添了许多新内容，但对凝血反应过程的解释仍是以Macfarlane 1964年创立的凝血瀑布学说为骨架，即通常凝血因子是以无活性的酶原或辅酶的形式存在于血浆中（组织因子除外），一旦某种凝血因子被激活，即引发系列有序的酶促反应，最终导致血栓形成（图6-13-1）。现知至少有14种凝血因子参与凝血反应，包括12种经典的凝血因子、激肽释放酶原和高分子量激肽原。FⅫ为启动因子，其与带负电荷的大分子不对称物质接触，发生构型改变而被激活，启动内源性凝血途径；当血管壁受损时，其内皮细胞表达的组织因子释放入血，与FⅦ形成TF-FⅦ复合物，启动外源性凝血途径。近年来更加强调外源性途径在凝血过程中的地位和作用，认为TF/FⅦ复合物可直接激活FⅨ，使凝血共同途径前移，两条凝血途径并非完全独立而是相互关联的，在机体整个凝血过程中可能发挥着相互协调的作用。

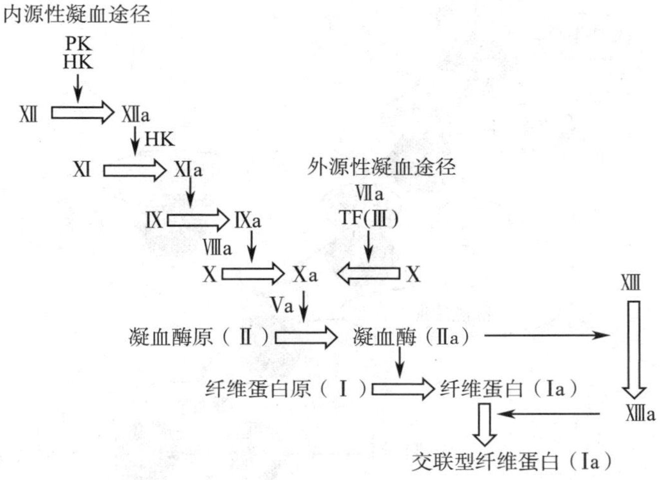

PK. 激肽释放酶原；HK. 高分子量激肽原；TF. 组织因子。

▲ 图6-13-1 凝血过程的瀑布学说示意图

2. 抗凝血机制 机体的抗凝系统包括细胞抗凝及体液抗凝。细胞抗凝包括血管内皮细胞和单核-巨噬细胞系统，血管内皮细胞可通过抗血小板的黏附，抑制因子Ⅻ的激活，分泌前列环素、内皮细胞舒缓素（NO），表达和释放组织型纤溶酶原激活物（t-PA）等活性物质而发挥抗凝作用。单核-巨噬细胞系统可以吞噬激活的凝血因子复合物而发挥抗凝作用。体液抗凝是以抗凝因子的形式存在于血浆中，直接对抗凝血因子的活性，机体活性较强的体液抗凝系统有以下三种。

（1）抗凝血酶（AT）系统：包括AT和肝素，属于丝氨酸蛋白酶抑制剂，可抑制具有丝氨酸蛋白酶活性的凝血因子，以FXa和凝血酶最为重要（图6-13-2）。AT为一单链糖蛋白，含432个氨基酸残基，其385位的精氨酸残基可与丝氨酸蛋白酶特异性结合而抑制其活性；其N末端为一赖氨酸残基，可与肝素特异性结合。当赖氨酸残基与肝素特异性结合后，AT分子构型发生改变，其385位的精氨酸残基暴露，可使AT抗凝活性增强2 000倍。故AT的抗凝活性有赖于肝素的存在，而肝素是通过AT而发挥抗凝活性的。某些肿瘤细胞可分泌类肝素样物质，导致机体出血，而遗传性AT缺陷症可导致血栓形成。

（2）蛋白C（PC）系统：包括PC、蛋白S（PS）、血栓调节蛋白（TM）、内皮细胞蛋白C受体（EPCR）、活化的PC抑制物（APCI）等。TM与EPCR为内皮细胞膜上的两种结构蛋白，其中TM为凝血酶的受体，EPCR为PC的受体，二者分别将凝血酶和PC结合于内皮细胞膜表面，形成1：1复合物，使PC被凝血酶裂解而活化（APC），APC通过灭活FⅤa和FⅧ而发挥抗凝活性，PS为PC的辅因子，可提高APC的活性，遗传性PC或PS缺陷症可导致血栓形成。

（3）组织因子途径抑制物（TFPI）：是血管内皮细胞分泌的一种热稳定糖蛋白，可通过抑制TF-FⅦa复合物而发挥抗血栓活性。遗传性TFPI缺陷可导致血栓形成。

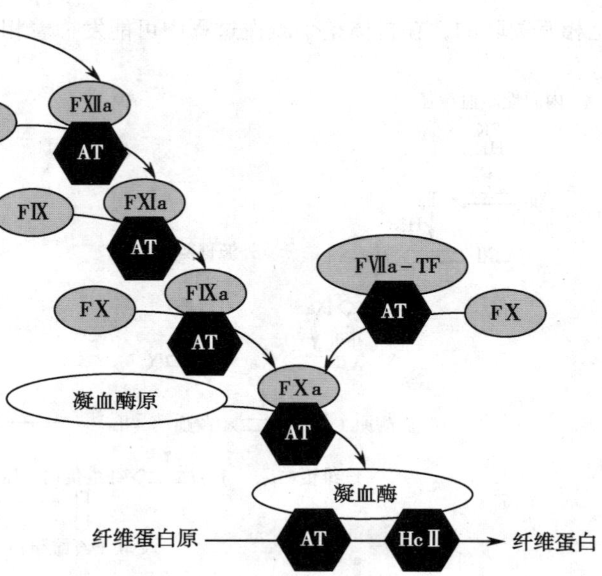

▲ 图6-13-2　抗凝血酶调控凝血的示意图

（四）纤维蛋白溶解机制

机体除有完善的凝血与抗凝血机制外，还有纤维蛋白溶解系统，其功能为溶解已形成的血栓。纤溶系统功能亢进可导致出血，反之则导致血栓形成。与凝血系统类似，纤溶系统也是由一系列相继激活的酶系统组成，其主要成分为纤溶酶原及其激活物。后者包括激肽系统、t-PA和双链尿激酶（tcu-PA）。最近的研究发现一些物质参与机体纤溶系统的调节，包括纤溶酶原激活物抑制物（PAI）和纤溶酶相关抑制物（PI）。前者主要抑制t-PA和tcu-PA，其活性最强的为PAI-1；后者主要抑制纤溶酶的活性，包括α_1-抗胰蛋白酶、α_2-巨球蛋白、富组胺酸糖蛋白（HRGP）等。上述抑制物的增多均可导致血栓形成。

纤溶系统的激活有两条途径：① 内源途径，与内源性凝血途径的启动密切相关，FⅫa激活FⅪ的同时，也激活了激肽释放酶，进而激活纤溶酶原。FⅫa启动的内源性凝血途径可有旁路替代

（组织因子），而其激活的纤溶系统却无替代途径，故FⅫ遗传性缺陷（Hagemen病）主要表现为血栓形成，很少表现为出血；② 外源性途径，当血管内皮细胞及组织受损时，表达和释放t-PA或tcu-PA，进而激活纤溶酶原。

纤维蛋白原、纤维蛋白单体、纤维蛋白聚合体均可被纤溶酶降解成小分子肽段，主要有A肽、B肽、C肽、D肽、E肽、X肽、Y肽等，统称为纤维蛋白降解产物（FDP），当纤维蛋白聚合体降解时可产生DY、YY、DXD、DE等分子复合物，其中含两个D肽段的复合物称为D-二聚体。D-二聚体是继发性纤溶的分子标记物。

二、分类

根据病因与发生机制不同，止血功能障碍与血栓性疾病分类如下。

（一）血管壁异常

1. 遗传性 遗传性毛细血管扩张症。

2. 代谢性 坏血病、烟酸缺乏症等。

3. 变应性 过敏性紫癜等。

4. 其他 单纯性紫癜、机械性紫癜、老年性紫癜等。

（二）血小板异常

1. 数量异常

（1）数量减少：① 生成减少，见于再障、白血病、巨幼细胞贫血等；② 寿命缩短，见于特发性血小板减少性紫癜、脾功能亢进等；③ 消耗过多，见于血栓性血小板减少性紫癜、弥散性血管内凝血（DIC）等。

（2）数量增多：① 原发性，原发性血小板增多症；② 继发性，主要继发于慢性感染、恶性肿瘤、脾切除术后等。

2. 质量异常

（1）遗传性：① 黏附功能缺陷，巨大血小板综合征；② 聚集功能缺陷，血小板无力症、血管性血友病等；③ 释放功能缺陷，血小板储存池病、灰色血小板综合征等。

（2）获得性：服用抗血小板药、尿毒症、高球蛋白血症等。

（三）凝血机制异常

1. 内源性凝血途径异常 多为遗传性，如血友病A（FⅧ缺陷）、血友病B（FⅨ缺陷）、FⅪ缺乏症等。

2. 外源性凝血途径异常 多为获得性，外源性凝血因子包括FⅦ和组织因子，其中FⅦ为维生素K依赖因子，在肝脏合成。在慢性肝病、维生素K缺乏、口服抗凝剂、敌鼠钠盐中毒等导致FⅦ合成障碍，导致机体出血，同属于维生素K依赖因子的还有FⅡ、FⅨ、FⅩ等，故外源性凝血途径异常往往为复合凝血因子缺陷，但也有遗传性单因子缺陷者。

3. 抗凝血机制异常

（1）抗凝功能亢进：多为获得性，主要表现为出血倾向，如肝素治疗期间、恶性肿瘤细胞分泌类肝素样物质、系统性红斑狼疮患者产生的狼疮样抗凝物质等。

（2）抗凝功能低下：多为遗传性，主要表现为血栓形成倾向，如AT缺陷症、蛋白C缺陷症、蛋白S缺陷症等。

（四）纤溶机制异常

1. 纤溶功能亢进 多为获得性，主要表现为出血倾向，如严重肝功能受损、大面积组织挤压伤、DIC纤溶亢进期、溶栓治疗期间等。

2. 纤溶功能低下 多为遗传性，主要表现为血栓倾向，如高HRGP血症、高PAI-1血症等，还见于抗纤溶治疗期间。

三、临床表现

（一）出血倾向

依其止血功能缺陷的类型不同，其出血特点有所差异，血管壁功能缺陷、血小板异常以皮肤黏膜自发性出血为主，如皮肤出血点或紫癜、牙龈出血、鼻出血、女性月经量多等。凝血功能缺陷所致的出血主要表现为外伤后出血不止，或者深部肌肉血肿、关节腔出血等，如表现为皮下出血，往往为大面积的淤血斑，如血友病的出血。

（二）血栓倾向

凝血与抗凝血功能缺陷所致的血栓以静脉系统血栓为主，尤其是深静脉血栓形成，亦可表现为微血管内血栓或动脉系统血栓。

（三）出血与血栓并存

如DIC、血栓性血小板减少性紫癜、原发性出血性血小板增多症等。

四、实验室诊断

止血功能障碍与血栓性疾病的诊断有赖于实验室检查，与其有关的实验室检查项目繁多，临床上遇到出血或血栓倾向的患者，应按照先易后难、先普通后特殊的原则，逐层深入地进行程序性诊断试验。

（一）筛选试验（表6-13-1）。

▼ 表6-13-1 止血功能障碍性疾病诊断性筛选试验

试验项目	血管壁异常	血小板异常	内源性凝血功能异常	外源性凝血功能异常	纤维蛋白生成障碍
出血时间	正常/延长	延长	正常	正常	正常
束臂试验*	阴性/阳性	阳性	正常	正常	正常
血小板计数	正常	正常/减少	正常	正常	正常
血块回缩试验	正常	不良	正常	正常	正常

续表

试验项目	血管壁异常	血小板异常	内源性凝血功能异常	外源性凝血功能异常	纤维蛋白生成障碍
活化部分凝血活酶时间（APTT）	正常	正常	延长	正常	正常/延长
凝血酶原时间（PT）	正常	正常	正常/延长	延长	正常/延长
凝血酶时间（TT）	正常	正常	正常	正常	延长

注：*.毛细血管脆性试验。

（二）确诊试验

1. 出血时间延长、毛细血管脆性试验阳性　提示血管壁功能异常或血小板异常，而血小板计数、血块收缩试验均正常提示血管壁功能异常，可进一步做毛细血管镜检查、血管性血友病因子（vWF）及凝血酶调节蛋白（TM）测定等；若血小板计数减少，可进一步作骨髓巨核细胞计数、血小板表面相关抗体效价测定、血小板寿命测定等；血小板计数正常而血块收缩不良者可进一步作血小板功能测定，有关血小板功能的检测项目如下。

（1）血小板形态观察：巨大血小板综合征时血小板体积增大，血小板无力症时血小板散在分布，无成簇现象。

（2）血小板黏附试验：黏附率降低见于巨大血小板综合征、血管性血友病等。

（3）血小板聚集试验：血小板无力症时ADP、肾上腺素、胶原均不能诱发血小板聚集；血管性血友病患者以上三项诱发的聚集功能正常，而瑞斯托霉素诱发的聚集功能低下；血小板储存池病和灰色血小板综合征时血小板的释放功能障碍，因此血小板的Ⅰ期聚集功能正常而Ⅱ期聚集功能缺陷。

（4）其他：利用放免技术或单克隆抗体技术直接测定血小板膜糖蛋白Ⅰb、Ⅱb/Ⅲa复合物的含量，及血浆vWF含量及活性测定等。

2. 出血时间及毛细血管脆性试验正常而有关凝血试验指标异常。

（1）凝血时间（CT）、活化部分凝血活酶时间（APTT）延长：提示内源性凝血途径异常，见于血友病、FⅪ缺乏症等，可用活化部分凝血活酶时间纠正试验鉴别之（表6-13-2）。

▼ 表6-13-2　活化部分凝血活酶时间纠正试验

替代血浆	血友病A	血友病B	FⅪ缺乏
患者血浆	延长	延长	延长
患者血浆+乏FⅧ血浆*	不纠正	纠正	纠正
患者血浆+乏FⅨ血浆**	纠正	不纠正	纠正

注：*.已知血友病A患者血浆或正常血清；**.已知血友病B患者血浆或硫酸钡吸附血浆。

（2）血浆凝血酶原时间（PT）延长：提示外源性凝血途径异常，往往为复合凝血因子缺陷，见于慢性肝病、维生素K缺乏、口服抗凝药治疗期间、敌鼠钠盐中毒等。

（3）凝血酶时间（TT）延长：见于血浆抗凝物质增多或纤维蛋白原异常，可用甲苯胺蓝纠正试验鉴别之。加入甲苯胺蓝能纠正者为血浆抗凝物质增多，不能纠正者提示纤维蛋白原异常。

（4）APTT、PT、TT缩短：提示血浆高凝状态，见于DIC高凝期、妊高征及易栓症患者。

（5）其他：可用放射免疫法、发色底物法等直接检测各种凝血、抗凝血因子活性及抗原量。

3. 抗凝指标的检测　临床上遇到反复发作的、有家族倾向的深静脉血栓形成患者，或者40岁以下发病的心脑血管疾病患者应检测血浆的抗凝指标，如血浆AT、PC、PS、PAI-1的活性及其抗原量测定等。

五、防治

止血功能障碍与血栓性疾病的防治措施包括病因学防治、自我防护、对症及替代治疗四个方面，将在以后相关章节详述。

第二节　过敏性紫癜

过敏性紫癜（Henoch-Schönlein purpura，HSP）是一种常见的血管变态反应性出血性疾病。多急性起病，在起病前1~3周常有上呼吸道感染史。始发症状以皮肤紫癜为主，少数病例以腹痛、肾脏症状首先出现。本病多见于青少年，男性发病略多于女性，春、秋季发病较多，临床以对称分布、下肢为多的、分批出现的皮肤紫癜为其主要特征，其病情程度以轻、中度为多，可伴关节、胃肠和肾脏等的一个或多个脏器联合受损，少数病变还可累及眼部、脑及脑膜血管。过敏性紫癜性肾炎（HSPN）是指HSP引起的肾实质损害，30%~50%的HSP患儿发生肾脏损伤，其好发年龄为6~10岁，HSPN大多预后良好，但约15%的患儿会有持续性肾损害，约8%的患儿发展到肾衰竭，而成为HSP的预后不良因素，故应引起高度重视。

一、病因和发病机制

（一）病因

本病的直接病因往往很难确定，但发病前多有呼吸道感染。一般认为，本病起因于黏膜免疫系统的高反应性。其有关因素有外在因素和遗传易感性。

1. 外在因素

（1）感染：占HSP发病诱因的33%~60%，以感染嗜血杆菌、金黄色葡萄球菌、溶血性链球菌及螺杆菌为主；此外还有绿脓杆菌、肺炎球菌、肠球菌、肠杆菌、水痘病毒、乙肝病毒感染。真菌感染亦可能与该病发病有关。近年研究表明，幽门螺杆菌（Hp）感染在HSP发病中是一个危险因素。人微小病毒B19感染也与HSP密切相关。

（2）食物：约20%的患者有食入鱼、虾、肉等异体动物蛋白和某些药物的过敏史。另外，寄生虫、毒素、昆虫叮咬、花粉和大气粉尘等因素也可能诱发HSP。

（3）药物：抗生素（青霉素、链霉素、红霉素、氯霉素）、磺胺类、异烟肼、解热镇痛药等可诱发本病。药物所致的HSP约占3.36%，药源性HSP的发病机制有速发型变态反应和抗原抗体复合物反应两种。近年有报道接种乙肝疫苗、麻疹疫苗、麻疹–风疹联合减毒活疫苗、脑膜炎球菌多糖疫苗等后患HSP的病例，其原因可能为疫苗作为一种致敏因素，使具有敏感体质的机体产生较强的变态反应，引起一系列损伤。

2. 遗传因素　机体本身的某些遗传因素可能与HSP发病有关，HSP与人类白细胞抗原（HLA）的关系密切，HSP的易感基因可能位于*HLA*基因区内或与*HLA*基因相连锁。随着人类*HLA*区域全部基因序列测定及基因图谱绘制的完成，已发现该区39.8%基因与免疫系统有关，这使人们更加确信*HLA*基因直接或间接参与了HSP的发生。

（二）发病机制

基本病理改变是毛细血管炎及小动脉壁纤维素样坏死，血管周围浆液渗出及炎症细胞浸润，可能有以下反应。

1. 速发型变态反应　致敏原进入机体与蛋白结合成抗原，刺激抗体形成，产生IgE，后者为一种亲细胞抗体，以其FC分段与肥大细胞和嗜碱性粒细胞表面的受体相结合，而以其Fab分段与抗原相结合。当致敏原再次入侵机体时，即与肥大细胞上的IgE结合，激发了细胞内一系列酶反应，释放组胺和慢反应物质（SRS–A）。此外，致敏原与IgE结合后，不仅可使α_2球蛋白释放缓激肽，也能刺激副交感神经兴奋，释放乙酰胆碱。组织胺、SRS–A、缓激肽和乙酰胆碱等，作用于血管平滑肌，引起小动脉及毛细血管扩张，通透性增加，进而导致出血。

2. 抗原–抗体复合物反应　致敏原刺激浆细胞产生IgG（也可产生IgA和IgM），后者与相应抗原在血流中结合成小分子可溶性抗原–抗体复合物，能在血流中长期存在，促使血小板和嗜碱性粒细胞释放组胺和5–羟色胺，复合物沉积在血管壁和肾小球基底膜上并激活补体，其C3a、C5a可吸引中性粒细胞，对复合物进行吞噬，并释放溶酶体酶类物质，引起血管炎症及组织损伤。抗原–抗体复合物也可刺激肥大细胞和嗜碱性粒细胞，促其释放血管活性物质，使血管通透性增加，引起局部水肿和出血。

二、临床表现

（一）一般症状

多数患者于发病前1~2周有上呼吸道感染史及症状。

（二）皮肤表现

典型皮疹为棕红色针尖样皮疹，突出于皮肤，大小不等，压之不褪色，单独或互相融合，对称性分布，以四肢伸侧及臀部多见，很少侵犯躯干，可伴有痒感或疼痛，成批出现，由于出血时间不同，呈鲜红、紫、紫红、黄色、褐色等多样，消退后可遗有色素沉着。除紫癜外，还可并发荨麻疹、血管神经性水肿、多形性红斑或溃疡坏死等。偶尔口腔黏膜或眼结合膜也可出现紫癜。

（三）关节表现

关节可有轻微疼痛到明显的红、肿、痛及活动障碍。病变常累及大关节，以膝、踝、肘、腕关节周围病变等关节多见，可呈游走性，常易误诊为“风湿病”。可反复发作，不遗留关节畸形。

（四）腹部表现

腹痛常见，多呈绞痛，是由于血液外渗入肠壁所致。以脐及右下腹痛明显，亦可遍及全腹，但一般无腹肌紧张，压痛较轻，伴有恶心、呕吐、腹泻与黑便。因肠道不规则蠕动导致肠套叠，可扪及包块，多见于儿童。偶可发生肠穿孔。如不伴有皮肤紫癜，常易误诊为“急腹症”。

（五）肾脏表现

肾炎是本病最常见的并发症，轻重不一，发生率在12%~65%。一般于紫癜出现后1~8周发生，有的仅为短暂血尿，有的很快进展为肾衰竭，但少见。主要表现为血尿、蛋白尿、管型尿、水肿及高血压等急性肾小球肾炎表现，少数可为慢性肾炎、肾病综合征，个别病例可转入慢性肾衰竭。

皮肤、关节、腹部、肾脏四型可单独存在，两种以上合并存在时称为混合型。

（六）其他

少数患者出现紫癜后，病变累及脑膜血管，表现为头痛、呕吐、谵妄、抽搐、瘫痪和昏迷等；亦可累及呼吸系统，表现为咯血、哮喘、胸膜炎、肺炎等。

三、实验室检查

1. 血常规　白细胞计数可增加，嗜酸性粒细胞增加；血小板计数正常，偶有轻度减少，但$>80\times10^9$/L。

2. 出、凝血检查　出、凝血时间正常，血块收缩良好，束臂试验阳性。

3. 免疫学检查　血清IgA和IgG常增高，以前者明显；IgA-免疫复合物增高及IgA类风湿因子可阳性。

4. 尿液　可有蛋白、红细胞及管型。

5. 其他　ESR常增快，肾功能不全时可有尿素氮及肌酐增高。

四、诊断与鉴别诊断

根据病史及皮疹特点，诊断不困难，须与下列疾病相鉴别。

1. 单纯皮肤型　须与感染性紫癜、药物性紫癜相鉴别，后者紫癜特点为无特定好发部位，非对称，亦不分批出现。尚需与血小板减少性紫癜鉴别，后者的紫癜特点为散在小点状或片状，无融合倾向，不突出于皮表，不对称分布。

2. 关节型　须与风湿性关节炎鉴别，后者的关节红、肿、热、痛及游走性均较前者明显，且皮疹多为环形红斑或多形性红斑。

3. 腹型　须与急腹症鉴别，后者有腹部肌肉紧张，压痛明显，体温升高，甚至出现中毒性休克，白细胞明显增加。但须注意过敏性紫癜也可有肠套叠及肠穿孔。

4. 肾型 须与肾小球肾炎鉴别，两者临床表现及实验室检查无法区别，但后者无皮肤紫癜。

五、治疗、疗效评价、病程和预后

目前，我们采用的是以非糖皮质激素为主的分层、分阶段的综合治疗方案。经过十余年的临床验证，以非糖皮质激素为主的分层、分阶段治疗方式，减少了HSP患者的复发率，继而减少了HSPN发生的概率，提高了HSP患儿的生活质量。而中西药合参治疗HSP是综合治疗方案中的重要组成部分。该方案的具体治疗措施：消除病因、避免接触可疑的食物和药物，在控制感染和对症治疗的同时，采用包括抗凝、扩血管、H_2受体阻滞剂和具有清热、祛风、除湿和活血解毒中药的给予。如病情较重，可联合糖皮质激素治疗。一般疗程为1~4周。在取得近期临床疗效后，继续以非糖皮质激素、非抗过敏剂为主的4~12周巩固治疗。健康的生活方式和饮食调节是取得长期疗效和避免复发的关键。

1. 一般治疗 消除致病因素，避免劳累和接触可疑的食物和药物是首要前提。由于饮食不当常是本病紫癜和腹痛反复发作的原因之一，因此应禁食鱼虾、蛋及刺激性物质等，食用易于消化的食物，待皮疹及消化道症状明显减轻或消失后再逐步增加其他食物。防治感染，清除局部病灶（如扁桃体炎、胃炎等），适当地给予青霉素类或头孢类抗生素以控制感染，或驱除肠道寄生虫等，急性期要绝对卧床休息以减少复发和HSPN的发生。一旦出现肾脏损害，应给予相应治疗。

2. 对症治疗 可常规给予保护血管的完整性及降低毛细血管通透性（如常规剂量的维生素C、维生素E和芦丁）的药物。有荨麻疹或血管神经性水肿时，应用抗组胺药物和钙剂；有腹痛时应用解痉药物；消化道出血时，可给予胃黏膜保护剂。

3. 糖皮质激素和免疫抑制剂

（1）糖皮质激素：如地塞米松、甲基泼尼松龙和泼尼松等。主要用于关节肿痛、严重腹痛合并消化道出血及有急进性肾炎或肾病综合征等严重肾脏病变者。泼尼松［1.0mg/（kg·d）］，每日一次口服；地塞米松［0.3~0.5mg/（kg·d）］，口服或静脉点滴，或甲基泼尼松龙［5~10mg/（kg·d）］静脉点滴。疗程一般不超过30天，肾型者可酌情延长。

（2）免疫抑制剂如环磷酰胺（CTX）、环孢素A（CsA）和吗替麦考酚酯（MMF）等，一般在糖皮质激素疗效不佳或重症HSP、急进性肾炎时选用。

六、结语

以非糖皮质激素为主的分层、分阶段综合疗法治疗HSP，已成为治疗HSP的临床常规。该疗法改变了以糖皮质激素为主的治疗模式，可以减少糖皮质激素引起的不良反应发生的机会，减轻了患儿家长的经济负担和社会医疗保险的经费支出。其一年内低于20%的复发率可以降低罹患HSPN的发生概率，改善患者的生活质量，使多数HSP患者受益。

理论与实践　　　　　　　　**单纯性紫癜**

单纯性紫癜（purpura simplex）是一种原因不明的血管性出血性疾病，临床上常具备以下特点：① 多见于生育期妇女；② 紫癜局限于四肢，尤其是下肢及臀部；③ 常于月经期加重；④ 病情呈良性经过，无须特殊治疗；⑤ 毛细血管脆性试验阳性，但血小板计数、血小板功能及凝血功能指标检测正常；⑥ 部分患者有家族史。由于本病常见于生育期妇女，且于月经期加重，故认为可能与雌激素水平增高有关。

第三节　特发性血小板减少性紫癜

特发性血小板减少性紫癜（idiopathic thrombocytopenic purpura，ITP），又称免疫性血小板减少性紫癜（immune thrombocytopenic purpura），是由于机体的免疫功能紊乱，产生抗自身血小板抗体或血小板相关抗体，导致血小板寿命缩短，过度破坏以及生成障碍，造成血小板数目减少，从而引起出血症状。临床上依其起病急缓，病程长短分为急性型和慢性型。

一、病因与发病机制

病因尚不十分清楚，急性型与病毒感染有关，慢性型与机体免疫功能紊乱有关。

（一）血小板相关抗体

约80%以上ITP患者血小板表面可以检测到抗体或补体，称之为血小板相关抗体或血小板相关补体（PAIg或PAC3），其中多为IgG，少数为IgM，脾脏是产生PAIg的主要场所。目前认为PAIg至少有两种：① 病毒抗原刺激机体产生相应的抗病毒抗体，吸附于血小板表面；或病毒成分改变了血小板的抗原性，刺激机体产生相应的抗体。这种抗体并非真正的抗血小板抗体。急性型ITP发病与此有关。② 机体免疫监视功能紊乱，对自身血小板的抗原识别能力下降，产生抗自身血小板抗体。这才是真正的抗血小板抗体。慢性型ITP发病大多与此有关。

（二）血小板的破坏

血小板破坏的方式有两种。

1. 病毒抗原与相应抗体结合形成抗原-抗体复合物，其Fc段暴露，与血小板膜上的Fc受体结合，激活补体系统，造成血小板在循环血中破坏，急性型ITP的发病与此有关。

2. 抗血小板抗体与血小板膜的相关抗原结合，其Fc段暴露，与巨噬细胞膜上的Fc受体结合，导致血小板被吞噬破坏，慢性型ITP的发病与此有关。脾脏是慢性型ITP患者血小板破坏的主要场所，其次为肝、骨髓的单核巨噬细胞系统。

（三）巨核细胞成熟障碍

巨核细胞是产生血小板的前体细胞，与血小板具有共同的抗原性，因此抗血小板抗体亦可作用于骨髓中的巨核细胞，使其成熟障碍，或其产生的血小板发生原位破坏。

（四）其他

慢性ITP多见于生育年龄妇女，妊娠可以使其病情加重，或使已缓解的ITP复发，推测可能与雌激素水平增高有关，亦有人证实雌激素可以促进巨噬细胞的吞噬功能及抑制血小板的生成。

二、临床表现

ITP主要表现为出血，以皮肤黏膜出血为主，亦可表现为内脏出血，甚或颅内出血，但深部肌肉血肿和关节腔出血罕见。根据其起病情况、临床表现、病情发展与演变过程把其分为以下种类。

1. 新诊断的ITP 指诊断3个月以内的ITP。

2. 持续性ITP 指诊断3~12个月的ITP。

3. 慢性ITP 指血小板减少持续超过12个月的ITP。

4. 难治性ITP 见下文“相关链接”。

5. 重症ITP 指ITP出现血小板计数低于10×10^9/L，显著的皮肤黏膜多部位出血和/或内脏出血。

三、诊断

2020年8月中华医学会血液学分会止血与血栓学组召集制订了《成人原发免疫性血小板减少症诊断与治疗中国指南》，ITP诊断标准如下。

1. 至少2次化验血小板计数减少，外周血涂片镜检血细胞形态无异常。

2. 脾脏一般不增大。

3. 骨髓检查 巨核细胞数增多或正常、有成熟障碍。

4. 须排除其他继发性血小板减少症，例如，假性血小板减少、先天性血小板减少、自身免疫性疾病、甲状腺疾病、药物诱导的血小板减少、同种免疫性血小板减少、淋巴系统增殖性疾病、骨髓增生异常（再生障碍性贫血和骨髓增生异常综合征等）、恶性血液病、肿瘤浸润、慢性肝病、疫苗接种、脾功能亢进、血小板消耗性减少、妊娠血小板减少以及感染等所致的继发性血小板减少。

5. 诊断ITP的特殊实验室检查

（1）血小板膜抗原特异性自身抗体检测（monoclonal antibody immobilization of platelet antigen assay，MAIPA）：检测抗原特异性自身抗体的特异度高，可以鉴别免疫性与非免疫性血小板减少，有助于ITP的诊断。主要应用于下述情况：骨髓衰竭合并免疫性血小板减少；一线及二线治疗无效的ITP；药物性血小板减少；复杂的疾病（罕见）如单克隆丙种球蛋白血症和获得性自身抗体介导的血小板无力症。但该实验不能鉴别特发性血小板减少与继发性免疫性血小板减少。实验方法尚待标准化。

（2）血小板生成素（TPO）：不作为ITP的常规检测，对诊断复杂原因引起的血小板减少的诊断可能有所帮助，有助于ITP（TPO水平正常）和骨髓衰竭性疾病（TPO水平升高）的鉴别诊断。

四、治疗

出血症状重者应卧床休息、防止外伤、避免应用抗血小板药。对于慢性型ITP，治疗目的是缓解出血症状，而非使血小板计数达到正常，一般要求出血症状控制，血小板达$30 \times 10^9/L$以上，而药物的副作用最小为好。常用的治疗措施有以下几个方面（图6-13-3）。

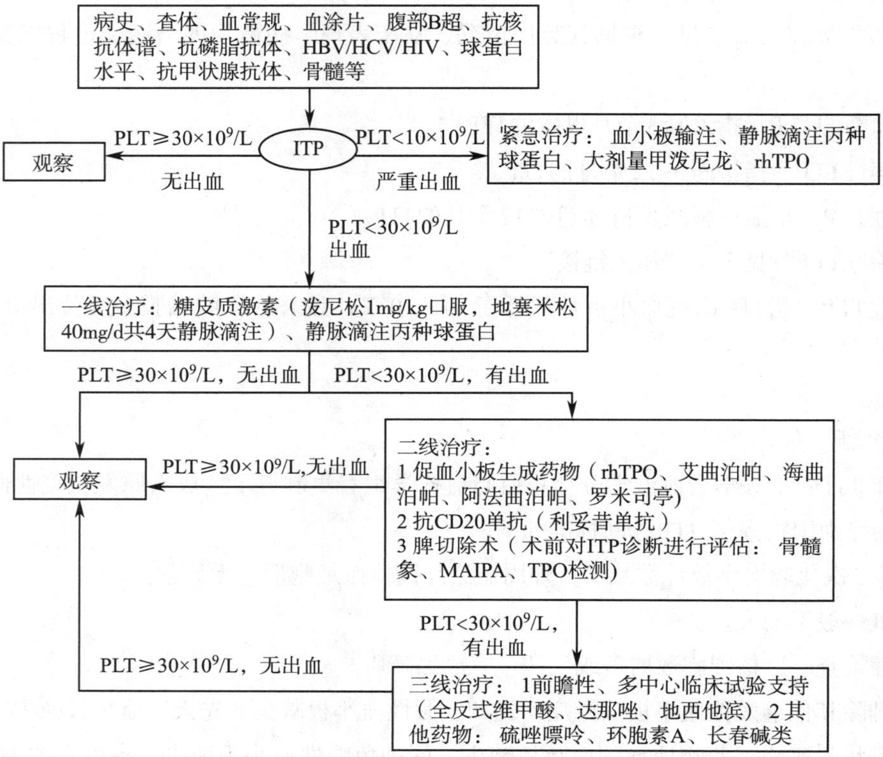

HBV/HCV/HIV. 乙型肝炎病毒/丙型肝炎病毒/人类免疫缺陷病毒；ITP. 特发性血小板减少性紫癜；PLT. 血小板计数；rhTPO. 重组人血小板生成素；MAIPA. 血小板膜抗原特异性自身抗体检测；TPO. 血小板生成素。

▲ 图6-13-3　成人ITP诊断及治疗流程图

（一）糖皮质激素

为本病的首选药，对急性型和慢性型急性发作的出血症状均有一定的疗效，急性型缓解率可达90%以上，慢性型近期有效率约50%。

1. 作用机制　① 抑制血小板抗体的形成和巨噬细胞的吞噬功能，减少血小板的破坏；② 刺激骨髓巨核细胞发育成熟；③ 增强血管致密度，缓解出血症状。

2. 用法　泼尼松，儿童患者1~1.5mg/（kg·d），成人45~60mg/d，分次口服，有效者用药

1~2周血小板开始上升，4~6周可达正常水平，用药6周以上血小板计数无改善者视为无效，应逐渐停药换用其他治疗措施。血小板达到正常水平应逐渐减为最小剂量5~10mg/d，维持3~6个月。或者地塞米松40mg/d，共4天冲击治疗。对于慢性型ITP，血小板计数达$50 \times 10^9/L$以上即应逐渐减量，决不能为追求血小板达到所谓的“正常”而无限制地加大用量或延长给药时间。用药期间要注意其副作用的发生。

（二）TPO或者TPO受体激动剂

重组人TPO皮下注射1.5万U/d，7~14天。或者注射TPO受体激动剂（主要为小分子药物），如艾曲泊帕，海曲泊帕，阿法曲泊帕，罗米司亭等。其起效快，地位逐渐上升。

（三）抗CD_{20}单抗

利妥昔单抗，375mg/m^2，每周一次；或者600mg，每周一次，共4~6次，其可以抑制B细胞的增殖，减少抗血小板抗体的产生。

（四）脾切除

慢性ITP糖皮质激素治疗失败者脾切除有效率可达70%以上。但因为现有非常有效的药物，脾切除的地位逐渐推后。

（五）细胞毒类免疫抑制剂

对于难治的ITP，可加用细胞毒类免疫抑制剂，其有效率约50%。通常与激素合用，较常用的药物有如下。

1. **长春新碱**　1mg，慢速静脉滴注，维持6~8小时，每周一次。

2. **环磷酰胺**　50~150mg/d，分次口服或静脉注射，4~6周一个疗程。

3. **硫唑嘌呤**　50~150mg/d，分次口服，4~6周一个疗程。

4. **环孢素A**　3~5mg/d，分次口服，4~6周一个疗程。

注意：用药期间应定时检查血常规、骨髓象，发现有骨髓抑制迹象时，应及时停药，严重者应给予G-CSF或GM-CSF等治疗。

（六）其他

1. 大剂量静脉注射丙种球蛋白，400mg/（kg·d），共5天。

2. 血小板悬液输注　仅适用于抢救危重患者，慢性ITP不宜常规应用，因反复血小板输注可产生抗同种血小板抗体而影响疗效。

3. 达那唑　为一种人工合成的雄性激素，其雄性化作用已被减弱，原理可能与免疫调节及抗雌激素作用有关。用法300~600mg/d，疗程3~6个月，约半数患者有效。副作用有胎儿畸形、肝功能损害等。

五、ITP的疗效判断

1. **完全反应（complete response，CR）**　治疗后血小板数$\geq 100 \times 10^9/L$且没有出血。

2. **有效（R）**　治疗后血小板数$\geq 30 \times 10^9/L$，并且至少比基础血小板数增加两倍，且没有出血。

3. **无效（NR）**　治疗后血小板数$< 30 \times 10^9/L$或者血小板数增加不到基础值的两倍或者有出血。

在定义CR或R时，应至少检测两次，其间至少间隔7天。

相关链接 | **难治性ITP**

关于难治性ITP的诊断，国内尚无统一标准。复习国内文献，诊断难治性ITP应同时具备以下4条：① 足量糖皮质激素治疗6周以上，和/或脾切除治疗无效，或疗效持续不足3个月者；② 病程>6个月；③ 有明显出血倾向和/或血小板计数 $<10\times10^9/L$；④ 排除纯巨核细胞再生障碍性贫血、MDS、系统性红斑狼疮、淋巴细胞肿瘤等继发性血小板减少。

关于难治性ITP的治疗，除上述ITP治疗措施外，目前报道的方法有以下几种。

1. 抗Rh（D）免疫球蛋白　抗Rh（D）免疫球蛋白含红细胞同种抗体，可诱发轻微溶血而使单核-巨噬细胞表面的Fc受体封闭，从而达到升高血小板的目的。用法为20~100μg/（kg·d），静脉滴注。

2. 他克莫司或吗替麦考酚酯（MMF）　新一代的免疫抑制剂，能强烈抑制细胞毒性T细胞的功能及免疫细胞表面分子的合成，对细胞免疫和体液免疫都具有很强的抑制作用。

3. 白细胞介素11（IL-11）　也可以如TPO一样刺激巨核细胞增生和血小板成熟，对难治性ITP具有一定的疗效。

第四节　血友病

血友病（hemophilia）是一组遗传性凝血活酶生成障碍性疾病，临床上主要表现为自幼发生的出血，以关节腔出血和深部肌肉血肿为主，常伴有关节畸形。依据其凝血因子缺乏的种类不同可分为血友病A（缺乏FⅧ）和血友病B（缺乏FⅨ）。其社会人群发病率为（5~10）/10万，A、B两型之比为16：3。

一、病因与发病机制

血友病是一种性伴隐性遗传病，遗传基因位于X染色体上，女性遗传，男性发病（图6-13-4）。除非父母双亲均存在基因缺陷，否则女性患者罕见（女性常见于继发性血友病）。FⅧ是由抗原基团（vWF）和活性基团（FⅧ：C）两部分组成的分子复合物。血友病实际上是FⅧ：C或FⅨ合成障碍的疾病，控制FⅧ：C和FⅨ合成的基因均位于X染色体长臂的末端，因遗传或突变导致其基因缺陷时，可造成FⅧ：C或FⅨ合成障碍，导致凝血活酶生成障碍及临床上的出血倾向。

二、临床表现

（一）出血

血友病患者的出血多表现为轻微外伤后出血不止。其特征为：① 生具有之，伴随终生；

② 常有诱因可查，尽管有时诱因甚为轻微；③ 以软组织或深部肌肉血肿为主，皮肤紫癜罕见；④ 关节腔出血甚为常见，尤其是负重关节。

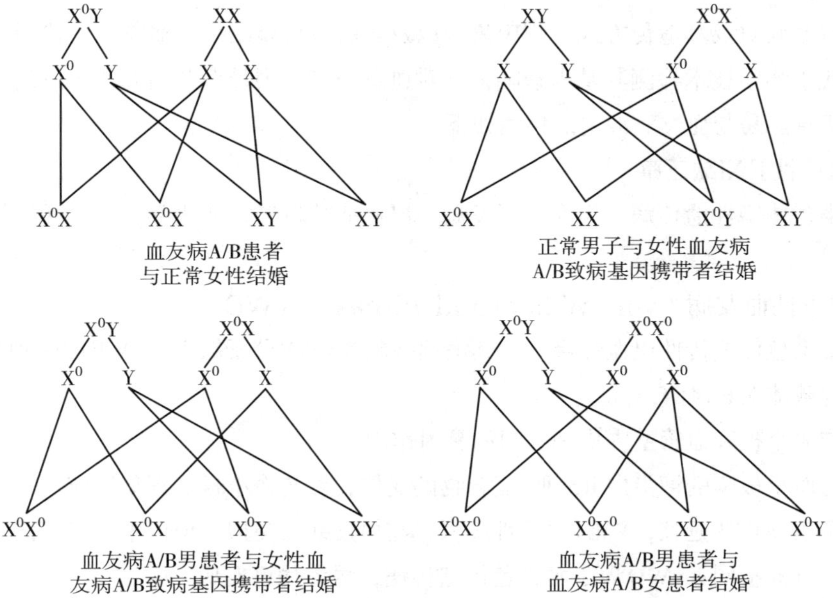

▲ 图6-13-4 血友病A/B的遗传方式

出血症状的轻重与血友病的类型及其相关因子缺乏的程度有关，一般血友病A的出血程度重于血友病B。就血友病A而言，根据其FⅧ：C的活性将其分为重、中、轻、亚临床型四型。

1. 重型 FⅧ：C的活性<1%，多于2岁以前发现，出血症状重，致残率高。

2. 中间型 FⅧ：C的活性在1%~5%，出血症状相对较轻，多于童年期以后发现，可有关节腔出血，但其程度和频度均较轻，一般不留关节畸形。

3. 轻型 FⅧ：C的活性在5%~25%，出血症状轻微，多于青年期以后，或于外伤、手术、拔牙时出血不止而被发现，轻型病例可胜任一般的体力劳动。

4. 亚临床型 FⅧ：C的活性在25%~40%，只有大手术时才发现其出血较多，通过实验室检查可确诊为本病。

（二）出血性关节炎

重型血友病患者由于负重即可导致关节腔出血，关节滑膜受血细胞分解产物的刺激，形成无菌性炎症，导致关节面粗糙、强直，关节软骨吸收、破坏，最终融合，形成骨化关节。其中以膝、踝、髋等负重关节较为常见。

（三）血肿压迫症状及假性肿瘤

深部组织出血易形成血肿，血肿压迫神经可导致其分布区的放射性疼痛、麻木及肌肉萎缩等；压迫血管可导致相应供血区组织的缺血坏死或淤血水肿；咽后壁及颈部的血肿压迫气管可导致呼吸困难，甚至窒息死亡；血肿代谢产物局部慢性刺激引起的慢性炎症增生可形成局部肿块，称为假性肿瘤。

三、诊断与鉴别诊断

根据典型家族史及其遗传方式、临床表现以及实验室检查结果，血友病的诊断不难，有条件者可应用现代生物学技术检测其基因缺陷，并对血友病基因携带者及胎儿作出诊断，以指导基因治疗和优生优育。易与血友病混淆的疾病如下。

（一）遗传性FⅪ缺乏症

属于常染色体隐性遗传病，男女均可发病，出血症状较轻，活化部分凝血活酶纠正试验可以鉴别。

（二）血管性血友病（von Willebrand disease，vWD）

为一种常染色体遗传性出血性疾病，其病理基础为vWF分子缺陷。vWF的生理功能有三种。

（1）作为载体对FⅧ：C有稳定作用。

（2）参与血小板和血管壁内皮细胞间的黏附作用。

（3）作为血小板膜的糖蛋白Ⅱb/Ⅲa复合物的受体，参与血小板的聚集反应。

vWD时可见APTT延长，FⅧ：C活性降低，与血友病A类似。但以下三点不同于血友病A。

（1）遗传方式不同：vWD属于常染色体遗传病，男女均可发病。

（2）出血特点不同：vWD以皮肤黏膜为主，而关节腔出血和深部肌肉血肿相对少见。

（3）实验室特点不同：vWD以出血时间（BT）延长为主，血小板黏附率降低，瑞斯托霉素诱导的血小板聚集功能下降，vWF抗原量降低可以确诊。

四、实验室检查

1. 筛选试验　CT、APTT延长，PT、TT以及BT正常。

2. 确诊试验　活化部分凝血活酶纠正试验可以明确血友病的类型（表6-13-2）。

3. 凝血因子的活性测定　FⅧ：C或FⅪ的活性明显降低，vWF的抗原量正常。

五、治疗

（一）一般治疗

注意自我防护，避免剧烈运动和危险作业，预防外伤发生。

（二）补充凝血因子（替代治疗）

补充凝血因子是血友病患者最重要的止血措施，通常认为FⅧ：C的安全水平为20%以上，对于严重出血或拟行中型以上手术者，血浆FⅧ：C水平应保持在40%以上。

1. 制剂　常用的制剂有新鲜血浆、新鲜冰冻血浆、冷沉淀物、凝血酶原复合物、浓缩的FⅧ、克隆化的重组人FⅧ等。

2. 剂量　每毫升正常人新鲜血浆中所含FⅧ或FⅨ的量为1个国际单位（U）。每输入1U/kg的FⅧ或FⅨ估计可提高患者FⅧ：C或FⅨ的水平为2%。FⅧ：C的血浆半衰期为8~12小时，而

FⅨ为18~30小时，故FⅧ的补充需每日两次，FⅨ每日一次即可。凝血因子补充量的计算公式：首次输入量（U）=体重（kg）×所需提高的凝血因子活性（%）÷2。

（三）基因治疗

通过腺相关病毒将编码B区域敲除的FⅧ基因导入血友病A患者，或者腺相关病毒将编码FⅨ基因导入血友病B患者，可使得患者长期表达FⅧ或者FⅨ。如果通过异位转FⅧ或者FⅨ基因到血小板，还可以在出血时通过血小板聚集释放在局部达到高浓度，且不受体内抗FⅧ或者FⅨ抗体的影响。目前初步的临床试验结果提示基因治疗安全有效。

（四）旁路途径

在紧急出血时，可以通过输入重组人FⅦ因子，经外源性凝血途径，激活凝血酶，达到快速止血。

（五）其他治疗

1. 去氨加压素（DDAVP） 本药可促进vWF的释放而提高FⅧ：C的活性，常用剂量为16~32μg/次，每12小时一次，快速静脉滴注，亦可分次皮下注射或鼻腔滴入。

2. 糖皮质激素 可增强血管致密度而发挥止血作用，对于长期接受FⅧ：C治疗而产生抗FⅧ：C抗体者疗效更佳。

3. 抗纤溶药 通过保护已形成的纤维蛋白凝块不被溶解而发挥止血作用。

（六）外科治疗

对于反复关节出血而致关节强直及畸形者，可在补充足量凝血因子的前提下行关节成形术或关节置换术。

六、预防

目前尚无根治本病的方法，预防显得尤其重要。建立遗传咨询，严格婚前检查，加强产前诊断，做好优生优育是减少血友病患病率的重要手段。

理论与实践 目前治疗血友病主要依靠替代治疗，包括输血制品、纯化的凝血因子，或者基因重组的凝血因子，其费用昂贵、疗效短暂，因此如何根治血友病的研究备受重视。目前只有基因治疗可望根治血友病，已经可以通过腺相关病毒载体进行基因治疗，并有很好的疗效。通过病毒转染自体造血干细胞后回输给患者，可异位转FⅧ或者FⅨ基因到血小板，可以在血小板活化聚集的局部达到高浓度从而止血。

第五节 弥散性血管内凝血

弥散性血管内凝血（disseminated intravascular coagulation，DIC）又称为消耗性凝血病，并非独立疾病，而是多种致病因素所致的血液由高凝到消耗性低凝，进而继发纤溶亢进的复杂病理过程。临床表现为出血、微循环衰竭及栓塞等症候群，其病情凶险，如不及时恰当地处理，常危及生命。

一、病因与病理生理

DIC的病理基础为机体的凝血与抗凝血功能失衡，其发生、发展可以分三期，早期血液处于高凝状态，导致广泛性微血管内纤维蛋白血栓形成；随之大量的凝血因子消耗，进入消耗性低凝期；与此同时纤溶系统大量被激活，进入纤溶亢进期，导致临床上广泛性出血。其中血液高凝状态为其发病的关键，导致血液高凝状态的原因如下。

（一）内源性凝血系统的激活

1. 严重缺氧、休克、酸中毒等情况下血管内皮细胞广泛受损，大量的FⅫ被激活。

2. 感染时，病原微生物及其毒素可直接激活FⅫ，亦可以损伤血管内皮细胞，间接激活FⅫ。

3. 自身免疫性疾病、变态反应性疾病、移植物抗宿主病等血液中的免疫复合物可直接激活FⅫ。

（二）组织因子的释放

1. 大面积组织挤压伤。

2. 羊水栓塞、胎盘早剥、死胎滞留等病理产科。

3. 巨大血管瘤，其血管内皮细胞表达并释放过多的组织因子（TF）。

4. 恶性肿瘤　有些肿瘤细胞可分泌TF或表达TF活性，如前列腺癌、恶性血管内皮瘤等；而有些肿瘤细胞溶解可释放大量的TF，如M3型白血病细胞。

5. 大面积组织坏死。

6. 急性血管内溶血。

（三）抗凝功能缺陷

1. 细胞抗凝缺陷　免疫缺陷患者单核巨噬细胞的吞噬功能缺陷，其清除激活的凝血因子复合物的功能障碍，导致凝血与抗凝血功能的失衡。

2. 体液抗凝功能缺陷　遗传性或获得性抗凝功能缺陷症易发生DIC，例如遗传性PC缺陷、抗磷脂综合征等患者普通感冒即可诱发严重的DIC。

以上因素只是理论上的划分，实际上DIC发病机制错综复杂，常是综合因素作用的结果。DIC的分期也不绝对，往往各期的病理状态交叉存在，临床上很难截然分开。

二、临床表现

DIC的表现因其原发病、分类和分期不同而有较大差异，其主要表现可以归类为出血、休克、栓塞和机械性溶血四大症候群。

（一）出血

发生率达95%以上，尤其是急性发病者，其特点为自发性、多部位的渗血，以皮肤、黏膜、伤口、穿刺部位最为常见，亦可表现为呕血、尿血、便血甚或颅内出血，血在体外不易凝固。出血的程度与DIC的发展速度及程度有关，一般起病越急，发展速度越快，出血症状越重。

（二）微循环衰竭

发生率约35%，表现为肢体冰冷、发绀、休克等，血压下降与出血量不符，并且较早出现少尿、呼吸困难、意识障碍等肾、肺、脑脏器功能衰竭的表现。

（三）微血管栓塞

发生率约25%，分布广泛，可发生于皮肤、黏膜等表浅部位，表现为局灶性或斑块状缺血性坏死及溃疡。亦可发生于深部脏器，常见于肾、肺、脑等脏器，表现为急性肾衰竭、ARDS、意识障碍等。起病较缓、发展较慢者栓塞症状比较突出。

（四）微血管病性溶血

发生率约10%，为红细胞通过微血栓阻塞的毛细血管，受到机械性擦伤所致，表现为不同程度的贫血及黄疸，显微镜下可见到较多的破碎红细胞。

三、诊断

DIC的诊断涉及临床症状、体征及实验室检查，由于症状、体征缺乏特异性，其中许多与基础疾病的表现重叠，因此DIC的诊断对实验室的依赖性比较强。按照中国弥散性血管内凝血诊断积分系统（CDSS），非恶性血液病每日计分一次，≥7分时可以诊断为DIC；恶性血液病临床表现第一项不参与评分，每日计分1次，≥6分可诊断为DIC。

1. 存在导致DIC的原发病，评分2分。

2. 临床表现

（1）不能用原发病解释的严重或者多发出血倾向，评分1分。

（2）不能用原发病解释的微循环障碍或休克，评分1分。

（3）广泛性皮肤、黏膜栓塞，灶性缺血性坏死、脱落或溃疡形成，或不明原因的肺、肾、脑等器官功能衰竭，评分1分。

3. 实验室标准

（1）血小板计数

非恶性血液病：① $\geq 100 \times 10^9/L$，评分0分；② $80\sim100 \times 10^9/L$，评分1分；③ $<80 \times 10^9/L$，评分2分；④ 24小时内下降50%，评分1分。

恶性血液病：① $<50 \times 10^9/L$，评分1分；② 24小时内下降50%，评分1分。

（2）D-二聚体：① <5mg/L，评分0分；② 5~9mg/L，评分2分。

四、鉴别诊断

DIC易与血栓性血小板减少性紫癜（TTP）相混淆，其鉴别见表6-13-3。

▼ 表6-13-3　DIC与TTP的鉴别要点

项目	DIC	TTP
起病及病程	多数起病急骤，病程短	可急可缓，病程相对较长
微循环衰竭	多见	少见
黄疸	少见，较轻	多见，较重
FⅧ：C	降低	正常
PC含量及活性	降低	正常
FPA	增加	正常
F_{1+2}	增加	正常
D-二聚体	增加	正常
血栓性质	纤维蛋白血栓为主	血小板血栓为主

五、治疗

（一）基础病的治疗

如控制感染，病理产科及外伤的处理，纠正缺氧、休克及酸中毒等，对终止DIC的病理过程及其恶性循环非常重要。

（二）抗凝治疗

抗凝治疗是终止DIC的病理过程，可以减轻器官功能损害，是重建凝血-抗凝血平衡的重要措施。

1. 适应证　① DIC高凝期；② 血小板及血浆凝血因子急剧或进行性下降，临床上迅速出现紫癜、淤血斑或其他出血倾向者；③ 明显多发性栓塞现象；④ 顽固性休克或伴有微循环衰竭的症状和体征，常规抗休克治疗无效者；⑤ 消耗性低凝期补充凝血因子治疗期间。

2. 禁忌证　① 手术后或其创面未经良好止血者；② 肺结核或支气管扩张之咯血症状未稳定者；③ 蛇毒所致的DIC；④ DIC之纤溶亢进期在未补充足量的凝血因子之前。

3. 剂型及剂量　① 肝素：一般每日15 000U左右，持续静脉点滴，维持24小时，连用3~5天；② 低分子量肝素：对FⅩa的抑制作用较强，抗凝作用对AT的依赖性小，半衰期长，出血并发症少，常用剂量为每日75~150U/kg，皮下注射，连用3~5天。

4. 应用肝素的监护　肝素治疗期间应定期测定APTT，使其延长0.6~1.0倍，肝素过量可用鱼精蛋白中和（1mg鱼精蛋白可中和100U肝素）。

（三）补充凝血因子及血小板

对于消耗性低凝期患者，已证实确实存在凝血因子和血小板严重减少，在病因和抗凝治疗基础上，可酌情应用。常用制剂：① 新鲜血浆或新鲜冰冻血浆，含有几乎全部的凝血因子，每次400~800ml，每毫升加入肝素10~20U。② 血小板悬液，血小板计数低于20×10^9/L，疑有颅内出血者，可酌情输注血小板悬液。③ 纤维蛋白原，首次剂量2.0~4.0g，静脉滴注，24小时总量8~12g。纤维蛋白原半衰期较长，一般3天用药一次。④ 凝血酶原复合物，适用于严重肝病合并DIC。

（四）抗纤溶制剂

因为抗纤溶制剂有诱发及加重DIC之嫌，故应慎用，必要时应与肝素同用，其适应证为：① 基础疾病已控制或者病因已去除；② 有明显的纤溶亢进的临床及实验室证据；③ DIC晚期继发性纤溶亢进已成为迟发性出血的主要原因。

（五）溶栓疗法

仅适用于慢性或亚急性DIC以栓塞症状为主，或DIC晚期脏器功能明显衰竭者的患者。

（六）其他

由免疫因素诱发的DIC，或并发肾上腺功能不全者可酌情应用糖皮质激素；感染中毒性休克并发的DIC，在早、中期可酌情应用莨菪类药物。

相关链接 | **原发性纤溶亢进症**

原发性纤溶亢进症是一种以纤溶为主，不伴随血管内凝血，临床表现为严重的出血，抗纤溶治疗有效的临床综合病症。在肝脏严重受损、病理产科、泌尿生殖系统损伤或手术、恶性肿瘤、休克或溶栓治疗等情况下，纤溶酶原激活物大量进入血液或纤溶抑制物大量地消耗，造成纤溶酶原被大量激活，纤维蛋白原溶解亢进，进而导致临床上的出血症状，纤维蛋白原含量降低，纤维蛋白（原）降解产物明显增多，而血小板计数多正常。本症与DIC的主要实验室区别在于血中的D-二聚体含量。DIC时由于大量纤维蛋白血栓的形成，激活纤溶系统，导致纤维蛋白聚合体的溶解，故血中D-二聚体阳性（或含量增高），而原发性纤溶亢进症血中D-二聚体阴性（或含量正常）。

（施小凤）

学习小结

出血性疾病的诊断应遵循病史、体格检查提出简单的筛查实验对出血病因初步归类，根据具体的检测分辨出血的原因非常重要。DIC在临床上非常常见，且大多发生在非血液科室杂合其他多种疾病，常常需要多学科联合会诊，处理需要标本兼治，原发病很快控制的DIC可很快缓解，原发病难以处理的DIC往往预后很差。

复习参考题

1. 凝血系统的组成有哪些？
2. 简述出血性疾病的定义。
3. 简述血小板疾病和凝血障碍性疾病这两种出血性疾病的临床鉴别。
4. 血友病的治疗有哪些？
5. 简述DIC的定义及分期。

第十四章　造血干细胞移植

06篇14章

学习目标

掌握　造血干细胞移植的概念、分类、适应证和移植的基本程序。
熟悉　造血干细胞移植的适应证和流程。
了解　造血干细胞移植的分类和合并症。

造血干细胞移植（hematopoietic stem cell transplantation，HSCT）是指对患者进行放疗、化疗及免疫抑制预处理，清除异常造血和免疫系统后，将正常供者或自体的造血干细胞经血管输注到患者体内，使之重建正常造血和免疫系统的一种治疗方法。

HSCT是20世纪至今人类在恶性肿瘤及重症血液病治疗领域取得的最为重要的突破之一。自20世纪50年代美国E.D.Thomas医生成功施行全球首例骨髓移植（同卵孪生供者）后，经几十年的发展，HSCT已成为治疗恶性血液病、骨髓衰竭性疾病、部分先天性和代谢性疾病的唯一有效乃至根治的方法。1990年，美国E.D.Thomas医生因在骨髓移植方面的卓越贡献获得诺贝尔生理学或医学奖。

一、HSCT基础

HSCT由早年试图挽救核事故中的受害者的探索性治疗，发展至今成为一项成熟的治疗技术。成功施行HSCT依赖于超大剂量放化疗等清除体内残存的恶性细胞、输注足够数量的正常造血干细胞和移植过程中的免疫抑制状态等。

（一）造血干细胞

干细胞是具有高度的自我更新或自我复制能力、无限传代和可分化成各种功能类型的细胞。干细胞根据其分化潜能可分为全能干细胞、多能干细胞和多潜能干细胞。造血干细胞（hematopoietic stem cell，HSC）是一种多能干细胞，由多能造血干细胞定向分化而来。HSC可向下游分化为血液系统各系祖细胞，再进一步分化为前体细胞，即骨髓中各系幼稚细胞，最终分化为各系成熟血细胞。HSC大部分存在于骨髓，称骨髓造血干细胞，占骨髓有核细胞总数的0.5%~1%；还有少量存在于外周血液中，称外周血造血干细胞，仅占0.05%；脐带血中含有丰富的造血干细胞，称脐带血造血干细胞。

由HSC到祖细胞再到外周血细胞的这种分化调节过程相当复杂，是HSC在造血微环境中经多种调节因子的作用逐步完成的。HSC的存活、自我更新、增殖和分化都由细胞因子调控，如细胞生长因子、造血负调控因子、白细胞介素等。各种细胞因子相互作用，形成调控网络。造血微环境由造血器官中的基质细胞、细胞外基质和各种造血调节因子组成，供造血细胞在其中进行自我更新、增殖、分化、归巢和迁移。

（二）人类白细胞抗原

人类白细胞抗原（human leukocyte antigen，HLA）属于主要组织相容性复合体，定位于6号染色体短臂（6p21），在基因数量和结构上具有高度的多样性，在免疫应答的启动和调解中发挥重要作用。因此HLA配型问题是HSCT成败的关键之一。与HSCT密切相关的是HLA-Ⅰ类抗原HLA-A、B、C和HLA-Ⅱ类抗原DR、DQ、DP。如HLA配型不合，则发生移植物抗宿主病（graft versus host disease，GVHD）和宿主抗移植物（host versus graft，HVG）反应的风险显著增加。遗传过程中，HLA单倍体作为一个遗传单位直接传给子代，因此同胞间HLA相合概率为25%。近年来，HLA单倍型相合HSCT的进展已使HLA不合对移植结果的影响大大减弱。

（三）供体选择

HSC可来源于自体、同基因供体或异基因供体。同卵双生的供受体基因型相同，供体不涉及免疫学屏障，是最佳异体移植的供体。异基因造血干细胞移植（allogeneic HSCT，allo-HSCT）供体首选HLA相合的同胞。部分患者可通过造血干细胞资料库查询合适用于移植的志愿者HLA资料，继而选择非血缘供体进行移植。脐带血供体对配型的要求比非血缘低，术后GVHD的发生率和严重程度也较低，但因细胞总数有限，造血重建速度较慢，适用于儿童或低体重受者。单倍型相合亲缘供体目前已成为HSC的另一个重要来源。几乎所有的患者至少有一个HLA半相合的家庭成员，包括父母、兄弟姐妹、子女及其他旁系亲属等。单倍型移植为几乎每一位需要allo-HSCT的患者均提供了干细胞来源，近年来取得了重大进展，在一定程度上解决了HLA屏障对供体的限制，我国造血干细胞移植工作者在这一技术体系的发展中做出了令人瞩目的成绩。

二、HSCT分类

按HSC来自健康供体或是患者本身，将HSCT分为异体HSCT和自体HSCT（auto-HSCT）。异体HSCT又分为allo-HSCT和同基因移植（syngeneic HSCT）。同基因移植指遗传基因完全相同的同卵孪生者间的移植，但此种移植概率不足1%。根据HSC的来源，HSCT可以分为骨髓移植（BMT）、外周血造血干细胞移植（PBSCT）和脐带血移植（CBT）。Allo-HSCT按供受者有无血缘关系还可分为血缘移植（包括同胞间移植和其他亲属间移植）和非血缘移植（URDT）。按HLA配型的相合程度又分为HLA相合和单倍型相合移植。另外，根据移植前预处理强度可分为清髓性移植（MAC）、非清髓性移植（NMT）、减低强度预处理（RIC）移植等。

相关链接 | **单倍型相合造血干细胞移植**

由于HLA的多态性，只有少数患者能够找到HLA相合的同胞供者，因此很多需要allo-HSCT的患者失去机会。尤其在我国，独生子女多，造血干细胞来源问题更为迫切。尽管无关供者和脐带血库解决了部分患者无HLA相合同胞供体的问题，但较低的配型成功率、过长的寻找时间和各种不确定因素以及脐带血的低细胞数等限制了其临床应用。因此成功开展亲缘HLA配型不全相合的移植是医患双方共同的理想。

HLA是以单倍型的方式遗传的，即子女从父母各得到一条单倍体，父母的两条单倍体随机分配给每一个子女。因而父母和子女之间均为HLA单倍型相合，而同胞间有25%概率完全相合、25%的概率完全不相合，还有50%的概率为单倍型相合。以单倍型供者为供体的移植是单倍型相合造血干细胞移植（Haplo-HSCT）。阻碍Haplo-HSCT成功的最主要问题是GVHD重、排斥率高和免疫重建慢，所以跨越HLA的免疫屏障是重中之重。我国在Haplo-HSCT领域作出了重大贡献。北京大学人民医院采用供受者同时诱导免疫耐受进行Haplo-HSCT的新方法——GIAC技术体系，即粒细胞集落刺激因子（G-CSF）体内改造T细胞功能诱导供者免疫耐受，强免疫抑制（包括ATG）诱导受者免疫耐受，以G-CSF动员的骨髓加外周血干细胞混合移植的方法。在该体系中，采用改良Bu/Cy预处理方案，联合CsA+MTX+MMF+ATG预防GVHD，急性GVHD发生率为40%，其中Ⅲ~Ⅳ度发生率仅为15%；慢性GVHD发生率53%，其中广泛性占23%；3年无病生存率（DFS）60%以上。Haplo-HSCT相对于非血缘关系移植，由于供者可以来源于父母、子女、同胞、堂表亲等，因此几乎可以为100%的人群找到供者，从根本上解决了供者来源问题，并且不需要特殊的费用和查询等待时间；由于亲情关系，当再次需要供者干细胞或淋巴细胞，以解决植入、复发等问题时，操作性更强，从而有利于总体生存率的提高。近年来的研究结果，Haplo-HSCT与同胞全相合移植相比，有相同的疗效；对于复发难治性白血病，甚至获得了比同胞全相合移植更好的移植物抗白血病作用。综上，Haplo-HSCT已成为HLA相合同胞移植、无关供者移植与脐带血移植外的一个重要的移植手段，其在国内外的广泛开展结束了供者来源缺乏的时代，并可用于多种恶性或良性血液病及其他疾病的治疗。

三、HSCT适应证

HSCT不仅适用于血液系统恶性肿瘤，还适用于一些造血衰竭性疾病、自身免疫性和代谢性疾病等。

（一）异基因造血干细胞移植

1. 恶性血液病

（1）急性白血病：AML（非APL）患者（≤65岁）应进行危险度分层，对于高危患者在治疗后第一次完全缓解（CR_1）期可进行allo-HSCT；对于低危患者应在微小残留病灶（MRD）指导下筛选对化疗反应差的患者进行移植；对于≥CR_2、复发难治患者，均有allo-HSCT适应证。APL患者不常规推荐移植治疗，但对于MRD未转阴、复发且经治疗后血液学缓解但MRD不能持续转阴、复发难治患者可考虑HSCT。成人ALL（≤65岁），无论是CR_1、≥CR_2或者复发难治患者，均具有allo-HSCT适应证。儿童ALL疗效佳，但对于高危患儿、治疗未达到血液学缓解、治疗后MRD未转阴或者转阳者符合allo-HSCT适应证。

（2）慢性髓细胞性白血病：Allo-HSCT在CML慢性期已不作为一线选择。目前慢性期的移植指征需具备以下情况之一：① 对所有一代和二代酪氨酸激酶抑制剂（TKI）都耐药的患者；

② 对所有一代和二代TKI都不耐受的患者；③ 出现*T315I*突变的患者。加速期患者有移植指征，尤其是TKI治疗中进展到CML加速期的患者。所有急变期患者均具有移植指征，争取达到CR或慢性期后移植。

（3）骨髓增生异常综合征：MDS患者需要根据预后积分系统（IPSS、IPSS-R和WPSS）分层。较高危组（IPSS中危-2组和高危组；IPSS-R中危组、高危组和极高危组；WPSS高危和极高危组）患者、年龄≤65岁具有allo-HSCT适应证。较低危组患者中，伴有严重血细胞减少，经其他治疗无效或伴有不良预后的遗传学异常（如-7.3q26重排、*TP53*基因突变、复杂核型、单体核型）的患者具有移植指征。

（4）其他：MPN、PMF的中危-2和高危患者；年轻、高危和/或复发的CLL；难治或auto-HSCT后复发的恶性淋巴瘤和MM等。

2. 非恶性血液病

（1）再生障碍性贫血（AA）：随着移植技术的提高，AA移植适应证也在逐渐放宽。对于≤50岁的新诊断重型和极重型AA（SAA和vSAA），allo-HSCT为一线治疗选择；免疫抑制治疗（IST）失败的SAA和vSAA或者从非SAA进展的SAA和vSAA首选移植治疗。对于50~60岁新诊断的SAA和vSAA，allo-HSCT为二线治疗选择；但对于IST治疗失败或由非SAA进展的SAA和vSAA，移植为首选治疗。Allo-HSCT时，首选同胞全相合供者，如果没有完全相合的同胞供者，单倍体供者和HLA 10/10全相合非血缘供者均可选择。

（2）其他：范科尼贫血、重型珠蛋白生成障碍性贫血、异常血红蛋白病及阵发性睡眠性血红蛋白尿等。

3. 免疫缺陷病及代谢病　重型联合免疫缺陷病（SCID）、威-奥（Wiskott-Aldrich）综合征、先天性白细胞功能不良综合征、部分重症先天性代谢病等。

4. 急性放射病

（二）自体造血干细胞移植

Auto-HSCT是在患者自身HSC支持下的大剂量放化疗，即在对放化疗敏感的肿瘤细胞被最大限度杀伤后，以自身HSC重建造血和免疫系统。通常该治疗方式仅适用于干细胞采集物未被肿瘤细胞累及，且可以采集到足够数量的HSC的恶性肿瘤患者。Auto-HSCT治疗相关死亡率较allo-HSCT低，技术难度和费用也较低。但由于缺乏异基因移植物抗肿瘤效应，且移植物可能残存肿瘤细胞，因此恶性血液病的复发率较高。Auto-HSCT与allo-HSCT的主要优缺点详见表6-14-1。

▼ 表6-14-1　自体和异基因造血干细胞移植的优缺点比较

类别	主要优点	主要缺点
Auto-HSCT	自体造血干细胞来源 无供者限制 移植相关死亡率低 移植并发症少，无GVHD	复发率高 无移植物抗肿瘤/白血病效应 须冷冻保存干细胞

续表

类别	主要优点	主要缺点
Allo-HSCT	正常供者 复发率低 长期无病生存率高 适应证广泛 治愈的唯一方法	供者来源受限 GVHD及其他并发症多见 患者年龄限制

注：Auto-HSCT. 自体造血干细胞移植；Allo-HSCT. 异基因造血干细胞移植；GVHD. 移植物抗宿主病。

1. 非霍奇金淋巴瘤　Auto-HSCT可作为初治NHL一线治疗有效后的巩固治疗，包括套细胞淋巴瘤、高危弥漫大B细胞淋巴瘤、高级别B细胞淋巴瘤、原发或继发中枢神经系统侵袭性淋巴瘤、侵袭性外周T细胞淋巴瘤等。对挽救治疗敏感的弥漫大B细胞淋巴瘤、滤泡性淋巴瘤、套细胞淋巴瘤、侵袭性T细胞淋巴瘤（不能接受allo-HSCT者）等复发难治NHL患者可行挽救性auto-HSCT。

2. 霍奇金淋巴瘤　Auto-HSCT适用于挽救治疗敏感的复发难治HL，能够延长总生存期（overall survival，OS）或无进展生存期（progression free Survival，PFS）。

3. 多发性骨髓瘤　一般<65岁且无严重脏器功能障碍的MM患者应接受auto-HSCT，但auto-HSCT的年龄上限在国际上逐渐放宽。

4. 急性白血病　低危AML达到CR_1后经巩固化疗MRD持续低水平或阴性者，auto-HSCT是有效的巩固治疗手段之一。

四、HSCT流程

（一）移植前准备

首先确定患者有移植适应证，年龄一般不超过65岁，无重要脏器功能不全或精神异常，无活动性感染；患者和家属充分了解移植的风险和受益、签署知情同意书。其次患者在移植前接受中心静脉置管，经全身消毒药浴和胃肠道除菌后进入无菌层流病房接受移植。相对的无菌环境用以保护移植后处于免疫缺陷状态的患者度过中性粒细胞缺乏期。

（二）造血干细胞采集

1. 骨髓　采集供者的骨髓血多在手术室麻醉下进行。通常以双侧髂后上棘为抽吸点，换点、换方向在不同深度抽取骨髓液，每针筒抽5~10ml骨髓血，放入肝素化溶液内，通过过滤去除凝块、脂肪滴和骨髓颗粒等。一般按（2~4）$\times 10^8$/kg（患者体重）单个核细胞（MNC）为采集目标值。为维持供者血流动力学稳定、确保其安全，一般在采髓前2周内预先储存供者自体血，在采髓术中回输给供者。供受者红细胞血型不合时，应根据具体情况和输血原则去除骨髓血中的红细胞和/或血浆。一般采集后骨髓血不经保存，静置后直接通过中心静脉通路输注给患者。

2. 外周血　外周血干细胞（PBSC）含量少，仅为骨髓的1%。一般干细胞采集前需用G-CSF动员，使血中CD_{34}^+ HSC升高，再用血细胞分离机采集供者外周血MNC。采集的CD_{34}^+细胞至少

2×10^6/kg（患者体重）以保证快速而稳定的造血重建。Auto-HSCT干细胞采集前常用化疗联合细胞因子进行干细胞动员，通过二者协同效应增加动员效率，减少肿瘤细胞污染及单采次数。新型HSC动员剂如普乐沙福已应用临床，在auto-HSCT静态动员中有满意的效果。PBSC采集物中红细胞量少，无须去除红细胞，可直接回输；或者深低温保存，需要时再复苏回输。

3. 脐带血　脐带血应由国家卫生行政部门认可的脐带血库负责采集、检测和保存。于无菌条件下直接从脐静脉采集，每份脐带血量60~150ml。采集前须确定新生儿无遗传性疾病。采集后应留取标本进行血型、HLA配型、病原微生物检测等，对脐带血干细胞进行MNC分离、程控降温、液氮保存，以供远期应用。脐带血移植需要脐带血中至少含有（2~4）$\times10^7$/kg（受者体重）以上的MNC，1.5×10^5/kg（受者体重）以上的CD_{34}^+细胞。

（三）预处理

HSCT前，患者需要接受大剂量化疗或联合大剂量化疗的放疗，这种治疗称为预处理，是HSCT的中心环节之一。预处理的主要目的：① 为HSC的植入腾出必要的空间；② 抑制或摧毁体内免疫系统，以免移植物被排斥；③ 尽可能清除基础疾病，减少复发。根据疾病和所进行移植类型的不同，所选择的预处理方案的侧重也不尽相同。

1. Allo-HSCT　恶性血液病目前常用的预处理方案：① 环磷酰胺+全身照射（Cy/TBI）；② 白消安+环磷酰胺（Bu/Cy）；③ 白消安+氟达拉滨（Bu/Flu）等。在HLA半相合或无关供者异基因造血干细胞移植的预处理方案中，通常加用抗胸腺细胞球蛋白（ATG）。再生障碍性贫血（AA）进行HSCT的预处理方案多选择Cy+ATG。

2. Auto-HSCT　恶性淋巴瘤进行自体HSCT常用的预处理方案为BEAM（卡莫司汀+依托泊苷+阿糖胞苷+美法仑）或CBV（环磷酰胺+卡莫司汀+依托泊苷）。多发性骨髓瘤自体HSCT多选择大剂量美法仑。

（四）造血重建和植活证据

采集的HSC通过静脉回输给患者，其后逐渐开始造血重建。中性粒细胞多在4周内回升至$>0.5\times10^9$/L，而血小板回升至$\geqslant50\times10^9$/L多长于4周。粒细胞植活指HSCT后中性粒细胞连续三天$>0.5\times10^9$/L；血小板植活指在不输注血小板的情况下，血小板连续七天$\geqslant20\times10^9$/L。一般情况下，PBSCT造血重建较BMT快，而CBT造血恢复较慢，约10%的CBT可能植入失败。临床根据出现供者性染色体、受者的单核苷酸序列多态性（SNP）和/或短串联重复序列（STR）与供者一致，出现供者HLA抗原或供者血型等可判定异基因移植物植活。GVHD的出现也被认为是临床植活的间接证据。

五、HSCT并发症

HSCT的并发症及其防治，是关系移植成败的重要部分。并发症的发生与大剂量放化疗的毒副作用及移植后患者免疫功能抑制、紊乱有关。虽然多数并发症病因明确，但在某些情况，多种因素均参与疾病发病过程，诊治相对困难，患者还可能同时存在多种并发症表现。Allo-HSCT的并发症发生概率和严重程度显著高于auto-HSCT。

（一）预处理毒性

预处理相关毒性与其方案组成有关。早期毒副作用通常有恶心、呕吐、黏膜炎等，急性肝肾功能受损、心血管系统毒性也不少见。口腔黏膜炎常出现在移植后5~7天，严重者需要镇痛。胃肠道反应可持续至移植后1~3周，糖皮质激素可减轻反应。高剂量CTX等可导致出血性膀胱炎（HC），美司钠、水化、碱化等可用作预防。

预处理也可致晚期并发症，包括：① 白内障，主要与TBI有关，糖皮质激素和环孢素A（CsA）也可能促进其发展；② 白质脑病，主要见于合并中枢神经系统白血病（CNSL）并反复鞘内化疗、全身高剂量放/化疗的患者；③ 内分泌紊乱，导致甲状腺和性腺功能降低、闭经、无精子生成、不育、儿童生长延迟；④ 继发肿瘤，移植数年后继发淋巴瘤、其他实体肿瘤、白血病或MDS等。

（二）感染

移植后，由于粒细胞缺乏、黏膜屏障受损以及免疫功能低下等，感染相当常见。因此需要对移植患者进行感染预防，常用措施包括：① 保护性隔离，住层流净化室；② 无菌饮食；③ 预防性用药；④ 患者、家属及医护人员保持手卫生、戴口罩等个人卫生。移植后感染按移植时间可分为早期（移植后1个月内）、中期（移植后1个月到100天）和后期（移植后100天以后），各期感染的特点和致病菌有所差别。后期感染风险取决于患者免疫功能的恢复水平。

1. 细菌感染 移植早期患者易感因素最多，发热可能是感染的唯一症状，通常没有典型的症状和体征。治疗应参照《中国中性粒细胞缺乏伴发热患者抗菌药物临床应用指南》，尽早给予广谱、足量的静脉抗生素治疗，并及时实施血细菌培养或疑似感染部位的病原学检查，根据感染部位或类型、病原学检查结果和所在医疗单位细菌定植和耐药情况进行调整。移植中后期患者骨髓造血功能虽然基本恢复，但免疫功能仍有缺陷，尤其是存在GVHD、低免疫球蛋白血症的患者仍有较高的感染风险。

2. 病毒感染 移植后疱疹类病毒感染最为常见。单纯疱疹病毒和带状疱疹病毒感染的预防和治疗可应用阿昔洛韦，阿昔洛韦的预防疗程应至无活动性GVHD且已经停用基础免疫抑制剂之后。

巨细胞病毒（CMV）是allo-HSCT后最重要的病毒性感染病原之一。CMV病可表现为间质性肺炎（IP）、肠炎、视网膜炎和脑炎等。移植后需要常规预防并监测CMV，一旦出现应进行抢先治疗。近期来特莫韦已获批国内移植后CMV感染预防用药适应证。一线抗CMV药物可选择更昔洛韦、膦甲酸钠等。二线治疗可选择一线未使用的抗CMV药物进行单药或联合治疗，也可选择CMV特异性T细胞（CTL）。静脉注射免疫球蛋白用于难治性CMV感染的疗效尚存争议。

EB病毒（Epstein-Barr virus，EBV）感染也较多见，可表现为肺炎、肝炎、脑/脊髓炎等炎症性疾病或移植后淋巴增殖性疾病（PTLD）。HSCT后应密切动态监测EBV-DNA。EBV-PTLD是一种严重的并发症，应参考《造血干细胞移植后EB病毒相关淋巴增殖性疾病中国专家共识（2022年版）》。目前推荐的EBV-PTLD治疗方案包括免疫抑制剂减量、利妥昔单抗、EBV-CTL输注和供者淋巴细胞输注（DLI）等。

3. 真菌感染　侵袭性真菌病（IFD）是HSCT后的重要并发症，多发生于移植后6个月内，allo-HSCT发生率高于auto-HSCT。HSCT后IFD最常见的病原体是曲霉菌，其次是念珠菌，另外还有毛霉菌、镰刀菌属、肺孢子菌和隐球菌等。HSCT患者进行IFD预防性治疗非常关键，至少应持续至移植后3个月，可选择的药物包括三唑类、棘白菌素类和两性霉素B。植入前的初级预防推荐：对低风险患者选择氟康唑；对高风险患者选择泊沙康唑或伏立康唑；棘白菌素类作为三唑类药物禁忌证患者的选择。植入后泊沙康唑可作为初级预防药物，伏立康唑为备选方案，棘白菌素类也可作为预防选择之一。再次预防性治疗推荐使用有效抗IFD的治疗药物。给予预防治疗后但仍获得突破性IFD的患者，应综合考量感染进展速度、严重程度以及本地IFD流行病学，应用个体化治疗。相关诊治原则可参照《造血干细胞移植后侵袭性真菌病中国专家共识（2023年版）》。

（三）移植物抗宿主病（GVHD）

GVHD是多系统疾病，是allo-HSCT患者在重建供者免疫的过程中，来源于供者的淋巴细胞攻击受者脏器产生的临床病理综合征，是allo-HSCT后最重要的并发症之一。

GVHD可分为急性GVHD（aGVHD）和慢性GVHD（cGVHD）。经典aGVHD发生于移植后100天内，cGVHD发生于100天后。但美国国家卫生研究院（NIH）共识认为除100天内的经典aGVHD之外，还有晚发aGVHD（发生于移植后100天后）；cGVHD包括经典cGVHD和重叠cGVHD（aGVHD表现和cGVHD同时存在）。DLI后的aGVHD诊断以DLI时间为计时起点，其他与移植后aGVHD诊断标准相同。

1. aGVHD　主要累及皮肤、消化道和肝脏，可表现为斑丘疹、红皮病样皮损、恶心、呕吐、厌食、大量腹泻、肠梗阻或胆汁淤积性肝炎。目前常用改良的Glucksberg分级系统评价aGVHD，根据累及器官分为1~4期、根据严重程度分为Ⅰ~Ⅳ度（表6-14-2）。Ⅲ~Ⅳ度代表重度aGVHD，与高死亡率显著相关。

▼ 表6-14-2　改良的aGVHD Glucksberg分级

分级		累及器官		
		皮肤	肝脏-胆红素血症/（$mg \cdot dl^{-1}$）	胃肠道
分期	1	皮疹面积<25%	2~3	腹泻量>500ml/d或持续恶心
	2	皮疹面积25%~50%	3~6	腹泻量>1 000ml/d
	3	皮疹面积>50%，全身红斑	6~15	腹泻量>1 500ml/d
	4	全身红皮病伴大疱形成	>15	严重腹痛和/或肠梗阻
分度	Ⅰ	分期1~2	无	无
	Ⅱ	分期1~3	分期1	分期1
	Ⅲ	未达到分期4	分期2~3	分期2~4
	Ⅳ	分期4	分期4	

预防在aGVHD治疗中非常重要。常用的预防方案为CsA联合短程甲氨蝶呤（MTX）。此外，吗替麦考酚酯（MMF）、他克莫司（FK506）、ATG等也可以用于预防，尤其在单倍型HSCT和非血缘HSCT中的联合应用。

原则上Ⅰ度aGVHD可以密切观察和局部治疗，Ⅱ度及以上aGVHD诊断后应立即开始一线治疗，但在非血缘供者和单倍型供者HSCT中早期发生的aGVHD往往进展较快，也应立即开始一线治疗。一线治疗药物为糖皮质激素，最常用甲泼尼龙，同时应将CsA谷浓度调整至150~250μg/L并及时评估糖皮质激素疗效。二线治疗选择包括抗白细胞介素2受体抗体（IL-2RA）（巴利昔单抗）、MTX、芦可替尼等。其他治疗方面，ATG、间充质干细胞（MSC）、粪菌移植等也有应用。此外维多珠单抗（vedolizumab）、托珠单抗（tocilizumab）、英夫利昔单抗（infliximab）、本妥昔单抗（brentuximab）、抗CCR5单抗等均有进一步研究的潜力。

2. cGVHD cGVHD发生机制复杂，临床表现多样，个体差异大，病程迁延持久。cGVHD可以是aGVHD的延续，也可开始就呈慢性发作。cGVHD的诊断主要依靠临床表现，类似于自身免疫性疾病，可累及全身任何一个或多个器官，最常累及的是皮肤、口腔、眼、胃肠道、肝脏、肺脏、关节和筋膜、生殖器等。局限型cGVHD表现为肝功能损伤或局限性皮肤损害等单个器官受累；广泛型cGVHD除了局限型的临床表现外还累及其他多个器官。根据受累器官的严重程度可将cGVHD进行评分，综合各项积分再将cGVHD分为轻、中、重三类，反映疾病的严重程度。欧洲血液和骨髓移植学会（EBMT）确定了用于cGVHD预后评估的12项危险因素，根据得分将危险度分为四组，得分越高，预后越差。此外，生物标志物也可用于GVHD的诊断、预后判断和疗效评估，但有待于进一步探索。

糖皮质激素联合或不联合钙调磷酸酶抑制剂是cGVHD的一线治疗标准方案，比如泼尼松±CsA/FK506。常用的二线治疗选择有MTX、芦可替尼、伊布替尼、西罗莫司、利妥昔单抗、伊马替尼、MSC、小剂量IL-2、MMF、硫唑嘌呤、沙利度胺、体外光分离置换疗法等。

（四）其他并发症

患者HSCT后可出现全身各个脏器、组织的严重程度不同的并发症，轻者可自行恢复，重者危及生命。除常见的预处理相关并发症、感染和GVHD之外，还可以出现出血并发症（消化道出血、颅内出血、弥漫性肺泡出血、出血性膀胱炎等）、肝窦阻塞综合征（肝小静脉闭塞症）、特发性肺炎综合征、闭塞性细支气管炎综合征、移植相关血栓性微血管病等。相应的HSCT并发症中国专家共识已逐步制订并发布。

六、HSCT后复发

部分患者HSCT后复发，复发概率与疾病危险度分层、移植时疾病状态和移植类型等因素有关。同类疾病及病期的情况下，allo-HSCT复发率低于同基因移植或自体移植。多数复发发生于移植后3年内，复发者治疗较困难，预后也较差。移植后应监测患者的微小残留病灶水平。临床治疗措施包括减停免疫抑制剂、再次化疗、靶向和/或免疫治疗、DLI、干扰素、二次移植等。

七、生存质量及展望

HSCT的成功开展使很多患者长期存活。大多数存活患者身体、心理状况良好，多数能恢复正常生活、工作和学习。10%~15%的存活患者存在社会心理问题，cGVHD是影响生存质量的主要因素。由于我国独生子女家庭众多，因此研究并开展单倍型相合亲缘供体移植、无血缘关系供体移植及脐带血干细胞移植意义重大。随着移植技术的不断改进及相关学科的不断发展，HSCT必将治愈更多的患者。

（王洪涛）

学习小结

造血干细胞移植利用造血干细胞的自我更新和分化这两个重要的基本特性重建造血和免疫功能。造血干细胞移植可分为自体造血干细胞移植、异体造血干细胞移植等，可用于多种疾病，如造血系统疾病、免疫缺陷性疾病、遗传性疾病、自身免疫性疾病和肿瘤性疾病等。造血干细胞移植流程包括了移植前准备、造血干细胞采集、预处理、造血重建等。常见并发症有预处理毒性、感染、移植物抗宿主病等。

复习参考题

1. 简述造血干细胞移植的定义。
2. 造血干细胞移植的基本步骤和适应证有哪些？
3. 造血干细胞移植的种类有哪些？各有何特点？
4. 造血干细胞移植的常见合并症有哪些？

第七篇 内分泌及代谢疾病

第一章 总论

07篇01章

学习目标

掌握　内分泌系统的结构特点及激素分泌的定义与分泌方式。
熟悉　内分泌系统的反馈调节及营养素的分类。
了解　激素的作用机制。

第一节 内分泌系统

内分泌系统是由内分泌腺和分布于其他组织器官中的内分泌组织和细胞组成的一个体液调节系统。它与神经系统和免疫系统密切联系、互相配合，共同控制与协调机体各器官、系统的功能，维持生命活动的正常进行，保持机体内环境的相对恒定，适应内外环境的变化。内分泌系统主要通过激素发挥其生物学效应。

一、内分泌系统的结构特点

1. 内分泌腺　人体的内分泌腺主要包括下丘脑、垂体、松果体、甲状腺、甲状旁腺、内分泌胰腺（包括胰岛和胰岛外的激素分泌细胞）、肾上腺、性腺（卵巢或睾丸）。

2. 弥散性神经内分泌细胞系统　神经内分泌细胞和胺前体摄取和脱羧细胞（amine precursor uptake and decarboxylation cell，APUD cell）主要分布于中枢神经系统，特别是下丘脑，以及胃、肠、胰和肾上腺髓质，在其他组织中，也散布有数目不等的APUD细胞，主要合成和分泌肽类与胺类旁分泌激素。

3. 器官组织的内分泌细胞　人体许多组织和器官的细胞均能合成分泌激素性物质或生长因子，如血管内皮细胞分泌内皮素、心肌细胞分泌脑钠肽、肾小球细胞分泌肾素、脂肪细胞分泌瘦素等。

二、激素与受体

（一）激素的分类

激素的经典定义是指内分泌细胞分泌的微量活性物质，经血液带到远处组织器官而发挥功能的化学信使。现代内分泌学将激素的定义扩展到具有调节作用的所有化学信使物质。分子结构尚清楚者称为激素，结构尚不明确者称为因子。内分泌学的基本研究对象，是能协调控制各器官的功能与形态的激素及激素的信号通路。目前已知的激素、因子和激素样物质已有两百多种，一般根据化学性质将激素分为四类。

1. 蛋白质和肽类激素　蛋白质和肽类激素都是由多肽组成，经基因转录，翻译出蛋白质和肽类激素前体，经裂解和/或加工形成具有活性的物质而发挥作用。例如前甲状旁腺激素原可转变为甲状旁腺激素原，再转变为甲状旁腺激素；类似转变见于胰岛素，它是由一条长链多肽经蛋白酶水解而成。此类激素还包括下丘脑调节肽、垂体激素、降钙素等。

2. 氨基酸类激素　甲状腺素（T_4）和小部分三碘甲腺原氨酸（T_3）系在甲状腺球蛋白分子中经酪氨酸碘化和偶联而成，T_4、T_3在甲状腺滤泡细胞内经多个步骤合成并贮存于滤泡胶质，然后再由滤泡上皮细胞释放。

3. 胺类激素　如肾上腺素、去甲肾上腺素、多巴胺可由酪氨酸转化而来，需要多个酶的参与。5-羟色胺则来自色氨酸，经过脱羧和羟化而成。褪黑素也来自色氨酸。

4. 类固醇激素　其核心为环戊烷多氢菲，肾上腺和性腺可将胆固醇经过多个酶的参与和作用，转变成为糖皮质激素（皮质醇）、盐皮质激素（醛固酮）、雄性激素（脱氢表雄酮、雄烯二酮、睾酮）。睾丸主要产生睾酮和二氢睾酮，卵巢主要产生雌二醇和孕酮。维生素D_3由皮肤7-脱氢胆固醇在紫外线和一定温度下合成，然后需经肝25羟化，再经肾1α羟化，形成活性1，25-二羟维生素D_3［$1,25\text{-}(OH)_2D_3$］。此外，有人主张将脂肪酸衍生物前列腺素列为一类激素。

（二）激素的分泌

人体内的激素和激素样物质有许多种类，分布于血液、组织液、细胞间液、核质或神经节囊泡间隙等部位。激素可以通过不同的分泌形式（节律性、周期性和脉冲性）和分泌方式发挥生物学作用。

1. 激素的分泌形式　激素的节律性分泌是为了使机体更好地适应内外环境的变化，如昼夜交替的规律、睡眠、进餐和应激等。人的月经周期一般是28天，这种周期的形成需要一些激素的节律性、周期性分泌才能够形成一个正常的月经周期。基本上所有垂体激素分泌的节律都与睡眠及昼夜交替保持一致。如下丘脑-垂体-肾上腺轴中，促肾上腺皮质激素（adrenocorticotropic hormone，ACTH）和皮质醇的分泌在黎明前达到峰值，而在午夜达到最低；约70%的生长激素是在夜间慢波睡眠时间分泌，随着年龄的增长，慢波睡眠时程缩短，导致生长激素分泌下降。

2. 激素的分泌方式及激素的作用靶点各异，因此其分泌方式也有不同。一般可将激素的分泌方式分为如下7种。

（1）内分泌（endocrine）：内分泌也称远距分泌。内分泌腺分泌的激素首先进入毛细血管，再经腺体静脉进入体循环（下丘脑的部分内分泌激素先进入垂体门静脉系统，胰腺的内分泌激素先进入门静脉）。内分泌激素随血液分布于机体的各种组织器官中，与靶细胞的受体结合后发挥生理作用。

（2）旁分泌（paracrine）：有些激素、细胞因子、生长因子、免疫因子等并不进入血液，仅（或主要）在局部发挥作用，这种激素分泌方式称为旁分泌。旁分泌因子和激素存在共同信号机制，所以激素在某些情况下可以通过旁分泌的方式发挥作用，且由于作用部位的不同，其效应具有一定的特异性。如睾丸间质细胞分泌的睾酮可以进入血液作为激素发挥多重生物学作用，也可以在睾丸局部发挥作用调控精子生成。

（3）自分泌（autocrine）：激素分泌细胞分泌的激素反馈作用于自身细胞，这是细胞自我调节的重要方式之一。旁分泌和自分泌是局部激素调节和组织功能自身调节的主要方式。

（4）胞内分泌（intracrine）：在细胞质合成的激素不出细胞，直接运送至细胞核而影响靶基因的表达，这种分泌方式称为胞内分泌。

（5）神经分泌（neurocrine）：也称突触分泌。神经激素是由神经细胞分泌的激素性物质，这些物质可沿神经轴突借轴浆流抵达所支配（或贮存）的组织（如神经垂体），或经垂体门静脉系统到达腺垂体，调节靶细胞激素的合成和分泌。

（6）间隙连接分泌：许多激素分泌细胞（如胰岛细胞）具有特殊分化的胞膜结构，包括紧密连接、桥粒连接和间隙连接。这些特殊的胞膜结构可将分子量低的物质由一个细胞的胞质运送到另一个细胞，这种激素分泌方式称为间隙连接分泌。

（7）其他：此外，还有与旁分泌相类似的并邻分泌（juxtacrine）、腔分泌（solinocrine）和双重分泌（amphicrine）等激素分泌方式，前两者是激素性物质分泌进入腺腔或消化管道的一种特殊现象，后者为腺上皮细胞或腺癌细胞具有分泌激素和外分泌物质的双重功能的一种病理现象。

（三）激素的转运、降解与转换

1. 激素的转运　激素需要在循环血液、淋巴液和细胞外液中进行转运到达靶细胞才能发挥生物学作用，蛋白质类激素与一些小分子激素属于水溶性物质，可以在循环系统中转运，但一些非水溶性的物质（如类固醇激素、甲状腺激素）则无法在循环系统中直接转运。而激素结合蛋白可以与激素结合，既可以充当激素在血液中的储备池，也可以让非水溶性激素在血液中能进行转运并呈均匀分布状态，同时还可以减缓一些小分子类激素的快速降解及清除。

2. 激素的降解与转换　激素通过血液、淋巴液和细胞外液而转运到靶细胞部位发挥作用，并经肝肾和靶细胞代谢降解而灭活。血液中肽类激素的半衰期仅3~7分钟，而非水溶性激素，如甲状腺激素、类固醇激素则与转运蛋白（甲状腺素、皮质类固醇、性激素结合球蛋白、白蛋白）结合半衰期可延长。激素浓度和转运蛋白结合量、亲和性均可影响其结合型和游离型激素的比值。游离型激素可进入细胞内发挥其生物作用并参与激素合成的反馈调节。

血浆激素浓度（PL）依赖于激素分泌率（SR）及其代谢率和排出率，即代谢清除率（MCR），PL=SR/MCR。肽类激素经蛋白酶水解；甲状腺激素经脱碘、脱氨基、解除偶联而降解；

而类固醇激素经还原、羟化并转变为与葡萄糖醛酸结合的水溶性物质，由胆汁和尿排出。激素的分泌、在血中与蛋白结合及其最终降解，使激素水平保持动态平衡，而其中最主要的决定因素是激素的生成和分泌率。

（四）激素的受体及分类

受体是细胞膜或细胞内的一些能与激素等信息分子（配体）相互作用的蛋白分子。它们能识别信息配体并与之结合，然后将配体-受体复合物的信号传递下去，最终引发细胞的生物效应。激素和受体之间的相互作用，具有高特异性、高亲和性、可饱和性和可逆性的特点。

激素受体根据其在细胞中的定位不同，可分为：① 细胞膜受体。肽类激素受体（包括神经递质、细胞因子和生长因子等）主要在细胞膜上。能与膜受体作用的激素一般属于亲水性激素。② 细胞内受体。类固醇激素及甲状腺激素受体超家族主要存在细胞内（胞核及胞质）。能与胞内受体作用的激素一般属于脂溶性激素。

（五）激素的作用机制

激素要在细胞发挥作用，必须识别微量激素受体，并在与之结合后，改变受体的立体构象，进而通过第二信使在细胞内进行信号放大和转导，促进蛋白合成和酶促反应，从而表达激素的生物学活性。

1. 激素-受体相互作用　肽类激素-受体结合时，主要有下列特点：① 激素-受体的相互作用迅速而可逆；② 靶细胞表面的受体数最多，但非靶细胞表面也可存在数目不等的受体；③ 多数肽类激素的血浓度在10^{-9}~10^{-12}mmol/L，只有高亲和力受体才能从血液或细胞外液中“捕获”特异性激素；④ 具有受体与激素结合的特异性（图7-1-1）。

2. 肽类激素的信息跨膜转导

（1）G蛋白偶联受体（G-protein coupled receptor，GPCR）：GPCR均为7次穿膜受体，是由400~500个氨基酸残基组成的肽链，在细胞内外各形成3个肽段环袢，N端在膜外，C端在胞内并含有磷脂化区。此受体接收信息后，需G蛋白的转换，才能将信息传递给效应器蛋白。细胞外环袢含有激素结合区，第三个胞内环最大，有150个氨基酸残基，即与G蛋白偶联的区域。

（2）含激酶活性受体：又称酶活性受体，或催化性受体。一般为单次穿膜受体，受体分子可在细胞膜双脂质层内移动，其外侧部可通过二硫键与另一受体的外侧部相接，细胞内区含酪氨酸激酶活性（胰岛素、上皮生长因子、血小板衍生生长因子）或丝氨酸/苏氨酸激酶活性（抑制素、活化素、TGF）或鸟苷酸环化酶活性（心房钠尿肽）。

（3）激酶交联受体：亦称为生长激素/催乳素/细胞因子受体超家族，受体分子有细胞外侧的配体结合区和膜内区。这类受体的特点是受体分子本身不含激酶活性，但与配体结合后，可使膜内蛋白或酪氨酸激酶家族所介导的信号转导物和转录激活物磷酸化，可使细胞核结合特异性DNA元件，转录mRNA，后者被翻译成相关活性蛋白质。

（4）离子通道受体：也称配体门控离子通道，一旦与神经递质结合，通道即可开放或关闭。以N型乙酰胆碱受体为代表，由5个亚基形成离子通道。其他包括5-羟色胺、γ-氨基丁酸、色氨酸等。

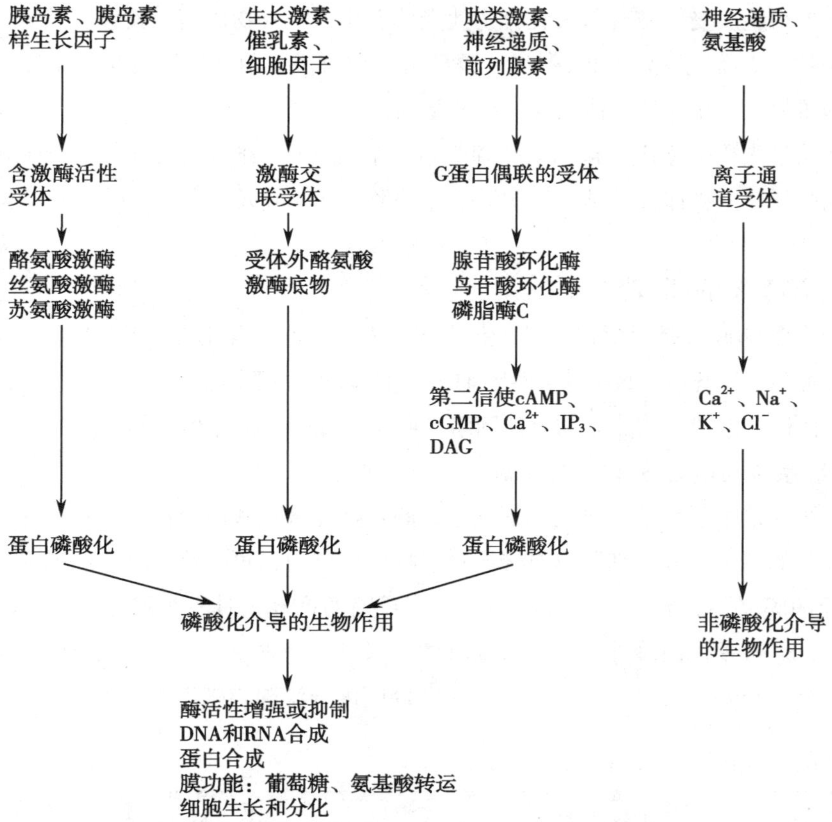

cAMP. 环腺苷酸；cGMP. 环鸟苷酸；IP_3. 肌醇三磷酸；DAG. 甘油二酯。

▲ 图7-1-1　激素-受体相互作用

3. 受体后信号转导通路　激素与受体结合后，受体的变构效应使钙通道开放，钙离子内流，细胞质内Ca^{2+}浓度升高，激活蛋白激酶，并使蛋白磷酸化而发挥激素的生物作用。其中的钙调节蛋白可改变蛋白的空间结构，增强对酶的催化作用。有些激素以受体为介导兴奋G蛋白，细胞膜上的磷脂酶C被激活，磷脂酰肌醇裂解为三磷酸肌醇（IP_3）和二酯酰甘油（DAG），DAG激活蛋白激酶C，使蛋白磷酸化。IP_3使细胞内质网和线粒体释放Ca^{2+}。蛋白激酶C与Ca^{2+}偶联扩增了激素的作用。

在上述的激素-受体相互作用过程中，作为第二信使（效应体）的cAMP、cGMP、Ca^{2+}、IP_3、DAG和蛋白激酶C等使细胞质内的活性蛋白磷酸化并引起细胞的一系列生物反应。肽类激素信号在受体后（细胞内）的转导通路很多，归纳起来主要包括：① 通过胞内第二信使介导的信号通路；② 受体酪氨酸激酶有丝分裂原活化的蛋白激酶信号转导途径（Ras连接通路）；③ 细胞因子激活的JAK-STAT信号通路；④ 第二信使介导的细胞膜受体与基因表达调控联系的偶联信号通路。

4. 细胞内受体与基因表达调控

（1）类固醇激素受体家族：类固醇激素的分子小，呈脂溶性，因此可透过细胞膜进入胞质内。有些激素先与胞质受体结合形成复合物使受体变构，复合物由胞质转移至核内，再与核受体结合，从而调控DNA转录和mRNA翻译，诱导蛋白质合成，引起相应的生物学效应。另有些激素可直接穿越核膜，与相应核受体结合，调节基因转录、表达。

（2）甲状腺激素受体家族：包括甲状腺激素、维生素D、维A酸受体等。分子较小，呈脂溶性，可进入胞质与核内受体特异结合，激活受体并经激素反应元件调节基因转录、表达。

三、内分泌系统的调节

人体内的内分泌调节是通过许多功能调节轴（如下丘脑-腺垂体-甲状腺轴、下丘脑-腺垂体-肾上腺皮质轴、下丘脑-腺垂体-性腺轴）来实现的。实际上，内分泌系统与神经、免疫系统互相作用和协调，形成紧密联系的复杂网络，共同完成调节机体功能的作用。

（一）神经系统与内分泌系统相互调节

内分泌系统直接由下丘脑所调控。下丘脑是联系神经系统和内分泌系统的枢纽，也受中枢神经系统其他部位的调节。神经细胞具有传导神经冲动的能力，可分泌各种神经递质，通过突触后神经细胞表面的膜受体，影响神经分泌细胞。下丘脑的神经核具有神经分泌细胞功能，可以合成、分泌激素，通过垂体门静脉系统进入腺垂体，调节腺垂体激素的合成和分泌。下丘脑与垂体之间已构成一个神经内分泌轴（表7-1-1），调节周围内分泌腺和靶组织。

▼ 表7-1-1　下丘脑、垂体激素及其靶器官（组织）

下丘脑激素	腺垂体细胞	垂体激素	靶腺（组织）	靶腺（组织）激素
生长激素释放激素（GHRH）	生长激素分泌细胞	生长激素（GH）	肝	胰岛素样生长因子-1（IGF-1）
促肾上腺皮质激素释放激素（CRH）	促肾上腺皮质激素分泌细胞	促肾上腺皮质激素（ACTH）	肾上腺皮质	皮质醇
促甲状腺激素释放激素（TRH）	促甲状腺激素分泌细胞	促甲状腺激素（TSH）	甲状腺	甲状腺激素
促性腺激素释放激素（GnRH）	促性腺激素分泌细胞	黄体生成素（LH） 卵泡刺激素（FSH）	性腺	睾酮 雌二醇、孕酮、抑制素
生长抑素（SS，SRIF）	生长激素分泌细胞	生长激素（GH）	多种细胞	
多巴胺（DA）	催乳素分泌细胞	催乳素（PRL）	乳腺，性腺	LH、FSH、性类固醇激素

内分泌系统对中枢神经系统包括下丘脑也有调节作用，一种激素可作用于多个部位，而多种激素也可作用于同一器官组织，包括神经组织，发挥不同的作用。例如，应激情况下，促肾上腺皮质激素释放激素（corticotropin releasing hormone，CRH）-促肾上腺皮质激素（ACTH）-皮质醇分泌增加，加强血糖的调节，提高血管对去甲肾上腺素的反应性，限制血容量丢失，减少组织

损伤和炎症反应，CRH和皮质醇还可直接作用于中枢神经和交感神经系统。

（二）内分泌系统的反馈调节

反馈调节是内分泌系统的主要调节机制。在正常人体内，大多数情况下反馈信号能降低控制部分的活动即负反馈，少数情况下反馈信号能加强控制部分的活动即正反馈。

1. 下丘脑–垂体–靶腺之间反馈调节

（1）负反馈：如CRH通过垂体门静脉而刺激垂体促肾上腺皮质激素分泌细胞分泌ACTH，ACTH水平增加又可兴奋肾上腺皮质束状带分泌皮质醇，使血液皮质醇浓度升高，而升高的皮质醇浓度反过来可作用在下丘脑，抑制CRH的分泌，并在垂体部位抑制ACTH的分泌，从而减少肾上腺分泌皮质醇，维持三者之间的动态平衡，这种通过先兴奋后抑制达到相互制约、保持平衡的机制，称为负反馈。

（2）正反馈：在月经周期中除了有负反馈调节，还有正反馈调节，如卵泡刺激素刺激卵巢使卵泡生长，通过分泌雌二醇，不仅使卵泡刺激素分泌增加，还可促进黄体生成素分泌及增加其受体数量，以便达到共同兴奋，促进排卵和黄体形成，这是一种相互促进，为完成一定生理功能所必需。

2. 激素与代谢物之间的反馈调节　反馈调节现象也见于内分泌腺和体液代谢物质之间，例如胰岛β细胞的胰岛素分泌与血糖浓度之间呈正相关，血糖升高可刺激胰岛素分泌，而血糖过低可抑制胰岛素分泌。高血钙抑制甲状旁腺激素（PTH）分泌，低血钙刺激PTH分泌。

3. 激素间的相互调节　当多种激素共同参与某一生理活动的调节时，激素间往往也存在协同或拮抗作用，表现为一种激素调节多种激素的分泌或多种激素调节一种激素的分泌。如生长激素、肾上腺素、糖皮质激素、甲状腺激素及胰高血糖素，均能提高血糖，在升糖效应上有协同作用；相反，胰岛素则能降低血糖，与上述激素的升糖效应有拮抗作用，这对维持功能活动的相对稳定起着重要作用。此外，机体状态也影响激素的分泌和代谢，如应激时，抗利尿激素可促使ACTH、GH和PRL分泌增加，而全身性疾病时则可抑制下丘脑–垂体–甲状腺系统，减少甲状腺激素的分泌，产生低T_3、低T_4综合征。

（三）免疫系统与内分泌功能

1. 神经、内分泌与免疫系统　神经、内分泌和免疫三个系统之间可通过共有的受体和相同的肽类激素相互作用，形成一个完整的调节环路。神经内分泌系统通过其递质或激素与淋巴细胞膜表面相应受体结合，介导免疫系统的调节。如糖皮质激素、性激素、前列腺素E等可抑制免疫应答，生长激素、甲状腺激素及胰岛素能促进免疫应答。ACTH可产生于垂体，也可产生于淋巴细胞。ACTH既可刺激肾上腺皮质合成和释放糖皮质激素，又可作用于免疫系统抑制抗体生成。糖皮质激素应用于临床，具有明显的免疫抑制功能，对一些自身免疫性疾病有一定疗效。

2. 免疫系统与内分泌系统　免疫系统在接受神经、内分泌系统调节的同时，也有反向调节作用，免疫系统可通过细胞因子与神经内分泌细胞膜上相应受体结合影响神经内分泌系统功能，如IL–1与下丘脑相应受体结合，通过受体作用于下丘脑CRH合成神经元，促进CRH分泌。另外，内分泌系统不但调控正常的免疫反应，在自身免疫反应中也起作用。内分泌系统常见的自身免疫病有桥本甲状腺炎、Graves病、1型糖尿病、Addison病等。在人类，自身免疫病好发于育龄女性，用肾上腺皮质激素治疗有效，也说明内分泌激素与自身免疫病的发病有关。

四、内分泌系统疾病

内分泌系统疾病相当常见，可因多种原因引起。按功能可分为亢进、减退和正常。按病变部位可分为原发性和继发性，原发性指周围靶腺和组织本身病变，继发性指下丘脑–垂体的各种病变。

（一）功能减退的原因

1. 内分泌腺破坏　可因自身免疫病（1型糖尿病、桥本甲状腺炎、Addison病、卵巢功能早衰、多内分泌腺衰竭综合征）、肿瘤、出血、梗死、炎症、坏死、手术切除、放化疗损伤等导致腺体完整性遭到破坏，进而导致相应的激素合成减少。

2. 内分泌腺激素合成或作用缺陷　如钠碘同向转运体基因突变引起的甲状腺激素合成障碍或促甲状腺激素受体基因突变引起的甲减。

3. 内分泌腺以外的疾病　如肾脏破坏性病变，不能对25–羟维生素D_3进行1α羟化而转变为具有活性的1,25–$(OH)_2D_3$。

（二）功能亢进的原因

1. 内分泌腺肿瘤、增生、酶系异常或自身免疫病（如Graves病）。

2. 伴瘤内分泌综合征　非内分泌组织肿瘤分泌过多激素或类激素所致。

3. 激素代谢异常　继发于系统疾病所致的物质代谢紊乱，如肝硬化、充血性心力衰竭、肾病综合征等引起的继发性醛固酮增多症，慢性肾衰竭时继发性甲状旁腺功能亢进症。

4. 医源性内分泌紊乱　如长期应用糖皮质激素治疗出现的库欣综合征。

五、内分泌系统疾病的诊断与防治

（一）内分泌系统疾病的诊断

完整的内分泌系统疾病诊断应包括功能诊断、病理诊断和病因诊断三个方面。

1. 功能诊断

（1）症状与体征：典型症状与体征对诊断内分泌疾病有重要参考价值，而有些表现与内分泌疾病关系比较密切，如闭经、月经过少、性欲和性功能改变、毛发改变、生长障碍或过度、体重减轻或增加、头痛、视力减退、精神兴奋、抑郁、软弱无力、皮肤色素改变、紫纹、多饮多尿、多血质、贫血、消化道症状（食欲减退、呕吐、腹痛、便秘、腹泻）等。应注意从非特异性临床表现中寻找内分泌功能紊乱和内分泌疾病的诊断线索。

（2）实验室检查

1）代谢紊乱证据：各种激素可以影响不同的物质代谢，包括糖、脂质、蛋白质、电解质和酸碱平衡，可测定基础状态下血糖、血脂、血钠、血钾、血钙、血磷等。

2）激素分泌情况：基础状态下血中激素和24小时尿中激素及其代谢产物的测定，可以帮助了解内分泌腺及细胞的功能状态。注意，一些激素如ACTH、皮质醇等分泌存在周期性、节律性、脉冲性等。

3）动态功能试验：① 兴奋试验，多适用于分泌功能减退的情况，可估计内分泌腺的储备功能，应用促激素探测靶腺的反应，如ACTH、TSH、hCG、TRH、GnRH、CRH兴奋试验，胰岛素低血糖兴奋试验等；② 抑制试验，多适用于分泌功能亢进的情况，观察其正常反馈调节是否消失，有无自主性激素分泌过多，如地塞米松抑制试验、可乐定抑制试验等。葡萄糖耐量试验既可作为兴奋试验（胰岛素、C肽）又可作为抑制试验（GH）。

判断激素水平时，还应考虑年龄、性别、营养状况、有无用药或是否处于应激状态以及取血时间等，并应结合临床状况，力求正确。

2. 病理诊断 包括病变性质和病变部位的确定。

（1）影像学检查：蝶鞍X线片、分层摄影、CT、MRI、超声，属非侵袭性内分泌腺检测法，可鉴定下丘脑-垂体、甲状腺、性腺、肾上腺、胰岛肿瘤等。

（2）放射性核素检查：甲状腺扫描（^{131}I、^{123}I、^{99m}Tc）；肾上腺皮质扫描采用^{131}I-胆固醇；^{131}I-间碘苄胍（^{131}I-MIBG）扫描用于嗜铬细胞瘤的诊断。

（3）细胞学检查：细针穿刺细胞病理活检、免疫细胞化学技术、精液检查、激素受体检测。

（4）静脉导管检查：选择性静脉导管在不同部位取血测定激素以明确垂体、甲状腺、肾上腺、胰岛病变部位，如岩下窦（左、右）取血测定垂体激素对于判断垂体病变有价值。

3. 病因诊断

（1）自身抗体检测有助于明确病变性质以及自身免疫病的发病机制，甚至可作为早期诊断和长期随访的依据。

（2）染色体检查明确有无畸变、缺失、增多等。

（3）HLA的异常表达与某些内分泌疾病如1型糖尿病的易感性有密切关系。HLA分型鉴定有助于明确自身免疫病的病因。

（二）内分泌系统疾病的防治

近年来，随着医学不断进步，人们对内分泌系统和内分泌疾病的认识已有了很大的发展，不少内分泌疾病是可防可治的。如缺碘性甲状腺肿可用碘化食盐达到防治目的；希恩综合征（Sheehan syndrome）可以通过加强围生期医疗保健来防治；一些内分泌疾病的危象，只要加强对患者及其家属的教育，并尽早诊断、合理治疗、消除诱发因素等，防治其发展是完全可能的。

内分泌疾病的治疗须针对病因、病理、病理生理等几方面。

1. 纠正功能紊乱

（1）功能亢进的治疗

1）药物治疗：抑制激素的合成和/或释放。如溴隐亭通过增强多巴胺的抑制作用可减少PRL、GH的分泌并可缩小肿瘤；奥曲肽抑制多种激素（GH、PRL、TSH、胰岛素、IGF-1）的分泌；酮康唑减少皮质醇合成治疗库欣综合征；硫脲类和咪唑类抑制甲状腺激素合成治疗Graves病。对有些疾病临床采用综合措施提高疗效。

2）手术治疗：切除肿瘤或增生组织。

3）放疗：毁损肿瘤或增生组织。

4）介入治疗：近年来采用动脉栓塞的放射介入治疗肾上腺、甲状腺、甲状旁腺和胰岛素肿瘤，也取得较好疗效。

（2）功能减退的治疗

1）激素替代治疗或补充治疗：补充生理需要量。如甲状腺功能减退者补充甲状腺激素；肾上腺皮质功能减退者补充皮质醇；性腺功能减退者补充相应性激素等。

2）药物治疗：利用化学药物刺激某种激素分泌或增强某种激素的作用可治疗某些内分泌功能减退症，如氯磺丙脲、卡马西平等治疗中枢性尿崩症，磺脲类或胰岛素增敏剂治疗糖尿病，补充钙剂和维生素D治疗甲状旁腺功能减退症。

3）内分泌腺组织或细胞移植：如甲状旁腺移植、胰腺移植或胰岛细胞移植等。

2. 病因治疗 虽然一些内分泌疾病的病因和发病机制已明确，但尚无有效防治措施，如针对自身免疫进行干预治疗仍在尝试中，而针对基因突变所致的内分泌疾病尚未能从基因水平进行干预治疗。肿瘤的发生机制仍未清楚，目前还是手术、放疗与化疗为主。

第二节 营养与代谢

新陈代谢（metabolism）是人体生命活动的基础，包括物质的合成代谢和分解代谢。通过新陈代谢，使机体与环境之间不断进行物质交换和转化，同时体内物质又不断进行分解、利用与更新，为个体的生存、劳动、生长、发育、生殖和维持内环境“相对”恒定提供物质和能量。合成代谢是营养物质进入体内，参与机体众多的化学反应，在机体内合成较大分子并转化为自身物质的过程，并以糖原、蛋白质、脂肪及其化合物的形式在体内储存，这一过程需要耗能。分解代谢是体内的糖原、蛋白质和脂肪等大分子物质分解为小分子物质的降解过程，常伴有能量的生成与释放。中间代谢是指营养物质进入机体后在体内合成和分解代谢过程中的一系列化学反应。营养与代谢关系密切，例如营养元素维生素D的缺乏可以引起钙磷代谢异常。

一、营养素

包括碳水化合物、脂肪、蛋白质、矿物质、维生素和水六大类，其中三大营养素（包括碳水化合物、脂肪、蛋白质）是可以互相转换的能源。矿物质（或称无机盐）分为宏量元素（macroelement）和微量元素（microelement）两类。前者在体内含量较多，如钙、镁、钠、氯、磷；后者又称痕量元素（trace element），在人体组织含量极少。人体内可测得60余种微量元素，其中11种（铁、氟、锌、铜、钒、锰、碘、钼、铬、钴和硅）有特殊生理功能，为人体所必需，故称为必需微量元素。

维生素分为脂溶性（维生素A、维生素D、维生素E、维生素K）和水溶性（维生素B族、维生素C）两类，所需量远较碳水化合物、脂肪、蛋白质、水和宏量元素为少，故与必需微量元素一起合称为微量营养素（micronutrient）。微量营养素包括维生素和某些无机元素，为维持人体健康所必需，一般消耗甚微，不经变化即可被吸收，许多微量元素具有催化作用。

必需营养素（essential nutrient）是指体内不能生成的营养成分，每日膳食供给量正常的情况下，以最少量即能维持机体正常身高和体重、组织结构与生理功能。

二、能量平衡

生物体内物质代谢过程中所伴随的能量释放、转移和利用的过程，称为能量代谢。能量的消耗主要包括基础耗能和活动耗能两部分。每日所需能量为基础能量消耗、特殊功能活动和体力活动等所消耗能量的总和。基础能量消耗可因性别、年龄、身高和体重不同而异。特殊功能活动除包括消化、吸收所消耗的能量外，还可因生长、发育、妊娠、哺乳等情况而使所需的能量增加。

能量的消耗包括静息代谢率、运动性生热效应、食物性生热效应及兼性生热作用。静息代谢率的个体差异主要由机体中的无脂体质及其遗传差异决定，此外也受甲状腺激素水平、交感神经活性等的影响；运动性生热效应主要由活动强度决定，个体差异不显著。食物性生热效应是指营养素同化过程中的能量消耗，占每日能量消耗的10%左右。兼性生热作用由环境、温度、进食、情绪变化等因素引起；寒冷时，主要来源于棕色脂肪的分解。

生物效价代表蛋白质“质量”的一个方面。许多情况下，蛋白质的“质量”可以通过食物互补、食物混合来提高，以增加必需氨基酸（essential amino acid）的量，优化其比例。如供应蛋白质的生物效价较低，则每日所需蛋白质的量应增加。机体在代谢过程中，需要将体外宏量元素中的能量转化为机体自身贮存的能量和代谢所需的能量。其转化效率的个体差异很大。这种差异可理解为代谢效能。

在能量物质的消化、吸收、代谢、转化和排泄过程中，任何环境的功能障碍，底物不足或过剩，调节代谢的酶、激素或其他因素、代谢的组织结构或功能异常均可导致营养代谢性疾病。

三、营养代谢性疾病

（一）营养性疾病（nutrient disease）

机体对各种营养物质均有一定的需要、允许量和耐受量，因此，营养性疾病可因一种或多种营养物质不足、过多或比例异常引起。营养性疾病的病因和发病机制多较清楚，根据其发病条件，可以分为原发性营养失调、继发性营养失调。前者是由于摄取营养物质不足、过多或比例不当所致，与器质性或功能性疾病无关；后者则是由于器质性（食管疾病）或功能性疾病（如神经性厌食）所致的营养性疾病，而与营养物质的供给无直接联系。按某一营养物质的不足或过多分类，分为以下几方面。

1. 蛋白质营养障碍　如蛋白质能量营养不良症、蛋白质缺乏及氨基酸摄入过多致肝功能失代偿诱发肝性脑病。

2. 碳水化合物类代谢异常　摄取过多可引起糖尿病和肥胖，摄入不足则常导致消瘦。

3. 脂类营养障碍　肥胖、血脂异常和脂溶性维生素缺乏等。

4. 维生素营养障碍　各种维生素缺乏和维生素过多症。

5. 水、电解质代谢紊乱　水中毒、失水、高（低）钠血症、高（低）钾血症、高（低）钙血症、高（低）镁血症、高（低）磷血症等。

6. 无机元素营养障碍　缺铁性贫血、碘缺乏或过剩等。

7. 复合性营养障碍　多重营养素障碍的不同组合。

（二）代谢性疾病（metabolic disease）

一般指由于中间代谢某个环节障碍为主所致的疾病，而把由于原发器官疾病为主所致的代谢障碍归入该器官疾病的范畴内。但这种划分是人为的，没有明确界限。例如糖尿病可以归入代谢性疾病，但也可以根据胰岛素相对不足归入内分泌疾病。

中间代谢受很多因素调控，在导致中间代谢某个环节障碍的诸因素中，大约可分为先天性代谢缺陷和环境因素两类。

1. 蛋白质代谢障碍　淀粉样变的免疫球蛋白代谢障碍、无纤维蛋白血症、血红蛋白病等。

2. 糖代谢障碍　低血糖症、糖尿病及糖耐量异常、果糖不耐受症、半乳糖血症、糖原贮积症等。

3. 脂类代谢异常　家族性高胆固醇血症、异常β脂蛋白血症、家族性高甘油三酯血症等。

4. 水、电解质异常　多为获得性，亦可见于先天性缺陷如先天性肾上腺皮质增生症。

5. 无机元素代谢异常　骨质疏松、含铁血黄素沉着症、肝豆状核变性等。

6. 维生素代谢异常　维生素D依赖性佝偻病等。

7. 其他　嘌呤代谢障碍致痛风、卟啉代谢障碍致血卟啉病等。

在营养素的消化吸收、代谢、转化和排泄过程中，任何环节的功能障碍、底物不足或过剩，调节代谢的酶、激素或其他因素，代谢所需的组织结构与细胞异常等均可导致疾病。营养性和代谢性疾病的临床特点：① 详细询问病史可被发现；② 发病多与营养素的供应情况、饮食习惯、生活条件与环境因素、消化功能、生理或病理附加因素等有关；③ 常有家族史和环境诱发因素及发病和性别等特点；④ 早期常先有生化、生理改变，以后再出现病理解剖改变，早期治疗病变多可逆转；⑤ 长期代谢异常将影响个体的生长、发育、成熟、衰老等过程，甚至影响下一代。

四、营养代谢性疾病的诊断原则

1. 病史和体格检查　询问病史时，除了解症状的发生、发展和相互关系外，还必须从现病史和个人史详细了解发病因素、病理特点、每日进食情况（包括所进食物种类、质量、形式，饮食习惯和嗜好等）。家族史应做详细的家系调查，包括男、女双方前后3~4代和旁系亲属情况。

体格检查时，要重点注意发育营养状态、体型和骨骼、神经精神状态、智力、毛发、皮肤、四肢、眼结膜、视网膜、视力和听力，以及舌、齿、肝、脾等。三头肌皮褶厚度和上臂中段肌肉面积可分别用于判断机体脂肪贮存量或骨骼肌的量。

2. 实验室检查 包括其成分构成如血浆蛋白成分、糖、脂蛋白、无机元素、维生素、激素、酶、免疫球蛋白、补体和血气分析，以及物质代谢的正常或异常产物等，可提供线索进行深一步检查，并用于患者的筛选和疗效观察。

3. 代谢试验 糖耐量试验，氮平衡试验，水、钠、钾、钙、磷平衡试验等。

4. 影像学检查 骨密度测定、CT、MRI检查有助于了解骨骼和脏器的器质性或功能性改变。

5. 组织病理和细胞学检查 用组织化学、免疫组织化学等方法通过光学显微镜和电子显微镜观察来判断组织、器官病变。

6. 病因诊断 许多代谢性疾病的分子病因已经查明，可用分子生物学方法进行候选基因的突变分析，并可用这些技术于产前或产后早期发现病例，进行及早防治。

五、营养代谢性疾病的防治原则

1. 病因和诱因的防治 营养性疾病和由环境因素所致的代谢病，多数能进行病因防治，如葡萄糖-6-磷酸脱氢酶缺乏症的患者不进食蚕豆和对乙酰氨基酚、阿司匹林等药物；苯丙酮尿症患者限制进食含苯丙氨酸食物等。细胞生物学和分子遗传学的进展，显示出了基因治疗的前景，近年已将外源性基因导入患者的DNA中，以代替或修复突变的基因。

2. 对症治疗

（1）替代治疗：蛋白质缺乏症补充蛋白质；补充相应维生素纠正某些由于维生素合成不足或与维生素辅酶因子亲和力降低所致的代谢疾病。

（2）调整治疗：用别嘌醇抑制尿酸生成；以青霉胺促进肝豆状核变性患者铜排出等。

3. 原发病治疗 继发性代谢性疾病和继发性营养疾病必须注重原发疾病的防治。一般在原发病好转或治愈后，继发的营养代谢障碍亦缓解。

4. 遗传咨询和生育指导 对已生育过遗传代谢病患儿、具有X连锁隐性遗传病家族史或某些遗传代谢病高发区的孕妇进行产前羊水检查，对防治遗传性代谢病有重要价值。例如，产前用绒毛膜细胞标本做荧光原位杂交（FISH）可发现所有的21三体综合征病例。

（杨涛）

学习小结

本章从内分泌系统的结构特点、激素的分泌方式及作用机制等方面阐述了内分泌系统在机体内外环境平衡中的作用，并概述了内分泌系统与神经系统、免疫系统等的互相调控过程。学生通过本章的学习，能初步了解内分泌系统如何参与机体各器官系统功能的调控，了解内分泌代谢性疾病的诊断思路。

复习参考题

1. 简述下丘脑–垂体–靶腺轴之间的负反馈与正反馈调控过程，并举例说明。
2. 内分泌系统疾病诊断应包括哪几个方面？其主要内容有哪些？

第二章

下丘脑-垂体疾病

学习目标

掌握　腺垂体功能减退症、尿崩症、垂体瘤的临床表现、诊断及治疗。

熟悉　腺垂体功能减退症、尿崩症的病因和发病机制；巨人症、肢端肥大症、生长激素缺乏性侏儒症的临床表现、诊断及治疗。

了解　巨人症、肢端肥大症、生长激素缺乏性侏儒症的病因和发病机制。

下丘脑是间脑的一个微小的楔形组织，其解剖界线不甚分明。下丘脑内存在许多具有重要内分泌功能的神经核或相对聚集的细胞团，主要合成和分泌抗利尿激素（antidiuretic hormone，ADH）、催产素、促肾上腺皮质激素释放激素（corticotropin-releasing hormone，CRH）、促甲状腺激素释放激素（thyrotropin-releasing hormone，TRH）、促性腺激素释放激素（gonadotropin-releasing hormone，GnRH）、生长激素释放激素（growth hormone-releasing hormone，GHRH）与生长抑素、催乳素释放因子与催乳素释放抑制因子等，通过这些激素对垂体功能的调节发挥重要作用。下丘脑的损害可引起垂体内分泌功能障碍及摄食、睡眠、体温调节、泌汗等功能障碍。下丘脑通过垂体柄与位于其下方的垂体相连：① 通过下丘脑-垂体束，将下丘脑视上核和室旁核合成的ADH和催产素直接输送到神经垂体贮存；② 通过垂体门脉血管系统，使下丘脑神经核团合成分泌的促垂体激素随血流到达腺垂体调节其功能活动。

垂体位于大脑底部的蝶鞍内，周围由蝶骨包围，呈卵圆形，大小约1.3cm×0.9cm×0.6cm，重量为0.4~0.8g，在女性妊娠及哺乳期可呈现生理性肥大。根据组织学来源的不同，垂体分为腺垂体（前叶，约占整个垂体的80%）和神经垂体（后叶）两部分。腺垂体主要合成和分泌促肾上腺皮质激素（adrenocorticotrophic hormone，ACTH）、促甲状腺素（thyroid stimulating hormone，TSH）、生长激素（growth hormone，GH）、卵泡刺激素（follicle-stimulating hormone，FSH）和黄体生成素（luteinizing hormone，LH）（两者合称为促性腺激素，gonadotropin，Gn）、催乳素（prolactin，PRL）等，对机体生长发育、生殖、能量代谢和应激等多种生命现象起着重要的调节作用。神经垂体为大脑向下延伸的部分，内含由下丘脑视上核和室旁核合成、经下丘脑-神经垂体束移行至此处贮存的ADH和催产素，在机体水代谢调节及女性分娩过程中发挥重要作用。

第一节 腺垂体功能减退症

腺垂体功能减退症也称垂体前叶功能减退症，是指由垂体本身病变（原发性）或下丘脑以上神经病变或垂体门脉系统障碍（继发性），引起一种或多种腺垂体激素分泌减少所致的临床综合征。成人腺垂体功能减退症又称为西蒙病（Simmond disease），生育期妇女产后腺垂体缺血性坏死所致者又称为希恩综合征（Sheehan syndrome）。

一、病因与发病机制

1. 垂体和下丘脑的占位性病变 垂体瘤是最常见的原因，瘤体增大压迫垂体正常组织导致腺垂体功能减退；垂体的继发性肿瘤见于乳腺、肺、结肠和前列腺癌的转移。垂体周围的肿瘤如颅咽管瘤、鞍上脑膜瘤等也可压迫或侵袭正常垂体。

2. 蝶鞍区手术、放疗和创伤 垂体瘤手术易损伤正常垂体组织；垂体瘤及鼻咽癌放疗也可造成下丘脑和垂体损害；颅底骨折损毁垂体柄和垂体门静脉血液供应，均可引起本症。

3. 希恩综合征 妊娠期腺垂体增生肥大，血供丰富，围生期大出血、休克可导致腺垂体大部分缺血坏死、功能减退。

4. 感染 病毒、细菌及真菌感染引起脑炎、脑膜炎，损伤下丘脑和垂体。

5. 其他 先天性腺垂体发育不全、垂体卒中、淋巴细胞性垂体炎、颅内颈动脉瘤、空泡蝶鞍等可破坏或压迫垂体。长期大量应用糖皮质激素可抑制下丘脑CRH和垂体ACTH的分泌，突然停用时出现腺垂体功能减退。

二、临床表现

本病多起病隐匿，一般腺垂体破坏达50%以上才出现症状，破坏75%以上出现明显症状，破坏95%以上临床症状严重。Gn和PRL缺乏为最早表现（患者常未介意或羞于就医），常因TSH和或ACTH缺乏的表现首诊。临床表现主要取决于垂体激素缺乏的程度、种类和起病的速度及相应靶腺的萎缩程度。

（一）与腺垂体激素缺乏有关的临床表现

1. Gn及PRL不足 女性患者闭经或月经稀少、性欲减退，腋毛、阴毛脱落，阴道分泌物减少，乳房及生殖器萎缩。男性患者性欲减退、阳痿，肌肉无力，胡须、腋毛和阴毛稀少。

2. TSH不足 畏寒、体温偏低、疲乏、面容虚肿、皮肤干粗、声音低沉粗哑、食欲减退、腹胀、便秘、脱发、毛发稀疏、懒言少语、反应迟钝、记忆力减退、心动过缓等。

3. ACTH不足 乏力、厌食甚至恶心呕吐、体重下降。血压偏低，肤色浅淡，面色苍白，易发生低血糖。

4. GH不足 成人表现为肌肉减少、耐力降低、注意力和记忆力受损、肥胖、血脂异常；儿童表现为生长缓慢或停滞。

（二）与病因有关的临床表现

1. 肿瘤相关症候群 肿瘤压迫或侵袭硬脑膜、视神经或视交叉可引起头痛、偏盲甚至失明。

2. 希恩综合征 有围生期大出血、休克的病史，产后无乳、月经不再来潮，逐渐可出现性功能、甲状腺及肾上腺皮质功能减退的表现。

3. 其他 病毒、细菌及真菌感染引起脑炎、脑膜炎患者可出现发热、头痛、呕吐及脑膜刺激征等表现；淋巴细胞性垂体炎患者可因垂体肿大出现上述肿瘤相关症候群。

（三）垂体危象

垂体卒中时或在全垂体功能减退基础上，遇各种应激时诱发。诱因包括感染、手术、创伤、急性心梗、脑血管意外、饥饿、寒冷、镇静安眠药等。依激素减少种类及程度等可表现为恶心、呕吐、高热（体温 >40℃）、低体温（体温 <30℃）、低血糖、低钠血症、低血压、水中毒等，严重者出现谵妄、抽搐、休克、昏迷等表现。

三、实验室和辅助检查

（一）下丘脑–垂体–靶腺激素水平测定

腺垂体激素分泌不足大多逐渐出现，故患者可表现为一个或多个下丘脑–垂体–靶腺轴受累，各轴受累后生化检测情况分述如下。

1. 下丘脑–垂体–性腺轴 血FSH、LH均低于正常；女性血雌二醇、男性血睾酮水平低下。

2. 下丘脑–垂体–甲状腺轴 TT_4、FT_4、TT_3、FT_3、TSH均低于正常。

3. 下丘脑–垂体–肾上腺皮质轴 血皮质醇、24小时尿17–羟类固醇及游离皮质醇降低，血ACTH降低。

4. 下丘脑–垂体–生长激素轴 GH呈脉冲式分泌，有昼夜节律且受饥饿、运动、睡眠等多种因素影响，仅测定一次血GH浓度难以判断有无GH缺乏。采用GH分泌刺激试验可以较准确判断有无GH缺乏，但合并ACTH不足时宜慎重选择有低血糖可能的刺激试验。胰岛素样生长因子1（IGF–1）为依赖于GH的激素，血中浓度稳定、昼夜波动小，且血中IGF–1主要与IGF结合蛋白3（IGFBP–3）结合，故血IGF–1和IGFBP–3浓度的测定可用于间接评价GH的水平。本病血IGF–1、IGFBP–3水平低于正常。

（二）功能试验

用来判断病变是在下丘脑还是垂体。如TRH兴奋试验，可使正常人血TSH及PRL明显升高，峰值在15~30分钟；CRH兴奋试验可使正常人血ACTH升高2倍，30~60分钟达峰值；LHRH兴奋试验可使正常人血LH升高3~10倍，15~30分钟达峰值，FSH稍迟上升，且幅度稍低于LH；GHRH兴奋试验可使正常人血GH升高达10μg/L以上，峰值在30~60分钟。上述各试验在连续3日后才反应者为延迟反应，提示病变在下丘脑；始终无反应者提示病变在垂体。

（三）影像学检查

头颅CT、MRI检查可发现垂体–下丘脑的病变（肿瘤、炎症、空蝶鞍等）。

（四）其他检查

血浆（清）葡萄糖水平降低，胰岛素、C肽水平不高。低钠血症，血钾不低。视野检查可见视野缺损。

四、诊断与鉴别诊断

根据临床表现、实验室检查及影像学检查资料明确诊断不难，关键是要想到本病。须与下列疾病鉴别。

1. 多发性内分泌腺功能减退症　腺体功能减退程度常较重，且相应垂体激素水平升高；而腺垂体功能减退者各靶腺功能减退程度较轻，垂体激素水平降低。

2. 神经性厌食　导致严重营养不良，中枢神经系统功能紊乱，使下丘脑释放激素分泌减少，内分泌功能呈不同程度的减退，女性可闭经但无阴毛、腋毛脱落。重者可呈恶病质状态。多见于年轻女性。

五、治疗

（一）病因治疗

如肿瘤的手术、放疗和化疗等。

（二）靶腺激素的长期替代治疗

根据靶腺激素缺乏的种类和程度予以替代治疗，以生理性分泌量为度，并尽量模拟生理节律给药。

1. 糖皮质激素　应早于甲状腺激素的替代治疗，以免诱发肾上腺危象。首选氢化可的松每日10~20mg，或醋酸可的松每日15~25mg，也可泼尼松每日5~7.5mg。可采用传统每日2次的替代方案（上午2/3量，下午1/3量），或每日3次的替代方案（上午1/2量，中午1/4量，下午1/4量），如有感染等应激时剂量应加倍。

2. 甲状腺激素　需从小剂量开始，以免加重肾上腺皮质负担诱发危象。左甲状腺素（$L-T_4$）每日25~50μg（或干甲状腺片每日10~20mg）开始，缓慢增至维持量$L-T_4$ 50~150μg/d（或干甲状腺片40~120mg/d）（干甲状腺片为没有$L-T_4$时的替代品）。根据血T_4水平调整剂量，对年老、有心血管疾病者需要从更小的剂量开始。

3. 性激素　育龄妇女行雌激素、孕激素人工月经周期治疗，一般替代至50岁较为理想，以后根据利弊综合考虑。男性可用十一酸睾酮、丙酸睾酮等雄性激素制剂。对有生育要求者，可采用促性腺激素替代治疗，如下丘脑疾病引起者还可采用促性腺激素释放激素脉冲治疗。

4. 生长激素　既往仅用于GH缺乏的儿童。近年来也用于为改善健康状况和生活质量的成人GH缺乏症。

（三）一般治疗

进食高蛋白、高热量、高维生素饮食，避免过劳和精神刺激，预防感染。

（四）垂体危象的治疗

1. 血糖过低者50%葡萄糖60ml静脉推注。

2. 尽早补充糖皮质激素　首选氢化可的松，第一个24小时用量200~300mg，1~2天后逐渐减量，7~10天减至平日替代量。也可用甲泼尼龙（甲泼尼龙琥珀酸钠）或地塞米松注射液。

3. 血容量不足者应补液，第一个24小时2 000~3 000ml，低钠血症明显者可给5%葡萄糖生理盐水甚至高渗盐水。水中毒者补液应适当。

4. 低体温、水中毒者在补充糖皮质激素的同时或之后补充小剂量甲状腺激素，T_3疗效更佳；注意保暖。高热者用物理降温法，并及时去除诱因，慎用药物降温。

5. 有感染者须行抗感染治疗。

6. 禁用或慎用麻醉镇静药及各种降糖药物，防止诱发昏迷。

第二节　尿崩症

尿崩症（diabetes insipidus）是由于下丘脑–神经垂体病变引起ADH（又称精氨酸加压素，arginine vasopressin，AVP）合成、分泌不足或缺乏（称中枢性尿崩症），或肾脏对ADH不敏感（称肾性尿崩症）所致的以多尿、烦渴、低比重尿和低渗尿为主要表现的临床综合征。据病情轻重分为完全性和部分性尿崩症。本节着重介绍中枢性尿崩症。

一、病因与发病机制

1. 继发性尿崩症　约占60%，下丘脑–垂体部位的肿瘤、肉芽肿、炎症及手术和外伤造成的损伤均可引起。

2. 特发性尿崩症　约占30%，临床上找不到任何病因，但神经病理学研究发现患者下丘脑视上核与室旁核神经细胞明显减少甚至几乎消失。

3. 遗传性尿崩症　为常染色体显性遗传，由ADH前体基因突变、ADH载体蛋白基因突变引起。

二、临床表现

多尿、烦渴和多饮是本病的主要症状，起病常较急，24小时尿量常在4L以上，最多可达10L以上。部分性尿崩症患者症状较轻，24小时尿量2.5~5L。患者烦渴而大量饮水，且喜冷饮。由于明显渴感不能进固体食物，营养热量摄入不足，且多尿、多饮影响睡眠，故患者多消瘦；因肠道内缺水常便秘。如患者因神志障碍不能主动摄水时可出现严重脱水、高钠血症、血压下降，甚至死亡。如伴有腺垂体功能不全，则尿崩症患者的尿量可减少，糖皮质激素替代治疗后症状再现或加重。

继发性尿崩症尚有原发病的临床表现。遗传性尿崩症患者在出生后1~2岁开始出现症状，逐渐加重，从童年的部分性尿崩症发展到成年后的完全性尿崩症。

三、诊断

有上述表现者应考虑尿崩症的可能性，下列试验有助于诊断和鉴别诊断。

（一）实验室检查

1. 尿液检查　尿比重低，常在1.005以下，部分性尿崩症患者尿比重有时可达1.010。

2. 尿渗透压及血渗透压测定　低渗尿，尿渗透压多低于300mOsm/kg · H_2O（正常值为600~800mOsm/kg · H_2O）；血渗透压正常或稍高（正常值为290~310mOsm/kg · H_2O）。

3. 血清ADH检查　低于正常水平，禁水后也不增加或增加不多。

（二）禁水–加压素试验

禁水时间一般8~12小时以上，试验前采血、留尿，记录尿量、体重和血压。禁水期间每小时留尿，记录尿量、体重和血压，待尿渗透压上升程度达平台时（即连续2次尿渗透压测定值的差值<30mOsm/kg · H_2O时）结束禁水试验，并于此时点采血、留尿，记录尿量、体重和血压。试验期间密切观察患者一般情况、心率、血压及体重变化，体重下降3%~5%或血压明显下降时应终止试验。

待达平台期或不能耐受禁水时，立即皮下注射垂体后叶素5U，注射后1小时及2小时采血、留尿，测血渗透压、尿比重及尿渗透压（表7–2–1）。

正常人禁水后血浆渗透压上升、循环血量减少，刺激ADH大量分泌，使尿量减少，尿比重增加>1.020，尿渗透压/血浆渗透压>2.2。完全性尿崩症患者禁水后，尿量不减，尿比重一般不超过1.010，尿渗透压不超过血浆渗透压；部分性尿崩症患者禁水后尿比重可超过1.010，但<1.020，尿渗透压可超过血浆渗透压，但比值<1.5。给予垂体后叶素后，正常人尿渗透压升高不超过9%，完全性尿崩症升高超过50%，部分性尿崩症位于两者之间，而肾性尿崩症，无论完全性还是部分性，均对垂体后叶素无反应（表7–2–2）。

▼ 表7–2–1　禁水–加压素试验方法

禁水时间/h	血压/mmHg	体重/kg	尿量/（ml · h^{-1}）	尿比重	尿渗透压/（mOsm · kg^{-1} · H_2O^{-1}）	血渗透压/（mOsm · kg^{-1} · H_2O^{-1}）
0	○	○	○	○	○	○
1	○	○	○	○	○	
⋮						
7	○	○	○	○	○	
8	○	○	○	○	○	
⋮						
（达平台期，垂体后叶素5U皮下注射）						
1	○	○	○	○	○	○

注：○为必测项目。

▼ 表7-2-2　禁水-加压素试验结果判读

分类		正常	中枢性尿崩症		肾性尿崩症	
			完全性	部分性	完全性	部分性
禁水后	尿量	↓↓	不↓	↓	不↓	↓
	尿比重	>1.020	<1.010	1. 010~1.020	<1.010	1. 010~1.020
	尿渗透压/血渗透压	>2.2	<1.0	1. 0~1.5	<1.0	1. 0~1.5
注射垂体后叶素5U	尿量	→/轻↓	↓↓	↓	→	轻↓/→
	尿比重	→/轻↑	>1.020	>1.020	→	轻↑/→
	尿渗透压	↑<9%	↑>50%	↑9%~50%	→	轻↑/→

注：→代表无变化。

（三）病因检查

确诊中枢性尿崩症后，必须尽可能明确病因。应测视野、头颅CT或MRI以明确或除外下丘脑-垂体或附近的肿瘤或炎症。

四、鉴别诊断

1. 精神性多饮　主要因精神因素引起烦渴、多饮，导致多尿及低比重尿，有时尿量与尿崩症相似，禁水试验可使尿量显著减少，尿比重≥1.016（甚至1.020），尿渗透压>血浆渗透压1倍以上。

2. 肾性尿崩症　为X连锁隐性遗传病（*AVPR2*基因）或常染色体隐性遗传病（*AQP2*基因），其肾小管对ADH不敏感，往往出生后即出现症状。多见于男孩，女性只表现为轻度。禁水试验尿量不减少，对ADH无反应，血ADH水平正常或升高。

3. 糖尿病　有多尿、烦渴、多饮症状，但尿糖阳性，血糖升高、糖耐量异常，容易鉴别。

4. 其他疾病　慢性肾脏疾病、药物（锂制剂、去甲金霉素）、高钙血症和低钾血症等可影响肾脏浓缩功能而引起多尿、低比重尿和多饮，但程度较轻，常成年起病，有相关药物应用史，且有相应原发疾病的临床表现。

五、治疗

（一）ADH替代疗法

1. 去氨加压素（DDAVP）　抗利尿作用为ADH的3倍，加压作用仅为ADH的1/750，不良反应少，是目前首选的治疗尿崩症药物。每次100~200μg，一日1~3次口服。使用时应从小剂量开始，限制饮水，以免水潴留、水中毒及低血钠，并应定期监测尿量、尿渗透压、血钠和血渗透压。治疗目标为维持尿量于20~30ml/（kg·d）、尿渗透压于400~800mOsm/kg·H_2O。

2. 鞣酸加压素油剂（5U/ml） 即长效尿崩停，该药难以混匀，吸收不均匀，慎防用量过大引起水中毒。小量开始1~1.5U肌内注射，以后据尿量逐步增加，以每次2.5~3.5U，每3~4天给药1次为宜。

3. 加压素水剂 作用时间短（3~6小时），每日需要多次皮下注射，每次5~10U，一般不用于长期治疗，主要用于脑损伤或脑手术时出现的尿崩症。

（二）其他口服药物

1. 氢氯噻嗪 通过增加尿中排钠，体内失钠，肾近曲小管重吸收水和钠增加，到达远曲小管的原尿减少，从而减少尿量。每次25~50mg，每日3次。长期服用时应适当补充钾盐，监测血尿酸。此药为非加压素类药物中最常用者，一般可使尿量减少50%~70%。

2. 氯磺丙脲 刺激ADH从神经垂体释放和增强ADH对肾小管的作用。每日0.2g，分1~2次服用，主要副作用为低血糖反应，儿童和孕妇禁用。

3. 卡马西平 刺激ADH释放，每次0.2g，每日2~3次，副作用为嗜睡、眩晕、复视、骨髓抑制和肝损害等。

4. 氯贝丁酯 可刺激ADH释放，每次0.5g，每日2~3次，副作用为肝损害。

（三）病因治疗

继发性尿崩症应尽量治疗其原发病。

第三节 垂体瘤

垂体瘤（pituitary tumour）是一组来自垂体及胚胎期颅咽管囊残余鳞状上皮细胞的肿瘤。临床上有明显症状的垂体肿瘤约占颅内肿瘤的10%，无症状性垂体肿瘤在尸解时被发现者较多。其中以来自腺垂体的垂体腺瘤占大多数，来自神经垂体的星形细胞瘤、神经节神经瘤及垂体转移癌等均属罕见。部分患者因其他疾病做头颅CT或MRI检查时意外地发现垂体有肿瘤称为垂体意外瘤。垂体瘤可发生在任何年龄，以30~50岁居多，男性略多于女性。垂体瘤多为良性，绝大多数为微腺瘤。在各种垂体瘤当中，PRL瘤最常见，其次是无功能瘤、GH瘤，GH-PRL瘤、ACTH瘤、Gn瘤、TSH瘤。

一、分类

1. 按功能分类 功能性垂体瘤：分泌相应的激素，靶腺功能亢进或出现激素过多；无功能垂体瘤：无激素分泌亢进，有肿瘤压迫症状。

2. 按照生长解剖和放射影像学特点分类 大腺瘤：瘤体直径≥10mm；微腺瘤：瘤体直径<10mm。

3. 按组织学分类 GH瘤，PRL瘤，GH-PRL瘤，ACTH瘤，TSH瘤，Gn瘤。

二、临床表现

1. 激素分泌亢进症候群 如GH瘤表现为巨人症或肢端肥大症；PRL瘤在女性表现为闭经溢乳综合征、不孕症，在男性表现为阳痿和性功能减退；TSH瘤表现为甲状腺毒症；ACTH瘤表现为库欣综合征；Gn瘤表现为性早熟等。

2. 腺垂体受压症候群 表现为继发性性腺、甲状腺、肾上腺皮质功能减退症，偶有神经垂体、垂体柄受压尿崩症的表现。

3. 垂体周围组织受压症候群 向上方发展影响下丘脑引起尿崩症、体温调节障碍，并压迫鞍膈引起头痛；向前上方压迫视神经交叉引起视野缺损和视力减退；向侧方发展可影响海绵窦，压迫第3、4、5、6对脑神经引起眼睑下垂和复视；向下发展破坏鞍底发生脑脊液鼻漏。

4. 垂体卒中 垂体瘤较大或生长迅速导致瘤内出血。起病急骤，表现为严重头痛、视力急剧减退、急性肾上腺皮质功能不全甚至危象。

三、诊断和鉴别诊断

垂体瘤的诊断主要依据临床症状及体征、垂体影像学检查（CT、MRI）以及内分泌功能检查（包括相应下丘脑–垂体–靶腺功能检查）进行综合判断。本病须与其他一些引起颅内压迫、损害视交叉的疾病相鉴别，包括垂体外肿瘤（颅咽管瘤、脑膜瘤、胶质瘤及各种转移癌等）、炎症与肉芽肿、血管瘤等，其神经症状较明显，且早于内分泌功能异常，CT等检查可协助鉴别。

四、治疗

（一）手术治疗

除PRL瘤首选药物治疗外，其他垂体瘤均宜首选手术治疗，手术治愈率为70%~80%。微腺瘤采取经蝶显微外科手术切除，大腺瘤尤其已向鞍上和鞍旁发展的肿瘤，应采取开颅经额途径切除。

（二）放射治疗

适用于手术切除不彻底或可能复发的垂体瘤及原发性或转移性癌的病例，也用于拒绝或不适于经蝶手术患者的首选疗法。放疗原则上与手术或药物配合应用。

（三）药物治疗

1. 溴隐亭 为PRL瘤首选治疗，疗效达80%~90%，需长期服用，优于手术。亦可减少GH及下丘脑CRH的分泌，对GH瘤及ACTH瘤也有一定疗效。

2. 奥曲肽 为生长抑素类似物，主要用于治疗GH瘤，使约50%患者的血浆GH及IGF–1恢复正常。

3. 靶腺激素替代治疗 适用于合并腺垂体功能减退者。

相关链接 | **催乳素瘤**

催乳素瘤（prolactinoma，PRL tumor）是功能性垂体瘤中最常见的类型，占成人功能性垂体瘤的40%~45%，以20~50岁女性患者多见，男女比例约为1∶10。女性患者多为微腺瘤，而在男性多为大腺瘤。起病可能与下丘脑分泌催乳素释放抑制因子不足有关。高PRL血症可抑制下丘脑GnRH的分泌脉冲，抑制排卵，并可直接作用于性腺，使雌激素、孕酮和睾酮减少。

1. 临床表现

（1）高PRL血症临床表现

1）溢乳：见于50%左右的女性患者，男性患者偶有。多为触发溢乳。同时伴性激素减少或缺乏者可无溢乳。

2）性腺功能紊乱：① 女性表现为月经稀发或闭经，青春期起病者表现为原发性闭经。溢乳和闭经可不平行出现，两者可相差数月至数年，可表现为先闭经，也可表现为先溢乳。患者无排卵，不孕。因雌激素水平低下还可引起骨质疏松。② 男性表现为阳痿和性欲减退，因很少溢乳易被忽略，比女性表现月经紊乱往往要晚15~20年，故发现时常已为大腺瘤，蝶鞍常已扩大。亦可伴乳腺增生及女性化脂肪分布。因雄激素水平低下还可引起骨质疏松。

（2）肿瘤局部压迫症状：可压迫视交叉引起视力减退及视野缺损，可伴头痛及眼外肌麻痹，肿瘤压迫垂体正常组织可引起继发性腺垂体功能减退。

2. 诊断　有上述临床表现，且血PRL水平明显升高大于200μg/L，结合鞍区影像学检查（CT或MRI）即可作出PRL瘤的诊断。如果血清PRL 100~200μg/L，应高度怀疑本病，结合影像学检查也可确立诊断。对血清PRL<100μg/L，须排除其他特殊原因引起的高PRL血症，如原发性甲状腺功能减退、慢性肝硬变、慢性肾衰竭及药物（吗丁啉等多巴胺受体拮抗药物、口服避孕药、氯丙嗪等）等，结合患者具体情况谨慎诊断。

3. 治疗

（1）药物治疗：药物能使绝大多数患者PRL水平正常和肿瘤体积显著缩小，适用于各种大小的肿瘤，是PRL瘤治疗的首选。目前最常用的是溴隐亭，为多巴胺受体激动剂，治疗初始剂量为0.625~1.25mg/d，每周间隔增加1.25mg直至达5~7.5mg/d。通过缓慢加量和睡前跟点心同服的方法来减少胃肠道不适和直立性低血压等不良反应。

育龄女性患者多于用药后2~6个月内见效，溢乳停止，月经恢复并排卵，甚至受孕。溴隐亭应用至今尚未发现胎儿畸形，故对妊娠影响较小，但为安全孕期一般停药，分娩后再继续服药。若孕期肿瘤增大则恢复服药，继续妊娠。产后一般不哺乳，以防肿瘤复发。

（2）手术治疗：适用于经药物治疗3~6个月无效或效果欠佳、药物治疗反应较大不能耐受及巨大腺瘤伴有明显视路压迫、经药物治疗无法控制血PRL和缩小肿瘤体积者。一般采用经蝶显微外科手术，肿瘤向上扩展压迫视交叉者需经额开颅手术。手术前主张服用溴隐亭，一般可使瘤体缩小一半，便于手术切除，术后长期应用溴隐亭可预防复发。

第四节　巨人症和肢端肥大症

生长激素（GH）分泌过多引起骨骼和软组织过度生长，在青春期前骨骺尚未闭合时导致巨人症（gigantism）；在青春期后骨骺已闭合时导致肢端肥大症（acromegaly）。若青春期前起病至成年时疾病仍进展者导致巨人－肢端肥大症。

一、病因与发病机制

GH分泌过多的原因95%以上为垂体瘤（GH瘤和GH–PRL瘤等）引起，少部分为分泌GH的细胞增生，极少部分为异位GH分泌瘤（胰腺癌、肺癌）、GHRH分泌瘤（甲状腺髓样癌、胰岛细胞癌、类癌等）。异位GH分泌瘤及GHRH分泌瘤临床不表现巨人症和肢端肥大症，与患者寿命短，尚未能充分表现有关。由于GH分泌过多，继而使IGF–1产生过多，引起骨和软组织增生过度和代谢异常。垂体GH瘤一般为大腺瘤，肿瘤占位压迫亦可引起腺垂体功能减退。患者早期表现功能亢进，最终功能衰竭。

二、临床表现

（一）巨人症

多幼年起病，身高体重均明显超过同龄人，持续长高至性腺发育完全，骨骺闭合，最终身高2m以上，身材魁梧。早期代谢旺盛，肌肉发达有力，性器官、第二性征发育提前，性欲亢进；后期逐渐衰弱，肌肉松弛无力，性腺萎缩，性功能减退。可有糖耐量减低或糖尿病。不经治疗多早年病逝。

（二）肢端肥大症

起病隐匿，多见于30~50岁，因肿瘤多生长缓慢，逐渐出现临床症状，早期无典型自觉症状，GH升高出现一系列典型症状和/或体征往往需要多年时间。

1. GH过度分泌表现

（1）特征性外貌：前额斜长，眉弓突出，颧骨高，下颌增大前突，齿距增宽和咬合错位，鼻增宽，舌大而厚，唇肥厚，前额皱纹粗大，与以往照片比较面貌变得丑陋。

（2）皮肤及软组织变化：皮肤及皮下组织增生肥厚，足底皮肤层增厚，皮肤多汗、皮脂分泌增多；声带变粗厚，音调低沉洪亮。

（3）骨关节改变：全身骨骼不同程度肥大，骨架变大，骨刺形成，软骨增生。30%~70%的患者有关节病，出现脊柱后凸、桶状胸、关节疼痛、腰背痛、手指和足趾增宽，鞋码或戒指尺寸增大。

（4）糖代谢：GH分泌过多引起肝脏或外周胰岛素抵抗，15%~38%的患者出现糖耐量减低和糖尿病；研究显示，与一般人群对照组相比，患糖尿病的风险增加（危险比4.0，95% *CI* 2.7~5.8）。

（5）心血管系统受累：为最主要死因之一。高血压发生率为33%~46%，以舒张压升高更为明显，随年龄增长而增加。此外，还有心律失常、心肌肥厚、心脏扩大、左室舒张功能减低、动脉粥样硬化等。

（6）呼吸系统受累：60%~80%的患者存在呼吸功能障碍，可伴打鼾、憋气、嗜睡、阻塞型睡眠呼吸暂停等。

（7）生殖系统：男性早期性欲旺盛，后期性功能减退、阳痿；女性常有性欲减退、月经紊乱或闭经、不孕，可有溢乳。

（8）伴发恶性肿瘤：临床观察发现垂体生长激素瘤患者肿瘤发生风险增加，结肠息肉、结肠癌、甲状腺癌、肺癌等发生率可增加。

2. 肿瘤压迫表现 约70%患者初诊时存在大腺瘤，多伴鞍上扩展和鞍旁侵袭，出现头痛、视力减退、视野缺损、复视、垂体功能减退等肿瘤压迫症状。

三、实验室和辅助检查

1. 随机血清GH 正常人GH呈脉冲式分泌，具有昼夜节律性，每日约有10个分泌高峰，峰值可高达15μg/L，峰谷可小于0.2μg/L。巨人症和肢端肥大症患者的GH分泌丧失昼夜节律性，随机GH水平持续增高且不被高血糖所抑制，通常保持在2~10μg/L，与正常人的GH脉冲式分泌难以区分。因此，本病的诊断不仅要看随机GH水平，主要通过用葡萄糖负荷后看血清GH水平是否被抑制来判断（口服葡萄糖抑制试验）。随机血清GH水平＜2.5μg/L时可判断为正常，若≥2.5μg/L时需要进行口服葡萄糖抑制试验确定GH水平是否升高。

2. 血清IGF-1 GH的作用主要经IGF-1介导完成，正常人IGF-1水平与年龄和性别显著相关，IGF-1测定结果应与年龄和性别相匹配的正常值范围进行对照。本病患者血清IGF-1水平升高，可作为筛选、疾病活动及评价预后的指标。

3. 口服葡萄糖抑制试验 为临床确诊肢端肥大症和巨人症的金标准，亦为目前判断各种药物、手术及放射治疗疗效的常用指标。患者口服75g葡萄糖，并分别于0、30、60、90和120分钟采血测定血糖及GH水平，正常人在试验中GH谷值可被抑制至＜1μg/L，而本症患者GH水平不被抑制。

4. 影像学检查 垂体MRI或CT扫描可了解垂体GH瘤大小及其与邻近组织的关系，MRI优于CT，且增强MRI扫描可提高垂体微腺瘤的检出率。

5. 其他检查 视力、视野检查；对腺垂体和神经垂体的功能进行评估；根据临床表现可以选择心脏彩超、呼吸睡眠功能、肠镜等检查。

四、诊断与鉴别诊断

根据特殊的临床表现，结合随机及葡萄糖抑制后GH水平和IGF-1水平及影像学检查最终明确诊断。应与以下疾病相鉴别。

1. 体质性巨人 呈家族性均匀高大，与遗传有关，非病态，血清GH正常，性腺发育正常，骨龄与实际年龄相符，影像学无异常。

2. 特发性性早熟 青春期快速生长，高于同龄人，但骨龄明显提前，骨骺早期融合，生长迅速停止，最终身高矮于常人。

3. 厚皮性骨膜病 面部及指端软组织增厚，关节增大，但下颌不突，内脏不大，血清GH正常，垂体影像学正常。

五、治疗

治疗主要目标为将GH和IGF-1水平降为正常，即随机血清GH<1.0μg/L、葡萄糖负荷后血清GH谷值<1μg/L、血清IGF-1水平下降至与年龄和性别相匹配的正常范围内，并解决肿瘤占位引起的症状和体征。主要措施如下。

（一）手术治疗

为垂体GH瘤患者的首选治疗方法。一般选择经蝶窦显微外科手术，经额开颅手术只在少数情况下采用。手术禁忌证包括严重的心肌病变或呼吸系统疾病等。手术常见并发症包括出血、脑脊液漏、脑膜炎、水盐代谢紊乱及垂体功能减退，颈动脉损伤和视力丧失少见。

（二）药物治疗

主要用于术后或放疗后疾病未缓解患者的辅助治疗、预期手术无法完全切除的大腺瘤且无肿瘤压迫症状的全身状态差或有严重合并症不适宜手术的患者，以及不愿意手术的患者。

1. 生长抑素类似物 是药物治疗中的首选。通过结合生长抑素受体，抑制GH分泌，减少IGF-1合成。常用药物有奥曲肽，皮下注射，每次100μg，每日3次。可选长效制剂：奥曲肽微球，皮下注射，每次20mg，每4周1次；或兰瑞肽，皮下注射，每次30~60mg，每2~4周1次。数周后可改善临床症状，长期应用可缩小腺瘤。

2. 多巴胺受体激动剂 通过下丘脑多巴胺受体抑制GH释放，常用药物有溴隐亭，每日20~40mg，分3次口服（从小剂量用起，逐渐增加）；卡麦角林，每次2~7mg，每周1次口服。亦可与生长抑素类似物联合使用。约1/3的患者无效。

3. GH受体拮抗剂 与天然GH竞争性结合GH受体，直接阻断GH作用，使IGF-1合成减少，代表性药物为培维索孟，国内尚未上市。

（三）放射治疗

常用于术后病情缓解不全以及残留和复发肿瘤的辅助治疗，亦可用于不宜或不愿手术者。但有视交叉压迫症状者不宜放疗，以免水肿加重视力损害。

第五节 生长激素缺乏性侏儒症

生长激素缺乏性侏儒症（growth hormone deficiency dwarfism，GHD）又称垂体性侏儒症，是指在出生后或儿童期起病，由各种原因引起的GH减少或功能障碍，导致生长缓慢和身材矮小，但比例匀称。本病多见于男性。可为单一性GH缺乏，也可伴腺垂体其他激素（多为Gn）缺乏。

一、病因与发病机制

1. 特发性 约占2/3，病因不明，目前认为大部分与围生期异常有关，如臀位产、横位产、生后窒息和分娩损伤等，造成下丘脑损伤导致GHRH合成或分泌异常。

2. 继发性 下丘脑–垂体肿瘤浸润或压迫（最常见为颅咽管瘤）、感染（脑炎、脑膜炎）、创伤、放疗、脑积水、肉芽肿及组织细胞增多症。

3. 生长激素不敏感综合征 靶细胞对GH不敏感而引起的一种矮小症。Laron综合征是其典型代表，本病多呈常染色体隐性遗传，主要由GH受体基因突变所致。

二、临床表现

出生时身长体重往往正常（胎儿生长不需GH），1~2岁后生长落后，生长速度极为缓慢，3岁以下低于每年7cm，3岁至青春期小于每年4~5cm，青春期小于每年5.5~6cm。

体态尚匀称，成年后多仍保持童年的体型和外貌，面容幼稚但较躯体显老，皮肤细腻有皱纹，营养状态大多良好，皮下脂肪有时可略丰满，呈轻度向心性肥胖。智力发育一般正常。骨龄幼稚，长骨短小，骨骺久不融合，成年身高常小于130cm。

至青春期性器官仍不发育，第二性征缺如，无腋毛、阴毛。男性生殖器似幼儿，睾丸小，多伴隐睾症，无胡须。女性原发闭经，乳房不发育。单一性GH缺乏者，可出现性器官发育与第二性征，但往往明显延迟。

继发性GH缺乏者除上述表现外，可伴有原发病的表现，如头痛、视力减退及视野缺损等。

三、诊断与鉴别诊断

（一）诊断

1. 临床特征 身材矮小，低于同年龄同性别组正常身高平均值 $-2SD$（标准差），生长速度缓慢，性器官不发育或明显延迟，童年体型和外貌。

2. 骨龄 一般较正常实际年龄落后2年以上。

3. 血清IGF-1和IGFBP-3 两者均可反映GH的分泌状态，GH缺乏时两者均下降。但肝病和营养不良可影响二者的测定结果。

4. GH激发试验 测定随机血清GH水平对诊断价值不大，临床上GH激发试验中GH峰值变化可作为判断GH缺乏的一种方法。GH激发试验包括胰岛素低血糖试验、左旋多巴试验、左旋精氨酸试验、可乐定试验，均是检测GH储备功能的试验，至少两项激发试验无GH反应（激发试验后血清GH峰值<5μg/L）则支持GH缺乏的诊断。

5. GHRH兴奋试验 可鉴别GH缺乏者的病变部位。兴奋后血清GH峰值>5μg/L者为下丘脑性，<5μg/L为垂体性。但因GHRH缺乏时其垂体GH细胞有继发性萎缩，须多次注射（一般5日）才能启动垂体释放GH以鉴别。

6. 影像学检查 CT、MRI以明确病因。

（二）鉴别诊断

1. 体质性青春发育延迟　男孩多见，生长发育较同龄儿童延迟，青春期可晚至18岁，最终可达正常高度，无内分泌系统或全身性疾病的证据。

2. 呆小病　由甲状腺功能减退引起，除身材矮小外，常伴智力明显低下及甲状腺功能减退的其他表现，配合甲状腺功能检查不难鉴别。

3. Turner综合征　表型为女性，典型病例染色体核型为45，XO。身材矮小，伴颈蹼、肘外翻、原发性闭经、第二性征不发育。

4. 全身性疾病引起的侏儒症　慢性肾炎、先天性心脏病、血液病、结核等可造成生长发育障碍，但具有原发病的临床表现。

5. 特发性身材矮小　原因不明，无GH缺乏，IGF-1正常，无内分泌系统或全身性疾病的证据，骨龄正常或延迟，染色体正常。

四、治疗

1. 重组人GH（rhGH）　无论特发性或继发性GH缺乏症均可用GH治疗。因有种属特异性，动物GH对人类无效，目前临床中使用的是rhGH。推荐起始治疗剂量为每周0.16~0.24mg/kg，分6~7次睡前30分钟皮下注射。目前认为，当身高增长率≤2~2.5cm/年时可考虑停药。

2. GHRH（$GHRH_{1-44}$）　适用于下丘脑性特发性GH缺乏性侏儒。24μg/kg，每晚睡前皮下注射，连续半年，可使生长速度明显增加。

3. 重组人IGF-1（rhIGF-1）　对生长激素不敏感综合征有效，特别是Laron综合征，但尚缺乏长期治疗的报告。

4. 人绒毛膜促性腺激素（hCG）　可促进骨龄发育和青春期出现，只适用于年龄已达青春发育期、经上述治疗后身高不再增长者，男孩效果更好。骨龄12岁时始用，每周2~3次，每次500~1 000 U，肌内注射，2~3个月为一个疗程，间歇2~3个月，可反复应用1~2年。过早应用可引起骨骺融合，影响生长。

5. 病因治疗　继发性GH缺乏性侏儒症患者应针对其原发病进行治疗。

6. 一般治疗　使患儿精神愉快，睡眠充足，加强营养尤其是增加蛋白质，锻炼身体。

学习小结

本章首先简要概括了下丘脑及垂体的解剖结构及其生理功能，然后详细阐述了下丘脑-垂体相关疾病各自的概念、病因与发病机制、临床表现、诊断及治疗方法。下丘脑-垂体疾病主要表现在下丘脑-垂体相应激素分泌增加或减少所致的全身症状体征改变，根据病史、症状、体征、化验检查、功能试验、影像学检查等，往往不难诊断。重点在于理解、熟悉和掌握下丘脑-垂体相关疾病的临床特征，对相应下丘脑-垂体疾病有更为细致的认识，为指导学生在临床实践中进行病情分析、疾病诊断及治疗方案制订奠定专业理论基础。

（杜建玲）

复习参考题

1. 腺垂体功能减退症的常用实验室检查有哪些？
2. 如何诊断尿崩症？
3. 垂体瘤的临床表现有哪些？

第三章 甲状腺疾病

07篇03章

学习目标

掌握 甲状腺功能亢进症的临床表现、诊断标准、三种主要治疗方法及适应证；甲状腺功能减退症的病因、临床表现、诊断及治疗；各种甲状腺炎的诊断与鉴别诊断；甲状腺结节的评估手段。

熟悉 单纯性甲状腺肿的临床表现和鉴别诊断；甲状腺功能亢进症的病因分类及发病机制；妊娠期甲亢的临床表现、诊断与治疗；甲状腺功能减退症的分类、发病机制及妊娠期甲减的治疗；甲状腺结节的诊断与治疗。

了解 单纯性甲状腺肿的病因和发病机制；甲状腺功能亢进症的鉴别诊断及其他特殊类型甲亢的诊治；甲亢性心脏病、甲状腺相关眼病、甲亢性周期性瘫痪及甲状腺危象的诊断与治疗；甲状腺功能减退症的鉴别诊断及黏液性水肿的诊断与治疗。

第一节 单纯性甲状腺肿

单纯性甲状腺肿（simple goiter）又称非毒性甲状腺肿，指由非炎症、非肿瘤因素导致的不伴临床甲状腺功能异常的甲状腺肿大。根据流行病学特征分为散发性和地方性甲状腺肿，以散发性为主。散发性单纯性甲状腺肿患病率约为5%，女性发病率为男性的3~5倍，如某地区单纯性甲状腺肿患者占人群10%以上时，称为地方性甲状腺肿（endemic goiter），最常见于碘缺乏地区。

一、病因与发病机制

1. 散发性甲状腺肿 病因复杂，分为内源性和外源性两种因素。主要因甲状腺激素的合成、分泌和利用障碍，促甲状腺激素（TSH）分泌反馈性增加，导致甲状腺肿。

（1）内源性因素：包括先天性甲状腺素合成障碍，如过氧化物酶缺乏、碘转运障碍、碘化酪氨酸偶联障碍、脱碘酶缺乏及甲状腺球蛋白水解障碍等。

（2）外源性因素：包括长期摄入高碘食物、药物（如胺碘酮）或致甲状腺肿物质，通过占用过氧化物酶的功能基、抑制碘离子聚集或有机化，使得甲状腺激素的合成和释放减少。

2. 地方性甲状腺肿 环境因素为最常见致病因素。碘是机体合成甲状腺激素的重要元素之一。当局部地区缺碘时，人群摄碘不足，导致甲状腺激素合成减少，垂体释放过量TSH，刺激甲状腺增生、肥大，形成甲状腺肿。

尿碘是监测碘营养水平的公认指标，一般尿碘中位数（MUI）为100~199μg/L（儿童和成人）和150~249μg/L（妊娠妇女）时，提示最适当碘营养状态。WHO对12岁以上人群（不包括妊娠和哺乳期妇女）推荐碘摄入量为150μg/d。《中国居民补碘指南》对14岁以上人群（不包括妊娠和哺乳期妇女）推荐摄入量120μg/d。妊娠和哺乳期碘需求量增加，推荐碘摄入量也相应增加。碘与甲状腺肿的患病率呈一条"U"形曲线。碘缺乏时，甲状腺肿的患病率增加，随着碘摄入量的增加，甲状腺肿的患病率逐渐下降，如果摄碘量继续增加，其患病率反而升高。此外，在妊娠、哺乳期和青春期，由于机体对碘的需要量增加，部分人群可因相对性碘缺乏而引起缺碘性甲状腺肿。

二、病理

早期甲状腺滤泡上皮细胞增生、肥大，血管丰富；随病程进展，一部分滤泡退化，另一部分滤泡增大并富含胶质，滤泡之间被增生的纤维组织间隔；后期甲状腺组织可呈不规则增生而形成结节。

三、临床表现

轻、中度甲状腺肿大，一般无明显临床症状，触诊甲状腺表面平滑，质地较软或韧，无压痛。重度甲状腺肿大可出现咳嗽、呼吸困难、声音嘶哑及吞咽困难等压迫症状，触诊可有结节。胸骨后甲状腺肿可出现如面部青紫、肿胀、颈胸部浅静脉扩张等静脉回流障碍的症状。

四、诊断与鉴别诊断

典型患者血清三碘甲腺原氨酸（T_3）、甲状腺素（T_4）、TSH水平正常，血清甲状腺球蛋白（Tg）增高，其增高程度与甲状腺肿的体积呈正相关。碘缺乏者尿碘排出量明显降低，摄^{131}I率增高，但无高峰前移，且可被T_3抑制。甲状腺扫描早期放射性核素分布均匀，晚期不均匀，可有"凉结节"或"热结节"，结节囊性变时表现为"冷结节"。甲状腺超声显示甲状腺肿大，可发现结节及囊肿。部分长时期甲状腺肿患者可有亚临床甲状腺功能减退和/或血清甲状腺自身抗体阳性表现。

甲状腺肿大可分三度：不能看出肿大但能触及者为Ⅰ度；能看到肿大又能触及，但肿大未超过胸锁乳突肌外缘者为Ⅱ度；肿大超过胸锁乳突肌外缘者为Ⅲ度。

五、预防与治疗

1. 地方性甲状腺肿的预防　我国立法推行的碘化食盐已有效防治了地方性甲状腺肿。目前我国食用盐碘含量为20~30mg/kg，应根据当地人群实际碘水平调整食用盐碘含量。碘过量（MUI≥300μg/L）可导致自身免疫性甲状腺炎和甲状腺功能亢进症，结节性甲状腺肿患者应避免大剂量碘治疗，以免诱发碘甲亢。

2. 甲状腺肿的治疗 多数患者不需要治疗。甲状腺中度以上肿大者可试用左甲状腺素（$L-T_4$），但疗效不确切，从小剂量开始，逐渐加至需要量，对老年患者和心血管疾病患者剂量酌减，以免诱发和加重冠心病。治疗过程中注意监测血清TSH，若血清TSH降低或处于正常下限时不能应用。对甲状腺肿明显，伴压迫症状或可疑结节癌变者应手术治疗。

第二节 甲状腺功能亢进症

甲状腺毒症（thyrotoxicosis）指各种原因导致的循环中甲状腺激素过量，引起以神经、循环、消化等系统兴奋性增高和代谢亢进为主要表现的一系列临床综合征。甲状腺功能亢进症（hyperthyroidism）简称“甲亢”，是甲状腺毒症的病因之一，是甲状腺自主持续性合成和分泌甲状腺激素（TH）增多而引起的甲状腺毒症。除甲亢外，摄入外源性TH或因甲状腺炎症致TH外溢等也可导致甲状腺毒症。甲亢是一种常见内分泌疾病，我国临床甲亢患病率为0.78%，可发生于任何年龄，最多见于中青年女性。

一、病因

甲亢病因较复杂，其中弥漫性毒性甲状腺肿又称Graves病（Graves disease，GD），是甲亢的首要病因，占全部甲亢的70%~85%，其次为毒性多结节性甲状腺肿和毒性甲状腺腺瘤，其他少见的病因还有碘致甲亢、自身免疫性新生儿甲亢、家族性非自身免疫性甲亢、散发性非自身免疫性甲亢、功能性甲状腺癌转移、分泌TSH的垂体腺瘤、甲状腺激素抵抗（T_3受体β突变）、人绒毛膜促性腺激素（hCG）相关性甲亢、卵巢甲状腺肿等。

二、发病机制

由于各种病因所致的甲亢具有独特的病理生理机制及临床表现，治疗方法亦不尽相同。因此，应根据甲亢患者的临床症状与体征、实验室检查及影像学或病理组织学检查等资料，进行综合的分析、判断，对甲亢的各种病因作正确的鉴别诊断，以选择最适合的个体化治疗方案，以下主要介绍Graves病。

三、弥漫性毒性甲状腺肿

GD也称为Basedow病或Parry病。由Parry于1825年首次报道，Robert Graves和von Basedow等分别于1835年和1840年详细报道。GD可发生于任何年龄段，但多见于30~60岁成年女性，男女之比1∶(4~6)。典型病例除有甲状腺肿和高代谢症候群外，尚有突眼。少数患者可有皮肤黏液病变（胫前黏液性水肿、指端粗厚等）。

（一）病因与发病机制

本病为一种器官特异性自身免疫性甲状腺病（autoimmune thyroid disease，AITD），发病机制尚不完全清楚，体液免疫和细胞免疫因素参与发病。一般认为在有遗传易感性的基础上，环境因素（应激、感染、精神创伤等）诱发，使体内的免疫系统功能紊乱，T淋巴细胞被甲状腺组织抗原致敏，刺激B淋巴细胞，合成针对这些抗原的自身抗体。主要自身抗原包括TSH、TSH受体（TSHR）、甲状腺球蛋白（Tg）、甲状腺过氧化物酶（TPO）及钠/碘同向转运体（NIS）等。与甲状腺功能相关的TSH受体抗体（TRAb）主要包括TSH受体刺激性抗体（TSAb）和阻断性抗体（TBAb）二种亚型。TSAb在未经治疗的GD患者中的检出率高达95%，是GD特异性自身抗体，能模拟TSH作用使TH合成和分泌增加，而又不受T_3、T_4反馈抑制，导致甲亢。

甲状腺相关性眼病（thyroid associated ophthalmopathy，TAO），又称Graves眼病（Graves' ophthalmopathy，GO）或甲状腺眼病（thyroid eye disease，TED）等，是GD甲状腺外的重要表现。目前认为由于眼眶组织与甲状腺存在共同的自身抗原（主要为TSHR），导致针对前者发生交叉自身免疫反应，激活T细胞，由于活性T细胞浸润并释放各种细胞因子，作用于眼眶组织，引起眼眶的炎症反应，同时刺激成纤维细胞分泌糖胺聚糖（glycosaminoglycan，GAG），大量亲水性GAG堆积，导致眶周水肿、突眼等一系列临床症状和体征。

（二）临床表现

由于患者的年龄、病程及对各个系统影响的不同，临床表现多样。

1. 常见临床表现

（1）甲状腺毒症（表7-3-1）。

▼ 表7-3-1 甲状腺毒症可致全身各个器官所产生的临床表现

器官/系统	产生的影响
全身	进食增多但体重下降、怕热、多汗、乏力，部分可有发热
皮肤/毛发	皮肤温暖潮湿、脱发、瘙痒、色素沉着过多
精神方面	情绪易激动、焦虑、失眠、抑郁，注意力分散、记忆力减退
神经肌肉	肌无力、疲劳、细颤，低钾性周期性瘫痪、神经病
循环系统	心动过速、心悸、心律失常、收缩期杂音、脉压增大，严重时出现心力衰竭表现
消化系统	食欲亢进、大便次数增多或腹泻、黄疸、转氨酶升高
血液系统	白细胞和粒细胞减少、贫血、淋巴细胞相对增多
生殖/泌尿系统	月经稀少或闭经，阳痿、偶有男性乳房发育；多尿、烦渴
骨和关节	骨质疏松、杵状指
呼吸系统	呼吸困难、肺动脉压升高

（2）甲状腺肿：绝大多数患者有不同程度的甲状腺弥漫性对称性肿大（触诊或超声），质软、无压痛，随吞咽上下移动。两叶上下极可触及震颤，闻及血管杂音。少数患者甲状腺肿大不明

显，尤其是老年患者。血管杂音和震颤为本病的典型且较特异性的体征。

（3）突眼：大多伴有突眼，多与甲亢同时发生，也可在甲亢发生前或治疗后出现。大部分临床表现轻，个别病例并发重症肌无力，可能与共同的遗传背景和发病因素有关。

2. 特殊临床表现

（1）淡漠型甲亢：淡漠型甲亢多见于老年患者，其甲状腺肿、突眼和高代谢症状均不明显，主要表现为消瘦、淡漠、嗜睡、少动、虚弱、厌食。心率一般80~90次/min，很少超过110次/min。心悸、房颤等心脏异常较常见。可伴震颤和肌病等体征。与机体衰弱、严重消耗和交感神经对TH不敏感等有关。

（2）甲状腺危象（thyroid crisis）：也称甲亢危象，系甲亢恶化时的严重表现。发病机制主要与大量甲状腺激素释放至循环中，机体对甲状腺激素反应改变有关。主要诱因：① 甲状腺术前准备不充分或术中过度挤压甲状腺；② ^{131}I治疗较重的甲亢；③ 强烈的精神刺激、脑血管意外、感染、创伤、过劳、手术等应激。早期表现为原有甲亢症状的加重，继而出现高热（体温39℃以上）；心动过速（140~240次/min），可伴心房颤动或心房扑动；恶心、呕吐、腹泻、大汗、厌食等，偶有黄疸；严重者可出现虚脱、休克、嗜睡、烦躁、谵妄、昏睡和昏迷。部分患者有心力衰竭、肺水肿。最后多因休克、呼吸循环衰竭以及电解质紊乱而死亡。通常血TSH显著降低，血FT_3、FT_4明显升高，但危象病情轻重与血TH浓度无平行关系，而与其升高速度有关。本症的诊断主要基于临床表现，临床上高度怀疑者应按甲状腺危象积极处理。

（3）甲亢性心脏病：甲亢性心脏病随年龄增长发病率增加，多见于男性。甲状腺毒症对心脏有3个作用。① 增强心脏β受体对儿茶酚胺的敏感性；② 直接作用于心肌收缩蛋白，增强正性肌力作用；③ 甲状腺激素导致外周血管扩张，阻力下降，使得心脏输出量代偿性增加。在已明确GD诊断的基础上，具有下列一项或一项以上异常，且排除其他心脏病者可考虑诊断：① 心脏扩大；② 严重心律失常，心房颤动最常见，见于2%~20%的甲亢患者，尚可表现为频发房性、室性期前收缩及房室传导阻滞（甚至三度）；③ 心力衰竭。甲亢缓解后心脏异常好转或完全恢复即可确诊。

（4）甲亢性肌病：多数甲亢患者有肌无力及肌肉萎缩。甲亢性肌病可表现为下列4种。

1）急性甲亢性肌病：罕见，起病急，病情重，主要表现为延髓麻痹，如吞咽困难、发音不清等，甚至呼吸肌麻痹。

2）慢性甲亢性肌病：女性较多见，起病缓慢。由于近端肌肉以红肌纤维为主，受甲状腺激素影响较大，因此首先受累的主要是肩胛与骨盆带近端肌群，表现上肢持物无力，下肢蹲、坐时起立困难。

3）甲亢性周期性瘫痪（TPP）：较多见，多见于东方国家的年轻男性患者。常在饱餐、高糖饮食等之后发生，主要累及下肢，发作时血钾降低，但尿钾不高，可能由于钾过多地转移至细胞内（主要是肝脏、骨骼肌）所致，与甲亢时TH增加Na^+–K^+–ATP酶活性有关。

4）甲亢伴重症肌无力：少数GD患者伴发重症肌无力，此与两者同属自身免疫性疾病有关。

以上前三种与TH增高有关，甲亢控制后可消失，而重症肌无力则与TH无关。

（5）GO或TAO：除发生在GD患者中，在慢性自身免疫性甲状腺炎患者中也有发生。其中较常见的是轻度病例，中重度病例仅占GO的5%~6%。GO可以与甲亢同时出现，也可以在甲亢后发生，还有少部分患者有明显的GO而不伴甲亢，称为甲状腺功能正常性GO（euthyroid Graves ophthalmopathy，EGO）。TAO的诊断标准具体如下。

1）若患者以眼睑退缩为首发症状，须合并以下3项体征或检查证据之一，并排除其他原因后即可作出诊断：A.甲状腺功能异常和/或甲状腺相关抗体异常（以下之一），即FT_3、FT_4、TT_3、TT_4、TSH和/或TRAb异常；B.眼球突出，眼球突出度>18.6mm，或双眼突出度差值>2mm，或进行性眼球突出；C.眼外肌受累，影像学检查（眼眶CT或MRI）表现为不累及肌腱的单条或多条眼外肌中后段规则性增粗。

2）若患者以甲状腺功能或甲状腺相关抗体异常为首发症状，须合并以下三个体征之一，并排除其他原因后即可作出诊断：A.眼睑退缩；B.眼球突出；C.眼外肌受累。

对于甲状腺功能正常、单眼受累起病者应排除特发性眼肌病、颈动脉海绵状瘘管、炎性假瘤、眼眶肿瘤及转移瘤等疾病。临床治疗方案由GO眼征的NOSPECS分级标准（表7-3-2）、GO病情严重程度评估（表7-3-3）、临床活动性评分而定（表7-3-4）。

▼ 表7-3-2 GO眼征的NOSPECS分级标准

级别	眼部表现	英文及缩写
0	无症状和体征	no signs or symptoms，N
1	无症状，体征有上眼睑挛缩、Stellwag征、von Graefe征等	only signs，O
2	软组织受累（肿胀/充血）	soft-tissue involvement，S
3	眼球突出>正常上限3mm，有或无症状	proptosis，P
4	眼外肌受累（常伴有复视等症状）	extraocular muscle involvement，E
5	角膜受累	corneal involvement，C
6	视力变化（视神经受损）	sight loss，S

注：1. Stellwag征：眼裂宽大，凝视时极少瞬眼，即瞬目减少，双目炯炯发亮。
2. von Graefe征：双眼向下看时，由于上眼睑不能随眼球下落，出现白色巩膜。

▼ 表7-3-3 GO病情严重程度评估

分级	眼睑挛缩/mm	软组织受累	突眼/mm	复视	角膜暴露	视神经
轻度	<2	轻度	<3	无或一过性	无	正常
中度	≥2	中度	≥3	非持续性	轻度	正常
重度	≥2	重度	≥3	持续性	轻度	正常
威胁视力	—	—	—	—	严重	压迫

▼ 表7-3-4　临床活动性评分

项目	每次随访	与前次随访比较	分数
自发性球后胀痛感超过4周	X		1
眼球运动导致疼痛持续4周	X		1
眼睑充血	X		1
眼睑肿胀	X		1
结膜充血	X		1
结膜水肿	X		1
眼阜水肿	X		1
7分法：CAS ≥ 3提示GO处于活动期。			
突眼度增加≥ 2mm		X	1
眼球运动下降≥ 8°		X	1
视力减退（Snellen视力表下降≥ 1行）		X	1
10分法：CAS ≥ 4提示GO处于活动期。			

注：当缺乏对以往病情的评估，无法进行10分制的后3项要素评估时，常使用7分制CAS评估法。

（6）妊娠期甲亢：妊娠可能加重甲亢，加重患者的心肺负荷；甲亢可引起早产、流产、胎儿宫内发育不良或死胎。

1）妊娠合并甲亢：妊娠时由于甲状腺素结合球蛋白（TBG）增加，hCG分泌，可致血T_3、T_4和TSH发生生理性改变，甲功异常的诊断应采用妊娠期特异参考范围。若伴眼征、甲状腺区震颤或血管杂音，血TRAb阳性，可诊断为妊娠合并GD。

2）hCG相关性甲亢：hCG相关性甲亢又称一过性妊娠剧吐性甲亢（tTHHG）。hCG与TSH有相似的α亚基，故hCG和TSH与TSHR存在交叉结合反应。当hCG显著增多时可出现甲亢，轻重不一。血FT_3、FT_4升高，TSH降低，TRAb阴性，hCG显著升高。终止妊娠或hCG下降后甲亢消失。

（7）碘致甲亢：碘致甲亢多呈自限性，临床症状多较轻，老年人多见，老年人使用含碘造影剂引起碘致甲亢的风险明显增大。另外，部分暴露于胺碘酮等含碘的患者会发生破坏性甲状腺炎而出现甲状腺毒症，在碘缺乏地区更易发生。因此，临床上须鉴别是甲状腺炎所致一过性甲状腺毒症还是碘甲亢。

（8）亚临床甲亢（subclinical hyperthyroidism，SH）：排除其他可抑制TSH水平的疾病的前提下，血清T_3、T_4正常，TSH减低，考虑亚临床甲亢。可见于GD早期或持续存在，少数可进展为临床型甲亢，该疾病可增加合并心血管疾病、骨质疏松症及老年痴呆的风险。

（9）T_3型和T_4型甲亢：除了血TSH降低，分别仅有血T_3和T_4升高。GD、毒性多结节性甲状腺肿、毒性甲状腺腺瘤及缺碘地区的患者都可以发生T_3型甲亢，老年人多见。T_4型甲亢多见于

GD伴严重躯体疾病或碘致甲亢，可能与T_4转换为T_3减少有关。

四、辅助检查

1. 血清TH和TSH测定

（1）血清游离T_4（FT_4）、游离T_3（FT_3）：游离TH是发挥激素生物效应的主要部分。FT_3、FT_4不受血TBG变化的影响，直接反映甲状腺功能状态。灵敏度和特异度均明显高于总T_3（TT_3）和总T_4（TT_4）。Graves病时通常FT_3、FT_4均增高。

（2）TSH测定：血清TSH水平的变化是反映下丘脑-垂体-甲状腺轴功能的最敏感的指标，是甲状腺毒症的一线初筛指标，尤其对亚临床型的诊断有重要意义。目前广泛使用第三代免疫测定检测法，简便、快速、可靠。

2. 甲状腺自身抗体测定 TRAb在未经治疗的GD患者阳性率高达95%，监测TRAb对早期诊断、指导停药、监测复发、孕期筛查均有重要意义。GD患者，TgAb和TPOAb阳性率达70%~80%，但并非用于确诊和指导停药的指标。如长期持续阳性且滴度较高，提示有进展为自身免疫性甲减的风险。

3. 影像学检查 甲状腺彩超、放射性核素扫描可确定甲状腺位置、外形、大小及结节性质。超声、CT或MRI可检测眼肌受累、球后脂肪组织增生和视神经受压情况。

4. 甲状腺核素扫描 主要用于对可触及的甲状腺结节性质的判定，对毒性多结节性甲状腺肿伴甲亢和毒性甲状腺腺瘤的诊断意义较大。若结果提示甲状腺凉结节或冷结节，应结合超声，必要时进一步行细针穿刺活检；若提示热结节，通常可动态观察而不用穿刺活检。

5. 甲状腺^{131}I摄取率（RAIU） GD可表现摄取能力增强或正常，其高峰往往前移；破坏性甲状腺毒症时RAIU摄取能力降低。含碘食物和药物以及抗甲状腺药物、泼尼松、溴剂等使之降低，长期服用女性避孕药使之升高，故测定前应停用至少2周。孕期及哺乳期禁用此检查。

五、诊断与鉴别诊断

1. 诊断

（1）甲状腺毒症的诊断：首先根据病史、临床表现并结合血清FT_4（FT_3）增高、TSH减低水平确定是否存在甲状腺毒症。

（2）GD的诊断：① 甲亢诊断确立；② 甲状腺弥漫性肿大，少数病例可以无甲状腺肿大；③ 眼睑退缩和其他提示GO的眼征；④ 皮肤黏液性病变如胫前黏液性水肿或指端粗厚；⑤ 第三代方法检测的TRAb阳性。以上标准中，① ② 项为诊断必备条件，③ ④ ⑤ 项具备其一，就可诊断为GD。TRAb是诊断GD首选的血清学检测指标。

2. 鉴别诊断 应与下列疾病鉴别。

（1）与其他原因甲状腺毒症的鉴别

1）慢性淋巴细胞性甲状腺炎：早期T_3、T_4升高，TSH降低。甲状腺肿大，两侧可不对称，质地较韧；TgAb、TPOAb阳性且滴度较高；摄^{131}I率低。

2）亚急性甲状腺炎：急性期可以有甲状腺肿痛，甚至结节，伴血T_3、T_4升高，TSH降低，但摄^{131}I率低，ESR明显加快。

3）毒性甲状腺腺瘤：甲状腺扫描为单个热结节，周围甲状腺组织受抑制。

4）毒性多结节性甲状腺肿：老年多见，与GD相比，起病更隐匿，症状多不太明显，无突眼，在多年结节性甲状腺肿的基础上发生甲亢，摄碘过量可诱发本病。甲状腺扫描为多个热结节，结节外甲状腺组织受抑制。

（2）与非甲亢疾病的鉴别

1）单纯性甲状腺肿：无甲亢症状，T_3、T_4、TSH正常。摄^{131}I率升高但无高峰前移。

2）自主神经功能紊乱：有心悸、出汗、手抖、失眠，但休息时心率不快，T_3、T_4、TSH正常。

3）其他：与更年期综合征、抑郁症、糖尿病、心血管疾病、消化系统疾病及消耗性疾病等的鉴别。

六、治疗

1. 一般治疗　适当休息，高热量、丰富维生素饮食，禁食高碘食物及药物。对症和支持疗法，如交感神经兴奋、心动过速可用β受体阻滞剂，失眠可酌情用镇静剂。

2. 甲亢的治疗　主要包括抗甲状腺药物（anti-thyroid drugs，ATDs）、放射碘（radioactive iodine，RAI）与手术三种治疗方式。ATDs是治疗本病最常用的方法，其作用是抑制TH合成，经一定时间ATDs系统治疗，停药后有相当一部分甲亢患者可痊愈，缓解率为30%~70%；后两种治疗方法是通过创伤性措施破坏甲状腺组织减少TH产生，治愈率高，但并发症较多。

（1）抗甲状腺药物：包括硫脲类和咪唑类两类。前者代表药物是丙硫氧嘧啶（PTU）；后者代表药物是甲巯咪唑（MMI）。作用机制基本相同：① 抑制甲状腺过氧化物酶，抑制碘化物形成活性碘，阻断酪氨酸碘化及碘化酪氨酸偶联，因而抑制TH合成；② PTU可抑制5′-脱碘酶，从而抑制T_4转换成生物活性更高的T_3。

1）适应证：① 甲亢病情较轻、甲状腺肿大不明显、TRAb阴性或低滴度的GD患者；② 妊娠；③ 老年或因其他疾病身体状况较差不能耐受手术，或预期生存时间较短者；④ 手术后复发或既往有颈部手术史又不宜行^{131}I治疗者；⑤ 需要在短期内迅速控制甲亢病情者优先采用ATDs治疗；⑥ 中至重度活动性GO患者优先采用ATDs治疗；⑦ 胎儿和新生儿甲亢。

2）剂量与疗程：药物起始剂量、减量速度、维持剂量和总疗程均有个体差异，需要根据临床实际掌握。一般为提高远期缓解率，应连续服药1年半以上。分3个阶段。① 起始期：一般初始剂量MMI为10~30mg/d，可单次或分次服用。PTU起始剂量100~300mg/d，分次服用。可根据患者症状轻重酌情增减。ATDs对已合成的激素无效，至少2~4周才能生效；至症状缓解或血甲状腺激素水平接近正常时减量。② 减药期：通常在初始治疗1个月检测甲状腺功能，如果FT_3、FT_4下降至接近或达到正常范围进入减量期，MMI可减少5~10mg/d，或PTU可减少50~100mg/d。③ 维持期：当TSH、FT_3、FT_4正常，MMI减量至5mg/d，或PTU至50~100mg/d时随访时间可适当延长，甲状腺功能维持正常ATDs再减量，并以维持TSH正常的最小剂量维持治疗。

3）停药指征：GD甲亢患者在经过系统ATDs治疗，停药后血清TSH、FT_3、FT_4维持在正常水平1年以上，称为GD缓解（remission）；而在病情缓解后，甲亢又有反复，称为复发（relapse）。疗程已达1年半以上，临床症状全部消失，甲状腺体积变小、杂音消失、药物维持量很小，TRAb转阴，可考虑停药。值得注意的是，ATDs停药后易复发，停药前测TRAb阴性预示缓解可能大，高滴度TRAb者建议适当延长疗程。

4）不良反应：① 粒细胞减少常见，严重时导致粒细胞缺乏症（PTU和MMI导致的粒细胞缺乏症的发生率分别为0.3%和0.1%），多发生于开始服药的3个月内或再次服药1个月内。治疗早期须定期检查白细胞和中性粒细胞计数，当白细胞计数$<4\times10^9$/L即要密切观察，加用升白细胞药物；当白细胞计数$<3.0\times10^9$/L或中性粒细胞计数$<1.5\times10^9$/L时停药，必要时加用糖皮质激素治疗，严重时可试用重组人粒细胞集落刺激因子（rhG-CSF）治疗。鉴于ATDs之间存在交叉反应，应用一种ATDs导致的粒细胞缺乏症，禁用其他种类的ATDs。② 药物皮疹，较轻者不必停药，可予抗组胺药控制或在密切监测下换用另一种ATDs同时联用抗组胺药物；极少数皮疹加重者需停药而更换其他方案，以免发生剥脱性皮炎。③ 肝脏损害在轻度的肝损伤常见，表现为转氨酶升高等。MMI的严重肝损伤常表现为胆汁淤积或肝细胞损伤；而PTU导致的严重肝损伤常是肝细胞损伤，甚至暴发性肝坏死。轻度肝损伤可以减少药物剂量，加用保肝药并监测肝功能；严重肝损伤时应立即停用ATDs，保肝、退黄，必要时可人工肝疗法和肝移植。④ 其他少见不良反应还包括抗中性粒细胞胞质抗体（ANCA）相关血管炎、抗甲状腺关节炎综合征、胰腺炎、低凝血酶原血症、胰岛素自身免疫综合征、血小板减少和再生障碍性贫血等。

（2）放射碘：^{131}I摄入后在甲状腺高度聚集，释放β射线（射程短，仅2mm，对毗邻组织无损害）破坏甲状腺组织，从而减少TH合成和分泌。

1）适应证：① ATDs疗效差或多次复发；② ATDs过敏或出现其他治疗不良反应；③ 有手术禁忌证或手术风险高；④ 有颈部手术或外照射史；⑤ 病程较长；⑥ 老年患者（特别是伴发心血管疾病者）；⑦ 合并肝功能损伤；⑧ 合并白细胞或血小板减少；⑨ 合并骨骼肌周期性瘫痪；⑩合并心房颤动；⑪ 计划半年后妊娠的患者。

2）禁忌证：① 妊娠期和哺乳期患者；② 确诊或可疑有甲状腺癌患者。

3）治疗前准备：^{131}I治疗前1~2周内应禁食富碘食物和药物。所有GD患者在^{131}I治疗前宜使用β-受体阻滞剂。老年、合并有严重并发症或血清FT_4明显增高的患者，在^{131}I治疗前应用MMI预治疗，^{131}I治疗前2~3天停用。放射碘治疗患者不宜用PTU做术前准备，因为PTU在停药后数周或数月内仍有抑制甲状腺摄取^{131}I的作用，而MMI的这种抑制作用在24小时后即消失。

4）剂量：确定^{131}I剂量的方法有2种，计算剂量法和固定剂量法。

（3）手术治疗：全甲状腺或近全甲状腺切除术，治愈率95%左右。并非首选治疗方式。

1）适应证：① 伴有压迫症状、胸骨后甲状腺肿、中度以上的原发性甲亢；② 经内科规范治疗效果不佳者；③ 对ATDs产生严重不良反应者；④ 不愿或不宜行^{131}I治疗或^{131}I治疗效果不佳者；⑤ 合并甲状腺恶性肿瘤或原发性甲状旁腺功能亢进症者；⑥ 伴中重度GO，内科治疗效果不佳者；⑦ 患者有主观愿望要求手术以缩短疗程而迅速改善甲亢症状者。

2）禁忌证：① 全身情况差，如伴有严重心、肝、肾等器质性病变，或合并有恶性疾病终末期等消耗性疾病，不能耐受手术者；② 妊娠早期（前3个月）、晚期（6个月后）。

3）术前准备：使用ATDs充分治疗至症状控制，T_3、T_4在正常范围内。于术前2周开始加服复方碘溶液，减少术中出血。其他术前准备还包括控制心率、补钙和维生素D_3等。

4）并发症：可发生创口出血、喉上与喉返神经损伤、甲状旁腺暂时性或永久性功能减退等。甲状旁腺功能减退症分为一过性和永久性甲状旁腺功能减退症，前者是由于甲状旁腺部分损伤或供应血管损伤所致，一般在术后1~7天恢复；后者的发生率为0~3.6%，需要终身治疗。

（4）其他药物

1）β受体阻滞剂：治疗开始阶段可配合应用，可以改善交感神经兴奋症状。普萘洛尔（propranolol）具有膜稳定作用，大剂量时还可抑制T_4转为T_3，是最常用的药物。可与碘剂合用于术前准备，或用于^{131}I治疗前后及甲状腺危象时。甲亢时，其代谢速度加快，所需剂量相对较大，40~160mg/d，分3~4次给药。有支气管疾病者，可选用β_1受体阻滞剂，如阿替洛尔、美托洛尔。

2）碘剂：主要用于2种情况。① 甲亢术前准备；② 甲状腺危象的抢救。须与ATDs联合使用。大量碘剂可抑制TPO对碘的有机化，而减少TH合成，并抑制Tg水解而阻止TH释放；使甲状腺充血减轻。其疗程不宜超过2周，否则可出现“脱逸”现象，甲亢症状又加重，并延长ATDs控制甲亢所需的时间。

3）锂制剂：碳酸锂（lithium carbonate）可以抑制TH释放。与碘剂不同，它不干扰甲状腺对放射碘的摄取。主要用于对ATDs和碘剂均过敏的患者，临时控制甲状腺毒症。碳酸锂的这种抑制作用随时间延长而逐渐消失。剂量是300~500mg，每8小时1次。因为锂制剂的毒副作用较大，仅适用于短期治疗。

理论与实践

甲亢治疗方式的选择与评价

甲亢通过上述三种治疗方式之一都可以达到有效治疗。在实际工作中究竟选择何种方式为好，取决于多种因素，主要利弊总结见表7-3-5。

▼ 表7-3-5　三种甲亢治疗方式的优势与劣势比较

治疗方式	优势	劣势
抗甲状腺药物	避免L-T_4长期替代治疗 避免辐射暴露 避免手术风险	潜在的药物副作用（过敏、白细胞减少、肝损伤） 复发率高
^{131}I治疗	疗效确切 避免手术风险 避免药物副作用	辐射暴露 L-T_4长期替代治疗 诱发GO加重
全甲状腺/近全甲状腺切除术	起效迅速 避免辐射影响 避免药物副作用 对GO改善有所帮助	手术风险（甲状旁腺功能减退症，复发性喉神经损伤） L-T_4长期替代治疗

甲亢目前尚无最优的治疗方式，对于甲亢应选择哪种方式进行治疗，要以患者为中心，从医患双方的角度进行考虑。从医生的角度，包括对三种治疗方式掌握的熟练程度与经验；对于患者个体因素的考虑，如年龄、病程、病情、甲状腺肿大程度等。从患者的角度考虑，其本人的意愿、文化程度、经济情况也影响着治疗的效果。经过医患沟通协商后确立个体化治疗方案，以获得更高满意度和疗效。在我国通常用的方式是先使用抗甲状腺药物治疗1.5~2年，其间出现严重副作用或停药后若有复发，则考虑^{131}I或者手术治疗。

3. 甲状腺危象的治疗

（1）去除诱因。

（2）抑制TH合成：首选PTU口服或经胃管注入，如无PTU，可用MMI。PTU 200~400mg/6~8h口服，或MMI 20~30mg/6h口服，待症状减轻后改用一般治疗剂量。

（3）抑制TH释放：在使用ATDs 1小时后给予无机碘化物，建议卢戈碘液（Lugol's碘液）4~8滴，每6~8小时口服一次，症状控制后逐渐减量至停药，但已知对无机碘化物过敏的患者禁用。

（4）抑制组织中T_4转换为T_3和/或抑制T_3与细胞受体结合：PTU、碘剂、β受体阻滞剂和糖皮质激素均可抑制组织中T_4转换为T_3。如无哮喘或心功能不全，应加用普萘洛尔片60~80mg/4~6h，口服；氢化可的松50~100mg/6~8h，静滴，或地塞米松2mg/6~8h，静滴，激素除抑制T_4转换为T_3、阻滞TH释放、降低周围组织对TH的反应外，还可增强机体的应激能力。

（5）降低血TH浓度：在上述常规治疗效果不满意时，可选用血液透析、腹膜透析或血浆置换等措施迅速降低血TH浓度。

（6）支持治疗：应监护心、肾、脑功能，迅速纠正水、电解质和酸碱平衡紊乱，补充足够的能量和多种维生素等。

（7）对症治疗：包括给氧、防治感染，高热者给予降温处理，物理降温优先考虑。必要时可试用人工冬眠。积极治疗各种合并症和并发症。

4. 甲亢性心脏病的治疗 控制甲亢，以ATDs、^{131}I治疗为宜，根据两种治疗的适应证进行选择。β受体阻滞剂（如普萘洛尔）可以迅速改善交感神经兴奋症状，减慢心率，减少心排血量，缩小脉压，控制心房颤动的心室率。也可与小剂量快速、短效型强心剂合用。有支气管疾病者，可选用$β_1$受体阻滞剂，如阿替洛尔、美托洛尔。

5. 甲亢性周期性瘫痪的治疗 ① 去除诱因。② 补钾：轻中度患者可口服钾盐，重度患者可静脉补充氯化钾。补钾时须注意当症状好转时，钾会很快从细胞里释放出来，造成反弹性的高血钾。有报道提示由于本病的发病机制可能与肾上腺素活性增高有关，可同时给予口服β受体阻滞剂治疗。③ 病因治疗：积极治疗甲亢。

6. 甲状腺相关眼病的治疗 本病具有一定自限性，根据疾病活动性及病情严重程度选择不同的治疗方案。

（1）局部治疗与眼睛护理：戒烟、高枕卧位、低盐饮食，适当使用利尿剂减轻水肿。戴有色眼镜防止强光及灰尘刺激；睡眠时用抗生素眼膏，加盖纱布或眼罩，防治结膜炎、角膜炎；复视者可戴单侧眼罩。充血、水肿者可交替滴用抗生素及糖皮质激素滴眼液。异物感者用0.5%甲基纤维素或0.5%氢化可的松滴眼。上睑挛缩、凝视者滴5%胍乙啶滴眼液。如有结膜水疱样膨出，可暂时缝合上下睑，以保护角膜。

（2）大多数轻度患者经上述治疗眼部表现一般可好转，可以观察随访和/或局部治疗。患者可通过补硒来改善TAO的生活质量评分，使总体眼部结局不易进展为更严重。元素硒每天100~200μg，疗程6个月。长期过量服用硒会导致血糖升高等不良反应。少数影响生活质量的轻度活动性TAO患者，可应用小剂量免疫调节剂。

（3）针对中重度活动期TAO患者

1）首选治疗方案为单纯甲泼尼龙静脉注射或甲泼尼龙静脉注射联合口服麦考酚钠（或吗替麦考酚酯）。治疗前首先应排除肝功能损害、结核病、高血压、消化性溃疡、糖尿病、尿道感染和青光眼等疾病，治疗时还应监测不良反应。对于中重度活动期TAO，根据国内外指南推荐，可采用如下糖皮质激素治疗方案。① 累积剂量4.5g（12周）方案：甲基泼尼松龙0.5g静脉滴注，每周1次，共6周，继而甲泼尼龙0.25g静脉滴注，每周1次，共6周。也可同时口服麦考酚钠0.72g/d，共24周（或吗替麦考酚酯1g/d，共24周）。② 累积剂量7.5g（12周）方案：用于治疗伴有严重眼部软组织病变、严重眼球突出或复视的病情复杂的中重度活动期TAO，甲泼尼龙0.75g静脉滴注，每周1次，共6周，继而甲泼尼龙0.5g静脉滴注，每周1次，共6周。对于极重度活动期TAO，推荐甲泼尼龙0.5~1.0g静脉滴注，每天或隔天1次，每周3次，共2周。除威胁视力的TAO外，单次静脉剂量不应超过0.75g，每个周期累积剂量应少于8.0g，否则会导致糖皮质激素诱导的不良事件。③ 口服糖皮质激素，非首选治疗方案，泼尼松起始剂量为1mg/（kg·d）或60mg/d，1周后逐渐减量，每周减5~10mg，4~6个月后停药。但口服激素所需时间长，副作用相对较多，疗效较静脉注射激素差。④ 眼球旁注射：非首选治疗方案，曲安奈德20mg/周，连续4周。

2）如果对初始一线治疗反应较差，再次评估TAO仍是中重度活动性，可以第2次激素冲击治疗（选择剂量7.5g方案），或者选择口服/静脉糖皮质激素联合免疫抑制剂（环孢素、硫唑嘌呤或甲氨蝶呤）治疗，或球后放疗联合口服/静脉滴注糖皮质激素治疗，或者应用替妥木单抗、利妥昔单抗或托珠单抗等治疗。但应注意白细胞减少等不良反应。眶部放疗的一般剂量为20Gy（2 000rads），分10次在两周内完成（2Gy/次）；也可以每周1Gy在20周内完成，有效且能够耐受。对于高血压或糖尿病视网膜病变的患者，以及考虑到远期致癌风险，应避免对35岁以下的患者进行眼眶放射治疗。

（4）对于威胁视力的TAO：需要立即治疗。① 对于严重的角膜暴露损伤，应紧急进行医学治疗或采取逐步增加侵入性手术；② 由于视神经牵拉、眼压升高导致急性视神经病变患者，第1周应给予大剂量（单剂量0.5~1.0g）静脉注射甲泼尼龙连续3天或更推荐隔日一次治疗，如有反应，第2周再重复第1周方案，之后接续常规每周冲击治疗，累积剂量<8g；若第1周治疗无反应或反应差，需要强制进行紧急眼眶减压术。眼球半脱位应尽早行眶内减压术。

在接受糖皮质激素等非手术治疗期间出现以下6项之一，须行眼眶减压手术缓解视神经压迫或角膜暴露：① 视力无提高或下降；② 结膜脱垂无改善；③ 视盘水肿和/或视网膜皱褶无改善；

④ 影像学检查显示视神经压迫无改善；⑤ 无法耐受糖皮质激素；⑥ 因眼球突出、眼睑闭合不全而致严重暴露性角膜病变。

（5）非活动期TAO患者一般稳定6个月以上才考虑进行眼部康复手术。对于非活动期的眼球突出、眼睑退缩、眼睑和眼眶周围浮肿、斜视以及复视等，可以通过康复手术治疗缓解。此外，提上睑肌注射肉毒杆菌毒素可缩小眼睑开口。

7. 妊娠期甲亢的治疗 推荐甲亢治愈后再妊娠。甲亢合并妊娠时治疗的目的是使用最小有效剂量ATDs时妊娠妇女血清FT_4或TT_4水平接近或者轻度高于妊娠参考范围上限，并预防胎儿甲亢或甲减。治疗包括药物和手术，^{131}I属禁忌，因为孕10周以后胎儿甲状腺可浓集^{131}I而引起胎儿甲状腺肿和甲减。

（1）药物治疗：① ATDs治疗可用于妊娠全程；剂量不宜过大，PTU通过胎盘较其他ATDs少，故首选PTU，慎用MMI，有报道可致畸，用最小有效剂量控制甲亢症状后，尽快减至维持量，维持FT_4和TT_4接近或轻度高于正常参考范围上限为宜，避免治疗过度所致母体和胎儿甲减或胎儿甲状腺肿。② ATDs可从乳汁分泌，正在哺乳的甲亢患者如需使用ATDs，应权衡用药利弊。ATDs应当在每次哺乳后服用，同时监测婴儿甲状腺功能。③ β受体阻滞剂，如普萘洛尔治疗。应用β受体阻滞剂长期治疗与胎儿宫内生长受限、胎儿心动过缓和新生儿低血糖相关，使用时应权衡利弊，且避免长期使用。

（2）手术治疗：妊娠期一般不宜采用手术治疗。行甲状腺切除术的适应证包括对ATD过敏或存在药物禁忌证、需要大剂量ATD才能控制甲亢、患者不依从ATD治疗等。妊娠中期是手术最佳时间。可以短期应用碘化钾溶液和β受体阻滞剂行术前准备。

8. 碘甲亢的治疗 碘引起甲亢有三种情况：应用胺碘酮治疗因其含碘量高而导致的碘甲亢（1型）；胺碘酮对滤泡细胞的直接毒性导致的破坏性甲状腺炎（2型）；部分患者为混合型。

胺碘酮诱发甲状腺毒症需要鉴别类型。1型治疗首选ATDs治疗；2型首选口服糖皮质激素治疗；混合型推荐ATDs与糖皮质激素的联合治疗。

9. 新生儿甲亢的治疗 治疗目的是尽快降低新生儿循环血内的甲状腺激素浓度。① MMI 0.5~1.0mg/（kg·d）或PTU 5~10mg/（kg·d），每8小时1次；② 普萘洛尔1~2mg/d，减慢心率和缓解症状；③ 复方碘溶液：每8小时1滴（相当于8mg碘）。如果上述治疗在24~36小时效果不显著，可以增加50%的剂量，并且给予糖皮质激素治疗。

10. 胫前黏液性水肿的治疗 轻型病例不需治疗，重者可局部外用倍他米松软膏外涂或皮下注射曲安奈德等。

第三节 甲状腺功能减退症

甲状腺功能减退症（hypothyroidism）简称“甲减”，是一组由多种原因引起的TH合成（分泌）不足或组织作用减弱导致的全身代谢减低临床综合征。TH对代谢、大脑发育及骨骼生长起着重要作用，甲减时代谢率下降可引起一系列临床表现，儿童患者则因影响生长和大脑发育，临床表现更为突出。

甲减有以下分类方法。

按病变部位：① 原发性（primary）或甲状腺性甲减；② 中枢性（central）甲减或继发性（secondary）甲减，由下丘脑及垂体病变引起；③ TH抵抗综合征（THRS），TH在外周组织发挥作用缺陷。

按年龄：① 呆小病（克汀病），起病于胎儿或新生儿期；② 幼年型甲减，起病于青春期发育前儿童；③ 成年型甲减，起病于成年。

按病因：自身免疫性甲减、药物性甲减、甲状腺手术后甲减、^{131}I治疗后甲减、垂体或下丘脑肿瘤手术后甲减、先天性甲减等。

按甲状腺功能减退的程度：临床甲减（overt hypothyroidism）和亚临床甲减（subclinical hypothyroidism）。

一、病因与发病机制

甲减病因复杂，以原发性甲减多见，其中自身免疫、甲状腺手术、^{131}I三大原因占90%以上。中枢性甲减相对少见。甲减发病机制因病因不同而有所差异，其病因分类如下。

1. 原发性甲减

（1）获得性

1）自身免疫性甲状腺炎（桥本甲状腺炎、萎缩性甲状腺炎、Riedel甲状腺炎等）

2）放射治疗后（^{131}I治疗、颈部疾病放射治疗）

3）甲状腺手术后

4）甲状腺内广泛病变（甲状腺癌、转移性肿瘤、淀粉样变、血色病、硬皮病）

5）碘缺乏或碘过量

6）T_4合成或释放障碍（锂盐、硫脲类、磺胺类、碘化物等）

7）致甲状腺肿的食物（卷心菜、木薯等）

8）细胞因子（TNF-α、IL-2）

（2）先天性

1）甲状腺发育不全或缺如

2）TH合成酶系异常

3）甲状腺球蛋白合成或生成障碍

4）TSH受体基因突变：TSH抵抗综合征

5）甲状腺Gs蛋白异常

6）特发性TSH无应答

2. 中枢性甲减

（1）垂体性甲减（垂体肿瘤、手术、炎症、放疗或产后大出血垂体坏死等）

（2）下丘脑性甲减（肿瘤、炎症或放射治疗）

3. TH抵抗综合征（周围性、全身性）

二、临床表现

本病发病隐匿，病程较长，缺乏特异症状和体征，主要表现为代谢减低和交感神经兴奋减低，病情轻的早期患者可以没有任何症状。与起病年龄有密切关系。起病于胎儿和婴幼儿时，因影响大脑和骨骼的生长发育，导致身材矮小和智力低下，一般不可逆；起病于成年时，主要影响代谢和脏器功能，及时治疗一般可逆。

1. 成年型甲减　女性多见，多数起病隐袭，发展缓慢，原发性者早期由于垂体代偿性分泌TSH增加，T_4、T_3正常，称亚临床甲减，病情进一步发展导致临床型甲减。

（1）一般表现：疲乏、畏寒、动作缓慢、体温偏低。由于水肿致体重增加，颜面水肿、唇厚舌大，毛发稀疏、眉毛外1/3脱落，皮肤发凉、粗糙脱屑，声音嘶哑。严重时心包、胸腔、腹腔、关节腔等积液。由于贫血与高胡萝卜素血症，手脚皮肤呈姜黄色。

（2）神经精神系统：嗜睡、反应迟钝、智力低下、记忆力减退、听力减退，腱反射时间延长，抑郁、痴呆甚至精神失常。

（3）肌肉与关节：肌肉乏力，暂时性肌强直、痉挛、疼痛，咀嚼肌、胸锁乳突肌、股四头肌和手部肌肉可有进行性肌萎缩。

（4）消化系统：食欲减退、腹胀、便秘，严重者出现麻痹性肠梗阻。

（5）心血管系统：心动过缓、心音减弱及心包积液。冠心病在本病中高发，心绞痛在甲减时减轻，经TH替代治疗后可加重。10%患者伴发高血压。

（6）血液系统：常见贫血。因胃酶缺乏铁吸收减少、月经过多或维生素B_{12}吸收不良所致。

（7）内分泌系统：女性月经紊乱或者月经过多、不孕。男性勃起功能障碍。原发性甲减或甲亢等由自身免疫性甲状腺病所致并伴肾上腺皮质功能减退和1型糖尿病者属自身免疫性多内分泌腺病综合征Ⅱ型，又称为Schmidt综合征。

（8）黏液性水肿昏迷：也称甲减危象，老年患者多见，男女比例为1∶（3~5）。病情严重者因寒冷、感染、替代治疗中断、手术或使用麻醉、镇静药而诱发。临床表现为呼吸徐缓、低体温（<35℃）、血压下降、心动过缓、四肢肌肉松弛、反射减弱或消失，嗜睡甚至昏迷。

2. 呆小病　患儿表情呆滞、眼距增宽、鼻梁塌陷、唇厚、舌大外伸、发音低哑，智力低下、痴呆，常伴听障。骨龄延迟，身材矮小呈侏儒症，四肢比躯干更短小。腹饱满膨大伴脐疝。

3. 幼年型甲减　幼儿多表现为呆小病，较大儿童则近似成年型。

三、辅助检查

1. 甲状腺功能检查

（1）血清TH和TSH：血清TSH、TT_4、FT_4是诊断原发性甲减的一线指标。原发性甲减最早表现为TSH升高，病变继续发展则FT_4降低，最后FT_3也降低；临床型甲减时TT_4、FT_4均降低，

TSH明显升高。而亚临床甲减仅表现为TSH升高而TT_4和FT_4正常；中枢性甲减的特点是TSH减低或正常、TT_4、FT_4均降低。

（2）TRH兴奋试验：垂体性甲减无反应，下丘脑性甲减呈延迟升高，原发性甲减血TSH本已升高，TRH刺激后更高，以此鉴别垂体性甲减与下丘脑性或三发性甲减。

（3）甲状腺自身抗体：血清TPOAb、TgAb升高提示自身免疫性甲状腺疾病。目前认为TPOAb的意义较为肯定。

（4）甲状腺摄^{131}I率：亚急性甲状腺炎患者第三期（甲减期），甲状腺激素减低而摄^{131}I率升高是诊断的特异性表现。

2. 其他辅助检查　血胆固醇、低密度脂蛋白胆固醇、LP（a）、甘油三酯常升高；心肌酶谱可升高；可出现轻、中度贫血，多为正细胞正色素性贫血。超声心动图可提示心包积液，左心室射血时间（LVET）缩短，射血前间期（PET延长），心脏收缩时间间隔（STI）升高（STI=PET/LVET）是甲减心脏病较敏感的诊断指标。严重的原发性甲减时可有高泌乳素血症，甚至可伴有溢乳及蝶鞍增大，酷似垂体催乳素瘤。黏液性水肿昏迷患者还可有低氧血症、高碳酸血症和抗利尿激素分泌失调引起的稀释性低钠血症。影像学检查如X线检查出现骨化中心骨化不均匀、呈斑点状有助于呆小病的早期诊断。颅脑MRI有助于下丘脑垂体病变鉴别。

四、诊断与鉴别诊断

根据临床表现及TT_3、TT_4、FT_4、FT_3及TSH水平一般可确诊。注意排除由长期寒冷、TSH测定干扰、糖皮质激素缺乏等因素导致TSH升高。甲减伴溢乳及高泌乳素血症者，应注意与催乳素瘤鉴别。早期轻型甲减症状不典型，应注意与单纯贫血、特发性水肿、肾病鉴别。尚应与低T_3、低T_4综合征，亦称甲状腺功能正常的病态综合征（euthyroid sick syndrome，ESS）鉴别。低T_3综合征常见于急性重症疾病时，血清FT_3下降而血FT_4及TSH一般正常。低T_4综合征多见于伴血浆蛋白低下的肝肾等重症疾病，与血TBG下降有关，伴FT_4下降。甲状腺功能减退症诊断思路见图7-3-1。

五、治疗

1. 治疗目标　原发性临床甲减的治疗目标是症状和体征消失，血清TSH、TT_4、FT_4维持在正常范围。继发于下丘脑和垂体的甲减，以血清TT_4、FT_4达到正常范围作为治疗的目标。

2. 一般治疗　保暖，避免感染等各种应激状态。有贫血者可补充铁剂、维生素B_{12}和叶酸，缺碘者应补碘。

3. 替代治疗　是甲减的基本疗法。永久性者需终身服用。

（1）药物选择：L-T_4替代较理想，其半衰期约7天，吸收缓慢且较完全，晨起餐前口服1次即可维持较稳定的血药浓度，符合机体代谢和稳定甲状腺功能的需要。若无L-T_4，则可用干甲状腺片替代，但因其价廉易得，但TH含量不确定，T_3/T_4比值高于生理状态，常导致高T_3血症，临床目前已较少使用干甲状腺片。

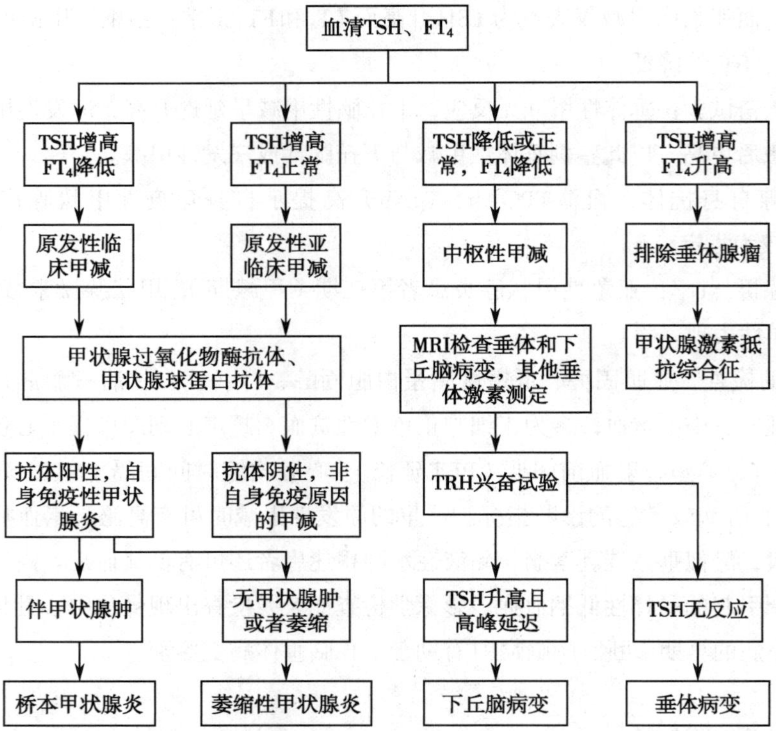

TRH. 促甲状腺激素释放激素；TSH. 促甲状腺素；FT_4. 游离甲状腺素。

▲ 图7-3-1　甲状腺功能减退症诊断思路

（2）治疗方法：小剂量开始，以防发生心脑血管并发症或加重病情。$L-T_4$初始剂量一般为25~50μg/d，逐渐增加剂量，维持量50~200μg/d，按体重计算成年患者替代剂量是1.6~1.8μg/（kg·d）；儿童需要较高的剂量，约2.0μg/（kg·d）；老年患者则需要较低的剂量，约1.0μg/（kg·d）；妊娠时的替代剂量需要增加20%~30%；甲状腺癌术后的患者需要剂量约2.2μg/（kg·d），以抑制TSH在防止肿瘤复发需要的水平。$L-T_4$每天服药1次，首选早餐前1小时，应至少早餐前30分钟服用，或睡前服用。与一些特殊药物（如铁剂、钙剂）和食物（如豆制品）等的服用间隔应 >4小时，以免影响$L-T_4$的吸收和代谢。治疗初期，每间隔4~6周监测血清TSH及FT_4。然后根据监测结果调整$L-T_4$剂量，直至达到治疗目标。治疗达标后，需要每6~12个月复查1次有关激素指标。中枢性甲减依据TT_4、FT_4水平，而非TSH调整治疗剂量。

4. 妊娠与甲减的治疗　妊娠期临床甲减诊断标准：TSH> 妊娠期参考值上限，且FT_4< 妊娠期参考值下限。妊娠亚临床甲减诊断标准：TSH> 妊娠期参考值上限，且FT_4在妊娠期参考范围内。妊娠前已经确诊的甲减，需要调整$L-T_4$剂量，使血清TSH<2.5mU/L后，再考虑怀孕。既往患有甲减的妇女一旦怀孕，应立即就诊检测甲状腺功能和自身抗体，根据TSH水平调整$L-T_4$剂量。如果不能就诊，可以自行增加原有$L-T_4$剂量的25%~30%。妊娠期甲减的治疗目标是使血TSH控制在妊娠期特异性参考范围的下1/2。如无法获得妊娠期特异性参考范围，则可控制血清TSH<2.5mU/L。妊娠期诊断的临床甲减，$L-T_4$替代剂量高于非妊娠妇女，为2.0~2.4μg/（kg·d），

足量起始或尽快达到治疗剂量。妊娠期诊断的亚临床甲减，TSH>正常参考范围上限，不考虑TPOAb是否阳性，应开始使用L-T_4治疗。妊娠前半期每2~4周检测一次甲状腺功能，血清TSH稳定后可以每4~6周检测一次。根据监测结果，调整L-T_4剂量。

5. 亚临床甲减的治疗 近年来受到重视，主要的危害是发展为临床型甲减，引起血脂异常促进动脉粥样硬化的发生等。根据TSH水平，亚临床甲减可分为两类：轻度亚临床甲减，TSH<10mU/L；重度亚临床甲减，TSH≥10mU/L。其中，轻度亚临床甲减占90%。重度亚临床甲减患者，主张给予L-T_4替代治疗。轻度亚临床甲减患者，如果伴甲减症状、TPOAb阳性、血脂异常或动脉粥样硬化性疾病，应予L-T_4治疗。治疗的目标和方法与临床甲减一致。

6. 黏液性水肿昏迷的治疗

（1）立即补充甲状腺激素：先静脉注射L-T_4 200~400μg作为负荷剂量，继之每天静脉注射L-T_4 1.6μg/kg，直至患者临床表现改善，改为口服给药或者其他肠道给药。如果没有L-T_4注射剂，可将L-T_4片剂磨碎后胃管鼻饲，L-T_4首次100~200μg，以后每日50μg，患者清醒后改为口服。对于年幼或老年患者以及有冠脉疾病或心律失常病史的患者则采用较低的剂量。治疗可以持续到患者明显恢复。

（2）氢化可的松：200~400mg/d，静脉滴注，1~2天后视病情逐渐减量。

（3）支持与对症治疗：① 吸氧，积极改善呼吸状况，必要时气管插管、使用人工呼吸机；② 保暖，提高房间温度及增加被褥，不宜使用暖水袋或电热毯加温，以免外周血管扩张，散热增加，且加重血容量不足；③ 适当补液，TH缺乏时常有水潴留，入量不宜过多；④ 去除或治疗诱因，感染诱因占35%；⑤ 纠正休克，处理并发症。

第四节　甲状腺炎

甲状腺炎是由感染或自身免疫导致甲状腺滤泡结构破坏的一类疾病，可分为急性、亚急性和慢性三类，具体分类如下。本节主要介绍亚急性和慢性甲状腺炎。

1. 急性甲状腺炎

（1）细菌性（化脓性甲状腺炎）

（2）病毒性（如猫抓热病毒，少见）

2. 亚急性甲状腺炎

（1）亚急性肉芽肿性甲状腺炎（又称巨细胞性甲状腺炎、de Quervain甲状腺炎）

（2）亚急性淋巴细胞性甲状腺炎（又称无痛性甲状腺炎、寂静性甲状腺炎）

（3）产后甲状腺炎

3. 慢性甲状腺炎

（1）慢性淋巴细胞性甲状腺炎（chronic lymphocytic thyroiditis，CLT）

1）桥本甲状腺炎（Hashimoto thyroiditis，HT）

2）慢性萎缩性甲状腺炎（atrophic thyroiditis）

（2）木样甲状腺炎（Riedel thyroiditis，又称慢性纤维性甲状腺炎）

4. 其他甲状腺炎（由细菌、病毒、真菌、寄生虫感染，或放射线、外伤、结节病、淀粉样变、药物等引起）

一、亚急性肉芽肿性甲状腺炎

亚急性甲状腺炎（subacute thyroiditis）简称“亚甲炎”，通常是指亚急性肉芽肿性甲状腺炎（subacute granulomatous thyroiditis），由病毒感染后引起的变态反应所致的自限性甲状腺炎，在甲状腺疾病中占约5%，20~50岁多见，男女发生比例为1∶（3~6）。

（一）病因与病理

本病病因与病毒感染有关，多数患者于上呼吸道感染后发病，患者血清中某些病毒（主要为流感病毒、柯萨奇病毒、腺病毒、腮腺炎病毒等）抗体滴度升高。甲状腺滤泡结构破坏，形成巨细胞性肉芽肿。恢复期滤泡细胞再生，一般能恢复至正常甲状腺结构。

（二）临床表现

1. 起病急，多数为骤然起病，起病前1~3周常有病毒感染症状，如咽痛、发热、乏力等。

2. 甲状腺区明显疼痛，可放射到耳部、胸背等，吞咽时疼痛加重。

3. 约50%的患者可出现一过性心悸、怕热、手抖等甲状腺毒表现。

4. 甲状腺轻中度肿大，有时单侧肿大明显，质地多较硬，触痛明显，部分可扪及结节，且随病情发展结节部位可变化，无震颤及杂音。

5. 整个病程6~12个月，少数可迁延1~2年。

（三）辅助检查

1. 甲状腺毒症期 起病早期甲状腺滤泡被炎症破坏，其内储存的甲状腺激素释放入血，形成“破坏性甲状腺毒症”，导致血清T_3、T_4增高，TSH降低，^{131}I摄取率减低（24小时<2%）或甲状腺核素扫描不显影，此“分离现象”为本病的特征性表现；此期ESR增快，常>50mm/h，ESR不增快也不能除外本病。

2. 甲状腺功能减退期 随病程进展，血清T_3、T_4逐渐降低，TSH回升，^{131}I摄取率也逐渐恢复。

3. 恢复期 随甲状腺滤泡上皮细胞的修复，摄^{131}I率及血T_3、T_4、TSH逐渐恢复正常。

（四）诊断与鉴别诊断

诊断依据：① 急性炎症的全身症状，起病前1~3周有上呼吸道感染病史；② 甲状腺轻、中度肿大伴疼痛并向耳后辐射，中等硬度，触痛明显；③ 典型者实验室检查呈现上述三期表现。但由于患者的就诊时间和病程的差异，实验室检查结果各异。

亚急性甲状腺炎应与下列疾病鉴别。

1. 慢性淋巴细胞性甲状腺炎 少数病例起病较急且伴甲状腺疼痛、触痛，活动期ESR可轻度增高，但不出现全身症状，血清TgAb及TPOAb滴度增高。

2. 甲状腺腺瘤合并出血 突然出血，可伴有甲状腺部位疼痛，但无全身症状，ESR不升高，甲状腺功能正常，甲状腺超声检查能辅助鉴别诊断。

（五）治疗

1. 轻型　适当休息，给予非甾体抗炎药如吲哚美辛（消炎痛）75~150mg/d，分3次口服；疗程一般2周左右。

2. 中重型　可给予泼尼松20~40mg/d，分次口服，可迅速缓解症状，体温下降、疼痛消失，甲状腺结节很快缩小或消失。根据症状、体征及ESR的变化缓慢减少剂量，一般每周减量5mg，总疗程不少于6~8周；推荐摄碘率恢复正常后再停用糖皮质激素。

3. 伴甲状腺毒者　不须服用抗甲状腺药物，必要时可给予小剂量普萘洛尔对症治疗。

4. 伴甲减者　原则上可不予甲状腺激素替代治疗，因升高的TSH有利于甲状腺滤泡细胞再生，恢复甲状腺结构。发生永久性甲减时需长期L-T_4替代治疗。

二、亚急性淋巴细胞性甲状腺炎

亚急性淋巴细胞性甲状腺炎（subacute lymphocytic thyroiditis），又称无痛性甲状腺炎，任何年龄均可发病，30~50岁多见，约2/3为女性。可能与自身免疫有关。表现为短暂、可逆的甲状腺滤泡破坏，局灶性淋巴细胞浸润，50%的患者血清中存在甲状腺自身抗体。

（一）临床表现

① 甲状腺肿大：50%的患者轻度甲状腺肿大，特征是呈弥漫性，质地较硬，无结节，无疼痛及触痛，无血管杂音；② 典型的甲状腺功能变化类似于亚急性肉芽肿性甲状腺炎，分为甲状腺毒症期、甲减期和恢复期，50%的患者不进入甲减期，甲状腺功能即可恢复正常。

（二）辅助检查

早期血清T_3、T_4升高，血清$T_3/T_4<20$对诊断有帮助；^{131}I摄取率在甲状腺毒症期<3%是重要的鉴别指标之一，恢复期逐渐回升。

（三）鉴别诊断

本病须与无突眼、甲状腺肿大不显著的Graves病鉴别，后者的病程较长，甲状腺毒症症状更明显，^{131}I摄取率增高伴高峰前移，TRAb常阳性。仅有甲状腺局部表现时，应与甲状腺腺瘤或甲状腺腺癌鉴别。

（四）治疗

主要为对症治疗。甲状腺毒症期可用普萘洛尔缓解症状，甲状腺功能一旦恢复正常即停用；避免使用抗甲状腺药物。甲减期一般不需治疗，如症状明显或持续时间久可短期、少量应用L-T_4，永久性甲减者需终生替代治疗。

三、产后甲状腺炎

产后甲状腺炎（postpartum thyroiditis，PPT）是指妊娠前甲状腺功能正常妇女在产后一年内出现的甲状腺功能异常。PPT是自身免疫性甲状腺炎的一种类型，患病率约5.4%。

（一）病因与病理

发生在产后的一种自身免疫性甲状腺炎。目前认为，患者一般存在隐性自身免疫甲状腺炎。妊娠作为诱因促进疾病由亚临床形式转变为临床形式。过量碘摄入是诱发因素，TPOAb是妊娠妇女重要的预测指标。病理表现为轻度淋巴细胞浸润，但不形成生发中心。

（二）临床表现

本病典型病程可分三个阶段，整个病程持续6~12个月。① 甲状腺毒症期：通常发生在产后2~6个月，一般持续2~4个月，是由于甲状腺组织被炎症损伤后，TH从甲状腺腺泡漏出进入循环，出现甲状腺毒症，可自行缓解，血清TH水平增高、TSH降低，TRAb阴性；② 甲减期：出现在产后3~12个月，可表现肌肉、关节疼痛和僵硬，疲乏无力、注意力不集中、便秘等，血清TH水平下降、TSH逐渐升高；③ 恢复期：甲状腺功能逐渐恢复正常，但有20%的病例可遗留永久性甲减。并非所有病例都有三个阶段表现，非典型病例可仅表现为甲状腺毒症期或甲减期。

（三）辅助检查

根据病程的三个阶段，血清T_3、T_4、TSH出现相应改变。由于产妇处于哺乳期，不宜做^{131}I检查。TPOAb大多为阳性，但妊娠的免疫抑制作用降低了抗体的滴度，产后TPOAb滴度会回升。

（四）诊断与鉴别诊断

诊断依据：① 产后1年内发生甲状腺功能异常（甲状腺毒症、甲状腺功能减退或两者兼有）；② 病程呈现甲状腺毒症和甲减的双向变化或自限性；③ 甲状腺轻、中度肿大，质地中等，但无触痛；④ 血清TRAb一般阴性。

产后甲状腺炎在甲状腺毒症期主要与产后Graves病复发鉴别，因为分娩也是Graves病复发的诱因之一。两者鉴别要点如下。① 临床表现：产后Graves病在产前常有Graves病史或有Graves病的特征性表现，甲亢症状较重；② TRAb：产后Graves病TRAb阳性，桥本甲状腺炎为阴性；③ 甲状腺^{131}I摄取率：桥本甲状腺炎在甲状腺毒症期减低，产后Graves病增高，但受哺乳限制患者不能做甲状腺^{131}I摄取率检查。

（五）治疗与预防

本病呈自限性过程。甲状腺毒症期一般不需要抗甲状腺药物治疗，症状严重者可给予普萘洛尔对症治疗，每1~2个月复查1次血清TSH，及时发现甲减期。甲减期可给予L-T_4替代治疗，血清TSH $<$ 10mU/L时不需要处理，TSH可自行恢复。有本病病史的妇女在产后5~10年发生永久性甲减的危险性明显增加，建议每年监测TSH。发生永久性甲减的患者应及时使用左甲状腺素替代治疗。建议育龄妇女在妊娠前做TPOAb和TSH筛查，妊娠初期TPOAb阳性者，30%~50%发生PPT。

四、桥本甲状腺炎

桥本甲状腺炎（Hashimoto thyroiditis，HT）又称慢性淋巴细胞性甲状腺炎，属于自身免疫性甲状腺炎，1912年由日本Hashimoto首先报道。近年来，HT的患病率、发病率均呈增长趋势，我国甲状腺自身免疫性抗体升高率约为14.2%，女性发病率是男性15~20倍，30~50岁的女性是高发人群。

（一）病因与发病机制

本病有家族聚集现象，由遗传因素和自身免疫因素相互作用发病。本病的特征是存在高滴度的甲状腺过氧化物酶抗体（TPOAb）和甲状腺球蛋白抗体（TgAb）。TPOAb具有激活补体、抗体依赖介导的细胞毒作用和Th1型细胞因子的作用，均参与甲状腺组织破坏的过程。感染和高碘膳食是本病发生发展的重要环境因素。本病在早期患者血清中TgAb和TPOAb均明显升高，之后TgAb可消失，TPOAb可存在多年。

（二）病理

正常滤泡结构被淋巴细胞、浆细胞及淋巴生发中心的广泛浸润所替代，甲状腺滤泡变小、萎缩，胶质减少甚至消失。残余滤泡上皮细胞增大，胞质嗜酸性染色，称Askanazy细胞或Hurthle细胞，代表上皮细胞的损伤。甲状腺炎组织学改变从轻度“淋巴细胞”型，经过典型的“嗜酸细胞”型中间型，最后可导致严重的“纤维化”型。

（三）临床表现

1. 常见临床表现

（1）本病起病隐匿，进展缓慢，病程较长。不少患者临床症状缺如。

（2）典型的临床表现：偶然发现无症状的甲状腺肿大是HT最突出的临床表现，甲状腺呈弥漫性、分叶状或结节性肿大，随吞咽活动，峡部肿大较明显；表面常不光滑，质地硬韧，偶有局部疼痛或触痛。常有咽部不适感。随病程进展，甲状腺组织破坏后出现甲减，可表现为怕冷、心动过缓、便秘甚至黏液性水肿等。少数病例可出现TAO，甲状腺肿大压迫食管、气管和喉返神经者较罕见。甲状腺非对称性肿大而功能正常者，易误诊为孤立性或多结节性甲状腺肿。

2. 特殊类型的临床表现

（1）甲状腺毒症：① 桥本甲亢，即HT与GD共存，血清中存在TSAb和TPOAb，组织学兼有HT及GD两种表现，临床表现为甲亢和甲减交替出现，部分病例有胫前黏液性水肿及突眼。② 一过性甲状腺毒症（即桥本甲状腺毒症），为滤泡破坏，贮存的TH释放入血所致；随病程进展，中晚期出现甲减。

（2）合并淋巴瘤或癌：HT合并乳头状癌较多，个别病例合并淋巴瘤，很少伴甲状腺髓样癌。

（3）亚急性淋巴细胞性甲状腺炎：本病也有T_3、T_4升高而甲状腺^{131}I摄取率降低的“分离”现象，但无发热和颈痛等症状；通常血TPOAb阳性，早期表现为甲状腺毒症，后期出现甲减。

（4）自身免疫性甲状腺炎相关性脑病（桥本脑病）：本病罕见且临床表现多样，部分病例病情严重，其病因尚不完全清楚，通常糖皮质激素治疗有效。

（四）辅助检查

1. 甲状腺功能正常时，TgAb、TPOAb滴度显著升高，是最有意义的诊断指标。

2. T_3、T_4及TSH测定　发生甲状腺功能损伤时，可出现亚临床甲减（血清T_4、FT_4正常，TSH升高）和临床甲减（血清T_4、FT_4降低，TSH升高）。

3. 甲状腺^{131}I摄取率　根据残存甲状腺功能及TSH水平，^{131}I摄取率可正常、升高或降低。

4. 甲状腺扫描　分布不均匀，可见“冷结节”。

5. 甲状腺细针抽吸活检（fine-needle aspiration biopsy，FNAB）可见浸润的淋巴细胞，有助于诊断的确立。

（五）诊断与鉴别诊断

凡是弥漫性甲状腺肿大，特别是伴峡部锥体叶肿大，无论甲状腺功能有无改变，都应怀疑本病，结合血清TgAb和TPOAb明显增高，诊断可成立。FNAB和病理组织学检查有确诊价值。

部分病例甲状腺出现多个结节、质地较硬，须与甲状腺癌鉴别，FNAB有助于鉴别诊断。少数有甲状腺局部疼痛和触痛，ESR增快，应与亚急性肉芽肿性甲状腺炎鉴别；后者TgAb及TPOAb通常阴性，且在甲状腺毒症期的^{131}I摄取率明显降低，必要时行FNAB有助于鉴别。

（六）治疗

本病尚无针对病因的治疗措施。早期甲状腺轻度肿大及无明显症状者可暂不治疗。但对亚临床甲减或有甲减表现者，需L-T_4替代治疗。对于甲状腺明显肿大伴有压迫症状者，即使甲状腺功能正常，可给予L-T_4治疗；如药物治疗不能缓解，或疑有恶性病变时可考虑手术。具体方法可参见本章第三节。

少数发病急、甲状腺迅速肿大或伴疼痛者可短期应用糖皮质激素以较快缓解症状，泼尼松30mg/d，症状缓解后逐渐减量，疗程1~2个月。

第五节　甲状腺结节

甲状腺结节（thyroid nodule）是指甲状腺内，由甲状腺细胞的异常、局灶性生长引起的离散病变，为临床常见疾病。流行病学调查显示在健康人群中通过触诊甲状腺检出率为3%~7%，借助高分辨率超声检出率可达20%~76%。国内以女性及老年人群多见。甲状腺癌在甲状腺结节中占8%~16%。因此，甲状腺结节的诊疗重点在于分辨结节的良恶性，以便进行适时、合理的治疗。

一、病因

甲状腺结节可分为良、恶性两大类。良性甲状腺结节可由以下病因所致：良性腺瘤，局灶性甲状腺炎，结节性甲状腺肿，甲状腺、甲状旁腺囊肿或甲状腺舌管囊肿，单叶甲状腺发育不全导致对侧叶增生，手术、^{131}I治疗所致甲状腺组织瘢痕和增生等。除此之外，多数甲状腺结节病因未明。

二、临床表现

绝大部分甲状腺结节在体检中被发现，无明显的临床症状。部分患者由于压迫周围组织出现声音嘶哑、压迫感、呼吸困难、吞咽困难等症状。也可因结节内出血所致疼痛或结节增大。亦可合并甲状腺功能异常出现相应临床症状。

有以下情况考虑恶性风险增加：结节生长迅速、排除声带病变而持续性声音嘶哑或发音困难、结节形状不规则、与周围组织粘连固定、颈部淋巴结病理性肿大。

三、辅助检查

1. 血清TSH 对于检出甲状腺结节的患者应进行TSH常规监测。若TSH水平降低，提示可能存在甲状腺激素分泌过多，应进一步监测FT_4和FT_3或TT_3和进行甲状腺核素扫描，对结节自主功能进行鉴定。如有自主功能，恶性可能性较低。若TSH水平升高，应进一步检查FT_4、甲状腺自身抗体及FNAB。

2. 甲状腺超声 高分辨率超声为目前评价甲状腺结节首选方法。它可有效评估甲状腺体积和质地，甲状腺结节位置、质地、大小以及数量、形状、边界、包膜、钙化、血供与周围组织的关系等。此外还能对颈部淋巴结的数量、大小、结构进行评估。中国甲状腺超声影像报告和数据系统（C-TIRADS）较适用于中国人群。结节良性特征包括纯囊性、海绵样和伴有“彗星尾征”伪像的点状强回声（-1分）。结节可疑恶性特征包括垂直位（+1分）、实性（低回声或低回声为主时+1分）、极低回声（+1分）、点状强回声（可疑微钙化时+1分）、边缘模糊/不规则或甲状腺外侵犯（+1分）。根据以上结节的超声特征，计分后的结节危险性分类见表7-3-6。

▼ 表7-3-6 甲状腺结节的超声分类

C-TIRADS分类	分值	恶性率
C-TIRADS 1	无分值[a]	0%
C-TIRADS 2	-1	0%
C-TIRADS 3	0	<2%
C-TIRADS 4A	1	2%~10%
C-TIRADS 4B	2	10%~50%
C-TIRADS 4C	3~4	50%~90%
C-TIRADS 5	5	>90%
C-TIRADS 6	—	活检证实的恶性结节

注：[a].无结节，不予赋分

3. FNAB FNAB为术前评估结节良恶性特异度、敏感度最佳的办法。一方面可减少不必要的良性结节手术，另一方面可为手术提供方案。

超声引导甲状腺结节FNAB的适应证（符合以下条件之一）。

1）C-TIRADS 3类的甲状腺结节，最大径≥2cm。

2）C-TIRADS 4A类的甲状腺结节，最大径≥1.5cm。

3）C-TIRADS 4B~5类的甲状腺结节，最大径≥1cm。

4）定期观察的甲状腺结节实性区域的体积增大50%以上或至少有2个径线增加超过20%（且最大径＞0.2cm）的患者。

5）最大径＜1cm的C-TIRADS 4B~5类甲状腺结节，若存在以下情况之一，须行FNAB：① 拟行手术或消融治疗前；② 可疑结节呈多灶性或紧邻被膜、气管、喉返神经等；③ 伴颈部淋巴结可疑转移；④ 伴血清降钙素水平异常升高；⑤ 有甲状腺癌家族史或甲状腺癌综合征病史。FNAB取材结果可分为取材无法判断或不满意、良性、不确定、可疑恶性和恶性。

4. 甲状腺核素扫描　甲状腺核素扫描适用于评估直径＞1cm的甲状腺结节。在单个（或多个）结节伴有血清TSH降低时，甲状腺^{131}I或$^{99}TcO_4$核素扫描对于判断结节是否具有自主摄取功能（"热结节"）较有优势。绝大部分"热结节"为良性，不需要行FNAB。但其良恶性鉴别价值不如超声。

5. 其他检查

（1）血清降钙素：有助于在疾病早期协助诊断甲状腺滤泡旁细胞（C细胞）异常增生及甲状腺髓样癌。

（2）血清甲状腺球蛋白（Tg）：可在多种甲状腺疾病中升高，缺乏诊断特异度。血清Tg是分化型甲状腺癌（differentiated thyroid carcinoma，DTC）甲状腺全切术后和^{131}I治疗后监测残留、复发和转移的指标，对未行^{131}I治疗的患者也有一定提示作用。

（3）影像学：可选CT、MRI、^{18}F-FDG PET等技术，但在评估结节良恶性上不优于超声。在术前可行颈部CT或MRI，以便显示结节与邻近组织解剖关系、评估可疑淋巴结。PET技术利用甲状腺结节摄取和葡萄糖代谢的情况，一定程度上反映结节良恶性情况，但特异度欠佳。

四、诊断与鉴别诊断

甲状腺结节诊断首选高分辨率超声。对于触诊或在影像学手段上发现的可疑甲状腺结节应通过甲状腺超声予以证实，必要时进行FNAB。总之，甲状腺结节的鉴别须结合病史、临床表现及辅助检查进行评估。

五、治疗

多数良性甲状腺结节仅需定期随访，无症状且增长不快的良性结节无须特殊治疗。少数情况下，可选择手术治疗、内科治疗（TSH抑制治疗）、^{131}I治疗等。若出现可疑恶性征象或体积增大超过50%者，可重复行超声引导下FNAB。

对于判别为恶性的结节，应按照甲状腺癌（thyroid carcinoma）的处理办法进行治疗。甲状腺癌主要分为DTC与未分化型甲状腺癌。分化型主要包括甲状腺乳头状癌（PTC）、甲状腺滤泡状癌（FTC）、嗜酸细胞癌（OCA）和分化型高级别甲状腺癌（DHGTC）合计占90%以上；另有甲状腺髓样癌（MTC）占5%，及未分化癌3%。以下主要介绍分化型甲状腺癌的治疗，主要包括手术治疗、术后^{131}I治疗及TH抑制TSH治疗。

1. 手术治疗 是初始治疗甲状腺癌的最主要手段，对预后有重要影响。手术主要可选择甲状腺单侧腺叶（加峡部）切除、甲状腺全切或近全切除术。术中应注意保护颈部神经及甲状旁腺，结合颈部淋巴结转移及病灶情况进行选择性淋巴结清扫。此外，所有患者在术后应进行美国肿瘤联合会推荐的TNM分期及复发危险度低、中、高分级，有助于预测患者预后，指导术后治疗及随访方案。

2. 术后^{131}I治疗 ^{131}I放射性治疗是DTC术后治疗的重要手段之一。治疗主要目的在于清除术后残留的甲状腺组织，即“清甲”，还有术中不能清除的转移灶，即“清灶”，以及清除手术后影像学无法证实的可能存在的转移或残留病灶，称为辅助治疗。术后放疗有利于随访中通过血清Tg和^{131}I全身显像（whole body scan，WBS）监测疾病的进展。为提高治疗的有效性，常在治疗前使TSH升高以达到提高^{131}I摄取率。常用的方法：① 停用L-T_4 2~4周；② 注射人源性重组TSH（rhTSH）。

3. 抑制TSH治疗 DTC手术后须进行长期TH抑制TSH治疗，主要应用L-T_4。治疗理念主要是要平衡术后患者肿瘤复发危险度和TSH抑制治疗所致的不良反应风险。治疗原理在于：① 满足机体对甲状腺激素的生理需求；② 由于DTC细胞表面表达TSH受体，对TSH刺激发生反应，使用超生理剂量血清TSH水平，可以减少复发的风险。而主要的不良反应在于导致外源性亚临床甲状腺毒症，加重心血管系统负担和增加骨折风险（绝经期女性尤甚）。

六、预后

良性甲状腺结节预后良好。恶性甲状腺结节90%以上为DTC。DTC大多进展缓慢，10年生存率较高。某些DTC亚型（弥漫硬化型、高细胞型、柱状细胞型、鞋钉型、实性亚型）容易侵袭和远处转移，复发率高，预后较差。

（李静）

学习小结

本章主要从甲状腺常见的疾病，即单纯性甲状腺肿、甲状腺功能亢进症、甲状腺功能减退症、甲状腺炎、甲状腺结节5大类进行阐述，重点在于熟悉与掌握甲状腺功能亢进症的病因机制、临床诊治原则及治疗方案的选择。大部分甲状腺疾病的发病与遗传、自身免疫、环境因素相关，但仍未完全阐明。主要表现在甲状腺腺体或腺体外的改变和由于甲状腺激素分泌的增加或减少以及调控异常所致的全身症状体征改变。根据病史、症状、体征、辅助检查、影像学手段诊断甲状腺疾病一般较为明确。治疗目的为恢复甲状腺正常的功能以及积极干预恶变成分，同时辅以对症支持治疗。

复习参考题

1. 什么是甲状腺危象？
2. 请简述亚急性甲状腺炎典型的三期改变。
3. 请简述FNAB的适应证。

案例7-3-1 患者，女，35岁，3周前有感冒伴咽痛，2周前已痊愈。近5天颈前疼痛明显，有低热。查体：体温37.8℃，皮肤无汗，甲状腺Ⅱ度肿大，右侧叶质硬，明显触痛拒按，白细胞计数$7.8 \times 10^9/L$。

思考问题：

1. 该病例的临床诊断和诊断依据是什么？还须完善哪些检查？
2. 该病例的治疗原则是什么？
3. 该病最主要的鉴别诊断是什么？

第四章　肾上腺疾病

学习目标

掌握　库欣综合征的病因、发病机制、临床表现及诊断要点；原发性醛固酮增多症的诊断流程（筛查、确诊、分型）。

熟悉　原发性慢性肾上腺皮质功能减退症的临床表现、诊断要点与治疗原则；嗜铬细胞瘤的临床表现、实验室检查、诊断要点。

了解　肾上腺危象的临床表现及处理原则。

第一节　库欣综合征

库欣综合征（Cushing syndrome，CS）又称皮质醇增多症（hypercortisolism），是由各种原因导致的高皮质醇血症，以向心性肥胖、高血压、糖代谢异常和骨质疏松为典型临床表现的一种综合征。其中，由肾上腺皮质分泌过多皮质醇导致的库欣综合征，称为内源性库欣综合征；而长期应用外源性糖皮质激素而引起的库欣综合征表现，称为外源性或药源性库欣综合征。近年来将仅有实验室检查异常而无临床表现的类型称为亚临床库欣综合征或自主皮质醇分泌。研究显示内源性库欣综合征年发病率为（1~7）/100万人，男女比例为1∶3。因其极易合并高血压、糖尿病、骨质疏松和代谢综合征，库欣综合征患者死亡率较正常人高2~4倍。

一、病因

（一）ACTH依赖性库欣综合征

以血浆促肾上腺皮质激素（ACTH）水平增高为特征，其共同的致病机制为过多的ACTH刺激肾上腺皮质分泌过多的皮质醇。

1. 库欣病　占内源性库欣综合征的60%~70%，绝大多数由垂体ACTH瘤所致。瘤体直径<1cm称为垂体微腺瘤，而>1cm称垂体大腺瘤，有向鞍外扩展或浸润倾向。ACTH瘤的ACTH分泌通常受外源性糖皮质激素的反馈抑制。

2. 异位ACTH分泌综合征　占内源性库欣综合征的15%~20%，多数为肺部、胰腺或胸腺的神经内分泌肿瘤引起。异位ACTH分泌发生于2%的肺癌患者，其中50%为小细胞肺癌。大多数此类病例的ACTH分泌不受外源性糖皮质激素的反馈抑制。

（二）非ACTH依赖性库欣综合征

1. 肾上腺皮质腺瘤　占内源性库欣综合征的10%~20%。腺瘤过量分泌的糖皮质激素反馈抑制垂体ACTH的分泌，故血浆ACTH水平下降，使得腺瘤外其他正常肾上腺皮质组织萎缩和功能下降。肾上腺腺瘤由束状带细胞组成，分泌过量的糖皮质激素，因此常不伴有雄激素过多的体征。腺瘤具有完整包膜，直径多为2~4cm，呈圆形或椭圆形。

2. 肾上腺皮质癌　占库欣综合征的2%~3%。肾上腺皮质癌的体积较大，且生长快，呈浸润性，易早期转移。由于雄性激素水平升高，该病常有明显的女性男性化，并伴低钾性碱中毒。

3. ACTH非依赖的双侧小结节性增生　又称为Meador综合征，患者多为儿童和青少年，一部分患者的临床表现如一般的库欣综合征；另一部分为家族性，往往伴面、颈、躯干及口唇巩膜着色斑，还可伴皮肤、乳房、心房黏液瘤等，称为Carney综合征。

4. ACTH非依赖的双侧大结节性增生　双侧肾上腺增大，有多个直径5mm以上的良性结节，一般为非色素性，病因尚不明确。

5. 药源性库欣综合征　是指长期应用外源性糖皮质激素引起的库欣综合征，为最常见的库欣综合征，其特点为双侧肾上腺皮质萎缩，血ACTH、皮质醇水平低下。

（三）假性库欣综合征

由酗酒、抑郁症或肥胖导致的库欣综合征又称假性库欣综合征（pseudo–Cushing syndrome）。假性库欣综合征患者很少出现典型皮肤征象（即易发瘀斑、皮肤菲薄、紫纹）和肌肉征象（即近端肌萎缩和无力）。

二、临床表现

（一）脂代谢障碍

皮质醇增多时脂肪合成显著增强，常累及面部、颈部、躯干和腹部，四肢通常不受累，呈现向心性肥胖。患者呈满月脸、水牛背、悬垂腹，而四肢相对瘦小。

（二）蛋白质代谢障碍

大量皮质醇促进蛋白质分解，抑制蛋白质合成，患者皮肤菲薄易有瘀斑。因皮肤弹性纤维断裂，可通过菲薄的皮肤透见毛细血管，在下腹、大腿内侧、臀部及腋窝形成紫纹。肌肉软弱无力甚至萎缩，伴骨质疏松。若发生在儿童其生长发育受抑制。

（三）糖代谢障碍

大量皮质醇拮抗胰岛素的作用并促进糖异生和肝糖输出，导致糖耐量减低，甚至糖尿病。

（四）电解质紊乱

大量皮质醇潴钠、排钾，引起低血钾，部分患者因钠潴留而有轻度水肿。

（五）血液系统改变

皮质醇刺激骨髓，使红细胞和血红蛋白偏高，又因患者皮肤变薄，使面容呈多血质。白细胞总数及中性粒细胞增多，而淋巴细胞和嗜酸性粒细胞减少。

（六）生殖系统改变

因大量皮质醇抑制垂体促性腺激素，女性月经减少、不规则甚至停经，男性性功能减退。女性因肾上腺雄激素产生过多而常见多毛、痤疮，甚至女性男性化（此时应警惕肾上腺癌）。

（七）对感染抵抗力减弱

长期大量皮质醇增多使细胞及体液免疫功能减弱，易于感染。

（八）神经–精神障碍

情绪不稳定、失眠、烦躁，以及焦虑、抑郁等精神症状。

（九）其他

高血压常见，异位ACTH综合征患者皮肤色素明显加深。

三、实验室及辅助检查

（一）血和尿中肾上腺皮质激素的测定

1. 血浆皮质醇测定 库欣综合征患者皮质醇升高，失去正常的昼夜节律。正常人血皮质醇浓度早晨为全天最高水平，午夜皮质醇为全天最低水平，如果午夜血皮质醇水平无明显降低，提示皮质醇节律紊乱。

2. 24小时尿游离皮质醇测定 测定尿中24小时游离皮质醇总量，可反映肾上腺皮质激素日分泌量。皮质醇增多症时该指标升高，地塞米松抑制试验也常用该指标判断。

（二）地塞米松抑制试验

地塞米松抑制试验用于确诊库欣综合征及病因的鉴别。

1. 小剂量地塞米松抑制试验 本方法主要应用于确诊库欣综合征。午夜一次给药：午夜0：00一次性口服地塞米松1mg，次晨测定血皮质醇，小于50nmol/L为正常反应，大于50nmol/L（1.8μg/dl）考虑为库欣综合征。也可每6小时口服地塞米松0.5mg，连服2天，患者第3天血皮质醇不能被抑制到50nmol/L以下应考虑库欣综合征。

2. 大剂量地塞米松抑制试验 在小剂量地塞米松抑制试验的基础上（呈不受抑制状），为进一步鉴定其病因和定位，可将地塞米松量加至2mg，每日4次，连续2天；也可采用单次口服8mg 地塞米松的过夜法，若血或尿皮质醇水平被抑制至对照的50%以下应考虑库欣病；若不受抑制则提示肾上腺腺瘤/癌或异位ACTH分泌综合征。

（三）影像学检查

所有ACTH依赖性库欣综合征应行垂体增强MRI。非ACTH依赖性库欣综合征则建议行肾上腺CT或MRI。

四、诊断与鉴别诊断

（一）筛查对象

对疑似库欣综合征患者，应询问近期有无使用糖皮质激素史，以除外药源性库欣综合征。对以下人群应进行库欣综合征的筛查：① 年轻的骨质疏松或高血压患者；② 具有库欣综合征临床表现的患者，特别是进行性加重的肌病、多血质、紫纹和皮肤变薄；③ 体重增加而生长停滞的儿童；④ 肾上腺意外瘤患者。

（二）定性与定位诊断

1. 首先通过血浆皮质醇昼夜节律、24小时尿游离皮质醇、小剂量地塞米松抑制试验确定库欣综合征定性诊断。

2. 测定ACTH可区分ACTH依赖性和非依赖性，若测定值 <10pg/ml则为非ACTH依赖性（肾上腺源性），应进一步行肾上腺CT或MRI检查。若测定值 >20pg/ml则为ACTH依赖性，进一步须行大剂量地塞米松抑制试验，有助于库欣病和异位ACTH分泌综合征的鉴别诊断。

（三）鉴别诊断

1. 肥胖症 患者可有高血压、糖耐量减低、经量减少或闭经，腹部可有条纹（大多数为白色，有时为淡红色，但较细）。尿游离皮质醇不高，小剂量地塞米松抑制试验被抑制。

2. 酗酒 患者血、尿皮质醇分泌增高，可不能被小剂量地塞米松抑制，在戒酒一周后，生化异常即消失。患者很少出现库欣典型皮肤征象和肌肉征象。

3. 抑郁症 患者尿游离皮质醇可增高，也可不能被地塞米松抑制，抑郁缓解后高皮质醇血症消失。患者很少出现库欣典型皮肤征象和肌肉征象。

五、治疗

治疗目标是尽可能恢复正常的血浆皮质醇水平，应根据不同的病因进行相应的治疗。

（一）库欣病的治疗

首选由经验丰富的神经外科医师经蝶窦或经颅手术切除垂体瘤或微腺瘤，并尽可能保留正常垂体组织，经蝶微腺瘤切除术后缓解率为65%~90%以上，复发率5年为5%~10%，10年为10%~20%。大腺瘤术后缓解率 <65%，复发率12%~45%。术后多数患者会出现一过性的垂体–肾上腺皮质功能减退，必要时可补充糖皮质激素直至垂体–肾上腺皮质功能恢复正常。术后复发者结合垂体放疗、药物或肾上腺次全切除术，可使80%以上的患者获得满意的疗效。

（二）肾上腺腺瘤的治疗

手术摘除腺瘤应尽可能保留腺瘤外其他正常肾上腺组织，由于肾上腺皮质腺瘤常为单侧，故术后复发罕见，但可能出现一过性的肾上腺皮质功能减退，须及时补充皮质激素。

（三）肾上腺皮质腺癌的治疗

应争取早期诊断，早期手术切除，未转移者经切除肿瘤后预后尚好。若已有远处转移者，手术切除原发肿瘤后应加用放疗和/或化疗。血浆皮质醇水平仍高者须配合阻滞肾上腺皮质激素合成的药物等治疗。

（四）异位ACTH综合征的治疗

应尽早发现原发性癌肿，按病情做手术、放疗或化疗。若癌肿能根治，本症也能获控制，若癌肿未能根除，症状严重者行双侧肾上腺切除或应用阻滞肾上腺皮质激素合成的药物，同时要积极纠正低血钾等生化紊乱。

（五）围术期肾上腺皮质功能减退的治疗

1. 肾上腺性库欣综合征 术中应静脉滴注氢化可的松100~200mg，如遇血压下降或休克应立即增加剂量。术后常规静脉滴注氢化可的松100~200mg/d，3~5日，逐渐减量后改口服泼尼松至维持量，半年左右可停药。注意部分皮质激素补充过多，可导致患者出现精神异常。

2. ACTH依赖性库欣综合征 术后1周内要测定血皮质醇或24小时尿游离皮质以评估肾上腺皮质功能，如遇功能低下，则应用糖皮质激素，待病情好转后逐渐停药，一般服药不超过1个月。

第二节 原发性醛固酮增多症

原发性醛固酮增多症（primary aldosteronism，PA）简称原醛症，又称为Conn′s综合征，是由于肾上腺皮质球状带分泌过量的醛固酮而导致肾素－血管紧张素系统受抑制，出现高醛固酮和低肾素血症，临床上以高血压伴（或不伴）低血钾为主要表现的临床综合征。以往常在高血压伴低血钾者中筛查原醛症，近年来发现半数以上原醛症患者无低血钾。高血压患者中原醛症患病率约为10%。原醛症患病与高血压严重度成正比，顽固性高血压者中原醛症的比例可达到17%~23%。其发病年龄高峰30~50岁。

体内长期醛固酮过多可导致心肌肥厚、心力衰竭和肾功能受损。与原发性高血压患者相比，原醛症患者心脏、肾脏等靶器官损害更为严重。

一、病因

（一）醛固酮瘤

约占35%，一般为单侧，直径大多1cm左右。在大多数醛固酮瘤患者中，醛固酮分泌过多与体细胞突变（如*KCNJ5*、*ATP1A1*、*ATP2B3*、*CACNA1D*和*CTNNB1*基因突变）有关。

（二）特发性醛固酮增多症（简称特醛症）

约占60%，系双侧肾上腺皮质增生致醛固酮分泌过多，双侧肾上腺形态可正常，也可表现为增粗，甚至局限性“瘤样”结节，但发病机制不清楚。

（三）糖皮质激素可抑制性醛固酮增多症（GRA）

此病因少见（<1%）。GRA患者的11β-羟化酶基因5′端调控序列和醛固酮合成酶基因的编码序列融合形成一嵌合基因，此基因产物具有醛固酮合成酶活性，在束状带表达，受ACTH而不受血管紧张素Ⅱ调控。可用分子生物学技术检测此嵌合基因。

（四）醛固酮癌

罕见，分泌大量醛固酮的肾上腺皮质癌，往往还分泌糖皮质激素、雄激素。肿瘤体积大，直径多在5cm以上，切面常显示出血、坏死。

二、病理生理

过量醛固酮作用于肾远曲小管和集合管引起潴钠、排钾，细胞外液扩张，血容量增多，血管阻力增加，引起高血压。细胞外液扩张，心钠肽分泌增多，肾近曲小管重吸收钠减少，从而使钠代谢达到近于平衡的状态。大量失钾引起一系列神经、肌肉、心脏及肾的功能障碍。细胞内钾离子丢失后，钠、氢离子增加，细胞内pH下降，细胞外液氢离子减少，pH上升呈碱血症。醛固酮还可直接作用于心血管系统，对心脏结构和功能有不良影响。

三、临床表现

典型临床表现为高血压伴低血钾，但半数以上原醛症患者血钾正常，部分患者血钾轻度下降或呈间歇性低血钾或在某种诱因下（如用利尿药）出现低血钾。主要临床表现如下。

（一）高血压

为最早且最常见的症状，随着病情进展，血压渐高，对常用降血压药的效果不及一般原发性高血压，部分患者可呈难治性高血压，易出现心血管病变、脑卒中。

（二）神经肌肉功能障碍

可表现为肌无力、瘫痪、肢端麻木。与血钾降低程度有关。常见诱因为劳累，服用氢氯噻嗪、呋塞米等。多累及下肢，严重时累及四肢，甚至出现呼吸、吞咽困难。

（三）肾脏表现

可表现为多尿、口渴、多饮。慢性失钾致肾小管上皮细胞呈空泡变性，浓缩功能减退，伴多尿，尤其夜尿多，继发口渴、多饮。

（四）其他表现

心电图常呈低血钾图形，QT间期延长，T波增宽、降低或倒置，U波明显，T、U波相连成驼峰状。儿童患者有生长发育障碍，与长期低钾等代谢紊乱有关。

四、实验室及辅助检查

（一）血、尿生化检查

① 低血钾：一般低于3mmol/L。低血钾常呈持续性，也可为间歇性。但患者血钾也可正常。② 高血钠：血钠一般在正常高限或略高于正常。③ 碱血症：血pH和CO_2结合力为正常高限或略高于正常。④ 不适当尿钾升高：在低血钾条件下（低于3.5mmol/L），尿钾仍在25mmol/24h以上。

（二）尿液检查

尿pH为中性或偏碱性；尿比重较为固定而减低，往往在1.010~1.018之间，少数患者呈低渗尿。

（三）醛固酮测定

患者血浆、尿醛固酮常偏高，但由于醛固酮受体位、钠摄入量、血钾及药物等因素影响，波动较大，如高钠饮食或低血钾可抑制醛固酮分泌，患者血、尿醛固酮增高可不太明显，但在补钾或正常钠饮食后，其醛固酮增多更为明显。

（四）肾素测定

可通过测定血浆肾素活性（PRA）或血浆肾素浓度（PRC）反映血浆肾素的水平。原醛症患者肾素常偏低，PRA小于1.0pg/（ml・h）或PRC小于8.2μU/ml考虑低肾素。

（五）醛固酮/肾素比值（ARR）

血浆醛固酮/肾素比值增高为原醛症的特点。血浆醛固酮/肾素比值测定前注意事项：① 纠正低钾血症（尽量使血钾在3.5mmol/L以上）。② 正常钠饮食。③ 减少药物影响，安体舒通、其他保钾利尿剂及甘草制剂须停药4周以上，血管紧张素转换酶抑制剂（ACEI）、血管紧张素Ⅱ受体阻滞剂（ARB）、二氢吡啶类Ca^{2+}拮抗剂、β受体阻滞剂、NSAID、性激素须停药2周以上；难以控制的严重高血压，宜换用α-受体阻滞剂、非二氢吡啶类Ca^{2+}拮抗剂等对ARR影响小的药物。

（六）影像学检查

可协助鉴别肾上腺腺瘤与增生，肿瘤体积特大，直径达5cm或更大者，提示肾上腺癌。

1. 肾上腺超声检查　灵敏度有限，不作为首选。

2. 肾上腺CT和MRI　CT优于MRI，CT是病因诊断的首选检查，同时还有助于排除大的肾上腺占位病变，如肾上腺癌（一般直径≥4cm）。高分辨率的CT至少可检出直径为5mm的肿瘤，但较小的肿瘤完全被正常组织所包围时，则检出较为困难。特醛症在CT扫描时表现为正常或双侧弥漫性增大，也可为局限性“瘤样”结节。因此，CT扫描并不是区分醛固酮瘤和增生的精确方法。

五、诊断与鉴别诊断

诊断流程分三步：筛查、确诊和病因诊断。

（一）筛查试验

对于高血压患者，若多次血压>150/100mmHg、难治性高血压、伴低钾血症或肾上腺意外瘤、有早发性高血压或早发脑血管意外或原醛症家族史，均应考虑原醛症可能，并进行筛查。一般采用晨起立位2小时ARR筛查原醛症：立位PAC（ng/dl）/PRA［ng/（ml・h）］比值大于30提示原醛症可能，或立位PAC（ng/dl）/PRC（μU/ml）比值大于2.0提示原醛症可能。

（二）确诊试验

筛查阳性的患者（立位2小时ARR增高），须接受至少一种确诊试验来确立诊断（比如静脉盐水负荷试验、卡托普利抑制试验等）。诊断确立后，须进一步明确病因，主要鉴别醛固酮瘤及特醛症，也须考虑少见的病因。醛固酮瘤一般较特醛症者低血钾更为明显，血、尿醛固酮更高。

1. 静脉盐水负荷试验　坐立位静脉滴注0.9%氯化钠注射液，4小时内共2 000ml，在输注前及输注后测血浆肾素、醛固酮。盐水负荷后血浆醛固酮大于8ng/dl可确立原醛症诊断。恶性高血压、心功能不全、严重低钾血症不宜进行此项试验。

2. 卡托普利抑制试验　取坐位，口服50mg卡托普利，服药前及服药后2小时测定血浆肾素、醛固酮。卡托普利后血浆醛固酮大于11ng/dl可确立原醛症诊断。

（三）病因诊断

由于CT区分醛固酮瘤与特醛症的准确性只有70%，因此对于拟实施手术治疗的原醛症患者，宜术前行双侧肾上腺静脉采血测定醛固酮和皮质醇，确定单侧或双侧肾上腺醛固酮分泌过多，前者一般为醛固酮瘤，后者为特醛症（不宜手术治疗）。

对于表现为高血压伴低钾血症的患者，鉴别诊断十分重要，误诊将导致错误的治疗方案。须加以鉴别的疾病有以下几类：继发性醛固酮增多症（如肾动脉狭窄）；去氧皮质酮过多（如17α-羟化酶缺陷或11β-羟化酶缺陷）；库欣综合征；表象性盐皮质激素过多综合征；利德尔（Liddle）综合征。

六、治疗

总体原则：肾上腺单侧病变（腺瘤或增生）采用手术治疗；双侧病变（特醛症）、不愿或不能行手术治疗的单侧病变，采用盐皮质激素受体拮抗剂治疗。GRA采用地塞米松治疗。难以确定为腺瘤或双侧增生，可先用药物治疗，定期行影像学检查，有时原来未能发现的小腺瘤，在随访过程中可显现出来。

（一）手术治疗

以腹腔镜单侧肾上腺切除术为首选。不推荐仅切除醛固酮瘤，因部分腺瘤为多发，单纯腺瘤摘除可能术后复发。术前宜纠正低血钾，控制高血压。一般术前准备时间为2~4周，可用螺内酯120~240mg/d，分次口服。对于血压控制不理想者，可联合其他降压药物。术后第一天即可停用螺内酯，同时减少其他降压药剂量。

（二）药物治疗

对于不能手术的醛固酮瘤患者以及特醛症患者，用螺内酯治疗，起始治疗剂量为20mg/d，如病情需要，可逐渐增加至最大剂量100mg/d。开始服药后可逐渐停止补钾，每周须监测血钾，根据血钾水平调整螺内酯剂量。必要时加用其他降血压药物。长期应用螺内酯可出现男性乳腺发育、阳痿，女性月经不调等不良反应，可换用依普利酮、氨苯蝶啶或阿米洛利。肾功能不全患者慎用，以避免高钾血症。GRA患者可用小剂量糖皮质激素治疗。

第三节 原发性慢性肾上腺皮质功能减退症

原发性慢性肾上腺皮质功能减退症（chronic primary adrenal insufficiency）又称Addison病，是一种由肾上腺本身的病变导致肾上腺皮质激素分泌不足和反馈性血浆ACTH水平增高的疾病。继发者常因下丘脑和垂体功能不良所致肾上腺皮质激素不足引起，伴血浆ACTH水平正常或降低。

一、病因

（一）感染

肾上腺结核是常见病因，由血行播散所致，常累及双侧，同时伴胸腹腔、盆腔淋巴结或泌尿系统结核。组织可被干酪样肉芽肿所替代，早期肾上腺可增大，晚期纤维化后体积缩小，50%有钙化。播散性真菌感染以及HIV感染也可引起肾上腺皮质功能减退。

（二）自身免疫性肾上腺炎

50%左右同时可伴有其他自身免疫性内分泌疾病，被称为自身免疫性多腺体综合征（autoimmune polyendocrine syndrome，APS），分Ⅰ型和Ⅱ型。Ⅰ型常伴有皮肤及黏膜的念珠菌感染、肾上腺皮质功能减退、原发性甲状旁腺功能减退、卵巢功能早衰、恶性贫血、慢性活动性肝炎、吸收不良综合征和脱发等；Ⅱ型又称施密特（Schmidt）综合征，常包括肾上腺皮质功能减退、自身免疫性甲状腺炎和1型糖尿病，同样也可有卵巢早衰、恶性贫血、白癜风、脱发等。

（三）其他病因

转移性肾上腺癌可致肾上腺皮质功能减退，常见于乳腺癌、肺癌、胃癌、结肠癌、黑色素瘤和淋巴肉瘤等。出血或肾上腺静脉血栓引起的双侧肾上腺梗死可导致肾上腺皮质功能减退症。

二、临床表现

肾上腺皮质减退症的临床症状和体征是由不同程度的糖皮质激素（以皮质醇为主）和盐皮质激素（以醛固酮为主）分泌不足所致。

（一）慢性肾上腺皮质功能减退

发病隐匿，病情缓慢加重。常表现为虚弱和疲乏（100%），厌食（100%），恶心，腹泻（50%），肌肉、关节和腹痛（10%），体位性眩晕（10%）等。最具特征性的表现是皮肤黏膜色素沉着，多为棕褐色，不高出皮面；色素沉着呈全身性分布，但以暴露及易摩擦部位更明显，如脸、手、掌纹、乳晕、甲床、足背、瘢痕和束腰带等部位。色素沉着是由于皮质醇水平过低，反馈抑制ACTH作用减弱，ACTH前体阿黑皮素原分泌过多，其可转化为促黑素细胞激素，从而增加黑色素合成。

（二）肾上腺危象

常有诱因，如感染、创伤、手术、过劳、分娩或突然中断糖皮质激素治疗等，临床表现为高热、恶心、呕吐、腹泻、血压降低和脱水、低血钠、低血糖，患者极度虚弱、反应淡漠、嗜睡甚至昏迷，也可表现为烦躁不安、谵妄、惊厥。

三、实验室及辅助检查

（一）常规检查

包括正色素性正细胞性贫血、嗜酸性粒细胞以及淋巴细胞增多。

（二）血浆皮质醇测定

血浆皮质醇水平低下，但血浆皮质醇是以脉冲式释放，随机抽样测定的结果差异很大，一般认为清晨血浆皮质醇≤83nmol/L（3μg/dl）应高度怀疑本症，血浆皮质醇≥500nmol/L（18μg/dl）可基本排除此病。

（三）基础ACTH测定

对本症的诊断及鉴别诊断具有重要意义，原发者的血浆ACTH值明显增高，而继发者ACTH水平降低。

（四）ACTH兴奋试验

对诊断很有价值，已成为目前确诊本症的标准方法。给予ACTH 250μg（或25U），静脉注射30分钟后取血样测皮质醇，若<500nmol/L（18μg/dl）提示肾上腺皮质功能减退。本方法无明显的副作用，且不受饮食或药物的干扰，结果可靠，可应用于任何年龄患者。

（五）影像学检查

X线片、CT或MRI可显示结核病患者肾上腺增大及钙化影，而自身免疫病所致肾上腺不增大。

四、诊断与鉴别诊断

对具有明显的乏力、虚弱、食欲减退、消瘦、血压或血糖偏低、皮肤黏膜色素增加者应怀疑本症，无明显色素沉着者的临床表现与其他许多慢性消耗性疾病相似，故应及时进行血浆ACTH、血浆皮质醇等测定。最具诊断价值的检查为ACTH兴奋试验，本病患者经ACTH兴奋后，血皮质醇无明显上升。

肾上腺和蝶鞍的影像学检查如CT、MRI等进一步确定病因，有条件时应测定针对肾上腺、甲状腺、胰腺和性腺的自身抗体。

对于急症患者有下列情况应考虑肾上腺危象：所患疾病不太重而出现严重循环虚脱，脱水、休克、衰竭，不明原因的低血钠、低血糖，难以解释的呕吐。

五、治疗

（一）慢性肾上腺皮质功能减退症的治疗

1. 糖皮质激素替代治疗　诊断一旦明确应尽早给予糖皮质激素替代治疗，一般需终身服药。通常模拟激素昼夜节律，上午8时口服氢化可的松20mg（或可的松25mg），下午2~4时再服氢化可的松10mg（或可的松12.5mg）。遇感染、创伤、手术等应激时，应适当增加替代量。可的松必须在肝中转化为氢化可的松才起作用，故肝功能不良者应使用氢化可的松。

2. 食盐和盐皮质激素替代治疗　食盐摄入量每日至少8~10g，如有大量出汗、腹泻时，应酌加食盐摄入量。在服用氢化可的松（或可的松）和充分摄盐下，仍感头晕、乏力或血压偏低者，可每日上午8时口服9α-氟氢可的松0.05~0.1mg。

（二）肾上腺危象的治疗

当临床高度怀疑危象时，在立即采血测ACTH和血浆皮质醇后，即应开始静脉给予糖皮质激素，补液纠正低血容量和电解质紊乱并去除诱因。一般肾上腺危象的患者的体液损失量约为总细胞外液的1/5，故首日应补充生理盐水2 000~3 000ml，可按体重的6%估计。次日再依据患者症状改善程度、年龄、心功能、肾功能、血尿电解质和血气分析等情况酌情给予。在补液的同时应及时给予大剂量糖皮质激素（氢化可的松）100mg，然后每6~8小时静脉滴注50mg，头24小时的总量为200~300mg。多数患者在采取上述综合措施后病情可获得控制，此时可将氢化可的松量减至50mg/6~8小时，3~5日后减至维持量。

（三）病因和相关疾病的治疗

如因肾上腺结核所致者，应联合抗结核治疗，尤在较大剂量糖皮质激素替代治疗时。如伴甲状腺、性腺功能减退者应合并甲状腺激素、性激素等治疗，但甲状腺激素替代治疗至少应在糖皮质激素治疗5~7天后开始，以免诱发肾上腺皮质危象。

第四节　嗜铬细胞瘤

嗜铬细胞瘤（pheochromocytoma）是一种起源于肾上腺髓质或交感神经节嗜铬细胞的肿瘤，肿瘤持续或间断地释放大量儿茶酚胺引起发作性高血压伴交感神经兴奋等临床特征。发作严重时，可引起心脑血管意外而危及患者生命，部分嗜铬细胞瘤可通过手术治愈。本病最多发于20~50岁人群，男女发病率无差异。

一、病因

大多数嗜铬细胞瘤位于肾上腺。来自肾上腺外交感神经节的嗜铬细胞瘤称为副神经节瘤，主要位于腹部，多在腹主动脉旁。肾上腺的嗜铬细胞瘤主要产生和分泌肾上腺素（E），而肾上腺外的副神经节瘤主要合成和分泌去甲肾上腺素（NE）。嗜铬细胞瘤还可产生多种肽类激素，如促肾上腺皮质激素（ACTH）、促肾上腺皮质激素释放激素（CRH）、生长激素释放激素（GHRH）等。

二、临床表现

（一）心血管系统表现

1. 高血压　本病的主要表现，可呈间歇性或持续性。典型病例特征为血压的波动和阵发性发作，发作时常表现为血压突然升高（可达200~300/130~180mmHg），伴剧烈头痛、全身大汗淋漓、心悸、焦虑、恐惧或有濒临死亡之感，严重者可致急性左心衰竭或心脑血管意外。发作终止后，患者可出现面部及全身皮肤潮红、发热、流涎、瞳孔缩小等迷走神经兴奋症状。

2. 低血压、休克　本病患者可发生低血压，甚至休克或高血压和低血压交替出现。

3. 心脏表现　大量儿茶酚胺可致儿茶酚胺性心脏病，可出现心律不齐，如早搏、阵发性心动过速、室颤。部分病例可致心肌退行性变、坏死、炎性改变等心肌损害而发生心力衰竭。长期、持续的高血压可致左心肥厚、心脏扩大、心力衰竭。

（二）代谢紊乱

大量肾上腺素作用于中枢神经系统，尤其是交感神经系统而使耗氧量增加，基础代谢率增高可致发热、消瘦。肝糖原分解加速、糖异生增加及胰岛素分泌受抑制使糖耐量降低。

（三）其他临床表现

膀胱内嗜铬细胞瘤患者排尿时可诱发血压升高。

三、实验室及辅助检查

（一）血、尿儿茶酚胺及其代谢物测定

持续或阵发性发作时，患者血或尿儿茶酚胺（CA）及其代谢产物甲氧基肾上腺素（MN）、甲氧基去甲肾上腺素（NMN）、香草基杏仁酸（VMA）均升高。其中MN、NMN的灵敏度和特异度最高，一般作为首选筛查指标，而血儿茶酚胺水平波动大、特异度差，故其诊断价值有一定局限性。

（二）肾上腺CT或MRI扫描

为首选的无创伤性影像学检查，90%以上的肾上腺内肿瘤可通过CT或MRI准确定位。

（三）间碘苄胍（MIBG）闪烁扫描

MIBG是一种去甲肾上腺素类似物，可被肾上腺素能囊泡浓集，是目前用于嗜铬细胞瘤定位较有效的方法。

（四）其他影像学检查

在某些患者中，^{68}Ga-DOTATATE PET及FDG-PET也被用于嗜铬细胞瘤定位，尤其是检测转移灶或副神经节瘤。

四、诊断与鉴别诊断

头痛、心悸、多汗是嗜铬细胞瘤发作时最常见的三联症，对诊断有重要意义。对可疑患者，应尽早测定血、尿儿茶酚胺及其代谢物，并进行影像学检查，以便及时明确诊断。对原因不明的突发性低血压、休克、心律失常、心力衰竭、昏迷等也要考虑本病。

须与一些伴交感神经亢进和/或高代谢状态的疾病相鉴别，包括冠心病所致心绞痛、不稳定性伴高肾上腺素能活性的原发性高血压、甲状腺功能亢进症伴高血压者、伴阵发性高血压的其他疾病等。

五、治疗

1. 手术治疗　嗜铬细胞瘤切除术前须应用α受体阻滞剂至少2周以控制血压，减轻心脏负荷，恢复血管容量。切除嗜铬细胞瘤有一定危险性，必须在富有经验的外科医师和麻醉师主持下实施。在麻醉诱导期和手术过程中，患者可出现急骤血压升高和心律失常。血压骤升者可采用速效α受体阻滞剂酚妥拉明静脉推注，继以静脉滴注。心律失常者可选用β受体阻滞剂或其他抗心律失常药物。非转移性嗜铬细胞瘤术后大多数可治愈，转移性嗜铬细胞瘤预后不良，5年存活率小于5%。

2. 药物治疗

（1）α受体阻滞剂：① 酚苄明（phenoxybenzamine），作用于α受体，防止或逆转内源性或外源性儿茶酚胺作用，使周围血管扩张，血流量增加，卧位时血压稍有下降，直立时可显著下降，由于血压降低，可反射性引起心率加快。口服，起始剂量10mg/次，每日2次，隔日增加10mg，取得疗效后再以20~40mg每日2次维持。常用于嗜铬细胞瘤术前准备或非手术治疗。主要不良反应为直立性低血压，偶有鼻塞、口干、瞳孔缩小、反射性心跳加快、神志模糊、倦怠等。② 多沙唑嗪，每日用量2~8mg，控释剂每片4mg，每日1次，1~2片，必要时可加量。

（2）β受体阻滞剂：常用普萘洛尔，能拮抗儿茶酚胺效应，使$β_1$和$β_2$受体均处于抑制状态。用于治疗嗜铬细胞瘤时，剂量为10~20mg，一日3~4次口服，术前用3天，常与α受体阻滞药同用，一般应先用α受体阻滞药，待药效出现并稳定后加用本品，否则会由于阻断β受体介导的舒血管效应而使血压升高甚至肺水肿。下列情况应禁用：① 支气管哮喘；② 心源性休克；③ 心传导阻滞（二度至三度房室传导阻滞）；④ 重度心力衰竭；⑤ 窦性心动过缓。

学习小结

肾上腺疾病种类繁多，往往多器官受累。库欣综合征分为ACTH依赖性和非依赖性，主要表现为向心性肥胖、满月脸、水牛背、皮肤紫纹和高血压等；原发性醛固酮增多症主要临床表现为高血压伴低血钾，诊断流程包括“筛查、确诊和病因诊断”三部曲；原发性慢性肾上腺皮质功能减退症的典型表现为乏力、体重减轻、低血压、色素沉着、低钠高钾血症和低血糖；嗜铬细胞瘤的临床表现则以阵发性高血压、心悸、头痛、多汗为主。

（杨淑敏）

复习参考题

1. 库欣综合征分为几大类？各型的特点是什么？
2. 原发性醛固酮增多症的诊断流程是什么？
3. 原发性慢性肾上腺皮质功能减退症的特征性临床表现有哪些？
4. 简述嗜铬细胞瘤的临床表现。
5. 如何鉴别ACTH依赖和非依赖性库欣综合征？

案例7-4-1 患者女，32岁，因面部变圆伴乏力6个月就诊。体检：血压150/100mmHg，身高156cm，体重68kg，满月脸，腹部可见紫纹。

思考问题：

1. 考虑患者最可能的诊断是什么？

2. 首先考虑哪些检查？

第五章　甲状旁腺疾病

07篇05章

学习目标

掌握　原发性甲状旁腺功能亢进症、甲状旁腺功能减退症的临床表现、实验室检查、诊断要点及治疗原则。

熟悉　原发性甲状旁腺功能亢进症、甲状旁腺功能减退症的病因与发病机制。

第一节　甲状旁腺功能亢进症

甲状旁腺功能亢进症（hyperparathyroidism）简称“甲旁亢”，分为原发性、继发性和三发性。原发性甲状旁腺功能亢进症（primary hyperparathyroidism，PHPT）即“原发性甲旁亢”，是由于甲状旁腺本身病变引起的甲状旁腺激素（parathyroid hormone，PTH）合成与分泌过多所引起的一系列病变，PTH通过作用于骨和肾，导致血钙升高和血磷降低。继发性甲旁亢是由于各种原因所致的低血钙，刺激甲状旁腺增生并分泌过多的PTH，见于肾衰竭、骨软化症和小肠吸收不良等。散发性甲旁亢是在继发者的基础上，腺体受到强烈而持久的刺激，增生组织转变为腺瘤，自主分泌过多PTH，主要见于肾衰竭。本节着重介绍PHPT。

一、病因

大多数PHPT为散发性，少数为家族性或一些遗传性肿瘤综合征的表现之一。散发性PHPT病因并不完全明确，少数患者既往有颈部外照射史或锂剂使用史。家族性/综合征性PHPT多为单基因病变，由抑癌基因失活或原癌基因活化引起。有家族史的PHPT可伴有多发性内分泌腺肿瘤（multiple endocrine neoplasia，MEN）。

二、病理

PHPT病理包括甲状旁腺腺瘤、增生或腺癌。其中甲状旁腺腺瘤最常见，约占总数的85%，多数为单个腺瘤，常位于甲状旁腺下极。约10%的病例为甲状旁腺增生，常累及4个腺体。甲状旁腺癌少见。甲状旁腺腺瘤呈黄红色或黄褐色的囊性结构，多为主细胞型，其次为水样透明细胞型或两者的混合型，嗜酸性细胞型少见。甲状旁腺增生表现为腺体增生肥大，镜下难与腺瘤区分。如肿瘤侵破包膜或进入血管，则癌肿可能性较大。

三、病理生理

PHPT导致PTH分泌增多，PTH与骨和肾脏的PTH受体结合，加速骨转换，使骨吸收增加，骨钙释放入血，同时促进25（OH）D_3转化为活性1，25-（OH）$_2D_3$，后者可促进肠钙吸收，进一步加重高钙血症。因肾小球滤过的钙增多，尿钙排出量也增加；PTH还抑制肾小管对无机磷的重吸收，尿磷排出量增加，出现低磷血症。PTH持续增高使骨组织广泛脱钙，骨密度降低，严重时形成纤维囊性骨炎。尿钙、磷排出量增多，导致肾结石和肾钙盐沉积，损害肾功能甚至发展为肾衰竭。血钙过高还可导致迁徙性钙化，如发生在肌腱和软骨，可引起关节疼痛。PTH还抑制肾小管重吸收碳酸氢盐，使尿液碱化，进一步促进肾结石形成，同时出现高氯血症性酸中毒。

四、临床表现

本病多见于20~50岁成年人，40岁以后发病率显著增高，女性是男性的3倍，也可见于儿童与老年人。

（一）高钙血症

1. 消化系统　食欲缺乏、恶心、呕吐、便秘为最常见。钙离子易沉积于有碱性胰液的胰管和胰腺内而引起急性胰腺炎，还可引起十二指肠溃疡及顽固性消化性溃疡。

2. 泌尿系统　长时间高钙血症可使肾浓缩能力降低，患者有多尿、夜尿、口渴。长期高尿钙可致肾钙盐沉着而发生肾结石、钙化性肾衰竭，进而发展为尿毒症。

3. 神经系统　高钙血症引起的症状包括记忆力减退、注意力不集中、情绪不稳、抑郁和嗜睡。神经肌肉系统可出现四肢无力，以近端肌肉为甚，可误诊为原发性神经肌肉疾病。当血清钙超过3mmol/L时症状明显，严重时可出现明显精神症状如幻觉、狂躁，甚至木僵或昏迷。

4. 心血管系统　高钙血症可增强血管平滑肌和心脏收缩，引起高血压、心律失常，少数患者出现心动过速或过缓，心电图示QT间期缩短，T波增宽。

5. 软组织钙化　累及肌腱和软骨引起非特异性关节痛；皮肤钙盐沉积可引起皮肤瘙痒；角膜3点和9点处易发生钙化称为带状角膜病；肺、肾等处也可出现异位钙化。

（二）骨骼系统

早期可出现骨痛，主要位于腰背部、髋部、胸肋部和四肢。后期表现为纤维囊性骨炎，出现骨骼畸形和病理性骨折、身材变矮、四肢骨弯曲、髋内翻、行走困难。除弥漫性脱钙外，X线还可发现指骨内侧和锁骨远端骨膜下皮质吸收与颅骨斑点状脱钙，对本病有诊断价值。

（三）高血钙危象

当血清钙≥3.75mmol/L（75mg/dl）时称为高血钙危象，严重病例可出现明显脱水、意识障碍和心律失常，甚至危及生命。

五、辅助检查

（一）血生化检查

血清总钙多次超过2.75mmol/L或血清游离钙超过1.28mmol/L时应高度怀疑本病。如同时伴有维生素D缺乏，肾衰竭或低白蛋白血症，血清总钙可不高，但血清游离钙水平总是增高。血清磷一般降低，但在肾衰竭时血清磷可不低。血清碱性磷酸酶尤其骨源性碱性磷酸酶（BALP）增高。血氯常升高，可出现代谢性酸中毒。

（二）尿液检查

尿钙常增加，由于PTH减少钙的清除率，所以当血清钙低于2.87mmol/L时，尿钙增高可不明显。PTH有增加肾脏磷清除的作用，因此尿磷常增高。尿磷排泄受饮食中磷含量的影响，故其诊断意义不如尿钙增加。

（三）血清PTH测定

PTH测定是原发性甲状旁腺功能亢进症的主要诊断依据。血PTH增高结合血清钙值一起分析有利于鉴别原发性和继发性甲旁亢。

（四）影像学检查

甲状旁腺超声、$^{99}Tc^{m}$-MIBI放射性核素显像、颈部和纵隔CT检查可用于PHPT腺瘤定位。X线可用于骨骼受累情况的评估。典型表现为普遍性骨质疏松，头颅X线呈毛玻璃样改变，长骨骨干多表现为纤维囊性骨炎的改变。

六、诊断与鉴别诊断

（一）定性诊断

早期无症状患者的血清PTH增高同时伴高钙血症是其唯一诊断依据，如患者有反复发作尿路结石、骨痛，X线显示骨膜下皮质吸收、囊肿样变化、多发性骨折或畸形等，伴高钙血症、低磷血症、血清ALP或BALP增高、尿钙增高，应怀疑本病。

（二）定位诊断

定性诊断确立后须进一步影像学检查，颈部超声、$^{99}Tc^{m}$-MIBI放射性核素显像、颈部和纵隔CT检查对手术治疗十分重要。

七、鉴别诊断

早期仅表现为高钙血症的PHPT患者应与恶性肿瘤鉴别，某些肿瘤可分泌PTH相关肽（parathyroid hormone related peptide，PTHrP），其和受体结合产生与PTH相似的作用，除引起高钙血症与低磷血症外，患者血清PTH降低或测不到，且常有原发癌的临床表现，将肿瘤切除后血清钙可下降。若肿瘤部位较隐匿，患者也可仅表现出高钙血症。继发性甲旁亢患者血清PTH也明显增高，但血清钙正常或降低，多见于慢性肾衰竭和维生素D缺乏症。

八、治疗

外科手术是治疗PHPT首选的方法。本病原则上应手术治疗，若高钙血症极轻微，或年老、体弱不能手术可试用药物治疗。

（一）手术探查和治疗

手术切除腺瘤是该病最佳治疗方法。手术时应注意是否存在异位甲状旁腺。如手术成功，24小时内血清钙即开始下降，常在3~5天下降至正常低值或出现低钙血症，但一般不严重。手术后患者一般恢复良好。骨骼病变逐步改善。肾功能已有损害者术后恢复较为困难。少数患者术后有持续低钙血症，血清磷逐渐升高，提示有永久性甲状旁腺功能减退的可能，需长期补充钙剂与维生素D，必要时补充甲状旁腺激素。

（二）药物治疗

1. 高钙血症　通常对轻度高钙血症和无临床症状的患者，暂无需特殊处理；对出现症状和体征的中度高钙血症患者，需积极治疗。当血钙 >3.5mmol/L时，无论有无临床症状，均需立即采取有效措施降低血钙，包括：① 静脉滴注大量生理盐水可缓解高钙血症，根据脱水情况每日补4~6L；② 细胞容量补足后，可使用呋塞米40~60mg静脉注射以利尿钙排泄；③ 双膦酸盐如帕米膦酸钠60mg或唑来膦酸4mg溶于生理盐水静脉滴注；④ 降钙素也可治疗高钙血症，如鲑鱼降钙素2~8U/（kg·d）皮下或肌内注射；⑤ 上述治疗无效者，血液透析或腹膜透析可降低血钙；⑥ 持续心电监护直至血钙降低至3.25mmol/L以下。

2. 长期治疗

（1）双膦酸盐：适用于有骨量减少或骨质疏松但不能手术的PHPT患者，可抑制骨吸收，增加骨密度。

（2）雌激素：短期雌激素替代治疗主要适用于无雌激素禁忌证的绝经后PHPT患者，可提高骨密度，不升高血钙浓度。常用药物有结合雌激素和雌二醇。

（3）西那卡塞：对于持续性血液透析导致的继发性甲旁亢，若患者无法耐受手术，可选择西那卡塞保守治疗，初始剂量25mg，每日剂量在25~75mg，监测血钙值并调整用药量。

第二节　甲状旁腺功能减退症

甲状旁腺功能减退症（hypoparathyroidism）简称“甲旁减”，是由于甲状旁腺激素（PTH）分泌过少和/或效应不足而引起的一组临床综合征，表现为低钙血症、高磷血症、神经肌肉兴奋性增高，同时PTH水平低于正常或处于与血钙水平不相应的“正常”范围。本症也可由于靶细胞对PTH反应缺陷所致，即假性甲状旁腺功能减退症。

一、病因

（一）PTH生成减少

1. 术后甲旁减　最常见，多为甲状腺或颈前手术时误将甲状旁腺切除或其血供被阻断所致，以及原发性甲旁亢术后引起甲旁减。

2. 自身免疫性和遗传性甲旁减　少见，*PTH*基因、转录因子GCMB、钙敏感受体（CaSR）、编码G蛋白α11亚单位的*GNA11*和*SOX3*基因突变可造成孤立性甲旁减，可为伴X性连锁隐性遗传，常染色体隐性或显性遗传。1型自身免疫性多内分泌腺综合征（APS-1）、DiGeorge综合征、甲状旁腺功能减退症-耳聋-肾发育不良综合征，以及1型和2型Kenny-Caffey综合征等均可能并发甲旁减。其中APS-1又称为自身免疫性多内分泌腺病-念珠菌病-外胚层营养不良综合征，主要表现为甲旁减、艾迪生病/原发性肾上腺皮质功能减退症、念珠菌病等，由*AIRE*基因突变导致。

3. 特发性甲状旁腺功能减退症（idiopathic hypoparathyroidism） 简称特发性甲旁减，本病病因未明，可能与先天性发育异常和后天性甲状旁腺功能自身免疫性破坏有关，多呈散发性，儿童多见。

4. 其他原因所致甲旁减 ^{131}I治疗或颈部放疗后，甲状旁腺被转移癌、淀粉样变、甲状旁腺瘤出血、结核病、结节病、肝豆状核变性、血色病等病变破坏，引起甲旁减。

（二）PTH分泌受抑制

即功能性甲状旁腺功能减退症（functional hypoparathyroidism），严重低镁血症（血清镁低于0.4mmol/L）可引起PTH分泌释放减少导致甲状旁腺功能减退，血清PTH明显降低甚至测不出。补充镁后血清PTH迅速上升。

（三）PTH抵抗

假性甲旁减具有甲旁减症状和体征，通常由PTH受体后缺陷所致。部分患者还有独特的骨骼缺陷和发育缺陷，主要改变为周围组织对PTH无反应（PTH抵抗），PTH分泌增多。

二、病理生理

PTH缺乏导致破骨细胞活性减弱，骨钙动员和释放减少。同时，肾脏合成1，25-（OH）$_2$D$_3$减少，造成肠钙吸收减少，肾小管钙重吸收降低，使尿钙排出相对增加，血清钙进一步降低。PTH不足还导致肾近曲小管对磷的重吸收增加，故尿磷排泄减少，血磷升高。低钙血症引发神经细胞膜电位的稳定性发生变化，神经兴奋性增加；高磷血症可引起颅内基底神经节、皮肤、毛发、指甲以及晶状体钙化。

三、临床表现

（一）神经肌肉症状

患者可出现指端或口周麻木和刺痛，神经肌肉兴奋性增高出现肌肉痉挛（有时疼痛），表现为手足搐搦、喉痉挛和哮鸣，支气管痉挛和哮喘。体检发现束臂加压试验（Trousseau）阳性和面神经叩击征（Chvostek）阳性。儿童患者易出现惊厥或癫痫样全身抽搐，常被误诊为癫痫样大发作。部分基底节钙化患者可出现锥体外系神经症状，包括典型的帕金森表现、痴呆和其他运动障碍。

（二）其他临床表现

长期低血钙可出现精神症状，包括烦躁、易激动、抑郁和人格障碍等。白内障较为常见，常累及双眼，严重影响视力，纠正低钙血症可使白内障不再发展。心电图检查可发现QT间期延长。严重低钙血症可出现低电压、心力衰竭等，纠正血钙后症状改善。儿童期发病患者常有智力发育迟缓和牙齿发育障碍，如牙齿钙化不全、牙釉发育障碍。患者皮肤干燥、脱屑，毛发粗糙、干燥易脱落，指甲薄脆、易折裂、有横沟。指甲与口角可并发白念珠菌感染，严重者扩散到口腔，甚至肠道。

四、辅助检查

（一）血液检查

血总钙常<2.13mmol/L，有症状者血总钙多≤1.88mmol/L，血游离钙≤0.95mmol/L，同时血清磷高于正常值，部分患者血磷正常；血清ALP正常或稍低；血清iPTH水平明显降低甚至测不到；血1,25-（OH）$_2$D$_3$水平大幅下降。功能性甲旁减患者常伴有严重低镁血症。

（二）尿液检查

尿钙、尿磷和尿cAMP排出减少，静脉滴注外源性PTH可使上述指标显著增加。当血清钙低于1.75mmol/L时，尿钙浓度显著降低甚至消失。

（三）影像检查

头颅CT可见颅内基底神经节钙化，骨质也较正常骨致密，有时小脑亦可钙化。心电图可见QT间期延长，T波低平，传导阻滞也是低血钙的反映。

五、诊断与鉴别诊断

根据反复手足搐搦发作史，Chevostek征与Trousseau征阳性，实验室检查表现为血钙降低、血磷增高，PTH水平降低，可作出诊断。特发性甲旁减应与假性甲旁减相鉴别，后者血iPTH常增高，且常伴有其他发育畸形，如矮身材、圆脸、智力减退、短指/趾和掌骨畸形等。此外，本症应与其他原因引起的低血钙性手足搐搦症相鉴别，如呼吸性或代谢性碱中毒，维生素D缺乏引起的软骨病，肾性骨病和慢性腹泻等。

六、治疗

治疗目的是消除症状，使血清钙接近正常。

（一）手足搐搦发作期处理

即刻静脉注射10%葡萄糖酸钙10~20ml，注射速度宜慢，每日酌情1~3次。发作严重时，可短期辅以镇静剂如地西泮或苯妥英钠肌内注射，以迅速控制抽搐与痉挛，但吩噻嗪类药物应避免使用，以免诱发严重的运动障碍。口服补钙和间断静脉补钙可同时进行，以维持血钙在2.0~2.25mmol/L。活性维生素D有助于维持血钙水平，可防止手足搐搦再次发作。低镁血症常与低钙血症并存，尤其病程长、低血钙难以纠正者，须检测有无低镁血症并予以纠正。

（二）长期治疗

1. 膳食　宜高钙、低磷饮食。

2. 钙剂 须补充元素钙0.5~1g/d。碳酸钙含钙量较多，适合大多数患者。枸橼酸钙适于高尿钙的患者，可以预防肾结石的形成。葡乳醛酸钙、葡萄糖酸钙和乳酸钙含钙量较低，一般不常用于甲旁减的治疗。

3. 活性维生素D或其类似物 长期的维生素D治疗可促进肠钙吸收，由于患者缺乏PTH，活性维生素D合成受阻，因此选用1,25-（OH）$_2$D$_3$治疗作用明显。骨化三醇一般服药1~3天后可见血钙上升，用量为0.25~2μg/d，必要时每日用量可超过2μg，如每日用量大于0.75μg，需分次服用。

1α-羟基维生素D（阿法骨化醇）和双氢速甾醇为活性维生素D类似物。阿法骨化醇在服药1~3天后出现血钙上升，但作用时间较骨化三醇长。而双氢速甾醇起效较慢，在服药4~7天后可见血钙上升，作用时间为7~21天。阿法骨化醇的常用剂量为0.5~3.0μg/d，双氢速甾醇的常用剂量为0.2~1.0mg/d。用药期间须定期观察血、尿钙变化，及时调整药量。

4. 普通维生素D 如无法得到活性维生素D或其类似物，或无法承受其费用，可考虑用普通维生素D代替，但须使用中毒剂量才能达到疗效，服药期间须严密监测血钙，慎防高钙血症的发生。妊娠及哺乳期的甲旁减患者，建议应用活性维生素D及其类似物联合钙剂维持血钙水平。

5. 镁剂 对伴有低镁血症者应使用镁剂，如25%硫酸镁10~20ml加入5%葡萄糖注射液500ml中静脉滴注，剂量视低血镁程度而定。低镁血症纠正后，血钙也随之升高。

6. 甲状旁腺激素制剂 价格较昂贵，适用于血钙不能通过钙补充剂及活性维生素D控制的患者。目前主要有两种制剂的PTH被研究运用于甲旁减：特立帕肽［rhPTH（1-34）］和重组人甲状腺激素1-84［rhPTH（1-84）］，后者已获得美国FDA批准用于治疗甲旁减。目前rhPTH（1-84）起始剂量50μg，皮下注射，1次/d。开始用药或调整剂量后每3~7天监测血钙水平，每4周调整rhPTH（1-84）的剂量，以维持血钙在正常低值水平。

7. 甲状旁腺移植 手术后甲旁减患者可行甲状旁腺同种异体移植，也可将良性甲状旁腺腺瘤患者的甲状旁腺组织移植至胸锁乳突肌或前臂的肱桡肌。

七、预后与预防

及早诊断甲状旁腺功能减退症并给予长期有效的治疗可以减少晚期并发症的发生，改善患者视力和神经症状。合并妊娠患者应及时纠正低钙血症，以保护胎儿的健康。在进行甲状腺和甲状旁腺手术过程中应避免甲状旁腺损伤或切除过多。

（郑超）

学习小结

甲旁亢分为原发性、继发性和三发性甲旁亢，临床表现主要为消化系统症状、软组织钙化、骨痛等，血清总钙 >2.75mmol/L，血 PTH 增高。甲旁减以神经肌肉兴奋性增高、低钙血症、高磷血症、血清免疫活性 PTH 减少为特征。甲状旁腺疾病通过病史、症状、体征、血生化及影像学资料可以诊断。甲旁减主要通过药物治疗，甲旁亢的治疗可选择手术及药物，高血钙危象可危及生命，需紧急抢救。

复习参考题

1. 原发性甲旁亢的临床表现有哪些？
2. 原发性甲旁亢的实验室检查有哪些特点？
3. 高血钙危象的治疗原则是什么？
4. 简述甲旁减的临床表现与诊断要点。
5. 甲旁减的治疗措施有哪些？

第六章 伴瘤内分泌综合征

学习目标

掌握　伴瘤内分泌综合征的概念、诊断要点及治疗原则。
熟悉　常见伴瘤内分泌综合征的临床特点。

伴瘤内分泌综合征又称异位激素分泌综合征，系某些非内分泌组织的肿瘤分泌激素和/或激素样物质，或起源于内分泌腺的肿瘤既分泌正常激素又分泌其他激素，导致多种临床表现或构成特定的内分泌症状。一些肿瘤除了产生某种引起内分泌症状的激素外，还可分泌多种激素，如降钙素、神经降压素、血管活性肠肽、生长抑素等，但一般不引起明显临床症状。

一、异位激素的性质和种类

除睾酮、雌二醇和醛固酮属于类固醇类激素，多数异位激素属于肽类和蛋白质激素。

（一）异位肽类和蛋白质激素的特点

1. 由于肿瘤细胞内基因转录、剪接、加工不完善，往往合成的物质是激素前体物质、激素亚单位或激素片段，其生物学活性减弱或消失，因此不出现激素过多的症状，但与天然激素存在免疫交叉反应。

2. 肿瘤细胞缺乏激素分泌的调控机制，分泌量和形式多不受控制。

3. 一些肿瘤可分泌类似激素活性的多肽，如胰岛素样生长因子-2（IGF-2）和PTH相关肽（PTHrP）等。

（二）肿瘤组织的特点

许多肿瘤具有异位激素分泌的潜能，如小细胞肺癌、类癌和胰岛素瘤等。不同类型的癌瘤可产生同一种异位激素，如支气管类癌和小细胞肺癌均能产生ACTH，因此这两类肿瘤可能起源于同一种细胞。同一种肿瘤也可产生多种异位内分泌激素，如甲状腺髓样癌和小细胞肺癌能产生ACTH、降钙素和生长激素释放抑制激素。

二、病因与发病机制

伴异位激素分泌的肿瘤大多起源于弥散神经内分泌细胞系统，这些细胞大多由神经嵴外胚层衍化而来，具有共同的组织化学及结构特征。

三、诊断

（一）诊断依据

1. 肿瘤和内分泌综合征同时存在，而肿瘤又非发生在正常分泌该激素的内分泌腺。

2. 肿瘤伴血或尿中激素水平异常升高。

3. 激素分泌呈自主性，不能被正常的反馈机制所抑制。

4. 排除其他可引起综合征的原因。

5. 肿瘤经特异性治疗（如手术、化疗、放疗）后，激素水平下降，内分泌综合征症状缓解。

6. 在外科手术时取肿瘤的动静脉血测激素，证明静脉血中激素水平高于动脉，或用导管技术取引流肿瘤静脉血与另一远离肿瘤的静脉血样比较，证明肿瘤血中激素含量明显升高。

7. 在肿瘤的提取物中用放射免疫法或生物法证实激素的存在。

8. 肿瘤细胞培养液中证实有该激素的分泌。

9. 肿瘤组织中证实存在该激素的mRNA。

前五项为临床诊断依据，后四项为研究性进一步的确证。

（二）诊断技术

1. **CT和MRI** 患者存在伴瘤内分泌综合征的临床症状或体征时，首先应进行肿瘤横断面成像，如胸部、腹部和骨盆等部位的CT或MRI。

2. **生长抑素受体成像** 多数产生肽类激素的神经内分泌细胞上有生长抑素受体，相比传统111-In奥曲肽生长抑素受体闪烁成像，新型生长抑素受体靶向放射示踪剂（如^{68}Ga-DOTATATE、^{68}Ga-DOTATOC和^{64}Cu-DOTATATE）PET更为敏感，尤其是检测小肿瘤时。

3. **内镜** 如果影像学检查无法明确原发部位，可进行消化道内镜检查（注意观察回肠末端），以评估有无消化道神经内分泌肿瘤。

4. **血/尿激素及其代谢产物** 血液或尿液激素、激素前体物、亚基、类似物或其代谢产物水平测定有利于疾病的诊断。血嗜铬粒蛋白A在多种神经内分泌肿瘤中与肽类激素一起储存并释放，但其诊断特异度不高，可用于疾病进展、治疗效果和术后有无复发的评估。

四、治疗

（一）手术

手术切除肿瘤是最有效的办法，术后激素过多的症状消失。当药物无效或无法确定肿瘤病灶时，可手术切除靶组织，如异位ACTH综合征患者可切除其双侧肾上腺。

（二）药物治疗

肿瘤无法切除或已发生远处转移者，可使用药物阻断激素的合成或抑制其释放，如酮康唑、氨鲁米特和氯苯二氯乙烷可阻断肾上腺皮质激素合成；长效生长抑素类似物奥曲肽（octreotide）可以有效地抑制生长激素释放激素的分泌；也可采取针对肿瘤的病理类型进行化疗，如小细胞肺癌化疗后短期效果较好。

五、常见类型

（一）异位ACTH综合征

由非垂体来源的ACTH肿瘤分泌ACTH样物质刺激肾上腺皮质而导致皮质醇增多的一类疾病，多见于APUD细胞瘤，其中燕麦细胞肺癌约占50%，也见于胰岛癌、甲状腺髓样癌、嗜铬细胞瘤、神经母细胞瘤和黑色素瘤等。非APUD细胞瘤如肺腺癌、肺鳞状细胞癌和肝癌也可引起本症。燕麦细胞肺癌多见于男性，病程短、病情重，消耗严重，主要表现为明显色素沉着、高血压、水肿、严重的低血钾伴肌无力及糖尿病等，而不出现向心性肥胖和皮肤紫纹症状。肺、胰、肠类癌和嗜铬细胞瘤，病情轻，病程长且类癌体积较小，常表现为较典型的库欣综合征特征。

与库欣病相比，异位ACTH综合征患者的男性患病率多于女性，且低血钾比较严重；实验室检查如血浆ACTH水平 >300ng/L，应高度怀疑异位ACTH综合征。大剂量地塞米松抑制试验和CRH刺激试验有助于二者鉴别，多数库欣病患者大剂量地塞米松抑制试验可被抑制，而异位ACTH综合征相关大多数不被抑制；库欣病患者静脉注射CRH后血ACTH水平明显升高，而异位ACTH综合征患者升高不明显。目前认为两者鉴别的最佳方法是测定岩下静脉血ACTH和外周静脉血ACTH水平的比值（IPS/P），方法是经股静脉插导管至双侧岩下静脉，在静脉注射CRH前后同时抽取双侧岩下静脉及外周静脉血标本测ACTH。如果注射CRH前IPS/P ≥ 2，注射CRH后IPS/P ≥ 3，则考虑为库欣病；如注射CRH前IPS/P<2，注射CRH后IPS/P<3，则应诊断为异位ACTH综合征。

异位ACTH分泌瘤高发于胸部，可行胸部CT或MRI寻找病灶。治疗首选手术。如果肿瘤已有转移，也应将原发肿瘤及转移灶尽可能切除并局部放疗，必要时加用药物治疗，可以延长生存时间并改善患者的生活质量。没有手术机会或一时不能找到原发肿瘤病灶的可选择药物治疗，酮康唑、安鲁米特等可抑制皮质激素的合成，同时给予小剂量泼尼松以防止危象，病情不能控制者还可行双侧肾上腺次全切除术。

（二）异位抗利尿激素综合征

常见于肺癌，主要是燕麦细胞癌、未分化小细胞癌、鳞状细胞癌和腺棘皮细胞癌。出现稀释性低钠血症时可无症状，当血钠低于120mmol/L时可出现肌力减退、腱反射消失、呈木僵状态或有抽搐发作，甚至昏迷。治疗包括原发肿瘤的处理和纠正低血钠症，应限制饮水每日在1L以内。低血钠症严重并伴有神经症状者可在密切观察下小心使用3%的高渗盐水或用呋塞米。

（三）伴肿瘤的高钙血症

恶性肿瘤常伴发高钙血症，除骨转移导致骨破坏，肿瘤本身可产生升高血钙的体液因子，如PTHrP。少数实体瘤可分泌PTH或促进骨吸收的生长因子。此类肿瘤多为肺鳞状细胞癌、肾腺癌，其次为乳癌、子宫颈鳞癌、卵巢肿瘤和胰腺肿瘤，少见于前列腺癌和肝癌等。此外，多发性骨髓瘤等血液系统肿瘤可产生破骨细胞激活因子而引起高血钙。治疗应尽早去除原发肿瘤。

（四）伴肿瘤的低血糖症

许多胰外肿瘤可伴发低血糖症，最常见于两类：低度恶性或良性的结缔组织肿瘤，包括神经纤维肉瘤、梭形细胞瘤、横纹肌肉瘤和平滑肌肉瘤等；另一类为肝癌。治疗依赖于肿瘤的完整切除，不能手术者可对症处理，严重者可给予糖皮质激素治疗。

（五）异位人绒毛膜促性腺激素综合征

正常时hCG由胎盘滋养层细胞产生，产生异位hCG的肿瘤有肺部肿瘤、肝母细胞瘤、肾癌和肾上腺皮质癌等。表现有男性乳房发育、乳房压痛，多见于中年男性肺癌患者，其次为胃癌和肾癌，发生于儿童可引起同性性早熟，女性患者可出现月经过多或闭经。患者尿hCG升高，颅内分泌hCG的肿瘤患者脑脊液中β-hCG升高。治疗主要是手术切除肿瘤或放疗。

（六）肿瘤产生肾素引起的高血压

肾肿瘤、小细胞肺癌、卵巢癌可产生肾素，从而影响肾素-血管紧张素-醛固酮系统（RAS），临床上表现为高血压、低血钾及醛固酮分泌增多，临床上可以手术治疗或采用螺内酯和ACEI。

（七）伴肿瘤的甲亢

可产生类似促甲状腺激素物质的非垂体肿瘤主要是滋养层细胞肿瘤（绒毛癌、睾丸肿瘤）、葡萄胎。较少见肺表皮样癌、间皮瘤。甲亢症状较轻，治疗主要针对原发性肿瘤。

（八）非垂体肿瘤所致肢端肥大症

非垂体肿瘤可分泌生长激素释放激素（GHRH），极少数分泌生长激素（GH）引起肢端肥大症。分泌GHRH肿瘤主要是类癌，其次为胰岛细胞瘤，较少见嗜铬细胞瘤、副神经节瘤，约90%产生GHRH的类癌位于胸腔内，极个别报道胰岛细胞瘤产GH。患者血中GHRH、GH、IGF-1升高，GH昼夜节律消失。

（郑超）

学习小结

伴瘤内分泌综合征是指非内分泌组织的肿瘤产生了某种激素和/或激素样物质，导致多种临床表现或构成特定的内分泌症状。手术最有效，术后激素过多的症状也会随之消失，药物治疗可阻断激素的合成或抑制其释放，适用于肿瘤无法切除或已发生远处转移者。

复习参考题

1. 何为伴瘤内分泌综合征？诊断要点是什么？
2. 简述常见伴瘤内分泌综合征的临床特点。

第七章 糖尿病

07篇07章

学习目标

掌握 糖尿病的定义、诊断标准和分类；糖尿病的临床表现、常规实验室检查和常用治疗方案；酮症酸中毒临床表现、诊断和治疗原则。

熟悉 糖尿病的发病机制；糖尿病并发症的筛查；妊娠糖尿病的诊断和治疗原则。

了解 糖尿病流行病学现状；糖尿病手术治疗和胰岛移植；1型糖尿病免疫治疗。

第一节 糖尿病

糖尿病（diabetes mellitus，DM）是由遗传和环境因素共同引起的以糖代谢紊乱为主要特征的一组临床综合征。体内胰岛素分泌绝对或相对不足和/或胰岛素作用缺陷，从而导致慢性高血糖，伴有脂肪、蛋白质、水和电解质代谢异常。长期高血糖可导致心脏、血管、眼、肾、神经等组织器官的慢性进行性病变，引起功能障碍甚至衰竭，病情严重或应激时可发生急性代谢紊乱如酮症酸中毒、高渗性昏迷等。

随着生活方式和生活环境的改变，国内外糖尿病的患病率均呈现逐步上升的趋势。1997年WHO报告全世界约有1.35亿患者，而2021年国际糖尿病联盟（International Diabetes Federation，IDF）图谱显示全球成人糖尿病患者已达到5.37亿，相比2019年，糖尿病患者增加了7 400万，预测到2045年将上升到7.83亿。我国作为全世界成人糖尿病患者人数最多的国家，截至2021年，成人糖尿病患者数量达1.41亿，在全世界占比超过26%。2011年至2021年，我国成人糖尿病患者人数由9 000万增加至1.41亿，增幅高达56.7%。

一、糖尿病分类

2019年WHO更新了糖尿病分型体系，根据临床及病因学证据，将糖尿病分成六大类型，即1型糖尿病（T1DM），2型糖尿病（T2DM），混合型糖尿病、其他特殊类型糖尿病、未分类糖尿病及妊娠期首次发现的高血糖等。其中混合型糖尿病包括缓慢进展的成人免疫介导糖尿病（LADA）和易发酮症的2型糖尿病，而将暂不能归为特定类别的新诊断糖尿病患者归为“未分类糖尿病”。

（一）1型糖尿病（T1DM）

（二）2型糖尿病（T2DM）

（三）混合型糖尿病

1. 成人隐匿性自身免疫糖尿病（LADA）

2. 易发酮症的2型糖尿病

（四）其他特殊类型糖尿病

1. 单基因糖尿病

（1）胰岛β细胞功能单基因缺陷

第12号染色体，肝细胞核因子-1α（HNF-1α）基因突变（*MODY3*）；

第7号染色体，葡萄糖激酶（GCK）基因突变（*MODY2*）；

第20号染色体，肝细胞核因子-4α（HNF-4α）基因突变（*MODY1*）；

线粒体基因突变；

其他。

（2）胰岛素作用单基因缺陷

A型胰岛素抵抗综合征；

多诺霍综合征（Donohue syndrome，又称矮妖精貌综合征，leprechaunism）；

Rabson-Mendenhall综合征；

脂肪萎缩性糖尿病；

其他。

2. 胰腺外分泌疾病　如胰腺炎、创伤或胰腺切除术、胰腺肿瘤、胰腺囊性纤维化、血色病、纤维钙化性胰腺病及其他。

3. 内分泌疾病　如肢端肥大症、库欣综合征、胰高血糖素瘤、嗜铬细胞瘤、甲状腺功能亢进症、生长抑素瘤、醛固酮瘤及其他。

4. 药物或化学品所致糖尿病　如N-3吡啶甲基N-P硝基苯尿素（Vacor）、喷他脒、烟酸、糖皮质激素、甲状腺激素、二氮嗪、β肾上腺素能激动剂、噻嗪类利尿剂、苯妥英钠、α-干扰素及其他。

5. 感染相关糖尿病　如先天性风疹、巨细胞病毒感染及其他。

6. 不常见的免疫介导性糖尿病　如僵人综合征（stiff-man syndrome）、胰岛素自身免疫综合征、B型胰岛素抵抗综合征及其他。

7. 其他与糖尿病相关的遗传综合征　如21三体综合征、Klinefelter综合征、Turner综合征、Wolfram综合征、Friedreich共济失调、Huntington病、Laurence-Moon-Biedl综合征、强直性肌营养不良症、卟啉病、Prader-Willi综合征及其他。

（五）妊娠期首次发现高血糖——妊娠期糖尿病（diabetes mellitus in pregnancy）及妊娠糖尿病（gestational diabetes mellitus，GDM）。

二、病因与发病机制

糖尿病的发病机制复杂，遗传与环境中多种因素共同参与其发病过程，不同类型糖尿病的病因和发病机制有明显差异。

（一）T1DM

绝大多数T1DM为自身免疫疾病，基因、环境、免疫等致病因素共同参与了发病过程。具有遗传倾向的个体在环境因素的诱导下出现T淋巴细胞介导的一系列自身免疫反应，引起胰岛β细胞的破坏和衰竭。

1. 遗传因素　T1DM的发病与遗传因素有关。10%~20%的T1DM患者有家族史，其一级亲属的发病风险显著高于普通人群，尤其是同卵双胞胎，同病率高达30%~40%。T1DM是多基因共同作用的结果，包括人类白细胞抗原（HLA）基因和非HLA基因。其中位于6号染色体短臂的HLA基因是主效基因，其他为次效基因。HLA分子的氨基酸残基构成抗原肽结合沟槽，其形状决定了胰岛自身抗原递呈的能力，最终影响T1DM自身免疫反应的进程。

目前全基因组关联研究已发现超过50个非HLA相关的易感基因，如胰岛素（*INS*）、蛋白酪氨酸磷酸酶非受体型22（*PTPN22*）、细胞毒性T细胞抗原4（*CTLA4*）也与T1DM的易感性相关。

2. 环境因素　腮腺炎病毒、风疹病毒和柯萨奇病毒感染与T1DM发病率增加有关。病毒感染可以直接损伤β细胞暴露其抗原成分，或通过模拟β细胞抗原表位，打破自身免疫耐受，进而启动自身免疫反应。近期，动物模型的研究发现肠道菌群的紊乱也与T1DM发病相关。除此以外，饮食（过早接触牛奶或谷类蛋白）和化学毒物（链脲佐菌素、四氧嘧啶、吡甲硝苯脲）等环境因素也被认为是T1DM的诱因。

3. 自身免疫因素　胰岛自身抗体是T1DM重要的免疫损伤标志物。主要的胰岛自身抗体包括血清谷氨酸脱羧酶抗体（GADA）、胰岛素自身抗体（IAA）、胰岛细胞抗体（ICA）、酪氨酸磷酸酶抗体（IA-2A及IA-2βA）、锌转运体蛋白8自身抗体（ZnT8A）。尽管胰岛自身抗体并不是T1DM的直接致病原因，但"多抗体阳性"仍是疾病进展的重要环节，可以为T1DM的诊断和预测提供依据。

胰岛细胞抗原特异性T淋巴细胞是T1DM主要致病因素。胰岛自身抗原经抗原提呈细胞呈递给CD_4^+ T细胞，活化后的CD_4^+ T细胞向促炎型细胞分化并扩增，并募集CD_8^+ T细胞及其他炎症细胞协同杀伤胰岛β细胞，进一步释放胰岛自身抗原，促使致病性T细胞活化增殖分化，特异性破坏胰岛β细胞，导致T1DM。

（二）T2DM

T2DM异质性很强，胰岛素抵抗和胰岛素分泌功能障碍是疾病发生、发展过程中两个基本环节，二者的相对重要性、时序性和内在机制在不同人群和个体之间差异明显。

1. 遗传易感性与环境因素　T2DM在遗传上具有显著的家族聚集倾向，同时T2DM是多基因疾病，具有广泛的遗传异质性。T2DM的发病还与老龄化、营养过剩、肥胖、体力活动不足、都市化生活、应激、化学毒物等环境因素有关。

2. 胰岛素抵抗　胰岛素抵抗是指机体对胰岛素的生理效应降低，即一定量的胰岛素达不到相应的生理效应而需要超常量的胰岛素才能使生理活动正常进行。表现为血胰岛素水平正常或高于正常，但与受体结合的能力以及受体后的效应减弱，刺激靶细胞摄取和利用葡萄糖的能力降低。

3. 胰岛素分泌功能障碍 多种因素可诱导胰岛发生炎症应激、氧化应激、内质网应激、胰淀粉样多肽（IAPP）沉淀、胰岛完整性（组织结构）破坏，引起胰岛功能障碍。早期胰岛素分泌功能障碍表现为静脉注射葡萄糖所诱导的胰岛素早期分泌相（第一时相）缺如或减弱，第二时相胰岛素高峰延迟，因而有些患者在此阶段可表现为餐后反应性低血糖。随着病情发展，慢性高血糖和脂代谢紊乱造成胰岛细胞糖毒性和脂毒性损害，导致胰岛素分泌功能进一步下降，可形成胰岛素绝对缺乏。

（三）混合型糖尿病

2019年WHO提出的新的糖尿病诊断分型中，首次将混合型糖尿病纳入其中，主要包括LADA和易发酮症的2型糖尿病。混合型糖尿病兼具T1DM和T2DM的特点，临床异质性大，可认为是糖尿病连续发展疾病谱的中间状态。其中LADA目前通常使用的三个标准为：任一胰岛素自身抗体阳性；诊断时年龄超过30岁；诊断后6~12个月无须使用胰岛素治疗。其中2012年及2021年更新的LADA中国专家共识均将诊断标准中起病年龄更正为≥18岁。而酮症倾向T2DM的鉴别和区分要点主要包括：糖尿病发病的特定流行病学；临床代谢特征；胰岛素分泌和作用受损的自然史等。混合型糖尿病的提出为进一步促进糖尿病精准分型和治疗提供了一定的临床思路。

（四）其他特殊类型的糖尿病

这一类别分为7种亚型，其中与胰岛β细胞功能遗传性缺陷相关的单基因糖尿病中有代表性的是青少年发病的成年型糖尿病（maturity-onset diabetes of the young，MODY）。

MODY的临床特点：有糖尿病家族史，且符合常染色体显性遗传规律；发病年龄一般<25岁；无酮症倾向；至少5年内不需用胰岛素治疗；胰岛功能尚可，通常空腹血清C肽≥0.3nmol/L，葡萄糖刺激后≥0.6nmol/L。MODY分为6型，最常见为MODY3。

另一种与胰岛β细胞功能遗传性缺陷相关的单基因缺陷糖尿病是线粒体$tRNA^{Leu(UUR)}$基因突变糖尿病。临床特点：母系遗传；神经性聋；发病早，呈不典型T2DM；可伴有其他神经肌肉受损表现。

（五）未分类糖尿病

未分类糖尿病主要是指部分初诊糖尿病无法归入现有其他类别而暂时采用的名称，为一种过渡的分组命名，该部分糖尿病患者临床表现缺乏典型特征，且根据现有的临床症状、体征、胰岛功能、胰岛自身抗体及基因检测结果等仍不能进行明确分型，因此将其暂时归为未分类糖尿病。未分类糖尿病的引入也更突显出患者随访及病因诊断的必要性。

（六）妊娠期首次发现高血糖

妊娠期首次发现高血糖主要分为妊娠期糖尿病及妊娠糖尿病，妊娠期糖尿病是指妊娠期间首次诊断T1DM或T2DM，而妊娠糖尿病是指妊娠前未诊断糖尿病的患者在妊娠期间出现糖代谢异常，而血糖尚未达到显性糖尿病水平。目前GDM常用的诊断标准为：5.1mmol/L≤空腹血糖

<7.0mmol/L；1小时血糖≥10mmol/L；8.5mmol/L≤2小时血糖<11.1mmol/L，OGTT试验中血糖水平达到以上任意一条即诊断。妊娠糖尿病增加孕妇不良事件的风险，可能造成胎儿巨大、宫内发育迟缓、早产、畸形等。大部分GDM患者分娩后血糖恢复正常，但其中一部分人在产后5~10年有发生糖尿病的高度危险性。

三、临床表现

（一）代谢紊乱综合征

尽管糖尿病种类多样，高血糖相关的代谢紊乱是其共同特点。血糖升高后因渗透性利尿引起多尿，继而因失水口渴而多饮；因葡萄糖不能利用，蛋白质与脂肪分解代谢加速，体重逐渐减轻，疲乏无力，组织修复和抵抗力降低，儿童患者生长发育障碍和延迟；由于能量不能利用和丢失过多，患者易饥、多食。故糖尿病的表现常被描述为“三多一少”，即多尿、多饮、多食和体重减少。其他症状可有皮肤瘙痒，尤其外阴瘙痒，高血糖使眼房水压、晶体渗透压改变引起屈光不正而致视力模糊等。

不同类型糖尿病还有其各自的特点。

1. T1DM大多起病急，症状明显，病情较重，常能叙述发病日期，有酮症倾向。多数患者从发病起即需要外源性胰岛素替代治疗，但随着部分胰岛β细胞功能的恢复、糖毒性解除后胰岛素抵抗的消除，患者将进入暂时的“蜜月期”，在数周至数月的时间里外源性胰岛素用量会减少。

2. LADA是免疫介导的糖尿病亚型，其起病具有隐匿、迟发的特点。患者多为成人，早期临床表现不明显，一段时间内不需胰岛素治疗，但胰岛自身抗体阳性，最终依赖外源性胰岛素的治疗。

3. T2DM多数起病缓慢，病情相对较轻，在发病前往往有长期的肥胖、血脂紊乱等病史，肥胖患者起病后体重也会减轻。患者血糖升高过程缓慢，发病初期多数不依赖胰岛素治疗，部分患者无明显症状，仅在健康检查时、围术期或因并发症而发现高血糖。

（二）并发症和合并症

相当一部分患者无典型的糖尿病“三多一少”表现，往往因各种并发症或合并症就诊时发现高血糖。

1. 急性并发症　糖尿病酮症酸中毒、糖尿病高血糖高渗综合征（简称“高渗性昏迷”）、乳酸性酸中毒等，有些患者可以此为首发表现。

2. 慢性并发症　慢性高血糖对组织的毒性作用可累及全身各重要脏器，主要是血管和神经病变，可单独或同时或先后出现，也可发生在糖尿病诊断之前。

（1）微血管病变：指微小动脉和微小静脉之间、管腔直径在100μm以下的毛细血管及微血管网的病变，发病机制可能与血液流变学改变、血小板功能异常、凝血机制失调、山梨醇旁路代谢增强、红细胞2，3-二磷酸甘油酸（2，3-DPG）及糖化血红蛋白高值、生长激素过多等有关。典型的病理改变包括微循环障碍、微血管瘤形成、微血管基底膜增厚等。主要表现在视网膜、肾、神经、心肌等组织，尤以糖尿病肾病、糖尿病视网膜病变更具特征性。

糖尿病视网膜病变（diabetic retinopathy）：最常见的微血管并发症之一，是糖尿病患者失明的主要原因之一。2002年国际临床分级标准，根据散瞳后眼底检查结果可分为六期。Ⅰ期：微血管瘤、小出血点；Ⅱ期：出现硬性渗出；Ⅲ期：出现棉絮状软性渗出；Ⅳ期：有新生血管形成或伴玻璃体积血；Ⅴ期：纤维血管增殖、玻璃体机化；Ⅵ期：牵拉性视网膜脱离、失明。Ⅰ~Ⅲ期为非增殖期视网膜病变（NPDR），Ⅳ~Ⅵ期为增殖期视网膜病变（PDR）。严格控制血糖是防治视网膜病变的基本措施。若视网膜病变进展迅速或已进入增殖期，应改用胰岛素降血糖治疗。对血管渗出和视神经乳头新生血管应尽早激光治疗以保持视力。

糖尿病肾病（diabetic nephropathy）：是导致终末期肾衰的常见原因，也是T1DM的主要死因，在T2DM中其严重性仅次于冠状动脉和脑血管动脉粥样硬化病变。病理类型：① 高度特异性的结节性肾小球硬化型病变；② 弥漫性肾小球硬化型病变最常见；③ 渗出性病变。根据肾损害程度，糖尿病肾病的发生发展可分为5期。Ⅰ期：高滤过期，为糖尿病肾病初期，以肾脏体积增大、肾小球滤过率（GFR）升高为突出特征，入球小动脉扩张，肾小球内压增加。Ⅱ期：无症状或间歇性（运动后）蛋白尿期，肾小球系膜基质及基底膜轻度损害，尿白蛋白排泄率（UAER）大多正常，运动、应激状态可间歇性增高。Ⅲ期：微量白蛋白尿期或早期肾病期，肾小球毛细血管基底膜增厚，UAER持续在20~200μg/min（30~300mg/24h），正常人<10μg/min。Ⅳ期：临床肾病期，UAER>200μg/min（>300mg/24h），或尿蛋白>0.5g/24h，GFR下降，可伴有水肿、高血压，肾功能逐渐减退。Ⅴ期：尿毒症期，大量肾单位闭锁，血肌酐显著升高。美国糖尿病协会（ADA）2007年的指南中推荐将即时尿标本的白蛋白与肌酐比值（ACR）作为筛查和诊断微量白蛋白尿的首选方法，<30μg/mg、30~299μg/mg和≥300μg/mg分别为正常、微量白蛋白尿和大量白蛋白尿。严格代谢控制可防止糖尿病肾病发生。减少蛋白质摄入量有利于早期肾病、肾衰竭的处理。抗高血压治疗可延缓GFR的下降速度，早期肾病应用ACEI及肾素-醛固酮受体拮抗剂可以减轻微量白蛋白尿。

其他：心脏微血管病变和心肌细胞代谢紊乱导致心肌广泛性灶性坏死等损害称为糖尿病心肌病变，可诱发心力衰竭、心律失常、心源性休克或猝死。

（2）大血管病变：糖尿病人群中动脉粥样硬化的患病率较非糖尿病人群高，发病年龄较轻，病情进展较快。动脉粥样硬化的某些易患因素，如肥胖、高血压、血脂异常在糖尿病（主要是2型）人群中的发生率均高于相应的非糖尿病人群。胰岛素、性激素、生长激素、儿茶酚胺等激素水平异常，血管内皮功能、血小板功能异常等，这些因素也直接或间接参与动脉粥样硬化的发生发展。大、中动脉粥样硬化可引起冠心病、缺血性或出血性脑血管病、肾动脉硬化、肢体动脉硬化等。肢体外周动脉粥样硬化以下肢动脉病变常见，表现为下肢疼痛、感觉异常、间歇性跛行，严重供血不足可导致肢端缺血性坏疽。

（3）神经系统并发症：可累计单一或多发神经，以周围神经病变最常见，通常呈对称性、由远至近发展，进展缓慢。先有肢端感觉异常，伴麻木、针刺、灼热、踏棉垫感，有时伴痛觉过敏，隐痛、刺痛、烧灼样痛，夜间及寒冷季节加重。后期可有运动神经受累，肌张力减弱、肌力减弱、肌萎缩或瘫痪。早期腱反射亢进，后期减弱或消失，震动感减弱或消失，触觉、温觉降低。在临床症状出现前，电生理检查已可发现感觉和运动神经传导速度减慢。单一外周神经受损主要累及脑神经。以动眼神经麻痹较常见，其次为展神经麻痹，有自行缓解趋向。自主神经病变也较常见并可较早出现，影响胃肠、心血管、泌尿生殖等系统功能，临床表现为胃排空延迟、腹泻（饭后和午夜）和/或便秘交替、直立性低血压、持续心动过速、尿潴留或尿失禁、勃起功能障碍、瞳孔改变、排汗异常等。

（4）糖尿病足：末梢神经病变、下肢动脉供血不足、细菌感染等多种因素，引起足部溃疡、感染，甚至肢端坏疽等病变，称为糖尿病足。由于神经营养不良、外伤等可引起营养不良性关节炎（Charcot关节），好发于足部和下肢各关节。Wagner将糖尿病足分为6级。0级：无开放性病灶但属高危足。Ⅰ级：浅表溃疡。Ⅱ级：较深溃疡常继发感染。Ⅲ级：脓肿形成，肌腱韧带组织破坏，骨未波及。Ⅳ级：局部坏疽，已有骨质破坏。Ⅴ级：全足坏疽，需截肢。

（5）其他病变：包括白内障、青光眼、屈光改变、黄斑病、虹膜睫状体等眼部病变，口腔可并发牙周病，皮肤亦可发生糖尿病特异性或非特异性病变。糖尿病患者中某些肿瘤发病率增高，抑郁、焦虑和认知功能损害亦常见。

3. 糖尿病合并感染 糖尿病患者尤其是血糖控制不良者感染发生率较正常人显著增高，常反复发生皮肤疖痈等化脓性感染，有时可引起败血症、脓毒血症。皮肤真菌感染常见，如足癣等真菌感染。女性患者常并发真菌性阴道炎和前庭大腺炎。肺结核发生率高。尿路感染中以肾盂肾炎和膀胱炎常见。

四、实验室检查

（一）血糖测定

血糖升高是诊断糖尿病，判断和控制病情的主要指标。常用葡萄糖氧化酶法，取静脉血或毛细血管血，可用血清、血浆或全血。血细胞比容正常时，血清、血浆血糖比全血血糖高15%。作出诊断时主张用静脉血浆葡萄糖，空腹正常范围为3.9~6.1mmol/L（70~110mg/dl）。

（二）尿糖测定

尿糖阳性是发现糖尿病的重要线索。由于肾糖阈变化，尿糖阴性不能排除糖尿病的可能，如并发肾小球硬化症时，肾糖阈升高，此时血糖升高但尿糖呈假阴性；当肾糖阈降低（如妊娠），虽血糖正常，但尿糖可呈阳性。在监测血糖条件不足时，每日4次（三餐前、睡前或分段检查）尿糖定性检查和24小时尿糖定量可作为判断疗效及调整降血糖药物剂量的参考。

（三）葡萄糖耐量试验

包括口服葡萄糖耐量试验（oral glucose tolerance test，OGTT）和静脉葡萄糖耐量试验（intravenous glucose tolerance test，IVGTT）两种。血糖升高未达到诊断糖尿病标准者须进行OGTT，在清晨空腹进行：WHO推荐成人口服75g葡萄糖，儿童按每千克体重1.75g计算，总量不超过75g。IVGTT适用于胃切除后、胃空肠吻合术后及吸收不良综合征患者，或作为评价葡萄糖利用的临床研究手段：静脉注射50%葡萄糖液，剂量按每千克体重0.5g计算，2~3分钟注完，每5分钟测静脉血糖1次，共60分钟。

（四）糖化血红蛋白（HbA1c）和糖化血浆白蛋白测定

作为糖尿病控制情况的监测指标之一。HbA1c量与血糖浓度呈正相关，可反映近8~12周血糖总的水平，并开始被用于诊断依据，正常人HbA1c为4%~6%。血浆白蛋白也可与葡萄糖发生非酶化反应形成果糖胺，正常范围1.7~2.8mmol/L，可反映糖尿病患者近2~3周血糖总的水平。

（五）血浆胰岛素和C肽测定

尽管不作为诊断依据，但是检测空腹和各种刺激试验后胰岛素和C肽水平有助于了解胰岛β细胞功能和指导治疗。C肽和胰岛素以等分子数从胰岛β细胞合成和释放。正常人基础血浆胰岛素水平为35~145pmol/L（5~20mU/L），基础血浆C肽水平约为0.4nmol/L；正常人口服葡萄糖后，血浆胰岛素水平在30~60分钟上升至高峰，可达基础值的5~10倍，3~4小时恢复到基础水平，C肽峰值可升高5~6倍。

（六）免疫学检查

胰岛自身抗体作为重要的免疫损伤标志物为T1DM的发病预测、分型诊断提供了有力的证据。主要的胰岛自身抗体包括：谷氨酸脱羧酶抗体（GADA）、胰岛素自身抗体（IAA）、胰岛细胞抗体（ICA）、酪氨酸磷酸酶抗体（IA-2A）、锌转运体蛋白8自身抗体（ZnT8A）。

（七）并发症相关检查

包括大血管、微血管及神经系统等各项并发症的检查。糖尿病患者常有不同程度的高甘油三酯血症和/或高胆固醇血症，HDL-C常降低，因此血脂检测很有意义。肾衰竭者可有氮质血症；酮症酸中毒时，血酮、尿酮升高，电解质、酸碱平衡失调；高渗性昏迷时，血浆渗透压明显升高，这些检测须根据患者病情个体化选择。

五、诊断与鉴别诊断

目前我国糖尿病的诊断以血糖异常升高作为主要依据，具体包括空腹血糖、随机血糖及OGTT 2小时血糖。糖尿病的诊断应能充分肯定依据的准确性，并排除应激状态，无症状者应注意血糖化验的重复性。在作出诊断时，除了考虑是否符合诊断标准，还应尽可能区分原发性或继发性、分类、有无并发症和合并症等。

（一）糖尿病诊断

目前我国常用的糖尿病诊断、糖代谢状态分类标准为WHO（2009）标准（表7-7-1和表7-7-2）。

▼ 表7-7-1　糖代谢状态分类（WHO 2009年）

糖代谢分类	静脉血浆葡萄糖/（$mmol \cdot L^{-1}$）	
	空腹血糖	糖负荷后2小时血糖
正常血糖	<6.1	<7.8
空腹血糖受损（IFG）	≥6.1，<7.0	<7.8
糖耐量减低（IGT）	<7.0	≥7.8，<11.1
糖尿病	≥7.0	≥11.1

▼ 表7-7-2　糖尿病的诊断标准（WHO 2009年）

诊断标准	静脉血浆葡萄糖水平/（$mmol \cdot L^{-1}$）
（1）典型糖尿病症状（多饮、多尿、多食、体重下降）加随机血糖检测	≥11.1
或	
（2）空腹血糖检测	≥7.0
或	
（3）葡萄糖负荷后2小时血糖检测（无糖尿病症状者，需改日重复检查）	≥11.1
（4）或加上HbA1c	≥6.5%

注：空腹状态指至少8小时未进食热量；随机血糖指不考虑上次用餐时间，一天中任意时间的血糖，不能用以诊断空腹血糖受损或糖耐量减低。

（二）分型与鉴别诊断

1. T1DM诊断　T1DM是以胰岛β细胞进行性破坏为特征的自身免疫病。胰岛自身抗体是T1DM的免疫损伤标志物，胰岛β细胞进行性破坏是T1DM重要的功能特征。确诊T1DM需要结合发病年龄、起病急缓、症状轻重、有无酮症倾向、有无合并代谢综合征、是否依赖外源性胰岛素等临床线索，以及胰岛自身抗体、胰岛功能的动态监测结果综合分析判断（表7-7-3）。

2. T2DM诊断　血糖升高是糖尿病发展的表象，胰岛功能衰竭和胰岛素抵抗是糖尿病的深层机制，胰岛功能衰竭是导致血糖升高的直接原因，并贯穿T2DM进展的整个过程。除了基于血糖的糖尿病的诊断，重视对糖尿病胰岛功能自然病程的判断和分析有助于评估患者病情状态，从而促进糖尿病的精确治疗。基于空腹口服或静脉葡萄糖耐量刺激、混合餐刺激和精氨酸刺激等各种刺激试验后的血清胰岛素、C肽等指标可以判断胰岛功能的水平（表7-7-3）。

▼ 表7-7-3　1型糖尿病和2型糖尿病的区别

特点	T1DM	T2DM
发病年龄	多30岁以下	多40岁以上
发病峰龄	10~14岁	60~65岁，渐年轻化
起病方式	多急骤	多为渐进性
三多一少症状	明显	多不明显，甚至无症状
病情	较重	一般较轻
酮症倾向	明显，多数周内发生	不明显，在数月至数年内发生
病因	免疫为主	遗传性明显
胰岛自身抗体	阳性	通常阴性

续表

特点	T1DM	T2DM
体型	多消瘦	开始多肥胖
胰岛素及C肽释放试验	低下或缺乏	峰值延迟或不足
主要并发症	肾脏、视网膜	心血管和神经
药物治疗	依赖胰岛素	多使用口服降血糖药

3. GDM诊断 目前GDM的国内外诊断标准未达成一致，2010年国际糖尿病与妊娠研究组（International Association of Diabetes and Pregnancy Study Group，IADPSG）研究并推荐的GDM诊断标准逐渐得到广泛的认可（表7-7-4）。

▼ 表7-7-4 妊娠糖尿病的诊断标准（IADPSG 2010年）

进食状态	血糖/（$mmol \cdot L^{-1}$）	血糖/（$mg \cdot dl^{-1}$）
空腹	≥5.1	≥92
服糖后1小时	≥10	≥180
服糖后2小时	8. 5~11.1	153~199

4. 继发性糖尿病 内分泌疾病如肢端肥大症、库欣综合征、嗜铬细胞瘤等可分别因分泌过多的生长激素、皮质醇、儿茶酚胺对抗胰岛素引起糖耐量减低或继发性糖尿病。长期大量使用糖皮质激素可引起类固醇糖尿病。

5. 药物对糖耐量的影响 糖皮质激素、口服避孕药、噻嗪类利尿剂、呋塞米、阿司匹林、吲哚美辛、三环类抗抑郁药等可抑制胰岛素释放或对抗胰岛素作用，引起糖耐量减低，血糖过高，尿糖阳性，停药后可恢复正常。

6. 其他原因所致尿糖阳性 肾性糖尿肾糖阈降低，尿糖阳性，但血糖及OGTT正常。甲亢、胃空肠吻合术后碳水化合物在肠道吸收过快以及弥漫性肝病葡萄糖转化为肝糖原功能减弱、肝糖原储存减少，可引起餐后半小时至1小时血糖升高。应激状态时，胰岛素对抗激素（如糖皮质激素、肾上腺素、ACTH、生长激素等）分泌增加，糖耐量减低，出现一过性高血糖，尿糖阳性，应激过后可恢复正常。大量维生素C、水杨酸盐、青霉素、丙磺舒也可引起尿糖假阳性反应。

六、治疗

鉴于糖尿病的病因复杂多样，其机制尚未完全明确，目前尚缺乏针对病因的有效治疗手段。长期随访研究证明强化血糖控制可显著降低糖尿病大血管和微血管病变的发生率和死亡风险，因此糖尿病主要治疗策略是控制血糖、降低糖尿病并发症的发生风险。

治疗原则：早期治疗、长期治疗、综合治疗、治疗措施个体化。

治疗目的：使血糖达到或接近正常水平；纠正代谢紊乱，防止或延缓并发症；维持良好健康和正常的社会活动；保障儿童正常生长发育；降低伤残率及死亡率等。

具体措施：糖尿病健康教育，以饮食治疗和合适的体育锻炼为基础，根据不同病情予以药物治疗，病情的监测等。

根据2013版是中国T2DM防治指南，T2DM综合控制目标见表7–7–5。

▼ 表7–7–5　中国T2DM综合控制目标

指标	目标值
血糖/（$mmol \cdot L^{-1}$）*	
空腹	4.4~7.0
非空腹	<10.0
糖化血红蛋白/%	<7.0
血压/mmHg	<140/80
总胆固醇/（$mmol \cdot L^{-1}$）	<4.5
高密度脂蛋白胆固醇/（$mmol \cdot L^{-1}$）	
男性	>1.0
女性	>1.3
甘油三酯/（$mmol \cdot L^{-1}$）	<1.5
低密度脂蛋白胆固醇/（$mmol \cdot L^{-1}$）	
未合并冠心病	<2.6
合并冠心病	<1.8
体质指数/（$kg \cdot m^{-2}$）	<24.0
尿白蛋白/肌酐比值/（$mg \cdot mmol^{-1}$）	
男性	<2.5（22.0mg/g）
女性	<3.5（31.0mg/g）
尿白蛋白排泄率/（$\mu g \cdot min^{-1}$）	<20.0（30.0mg/d）
每周主动有氧活动时间/min	≥150.0

注：*代表毛细血管血糖。

（一）糖尿病健康教育

每位糖尿病患者一旦诊断即应接受糖尿病教育，教育的目标是使患者充分认识糖尿病并掌握糖尿病的自我管理能力。通过教育让患者认识到糖尿病是终身疾病，目前不能根治，对它的治疗也将是长期保持良好血糖控制为目的的过程。让患者及其家属掌握糖尿病防治基本知识，学会糖尿病膳食配制及自我保健，学会自我监测血糖及使用降糖药物的注意事项，提高患者的信心和自觉性，在医务人员指导下，积极主动参与治疗。

由于T1DM起病急，病情重，并发症发生率高，为满足不同年龄的T1DM患者的需求，要制订适合其年龄的健康教育及管理方法。患者的需求大致包括以下几点：能够不断提供教育及支持的个体化的管理方案；对急、慢性并发症的持续性评估；T1DM领域专家的医疗支持。方案应随患者需求的变化而变化，必要时每次随访都应对健康教育及管理方案做出相应调整。

（二）糖尿病病情监测

长期规范的监测对了解病情、调整治疗方案、控制血糖、延缓并发症的发生发展非常重要。应经常到医院接受医师的检查，包括HbA1c、血脂、血压、心、肾、眼底、神经功能等状况，至少每年到医院检查1次。患者应在家中开展血糖检测，用于了解血糖的控制水平和波动情况，同时还应自我做好足部、血压等监测。

（三）饮食控制

饮食控制是糖尿病治疗中一项重要的基础治疗措施。合理的饮食控制对于T1DM和T2DM患者控制高血糖均至关重要，同时还有利于防止低血糖发生，改善高血压和脂代谢紊乱，延缓并发症的发生发展。

合理安排饮食包括总能量的控制和各种营养物质的分配。

1. 制订总能量　按性别、年龄、身高查表或用简易公式计算理想体重［理想体重（kg）=身高（cm）-105］，按理想体重和工作性质，参照生活习惯等，计算总能量。成年人每日每千克理想体重休息状态下给予能量105~125.5kJ（25~30kcal），轻体力劳动125.5~146kJ（30~35kcal），中体力劳动146~167kJ（35~40kcal），重体力劳动167kJ（40kcal）以上。使患者体重恢复至理想体重的±5%。

2. 合理分配　碳水化合物占总能量的50%~60%。蛋白质占总能量的10%~15%，成人0.8~1.2g/（kg·d），儿童、妊娠及哺乳期女性、营养不良、消瘦或伴消耗性疾病者宜增至1.5~2.0g/（kg·d），蛋白尿患者蛋白质的摄入量应有所限制，以优质蛋白摄入为主。脂肪不超过饮食总能量的30%，饱和脂肪酸的摄入量不超过饮食总能量的10%，食物中胆固醇摄入量<300mg/d。确定每日饮食总能量及碳水化合物、蛋白质、脂肪的组成后，将能量换算为食物重量制订食谱，根据生活习惯、病情、配合药物治疗的需要进行安排。多食富含果胶类纤维的食物有助于降低餐后高血糖和血胆固醇水平。

（四）运动治疗

规律运动可使糖尿病患者减轻体重，增加胰岛素敏感性，改善血糖和血脂水平，改善心血管功能，增进适应性和劳动能力，改善生活质量。运动应在医师指导下进行，运动前要进行必要的评估，特别是心肺功能和运动功能的医学评估。运动项目和剧烈程度要与患者的年龄、病情及身体承受能力相适应，并定期评估，适时调整运动计划。运动过程中应随身携带食品以防止低血糖发生。

（五）药物治疗

1. 非胰岛素类药物治疗 目前成熟的非胰岛素类药物包括口服药物双胍类、磺脲类、非磺脲类促泌剂、噻唑烷二酮类、α-葡萄糖苷酶抑制剂、钠-葡萄糖共转运蛋白2抑制剂、二肽基肽酶-Ⅳ抑制剂以及注射用胰高血糖素样肽-1受体激动剂。

（1）双胍类（biguanides）：可增加外周组织对葡萄糖的摄取和利用，促进无氧糖酵解；抑制糖异生及糖原分解，减少肝糖输出，是目前T2DM第一线药物。可单用，也可与磺脲类（SUs）等口服降糖药物合用。副作用有胃肠道反应、过敏反应、乳酸性酸中毒等。肝肾功能衰竭、低血容量性休克、心力衰竭者忌用。在造影检查使用碘化造影剂时，应暂时停用二甲双胍。常用药物主要有二甲双胍（metformin），苯乙双胍（phenformin，DBI）因副作用明显现已少用。

（2）磺脲类（sulfonylureas，SUs）：SUs与位于胰岛β细胞膜上的SUs药物受体结合后，关闭ATP敏感K^+通道，K^+外流减少，细胞膜去极化，开放Ca^{2+}通道，Ca^{2+}内流增加，促进胰岛素释放。此外，SUs药物可能有胰外降血糖作用（改善胰岛素受体或受体后缺陷，增强靶组织细胞对胰岛素的敏感性）。

适应证及服用方法：T2DM患者饮食和运动治疗未达到疗效，可单独或与双胍类、葡萄糖苷酶抑制剂、噻唑烷二酮类等药物合用，不宜采用两种SUs同时使用的重叠治疗。SUs药物均应在餐前15~30分钟服用。副作用主要有低血糖、体重增加，此外还可有胃肠道反应、胆汁淤积性黄疸、肝功能损害、三系血细胞减少、过敏反应等。常用药物见表7-7-6。

▼ 表7-7-6 常用磺脲类药物

药物	剂量范围/（$mg \cdot d^{-1}$）	持续时间/h
第一代		
甲苯磺丁脲（tolbutamide，D860）	1 000~3 000	6~12
氯磺丙脲（chlorpropamide）	100~500	20~60
第二代		
格列本脲（glyburide）	2.5~20	16~24
格列吡嗪（glipizide）	2.5~30	12~24
格列喹酮（gliquidone）	60~180	8
格列齐特（gliclazide）	80~320	12~24
第三代		
格列美脲（glimepiride）	1~8	24

（3）非磺脲类促泌剂：主要是格列奈类（meglitinides），通过关闭胰岛β细胞膜上ATP敏感的K^+通道，快速短效促胰岛素分泌，降低餐后血糖。此类药物作用时间短，半衰期约1小时，主

要从肝脏排泄，可酌情用于有低血糖高风险、肾功能衰竭、HbA1c轻度升高的T2DM患者。格列奈类药物的常见不良反应是低血糖和体重增加，但低血糖的发生风险和程度较磺脲类药物轻。常用药物有瑞格列奈（repaglinide）、那格列奈（nateglinide）、米格列奈（mitiglinide）。

（4）α-葡萄糖苷酶抑制剂（α-glucosidase inhibitor）：抑制小肠黏膜上皮细胞表面的α-葡萄糖苷酶而延缓碳水化合物的吸收降低餐后高血糖。单用或与SUs或双胍类或胰岛素合用。忌用于胃肠功能障碍、孕妇、乳母及18岁以下儿童。常见副作用为胃肠反应如腹胀、肠鸣，偶有腹泻、腹痛。常用药物：阿卡波糖（acarbose）、伏格列波糖（voglibose）、米格列醇（miglitol）。此类药物均须与每餐第一口饭同时嚼服。

（5）噻唑烷二酮类（TZD）：为高选择性过氧化物酶体增殖物激活受体γ（PPARγ）激动剂，通过激活脂肪、骨骼肌、肝脏等胰岛素所作用组织的PPARγ核受体，调节胰岛素应答基因的转录，控制血糖的生成、转运和利用。增强靶组织对胰岛素的敏感性，减轻胰岛素抵抗，故被称为胰岛素增敏剂。单用或与SUs或胰岛素合用。副作用：轻中度贫血和水肿、罕见肝功能异常（主要为肝酶升高）、体重略增。常用药物有罗格列酮（RSG）、吡格列酮（PIO）。

TZD的使用与骨折和心力衰竭风险增加相关。禁忌证：对本品或其中成分过敏者，心力衰竭[纽约心脏病学会（NYHA）心功能分级Ⅱ级以上]、活动性肝病或转氨酶升高超过正常上限2.5倍及严重骨质疏松和有骨折病史的患者应禁用。既往有膀胱癌病史或不明原因肉眼血尿的患者禁用吡格列酮。

（6）钠-葡萄糖协同转运蛋白2抑制剂（SGLT-2i）：主要通过抑制肾小管对葡萄糖重吸收，促进葡萄糖从尿液中排泄，降低血糖水平。SGLT-2i在T2DM患者中长期疗效及减重优势明显，且低血糖事件发生率低，可显著减少糖尿病患者主要心血管不良事件发生风险及延缓慢性肾脏病进展，是目前合并动脉粥样硬化性心脏病、心功能不全、慢性肾功能不全等患者首选的联合治疗药物之一。但常见不良反应包括生殖器感染、急性肾损伤、尿路感染、血脂异常及血细胞比容增加等，同时禁忌人群包括肾功能不全的老年患者、重度肝功能不全患者、1型糖尿病、青少年、孕妇及哺乳期妇女等。常用药物有：达格列净（dapagliflozin）、恩格列净（empagliflozin）、卡格列净（canagliflozin）等。

（7）肠道激素类药物：主要有胰高血糖素样肽1（glucagon like peptide-1，GLP-1）受体激动剂和二肽基肽酶-Ⅳ（dipeptidyl peptidase Ⅳ，DPP-Ⅳ）抑制剂两种。GLP-1是由远端回肠、直肠和结肠的L细胞分泌的一种肠道激素，在胰岛β细胞中，其与受体特异性结合后，促进胰岛素合成与释放，并促进胰岛β细胞增殖，抑制其凋亡；在胰岛外，促进肝、骨骼肌、心肌对葡萄糖的摄取，增加肝糖原和肌糖原合成。但GLP-1体内生物半衰期仅2~6分钟，代谢速率12分钟左右，由DPP-Ⅳ特异性酶解，经肝、肾排出体外。目前上市的主要有与GLP-1有相似生理功能且稳定的类似物或称GLP-1受体激动剂，及延缓GLP-1降解的DPP-Ⅳ抑制剂两类药物。

GLP-1受体激动剂：包括艾塞那肽（exenatide）、利拉鲁肽（liraglutide）等。该类药物的常见不良反应为胃肠道症状，主要见于初始治疗时，可随治疗时间延长逐渐减轻。有胰腺炎者禁用；艾塞那肽禁用于GFR<30ml/min的患者；利拉鲁肽不用于既往有甲状腺髓样癌史或家族史的患者。

DPP-Ⅳ抑制剂：包括西格列汀（sitagliptin）、沙格列汀（saxagliptin）、维格列汀（vildagliptin）、利格列汀（linagliptin）等。DPP-Ⅳ抑制剂禁用于孕妇、儿童和对本品过敏者，重度肝肾功能衰竭、T1DM或糖尿病酮症酸中毒（DKA）患者不推荐使用。

2. 胰岛素治疗

（1）制剂类型：按来源不同分为动物（猪、牛）胰岛素及基因重组人胰岛素和胰岛素类似物（纯度高，局部过敏反应少，不易产生胰岛素抵抗）；按作用时间不同分为速效、中效、长效和预混胰岛素。

（2）临床常用胰岛素制剂特点（表7-7-7）。

▼表7-7-7　常用胰岛素制剂特点

胰岛素制剂	起效时间/min	峰值时间/h	作用持续时间/h
短效胰岛素（RI）	15~60	2~4	5~8
速效胰岛素类似物（门冬胰岛素）	10~15	1~2	4~6
速效胰岛素类似物（赖脯胰岛素）	10~15	1. 0~1.5	4~5
速效胰岛素类似物（谷赖胰岛素）	10~15	1~2	4~6
中效胰岛素（NPH）	2.5~3.0	5~7	13~16
长效胰岛素（PZI）	3~4	8~10	长达20
长效胰岛素类似物（甘精胰岛素）	2~3	无峰	长达30
长效胰岛素类似物（地特胰岛素）	3~4	3~14	长达24
预混胰岛素（HI 30R，HI 70/30）	0.5	2~12	14~24
预混胰岛素（50R）	0.5	2~3	10~24
预混胰岛素类似物（预混门冬胰岛素30）	10~20	1~4	14~24
预混胰岛素类似物（预混赖脯胰岛素25）	15	0.50~1.17	16~24
预混胰岛素类似物（预混赖脯胰岛素50，预混门冬胰岛素50）	15	0.50~1.17	16~24

（3）使用原则：在饮食和运动治疗的基础上进行，根据血糖反应作出适当调整。开始治疗时宜使用速效胰岛素，从小剂量开始。通常采用皮下注射方法，部位在上臂三角肌、腹壁、大腿、臀部，多处轮换注射，避免局部皮下脂肪萎缩或增生影响胰岛素吸收。肌内注射较皮下注射吸收快，但不是常用的给药途径。

酮症酸中毒、高渗性昏迷等危重状况时胰岛素应静脉使用。胰岛素注射可使用胰岛素注射器、胰岛素泵等。制剂在2~8℃可保存两年，正在使用的瓶装胰岛素置于25℃环境下不得超过一个月。

胰岛素治疗时空腹高血糖的原因：① 夜间胰岛素作用不足；② 黎明现象，即夜间血糖控制良好，仅于黎明一段时间出现高血糖，机制可能为皮质醇、生长激素、儿茶酚胺等对抗激素增多所致；③ 索莫吉（Somogyi）现象，即在夜间睡眠时曾有低血糖未被觉察，继而发生低血糖后的反应性高血糖。夜间多次血糖测定，有助于清晨高血糖原因的鉴别，避免发生胰岛素剂量调节上的错误。

（4）胰岛素的副作用：胰岛素的主要副作用是低血糖反应；治疗初期可因水钠潴留发生胰岛素水肿；部分有屈光改变；注射局部脂肪营养不良；胰岛素过敏通常表现为局部过敏反应，罕见严重过敏反应如血清病、过敏性休克。

（六）胰腺移植和胰岛细胞移植

胰腺移植通常会合并肾移植，适用于合并晚期肾病的1型患者，可以改善其血糖控制情况、避免低血糖发生并保护移植后的肾脏。副作用包括移植排斥反应，术后长期免疫抑制剂治疗的毒副作用。相较于胰腺移植，胰岛移植无须经历较大的手术创伤。通过操作方法的改善，胰岛移植后中止使用胰岛素治疗的时间已平均延长至3年。关于移植用胰岛细胞的来源和胰岛细胞再生的研究正在进行中。

（七）手术治疗

临床研究显示，减重手术治疗可明显改善肥胖伴T2DM患者的血糖控制，甚至可使一些患者的糖尿病缓解。2011年中华医学糖尿病学分会和外科学分会也就减重手术治疗2型糖尿病达成共识，认可减重手术是治疗伴肥胖的T2DM的手段之一。但是对于手术适应证、手术方式选择、术后并发症管理还需谨慎考虑。

（八）免疫治疗

许多关于预防T1DM发生、延缓B细胞衰竭速度和胰岛素替代治疗的临床试验都在进展中。尽管目前已可以筛查、预测患者亲属的发病风险，但是并没有有效预防或延缓疾病发生的预防措施。对于初发患者进行免疫调节、免疫抑制的药效并不显著，仅对部分患者有效且药效短暂。因此，免疫治疗只能在有严格的安全监护、长期随访保障的临床试验中心进行。

（九）糖尿病合并妊娠的治疗

饮食治疗原则同非妊娠患者，药物治疗选用速效和中效胰岛素，忌用口服降糖药。

七、预防

糖尿病预防工作分为三级：一级预防以糖尿病易感人群及有潜在表现的人群为预防对象，以宣传教育为主要措施，避免糖尿病发病；二级预防是及早检出糖尿病并给予有效治疗，减少并发症的发生；三级预防是延缓和/或防治糖尿病急、慢性并发症，降低致残率和病死率，提高生活质量。预防措施包括戒烟限酒、合理膳食、适当运动、保持理想体重等。

第二节　糖尿病急性并发症

一、糖尿病酮症酸中毒

糖尿病酮症酸中毒（diabetic ketoacidosis，DKA）是指在各种诱因作用下，体内胰岛素严重缺乏，升糖激素分泌过多，引起糖、脂肪、蛋白质及水、电解质、酸碱平衡进一步紊乱，以高血糖、高血酮、代谢性酸中毒为主要表现的临床综合征。糖尿病酮症酸中毒是糖尿病急性并发症，也是内科常见急症之一。

（一）诱因

常见诱因：糖尿病治疗不当、中断药物；感染；外伤、手术、妊娠、分娩、精神刺激等应激；饮食失调及胃肠疾病。T1DM有自发DKA倾向，T2DM在一定诱因作用下也可发生DKA。

（二）发病机制

胰岛素缺乏是发生DKA的基础。血中胰岛素有效作用的减弱，同时多种升糖激素水平升高，如胰高血糖素、儿茶酚胺、皮质激素、生长激素等，导致肝和肾脏葡萄糖生成增加、外周组织对葡萄糖的利用降低，加剧高血糖；由于机体不能利用葡萄糖作为能量来源，脂肪动员增加，脂肪组织释放大量游离脂肪酸，同时由蛋白质分解代谢所产生的生酮氨基酸也大为增加，二者在肝脏氧化分解生成酮体，酮体在体内蓄积造成酮症或酮症酸中毒。

（三）病理生理

1. 高血酮　酮体包括乙酰乙酸、β-羟丁酸、丙酮。这些产物在体内堆积超过组织利用和肾脏排泄能力是造成DKA的主要机制。

2. 高血糖　血糖多呈中等程度升高，渗透性利尿、脱水等导致高渗状态。

3. 电解质紊乱　渗透性利尿、摄入少、呕吐、腹泻导致电解质丢失，因血液浓缩及K^+细胞内外转移，血电解质水平可高、可低或在正常范围。

4. 酸中毒　酸性酮体在体内聚集降低胰岛素敏感性，导致K^+从细胞内逸出。当血pH降至7.2以下，能刺激呼吸中枢引起呼吸加深加快；低至7.0~7.1时，可抑制呼吸中枢和中枢神经功能，甚至诱发心律失常。

（四）临床表现

按病情程度可分为轻度、中度、重度三种。轻度仅有酮症，无酸中毒表现；中度有轻、中度酸中毒表现；重度常表现酮症酸中毒伴昏迷。

糖尿病症状加重的表现如下。

消化系统出现食欲减退、恶心、呕吐，少数有腹痛，似急腹症；呼吸系统表现为血pH<7.2时能刺激呼吸中枢引起呼吸加深加快（Kussmaul呼吸），pH<7.0时呼吸中枢受抑制，丙酮可从呼吸道排出使部分患者呼出气息有烂苹果味；脱水征象：眼球凹陷、皮肤弹性差、脉细速、血压下降、尿量减少、循环衰竭；电解质紊乱可诱发心律失常；精神神经症状：程度不一，早期有头晕、头痛、精神萎靡，进而烦躁、恍惚、嗜睡、昏迷。

（五）实验室检查

1. 血液检查　血酮是诊断DKA最关键的标准，DKA时血酮体可高达4.8mmol/L（50mg/dl）以上。血糖多在16.7~33.3mmol/L（300~600mg/dl）。血二氧化碳结合力（CO_2CP）降低，$PaCO_2$降低，血pH<7.35。血钾正常、偏低或偏高，血钠、血氯降低，血尿素氮、肌酐常偏高，部分患者血淀粉酶升高。血浆渗透压轻度上升，白细胞计数无感染时也可升高，中性粒细胞比例升高。

2. 尿液　尿糖、尿酮均为强阳性，可有蛋白尿、管型尿。

（六）诊断与鉴别诊断

早期诊断是决定治疗成败的关键，临床疑有DKA的患者，无论有无糖尿病病史，均应想到本病的可能性，及时做有关化验检查即可诊断。鉴别诊断主要是与糖尿病并发的各种昏迷鉴别（表7-7-8）。

▼ 表7-7-8　糖尿病并发昏迷的鉴别

项目	酮症酸中毒	高血糖高渗综合征	乳酸酸中毒	低血糖昏迷
病史	有糖尿病病史，且常可寻找到诱因	有或无糖尿病病史，老年人多见	有感染、休克、缺氧、饮酒等诱因，大量使用苯乙双胍，多有肝肾疾病	多有大量注射胰岛素或服用过量降糖药史，或用药延迟、体力活动过度
症状	起病较慢，2~3d出现，多尿、口渴、乏力、食欲缺乏、恶心、呕吐、严重者可有意识障碍	起病较慢，数日内出现烦躁、口渴、局部肌肉抽搐、神志障碍	起病较急，可有厌食、恶心、乏力、昏睡、眩晕	起病急，数小时出现，有饥饿感、多汗、心悸、乏力、手抖
体征	深大呼吸、有烂苹果味，皮肤干燥失水、弹性差，腱反射迟钝	呼吸正常，皮肤干燥，腱反射亢进或消失	呼吸深大，皮肤可失水，腱反射迟钝	呼吸正常，皮肤苍白、潮湿多汗，腱反射加强
尿糖	++~+++	++~+++	阴性~+++	阴性~+
尿酮	+~+++	阴性~+	阴性~+	阴性
血糖	显著升高	显著升高，多高于33mmol/L	正常或升高	显著降低
血钠	正常或降低	显著升高	正常或减低	正常
血pH	降低	正常	降低	正常
血HCO_3^-	<15mmol/L	正常	<10mmol/L	正常
血乳酸	正常或稍高	正常	显著升高	正常
血浆渗透压	正常或稍高	显著升高，多高于350mOsm/（kg·H_2O）	正常	正常

（七）治疗

1. 补液　是抢救DKA首要的、极其关键的措施。补液量一般按脱13.9mmol/L水量为实际体重的10%估计。开始选用生理盐水，待血糖降至250mg/dl左右时可改用5%葡萄糖注射液，并加入对抗量的胰岛素，葡萄糖（g）：胰岛素（U）可按（3~4）：1酌情选用。补液速度先快后慢，要在第1个24小时内补足预先估计的液体丢失量，补液量视脱水程度而定，多为体重的8%~10%，即4 000~6 000ml/d。补液治疗是否奏效，要看血流动力学（如血压）、出入量、实验室指标及临床表现，并根据年龄、心肺肾功能调整速度。

2. 小剂量胰岛素疗法　胰岛素按0.1U/（kg·h）剂量经静脉、肌肉或皮下给予，血中浓度达100~120U/ml即可对脂肪分解和酮体生成产生最大的抑制效应，并能有效降低血糖。降糖速度以每小时血糖下降3.9~6.1mmol/L为宜，用药过程中严密监测血糖，若血糖不降或下降不明显剂量应加倍。

3. 纠正电解质紊乱及酸碱平衡失调　患者体内钾有不同程度丢失，初治时，血钾低或正常，有尿者即可补钾；血钾高者暂不补钾。治疗过程中，必须监测血钾和心电图。血钾恢复正常后仍需酌情补钾数日。钠和氯的补充可通过输注生理盐水而实现。轻、中度酸中毒可不必补碱，若补碱过早、过快，红细胞氧解离曲线左移，氧不易与血红蛋白分离，造成组织缺氧；重度酸中毒pH＜7.1、HCO_3^-＜5mmol/L或CO_2CP为4.5~6.7mmol/L，将5%碳酸氢钠84ml用注射用水稀释成1.25%溶液静脉滴注。

4. 去除诱因和防治并发症　针对感染、心力衰竭、心律失常等治疗。

5. 护理　良好护理是抢救DKA的一个重要环节。

二、高血糖高渗综合征

高血糖高渗综合征（hyperosmolar hyperglycemic syndrome，HHS）是指由高血糖引起的血浆高渗透压、严重脱水和进行性意识障碍的临床综合征。老年人多见，好发年龄为50~70岁，男女比例大致相同。约2/3的患者无糖尿病病史或仅有轻度症状。病情危重，病死率高。

（一）诱因

各种应激如感染、外伤、手术、心脑血管事件、消化道出血、急性胰腺炎、中暑、低温等，摄水不足，失水过多，摄入高糖，某些药物如糖皮质激素、免疫抑制剂、利尿剂等都可诱发或促使病情发展。

（二）发病机制

目前尚未完全阐明。年老、脑血管功能差、肾功能减退患者，当某些诱因引起血糖升高，且未能从尿中及时排出，造成急剧的严重高血糖，组织细胞尤其是脑细胞严重脱水导致本病出现突出的神经精神症状。由于血浆胰岛素分泌相对不足，虽然不能使胰岛素敏感组织有效利用葡萄糖，却足以抑制脂肪组织分解，不产生酮体。

（三）诊断

1. 临床表现　起病较慢，症状逐渐加重，明显多尿、极度口渴，出现严重脱水征象和神经精神症状如嗜睡、幻觉、定向障碍、偏盲、拍击样震颤、癫痫样抽搐、昏迷。

2. 实验室检查　血糖多在33.3~66.6mmol/L（600~1 200mg/dl）；血钠常 >155mmol/L，血氯、钾、尿素氮、肌酐增高；血浆渗透压可高达330~460mOsm/（kg·H_2O），常 >350mOsm/（kg·H_2O）。尿糖强阳性，无酮症或较轻。

3. 有血浆高渗而未昏迷者可诊断为高渗状态。

（四）鉴别诊断

须与糖尿病本身所致其他急性代谢紊乱相鉴别（见“糖尿病酮症酸中毒”部分）；老年人注意与脑血管疾病鉴别，或者注意同时合并脑血管疾病。

（五）治疗

原则同酮症酸中毒。因严重失水，补液应更积极，降低高渗透压。补液量按脱水量为实际体重的10%~12%估计，为6 000~8 000ml/d。如血压正常，可考虑用0.45%低渗盐水，在中心静脉压监护下调整输注速度，当血浆渗透压降至330mOsm/（kg·H_2O）时改输等渗溶液。如治疗前血压已低，宜先输生理盐水和胶体溶液，尽快纠正休克。补液速度应先快后慢。胃肠道补液是很重要的补液途径，无应激性胃黏膜疾病者均应给予口服补液：未昏迷者鼓励饮水；昏迷者鼻饲补水。小剂量胰岛素疗法同DKA，待血糖降至16.7mmol/L（300mg/dl）时，可改用5%葡萄糖注射液，并加入对抗量的胰岛素，同时参考血钾及尿量补钾。积极治疗诱发病和各种并发症。加强护理。

三、糖尿病乳酸酸中毒

少见，在此不赘述。

（杨涛）

学习小结

糖尿病是严重影响人类健康的一种慢性非传染性疾病。根据其病因学不同分为1型糖尿病、2型糖尿病、混合型糖尿病、其他特殊类型糖尿病、未分类糖尿病及妊娠期首次发现的高血糖等。糖尿病的临床表现多样，典型代谢紊乱表现为多饮、多食、多尿和体重下降的“三多一少”症状，影响患者预后的主要原因包括微血管病变、大血管病变、神经病变和糖尿病足在内的慢性并发症，以及糖尿病酮症酸中毒和高血糖高渗综合征等急性并发症。糖尿病的治疗目标是控制血糖稳定在合理范围内并减少并发症的发生，治疗方法包括健康教育、饮食控制、运动疗法、非胰岛素类降糖药和胰岛素治疗，而胰岛移植和手术治疗等是糖尿病治疗的新手段。酮症酸中毒和高血糖高渗综合征等是威胁患者生命的急性并发症，其治疗需要及时抢救处理。

复习参考题

1. 简述糖尿病病因学分类。
2. 简述1型糖尿病与2型糖尿病的鉴别诊断要点。
3. 简述糖尿病的治疗策略。
4. 糖尿病酮症酸中毒的处理原则是什么？

第八章　肥胖症

07篇08章

学习目标

掌握　肥胖的定义、诊断标准、肥胖相关并发症、肥胖症的诊疗流程。

熟悉　肥胖的临床表现、鉴别诊断、治疗。

了解　肥胖的发病机制、病理生理。

一、概述

肥胖（obesity）是指体内脂肪堆积过多和/或分布异常致体重增加的一种慢性代谢性疾病。肥胖是遗传因素和环境因素共同作用的结果。

在过去30年中，肥胖症的患病率急剧上升，创造了全球性公共卫生危机。全球范围大约高达5亿的成年人为肥胖人群，同时儿童和青少年的患病率也逐年增加。2015至2019年最新全国统计数据显示，根据中国标准，6岁以下儿童的超重率为6.8%、肥胖率为3.6%；6~17岁的儿童和青少年的超重率为11.1%、肥胖率为7.9%；成人（≥18岁）的超重率为34.3%、肥胖率为16.4%。这是首次中国成人超重和肥胖的患病率总数超过50%，预计到2030年，中国成人超重及肥胖患病率将达到61%。肥胖和超重相关的并发症给患者带来巨大的痛苦，也极大地增加了社会成本负担。

二、病因与发病机制

肥胖的发生机制是由于能量摄入增加和/或消耗减少而导致的能量平衡失调，过剩的能量以脂肪的形式储存于体内而导致体重增加的病理生理过程。能量平衡调节是由外周和中枢信号互相作用的复杂生理过程，包括脂肪、骨骼肌、肝脏、胃肠道、胰腺、中枢神经系统等共同参与。肥胖症的病因分类尚待完善，目前认为，遗传因素、环境因素、内分泌调节异常、炎症、肠道菌群等多种因素的相互作用共同促进了肥胖的发生发展。

1. 遗传因素　遗传因素可以解释40%~70%的肥胖病因，肥胖相关基因多位于中枢食欲调控系统通路，中枢系统基因发生突变，往往会导致儿童早发性、重度肥胖。大多数人类肥胖并非单基因病，而是复杂的多基因系统与环境因素综合作用的结果，极少数肥胖属于单基因突变肥胖病，其中包括瘦素基因、瘦素受体基因、黑皮质素受体4基因、过氧化物酶体增殖物激活受体γ（*PPARγ*）基因、阿片黑色素皮质素原基因、*TrkB*基因、激素原转酶基因等。目前借助全基因组关联分析（GWAS）已揭示了近千个多态性位点与肥胖发病风险相关，但缺乏因果关系证据，仅能解释6%左右的体重指数（BMI）变异。

2. 环境因素和社会因素 环境因素的改变对肥胖的发生有显著的作用。生活方式包括饮食习惯、吸烟、饮酒、缺乏体力活动等促进肥胖的发生。社会因素如教育水平、家庭经济状况等也会影响人们的行为方式进而影响体重。一些药物尤其是精神治疗药物及糖皮质激素的应用也会造成肥胖。

3. 内分泌因素 一些内分泌系统疾病因脂代谢紊乱和内分泌器官的病理性改变以及某些激素分泌异常而导致肥胖，包括下丘脑性肥胖、生长激素缺乏症、甲状腺功能减退症、库欣综合征、性腺功能减退症、胰岛素瘤等。

4. 炎症 肥胖是一种低度炎症反应。肥胖症者血清中TNF-α、IL-6和C反应蛋白（CRP）等炎症因子水平升高。

5. 肠道菌群 肥胖与肠道微生物的种类和丰度变化密切相关。与消瘦者相比，肥胖症者肠道菌群中厚壁菌门升高而拟杆菌属水平较低，并且肥胖症患者肠道微生物多样性降低。肠道菌群可能通过影响能量平衡、慢性低度炎症状态、肠道激素等多种途径参与肥胖的发生发展。

三、病理生理

肥胖患者脂肪组织的增大可由于脂肪细胞数量增加（增生型）、体积增大（肥大型）或同时数量增多、体积增大（增生肥大型），伴有炎症反应如吞噬细胞和其他免疫细胞浸润，脂肪因子分泌增多，出现胰岛素抵抗和低度的系统炎症。

脂肪分布方面，男性肥胖者脂肪主要分布在内脏和上腹部皮下，称为“腹型肥胖”或“中心性肥胖”；女性肥胖者脂肪主要分布于下腹部、臀部和股部皮下，称为“外周性肥胖”。中心性肥胖者发生代谢综合征的危险性较大，而外周性肥胖者减肥更为困难。

人体中存在所谓“调定点”，即促进脂肪减少（正向激素）和促进脂肪生成（负向激素）的两种力量持续处于动态平衡中，从而使机体的体重保持一个稳定状态（肥胖或正常体重）。持续超重可引起体重调定点不可逆升高，即调定点上调。

四、临床表现

包括肥胖本身的症状和并发症的症状。继发性者有相应原发病的临床表现。

1. 肥胖本身的表现 轻度肥胖多无症状，仅表现为体重增加、腰围增加、体脂百分比增加超过诊断标准。较为严重的肥胖患者可以有胸闷、气急、胃纳亢进、便秘、腹胀、关节痛、肌肉酸痛、易疲劳、倦怠以及焦虑、抑郁等。

2. 并发症表现 与肥胖密切相关的一些疾病有血脂异常、脂肪肝、心血管疾病、高血压、糖尿病等。常有高胰岛素血症和胰岛素抵抗。睡眠呼吸暂停综合征（sleep apnea syndrome，SAS）及睡眠窒息，静脉血栓、肺栓塞发生率也较非肥胖者高。此外，肥胖恶性肿瘤发生率升高。因长期负重易患腰背痛、关节痛、水肿。皮肤皱褶处易擦破，合并真菌或化脓性感染。严重肥胖患者精神心理方面、社会关系、受教育及就业困难。

五、诊断与鉴别诊断

1. 诊断　肥胖的评估包括测量身体肥胖程度、体脂总量和脂肪分布。常用有以下几种方法。

（1）理想体重（ideal body weight，IBW）：IBW（kg）=身高（cm）–105，或IBW（kg）=［身高（cm）–100］×0.9（男性）或×0.85（女性）。实际体重超过理想体重10%~20%者为超重，超过20%以上者为肥胖。

（2）体重指数（body mass index，BMI）：又称体质指数，BMI（kg/m^2）=体重（kg）/［身高^2（m^2）］。体重指数是诊断肥胖的重要指标，不同种族的诊断标准有所不同。1997年WHO成人基于BMI对体重的分类及相关疾病危险性见表7–8–1。2016年美国临床内分泌协会（ACCE）指南提出基于BMI及腰围对超重与肥胖的分类（表7–8–2）。2021年《中国成人超重和肥胖预防控制指南》是以BMI值"24"为中国成人超重的界限，BMI值"28"为肥胖的界限。

▼ 表7–8–1　WHO成人基于BMI对体重的分类及相关疾病危险性（1997年）

分类	BMI/（$kg \cdot m^{-2}$）	相关疾病危险性
体重过低	<18.5	低（但其他疾病危险性增加）
正常	18.5~24.9	平均水平
超重	≥25	
肥胖前期	25~29.9	增加
Ⅰ度肥胖	30~34.9	中度增加
Ⅱ度肥胖	35~39.9	严重增加
Ⅲ度肥胖	≥40	极为增加

▼ 表7–8–2　2016年ACCE指南基于BMI及腰围对超重及肥胖的分类

分类	BMI/（$kg \cdot m^{-2}$）	合并症风险	腰围与合并症风险	
			男性≤102cm 女性≤88cm	男性>102cm 女性>88cm
体重不足	<18.5	低但有其他问题		
正常体重	18.5~24.9	一般		
超重	25~29.9	增加	增加	高
肥胖Ⅰ级	30~34.9	中等	高	非常高
肥胖Ⅱ级	35~39.9	严重	非常高	非常高
肥胖Ⅲ级	≥40	非常严重	极高	极高

（3）腰围（waist circumference，WC）：可反映脂肪总量和脂肪分布结构。WHO推荐的测量方法：被测者站立位，两脚分开25~30cm，体重均匀分配，计算髂前上棘与第12肋下缘连线中点径线。腰围是衡量脂肪在腹部蓄积（即中心型肥胖）程度的简单、常用指标，中国目前参考WHO的标准，成年男性腰围≥90cm、女性腰围≥85cm即可诊断为中心性肥胖。

（4）腰臀比（waist hip ratio，WHR）：为肋骨下缘至髂前上棘间的中点的径线（腰围）与股骨粗隆水平的径线（臀围）的比值。WHO建议WHR>0.90（男）或>0.85（女）可诊断为中心性肥胖。WHR为表示腹部脂肪积聚的良好指标，但腰/臀比相近的个体体重可以相差很大，因此该指标和腹部内脏脂肪堆积的相关性低于腰围。

（5）CT、MRI：是诊断中心性肥胖最精确的方法。一般采用脐孔或第4~5腰椎间水平扫描计算腹部内脏脂肪面积，中国参考WHO标准将内脏脂肪面积≥80cm^{2}定义为中心型肥胖。

（6）体脂含量（body fat，BF）：是指体内脂肪的含量或脂肪占总体重的百分比，可初步评估体质脂肪成分的多少及分布，正常人体脂含量因年龄、性别而不同。正常成年男性体脂含量为体重的10%~20%，≥25%为肥胖；成年女性体脂含量为体重的15%~25%，≥30%为肥胖。目前测定脂肪含量的方法：双能X线吸收法（DEXA）、生物电阻抗法（BIA）、超声、皮褶厚度法、水下称重系统法。其中，DEXA可较为准确地评估脂肪、肌肉、骨骼的含量及分布，是目前公认的评估指标。

（7）其他：利用人体学测量指标计算出相关的参数也可用于肥胖的评估，身体形态指数（a body shape index，ABSI）：ABSI=腰围/（BMI×身高），其作为2012年提出的人体学参数，联合BMI更好地预测心血管事件在内的肥胖风险，且ABSI与内脏脂肪面积显著正相关。内脏脂肪的质地（CT图像特征）在肥胖患者代谢结局、手术干预疗效预判中均具有较强的指示意义。

2. 鉴别诊断 确定肥胖后应鉴别单纯性或继发性肥胖。单纯性肥胖是除外其他疾病或医疗原因引起的肥胖。

（1）单纯性肥胖：① 常有家族史和营养过度史；② 多为均匀性肥胖，腹部脂肪堆积可较多；③ 无内分泌代谢疾病。

（2）继发性肥胖：多继发于下丘脑或垂体的炎症、肿瘤、创伤，皮质醇增多症、多囊卵巢综合征、胰岛素瘤、甲状腺功能减退症、性腺功能减退症等。除体重增加外，尚有原发病表现，临床不难区别。必要时可行内分泌功能试验鉴别。

3. 肥胖相关并发症的筛查 所有超重或肥胖患者单纯评估BMI不足以表明过度肥胖对健康状况的影响，临床上应评价与体重相关的并发症情况。因此，肥胖患者的诊断评估应包括体重指数评估与肥胖相关的并发症的临床评估，目前多以美国临床内分泌医师协会（AACE）2016年肥胖相关并发症为评估标准，详见表7-8-3。并且建议超重或肥胖患者至少每年应重新评估，以监测间隔期间肥胖和肥胖相关的并发症发生的变化。

▼ 表7-8-3　肥胖的诊断与管理

诊断		以并发症为中心的分级与治疗		
体重指数（BMI）评估/（kg·m^{-2}）	临床并发症评估	疾病分级	慢病预防级别	建议治疗（基于临床评估）
<25 （<23对于某些种族） 腰围正常		正常体重 （非肥胖）	一级预防	健康生活方式：健康饮食/运动
25~29.9 （23~24.9对于某些种族）	肥胖相关并发症及严重程度的评估： 代谢综合征 糖尿病前期 T2DM 血脂异常 高血压 心血管疾病 非酒精性脂肪肝 多囊卵巢综合征 女性不孕症 男性性功能减退 呼吸睡眠暂停 哮喘/气道高反应性 骨关节炎 张力性尿失禁 胃食管反流 抑郁	超重 0级 （没有并发症）	二级预防	生活干预：低热量健康饮食/运动/行为干预
≥30 （≥25对于某些种族）		肥胖 0级 （没有并发症）	二级预防	生活干预：低热量健康饮食/运动/行为干预 减重药物：如生活干预不能防止体重增加（BMI≥27）
≥25 （≥23对于某些种族）		肥胖 1级 （1种或多种轻中度并发症）	三级预防	生活干预：低热量健康饮食/运动/行为干预 减重药物：如生活干预不能达到治疗目标或与生活方式治疗同步开始（BMI≥27）
≥25 （≥23对于某些种族）		肥胖 2级 （至少1种严重并发症）	三级预防	生活干预：低热量健康饮食/运动/行为干预 减重药物：与生活方式治疗同步开始（BMI≥27） 肥胖手术：（BMI≥35）

六、预防与治疗

1. 三级预防　慢性疾病三级预防的模式，与肥胖的病理生理学特点及自然病程发展相契合，因此同样适用于不同阶段的肥胖防治。建议所有人每年进行评估，即超重或肥胖的筛查（表7-8-3）。

2. 肥胖防治流程　2016年AACE/美国内分泌学院（ACE）肥胖患者综合医疗管理指南提出了肥胖诊断和管理的新框架。建议肥胖诊断定义应从以体重指数为中心转变为以肥胖相关并发症为中心。新框架推荐采用下述四个步骤诊疗（表7-8-3）：① 采用BMI进行初步筛查；② 对肥胖相关并发症进行临床评估；③ 对肥胖相关并发症的严重程度进行分级；④ 根据不同肥胖并发症选择预防和/或干预策略。

3. 治疗　治疗的主要环节是减少热量的摄取和增加热量的消耗，肥胖的干预和治疗需要运用多种手段，包括行为矫正、饮食疗法、体育锻炼、药物治疗、外科手术。前三者属一般治疗，对所有肥胖患者均应施行，是肥胖的基本治疗方法，而且要长期坚持；后两个方案在肥胖患者中酌情选择使用。治疗的目标为通过减重预防和治疗肥胖相关性并发症，改善患者的健康状况，2016年AACE指南对肥胖及伴有相关合并症的患者的减重目标作了相关建议（表7-8-4）。《中国肥胖预防和控制蓝皮书（2019）》中超重/肥胖成年人规范化治疗流程图（图7-8-1）。

▼ 表7-8-4　肥胖及伴有相关合并症患者的减重目标

诊断	治疗目标	
	干预/减重目标	临床目标
代谢综合征	10%	预防2型糖尿病发生
糖尿病前期	10%	预防2型糖尿病发生
2型糖尿病	5%~15%或更多	降低糖化血红蛋白水平 减少降糖药物种类和/或剂量 缓解糖尿病，特别当糖尿病病程较短时
血脂异常	5%~15%或更多	降低甘油三酯水平 升高高密度脂蛋白胆固醇水平 降低非高密度脂蛋白胆固醇
高血压	5%~15%或更多	降低收缩压及舒张压水平 减少降压药物种类和/或剂量
非酒精性脂肪性肝病		
脂肪变性	≥5%	减少肝细胞内的脂质
脂肪性肝炎	10%~40%	减少炎症及纤维化
多囊卵巢综合征	5%~15%或更多	排卵 月经规律 减少多毛症 增加胰岛素敏感性 降低血浆雄激素水平
女性不孕	≥10%	排卵 怀孕及活产
男性性腺轴功能减退	5%~10%或更多	增加血浆睾酮
阻塞型睡眠呼吸暂停	7%~11%或更多	改善症状 降低呼吸暂停指数
哮喘/气道反应性疾病	7%~8%或更多	改善第1秒用力呼气容积（FEV_1） 改善症状
骨关节炎	≥10% 加上运动时5%~10%或更多	改善症状 提高功能
压力性尿失禁	5%~10%或更多	降低尿失禁发生的频率
胃食管反流病	≥10%	降低症状发作频率及严重程度
抑郁症	未知	减少抑郁症状 改善抑郁评分

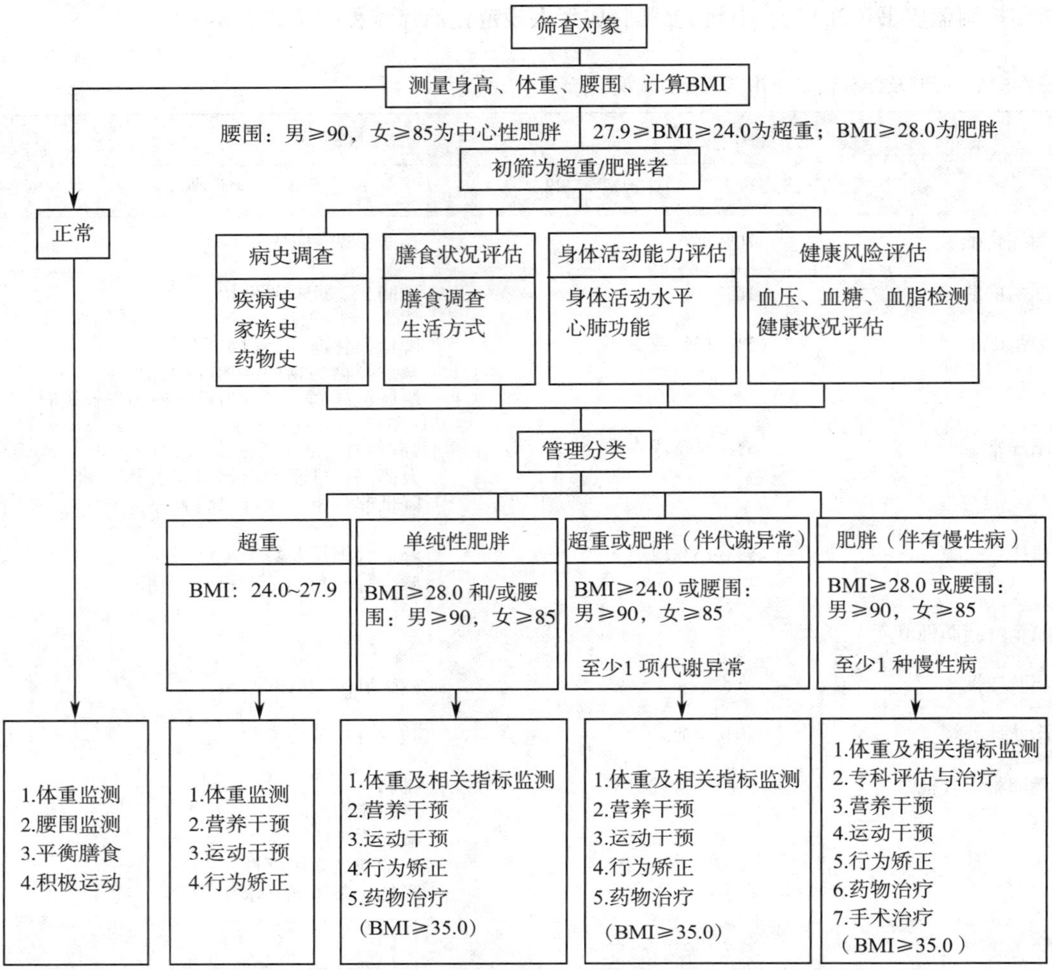

▲ 图7-8-1 超重/肥胖成年人规范化治疗流程图
腰围单位为cm；BMI单位为kg/m²。

（1）一般治疗

1）教育与行为治疗：教育与行为治疗包括营养教育、体力活动、社会支持、技艺营造、认知战略。通过宣教，使患者对肥胖及其危害性有正确的认识，从而主动配合治疗。

2）饮食疗法：2021年《中国居民膳食指南科学研究报告》提出的健康膳食的原则为营养均衡、长期获益、提高生活质量和健康状态，肥胖患者也应遵循上述原则。控制总进食量，选用低能量、均衡营养饮食，根据低脂肪、低碳水化合物、高纤维素、高维生素、一定量优质蛋白饮食原则配置。可根据患者身高、年龄、体重、应达到的理想体重及体力活动情况，制订每日能量摄入量。合理的减重膳食应在膳食营养素平衡的基础上减少每日摄入的总热量，肥胖男性能量摄入建议为1 500~1 800kcal/d，肥胖女性建议为1 200~1 500kcal/d，或在目前能量摄入水平基础上减少500~700kcal/d。特殊膳食模式是为了满足特殊人群或特殊时期的生理需求和治疗与营养相关的病理改变，而在一定时期或短期内采取的膳食方式，主要包括低能量饮食、低碳饮食、生酮饮食等，饮食方式和时间的调整包括辟谷、轻断食、间歇性禁食等手段。特殊膳食模式不适合于所有人，须根据代谢状态和身体状况在医生的指导和临床监测下进行，且目前没有研究证据显示这些特殊膳食的长期健康效益。极低能量饮食是每日供应能量为800kcal。此饮食治疗方案虽然体重减轻较快、较明显，但患者顺应性差，难以坚持；不适于伴有严重器质性疾病患者；停药后体重又会增加。

3）体育锻炼：体力活动或运动在于增加能量消耗。如果运动与饮食治疗相结合，则体重减轻更明显。运动量和强度应当逐渐递增，对于正常成年人，最终目标应为每周运动150分钟以上，最好每天运动30~90分钟，每周运动3~7天，总共达到200~300min/周。建议中等强度运动（50%~70%最大心率，运动时有点用力，心跳和呼吸加快但不急促），如快走、打太极拳、骑车、乒乓球、羽毛球和高尔夫球等。如无禁忌，建议每周进行2~3次抗阻运动（两次锻炼间隔≥48小时），锻炼肌肉力量和耐力。锻炼部位应包括上肢、下肢、躯干等主要肌群，训练强度为中等。抗阻运动和有氧运动联合进行可获得更大程度的代谢改善。

4）肠道菌群调节、益生菌或菌群移植：目前普遍认为，肥胖与特定肠道菌群互为因果，饮食运动等生活方式改变、药物手术等减重措施均可以对肠道菌群构成产生影响；另一方面，通过经典粪菌移植与功能研究发现，特定的肥胖致病菌的增加，或者益生菌的减少均会进一步促进能量摄取或消耗，从而促发肥胖。然而，目前对于促胖致病菌或减肥益生菌的临床证据尚十分缺乏。

（2）药物治疗：药物治疗一定是在一般治疗基础上的辅助治疗，仅适用于因肥胖而致疾病危险性增加的患者，而不应该用于美容的目的，对于低危的肥胖者应首选膳食和运动疗法，生活方式干预效果不佳时，经评估有明显胰岛素抵抗，或其他相关代谢异常，可考虑用药。《中国成人超重和肥胖预防控制指南》中提出用药物减重的适应证：食欲旺盛，餐前饥饿难忍，每餐进食量较多；合并高血糖、高血压、血脂异常和脂肪肝；合并负重关节疼痛；肥胖引起呼吸困难或有阻塞型睡眠呼吸暂停综合征；BMI≥24kg/m^{2}有上述合并症情况，或BMI≥28kg/m^2，不论是否有合并症，经过3~6个月单纯控制饮食和增加活动量处理仍不能减重5%，甚至体重仍有上升趋势者，可考虑用药物辅助治疗。2016年版《美国临床内分泌医师协会/美国内分泌学会肥胖症综合管理临床实践指南》指出，针对BMI≥30.0kg/m^{2}或BMI≥27.0kg/m^{2}合并肥胖相关并发症之一的成年患者，建议在生活方式和行为干预基础上应用药物减重治疗。2021年版《中国超重/肥胖医学营养治疗指南》建议，成年人群当BMI≥28.0kg/m^{2}或BMI≥24.0kg/m^{2}且合并高血糖、高血压、血脂异常等危险因素，经综合评估后，可在医生指导下选择药物联合生活方式干预。目前，美国FDA批准的治疗肥胖药物主要有环丙甲羟二羟吗啡酮（纳洛酮）/安非他酮、氯卡色林、芬特明/托吡酯、奥利司他、利拉鲁肽。在我国，获得国家药品监督管理局批准有肥胖治疗适应证的药物只有奥利司他。

从药物作用机制方面，减重药可分为两大类：一类为抑制食欲以减少能量的摄入；另一类为增加能量消耗，即增加代谢率。从药物的种类方面减重药分类如下。

1）中枢性作用减重药物

儿茶酚胺刺激剂：芬特明（phentermine）为苯乙胺衍生物，在国外用作减重药较为普遍。初始剂量8~19mg/d，最大剂量37.5mg/d。治疗时间为36周。可短程用药，长程治疗用于联合药物治疗。组胺异吲哚（mazindol）半衰期比芬特明长，达33~35小时。初始剂量1mg/d，最大剂量3mg/d，此药副作用多，疗效也不满意。去甲麻黄素酯主要刺激下丘脑去甲肾上腺素受体以抑制食欲，无增加产热作用，无成瘾性。常用治疗剂量对血压无影响。用药4~12周，体重只减轻0.7~1.8kg。初始剂量与最大剂量都是75mg。

5-羟色胺协同剂：抗抑郁症药物如氟西汀（fluoxetine）、氟伏沙明（fluvoxamine）和舍曲林（sertraline）。这类药物用作减重药，剂量要比治疗抑郁症时大，20~60mg/d。副作用较小，有焦虑、失眠、恶心、头痛、神经质等。

5-羟色胺和去甲肾上腺素重新摄取抑制剂：此类药物的代表为西布曲明（sibutramine）。它具有抑制神经末梢重新摄取5-羟色胺和去甲肾上腺素双重作用，也可阻断多巴胺重新摄取，同时增加代谢率和产热。体重减轻与所用剂量相关。起始剂量每日10mg，最大剂量每日15mg。治疗1年者体重减轻可达治疗开始体重的10%。副作用有恶心、失眠、口干、鼻炎和便秘。

2）非中枢性作用减重药物

脂肪吸收抑制剂：药物为四氢脂肪酶抑制素，又称奥利司他（orlistat）。此药能抑制胰和胃的脂肪酶，使摄入脂肪水解减少，以减少肠道对脂肪的吸收。体重减轻与剂量相关。如果与进食低脂饮食配合，体重减轻更多。副作用主要是由脂肪吸收不良引起，有稀便、便急和影响脂溶性维生素的吸收，因此患者在服药期间应补充包含脂溶性维生素在内的复合维生素。建议药物治疗3个月后对疗效进行评价。

增加能量消耗的药物：此类药物包括1930年用于治疗肥胖的药物二硝基酚（dinitrophenol），还有干甲状腺片、麻黄碱、黄嘌呤，因其毒副作用多，故而被弃之不用。

3）兼有减重作用的降糖药：包括二甲双胍、GLP-1受体激动剂、SGLT-2抑制剂等降糖药物，能有效地改善胰岛素抵抗，控制血糖的同时也有一定减重作用，但在我国尚未被批准用于单纯肥胖的治疗。

注意：使用减重药应当小心谨慎。妊娠、哺乳、不稳定的心绞痛、未控制的高血压、全身性疾病、精神病和厌食者，不宜用减重药。单胺氧化酶抑制剂与减重药配伍禁忌，不宜与治疗偏头痛、闭角型青光眼、三环类抗抑郁药和全身麻醉药同用。年龄小于18岁和大于65岁者也应谨慎使用减重药。

（3）外科治疗

1）适应证：AACE建议BMI≥40kg/m^2，无并存的医疗问题且手术风险不高的患者，适合做代谢手术，又称减重手术；BMI≥35kg/m^2，合并1个或1个以上严重的肥胖相关并发症，应考虑手术治疗；BMI在30~34.9kg/m^{2}之间，且合并糖尿病或代谢综合征，虽然目前患者数量较少且缺乏长期净获益证据，也可以考虑接受减重手术。2019年发布的《中国肥胖及2型糖尿病外科治疗指南》提出的手术适应证：当BMI≥37.5kg/m^{2}时建议采取手术；32.5kg/m^2≤BMI<37.5kg/m^{2}时推荐手术治疗；27.5kg/m^2≤BMI<32.5kg/m^2，经生活方式干预和药物治疗体重难以控制，且至少符合2项代谢综合征指标，或存在肥胖相关并发症时，也推荐手术治疗。

2）手术方法：目前普遍被接受的标准术式有4种，包括胃旁路术（RYGB）、袖状胃切除术（SG）、腹腔镜下可调节胃绑带术（LAGB）和胆胰转流十二指肠转位术（BPD/DS）。目前，中国普遍采用SG和RYGB两种术式，都能实现显著的体重减轻和2型糖尿病缓解，BMI通常在术后1年时达到稳定水平，平均下降8.78kg/m^2，术后1年糖尿病的缓解率达73.5%。除此之外，胃内球囊技术（IGB）、AspireAssist胃造瘘装置、VBLOC迷走神经阻断器、Revita十二指肠黏膜热消融术和胃左动脉栓塞术等方法逐渐发展。

胃旁路术（RYGB）：胃被分为两部分，保留上部小胃囊，食物经由此直接进入空肠，绕过大部分胃、十二指肠和部分空肠。对于合并中重度反流性食管炎、代谢综合征严重的肥胖、超级肥胖，可考虑优先选择。

袖状胃切除术（SG）：切除大部分胃，保留胃小弯侧狭长的袖状部分，食物沿着正常的路径通过胃肠道。该方法适用于绝大多数合并代谢综合征的单纯肥胖患者。

腹腔镜下可调节胃绑带术（LAGB）：将可充气的硅胶带围绕胃底放置以产生小的（约30ml）囊袋，这种限制性手术是可逆的，不会引起解剖学的肠道变化。该术式是侵入性最小的、最安全的手术；但因其二次手术率高，疗效欠佳，目前不作为主要术式。

胆胰转流十二指肠转位术（BPD/DS）：先行袖状胃切除术，保留胃幽门，绕过大部分小肠，造成吸收障碍。适用于超级肥胖（BMI＞50kg/m^2）、肥胖合并严重代谢综合征、病史较长的2型糖尿病患者。

胃内球囊技术（IGB）：2019年被美国代谢减重外科学会（ASMBS）推荐为标准的减重治疗方式。通过在胃腔内植入一定容积的外源性填充物，占据胃的部分容积，从而增加饱腹感、减少进食量，达到减重的目的。适用于BMI＞24kg/m^2的超重和肥胖人群。

AspireAssist胃造瘘装置：是已获得美国FDA正式批准的三类减重器械，经皮向胃腔内植入造瘘导管，在进食20分钟之后，以动力水泵向胃腔内注水，将进入胃内的食物及时淘洗出体外，以达到不影响进食，但减少有效摄食量的目的。适用于年龄超过22岁，BMI在35~55kg/m^2，且通过保守治疗未能取得有效体重减轻的患者。

Vbloc迷走神经阻断器：是2015年获得美国FDA批准的减重器械，通过腹腔镜将脉冲发射电极环绕胃迷走神经，电极与体外脉冲控制器进行无线对接，体外脉冲控制器可通过发射电脉冲至电极，干扰阻断胃迷走神经传导，使胃肠蠕动减缓变弱，消化液分泌减少，从而维持饱腹感，并降低胃肠消化吸收功能，以达到减重的目的。

Revita十二指肠黏膜热消融术：器械通过胃镜，将热消融探极植入十二指肠黏膜下层，通过加热作用，使部分十二指肠黏膜细胞变性，从而失去吸收功能，减少葡萄糖的吸收，达到降低血糖和减轻体重的作用。该术式目前已获得欧盟CE Mark批准上市，但尚未获得美国FDA批准。

胃左动脉栓塞术：通过血管介入对胃左动脉进行栓塞，胃黏膜相对性缺血而减少胃促生长素的分泌，以减少饥饿感，从而达到减重的目的。

3）术后并发症：减重手术常见的并发症有消化道瘘、出血、梗阻、切缘溃疡等，术中的精准操作结合术后的严密观察有利于降低并发症的危害。远期并发症包括术后出现骨质疏松、维生素缺乏、功能性低血糖、复胖等。建议患者术后接受规范化的随访，随访时间点一般是术后1、3、6、12个月及以后每年1次。

4）手术禁忌证：① 明确诊断为非肥胖型1型糖尿病患者；② 以治疗T2DM为目的，胰岛β细胞功能已基本丧失的患者；③ 对于BMI<25.0kg/m^2的患者，目前不推荐手术；④ 妊娠糖尿病及某些特殊类型糖尿病患者；⑤ 滥用药物或酒精成瘾或患有难以控制的精神疾病者；⑥ 智力障碍或智力不成熟，行为不能自控者；⑦ 对手术预期不符合实际者；⑧ 不愿承担手术潜在并发症风险者；⑨ 不能配合术后饮食及生活习惯的改变，依从性差者；⑩全身状况差，难以耐受全身麻醉或手术者。

（刚晓坤）

学习小结

肥胖是指体内脂肪堆积过多和/或分布异常，致体重增加的一种慢性代谢性疾病。肥胖是遗传因素和环境因素共同作用的结果。体重指数是诊断肥胖的重要指标，《中国成人超重和肥胖预防控制指南》以BMI 24kg/m^2为中国成人超重的界限，BMI 28kg/m^2为肥胖的界限。确定肥胖后应鉴别单纯性或继发性肥胖，还应对肥胖相关并发症进行评估。根据肥胖程度和并发症严重分级选择预防和/或干预策略。包括行为矫正、饮食疗法、体育锻炼、药物治疗、外科手术。

第九章

血脂异常和脂蛋白异常综合征

学习目标

掌握　血脂异常和脂蛋白异常综合征的临床表现与并发症、实验室检查、诊断与鉴别诊断、治疗。

熟悉　脂质与脂蛋白的分类、结构与功能，以及血脂异常和脂蛋白异常综合征的病因与发病机制、病理。

了解　调节脂蛋白代谢的主要载脂蛋白、脂蛋白受体、脂代谢中的关键酶。

一、概述

血脂是血浆中所有脂质的总称，与临床相关的主要是甘油三酯和胆固醇，另外还有磷脂及游离脂肪酸。脂质分子不溶或微溶于水，在血浆中必须与蛋白质结合成脂蛋白形式存在。以往对脂质代谢异常的描述往往使用“高脂血症（hyperlipidemia）”这个名词，因为大量基础研究和流行病学调查发现血浆胆固醇和/或甘油三酯异常增高是直接引起一些严重危害人体健康的疾病如动脉粥样硬化、冠心病、胰腺炎等的罪魁祸首。随着研究的深入，研究者们发现，用高脂血症命名还不能很贴切地反映其他一些脂质及脂蛋白代谢紊乱的情况，因此目前更倾向于使用“血脂异常和脂蛋白异常综合征”这样的描述。

1. 脂质的分类、结构与功能　脂质分为脂肪酸（FA）、甘油三酯（TG）、胆固醇（Ch）和磷脂（PL）。其中，甘油三酯和磷脂为复合脂质。血浆中的胆固醇又分为游离胆固醇（FC）和胆固醇酯（CE）两种，两者统称为血浆总胆固醇（TC）。

2. 脂蛋白的结构与分类　脂蛋白是脂质与蛋白质结合的一种可溶性复合物。只有通过脂蛋白的形式，从肠道消化吸收的和在肝脏合成的脂质才能在血液中转运，进而为机体各组织所利用或贮存。此外，脂蛋白还可转运脂溶性维生素、某些药物、病毒和抗氧化酶。脂蛋白中的脂质包括甘油三酯、胆固醇酯、游离胆固醇和磷脂。

脂蛋白呈球形颗粒状结构，其核心由疏水性的脂质（甘油三酯和胆固醇酯），表层有亲水性的蛋白质、游离胆固醇和磷脂等成分构成。其分为乳糜微粒、乳糜微粒残粒、极低密度脂蛋白、低密度脂蛋白、中间密度脂蛋白和高密度脂蛋白等6种不同的类型，其在脂质转运中的作用各不相同。

（1）乳糜微粒（CM）：CM是在十二指肠和空肠上段上皮细胞的高尔基体中由甘油三酯、磷脂和胆固醇共同形成的。新合成的CM在未离心的血浆中处于漂浮状态，其中有apo-B48、apo-AⅠ和apo-AⅣ等载脂蛋白，其特异性的载脂蛋白为apo-B48。在血液中，经过脂蛋白脂肪酶的作用，CM中的甘油三酯释放出游离脂肪酸，其后转化成为富胆固醇和低甘油三酯的CM残粒。在肝脂肪酶的作用下，CM残粒被肝细胞摄取，很快从血液循环中被清除。

（2）极低密度脂蛋白（VLDL）：VLDL在肝脏合成。来自饮食脂肪或由空腹和未控制的糖尿病脂肪组织中的脂肪酸动员而产生的游离脂肪酸，可增加VLDL的合成。VLDL由85%~90%的脂质（其中55%为甘油三酯，20%为胆固醇和15%为磷脂）和10%~15%的蛋白质构成，位于离心血浆的表层。其特异性载脂蛋白为apo-B100。此外，还有apo-E和apo-C。

（3）中密度脂蛋白（IDL）：甘油三酯和磷脂在肝脏中合成VLDL。在脂蛋白脂肪酶和肝脂肪酶的作用下，VLDL甘油三酯被水解为颗粒较小而胆固醇含量更多的IDL。IDL丢失了多数的apo-C，而保留了apo-B100和apo-E。通过肝脂肪酶的继续作用，IDL被降解为LDL。约有一半的VLDL最终转化为LDL，其余的一半是以VLDL残粒和IDL的形式直接被肝脏清除。肝细胞摄取VLDL残粒和IDL受apo-E的调节。

（4）低密度脂蛋白（LDL）：LDL是VLDL水解后的最终产物，血浆中约70%的血浆总胆固醇存在于LDL之中。在LDL的构成中，脂质占75%（其中35%的胆固醇酯，10%的游离胆固醇，10%的甘油三酯和20%的磷脂），其余25%为蛋白质。其蛋白质多为apo-B100，以及少量的apo-E。肝脏摄取75%左右的LDL，其余部分为其他组织所摄取。近2/3的LDL摄取受LDL受体的调控。LDL尤其是小而密LDL胆固醇具有致动脉硬化的作用。

（5）高密度脂蛋白（HDL）：HDL主要来源于肝脏分泌的新生HDL、由肠道直接合成的HDL颗粒和来自CM、VLDL脂解过程中脱落的表面物质。HDL中以HDL2和HDL3为主。由于两者都缺乏apo-E，所以均不能与LDL受体结合。HDL1是体内的apo-E库，血浆中的apo-E有50%是存在于HDL1之中。HDL是一种很小的颗粒，由50%的脂质（其中25%的磷脂，15%的胆固醇酯，5%的游离胆固醇和5%的甘油三酯）和50%的蛋白质构成。其主要的蛋白质为apo-AⅠ（65%）和apo-AⅡ（25%），还有少量的apo-C和apo-E。

3. 调节脂蛋白代谢的主要载脂蛋白 是脂蛋白中蛋白质成分的总称，在脂蛋白的结构、功能与代谢等方面具有非常重要的作用。目前已发现的有20余种，包括apo-AⅠ、AⅡ、AⅣ、B48、B100、CⅠ、CⅡ、CⅢ、D、E、F、G、H（又称β_2糖蛋白）、富含脯氨酸蛋白、富含甘氨酸丝氨酸蛋白、apo（a）和apo-J等。它们大部分由肝脏合成。有11种载脂蛋白如AⅠ、AⅡ、B48、B100、CⅠ、CⅡ、CⅢ、E、apo（a）等的一级结构均已阐明。其功能包括：① 维持脂蛋白的结构；② 作为酶的辅因子，如apo-CⅡ和apo-AⅠ分别是脂蛋白脂肪酶和卵磷脂胆固醇酰基转移酶（LCAT）的辅因子；③ 作为脂质的转运蛋白，如HDL中的apo-D使TG和CE在HDL、VLDL和LDL之间转运；④ 作为脂蛋白受体的配体，如apo-B100和apo-E是LDL受体的配体，apo-AⅠ是HDL受体的配体，通过它们与受体特异性识别和结合，介导脂蛋白的受体代谢途径。脂蛋白的转化主要取决于其表层中的特异性载脂蛋白。许多研究显示，不少高脂蛋白血症源于载脂蛋白与受体结合功能异常。

4. 脂蛋白受体 脂蛋白受体包括LDL受体、LDL受体相关蛋白受体（LRP）、gp330受体和VLDL受体，其基本结构相似，但功能各异。

（1）低密度脂蛋白受体（LDL受体）：LDL受体是一种分子量为160kDa的糖蛋白，多种细胞的表面都有表达，尤以肝细胞多见。它在LDL、CM残粒、VLDL、VLDL残粒、IDL和HDL1的摄取过程中发挥重要作用。细胞通过LDL受体摄取上述脂蛋白而获得胆固醇。LDL受体的变异可导致脂代谢的紊乱，在临床上表现为遗传性家庭性高胆固醇血症。

（2）低密度脂蛋白受体相关蛋白质（LDL receptor related protein，LRP）：LRP是一种膜结构受体，由一个515kD的氨基端细胞外区和一个85kD的胞质与穿膜区所构成。LRP与富含apo-E的CM残粒和VLDL残粒具有高度的亲和力。其还通过与LPL和肝脂肪酶之间的相互作用，调节肝细胞对脂蛋白残粒的结合与摄取。

（3）VLDL受体：VLDL受体与LDL受体非常相似，但其具有一个第8配体结合重复序列，分子量为130kDa，主要存在于肌肉、脂肪和大脑组织中，可与含apo-E的脂蛋白结合，但其在脂代谢中的作用尚有待于进一步探讨。

（4）B类Ⅰ型清道夫受体（scavenger receptor class B type Ⅰ，SR-BⅠ）：是位于细胞膜上的HDL受体，属于CD_{36}膜受体家族，是一种高亲和力高密度脂蛋白受体，主要在肝脏和类固醇源性组织中表达。该受体能介导胆固醇酯的选择性摄取，在HDL的代谢和胆固醇的“逆转运”中起重要作用。动物实验证明，SR-BⅠ的表达可减少动脉粥样硬化的发生。如果SR-BⅠ对人有相似的作用，其将成为临床心脑血管疾病治疗的新的好靶点。

5. 脂代谢中的关键酶

（1）脂蛋白脂肪酶（LPL）：LPL由448个氨基酸组成，分子量为50kDa。脂肪细胞、骨骼肌细胞、心肌细胞和巨噬细胞均可合成LPL，其从上述细胞分泌后，即被转运到毛细血管内皮细胞表面，在此参与血浆中CM和VLDL的分解代谢，调节甘油三酯的水解，释放游离脂肪酸供组织利用。LPL具有肝素、脂质、apo-CⅡ和LRP等四种物质的结合位点及一个催化位点。LPL是一种酯化酶，具有甘油三酯水解酶的活性及少部分磷脂酶活性。apo-CⅡ作为一种辅因子，可以刺激LPL活性提高。LPL变异和apo-CⅡ缺乏均可导致高甘油三酯血症。

（2）肝脂酶：其主要是一种磷脂酶，同时也具有甘油三酯水解酶的活性。其分子量为53kDa，由477个氨基酸组成，由肝细胞合成并存在于肝脏内皮细胞，被转运至肾上腺、卵巢和睾丸的毛细血管内皮细胞。雄激素可增强肝脂酶的活性，雌激素则对此酶的活性有抑制作用。其在脂蛋白代谢中有多方面作用：① 参与CM残粒最终处理过程中的甘油三酯水解，还可能参与CM表面过多磷脂的水解；② 参与IDL向LDL的转化过程；③ 可去除HDL2中的甘油三酯和磷脂，使HDL2转化成HDL3。apo-E可能是肝脂酶的辅因子，可促进其对甘油三酯和磷脂的水解。肝脂酶缺乏主要引起脂蛋白残粒和IDL、HDL水平改变。

（3）卵磷脂胆固醇酰基转移酶（LCAT）：在肝脏合成，由416个氨基酸组成，分子量为46.1kDa，共有4个糖化位点。LCAT主要作用于小颗粒的HDL和少数LDL，将其中卵磷脂2位上的长链脂肪酸转移至胆固醇，生成溶血卵磷脂和胆固醇酯。体内大多数脂蛋白中的胆固醇酯都是在LCAT的作用下形成的。LCAT缺乏可导致血浆游离胆固醇升高和胆固醇酯水平降低。

二、病因与发病机制

引起血浆脂蛋白水平变化的原因很多，如高脂肪饮食、体重增加、年龄增长、雌激素水平降低、基因缺陷、系统性疾病、药物、不良的生活习惯等。在临床上，根据引起血脂及脂蛋白异常的原因将其分为原发性和继发性两类（表7-9-1）。

1. 原发性血脂和脂蛋白异常 属遗传性脂代谢紊乱疾病，并非少见，由于遗传基因的缺陷所致，遗传倾向明显，多具有家族聚集特点，因此，又称为家族性高脂蛋白血症。较少见的原发性血脂异常包括家族性多基因性高胆固醇血症、家族性胆固醇酯转运蛋白缺陷症和家族性高脂蛋白血症等。

2. 继发性血脂和脂蛋白异常 由一些系统性疾病和/或获得性因素引起。在临床上，常根据血脂测定结果将继发性血脂和脂蛋白分为三类：高胆固醇血症、高甘油三酯血症、高异常脂蛋白血症（脂蛋白谱异常）。继发性高脂血症病因分类如下。① 高胆固醇血症：糖尿病、肾病综合征、甲状腺功能减退症、库欣综合征；② 高甘油三酯血症：糖尿病（未控制）、肾病综合征、尿毒症（透析时）、肥胖、长期雌激素治疗、糖原贮积症（Ⅰ型）、慢性乙醇中毒、系统性红斑狼疮、异常γ-球蛋白血症、痛风；③ 高异常脂蛋白血症（脂蛋白谱异常）：各种原因引起的肝胆胰疾病，如胆道阻塞、肝内淤胆型肝炎、胰腺炎与胆汁性肝硬化等。

▼ 表7-9-1　血脂及脂蛋白异常分类

类别	分类	遗传方式	发病机制	实验室检查	临床特点
高胆固醇血症	家族性高胆固醇血症	常染色体显性遗传	LDL受体缺陷或缺失	LDL-C升高	典型黄色瘤 早发CAD
	家族性载脂蛋白B缺陷	常染色体显性遗传	apo-B配基结合区缺陷致LDL清除迟延	LDL-C升高	典型黄色瘤 早发CAD
	多基因性高胆固醇血症	多项遗传因素与环境因素复杂的相互作用	影响LDL调节的因素	Ch升高	
	家族性高α脂蛋白血症	常染色体显性遗传 有些家族的病因似为多基因性	慢性酒精中毒、雌激素应用效应和接触氯代烃类杀虫剂者及遗传性CETP缺乏	HDL-C显著升高	CAD发生率较低，故寿命有轻度延长的报道
高甘油三酯血症	脂蛋白脂酶缺陷症	常染色体隐性遗传	所有组织中皆无活性LPL	TG极度增高	发疹性黄瘤和胰腺炎发作
	apo-CⅡ缺乏	常染色体隐性遗传	LDL活化障碍	TG极度增高	发疹性黄瘤和胰腺炎发作

续表

类别	分类	遗传方式	发病机制	实验室检查	临床特点
高甘油三酯血症	家族性高甘油三酯血症	常染色体显性遗传	肝内TG合成增多	TG明显增高，LDL水平正常或减低，HDL-C水平明显减低	一般是在常规脂类筛检时发现，与CAD的关系还有争议
混合性血脂增高	异常β脂蛋白血症	apo-E的常染色体隐性缺陷，致使乳糜微粒残体分解失常	独立的后天因素（如肥胖、糖尿病、妊娠）或遗传因素（家族性高脂蛋白血症Ⅱb型）富含胆固醇的IDL型颗粒（常称β-VLDL）异常聚集，apo-B的脂蛋白生成过多导致IDL样颗粒和乳糜微粒残体聚集		黄瘤、末梢血管病和CAD
	其他类型高甘油三酯血症	可能有高甘油三酯血症的家族史，饮酒过多及糖尿病			
	获得性脂蛋白代谢紊乱	无内在遗传性因素			

注：LDL.低密度脂蛋白；LDL-C.低密度脂蛋白胆固醇；CAD.慢性冠状动脉性心脏病；Ch.胆固醇；CETP.胆固醇酯转运蛋白；HDL-C.高密度脂蛋白胆固醇；LPL.脂蛋白脂肪酶；TG.甘油三酯；IDL.中密度脂蛋白；VLDL.极低密度脂蛋白。

三、病理

高脂血症可因过多脂质沉积在局部组织而形成黄色瘤。真皮内有大量吞噬脂质的巨噬细胞（称为泡沫细胞或黄色瘤细胞）。早期常伴有炎症细胞浸润，晚期伴成纤维细胞增生。有时可见多核巨细胞。冷冻切片可显示泡沫细胞内含有Ch和CE。动脉硬化早期可见泡沫细胞堆积于动脉管壁内。随着病程进展，动脉管壁形成纤维化斑块，使管腔狭窄。异常增多的脂质沉积在肝脏和脾脏，使其体积增大。骨髓中也可见类泡沫细胞。

四、临床表现与并发症

多数患者无明显症状和体征，常因其他原因进行血液生化检查时发现。

1. 发病年龄与性别　纯合子家族性高胆固醇血症发病较早，10岁前即可出现冠心病临床表现。如未及时有效治疗，常于20岁左右死于心肌梗死。脂蛋白脂酶缺陷症从婴儿或儿童时期即可表现为乳糜微粒血症综合征。家族性混合型高脂血症患者除少数可在儿童期发病外，多数在成年以后才出现血脂异常。家族性高甘油三酯血症一般于成年后发病。除显性遗传的*apo-E*突变以外，Ⅲ型高脂蛋白血症在男性中较女性多见，而且男性发病年龄早于女性，但很少见于20岁以下。

2. 早发性、进展性心血管疾病　血脂异常，特别是LDL–C水平升高，会导致全身血管的动脉硬化加剧，引起动脉粥样硬化性心血管疾病（ASCVD），并增加心肌梗死和中风的风险，给患者的身体带来严重的不可逆损害。目前研究已明确证明降低LDL–C可大幅度降低心血管疾病的发病率。早发性冠心病在家族性高胆固醇血症较常见，平均发病年龄为45~55岁，发病年龄最小的患儿于出生后18个月即发生心肌梗死。家族性载脂蛋白B100缺陷症患者约1/3于60岁前发生冠心病，常合并高血压。Ⅲ型高脂蛋白血症常伴下肢动脉病变。

3. 黄色瘤　脂质在真皮内沉积形成黄色瘤。可有多种表现形式。

（1）扁平黄色瘤（眼睑黄色瘤）：较常见。一般表现为上睑内眦处的扁平丘疹，呈橘黄色，米粒至黄豆大小，椭圆形，边界清楚，质地柔软。通常发展缓慢，数目逐渐增多。少数可累及面、颈、躯干和肢体。主要见于家族性高胆固醇血症、家族性载脂蛋白B100缺陷症和Ⅲ型高脂蛋白血症，也可见于血脂正常者。

（2）掌皱纹黄色瘤：分布于手掌和手指的皱纹处，呈橘黄色，线条状扁平，轻度凸起；主要见于Ⅲ型高脂蛋白血症。

（3）结节性黄色瘤：好发于肘、膝、指节等伸侧以及踝、髋、臀等部位，早期散在分布，为圆形结节，呈黄色、橘黄色或棕红色，边界清楚，质地柔软。一般进展缓慢。后期结节增多，并融合成大小不等的分叶状斑块，由于有纤维化形成，质地逐渐变硬，不易消退。如损伤或合并感染，可形成溃疡；主要见于Ⅲ型高脂蛋白血症。

（4）结节疹性黄色瘤：好发于四肢伸侧，如肘部和臀部，呈橘黄色结节状，可在短期内成批出现，有融合趋势，周围有疹状黄色瘤包绕；主要见于Ⅲ型高脂蛋白血症。

（5）疹性黄色瘤：好发于腹、背、臀部及其他易受压部位，为橘黄或棕黄色的小丘疹，其中心发白，类似于痤疮，好发于腹壁、背部、臀部及其他容易受压的部位，有时口腔黏膜也可受累；主要见于家族性脂蛋白脂酶缺陷症和家族性载脂蛋白CⅡ缺陷症所致的严重高甘油三酯血症。

（6）肌腱黄色瘤：一种特殊类型的结节状黄色瘤，常见于跟腱、手或足背伸肌腱、膝部股直肌和肩三角肌腱等处，质地较硬的圆或卵圆形皮下结节；常见于家族性高胆固醇血症患者。

上述各种黄色瘤可见于不同类型的高脂血症，同一类型的高脂血症患者中也可出现多种形态的黄色瘤。经有效的调脂治疗，黄色瘤可逐渐消退。

4. 胰腺炎　家族性脂蛋白脂酶缺陷症和家族性载脂蛋白CⅡ缺陷症患者可因乳糜微粒栓子阻塞胰腺毛细血管引起局限性胰腺细胞坏死，而导致复发性胰腺炎，常于进食高脂饮食或饱餐后发生。

5. 脂肪肝　血液中的脂质增加会导致肝脏积累大量的脂质，从而引起脂肪肝，若置之不理，可能发展成非酒精性脂肪性肝炎，甚至发展成肝硬化。

6. 其他表现　家族性高胆固醇血症、家族性载脂蛋白B100缺陷症和家族性高甘油三酯血症常出现早发性角膜弓（又称老年环）。家族性磷脂酰胆碱–胆固醇转酰基酶缺陷症可出现角膜混浊。严重的高甘油三酯血症可致高脂血症性眼底病变（视网膜脂质症）；TG沉积于网状内皮细胞可引起肝脾大。高乳糜微粒血症可导致呼吸困难和神经系统症状。纯合子家族性混合型高脂血症和家族性高甘油三酯血症患者多有肥胖。Ⅲ型高脂蛋白血症常伴有肥胖、糖尿病和甲状腺功能减退等代谢紊乱。

继发性高脂蛋白血症可有原发疾病的临床表现。

五、实验室检查

1. 血浆外观　禁食12~14小时后的血浆放置4℃过夜，观察分层现象及混浊度，可判断血浆中的CM含量。如果见到奶油状表层，表明CM的含量较高。

家族性脂蛋白脂酶缺陷症和家族性载脂蛋白CⅡ缺陷症患者的新鲜血浆外观呈乳白色，于4℃放置12小时后，可见血浆表面有一层白色的漂浮物。

2. 脂蛋白超速离心　可将脂蛋白分为CM、VLDL、IDL、LDL和HDL 5类，脂蛋白密度依次增加，而颗粒则依次变小。

3. 脂蛋白电泳　可分为CM、前β、β和α四条脂蛋白区带，分别相当于超速离心法的CM、VLDL、IDL、LDL和HDL。电泳时CM滞留在原位；前β区带代表VLDL；β区带包括IDL和LDL；α区带包含HDL2和HDL3。

家族性脂蛋白脂酶缺陷症表现为CM增多，故又称为乳糜微粒血症综合征；家族性高胆固醇血症和Ⅲ型高脂蛋白血症的β带增宽，但β带异常亦可见于Ⅱb或Ⅴ型高脂蛋白血症。

聚丙烯酰胺梯度凝胶电泳可有效分离血浆中的各种脂蛋白成分，结合等电聚焦，可鉴别apo-E的异构物，也有助于Ⅲ型高脂蛋白血症的诊断。

4. 体内脂蛋白代谢分析　将放射性碘标记的脂蛋白或apo注入受试者体内，定时抽取血样分析其代谢变化。

5. 基因分析　LPL、胆固醇酯化酶和合成酶、LDL受体、apo-B等的基因突变分析可明确血脂异常的分子病因。

6. 其他　家族性混合型高脂血症和家族性高甘油三酯血症患者存在胰岛素抵抗、高胰岛素血症或葡萄糖耐量减低；家族性混合型高脂血症可伴有高尿酸血症。

六、诊断与鉴别诊断

主要依据患者的血脂水平作出诊断。有关血脂紊乱的诊断标准，目前在国际上和国内均无统一的方法。

1. 病史、体格检查　患者大多是因为发生了动脉粥样硬化性血管病变、胰腺炎、黄色瘤或是由于其他原因进行检查并发现血脂水平升高而前来就诊。此时，应该详细询问高脂血症的相关疾病、饮食习惯、药物使用和家族史。体格检查注意心血管系统以及各种黄色瘤、角膜弓、高脂血症眼底改变等方面。

2. 实验室检查　实验室检查以血脂测定为主。此外，还应进行有关冠心病危险因素的评估。

（1）血脂常规筛选对象：男性>40岁、女性>50岁；具有2个或2个以上的冠心病危险因素的成年人；具有临床CAD、周围血管病、颈动脉粥样硬化的患者；有黄色瘤体征的患者；2型糖尿病的患者；有脂质代谢紊乱或CAD家族史的人群，都应行血脂的检查。至于检查频率，建议

40岁以上男性、50岁以上女性无症状者应每5年筛查1次。

（2）诊断标准：《中国血脂管理指南（2023年）》中的中国ASCVD一级预防低危人群主要血脂指标的参考标准[a]（表7-9-2）。

▼ 表7-9-2　中国ASCVD一级预防低危人群主要血脂指标的参考标准　　单位：mmol/L

分类	TC	LDL-C	HDL-C	TG	非HDL-C	Lp（a）
理想水平	–	<2.6	–	–	<3.4	–
合适水平	<5.2	<3.4	–	<1.7	<4.1	<300
边缘升高	≥5.2且<6.2	≥3.4且<4.1	–	≥1.7且<2.3	≥4.1且<4.9	–
升高	≥6.2	≥4.1	–	≥2.3	≥4.9	≥300
降低	–	–	<1.0	–	–	–

注：ASCVD.动脉粥样硬化性心血管疾病；TC.总胆固醇；LDL-C.低密度脂蛋白胆固醇；HDL-C.高密度脂蛋白胆固醇；TG.甘油三酯；非HDL-C.非高密度脂蛋白胆固醇；Lp（a）.脂蛋白（a）。

3. 冠心病主要危险因素的评价　在进行血脂紊乱的诊断时，应该明了脂代谢异常是属于何种类型，因为不同原因所致的脂代谢异常其治疗方法亦不相同，因此必须将原发性脂代谢异常与继发性脂代谢异常区分开来，进而确定其具体的病因。确定的冠心病主要危险因素见图7-9-1。

七、治疗

血脂异常和脂蛋白异常综合征患者应进行个性化治疗，需要进一步完善风险分层工具，包括遗传风险评分和将影像学研究纳入管理决策。生活方式措施包括健康饮食、戒烟限酒、体重控制和尽可能将体育锻炼纳入日常生活。当生活方式干预不能达到降脂目标时，应考虑加用降脂药物，LDL-C是防治ASCVD的首要干预靶点，非HDL-C为次要干预靶点。以中等剂量他汀类药物作为起始药物治疗，必要时联用其他降脂药物可降低ASCVD风险。

1. 血脂控制目标（表7-9-3）

▼ 表7-9-3　不同ASCVD危险人群LDL/非HDL-C治疗目标值　　单位：mmol/L

风险等级	LDL-C推荐目标值
低危	<3.4
中、高危	<2.6
极高危	<1.8且较基线降低幅度>50%
超高危	<1.4且较基线降低幅度>50%

注1：ASCVD.动脉粥样硬化性心血管疾病；LDL-C.低密度脂蛋白胆固醇；非HDL-C.非高密度脂蛋白胆固醇。
注2：非HDL-C目标水平=LDL-C+0.8mmol/L。

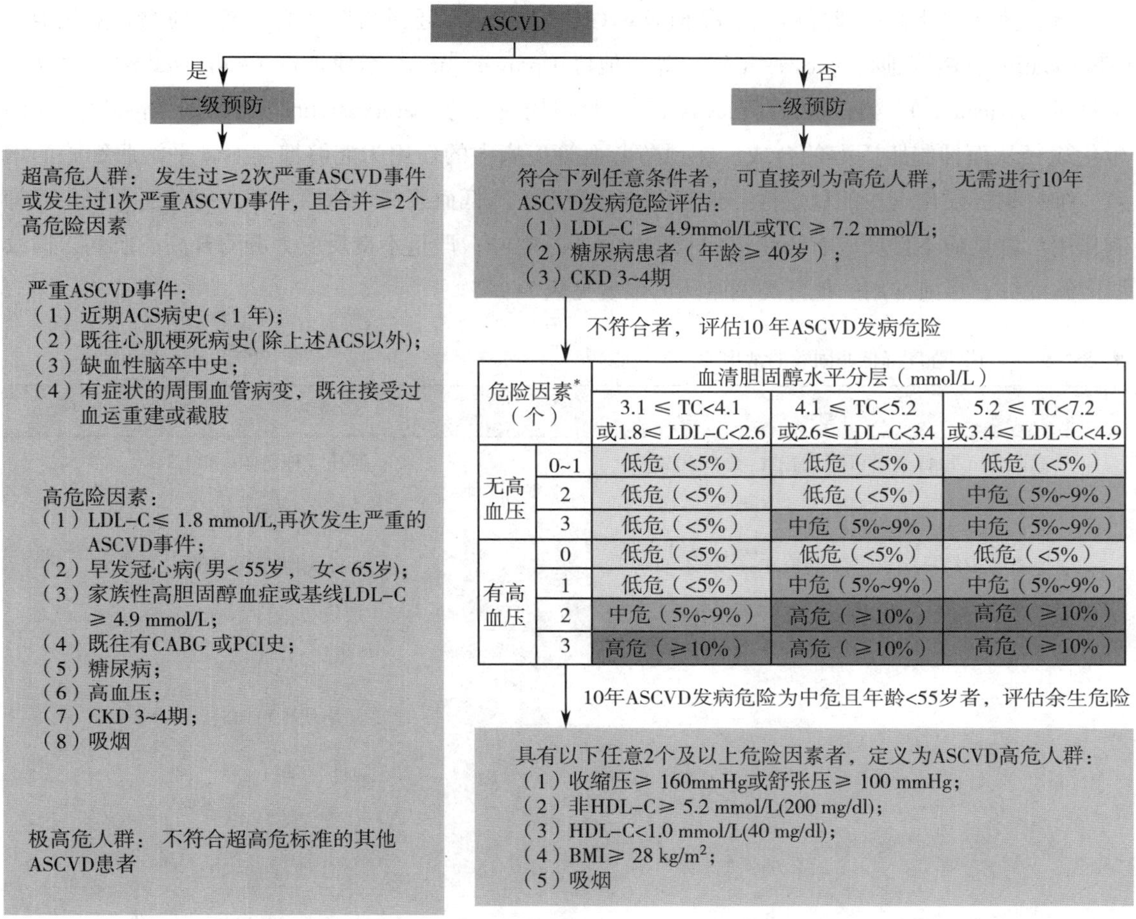
ASCVD
是
否
二级预防
一级预防
超高危人群：发生过≥2次严重ASCVD事件或发生过1次严重ASCVD事件，且合并≥2个高危险因素
严重ASCVD事件：
（1）近期ACS病史(＜1年)；
（2）既往心肌梗死病史(除上述ACS以外)；
（3）缺血性脑卒中史；
（4）有症状的周围血管病变，既往接受过血运重建或截肢
高危险因素：
（1）LDL-C≤ 1.8 mmol/L,再次发生严重的ASCVD事件；
（2）早发冠心病(男＜55岁，女＜65岁)；
（3）家族性高胆固醇血症或基线LDL-C ≥ 4.9 mmol/L；
（4）既往有CABG 或PCI史；
（5）糖尿病；
（6）高血压；
（7）CKD 3~4期；
（8）吸烟
极高危人群：不符合超高危标准的其他ASCVD患者
符合下列任意条件者，可直接列为高危人群，无需进行10年ASCVD发病危险评估：
（1）LDL-C ≥ 4.9mmol/L或TC ≥ 7.2 mmol/L；
（2）糖尿病患者（年龄≥ 40岁）；
（3）CKD 3~4期
不符合者，评估10 年ASCVD发病危险
危险因素*（个）
血清胆固醇水平分层（mmol/L）
3.1 ≤ TC<4.1 或1.8≤ LDL-C<2.6
4.1 ≤ TC<5.2 或2.6≤ LDL-C<3.4
5.2 ≤ TC<7.2 或3.4≤ LDL-C<4.9
无高血压
0~1 低危（<5%） 低危（<5%） 低危（<5%）
2 低危（<5%） 低危（<5%） 中危（5%~9%）
3 低危（<5%） 中危（5%~9%） 中危（5%~9%）
有高血压
0 低危（<5%） 低危（<5%） 低危（<5%）
1 低危（<5%） 中危（5%~9%） 中危（5%~9%）
2 中危（5%~9%） 高危（≥10%） 高危（≥10%）
3 高危（≥10%） 高危（≥10%） 高危（≥10%）
10年ASCVD发病危险为中危且年龄<55岁者，评估余生危险
具有以下任意2个及以上危险因素者，定义为ASCVD高危人群：
（1）收缩压≥ 160mmHg或舒张压≥ 100 mmHg；
（2）非HDL-C≥ 5.2 mmol/L(200 mg/dl)；
（3）HDL-C<1.0 mmol/L(40 mg/dl)；
（4）BMI≥ 28 kg/m²；
（5）吸烟

ASCVD.动脉粥样硬化性心血管疾病；ACS.急性冠脉综合征；LDL-C.低密度脂蛋白胆固醇；CABG.冠状动脉旁路移植术；PCI.经皮冠状动脉介入术；CKD.慢性肾脏病；TC.总胆固醇；HDL-C.高密度脂蛋白胆固醇；BMI.体重指数。
*危险因素包括吸烟、低HDL-C、年龄≥ 45/55 岁（男性/女性）。

▲ 图7-9-1　冠心病主要危险因素的评价

注：1mmHg=0.133kPa。危险因素的水平均为干预前水平。

2. 治疗药物的选择（表7-9-4）

▼ 表7-9-4　不同异常血脂的调脂药物的选择

异常血脂类型	调脂药物
低密度脂蛋白胆固醇升高（单独）	他汀类或合并树脂类药物
合并甘油三酯轻度升高	他汀类
合并低高密度脂蛋白-胆固醇	联合治疗（他汀+贝特类或他汀+烟酸类）
正常低密度脂蛋白-胆固醇合并甘油三酯升高	贝特类或烟酸，或联合应用

（1）他汀类药物：即羟甲戊二酰辅酶A（HMG-CoA）还原酶抑制剂，该类药物有氟伐他汀（fluvastatin）、洛伐他汀（lovastatin）、普伐他汀（pravastatin）、辛伐他汀（simvastatin）、西立伐他汀（cerivastatin）、美伐他汀（mevastatin）及阿托伐他汀（atorvastatin）。该药阻断羟甲戊酸的生化途径从而抑制胆固醇的合成。在预防心血管疾病中的作用为能够抑制血管平滑肌细胞的增殖、维持粥样硬化斑块的稳定性、抑制血小板凝聚、降低血浆纤溶酶原水平，另外还具有免疫抑制作用。常见的不良反应有消化道症状，如恶心、呕吐；严重不良反应为肝酶升高、肌病、横纹肌溶解症等。目前常用的他汀类调脂药的强度见表7-9-5。

▼ 表7-9-5　不同强度降低胆固醇的常用他汀类调脂药

强度	药物及剂量/mg
高强度（每日剂量可降低LDL-C ≥ 50%）	阿托伐他汀40~80
	瑞舒伐他汀20
中等强度（每日剂量可降低LDL-C 25%~50%）	阿托伐他汀10~20
	瑞舒伐他汀5~10
	氟伐他汀80
	洛伐他汀40
	匹伐他汀2~4
	普伐他汀40
	辛伐他汀20~40
	血脂康1 200

注1：LDL-C.低密度脂蛋白胆固醇。

注2：阿托伐他汀国内应用80mg的经验不足，须谨慎使用。

（2）胆酸螯合剂（树脂类）：通过阻止胆酸或胆固醇从肠道吸收，促使其随粪便排出，促进胆固醇降解，并能增加肝脏LDL受体合成。此类药物可使LDL-C及TC水平降低，HDL-C轻度升高，但不能降低TG。常用药物有考来烯胺（4~5g/次，3~4次/d）及考来替泊（4~5g/次，2~3次/d）等。

（3）贝特类：激活过氧化物酶体增殖物激活受体α（PPARα），增强脂蛋白酶的作用，使血中富含TG的CM和VLDL加速降解。此类药物主要降低血中TG水平，并能升高HDL-C 10%~20%，对轻、中度升高的LDL-C也有降低作用。常用的有非诺贝特（0.2g/次，1次/d）、苯扎贝特（0.2g/次，2~3次/d）、吉非贝齐（0.9~1.2g/d，分2~3次口服）等。贝特类常见的不良反应有食欲缺乏、恶心、转氨酶增高，偶有肌炎样疼痛。

（4）烟酸类：能增强脂蛋白酶的作用，降低血中游离脂肪酸水平，同时还能抑制cAMP形成，降低甘油三酯酶的活性，可使血中TG水平减少，也有降低TC及升高HDL-C的作用。常用药物有烟酸及烟酸衍生物阿昔莫斯（0.25g/次，2~3次/d）。但其不能用于慢性肝病和严重痛风的患者。常见不良反应有面部潮红、消化不良、胃肠胀气、腹痛、腹泻等。严重的不良反应包括消化性溃疡、糖耐量减低、糖尿病加重、血尿酸升高。

（5）鱼油制剂：含有多价不饱和脂肪酸，可以降低TG，升高HDL-C，但对TC水平的影响尚难确定。对于服用他汀类药物后仍有轻度至中度高甘油三酯血症且心血管风险升高的患者，可使用ω-3脂肪酸进一步降低ASCVD风险。

（6）依折麦布（ezetimibe）：是一种抑制小肠吸收胆固醇的药物，与他汀类药物联用具有增加其抑制胆固醇生成的作用，能够明显降低LDL-C、升高HDL-C。

（7）PCSK9抑制剂：前蛋白转化酶枯草溶菌素9（PCSK9）可结合并降解LDL-C受体，从而阻断LDL-C被肝细胞吸收的过程。PCSK9功能缺失修饰可引起显性低胆固醇血症，降低心血管疾病风险，因而具有重要的临床意义。PCSK9抑制剂的首次临床开发涉及单克隆抗体的生产，目前获批的两种PCSK9单克隆抗体是阿利西尤单抗（Alirocumab）和依洛尤单抗（evolocumab）（分别为IgG1和IgG2异型）。这些单克隆抗体的早期临床研究表明，每两周或每月皮下注射一次，LDL-C可降低60%。患者对给药的耐受性良好，注射部位反应相对较轻，但鼻咽炎的发生率较高。Inclisiran是一种新型的小分子干扰RNA，可防止肝脏合成PCSK9，通过模拟人体天然的RNA干扰途径，与PCSK9的mRNA前体结合，抑制PCSK9的翻译，特异性地阻止PCSK9的合成，随后PCSK9蛋白减少LDL受体回收，增加血浆LDL-C的吸收和降解，从而降低血浆LDL-C水平。只需每3~6个月给药一次，这与PCSK9单克隆抗体相比是一项重大改进。

（8）普罗布考：是一种抗氧化药物，具有多种效应，包括刺激胆固醇酯反向转运，降低稳定斑块的LDL-C，可降低心血管事件的发生率。

（9）贝派地酸（bempedoic acid）：是三磷酸腺苷柠檬酸裂解酶（ACLY）的一种小分子抑制剂，ACLY是胆固醇生物合成途径中作用于HMG-CoA上游的一种酶。ACLY抑制剂既能抑制胆固醇和脂肪酸的合成，也能诱导肝脏LDL受体。该药与他汀类药物的不同之处在于，它需要被长链酰基-CoA合成酶1激活，该酶主要在肝脏表达，因此该药具有肝脏特异性作用。该药不会对肌肉产生副作用，但服用此药的患者高尿酸血症和痛风的发生率增加。

（10）血管生成素样蛋白3（ANGPTL3）抑制剂：ANGPTL3是一种已知的脂蛋白脂肪酶和内皮脂肪酶抑制剂。mAbs抑制ANGPTL3反过来会促进大的VLDL颗粒的分解，并导致其残余物通过非LDL受体介导的途径更快地被清除。Evinacumab作为ANGPTL3抑制剂，增强了对富含TG的脂蛋白的清除，降低了ASCVD的风险。

（11）Mipomersen：是一种靶向肝脏载脂蛋白B100的反义寡核苷酸抑制剂，可有效降低LDL-C水平。不良反应包括肝酶升高、注射部位反应、流感样症状等。目前，在仔细监测肝功能的情况下，mipomersen的使用仅限于纯合子家族性高胆固醇血症患者。

（12）红曲：是一种广泛用作降血脂膳食补充剂的营养品。红曲的主要降胆固醇成分是单宁酸，特别是单宁酸K，它在结构上与洛伐他汀相同，并有针对胆固醇生物合成的相同关键酶。红曲是一种降低LDL-C水平和ASCVD风险的治疗选择，耐受性普遍良好，适用于不符合他汀类药物治疗的轻度至中度高胆固醇血症患者，特别是那些无法实施生活方式调整的人，也适用于符合他汀类药物治疗但不愿采取药物治疗的人。

（13）铁皮石斛：在各种中草药化合物中，已证明铁皮石斛物种在不同的实验模型中具有强大的抗血脂异常作用。其通过各种机制调节血脂异常，如抗氧化、上调肝脏组织中PPARγ和p-AMPK的表达，降低血液中LDL-C、TG和TC的水平，提高HDL-C的水平。尽管一些体外和体内研究的结果很有希望，但关于铁皮石斛的安全性和有效性的人体研究尚显不足。

3. 脂代谢异常的综合治疗　合理的饮食与生活调节对防治高脂血症极为重要，大多数人可以经过此法降低血脂。近来新发展的调脂药物已能部分控制饮食治疗所不能控制的脂代谢异常。健康教育，提倡科学均衡的膳食，规律的体育锻炼，防止肥胖，戒烟、酒；积极治疗糖尿病、肾病综合征等继发性疾病；避免服用影响脂代谢的药物等措施都有助于防止脂代谢异常的发生。此外，定期健康检查有助于及早检出血脂异常者，以便得到及时治疗。对于纯合子家族性高胆固醇血症患者，在常规治疗方法或药物不能耐受时，可考虑进行回肠末端切除术、门腔静脉分流吻合术和肝移植术等手术方法，可有一定疗效。血浆置换疗法适合于难治性高胆固醇血症的患者，主要有免疫吸附法和肝素沉淀法等。

基因治疗通过对细胞进行基因改造以产生永久性的治疗效果，目前被用来减轻高胆固醇血症患者潜在的（慢性）心血管疾病负担。新兴的基因疗法包括小干扰RNA、反义寡核苷酸、腺相关病毒载体、基于CRISPR/Cas9的疗法和非编码RNA疗法。目前正在进行的利用基于CRISPR的基因/碱基编辑的两种方法，分别通过靶向LDL受体和ANGPTL3来增强LDL和富含TG的脂蛋白的清除，从长远来看将为治疗和预防血脂异常和心血管并发症带来新理念。

八、最新进展与展望

若干大型临床前瞻性研究表明，他汀类药物在降低总胆固醇尤其是LDL-C方面具有毋庸置疑的疗效，因此目前被广泛地应用于脂质代谢紊乱的治疗以及冠心病预防中。除LDL外，针对富含TG的脂蛋白和载脂蛋白（a）的新疗法也已问世并进入临床开发阶段。富含TG的脂蛋白已作为心血管疾病治疗应用的新靶点而受到关注，降低富含TG的脂蛋白的疗法可能对进一步降低心血管疾病风险有重要价值。此外，目前正在开发新的降低TG的药物，以预防在现有疗法下TG仍持续升高的患者的残余风险。另外，脂质研究专家以及临床专家们还在关注HDL-C的作用。一些升高HDL-C的药物如CETP抑制剂，能够抑制CETP活性从而升高HDL-C的水平，动物实验证实能够防治动脉粥样硬化。实验发现PPARδ激动剂GW501516能够明显升高HDL，降低小而密的LDL、空腹TG、空腹胰岛素水平，促进三磷酸腺苷结合盒转运体A1（ABCA1）的表达以及巨噬细胞中apo-AⅠ依赖性的胆固醇流出。如果临床研究证明其安全性，该类药物则可以发挥极佳的升高HDL水平、促进胆固醇逆向转运和提高胰岛素敏感性的作用。LCAT可将HDL表面的胆固醇酯化成胆固醇酯，减少HDL表面的游离胆固醇，促进胆固醇向HDL转移。转基因兔中过表达的人LCAT提高了HDL和apo-AⅠ，并抑制高脂饮食引起的动脉粥样硬化，表明LCAT活化剂可作为一个新的治疗动脉粥样硬化的靶点进行药物的开发研制。针对糖尿病血脂异常，即将推出新疗法，包括apabetalone和obicetrapib，有可能减少诊断为糖尿病前期和2型糖尿病患者的数量。原发性高脂血症通过基因疗法有望获得根本的解决，目前开展较多的是家族性高胆固醇血症的基因治疗，但还有待于进一步的研究与完善。

（彭永德）

学习小结

血脂是血浆中所有脂质的总称，与临床相关的主要是甘油三酯和胆固醇，另外还有磷脂及游离脂肪酸。脂质分子不溶或微溶于水，在血浆中必须与蛋白质结合成脂蛋白形式存在。脂质代谢异常是直接引起一些严重危害人体健康的疾病如动脉粥样硬化、冠心病、胰腺炎等的罪魁祸首。脂质分为FA、TG、Ch和PL。无论有无临床表现，脂代谢紊乱的诊断主要是依据患者的血脂水平而作出的。实验室检查以血脂测定为主。此外，还应进行有关冠心病危险因素的评估。不同ASCVD危险人群LDL/非HDL-C治疗达标值不同。不同异常血脂的调脂药物的选择不同，此外，尚需综合治疗。

复习参考题

1. 简述ASCVD危险评估流程。
2. 简述我国人群血脂异常诊断标准。
3. 我国人群血脂控制目标是什么？
4. 简述不同异常血脂的调脂药物的选择。

第十章 高尿酸血症

07篇10章

学习目标

掌握 高尿酸血症的分型、诊断、临床分期及治疗。
熟悉 高尿酸血症的病因及发病机制。
了解 高尿酸血症的预后。

高尿酸血症（hyperuricemia）是指在正常嘌呤饮食状态下，非同日两次空腹血清尿酸水平高于420μmol/L。高尿酸血症是嘌呤代谢紊乱引起的代谢异常综合征，根据发病机制不同可分为原发性和继发性两类。前者多由先天性嘌呤代谢异常所致，常与肥胖、糖脂代谢紊乱、高血压、动脉硬化和冠心病等聚集发生，后者则由某些系统性疾病或者药物引起。少数患者可能发展为痛风，出现急性痛风性关节炎、痛风性肾病和痛风石等临床症状和体征。此外，越来越多的证据表明，高尿酸血症与慢性肾脏病、高血压、心脑血管疾病及糖尿病等重大疾病密切相关，是这些疾病发生、进展和不良结局的独立危险因素。

一、病因与发病机制

尿酸（uric acid）作为嘌呤代谢的终产物主要由细胞代谢分解的核酸和其他嘌呤类化合物以及食物中的嘌呤经酶的作用分解而来。人体中的尿酸80%来源于内源性嘌呤代谢，20%来源于富含嘌呤或核酸的蛋白类食物。正常人体内血清尿酸浓度在一个较窄的范围内波动。一般而言，尿酸随年龄的增加而增高，尤以女性绝经期后最为明显，但近年来，青少年高尿酸血症的患病率逐年升高，严重威胁青少年心脑血管系统及生殖健康，成为潜在的重大公共卫生问题。此外，血尿酸水平的高低还受种族、饮食习惯、地域以及体表面积等多种因素的影响。

既往国内外学者将高尿酸血症分为尿酸产生增多所致的生成过多型、尿酸经肾脏排泄减少所致的排泄低下型和混合型。传统高尿酸血症分型多采用肾脏尿酸排泄分数（FEUA）或24小时尿尿酸排泄量（UUE）等单一指标，常导致同一患者采用不同的分型方法，得到不同的分型结果，不能精准指导临床实践。目前观点多认为高尿酸血症的分型应在患者低嘌呤饮食至少5天后，检测24小时尿中尿酸水平，结合UUE和FEUA两个指标来判定，主要分为以下类型。

（1）排泄不良型：UUE ≤ 600mg/（d · 1.73m^2）且FEUA < 5.5%。

（2）生成过多型：UUE > 600mg/（d · 1.73m^2）且FEUA ≥ 5.5%。

（3）混合型：UUE > 600mg/（d · 1.73m^2）且FEUA < 5.5%。

（4）肾外排泄减少型：UUE ≤ 600mg/（d·1.73m²）且FEUA ≥ 5.5%。

注：UUE =（尿酸浓度 ×24小时总尿量 ×1.73）/［6×1 000×（0.006 1× 身高 +0.012 8× 体重 −0.152 9）］。

各指标的单位：尿酸浓度（μmol/L），身高（cm），体重（kg），24小时尿总量（ml），UUE［mg/（d·1.73m²）］。

FEUA=［（血肌酐 ×24小时尿尿酸）/（血尿酸 ×24小时尿肌酐）］×100%

高尿酸血症根据病因可分为原发性和继发性两类（表7–10–1）。在排除其他疾病的基础上，由于先天性嘌呤代谢紊乱和/或尿酸排泄障碍所引起的，称为原发性高尿酸血症；继发于肾脏疾病或某些药物所致尿酸排泄减少、骨髓增生性疾病及肿瘤化疗所致尿酸生成增多等原因导致的称为继发性高尿酸血症。

▼ 表7–10–1　高尿酸血症的病因分类

原发性高尿酸血症	继发性高尿酸血症
PRPP活性增高	代谢性疾病（糖原贮积症、酮症酸中毒等）
PRPPAT活性增高	血液病（多发性骨髓瘤、淋巴瘤、红细胞增多症、溶血性贫血等）
HPRT缺陷	肿瘤广泛转移和溶解、肿瘤放疗或化疗后
黄嘌呤氧化酶活性增高	慢性肾脏病变
APRT缺陷	生理性升高（摄入过多嘌呤类食物、长期禁食与饥饿）
肾脏尿酸排泄减少	药物（噻嗪类利尿药、呋塞米、阿司匹林等）

注：PRPP.5–磷酸核糖–1–焦磷酸；PRPPAT.磷酸核糖焦磷酸酰基转移酶；HPRT.次黄嘌呤鸟嘌呤磷酸核糖转移酶；APRT.腺嘌呤磷酸核糖转移酶。

二、临床表现

（一）无症状期

本病可见于任何年龄段，患病率随年龄增长有逐渐增高趋势。临床仅表现为血尿酸波动性或持续性升高，无其他临床症状。继发性高尿酸血症还伴有其原发病的临床表现。高尿酸血症是痛风最重要的生化基础，血尿酸水平升高与痛风风险呈显著正相关。在原发性高尿酸血症患者中，从血尿酸增高至痛风症状出现的时间可长达数年至数十年，有些可终身不出现症状，但随年龄增长痛风的患病率增加，并与高尿酸血症的水平和持续时间有关，最终10%~20%发展为痛风。近年来，随着高频超声、双能CT等影像检查手段的广泛应用，无症状高尿酸血症患者关节及周围组织常发现尿酸盐晶体沉积甚至骨侵蚀现象，提示无症状高尿酸血症和痛风是一个连续的病理过程，无症状高尿酸血症仍可能对关节、心、脑、肾等重要靶器官造成损伤。

（二）急性关节炎期

急性关节炎期具有以下特点：① 起病急骤，多数患者发病前无先兆症状，或仅有疲乏、全身不适、关节刺痛等。部分患者可伴有体温升高、头痛等症状。常于夜间或清晨突然发病，症状一般在数小时内发展至高峰。② 关节局部的受累、受伤、受寒、暴饮暴食、应激、情绪压抑、饮酒及服用某些药物等为常见诱因。③ 受累关节及周围软组织呈暗红色，明显肿胀，局部发热，疼痛剧烈难忍，常有关节活动受限。初次发病时绝大多数仅侵犯单个关节，其中以第一跖趾关节和趾间关节最为常见，偶可同时发生多关节炎。④ 急性痛风性关节炎的发作多具自限性。轻微发作一般经过数小时至数日即可缓解，症状严重者可持续7~14天或更久。通常情况下，急性痛风性关节炎发作缓解后，患者症状全部消失，关节活动完全恢复正常。少数患者局部皮肤可遗留有不同程度的色素沉着，可出现瘙痒和脱屑。

（三）慢性关节炎期

痛风性关节炎反复发作导致关节肿胀持续不消，关节疼痛持续存在，甚至出现关节畸形，表明患者进入慢性痛风性关节炎阶段。反复发作及受累关节多为其主要特点。关节炎的发病次数、频度及每次发病的严重程度与受累关节是否破坏、畸形和功能障碍密切相关。未经过治疗或治疗不当的患者其急性关节炎反复发作逐渐进展为慢性关节炎期。此期关节炎的发作越来越频繁，间歇期缩短，疼痛逐渐加剧，甚至在发作之后不能完全缓解。受累关节逐渐增多，严重者可累及肩、髋、脊柱、骶髂、胸锁、下颌等关节及肋软骨，患者可有肩背痛、胸痛、肋间神经痛、坐骨神经痛等表现，少数可发生腕管综合征。晚期可出现关节畸形，活动受限。

（四）肾病期

1. 尿酸性肾石病　约25%的痛风患者有泌尿系结石，其中约80%属于尿酸性肾结石，其余多为尿酸性和草酸钙的混合型或单纯草酸盐或磷酸盐结石。肾结石的症状取决于结石的大小、形状、所在部位和有无感染、梗阻等并发症。大多无明显临床症状，当出现结石堵塞肾盂或输尿管时，可表现为肾区或上腹部疼痛，多为绞痛或钝痛，呈阵发性，亦可为持续性，常伴肉眼血尿或镜下血尿，以后者居多。体力活动如运动、骑车或劳动后可诱发血尿或使血尿加重。肾结石偶可出现无痛性血尿。尿酸性肾石病患者尿内可排出小结石，结石通过尿道时可有堵塞或刺痛感。如收集到结石，须做分析，以确定结石的性质。部分尿酸性肾石病患者可继发尿路感染，常表现为发热、寒战、膀胱刺激征等症状。尿酸结石在泌尿系管腔内堵塞可引起梗阻，造成梗阻以上积水。一般结石的梗阻常是不全梗阻。梗阻时患者感尿道疼痛、排尿困难、尿流中断。孤立肾或双侧肾结石梗阻可发生无尿，即所谓结石性无尿。梗阻引起肾积水，可出现上腹部或腰部水肿。

2. 尿酸性肾病　长期高尿酸血症患者易出现肾小管间质的慢性病变。早期多无临床表现，症状的严重程度与高尿酸血症的持续时间和幅度有关。临床表现为尿浓缩功能下降，出现夜尿增多、低比重尿、低分子蛋白尿、白细胞尿、血尿及管型等。晚期可出现肾小球滤过功能下降，出现肾衰竭及高血压、水肿、贫血等。短时间内大量尿酸结晶堆积于肾脏集合管、肾盂和输尿管，可致急性肾衰竭。

三、诊断与鉴别诊断

（一）诊断

1. 血中尿酸测定　血尿酸升高是高尿酸血症患者最显著的临床生化特点。健康人群随着饮食结构和生活习惯的改变，血尿酸有上升的倾向。摄入高嘌呤食物及饮酒、运动等可使血尿酸一过性上升。因此在正常嘌呤饮食状态下，非同日两次空腹血尿酸水平高于420μmol/L（7.0mg/dl），方可诊断为高尿酸血症。

2. 尿液检查　正常人经过7天低嘌呤饮食控制后，24小时尿尿酸排泄量一般为400~600mg。尿酸排泄分数（FEUA）：尿酸清除率（Cua）与肌酐清除率（Ccr）的比值，即FEUA=(血肌酐×尿尿酸)/(血尿酸×尿肌酐)×100%，反映从肾脏排出尿酸占24小时内从肾小球滤过尿酸的百分比。高尿酸血症时，24小时尿尿酸排泄量及FEUA常低于正常。另外，有尿酸性结石形成时，尿中可出现红细胞和尿酸盐结晶。

（二）鉴别诊断

原发性高尿酸血症主要应与继发性高尿酸血症及痛风进行鉴别诊断。继发性高尿酸血症或痛风具有以下特点：① 儿童、青少年、女性及老年人多见；② 高尿酸血症程度较重；③ 40%的患者24小时尿中尿酸排出增多；④ 肾脏受累多见，尿酸性肾病、尿酸性肾石病发生率较高，甚至发生急性肾衰竭；⑤ 痛风性关节炎症状较轻或不典型；⑥ 有明确的相关用药史。

四、治疗

原发性高尿酸血症与痛风的治疗目的：控制高尿酸血症，预防尿酸盐沉积；迅速终止急性关节炎的发作；防治尿酸结石形成和肾功能损伤。

（一）饮食及运动治疗

1. 提倡均衡饮食，限制每日总热量摄入，控制饮食中嘌呤含量。以低嘌呤饮食为主，严格限制动物内脏、海产品和肉类等高嘌呤食物的摄入。富含嘌呤的蔬菜（莴笋、菠菜、蘑菇、菜花等）、豆类及豆制品与高尿酸血症及痛风发作无明显相关性。鼓励患者多食用新鲜蔬菜，适量食用豆类及豆制品（肾衰竭者须在专科医生指导下食用），豆制品比豆类嘌呤含量低，更适合高尿酸及痛风患者。

2. 维持每日尿量2 000~3 000ml，多饮水，以确保每日尿量不少于2 000ml，确保尿酸从肾脏的排出。可饮用牛奶及乳制品（尤其是脱脂奶和低热量酸奶），避免饮用可乐、橙汁、苹果汁等含果糖饮料或含糖软饮料。

3. 可适量食用含果糖较少的水果，如樱桃、草莓、菠萝、西瓜、桃子等。

4. 应当限制酒精摄入，禁饮黄酒、啤酒和白酒。

5. 建议将体重控制在正常范围（BMI 18.5~23.9kg/m^2）。

6. 鼓励高尿酸血症患者坚持适量运动。建议每周至少进行150分钟（30min/d×5d/周）中等强度［运动时心率在（220−年龄）×（50%~70%）范围内］的有氧运动。运动中应当避免剧烈运动或突然受凉诱发痛风发作。运动出汗后要及时补充水分。

（二）高尿酸血症的治疗

近年来，借助新的更敏感和更特异的影像检查，一些研究在部分无症状高尿酸血症患者关节局部发现了尿酸钠晶体沉积、痛风石以及相邻组织的炎症和骨破坏，提示高尿酸血症和痛风可能是一个连续的病理过程。无症状高尿酸血症降尿酸治疗的目的在于阻止新的尿酸盐晶体沉积，促使已沉积的晶体溶解，逆转和治愈高尿酸相关组织损伤，预防和治疗相关并发症。在使用降尿酸药物过程中，可能诱发急性痛风性关节炎症状，称为转移性痛风，常累及多个关节，但一般疼痛程度较轻，小剂量镇痛药物有效。该类患者在降尿酸起始时是否需要合用预防痛风发作药物，目前国内外学者尚未达成共识。一般认为，高尿酸血症患者经饮食及运动干预效果不佳、尿酸不达标时应开始药物治疗。

1. 降尿酸药物　临床上常用的降尿酸药物包括抑制尿酸合成和促尿酸排泄两类。

（1）抑制尿酸合成药物：该类药物通过抑制黄嘌呤氧化酶活性，减少尿酸合成。常用药物包括别嘌醇和非布司他等。

别嘌醇（allopurinol）：成人初始剂量50~100mg/d，每2~4周测血尿酸水平1次，未达标患者每次可递增50~100mg，最大剂量600mg/d。别嘌醇可引起皮肤过敏反应及肝肾功能损伤，严重者可发生致死性剥脱性皮炎等超敏反应综合征。*HLA–B5801*基因阳性突变、应用噻嗪类利尿剂和肾衰竭是别嘌醇发生不良反应的危险因素。*HLA–B5801*基因突变在中国（汉族）、韩国、泰国人中阳性率显著高于白色人种，推荐在服用别嘌醇治疗前进行该基因筛查，突变阳性者禁用。

非布司他（febuxostat）：选择性黄嘌呤氧化酶抑制剂。初始剂量20~40mg/d，2~4周后血尿酸不达标者，逐渐加量，最大剂量80mg/d。因其主要通过肝脏清除，45%经过胆汁由肠道排泄，49%通过肾脏排泄。在肾衰竭和肾移植患者中具有较高的安全性，轻中度肾衰竭患者无须调整剂量。不良反应包括肝功能损害、恶心、皮疹等。

（2）促尿酸排泄药物：抑制近端肾小管对尿酸盐的重吸收，从而促进尿酸排泄，降低血尿酸水平。

苯溴马隆（benzbromarone）：成人起始剂量25~50mg/d，2~4周后根据血尿酸水平调整剂量至75mg/d或100mg/d，最大剂量100mg/d，可用25mg/d为维持量，早餐后服用。可用于轻中度肾功能异常或肾移植患者，eGFR 30~60ml/（min·1.73m^2）患者被推荐用50mg/d。eGFR＜30ml/（min·1.73m^2）或尿酸性肾石病患者被禁用。服用时须碱化尿液，将尿液pH调整至6.2~6.9，心肾功能正常者维持尿量2 000ml以上。不良反应有胃肠不适、腹泻、皮疹和肝功能损害等。

2. 碱化尿液药物　接受降尿酸药物，尤其是促尿酸排泄药物治疗的患者及尿酸性肾石病患者，推荐将尿pH维持在6.2~6.9，以增加尿中尿酸溶解度。尿pH过高增加磷酸钙和碳酸钙等结石形成风险。

（1）碳酸氢钠：适用于慢性肾衰竭合并高尿酸血症或痛风患者。起始剂量0.5~1.0g，口服，每日3次，与其他药物相隔1~2小时服用。主要不良反应为胀气、胃肠道不适，长期应用须警惕钠负荷过重及高血压。

（2）枸橼酸盐制剂：包括枸橼酸氢钾钠、枸橼酸钾和枸橼酸钠，以前者最为常用。枸橼酸盐是尿中最强的内源性结石形成抑制物，同时可碱化尿液，增加尿中尿酸溶解度，溶解尿酸结石并防止新结石的形成。枸橼酸氢钾钠起始剂量为2.5~5.0g/d，服用期间须监测尿pH以调整剂量。急性肾损伤或慢性肾衰竭、严重酸碱平衡失调及肝功能不全患者禁用。

（三）急性关节炎期的治疗

急性期应卧床休息，抬高患肢、局部冷敷。尽早给予药物控制急性发作，治疗越早效果越佳。秋水仙碱或非甾体抗炎药（NSAID）是急性关节炎发作的一线治疗药物，上述药物有禁忌或效果不佳时可考虑选择糖皮质激素控制炎症。

1. 秋水仙碱　是治疗急性痛风性关节炎的特效药物，通过抑制白细胞趋化、吞噬作用及减轻炎性反应发挥镇痛作用。推荐在痛风发作12小时内尽早使用，超过36小时后疗效显著降低。起始负荷剂量为1.0mg口服，1小时后追加0.5mg，12小时后按照0.5mg，每日1~3次口服。秋水仙碱不良反应随剂量增加而增加，常见有恶心、呕吐、腹泻、腹痛等胃肠道反应，症状出现时应立即停药；少数患者可出现肝功能异常，转氨酶升高，超过正常值2倍时须停药；肾损害可见血尿、少尿、肾功能异常，肾功能损害患者须酌情减量。秋水仙碱可引起骨髓抑制，使用时注意监测血常规。

2. 非甾体抗炎药（NSAID）　包括非选择性环氧化酶（COX）抑制剂和COX-2抑制剂两种，通过抑制花生四烯酸代谢中的环氧化酶活性，进而抑制前列腺素的合成而达到消炎镇痛的效果。若无禁忌推荐早期足量使用NSAID速效制剂。非选择性COX抑制剂主要存在消化道溃疡、胃肠道穿孔、上消化道出血等胃肠道不良反应，对于不耐受非选择性COX抑制剂的患者可选用COX-2抑制剂，其胃肠道不良反应可降低50%；活动性消化道溃疡/出血，或既往有复发性消化道溃疡/出血病史者为所有NSAID使用禁忌证。COX-2抑制剂可能引起心血管事件的危险性增加，合并心肌梗死、心功能不全者避免使用。NSAID使用过程中须监测肾功能，严重慢性肾脏病（CKD 4~5期）未透析患者不建议使用。

3. 糖皮质激素　严重急性痛风发作伴有较重全身症状，秋水仙碱、NSAID治疗无效或使用受限的患者以及肾衰竭、老年痛风患者，可考虑给予糖皮质激素或ACTH短程治疗。泼尼松0.5~1mg/（kg·d），连续用药3~7天后逐步减量、停药，总疗程不超过2周；或者ACTH 50U溶于葡萄糖溶液中缓慢静脉滴注。使用糖皮质激素应注意预防和治疗高血压、糖尿病、水钠潴留、感染等不良反应，避免使用长效制剂。急性发作仅累及1~2个大关节，全身治疗效果不佳者，可考虑关节腔内注射短效糖皮质激素，避免短期内重复使用。该类药物的特点是起效快、缓解率高，但停药后容易出现症状“反跳”。

（四）发作间期和慢性期的治疗

治疗目的是维持血尿酸的正常水平（见高尿酸血症的治疗），较大痛风石或经皮破溃者可行手术治疗。

（五）其他

继发性高尿酸血症的治疗原则：① 积极治疗原发病；② 尽量避免或减少使用可能引发和/或加重高尿酸血症的药物和治疗方法；③ 尽快控制急性痛风性关节炎的发作。

五、预后

高尿酸血症与痛风是一种终身性疾病，常与代谢综合征伴发，轻症患者经规范治疗后不影响日常工作和生活。急性关节炎和关节畸形会严重影响患者生活质量，若出现肾功能损伤，预后不良。

（李长贵）

学习小结

高尿酸血症是指在正常嘌呤饮食状态下，非同日两次空腹血清尿酸水平高于420μmol/L。根据病因不同，高尿酸血症可分为原发性高尿酸血症和继发性高尿酸血症两类。高尿酸血症的分型应在患者低嘌呤饮食至少5天后，检测24小时尿中尿酸水平，结合UUE和FEUA两个指标来判定。无症状高尿酸血症到痛风是一个连续的病理过程，无症状高尿酸血症也可能对靶器官造成损伤。加强患者教育、生活方式的调整及药物治疗综合管理，是目前高尿酸血症和痛风治疗的主要措施。

复习参考题

1. 高尿酸血症的定义及临床分型是什么？
2. 简述高尿酸血症及痛风的临床分期及各期主要临床特点。
3. 高尿酸血症及痛风的治疗措施有哪些？

第十一章　骨质疏松症

07篇11章

学习目标

掌握　骨质疏松症的定义、诊断标准、骨转换的概念、预防和治疗原则。
熟悉　骨质疏松症的分型；抗骨质疏松症治疗药物的分类。
了解　继发性骨质疏松症的病因。

骨质疏松症（osteoporosis，OP）是一种以骨量低下、骨组织微结构破坏，导致骨脆性增加，易发生骨折为特征的全身性骨病（WHO，1993）。2001年美国国家卫生研究院（NIH）将OP定义为以骨强度下降和骨折风险增加为特征的骨骼系统疾病，骨强度反映了骨骼的两个主要方面，即骨矿密度和骨质量。

OP可发生于不同性别和任何年龄，但多见于绝经后妇女和老年男性。全国骨质疏松症流行病学调查数据显示：50岁以上人群OP患病率为19.2%，其中女性患病率为32.1%，男性患病率为6.9%；60岁以上人群OP患病率为32%，其中女性患病率为51.6%，男性患病率为10.7%。根据以上流行病学数据估算，目前我国OP患者数约为9千万，其中女性约7千万。

一、分型及病因

根据病因，OP分为原发性OP和继发性OP两大类，原发性OP包括绝经后OP（Ⅰ型）、老年OP（Ⅱ型）和特发性OP（青少年型）（表7-11-1），本文重点介绍原发性OP。

▼ 表7-11-1　骨质疏松症的分型及病因

类型	好发年龄	临床特征	病因
原发性OP（Ⅰ型）（PMOP）	女性绝经后5~10年内	多为桡骨、椎体骨折	绝经后雌激素缺乏
原发性OP（Ⅱ型）（老年性OP）	70岁以上	多为髋部骨折	不完全清楚，与增龄、促炎症状态、体力活动下降、维生素D缺乏等相关
特发性OP（青少年型）	青少年	无特征性	不清楚
继发性OP	任何年龄	无特征性	慢性肾脏病、自身免疫性疾病、内分泌代谢病、胃肠道疾病、恶性肿瘤、制动和药物等

注：OP. 骨质疏松症；PMOP. 绝经后骨质疏松症。

二、原发性骨质疏松症发病机制

OP的发病机制复杂，是遗传因素与环境因素相互作用所致。遗传因素主要影响骨骼大小、骨量、骨微结构和力学特性等。雌激素缺乏、继发性甲状旁腺功能亢进、降钙素分泌减少、活性维生素D产生减少、营养缺乏、运动不足、不良的生活习惯、细胞因子网络紊乱等。这些因素导致骨转换（也称骨代谢、骨重建或骨重塑）失衡，要理解OP的发病机制，就必须了解骨转换。

（一）骨转换的概念

完成骨转换的主要有两类细胞。

（1）破骨细胞：分泌氢离子和组织蛋白酶对骨组织进行侵蚀。

（2）成骨细胞：分泌Ⅰ型胶原为主要成分的骨基质，并分泌碱性磷酸酶、骨钙素等物质促进骨矿化。另外，破骨细胞、成骨细胞还分泌许多细胞因子调节对方的功能。

正常情况下，一个骨转换周期一般为3~4个月。骨转换周期通常从破骨细胞溶解骨基质开始计算，被溶解部位形成骨吸收陷窝，推测可能受某种趋化因子的作用，成骨细胞会贴附到骨陷窝表面，然后分泌骨基质（主要是Ⅰ型胶原）将骨陷窝填满。矿化过程从骨陷窝底部成熟的骨基质开始，逐步将新的骨基质全部矿化，这样就完成了一个骨转换周期，完成功能的成骨细胞变成功能静止的衬里细胞贴在骨表面或被埋入骨基质形成骨细胞（也称骨隔离细胞）。正常骨组织以这种形式不断进行新陈代谢。

（二）骨转换失衡导致骨质疏松

骨骼的完整性由不断重复、时空偶联的骨吸收和骨形成的平衡来维持，当骨吸收与骨形成的平衡失调，骨吸收超过骨形成，导致骨丢失、骨质疏松。

雌激素缺乏是原发性骨质疏松症最重要的发病机制之一。雌激素水平降低会减弱对破骨细胞的抑制作用，破骨细胞的数量增加、凋亡减少、寿命延长，导致骨吸收功能增强。尽管成骨细胞介导的骨形成亦有增加，但不足以代偿过度骨吸收，导致骨转换失衡，骨吸收超过骨形成，在每一个骨转换周期成骨细胞不能将骨陷窝填满，所以每一次骨转换都会导致骨量减少。

增龄、维生素D缺乏和体力活动的减少等造成骨转化失衡，骨吸收超过骨形成，导致进行性骨丢失；同时，增龄和雌激素缺乏也使免疫系统持续低度活化，诱导炎症因子的产生，刺激破骨细胞，造成骨量减少。

近年来研究显示，细胞衰老被认为是独立于雌激素不足导致骨质疏松的重要机制，肠道菌群和骨免疫紊乱也参与骨质疏松的发病机制。

三、临床表现

多数OP患者无临床表现，因此被称为“静悄悄的流行病”，少数患者可出现以下临床表现。

（一）疼痛

疼痛一般位于腰背部，为隐痛或钝痛，严重的患者以致不能翻身、久坐或久站。但压迫椎体时疼痛并不明显，也可以有胸痛。但如果是四肢长骨痛和关节痛，多为继发性OP导致，或非骨骼因素导致。

（二）骨折

骨质疏松性骨折过去被称为“病理性骨折”，现称“脆性骨折”“非创伤性骨折”或“微外力作用下的骨折”，通常指在日常生活中或受到轻微外力时发生的骨折，比如等身高的高度或更低的高度跌倒即发生的骨折，骨折的部位以椎体（胸椎下段或腰椎居多）、桡骨远端、股骨近端（包括股骨颈、粗隆间骨折）为多见，少数人可发生于肋骨、肱骨和跟骨等部位。严重的OP患者甚至在抽搐、咳嗽、打喷嚏、拉门窗、急刹车动作中也会骨折。

（三）身体畸形与身高缩短

弯腰、驼背是骨质疏松最多见的畸形，一般是单个椎体或多个椎体压缩性骨折导致脊柱生理曲线发生了变化所致，也往往导致身高缩短。严重者可能导致脊髓神经受压，或影响心肺、腹部脏器功能异常，出现食欲减退、腹痛、腹胀、便秘等不适。

（四）对心理状态及生活质量的影响

患者可出现焦虑、抑郁、恐惧、自信心丧失及自主生活能力下降等心理问题，导致患者生活质量明显下降。

四、辅助检查

（一）影像学检查

1. 骨密度测定　双能X线吸收仪（DXA）是目前国际学术界公认的骨密度检查方法，其测定值作为OP诊断的金标准，但也可能出现假性结果。其他骨密度检查方法如单光子吸收法（SPA）、单能X射线吸收法（SXA）、定量超声测定法（QUS）、定量CT测定（QCT）等根据具体条件也可用于OP的诊断参考。

2. X线片　可观察骨组织的形态结构，是对OP所致各种骨折进行定性和定位诊断的一种较好的方法，但只有当骨量下降30%才可以在X线摄片中显现出来，故对早期诊断的价值不大。

3. CT和MRI　CT和MRI可更为敏感地显示细微骨折，且对于骨质疏松症与骨肿瘤等多种其他骨骼疾病的鉴别诊断具有重要价值。

4. 核医学检查　放射性核素显像在鉴别继发性骨质疏松症和其他骨骼疾病中具有一定优势，甲状旁腺功能亢进症、畸形性骨炎、骨纤维结构发育不良、骨软化症、肿瘤骨转移等疾病的骨显像具有特征性的改变。PET-CT和PET-MRI对骨质疏松症的鉴别诊断，尤其是排查肿瘤相关骨病，具有一定的应用价值。

（二）实验室检查

1. 一般检查项目　血常规、尿常规、ESR、肝和肾功能、血钙、血磷、血碱性磷酸酶、血25羟维生素D［25-（OH）D］和甲状旁腺激素（PTH）水平，以及尿钙、尿磷和尿肌酐等。

2. 骨转换生化标志物　骨转换过程中产生的中间代谢产物或酶类，称为骨转换生化标志物（BTMs）。BTMs分为骨形成标志物和骨吸收标志物，前者反映成骨细胞活性及骨形成状态，后者反映破骨细胞活性及骨吸收水平。这类指标有助于评估疗效、骨转换的分型、骨丢失速率及老年妇女骨折的风险评估。

BTMs主要包括：① 骨形成标志物，包括血清总碱性磷酸酶（ALP）、骨钙素（OC）、骨源性碱性磷酸酶（BALP）、Ⅰ型前胶原C端肽（PICP）、Ⅰ型前胶原N端肽（PINP）；② 骨吸收标志物，包括空腹2小时的尿Ca/Cr、血抗酒石酸酸性磷酸酶（TRACP）、血Ⅰ型胶原C端肽（CTX）和N端肽（NTX）、尿吡啶啉（Pyr）和脱氧吡啶啉（D-Pyr）、尿Ⅰ型胶原C端肽（U-CTX）和N端肽（U-NTX）等。

五、诊断

骨质疏松症的诊断基于详细的病史采集、体格检查、骨折风险评价、骨密度测量，以及影像学和实验室检查。根据中华医学会骨质疏松和骨矿盐疾病分会制订的《原发性骨质疏松症诊疗指南（2022）》，骨质疏松症的诊断标准是基于DXA骨密度和/或脆性骨折。

1. 基于骨密度的诊断　DXA骨密度是目前通用的骨质疏松症诊断依据。对于绝经后女性、50岁及以上男性，建议参照WHO推荐的诊断标准，推荐使用骨密度DXA测量的中轴骨（腰椎1~4、股骨颈或全髋部）骨密度或桡骨远端1/3骨密度的T值≤−2.5S为骨质疏松症的诊断标准。DXA测量的骨密度通常需要转换为T值（T score）用于诊断，T值=（骨密度的实测值−同种族同性别正常青年人峰值骨密度）/同种族同性别正常青年人峰值骨密度的标准差（S）。

2. 基于脆性骨折的诊断　髋部或椎体脆性骨折，不依赖于骨密度测定，临床上即可诊断骨质疏松症；肱骨近端、骨盆或前臂远端的脆性骨折，且骨密度测定显示骨量减少（−2.5S<T值<−1.0S），就可诊断骨质疏松症。

六、骨质疏松症的鉴别诊断

1. 慢性肾脏病（CKD）　CKD可导致1，25二羟维生素D产生减少，肠钙吸收减少，继发性甲状旁腺功能亢进症，进而导致OP，也可导致佝偻病或骨软化。

2. 自身免疫性疾病　因为细胞因子网络紊乱，自身免疫病都可能导致骨质疏松。

3. 内分泌代谢病　甲状旁腺功能亢进症、甲状腺功能亢进症、库欣综合征、男性或女性性腺功能减退症、1型糖尿病都可以导致OP。

4. 消化道疾病　导致胃肠道吸收不良的疾病都可以导致OP。

5. 恶性肿瘤　恶性血液病导致的细胞因子网络紊乱会导致骨质疏松。恶性实体肿瘤，特别是肺癌、肾癌和胰腺癌更容易导致OP，它们分泌PTH相关蛋白可能是发病机制之一。

6. 制动　长期卧床、失重会导致破骨细胞功能亢进，从而导致OP。

7. 药物　长期使用糖皮质激素和过量使用甲状腺激素是临床常见的原因。

8. 先天性疾病　成骨不全症。

七、预防和治疗

OP的预防和治疗包括以下策略。

（一）基础措施

1. 调整生活方式

（1）加强营养，均衡膳食：富含钙、低盐、富维生素C、适量蛋白质的均衡膳食。

（2）规律运动，充足日照：注意适当规律的户外活动，直接暴露皮肤于阳光下接受适当的紫外线照射，有助于增强骨骼强度的负重运动与增强肌肉功能的运动。

（3）戒烟、限酒、避免过量饮用咖啡及碳酸饮料，慎用影响骨代谢的药物等。

（4）采取防止跌倒的各种措施。

2. 骨健康基本补充剂 钙是骨合成的基本原料，但单纯补充钙或维生素D未能证明可以明显减少骨折。美国国家骨质疏松基金会（NOF）建议绝经妇女和老年人每日钙摄入推荐量（包括饮食摄入的）为1 200mg（1 000~1 500mg），维生素D为800~1 000U。尽可能通过膳食摄入充足的钙，饮食中钙摄入不足时，可给予钙剂补充。对于OP患者，尤其在抗骨质疏松症药物治疗期间，血清25(OH)D水平如能长期维持在30ng/ml以上，则更为理想。钙剂和维生素D用于治疗OP时，应与其他药物联合使用。

（二）药物治疗

抗骨质疏松症药物按作用机制分为骨吸收抑制剂、骨形成促进剂、双重作用药物、其他机制类药物及中成药。骨吸收抑制剂包括双膦酸盐类、RANKL单克隆抗体如地舒单抗（denosumab）、降钙素、雌激素、选择性雌激素受体调节剂（SERMs），骨形成促进剂包括甲状旁腺激素类似物如特立帕肽（teriparatide），双重作用药物包括硬骨抑素单克隆抗体如罗莫佐单抗（romosozumab），其他机制类药物包括活性维生素D及其类似物如阿法骨化醇、骨化三醇和艾地骨化醇以及维生素K_2。

1. 双膦酸盐 双膦酸盐的主要作用机制是抑制破骨细胞的细胞骨架蛋白功能，所以能够抑制骨转换。口服和静脉注射双膦酸盐已在一些随机临床试验被证明可以降低骨折的风险。双膦酸盐这一大类药物是目前治疗OP的最常用药物。目前用于防治骨质疏松症的双膦酸盐类药物主要包括阿仑膦酸钠、唑来膦酸、利塞膦酸钠、伊班膦酸钠和米诺膦酸。

随机临床试验及临床经验都证明双膦酸盐通常是安全的。口服双膦酸盐可能会轻微地刺激胃肠道，建议严格按照说明书的服药方法服药，有活动性胃及十二指肠溃疡、反流性食管炎、功能性食管活动障碍者慎用。部分患者首次口服或静脉输注双膦酸盐后可能出现一过性发热、骨痛、肌痛等一过性“类流感样”症状，多在用药3天内自行缓解，症状明显者可予非甾体类解热镇痛药对症治疗。双膦酸盐不常见的副作用是轻度低钙血症和肌肉疼痛。更罕见、更严重的两种副作用分别是非典型股骨骨折（AFF）和下颌骨坏死（ONJ）。出现AFF的患者绝大多数使用双膦酸盐超过5年。ONJ指颌面部暴露在外的坏死骨8周内不愈合，多发生于有恶性肿瘤等基础疾病，同时大剂量静脉使用双膦酸盐的患者。

2. 地舒单抗 地舒单抗为RANKL的抗体，抑制RANKL的功能，从而降低破骨细胞的分化。地舒单抗治疗（60mg/次，每年两次皮下注射）可较安慰剂组降低脊椎骨折（68%）、髋部骨折（40%）和非椎体骨折风险（20%）。地舒单抗总体安全性良好，与双膦酸盐类似，长期使用也有罕见的AFF和ONJ病例出现。

3. 特立帕肽 特立帕肽的主要作用机制为促进骨形成。在21个月的试验中，特立帕肽皮下注射（20μg/d），可较安慰剂组降低椎体骨折（65%）和非椎体骨折风险（35%），但不能显著降低髋部骨折的风险。因为该药会促进鼠类动物发生骨肉瘤，所以它的使用期限为2年。

4. 雌激素和选择性雌激素受体调节剂 雌激素治疗，无论有无孕激素，对骨细胞、破骨细胞和成骨细胞都有直接影响，可以抑制骨吸收以及维持骨形成。在妇女健康倡议（Women's Health Initiative，WHI）的试验中，雌激素治疗显著降低了新发椎体、非椎体和髋关节骨折的发生率。为改善绝经后症状而短期使用的低剂量结合雌激素（又名妊马雌酮）或超低剂量的雌二醇，也可以增加骨密度，但其抗骨折功效尚未被临床证实。考虑到与雌激素使用相关的一些非骨骼风险（如乳腺癌、冠状动脉事件、脑血管和血栓性事件），不建议使用雌激素作为OP的一线治疗，绝经早期开始用（<60岁或绝经不到10年），收益更大，风险更小。

选择性雌激素受体调节剂（selective estrogen receptor modulator，SERM）能够激活不同组织的雌激素受体。雷洛昔芬是经FDA批准的治疗OP的SERM类药物，它能抑制骨吸收，轻度增加脊柱骨密度，使椎体骨折风险降低30%，但不能降低椎体或髋关节骨折风险。长期使用雷洛昔芬可以降低高危妇女的乳腺癌风险，但会增加血栓栓塞事件。

5. 降钙素 降钙素（calcitonin）是一种钙调节激素，能抑制破骨细胞的生物活性、减少破骨细胞数量，减少骨量丢失并增加骨量。降钙素的另一作用是能有效缓解骨痛。目前应用于临床的降钙素制剂有两种：鳗鱼降钙素类似物依降钙素和鲑降钙素。降钙素总体安全性良好。2012年欧洲药品管理局（EMA）通过荟萃分析发现，长期使用（6个月或更长时间）鲑降钙素口服或鼻喷剂型与恶性肿瘤风险轻微增加相关，但无法肯定该药物与恶性肿瘤间的确切关系。鉴于鼻喷剂型鲑降钙素具有潜在增加肿瘤风险的可能，鲑降钙素连续使用时间一般不超过3个月。

6. 甲状旁腺激素类似物 甲状旁腺激素类似物（parathyroid hormoneanalogue，PTHa）是促骨形成药物，国内已上市的特立帕肽是重组人甲状旁腺激素氨基端1–34片段（rhPTH1–34）。间断使用小剂量PTHa能刺激成骨细胞活性，促进骨形成、增加骨密度、改善骨质量、降低椎体和非椎体骨折风险。特立帕肽总体安全性良好。常见不良反应为恶心、眩晕等。

7. 罗莫佐单抗 罗莫佐单抗是硬骨抑素单克隆抗体，通过抑制硬骨抑素的活性，拮抗其对骨代谢的负向调节作用，在促进骨形成的同时抑制骨吸收。罗莫佐单抗总体安全性良好。使用时要注意监测心脏不良事件；注意过敏反应如血管性水肿、多形性红斑和皮疹等，若发生应立即停药并给予抗过敏治疗。

8. 其他药物

（1）活性维生素D：适当剂量的活性维生素D能促进骨形成和矿化，并抑制骨吸收；能增加老年人肌肉力量和平衡能力，降低跌倒的危险，进而降低骨折风险。老年人更适宜选用活性维生素D，它包括1α羟维生素D（阿法骨化醇）、1，25二羟维生素D_3（骨化三醇）以及艾地骨化醇。

（2）中药：经临床证明有效的中成药亦可按病情选用。

（三）康复治疗

针对骨质疏松症的康复治疗主要包括运动疗法、物理因子治疗、作业疗法及康复工程等。

（徐积兄）

学习小结

OP是由遗传因素与环境因素相互作用共同导致，绝经是OP最常见的原因。OP最根本的发生机制是体内骨转换失衡，导致骨吸收超过骨形成。根据病因，OP分为原发性OP和继发性OP。双能X线吸收仪（DXA）是目前国际学术界公认的骨密度检查方法，其测定值作为OP诊断的金标准。原发性OP的治疗要点：① 基础治疗，调整生活方式，补充钙和维生素D；② 抗骨质疏松药物治疗，使用破骨细胞抑制剂和/或骨形成促进剂等；③ 康复治疗。

第八篇 风湿性疾病

第一章 总论

学习目标

掌握　风湿病的基本概念和分类。
熟悉　风湿病的实验室检查。
了解　风湿病的治疗药物。

风湿性疾病（rheumatic disease），简称风湿病，是一组与遗传、感染、内分泌、代谢、创伤、退化等因素有关的，主要累及关节、骨骼、肌肉、肌腱、筋膜、韧带、滑囊、血管等组织的疾病统称，主要是慢性自身免疫性炎症性疾病，有100多种疾病类型。风湿病可累及局部组织，亦可累及多脏器、多系统，如不及时诊治，致残率高，生存率低，给社会和家庭带来沉重的负担。近40年来，由于免疫学、分子遗传学、分子生物学、基因工程制药学的研究深入，风湿病在病因、发病机制、病理的认识，以及疾病的诊断标准化和治疗方法方面发展迅速，风湿病患者的预后也得到显著改善。

一、风湿病分类

美国风湿病学会综合病因学、病理学、遗传学、免疫学以及临床等因素，对风湿病进行归纳后分为十大类。

1. 弥漫性结缔组织病　类风湿关节炎、幼年型关节炎、（系统性）红斑狼疮、（系统性）硬皮病、多发性肌炎和皮肌炎、系统性血管炎（大动脉炎、结节性多动脉炎、肉芽肿性多血管炎等）、干燥综合征、抗磷脂综合征等。

2. 脊柱关节炎　强直性脊柱炎、反应性关节炎、银屑病关节炎、肠病性关节炎、未分化脊柱关节病等。

3. 骨关节炎（原发性、继发性）。

4. 遗传、代谢和内分泌疾病相关的风湿病　马方（Marfan）综合征、先天或获得性免疫缺陷病、痛风、假性痛风、肢端肥大症、甲减、甲旁亢相关关节病等。

5. 感染相关风湿病（感染性关节炎、感染后反应性关节炎）。

6. 肿瘤相关风湿病　原发性（滑膜瘤、滑膜肉瘤等），继发性（多发性骨髓瘤、转移癌等）。

7. 神经血管疾病　神经性关节病、压迫性神经病变（周围神经受压、神经根受压等）、反射性交感神经营养不良等。

8. 骨与软骨疾病　骨质疏松、骨软化、肥大性骨关节病、弥漫性原发性骨肥厚、骨炎等。

9. 非关节性风湿病　关节周围病变（滑囊炎、肌腱病等）、椎间盘病变、特发性腰痛、其他疼痛综合征（如纤维肌痛综合征）等。

10. 有关节症状的其他疾病　周期性风湿病、间歇性关节积液、药物相关风湿综合征、慢性肝炎等。

二、诊断

风湿性疾病是一组以关节骨骼损害为主、涉及多个器官系统的内科疾病，属于临床三级学科范畴。如同所有的内科疾病，医师需要通过详细的病史采集和系统的体格检查，结合实验室、影像学、病理等辅助检查，参考疾病的分类标准作出诊断。每种风湿病在病程的不同阶段，还需要判断疾病的活动性以选择适合的治疗方案。

1. 病史和体格检查

（1）病史：包括年龄、性别、职业接触、家族史，骨骼肌肉系统的症状，全身多器官的相关症状，如皮疹、脱发、光过敏、雷诺现象、口腔溃疡、口眼干燥以及呼吸、血液、消化、泌尿、神经等系统的症状。

（2）体格检查：除了一般内科系统体格检查以外，还应进行皮肤、肌肉、脊柱、关节的检查。

2. 实验室检查　有助于诊断疾病，监测疾病活动性及判断疾病预后和治疗反应。

（1）一般检查：包括血常规、尿常规、肝肾功能检查。

（2）血清急性期反应物：ESR、CRP、铁蛋白与疾病炎症程度有明显相关性，但无疾病特异性。

（3）血清补体：主要指血清总补体（CH50）、C3和C4。活动性SLE患者可见CH50、C3或C4下降。

（4）类风湿因子（rheumatoid factor，RF）：常用的免疫比浊法测定出的主要是IgM亚型，此外还有IgG、IgA类型，有助于类风湿关节炎的诊断，但其特异度仅70%。多种风湿病与感染、肝病等都可出现RF阳性，如干燥综合征、系统性红斑狼疮、系统性硬化症等，急性病毒性感染如单核细胞增多症、病毒性肝炎、流行性感冒等，以及慢性细菌感染如结核病、感染性心内膜炎等。某些肿瘤患者亦可见RF阳性。5%的正常老年人可以出现低滴度的RF。

（5）抗环瓜氨酸肽抗体（anti-cyclic citrullinated peptide antibody，抗CCP抗体）：对于诊断类

风湿关节炎的特异度显著高于RF，达95%~98%，灵敏度与RF相当，为70%~80%。

（6）抗核抗体（antinuclear antibody，ANA）：ANA的靶抗原是核酸、组蛋白、非组蛋白以及蛋白酶等多种物质，除细胞核外，也在细胞质和细胞器中存在。ANA检测是诊断自身免疫病的初筛试验。如ANA阳性，须进一步检测抗核抗体谱。ANA阳性还可见于正常老年人和其他疾病，包括感染、肿瘤等。

（7）抗中性粒细胞胞浆抗体（anti-neutrophil cytoplasmic antibody，ANCA）：ANCA主要分为c-ANCA（胞浆型）和p-ANCA（核周型），抗原分别为丝氨酸蛋白酶-3（PR3）和髓过氧化物酶（MPO）。ANCA对于诊断血管炎有一定意义。

（8）抗磷脂抗体（anti-phospholipid antibody，APA）：APA的靶抗原为各种带负电荷的磷脂，主要包括抗心磷脂抗体、狼疮抗凝物、抗β_2-GP Ⅰ抗体。与APA相关的临床表现主要为血栓形成、习惯性流产、血小板减少。

（9）人白细胞抗原B27（HLA-B27）：HLA-B27与脊柱关节炎密切相关，在强直性脊柱炎中阳性率达90%以上，也可见于反应性关节炎、银屑病关节炎等，在正常人群中亦有10%的阳性率。

3. 关节液检查　关节液检查用于鉴别炎症性与非炎症性的关节病变，确定导致炎症性反应的可能原因如尿酸盐结晶、焦磷酸盐结晶或细菌感染等。非炎症性关节液的白细胞总数往往小于2.0×10^9/L，中性粒细胞不高；而炎症性关节液的白细胞总数可超过3.0×10^{10}/L，中性粒细胞达50%以上；化脓性关节液呈脓性、白细胞数更高，更重要的是细菌、结核杆菌或真菌培养阳性。

4. 影像学检查　影像学是风湿病重要的辅助检查方法，有助于肌肉骨骼系统的评估，对于疾病诊断和病情评估有着重要作用。X线是骨、关节检查最常用的影像学技术，可发现关节间隙变窄、关节面侵蚀、软骨钙化、皮下钙化等改变。CT分辨率高，对于骶髂关节、股骨头、胸锁关节等部位病变的灵敏度更高。双能CT有助于检测痛风性关节炎的尿酸盐结晶。MRI对于骨髓水肿、骨骼肌和心肌炎症、软骨损伤等更为敏感。肌骨超声在滑膜炎、腱鞘炎、痛风性关节炎等关节病变的检查中应用越来越广泛。此外，影像学有助于评估骨骼肌肉系统外的脏器受累，如心脏彩超用于肺动脉高压的筛查，高分辨率CT（HRCT）用于肺间质病变的诊断，血管超声、血管造影、CT血管造影、磁共振血管成像（MRA）、PET-CT等用于对血管炎的诊断和病情评估。

5. 病理　病理检查对部分风湿病的诊断和治疗有一定意义，如肾脏活检对于狼疮肾炎的病理分型和ANCA相关性血管炎的诊断、唇腺活检对于干燥综合征的诊断、肌肉活检对于炎性肌病的诊断。

三、治疗

风湿病涵盖多个病种，病程迁延，应早期诊断、早期治疗，大部分患者需要长期治疗。治疗目标为缓解症状，保护关节和脏器功能，提高生活质量，改善预后。治疗措施包括一般治疗（患者教育、调整生活方式、物理治疗、锻炼等），药物治疗和手术治疗。抗风湿药物主要为非甾体抗炎药、糖皮质激素和改变病情抗风湿药（DMARDs），其中DMARDs包括传统合成DMARDs、生物制剂和小分子靶向药物。

1. 非甾体抗炎药（non-steroidal anti-inflammatory drugs，NSAIDs） 其主要作用机制是抑制环氧化酶（COX）活性，减少前列腺素（prostaglandin，PG）的生物合成而达到抗炎、镇痛、退热的效果。根据对COX两种同工酶COX-1和COX-2不同的抑制程度，NSAIDs可以分为COX非选择性抑制剂（如萘普生、布洛芬、吲哚美辛、双氯芬酸等）和COX-2选择性抑制剂（如塞来昔布、依托考昔等）。用药过程中应监测消化道、肾脏、肝脏、心血管系统等副作用，两种或两种以上NSAIDs不宜联用。

2. 糖皮质激素（glucocorticoid，GC） GC具有抗炎、免疫抑制作用，用于治疗多种风湿病。应根据患者病情，选择GC的个体化用药方案。目前主要用于治疗风湿病的制剂有短效GC氢化可的松，中效GC泼尼松、泼尼松龙、甲泼尼龙，长效GC地塞米松、倍他米松，局部关节注射GC复方倍他米松、曲安奈德等。长期服用大剂量GC时的副作用涉及骨骼肌肉、内分泌代谢、心血管、胃肠道和神经精神等多系统，可引起呼吸道感染、皮肤真菌感染、骨质疏松、股骨头无菌性坏死、糖尿病、高血压、精神兴奋、消化性溃疡等，骤然停药易发生反跳现象。

3. 传统合成改变病情抗风湿药（conventional synthetical disease modifying anti-rheumatic drugs，csDMARDs） 这是一组化学结构不同、具有改善和延缓病情进展作用的药物，起效较慢，一般使用4~8周方能起到抗风湿疗效，大部分风湿病患者病情稳定后需长期维持治疗。csDMARDs包括柳氮磺吡啶、羟氯喹、甲氨蝶呤、来氟米特、环磷酰胺、硫唑嘌呤、吗替麦考酚酯、环孢素、他克莫司等。其作用机制和用法将在之后相应章节中介绍。

4. 生物制剂 通过基因工程制造的单克隆抗体或细胞因子受体融合蛋白称为生物制剂，是21世纪风湿病治疗领域最大的进展之一，目前广泛用于治疗类风湿关节炎、脊柱关节炎、系统性红斑狼疮、血管炎等多种风湿病。主要包括TNF-α抑制剂、IL-6受体拮抗剂（托珠单抗）、IL-17抑制剂、CTLA-4融合蛋白（阿巴西普）、B淋巴细胞刺激因子单抗（贝利尤单抗）、TACI融合蛋白（泰它西普）、抗CD_{20}单抗（利妥昔单抗）等。适应证和用法详见相应章节。

5. 小分子靶向药物 该类药物通过抑制JAK磷酸化，阻断JAK-STAT信号通路，直接或间接抑制IL-6、IL-21、TNF-α等炎性细胞因子的产生和免疫细胞的活化。包括托法替布、巴瑞替尼、乌帕替尼，主要用于治疗类风湿关节炎和/或强直性脊柱炎。

6. 其他治疗 静脉输注丙种球蛋白、血浆置换、免疫吸附、干细胞移植等。

（李懿莎）

学习小结

风湿性疾病是一组累及关节、骨骼、肌肉、肌腱、筋膜、韧带、滑囊、血管等的疾病统称，主要是慢性自身免疫性炎症性疾病，有100多种类型。大部分风湿病目前有相应的分类标准，临床医生需要综合病史、体征、实验室检查、影像学检查、病理等作出诊断。治疗上以非甾体抗炎药、糖皮质激素、传统合成改变病情抗风湿药、生物制剂、小分子靶向药物为主。

复习参考题

1. 风湿性疾病主要分为哪几类?
2. 风湿病的实验室检查主要有哪些?
3. 风湿病的治疗药物主要有哪几类?

第二章 系统性红斑狼疮

08篇02章

学习目标

掌握 系统性红斑狼疮的临床表现、诊断、病情评估和治疗原则。

熟悉 狼疮肾炎的病理分型和系统性红斑狼疮的治疗药物。

了解 系统性红斑狼疮的病因和发病机制。

系统性红斑狼疮（systemic lupus erythematosus，SLE）是一种多因素参与、自身免疫介导的、以免疫性炎症为突出表现的系统性弥漫性自身免疫病。患者血清中出现以抗核抗体为代表的多种自身抗体和多系统受累是SLE的主要临床特征。几乎各种自身免疫性疾病的临床表现均可发生在SLE，因此认为SLE为自身免疫病的原型。本病好发于育龄期女性，多见于15~45岁年龄段，女男之比为（7~9）：1。我国SLE的患病率约为70/10万人，女性高达113/10万人。

一、病因与发病机制

系统性红斑狼疮的病因和发病机制非常复杂，目前尚未阐明。研究认为SLE是在环境因素、性激素的影响下，存在有SLE遗传易感性的患者对自身组织的免疫耐受性缺失，体内启动异常免疫应答，产生大量的致病性自身抗体和免疫复合物，引起靶组织的损伤而发病。

1. 遗传因素　遗传因素参与SLE发病的证据首先来自于双生子研究，同卵双生子疾病共显率为15%~57%，而异卵双生子仅为5%。SLE患者一级亲属患病风险是普通人群的8倍之多。近年基因研究发现，*HLA-B8*、*HLA-DR2*等基因频率在SLE患者中明显增高。

2. 免疫因素　SLE患者体内存在多种免疫学异常，造成这些异常的原因还不完全清楚。其免疫异常表型非常丰富，包括免疫耐受缺损，淋巴细胞凋亡障碍，T、B细胞功能调节障碍，NK细胞功能低下，补体缺陷，免疫复合物清除障碍，细胞因子分泌调节障碍等。

3. 环境因素　日光、紫外线的照射不仅可使SLE皮疹加重，还可引起疾病的复发和恶化，因为紫外线可诱导上皮细胞的DNA解聚为胸腺嘧啶二聚体，后者具有很强的抗原性，会刺激机体产生大量的自身抗体。含有芳香族胺或联胺基团的药物（如肼屈嗪、普鲁卡因胺等）可诱发药物性狼疮。某些感染，特别是病毒感染，以及过敏等因素，可通过分子模拟或超抗原作用，破坏自身免疫耐受，诱发或加重SLE。社会心理压力对狼疮也会产生不良影响。

4. 性激素　SLE高发于育龄期妇女，说明性激素参与了SLE的发生。有研究显示雌激素使B细胞反应性增高，而雄激素有相反的作用。

二、病理

SLE病理改变可见于全身各个器官和组织，血管炎以及免疫复合物沉积为其主要表现。狼疮肾炎（lupus nephritis，LN）肾脏组织的病理改变最具特征性，国际肾脏病学会/肾脏病理学会（ISN/RPS）根据肾脏病理学改变将狼疮肾炎分为六型（表8–2–1）。2018年RPS工作组对狼疮肾炎病理类型和美国国家卫生研究院（NIH）肾组织活动性指数（AI）和慢性指数（CI）评分标准提出了部分修订意见（表8–2–2）。

▼ 表8–2–1　国际肾脏病学会/肾脏病理学会（ISN/RPS）狼疮肾炎分型（2003年）

分型	名称	病理表现
Ⅰ型	轻微系膜病变性LN	光镜下正常，免疫荧光可见系膜区免疫复合物沉积
Ⅱ型	系膜增生性LN	系膜区系膜细胞增生伴免疫复合物沉积
Ⅲ型	局灶性LN	毛细血管内细胞增多，内皮下免疫复合物沉积，病变累及<50%的肾小球。（A）活动性病变；（A/C）活动性伴慢性病变；（C）慢性病变
Ⅳ型	弥漫性LN	毛细血管内细胞增多，内皮下免疫复合物沉积，>50%的肾小球受累。（S）节段性病变（累及<50%肾小球毛细血管袢）；（G）球性病变（累及≥50%肾小球毛细血管袢）
Ⅴ型	膜性LN	光镜、免疫荧光或电镜下见球性或节段上皮下免疫复合物沉积，伴或不伴系膜病变
Ⅵ型	硬化性LN	≥90%肾小球球性硬化，残余肾小球无活动性病变

注：LN.狼疮肾炎。

▼ 表8–2–2　修订版NIH狼疮肾炎活动性/慢性指数评分

病理改变	病变小球占总小球比例	积分
活动性指数		
毛细血管内细胞增多	<25%为1+，25%~50%为2+，>50%为3+	0~3
中性粒细胞浸润和/或核碎裂	同上	0~3
纤维素样坏死	同上	（0~3）×2
内皮下沉积物（包括透明样微栓塞）	同上	0~3
细胞性和/或纤维细胞性新月体	同上	（0~3）×2
间质炎症细胞浸润	同上（占皮质区间质比例）	0~3
总分		0~24
慢性指数		
肾小球硬化（包括球性和节段）	<25%为1+，25%~50%为2+，>50%为3+	0~3

续表

病理改变	病变小球占总小球比例	积分
纤维性新月体	同上	0~3
肾小管萎缩	同上（占皮质区间质比例）	0~3
间质纤维化	同上（占皮质区间质比例）	0~3
总分		0~12

三、临床表现

系统性红斑狼疮是一种异质性较高的系统性疾病，临床表现复杂多样，多数呈隐匿起病，加重、复发与缓解交替出现。开始可仅累及1~2个系统，部分患者长期稳定在轻型狼疮状态，更多的是从轻型逐渐进展为多系统受累。也有一些患者在起病初期就累及多个系统。

1. 全身症状 SLE的全身症状缺乏特异性，包括发热、乏力、体重减轻。80%的患者在病程中出现发热，以长期、反复的高、中度热为常见，可能是疾病活动的表现，但应除外感染。80%~100%的SLE患者起病早期出现乏力症状，在病情稳定时又出现明显乏力常是疾病复发的先兆。60%~70%的患者有体重减轻，此时通常伴有狼疮的其他症状。

2. 皮肤与黏膜 约80%的患者有不同类型的皮肤损害，这是狼疮活动的表现之一。SLE常见的皮肤损害有：红斑、光过敏、脱发、雷诺现象、口腔溃疡及皮肤血管炎等。蝶形红斑指在鼻梁和双颧颊部出现蝶形分布的红斑，多是急性皮肤狼疮的特征性表现，暴露于紫外线后加重。亚急性皮肤型红斑狼疮的初始表现是红斑性斑丘疹，伴有典型的光过敏，故多见于颈部、上背、肩部及上肢等日照部位。在SLE患者中，脱发是普遍而有特征性的表现，特别是与头皮炎症反应相关时。血管炎性皮损多见于指端，可为出血点、紫癜、荨麻疹样皮疹，常有触痛、硬结，严重时发生溃疡或出血，有时出现甲周红斑和下肢网状青斑。30%的患者有雷诺现象。此外，约30%的患者可有口腔溃疡，以颊黏膜、上颚和牙龈多发。

3. 骨、关节和肌肉 关节、肌肉是SLE最常见的受累部位之一，与病情活动有关，发生率70%~90%。关节受累常见于近端指间关节、腕关节和膝关节，其次为踝、肘和肩关节，多为对称性，以关节疼痛、肿胀为主，一般不引起骨及软骨破坏，偶有指关节变形。40%~80%的患者可有肌痛，症状主要累及近端肌肉。无菌性骨坏死是SLE致残、严重影响患者生活质量的常见并发症之一，发生率5%~10%。

4. 肾 LN发生率为50%~70%，主要表现为蛋白尿、血尿、管型尿，可发展为肾性高血压和肾衰竭。LN对SLE预后影响较大，肾衰竭是SLE主要死亡原因之一。LN的病理分型对判断预后及指导治疗有重要意义：通常Ⅰ、Ⅱ型预后较好，Ⅳ型和Ⅵ型预后差。肾脏病理还可提供LN的活动指标，活动指标高者，肾损害进展快，积极治疗还可逆转；而慢性指标提示肾脏不可逆性损害，药物治疗仅延缓病情进展但不能逆转。LN的病理类型是可以转换的。

5. 神经系统 神经系统受累又称为神经精神狼疮（neuropsychiatric SLE，NPSLE）。1999年美国风湿病学会（ACR）列举出19条NPSLE神经、精神方面的症状（表8–2–3）。存在一种或一种以上上述表现，并除外感染、药物、代谢性等继发因素，结合影像学、脑脊液、脑电图等检查即可诊断NPSLE。

▼ 表8–2–3 ACR所列19种常见NPSLE临床表现

名称	临床表现
中枢神经系统表现	无菌性脑膜炎、癫痫发作、脑血管病、脱髓鞘综合征、脊髓病变、运动障碍、头痛、急性精神错乱、焦虑、认知障碍、情绪失调、精神障碍
周围神经系统表现	吉兰–巴雷综合征、重症肌无力、脑神经病变、单神经病变、多发性神经病变、神经丛病变、自主神经系统功能紊乱

6. 心脏表现 约30%的患者有心血管表现。心包炎最常见，也可有心肌炎、心律失常，严重者出现心功能不全，是重症SLE预后不良的因素。狼疮性心内膜炎（Libman–Sack心内膜炎）常表现为二尖瓣后叶心室侧的细小赘生物，一般不产生瓣膜功能障碍，临床常无心脏杂音，但可脱落形成栓塞，或并发感染性心内膜炎。冠状动脉受累表现为心绞痛或心肌梗死，除冠状动脉炎参与发病外，长期糖皮质激素的使用加速动脉粥样硬化，以及SLE存在的抗磷脂抗体导致的血栓形成也是参与冠状动脉病变的另外两个原因。

7. 肺部表现 SLE常出现胸膜炎，表现为双侧渗出性胸腔积液。SLE所引起的肺间质病变主要是肺部磨玻璃样改变和慢性纤维化，表现为气短、干咳、低氧血症，肺弥散功能下降。SLE还可出现肺动脉高压和肺梗死，合并弥漫性出血性肺泡炎时死亡率高。

8. 消化系统 SLE可出现食欲减退、腹痛、恶心、呕吐、腹水，40%有肝酶增高，但极少引起严重肝损和黄疸。活动期SLE可出现肠系膜血管炎，临床表现类似急腹症，甚至被误诊为肠穿孔、肠梗阻等而行手术探查，此时须与各种常见感染、电解质紊乱、药物不良反应等病因相鉴别。SLE还可并发急性胰腺炎。

9. 血液系统 贫血、白细胞减少和/或血小板减少在SLE中较为常见。白细胞减少的发生率约为50%，可以是SLE疾病所致，也可是治疗药物的副作用，在治疗前或疾病复发时出现的白细胞减少对糖皮质激素反应良好。部分患者有脾大和/或淋巴结肿大，多为浅表淋巴结，在疾病初期或活动期多见。

10. 其他 眼部受累包括结膜炎、葡萄膜炎、眼底病变、视神经病变等。视网膜血管炎可导致眼底出血、视乳头水肿、视网膜渗出等；视神经病变可导致突然失明。30%的SLE患者出现继发性干燥综合征，多见于抗SSA和/或抗SSB抗体阳性者，出现口干、眼干等外分泌腺受累的表现。

四、辅助检查

1. 一般检查 血、尿常规的异常提示血液系统、肾脏的受累。

2. 免疫学检查　ESR增快反映疾病活动，血清补体C3、C4水平与SLE活动度呈负相关，常作为疾病活动和治疗反应的监测指标之一。SLE患者的CRP通常不高，合并感染和严重关节炎时可增高。另外，20%~40%的SLE患者常出现血清类风湿因子阳性，高γ球蛋白血症。

3. 自身抗体检查

（1）抗核抗体（ANA）：ANA的靶抗原是核酸、组蛋白、非组蛋白以及蛋白酶等多种物质，除细胞核外，也在细胞质和细胞器中存在。免疫荧光法是检测ANA的标准方法。ANA诊断SLE的灵敏度达95%，但特异度不高。ANA阴性有助于排除系统性红斑狼疮。ANA阳性还可见于其他多种风湿免疫病，一些慢性感染也可出现低滴度的ANA。

（2）抗核抗体谱：针对一系列细胞核中特异性抗原成分的自身抗体即为抗核抗体谱。其中，抗dsDNA抗体诊断SLE的特异度达95%，灵敏度70%，是诊断SLE的标记抗体之一，对确诊SLE和判断活动性有参考价值。抗Sm抗体特异度高达99%，但灵敏度仅25%，与疾病的活动无明显相关性。抗RNP抗体灵敏度约40%，特异度低。抗SSA（Ro）抗体灵敏度30%，特异度更低。抗SSB（La）抗体灵敏度和特异度均低，阳性率仅10%。抗核糖体P蛋白（rRNP）抗体灵敏度15%，阳性者常提示有狼疮神经系统损害。

（3）其他自身抗体

1）抗磷脂综合征相关的抗磷脂抗体：包括狼疮抗凝物、抗心磷脂抗体和抗β_2糖蛋白1抗体（抗β_2-GP Ⅰ）。结合临床表现，有助于诊断抗磷脂综合征。

2）溶血性贫血有关的抗红细胞膜抗体，通过Coombs试验检测。

3）血小板减少有关的抗血小板抗体。

4）抗中性粒细胞胞浆抗体（ANCA）。

5）神经精神性狼疮有关的抗神经元抗体。

4. 其他　CT、MRI对NPSLE，X线片对肺部浸润、胸膜炎，HRCT对肺间质病变，超声心动图对心包炎、心瓣膜病变、肺动脉高压等有一定诊断价值。

五、诊断与鉴别诊断

1. 诊断标准　目前普遍采用的诊断标准为美国风湿病学会（ACR）1997年推荐的SLE分类标准（表8-2-4）和2019年欧洲抗风湿病联盟（EULAR）/ACR联合发布的分类标准（表8-2-5）。

▼ 表8-2-4　1997年ACR的SLE分类标准

1. 颊部红斑	固定红斑，扁平或高起，在两颧突出部位
2. 盘状红斑	片状高起于皮肤的红斑，黏附有角质脱屑和毛囊栓；陈旧病变可发生萎缩性瘢痕
3. 光过敏	对日光有明显的反应，引起皮疹，从病史中得知或医师观察到
4. 口腔溃疡	经医师观察到的口腔或鼻咽部溃疡，一般为无痛性
5. 关节炎	非侵蚀性关节炎，累及两个或更多的外周关节，有压痛、肿胀或积液

续表

6. 浆膜炎	胸膜炎或心包炎
7. 肾脏病变	尿蛋白 >0.5g/24h或+++，或管型（红细胞、血红蛋白、颗粒管型或混合管型）
8. 神经病变	癫痫发作或精神病，除外药物或已知的代谢紊乱
9. 血液学疾病	溶血性贫血或白细胞减少，或淋巴细胞减少，或血小板减少
10. 免疫学异常	抗dsDNA抗体阳性，或抗Sm抗体阳性，或抗磷脂抗体阳性（包括抗心磷脂抗体，或狼疮抗凝物，或至少持续6个月的梅毒血清试验假阳性三者中具备一项阳性）
11. 抗核抗体	任何时候和未用药物诱发“药物性狼疮”的情况下，抗核抗体滴度异常

注：同时或先后符合4项或4项以上者，在除外感染、肿瘤和其他结缔组织病后，可诊断为SLE。

▼ 表8-2-5　2019年EULAR/ACR的SLE分类标准

临床领域	权重
1. 全身系统	
发热≥38.3℃	2
2. 皮肤黏膜	
非瘢痕性脱发	2
口腔溃疡	2
亚急性皮肤或盘状狼疮	4
急性皮肤型红斑狼疮	6
3. 关节炎	
≥2个关节滑膜炎，或≥2个压痛关节+≥30分钟的晨僵	6
4. 神经系统	
谵妄	2
精神异常	3
癫痫	5
5. 浆膜炎	
胸腔积液或心包积液	5
急性心包炎	6

续表

临床领域	权重
6. 血液系统	
白细胞减少（$<4\times10^9/L$）	3
血小板减少（$<100\times10^9/L$）	4
免疫性溶血	4
7. 肾脏	
蛋白尿 >0.5g/24h	4
肾穿病理Ⅱ或Ⅴ型狼疮肾炎	8
肾穿病理Ⅲ或Ⅳ型狼疮肾炎	10
免疫学领域	**权重**
1. 抗磷脂抗体	
抗心磷脂抗体IgG>40GPL单位或抗β_2-GPⅠIgG>40单位或狼疮抗凝物阳性	2
2. 补体	
低C3或低C4	3
低C3和低C4	4
3. 高度特异性抗体	
抗dsDNA阳性	6
抗Sm阳性	6

注：① 入选患者必须满足ANA阳性（Hep2免疫荧光法≥1∶80）；② 每一项均只有最高得分计入总分；③ 对于每条标准，须排除感染、恶性肿瘤、药物等原因；④ 至少符合一条临床标准；⑤ 既往和现患均可评分；⑥ 各项最高得分相加≥10分的患者可以分类诊断为SLE。

2. 疾病活动及病情轻重的评估 诊断明确后，为指导治疗和判断疗效，还应评估SLE的活动度。各种狼疮的临床表现，特别是新出现的症状和相关实验室指标的变化，均可提示SLE的活动。提示狼疮活动的主要指征：① 疲乏、体重下降；② 发热（除外感染）；③ 皮疹、皮肤血管炎、口腔黏膜溃疡；④ 关节肿痛；⑤ 胸膜炎、心包炎；⑥ 血三系细胞减少（除外药物所致）；⑦ 蛋白尿、管型尿、血尿、快速进展的肾功能不全；⑧ 低补体血症；⑨ 抗dsDNA抗体滴度升高；⑩ESR增快。

（1）SLE活动性判断标准：国际上通用的SLE活动性判断标准中以SLEDAI（systemic lupus erythematosus disease activity index）最为常用。SLEDAI积分的内容包括：癫痫发作（8分）、精神症状（8分）、器质性脑病（8分）、视觉障碍（8分）、脑神经病变（8分）、狼疮性头痛（8分）、血管炎（8分）、关节炎（4分）、肌炎（4分）、管型尿（4分）、血尿（4分）、蛋白尿（4分）、脓尿（4分）、脱发（2分）、新发皮疹（2分）、黏膜溃疡（2分）、胸膜炎（2分）、心包炎（2分）、低补体（2分）、抗dsDNA抗体（2分）、发热（1分）、血小板下降（1分）、白细胞下降（1分）。根据患者10天内是否出现上述临床情况进行积分，积分越高，越提示疾病活动。

（2）病情轻重程度的评估：轻型SLE指诊断明确或高度怀疑，但病情稳定，所累及的靶器官功能正常或稳定，呈非致命性。重型SLE指有重要器官受累并出现功能障碍。

（3）狼疮危象：是指急性、危及生命的重症SLE。包括急进性狼疮肾炎、严重的中枢神经系统损害、严重的溶血性贫血、血小板减少性紫癜、粒细胞缺乏症、严重心脏损害、严重狼疮性肺炎、严重狼疮性肝炎、严重的血管炎等。

3. 鉴别诊断 SLE须与下述疾病鉴别：类风湿关节炎、各种皮炎、结核性胸膜炎、癫痫、精神病、特发性血小板减少性紫癜、原发性肾小球病和其他结缔组织病等。

六、治疗

强调整体综合治疗，使患者达到临床缓解，以减少或延缓组织脏器的病理损害。SLE是一种高度异质性的疾病，应根据病情制订个体化的治疗方案。

1. 一般治疗

（1）健康宣教：使患者正确认识疾病，消除恐惧心理，配合治疗，长期随访，增加患者接受规范治疗的依从性。

（2）改善营养状态，避免劳累。

（3）避免过多紫外线照射。

（4）避免使用可诱发本病的药物，如肼屈嗪、雌激素等。

（5）去除影响疾病预后的不良因素，对症处理，如注意控制血压，预防或及早诊治各种感染。

2. 药物治疗

（1）轻型SLE的治疗：轻型SLE主要是对症治疗，常用药物如下。

1）激素治疗：短期局部可用含糖皮质激素的软膏以改善皮疹，如治疗无效，可加用小剂量糖皮质激素口服。

2）抗疟药：不仅可减轻光过敏和控制皮疹，还可稳定疾病活动度，减少糖皮质激素的用量，是SLE的常规用药。常用硫酸羟氯喹0.2~0.4g/d，主要不良反应是眼底病变，建议定期检查眼底。有传导阻滞和心动过缓者慎用。

3）免疫抑制剂：必要时可用硫唑嘌呤或甲氨蝶呤等免疫抑制剂。应注意轻型SLE可因过敏、感染、妊娠分娩、环境变化等因素而加重，甚至出现狼疮危象。

（2）重型SLE：治疗分为诱导缓解和维持治疗两个阶段。诱导缓解的目标在于迅速控制病情，阻止或逆转内脏损害，力求疾病完全缓解（包括血清学指标、症状和受损器官的功能恢复）。目前，诱导缓解期一般需要半年至一年的时间，才能达到缓解目标。其后进入维持治疗阶段，其目的在于用最小剂量、副作用可耐受的药物来防止SLE的复发。维持治疗是长期的，大部分患者需终身服药，所以应强调患者的长期随诊是治疗成功的关键。

1）糖皮质激素（简称激素）：具有强大的抗炎作用和免疫抑制作用，是治疗SLE的基础药物。标准剂量是泼尼松或泼尼松龙1mg/（kg·d），口服。在SLE有重要脏器累及，甚至出现狼疮危象时，如重症狼疮肾炎、NPSLE、重度血小板减少、重症血管炎、狼疮性肺炎等，应及时给予较大剂量激素［≥2mg/（kg·d）］，甚至静脉使用甲泼尼龙的冲击治疗，500~1 000mg/d，连续3天。在病情得到控制后（一般需初始剂量使用1个月左右），应逐渐减少激素用量，减量的速度和幅度应根据对患者疗效的判断来确定。在此过程中，应同时或适时加用免疫抑制剂，以求更快地诱导缓解和巩固疗效，并减少发生长期使用大剂量激素的副作用。如果病情允许，维持治疗的激素剂量尽量低于泼尼松5mg/d。

2）免疫抑制剂：对于激素治疗无效或用量太大不能耐受者，以及活动程度较严重的SLE，应加用免疫抑制剂。常用的有环磷酰胺、吗替麦考酚酯、环孢素、他克莫司、硫唑嘌呤等。

环磷酰胺（CTX）：是一种周期非特异性烷化剂，主要阻断快速分裂的S期细胞，通过影响DNA的合成发挥细胞毒性作用，是治疗重症SLE的有效药物之一，特别是对Ⅳ型狼疮肾炎。CTX口服剂量为50~100mg/d；冲击疗法剂量常为每月给予0.5~1.0g/m^2，分次加入生理盐水中静脉滴注，多数患者经6~12个月冲击后可使病情缓解，进入口服其他免疫抑制剂的维持期。

吗替麦考酚酯（MMF）：为次黄嘌呤单核苷酸脱氢酶抑制剂，可通过抑制嘌呤合成途径而抑制淋巴细胞的活化。常用剂量为1.5~2g/d，分两次服用。

环孢素（CsA）：是一种非细胞毒性免疫抑制剂，主要作用于免疫反应的抗原识别和克隆增殖阶段，可特异性抑制T淋巴细胞IL-2的产生。环孢素的常用剂量3~5mg/（kg·d），建议分2次服用，以达到平稳的血药浓度。

他克莫司（FK506）：属于钙调神经磷酸酶抑制剂，与环孢素同属亲免素结合类免疫抑制剂，可通过抑制辅助性T细胞（Th2）活性发挥明显的免疫抑制作用，减少IL-2的产生。起始剂量0.05~0.1mg/（kg·d），维持血药浓度在5~10ng/ml。

硫唑嘌呤（AZA）：作为嘌呤类似物，硫唑嘌呤主要作用于细胞周期的S期，通过影响DNA、RNA和蛋白质的合成，起到抑制淋巴细胞的细胞毒作用。AZA对改善SLE的浆膜炎、血液系统、皮疹等较好，而控制肾脏和神经系统病变效果不及CTX，常作为维持治疗的选择。AZA常用剂量为口服1~2mg/（kg·d）。

来氟米特（LEF）：通过竞争抑制而影响二氢乳清酸脱氢酶（DHODH）活性，从而抑制嘧啶的生物合成、DNA复制，使活化的淋巴细胞不能从G_1期进入S期，对SLE有一定治疗作用。剂量为10~20mg/d。

3）免疫球蛋白（IVIG）：大剂量静脉输注免疫球蛋白适用于狼疮危象、重症血小板减少、合并全身严重感染和SLE患者妊娠伴抗磷脂综合征等情况。剂量为0.4g/（kg·d），连续3~5日。

4）生物制剂：经激素和/或免疫抑制剂治疗效果不佳、不耐受或复发的患者，可加用生物制剂贝利尤单抗、泰它西普，难治性SLE可考虑使用利妥昔单抗。

贝利尤单抗（belimumab）：是针对可溶性B淋巴细胞刺激因子（BLyS）的单克隆抗体，可阻断可溶性BlyS与其B细胞上的受体结合发挥作用，进而抑制B细胞的活化，抑制B细胞分化为产免疫球蛋白的浆细胞。用法为10mg/kg，前3次每2周给药一次，之后每4周给药一次。

泰它西普（telitacicept）：是BlyS受体TACI的可溶性部分与人IgG1的Fc部分构建形成的融合蛋白，可结合BlyS和增殖诱导配体（APRIL），阻止BlyS和APRIL与B细胞膜受体之间的相互作用，阻断B淋巴细胞的增生。用法为80~160mg/次，每周一次，皮下注射。

利妥昔单抗（RTX）：是一种抗CD_{20}的人鼠嵌合型单克隆抗体。CD_{20}是B细胞表面的主要标记，RTX与之结合后，通过抗体依赖细胞介导的细胞毒性作用和补体介导的细胞毒性作用诱导B细胞溶解。临床工作中有多种用药方案。

5）中医中药：雷公藤制剂、白芍制剂等均可应用。需特别注意雷公藤存在性腺抑制、肝肾毒性和白细胞减少的副作用。

（3）狼疮危象：治疗目的在于挽救生命、保护受累脏器、防止后遗症。通常需要大剂量甲泼尼龙冲击治疗，可使用免疫球蛋白和血浆置换。针对受累脏器加强对症、支持治疗，以帮助患者度过危象。后续的治疗可按照重型SLE的原则，继续诱导缓解和维持巩固。

3. 妊娠生育 大多数SLE患者在病情控制后可计划妊娠。一般来说，如无重要脏器（中枢神经系统、肾、心血管系统、肺脏等）严重损害，病情稳定一年或一年以上，细胞毒免疫抑制剂停药半年以上，激素使用量为泼尼松15mg/d（或相当剂量）以下方可怀孕。非缓解期SLE妊娠易发生流产、早产或死胎，而妊娠也可诱发SLE活动。SLE患者妊娠后，需风湿科和产科医师共同随访。妊娠过程中可用泼尼松、羟氯喹控制SLE疾病活动，必要时加用免疫抑制剂（环孢素、他克莫司或硫唑嘌呤）。对于有习惯性流产史和抗磷脂抗体阳性的孕妇，建议使用小剂量阿司匹林（50~100mg/d）和/或低分子肝素抗凝。

七、预后

SLE的预后与过去相比已有显著提高，目前1年生存率约为96%，5年约为95%，10年约为90%。不定期随诊、不遵循医嘱、不规范治疗是导致病情恶化的重要原因。急性期SLE的死亡原因主要是多脏器严重损害和重症感染，如严重神经精神狼疮、急进性狼疮肾炎等。慢性肾功能不全、冠状动脉粥样硬化性心脏病、药物的不良反应（特别是长期大剂量激素）是SLE远期死亡的主要原因。出现下述者预后差：血肌酐升高，持续蛋白尿大于3.5g/24h，心肌损害伴心功能不全，严重神经系统损害，肾脏病理慢性指数高等。

（李懿莎）

学习小结

系统性红斑狼疮是一种自身免疫介导的、以免疫性炎症为突出表现的系统性弥漫性自身免疫病，以血清中出现抗核抗体等多种自身抗体和多系统受累为主要临床特征。蝶形红斑是急性皮肤狼疮的特征性表现。狼疮肾炎对SLE预后影响较大，主要表现为蛋白尿、血尿、管型尿。狼疮危象是指急性的危及生命的重症SLE，包括急进性狼疮肾炎、严重的中枢神经系统损害、严重的溶血性贫血、血小板减少性紫癜、粒细胞缺乏症、严重心脏损害、严重狼疮性肺炎、严重狼疮性肝炎、严重的血管炎等。抗核抗体的检测在SLE的诊断中发挥了重要作用，ANA诊断SLE的灵敏度达95%，但特异性不高；抗dsDNA抗体诊断SLE的特异性达95%，灵敏度70%，是诊断SLE的标记抗体之一，对确诊SLE和判断活动性有参考价值；抗Sm抗体特异性高达99%，但灵敏度仅25%。SLE强调早期诊断和整体综合治疗，使患者达到临床缓解，以减少或延缓组织脏器的病理损害。主要治疗药物包括糖皮质激素、抗疟药、免疫抑制剂和生物制剂等。

复习参考题

1. 试述狼疮肾炎的病理分型。
2. 简述狼疮危象的概念。
3. 试述抗核抗体谱的临床意义。
4. 简述重型SLE的治疗原则及治疗药物。

第三章

系统性硬化症

学习目标

掌握　系统性硬化症的临床表现。

熟悉　系统性硬化症的分类诊断标准和治疗药物。

了解　系统性硬化症的病因、发病机制、病理改变。

系统性硬化症（systemic sclerosis，SSc）是一种原因不明的、临床上以局限性或弥漫性皮肤增厚和纤维化为特征的结缔组织病。除皮肤受累外，它也可影响心、肺和消化道等器官。本病作为一种自身免疫病，往往伴有抗核抗体、抗着丝点抗体、抗Scl-70等自身抗体阳性。SSc相对较少见，根据欧洲抗风湿病联盟硬皮病临床试验及研究组的调查，国外的SSc患病率为5/10万，国内尚无确切的患病率资料。本病以女性多见，发病率约为男性的4倍，儿童相对少见。

一、分类

根据皮肤受累的范围及临床特征，SSc可分为以下类型。

1. 局限皮肤型SSc（limited cutaneous SSc，lcSSc）　皮肤增厚变硬局限于肘、膝以远，伴或不伴颜面受累。

2. 弥漫皮肤型SSc（diffuse cutaneous SSc，dcSSc）　除面部、肢体远端和近端外，皮肤增厚还累及躯干。

3. 无皮肤硬化型SSc（SSc sine scleroderma）　临床无皮肤增厚表现，但有特征性的内脏受累表现和血管及血清学异常。

4. 重叠综合征（overlap syndrome）　上述3种情况中任意一种与诊断明确的类风湿关节炎、系统性红斑狼疮、多发性肌炎和/或皮肌炎同时出现。

此外，CREST综合征是指钙质沉着（calcinosis）、雷诺现象（Raynaud's phenomenon）、食管运动功能障碍（esophageal dysmotility）、硬指（sclerodactyly）和毛细血管扩张（telangiectasis），是局限皮肤型SSc的一种亚型。

二、病因与发病机制

SSc的确切病因目前尚不清楚，研究表明其发病可能与遗传及环境因素有关。

1. 遗传因素　尚不明确，有研究显示患SSc的兄弟姐妹发病风险增加15~19倍，有一级亲属患SSc的发病风险增加13~15倍。*HLA*-Ⅱ类基因、*CD247*、*BLK*和*PTPN22*等基因可能与SSc发病相关。

2. 环境因素 一些化学物质如聚氯乙烯、有机溶剂、硅、二氧化硅、L-色氨酸、环氧树脂、博来霉素等可能参与SSc发病。

3. 免疫异常 SSc存在广泛的免疫异常。免疫系统功能失调，分泌多种细胞因子，产生多种自身抗体，引起血管内皮细胞损伤和活化，刺激成纤维细胞合成过多胶原，导致血管病变和组织纤维化。

三、病理

早期，胶原纤维束肿胀和均一化，胶原纤维间和血管周围有以淋巴细胞为主的炎性细胞浸润。晚期，真皮明显增厚，胶原纤维束肥厚、硬化，血管壁增厚，管腔变窄，甚至闭塞。皮脂腺萎缩，汗腺减少。内脏损害主要为间质及血管壁胶原纤维增生及硬化。

四、临床表现

SSc最多见的初期表现是雷诺现象和肢端、面部肿胀，并有手指皮肤逐渐增厚。约70%的病例首发症状为雷诺现象，雷诺现象可先于SSc的其他症状（手指肿胀、关节炎、内脏受累）数年或与其他症状同时发生。胃肠道功能紊乱（胃烧灼感和吞咽困难）或呼吸系统症状等偶尔也是本病的首发表现。

1. 皮肤 几乎所有病例皮肤硬化均从手开始。手指、手背皮肤发亮、紧绷，手指褶皱消失，继而面部和颈部受累。患者上胸部和肩部有紧绷感。颈前可出现横向厚条纹，仰头时，患者会感到颈部皮肤紧绷。面部皮肤受累可出现典型的硬皮病面容，表现为面具脸：口周出现放射性条纹，口唇变薄，鼻端变尖，张口受限。受累皮肤可有色素沉着或色素脱失相间，形成“椒盐征”。皮肤病变可局限在手指/趾和面部，或向心性扩展，累及上臂、肩、前胸、背、腹和腿。有的可在几个月内累及全身皮肤，有的在数年内逐渐进展，有的呈间歇性进展。临床上皮肤病变可分为肿胀期、硬化期和萎缩期。

（1）肿胀期：皮肤紧绷变厚，皮皱消失，肤色苍白或淡黄，皮温偏低，呈非凹陷性水肿。

（2）硬化期：皮肤变硬，表面有蜡样光泽，不易用手指捏起。可出现手指伸屈受限，面部表情呆滞，张口及闭眼困难，胸部紧束感等症状。受累皮肤色素沉着，可杂有色素减退斑，毛发稀少。

（3）萎缩期：皮肤萎缩变薄，甚至皮下组织及肌肉出现萎缩及硬化，紧贴于骨骼。指端及关节处形成点状凹陷性瘢痕，并易发生顽固性溃疡。皮肤少汗伴毛发脱落。部分病例皮损处可出现毛细血管扩张。

2. 肌肉 症状包括肌无力、弥漫性疼痛。有些病例可类似多发性肌炎，表现为肌酶升高、肌电图和肌活检异常，肌肉受累明显者可发生肌萎缩。

3. 骨和关节 主要表现为关节痛、肌腱摩擦感、关节挛缩，关节炎相对少见，晚期可出现指骨溶解吸收。

4. 内脏 SSc患者多有不同程度的内脏器官受累表现。

（1）消化系统：胃肠道是最常受累的脏器之一（75%~90%），其中又以食管受累常见，表现为吞咽困难，可伴有呕吐、胸骨后或上腹部饱胀或灼痛感。但在X线显示食管异常患者中约有40%可无任何症状。胃肠道受累可有食欲减退、腹痛、腹胀、腹泻与便秘交替等。

（2）心血管系统：约60%患者可有不同程度的心脏受累。心肌炎、心包炎或心内膜炎均可发生。临床表现为气急、胸闷、心绞痛及心律失常，严重者可致左心或全心衰竭，甚至发生心源性猝死。约50%患者心电图有异常表现。

（3）呼吸系统：约80%的SSc患者可发生肺间质病变，是常见的致死原因，早期症状为活动后气促、干咳。约15%的SSc患者合并肺动脉高压，起病隐匿，部分患者早期出现劳力性呼吸困难，最终进展为右心衰竭，预后差。

（4）泌尿系统：硬皮病肾危象是SSc最严重并发症之一，致死率高。典型临床表现为急进性恶性高血压、血肌酐进行性上升和少尿。

（5）神经精神系统：中枢神经系统受累少见，可出现孤立或多发单神经炎，部分患者出现周围神经病变。

5. 其他 肢端雷诺现象常为最早期表现。部分病例在活动期有间歇性不规则发热、乏力和体重减轻等。

五、辅助检查

ESR正常或者升高，可有免疫球蛋白升高。ANA阳性率可达90%以上。60%~80%的SSc患者标志性抗体阳性，包括抗拓扑异构酶Ⅰ抗体（抗Scl-70抗体）、抗着丝点抗体（抗CENP抗体）和抗RNA聚合酶Ⅲ抗体。抗Scl-70抗体与弥漫皮肤型SSc、肺间质病变密切相关。抗CENP抗体与局限皮肤型SSc相关，尤其是CREST综合征，约20%抗CENP抗体阳性患者合并肺动脉高压。抗RNA聚合酶Ⅲ抗体与硬皮病肾危象、快速进展的皮肤病变、胃窦血管扩张等相关。

甲襞毛细血管镜显示多数毛细血管袢模糊，有渗出和水肿，血管袢数显著减少，血管支明显扩张和弯曲，可见巨大毛细血管袢，血流迟缓，多伴有出血点。

HRCT有助于诊断肺间质病变。超声心动图可用于筛查肺动脉高压，确诊需要右心导管检测。消化道受累者钡餐检查可显示食管和胃肠道蠕动减弱或消失。

六、诊断和鉴别诊断

（一）诊断

目前SSc诊断主要依据以下两个标准。

1. 1980年美国风湿病学会SSc分类标准

主要条件：近端皮肤硬化，手指及掌指（或跖趾）关节近端皮肤增厚、紧绷、肿胀。可累及整个肢体、面部、颈部及躯干。

次要条件：① 指端硬化，上述皮肤改变仅限于手指；② 指端凹陷性瘢痕或指垫消失；③ 双肺基底纤维化。

具备主要条件或≥2个次要条件者，可诊断SSc。

2. 2013年美国风湿病学会/欧洲抗风湿病联盟SSc分类标准（表8-3-1）

▼ 表8-3-1　2013年美国风湿病学会/欧洲抗风湿病联盟SSc分类标准

主要条目	次要条目	权重/评分
双手手指皮肤增厚并渐进至掌指关节（充分条件）	—	9
手指皮肤增厚（仅计最高评分）	手指肿胀	2
	指端硬化（掌指关节和近端指间关节之间）	4
指端损害（仅计最高评分）	指尖溃疡	2
	指尖凹陷性瘢痕	3
毛细血管扩张	—	2
甲襞毛细血管异常	—	2
肺动脉高压和/或肺间质病变（最高2分）	肺动脉高压	2
	肺间质病变	2
雷诺现象	—	3
SSc相关的自身抗体（最高3分）	抗着丝点抗体	3
	抗拓扑异构酶Ⅰ抗体（抗Scl-70抗体）	3
	抗RNA聚合酶Ⅲ抗体	3

注：总得分为各项最高评分的总和。总得分≥9分并排除其他疾病，即可归类为SSc。

（二）鉴别诊断

1. 成人硬肿病　皮损多从头颈开始向肩背部发展，真皮深层肿胀和僵硬。局部无色素沉着，亦无萎缩及毛发脱落。有自愈倾向。

2. 嗜酸性筋膜炎　表现为四肢硬肿，患区皮面有与浅静脉走向一致的条状凹陷，一般不累及手指，无雷诺现象，外周血嗜酸性粒细胞增多。

3. 其他　应与硬化性黏液水肿、慢性移植物抗宿主病、肾源性系统性纤维化等疾病鉴别。

七、治疗

SSc是一种高度异质性的自身免疫性疾病，目前尚无特效疗法，治疗目标为改善症状，保护脏器功能。

1. 糖皮质激素　对于早期或急性期皮肤肿胀、肌炎、肺间质病变的炎症期可能有一定疗效。对于有硬皮病肾危象高危风险的患者，大剂量糖皮质激素应慎用，注意监测血压和肾功能。

2. 免疫抑制剂　主要用于合并脏器受累的患者，包括环磷酰胺、吗替麦考酚酯、硫唑嘌呤、甲氨蝶呤等。

3. 肺间质病变　糖皮质激素可能对肺间质病变的炎症期有一定作用，吗替麦考酚酯和环磷酰胺是主要治疗肺间质病变的免疫抑制剂。抗纤维化药物尼达尼布、吡非尼酮有助于延缓肺纤维化进展。对于严重的或进展的SSc相关肺间质病变患者，也可考虑IL–6抑制剂（托珠单抗）、抗CD_{20}单抗（利妥昔单抗）治疗。

4. 肺动脉高压　内皮素受体拮抗剂（波生坦、安立生坦和马昔腾腾坦）、5–磷酸二酯酶抑制剂（西地那非、他达拉非）、可溶性鸟苷酸环化酶刺激剂（利奥西呱）、前列环素类似物和前列环素IP受体激动剂（司来帕格）均可用于治疗SSc合并肺动脉高压，并注意氧疗、利尿剂等对症支持治疗。

5. 胃肠道病变　质子泵抑制剂可用于治疗胃食管反流。促胃动力药物可改善SSc相关的胃肠动力失调症状。

6. 硬皮病肾危象　尽早使用血管紧张素转化酶抑制剂（ACEI）治疗。进入终末期肾脏病的患者需要透析治疗。

7. 雷诺现象　注意保暖，戒烟。钙离子拮抗剂为一线用药，症状严重者可使用5–磷酸二酯酶抑制剂（西地那非、他达那非）、前列环素类似物、氟西汀。

八、预后

SSc多为慢性病程。一旦肺、心、肾等重要脏器受累，病情常趋于恶化。一般认为女性患者的预后较男性为佳。在女性，妊娠期可能出现病情恶化。SSc患者5年生存率为34%~80%。常见死因为继发性感染，肺、心或肾衰竭。

（李懿莎）

学习小结

系统性硬化症是一种以局限性或弥漫性皮肤增厚和纤维化为特征的结缔组织病。除皮肤受累外，其也可影响心、肺和消化道等器官。本病作为一种自身免疫病，常伴有抗核抗体、抗着丝点抗体、抗Scl–70抗体等自身抗体阳性。SSc目前尚无特效疗法，部分患者经糖皮质激素、免疫抑制剂、抗纤维化药物等治疗后可好转。合并肺、心、肾等受累者，病情常趋于恶化。常见死因为继发性感染，肺、心或肾衰竭。

复习参考题

1. 简述系统性硬化症的分类。
2. 比较1980年美国风湿病学会SSc分类诊断标准与2013 ACR/EULAR SSc分类标准特点与临床意义。

第四章　特发性炎性肌病

08篇04章

学习目标

掌握　多发性肌炎/皮肌炎的临床表现、实验室及其他检查、诊断要点与治疗原则。
熟悉　炎性肌病的定义、分类。
了解　炎性肌病的病因、发病机制与病理学特征。

特发性炎性肌病（idiopathic inflammatory myositis，IIM）是以四肢近端肌无力为主要表现的骨骼肌非特异性炎症性疾病，临床分为：多发性肌炎（polymyositis，PM）、皮肌炎（dermatomyositis，DM）、免疫介导性坏死性肌病（immune-mediated necrotizing myopathy，IMNM）和包涵体肌炎（inclusion body myositis，IBM）。IIM每年发病率为（4.27~7.89）/10万，PM和DM好发年龄有两个高峰即10~15岁和45~60岁。肿瘤相关性肌炎与IBM好发于50岁后。IBM患病率男性是女性的2倍，其他IIM女性是男性的2倍。成人PM和DM约占IIM的70%，是风湿免疫疾病中具有代表性的IIM。

一、病因与发病机制

本组疾病的病因和发病机制尚未明确，目前多认为是在某些遗传易感个体中，由感染或非感染因素诱发，并经免疫介导的一组疾病。

1. 遗传因素　在单卵双生、同胞、父母与孩子、患者的一级亲属中发现了IIM的家族性病例。在儿童、成人PM/DM中，*HLA-B8*、*HLA-DR3*、*DRW52*与临床表型有强相关性。IBM与*HLA-DR3*基因呈强相关性，以散发和家族性的形式存在。

2. 病毒感染　有证据显示病毒感染与IIM有很强相关性。患者感染了微小核糖核酸病毒后，可逐渐发生慢性肌炎。某些IIM患者肌肉中可分离出柯萨奇病毒A9。在IBM患者肌肉中可检出腮腺炎病毒抗原。在某些PM/DM患者的肌肉中可检出肠病毒基因组。

细胞免疫和体液免疫均参与了IIM的发病机制。例如，T细胞参与了PM和IBM的发病。免疫病理检查可发现CD_8^+ T细胞包围和侵入肌肉纤维，并与表达MHC-I类分子的肌纤维细胞相结合，通过穿孔作用导致纤维的坏死。在DM中，B细胞和CD_4^+ T细胞在肌肉组织中的血管周围浸润，肌细胞表达MHC-Ⅱ类抗原，抗原所驱动CD_4^+ T细胞辅助B细胞产生抗体，抗体在补体的参与下可损害微血管。

二、病理

IIM病理特点为肌纤维肿胀，横纹消失，肌浆透明化，肌纤维膜细胞核增多，肌组织内炎症细胞浸润，以淋巴细胞为主，巨噬细胞、浆细胞、嗜酸性粒细胞、嗜碱性粒细胞和中性粒细胞也可出现。

PM与DM免疫病理不同，PM肌细胞的损伤主要是通过细胞免疫介导的细胞毒作用引起的，浸润细胞以CD_8^+ T细胞为主，常聚集于肌纤维周围的肌内膜区；DM主要表现为B细胞和CD_4^+ T细胞浸润肌束膜、肌外膜和血管周围，形成肌束周围的萎缩。DM皮肤病理因疾病分期和皮肤损害不同而异。早期红斑水肿性区域主要表现为表皮增厚，真皮血管增多，淋巴细胞（主要CD_4^+ T细胞）、浆细胞、组织细胞浸润。增厚的色素沉着区显示表皮变薄，真皮层炎性细胞浸润，结缔组织增多。IMNM的特征为大量肌细胞的坏死和/或再生，常伴有膜攻击复合物（MAC）的沉积。IBM光镜下可见肌核、肌浆内有嗜伊红色包涵体，电镜下有纤丝状包涵体。

三、临床表现

本组疾病在成人发病隐匿，儿童发病较急。IMNM为亚急性进展。全身症状可有发热、关节痛、乏力、食欲下降和体重减轻等。主要的临床表现是对称性四肢近端肌无力，血清肌酶水平增高，肌电图示肌源性损害，病理显示肌组织内炎症细胞浸润。

（一）全身表现

发热、关节痛、乏力、食欲下降、体重减轻等。

（二）肌肉症状

对称性四肢近端肌无力是IIM肌肉受累的特征性表现。上肢近端肌肉受累时，可出现抬臂困难，不能梳头和穿衣。下肢近端肌受累时，常表现为上楼梯和上台阶困难，蹲下或从座椅上起立困难。患者远端肌无力不常见。随着病程的延长，可出现肌萎缩。约一半的患者有颈屈肌无力，表现为平卧时抬头困难。吞咽肌受累时出现吞咽困难、饮水呛咳、发音不清，可因误吸引起吸入性肺炎。呼吸肌受累时可出现呼吸困难、Ⅱ型呼吸衰竭。眼肌很少受累。

（三）皮肤表现

PM患者无皮疹，DM皮疹可出现在肌炎之前、同时或之后，皮疹与肌肉受累程度常不平行。

1. Gottron丘疹/Gottron征 这是DM特征性的皮肤表现，表现为关节伸面，特别是掌指关节、指间关节或肘关节伸面的红色或紫红色斑丘疹或斑疹，边缘不整，或融合成片，常伴有皮肤萎缩、毛细血管扩张和色素沉着或减退，偶有皮肤破溃（主要见于抗MDA5阳性患者）。此类皮损亦可出现在膝关节伸面及内踝等处，表面常覆有鳞屑或有局部肿胀。

2. 向阳性皮疹（heliotrope rash） 这是DM另一特征性的皮肤损害，表现为上眼睑或眶周的水肿性紫红色皮疹，可为单侧或双侧，光照加重。

3. 甲周病变 甲根皱襞处可见毛细血管扩张性红斑或瘀点，伴有甲皱及甲床不规则增厚。

4. “技工手” 表现为手指的掌面和侧面皮肤过度角化、裂纹及粗糙，类似于长期从事手工作业的技术工人手，故名“技工手”。还可出现足跟部的表皮增厚、粗糙和过度角化，又称为“技工足”。

5. 其他皮肤黏膜改变 皮疹还可出现在两颊部、鼻梁、颈部、前胸V形区和肩背部（称为披肩征）。皮肤血管炎和脂膜炎也是DM较常见的皮肤损害；另外可有手指的雷诺现象及手指溃疡。此外，还可见坏死性血管炎、口腔溃疡、光过敏、脱发、网状青斑、指腹丘疹、皮肤钙质沉着等。

（四）肺部病变

可有肺间质病变，表现为干咳、呼吸困难，易继发感染和少量咯血。病理上有多种类型，如非特异性间质性肺炎、机化性肺炎、寻常型间质性肺炎及弥漫性肺泡损伤，部分患者可以表现为快速进展的间质性肺炎。体检可闻及肺底捻发音。血气分析显示低氧血症，胸片/肺CT可见毛玻璃、结节状、网格状改变，肺功能显示限制性通气障碍，弥散功能下降。少数患者还可有纵隔气肿、胸腔积液、胸膜增厚、肺不张和肺门影增大等。

（五）其他

约30%的患者可心脏受累，多表现为心电图ST–T改变，当肌酸激酶持续明显升高时须注意心脏受累的可能性。严重者可发生心肌炎，导致心力衰竭。消化道亦可受累，可有吞咽困难，钡餐可见食管扩张、蠕动差、钡剂通过缓慢。胃肠道血管炎常见于儿童皮肌炎，可引起胃肠道出血或穿孔。一般不累及肾脏。

部分IIM患者可以合并恶性肿瘤，以实体瘤居多，但也有合并血液系统肿瘤，须仔细甄别，避免漏诊。

四、辅助检查

（一）实验室检查

外周血白细胞、ESR和CRP可增高，但须注意与感染相鉴别；肌红蛋白和免疫球蛋白增高等；有条件时还可检测与ILD预后相关的指标，如铁蛋白、KL–6（Krebs von den Lungen–6，涎液化糖链抗原）、淋巴细胞亚群等。

（二）血清肌酶谱

肌酸激酶（CK）、天冬氨酸转氨酶（AST）、丙氨酸转氨酶（ALT）、乳酸脱氢酶（LDH）增高，尤以CK升高最敏感。CK对于诊断、判断病情进展情况和治疗效果均有帮助，但CK与肌无力的严重性并不完全平行。肌酶对肌炎诊断灵敏度高，特异度不强，这些肌酶也广泛存在于肝、心、肾等脏器中，应注意鉴别。

（三）自身抗体

1. 肌炎特异性自身抗体（myositis–specific autoantibodies，MSAs）对IIM有高度特异性。

（1）抗氨酰tRNA合成酶抗体（抗Jo–1、EJ、PL–12、PL–7、OJ、KS、Zo、Ha抗体）：35%~40% IIM此类抗体阳性。其中检出率较高的为抗Jo–1抗体，PM及DM患者阳性率分别为30%和10%。此类抗体与一系列临床特点相关，包括肌炎、肺间质病变、炎性关节炎、发热、技工手和雷诺现象，称为“抗合成酶综合征”。

（2）皮肌炎特异性抗体：抗Mi–2、TIF–1γ、MDA5、NXP–2和SAE抗体等。抗Mi–2抗体在

IIM阳性率为10%~30%，与DM特异性相关。抗Mi-2抗体阳性患者肺间质纤维化及恶性肿瘤的风险较低，疗效和预后较好。抗TIF-1γ抗体在成人IIM与恶性肿瘤相关，抗NXP-2抗体与恶性肿瘤、皮下钙化相关。

（3）抗信号识别颗粒（signal recognition particle，SRP）抗体：在IIM阳性率为4%~6%，与免疫介导坏死性肌病相关，往往伴有明显的近端肌无力，严重时累及呼吸肌、吞咽肌，可累及心肌表现为扩张型心肌病，少数有肺间质改变，呈难治性，对大剂量激素反应不佳。

（4）抗HMGCR抗体：3-羟基-3-甲基戊二酰辅酶A还原酶（HMGCR）催化HMG-CoA转化为甲戊酸，是胆固醇合成的一个重要步骤。他汀类药物是HMGCR抑制剂，可降低血清胆固醇水平。来自全球不同的队列分析显示，在抗SRP阴性的IMNM队列中存在抗HMGCR抗体。需要注意的是，接触他汀类药物的患者中高达20%的患者会出现肌肉症状，但这些症状大部分是由于他汀类药物的直接毒性所致，停用他汀后肌肉症状可好转，因为这些患者并没有产生抗HMGCR抗体，而仅极少数产生抗HMGCR抗体的人出现自身免疫性肌病。

2. 肌炎相关性抗体　可见于IIM和继发于结缔组织病或重叠综合征。主要包括抗Ro-52抗体、抗SSA抗体、抗SSB抗体、抗PM-ScL抗体、抗Ku抗体、抗U1RNP抗体等。

（四）肌电图

可早期发现肌源性病变，对肌源性和神经源性损害的鉴别诊断有重要价值。90% IIM患者可出现肌电图异常，典型肌源性损害肌电图表现为低波幅，短时限多相波；纤颤波、正锐波、插入性激惹和高频放电。晚期也可出现神经源性损害。

（五）骨骼肌MRI

疾病早期四肢近端肌肉和肌间筋膜在T_2压脂像以及短Tau反转恢复序列上显示出不规则或弥散的水肿高信号。这些信号的改变与肌肉的炎症程度和疾病活动性相关。数月后，T_1加权像可显示出肌肉萎缩、脂肪沉积、慢性肌肉损伤的表现。

（六）肌活检

有助于诊断和鉴别诊断。可通过MRI进行定位，通常选用肱二头肌、股四头肌，有时也用三角肌或腓肠肌，且应避开肌电图电极针的损伤部位。早期可见肌纤维肿胀，横纹消失，肌纤维膜细胞核增多，炎性细胞浸润于间质和血管周围；进而出现肌纤维膜分离、断裂，肌纤维变性、坏死，结缔组织增生。肌束边缘肌纤维直径明显变小是DM特征性改变之一。

五、IIM分类标准

1975年Bohan和Peter提出的标准简便易用，临床应用最广泛，不足之处在于未考虑MSA、影像学等指标，也不能用于诊断无肌病性皮肌炎（CADM）。

1. 肌无力表现　四肢近端肌肉和颈前屈肌对称性肌无力，持续数周到数月，伴或不伴吞咽困难和呼吸肌受累。

2. 肌肉活检异常　肌纤维坏死，细胞吞噬、再生、嗜碱变性，核膜变大，核仁明显，筋膜周围结构萎缩，肌纤维大小不一，伴炎性渗出。

3. 血清肌酶升高 肌酸激酶、ALT、AST和LDH等升高。

4. 肌电图提示肌源性损害 时限短、小型的多相运动电位；纤颤电位和正锐波；插入性激惹和异常的高频放电。

5. 皮肤表现 眼睑紫红斑伴眶周水肿；手背红斑、鳞屑，尤其是掌指关节和近端指间关节；膝、肘、内踝、面部、颈部、上半身皮肤受累。

符合前四项标准、前四项中的三项或前四项中的两项分别为PM的确诊、可能或可疑诊断。符合第五项加前四项中的三项，或前四项中的两项或前四项中的一项分别为DM的确诊、可能或可疑诊断。

排除标准：中枢或周围神经系统疾病、肌营养不良症、感染性肌病、药物性肌病、代谢性肌病、内分泌疾病、重症肌无力等。

最新的成人IIM分类标准由欧洲抗风湿病联盟（EULAR）和美国风湿病学会（ACR）于2017年提出。按照EULAR/ACR分类标准，患者积分概率≥55%视为拟诊IIM（表8-4-1），拟诊IIM患者满足下述① ② ③ 项即可诊断为成人皮肌炎：① 首次出现IIM相关症状时年龄≥18岁；② 有Heliotrope征或Gottron丘疹或Gottron征；③ 客观的上肢近端对称性肌无力（指经徒手肌力测定或者其他肌力检查方法证实的肌无力），常为进展性，或客观的下肢近端对称性肌无力，常为进展性，或颈屈肌无力较颈伸肌明显，或下肢近端肌无力较远端明显。若满足①、②，但不满足③，可诊断为无肌病性皮肌炎。与既往多数标准相比，此标准具有更高的灵敏度和特异性。此标准中，临床表现典型（如具有典型皮疹）的患者无需进一步检查（如肌肉活检），然而部分不具备典型皮疹的患者可能漏诊。此外，该标准未纳入肌电图、肌肉MRI、除抗Jo-1抗体以外的MSA等指标，且主要基于高加索人群，在国内的应用有待进一步验证。

▼ 表8-4-1 2017年EULAR/ACR关于成人特发性炎性肌病的分类标准

变量	无肌肉活检评分	有肌肉活检评分
发病年龄		
18≤年龄<40岁	1.3	1.5
≥40岁	2.1	2.2
肌无力		
客观的上肢近端对称性肌无力，常为进展性	0.7	0.7
客观的下肢近端对称性肌无力，常为进展性	0.8	0.5
颈屈肌无力较颈伸肌明显	1.9	1.6
下肢近端肌无力较远端明显	0.9	1.2
皮肤表现		
Heliotrope征	3.1	3.2
Gottron丘疹	2.1	2.7
Gottron征	3.3	3.7

续表

变量	无肌肉活检评分	有肌肉活检评分
其他临床表现		
吞咽困难或食管运动功能障碍	0.7	0.6
实验室检查		
抗Jo-1抗体阳性	3.9	3.8
≥1种血清肌酶水平增高，如CK、LDH、AST、ALT	1.3	1.4
肌肉活检特征		
单个核细胞浸润肌内膜，但局限于肌纤维周围，不侵入肌纤维		1.7
单个核细胞浸润肌束膜和/或血管周围		1.2
束周萎缩		1.9
镶边空泡		3.1
判定标准（评分综合）		
排除特发性炎性肌病（概率<50%）	<5.3	<6.5
可疑特发性炎性肌病（50%≤概率<55%）	5.3~<5.5	6.5~<6.7
拟诊特发性炎性肌病（55%≤概率<90%）	5.5~<7.5	6.7~<8.7
确诊特发性炎性肌病（概率≥90%）	≥7.5	≥8.7

注：当其他疾病无法解释已有的症状和体征时，可使用此分类标准。

六、鉴别诊断

（一）风湿性多肌痛

多见于50岁以上患者，表现为颈、背、肩胛带和骨盆带的近端肌肉酸痛、僵硬，ESR和CRP明显升高，但血清肌酶、肌电图和肌活检正常。应用小剂量糖皮质激素疗效显著。

（二）神经源性肌病

重症肌无力表现为全身弥漫性肌无力，运动后加重，眼睑下垂，肌酶一般正常，肌活检无炎性肌病特征。

（三）感染性肌病

与病毒感染相关的流行性胸肌痛、流行性斜肩、流感后肌痛等；与细菌感染相关的气性坏疽、破伤风、化脓性肌炎、麻风性肌炎等；与寄生虫相关的旋毛虫、绦虫、弓形体病等。

（四）内分泌肌病

甲状腺功能亢进症、甲状腺功能减退症、肾上腺皮质功能减退症、糖尿病均可伴发肌炎。

（五）药物性肌病

他汀类降脂药、糖皮质激素、青霉胺、硫唑嘌呤、多黏菌素B、氯喹、酒精等可能导致肌无力，肌活检无炎性细胞浸润。

（六）其他

应与进行性肌营养不良、中毒性肌病、酶缺乏性肌病、癌性肌病、结节病等鉴别。

七、治疗

IIM治疗目标为改善肌力，减轻或消除炎症，阻止器官损伤。治疗用药首选糖皮质激素，疾病轻中度活动者开始剂量可口服泼尼松1~2mg/（kg·d），或等效剂量的其他糖皮质激素。常在4~6周或在临床肌力改善达到平台期后开始逐渐减量。对糖皮质激素反应不佳，激素依赖或有激素并发症风险者可加用免疫抑制剂，通常选用吗替麦考酚酯、环孢素、他克莫司、环磷酰胺、甲氨蝶呤或硫唑嘌呤。皮肤损害者可加用羟氯喹和/或沙利度胺。危重或难治性患者可用激素冲击治疗，250~1 000mg/d，连用3天，随后改为大剂量激素口服。疗效不佳者也可规律使用大剂量免疫球蛋白静脉治疗（每天0.4g/kg，每月连续使用3~5天）。生物制剂或靶向药物如利妥昔单抗、IL-6受体拮抗剂、JAK抑制剂、CTLA4-Ig（阿巴西普）对难治性肌炎的治疗也有报道。

八、预后

PM/DM死亡率比一般人群高2~3倍。激素和免疫抑制剂的应用使生存率显著提高，PM/DM的预后不良因素包括高龄患者、男性患者、病程较长、间质性肺炎、心血管受累、吞咽困难、肿瘤、存在抗MDA5和抗SRP抗体等。

（扶琼）

学习小结

特发性炎性肌病是以四肢近端肌无力为主要表现的骨骼肌非特异性炎症性疾病，临床分为多发性肌炎（PM）、皮肌炎（DM）、免疫介导性坏死性肌病（IMNM）和包涵体肌炎。应重点掌握PM/DM的临床表现、实验室检查、诊断要点与治疗原则。

复习参考题

1. 皮肌炎患者可出现哪些皮疹？
2. 简述多发性肌炎和皮肌炎的临床表现。
3. 如何评估IIM患者的肌肉受累？

第五章　干燥综合征

学习目标

熟悉　干燥综合征的腺体与腺体外损害临床表现。

了解　干燥综合征的2002年国际分类标准要点与鉴别诊断、常用治疗药物。

干燥综合征（Sjögren syndrome，SS）是一种以外分泌腺淋巴细胞浸润为特征，以口干眼干为突出症状的系统性自身免疫病。临床上呈多系统受累，除了唾液腺和泪腺受损分泌功能下降，尚可出现血管、肺、肾、肝、血液、神经损害的系统性表现。

本病分为原发性和继发性两类，后者是指继发于某种诊断明确的风湿免疫病如类风湿关节炎、系统性红斑狼疮、硬皮病、皮肌炎、系统性血管炎等。原发性干燥综合征（primary Sjögren syndrome，pSS）指不伴有任何一种明确的风湿免疫病者，女性多发，好发年龄为30~60岁，中国人群患病率为0.29%~0.77%，60岁以上人群中患病率3%~4%。也可见于儿童。

一、病因与发病机制

pSS病因至今未明，已有的研究认为与下列因素有关：① 遗传因素，患者家族中本病的发病率明显高于正常人群的发病率，易感性来源于多个基因的变异，如*HLA-B8*、*DR3*基因频率高，与种族相关；② 感染因素，如EB病毒、巨细胞病毒、丙型肝炎病毒和HIV病毒感染后，病毒通过分子模拟交叉，引起免疫紊乱，导致自身免疫病；③ 免疫因素，患者血清中RF高滴度阳性，外周血抑制性T细胞减少，有抗SS-A、SS-B、α-胞衬蛋白（α-fodrin）等抗体；④ 性激素，本病多发于女性，雌激素水平高可能参与发病和病情进展。

本病特点为外分泌腺淋巴细胞高度浸润，大多数患者只局限于泪腺和/或唾液腺，病程呈相对良性、稳定或有所进展的慢性过程。一部分患者累及皮肤、胃肠道、胆道、泌尿生殖道外分泌腺。还有很少一部分人在若干年后出现淋巴细胞恶性增殖，发展成为淋巴瘤。在欧美国家人群中，发生淋巴瘤的相对危险度是性别、年龄相匹配的正常人群的44倍，但中国人群中较少见。

二、病理

1. 外分泌腺体淋巴细胞浸润　主要累及柱状上皮细胞构成的外分泌腺，以唾液腺和泪腺为代表。共同病理表现为腺体间质有大量淋巴细胞灶性浸润，腺体导管管腔扩张和狭窄等，小唾液腺的上皮细胞破坏和萎缩，功能严重损害，病变一般与淋巴细胞浸润程度成正比。随着疾病的进展，受累腺体可能会出现纤维化，导致正常腺体组织被纤维组织所替代。除泪腺、唾液腺最常受侵外，类似病变还可出现在其他外分泌腺体，以及内脏器官具有外分泌腺体结构的组织，如皮肤、呼吸道黏膜、胃肠道黏膜、阴道黏膜以及肾小管、胆小管、胰腺管等。

2. 坏死性血管炎 血管炎也是本病的一个基本病理病变。包括小血管壁和血管周边炎症细胞浸润，有时管腔出现栓塞，局部组织供血不足。

三、临床表现

1. 一般表现 本病女性多见，男女比例1∶（9~20）。起病多隐匿，多数患者很难说出明确的起病时间。临床表现多样，病情轻重差异较大。偶有发热，多数为低热，极少数表现为高热，可有疲乏、贫血、消瘦。

2. 腺体表现

（1）口干燥症：因唾液黏蛋白减少而引起。① 80%的pSS患者有口干主诉，严重者讲话、进食时需频频饮水，进固体食物时必须伴水或流质送下等，有时夜间需起床饮水；② 舌部表现为皲裂、干燥、舌乳头萎缩、舌面光滑等；③ 口腔可出现溃疡或继发感染；④ 猖獗性龋齿，即不易控制的龋齿，表现为牙齿逐渐变黑、继而小片脱落，最终只留残根，与唾液减少、口腔继发厌氧菌感染有关；⑤ 约50%的患者出现间歇性腮腺肿大，伴疼痛、压痛及发热，可累及单侧或双侧，多于1~2周自行消退。

（2）眼干燥症：即干燥性角膜炎，因泪腺分泌的黏蛋白减少而出现眼干涩、泪少、异物感以及膜翳障目感等，严重时哭而无泪。少数患者有眼睑缘反复化脓性感染、结膜炎、角膜炎等。

（3）其他腺体症状：鼻、硬腭、消化道黏膜、泌尿道生殖道黏膜、呼吸道的外分泌腺体均可因分泌减少而出现相应症状。

3. 脏器表现 约有2/3的患者出现系统损害表现。

（1）皮肤：约1/4的患者出现不同类型皮疹，特征性表现为紫癜样皮疹，多见于下肢，呈米粒大小、边界清楚的红色丘疹，成批出现，每批持续时间约10天，常自行消退而遗有褐色色素沉着。结节红斑较少见。皮肤干燥引起瘙痒抓痕亦属多见。

（2）骨骼肌肉：约80%的患者诉关节痛，少数出现一过性关节炎表现（肿胀、积液），但极少出现关节畸形。肌炎仅见于约5%的患者。

（3）肾：约30%~50%的患者有肾损害，主要累及远端肾小管，表现为Ⅰ型肾小管性酸中毒。继而因肾小管排钾过多而引起血钾降低，严重者引起麻痹。约50%的患者没有明显的临床表现，但用氯化铵负荷试验可以发现亚临床型肾小管性酸中毒。当肾小管排出钙离子增多时，钙沉积于肾组织、尿路，严重者出现肾钙化和肾结石。大量钙离子的排出，可出现软骨病。因肾小管重吸收水分障碍，可出现肾性尿崩症（多尿、多饮）。近端肾小管损害较少见。少部分患者的肾小球损害较明显，出现大量蛋白尿，低白蛋白血症甚至肾功能不全，预后较差。

（4）肺：因气管及其分支的腺体分泌减少可出现刺激性干咳。肺间质病变是本病最常见的呼吸系统病变（约15%），轻者无症状，仅表现为肺功能异常并可长期保持稳定。影像学上表现为肺大疱、间质性肺炎等。小部分较重的患者可出现进行性呼吸困难、劳动力减退、夜间干咳和低氧血症。部分患者会出现肺动脉高压。

（5）消化系统：因黏膜层外分泌腺体破坏出现食管黏膜萎缩、萎缩性胃炎、慢性腹泻等非特异症状。肝脏损害见于约20%的患者，血清ALT、AST升高，黄疸较少见。但在原发性胆汁性胆管炎中，干燥综合征的并存率较高。部分患者出现亚临床胰腺炎，导致慢性胰腺炎者亦非罕见。

（6）神经系统：累及神经系统者多达5%~10%，以周围神经损害为多见。少数发生偏瘫、抽搐、运动障碍、横贯性脊髓炎、视神经脊髓炎等。

（7）血液系统：本病可出现免疫性白细胞减少和/或血小板减少，血小板低下严重者可有出血倾向。本病患者发生淋巴瘤的概率显著高于正常人群。尤其是有持续腮腺肿大、紫癜、白细胞减少、血清单克隆球蛋白升高、冷球蛋白血症及C4水平降低时，应警惕淋巴瘤。

（8）甲状腺疾病：约20%的患者同时伴有自身免疫性甲状腺炎的表现。

四、辅助检查

1. 一般检查　轻度贫血，白细胞减少和/或血小板降低，ESR增快，CRP轻度增高等。

2. 自身抗体　患者血清中可出现多种自身抗体，45%~90%的患者有ANA滴度升高，约61%的患者RF阳性，抗SSA、抗SSB抗体的阳性率分别为70%和40%，前者的灵敏度高，后者则特异度较强。近年发现，一些患者血清中能检测到抗α-Fodrin抗体，有助于可疑患者的诊断。

3. 高球蛋白血症　90%以上的患者有高γ球蛋白血症，为多克隆性，与紫癜样皮疹、ESR增快等有关。少数患者出现巨球蛋白血症或单克隆性高丙种球蛋白血症，出现这些情况时须警惕并发淋巴瘤的可能。

4. 腺体功能测定

（1）泪腺功能测定：① 滤纸试验。5分钟泪液湿润的长度≤5mm为异常。② 角膜荧光染色。角膜染色的Ocular Staining Score评分≥5分或van Bijsterveld评分≥4分。③ 泪膜破裂时间。眼科荧光镜下观察<10秒钟者为异常。

（2）唾液腺功能测定：① 唾液流率测定。未经刺激唾液流率>0.5ml/min为正常，≤1.5ml/15min为阳性。② 腮腺造影。可见点状扩张、球状扩张、空腔形成等腺体破坏的形态变化。③ 唾液腺放射性核素检查。可观察腺体的量及分泌速度。

（3）唇腺活检：在容易取材的下唇微创活检出腺泡组织，HE染色可见不同程度的淋巴细胞浸润、腺体萎缩、导管阻塞等变化，Chisholm病理分级在$4mm^2$范围内发现≥50个淋巴细胞称为1个灶。

五、诊断与鉴别诊断

1. 诊断　临床pSS的诊断须综合以下特征：口干燥症及干燥性角结膜炎症表现、检测抗SSA和/或抗SSB抗体阳性、唇腺活检的灶性淋巴细胞浸润。

干燥综合征国际分类（诊断）标准见表8-5-1。

▼ 表8-5-1　干燥综合征国际分类（诊断）标准（2016年）

分类	标准
Ⅰ.口腔症状（3项中有1项或以上）	1. 每日感到口干，持续3个月以上 2. 成人腮腺反复或持续肿大 3. 吞咽干性食物时需用水帮助
Ⅱ.眼部症状（3项中有1项或以上）	1. 每日感到不能忍受的眼干，持续3个月以上 2. 反复的砂子进眼感或砂磨感 3. 每日需用人工泪液3次或3次以上
Ⅲ.眼部体征（下述检查任一项或以上阳性）	1. Schirmer试验（+）（≤5mm/5min） 2. 角膜染色（+）（≥4分 van Bijsterveld计分法）
Ⅳ.组织学检查	小唇腺淋巴细胞灶≥1个（指4mm^{2}组织内至少有50个淋巴细胞聚集于唇腺间质者为1灶）
Ⅴ.唾液腺受损（下述检查任一项或以上阳性）	1. 唾液流率（+）（≤1.5ml/15min） 2. 腮腺造影（+） 3. 唾液腺放射性核素检查（+）
Ⅵ.自身抗体	抗SSA；抗SSB；或两者都有（双扩散法）

注：具体判定标准如下。

1. 原发性干燥综合征　无任何潜在疾病的情况下，按下述两条诊断：① 符合上述标准中4条或4条以上，但Ⅳ（组织学检查）和Ⅵ（自身抗体）两项中至少有1项阳性；② 标准Ⅲ、Ⅳ、Ⅴ和Ⅵ等4项中任意3项阳性。

2. 继发性干燥综合征　患者有潜在的疾病（如任何结缔组织病），符合上述标准中的Ⅰ和Ⅱ项中任1项，同时符合Ⅲ、Ⅳ、Ⅴ项中的任意1项。

按上述1或2诊断必须排除以下疾病：颈、头、面部有放疗史，丙型肝炎病毒感染史、艾滋病、淋巴瘤、结节病、移植物抗宿主病、服用抗乙酰胆碱药（如阿托品、莨菪碱、溴丙胺太林、颠茄等）及IgG4相关性疾病。

2. 鉴别诊断　本病须与以下疾病鉴别。

（1）其他风湿免疫疾病：如类风湿关节炎、系统性红斑狼疮、混合性结缔组织病等。

主要鉴别要点：原发性干燥综合征多见于中老年女性，发热少见，但疲乏、全身不适明显；少见颊部红斑、脱发、光过敏与血管炎皮疹；关节炎症状远不如类风湿关节炎明显和严重，极少见关节破坏、畸形、功能受损；口眼干燥明显；肾小管酸中毒、低血钾无力是其常见表现；血清高球蛋白血症明显，血清抗体SSA、SSB、RF呈高滴度；一般病程迁延日久、很少急骤变化。

（2）IgG4相关疾病：是一组以血清IgG4水平升高和组织中出现表达IgG4的浆细胞为特征的疾病。临床上表现为泪腺、腮腺肿大，还可出现自身免疫性胰腺炎、硬化性胆管炎、腹膜后纤维化等。

（3）非自身免疫性的口干：如老年性外分泌腺体功能下降、糖尿病性、甲减性口干，口服安眠药精神药性口干，头颈部肿瘤的放疗史，长期饮酒吸烟等，血清自身抗体和球蛋白检测有助鉴别。

六、治疗

本病目前尚无根治的办法。治疗目的是改善症状，预防因口、眼干燥造成局部损伤，积极防治因免疫反应引起的脏器损害。

1. 口眼干燥外用药 ① 减轻口干很困难，应禁止抽烟、饮酒，避免服用引起口干的药物如阿托品等，保持口腔清洁，勤漱口，减少龋齿和口腔继发感染的可能。② 干燥性角膜炎：可用人工泪液（0.5%羧甲基纤维素液）、透明质酸钠滴眼液、双氯芬酸钠滴眼液、氯霉素滴眼液等以减轻角膜损伤。有眼角膜溃疡、巩膜炎等免疫活动征象者，用地塞米松滴眼液、环孢霉素滴眼液。

2. 刺激腺体分泌药 毛果芸香碱可用于改善口眼干燥的症状。近年有研究发现毒蕈碱受体3（M_3）激动剂对改变口眼干燥有效。

3. 脏器损害治疗 ① 合并肾小管酸中毒低血钾者，需给予补钾，开始采用静脉补钾为主，平稳后改口服钾盐片、枸橼酸钾合剂，有的患者需终身服用，以防低血钾再次发生；② 关节肌肉疼痛可用非甾体抗炎药；③ 如合并神经系统损害、肝肾损害、间质性肺炎、白细胞低下、血小板减少、肌炎、血管炎等，可使用大剂量糖皮质激素、羟氯喹和免疫抑制剂如来氟米特、硫唑嘌呤、环磷酰胺、吗替麦考酚酯、环孢素、他克莫司等治疗；④ 并发淋巴瘤者须联合化疗。

4. 生物制剂 对于难治性患者，一些病例报道提示抗CD_{20}单抗（利妥昔单抗）可能有效。

七、预后

本病在风湿病中相对发展缓慢，经过适当治疗，大部分患者能得到病情缓解，能进行日常生活和工作。仅局限于唾液腺、泪腺、皮肤黏膜外分泌腺体者预后良好，但随着时间推移，病情会有转化。内脏损害中出现进行性肺纤维化易继发呼吸道反复感染甚至呼吸衰竭，有中枢神经病变、肾小球受损伴肾功能不全、重症血小板减少、反复肝损者易出现器官衰竭，合并恶性淋巴瘤者预后差。

（扶琼）

学习小结

干燥综合征（SS）是一种以外分泌腺淋巴细胞浸润为特征的，以口干眼干为突出症状的系统性自身免疫病，临床上呈多系统受累，除了唾液腺和泪腺受损、分泌功能下降，尚可出现血管、肺、肾、肝、血液、神经损害的系统性表现。SS的临床表现多样、病程迁延漫长，诊断目前大多用国际协作组的分类标准，治疗以替代治疗、对症治疗、有器官免疫损害时的免疫抑制治疗为主，出现肺间质纤维化、肺动脉高压、重症白细胞减少、血小板减少者预后较差。

复习参考题

1. 口干燥症的主要临床表现有哪些？
2. 干燥综合征常出现的实验室检查异常有哪些？
3. 原发性干燥综合征在什么情况下应使用激素和免疫抑制剂治疗？

第六章 系统性血管炎

学习目标

掌握 血管炎的概念和分类，抗中性粒细胞胞浆抗体的临床应用，大动脉炎、结节性多动脉炎、肉芽肿性多血管炎和贝赫切特病的临床表现、诊断和治疗原则。

熟悉 巨细胞动脉炎的临床表现、诊断和治疗原则。

了解 嗜酸性肉芽肿性多血管炎和显微镜下多血管炎的临床表现、诊断和治疗原则。

第一节 概述

血管炎（vasculitis）是指以血管壁的炎症、结构破坏和管腔狭窄以及受累血管相应供血组织、器官缺血和功能障碍为特征的一组自身免疫性疾病，可分为原发性和继发性。继发性血管炎是指血管炎继发于另一确诊疾病，如感染、肿瘤、弥漫性结缔组织病（系统性红斑狼疮、干燥综合征或类风湿关节炎等）。原发性血管炎是指不合并上述已确诊疾病的系统性血管炎。本章主要讨论原发性系统性血管炎。

一、分类

2012年国际Chapel Hill共识会议（Chapel Hill Consensus Conference，CHCC）根据受累血管的大小，对系统性血管炎进行了命名和分类（表8-6-1）。

▼ 表8-6-1 2012年Chapel Hill共识会议制订的系统性血管炎分类

大血管炎	巨细胞（颞）动脉炎 大动脉炎
中血管炎	结节性多动脉炎 川崎病
小血管炎	
ANCA相关性血管炎	显微镜下多血管炎 肉芽肿性多血管炎 嗜酸性肉芽肿性多血管炎

续表

免疫复合物性小血管炎	抗肾小球基底膜病 冷球蛋白血症性血管炎 IgA 血管炎 低补体血症性荨麻疹性血管炎
变异性血管炎	贝赫切特病（白塞病） 科根（Cogan）综合征
单器官血管炎	皮肤白细胞破碎性血管炎 皮肤动脉炎 原发性中枢神经系统血管炎 孤立性主动脉炎
与系统性疾病相关的血管炎	狼疮性血管炎 类风湿性血管炎 结节病性血管炎 其他
与可能的病因相关的血管炎	丙肝病毒相关性冷球蛋白血症性血管炎 乙肝病毒相关性血管炎 梅毒相关性主动脉炎 血清病相关性免疫复合物性血管炎 药物相关性免疫复合物性血管炎 药物相关性 ANCA 相关性血管炎 肿瘤相关性血管炎 其他

二、病因与发病机制

病因尚不确定，推测系统性血管炎是在一定遗传背景的基础上，由环境因素所诱发。

1. 感染因素 大多数情况下，病原体并不直接引起血管炎，而是作为外来抗原与抗体结合，形成免疫复合物，沉积在血管壁引起血管的炎症坏死。如10%的结节性多动脉炎患者伴有乙型肝炎病毒感染；结核分枝杆菌感染与大血管炎如大动脉炎和贝赫切特病的发病相关；川崎病的发生可能与金黄色葡萄球菌和链球菌感染有关。

2. 遗传因素 研究发现，*HLA-DRB1*01*、*HLA-DRB1*04*与巨细胞动脉炎易感性相关；*HLA-DRB52*01*与大动脉炎易感性相关；*HLA-DP*、*DQ*基因与抗中性粒细胞胞浆抗体（ANCA）相关性血管炎的易感性相关。

3. 免疫因素 系统性血管炎是一类自身免疫性疾病，其致病机理尚未清楚。普遍认为是由于免疫复合物沉积于血管壁所致。自身抗体在血管炎发病中起重要作用，其中最重要的是ANCA。ANCA是第一个被证实参与原发性血管炎发病的自身抗体。ANCA的靶抗原为中性粒细胞胞质内的多种成分，如丝氨酸蛋白酶3（PR3）、髓过氧化物酶（MPO）、弹性蛋白酶、乳铁蛋白等，其中PR3和MPO是主要的靶抗原。补体系统是固有免疫反应的重要组成部分。在ANCA相关血管炎中，受到感染原攻击的中性粒细胞可以激活补体替代途径，释放其中的一些成分，如C5a片段，造成血管与组织脏器损伤。一些系统性疾病伴发的血管炎中，补体经典途径也会参与发病。

三、病理

系统性血管炎的基本病理改变：① 血管壁炎症细胞浸润，包括中性粒细胞、淋巴细胞、巨噬细胞等。除嗜酸性肉芽肿性多血管炎外，嗜酸性粒细胞浸润很少见。② 弹力纤维和平滑肌受损形成动脉瘤和血管扩张。③ 内皮细胞和纤维组织增生造成血管管腔狭窄。上述病理改变并非出现在所有同样大小的血管，即使在同一血管，其病变也常呈节段性分布，这些都给病理的诊断和鉴别诊断带来困难。

四、诊断

系统性血管炎诊断要根据临床表现、实验室检查、病理及影像学资料进行综合判断，同时确定血管炎的类型及病变范围。

1. 临床表现 血管炎的临床表现复杂多样、缺乏特异性，主要取决于受累血管的类型和大小。常见的临床表现包括乏力、发热、关节和肌肉疼痛、体重下降等全身症状，累及皮肤、肺、肾脏、消化道、神经系统则会出现相应临床表现。

2. 辅助检查

（1）抗体检查：用间接免疫荧光法（IIF）检测ANCA时，根据免疫荧光类型可分为c-ANCA和p-ANCA。前者的中性粒细胞胞质呈荧光阳性，后者的中性粒细胞细胞核周围呈荧光阳性。用酶联免疫吸附试验（ELISA）检测时，c-ANCA阳性者若呈PR3抗体阳性，即PR3-ANCA阳性。p-ANCA阳性者若呈MPO抗体阳性，即MPO-ANCA阳性。ANCA与小血管炎相关，如c-ANCA与肉芽肿性多血管炎（GPA）相关，p-ANCA与显微镜下多血管炎（MPA）及嗜酸性肉芽肿性多血管炎（EGPA）相关，因此将GPA、MPA和EGPA统称为ANCA相关性血管炎。

（2）血管造影：对大、中血管炎的诊断有重要价值。肠系膜动脉或其他中动脉的动脉瘤是诊断结节性多动脉炎的力证。血管造影也是了解病变范围最可靠的方法。

（3）血管彩色多普勒超声：适合检查浅表血管管腔的狭窄和管壁情况。可用于随诊比较，但准确性不如血管造影。

（4）病理：是诊断血管炎的金标准，血管壁炎症细胞浸润、纤维素样坏死、肉芽肿形成、管腔狭窄、闭塞、血栓形成等都支持血管炎的诊断；而血管壁的纤维素样坏死是特征性的病理改变。然而，由于血管炎的病理改变可呈节段性分布，病理阴性者也不能排除血管炎的可能性。

五、治疗与预后

早期诊断、早期治疗是系统性血管炎治疗的关键。糖皮质激素是治疗系统性血管炎的基础药物，具体剂量及用法因病变部位和严重程度的不同而异。免疫抑制剂主要用于有肾、肺、心、脑等重要脏器受累者，其中最常用的为环磷酰胺，疗效较明确，但不良反应较多，用药过程中须密切监测血常规、肝功能、性腺功能等。其他常用的免疫抑制剂包括甲氨蝶呤、硫唑嘌呤、来氟米特和环孢素等。危重患者可采用血浆置换、静脉注射大剂量免疫球蛋白、生物制剂等疗法。乙肝相关的结节性多动脉炎需要同时进行抗乙肝病毒治疗。系统性血管炎病程呈复发与缓解交替，治疗要根据疾病活动性进行调整。系统性血管炎的预后与受累血管大小、种类、部位有关。重要器官的小动脉或微动脉受累者预后差。早期诊治是改善预后的关键。

第二节 大动脉炎

大动脉炎（Takayasu arteritis，TA）是指累及主动脉及其主要分支的慢性肉芽肿性炎症，引起不同部位动脉狭窄或闭塞，出现相应部位缺血表现，少数也可引起动脉扩张和动脉瘤。

一、流行病学

本病好发于亚洲、中东地区，发病高峰年龄为15~30岁，约90%的患者在30岁以内发病。多见于青年女性。

二、临床表现

1. 全身表现 可有发热、乏力、食欲减退和体重减轻，还可出现结节性红斑、关节炎和肌肉疼痛等。

2. 局部组织或器官缺血症状 TA的具体表现可因受累部位不同而差异较大，临床按病变部位不同分为五种类型：头臂动脉型（主动脉弓综合征）、胸–腹主动脉型、主–肾动脉型、广泛型（混合型）和肺动脉型。

（1）头臂动脉型：主要累及升主动脉、主动脉弓和弓上分支。颈动脉和椎动脉狭窄引起头部不同程度缺血，轻者仅表现头晕、头痛、视力下降等，重者可出现失明、失语、晕厥、偏瘫、抽搐、昏迷，甚至死亡。上肢缺血可出现单侧或双侧上肢麻木、无力、酸痛。

查体可发现颈动脉、肱动脉、桡动脉搏动减弱或消失；患侧上肢动脉血压低于健侧10mmHg以上，甚至测不到血压；颈部，锁骨上、下窝可闻及血管杂音。

（2）胸–腹主动脉型：主要累及胸主动脉、腹主动脉及其分支。胸主动脉受累较少见，可有血管狭窄或扩张，大多数胸主动脉受累患者无症状。腹腔干、肠系膜动脉受累时主要表现为腹痛、便血、肠功能紊乱，甚至肠梗阻，严重者有节段性肠坏死。髂动脉受累可引起下肢缺血，出现双下肢无力、发凉和间歇性跛行等。

查体可于背部、腹部闻及收缩期血管杂音，下肢动脉搏动减弱或消失，下肢血压下降，下肢血压低于上肢血压。

（3）主–肾动脉型：主要累及腹主动脉和肾动脉。大动脉炎性肾动脉炎可导致肾动脉狭窄、肾血管性高血压、肾萎缩、肾功能减退。伴有高血压患者有头痛、头晕、心悸。

（4）广泛型：具有上述三种类型中两种以上的临床表现，为我国TA患者最常见的类型，多数患者病情较严重。

（5）肺动脉型：本型累及肺动脉，常与主动脉炎合并受累。临床可见心悸、气促、咯血，合并肺动脉高压患者，可在肺动脉瓣区闻及收缩期杂音和肺动脉第二心音亢进，晚期可出现右心衰竭的表现。

三、辅助检查

1. 实验室检查 可见ESR增快，CRP升高，正细胞正色素性贫血，白细胞、血小板计数升高，球蛋白增高等非特异性改变。

2. 血管造影 是目前诊断TA的金标准，能够直接确定病变血管的部位和狭窄程度。但因其有创性、放射性、造影剂毒性及对血管壁评估价值有限等，近年来逐渐被彩色多普勒超声、MRA、计算机体层血管成像（CTA）、正电子发射计算机体层显像仪（PET/CT）等取代。

3. 血管彩色多普勒超声 超声检查无创、方便易行，可探及主动脉及其主要分支狭窄、闭塞或瘤样扩张及血流速度改变等，对诊断大动脉炎有较好的灵敏度和特异度。但胸主动脉因受心脏搏动和肺内气体等影响无法有效显示。

4. MRA 可实现全身动脉显像，“黑血”技术有助于显示血管腔狭窄程度，联合延迟扫描管壁强化可半定量评估血管壁炎症。

5. 动脉活检 病变早期为血管的外膜和外层的肉芽肿性炎症，有淋巴细胞、浆细胞和多核巨细胞等浸润，最终可侵犯血管壁全层，阳性率约1/3，活检阴性不能排除诊断。

四、诊断

目前TA诊断依据2022年美国风湿病学会/欧洲抗风湿病联盟（ACR/EULAR）联合制订的分类标准（表8-6-2）。

▼ 表8-6-2　2022年美国风湿病学会/欧洲抗风湿病联盟联合制订的大动脉炎分类标准

条目		评分/分
准入条件		
诊断年龄≤60岁		
影像学存在血管炎证据		
分类标准		
临床标准	女性	1
	血管炎引起的心绞痛或缺血性心脏疼痛	2
	上肢和/或下肢运动障碍	2
	动脉杂音	2
	上肢动脉搏动减弱	2
	颈动脉搏动减弱或触痛	2
	双上肢收缩压差≥20mmHg	1

续表

条目		评分/分
影像学标准	受累动脉数*	
	1支	1
	2支	2
	3支及以上	3
	对称动脉成对受累	1
	腹主动脉伴肾动脉或肠系膜动脉受累	3

注：必须满足2条准入条件的同时，分类标准评分总分≥5分者，诊断为大动脉炎；*为取最高分值；1mmHg=0.133kPa。

五、治疗与预后

1. 糖皮质激素 是治疗活动性TA的基础药。泼尼松起始量为1mg/（kg·d），至患者的全身炎症反应基本缓解后减量，以5~10mg/d维持1~2年以上。要注意长期应用糖皮质激素可能出现的不良反应，如骨质疏松、糖尿病和消化道疾病等。

2. 免疫抑制剂 与糖皮质激素合用能增加疗效。首选环磷酰胺，用量为每3~4周0.5~1.0g/m^2；还可选用硫唑嘌呤2~3mg/（kg·d）或甲氨蝶呤5~25mg/周。应注意药物副作用，如骨髓抑制、肝肾功能损害、胃肠道反应和出血性膀胱炎等。

3. 生物制剂 重型患者存在传统DMARDs禁忌时，可考虑生物制剂如IL-6受体拮抗剂托珠单抗，每月静脉滴注8mg/kg，或单抗类TNF抑制剂，连续应用至少6个月。但目前生物制剂的疗程尚无循证医学证据。

4. 对症治疗 酌情使用周围血管扩张药、抗血小板药、降压药等。

5. 外科手术治疗 对缓解期患者，如血管狭窄、闭塞影响脏器供血可考虑手术治疗，包括血管成形术、球囊扩张术、经皮腔内血管成形术或血管搭桥术等。

本病多缓慢起病，易形成侧支循环，只要不影响重要脏器供血，多数患者预后良好。5年生存率为92.9%，10年生存率为87.2%，常见死亡原因为脑梗死或脑出血、肾衰竭及心力衰竭。

第三节 巨细胞动脉炎

巨细胞动脉炎（giant cell arteritis，GCA）又称颞动脉炎，是一种原因不明的系统性血管炎，主要累及颈动脉的分支，特别是颞动脉。典型临床表现为颞侧头痛、间歇性下颌部运动障碍和失明三联症。GCA平均发病年龄为70岁，50岁以下者少见。GCA与风湿性多肌痛（polymyalgia rheumatica，PMR）密切相关。PMR是以颈部肌群、肩胛带肌群和骨盆带肌群的僵硬和疼痛为主要临床特征的一组疾病，50岁以上者好发。

一、临床表现

1. 全身表现 低热、食欲减退和体重减轻等。

2. 器官受累表现 颞侧头痛、间歇性下颌部运动障碍和失明称为GCA典型三联症。

（1）头痛：一侧或双侧颞部搏动性头痛，也可累及枕部或头部其他部位，呈烧灼样、刀割样或持续性钝痛。头皮可有触痛性结节，或头皮有压痛。触痛性结节沿颞动脉分布，具有诊断意义。查体可见颞浅动脉和枕动脉血管增粗、压痛、结节感和搏动减弱。

（2）间歇性下颌部运动障碍：由于咬肌和颞区肌肉受累，患者长时间说话或咀嚼可出现局部疼痛，此现象较特异。

（3）视力障碍：复视、眼睑下垂、一过性黑矇和视力下降，病情严重者可失明。缺血性视神经炎是导致失明的原因。

（4）部分患者有颈动脉和椎基底动脉狭窄或闭塞的症状，可致脑缺血或梗死。部分患者可有升主动脉受累，还可引起主动脉瘤，表现为上肢无力、发凉，脉搏减弱等。

（5）PMR主要表现为颈部肌肉、肩胛带肌肉和骨盆带肌肉僵硬和疼痛。

二、实验室检查

白细胞正常或稍高、轻到中度正色素性贫血、血小板增多；ESR增快，CRP升高；IL-6、补体和IgG水平可升高，ANA、ANCA多阴性。

三、诊断

根据2022年美国风湿病学会和欧洲抗风湿病联盟提出的巨细胞动脉炎分类标准（表8-6-3）。

▼ 表8-6-3 2022年美国风湿病学会和欧洲抗风湿病联盟巨细胞动脉炎分类标准

标准	评分/分
必要条件	
年龄≥50岁	
临床标准	
肩部/颈部晨僵	2
突然失明	3
下颌或舌活动不利	2
新发颞部头痛	2
头皮触痛	2
颞动脉检查异常	2

续表

标准	评分/分
实验室检查、影像学检查及活检标准	
红细胞沉降率≥50mm/h或C反应蛋白≥10mg/L	2
颞动脉活检阳性或颞动脉超声示“晕征”	5
双侧腋动脉受累	2
脱氧葡萄糖-正电子发射断层摄影示主动脉弥漫性活动性炎症	2
确诊标准：须确诊为大血管炎，且排除其他疾病后，年龄≥50岁，上述10项评分≥6分可确诊GCA。	

四、治疗与预后

1. 糖皮质激素　起始剂量多为泼尼松1mg/（kg·d），1周内症状可得以改善。眼部病变严重时，可予甲泼尼龙冲击治疗，症状缓解或实验室指标正常即可减量，大多数需要治疗1~2年以上。

2. 免疫抑制剂　可用环磷酰胺，用量为每3~4周0.5~1.0g/m^2。也可选用甲氨蝶呤或硫唑嘌呤等，要注意药物不良反应。

3. 生物制剂　IL-6受体拮抗剂托珠单抗对新发/复发GCA患者，在诱导缓解、维持病情缓解及减少缓解期病情复发等方面的作用已得到证实。

本病预后好，大部分患者可完全缓解。

第四节　结节性多动脉炎

结节性多动脉炎（polyarteritis nodosa，PAN）是一种主要累及中、小动脉的非肉芽肿性血管炎，可以累及人体多数器官，其中以皮肤、关节、周围神经、胃肠道和肾脏为多见。PAN的病因与发病机制尚不明确。PAN病理表现为中、小动脉的局灶性全层坏死性血管炎，多种炎症细胞浸润伴纤维素样坏死，管腔狭窄、动脉瘤和血栓形成。

一、临床表现

可出现发热、疲乏、体重下降等全身症状。系统症状因受累器官不同而表现不同。

1. 肾脏表现　40%~60%的患者出现不同程度的肾损害，常表现为高血压和轻、中度的氮质血症。

2. 肌肉与骨骼　关节痛、肌痛、肌无力和小腿肌肉压痛。

3. 神经系统　以周围神经病变为主，偶有中枢神经受累。周围神经损害包括多发性单神经炎和多神经炎。中枢神经损害包括脑梗死和癫痫。

4. 皮肤表现　皮肤紫癜、结节、坏死和溃疡，还可以表现为网状青斑和指/趾远端缺血或坏死。

5. 消化系统　常见腹痛、腹泻、恶心、呕吐、消化道出血及肝功异常，严重者出现肠梗死和穿孔。

6. 心脏　心律失常、心绞痛，严重者出现心肌梗死。

7. 生殖系统　男性患者可出现睾丸和附睾受累，临床表现为睾丸肿痛。女性患者可有卵巢受累。

二、辅助检查

1. 实验室检查　一般无特异性，可见白细胞计数升高、中性粒细胞比例升高、贫血、血小板计数升高、ESR增快、CRP升高和高球蛋白血症。可有非肾病范围蛋白尿和轻度血尿，但无活动性尿沉渣。约30%的患者乙肝表面抗原（HBsAg）阳性。

2. 影像学检查　彩色多普勒超声检查可见受累血管壁增厚、管腔狭窄、闭塞或动脉瘤形成；CT或MRI检查可见受累血管壁水肿，呈节段性分布；血管造影常见有肾、肝、肠系膜及其他内脏器官的中、小动脉有微小动脉瘤形成和节段性狭窄改变。

3. 血管活检　主要表现为受累器官的中、小动脉壁中性粒细胞浸润、纤维素样坏死，伴管腔狭窄或动脉瘤形成。

三、诊断

本病目前尚无公认的诊断标准，典型病理或血管造影结果有助于确诊。1990年ACR制订的结节性多动脉炎分类标准可供临床诊断参考（表8-6-4），该标准灵敏度为82.2%，特异度为86.6%。

▼ 表8-6-4　1990年ACR结节性多动脉炎分类标准

序号	标准
1	体重下降≥4kg
2	网状青斑
3	睾丸疼痛或触痛
4	肌肉疼痛、无力或下肢触痛
5	单神经病变或多神经病变
6	高血压，舒张压≥90mmHg

续表

序号	标准
7	血肌酐 >1.5mg/dl或尿素氮 >40mg/dl
8	血清HBV（乙型肝炎病毒表面抗原或抗体）阳性
9	动脉造影见动脉瘤或血管闭塞（除外动脉硬化、纤维肌性发育不良或其他非炎症性病变）
10	中小动脉活检可见中性粒细胞和单核细胞浸润
上述10项中，符合3项或3项以上者，可诊断为结节性多动脉炎。	

四、治疗与预后

治疗目的为积极控制病情，防止并发症出现。

1. **糖皮质激素** 是治疗本病的首选药物，起始剂量多为泼尼松1mg/（kg·d），待病情缓解后逐渐减量，并以小剂量维持1年以上。重症患者可予甲泼尼龙500~1 000mg/d冲击治疗3~5天，病情缓解后逐步减量。

2. **免疫抑制剂** 对于糖皮质激素抵抗者或重要脏器受累者应联合使用环磷酰胺（CTX）2~3mg/（kg·d）口服，或静脉冲击治疗，疗程1~2年。硫唑嘌呤2mg/（kg·d）口服或甲氨蝶呤每周10~15mg口服适用于不能耐受CTX的患者或使用CTX后的维持治疗。

3. **免疫球蛋白、血浆置换** 适用于难治性病例。

4. **生物制剂和小分子靶向药物** 近来已有多个关于肿瘤坏死因子（TNF）抑制剂、托珠单抗、托法替布和利妥昔单抗治疗PAN的个案报道，但目前仍不能替代激素和CTX作为治疗PAN的一线药物。

5. **其他** HBV感染的PAN患者需要联合抗乙肝病毒治疗。

PAN预后取决于是否有内脏和中枢神经系统的受累及病变严重程度。

第五节 肉芽肿性多血管炎

肉芽肿性多血管炎（granulomatosis with polyangitis，GPA）原称为Wegener肉芽肿（Wegener granulomatosis，WG），是一种坏死性肉芽肿性血管炎，主要侵犯上、下呼吸道和肾脏的小动脉、静脉及毛细血管，临床表现为鼻和鼻窦炎、肺病变和进行性肾衰竭。

一、临床表现

多系统受累，起病可急可缓。全身症状包括发热、乏力、厌食、体重下降、肌肉关节疼痛等。系统症状表现如下。

1. 上呼吸道症状　大多数患者以上呼吸道病变为首发症状，包括慢性鼻炎、鼻窦炎，流涕、鼻塞、鼻黏膜溃疡和结痂，鼻腔内有脓性或血性分泌物。严重者出现鼻中隔穿孔、鼻软骨破坏导致鞍鼻。

2. 下呼吸道症状　肺部病变是GPA基本特征之一。50%的患者起病时即有肺部表现，80%以上患者在病程中出现肺部病变。咳嗽、咯血、呼吸困难和胸痛是常见症状。X线检查可见中下肺野结节和浸润，部分伴空洞，20%可见胸腔积液。

3. 肾脏损害　大部分病例出现不同程度的肾脏病变，常见的表现为血尿、蛋白尿、细胞管型，严重者出现肾衰竭。

4. 其他　眼受累：GPA可以累及眼的任何结构，表现为突眼、视神经和眼肌损伤、结膜炎、角膜溃疡、巩膜炎、葡萄膜炎及视网膜血管炎；皮肤病变：下肢可触及的紫癜、溃疡、斑丘疹和皮下结节；神经系统损害：以周围神经病变最常见，多发性单神经炎是主要病变类型。

上、下呼吸道和肾脏损害表现具有诊断意义。

二、辅助检查

1. 实验室检查　轻度贫血、白细胞升高、ESR增快和CRP升高均为非特异性改变。在典型三联症病例中约90%为c-ANCA阳性，病情缓解时c-ANCA滴度下降或转阴，因此c-ANCA是GPA诊断和疗效评价的重要指标。

2. 影像学检查　上呼吸道X线检查可显示鼻窦黏膜增厚、鼻或鼻窦骨质破坏。胸部CT显示肺的多发病变，以双下肺为重，结节样病灶最常见，还可有粟粒样、局灶性浸润及空洞形成。结节样病灶表现呈迁移性变化。有肺内弥漫性毛玻璃样改变时，则提示可能有肺泡出血。

3. 病理　鼻窦及鼻病变组织活检示坏死性肉芽肿和/或血管炎。肾活检示节段性坏死性肾小球肾炎，伴新月体形成，免疫组化示寡免疫复合物沉积。皮肤活检示白细胞破碎性血管炎。

三、诊断

目前诊断主要采用1990年ACR分类标准（表8-6-5），该标准灵敏度为88.2%，特异度为92.0%。

▼ 表8-6-5　1990年美国风湿病学会肉芽肿性多血管炎分类诊断标准

项目	标准
1. 鼻或口腔炎症	逐渐加重的痛性或无痛性口腔溃疡，脓性或血性鼻分泌物
2. 异常的胸部X线片	胸片显示有结节、固定位置的肺浸润或空洞存在
3. 尿沉渣异常	镜下血尿（红细胞 >5个/HPF）或尿沉渣中有红细胞管型
4. 组织活检有肉芽肿炎性改变	组织学改变显示在动脉壁、血管周围，或血管外有肉芽肿炎性改变
具备上述2项或2项以上者，可诊断为GPA。	

四、治疗与预后

早期如能积极治疗，对预后有明显的改善。

1. 糖皮质激素　活动期使用泼尼松1~2mg/（kg·d），治疗4~6周或疾病活动控制后开始逐渐减量并以小剂量维持。病情严重者如中枢神经系统血管炎、呼吸道病变并低氧血症、肺泡出血和进行性肾衰竭，可用甲泼尼龙0.5~1.0g/d，连用3天后改为泼尼松1~2mg/（kg·d），并依病情逐渐减量。

2. 免疫抑制剂　环磷酰胺（CTX）为首选免疫抑制剂，用量为每3~4周静脉输注0.5~1.0g/m^2，或口服2mg/（kg·d）。如不能耐受CTX，可用甲氨蝶呤10~25mg/周，或用硫唑嘌呤2~3mg/（kg·d）、环孢素3~5mg/（kg·d）和吗替麦考酚酯2g/d等。用CTX时，应注意监测药物的不良反应如肝肾功能损害、骨髓抑制、胃肠道反应和出血性膀胱炎等。

3. 生物制剂　以B细胞为靶向的单克隆抗体利妥昔单抗在诱导缓解中的疗效与CTX相比无显著差异。对复发的患者，利妥昔单抗的诱导缓解率高于CTX。

4. 血浆置换　无论是新发或复发的患者，对因急进性肾小球肾炎导致的血肌酐水平>500mmol/L（5.7mg/dl）或须进行透析治疗者，须行血浆置换治疗。严重的肺泡出血亦是血浆置换的指征。

未经治疗的患者90%以上在2年内死亡，主要的死亡原因是肾衰竭和感染。早期有效治疗可改善预后，80%的患者存活时间已超过5年。

第六节　嗜酸性肉芽肿性多血管炎

嗜酸性肉芽肿性多血管炎（eosinophilic granulomatosis with polyangitis，EGPA）又称Churg-Strauss综合征（Churg-Strauss syndrome，CSS），是一种坏死性肉芽肿性血管炎，其病理学特点包括坏死性血管炎、嗜酸性粒细胞浸润和血管外肉芽肿形成。

一、临床表现

疾病早期主要表现为过敏性鼻炎（常伴鼻息肉）和成年起病的支气管哮喘。血管炎表现包括：肺浸润，影像学表现为大叶性、间质性和结节样浸润影，位置不固定、呈游走性；周围神经病变如多发单神经炎或多神经病；皮肤损害包括紫癜、结节或溃疡；胃肠道受累，表现为腹痛、腹泻和消化道出血；心脏受累是死亡的重要原因；肾损害发生率较MPA和GPA低，程度亦较轻。

二、辅助检查

多数患者外周血嗜酸性粒细胞计数>1.5×10^9/L，部分患者血清IgE升高。约40%的患者ANCA阳性，以MPO-ANCA多见。胸部X线检查可见一过性片状、结节性肺浸润或弥漫性间质性病变。病变组织活检可见坏死性血管炎、嗜酸性粒细胞浸润和血管外肉芽肿形成。

三、诊断与鉴别诊断

目前诊断主要采用1990年ACR分类标准（表8-6-6），该标准灵敏度为85.0%，特异性为99.2%。

▼ 表8-6-6 1990年美国风湿病学会嗜酸性肉芽肿性多血管炎的分类标准

序号	标准
1	哮喘
2	外周血嗜酸性粒细胞增多，占白细胞总数的10%以上
3	单发性或多发性神经病变
4	非固定性肺内浸润
5	鼻窦病变
6	血管外嗜酸性粒细胞浸润
上述6项中，符合4项或4项以上者，可诊断为嗜酸性肉芽肿性多血管炎	

四、治疗与预后

糖皮质激素是目前公认的一线药物。治疗使用泼尼松1~2mg/（kg・d），症状缓解后逐渐减量维持。危重症患者可用大剂量甲泼尼龙冲击治疗。重要脏器受累者联用免疫抑制剂如环磷酰胺、硫唑嘌呤等。人源化IL-5单克隆抗体美泊利单抗（mepolizumab）可有效治疗EGPA，降低EGPA复发率，减少激素用量，对难治性EGPA可考虑使用。

本病5年生存率78.9%；预后不良因素：氮质血症（血清肌酐＞140μmol/L）、蛋白尿（尿蛋白＞1g/24h）、胃肠道受累、心肌病变和中枢神经系统受累。

第七节 显微镜下多血管炎

显微镜下多血管炎（microscopic polyangitis，MPA）是一种节段性坏死性血管炎，可侵犯肾、皮肤和肺等脏器的小动脉、微动脉、毛细血管、微静脉和小静脉。MPA病理特征为小血管的节段性纤维素样坏死，不伴肉芽肿形成。

一、临床表现

典型症状包括肾、肺和皮肤的受累。

1. 全身症状可有发热、乏力、厌食、体重下降等。

2. 肾损害是本病最常见的临床表现，多数出现急性肾小球肾炎，临床表现为血尿、蛋白尿、水肿和高血压，可迅速进展出现肾衰竭。

3. 半数患者出现肺泡壁毛细血管炎，12%~29%发生弥漫性肺泡出血，部分患者可在弥漫性肺泡出血基础上出现肺间质纤维化。

4. 皮肤损害包括各种类型皮疹，紫癜和充血性斑丘疹最多见。

5. 神经系统损害以周围神经病变为主，偶有中枢神经受累。

二、辅助检查

血常规提示贫血、白细胞和血小板计数增多。尿检提示镜下血尿、各种管型及蛋白尿。部分患者血肌酐升高。急性期ESR增快，CRP升高。60%~85%的MPA患者ANCA阳性，其中约60%为MPO-ANCA阳性，约40%为PR3-ANCA阳性。肾脏病理特征为肾小球节段性纤维素样坏死和新月体形成，免疫组化示寡免疫复合物沉积，具有重要的诊断意义。

三、诊断与鉴别诊断

目前MPA无统一标准。有以下表现者要考虑本病可能。

1. 中老年男性患者，有全身症状。

2. 肾损害表现如蛋白尿、血尿和急进性肾功能不全等。

3. 有哮喘、咳嗽、咯血和胸痛。

4. 全身多器官受累表现如皮肤、耳、眼、心脏和神经系统表现。

5. p-ANCA阳性。

6. 肾和肺活检可帮助诊断。

应与PAN、GPA、肺出血-肾炎综合征和EGPA鉴别。

四、治疗与预后

一般应首选糖皮质激素及环磷酰胺的联合治疗，其他治疗包括大剂量静脉丙种球蛋白治疗、血浆置换等。

1. 糖皮质激素　泼尼松1mg/（kg·d），晨起顿服或分次服用，一般服用4~8周后减量，建议小剂量（10~15mg/d）维持两年或更长。重症患者给予甲泼尼龙冲击治疗，0.5~1.0g静脉滴注，每日1次，连续3天。

2. 环磷酰胺　口服剂量2~3mg/（kg·d），持续12周。静脉冲击疗法，剂量0.5~1g/m^2，每月1次，连续6个月，以后每3个月1次，直至病情稳定后1~2年或更长时间可停药观察。

3. 其他　对于有肾损害的患者应严格控制血压在正常范围，推荐使用血管紧张素转换酶抑制剂或血管紧张素Ⅱ受体阻滞剂。

MPA的5年存活率为45%~76%。预后取决于受累脏器与严重程度，尤其是肾脏和肺脏病变的严重程度。

第八节　贝赫切特病

贝赫切特病（Behcet disease，BD）也称白塞病，是一种慢性全身性血管炎性疾病，临床表现以口腔溃疡、生殖器溃疡、眼炎和皮肤损害为特征，同时也可累及多个器官和系统。根据受累部位不同分为血管型、胃肠型和神经型等。有大中动脉、静脉受累者称为血管型；有胃肠道溃疡、出血和穿孔者称为胃肠型；有中枢或周围神经受累者称为神经型。本病有较强的地域分布差异，东亚、中东和地中海沿岸为高发区，故被称为丝绸之路病，青壮年男性多见。

一、临床表现

全身系统均可受累。

1. 基本症状　① 口腔溃疡：是BD的首发症状，病变可在口腔任何部位，可单发或多发。发作期间在颊黏膜、唇、舌缘、咽、扁桃体和软腭等处出现单个或多个红色痛性小结，后形成溃疡，直径2~3mm。溃疡可持续1~2周，好转后不留瘢痕。上述发作每年至少3次，口腔溃疡是诊断BD必备的症状。② 生殖器溃疡：在患者的大、小阴唇、阴道、宫颈、肛周、阴囊和阴茎等处，均可看到单个或多个溃疡发作。此部位病变比口腔溃疡深大，剧痛多见。但发作次数比口腔溃疡少。③ 眼炎：男性发病率比女性高。可有葡萄膜炎、结膜炎、角膜溃疡、脉络膜炎、视网膜炎和视神经炎等。上述情况反复发作，可导致患者失明。④ 皮肤病变：以下肢结节红斑最常见和具有特异性。还可有疱疹、假性毛囊炎、浅表栓塞性静脉炎、痤疮样毛囊炎和环形红斑等表现。⑤ 关节炎表现：为非对称性大关节的红、肿、热、痛，但关节破坏少，常累及膝关节和踝关节。

2. 系统症状　除了上述临床表现外，部分患者还可有以下系统病变：① 神经系统损害，也称为神经BD。神经BD提示病情严重，预后差，男性多见。表现有头痛、头晕、癫痫、无菌性脑膜炎、偏瘫、感觉障碍、意识障碍和周围神经病变等。② 胃肠道病变，也称为肠BD。表现有上腹饱胀不适、嗳气和隐痛等。在食管下段、升结肠、回盲部和直肠部位常可有溃疡发生，表现为腹痛、腹泻和血便等，严重者可发生肠出血和穿孔等。③ 血管病变，可有大血管炎表现，如头晕、晕厥和无脉等。下肢溃疡最常见，病变原因为血栓性静脉炎和静脉血栓形成。④ 肺部病变，胸闷、气短、咯血、动脉瘤、肺梗死和动静脉血栓等。⑤ 其他，可有蛋白尿、血尿、附睾炎等。

二、辅助检查

急性期或疾病活动期可出现贫血、白细胞和血小板计数升高、ESR增快和CRP升高；但抗核抗体谱、ANCA、抗磷脂抗体等均无异常。补体水平及循环免疫复合物亦正常，仅有时有轻度球蛋白增高。约40%患者结核菌素（PPD）试验强阳性。

针刺反应试验是诊断BD的特异性体征。用20号无菌针头在前臂屈面中部斜行刺入约0.5cm沿纵向稍作捻转后退出，24~48小时后局部出现直径 >2mm的毛囊炎样小红点或脓疱疹样改变为阳性。静脉穿刺或皮肤创伤后出现的类似皮损具有同等价值。

三、诊断与鉴别诊断

目前BD诊断广泛采用2014年白塞病国际研究小组提出的分类标准（表8-6-7），该标准敏感度为94.8%，特异度为90.5%。

▼ 表8-6-7　2014年白塞病国际研究小组提出的白塞病分类标准

症状/体征	评分/分
眼部病变（前葡萄膜炎，后葡萄膜炎，视网膜血管炎）	2
生殖器阿弗他溃疡	2
口腔阿弗他溃疡	2
皮肤病变（结节性红斑、假性毛囊炎）	1
神经系统表现	1
血管受累（动静脉血栓、静脉炎或浅静脉炎）	1
针刺试验阳性[a]	1

注：a.针刺试验是可选项，主要评分系统不包括针刺试验，如果进行了针刺试验，且结果为阳性，则额外加1分。评分≥4分提示BD。

四、治疗与预后

1. 对症治疗　根据患者的不同临床症状而应用不同的药物。非甾体抗炎药对关节炎的炎症有效。秋水仙碱对有关节病变及结节性红斑者可能有效，对口腔溃疡者也有一定疗效。剂量为0.5mg，每日2~3次。轻型的前葡萄膜炎可给予含糖皮质激素的滴眼液或眼膏。沙利度胺对黏膜溃疡，特别是口腔黏膜溃疡有较好的疗效，剂量25~50mg/d，有引起海豹胎畸形的不良反应。

2. 内脏血管炎和眼炎的治疗　内脏系统的血管炎治疗主要为糖皮质激素和免疫抑制剂，可根据病变部位和进展来选择药物的种类、剂量和给药途径。免疫抑制剂可以选择环磷酰胺、硫唑嘌呤、吗替麦考酚酯和环孢素等。服药期间必须根据临床表现不断调整剂量，同时严密监测可能的不良反应。

3. 生物制剂　对于新发的后葡萄膜炎（单侧受累，视力<0.2；或双侧受累），或顽固的后葡萄膜炎、神经白塞病、血管白塞病、肠白塞病、皮肤黏膜受累、关节炎，经常规治疗无效，可考虑使用TNF抑制剂。近年来有IL-6拮抗剂治疗眼部病变、肠白塞病、血管白塞病有效的报道。

4. 手术　有动脉瘤者应结合临床予以介入治疗或手术治疗。

大部分患者预后好，如伴有眼炎者可有视力下降，甚至失明。累及心血管、中枢神经系统和胃肠道者死亡率高。

学习小结

血管炎是指以血管壁的炎症、结构破坏和管腔狭窄，以及受累血管相应供血组织、器官缺血和功能障碍为特征的一组自身免疫性疾病。基本病理改变包括：① 管壁炎性细胞浸润；② 动脉瘤形成；③ 内皮细胞和纤维组织增生。其临床表现复杂多样、缺乏特异性，主要取决于受累血管的类型和大小。其中，大动脉炎累及主动脉及其主要分支，引起血管不同部位动脉狭窄或闭塞，出现相应部位缺血表现。结节性多动脉炎则是一种非肉芽肿性血管炎，主要累及中、小动脉，以皮肤、关节、周围神经、胃肠道和肾脏为多见。肉芽肿性多血管炎则是一种坏死性肉芽肿性血管炎，主要侵犯上、下呼吸道和肾脏的小动脉、静脉及毛细血管，临床表现为鼻和鼻窦炎、肺病变和进行性肾衰竭。贝赫切特病是一种慢性全身性血管炎性疾病，临床表现以口腔溃疡、生殖器溃疡、眼炎和皮肤损害为特征，同时也可累及多个器官和系统，根据受累部位不同分为血管型、胃肠型和神经型等。ANCA与小血管炎密切相关，有助于临床诊断，如c-ANCA与GPA相关，p-ANCA与MPA及EGPA相关。早期诊断、早期治疗是系统性血管炎治疗的关键。糖皮质激素是治疗的基础药物，与免疫抑制剂联用往往能得到更好的效果。

（赵成）

复习参考题

1. 简述中性粒细胞胞浆抗体（ANCA）的分型和临床意义。
2. 试述大动脉炎的典型临床表现。

第七章　类风湿关节炎

08篇07章

学习目标

掌握　类风湿关节炎的临床表现和实验室检查。
熟悉　类风湿关节炎的分类诊断标准与鉴别诊断；类风湿关节炎治疗的主要药物。
了解　类风湿关节炎的发病机制。

类风湿关节炎（rheumatoid arthritis，RA）是一种以慢性侵蚀性、对称性多关节炎为特征的全身性自身免疫病，基本病理改变为受累关节滑膜慢性炎症，滑膜血管翳形成、并侵蚀破坏关节软骨和软骨下骨，最终导致关节畸形和功能丧失。患者血清中可出现类风湿因子、抗瓜氨酸化蛋白抗体（ACPA）等多种自身抗体。早期诊断及早期规范治疗至关重要，可减少不可逆关节损伤畸形与内脏损害的发生。

RA呈全球性分布，患病率为0.18%~1.07%不等，我国的患病率为0.32%~0.36%。RA可发生于任何年龄，以35~50岁为发病高峰，一般女性发病多于男性，男女比例为1∶3。

一、病因与发病机制

RA的病因及发病机制至今仍然未阐明，研究发现RA是在遗传易感性基础上，由感染、性激素紊乱、理化因素等多因素共同作用，发生自身免疫反应，导致关节及周围组织炎性损伤。

1. 遗传因素　流行病学调查显示RA有家族聚集性，同卵双生子的共患病率为53%~65%，远高于一般人群。RA的发病与MHC Ⅱ类基因*HLA-DRB1*有高度相关。

2. 内分泌因素　育龄女性RA的发病率明显高于同龄男性及老年女性，而妊娠的最后三个月RA的病情常出现缓解，说明性激素参与了RA的发病及发展过程。研究表明，雌激素通过调节B淋巴细胞、T淋巴细胞的凋亡和功能以及促进滑膜成纤维细胞样细胞分泌基质蛋白酶等加剧RA的发病。

3. 环境因素　许多病原体包括病毒、反转录病毒及细菌、支原体、衣原体等与RA的发病相关，但确切的病原学联系尚未确定。研究已经证明，EB病毒编码的EBNA蛋白一段富含R-G的多肽序列经瓜氨酸化之后，其抗原性增强，RA患者中抗此瓜氨酸化多肽抗体的阳性率及滴度均显著增高。吸烟能够显著增加RA的风险，且与ACPA阳性RA的发病更相关。

4. 自身免疫反应　各种因素诱导产生的自身抗原多肽通过抗原递呈细胞激活Th细胞，进而活化B细胞、Tc细胞、NK细胞、巨噬细胞和滑膜成纤维细胞样细胞（fibroblast-like synovial

cells，FLS），促使多种致炎性细胞因子、补体、氧自由基、基质金属蛋白酶（MMPs）及自身抗体等炎症介质产生增多，引起滑膜炎、血管炎，进而破坏骨及软骨，导致典型的RA病理改变。

RA中存在复杂的细胞因子相互作用网络，包括IL-1、IL-6、TNF-α、IL-17、IL-23、TGF-β、IL-10等，促使滑膜处于慢性炎症增生与组织破坏状态，并引起低热、乏力、贫血、消瘦等全身表现。

5. 其他因素 除了感染、遗传及内分泌因素，季节、寒冷、潮湿、外伤、早产，长期接触铅、汞、砷，长期吸烟及精神刺激等均可成为RA的风险因素或诱因。

二、病理

1. 滑膜炎（synovitis） 是RA的基本病理改变，主要表现为滑膜的炎性细胞浸润、血管增生、软骨与软骨下骨组织破坏。急性期滑膜表现为淋巴细胞及单核细胞浸润、滑膜水肿及纤维蛋白沉积，滑膜内皮细胞的增生和肥大。随病变进展淋巴细胞形成以血管为中心的灶性浸润。

滑膜血管翳（synovial pannus）是关节破坏、畸形、功能障碍的病理基础。滑膜肥厚呈绒毛状突起，局部可有基质金属蛋白酶增多、蛋白多糖减少及细胞因子分泌增加。血管翳突向关节腔或侵入到软骨和软骨下的骨质，导致软骨变性和降解，引起骨侵蚀和破坏。病变晚期出现新生血管和大量被激活的成纤维细胞，以纤维增生为主。

2. 坏死性血管炎（necrotizing vasculitis） 侵及中、小动脉和/或静脉。急性期病理表现为血管壁纤维素样坏死、炎症细胞浸润，随后出现血管壁纤维化。可发生在关节外的任何组织，累及肢体、周围神经及内脏。类风湿结节是血管炎的一种表现，常见于关节伸侧受压部位的皮下组织，也见于肺或其他内脏组织，在组织学上，结节的中心为纤维素样坏死组织，周围有栅状排列的吞噬细胞及纤维细胞。

三、临床表现

RA大多为慢性起病，表现为对称性、持续性的多关节肿胀和疼痛、僵硬，以手足小关节受累最为多见，中轴骨关节（除颈椎外）通常不受累。中、晚期的患者可有关节畸形、功能丧失与脏器损害。

1. 关节表现

（1）疼痛与触痛：通常是本病最早出现的关节症状，最常见的部位是近端指间关节（proximal interphalangeal，PIP）、掌指关节（metacarpophalangeal，MCP）、腕关节（wrist joint，WJ），也可累及足趾、膝、踝、髋、肩、肘、胸肋、颞颌、颈椎关节等。受累关节多呈对称性，疼痛多持续性，常伴有压痛。

（2）关节肿胀：关节肿胀是由于组织水肿、关节腔积液、滑膜增生所致。常见的部位为腕、掌指关节、近端指间关节和膝关节等，也可发生于任何关节，多呈对称性。

（3）晨僵：是指关节活动时的僵硬感和胶着感，活动后减轻。可见于多种关节炎，但在RA最为突出，常超过1小时。

（4）关节畸形：病变晚期由于滑膜炎、软骨与骨组织破坏、关节周围支持性肌肉筋膜组织的萎缩及韧带牵拉，引起掌指、指间关节半脱位或脱位，导致出现关节破坏、关节强直和畸形。表现为手指的“天鹅颈”“纽扣花”、尺侧偏斜、蛇形手、爪形手畸形等（图8-7-1、图8-7-2）。

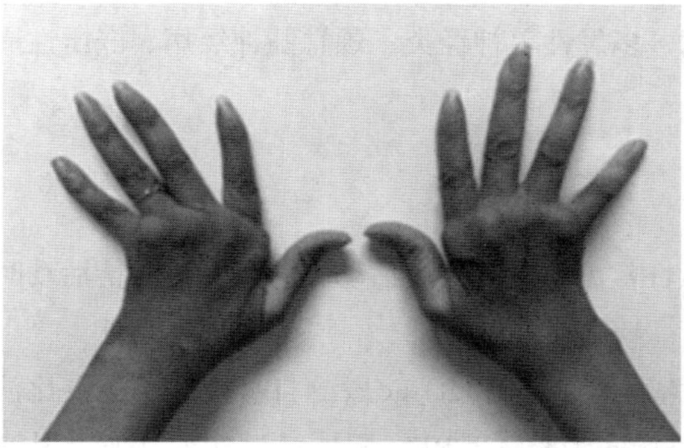

▲ 图8-7-1　类风湿关节炎双手尺侧偏斜

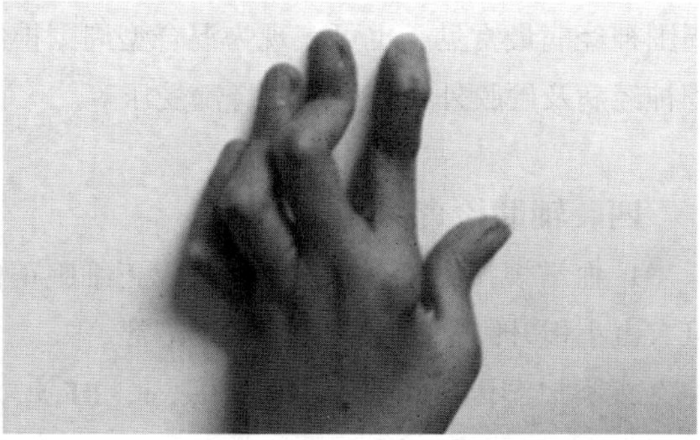

▲ 图8-7-2　类风湿关节炎手指天鹅颈（示指）和纽扣花畸形（中指、环指和小指）

（5）特殊关节受累的表现：① 颈椎，最早和最常见的症状是颈痛，向上放射到枕部，最常见寰椎向前移位，有时因半脱位而出现脊髓受压症状；② 肩关节，最常见的症状是局部疼痛和活动受限，因关节周围有较多软组织包围很难发现关节肿胀；③ 颞颌关节，可出现讲话或咀嚼时疼痛加重，偶可出现急性疼痛和张口困难。

2. 关节外表现

（1）类风湿结节：多发于尺骨鹰嘴下方及跟腱附近等关节伸侧易受摩擦的骨突起部位，结节大小不一、质硬、多无压痛，也可见于内脏胸膜、心包膜、肺等。多见于RF阳性、RA病情活动性高者。皮下与纵隔可见多处淋巴结增生肿大，少数有发热、贫血、消瘦、疲乏。

（2）类风湿血管炎：重症RA者可出现血管炎，多见于RF阳性患者。表现各异，包括瘀点、紫癜、指/趾坏疽、梗死、网状青斑等，也可出现皮肤深大溃疡。

（3）呼吸系统：10%~30%的RA患者可出现呼吸系统损害。

1）肺间质病变：为最常见也是最严重的肺病变。可表现为从亚临床肺部炎症到终末期肺纤维化等多种症状。早期诊断依赖于肺部影像学如肺部HRCT和肺功能测定。

2）胸膜炎：见于约10%的患者，少有临床症状，为单侧或双侧性的少量胸水，大量胸水罕见。胸水呈渗出性。

3）结节样改变：肺内出现单个或多个结节，为肺内的类风湿结节。尘肺患者合并RA时可出现大量肺结节，称为Caplan综合征，也称类风湿性尘肺病。

（4）循环系统：RA患者发生心血管病风险增高48%。心脏损害多见于伴发血管炎的RA及RF阳性者，可出现于病程的任何阶段。RA是早发动脉粥样硬化和冠心病的独立危险因素。

（5）泌尿系统：RA的肾脏受累少见，病理可以表现为膜性和系膜性肾小球肾炎、IgA肾病、肾淀粉样变性等。也可继发于药物治疗。

（6）血液系统：RA患者可有轻度的正细胞正色素性贫血，RA贫血患者中3/4为慢性病贫血，1/4对铁剂治疗有效。RA患者血小板增多常见，与RA关节外症状和疾病活动性明显相关。费尔蒂（Felty）综合征指RA患者伴有脾大、中性粒细胞减少，有的伴有贫血和血小板减少。

（7）神经系统：可因血管炎或神经末梢变性及脱髓鞘所致，也可由于神经受压所致。感觉型周围神经病最常见，也可表现为混合型周围神经病、多发性单神经炎、颈脊髓神经病、嵌压性周围神经病及硬膜外结节引起的脊髓受压等。

四、辅助检查

1. 血常规　有轻至中度贫血，以正细胞正色素性常见，多与病情活动程度有关。病情活动时可有血小板升高，病情缓解后降至正常。

2. 类风湿因子（rheumatoid factor，RF）　是RA血清中针对IgG Fc段的自身抗体，免疫比浊法测定有4种类型，即IgM、IgA、IgG及IgE型。临床多为IgM型RF，阳性率为60%~78%，其滴度与RA活动性和关节外表现的严重性相关。RF也可出现于其他自身免疫病如系统性红斑狼疮、原发性干燥综合征，慢性感染，恶性肿瘤等患者及1%~5%的健康人群中。

3. 抗瓜氨酸化蛋白抗体（anti-cyclic citrullinated protein/peptide autoantibodies，ACPA）　是指一组针对含有瓜氨酸化表位的自身抗体的统称，包括抗核周因子抗体（APF）、抗角蛋白抗体（AKA）、抗聚丝蛋白抗体（AFA）、抗环瓜氨酸多肽（CCP）抗体、抗瓜氨酸化纤维蛋白原抗体（ACF）、抗突变型瓜氨酸波形蛋白抗体（MCV）等，对RA诊断的特异度均高于RF。

4. 急性期反应物　ESR和CRP与疾病活动度密切相关，在疾病的活动期二者升高，病情缓解时可恢复至正常。

5. 免疫复合物/球蛋白和补体　免疫球蛋白升高，C3和C4大多正常，甚至稍高，少数有血管炎患者可出现低补体血症。

6. 关节滑液　RA患者滑液为炎性，量增多，呈淡黄色、薄雾状。滑液中白细胞总数可达（5.0~50）$\times 10^9$/L，细菌培养阴性，有助于与感染性关节炎鉴别。

7. X线　早期X线表现为近端指间关节周围软组织肿胀及关节附近骨质疏松，随病情进展可出现典型的X线表现即关节面模糊、毛糙及囊性变，晚期出现关节间隙变窄、关节融合或脱位。在晚期由于关节炎症及失用还可出现普遍性骨质疏松。

8. MRI检查　MRI具有多层面、多序列成像，无电离辐射及骨性伪影等优点，在显示软组织病变方面优于X线和CT检查，因此对显示RA早期滑膜炎症与骨髓水肿的灵敏度较高。

9. 超声检查　高频超声能清晰显示关节腔、关节滑膜、滑囊、关节腔积液、关节软骨厚度及形态等，可以检查出炎性关节炎的滑膜，发现细小的骨质破坏。彩色多普勒血流显像（CDFI）和彩色多普勒能量图（CDE）能直观地检测关节组织内血流的分布，显示滑膜炎症等病理改变，对早期病变具有很高的灵敏度。超声检查还可以动态判断关节积液量的多少和距体表的距离，用以指导关节穿刺及治疗。但超声检查的特异度较差，检查者操作水平的差异导致可比较性较差。

10. 关节镜及针刺活检　关节镜对诊断及治疗均有价值，滑膜分子病理检查可以提供有关疾病活动性和关节内炎症程度的信息，未来可能有助于RA的精准靶向治疗。

五、诊断与鉴别诊断

1. RA的临床诊断常采用美国风湿病学会（ACR）1987年修订的分类标准（表8-7-1），符合7项条目中至少4项可诊断RA。但对于早期、不典型及非活动性RA易漏诊。2010年ACR和欧洲抗风湿病联盟（EULAR）联合提出了新的RA分类标准和评分系统（表8-7-2）。

▼ 表8-7-1　1987年ACR修订的RA分类标准

序号	分类	标准
1	晨僵	关节或周围晨僵持续至少1h
2	≥3个关节区的关节炎	医生观察到下列14个关节区域（两侧的近端指间关节、掌指关节、腕、肘、膝、踝及跖趾关节）中至少3个有软组织肿胀或积液
3	手关节炎	腕、掌指或近端指间关节区中，至少1个关节区肿胀
4	对称性关节炎	左、右两侧关节同时受累（双侧近端指间关节、掌指关节及跖趾关节受累时，不一定绝对对称）
5	类风湿结节	医生观察到在骨突部位、伸肌表面或关节周围有皮下结节
6	血清RF阳性	任何检测方法证明血清中RF含量升高（所用方法在健康人群中阳性率<5%）
7	影像学改变	在手和腕的后前位像上有典型的RA影像学改变：必须包括骨质侵蚀或受累关节及其邻近部位有明确的骨质脱钙

注：以上7项满足4项或4项以上并除外其他关节炎者可诊断为RA（要求第1~4项病程至少持续6周）。

▼ 表8-7-2　2010年ACR/EULAR的RA分类标准

项目	数量	评分/分
关节受累情况		（0~5）
中大关节	1个	0
	2~10个	1
小关节	1~3个	2
	4~10个	3
至少1个为小关节	>10个	5
血清学指标		（0~3）
RF和抗CCP抗体均阴性		0
RF和抗CCP抗体低滴度阳性		2
RF或抗CCP抗体高滴度阳性（正常上限3倍）		3

续表

项目	数量	评分/分
滑膜炎持续时间		（0~1）
<6周		0
≥6周		1
急性时相反应物		（0~1）
CRP和ESR均正常		0
CRP或ESR异常		1

注：受累关节指关节肿胀疼痛，小关节包括掌指关节、近端指间关节、第2~5跖趾关节、腕关节，不包括第一腕掌关节、第一跖趾关节和远端指间关节；大关节指肩、肘、髋、膝和踝关节。

2. 鉴别诊断

（1）骨关节炎：多见于中老年人，起病缓慢。膝、髋等负重关节首发多见、手及脊柱关节也易受累，手指以远端指间关节出现骨性增生和结节为特点，而掌指、腕和其他关节较少受累。关节痛以活动后疼痛加重、休息后缓解为特点，晨僵多小于半小时。查体膝关节有摩擦感。RF、抗CCP抗体及ESR、CRP多正常。X线示关节间隙狭窄、关节边缘呈唇样增生或骨赘形成。

（2）强直性脊柱炎：青壮年男性多见，起病缓慢，有家族聚集发病倾向。主要侵犯骶髂及脊柱关节，常出现肌腱端如椎旁、股骨大转子、跟腱、足底、胸锁关节等肌腱或韧带附着点疼痛。下肢大关节非对称性的寡关节炎。关节外表现多为虹膜睫状体炎。90%以上的患者HLA-B27阳性，类风湿因子阴性。X线检查有骶髂关节骨质侵蚀、破坏或融合表现，椎旁韧带骨化钙化，晚期脊柱可呈竹节状改变。

（3）反应性关节炎（reactive arthritis，ReA）：青年男性多见。起病急，发病前常有肠道或泌尿道前驱感染史。外周大关节尤其是下肢关节以非对称性受累为特点。关节外表现主要为眼炎、尿道炎、龟头炎及发热等。类风湿因子阴性。

（4）银屑病关节炎（psoriatic arthritis，PsA）：临床有中轴型、对称关节型、非对称关节型3种，关节受累比RA少，以手指或足趾远端关节受累为主，也可有关节畸形，常伴有特征性银屑疹和指甲病变。银屑病皮损可以早于、同时或晚于关节炎出现。RF阴性，HLA-B27可阳性。

（5）痛风性关节炎：多见于40岁以上男性，易有高代谢症候群。呈反复发作，起病急。好发部位为单侧第一跖趾关节，局部红肿热痛。慢性痛风性关节炎患者可在关节、耳郭等部位出现痛风石。急性发作时多数有血尿酸增高，后期有肾结石、尿酸性肾病、肾功能不全出现。

（6）系统性红斑狼疮（SLE）：少数以关节症状为首发的系统性红斑狼疮患者因近端指间关节肿胀和晨僵而易被误诊为RA。但SLE患者的关节病变多较轻，患者常常伴有发热、面部红斑、光过敏、反复口腔溃疡、蛋白尿、血细胞三系减少等表现，血清ANA、dsDNA、Sm阳性，补体降低等有助于鉴别。

六、类风湿关节炎疾病活动性评估

欧洲抗风湿病联盟2009年提出了类风湿关节炎的达标治疗（treat-to-target），RA治疗目标是达到病情缓解或低度活动度，需要调整治疗方案，以期尽早控制病情活动。判断RA活动性的指标包括关节肿胀和压痛的数目、程度、炎性指标（ESR、CRP等）。临床上可采用简化疾病活动指数（SDAI）、临床疾病活动指数（CDAI）、疾病活动评分（DAS28，评估28个关节）等标准评价病情活动度。

七、治疗

RA的治疗原则为早期、规范治疗，定期监测与随访。RA的治疗目标是达到疾病缓解或低疾病活动度，即达标治疗，最终目的为控制病情、减少致残率，改善患者的生活质量。

RA治疗措施包括一般治疗、药物治疗、外科手术等。

（一）一般治疗

教育患者知晓其病情，配合长期规范用药与长期随访，戒烟少饮酒，规律生活。适当的理疗、功能锻炼（恢复期）、外用药等。

（二）药物治疗

药物治疗主要包括非甾体抗炎药、糖皮质激素、改变病情抗风湿药（DMARDs），其中DMARDs包括传统合成DMARDs、生物制剂和小分子靶向药物。

1. 非甾体抗炎药（non-steroidal anti-inflammatory drugs, NSAIDs） 是一组作用机制相似（抑制COX合成前列腺素）但化学结构不同的药物，是最常用的RA镇痛抗炎治疗药物，起效迅速，可快速缓解关节肿痛等症状。NSAIDs药物一般单用，不宜2种以上联合应用。主要副作用是胃肠道症状、增加心血管事件的发生及肝肾功能损害等。应根据患者年龄、胃肠道及心血管状态个体化选择用药。

2. 糖皮质激素 简称激素，能迅速改善关节肿痛和全身症状。激素治疗RA的原则是小剂量、短疗程，病情缓解后应尽快将激素减量至停用。有关节外表现伴有脏器损伤的RA患者，特别是继发血管炎的患者，可以使用中到大量激素治疗。关节腔注射激素有助于减轻局部关节炎症，但过频的关节腔穿刺可能增加感染风险，并可发生类固醇晶体性关节炎。

3. 传统合成DMARDs 是一组作用机制不完全清楚，起效缓慢，可以延缓关节破坏的药物，所以又称慢作用抗风湿药（SAARDs）。常用的药物如下。

（1）甲氨蝶呤（MTX）：能抑制细胞二氢叶酸还原酶活性、阻止淋巴细胞增殖，是RA治疗的锚定药物，应包含在活动性RA患者首选的治疗方案中。常用剂量7.5~20mg/周，口服为主，也可静脉注射或者肌内注射。通常在用药4~8周后起效。常见的不良反应有恶心、口腔炎、腹泻、脱发、皮疹及肝损害，少数出现骨髓抑制。服药期间应补充叶酸，监测血常规和肝肾功能。

（2）来氟米特（leflunomide，LEF）：剂量为10~20mg/d，口服。主要不良反应有腹泻、瘙痒、高血压、肝酶增高、皮疹、脱发和白细胞下降等。因有致畸作用，故孕妇禁服。服药期间须定期监测血常规和肝肾功能。

（3）抗疟药（antimalarials）：包括羟氯喹和氯喹两种，现常用的是羟氯喹（hydroxychloroquine，HCQ）。常用剂量为0.2~0.4g/d。用药前和治疗期间应定期检查眼底。

（4）柳氮磺吡啶（sulfasalazine，SASP）：主要不良反应有恶心、腹痛、腹泻、皮疹、转氨酶增高，偶有白细胞、血小板减少，一般减量或停药后可恢复正常。从小剂量逐渐加量至2~3g/d，有助于减少不良反应。对磺胺过敏者禁用。服药期间应监测血常规和肝、肾功能。

（5）艾拉莫德：为国产1.1类新药，能抑制淋巴细胞活化增殖、抑制炎性细胞因子生成、抑制破骨细胞活性，副作用有肝损伤、恶心呕吐、皮疹，口服25~50mg/d。

4. 生物DMARDs 是近30年来RA治疗的革命性进展。这些药物针对不同靶点如T细胞、B细胞、细胞因子和/或其受体等。主要包括TNF-α受体融合蛋白、TNF-α单抗、IL-6拮抗剂、IL-1拮抗剂、抗CD_{20}单抗、T细胞共刺激信号抑制剂（CTLA4-Ig）等。如最初DMARDs方案或小分子靶向药物治疗未能达标，可考虑使用生物DMARDs。用药前应注意筛查病毒性肝炎、结核等感染性疾病和肿瘤。

5. 靶向合成DMARDs 主要包括Janus激酶抑制剂（JAKi），如托法替布、巴瑞替尼以及高选择性的JAK1抑制剂乌帕替尼等。在最初DMARDs方案治疗未能达标，或生物制剂疗效不佳时，可考虑使用JAKi。其疗效确切，且口服使用较为方便。主要副作用包括感染（特别是带状疱疹病毒感染风险增高）、肝肾功能异常、血栓栓塞、心血管事件和肿瘤风险等。在临床用药前应作相应的评估。

6. 中医中药 雷公藤多苷、白芍总苷、青藤碱等对缓解关节症状有一定作用，可以酌情选用。使用时应注意相应的副作用。

（三）外科治疗

经过积极内科正规治疗，病情仍不能控制及严重关节功能障碍的患者，可考虑手术治疗。但手术并不能根治RA，故术后仍需药物治疗。常用的手术主要有滑膜切除术、人工关节置换术、关节融合术以及软组织松解或修复术。

八、预后

RA患者的预后与病程长短、病情程度及治疗有关。近年来，随着RA的早期诊断、DMARDs药物的正确使用以及新型生物制剂和靶向药物的不断涌现，RA的预后明显改善。若能早期诊断、早期积极规范化治疗，大多数RA患者可达到临床缓解。

（扶琼）

学习小结

RA是一种以慢性进行性侵蚀性对称性关节炎为特征的全身性自身免疫病，滑膜血管翳形成侵蚀破坏软骨、骨皮质及周围肌腱、筋膜、韧带组织，血清中可出现类风湿因子、抗环瓜氨酸肽抗体等多种自身抗体。除了关节受累外，可伴有关节外组织及肺、肾、血液、神经受损，早期诊断可以使用2010年ACR/EULAR的RA分类标准。早期、达标、个体化的治疗原则，密切监测病情，可减少不可逆关节损伤、畸形与内脏损害的发生，改善患者预后和生活质量。

复习参考题

1. 试述RF的临床意义。
2. 试述RA的治疗目标和治疗原则。
3. 简述治疗RA的生物制剂种类。

第八章　　脊柱关节炎

学习目标

掌握　脊柱关节炎的概念、临床表现和药物治疗。
熟悉　脊柱关节炎的分类诊断标准和鉴别诊断。
了解　脊柱关节炎的病因、发病机制和病理改变。

脊柱关节炎（spondyloarthritis，SpA），或称血清阴性脊柱关节病，是一组以脊柱和外周关节病为主，多系统受累的系统性炎性疾病。20世纪70年代初，Wright和Moll将血清RF阴性的关节炎统称为血清阴性关节炎，因该组疾病易并发脊柱炎，故又称血清阴性脊柱关节病。目前认为该组疾病包括：强直性脊柱炎（ankylosing spondylitis，AS）、反应性关节炎（reactive arthritis，ReA）、银屑病关节炎（psoratic arthritis，PsA）、炎症性肠病关节炎（inflammatory bowel disease arthritis，IBDA）、幼年脊柱关节炎（juvenile-onset spondyloarthritis）及未分化脊柱关节炎（undifferentiated spondylarthritis，USpA）。该组疾病有以下共同特点：① 有家族聚集倾向；② 与*HLA-B27*基因有不同程度的相关；③ 在临床表现上有很多共同之处；④ 外周关节炎常为病程中突出表现；⑤ 类风湿因子阳性率与正常人相似；⑥ 有不同程度的骶髂关节炎；⑦ 病理变化以肌腱端周围和韧带附着于骨的部位为主（附着点炎），也可发生在眼、主动脉瓣、肺实质和皮肤，而不同于以滑膜病变为主的类风湿关节炎。

第一节　强直性脊柱炎

强直性脊柱炎（AS）是一种慢性炎症性疾病，主要侵犯骶髂关节、脊柱、脊柱旁软组织及外周关节，可伴发关节外表现，严重者可发生脊柱畸形和强直。AS的特征性标志和早期表现之一为骶髂关节炎，附着点炎为本病的特征性病理改变。

一、流行病学

我国AS患病率为0.3%左右，男：女为（2~4）：1，女性发病较缓慢且病情较轻。发病年龄多在15~40岁，10%~20%的AS患者在16岁前发病，发病高峰年龄在18~35岁，而50岁以上及8岁以下发病者少见。

二、病因和发病机制

AS的病因未明，遗传和环境因素在AS的发病中有重要作用。已证实，AS的发病与*HLA–B27*密切相关，并有明显家族聚集倾向。AS可能还与泌尿生殖道沙眼衣原体、志贺菌、沙门菌和结肠耶尔森菌等某些肠道病原菌感染有关，这些病原体激发了机体炎症和免疫应答，造成组织损伤而参与疾病的发生和发展。

三、临床表现

AS起病隐匿，患者逐渐出现腰背部或骶髂部疼痛和/或僵硬，可有半夜痛醒、翻身困难，晨起或久坐后起立时下腰部僵硬明显，但活动后减轻。部分患者有臀部钝痛或腰骶部剧痛，偶尔向周边放射。咳嗽、打喷嚏、突然扭动腰部时疼痛可加重。

AS早期臀部疼痛呈一侧间断性疼痛或左右侧交替性疼痛。多数AS患者的病情由腰椎向胸、颈椎发展，出现相应部位疼痛、活动受限或脊柱畸形。腰背痛是普通人群中极为常见的一种症状，但大多数为机械性腰背痛，而AS则为炎性腰背痛。炎性腰背痛的特点为发病年龄小于40岁，隐匿起病，活动后症状好转，休息时加重，夜间痛（起床后好转）。

附着点炎是AS的典型特征，表现为附着点疼痛、僵硬和压痛，通常无明显肿胀。跟腱附着点炎症时，肿胀可能是突出特征。除跟腱附着点外，足底筋膜、髌骨、肩部、肋软骨连接、胸骨柄关节、胸锁关节及髂后上棘、髂前上棘等处附着点部位的压痛常提示附着点炎。

外周关节受累是AS常见的脊柱外表现，多表现为以下肢为主的非对称性关节肿胀、疼痛及活动受限。除髋关节外，膝关节及其他关节的关节炎或关节痛症状多为间歇性，临床症状较轻。导致髋关节疼痛的髋部受累见于25%~35%的AS患者，其致残率更高，预后更差，表现为腹股沟、髋部疼痛及关节屈伸、旋转、内收和外展活动受限，负重体位（站立、行走或持重时）疼痛症状加重。约30%的髋关节受累者最终发生骨性强直，是致残的重要原因。

AS关节外表现包括葡萄膜炎、银屑病及炎症性肠病。25%~35%的AS患者发生葡萄膜炎，葡萄膜炎以男性AS患者多见，合并外周关节病变和*HLA–B27*阳性者常见。眼部疾病的活动度和严重程度与关节疾病的活动度和严重程度无关。约50%的AS患者经肠道组织学检查可检出回肠和结肠黏膜炎症，通常无症状。AS患者显性炎症性肠病如克罗恩病和溃疡性结肠炎的发生率分别约为6.4%和4.1%。多达10%的AS患者存在银屑病，而伴银屑病者比无银屑病者病情更严重，更易出现外周关节受累。

四、辅助检查

1. 实验室检查　50%~70%的活动性AS患者可能出现ESR和CRP升高；偶尔可见正细胞正色素性贫血；RF多为阴性；虽然我国AS患者*HLA–B27*阳性率达90%左右，但*HLA–B27*并无诊断特异性，*HLA–B27*阴性者不能排除AS诊断。

2. X线　骶髂关节X线改变具有确诊意义。骶髂关节炎在X线片上显示为骶髂关节软骨下骨缘模糊、骨质糜烂、关节间隙模糊、骨密度增高及关节融合。通常依据X线骶髂关节的病变程度，放射学分为5级：0级为正常；Ⅰ级为可疑变化；Ⅱ级为轻度异常，可见局限性侵蚀、硬化，但无关节间隙的改变；Ⅲ级为明显异常，为中度或进行性骶髂关节炎，伴有以下1项或1项以上改变（侵蚀、硬化、关节间隙增宽或狭窄，或部分强直）；Ⅳ级为严重异常，完全性关节强直。脊柱X线片表现有椎体骨质疏松和方形变，椎小关节模糊，椎旁韧带钙化及骨桥形成。晚期表现有广泛而严重的对称性骨性骨桥，称为“竹节样脊柱”。

3. CT　HRCT能比X线片更清晰地显示骶髂关节的结构性改变，如侵蚀、硬化和强直。在临床工作中如X线检查结果不明确，尤其怀疑有结构性改变，可行CT检查。

4. MRI　骶髂关节MRI可显示急性炎症性改变和结构损伤改变，从而更早发现患者的骶髂关节病变。

五、诊断和鉴别诊断

1. 诊断　目前仍采用1984年修订的AS纽约标准，符合第4条，并符合第1~3条中的任意1条确诊AS。具体标准如下。

（1）下腰背痛持续至少3个月，疼痛随活动改善，但休息不减轻。

（2）腰椎在前后和侧屈方向活动受限。

（3）胸廓扩展范围小于同年龄和性别的正常参考值。

（4）X线显示双侧骶髂关节炎Ⅱ~Ⅳ级，或单侧骶髂关节炎Ⅲ~Ⅳ级。

2. 鉴别诊断

（1）椎间盘突出：是引起腰背痛的常见原因之一，仅限于脊柱，无疲劳感、消瘦、发热等全身表现，活动后加重，休息后缓解。

（2）类风湿关节炎：以外周关节首发的AS须与类风湿关节炎鉴别，可行RF、*HLA-B27*和有关影像学检查来辅助诊断。

（3）髂骨致密性骨炎：多见于中、青年女性，尤其是有多次怀孕、分娩史或从事长期站立职业的女性。主要表现为慢性腰骶部疼痛，劳累后加重，有自限性。

六、治疗和预后

AS尚无根治方法，AS治疗原则包括通过非药物和药物等综合治疗，控制或减轻炎症，缓解疼痛和僵硬，保持良好姿势，防止脊柱或关节变形，必要时矫正畸形关节，以达到改善和提高患者生活质量的目的。

1. 非药物治疗　对AS患者及其家属进行疾病知识的教育，规律体育锻炼，对疼痛或炎性关节或软组织给予必要的物理治疗。

2. 药物治疗

（1）NSAIDs：可迅速改善AS患者腰背部疼痛和晨僵，减轻关节肿胀和疼痛及增加活动范围，对早期或晚期AS患者的症状治疗均为首选。NSAIDs不良反应中较多见的是胃肠道不适，少数可引起溃疡。

（2）生物制剂：对NSAIDs治疗后病情仍持续活动的AS患者应考虑使用生物制剂，目前可供选择的药物包括TNF抑制剂和IL-17A抑制剂。TNF抑制剂包括依那西普/可溶性TNF受体-IgG1 Fc段融合蛋白、英夫利西单抗、阿达木单抗、戈利木单抗、赛妥珠单抗等。上述药物在肌肉骨骼体征和症状方面的有效性颇为相似，但它们对关节外表现的有效性存在差异。单克隆抗体（英夫利西单抗、阿达木单抗、戈利木单抗）在治疗炎症性肠病和预防葡萄膜炎复发方面有效，而依那西普对葡萄膜炎显示出矛盾的结果，且对炎症性肠病治疗无效。TNF抑制剂最主要的不良反应为输液反应或注射部位反应，其他的不良反应有机会感染增加，包括常见的呼吸道感染和结核、乙型肝炎等。目前国内获批用于治疗AS的IL-17A抑制剂包括司库奇尤单抗和依奇珠单抗，可缓解AS的症状和体征，降低疾病活动度。最常见的不良反应为头痛、腹泻和上呼吸道感染。活动性葡萄膜炎和炎症性肠病（如克罗恩病、溃疡性结肠炎）患者应慎用。

（3）靶向合成DMARDs：托法替布是目前国内批准用于AS治疗的JAK抑制剂，可以迅速改善AS患者症状和体征。对于生物制剂疗效不佳的患者可以使用。主要不良反应包括感染、血栓栓塞事件等。

（4）传统合成DMARDs：如甲氨蝶呤、来氟米特、柳氮磺吡啶等。目前未证实传统合成DMARDs对AS的中轴病变有效，可用于治疗AS外周关节病变。

3. 外科治疗　当AS患者功能受限或关节畸形显著影响生活质量，可考虑行颈胸段矫形、胸腰段矫形或髋关节置换手术。

AS一般不影响寿命，但可影响患者的正常生活和工作，甚至致残。及时治疗可降低发生严重脊柱和关节畸形的风险。吸烟、进行性加重的放射学改变、持续的ESR及CRP增高和幼年起病等常是预后不良的相关因素。

第二节　脊柱关节炎

大多数AS患者在20~30岁开始出现腰背痛，从出现腰背痛到确诊AS平均6~8年。大多数患者诊断延误主要是由于传统平片上明确的放射学骶髂关节炎出现较晚。许多早期AS患者有典型的临床表现，但缺乏明确的放射学骶髂关节炎，因此可能未被修订的纽约标准分类为AS。为了达到早期诊断、早期治疗的目的，2009年及2011年国际脊柱关节炎评估组（ASAS）先后提出了新的脊柱关节炎分类，即分为中轴型SpA和外周型SpA两类，中轴型SpA分为放射学阳性中轴型SpA（即AS）和放射学阴性中轴型SpA，并分别制订了分类标准。

一、诊断标准

1. 2009年ASAS制订的中轴型SpA分类标准（表8-8-1）。

▼ 表8-8-1 2009年ASAS制订的中轴型SpA分类标准

SpA特征	影像学骶髂关节炎
炎性腰背痛	MRI提示骶髂关节活动性（急性）炎症，高度提示与SpA相关的骶髂关节炎
关节炎	
附着点炎（跟腱）	
眼葡萄膜炎	符合修订的纽约标准肯定的放射学骶髂关节炎
指/趾炎	
银屑病	
克罗恩病/溃疡性结肠炎	
对NSAIDs反应良好	
SpA家族史	
HLA-B27阳性	
CRP升高	
起病年龄 <45岁和腰背痛 >3个月的患者，符合影像学骶髂关节炎加上≥1个SpA特征或HLA-B27阳性加上≥2个其他SpA特征可分类诊断为中轴型SpA	

2. 2011年ASAS制订的外周型SpA分类标准，覆盖了无影像学表现和有影像学表现的临床类型，其敏感度为79.5%，特异度为83.3%。

2011年ASAS制订的外周型SpA的分类标准：对目前无炎性背痛、仅存在中轴以外的外周症状的患者，出现有关节炎、附着点炎或指/趾炎中任意一项时，加上下述其中一种情况，即可确诊为外周型SpA。

（1）加上下述任意一项SpA临床特征：① 葡萄膜炎；② 银屑病；③ 克罗恩病/溃疡性结肠炎；④ 前驱感染；⑤ HLA-B27阳性；⑥ 影像学提示骶髂关节炎。

（2）加上下述至少两项其他SpA临床特征：① 关节炎；② 附着点炎；③ 指/趾炎；④ 炎性背痛既往史；⑤ SpA家族史。

二、治疗

1. NSAIDS 是治疗有疼痛和晨僵的中轴型SpA患者的一线用药；病情活动、有临床症状的患者需要NSAIDs持续治疗，有禁忌证和/或不能耐受的患者，可以考虑应用如对乙酰氨基酚或阿片类药物等镇痛药。

2. TNF抑制剂 符合2009年ASAS中轴型SpA分类标准患者可适用。目前推荐至少经2种NSAIDs足量治疗2~4周疗效不佳的患者可以使用该类药物。

3. 传统合成DMARDs 对外周关节受累患者，须使用一种DMARDs药物规律治疗，优选柳氮磺吡啶，至少要使用12周。

第三节 银屑病关节炎

银屑病关节炎（psoriatic arthritis，PsA）是一种与银屑病相关的慢性炎性骨骼肌肉疾病，1964年ACR将PsA定义为独立的风湿性疾病，分属于脊柱关节炎。PsA在我国的患病率为0.01%~0.1%，7%~42%的银屑病可发生PsA，且随着银屑病病程的延长其患病率逐渐升高。

一、临床表现

1. 全身症状 少数患者有发热、体重减轻和贫血等。

2. 肌肉骨骼表现

（1）关节炎：PsA的关节炎可分为5种临床类型，包括远端指/趾间关节炎型、单关节炎或非对称性寡关节炎型、对称性多关节炎型、破坏性（损毁性）关节炎型及脊柱关节炎型。在疾病的进程中各型关节炎间可相互转化，亦可合并出现。

（2）关节周围炎：① 附着点炎，约38%的PsA患者以附着点炎为首发症状，最常见的受累部位是跟腱和足底筋膜的附着点；② 指/趾炎，是PsA最显著的临床特征之一，约50%的PsA患者发生指/趾炎。

3. 皮肤表现 根据银屑病皮肤受累的临床特征，一般可分为寻常型、脓疱型、关节病型及红皮病型4种皮损类型。银屑病皮损好发于头皮及四肢伸侧，尤其肘、膝部位，呈散在或泛发分布。

4. 指/趾甲改变 PsA患者指/趾甲病变的发生率为80%~90%，主要表现为甲凹陷、甲剥离、甲床过度角化和裂片形出血。指/趾甲受累的严重程度可能与皮损和关节病变的范围及严重程度有关。

5. 其他表现 虹膜炎或葡萄膜炎在PsA中的发生率为7%~18%，多为双侧对称出现，且常见于脊柱受累的患者。亦可伴发炎症性肠病（IBD），有时仅通过肠镜发现。

二、辅助检查

1. 实验室检查 类风湿因子阴性，少数患者类风湿因子阳性者须注意是否与类风湿关节炎重叠。病情活动时ESR增快，免疫球蛋白以及血尿酸增高。银屑病关节炎患者中50% *HLA-B27* 阳性。

2. X线 主要表现为关节骨侵蚀、关节间隙狭窄、骨质增生、骨溶解、关节强直和末端新骨形成。侵蚀性改变类似于RA，但随着疾病的进展，新骨形成和骨溶解同时发生，严重时可导致“笔帽样”畸形等。

三、诊断

PsA诊断目前主要采用2006年由包括加拿大、英国、意大利、美国、比利时、新西兰等国家风湿病学家组成的银屑病关节炎研究小组制订的CASPAR分类标准（表8–8–2），该标准灵敏度91.4%，特异性98.7%。

▼ 表8–8–2　2006年CASPAR银屑病关节炎分类标准

项目		评分/分
银屑病皮损的证据	现患银屑病：风湿科医师或皮肤科医师鉴定目前存在银屑病皮损或头皮病变	2
	银屑病个人史：患者本人、家庭医生、皮肤科医师、风湿科医师或其他可信任的健康中心提供的银屑病病史	1
	银屑病家族史：患者提供的一级或二级亲属的银屑病病史	1
银屑病性甲营养不良	就诊时发现典型的银屑病性甲营养不良，包括指甲剥离、指甲凹陷、过度角化	1
类风湿因子阴性	除胶乳法之外的任何方法均可，最好采用酶联免疫吸附试验或比浊法，按当地实验室检查的参考值范围，类风湿因子检查结果为阴性	1
指/趾炎	当前存在的整个指趾肿胀的指趾炎表现	1
	病史：风湿科医师记录的指/趾炎病史	1
关节周围新骨形成的影像学证据	手足平片可见关节周围边界不清的骨化（而非骨赘形成）	1

注：炎性关节病（关节、脊柱、附着点）+表中项目评分≥3分可诊断为银屑病关节炎。

四、治疗和预后

风湿科医师应以治疗PsA的肌肉骨骼症状为主，在管理PsA患者时，应考虑到每一种肌肉骨骼表现、非肌肉骨骼表现（皮肤、眼睛和胃肠道）以及合并症，并作出相应的治疗决策。若有明显的皮肤受累，须与皮肤科医师合作。

1. 非药物治疗　包括物理治疗、戒烟、减重、按摩、锻炼等。强烈推荐PsA患者戒烟。

2. 药物治疗

（1）NSAIDs：NSAIDs可快速、有效缓解关节肿痛症状，但对皮损和关节破坏无效，适用于轻中度活动性关节炎的对症治疗。用药前须评估患者胃肠道、心血管和肾脏风险，权衡用药的风险与收益。

（2）传统合成DMARDs：传统合成DMARDs包括甲氨蝶呤、柳氮磺吡啶、来氟米特及环孢素等。传统合成DMARDs对PsA外周关节炎具有一定的疗效，可抑制病情进展，延缓关节破坏，但起效较慢。

（3）生物制剂：目前FDA批准治疗PsA的生物制剂包括TNF抑制剂（依那西普、英夫利西单抗、阿达木单抗、戈利木单抗、赛妥珠单抗等）、IL-17A抑制剂（司库奇尤单抗和依奇珠单抗）、

IL-12/23抑制剂（如乌司奴单抗、古塞奇尤单抗）。上述生物制剂在我国已批准用于银屑病的治疗，但尚未获批用于PsA的治疗。

（4）靶向合成DMARDs：我国已批准选择性JAK1抑制剂乌帕替尼用于治疗PsA的外周关节炎、附着点炎、指/趾炎和银屑病皮损，可改善患者病情活动度、临床症状和生活质量。

PsA为一种进展性疾病，47%的患者在诊断2年内出现关节侵蚀。多关节炎、结构损伤、高ESR/CRP、指/趾炎及指甲受累、多种药物治疗效不佳、HLA-B27阳性或HLA-DQw3阳性等提示患者预后较差，早期诊断、早期治疗可使患者受益。

第四节 反应性关节炎

反应性关节炎（reactive arthritis，ReA）见于1%~3%的肠道或泌尿生殖系感染的患者，一般在前驱感染1~2周后发病。典型表现为非对称性少关节炎，以膝、踝和跖趾等下肢关节多见。腊肠指/趾、跟腱炎、足底筋膜炎及足跟痛常见。脊柱及骶髂关节受累者可有腰背痛。关节炎呈自限性，一般3~5个月消退，个别长达1年，转为慢性者少见。实验室检查可见白细胞增高、ESR增快、CRP增高、血清类风湿因子阴性，X线检查28%患者可有骶髂关节炎表现。

赖特综合征（Reiter syndrome）是ReA的一种特殊类型。通常于消化道或泌尿道感染后出现，表现为关节炎、非淋球菌性尿道炎及结膜炎三联症。首发症状以尿道炎居多，其次为结膜炎和关节炎。全身症状有发热、体重骤减、衰弱和大汗。关节症状出现在初发感染2~4周后，多为非对称性多关节或少关节炎，轻重不等，主要累及膝、髋、踝等负重关节，也可累及肩、肘、跖、掌、骶髂关节。肌腱附着点病变和腊肠指/趾是较为特异的表现。90%病例可出现非特异性泌尿生殖系炎症的症状和体征，表现为尿频、尿痛、排尿困难、尿道分泌黏液或脓性分泌物。实验室检查可见ESR增快，CRP及外周血白细胞增高，RF及ANA阴性。60%~80%患者*HLA-B27*阳性。尿道分泌物检查见大量白细胞、常出现脓尿或伴血尿，但培养为无菌或非致病菌。X线检查早期无异常改变，随着病程进展，常见关节附近骨质疏松，关节腔变窄和骨侵蚀性改变。病程长者可有骶髂关节炎和脊柱韧带骨赘的X线表现。骨膜反应、足跟骨刺等附着端病变常被认为是Reiter综合征的X线特征。

第五节 炎症性肠病关节炎

在溃疡性结肠炎（ulcerative colitis）和克罗恩病（Crohn disease）患者中，有15%~25%可伴有外周关节炎，以女性居多。关节病变常为单关节或少关节，非对称性、游走性，以下肢多发，三分之二患者有膝关节受累，半数累及踝关节。关节炎活动常与肠病活动一致，缓解后不遗留关节畸形。大约5%~10%的患者呈慢性经过，持续一年以上。腊肠指/趾、跟腱炎和足底筋膜炎均可见。骶髂关节炎和脊柱炎发病隐匿，可表现为腰背、臀、胸或颈部疼痛。腰和颈部运动受限及扩胸度减少。近四分之一患者可伴有皮肤结节红斑、网状青斑、血栓性静脉炎和小腿溃疡。3%~11%患者可伴发虹膜睫状体炎。

X线检查受累关节可见明显异常，慢性病例可见关节侵蚀及关节间隙狭窄，骶髂关节及脊柱受累者可见与AS相似的X线表现。

（赵成）

学习小结

脊柱关节炎是一组包括强直性脊柱炎、反应性关节炎、银屑病关节炎、炎症性肠病关节炎、幼年脊柱关节炎及未分化脊柱关节炎，以脊柱和外周关节病为主，多系统受累的系统性炎性疾病。通常具有家族聚集倾向；与*HLA-B27*基因有不同程度的相关；在临床表现上有很多共同之处；外周关节炎常为病程中突出表现；类风湿因子阳性率与正常人相似；无类风湿皮下结节；有不同程度的骶髂关节炎；病理变化以肌腱端周围和韧带附着于骨的部位为主（附着点炎），也可发生在眼、主动脉瓣、肺实质和皮肤，而不同于以滑膜病变为主的类风湿关节炎。NSAIDs是基础治疗药物，传统合成DMARDs仅对外周关节和关节外病变有效。生物制剂可以快速控制炎症并可以延缓影像学进展。

复习参考题

1. 简述SpA的分类。
2. 试述AS的治疗原则及治疗药物。
3. 简述*HLA-B27*检测对SpA诊断的意义。

第九章　骨关节炎

08篇09章

学习目标

掌握　骨关节炎的临床表现和治疗。

熟悉　手、膝、髋骨关节炎的诊断标准和鉴别诊断。

了解　特殊类型骨关节炎的类型和特点。

骨关节炎（osteoarthritis，OA）是一种好发于中老年人的关节退行性疾病，其特征包括关节软骨的侵蚀、软骨下骨硬化以及滑膜和关节腔的一系列生化和形态学改变，并伴有关节边缘骨赘形成、慢性滑膜炎、肌肉萎缩以及肌腱、韧带损伤。OA的病理变化包括关节软骨的软化、溃疡、局部侵蚀，表现为关节疼痛、关节活动受限，严重时可致关节畸形和功能丧失。最常发生于负重关节，如膝关节、踝关节，也常见于双手远端指间关节。

一、分类

根据病因或主要易感因素，将OA分为原发性和继发性两类，但存在共同的软骨生理特征改变。其中原发性OA是最常见的类型，没有明确的病因或主要致病因素。继发性OA尽管有明确的潜在病因，但是并不能从病理学上与原发性OA相区分。继发性OA最常见的病因包括代谢异常（如钙晶体沉积、血色病、肢端肥大症等），解剖学因素（如下肢不等长、先天性髋关节脱位等）、创伤（如大关节创伤、慢性关节损伤、关节手术等）或炎性疾病的后遗症（如强直性脊柱炎、化脓性关节炎等）。本章着重讨论原发性OA。

患病率与年龄、性别、民族以及地理因素有关，且因骨关节炎的定义、部位不同而各异。黑色人种OA比白色人种多见，中国人髋关节OA患病率低于西方人，女性手OA多见，高龄男性髋关节受累多于女性。国外报道超过44岁的症状性膝OA患病率为7%~17%，我国尚无大规模流行病学数据。

二、病因与发病机制

OA的病因和发病机制尚不完全清楚，目前认为OA是一组病因学不同的疾病，由全身和局部的因素联合引起。

（一）病因

1. 年龄　在所有的危险因素中，年龄是与OA相关性最强的因素。年龄超过75岁的人群有

80%受到OA的影响。OA影像学表现与年龄的增加相关，但并不与临床症状或残疾程度相关。

2. 性别　女性OA的发病率是男性的两倍左右，女性OA在50岁之前发病率较低，50岁之后显著增加，尤其是膝关节OA。OA多见于绝经后女性，说明雌激素水平下降在OA发病中起一定作用。

3. 肥胖　负重关节的机械力增加是导致关节退行性变的重要因素。肥胖不但使OA发病率增加，还导致发病年龄提前。

4. 遗传因素　研究表明，在OA发病中，遗传因素的贡献为50%~65%。不同的遗传因素决定了OA的好发部位（髋关节、脊柱、膝关节、手）。

5. 关节对线不良和损伤　关节对线不良和损伤可能影响软骨的营养状况或引起负荷分配改变，致使软骨的生化成分改变。

（二）发病机制

OA的发病是外界多种因素对易感个体作用的结果。生物机械学、生物化学、炎症基因突变及免疫学因素都参与了OA的发病过程。这些因素引发级联退行性反应，最终导致OA患者出现关节软骨的特征性改变，并影响到所有关节结构。可以认为OA是一组由不同病因和多种因素重叠引发的疾病，因此OA是一种异质性疾病，可能存在不同的亚型。

三、病理

OA可被定义为关节软骨逐步丧失的过程。以关节软骨损害为主，还累及整个关节，包括软骨下骨、滑膜、韧带、关节囊和关节周围肌肉，最终发生关节软骨退变、纤维化、断裂、溃疡及整个关节面损害。

1. 软骨　OA最基本的病理改变是软骨变性。关节软骨局灶性软化，继而形成裂隙和溃疡，软骨局部或大片剥脱，关节边缘软骨增生。

2. 软骨下骨　软骨下骨出现增厚和硬化，关节边缘骨赘形成，关节近旁出现骨囊肿。

3. 滑膜及周围组织　表现为轻度滑膜增生、充血。镜下可见滑膜上层细胞数增生，毛细血管增生，部分病灶可见滑膜纤维化。

四、临床表现

OA起病隐匿，进展缓慢，主要表现为受累关节的疼痛、肿胀、僵硬、关节积液及骨性肥大，可伴有活动时骨擦感、功能障碍或畸形。

（一）症状

1. 疼痛　疼痛是OA患者最主要的症状，也是导致关节功能障碍的主要原因，常与活动相关。与运动相关的疼痛通常在关节开始运动后的几分钟内出现，在停止运动后可能持续数小时。关节触痛常发生在早晨醒来时，可在几分钟内缓解（通常小于10分钟），触痛在长时间不运动后也可发生。晚期呈持续性疼痛。

2. 晨僵和黏着感　气候变化可导致关节僵硬及黏着感，休息一段时间后再次活动时明显，一般数分钟至十几分钟，很少超过30分钟，经活动后可缓解。

3. 关节活动受限 早期较轻微，随着病情加重，可出现行走时失平衡，下蹲、下楼无力，不能持重，受累关节活动范围逐渐缩小，甚至固定于某一个姿势。关节不稳也是OA常见的症状。

（二）体征

1. 关节骨性肥大、肿胀和畸形 OA通常有轻到中度关节边缘的骨性肥大，后期在关节周围可触及骨赘。特征性的表现是受累关节伸侧面的两侧骨性膨大、隆起，呈结节状，严重病例可出现膝内翻或膝外翻畸形。部分患者因局部骨性肥大或渗出性滑膜炎引起关节肿胀，可伴有局部皮肤温度增高，严重者可见关节畸形、半脱位等。

2. 关节压痛和被动痛 受累关节可有压痛，伴滑膜炎时更加明显。有时关节压痛不明显，但被动活动时可出现疼痛。

3. 骨摩擦感和骨摩擦音 膝关节由于软骨破坏，关节表面粗糙可触及活动时的摩擦感，活动时可以出现响声或骨摩擦音。

4. 活动受限 由骨赘形成、软骨丧失、关节周围肌肉痉挛以及关节破坏所致。另外，还可出现关节活动时的“绞锁现象”（可因关节内的游离体或漂浮的关节软骨碎片所致）。

（三）好发部位

OA好发于膝、髋、颈椎和腰椎等负重关节及远端指间关节、近端指间关节、第一腕掌关节和第一跖趾关节。

1. 手 手OA多见于中老年女性，以疼痛、压痛、骨性隆起或肥大、关节肿胀、晨僵、功能障碍或畸形为特点。远端指间关节最常累及，也可见于近端指间关节和第一腕掌关节。特征性表现为指间关节伸面内、外侧骨性肥大结节，发生在远端指间关节者称赫伯登（Heberden）结节，近端指间关节者称布夏尔（Bouchard）结节，部分患者可出现屈曲或侧偏畸形。第一腕掌关节基底部的骨质增生可出现“方形手”畸形。

2. 膝 膝OA早期以疼痛和僵硬为主，单侧或双侧交替，多发生于上下楼时。体格检查时可发现关节肿胀、压痛、骨摩擦感以及膝内翻或膝外翻畸形等。少数患者关节周围肌肉萎缩，多为失用性。

3. 髋 髋OA多见于年长者，男性患病率较高。主要症状为隐匿发生的疼痛，可放射至臀外侧、腹股沟和大腿内侧，有时可集中于膝而忽略真正病变部位。体格检查可见不同程度的活动受限和跛行。

4. 足 足OA以第一跖趾关节最常见。症状可因穿过紧的鞋子而加重，跗骨关节也可累及。部分可出现关节红、肿、热、痛，类似痛风表现，但疼痛程度较痛风为轻。体格检查可见骨性肥大和外翻。

5. 脊柱 脊柱OA以颈段、腰段多见。表现为局部疼痛、僵硬，久坐或久站加重。疼痛可向臀部或下肢放射。

6. 其他部位 肩锁关节、颞下颌关节、肘关节也可累及。

五、特殊类型

1. 侵蚀性炎症性骨关节炎 主要累及远端指间关节、近端指间关节及腕掌关节。受累关节疼痛、触痛，可引起关节畸形。X线检查见明显骨赘形成和软骨下骨硬化，晚期见骨侵蚀和关节骨性强直。

2. 弥漫性特发性骨肥厚（diffuse idiopathic skeletal hyperostosis，DISH） 多见于中老年男性，病变累及整个脊柱，出现弥漫性骨质增生、脊柱韧带广泛增生骨化，X线检查见特征性椎体前纵和后纵韧带波浪状钙化，以胸椎最多见。与*HLA-B27*不相关。

3. 快速进展性骨关节炎 多见于髋关节，短期内关节间隙明显变窄，伴随明显炎症，疼痛剧烈。通常认为6个月内关节间隙减少2mm或以上者可诊断此病。

六、辅助检查

对于大多数病例，不需要依赖检查的结果，仅靠病史及临床症状就可诊断，这是一种局限性的疾病，没有系统性的症状。

（一）实验室检查

ESR、CRP多正常或轻度升高，类风湿因子、免疫球蛋白、补体和自身抗体等多正常，临床上可以用于与其他疾病鉴别。关节液检查外观呈黄色，黏度正常，凝固试验阳性，白细胞计数低于2×10^6/L，葡萄糖含量低于血糖水平的一半。

（二）影像学检查

1. X线检查 是本病的诊断和评估的主要手段，可以了解关节间隙狭窄程度、骨赘形成情况及软骨下骨的改变。OA的X线表现主要有受累关节软骨下骨质硬化、囊变，关节边缘骨赘形成，受累关节间隙狭窄，关节内游离体及关节半脱位畸形等。基于X线的骨关节炎Kellgren & Lawrence分级见表8-9-1。

▼ 表8-9-1 基于X线的骨关节炎Kellgren & Lawrence分级

分级	影像学表现
0	正常
1	关节间隙可疑变窄，可能有骨赘
2	有明显骨赘，关节间隙可疑变窄
3	中等量骨赘，关节间隙变窄较明显，有硬化性改变
4	大量骨赘，关节间隙明显变窄，严重硬化性病变及明显畸形

2. MRI 能显示早期软骨病变、半月板、韧带、肌腱、滑膜和骨髓等关节结构的异常。OA的MRI表现有关节软骨信号不均匀、软骨缺损、软骨下骨髓损伤和骨小梁异常、滑膜厚度增加、骨磨损和骨质增生、关节腔积液、关节内游离体等。目前已有多个半定量评分系统对OA特征进

行评分。

3. 超声 有成本低、安全、方便、检查时间短、非侵入性等优点，可以对软组织进行实时、多维、动态的检测，在评估关节结构异常和炎症中有很大的优势。超声还可以辅助探测定量膝关节的炎症，特别是髌上囊的渗出和滑膜炎。超声的局限性在于超声检查无法穿透骨皮质，从而无法评估骨髓损伤或关节的深部病变。

4. CT 是评估骨皮质和软组织钙化的最佳方式。它也是评估小关节OA的主要技术手段。使用造影剂后软骨和骨骼之间在CT上表现出高对比度，因此CT关节造影是评估关节软骨表面损伤的最准确方法。

（三）关节镜检查

不但可以确定病变的程度，而且可以进行关节镜下治疗，是关节组织评估的金标准。可以观察到关节软骨肿胀、溃疡和剥脱、软骨下骨硬化、骨赘形成、滑膜增生和肿胀以及关节腔内游离体形成。但不作为常规检查。

七、诊断

OA的诊断一般依据临床表现和X线检查，并排除其他炎症性关节疾病而诊断。美国风湿病学会（ACR）提出了关于手、膝和髋OA的分类标准。

（一）手OA分类标准（1990年）

临床标准：具有手疼痛、酸痛和晨僵，并具备下述4项中至少3项可诊断手OA。

1. 10个指定的关节中骨性肥大≥2个。
2. 远端指间关节骨性肥大≥2个。
3. 掌指关节肿胀少于3个。
4. 10个指定的指关节中关节畸形≥1个。

10个指定关节是指双侧第2、3指远端和近端指间关节及第1腕掌关节。

（二）膝OA分类标准（1986年）

1. 临床标准 具有膝痛并具备下述6项中至少3项可诊断膝OA。

（1）年龄≥50岁。

（2）晨僵<30分钟。

（3）骨摩擦感。

（4）骨压痛。

（5）骨性肥大。

（6）膝触之不热。

2. 临床加放射学标准 具有膝痛和X线片示骨赘，并具备下述3项中至少1项可诊断膝OA

（1）年龄≥40岁。

（2）晨僵<30分钟。

（3）骨摩擦感。

（三）髋OA分类标准（1991年）

临床加放射学标准：具有髋痛，并具备下述3项中至少2项可诊断髋OA。

1. ESR≤20mm/h。

2. X线片示股骨头和/或髋臼骨赘。

3. X线片示髋关节间隙狭窄（上部、轴向和/或内侧）。

八、病情评估

准确客观地评价病情，有利于调整治疗方案，达到改善症状、减少结构损伤、保存功能的目的。常用的病情评估量表：Western Ontario和McMaster大学骨关节炎指数（Western Ontario and McMaster Universities Osteoarthritis Index，WOMAC）评分量表、澳大利亚/加拿大OA手部指数、视觉模拟评分或疲劳严重程度量表。

九、鉴别诊断

对于症状不典型或影像学改变不明显的患者，OA应注意与类风湿关节炎、银屑病关节炎、痛风性关节炎鉴别；髋骨关节炎应注意与髋关节结核、股骨头无菌性坏死、肿瘤等鉴别；脊柱OA应与脊柱关节炎等鉴别。

十、治疗

OA的治疗目的在于缓解疼痛、阻止和延缓疾病的发展及保护关节功能。OA的治疗应个体化，根据不同情况指导患者进行非药物治疗和药物治疗。

（一）非药物治疗

非药物治疗包括患者教育和自我调理。对每一位患者都要进行针对性教育，筛查易感因素，治疗时要考虑可能的病因及疼痛的程度，并针对导致疼痛的可逆性因素进行管理。

（二）全身性药物治疗

药物治疗包括控制症状药物、改善病情药物及软骨保护剂。

1. 控制症状药物　NSAIDs药物有止痛及抗炎作用，是最常用的一类控制OA症状的药物。药物种类及剂量的选择应该个体化，一般选用最低有效剂量，短疗程使用。轻症患者首选局部外用NSAIDs药物，可减轻关节疼痛，不良反应小。外用药物症状无法缓解的患者可以口服NSAIDs药物。其主要不良反应有胃肠道症状、肾或肝功能损害、心血管不良事件等。对乙酰氨基酚因疗效有限，不良反应多，已不推荐作为OA止痛的首选药物。NSAIDs不能充分缓解疼痛或有用药禁忌时，可考虑用弱阿片类药物，这类药物耐受性较好而成瘾性小，如曲马多等。对部分伴有痛觉敏感的患者可给予抗抑郁药物如度洛西汀等。应避免全身使用糖皮质激素。

2. 改善病情药物和软骨保护剂　改善病情药物通过降低基质金属蛋白酶活性或抑制炎性细胞因子发挥作用，如双醋瑞因可减少软骨细胞外基质降解、发挥抗炎作用，改善OA患者症状，保护软骨，改善病情。软骨保护药物主要包括硫酸软骨素、氨基葡萄糖，其通过保护关节软骨延缓

OA发展。但是对于膝和髋OA，ACR均不推荐使用硫酸软骨素及氨基葡萄糖。

（三）局部药物治疗

关节腔内注射糖皮质激素可减轻OA的关节疼痛，对有炎症体征的关节可能更有效。但疗效可能只持续几天，也可能数月。一年内同一个关节重复注射治疗不应超过3次，不作为主要的或规律的治疗方式，可作为其他药物或非药物治疗的一种辅助方式。

关节腔内注射透明质酸可使症状得到适度改善。对于轻中度OA患者，关节腔注射透明质酸，每次2~3ml，每周1次，连续5次，称为黏弹性物补充疗法，可减轻疼痛、减少渗出、增加滑液黏弹性、抑制软骨基质分解、诱导内源性透明质酸生成、激活软骨组织自身修复过程等。用于早、中期的轻度软骨损伤病例，或可较长时间地缓解症状和改善功能。但关节腔内注射透明质酸对OA患者的治疗效果亦存在争议。

（四）手术治疗

对于关节疼痛严重影响患者的日常生活、非手术治疗无效的患者可以考虑外科手术治疗。全关节置换术是保守治疗无效或疼痛严重影响生活质量的终末期OA患者的治疗方法，能显著缓解疼痛和改善功能，主要针对膝OA和髋OA。

十一、预后

该病有一定的致残率。在美国，OA是导致50岁以上男性工作能力丧失的第二位原因，也是中年以上人群丧失劳动能力、生活不能自理的主要原因。我国尚无大规模的流行病学调查数据。

（杨舟）

学习小结

骨关节炎是一种关节退行性病变，呈现“三高一低”的现象：高发病率、高致残率、高经济损失、低疗效。常导致患者关节疼痛及功能障碍，严重影响患者的生活质量。因此，正确地诊断疾病，及时有效地控制疾病，可改善该病的预后，提高患者的生存质量。

复习参考题

1. 骨关节炎的发病原因有哪些？
2. 简述骨关节炎的临床表现及鉴别诊断。
3. 骨关节炎的治疗原则及策略有哪些？

第十章　痛风

学习目标

掌握　痛风四个时期的临床特点、痛风的常用治疗药物。
熟悉　痛风的诊断及鉴别诊断。
了解　痛风的发病机制。

痛风（gout）是指机体嘌呤代谢紊乱、血清中单钠尿酸盐（monosodium urate，MSU）过饱和，沉积于关节周围组织引起的代谢性炎症性关节病，后期可引起肾结石、肾衰竭，是代谢综合征“五高”（高血脂、高血糖、高血压、高体重、高尿酸）之一，常需同时治疗。分为原发性、继发性和特发性3类，原发性痛风占绝大多数。

由于受地域、民族、饮食习惯的影响，全球各地区痛风患病率差异较大，并随年龄及血清尿酸浓度升高和持续时间而增加。我国尚缺乏全国范围的流行病学调查资料，根据不同时期、不同地区报道，目前我国痛风的患病率为1%~3%，并呈逐年上升趋势。

一、病因和发病机制

病因和发病机制尚不十分清楚。

1. 高尿酸血症的形成　分为尿酸排泄减少及尿酸生成增多两个因素。尿酸排泄减少包括肾小球滤过减少、肾小管重吸收增多、肾小管分泌减少以及尿酸盐结晶沉积。80%~90%的高尿酸血症具有尿酸排泄障碍，且以肾小管分泌减少最为重要。尿酸生成增多主要由酶的缺陷所致，细胞内黄嘌呤氧化酶与磷酸核糖焦磷酸合成酶的高活性或次黄嘌呤鸟嘌呤磷酸核糖转移酶与腺嘌呤磷酸核糖转移酶的缺陷造成尿酸生成增加。

2. 痛风的发生　原发性痛风由遗传因素和环境因素共同致病，具有一定的家族易感性。继发性痛风常因肾脏病致尿酸排泄障碍、血液肿瘤与实体肿瘤放化疗后尿酸快速释放或服用利尿剂、阿司匹林等抑制排泄的药物所致血尿酸增多，原发病明确，需要同时治疗原发病。特发性痛风病因不明。临床上5%~15%高尿酸血症患者会发展为痛风。急性关节炎是由于尿酸盐结晶沉积引起的炎症反应。长期尿酸盐结晶沉积导致单核细胞、上皮细胞和巨噬细胞浸润，形成异物结节即痛风石。

二、临床表现

临床上多见于40岁以上男性，女性多在更年期后发病，近年来发病有年轻化趋势。常有家族遗传史。表现为高尿酸血症、反复发作的急性关节炎、痛风石及慢性关节炎、尿酸性肾结石、痛风性肾病、急性肾功能衰竭。

痛风的自然病程可分为无症状高尿酸血症期、急性痛风性关节炎期、慢性痛风性关节炎期与慢性肾脏病期。

1. 无症状高尿酸血症期 仅在体检时发现血尿酸升高，无发作性关节红肿热痛，可伴有高体重、高血压、高血脂、高血糖，可以持续几年至几十年无症状。

2. 急性痛风性关节炎期 男性患者首次发作急性痛风性关节炎通常在40~60岁，女性则在60岁以后。常有以下特点。

（1）多在午夜或清晨突然起病，关节剧痛，数小时内受累关节出现红、肿、热、痛和功能障碍。

（2）单侧第1跖趾关节最常见。

（3）发作呈自限性，多于2周内自行缓解。

（4）可伴高尿酸血症，但部分急性发作时血尿酸水平正常。

（5）关节液或痛风石中发现尿酸盐结晶。

（6）秋水仙碱可迅速缓解症状。

（7）可伴有发热等。

未经治疗的急性痛风病程差异很大。轻度发作可在数小时内缓解或仅持续1~2天，达不到典型发作的严重程度。严重的发作可持续数天或数周。红肿消退后常遗留受累关节处皮肤脱屑，缓解后患者症状消失，进入痛风间歇期。间歇期是指两次痛风发作之间的无症状期，大多数患者第一次痛风发作后间歇期约为6个月到2年，未经治疗的患者痛风发作频率通常随时间推移而增加。

3. 慢性痛风性关节炎期 多见于未规范治疗的患者，受累关节慢性肿胀，皮肤呈暗紫色，反复发作的患者在耳郭、手指、膝肘关节等处出现大小不等的痛风石，外观为隆起的黄白色赘生物，表面菲薄，破溃后排出白色粉状或糊状物，不易愈合。关节内大量沉积的痛风石可造成关节骨质破坏、关节周围组织纤维化、继发退行性改变等，临床表现为持续关节肿胀、压痛、畸形、关节功能障碍。

4. 慢性肾脏病期 接近20%~40%的痛风患者有蛋白尿，通常轻微且间歇出现。尿酸盐性肾病是指尿酸盐晶体沉积在肾髓部和锥体的间质，周围伴巨细胞反应，这是痛风肾病的特征性组织学表现。相反，尿酸性肾病是指大量尿酸晶体沉积在集合管和输尿管所引起的急性肾衰竭，常见于白血病与淋巴瘤患者化疗期间恶性细胞快速降解。10%~25%原发性痛风患者肾中有尿酸结石，纯尿酸结石能被X线透过而不显影，所以对尿路平片阴性而B超阳性的肾结石患者应常规检查血尿酸并分析结石的性质。

三、实验室及其他检查

1. 血尿酸测定 成年男性血尿酸值为208~416μmol/L（3.5~7.0mg/dl），女性为149~358μmol/L（2.5~6.0mg/dl），绝经后接近于男性。血尿酸存在较大波动，应反复监测。血尿酸95%为游离的单钠尿酸盐晶体，5%与血浆白蛋白呈可逆性结合状态。在急性痛风发作时，因为机体受应激刺激释放糖皮质激素的程度不同，约一半患者的血尿酸不升高。

2. 尿中尿酸测定 限制嘌呤饮食5天后，每日尿酸排出量超过3.57mmol（600mg），可认为尿酸生成增多。

3. 关节液或痛风石内容物检查 偏振光显微镜下可见双折光的针形尿酸盐晶体，有确诊价值。

4. 超声检查 关节超声检查可见关节软骨表面有表浅的高信号不规则带，即双轨征或不均匀低回声与高回声混杂团块影，是痛风比较特异的表现。

5. X线检查 可见软组织肿胀、软骨缘破坏、关节面不规则，特征性改变为穿凿样、虫蚀样骨质缺损。

6. CT与MRI检查 CT在受累部位可见不均匀斑点状高密度痛风石影像，双能CT能特异性地识别尿酸盐结晶，可辅助诊断痛风，但应注意假阳性。MRI的T_1和T_2加权图像呈斑点状低信号。

四、诊断与鉴别诊断

1. 诊断 目前采用2015年美国风湿病学会（ACR）和欧洲抗风湿病联盟（EULAR）共同制订的痛风分类标准（表8-10-1）。

▼ 表8-10-1 2015年ACR/EULAR制订的痛风分类标准

类别	标准	评分/分
第一步：适用标准（符合准入标准方可应用本标准）	存在至少一个外周关节或滑囊肿胀、疼痛或压痛	
第二步：确定标准（金标准，直接确诊，不必进入分类标准）	偏振光显微镜镜检证实在（曾）有症状关节或滑囊或痛风石中存在尿酸钠结晶	
第三步：分类标准（符合准入标准但不符合确定标准时）	≥8分即可诊断为痛风	
临床表现		
受累的有症状关节、滑囊分布	累及踝关节或足中段（非第一跖趾关节）单或寡关节炎	1
	累及第一跖趾关节的单或寡关节炎	2
发作时关节症状特点：①受累皮肤发红（主诉或查体）；②受累关节触痛或压痛；③活动障碍	符合1个特点	1
	符合2个特点	2
	符合3个特点	3

续表

类别	标准	评分/分
发作时间特点（符合以下3条中的2条，无论是否进行抗炎治疗）：①疼痛达峰<24h；②症状缓解≤14d；③2次发作期间疼痛完全缓解	有1次典型发作	1
	反复典型发作	2
有痛风石临床证据：皮下灰白色结节，表面皮肤薄，血供丰富，皮肤破溃后可向外排出粉笔屑样尿酸盐结晶。典型部位：关节、耳郭、鹰嘴滑囊、手指、肌腱（如跟腱）		4
实验室检查		
血尿酸水平（尿酸氧化酶法）：应在距离发作4周后，还未行降尿酸治疗的情况下进行检测，有条件者可重复检测；取检测的最高值进行评分	<4mg/dl（<240μmol/L）	–4
	6~<8mg/dl（360~<480μmol/L）	2
	8~<10mg/dl（480~<600μmol/L）	3
	≥10mg/dl（≥600μmol/L）	4
对发作关节或者滑囊的滑液进行分析（应由受过培训者进行评估）	未做	0
	尿酸盐阴性	–2
影像学特征		
存在（曾经）有症状关节滑囊尿酸盐沉积的影像学表现：关节超声有“双轨征”；双能CT有尿酸盐沉积（任一方式）		4
存在痛风关节损害的影像学证据：X线显示手和/或足至少1处骨侵蚀		4

2. 鉴别诊断 应与假性痛风、急性感染性关节炎、软组织蜂窝织炎、创伤性关节炎、风湿热关节炎、类风湿关节炎、骨关节炎、反应性关节炎、银屑病关节炎、骨肿瘤等鉴别，根据各自的发病诱因、发作特点与实验室指标异常可以区别。

五、预防和治疗

痛风防治目标：控制高尿酸血症，预防尿酸盐沉积；迅速控制急性关节炎发作；防止尿酸结石形成和肾功能损害。

（一）非药物治疗

健康教育，使患者明白治疗的长期性，提高随访主动性，防治脏器损伤并发症。适度运动锻炼，减轻肥胖。注意控制少食高嘌呤饮食，如酒类、动物内脏食品与肉汤、水产海产鱼虾类。多饮水，每日饮水应在2 000ml以上，规律生活。

（二）痛风的药物治疗

1. 急性痛风性关节炎期 秋水仙碱、NSAIDs和糖皮质激素是急性痛风性关节炎治疗的一线药物，应尽早使用。此期原已用降尿酸药者可继续使用，原未用降尿酸药者待急性期后再使用，以免引起血尿酸波动，导致发作时间延长或再次发作。

（1）非甾体抗炎药（NSAIDs）：可有效缓解急性痛风性关节炎症状，如洛索洛芬钠、吲哚美辛、双氯芬酸钠、美洛昔康、塞来昔布等。使用时须注意对NSAIDs副反应的防治。活动性消化性溃疡禁用，伴肾功能不全者慎用。

（2）秋水仙碱：是传统的有抑制白细胞游走趋化、阻止炎症介质释放效应的抗痛风药，用法为0.5~1mg/次，3次/d，餐后口服，以往的“1mg口服，1次/h，连续多次”的用法，因消化道副反应较大已经放弃。副作用有胃肠道症状、血细胞减少、肝酶升高、皮疹过敏、神经毒性等。

（3）糖皮质激素：对NSAIDs、秋水仙碱疗效差或禁忌、关节症状较重、有全身性发热、肾功能不全者，可给中等剂量糖皮质激素［泼尼松0.5mg/（kg·d）］口服或静脉滴注，持续3~5天，可快速控制炎症疼痛。关节腔内注射糖皮质激素对急性痛风性关节炎亦有明显疗效。

（4）IL-1抑制剂：卡那奴单抗是针对IL-1β的人源化单克隆抗体，用于痛风频繁发作（过去12个月至少3次发作），有NSAIDs和秋水仙碱禁忌证，对以上药物不能耐受或疗效不足，以及不适用糖皮质激素的痛风患者，用法为单次皮下注射150mg。

2. 慢性痛风性关节炎期与间歇期　对急性痛风性关节炎频繁发作（>2次/年），慢性痛风性关节炎或痛风石的患者，应行降尿酸治疗。治疗目标是血尿酸<6mg/dl并终身保持。对于有痛风石、慢性关节炎、痛风频繁发作者，治疗目标是血尿酸<5mg/dl，但不应低于3mg/dl。目前降尿酸药物主要有抑制尿酸生成、促进尿酸排泄药物两类。单一药物疗效不好、血尿酸明显升高、痛风石大量形成时可合用两类降尿酸药物。其他药物有碱性药物和尿酸氧化酶等。降尿酸治疗初期预防性使用小剂量秋水仙碱（0.5~1mg/d），连续使用3~6个月，可减少降尿酸过程中出现的痛风急性发作。

（1）抑制尿酸合成药物：抑制细胞内黄嘌呤氧化酶活性，阻断次黄嘌呤、黄嘌呤转化为尿酸，从而降低血尿酸水平。

1）别嘌醇：为传统降尿酸药，普通片剂50~100mg/次，每日三次，口服，缓释片250mg/d。副反应包括胃肠道刺激、皮疹、药物热、肝酶升高、白细胞减少等，偶有遗传体质患者出现致死性剥脱性皮炎、高热、肝肾衰竭。现已有外周血*HLA-B*5801*基因型检测试剂盒，呈阳性者发生致死性剥脱性皮炎的概率较高，禁用别嘌醇，应改用非布司他降尿酸。

2）非布司他：能抑制氧化型与还原型的黄嘌呤氧化酶，效应的结构异于别嘌醇，在肝肾中均有代谢排泄，因此副作用较少，不良反应主要有肝功能异常、腹泻等，适用于轻中度肾衰竭者。用法：40~80mg/d，3~6个月血尿酸正常后需减量长期维持。

（2）促进尿酸排泄药：能抑制肾小管重吸收尿酸，增加尿酸排泄。主要用于尿酸排泄减少型、对别嘌醇过敏或疗效不佳者。服用时需碱化尿液并保持尿量，禁用于尿路结石、尿酸性肾病。

1）苯溴马隆：50~100mg/d，可用于轻中度肾衰竭者，副作用有胃肠刺激、皮疹、血细胞减少、诱发肾结石绞痛，罕见严重的肝毒性。

2）丙磺舒：初始剂量0.5g/d，最大剂量2g/d。对磺胺过敏者禁用。

3）雷西纳德：是选择性URAT1抑制剂，须与一种黄嘌呤氧化酶抑制剂联用。用法：200mg/d。

（3）碱化尿液：保持尿液pH 6.2~6.9，以增加尿酸溶解程度，阻止肾结石形成。

3. 尿酸性肾结石与尿酸性肾病 应选用抑制尿酸生成药+碱化尿液，慎用可升高血尿酸的噻嗪类与髓袢利尿剂。肾结石保守无效时可用体外震波碎石、输尿管镜下碎石、手术取石。

4. 无症状高尿酸血症 正常水平范围的血尿酸对人体有维持神经应激性、维持血压、抗氧化、抗肿瘤、免疫调节等生理作用，无症状高尿酸血症的轻症者以饮食控制与运动锻炼为主，有痛风家族史、伴发高代谢病且血尿酸>480μmol/L，或者血尿酸>540μmol/L者建议降尿酸治疗。

5. 伴发代谢病 作为高代谢症候群之一的痛风，常伴发高血脂、糖尿病、高血压、高体重，需要同时治疗，治疗这些疾病的部分药物兼有弱降尿酸效应，如调脂药非诺贝特，降血压药氯沙坦。

（三）手术治疗

必要时可选择清除痛风石，对残毁关节进行矫形等手术治疗。

六、预后

痛风是一种慢性疾病，如果及早诊断并进行规范治疗，大多数患者预后良好。慢性病变有一定的可逆性，长期规范达标治疗可使痛风石缩小或消失，关节症状和功能改善，相关肾病也可减轻。伴发高血压、糖尿病、其他肾病及心血管疾病者预后欠佳。

（杨舟）

学习小结

痛风是指机体嘌呤代谢紊乱、血清中单钠尿酸盐晶体过饱和沉积于关节周围组织引起的代谢性炎症性关节病，后期可引起肾结石、肾衰竭，是代谢综合征“五高”之一，常需同时治疗。痛风的诊断目前临床上是排除性诊断，治疗上急性期以非甾体抗炎药、秋水仙碱、糖皮质激素为主，慢性期需长期使用抑制尿酸生成药或促进尿酸排泄药。

复习参考题

1. 简述痛风的典型发作特点。
2. 痛风急性期的处理措施有哪些？
3. 痛风后期的肾脏并发症有些？

推荐阅读文献

[1] 葛均波，王辰，王建安. 内科学 [M]. 10版. 北京：人民卫生出版社，2024.

[2] 万学红，卢雪峰. 诊断学 [M]. 10版. 北京：人民卫生出版社，2024.

[3] 王吉耀，葛均波，邹和建. 实用内科学 [M]. 16版. 北京：人民卫生出版社，2022.

[4] 陈荣昌，钟南山，刘又宁. 呼吸病学 [M]. 3版. 北京：人民卫生出版社，2022.

[5] 陈旻湖，杨云生，唐承薇. 消化病学 [M]. 北京：人民卫生出版社，2019.

[6] 陈江华，王子明，魏强. 泌尿系统与疾病 [M]. 2版. 北京：人民卫生出版社，2021.

[7] 王海燕，赵明辉. 肾脏病学 [M]. 4版. 北京：人民卫生出版社，2020.

[8] 考杉斯基，利奇曼，普查尔，等. 威廉姆斯血液学. 9版 [M]. 陈竺，陈赛娟，译. 北京：人民卫生出版社，2018.

[9] 陈家伦，宁光. 临床内分泌学 [M]. 2版. 上海：上海科学技术出版社，2022.

[10] 廖二元，袁凌青. 内分泌代谢病学 [M]. 4版. 北京：人民卫生出版社，2019.

[11] 赵岩，曾小峰. 风湿病诊疗规范 [M]. 北京：人民卫生出版社，2022.

[12] 栗占国. 凯利风湿病学 [M]. 11版. 北京：北京大学医学出版社，2023.

索 引

H

J

K

L

M

N

O

P

Q

R

S

T

W